Burkhard Rodeck

Klaus-Peter Zimmer (Hrsg.)

Pädiatrische Gastroenterologie, Hepatologie und Ernährung

Burkhard Rodeck
Klaus-Peter Zimmer (Hrsg.)

Pädiatrische Gastroenterologie, Hepatologie und Ernährung

Mit 344 meist farbigen Abbildungen und 139 Tabellen

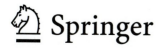

Priv.-Doz. Dr. Burkhard Rodeck
Klinik für Kinder- und Jugendmedizin
Marienhospital Osnabrück
Johannisfreiheit 2–4
49074 Osnabrück

Prof. Dr. Klaus-Peter Zimmer
Justus-Liebig-Universität
Universitätsklinikum Gießen und Marburg GmbH
Zentrum für Kinderheilkunde und Jugendmedizin
Abt. Allgemeine Pädiatrie und Neonatologie
Feulgenstr. 12
35385 Gießen

ISBN 978-3-540-73968-5 Springer Medizin Verlag Heidelberg

Bibliografische Information der Deutschen Nationalbibliothek
Die Deutsche Nationalbibliothek verzeichnet diese Publikation in der Deutschen Nationalbibliografie;
detaillierte bibliografische Daten sind im Internet über http://dnb.d-nb.de abrufbar.

Dieses Werk ist urheberrechtlich geschützt. Die dadurch begründeten Rechte, insbesondere die der Übersetzung, des
Nachdrucks, des Vortrags, der Entnahme von Abbildungen und Tabellen, der Funksendung, der Mikroverfilmung oder
der Vervielfältigung auf anderen Wegen und der Speicherung in Datenverarbeitungsanlagen, bleiben, auch bei nur
auszugsweiser Verwertung, vorbehalten. Eine Vervielfältigung dieses Werkes oder von Teilen dieses Werkes ist auch im
Einzelfall nur in den Grenzen der gesetzlichen Bestimmungen des Urheberrechtsgesetzes der Bundesrepublik Deutschland
vom 9. September 1965 in der jeweils geltenden Fassung zulässig. Sie ist grundsätzlich vergütungspflichtig.
Zuwiderhandlungen unterliegen den Strafbestimmungen des Urheberrechtsgesetzes.

Springer Medizin Verlag
springer.de

© Springer Medizin Verlag Heidelberg 2008

Die Wiedergabe von Gebrauchsnamen, Warenbezeichnungen usw. in diesem Werk berechtigt auch ohne besondere
Kennzeichnung nicht zu der Annahme, daß solche Namen im Sinne der Warenzeichen- und Markenschutzgesetzgebung
als frei zu betrachten wären und daher von jedermann benutzt werden dürften.

Produkthaftung: Für Angaben über Dosierungsanweisungen und Applikationsformen kann vom Verlag keine Gewähr
übernommen werden. Derartige Angaben müssen vom jeweiligen Anwender im Einzelfall anhand anderer Literaturstellen
auf ihre Richtigkeit überprüft werden.

Planung: Renate Scheddin
Projektmanagement: Meike Seeker
Lektorat: Dr. Elke Wolf, Garbsen
Einbandgestaltung: deblik Berlin
Satz: Fotosatz-Service Köhler GmbH, Würzburg

SPIN: 12101207

Gedruckt auf säurefreiem Papier   2126 – 5 4 3 2 1 0

Für Dorothea, Gesine, Henrike, Jens und Annette

»*Die Summe der Teile ist nicht das Ganze.*«
(Laotse)

Foreword

In this Textbook, written in the German language by Pediatricians and basic scientists, we can marvel at the progress made since the first development of Pediatric Gastroenterology and Nutrition began at the old Charité Hospital in Berlin a century ago. Otto Heubner was called from Leipzig to be the first university Chair of Pediatrics at the Charité in 1884 where he met Max Rubner (Fig. 1).

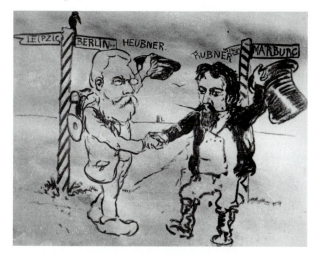

Heubner discovered that about 80% of infants admitted to his Charité service failed to thrive. This appalling finding resulted in reforms on the infant ward as documented by his associate Finkelstein (1). The first reform was development of »aseptic environments« for the young patients. In addition to physical isolation of the infants from each other in cubicles which he called »boxes« the attendants were administratively isolated into sets of »upper« and »lower« nurses. The upper nurses could feed and otherwise care for the infants but only the lower nurses could change the diapers. Hands were thoroughly washed after leaving each individual »box«. This reform resulted in a reduction of failure to thrive to about 20% of hospitalized infants by 1898. The next reform was institution of sterile artificial formulas for infant feeding. Previously infant feedings had used donated or purchased human milk (Fig. 2). In June of 1898, the maltodextrin milk, first described by the great German Chemist Justus von Liebig, the father of nutrition sciences in 1866 (2), was used for routine feeding. Except during ward epidemics, this diet increased satisfactory infant weight gain to nearly 100%.

Heubner's contributions to infant nutrition were documented by his associate Wilheim Camerer in a series of thirteen drawings presented at the 1906 meeting of the German Academy of Pediatrics in Stuttgart, some (Figs. 1–4) are shown here. The original drawings were found within the Max Rubner files of the Max Plank Institute Archives in Berlin. Camerer was the first to develop normal growth curves for infants. These were based upon serial measurements of his own five children.

The utter frustration of attending Pediatricians with infant patients who were dependent on donated human milk is clearly shown in Figure 2. Here Schlossman, a pioneer of feeding of premature infants, faces loss of one of his wet nurses. The response of Heubner to this problem of wet nurses is illustrated in Figure 3 where he meets with Max Rubner, the father of human nutrition studies in Europe, in a beer garden. Camerer was present as a witness. The waiters are the most famous physiologist (Helmholtz); nutritionist (Vogt); and biochemist (Mayer) of the period. This early collaboration of clinical and basic scientists continues into the contents of this present-day Textbook. The continuing collaboration of clinician Heubner with basic scientist Rubner produced investigations of milk composition and the first energy intakes, expenditure and balance measurements on infants between 1899 and 1905 (3, 4). The expression of infant energy intake as kCal/Kg of body weight was first introduced by Heubner and is still recognized as the »Heubner Quotient« often presented by residents on infant ward rounds. The historical role of Liebig in developing the first artificial infant formula was recognized by Camerer in Figure 4 where Keller, one of Czerny's associated staff, adds a touch of bicarbonate to the venerated Liebig's maltodextrin formula. Czerny was personally selected by Heubner as the next chair of Pediatrics at the Charité Hospital in 1913.

In addition to sorting out the complexities of infant care at the Charité, Heubner focused on specific clinical disorders of infant food intolerance (5–7). In 1894 he reported on pathological changes of the intestinal mucosa in malnourished infants. This report is thought to be the first published report on the mucosal pathology of celiac disease. In 1896 he reported on the small intestinal atrophy of infants dying of acute diarrhea. In 1919 Heubner reviewed the clinical findings in malnourished infants. Heubner's assistant from 1892–1899 was Heinrich Finkelstein,

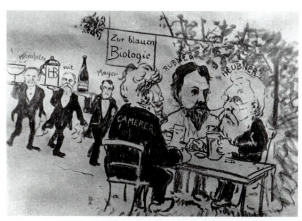

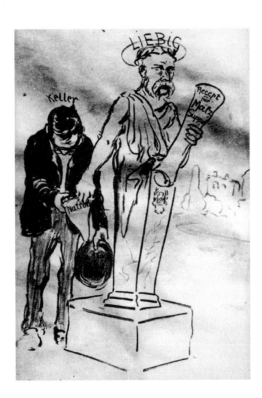

also from Leipzig. Finkelstein started a new investigation at the Berlin State Orphanage and Asylum. When he arrived in 1901, the mortality rate of infants admitted to the asylum was 87%! By instituting the changes he had observed in Heubner's Infant's Ward at Charité in only 2 years the mortality rate was reduced to 10% (1). In a textbook of children's illnesses which went through 4 editions between 1905 and 1938, Finkelstein clearly described lactose and sucrose intolerance in formula fed infants. He also described formula intolerance due to »intestinal decomposition«, an infantile form of Heubner's 1894 report. Finkelstein published his findings on infants with »intestinal decomposition« in 1919 (8) but Earnest Moro, an associate of Schlossmann, argued that these infants were suffering from precipitating antibodies to milk protein (9). This conflict between two views of pathogenesis of »intestinal decomposition« in malnourished infants remains unresolved in the present Textbook.

Houston, Texas, January 2008
Buford L. Nichols, MD

References

1. Finkelstein H, Ballin L (1919) Die Waisensäuglinge Berlins und ihre Verpflegung im Städtischen Kinderasyl, S 1–81
2. Liebig J (1866) Suppe für Säuglinge, 2. Aufl. Druck und Verlag von Friedrich Boewig & Sohn, Braunschweig, S 5–11
3. Rubner M, Heubner O (1899) Die künstliche Ernährung eines normalen und eines atrophischen Säuglings. Z Biol 38: 315–398
4. Rubner M, Heubner O (1919) Zur Kenntniss der natürlichen Ernährung des Säuglings. Z Exp Pathol Ther 1: 1–25
5. Heubner O (1896) Über das Verhalten des Darmepithels bei Darmkrankheiten der Säuglinge, insbesondere bei Cholera infantum. Z Klin Med 29: 1–24
6. Heubner O (1919) Ein weiterer Beitrag zur Kenntnis der Energiebilanz beim Säugling. Jahrb Kinderheilkd 11: 429–437
7. Heubner O (1894) Über Kuhmilch als Säuglingsnahrung. Berl Klin Wochenschr 37: 841–845
8. Finkelstein H, Meyer LF (1919) Zur Technik und Indikation der Ernährung mit Eiweissmilch. Munch Med Wochenschr 7: 1–18
9. Moro E (1919) Kuhmilchprazipitin im Blute eines 4 1/2 Monate alten Atrophikers. Munch Med Wochenschr 30: 214

Vorwort

Pädiatrische Gastroenterologie, Hepatologie und Ernährung – ein altes Gebiet der Kinder- und Jugendmedizin auf der einen und ein hochspezialisiertes modernes Fach auf der anderen Seite. Ernährungsprobleme waren die ersten Themen des jungen Faches Kinderheilkunde im 19. Jahrhundert. Fast könnte man sagen: damit fing alles an. Die hohe Säuglingssterblichkeit, gleichzeitig auch die wachsende Wertschätzung des kindlichen Lebens, für das zu kämpfen lohnt, war neben vielen anderen spezifischen Krankheitsproblemen bei Kindern der Grund dafür, dass sich die Pädiatrie von der Inneren Medizin abspaltete. Walter Nützenadel hat in einer spannenden Monographie zum 20-jährigen Bestehen der Gesellschaft für Pädiatrische Gastroenterologie und Ernährung (GPGE) 2005 die historische Bedeutung und die gastroenterologischen Themen der ersten deutschen Pädiater gewürdigt, die die Kinderheilkunde im europäischen Umland und Amerika nachhaltig inspiriert haben. Buford L. Nichols (Houston/USA), der sich intensiv mit der Geschichte der deutschen Pädiatrie beschäftigte, erinnert in seinem Geleitwort zu diesem Buch an die Verdienste der »Väter« der deutschen Kinderheilkunde und an den Ursprung der Kinder-Gastroenterologie.

Der Erkenntnisgewinn in Krankheitsverständnis, Diagnostik und Therapie und die Entwicklung neuer Untersuchungstechniken in den letzten Jahrzehnten hat wie in der Inneren Medizin auch in der Pädiatrie dazu geführt, dass eine Subspezialisierung auf verschiedenen Teilgebieten stattfand. Seit 2003 ist die Ausbildung zum Kinder-Gastroenterologen als Zusatzweiterbildung der Pädiatrie in der Weiterbildungsordnung der Ärztekammern verankert. Bereits vorher hat die Gesellschaft für Pädiatrische Gastroenterologie und Ernährung basierend auf den Ausbildungs-Syllabus der nordamerikanischen (NASPGHAN) und europäischen (ESPGHAN) Gesellschaft für pädiatrische Gastroenterologie, Hepatologie und Ernährung ein Ausbildungscurriculum definiert. 100 Jahre nach der Entstehung der Kinder-Gastroenterologie in Deutschland war es daher an der Zeit, ein deutschsprachiges Lehrbuch herauszugeben, in dem das aktuelle Fachwissen einerseits umfassend und interdisziplinär, andererseits aber übersichtlich, methodensicher und prägnant auch aus einer mitteleuropäischen Perspektive dargestellt wird.

Die Vielfalt der Kinder-Gastroenterologie spiegelt sich in den zahlreichen genetischen Krankheitsbildern (z. B. Morbus Byler), in den biochemischen und immunologischen Grundlagen von seltenen (z. B. angeborene Stoffwechselerkrankungen), aber auch häufigen Erkrankungen (z. B. Nahrungsmittelallergie, Adipositas) und in der enormen Breite der klinischen Manifestation dieser Krankheitsbilder mit all ihren Verlaufsmöglichkeiten im Rahmen der Entwicklungsdynamik des Kindes- und Jugendalters wider. Die Kenntnis der Krankheitsentitäten ist eine Grundvoraussetzung genauso wie die Berücksichtigung der psychosozialen Besonderheiten von Kindern und Jugendlichen in ihrem familiären Umfeld, um eine atraumatische Diagnostik und Therapie auf der Basis einer altersentsprechenden Qualitätssicherung sicherzustellen. Eine besondere Zielgruppe stellen in diesem Zusammenhang die chronisch kranken Kinder und Jugendlichen dar, die in großer Anzahl in der Kinder-Gastroenterologie vorhanden sind. Es seien an dieser Stelle nur die Kinder mit Leberversagen und Kurzdarm mit der Möglichkeit der Organersatztherapie erwähnt, aber auch natürlich Kinder und Jugendliche mit chronisch entzündlichen Darmerkrankungen, Zöliakie, Mukoviszidose, chronischer Hepatitis oder Pankreatitis.

Natürlich gibt es hervorragende »textbooks« aus dem angloamerikanischen Raum, die aber nicht immer idealerweise den Weiterbildungsbedarf des im deutschen Sprachraum tätigen Kinder-Gastroenterologen treffen. Eine wesentliche Intention dieses Fachbuches war es, nicht nur den aktuellen wissenschaftlichen Stand zu präsentieren, sondern die Relevanz auch hinsichtlich der klinischen Versorgung der Kinder und Jugendlichen mit Erkrankungen der Verdauungsorgane einzubeziehen.

Wir waren daher bemüht, zu allen wichtigen Themen der Gastroenterologie, Hepatologie und Ernährung Autoren zu gewinnen, die sich mit der Thematik nicht nur wissenschaftlich, sondern auch klinisch befasst haben. Damit hoffen wir, ein im täglichen praktischen Alltag nützliches Buch herausgegeben zu haben. Die Zielgruppe sind nicht nur pädiatrische Gastroenterologen, sondern alle Ärzte, die sich Kindern und Jugendlichen mit Erkrankungen der Verdauungsorgane differenziert widmen. Das vorliegende Buch ist unserer Meinung nach auch geeignet, die Zusammenarbeit zwischen Kinder- und Erwachsenen-Gastroenterologie, wie sie zwischen der GPGE und DGVS kürzlich in der Zeitschrift für Gastroenterologie (Bd 45, S 904–906, 2007) beschrieben wurde, zu vertiefen.

Den Autoren gebührt unser tiefer Dank für ihr Engagement und die in dieses Projekt investierte Zeit. Unser Dank gilt auch Renate Scheddin und den Mitarbeitern vom Springer-Verlag in Heidelberg für die kompetente und harmonische Begleitung.

Wir hoffen, dass das vorliegende Buch dem Leser hilft, im beruflichen Alltag Kinder und Jugendliche mit Erkrankungen der Verdauungsorgane im ganzheitlichen Sinne zu versorgen.

Januar 2008
Klaus-Peter Zimmer
Burkhard Rodeck

Sektionsverzeichnis

I Untersuchungsmethoden – 1

II Gastroenterologie – 113

III Hepatologie – 301

IV Pankreas – 449

V Ernährung – 479

VI Gastroenterologisches Konsil – 569

VII Anhang – 639

Inhaltsverzeichnis

I Untersuchungsmethoden

1 Klinische Methoden 3
1.1 Erhebung der Anamnese und des körperlichen Befundes 4
W. Nützenadel
1.2 Erfassung des Ernährungsstatus 6
M.B. Krawinkel

2 Bildgebung 11
2.1 Bildgebung in der Gastroenterologie 13
K. Helmke, C.M. Junge
2.2 Nuklearmedizinische Untersuchungen 41
C. Franzius, M. Löffler, O. Schober
2.3 Biopsien 45
M. Kappler, T. Lang
2.4 Endoskopie 48
R. Behrens
2.5 Histologische Diagnostik des Gastrointestinaltrakts .. 65
H. Denk
2.6 Histologische Diagnostik der Leber 72
H. Denk

3 Funktions- und Laboruntersuchungen 86
3.1 Atemtests 88
A. Ballauff
3.2 Motilitätsuntersuchungen 90
T.G. Wenzl
3.3 Mikrobiologische Untersuchung des Stuhls ... 92
R. Bialek
3.4 Stuhlanalysen 98
H. Witt
3.5 Aktivitätsbestimmung der Disaccharidasen ... 100
H.Y. Naim
3.6 Bestimmung von Entzündungsparametern und Autoantikörpern 101
H. Witt
3.7 Leberfunktionstests 103
H. Witt
3.8 Diagnostik von Maldigestion und Malabsorption ... 106
H. Witt
3.9 Pankreasfunktionsdiagnostik 107
H. Witt
3.10 Molekulargenetische Diagnostik 109
H. Witt

II Gastroenterologie

4 Embryologie und Physiologie 115
4.1 Digestion 116
M.J. Lentze
4.2 Resorption 119
M.J. Lentze
4.3 Motilität 121
S. Koletzko
4.4 Immunsystem der Darmmukosa 124
K.-P. Zimmer
4.5 Kanäle 130
H.Y. Naim
4.6 Disaccharidasen und Glykosidasen 131
H.Y. Naim

5 Leitsymptome und Differenzialdiagnostik .. 134
5.1 Bauchschmerzen 136
W. Nützenadel
5.2 Erbrechen (Regurgitation) 138
T.G. Wenzl
5.3 Dysphagie (Odynophagie) 139
T.G. Wenzl
5.4 Gedeihstörung und Malabsorption 141
K.-P. Zimmer
5.5 Gastrointestinale Blutung 145
W. Nützenadel
5.6 Obstipation und Enkopresis 147
A. Ballauff
5.7 Akute Diarrhö und Dehydration 149
A.C. Hauer
5.8 Chronische Diarrhö 153
K.-M. Keller
5.9 Akutes Abdomen 157
W. Nützenadel, K.-L. Waag

6 Kongenitale Diarrhö 159
6.1 Transporterdefekte 160
M.J. Lentze
6.2 Kongenitale Enterozytopathien 164
K.-P. Zimmer
6.3 Disaccharidasenmangel 167
K.-P. Zimmer, H.Y. Naim

7 Gastrointestinale Infektionen 172
R. Bialek
7.1 Epidemiologie 173
7.2 Pathophysiologie und Lokalisation von Infektionserregern im Darm 173
7.3 Klinisches Bild 175
7.4 Diagnostik 181
7.5 Therapie 181
7.6 Gastrointestinale Infektionen bei Immunsupprimierten 182

8 Störungen der Motilität 183
8.1 Säuglingskoliken 184
S. Buderus
8.2 Unspezifische Diarrhö bei Kleinkindern 186
S. Buderus

8.3	Chronische intestinale Pseudoobstruktion (CIP) 188		11	Chronisch-entzündliche Darmerkrankungen (CED) 274	
	S. Koletzko		11.1	Morbus Crohn 275	
8.4	Habituelle Obstipation und Enkopresis 191			*M. Friedt, C.P. Braegger*	
	A. Ballauff		11.2	Colitis ulcerosa 284	
8.5	Morbus Hirschsprung 194			*R. Behrens*	
	S. Koletzko				
9	**Erkrankungen des oberen Gastrointestinaltrakts** 197		12	**Proktologie** 293	
9.1	Angeborene Fehlbildungen der Speiseröhre 198		12.1	Anorektale Malformationen 294	
	K.-L. Waag			*J. Fuchs, R. Depner*	
9.2	Erkrankungen von Mund und Rachen 201		12.2	Anale Erkrankungen 297	
	T.G. Wenzl			*A. Ballauff*	
9.3	Gastroösophagealer Reflux 202				
	T.G. Wenzl				
9.4	Gastritis und peptisches Ulkus 204		**III**	**Hepatologie**	
	S. Koletzko				
9.5	Magenentleerungsstörungen 209				
	S. Koletzko				
9.6	Infantile hypertrophe Pylorusstenose (IHPS) 212		13	**Embryologie und Physiologie der Leber** 303	
	J. Fuchs			*J. Deutsch*	
			13.1	Struktur und Morphologie 304	
10	**Erkrankungen und Therapieformen des unteren Gastrointestinaltrakts** 215		13.2	Blutfluss 305	
			13.3	Energiestoffwechsel 306	
10.1	Dünndarmanomalien 218		13.4	Ontogenese und Stoffwechsel der Gallensäuren 308	
	J. Fuchs				
10.2	Nahrungsmittelallergie 222		14	**Pathophysiologie der Leberkrankheiten** 315	
	K.-P. Zimmer		14.1	Mechanismen und Morphologie der Cholestase 316	
10.3	Zöliakie 230			*J. Deutsch*	
	K.-P. Zimmer		14.2	Cholangiopathien 318	
10.4	Autoimmunenteropathie (AIE) 236			*J. Deutsch*	
	F.M. Rümmele		14.3	Leberzellschaden und Riesenzellbildung 320	
10.5	Akute Gastroenteritis 239			*J. Deutsch*	
	A.C. Hauer		14.4	Zirrhose und chronisches Leberversagen 321	
10.6	Therapieresistente Diarrhö 241			*W.-D. Huber*	
	A.C. Hauer		14.5	Portale Hypertension 325	
10.7	Postenteritisches Syndrom 246			*B. Rodeck*	
	A.C. Hauer				
10.8	Bakterielle Überbesiedlung des Dünndarms (BÜD) .. 247		15	**Leitsymptome und Differenzialdiagnostik** 329	
	S. Buderus		15.1	Hepatomegalie 330	
10.9	Kurzdarmsyndrome 249			*T. Lang*	
	K.-M. Keller		15.2	Splenomegalie 332	
10.10	Stomata und Stomapflege 254			*T. Lang*	
	D. von Schweinitz		15.3	Klinisch-chemische Untersuchungen der hepatologischen Diagnostik 334	
10.11	Dünndarmtransplantation 256			*B. Rodeck*	
	F.M. Rümmele, F. Lacaille, O. Goulet		15.4	Intraabdominelle Raumforderungen 338	
10.12	Exsudative Enteropathie und intestinaler Eiweißverlust 260			*T. Lang*	
	K.-M. Keller		15.5	Aszites 341	
10.13	Kolonpolypen, Polyposissyndrome und intestinale Tumoren 262			*T. Lang*	
	H. Müller		16	**Neonatale Cholestase** 345	
10.14	Hernien 265		16.1	Idiopathische neonatale Hepatitis (INH) 346	
	K.-L. Waag			*M. Melter*	
10.15	Mesenterialzysten 268		16.2	Gallengangatresie 349	
	D. von Schweinitz			*C. Petersen*	
10.16	Bauchwanddefekte 270		16.3	Familiäre intrahepatische Cholestase 351	
	C. Petersen			*E. Sturm*	
10.17	Peritonitis 272		16.4	Behandlung der Cholestase 357	
	K.-M. Keller			*M. Melter*	

17	**Stoffwechselerkrankungen**	361
17.1	α₁-Antitrypsin-Mangel	364
	B. Rodeck	
17.2	Störungen des Kohlenhydratstoffwechsels	365
	R. Santer	
17.3	Kupferstoffwechselerkrankungen	375
	B. Rodeck	
17.4	Hereditäre und neonatale Hämochromatose	377
	B. Rodeck	
17.5	Hepatische Porphyrien	378
	B. Rodeck	
17.6	Tyrosinämie Typ I	379
	B. Rodeck	
17.7	Lysosomale Speicherkrankheiten	382
	N. Muschol, R. Santer	
17.8	Angeborene Erkrankungen des Gallensäurenmetabolismus	384
	M. Burdelski	
17.9	Störungen des Bilirubinstoffwechsels	386
	M. Melter	
17.10	Mitochondriale Krankheiten	389
	N. Muschol, R. Santer	
17.11	Harnstoffzyklusdefekte	393
	R. Santer	
17.12	Reye-Syndrom	396
	R. Ganschow	
17.13	Andere leberassoziierte Stoffwechselkrankheiten	397
	R. Santer	
17.14	Steatosis hepatis	400
	U. Baumann	
18	**Hepatitiden**	403
18.1	Virushepatitiden	404
	S. Wirth	
18.2	Autoimmun bedingte Lebererkrankungen	410
	S. Wirth	
18.3	Infektionen der Leber mit Bakterien, Pilzen und Parasiten	412
	R. Bialek	
18.4	Immundefekte	417
	U. Baumann	
19	**Lebertransplantation und Leberversagen**	418
19.1	Lebertransplantation	419
	R. Ganschow	
19.2	Akutes Leberversagen	426
	M. Melter	
19.3	Medikamenten- und toxininduzierte Erkrankungen der Leber	432
	J. Deutsch	
20	**Systemerkrankungen**	436
20.1	Systemerkrankungen mit Leberbeteiligung	437
	M. Burdelski	
20.2	Gallensteine	439
	T. Lang	
20.3	Zystische Leber- und Nierenerkrankungen	441
	T. Lang	
20.4	Lebertumoren	445
	D. von Schweinitz	

IV Pankreas

21	**Physiologie und Embryologie des Pankreas**	451
	H. Witt	
21.1	Exokrine und endokrine Funktion	452
21.2	Embryonalentwicklung und Pankreasanomalien	455
22	**Pankreatitis**	458
	H. Witt	
22.1	Ätiologie und Pathogenese	459
22.2	Klinisches Bild und Diagnostik	462
23	**Exokrine Pankreasinsuffizienz**	467
	J. Henker	
23.1	Kongenitale isolierte Enzymdefekte	468
23.2	Shwachman-Syndrom (Shwachman-Bodian-Diamond-Syndrom)	468
23.3	Pearson-Syndrom (»Pearson's bone marrow-pancreas syndrome«)	468
23.4	Johanson-Blizzard-Syndrom	468
24	**Zystische Fibrose**	470
	M. Stern	
24.1	Epidemiologie und Genetik	471
24.2	Pathophysiologie	472
24.3	Klinisches Bild	472
24.4	Diagnostik und Screening	475
24.5	Therapie	475
24.6	Prognose	477

V Ernährung

25	**Nährstoffbedarf**	481
	B. Koletzko	
25.1	Einschätzung des kindlichen Nährstoffbedarfs	482
25.2	Proteine	483
25.3	Kohlenhydrate	485
25.4	Lipide	486
25.5	Vitamine und Spurenelemente	487
26	**Altersentsprechende Ernährung**	490
	M. Kersting	
26.1	Physiologische und psychologische Bedürfnisse	491
26.2	Ernährung von Säuglingen	491
26.3	Ernährung von Kindern und Jugendlichen	495
27	**Alternative Ernährung**	497
	M. Kersting	
27.1	Abgrenzungen	498
27.2	Alternative Lebensmittelerzeugung	498
27.3	Vollwerternährung	498
27.4	Vegetarische Kostformen	498
27.5	Hinweise für Lebensmittelauswahl und Supplementierung	499
27.6	Konsequenzen für die Ernährungsberatung	500

28 Enterale Ernährung von Frühgeborenen 501
W. A. Mihatsch, F. Pohlandt

- 28.1 Ziele ... 502
- 28.2 Nährstoffbedarf ... 502
- 28.3 Beginn der enteralen Ernährung ... 502
- 28.4 Überprüfung der Verträglichkeit ... 502
- 28.5 Sondenernährung ... 503
- 28.6 Minimale enterale Ernährung ... 504
- 28.7 Steigerung der Nahrungsmenge ... 504
- 28.8 Übergang von parenteraler auf enterale Ernährung ... 504
- 28.9 Nahrungsauswahl ... 504
- 28.10 Diagnostik bei langsamem Wachsen ... 505
- 28.11 Supplementierung von Eisen ... 505

29 Supplementierung inklusive therapeutische Formelnahrung ... 506
M. Krawinkel

- 29.1 »Long chain polyunsaturated fatty acids« (LCPUFA) ... 507
- 29.2 Künstliche Ernährung bei M. Crohn ... 508
- 29.3 »Transforming growth factor β« (TGF-β) in der Therapie des M. Crohn ... 508
- 29.4 Mehrfach ungesättigte Fettsäuren bei Hypertriglyzeridämie ... 509
- 29.5 Nukleotide bei Hypertriglyzeridämie ... 509
- 29.6 Stärke bei gastroösophagealem Reflux ... 509

30 Pro- und Präbiotika ... 510
M. Radke

- 30.1 Probiotika ... 511
- 30.2 Präbiotika ... 514

31 Orale Rehydrationslösungen (ORL) ... 516
A.C. Hauer

- 31.1 Arten oraler Rehydrationslösungen ... 517
- 31.2 ORL und Supplemente ... 518
- 31.3 Hausgemachte ORL und orale Rehydrationstherapie mit anderen Flüssigkeiten ... 518

32 Sondenernährung ... 520
A. Ballauff

- 32.1 Indikationen ... 521
- 32.2 Formelnahrungen ... 521
- 32.3 Applikationstechnik ... 521
- 32.4 Durchführung ... 522

33 Fütterungsprobleme ... 523
A. Ballauff

- 33.1 Epidemiologie ... 524
- 33.2 Entwicklungsphysiologie des Essens ... 524
- 33.3 Regulation von Hunger und Sättigung ... 524
- 33.4 Ursachen von Fütterungsproblemen ... 524
- 33.5 Diagnostik ... 526
- 33.6 Therapie und Prävention ... 526

34 Adipositas ... 527
T. Reinehr

- 34.1 Epidemiologie und Genetik ... 528
- 34.2 Definition ... 528
- 34.3 Pathophysiologie ... 528
- 34.4 Klinisches Bild und Diagnostik ... 530
- 34.5 Therapie und Prognose ... 531

35 Hyperlipoproteinämien ... 534
B. Koletzko

- 35.1 Hypercholesterinämien ... 535
- 35.2 Schwere Hypertriglyzeridämien ... 535
- 35.3 Pädiatrische Therapie der Hypercholesterinämie mit Medikamenten zur Senkung der Blutfettwerte ... 536

36 Parenterale Ernährung ... 539
M.B. Krawinkel

- 36.1 Indikationen ... 540
- 36.2 Infusionslösungen ... 540
- 36.3 Infusionstechniken ... 544
- 36.4 Ernährungsmonitoring ... 546
- 36.5 Risiken ... 547
- 36.6 Orale und enterale Adaptation ... 548

37 Postoperativer Ernährungsaufbau ... 549
J. Fuchs, R. Depner

- 37.1 Postoperatives Stress-Syndrom ... 550
- 37.2 Prinzipien des enteralen Kostaufbaus ... 550
- 37.3 Postoperative parenterale Ernährung ... 550

38 Ernährung bei chronischen Lebererkrankungen ... 552
T. Lang

- 38.1 Pathophysiologie der Malnutrition bei chronischen Lebererkrankungen ... 553
- 38.2 Energiezufuhr ... 553
- 38.3 Fettzufuhr ... 554
- 38.4 Kohlenhydratzufuhr ... 554
- 38.5 Proteinzufuhr ... 554
- 38.6 Zufuhr von Vitaminen und Spurenelementen ... 554
- 38.7 Parenterale Ernährung ... 555

39 Therapeutische Diätempfehlungen ... 556
A. van Teeffelen-Heithoff

- 39.1 Glutenfreie Diät ... 557
- 39.2 Laktosefreie oder -arme Diät ... 559
- 39.3 Kuhmilchproteinfreie Diät ... 561
- 39.4 Saccharosefreie oder -arme Diät ... 562
- 39.5 Fruktosefreie und -arme Diät ... 564
- 39.6 Eliminationsdiät ... 565

VI Das gastroenterologische Konzil

40 Das Frühgeborene ... 571
H. Müller

- 40.1 Gastroenterologische Probleme ... 572
- 40.2 Ernährung bei bronchopulmonaler Dysplasie (BPD) ... 576
- 40.3 Cholestase bei extrem früh Geborenen ... 577

41 Das behinderte Kind ... 579
P. Weber

- 41.1 Gastroösophageale Refluxkrankheit ... 580
- 41.2 Schluckstörungen ... 581
- 41.3 Pseudoobstruktion und Obstipation ... 583
- 41.4 Gastrointestinale Symptome spezifischer neurologischer Erkrankungen ... 584

42 Rheumatologische und immunologische Krankheitsbilder ... 586

- 42.1 Motilitätsstörung ... 587
  P. Weber
- 42.2 Medikamentennebenwirkungen ... 588
  P. Weber
- 42.3 Vaskulitis ... 590
  P. Weber
- 42.4 Immundefekte und »graft versus host disease« ... 592
  P. Weber, U. Baumann

43 Onkologische Krankheitsbilder ... 595
W. Nützenadel

- 43.1 Gastrointestinale Komplikationen ... 596
- 43.2 Hepatopathie ... 597
- 43.3 Lebervenenverschlusskrankheit bzw. sinusoidales Obstruktionssyndrom ... 598
- 43.4 Pankreatitis ... 598
- 43.5 Anorektale Komplikationen: Koloproktitis und Enteritis nach Strahlentherapie ... 598
- 43.6 Ernährungstherapie ... 599

44 Psychosomatische und psychiatrische Erkrankungen ... 600
P. Weber

- 44.1 Münchhausen-Syndrom ... 601
- 44.2 Anorexia nervosa und Bulimie ... 602
- 44.3 Autismus ... 603
- 44.4 Somatoforme Schmerzstörungen ... 604
- 44.5 Aufmerksamkeitsdefizit-Hyperaktivitäts-Syndrom (ADHS) ... 606
- 44.6 Andere psychiatrische Erkrankungen ... 607

45 Schmerzbehandlung ... 609
B. Zernikow

- 45.1 Schmerzanamnese ... 610
- 45.2 Schmerzmessung und -dokumentation ... 610
- 45.3 Differenzialdiagnostik ... 611
- 45.4 Allgemeine analgetische Pharmakotherapie ... 612
- 45.5 Spezielle Schmerztherapie ... 616
- 45.6 Schmerztherapie bei endoskopischen Eingriffen ... 620

46 Pharmakologische Aspekte ... 622

- 46.1 Immunsuppression ... 623
  M. Melter
- 46.2 Antibiotika ... 628
  S. Buderus
- 46.3 Prokinetika ... 630
  S. Buderus

47 Psychosoziale Beratung ... 634
P. Weber

- 47.1 Behinderung und Lebensqualität ... 635
- 47.2 Schule und Beruf ... 636
- 47.3 Soziale Beziehungen und Integration ... 637
- 47.4 Selbsthilfegruppen ... 637
- 47.5 Ausblick ... 638

VII Anhang

48 Normwerte ... 641
H. Witt

- 48.1 Elektrolyte und Spurenelemente (Konzentrationen) ... 643
- 48.2 Enzyme (Aktivitäten) ... 645
- 48.3 Plasmaproteine (Konzentrationen) ... 647
- 48.4 Immunglobuline (Konzentrationen) ... 650
- 48.5 Metabolite (Konzentrationen) ... 651
- 48.6 Lipide (Konzentrationen) ... 653
- 48.7 Aminosäuren (Konzentrationen) ... 654
- 48.8 Vitamine (Konzentrationen) ... 655
- 48.9 Gerinnung ... 656
- 48.10 Hämatologie ... 659
- 48.11 Stuhlanalytik ... 660
- 48.12 Funktionstests ... 660

49 Medikamente in der pädiatrischen Gastroenterologie – tabellarische Übersicht ... 662
S. Buderus, T. G. Wenzl

Sachverzeichnis ... 667

Mitarbeiterverzeichnis

Ballauff, A., Dr.
Universitätskinderklinik,
Hufelandstr. 55,
45122 Essen

Baumann, U., Dr.
The Liver Unit,
Birmingham Children's Hospital,
Steelhouse Lane,
Birmingham B4 6NH, Great Britain

Behrens, R., Prof. Dr.
Klinik für Kinder und Jugendliche,
Klinikum Nürnberg Süd,
Breslauer Str. 201,
90471 Nürnberg

Bialek, R., Priv.-Doz. Dr.
Kindermedizinisches Versorgungszentrum Hamburg (KMVZH) am Wilhelmsstift,
Liliencronstr. 130,
22149 Hamburg

Braegger, C.P., Priv.-Doz. Dr.
Abteilung Gastroenterologie und
Ernährung,
Kinderspital,
Universitätsklinik Zürich,
Steinwiesstr. 75,
8032 Zürich, Schweiz

Buderus, S., Dr.
Kinder- und Jugendmedizin,
St.-Marien-Hospital,
Robert-Koch-Str. 1,
53115 Bonn-Venusberg

Burdelski, M., Prof. Dr.
Universitätsklinikum Schleswig-Holstein,
Campus Kiel,
Klinik für Allgemeine Pädiatrie,
Schwanenweg 20,
24105 Kiel

Denk, H., Univ.-Prof. Dr.
Institut für Pathologie,
Auenbruggerplatz 25,
8036 Graz, Österreich

Depner, R., Dr.
Abteilung für Kinderchirurgie,
Klinik für Kinderheilkunde und Jugendmedizin,
Universitätsklinikum,
Hoppe-Seyler-Str. 3,
72076 Tübingen

Deutsch, J., Prof. Dr.
Universitätsklinik für Kinder- und Jugendheilkunde Graz,
Auenbruggerplatz 30,
8036 Graz, Österreich

Franzius, C., Priv.-Doz. Dr.
Klinik für Nuklearmedizin,
Universitätsklinikum Münster,
Albert-Schweitzer-Str. 33,
48149 Münster

Friedt, M., Dr.
Abteilung Gastroenterologie und
Ernährung,
Kinderspital,
Universitätsklinik Zürich,
Steinwiesstr. 75,
8032 Zürich, Schweiz

Fuchs, J., Prof. Dr.
Abteilung für Kinderchirurgie,
Klinik für Kinderheilkunde und Jugendmedizin,
Universitätsklinikum,
Hoppe-Seyler-Str. 3,
72076 Tübingen

Ganschow, R., Priv.-Doz. Dr.
Klinik und Poliklinik für Kinder- und
Jugendmedizin, UKE,
Martinistr. 52,
20246 Hamburg

Goulet, O., Prof. Dr.
Hôpital Necker Enfants Malades,
149, Rue de Sèvres,
75743 Paris Cedex 15, France

Hauer, A.C., Univ.-Prof. Dr.
Universitätsklinik für Kinder- und Jugendheilkunde Graz,
Auenbruggerplatz 30,
8036 Graz, Österreich

Helmke, K., Prof. Dr.
Pädiatrische Radiologie,
Universitätsklinik Hamburg Eppendorf,
Martinistr. 52,
20246 Hamburg

Henker, J., Prof. Dr.
Universitätsklinikum Carl Gustav Carus,
Klinik und Poliklinik für Kinder- und
Jugendmedizin,
Fetscherstr. 74,
01307 Dresden

Huber, W.-D., Dr.
Universitätsklinik für Kinder- und Jugendheilkunde,
Währinger Gürtel 18–20,
1090 Wien, Österreich

Junge, C.M.
Pädiatrische Radiologie,
Altonaer Kinderkrankenhaus,
Bleickenallee 38,
22763 Hamburg

Kappler, M., Dr.
Kinderklinik und Poliklinik,
Dr. von Haunersches Kinderspital,
Lindwurmstr. 4,
80337 München

Keller, K.-M., Prof. Dr.
Fachbereich Kinderheilkunde,
Deutsche Klinik für Diagnostik,
Aukammallee 32,
65191 Wiesbaden

Kersting, M., Priv.-Doz. Dr.
Forschungsinstitut für Kinderernährung
(FKE),
Heinstück 11,
44225 Dortmund

Koletzko, B., Prof. Dr.
Kinderklinik und Poliklinik,
Dr. von Haunersches Kinderspital,
Lindwurmstr. 4,
80337 München

Koletzko, S., Prof. Dr.
Kinderklinik und Poliklinik,
Dr. von Haunersches Kinderspital,
Lindwurmstr. 4,
80337 München

Krawinkel, M.B., Prof. Dr.
Institut für Ernährungswissenschaft und
Zentrum für Kinderheilkunde,
Justus-Liebig-Universität Gießen,
Wilhelmstr. 20,
35392 Gießen

Lacaille, F., Dr.
Hôpital Necker Enfants Malades,
149, Rue de Sèvres,
75743 Paris Cedex 15, France

Lang, T., Prof. Dr.
Klinik für Kinder- und Jugendmedizin,
Klinikum Starnberg,
Oßwaldstr. 1,
82319 Starnberg

Lentze, M.J., Prof. Dr.
Universitätskinderklinik,
Adenauer-Allee 119,
53113 Bonn

Löffler, M., Dr.
Klinik für Nuklearmedizin,
Universitätsklinikum Münster,
Albert-Schweitzer-Str. 33,
48149 Münster

Melter, M., Prof. Dr.
Klinikum der Universität Regensburg,
Kinder UNi Klinik Ostbayern (KUNO),
Franz-Josef-Strauss-Allee 11,
93053 Regensburg

Mihatsch, W.A., Priv.-Doz. Dr.
Klinik für Kinder- und Jugendmedizin,
Evangelisches Diakoniewerk Schwäbisch Hall e.V.,
Am Mutterhaus 1,
74523 Schwäbisch Hall

Müller, H., Dr.
Klinikum Kempten-Oberallgäu GmbH,
Robert-Weixler-Str. 50,
87439 Kempten

Muschol, N., Dr.
Klinik und Poliklinik für Kinder- und Jugendmedizin,
Universitätsklinikum Eppendorf,
Martinistr. 52,
20246 Hamburg

Naim, H.Y., Prof. Dr.
Institut für Physiologische Chemie,
Tierärztliche Hochschule,
Bünteweg 17,
30559 Hannover

Nützenadel, W., Prof. Dr.
Universitätskinderklinik,
Theodor-Kutzer-Ufer 1–3,
68167 Mannheim

Petersen, C., Prof. Dr.
Kinderchirurgische Klinik der MHH,
Carl-Neuberg-Str. 1,
30625 Hannover

Pohlandt, F., Prof. Dr.
Fünf-Bäume-Weg 138/1,
89081 Ulm

Radke, M., Prof. Dr.
Klinik für Kinder und Jugendliche,
Klinikum E. v. Bergmann,
Charlottenstr. 72,
14467 Potsdam

Reinehr, T., Dr.
Allgemeine Pädiatrie,
Vestische Kinder- und Jugendklinik Datteln,
Universität Witten-Herdecke,
Dr.-Friedrich-Steiner-Str. 5,
45711 Datteln

Rodeck, B., Priv.-Doz. Dr.
Klinik für Kinder- und Jugendmedizin,
Marienhospital,
Johannisfreiheit 2–4,
49074 Osnabrück

Rümmele, F.M., Dr.
Hôpital Necker Enfants Malades,
149, Rue de Sèvres,
75743 Paris Cedex 15, France

Santer, R., Prof. Dr.
Klinik und Poliklinik für Kinder- und Jugendmedizin,
Universitätsklinikum Eppendorf,
Martinistr. 52,
20246 Hamburg

Schober, O., Prof. Dr. Dr.
Klinik für Nuklearmedizin,
Universitätsklinikum Münster,
Albert-Schweitzer-Str. 33,
48149 Münster

Schweinitz, D. von, Prof. Dr.
Kinderchirurgische Klinik und Poliklinik,
Dr. von Haunersches Kinderspital,
Lindwurmstr. 4,
80337 München

Stern, M., Prof. Dr.
Universitätskinderklinik,
Hoppe-Seyler-Str. 1,
72070 Tübingen

Sturm, E., Prof. Dr.
Universitätskinderklinik,
Hoppe-Seyler-Str. 1,
72070 Tübingen

van Teeffelen-Heithoff, A., Dipl.-DA Pädiatrie VDD
Klinik und Poliklinik für Kinder- und Jugendmedizin,
UKM,
Albert-Schweitzer-Str. 33,
48149 Münster

Waag, K.-L., Prof. Dr.
Kinderchirurgische Universitätsklinik,
Theodor-Kutzer-Ufer 1–3,
68167 Mannheim

Weber, P., Dr. Dipl.-Psych.
Abteilung Neuropädiatrie,
Universitätskinderspital beider Basel,
Römergasse 8,
4005 Basel, Schweiz

Wenzl, T.G., Priv.-Doz. Dr.
Kinderklinik,
Universitätsklinikum Aachen,
Pauwelsstr. 30,
52074 Aachen

Wirth, S., Prof. Dr.
Zentrum für Kinder- und Jugendmedizin,
Klinikum Wuppertal GmbH,
Heusnerstr. 40,
42283 Wuppertal

Witt, H., Priv.-Doz. Dr.
Charité, Campus Virchow-Klinikum,
Augustenburger Platz 1,
13353 Berlin

Zernikow, B., Priv.-Doz. Dr.
Vestische Kinder- und Jugendklinik,
Universität Witten/Herdecke,
Dr.-Friedrich-Steiner-Str. 5,
45711 Datteln

Zimmer, K.-P., Prof. Dr.
Universitätskinderklinik,
Feulgenstr. 12,
35392 Gießen

Abkürzungsverzeichnis

α_1-AT	α_1-Antitrypsin
ADHS	Aufmerksamkeitsdefizit-Hyperaktivitäts-Syndrom
AF	Aminosäurenformelnahrung
AFP	α-Fetoprotein
AGA	Anti-Gliadin-Antikörper
AIE	Autoimmunenteropathie
AIH	Autoimmunhepatitis
AIRE-1-Gen	»autoimmune regulator type 1 gene«
ALAT	Alaninaminotransferase
ALT	Alaninaminotransferase
ALV	akutes Leberversagen
AMA	antimitochondriale Antikörper
ANA	antinukleäre Antikörper
ANCA	»anti-neutrophil cytoplasmic antibodies«, Antikörper gegen neutrophile Granulozyten
AP	alkalische Phosphatase
APC	»adenomatous polyposis coli«, adenomatöse Polyposis coli
APECED-Syndrom	»autoimmune polyendocrinopathy, candidiasis and ectodermal dystrophy syndrome«
APOLT	auxiliäre (unterstützende) partielle orthotope Lebertransplantation
aPTT	»activated partial thromboplastin time«, aktivierte partielle Thromboplastinzeit
ASAT	Aspartataminotransferase
ASCA	Anti-Saccharomyces-cerevisiae-Antikörper
ASGPR	Asialoglykoproteinrezeptor
ASIC	»acid sensing ion channels«
ASS	Acetylsalicylsäure
AST	Aspartataminotransferase
AT III	Antithrombin III
AUC	»area under the curve«
BH_4	Tetrahydrobiopterin
BIA	bioelektrische Impedanzanalyse
BIRDY	»bolus induced reflux dystonia«
BMI	Body-Mass-Index
BPD	bronchopulmonale Dysplasie
BRIC	benigne rekurrierende intrahepatische Cholestase
BSEP	»bile salt excretory pump«
BSG	Blutkörperchensenkungsgeschwindigkeit
BÜD	bakterielle Überbesiedlung des Dünndarms
Cap1	»channel activating protease 1«
CARD15	»caspase activation and recruitment domaine 15«
CCK	Cholezystokinin
CDAI	Crohn's Disease Activity Index
CDG-Syndrom	»congenital disorders of glycosylation syndrome«, angeborene Glykosylierungsstörungen
CEA	karzinoembryonales Antigen
CED	chronisch-entzündliche Darmerkrankungen
CFTR	»cystic fibrosis transmembrane conductance regulator«
CIP	chronische intestinale Pseudoobstruktion
CK	Kreatinkinase
ClC	»chlorid channel«
cMOAT	»canalicular multispecific organic anion transporters«, kanalikuläre multispezifische organische Anionentransporter
CMV	Zytomegalievirus
COX	Zyklooxygenase
CRP	C-reaktives Protein
CT	Computertomographie
CYP	Zytochrom-P_{450}-Superfamilie
DAEC	diffus adhärierende Escherichia coli
DEXA	»dual-energy X-ray absorption«
DGHM	Deutsche Gesellschaft für Hygiene und Mikrobiologie
DGKJ	Deutsche Gesellschaft für Kinderheilkunde und Jugendmedizin
DGVS	Deutsche Gesellschaft für Verdauungs- und Stoffwechselkrankheiten
DIC	»disseminated intravascular coagulation«, disseminierte intravasale Gerinnung
DIDS	4,4'-Diisothiozyanatostilben-2,2'-Disulfonsäure
DMSO	Dimethylsulfoxid
DNA	»deoxyribonucleic acid«, Desoxyribonukleinsäure
dst	»exponential downslope-time«, exponentielle Verschwindezeit
DZG	Deutsche Zöliakie-Gesellschaft
E.	Escherichia
EAEC	enteroaggregative Escherichia coli (s. auch »EaggEC«)
EaggEC	enteroaggregative Escherichia coli (s. auch »EAEC«)
EBV	Epstein-Barr-Virus
ECMO	extrakorporale Membranoxigenierung
ECP	eosinophiles kationisches Protein
EGF	»epidermal growth factor«
EGG	Elektrogastrographie
EHEC	enterohämorrhagische Escherichia coli
eHF	extensiv hydrolysierte Formelnahrung
EIEC	enteroinvasive Escherichia coli
ELISA	»enzyme-linked immunosorbent assay«
EMA	Anti-Endomysium-Antikörper
EMG	Elektromyographie
EMEA	European Medicines Agency
ENaC	epithelialer Natriumkanal
ENS	enterisches Nervensystem
EPEC	enteropathogene Escherichia coli
ERCP	endoskopische retrograde Cholangiopankreatikographie
ERGIC	»endoplasmatic reticulum Golgi intermediate compartment«
ESPED	Erhebungseinheit für seltene pädiatrische Erkrankungen in Deutschland
ESPGHAN	European Society for Pediatric Gastroenterology, Hepatology and Nutrition

ETEC	enterotoxische Escherichia coli, enterotoxinbildende Escherichia coli	IFN	Interferon
		Ig	Immunglobulin
FAO	Food and Agriculture Organization	IGF	»insulin(-like) growth factor«
FAP	Familiäre adenomatöse Polyposis	IHPS	infantile hypertrophe Pylorusstenose
FDA	Food and Drug Administration	IL	Interleukin
FDG-PET	Positronenemissionstomographie mit ¹⁸Fluor-Desoxyglukose	IMP	Impedanzmessung
		INH	idiopathische neonatale Hepatitis
FFP	»fresh frozen plasma«, gefrorenes Frischplasma	INR	»international normalized ratio«
		IPEX-Syndrom	»immune dysregulation, polyendocrinopathy, enteropathy X-linked syndrome«
FIC	»familial intrahepatic cholestasis«		
FKE	Forschungsinstitut für Kinderernährung	i. v.	intravenös
FRET	»fluorescence resonance energy transfer«	JPS	Juveniles Polyposissyndrom
GABA	»γ-amino butyric acid«, γ-Aminobuttersäure	KM	Kontrastmittel
G-CSF	»granulocytes-colony stimulating factor«	KUSS	Kindliche Unbehagen- und Schmerzskala
GDNF	»glial-cell line derived neurotrophic factor«	LAMP	»lysosome associated membrane protein 2«
GGB	Gesellschaft für Gesundheitsberatung e. V.	LC1-Antikörper	»liver cytosol type 1 antibodies«, Antikörper gegen Leberzytosol
GLDH	Glutamatdehydrogenase		
GLP-1	»glukagon-like peptide 1«	LCAD	»long-chain acyl-CoA dehydrogenase«
GÖR	gastroösophagealer Reflux	LCAT	Lecithin-Cholesterin-Acyltransferase
GOT	Glutamat-Oxalazetat-Tansaminase	LCHAD	»Long-chain«-Hydroxy-Acyl-CoA-Dehydrogenase
GPA	Gesellschaft für Pädiatrische Allergologie und Umweltmedizin		
		LCPUFA	»long chain polyunsaturated fatty acids«, langkettige mehrfach ungesättigte Fettsäuren
GPGE	Gesellschaft für Pädiatrische Gastroenterologie und Ernährung		
		LCT	langkettigen Triazylglyzerole
GPOH	Gesellschaft für Pädiatrische Onkologie und Hämatologie	LDH	Laktatdehydrogenase
		LDL	»low density lipoproteins«
GPT	Glutamat-Pyruvat-Tansaminase	LFA	leukozytenfunktionsassoziiertes Antigen
GRP	»gastrin-releasing peptide«	LKM-Antikörper	»liver kidney microsome antibodies«
GSD	»glycogen storage diseases«, Glykogenspeicherkrankheiten		
		LKM1-Antikörper	»liver kidney microsome type 1 antibodies«, Antikörper gegen Leber- und Nierenmikrosomen
γ-GT	γ-Glutamyltranspeptidase		
GTP	Guanosintriphosphat		
GvHR	»Graft-versus-Host«-Reaktion	LPH	Laktase-Phlorizin-Hydrolase
HAART	hochaktive antiretrovirale Therapie	MALT	»mucosa-associated lymphoid tissue«, mukosaassoziiertes Lymphgewebe
HAV	Hepatitis-A-Virus		
HBcAg	Hepatitis-B-Core-Antigen	MARS	»molecular absorbent recycling system«
HBDH	Hydroxybutyratdehydrogenase	MCAD	»Medium-chain«-Acyl-CoA-Dehydrogenase
HBeAg	Hepatitis-Be-Kern-Antigen	MCH	mittlere korpuskuläre Hämoglobinkonzentration
HBsAg	Hepatitis-B-Surface-Antigen		
HBV	Hepatitis-B-Virus	MCP	»monocyte chemoattractant protein«
HBV-DNA	Hepatitis-B-Virus-DNA	MCT	mittelkettige Triazylglyzerole
HCC	hepatozelluläres Karzinom	MDR	»multidrug resistance«
β-HCG	humanes Choriongonadotropin β	MEGX	Monoethylglyzinxylidid
HDL	»high density lipoproteins«	MEN	multiplen endokrinen Neoplasien
HDV	Hepatitis-D-Virus	MGA	Maltase-Glukoamylase
HE	hepatische Enzephalopathie	MHC	»major histocompatibility complex«, Haupthistokompatibilitätskomplex
HEV	Hepatitis-E-Virus		
HFI	hereditäre Fruktoseintoleranz	MIP	»macrophage inflammatory protein«
HIV	humanes Immundefizienzvirus	MMC	»migrating motor complex«, migrierender Motorkomplex
HLA	»human leukocyte antigen«		
HMWK	»high molecular weight kininogen«, hochmolekulares Kininogen	MRCP	Magnetresonanzcholangiopankreatikographie
		MRT	Magnetresonanztomographie
HT	Hydroxytryptamin	mtDNA	mitochondriale DNA
HWZ	Halbwertszeit	MUPS	»multiple unit pellet system«
IBD	»inflammatory bowel disease«	NAFLD	»non-alcoholic fatty liver disease«, nichtalkoholische Fettlebererkrankung
ICAM-1	interzelluläres Adhäsionsmolekül 1		
ICC	»interstitial cells of Cajal«, interstitielle Zellen nach Cajal	NASPGHAN	North American Society for Pediatric Gastroenterology, Hepatology, and Nutrition
ICF	International Classification of Functioning, Disability and Health	nDNA	nukleäre DNA
		NEK	nekrotisierende Enterokolitis
IEL	intraepitheliale Lymphozyten	NFκB	»nucleotide binding factor κB«

Abkürzungsverzeichnis

NK-Zellen	natürliche Killer-Zellen
NO	Stickstoffmonoxid
NOD2	»nucleotide oligodimerisation domain 2«
NSAR	nichtsteroidale Antirheumatika
NTBC	2-(2-Nitro-4-Trifluormethyl-Benzoyl)-1,3-Cyclohexandion
NTCP	Natrium-Taurocholsäure-Kotransport-Polypeptid
ÖGD	Ösophagogastroduodenoskopie
OMINM	Online Mendelian Inheritance of Man
ORL	orale Rehydrationslösung
OTC	Ornithintranscarbamylase
PCDAI	Pediatric Crohn's Disease Activity Index
PCHE	Pseudocholinesterase
PCR	»polymerase chain reaction«, Polymerasekettenreaktion
PCT	Prokalzitonin
PDH	Pyruvatdehydrogenase
PEBA	partielle externe biliäre Ableitung
PEG	perkutane endoskopische Gastrostomie
PEG-J	jejunale perkutane endoskopische Gastrostomie
PEJ	perkutane endoskopische Jejunostomie
PET	Positronenemissionstomographie
PFIC	progressive familiäre intrahepatische Cholestase
PIDS	primäres Immundefizienzsyndrom
PKA	Phosphokinase A
PPAR	»peroxisome-proliferating-activated receptor«
PRETEXT	»pretreatment extension«
PRSS	kationisches Trypsinogen
PSTI	pankreatischer sekretorischer Trypsininhibitor
PTC	perkutane transhepatische Cholangiographie
PTLD	»posttransplant lymphoproliferative disease«, posttransplantationslymphoproliferative Erkrankung
PTT	»partial thromboplastin time«, partielle Thromboplastinzeit
PTV	pulmonale Thermovolumen
RAST	Radioallergosorbenstest
RET-Rezeptor	»rearranged during transfection receptor«
RFLP	Restriktionsfragmentlängenpolymorphismus
RNA	»ribonucleic acid«, Ribonukleinsäure
ROI	»regions of interest«
SDS	Standard Deviation Score
SI	Saccharase-Isomaltase
SIOP	Societé Internationale d'Oncologie Pédiatrique, Internationale Gesellschaft für Kinderonkologie
SIRS	systemic inflammatory response syndrome
SLA-/LP-Antikörper	»soluble liver antigen/liver pancreas anti bodies«
SMA	»smooth muscle antibodies«, Antikörper gegen glatte Muskulatur
SPECT	Single-Photon-Emissionscomputertomographie
SPINK1	Serinproteaseinhibitor Kazal-Typ 1
SSCP	»single-strand conformation polymorphism«
SSW	Schwangerschaftswoche
T_4	Thyroxin
TCR	T-Zell-Rezeptor
TGF	»transforming growth factor«
THF	Trizepshautfaltendicke
TIPSS	transkutaner/transjugulärer intrahepatischer portosystemischer Shunt/Stent
TNF	Tumornekrosefaktor
TPGS	d-α-Tocopheryl-Polyethylenglykol-1000-Succinat
TPMT	Thiopurinmethyltransferase
TPZ	Thromboplastinzeit
TSH	thyreoideastimulierendes Hormon
t-TGA	Anti-Gewebetransglutaminase-Antikörper
TZ	Thrombinzeit
UDP	Uridindiphosphoglukuronat, Uridindiphosphat
UGB	Unabhängige Gesundheitsberatung e. V.
UTP	Uridintriphosphat
VCAM-1	vaskuläres Zelladhäsionsmolekül 1
VIP	vasoaktives intestinales Peptid
VLCAD	»Very-long-chain«-Acyl-CoA-Dehydrogenase
VLDL	»very low density lipoproteins«
WHO	World Health Organization
WNT	»wingless«

I Untersuchungsmethoden

1 Klinische Methoden – 3
W. Nützenadel, M.B. Krawinkel

2 Bildgebung – 11
K. Helmke, C.M. Junge, C. Franzius, M. Löffler, O. Schober, M. Kappler, T. Lang, R. Behrens, H. Denk

3 Funktions- und Laboruntersuchungen – 86
A. Ballauff, T.G. Wenzl, R. Bialek, H. Witt, H.Y. Naim

1 Klinische Methoden

1.1 Erhebung der Anamnese und des körperlichen Befundes – 4
W. Nützenadel
1.1.1 Anamnese – 4
1.1.2 Körperlicher Befund – 4

1.2 Erfassung des Ernährungsstatus – 6
M.B. Krawinkel
1.2.1 Auxiologische und anthropometrische Parameter – 6
1.2.2 Körperzusammensetzung, bioelektrische Impedanzanalyse (BIA) und Hautfaltendicke – 7
1.2.3 Ruheenergieumsatz und indirekte Kalorimetrie – 8
1.2.4 Stickstoffbilanz – 8
1.2.5 Stabile Isotope – 8
1.2.6 Sonographie – 8
1.2.7 Röntgenuntersuchungen – 9
1.2.8 Biochemische Untersuchungen – 9
1.2.9 Verzehrerhebungen – 9

Literatur – 10

1.1 Erhebung der Anamnese und des körperlichen Befundes

W. Nützenadel

Die Bausteine einer Diagnose und der sich daraus ableitenden Therapie sind Anamnese- und klinischer Untersuchungsbefund sowie die Ergebnisse von Labor- und anderen technischen Untersuchungen. Die Diagnosegenauigkeit ist von der Anamnesequalität, der klinischen Befunderhebung, der Einordnung von Labor- und sonstigen Befunden sowie der Integration dieser Einzelaspekte abhängig.

1.1.1 Anamnese

Die Anamnese kranker Kinder stellt meist eine **Fremdanamnese** der Mutter, des Vaters oder einer Pflegeperson dar. Mit dem Älterwerden und besonders in der Pubertät wächst der Anspruch, das Gespräch eigenständig zu gestalten.

> Eine direkte Zwiesprache zwischen Kind und Arzt sollte unabhängig vom Alter immer gesucht werden.

Unvermeidbar ergeben sich auch divergierende Aussagen zum Grad der Beschwerden, zur Medikamenteneinnahme sowie zu Beeinträchtigungen im täglichen Leben, in der Schule und beim Sport. Die Anamneseerhebung beginnt mit einem von Zwischenfragen nicht unterbrochenen Bericht zu Schmerzen, sonstigen Symptomen und anderen Störungen. Erst danach erfolgt eine ergänzende und problemorientierte Befragung mit der Gelegenheit, Unklarheiten auszuräumen. Frühe Festlegungen zu Diagnosen und Therapien sind zu vermeiden, sie führen zu Irrtümern und sind für die Eltern frustrierend.

Aktuelle Beschwerden

Die der freien Schilderung folgenden Ergänzungen betreffen den genauen zeitlichen Beginn, den tageszeitlichen Wandel und die Veränderungen der Symptome im Verlauf sowie die nicht spontan geäußerten Zusatzsymptome, die Medikamenteneinnahme, vorausgegangene Therapien und deren Effekte. Bei den genannten Symptomen sind folgende Aspekte für die Differenzialdiagnostik wichtig:

- **Obstipation:** Beginn der Symptome (Neugeborenen-, Säuglingsalter), verzögerter Mekoniumabgang, Anzahl der Tage ohne Stuhlabgang, schmerzhafter Stuhlgang mit Blut- oder Schleimbeimengungen, Vorhandensein des Stuhldrangs, Form des Stuhls, Notwendigkeit starken Pressens beim Stuhlgang, lange Defäkationszeiten, Stuhlschmieren, permanente oder sporadische Symptome, Art der Ernährung, vollzogene Sauberkeitserziehung
- **Chronische Diarrhö:** Gewichts- und Längenentwicklung, Einfluss von Diät und anderen Therapieversuchen auf Gewicht sowie Diarrhö und andere Symptome, Aufnahme von diarrhöauslösenden Nahrungsmitteln (Laktose, Fruktose, Sorbit, Gliadin, Kuhmilch), Art der Stühle (voluminöse Stühle bei Malabsorption, wässrige Stühle bei osmotischer und/oder sekretorischer Diarrhö), Blut- oder Schleimbeimengungen, Bauchschmerzen, Erbrechen, Fieber, Gelenkschmerzen, Hautveränderungen, Appetit
  - Geringe oder keine Bedeutung hat die Stuhlfarbe mit den Ausnahmen schwarzer Stühle bei intestinaler Blutung und weißer Stühle bei Cholestase.
- **Erbrechen:** Gedeihen, zeitlicher Zusammenhang mit der Nahrungsaufnahme, tageszeitliche Bindung (z.B. ausschließlich nächtliches Erbrechen), Nüchternbrechen, Typ des Erbrechens (schwallartig, mehr passives Herauslaufen), Beimengungen (Blut, Galle, Kot), epigastrische oder retrosternale Schmerzen, Sodbrennen, saures Aufstoßen, Regurgitation, Schluckbeschwerden, Appetit und Nahrungsaufnahme
  - Zu beachten sind bronchiale Obstruktion und Husten.
  - Zu bedenken ist, dass Erbrechen bei Erkrankungen vieler Organsysteme vorkommt und somit immer nichtgastroenterologische Krankheiten zu erwägen sind.
- **Bauchschmerzen:** Gedeihen, zeitliche Bindung an die Nahrungsaufnahme, Defäkation, Charakter und Lokalisation des Schmerzes (Dauerschmerz, Kolik, in den Rücken oder die Inguinalregion ausstrahlend), letzter Stuhlgang, harte oder großkalibrige Stühle, psychische Alterationen und Auffälligkeiten, Schulprobleme, intrafamiliäre Probleme, soziale Aktivitäten, Bauchschmerzen sowie Ulkuserkrankungen oder Helicobacter-pylori-Infektionen in der Familie
  - Bauchschmerzen sind ein sehr häufiger Vorstellungsgrund. Die Mehrzahl der Patienten leidet jedoch nicht an einem organisch definierten Krankheitsbild.
- **Ikterus:** Stuhlfarbe, Urinfärbung, Juckreiz, Bauchschmerzen, Koliken, Fieber, Erkrankungen mit Ikterus in der Familie oder in der näheren Umgebung

Voranamnese

Oligo- oder Polyhydramnion, zurückliegende Erkrankungen und Symptome (besonders vorangegangene chirurgische Eingriffe) sowie die bisherige Gewichts-, Längen- und Pubertätsentwicklung können wichtige Informationen zur Diagnostik liefern.

Familienanamnese

Konsanguinität, Geschwisterreihung, Familienmitglieder mit Erkrankungen des Darmtrakts oder ähnlicher Symptomatik sowie intrafamiliäre Konflikte können bedeutsam sein.

Ernährungsanamnese

Diese ist im Säuglingsalter besonders wichtig. Angaben zur Brust- oder Flaschenfütterung, zur Art der Nahrung, zum Fütterungsrhythmus sowie zu Art und Zeitpunkt der ersten Breigabe liefern differenzialdiagnostische Hinweise.

1.1.2 Körperlicher Befund

Die Untersuchung sollte umfassend sein, daher müssen alle Organsysteme und Körperregionen untersucht werden, da Nebensymptome häufig erhebliche Bedeutung haben. Der Patient sollte bis auf die Unterhose unbekleidet sein. Bei ausgeprägtem Schamgefühl sind eine Teilbedeckung und ein abschnittsweises Vorgehen angemessen.

Allgemeiner Eindruck

Krankheit und Wohlbefinden offenbaren sich oft schon beim **Anblick des Patienten:** Ein müder Blick, ein trauriger Gesichtsausdruck, eine schlaffe Körperhaltung sowie eine blasse Haut signalisieren häufig schlechtes Befinden und ergänzen die Anam-

1.1 · Erhebung der Anamnese und des körperlichen Befundes

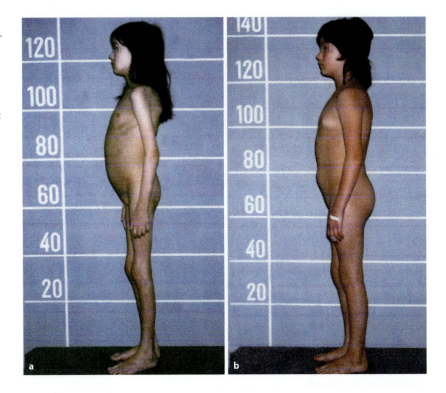

Abb. 1.1. Erhebliche Unterschiede des Gesamteindrucks vor (**a**) und nach (**b**) Therapie einer Unterernährung. Vor der Tehrapie erkennt man ein vorgewölbtes Abdomen, eine Atrophie von Haut, Muskulatur und Weichteilen sowie eine schlaffe Körperhaltung. Nach der Therapie sind eine Normalisierung der Körperproportionen, der Eintritt der Thelarche sowie ein Längenzuwachs zu erkennen

nese (Abb. 1.1). Eine Abschätzung der **Bewusstseinslage** und der **Reaktionsfähigkeit** sollte erfolgen. Eminent wichtig ist die **Beurteilung des Ernährungsstatus und der somatischen Entwicklung** durch Gewichts- und Längenmessung sowie den Abgleich mit Normwerten (Perzentilen, Body-Mass-Index, Standard Deviation Score für Körperlänge und -gewicht). Zusätzlich ist die Schätzung der Ausprägung des Unterhautfettgewebes erforderlich (Abb. 1.2), visuell oder mittels Hautfaltenmessung.

Haut

Bei Unterernährung zeigt sich häufig eine trockene, oft auch blasse Haut, zudem schütteres, trockenes Haar. Der Hautturgor ist für die Beurteilung der Hydration und des Wasserverlustes wichtig. Hauteffloreszenzen mit Pyoderma gangraenosum oder Erythema nodosum, ein perianales Ekzem und/oder Erythem sowie Rhagaden, Fisteln und Marisken finden sich bei chronisch-entzündlichen Darmerkrankungen. Bei Leberzirrhose mit portaler Hypertension können ein Palmarerythem, angiomatöse Veränderungen (Lebersternchen) und eine venöse Gefäßzeichnung der Bauchhaut oder des Nabels (Caput medusae) beobachtet werden.

Kopf-, Hals- und Thoraxorgane

Pathologische Befunde dieser Organe sind bei pädiatrischen gastroenterologischen Erkrankungen eher weniger bedeutsam. Ein leichter Ikterus ist an den Konjunktiven eher erkennbar als an der Haut. Perlèche, Ulzerationen und Stomatitis finden sich häufig bei Patienten mit chronisch-entzündlichen Darmerkrankungen. Die Feuchtigkeit der Mundschleimhaut erlaubt eine Abschätzung des Hydrationszustandes. Die Untersuchung von Herz und Lunge ist immer erforderlich. Pneumonien und basale Pleuritiden können mit einer abdominellen Symptomatik manifest werden.

Abdomen

Der abdominellen Untersuchung kommt eine große Bedeutung zu. Unruhe und Abwehr können die Beurteilung erheblich erschweren; hilfreich sind Ablenkung und ggf. eine Palpation bei zugedecktem Abdomen. Form und Größe, Vorwölbung und eingefallene Bauchdecken sollten inspektorisch beurteilt werden. Leber- und Milzgröße sowie tumoröse und entzündliche Resistenzen sind palpatorisch zu erfassen. Aufmerksam ist auf Druckschmerz und Abwehrspannung, Klopfschmerz, Loslassschmerz und lokalisierte Schmerzen zu achten. Eine Vorwölbung des Abdomens und des Nabels deutet auf das Vorhandensein von Aszites hin, der sich durch die Prüfung der Undulation weiter bestätigen lässt. Mittels Auskultation werden die Darmgeräusche quantifiziert (wenige oder keine Darmgeräusche: paralytischer Ileus) und qualifiziert (helle und klingende Darmgeräusche: Obstruktionsileus). In der Inguinalregion ist auf Hernien, Hydrozelen und Hodenanomalien zu achten. Notwendig sind die anale und die digitale rektale Untersuchung besonders bei Obstipation, rektaler Blutung sowie Ver-

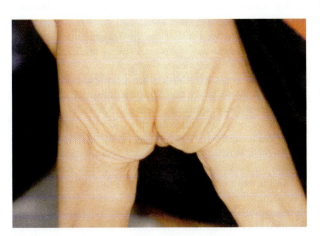

Abb. 1.2. »Tabaksbeutelgesäß«: faltige Haut der Glutealregion durch Schwund der Glutealmuskulatur und des subkutanen Fettgewebes

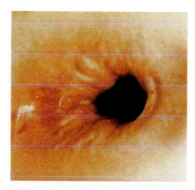

Abb. 1.3. Starrer, entzündlich veränderter Anus mit mehreren tiefen Fissuren und perianalem Erythem bei einem Patienten mit M. Crohn

dacht auf M. Hirschsprung, Polypen, Invagination und entzündliche Prozesse im Douglas-Raum. Perianale Veränderungen wie Mariscen, Dermatitis, Fisteln und Rhagaden finden sich bei entzündlichen Erkrankungen des Kolons (Abb. 1.3).

Skelettsystem
Arthritiden und Arthralgien finden sich bei chronisch-entzündlichen Darmerkrankungen.

Neurologischer Befund
Bei hepatischer Hyperammonämie, bei Stoffwechselerkrankungen wie M. Wilson, Tyrosinose Typ I, M. Niemann-Pick, M. Gaucher, M. Wolman und Mitochondropathien sowie bei Störungen der Fettsäureoxidation finden sich eine Lebervergrößerung und auffällige Leberwerte, begleitet von akuten oder chronischen Bewusstseinsstörungen und/oder neurologischen Symptomen.

1.2 Erfassung des Ernährungsstatus

M.B. Krawinkel

Im Kindesalter gilt die »normale« somatische Entwicklung als grundlegender Indikator für einen guten Ernährungsstatus. Daher kommt der Erfassung von Körpergewicht und Körperlänge/-höhe eine große Bedeutung zu. Daneben gibt es weitere Methoden zur Beurteilung des Ernährungszustandes oder einzelner Aspekte.

1.2.1 Auxiologische und anthropometrische Parameter

Grundlage jeder Beurteilung des Ernährungszustandes ist die exakte Erhebung von **Körpergewicht** und **Körperlänge/-höhe**.
Der **Body-Mass-Index (BMI)** wird folgenermaßen gebildet:

$$\text{BMI} = \frac{\text{Körpergewicht(kg)}}{\text{Körperlänge(m}^2\text{)}}$$

Für die Beurteilung des Ernährungszustandes ausgewachsener Menschen sind international Grenzwerte definiert worden (Tab. 1.1). Für das Kindes- und Jugendalter stehen Entwicklungskurven für den BMI zur Verfügung, die für beide Geschlech-

Tab. 1.1. Beurteilung des Body-Mass-Index (BMI)

BMI-Wert [kg/m²]	Beurteilung
<18,5	Marasmus
18,5–20,9	Untergewicht
21,0–24,9	Normalgewicht
25,0–30,0	Übergewicht
>30,0	Adipositas

ter den Verlauf vom ersten Lebensjahr bis zum Ende der Wachstumsphase darstellen (Abb. 1.4). Die Verteilung wird entweder in Perzentilen oder als Z-Score angegeben. Letzterem liegt die Standardabweichung in der Referenzbevölkerung zugrunde. Bei der Betreuung mangelernährter Kinder werden die Begriffe »**wasting**« für ein Gewicht unterhalb von –2 Standardabweichungen und »**stunting**« für eine Länge von weniger als –2 Standardabweichungen vom Referenzmedian verwendet.

Der BMI drückt das Verhältnis des Gewichts zur Länge/Höhe aus. Das Körpergewicht wird längenunabhängig insbesondere als kurzfristige Verlaufkontrolle zur Beurteilung des Ernährungszustandes herangezogen.

> Extrem kurze und lange Körperlängen (Kleinwuchs und Hochwuchs) können bei Bezug des Gewichts auf die Länge eine scheinbare »Normalisierung« des Ernährungszustandes trotz hohem oder niedrigem Gewicht zur Folge haben. Insofern sollte im Kindes- und Jugendalter die Körperlänge immer mit Bezug auf altersbezogene Referenzwerte beurteilt werden.

Während dem Körpermasseindex die gleiche Definition zugrunde liegt wie dem BMI, wird bei der Beurteilung des **Längensollgewichts** das aktuelle Körpergewicht mit längenbezogenen Referenzwerten für das Körpergewicht verglichen. Das Ergebnis wird in Prozent des Medians der Referenzwerte ausgedrückt:
Längensollgewicht = Körpergewicht in % des Medians des auf die Körperlänge bezogenen Gewichts in der Referenzgruppe.
Bei einem Wert von >120% sprich man von Übergewicht.
Dystrophie wird anthropometrisch definiert als ein Längensollgewicht von <85% des Medians oder als eine Gewichtsabnahme um mehr als eine Standardabweichung (Gewichtsverlust von >5% in den vorangegangenen 3 Monaten oder Gewichtsverlust von >10% in den vorangegangenen 6 Monaten). Auch ein Absinken auf der Gewichts- oder Wachstumskurve im Vergleich zu den Voruntersuchungen um mehr als 2 Hauptperzentilen – bezogen auf die genetische Zielgröße des Patienten – entspricht einer Dystrophie.

Unter der genetisch oder familiär determinierten **Zielgröße** versteht man einen Wert, der sich als arithmetisches Mittel der Körperlängen beider leiblicher Eltern plus 6,5 cm für Jungen und minus 6,5 cm für Mädchen errechnet. Um der Modifikation dieses Wertes durch Umwelteinflüsse Rechnung zu tragen, wird er mit einem Vertrauensbereich von ±8,5 cm angegeben.

Zur Beurteilung von Gewicht und Länge unter Bezug auf das Alter kann es notwendig sein, neben dem chronologischen Alter das biologische oder **Skelettalter** zu schätzen. Dazu wird eine Röntgenaufnahme der linken Hand mit standardisiert angefertigten Handaufnahmen von Kindern und Jugendlichen verglichen, die eine langsame (verzögerte), zeitgemäße oder schnelle (beschleunigte) Knochenentwicklung zeigen. Bei Entwicklungs-

1.2 · Erfassung des Ernährungsstatus

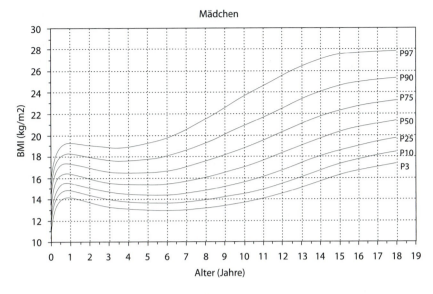

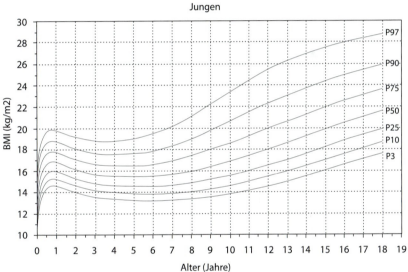

Abb. 1.4. Kurven des Body-Mass-Index (BMI) für das Kindes- und Jugendalter (Kromeyer-Hauschild 2001)

verzögerung oder -akzeleration sollten Gewicht und Länge auf das biologische Alter bezogen interpretiert werden.

1.2.2 Körperzusammensetzung, bioelektrische Impedanzanalyse (BIA) und Hautfaltendicke

Die Bestimmung der Körperzusammensetzung ist indiziert, wenn der Frage nachgegangen werden soll, zu welchen Anteilen das Körpergewicht auf das Körperwasser, das Fett und die Magermasse entfällt. Bei der **bioelektrischen Impedanzanalyse (BIA)** wird die elektrische Kapazität des Organismus bei Durchströmung mit einem schwachen elektrischen Strom gemessen. Der Messung liegt die Vorstellung zugrunde, dass Wasser, Fett und die Zellmembranen der Gewebe in unterschiedlichem Maß zum Gesamtwiderstand und zur Gesamtkapazität beitragen.

Zur Messung werden nach Entfettung der Hautareale Elektroden jeweils unmittelbar proximal der Hand- und Sprunggelenke auf die Haut aufgebracht. Ein mit den Elektroden verbundener Stromgenerator erzeugt einen Wechselschwachstrom von etwa 0,8 µA, der durch den Organismus fließt.

❗ Bei Patienten mit Herzschrittmachern darf die Messung nicht durchgeführt werden.

Das Messgerät – in Geräteeinheit mit dem Generator bzw. Transformator – zeigt den Widerstand (Resistance) und die Gesamtkapazität (Reactance) an. Letztere wird als Verschiebung des Phasenwinkels α gemessen.

Auswertungsalgorithmen (nach Lukaski u. Bolonchuk 1988):

- Magermasse: 0,406 (Kinder unter 16 Jahren) bzw. 0,340 (Jugendliche ab 16 Jahren) × Körperlänge (cm²)/Resistance + 0,273 × Körpergewicht (kg) + 15,34 × Körperlänge (m) + 4,56 × 1 (Jungen) bzw. 0 (Mädchen) − 0,127 × Alter (Jahre) − 12,44 (Deurenberg et al. 1991)
- Fettmasse: Körpergewicht minus Magermasse
- Körperwasser: 0,277 × [Körperlänge (cm²)/Resistance] × 0,14 × Körpergewicht (kg) − 0,08 × Alter (Jahre) + 2,9 × 1 (Jungen) bzw. 0 (Mädchen) + 4,65

Bei der **Körperfettwaage** wird lediglich mit 2 Elektroden gemessen, in der Regel unter den Füßen der stehenden Messperson. Manche Geräte haben zusätzliche Elektroden, die mit beiden Händen angefasst werden, um mit 4 Punkten messen zu können. Wegen des auf die untere Körperhälfte beschränkten Stromflusses ist die Messung weniger informativ, gerade was das abdominale Fett betrifft.

Ältere, z. T. extrem aufwändige Methoden zur Untersuchung der Körperzusammensetzung (z. B. Ganzkörperkaliumbestimmungen) sind durch die BIA aus dem klinischen Gebrauch verdrängt worden, obwohl die verschiedenen Methoden nicht immer zu übereinstimmenden Ergebnisse führen (Mast et al. 2002).

In der Praxis kann auch die **Messung der Hautfaltendicke** einen Hinweis auf den Körperfettanteil geben. Dazu werden mit einem geeichten Kaliber Messungen am Oberarm, am Rücken unter der Skapula und am Bauch durchgeführt und die Ergebnisse in einen Algorithmus eingesetzt (hier als Beispiel die Verwendung der Trizepshautfaltendicke, THF, nach Dezenberg et al. 1999):

Körperfettanteil (%) = (0,332 × Gewicht in kg) + (0,230 × THF in cm) + (0,641 × 2 für Frauen und Mädchen bzw. 1 für Männer und Jungen) + 0,875 – 8,004.

Für die Bestimmung des Körperfetts anhand der Hautfaltendickemessung wird eine mittlere Abweichung von 4,67% für Jungen und 7,81% für Mädchen angegeben (Hammond et al. 1994). Gegenüber der hier nicht besprochenen Deuteriumverdünnungsmethode beträgt die Abweichung 1,8±3,2% (Barrera et al. 1997).

1.2.3 Ruheenergieumsatz und indirekte Kalorimetrie

Grundlage der biochemischen Energiegewinnung im Organismus ist die Oxidation von Kohlenstoff zu Kohlendioxid. Das bedeutet, dass anhand der Sauerstoffaufnahme und der Kohlendioxidexhalation der **Energieumsatz** indirekt bestimmt werden kann. Im Unterschied zu einer direkten Kalorimetrie wird die Wärmeproduktion nicht gemessen, was methodisch sehr aufwändig wäre.

Erfolgte die Messung ursprünglich in einem Ganzkörper-Bodyplethysmograph, so wird heute in der Regel lediglich eine Haube benutzt, die so über den Kopf der liegenden Messperson platziert wird, dass die **Erfassung der Atemgase** möglich ist. Um die gemessenen Werte für Sauerstoffaufnahme und Kohlendioxidabgabe mit alters- und geschlechtsspezifischen Referenzwerten vergleichen zu können, sind folgende Rahmenbedingungen definiert:
- Zeitpunkt und Dauer der Messung
- zeitlicher Abstand zur Nahrungsaufnahme
- Ruhe (nicht Schlaf)

Dem Ruheenergieumsatz synonym ist der **Grundumsatz** oder die basal metabolic rate. Daneben können durch entsprechende Anordnung des Messsystems auch Energieumsätze bei körperlicher Aktivität untersucht werden, z. B. in Verbindung mit einem Ergometer. Zur Berechnung des Energieumsatzes aus dem Sauerstoffverbrauch und der Kohlendioxidabgabe stehen Formeln zur Verfügung, in die neben den Messwerten das Körpergewicht und das Alter eingehen. Bei Säuglingen und Kleinkindern werden auch Messungen im Schlaf durchgeführt, die dann aber nicht mit Referenzwerten vergleichbar sind, die unter anderen Bedingungen gewonnen wurden.

Neben der Kalorimetrie kann der Energieumsatz auch anhand der **Formel von Harris und Benedict für Erwachsene** abgeschätzt werden:
- Ruheenergieverbrauch (Männer) = 66,6 + 13,75 × Körpergewicht (kg) + 5,003 × Körperlänge (m) – 6,775 × Alter (Jahre)
- Ruheenergieverbrauch (Frauen) = 65,1 + 9,563 × Körpergewicht (kg) + 1,85 × Körperlänge (m) – 4,676 × Alter (Jahre)

Weiterhin gibt es Algorithmen, die den Energieumsatz aus Änderungen der Pulsfrequenz während körperlicher Aktivität abschätzen. Diese Verfahren sind jedoch für Kinder nicht validiert.

1.2.4 Stickstoffbilanz

Global gesehen ist Wachstum im Normalbereich der wichtigste indirekte Indikator einer ausreichenden Eiweißaufnahme. Die Stickstoffbilanz (aufgenommener minus mit Stuhl und Urin ausgeschiedener Stickstoff) ist im Wesentlichen dann von Bedeutung, wenn ein hartnäckiger Katabolismus überwunden werden soll. Für die Stickstoffbilanz ist es wesentlich, dass das gesamte Nahrungseiweiß qualitativ und quantitativ erfasst wird; die Bestimmung in den Ausscheidungen ist methodisch relativ einfach.

> **!** Eine positive Stickstoffbilanz ist ein Hinweis auf eine effektive Proteinsynthese des Organismus.

1.2.5 Stabile Isotope

Als Methode wissenschaftlicher nichtinvasiver In-vivo-Ernährungsstudien hat sich die Markierung von Nährstoffen durch stabile Isotope bewährt. So können Verdauung, Resorption, Stoffwechsel und Ausscheidung der Nährstoffe oder ihrer Substrate mittels einer intrinsischen Markierung (im jeweiligen Nährstoff) verfolgt werden. Der hohe Aufwand steht einer breiten klinischen Anwendung entgegen. Lediglich der H_2-**Atemtest** hat sich in der klinischen Routine zur Beurteilung der Verdauungsleistung durchgesetzt.

1.2.6 Sonographie

Die Sonographie ist keine primäre Methode zur Beurteilung des Ernährungszustandes, sondern hat nur für spezielle Fragestellungen Bedeutung. Anhand der Echogenität kann z. B. der Fettgehalt der Leber semiquantitativ abgeschätzt werden. Intraabdominelles Fett ist eher gering echogen. Dagegen kann Muskelmasse abgeschätzt werden. Ultraschalluntersuchungen sind in der Regel nicht validiert und weisen eine erhebliche Varianz zwischen verschiedenen Untersuchern auf, wenn nicht streng definierte Regeln und technische Standards eingehalten werden, z. B. für die Messung von Distanzen, Flächen und Volumina; für letztere existieren altersspezifische Referenzwerte, welche eine Beurteilung ermöglichen.

1.2.7 Röntgenuntersuchungen

Die derzeit am weitesten verbreiteten röntgenologischen Untersuchungsverfahren mit Ernährungsbezug sind im Kindesalter die Beurteilung der **Skelettreifung** und beim Adulten die Messung der **Knochendichte**. Bei letzterer kommen je nach Indikation transossäre Verfahren und computertomographische Methoden zur Anwendung. Bei der DEXA (»dual-energy X-ray absorption«) wird der Knochen durchstrahlt und die Absorption der Strahlung gemessen. Anhand solcher Messwerte können Zustände wie Osteopenie (Knochenarmut), z. B. bei Osteogenesis imperfecta, und Osteoporose quantifiziert und im Verlauf beschrieben werden (T-Score).

Im Rahmen einer langfristigen künstlichen Ernährung ist die Beurteilung der Mineralisation des Knochens ein wichtiger Parameter zur Beurteilung der Versorgung mit Kalzium, Phosphat und Vitamin D.

Die Validierung aller Verfahren der Knochendichtemessung für das Kindesalter ist ungenügend, daher kommen sie im Wesentlichen für Verlaufsuntersuchungen bei dem jeweils gleichen Kind infrage. Daten zur Präzision liegen für Kinder nicht vor.

1.2.8 Biochemische Untersuchungen

Klinisch-chemische Untersuchungen zur Beurteilung des Ernährungszustandes sind immer und in allen Altersgruppen zur Erfassung von Köperlänge/-höhe und -gewicht nachrangig. Aufschluss geben solche Untersuchungen über folgende Parameter:

- **Proteinstoffwechsel:** Gesamteiweißgehalt, eiweißelektrophoretische Befunde, Präalbumin-, Transferrin-, Ferritin-, Coeruloplasmin-, Ammoniak-, Harnstoff- und Kreatininkonzentration
- **Aminosäurenstoffwechsel:** aminosäurenchromatographische Befunde aus Plasma und Urin, Konzentrationen einzelner Aminosäuren, Hydroxyprolinspiegel im Urin
- **Fettstoffwechsel:** Konzentrationen von Triglyzeriden, Cholesterin (HDL-, LDL-, VLDL-Cholesterin), freien Fettsäuren (gesättigte sowie einfach und vielfach ungesättigte Fettsäuren) und Ketonkörpern
- **Mineralstoffhaushalt:** Spiegel von Kalzium, Phosphat, Magnesium, Kalium, Natrium, Vitamin D und Parathormon sowie Aktivität der alkalischen Phosphatase

> Zu beachten ist, dass sowohl Aminosäurenspiegel als auch Triglyzeridkonzentration und Lipiddifferenzierung im Blut durch die Nahrungsaufnahme beeinflusst werden und daher nur strikt nüchtern gewonnene Befunde verwertbare Ergebnisse liefern. Lediglich der Gesamtcholesteringehalt kann jederzeit bestimmt werden.

Zur **Beurteilung des Mineralstoffhaushalts** sind neben Blutuntersuchungen besonders auch Konzentrationsbestimmungen aus 24-Stunden-Sammelurin oder – bezogen auf die Kreatininausscheidung – aus dem zweiten Morgenurin informativ.

Diagnostisch relevante Aspekte der Spurenelemente im Rahmen der Beurteilung der Ernährung sind in ◘ Tab. 1.2 dargestellt.

Die isolierte Bestimmung der Konzentrationen von Spurenelementen im Blut hat geringe Aussagekraft bezüglich der Versorgung des Organismus. Teilweise stehen Bestimmungsverfahren in Geweben oder Blutzellen zur Verfügung, teilweise ist die Bestimmung in langsam wachsenden Strukturen (Haare, Fingernägel) sinnvoll; da die Konzentrationen der Spurenelemente jedoch auch dort zahlreichen Einflussfaktoren unterliegen, ist die Aussagekraft auch dieser Bestimmungen im Wesentlichen nur intraindividuell gegeben, d. h. im Rahmen der Langzeitbeobachtung des einzelnen Patienten.

Schon wegen des Aufwandes und der spezifischen Anforderungen an die kontaminationsfreie Gewinnung und Versendung des Probenmaterials sollten entsprechende Untersuchungen nur in Absprache mit dem Laboratorium durchgeführt werden.

Basisinformationen über nutritive Aspekte von **Vitaminen** und ihre Untersuchung sind ◘ Tab. 1.3 zu entnehmen.

◘ Tab. 1.2. Diagnostik der Spurenelemente zur Beurteilung der Ernährung

Spurenelement	Funktion	Funktionelle Parameter
Eisen	Hämoglobinsythese	Hämoglobinkonzentration, Erythrozytenvolumen, Ferritinspiegel, Transferrinsättigung
Zink	Enzymfunktionen	Aktivität der alkalischen Phosphatase
Kupfer	Enzymfunktionen	Aktivität der alkalischen Phosphatase
Selen	Enzymfunktionen	–
Jod	Schilddrüsenfunktion	Schilddrüsenvolumen, Konzentrationen von T_3, T_4, freiem T_4 und TSH
Mangan	Enzymfunktionen	–
Chrom	Glukosetoleranz	Befunde des oralen Glukosetoleranztests
Fluor	Knochen- und Zahnmineralisation	–

Es werden jeweils die Konzentrationen im Blut bestimmt.
T_3 Trijodthyronin; T_4 Thyroxin; TSH thyreoideastimulierendes Hormon

1.2.9 Verzehrerhebungen

Bei den Verzehrerhebungen entscheidet die Fragestellung darüber, welche Methode angewandt wird. Direkte Methoden erfassen retrospektiv (Rückblick, Fragebogen, Anamnese) oder prospektiv (3-, 5- oder 7-Tage-Protokoll) den Verzehr. Dieser kann sowohl mit den Daten der nationalen Verzehrstudie als auch – nach Erfassung in einem Programmsystem zur Diätanalyse – mit den alters- und geschlechtsspezifischen Zufuhrempfehlungen für Nährstoffe und Energie verglichen werden (DGE 2000). Bei diesen Erhebungsmethoden kann man – je nach Fragestellung und Mitarbeit der Probanden und ihrer Familien – unterschiedlich aufwändig vorgehen. Am einfachsten ist das **Abschätzen der Verzehrmengen,** deutlich aufwändiger das **Abwiegen der Nahrung** und der nicht verzehrten Reste. Am teuersten ist die **Doppelzubereitung,** bei der alle Mahlzeiten in doppel-

Tab. 1.3. Vitamine: nutritive Aspekte und Diagnostik

Vitamin	Funktion	Bestimmung	Funktionsbezogene Parameter
Vitamin A	Immunität, Visus	Spiegel, Dosis-Wirkungs-Kurve, Konzentration des Vitamin-A-/retinolbindenden Proteins	Befunde der konjunktivalen Impressionszytologie, Dunkeladaptation
Vitamin D	Knochenaufbau	25-OH-Kalziferol-Spiegel	Aktivität der alkalischen Phosphatase, Knochenstruktur
Vitamin E	Antioxidans	Spiegel, Vitamin-E- und Cholesterinkonzentration	Spiegel thiobarbituratreaktiver Substanzen
Vitamin K	Hämostase	Spiegel	Quick-Wert, Spiegel der Gerinnungsfaktoren II, VII, IX und X
Folat	Zellproliferation	Spiegel	Segmentierung der Neutrophilen, Erythrozytenvolumen
Vitamin B_{12}	Hämatopoese	Spiegel	Erythrozytenvolumen
Vitamin B_6	Immunabwehr	Spiegel	Tryptophan- und Methioninkonzentration
Thiamin	Glukosestoffwechsel	Spiegel	–
Niacin	Aminosäurenstoffwechsel	Spiegel	Leucinkonzentration

ter Menge zubereitet werden, damit man die zweite Mahlzeit qualitativ und quantitativ analysieren kann.

Indirekte Erhebungsmethoden wie der Einkaufskorb und die Nahrungsbilanz (nicht die Nährstoffbilanz) haben für die klinische Praxis der pädiatrischen Ernährungsmedizin praktisch keine Bedeutung.

Literatur

Bandini LG, Must A, Phillips SM, Naumova EN, Dietz WH (2004) Relation of body mass index and body fatness to energy expenditure: longitudinal changes from preadolescence through adolescence. Am J Clin Nutr 80(5): 1262–1269

Barrera MG, Salazar G, Gajardo H, Gattas V, Coward A (1997) Comparative analysis of body composition assessment methods in healthy adult men. Rev Med Chil 125(11): 1335–1342

Coffin CM, Hamilton MS, Pysher TJ et al. (2002) Pediatric laboratory medicine: current challenges and future opportunities. Am J Clin Pathol 117(5): 683–690

DGE (2000) Referenzwerte für die Nährstoffzufuhr. Gemeinsame Empfehlungen der Deutschen und Österreichischen Gesellschaften für Ernährung sowie der Schweizer Ernährungsgesellschaft. Umschau-Verlag, Frankfurt

Derumeaux-Burel H, Meyer M, Morin L, Boirie Y (2004) Prediction of resting energy expenditure in a large population of obese children. Am J Clin Nutr 80(6): 1544–1550

Deurenberg P, van der Kooy K, Leenen R, Weststrate JA, Seidell JC (1991) Sex and age specific prediction formulas for estimating body composition from bioelectrical impedance: a cross-validation study. Int J Obes 15(1): 17–25

Dezenberg CV, Nagy TR, Gower BA, Johnson R, Goran MI (1999) Predicting body composition from anthropometry in pre-adolescent children. Int J Obes Relat Metab Disord 23: 253–259

Elberg J, McDuffie JR, Sebring NG et al. (2004) Comparison of methods to assess change in children's body composition. Am J Clin Nutr 80(1): 64–69

Eto C, Komiya S, Nakao T, Kikkawa K (2004) Validity of the body mass index and fat mass index as an indicator of obesity in children aged 3–5 years. J Physiol Anthropol Appl Hum Sci 23(1): 25–30

Hammond J, Rona RJ, Chinn S (1994) Estimation in community surveys of total body fat of children using bioelectrical impedance or skinfold thickness measurements. Eur J Clin Nutr 48(3): 164–171

Kalkwarf HJ, Khoury JC, Bean J, Elliot JG (2004) Vitamin K, bone turnover, and bone mass in girls. Am J Clin Nutr 80(4): 1075–1080

Kromeyer-Hauschild K, Wabitsch M, Kunze D et al. (2001) Perzentile für den Body-mass-Index für das Kindes- und Jugendalter unter Heranziehung verschiedener deutscher Stichproben. Monatsschr Kinderheilkd 149(8): 807–818

Livingstone MB, Robson PJ, Wallace JM (2004) Issues in dietary intake assessment of children and adolescents. Br J Nutr 92(Suppl 2): S213–22

Lukaski HC, Bolonchuk WW (1988) Estimation of body fluid volumes using tetrapolar bioelectrical impedance measurements. Aviat Space Environ Med 59(12): 1163–1169

Mast M, Sonnichsen A, Langnase K (2002) Inconsistencies in bioelectrical impedance and anthropometric measurements of fat mass in a field study of prepubertal children. Br J Nutr 87(2): 163–175

Pecoraro P, Guida B, Caroli M et al. (2003) Body mass index and skinfold thickness versus bioimpedance analysis: fat mass prediction in children. Acta Diabetol 40(Suppl 1): S278–281

Sanchez-Lastres J, Eiris-Punal J, Otero-Cepeda JL, Pavon-Belinchon P, Castro-Gago M (2003) Nutritional status of mentally retarded children in northwest spain: II. Biochemical indicators. Acta Paediatr 92(8): 928–934

Schmelzle H, Schroder C, Armbrust S, Unverzagt S, Fusch C (2004) Resting energy expenditure in obese children aged 4 to 15 years: measured versus predicted data. Acta Paediatr 93(6): 739–746

2 Bildgebung

2.1 Bildgebung in der Gastroenterologie – 13
K. Helmke, C.M. Junge
2.1.1 Fehlbildungen im Magen-Darm-Trakt – 13
2.1.2 Akutes Abdomen – 17
2.1.3 Abdominelle Traumata – 22
2.1.4 Entzündungen im Darmtrakt – 22
2.1.5 Raumforderungen im Dünndarmbereich – 25
2.1.6 Oberbauchorgane – 27
Literatur – 40

2.2 Nuklearmedizinische Untersuchungen – 41
C. Franzius, M. Löffler, O. Schober
2.2.1 Ösophagus- und Magenentleerungsszintigraphie – 41
2.2.2 Szintigraphischer Nachweis eines Meckel-Divertikels – 41
2.2.3 Blutungsquellenszintigraphie – 42
2.2.4 Leberfunktionsszintigraphie – 42
2.2.5 Positronenemissionstomographie mit ^{18}Fluor-Desoxyglukose (FDG-PET) – 43
Literatur – 45

2.3 Biopsien – 45
M. Kappler, T. Lang
2.3.1 Dünndarmbiopsie – 45
2.3.2 Rektumsaugbiopsie – 47
2.3.3 Leberbiopsie – 47
Literatur – 48

2.4 Endoskopie – 48
R. Behrens
2.4.1 Vorbereitung – 48
2.4.2 Durchführung – 50
2.4.3 Qualitätskontrolle – 51
2.4.4 Indikationen und Befunde bei diagnostischer Endoskopie – 52
2.4.5 Besonderheiten der therapeutischen Endoskopie – 57
Literatur – 65

2.5 Histologische Diagnostik des Gastrointestinaltrakts – 65
H. Denk
2.5.1 Zöliakie/Sprue – 65
2.5.2 Morbus Crohn – 67
2.5.3 Colitis ulcerosa – 67
2.5.4 Infektiöse Kolitis – 68
2.5.5 Duodenitis – 68
2.5.6 Eosinophile Ösophagitis – 69
2.5.7 Eosinophile Gastroenteritis und eosinophile Kolitis – 69
2.5.8 Refluxösophagitis – 69
2.5.9 Gastritis – 70

2.5.10 Lymphangiektasie mit exsudativer Enteropathie – 70
2.5.11 Morbus Hirschsprung – 71
2.5.12 Maligne Lymphome – 71
Literatur – 72

2.6 Histologische Diagnostik der Leber – 72
H. Denk

2.6.1 Extrahepatische Gallengangatresie – 72
2.6.2 Neonatale Hepatitis – 73
2.6.3 Intrahepatische Gallenganghypoplasie – 74
2.6.4 Fibropolyzystische Erkrankungen – 74
2.6.5 Parenterale Ernährung – 75
2.6.6 Chronische Virushepatitis – 75
2.6.7 Autoimmunhepatitis – 77
2.6.8 Akute Virushepatitis – 77
2.6.9 Leberzirrhose – 78
2.6.10 Primär sklerosierende Cholangitis – 78
2.6.11 Steatosis hepatis – 78
2.6.12 Morbus Wilson – 79
2.6.13 Neonatale Hämochromatose – 81
2.6.14 α_1-Antitrypsin-Mangel – 81
2.6.15 Hepatoblastom – 81
2.6.16 Neuroblastom – 82
2.6.17 Histiozytose – 83
2.6.18 Infantiles Hämangioendotheliom – 83
2.6.19 Transplantatabstoßung – 83
2.6.20 Morbus Byler – 83
2.6.21 Morbus Gaucher – 84
2.6.22 Medikamentös-toxischer Leberschaden – 85
2.6.23 Lebernekrosen im Rahmen diverser Virusinfektionen – 85
2.6.24 Zystische Fibrose – 85

2.1 Bildgebung in der Gastroenterologie

K. Helmke, C.M. Junge

Die Bildgebung des kindlichen Verdauungstrakts hat sich für die Diagnostik angeborener Fehlbildungen des Darms in den vergangenen Jahren nicht entscheidend geändert. Anders verhält es sich für die Erkrankungen der parenchymatösen Organe: Hier ist durch den Einsatz der verschieden Schnittbildverfahren eine deutliche Wandlung eingetreten. Als primäre basale Methoden sind die Sonographie sowie die Farbdopplersonographie und die Röntgenuntersuchung ohne und mit Kontrastmittel anzusehen. Allerdings ist die Röntgendiagnostik des Darms stark rückläufig, so wird z. B. der gastroösophageale Reflux zunächst mittels Ultraschalldiagnostik untersucht. Mit Hilfe der Resultate dieser wenig invasiven Verfahren wird einerseits der Einsatz eingreifender, belastenderer bildgebender Methoden wie Computer- und Magnetresonanztomographie sowie selten eine Angiographie gesteuert, andererseits die Therapie eingeleitet sowie Krankheitsverläufe kontrolliert. Im Folgenden wird der Einsatz der bildgebenden Verfahren für unterschiedliche Fragestellungen in der Gastroenterologie dargestellt.

2.1.1 Fehlbildungen im Magen-Darm-Trakt

Ergibt sich aus dem pränatalen Ultraschallbefund oder durch klinische Hinweise der Verdacht auf eine Entwicklungsstörung des Darms des Neugeborenen, so ist die Situation am sichersten durch eine **Röntgenaufnahme,** und zwar als Thorax- und Abdomendarstellung im Liegen oder im Hängen, zu klären.

> ❗ Wichtig für die Diagnostik ist das Wissen darum, dass vitale Kinder nach der Geburt in der Regel Luft schlucken. Dieses Gasgemisch dient bei der Röntgendiagnostik als »negatives Kontrastmittel«. Durch den Transport der Luft ist nach etwa 30 min das Duodenum belüftet und nach etwa 4 Stunden große Teile des Dünndarms. Fehlbildungen werden radiologisch sichtbar, weil die typische Darmgasverteilung ausbleibt.

Ösophagusatresie

Bei den Typen I, II und IIIa findet sich keine Luft im Magen, wohl aber bei den übrigen Typen (◨ Abb. 2.1).

Beim häufigsten Typ IIIb und auch beim Typ IIIc wird der obere Blindsack durch eine Sondeneinlage markiert. Da auf der Thoraxaufnahme die Trachealbifurkation sichtbar wird, ist die Strecke zwischen dem oberen und unteren Ösophagusanteil abschätzbar. Kommt es zu rezidivierenden Pneumonien, ist an eine Atresie vom Typ IIIc oder IV zu denken. Es gilt dann, den **Nachweis einer Fistel** zu führen. Dazu wird wasserlösliches, nichtionisches Kontrastmittel appliziert. Kommt es zu keinem Übertritt des Kontrastmittels aus dem Ösophagus in den Bronchialbaum, so ist eine Fistel allerdings nicht ausgeschlossen – sie kann vorübergehend durch Sekret oder Nahrungsbestandteile verlegt sein. In einem nachfolgenden Schritt wäre dann eine endoskopische Untersuchung des Ösophagus und der Trachea angezeigt.

Atresie in Magen und Dünndarm

Auf der Übersichtsaufnahme ist die Luftverteilung im Magen-Darm-Trakt zu analysieren. Bei komplett fehlender Magendarstellung und bei gleichzeitiger Luftfüllung des Duodenums ist an eine **Mikrogastrie** zu denken. In diesem Fall ist der Magen unterentwickelt und schlauchförmig konfiguriert, sodass er keine Speicherfunktion hat. Meist befindet sich das Magenäquivalent auf Höhe des Zwerchfells. Der Nachweis gelingt radiologisch nach oraler Applikation von nichtionischem Kontrastmittel mit hoher Präzision.

Atresien auf verschiedenen Höhen des Magen-Darm-Trakts haben zur Folge, dass der distale Abschnitt luftfrei zur Darstellung kommt, sofern nicht zuvor rektale Manipulationen vorgenommen wurden. ◨ Tabelle 2.1 gibt die wichtigsten Informationen zu diesem Formenkreis.

Der **Sonographie** kommt im Rahmen der Atresiediagnostik nur eine eingeschränkte Bedeutung zu, da eine chirurgische Intervention notwendig ist und eine Inspektion der verschiedenen Darmabschnitte intraoperativ ergiebiger ist. Bei der Jejunalatresie zeigen sich im **Übersichtsbild** der mit Luft gefüllte Magen und eine oder mehrere dilatierte Darmschlingen, in denen Luft und Flüssigkeit angesammelt sind. Die distal gelegenen Darmschlingen bleiben luftleer. Die Diagnostik gestaltet sich dann schwierig, wenn sich die Schlingen nicht in normaler Position befinden.

Geblähte Dünndarmschlingen sind bei **Ileumatresie** zahlreich vorhanden. Luft im Dickdarmbereich kommt nicht zum Nachweis. In diesen Fällen liegt ein **Mikrokolon** vor. Bei allen höher gelegenen Stenosen wird noch genügend

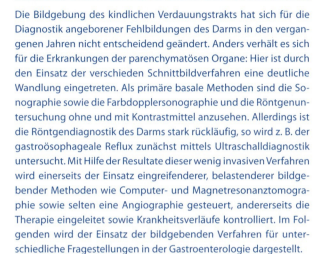
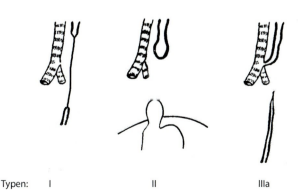
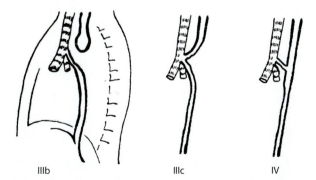

Typen: I II IIIa IIIb IIIc IV

◨ **Abb. 2.1.** Einteilung der Ösophagusatresien nach Vogt. Typ I: Aplasie (selten); Typ II: Atresie ohne Fistel zur Trachea (7%); Typ III: a Atresie mit Fistel des oberen Anteils zur Trachea (1%), b Atresie mit Fistel des unteren Anteils zur Trachea (87%), c Atresie mit Verbindung des oberen und unteren Anteils zur Trachea (2%); Typ IV: ösophagotracheale Fistel, »H-Fistel« (3%)

Tab. 2.1. Angeborene Atresien in Magen und Dünndarm

Atretisches Organ	Ursache	Diagnostik (Luftverteilung)	Bemerkungen
Magen	Präpylorische innere Membran, Pylorusverschluss durch äußere Briden	Ausschließlich luftgeblähter Magen	Erbrechen ohne Gallebeimengung, eingesunkener Bauch; Kaschierung der Situation durch inkomplette Membran (in diesem Fall hilft eine Untersuchung mit wasserlöslichem KM)
Duodenum (Abb. 2.2)	Dünne Membran, Atresie mit strangartigem, fibrösem Gewebeabschnitt, blind endende Darmschlinge	Luft in Magen und Duodenum (»double bubble«)	Häufigkeit von 1 : 9000 bis 1 : 40.000, häufigste Lokalisation um die Papilla Vateri, vielfach mit Mehrfachatresien des übrigen Darms kombiniert
Jejunum	Primäre Ursache: vaskuläre Zirkulationsstörungen; sekundäre Ursachen: Drehstörungen, Volvulus	Luft in Jejunalbereich, Magen und Duodenum	Häufig Lokalisation im oberen Jejunum, strangförmige Atresie mit Mesenterialdefekt oder membranöse Form, kein Mikrokolon, ausreichende Menge an Darmsekret
Ileum	Zirkulationsstörungen, Infektionen	Geblähte Dünndarmschlingen *vor* rektaler Anspülung mit KM, luftfreies Kolon	Häufig Lokalisation im unteren Ileum (nahe dem Ductus omphaloentericus), aufgetriebenes Abdomen, radiologisch gelegentlich intraperitoneale oder intramurale Verkalkungen nach Peritonitis und Darmwandnekrosen nachweisbar, Mikrokolon bei tiefer Atresie
Dickdarm – Typ I: Membranverschlüsse (linke Kolonhälfte) – Typ II: strangförmige Verbindung – Typ III: vollständige Darmtrennung und Mesenterialdefekt (rechte Kolonhälfte)	Durchblutungsstörung während der Fetalzeit	Auf der Röntgenübersichtsaufnahme Erweiterung des unteren Dünndarms und Dilatation des prästenotischen Dickdarmanteils erkennbar	Häufigkeit: 1 : 20.000 bis 1 : 40.000 Geburten (selten multiple Dickdarmverschlüsse oder Kombination mit Dünndarmatresien); klinisches Bild: aufgetriebenes Abdomen, galliges Erbrechen; Differenzialdiagnosen: Ileumatresie, Mekoniumileus, Mekoniumpfropfsyndrom, M. Hirschsprung (Klärung durch KM-Einlauf)
Anus	Fehlende Anlage	Wichtig: Feststellung der Verschlusshöhe (supra- oder translevatorisch); Darstellung mittels Wangensteen- oder Columbia-Aufnahme	Keine präziseren Ergebnisse durch Sonographie als mittels Röntgendiagnostik; Messung der Differenz zwischen Analgrübchen (Schallkopf) und lufthaltiger Darmschlinge

KM Kontrastmittel

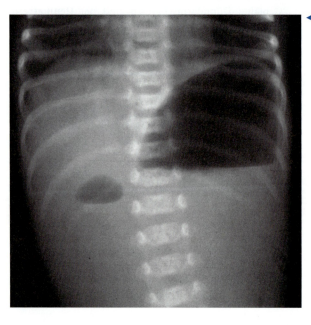

◄ **Abb. 2.2.** Duodenale Atresie (weniges Stunden altes weibliches Neugeborenes). Die Röntgenübersichtsaufnahme wurde in aufrechter Position angefertigt. Die 2 nachweisbaren Luftblasen weisen einen Flüssigkeitsspiegel auf. Die größere Luftsichel befindet sich im Magen, die kleinere im dilatierten Duodenum

Darmsekret gebildet, sodass sich der Dickdarm relativ gut entwickelt.

Anorektale Fehlbildungen

Diese sehr variablen und folgenreichen Fehlbildungen entstehen in der frühen Fetalperiode bei der Entwicklung der primitiven Kloake. Außerdem sind zusätzlich Fehlbildungen des Darm- und Harntrakts oder im Wirbelsäulenbereich (»tethered cord«) möglich. Die Häufigkeit liegt bei 1 : 2500 bis 1 : 3500.

Eingeteilt werden die anorektalen Fehlbildungen nach der **Wingspread-Klassifikation** aus dem Jahre 1984 (Abb. 2.3):
– hohe Form (Rektum endet oberhalb der Levatorschlinge): Abstand zwischen Analgrübchen und distalem Blindsack von minimal 15 mm

2.1 · Bildgebung in der Gastroenterologie

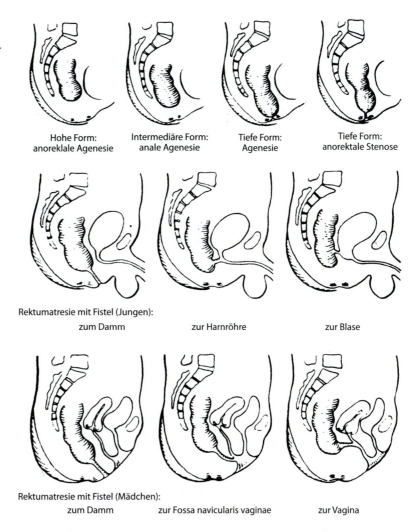

Abb. 2.3. Formen der Analatresie ohne und mit Fistelbildung nach der Wingspread-Klassifikation aus dem Jahre 1984. (Mod. nach Grüttner u. Hecker 1985)

- intermediäre Form (Rektum auf Höhe der Levatorschlinge): Abstand zwischen Analgrübchen und distalem Blindsack von 10–15 mm
- tiefe Form (Rektum komplett durch Levatorschlinge getreten): Abstand zwischen Analgrübchen und distalem Blindsack von max. 10 mm

Eine **kontinenzerhaltende Operation** gelingt in der Regel für die tiefe Form und wird mit Zunahme des Abstands zum Analgrübchen schwieriger und ist bei der hohen Form nahezu unmöglich.

Die hohe und die tiefe Form können jeweils zusätzlich mit einer **Fistel** kombiniert sein, die am Damm oder im Urogenitalsystem mündet (Tab. 2.2). Liegt keine Fistel vor, so wird sich eine Ileussituation entwickeln. Als Entlastung dient die zeitweise Anlage eines Anus praeter.

> Für eine eventuelle Fisteldarstellung darf nur nichtionisches Kontrastmittel eingesetzt werden.

Für die Klassifizierung wird der Abstand zwischen dem Analgrübchen und der lufthaltigen Darmschlinge bestimmt. Die Messung kann sonographisch oder anhand von Röntgenaufnahmen erfolgen, wobei beide Verfahren mit Fehlern behaftet sind, da der Luftgehalt nicht immer das Schlingenende erreicht oder auch tiefer steht, wenn das Neugeborene presst. Bei der **Röntgenaufnahme nach Wangensteen** wird der Säugling im seitlichen Strahlengang in Kopftieflage geröntgt. Das alternative Verfahren ist die **Columbia-Technik**. Dabei befindet sich das Kind in einer Bauchhängelage, die dadurch zustande kommt, dass Thorax und Bein auf Schaumstoffkissen gelagert werden. Vor der Röntgenaufnahme, die im seitlichen Strahlengang erfolgt, wird den Kindern zur Markierung ein Metallkügelchen auf das Analgrübchen geklebt.

Stenosen

Die klinische Symptomatik und der diagnostische Nachweis von Stenosen sind durch den Grad der Enge determiniert. Ein entsprechendes klinisches Bild kann dabei sowohl im Säuglingsalter als auch später auftreten. Dabei kann die **Sonographie** zum direkten Nachweis von langstreckigen Stenosen eine große Hilfe sein. Gelegentlich sind auch indirekte Zeichen wie die prästenotische Darmdilatation und eine Hyperperistaltik wegweisend (**Cave:** Mehrfachuntersuchungen). Des Weiteren ist eine **Abdomenübersichtsaufnahme** anzufertigen, um eine ungewöhnliche Luftverteilung zu objektivieren. Mit der herkömmlichen **Magen-Darm-Passage** mit Kontrastmittelapplikation ist die Stenose direkt nachweisbar. Die wichtigsten Stenoseformen im Dünndarm- und Kolonbereich gibt Tab. 2.3 wieder.

◘ **Tab. 2.2.** Anorektale Fehlbildungen mit und ohne Verdacht auf Fistelbildung

Diagnose	Klinisches Bild	Diagnostik	Bemerkungen
Anorektale Agenesie ohne Verdacht auf Fistelbildung	12 Stunden nach der Geburt kein Auftreten von Mekonium im Urin	Native Röntgendiagnostik: Abdomenübersichtsaufnahme in Kopftieflage (nach Wangensteen oder Rice) oder seitlich in Bauchhängelage, in beiden Fällen mit Bleimarkierung des Analgrübchens (bei Abstandsmessung Vergrößerungsfaktor beachten!); nach Anlage eines Anus praeter Gabe des KM in den aboralen Schenkel (Loopogramm)	**Cave:** Abstandsmessungen sind beim Pressen des Kindes unzuverlässig. Die Genauigkeit ist bei der Sonographie höher als z. B. unter Zugrundelegung T2-gewichteter MRT-Sequenzen, die zur Überbewertung führen können.
		Sonographie: Verwendung eines hochfrequenten Schallkopfes zur Abstandsmessung	
		MRT: T2-gewichtete Darstellung der Sphinktermuskulatur mit Hilfe koronarer und sagittaler Sequenzen sowie evtl. auch fettunterdrückender Sequenzen zur Darstellung des Beckenbodens	
Anorektale Agenesie mit Verdacht auf Fistelbildung	Jungen: nur urethrale Öffnung, Mekoniumabgang und/oder Luftbeimengung bei Miktion	MCU	Hohe Form mit urethraler Fistel oder Intermediärform mit retrobulbärer und transskrotaler Fistel
	Mädchen: Mekoniumabgang bei 2 normalen Öffnungen von Urethra und Vagina	MCU und Suche einer separaten Fistel durch Gabe von KM	Liegt nur eine kloakale Öffnung vor, entspricht dies einer Fehlbildung vom hohen Typ. Rektovaginale Fisteln findet man bei der hohen und der intermediären Form. Liegen 3 Öffnungen ohne normale anale Öffnung vor, handelt es sich meist um eine tiefe Anomalie. In diesem Fall sollte der Fistelverlauf mit KM dargestellt werden, um eine intermediäre Form differenzieren zu können.

KM Kontrastmittel; *MCU* Miktionszysturethrographie; *MRT* Magnetresonanztomographie

◘ **Tab. 2.3.** Stenosen

Diagnose	Klinisches Bild	Diagnostik	Bemerkungen
Duodenalstenosen: — innere Form — äußere Form — Kombination von innerer und äußerer Form	Periodisches Erbrechen, Dystrophie; nach Duodenaldilatation Verminderung des Breichreizes (bei allen Formen)	Übersichtsaufnahme des Abdomens: Luftverteilung unterhalb der Stenose (vom Ausmaß der Enge abhängig)	Diagnosestellung im Säuglings-, Kleinkind- oder Erwachsenenalter; tubuläre oder ringförmige Enge, diaphragmatische Membran mit Öffnung, enges Segment, intramurales Divertikel; äußere Form häufiger als innere Form; Lokalisation: distales Duodenum oder Flexur; Ursachen: Trauma, Malrotation mit Bridenbildung, aortomesenteriale Kompression, Pankreas anulare, Volvulus,
		Obere Magen-Darm-Passage mit KM: bei deutlicher Stenose verzögerte oder ausbleibende Darstellung des Jejunums, im Fall einer Malrotation spiralförmiger Verlauf	
		Sonographie: Duodenaldilatation, Klärung der Situation am Pankreaskopf, Darstellung der Gefäßverläufe	
Dünndarm: — innere Form — äußere Form — Kombination von innerer und äußerer Form	Maldigestion, Hypoproteinämie, okkulter Blutverlust, Appetitmangel, Dystrophie, aufgetriebener Leib, Brechreiz oder Erbrechen	Übersichtsaufnahme des Abdomens: Gasverteilung, KM-Passage	Diagnosestellung vom Grad der Ausprägung abhängig; Lage: meist jejunoilealer Übergang; Diaphragma mit Öffnung, tubuläre oder sanduhrförmige Enge, Briden oder Adhäsionen
		Sonographie: kräftige prästenotische Peristaltik	
Dickdarm: — innere Form — äußere Form — Kombination von innerer und äußerer Form	Geblähte Darmschlinge, Erbrechen	Übersichtsaufnahme, KM-Einlauf	Segmentale, kurze Enge; Ursachen: Durchblutungsstörungen, Entzündungen; Lokalisation: überall möglich, meist jedoch nur eine Stenose; bei milderer Form häufig zufällige Entdeckung

Tab. 2.3 (Fortsetzung)

Diagnose	Klinisches Bild	Diagnostik	Bemerkungen
»Neonatal small left colon syndrome«	Ileus	KM-Einlauf, Nativaufnahme mit Darstellung überblähter Darmschlingen	Unklare funktionelle Engstelle, spontane Besserung nach Monaten; Lokalisation: Colon descendens; histologischer Nachweis von Ganglienzellen
M. Hirschsprung, aganglionäres Megakolon, aganglionäres Mikrokolon (◘ Abb. 2.4)	Nach der Geburt tiefsitzende Obstruktion, evtl. Perforation; klinisches Bild: aufgetriebenes Abdomen, Trinkschwierigkeiten, verzögerte Mekoniumentleerung, galliges Erbrechen, bei Säuglingen und Kleinkindern Verstopfung und Wachstumsverzögerung	Abdomenübersichtsaufnahme: beim jungen Säugling tiefsitzender Ileus, bei Säuglingen und Kleinkindern massiver Stuhlverhalt; Cave: bei fehlendem engen Segment Anfertigung eines Defäkogramms (wegen eventuellem ulktrakurzen engen Analsegment)	Häufigkeit: 1 : 2000 bis 1 : 5000; Verhältnis Mädchen : Jungen von 4 : 1; Ursache: Aplasie der parasympathischen Ganglienzellen; Diagnostik: Manometrie und Biopsie (schwierig, wenn das gesamte Kolon betroffen ist); häufigste Lokalisation: Rektum-Sigma-Bereich; Therapie: Resektion des engen Segments

KM Kontrastmittel

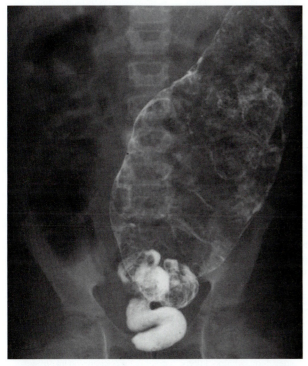

◘ Abb. 2.4. Morbus Hirschsprung (8-jähriger Junge). Den Eltern war der große, ausladende Bauch aufgefallen. Außerdem stellten sich mit zunehmendem Alter Defäkationsprobleme ein. Die Abdomenübersichtsaufnahme zeigt nach Applikation einer geringen Kontrastmittelmenge das dilatierte Sigma, das bis in das kleine Becken hineingedrückt worden ist. Das aganglionäre, enge Segment liegt im Bereich des Rektums

Mikrokolon

Es handelt sich hierbei um eine Entwicklungsstörung, die verschiedene Ursachen haben kann. Durch mangelnde Speisebreibelastung infolge von Ileumatresien und distalen hochgradigen Dünndarmstenosen sowie durch einen Mekoniumileus kommt es im Dickdarm zu einer verzögerten Entwicklung. Unter regulärer Belastung weitet sich das etwa fingerdicke Darmlumen innerhalb von Monaten auf die reguläre Größe auf. Als eigenständige Form ist das Mikrokolon zu betrachten, wenn beim M. Hirschsprung der gesamte Kolonbereich aganglionär ist (**Zülzer-Wilson-Syndrom**).

Die Darstellung des Mikrokolons erfolgt mit Hilfe eines **rektalen Kontrastmitteleinlaufs** mit wasserlöslichem Kontrastmittel. Dazu wird in eine 50-ml-Spritze isotones Kontrastmittel aufgezogen und über einen Konus rektal appliziert.

> Wegen der Perforationsgefahr sollte keinesfalls ein Ballonkatheter bei der Instillation zur Anwendung kommen.

2.1.2 Akutes Abdomen

Bei Kindern sind die Ursachen, die zur klinischen Diagnose des akuten Abdomens führen, in der Regel altersspezifisch. Eine Ausnahme hiervon bilden die Traumata.

> Prinzipiell gilt es in dieser Situation zu klären, ob eine operationswürdige Situation vorliegt oder ob ein konservatives Vorgehen günstiger ist. Es gilt folgender Grundsatz: Je kleiner das Kind ist, desto rascher sollte die Diagnose gestellt werden, um frühzeitig durch eine evtl. notwendige Operation eine komplette Heilung zu ermöglichen.

Nach der klinischen Diagnosestellung eines akuten Abdomens ist zunächst eine **native Röntgenaufnahme** des Thorax und des Abdomens in hängender oder stehender Position erforderlich. Falls das Kind nicht in eine aufrechte Position zu bringen ist, sollte eine Übersichtsaufnahme des Brust- und Bauchraums im Liegen durchgeführt werden. Besteht der Verdacht auf freie Luft, so ist zusätzlich das Abdomen in Rückenlage im seitlichen Strahlengang mit angestellter Filmkassette abzubilden. Danach sind, je nach Resultat der vorangegangenen Röntgenuntersuchung, Aufnahmen in weiteren Ebenen erforderlich, um den Verdacht von freier Luft zu objektivieren. Die Analyse des Röntgenbildes führt zur Entscheidung, ob eine sofortige chirurgische Intervention notwendig ist, z. B. bei »freier intraabdomineller Luft nach Darmperforation« oder bei »Spiegelbildung« im Darm.

Als weitere diagnostische Schritte sind eine sonographische Untersuchung, selten eine Magen-Darm-Passage oder eine Kolonkontrastdarstellung und in besonderen Fällen wegen der kurzen Untersuchungszeiten auch eine abdominelle Computertomographie (CT) indiziert. Die Magnetresonanztomographie (MRT) des Abdomens stellt eher eine Ausnahme dar, da Untersuchungs- und Vorbereitungszeit (evtl. mit Narkose) zu lang sind und Darmschlingenbewegungen zu Artefakten führen können.

In ◘ Tab. 2.4–2.6 sind die Situationen, die zum akuten Abdomen führen, zusammen mit den radiologischen Befunden dem Erkrankungsalter zugeordnet.

◘ **Tab. 2.4.** Akutes Abdomen bei Frühgeborenen und reifen Neugeborenen

Erkrankung	Klinisches Bild	Bildgebung	Bemerkungen
Nekrotisierende Enterokolitis (◘ Abb. 2.5)	Glänzendes, gespanntes, berührungsempfindliches Abdomen; betrifft den gesamten Verdauungstrakt zwischen Magen und Kolon	Röntgennativdiagnostik: — 1. Phase: Darmdilatation, ausgeprägter Meteorismus, verdickte Darmwände — 2. Phase: perlschnurartige Gasansammlung in der Darmwand — 3. Phase: Luft in der V. portae — 4. Phase: Perforation, verdickte Darmwände Sonographie: Gasblasen in portalen Gefäßen (sehr sensibel)	Betroffene: Frühgeborene, Säuglinge mit Herzfehlern, Kinder mit Aspiration von infiziertem Fruchtwasser und Sepsis; Therapie: chirurgische Intervention oder Anlage einer abdominellen Drainage unter sonographischer Kontrolle
Mekoniumileusäquivalent	Obstruktionssymptomatik (mechanischer Ileus)	Abdomenübersichtsaufnahme: Ileus mit volumenreichem Stuhl, erweiterte Dünndarmschlingen Sonographie: nach Perforation freie Flüssigkeit mit reflektierenden Partikeln	Kotileus durch verfestigten Stuhl in der Säuglingsperiode bei Mukoviszidose oder Dehydration
Mekoniumperitonitis	Galliges Erbrechen, gespannte Bauchdecke	Röntgennativdiagnostik: dilatierte, lufthaltige Dünndarmschlingen sowie extrarenale, intraabdominelle Kalkspritzer bei pränataler Perforation Sonographie: freies Exsudat im Abdomen	Ursachen: Mukoviszidose, Dünndarmatresie, Dünndarmstenose, ischämische Nekrose, perforiertes Meckel-Divertikel, Volvulus, Invagination, Hernie, Folgen einer Darmperforation in der 2. Fetalperiode
Mekoniumpfropfsyndrom	Erbrechen, tiefe intestinale Obstruktion mit aufgetriebenem Abdomen	Abdomenübersichtsaufnahme: dilatierte Dünn- und Dickdarmschlingen KM-Einlauf: Regulierung durch laxierende Wirkung; keine Verwendung von Barium!	Ursache: Reduktion des Wassergehalts im Mekonium
Idiopathische Darmperforation	Krankheitsbild wie bei nekrotisierender Enterokolitis, zunächst mit gespanntem Abdomen; scheinbare Besserung durch Perforation	Abdomenübersichtsaufnahme: freie Luft als ovaläre Formation (»football sign«) erkennbar; Verminderung des Luftgehalts nach Perforation	Bei der Operation Darstellung eines »ausgestanzten« Loches in der Darmwand möglich
Dünndarmvolvulus (◘ Abb. 2.6)	Nabelkoliken, Erbrechen	Farbdopplersonographie: bei inverser Lage von A. und V. mesenterica superior in der Transversalebene Darstellung einer Kokarde (»Schießscheibenphänomen«) im Epigastrium; »whirlpool sign« als Zeichen des spiraligen Verlaufs der Mesenterialwurzel mit gleichfalls spiralartig verlaufendem Mesenterialgefäß Abdomenübersichtsaufnahme: Zeichen des Dünndarmileus	Ursache: Lageanomalien durch Rotationsstörungen mit und ohne peritoneale Bänder (Ladd-Bänder). Sonographische Zeichen sind inkonstant. Allerdings muss bei Nachweis der invertierten Gefäße bei noch gesunden Patienten die Suche nach der Lageanomalie wegen der Volvulusgefahr beginnen. Dazu ist eine obere Magen-Darm-Passage (ohne Verwendung von Barium!) indiziert.
Angeborene Zwerchfelldefekte	Dyspnoe, Zyanose	Thorax- und Abdomenübersichtsaufnahme: Enterothorax links mit Waben und Zystenmuster sowie evtl. Flüssigkeitsspiegel	Bochdalek-Typ: Lokalisation im Trigonum lumbocostale (häufigste Form); links 9-mal häufiger als rechts; differenzialdiagnostische Abgrenzung einer Zwerchfellrelaxation erforderlich

KM Kontrastmittel

2.1 · Bildgebung in der Gastroenterologie

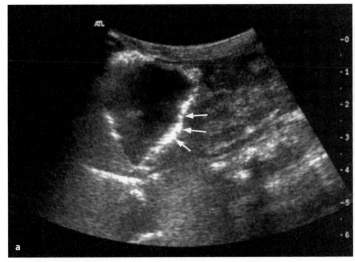
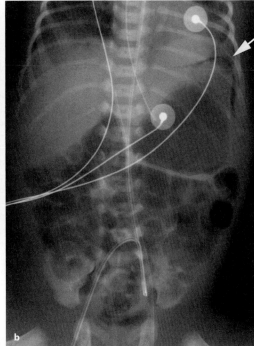

Abb. 2.5a, b. Pneumatosis gastrica (3 Monate alter männlicher Säugling). **a** Sonographie: Die Magenblase ist von einer teils kugeligen, teils streifigen, reflexreichen Formation umgeben *(Pfeile)*. **b** Röntgenübersichtsaufnahme: vornehmlich in der Fornixwand gelegene, deutliche, bläschenartige Aufhellungen (benigne Form) *(Pfeilkopf)*

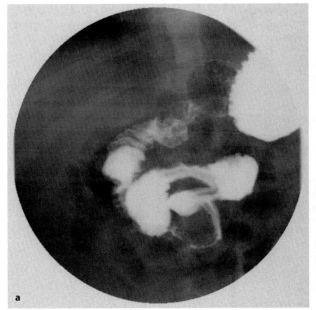
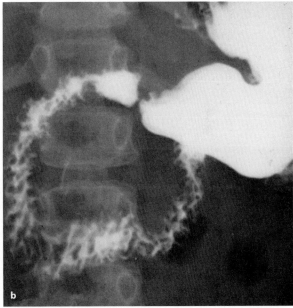

Abb. 2.6a, b. Malrotation des Duodenums (7 Monate alter weiblicher Säugling). Rezidivierend kam es bei dem Kind zu Schreiattacken und zu Erbrechen. **a** Die obere Magen-Darm-Passage zeigt die Situation deutlich: Das Duodenum verläuft in seinem unteren Anteil korkenzieherartig gewunden. Die Aufhängung am Treitz-Band fehlt. **b** reguläre Verhältnisse des Schleimhaureliefs im Duodenum

Tab. 2.5. Akutes Abdomen bei Säuglingen

Erkrankung	Klinisches Bild	Bildgebung	Bemerkungen
Paralytischer Ileus	Erbrechen und Abgang von flüssigem Stuhl mit Dehydration	Sonographie: flüssigkeitsgefüllte Darmschlingen, geringe Aszitesmenge, verdickte Darmwände (Wanddurchmesser von 4–5 mm); Lymphadenitis mesenterialis, fehlende oder nur mäßige Peristaltik Abdomenübersichtsaufnahme: aufgestellte Dünndarmschlingen mit Spiegelbildung, Meteorismus nach Erbrechen oder evtl. luftleeres Abdomen	Ursachen: Gastroenteritis, Pneumokokkenpneumonie, Meningitis, Peritonitis, adrenogenitales Syndrom, akute Magendilatation
Hypertrophe Pylorusstenose	Häufig schwallartiges Erbrechen; keine Gewichtszunahme, abnehmende Elektrolytverschiebung, sichtbare peristaltische Wellen des Magens	Sonographie: Pylorusmuskulatur mit einer Länge von ≥18 mm und einem Querschnitt von ≥15 mm, Wanddicke von ≥4 mm; wichtig: »Real-time«-Untersuchung mit Beachtung der »passierenden« Flüssigkeitsmenge Obere Magen-Darm-Passage: Durchführung nur im Zweifelsfall	Ursache: erworbene Verdickung der Pylorusmuskulatur; bei Jungen häufiger vorkommend als bei Mädchen; Auftreten von Symptomen von der 4. bis zur 7. Lebenswoche möglich; Häufigkeit: 1 : 300 bis 1 : 400; Roviralte-Syndrom: Kombination von Hiatushernie und hypertropher Pylorusstenose
Invagination	Kolikartige Schmerzen mit Schreien, Schwitzen, Würgen und Erbrechen, Absetzen von blutigem Schleim, tastbarer walzenartiger Tumor im rechten Unterbauch, Anspannung der Bauchdecke	Sonographie: − transversaler Schnitt: »target sign«, Kokarde − longitudinaler Schnitt: »pseudokidney sign« − vergrößerte Lymphknoten, Darmwandverdickung, Ileuszeichen Abdomenübersichtsaufnahme: luftarmes Areal im rechten Unterbauch, Ileus	Zu 90% Aufnahme der Patienten wegen ileozökaler Obstruktion; Altersbereich: 4. Lebensmonat bis 4. Lebensjahr; Ursachen: Gastroenteritis mit Schwellung von Peyer-Plaques, mesenteriales Lymphom, Meckel-Divertikel, Duplikaturen, Hämatom, Polypen; konservative Therapie: hydrostatische Reposition mit wässrigem KM (Perforationsgefahr!) oder unter sonographischer Kontrolle (Kontraindikationen: Ileus, Symptomdauer von >12 Stunden, Peritonitis, Nachweis freier Luft)
Mekoniumileus	Fehlender Stuhlgang, gespannte Bauchdecke	Röntgennativdiagnostik: dilatierte Darmschlingen, luftfreies Kolon	Ursachen: Mukoviszidose, pränatale Entwicklung mit Mikrokolon; Therapie: KM-Einlauf (keine Verwendung von Barium!) – relaxierende Wirkung, Nachweis der Kolondurchgängigkeit
Magenvolvulus	Kollaps, Würg- und Brechreiz, heftige Schmerzen (Symptome vom Rotationsgrad abhängig)	Röntgennativdiagnostik: luftgeblähter Magen, keine Luft distal des Pylorus − mesenterioaxiale Form: Kardia nach unten und medial verlagert, Pylorus unter der linken Zwerchfellkuppe lokalisiert − organoaxiale Form: Position von großer und kleiner Kurvatur vertauscht − beide Formen: KM-Retention, keine Platzierung einer Magensonde möglich	Drehung des Magens in der Kardia-Pylorus-Achse (mesenterioaxiale Form) oder Auftreten als organoaxiale Form; Ursachen: Tumoren, Verwachsungen, Zwerchfellhernien, Schrumpfung des Netzes, starke Darmblähung; Auftreten prinzipiell in jedem Alter möglich

KM Kontrastmittel

2.1 · Bildgebung in der Gastroenterologie

Tab. 2.6. Akutes Abdomen bei Klein- und Schulkindern

Erkrankung	Klinisches Bild	Bildgebung	Bemerkungen
Akute Appendizitis (Abb. 2.7)	Übelkeit, Erbrechen, Schmerzen im rechten Unterbauch, Abwehrspannung, Hüftbeugung rechts	Sonographie: – transversaler Schnitt: Kokarde – longitudinaler Schnitt: tubuläre Strukturen ohne Peristaltik mit einem Durchmesser von >5 mm – Aszites (retrovesikal und/oder in der parakolischen Rinne) Röntgendiagnostik: Nachweis eines Appendikolithen, luftleeres Abdomen, aufgestellte Darmschlingen, Auslöschung der rechten präperitonealen Fettlinie	Häufigstes Vorkommen im Schulalter, Entzündung durch Stauung des Appendixinhaltes durch Knickung, Verbarbung oder Kotstein; Komplikation: perityphlitischer Abszess (Differenzialdiagnosen: Lymphadenitis mesenterialis, akuter Harnwegsinfekt, Enterokolitis, rechtsseitige Pneumonie, Obstipation, stielgedrehte Ovarialzyste)
Akute Entzündung eines Meckel-Divertikels (Abb. 2.8)	Diffuse Schmerzen	Sonographie: Aszites, häufig kein direkter Nachweis der Entzündung möglich Röntgendiagnostik: allgemeine Peritonitiszeichen, Ileus Abdominelle CT: verdickte Darmschlingen mit unregelmäßiger Wandkontur	Bei ausreichender Zeit Durchführung einer Szintigraphie (Nachweis mit Technetium nur möglich, wenn sich Magenschleimhaut im Divertikel befindet); bei Ileus chirurgische Intervention sinnvoller als ausgiebige Ursachenforschung
Verschlucken eines Fremdkörpers	Meist zunächst keine Beschwerden (Beobachtung durch Eltern)	Abdomenübersichtsaufnahme (im Liegen): Lokalisation des Fremdkörpers ohne und evtl. mit KM, Kontrolle bei klinischem Bedarf	Gefahr durch spitze Gegenstände, Batterien, große Münzen und Reaktionen mit der Magensäure; bei spitzen Gegenständen nicht palpieren; meist günstiger Verlauf, wenn sich der Fremdkörper bereits im Dünndarm befindet
Toxisches Megakolon	Blutige Durchfälle (bei Besserung entsteht ein toxisches Megakolon); akute und chronische Durchfälle bei 100% der Patienten, Unwohlsein bis Erbrechen bei 91%, Bauchschmerzen bei 82%	Röntgendiagnostik: Dilatation des rechten Kolons und/oder des Colon transversum über einen Durchmesser von 6 cm hinaus (das deszendierende Kolon ist weniger häufig betroffen) Sonographie: ulzerative Kolitis; Therapiekontrolle CT: Nachweis weiterer intraabdomineller Prozesse (z. B. bei Aids)	Betrifft alle Altersgruppen; potenziell tödlich verlaufende Erkrankung nach entzündlicher Darmerkrankung oder infektiöser Kolitis. Infektionen mit folgenden Keimen sind gefährlich: Clostridium difficile, Salmonellen und Shigellen, insbesondere wenn konsumierende Erkrankungen, obstruktive Lungenerkrankungen, Nierenkrankheiten oder immunsuppressive Therapien bestehen.

CT Computertomographie; *KM* Kontrastmittel

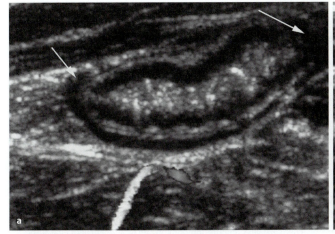
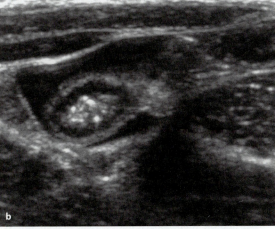

Abb. 2.7a, b. Subakute Appendizitis (9-jähriger Junge). Bauchschmerzen seit etwa 3 Monaten. Sonographischer Befund: **a** Längsschnitt durch die Appendix mit deutlich verdickter Wand *(Pfeile)*; **b** Querschnitt durch die geschwollene Appendix, die von Flüssigkeit umgeben ist

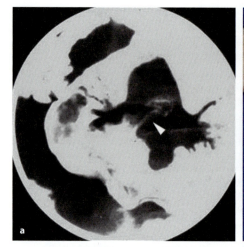
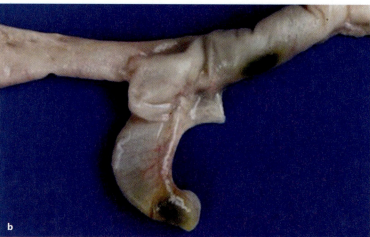

Abb. 2.8a, b. Meckel-Divertikel (10-jähriger Junge mit anhaltenden Bauchschmerzen). **a** Magen-Darm-Passage: Nachweis einer sackartige Ausstülpung im Bereich des Ileums (*Pfeil*); **b** Operationspräparat des Meckel-Divertikels: zusätzlicher gangränöser Prozess sowie eine Entzündung im anschließenden Ileumabschnitt

2.1.3 Abdominelle Traumata

Als Ursache können Faustschläge, Fahrradlenkerunfälle und diffuse Bauchtraumata nach Verkehrsunfällen infrage kommen. Folgen von Krafteinwirkungen sollten bei Kindern genau untersucht werden, da die anamnestischen Angaben in der Regel ungenau sind. Besonderheiten des kindlichen Abdomens sind die mangelnde Fettspeicherung im Bereich der Bauchdecke und des Mesenteriums sowie die gering ausgebildete Muskulatur.

Besonders gefährdet ist das **Pankreas,** das extraperitoneal vor der lumbalen Wirbelsäule fixiert ist und deshalb einer einwirkenden Kraft nicht ausweichen kann. Eine spezielle Gefährdung ergibt sich auch für das retroperitoneal gelegene **Duodenum,** das am Übergang nach intraperitoneal im Bereich der Flexura duodenojejunalis fixiert ist.

Nach abdominellen Traumata ist folgendes diagnostische Vorgehen sinnvoll (Tab. 2.7):

- **Sonographie:** Es gilt zunächst zu klären, ob es zur Verletzung der parenchymatösen Organe oder des Darms gekommen ist. Außerdem ist der Nachweis der intakten Gallenblase und von Aszites wichtig. Kommt freie intraabdominelle Flüssigkeit zur Darstellung, sind sonographische Kontrolluntersuchungen indiziert. Für die Effizienz der Ultraschallbildgebung ist die Wahl der applizierten Schallfrequenz wichtig, so sollten wenn möglich hochfrequente Schallapplikatoren zur Anwendung kommen.
- **Abdominelle CT:** Der ultraschallgestützte Verdacht auf eine parenchymatöse Läsion hat eine CT zur Folge, um zu klären, ob eine chirurgische Intervention notwendig ist. Prinzipiell ist das akute Ausmaß einer Leberläsion anhand des Computertomogramms sicherer abzuschätzen, deshalb kann die Indikation in diesen Fällen großzügig gestellt werden. Ebenso kommen Traumaeinwirkungen auf jene Organe sicherer zum Nachweis, die hinter lufthaltigen Darmschlingen liegen.
- **Abdomenübersichtsaufnahme:** Eine Röntgennativuntersuchung ist insbesondere dann anzustreben, wenn keine CT erfolgen kann. Es müssen dann auch die basalen Lungenfelder und die Rippenbögen mit beurteilt werden, um Verletzungen durch Rippenfrakturen frühzeitig zu erfassen. Außerdem ist nach freier intraabdomineller Luft zu fahnden.
- **MRT:** Dieses bildgebende Verfahren wird nicht als Erstuntersuchung bei isoliertem Bauchtrauma eingesetzt. Der Einsatz ist bei kombinierten abdominellen und neuronalen Traumata denkbar. Limitierend für diese Modalität sind die eingeschränkte Verfügbarkeit und die relativ lange Vorbereitungszeit. Die Differenzierung verletzter Organe ist evtl. mit Hilfe von Kontrastmittel deutlich zu verbessern, auch die verschiedenen Schnittrichtungen, verbunden mit der guten Übersichtlichkeit, kann für den Chirurgen vor Interventionen gewinnbringend sein.

2.1.4 Entzündungen im Darmtrakt

Durch den Einsatz von Fiberendoskopen sind röntgenologische Kontrastmitteluntersuchungen zum Nachweis von entzündlichen Prozessen im Bereich von Ösophagus, Magen und Duodenum sowie im gesamten Kolon deutlich zurückgedrängt worden. Die **Endoskopie** wird im Kindesalter in der Regel nur nach Applikation von Narkotika eingesetzt, was allerdings zu einem zusätzlichen Überwachungsaufwand führt.

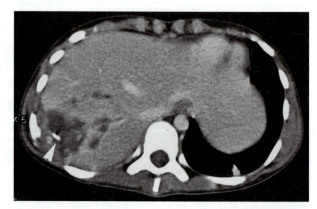

Abb. 2.9. Traumatische Leberläsion nach Pferdetritt (9-jähriges Mädchen). Axiales Computertomogramm: Im 6. Segment liegt eine ausgedehnte Parenchymläsion vor. Ein abgesprengtes Rippenfragment hat sich in den Parenchymdefekt hineingeschoben (*Pfeil*)

Tab. 2.7. Bildgebung bei abdominellem Trauma

Organ	Sonographie	Computertomographie	Magnetresonanztomographie	Bemerkungen
Leber (Abb. 2.9 und 2.10)	Direkt nach dem Trauma reguläre Verhältnisse oder kleine, reflexirreguläre Leberareale; in den folgenden Tagen zunehmende Echointensität; nach etwa 6 Tagen abnehmende Reflexe. Bei Gallengangzerreißung folgt eine Zystenbildung mit Größenzunahme bis zur Zerreißung mit galliger Peritonitis und hämobiliärer Fistel. Arteriovenöse Fisteln können nach einer Parenchymläsion auftreten.	Intrahepatische Blutung: scharf abgegrenztes isodenses bis hyperdenses Areal (frühe Phase) bzw. hypodenser Bezirk (Hämatom in Organisation; späte Phase); perihepatische Blutung: je nach Lage deutliche bis unscharfe Begrenzung sowie hyper- bis hypodenser Saum oder Flüssigkeitsdepot; KM-Gabe ohne Einfluss auf die Dichte bei Blutung; verminderte Densität bei Gallengangzerreißung	Intrahepatisch: Blutung in T1- und T2-gewichteten Sequenzen meist deutlich gegen das intakte Lebergewebe abgrenzbar (keine »isolierte Phase« wie bei der CT); perihepatisch: Flüssigkeitssaum je nach Proteingehalt (Blut, Gallenflüssigkeit, Serom) unterschiedlich deutlich; evtl. ergänzende KM-Sequenzen sinnvoll	– CT: schnelle Untersuchung, jedoch meist schwieriger und personalintensiver, außerdem zeitaufwändiger Transport – MRT: Bildgebung des gesamten Abdomens mit längeren Untersuchungszeiten – Leberverletzungen im rechten Leberlappen 5-mal häufiger als im linken, meist nach Rippenfrakturen – **Cave:** Zerreißung, Zwerchfellruptur. Bei großen Parenchymblutungen und Gallengangzysten sind 2-zeitige Rupturen möglich (Indikation zur täglichen Sonographie).
Gallenblase (Ruptur)	Keine Flüssigkeit in der Gallenblase, jedoch Nachweis von Aszites; verdickte, irreguläre Gallenblasenwand	Keine Flüssigkeit in der Gallenblase; Nachweis der verdickten Gallenblasenwand mit Einblutung	Ebenso wie CT; Einschränkungen wie bei der Leber.	Relativ sichere Diagnosestellung mittels Sonographie, außerdem kurzfristige Kontrollen möglich, daher seltenere Indikation für CT und MRT
Pankreas (Abb. 2.11)	Unscharfe Organbegrenzung mit reflexirregulären Bezirken; im Verlauf Ausbildung von Pseudozysten möglich	Blutansammlung peripher- und intrapankreatisch, später Ausbildung lokaler Defekte und Zystenbildung; Übergang in Pankreatitis möglich	MRT durch anliegende Darmschlingen evtl. stark artefaktgefährdet (Gewebe- und Suszeptibilitätsartefakt); eher seltene Indikation	Je kleiner das Kind, desto häufiger sind Kombinationsverletzungen von Pankreas und Duodenum zu erwarten.
Milz	Das Organ wird von einem meist reflexarmen Flüssigkeitssaum umgeben. Der Durchmesser ist für Wiederholungsuntersuchungen zu bestimmen. Eine zunehmende Blutung kann zur Ruptur führen. **Cave:** 2-zeitige Blutung möglich	Die perilienale Blutung ist am häufigsten. Sie ist durch die Kapsel nach außen scharf abgegrenzt und geht unscharf in das Milzparenchym über. Akute Blutungen stellen sich mit erhöhter Densität dar. Im Verlauf nimmt die Densität ab (Fehlbeurteilung durch »isodense Phase« der Blutung möglich).	Keine typische Indikation! Auch die Gefäßanatomie kann mittels Farbdopplersonographie sicher dargestellt werden. Der Blutungssaum ist aber nachweisbar. Indikation eher im Verlauf zur Abklärung einer evtl. notwendigen chirurgischen Intervention	Dem Traumatologen ist das Ausmaß des perilienalen Blutungssaums wegen der Rupturgefahr mitzuteilen.
Darm	Darmschlinge mit verdickter, atonischer, irregulärer Wand; freie Flüssigkeit	Nachweis freier Flüssigkeit; Rupturbereich nur in Ausnahmefällen direkt darstellbar; Wandverdickungen	Nur bei größeren Kindern gezielte Beurteilung der Darmwandstrukturen möglich; insgesamt keine typische Indikation; evtl. bei Mehrfachverletzungen zur Darstellung der gesamten intraabdominellen Situation notwendig (guter Überblick durch koronare und sagittale Schichten mit großem Darstellungsbereich)	Leberuntersuchung notwendig (intraparenchymale Luftbläschen deuten auf Verletzung der Darmwand hin – in diesem Fall Abdomenübersichtsaufnahme anfertigen)

CT Computertomographie; *KM* Kontrastmittel; *MRT* Magnetresonanztomographie

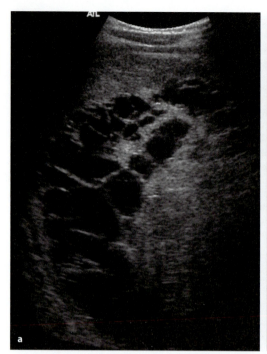
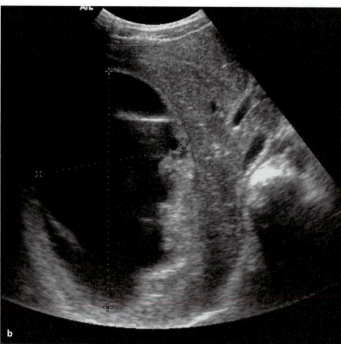

Abb. 2.10a, b. Septierte, gallehaltige, posttraumatische zystische Läsion (10-jähriges Mädchen). Nach einem Schulbusunfall konnte im Computertomogramm eine Parenchymruptur nachgewiesen werden. Sonographie: **a** Innerhalb von 14 Tagen hatte sich eine große, septierte Flüssigkeitsansammlung gebildet (Transversalschnitt). **b** Nach weiteren 4 Tagen kam es etwa zur Verdopplung des Volumens der gallehaltigen Formation. Wegen der Rupturgefahr erfolgte eine Resektion

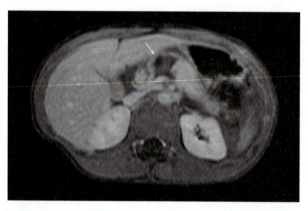

Abb. 2.11. Pankreastrauma nach Sturz auf den Fahrradlenker (8-jähriges Mädchen). Zerreißung des Pankreas im Korpusabschnitt, prävertebral mit Zyste und Hämatom (*Pfeil*) 14 Stunden nach dem Trauma (Magnetresonanztomogramm, T1-Wichtung nach i. v. Kontrastmittelapplikation)

In den letzten Jahren kommt vermehrt die **Sonographie** zum Einsatz, da die Auflösung und die Untersuchererfahrung zugenommen haben. Im Bereich des gastroösophagealen Übergangs hat sich die Ultraschalluntersuchung für die Refluxdiagnostik durchgesetzt. Im gesamten Darmabschnitt sind mit Hilfe dieser Methode Aussagen zu Wanddicke, Lokalisation von Auffälligkeiten, Darmmotilität, Prozessausdehnung, Echointensität und intraluminaler Flüssigkeitsansammlung möglich. Ein spezifisches Echomuster ist allerdings nicht beschreibbar. Die Farbdopplersonographie hat im Darmbereich keine überragende Bedeutung, da es schwer ist, »Standardwerte« für die Strömungsgeschwindigkeiten in der normalen Darmwand zu ermitteln. Eindeutig pathologisch sind allerdings arterielle Strömungsprofile, die einen erhöhten enddiastolischen Fluss nachweisen (Resistenzindex von <0,5). In diesen Fällen liegt ein Flussmuster vor, bei dem die Kapillaren weitgestellt sein können oder ein Hämangiom mit fehlgebildeter Gefäßarchitektur vorliegt.

Die Bedeutung der röntgenologischen **Kontrastmitteldarstellung** des Dünndarms ist für spezielle Fragestellungen bestehen geblieben, z. B. bei Darmentzündungen (Tab. 2.8). In der Regel kommt Barium als Kontrastmittel zum Einsatz, das nach oraler Applikation aus dem Magen physiologisch fraktioniert in den Darm gepresst wird und so das Schleimhautrelief im Monokontrast abbildet. Die Beurteilung erfolgt einerseits anhand des Schleimhautreliefs, andererseits durch die Positionierung der Dünndarmschlingen zueinander.

Als weitere spezielle Untersuchung des Dünndarms steht das **Enteroklysma** zur Verfügung. Bei dieser Methode nach Sellink wird zunächst eine Sonde direkt in das Duodenum platziert. Danach läuft mit relativ hoher Geschwindigkeit ein Gemisch aus Kontrastmittel und Wasser durch den Dünndarm. Für Kinder erscheint diese Methode nur bedingt geeignet, da sich die Platzierung der Sonde im Duodenum häufig als zeitaufwändig erweist. Außerdem erfolgt die Positionierung der Sonde unter radiologischer Kontrolle, sodass dabei eine zusätzliche Strahlendosis appliziert wird.

Für spezielle Fragestellungen kann nach durchgeführter Endoskopie dann eine **obere Magen-Darm-Passage** (gastroösophagealer Übergang, Magen und Duodenum) oder ein **Kolonkontrasteinlauf** hilfreich sein.

Zur perianalen **Fisteldarstellung bei M. Crohn** ist ein Kontrastmitteleinlauf nicht unbedingt notwendig. Bei entsprechender Symptomatik wird das Kind sediert oder z. B. in eine Kurznarkose versetzt, das Gangsystem über die äußerlich sichtbare Öffnung mit wässrigem Kontrastmittel gefüllt und die Situation radiologisch dokumentiert.

Prinzipiell lassen sich für Darmdiagnostik auch **Schnittbildverfahren** wie CT und MRT einsetzen. Wegen der Strahlenapplikation haben allerdings auch die mehrzeiligen CT-Geräte bisher keine überragende Bedeutung erlangt. Zunehmende Relevanz erlangt hingegen die MRT.

2.1.5 Raumforderungen im Dünndarmbereich

Für die Untersuchung des proximalen und distalen Intestinaltrakts wird die **Endoskopie** bevorzugt, da mit diesem Verfahren durch die bioptische Entnahme von Gewebeproben die Dignität zu klären ist. Diese Feststellung gilt weniger jenseits des Duodenums.

Benigne und maligne Tumoren des Jejunums, des Ileums und des Mesenteriums sind im Kindesalter selten. Die Symptome bestehen meist in Bauchschmerzen und Blutbeimengungen im Stuhl. Aufgabe der **Sonographie** ist es, den Tumor zu lokalisieren, seine Größe zu erfassen, Hinweise bezüglich der Dignität zu liefern, evtl. Infiltrationen benachbarter Organe nachzuweisen und die Perfusionssituation mit Hilfe der Dopplersonographie herauszuarbeiten.

Eine **Röntgenübersichtsaufnahme** ist dann indiziert, wenn der Verdacht auf einen Ileus besteht. Die Darstellung des Dünndarms mit Hilfe von Kontrastmittel sollte dann durchgeführt werden, wenn multilokuläre Polypen zu erwarten sind.

Im Übrigen sollten die sonographisch nachgewiesenen Raumforderungen durch eine **MRT** bestätigt werden. Die Kom-

Tab. 2.8. Bildgebende Diagnostik von Darmentzündungen

Erkrankung	Röntgenuntersuchung mit oraler KM-Applikation bzw. Kolonkontrasteinlauf	Sonographie	CT mit oraler KM-Applikation	MRT	Bemerkungen
Allergien: Purpura Schönlein-Henoch, Milchallergie	Verlust der Faltenzeichnung durch Wandödem, Füllungsdefekte durch intramurale Blutungen, vergrößerter Abstand zwischen den Darmschlingen, atonische und kontrahierte Darmschlingen	Verdickte Darmwände (Wanddurchmesser von >4–5 mm); Sonographie für diese Fragestellung ausreichend	Verdickte Darmwände ohne KM-Aufnahme; keine typische Indikation	Unspezifische Darmwandverdickungen und Wandeinblutungen lassen sich mittels MRT zunehmend besser nachweisen (T1-gewichtete Gradientenechosequenzen). Die MRT erbringt dabei Zusatzinformationen und ist für die Verlaufsbeurteilung sinnvoll.	Symptome: Übelkeit, Brechneigung, Druck im Oberbauch, Durchfall, blutige Stühle
Akute Enteritiden: basale Dünndarmentzündungen, Typhus, Paratyphus, Ruhr, Yersinieninfektion (Abb. 2.12)	Stadieneinteilung: 1. Aufhebung der Fiederung 2. Faltenschwellung 3. Faltencharakter fast aufgehoben 4. Aufhebung der Falten, unkoordinierte Darmperistaltik	Lymphadenitis mesenterialis, verdickte und atonische Darmwände, Spasmen, Flüssigkeit in den Darmschlingen	Keine Indikation	Keine typische Indikation	Symptome: Übelkeit, Erbrechen, Durchfall, beschleunigte Passage
Regionale Enteritiden (M. Crohn; Abb. 2.13)	Besonders indiziert bei Verdacht auf Fistel- oder Abszessbildung; Vollbild: Distanzierung der Dünndarmschlingen, Wechsel von stenotischen und dilatierten Darmabschnitten, grobknotiges Lymphgewebe (Pflastersteinrelief); bei Dickdarmbefall Kolonkontrasteinlauf: verminderte Kapazität und Kontraktion, Verlust an Haustren, grobpolypöses Schleimhautrelief	Indikation zur Darstellung der verdickten Darmwand sowie zur Kontrolle des Verlaufs und des Therapieerfolgs	Verdickte Darmwand, evtl. Konglomerattumor; Tumor- und Fistelnachweis gilt noch als typische Indikation, wird aber zunehmend von der MRT abgelöst; i. v. KM-Gabe bei Abszessen notwendig	Gleiche deutliche KM-Darstellung wie mittels CT. Auch zarte Fistelgänge lassen sich häufig sicher diagnostizieren, können aber bei intralevatorischer Lokalisation dem Nachweis entgehen. Darmkontrastierungen möglichst mit wässrigen Lösungen (T1-gewichtete fettunterdrückte Sequenzen nach i. v. KM-Gabe)	In Schüben verlaufende Entzündungen, selten Ösophagusbefall; häufigste Lokalisation: terminales Ileum (zu 30% Kolonbefall); Symptome: Müdigkeit, Gewichtsverlust, kolikartige Schmerzen im rechten Unterbauch, Fieber, Durchfall; Diagnosestellung durch Biopsie
Tuberkulose	Füllungsdefekte durch Peyer-Plaques, Ulzeration im Schleimhautbereich, narbige Stenosen	Nachweis vergrößerter Lymphknoten, v. a. in der Ileozökalregion; verdickte Darmschlingen	Große Raumforderung durch Lymphknotenkonglomerate mit Verlagerung der Darmschlingen, verkalkte Lymphknoten	Tumorverkalkungen mittels CT sicherer nachweisbar	Verschlucken von infektiösem Material

◨ **Tab. 2.8** (Fortsetzung)

Erkrankung	Röntgenuntersuchung mit oraler KM-Applikation bzw. Kolonkontrasteinlauf	Sonographie	CT mit oraler KM-Applikation	MRT	Bemerkungen
Colitis ulcerosa	Untersuchung in Prallfüllung, Entleerungsaufnahme und Doppelkontrastverfahren; akute Phase: Schleimhautoberfläche mit feingranulärem, getüpfeltem Muster; später flache Ulzera, die wandständig sichtbar werden, Verlust der Haustrierung (Spikulaebildung); im Verlauf ineinander übergehende Ulzera mit Bildung von Abszessen sowie Penetration in die Wand (»Kragenknopfulzera«); Heilungsphase: Pseudopolypen (entzündlich-ödematöse Mukosaresiduen, umgeben von Ulzerationen); chronische Phase: Regeneration mit zunehmend starrer Wand; Verlust der Haustrierung	Verdickte Mukosa und Submukosa (langstreckig); Verlaufskontrolle während und nach Therapie	Keine typische Indikation	Einzelveränderungen nachweisbar; noch keine ausreichende Beurteilung der Schleimhäute möglich; eher seltene Indikation, da das typische klinische Bild zusammen mit der Koloskopie die Diagnosestellung ermöglicht (T1-gewichtete, fettunterdrückte Sequenzen nach i. v. KM-Gabe)	Untersuchung heute im Wesentlichen mittels Endoskopie; Häufigkeit: 4/1.000.000 Kinder; klinisches Bild: hohe Stuhlfrequenz, blutige und schleimige Stühle, Tenesmen, Leukozytose, Anorexie, zu 10% Refluxileitis; Differenzialdiagnose: M. Crohn (dagegen spricht die Pankolitis); **Cave:** in etwa 10–20% der Fälle Entwicklung eines Karzinoms

Es werden im Wesentlichen Erkrankungen erläutert, die nicht endoskopisch abgeklärt werden.
CT Computertomographie; *KM* Kontrastmittel; *MRT* Magnetresonanztomographie

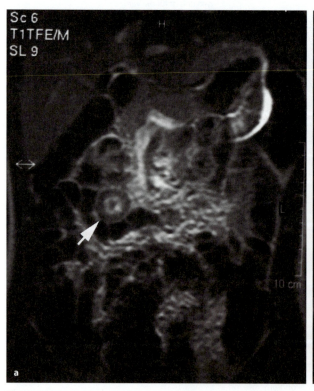 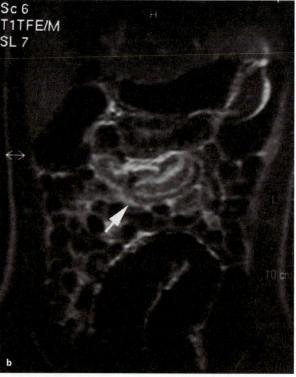

◨ **Abb. 2.12a, b.** Akute Jejunitis mit Übelkeit und Bauchschmerzen (14-jähriges Mädchen). Magnetresonanztomogramm mit koronarer Schnittführung und T1-Wichtung nach i. v. Kontrastmittelgabe. Signalreiches Schleimhautrelief in der deutlich verdickten Jejunalwand *(Pfeile)* sowohl im Quer- (**a**) als auch im Längsschnitt (**b**)

2.1 · Bildgebung in der Gastroenterologie

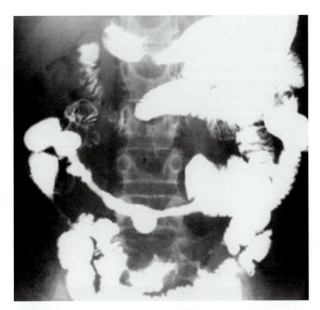

◘ **Abb. 2.13.** Regionale Enteritis (Crohn) (12-jähriger Junge). Ausgedehnter Dünndarmbefall bei M. Crohn mit deutlicher Distanzierung der Darmschlingen durch Wandverdickung. Als weitere Folgen der Entzündung gelten der Verlust des intraluminalen Schleimhautreliefs sowie die wechselnden stenotischen und dilatierten Abschnitte

bination von Sonographie und MRT erlangt bei der Tumordiagnostik für die Therapieplanung eine zunehmende Bedeutung. Deshalb sind diese beiden Verfahren bei der primären Diagnostik für Vergleiche möglichst zeitnah durchzuführen. Für Therapiekontrollen reicht zunächst die Sonographie aus, und die MRT kommt nachgeordnet zum Einsatz.

Die **CT** ist wegen der Strahlenbelastung nur dann einzusetzen, wenn lange Untersuchungszeiten und evtl. Sedierungen für das Kind aus klinischen Gründen nicht angezeigt sind.

Nur ausnahmsweise sollte eine **angiographische Untersuchung** bei Verdacht auf ein Hämangiom erfolgen (◘ Tab. 2.9).

2.1.6 Oberbauchorgane

Die bildgebende Diagnostik im Bereich von Leber, Pankreas und Milz sowie der Gangsysteme von Leber und Pankreas beginnt in der Regel mit der **Sonographie** und den assoziierten Verfahren wie Dopplersonographie mit Erstellung von Strömungsspektren, Farbdopplersonographie und Sonographie mit Power-Angio-Mode (3-dimensionale Darstellung des Gefäßbaums; ◘ Abb. 2.15).

Leber
Siehe hierzu ◘ Tab. 2.10–2.12.

◘ **Tab. 2.9.** Bildgebende Diagnostik von Raumforderungen in Dünndarm und Mesenterium

Erkrankung	Sonographie	CT	MRT	Bemerkungen
Polypen	Nachweis meist zufällig. Der Nachweis ist unterhalb eines Durchmessers von 1 cm schwierig, zusätzlich müssen die Polypen in das Darmlumen hineinragen. Meist besteht eine Reflexirregularität.	Bei großen Polypen kann die Zuordnung zu den Wandstrukturen mittels CT für den Operator hilfreich sein. Virtuelle Endoskopie wegen der Strahlenbelastung nicht Methode der Wahl	Meist zufällige Entdeckung. In Entwicklung sind virtuell-endoskopische Verfahren, ähnlich der CT (aber ohne Strahlenbelastung), die in Zukunft größere Bedeutung haben können.	Ein nachgewiesener Polyp wirft die Frage nach seiner Dignität und der Anzahl weiterer Polypen auf. Bei Verdacht auf familiäre Polyposis (Peutz-Jeghers-Syndrom) ist eine Magen-Darm-Passage indiziert.
Adenome, Neurofibrome, Hämangiome, Lymphangiome	Bei Tumornachweis besteht eine Wandsteife. Hämangiome weisen eine vermehrte Perfusion mit vermindertem Resistenzindex auf. Lymphangiome sind reflexarm.	Indiziert bei Verlaufskontrolle und sicherer Diagnose sowie ausgeprägtem interstinalen Befall (z. B. bei M. Recklinghausen)	Sichere Indikation bei Frage nach interstinalem Befall bei Neurofibromen und Lymphangiomen. Hämangiome können dem Nachweis entgehen.	Die Diagnose ergibt sich bei Neurofibromen meist durch allgemeine Stigmata. Nach Hämangiomen des Darms ist bei einer allgemeinen Hämangiomatose zu fahnden.
Karzinoid	Schwierige Differenzierung; reflexirregulär	Aufgrund der weitgehend tumorlosen Ausdehnung mittels CT kaum abgrenzbar – keine Indikation	Ähnlich wie mittels CT kaum nachweisbar	Dieser benigne oder maligne Tumor tritt meist bei älteren Kindern auf. Hauptlokalisation: Appendix; klinisches Bild: Durchfall, Hitzewallungen, Hautverfärbung an der oberen Körperhälfte
Non-Hodgkin-Lymphome, Hodgkin-Lymphome (◘ Abb. 2.14)	Nachweis zahlreicher Lymphknoten im Mesenterium, evtl. Darmwandverdickung. Bei Befall der Ileozökalregion sind Invaginationen möglich. Sonographischer Befund: zahlreiche reflexarme, aneinandergelagerte, ovaläre Formationen mit einem Durchmesser von >1 cm	Bisher Standarddiagnostik zum Staging, verliert durch schnellere MRT-Sequenzen jedoch an Bedeutung; zur Differenzierung orale KM-Applikation etwa 1–2 Stunden vor der Untersuchung	Inzwischen Standarddiagnostik zum Staging und zur Verlaufsbeobachtung	Kinder unter 5 Jahren haben eher ein Non-Hodgkin-Lymphom. Maligne Lymphome kommen bei etwa 1% der Transplantationspatienten infolge der Immunsupression vor (»posttransplantation proliferative disease«). Klinisches Bild: Gewichtsabnahme, tastbarer Tumor, Anämie, Malabsorption

Tab. 2.9 (Fortsetzung)

Erkrankung	Sonographie	CT	MRT	Bemerkungen
Duplikation (enterogene Zysten)	Glatte Begrenzung, variable Größe, z. T. mit reflektierenden Partikeln	Durchführung nach oraler KM-Gabe, da evtl. Verbindung zum Darm besteht; ansonsten Befund wie bei einer Zyste	Je nach Wichtung hyper- oder hypointenses Signal. Auch kleinere Duplikaturen sind nachweisbar.	Kongenitale Fehlbildungen; Wandaufbau wie im angrenzenden Darm; Position: mesenterialseitig; Lokalisation: häufig Ileum; Komplikationen: Invagination, Volvulus, Ileus
Mesenterialzysten	Reflexarme Zyste unterschiedlicher Größe	Kein Vorteil gegenüber der Sonographie	Kein Vorteil gegenüber der Sonographie	Entwicklung zwischen beiden Mesenterialblättern oder im Netz; Komplikationen: Ruptur, Subileus, Volvulus, Blutung; Differenzialdiagnose: Ovarialzyste; Operation anstreben

CT Computertomographie; *KM* Kontrastmittel; *MRT* Magnetresonanztomographie

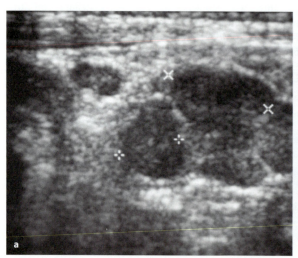
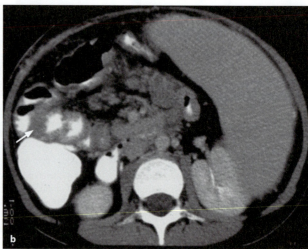

Abb. 2.14a, b. Lymphom nach Lebertransplantation (10-jähriges Mädchen). **a** Sonographie: Mesenterium mit zahlreichen Lymphomen und verdickten Darmschlingen. Wegen des Verdachts auf eine »posttransplantation proliferative disease« war eine weitere Bildgebung indiziert. **b** Abdominales Computertomogramm nach oraler Kontrastmittelgabe: Wandverdickung der Darmschlingen im rechten Mittelbauch *(Pfeil)*

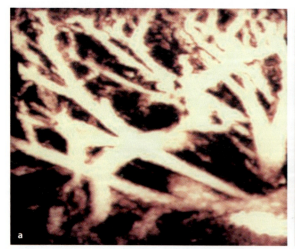
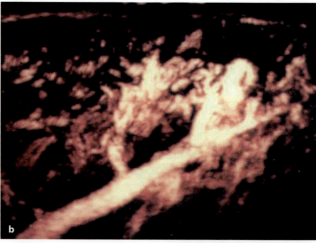

Abb. 2.15a, b. Vergleich der Gefäßarchitektur nach Lebertransplantation. **a** 9 Monate alter Junge: 7 Tage nach der Transplantation sind auch die Lebergefäße an der Oberfläche des Organs durchströmt. Die größeren Gefäßstrukturen sind der Pfortader und den Venen zuzuordnen, während die kleineren den Arterien entsprechen. **b** 10-jähriges Mädchen: Gefäßarchitektur 4 Jahre nach Transplantation mit vorangegangenen rezidivierenden Infektionen und Rejektionen. Man erkennt eine deutliche Reduktion des peripheren Gefäßbaums, wobei die Gefäße zentral eine Art Wollknäuel bilden

2.1 · Bildgebung in der Gastroenterologie

Tab. 2.10. Bildgebende Diagnostik bei generalisierten Lebererkrankungen

Erkrankung	Sonographie	Dopplersonographie	CT	MRT	Bemerkungen
Angeborene Leberparenchymerkrankungen (viele Erkrankungen wie Enzymdefekte sind durch keine bildgebenden Verfahren beschreibbar)	Suche nach der Gallenblase, Feststellung der Größe vor und nach Fütterung; postnatale irreguläre Echointensität, Größenzunahme der Milz im Verlauf	Meist verminderte portalvenöse Strömung im Vergleich zur Milzvene	Typische Indikationen (wie Abgrenzung von zystischen Hamartomen gegenüber Leberzysten oder Adenomen und Abgrenzung von fokal-nodulären Hyperplasien gegenüber Hämangiomen) verlieren durch die modernen MRT-Sequenzen zunehmend an Bedeutung. Die Schnelligkeit der CT hat gegenüber der MRT noch eine gewisse Bedeutung, insbesondere bei Fragen nach der KM-Dynamik.	Sequenzen: T2-gewichtete fettunterdrückte Gradientenechosequenz, T1-gewichtete fettunterdrückte Sequenzen mit i. v. KM-Gabe; guter Nachweis der allgemeinen Parenchymveränderung sowie von zystischen Transformationen, Gefäßprozessen und Kollateralen (MR-Angio); Darstellbarkeit der KM-Dynamik noch eingeschränkt	Prinzipiell sind Gallengänge bei Neugeborenen und Säuglingen nicht nachweisbar. Bei angeborenen Lebererkrankungen ist frühzeitig eine Biopsie anzustreben. Liegt eine Gallengangatresie vor, sollte eine Portoenteerostomie bis 2 Monate nach der Geburt erfolgt sein.
Akutes Leberversagen (Abb. 2.16)	Ohne Vorerkrankung: vergrößerte Leber, inhomogene Echointensität, kleine Milz; mit Vorerkrankung: Leberumbauzeichen mit großer Milz	Befund vom Ausmaß der Leberschwellung abhängig, geringe portalvenöse Strömung, verminderter enddiastolischer Fluss, bei Vorerkrankung Milzkollateralen	Während der portalvenösen Phase lassen sich minderperfundierte Lebersegmente mittels KM-CT gut differenzieren und anatomisch zuordnen.	Die MRT ist noch nicht das primäre diagnostische Hilfsmittel. Durch schnellere und besser auflösende Sequenzen sowie neuere leberspezifische KM wird die Bedeutung jedoch zunehmen.	Zu differenzieren ist der akute Ausfall ohne (Pilzvergiftung) und mit Vorerkrankung (M. Wilson).
Leberfibrose	Eher kleine Leber, reflexirreguläres Parenchym, periportale Reflexsteigerung, vergrößerte Milz	Perfusionsstörung: verminderter enddiastolischer Fluss, verminderte portalvenöse Strömung, meist keine venöse triphasische Strömung (kein signifikantes Merkmal)	Die fibrotischen Leberveränderungen sind mittels CT insbesondere bei globalem Leberumbau schwer zu diagnostizieren, da gesundes Leberparenchym zum Vergleich nicht mehr zur Verfügung steht. Im Verlauf ist die CT wegen der skalierbaren Gewebedichtebestimmung (Hounsfield-Einheiten) von großer Bedeutung.	Parenchym- und Flussirregularitäten lassen sich mit modernen Sequenzen (z. B. Gradientenechosequenz, Hybridsequenzen, HASTE, ultraschnelle TSE) und KM gut darstellen. Hauptsächliches Instrument zur Verlaufsbegutachtung; fibrosebedingte Signalminderung in T1-Wichtung; Abgrenzung der Areale ebenso wie mittels CT schwierig	Diesem Umbau liegt eine chronische Erkrankung zugrunde.
Leberzirrhose (sekundär)	Kompletter Leberumbau, häufig mit Knotenbildung (12-MHz-Schallkopf) und größeren Regeneratknoten, kleines Organ, »Gallengangseen«, Aszites, große Milz	Milzkollateralen, perihepatische Kollateralen, verminderte bis retrograde Strömung in der V. portae, geringer Fluss in den Lebervenen, rekanalisierte Nabelvene	Das Abbildungsspektrum entspricht dem der Sonographie. Kollateralen sind dagegen nur bei größerer Ausdehnung sicher zuzuordnen. Reproduzierbare Gewebedichte (Hounsfield-Einheiten) im Verlauf	Die eindeutige Zirrhose ist z. T. schwer von anderen Systemerkrankungen der Leber zu differenzieren, dies betrifft insbesondere die Anfangsstadien. Die Befunde ausgedehnter Umbauten entsprechen auch hier dem Spektrum der Sonographie. Nachweis von Regeneratbezirken durch T2-gewichtete Sequenzen nach Eisenoxid-KM-Gabe sowie Vergleich zwischen nativen und fettunterdrückten Sequenzen; Vorteil der MRT: Angiographie zur Detektion von Kollateralen möglich	Zahlreiche Ursachen: Gallengangatresie, Autoimmunhepatitis, M. Wilson, zystische Fibrose, sklerosierende Cholangitis

◘ **Tab. 2.10** (Fortsetzung)

Erkrankung	Sonographie	Dopplersonographie	CT	MRT	Bemerkungen
Fettleber	Reflexreiche, große Leber; verwaschene, unscharfe Zeichnung; dorsale Schalldämpfung	Verminderte Leberperfusion	Typische Reaktion vor und nach KM-Gabe: »paradoxe KM-Reaktion« oder »Kontrastumkehr« (Dichte nimmt nach KM-Gabe ab); dadurch sichere Zuordnung	T2-gewichtete fettunterdrückte Sequenzen: In Anfangsphasen der Verfettung sind stärker betroffene Segmente gut gegen noch gesunde abzugrenzen. Problematisch können globale Verfettungen sein, die dem Nachweis in Frühphasen entgehen können.	Ursachen: Reye-Syndrom, Hyperalimentation, Stoffwechselstörungen, Chemotherapie, Steroide, Überdosierung von Immunsuppressiva
Akute Hepatitis	Vergrößerte Leber, verdickte Gallenblasenwand, vergrößerte Lymphknoten an Leberhilus; Milz regulär	Leberperfusion häufig unauffällig	Keine typische Indikation	Keine typische Indikation	Ursachen: Hepatiden A und B, Epstein-Barr-Virus-Infektion, Zytomegalie, Reye-Syndrom
»Prähepatischer Block« (◘ Abb. 2.17)	Kleine Leber, reflexreiche Leberpforte, evtl. große Gefäßkonvolute (kavernöse Transformation), große Milz, zahlreiche perilienale Kollateralen, Aszites	Verminderte portalvenöse Strömung, reguläre arterielle Strömung, reduzierter venöser Fluss	Nur zur Verlaufsbeurteilung der Leberveränderungen ist eine Indikation denkbar.	Gute Darstellbarkeit der Gefäßveränderungen, sonst keine typische Indikation; Verlaufsdarstellung der allgemeinen Leberveränderungen (Fibrose)	Ursachen: Gefäßfehlbildung, vorangegangene Entzündung, Gerinnungsstörung, Nabelvenenkatheterisierung; Therapie: Anlage eines Shunt-Systems zur Druckentlastung; Druckmessung durch direkte Splenoportographie; Fibrose mittels Biopsie ausschließen
»Intrahepatischer Block«	Bild wie bei Zirrhose oder Schwellung; Aszites, variable Milzgröße	Verminderte oder retrograde portalvenöse Strömung	Keine typische Indikation	Gefäßveränderungen darstellbar, Flussumkehr nicht beweisbar	Ursachen: chronischer Leberumbau, akute Leberschwellung, »veno-occlusive diseases«. Betroffen sind eine große Anzahl kleiner Venen und Sinusoide.
»Posthepatischer Block«	Leber reflexirregulär, bei akutem Ereignis Schwellung, Aszites	Retrograde Pfortaderströmung, anhaltende funktionelle oder direkte Strömungsbehinderung in den Lebervenen	Nur im Rahmen des »akuten Abdomens« indiziert (hier können Thrombosen mittels KM-Gabe sichtbar werden); ansonsten keine typische Indikation	Direkter Thrombosenachweis in größeren Gefäßen möglich. Die rasche Veränderung des Parenchyms ist mittels Verlaufsbeobachtung gut darstellbar. Abnahme der Signalintensität in der T1-Wichtung	Ursachen: Thrombose der Lebervenen oder der V. cava inferior, chronische kardiale Stauung; rascher Leberuntergang, daher Transplantation anstreben
Gefäßfehlbildungen	Auffällig ist bisweilen ein dilatiertes Gefäß. Bei angeborenen Gefäßfehlbildungen zeigen sich Leberumbauzeichen.	Bei Lungenvenenfehleinmündung: große venöse Formation, aus dem Thoraxbereich zur V. portae oder zum Ductus venosus Arantii ziehend; bei angeborenen arteriovenösen oder portokavalen Fisteln: in der Regel akuter oder chronischer Leberumbau	Gefäßkonvolute bei Nativ-CT bereits erkennbar; CT-weitgehend durch MRT-Angio abgelöst; keine typische Indikation mehr	MR-Angio: gute Detektierbarkeit der Gefäßveränderungen bei gleichzeitiger Darstellbarkeit von Parenchymumbauten, dadurch Bedeutungszunahme der MRT; Vorteil der Detektion kleiner intrahepatischer Kollateralen und Lakunen mit T2-gewichteten FSE- und GE-Sequenzen	Bei Verdacht auf arteriovenösen Shunt Röntgenuntersuchung des Thorax empfohlen (Herzvergrößerung). Der Nachweis von Shunts indiziert eine Leberbiopsie.

CT Computertomographie; *CT-Angio* Computerangiographie; *FSE* »Fast-spin«-Echo; *GE* Gradientenecho; *HASTE* »half Fuorier-acquired single shot turbo spin echo«; *KM* Kontrastmittel; *MR-Angio* Magnetresonanzangiographie; *MRT* Magnetresonanztomographie; *TSE* Turbospinechosequenz

2.1 · Bildgebung in der Gastroenterologie

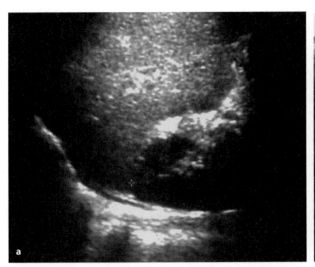

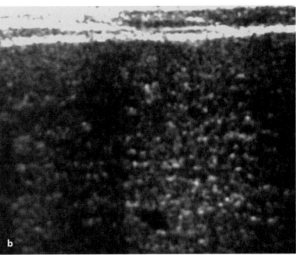

Abb. 2.16a, b. Akutes Leberversagen unklarer Genese (9 Monate altes Mädchen). **a** Die Echointensität der Leber ist deutlich irregulär. Der Unterrand verläuft bogig, wie bei einer Leberschwellung. **b** Kleinknotiger Leberumbau, nachgewiesen mit einem hochauflösenden 12-MHz-Schallkopf (histologisch bestätigt)

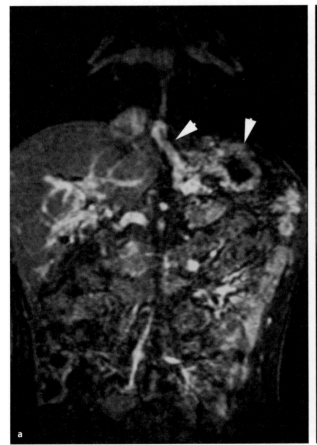

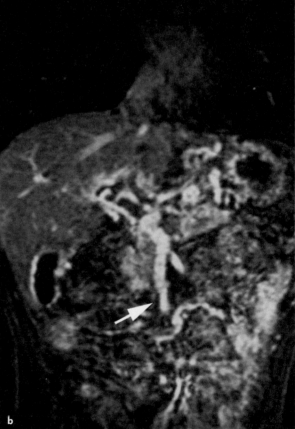

Abb. 2.17a, b. Angiomagnetresonanztomogramm bei prähepatischem Block (11-jähriger Junge). **a** Die Leber erscheint relativ klein. Darstellung zahlreicher Gefäßanschnitte im Leberhilus. Die Gefäße in der Leber sind reduziert. Nachweis von Varizen am Magenfundus und am angrenzenden Ösophagus *(Pfeile)*. **b** Koronares Schnittbild mit deutlich dilatierter V. mesenterica inferior *(Pfeil)*, wobei sonographisch nachzuweisen war, dass die Blutströmung retrograd verläuft. Bei der Durchführung der direkten Splenoportographie ergab sich ein portalvenöser Druck von 42 cm H_2O

Tab. 2.11. Bildgebende Diagnostik bei fokalen Lebererkrankungen

Erkrankung	Sonographie	CT	MRT	Bemerkungen
Leberzysten	Rundliche, reflexfreie Areale, evtl. mit dorsaler Schallverstärkung und reflexreicher Wand. Im Fall von Echinokokkuszysten können die Flüssigkeitsräume auch septiert sein.	Typische flüssigkeitsgefüllte Zysten nativ gut darstellbar. Fehlende Randreaktionen nach KM-Gabe, erleichtern die Differenzialdiagnostik. Typische Echinokokkuszystenform	Ähnlich der CT gute Darstellbarkeit der Zysten. Bereits nativ sind die glatten Wandstrukturen meist wegweisend. Typisch septierte Echinokokkuszysten	Leberzysten kommen in Kombination mit Nieren- und Pankreaszysten vor.
Abszess	Meist als inhomogenes, echoirreguläres Areal erscheinend; von einer Kapsel umgeben	Bei Verdacht auf Agranulozytose ist eine CT indiziert, um alle Herde zu erfassen. Computertomogramm nach KM-Gabe: zentral hypodenser Bezirk mit KM-aufnehmender Abszessmembran	Nativ bereits erkennbarer Randsaum mit Signalverstärkung in T1-gewichteten KM-Sequenzen; Anzahl und Größe im Verlauf gut beurteilbar	Bei septischer Granulomatose sind meist mehrere Herde in der Leber nachweisbar. Entscheidend für die Diagnose eines Abszesses sind das klinische Bild und die Laborparameter sowie der Befund der direkten Punktion.
Pilzherde	Meist mehrere rundliche, etwa 5 mm große, echoarme Areale.	Keine typische Differenzierung gegenüber anderen kleinzystisch imponierenden Leberveränderungen.	Diffuse oder clusterartig angeordnete Parenchymläsionen; signalintense Bezirke in der T2-Wichtung	Häufig Candidainfektion
Verkalkungen	Eine oder mehrere reflexreiche Formationen mit dahinter befindlichem Schallschatten	Hyperdense, typische Darstellung von Formationen mit der Dichte von Knochen	Massive Signalabschwächung bis komplettes Fehlen der Signale in T1- und T2-gewichteten Sequenzen	Ursachen: Hämangiom, Abszess, Hepatoblastom, Hämangioendotheliom

CT Computertomographie; *KM* Kontrastmittel; *MRT* Magnetresonanztomographie

Tab. 2.12. Bildgebende Diagnostik bei Lebertumoren

Erkrankung	Sonographie	Dopplersonographie	Röntgenuntersuchung	CT	MRT	Bemerkungen
Hämangiom	Lokale, reflexirreguläre Raumforderung (singulär oder multipel), Kompression der V. cava inferior möglich, kaliberstarke A. hepatica	Die Anzahl der Gefäße ist in Wachstumsphasen höher als in der Ruhephase (Resistenzindex: <0,5). Gelegentlich haben Hämangiome eine feste Kapsel, sodass eine verstärkte Perfusion präoperativ nicht nachweisbar ist.	Thoraxübersichtsaufnahme: vergrößertes Herz; Abdomenübersichtsaufnahme: bei vielen Hämangiomen Leber vergrößert	Hämangiomtypisches KM-Verhalten bei dynamischen CT-Untersuchungen (Umverlagerung des KM von peripher nach zentral: »Radspeichenphänomen«)	Bolus-KM-T1-gewichtete Sequenzen mit typischer, zunächst knotiger Randdarstellung, die in der dynamischen Sequenz eine zur Mitte zunehmende Kontrastierung (»Pooling«) zeigt; im Verlauf der dynamischen Sequenz ebenso typisch wie die CT	Tumor mesenchymalen Ursprungs
Hämangioendotheliom	Intrahepatische, inhomogene Raumforderung ohne klare Abgrenzung	Vermehrte arterielle Perfusion mit vermindertem Resistenzindex von <0,5; Verlagerung der Gefäße	Abdomenübersichtsaufnahme: ausgeprägte raumfordernde Wirkung, kleine Verkalkungen; Thoraxaufnahme: vergrößertes Herz	Multiple, z. T. konfluierende Tumoranteile mit fleckförmigen zentralen KM-Ansammlungen	Variables Bild mit meist hypointensem Signal in T1-gewichteten Sequenzen; signalreiche Darstellung in T2-gewichteten Sequenzen und fast fehlende KM-Anreicherung	Vor chirurgischer Intervention Angiographie empfohlen; Entartung zum Sarkom möglich; **Cave:** Metastasen

Tab. 2.12 (Fortsetzung)

Erkrankung	Sonographie	Dopplersonographie	Röntgenuntersuchung	CT	MRT	Bemerkungen
Fokale noduläre Hyperplasie	Häufig ähnliche Echointensität wie die Leber (hohe Schallfrequenzen wählen)	Keine vermehrte Perfusion; raumfordernde Wirkung des Knotens auf benachbarte Gefäße	Ohne Bedeutung	Typische KM-Dynamik mit Darstellung der zentral hypodensen Narbe nach anfänglicher Hyperdensität	Typische KM-Reaktion in dynamischen T1-gewichteten Sequenzen (wie bei CT); Nachweis der zentralen Narbe, fehlende Verkalkungen; Verwendung von lebergängigem KM (z. B. Mn-DPDP, Gd-EOB-DTPA), dadurch lang anhaltende KM-Speicherung (hier sind Spätaufnahmen nach 8–24 Stunden mit KM-Anfärbung des Tumors wegweisend)	–
Adenome	Singulär oder multipel auftretend, nicht immer sicher abgrenzbar (hohe Schallfrequenzen wählen)	Keine vermehrte Perfusion	–	Zunächst in der arteriellen Phase hypodense KM-Reaktion, dann rasche Umkehr in Iso- bis Hypodensität (nach 1–2 min)	Aufgrund des Gehalts an Zellen des RES Versuch der Gabe von lebergängigem KM mit Anfärbung nach 30 min bis mehreren Stunden; typische Spätaufnahme mit fettgesättigten Sequenzen, T1- und T2-gewichtet: »buntes Bild« der Binnenstruktur durch Einblutung oder Nekrosen, dadurch erschwerte Abgrenzung	Häufig bei Glykogenspeicherkrankheit vorkommend
Mesenchymales Hamartom (Abb. 2.18)	Häufig zeigt sich eine große, vornehmlich mit vielen Zysten durchsetzte Raumforderung.	Bedeutung: intraoperative Lebervenendarstellung zur Segmentzuordnung	–	Komprimiertes Lebergewebe, Tumor ohne KM-Anreicherung; typischerweise mit Zysten durchsetzt, deren Septen KM aufnehmen	Präoperative Untersuchung zur Darstellung der venösen Abflussverhältnisse bei eventueller Segmentresektion; Zysten signalarm oder auch signalreich (bei mukoidem Inhalt)	In den ersten beiden Lebensjahren vorkommend
Hepatoblastom (maligne)	Meist solider, reflexirregulärer Tumor ohne klare Abgrenzung	Gefäßarmer Tumor mit verlagernder Wirkung auf umgebende Strukturen	–	Durch verminderte KM-Aufnahme demarkiert sich der Tumor gegenüber dem normalen Lebergewebe. Die KM-Aufnahme ist typischerweise inhomogen, ebenso die gesamte Binnenstruktur des Tumors.	Axiale und koronare Bilddarstellung zur Klärung der Tumorausdehnung; gute Gefäßabgrenzung; in T2-Wichtung: hyperintens, in T1-Wichtung hypointens mit inhomogener KM-Reaktion; Darstellung von Satelliten	MRT wichtiger als CT. Auf dem Nativröntgenbild zeigen sich gelegentlich Verkalkungen.

Tab. 2.12 (Fortsetzung)

Erkrankung	Sonographie	Dopplersonographie	Röntgenuntersuchung	CT	MRT	Bemerkungen
Hepatozelluläres Karzinom	Reflexreicher Tumor ohne klare Abgrenzung, evtl. Nachweis von Nekrosen	Keine Spezifikation	–	Aufgrund unterschiedlicher Differenzierungsgrade sehr buntes CT- und MRT-Bild; fokale, multifokale und diffuse Typen mit oder ohne Kapsel; zentraler KM-Fluss mit fleckiger Anreicherung und Bildung eines KM-Pools	Hohe Differenzierung bei T1-Wichtung mit hyperintenser Darstellung	–
Metastasen (Neuroblastom, Nephroblastom, Meduloblastom, Lymphome; ◻ Abb. 2.19)	Die ganze Leber kann diffus durchsetzt sein. Metastasen können reflexreich oder reflexarm sein.	Keine Spezifikation	–	CT mit KM: bei Neuroblastommetastasen häufig Aufnahme des KM nur in das reguläre Lebergewebe	T2-Wichtung: hyperintense Areale neben regulärem Lebergewebe; T1-Wichtung: nach i. v. KM-Gabe Anreicherung im normalen Lebergewebe (negativer Kontrast gegenüber signalarmen Metastasen)	Die häufig schwierige Differenzialdiagnostik von Lebermetastasen kann durch nuklearmedizinische Untersuchungen (z. B. SPECT) unterstützt werden.

Die Artdiagnose ist mit allen bildgebenden Verfahren schwierig.
CT Computertomographie; *KM* Kontrastmittel; *MRT* Magnetresonanztomographie; *RES* retikuloendotheliales System; *SPECT* Single-Photon-Emissionscomputertomographie

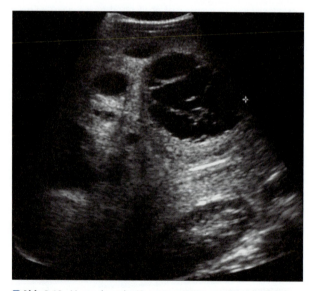

◻ **Abb. 2.18.** Mesenchymales Hamartom (3 Monate alter männlicher Säugling). Der vorliegende Befund ist für dieses Krankheitsbild klassisch: Das Leberparenchym ist durch zahlreichen Zysten unterschiedlicher Größe komprimiert

Die Untersuchungen sind grundsätzlich danach auszurichten, ob
- eine Systemerkrankung wie z. B. eine Leukämie oder ein Neuroblastom vorliegt,
- es sich um einen allgemeinen Umbau des Parenchyms handelt, evtl. mit sekundärer Wirkung auf andere Organsysteme,
- eine lokale Veränderung in der Leber vorliegt oder
- ausschließlich die Gallenwege oder Anteile davon betroffen sind.

Mit Hilfe der **Sonographie** werden in jedem Fall die Echointensität sowie die Länge der Leber und der Gallenblase bestimmt. Bei allgemeinen Umbauzeichen der Leber wie Reflexirregularität, stumpfwinkligem Leberunterrand, Knotenbildungen oder welliger Oberflächenkontur sollte eine Schätzung des Milzvolumens vorgenommen werden. Zeigt die Leber eine Inhomogenität und ist die Milz vergrößert, so besteht die Indikation für eine Dopplersonographie. Dabei gilt es festzustellen, ob die Flussspektren regulär sind. In der Regel ist von einem unauffälligen Befund auszugehen, wenn
- der Resistenzindex (Systole minus Diastole dividiert durch Systole) der A. hepatica zwischen 0,8 und 0,55 liegt;
- die Strömungsgeschwindigkeiten in der V. portae und der V. lienalis gleich sind oder die Strömungsgeschwindigkeit in der V. portae höher ist;
- in den Lebervenen eine bi- oder triphasische Strömung aufgezeichnet werden kann.

Die **Messungen der Strömungsgeschwindigkeiten** sollten von der rechten mittleren Axillarlinie aus erfolgen. In der Leberpforte lässt sich das Spektrum in der V. portae und der A. hepatica aufzeichnen. Zur Untersuchung der Lebervenen wird die V. cava inferior aufgesucht. Die Lebervenenseinstellung erfolgt in Längs- und Querschnitt. Auf diesem Wege sind Segmentzuordnungen zur Lokalisierung von Lebererkrankungen möglich, wenn ein

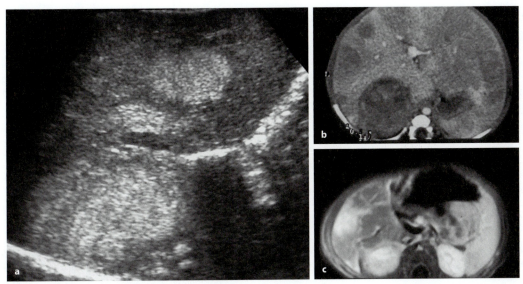

Abb. 2.19a–c. Neuroblastom mit Lebermetastasen (6 Monate alter Junge). **a** Sonographischer Längsschnitt durch die Leber und die rechte Nebennierenregion (7-MHz-»Curved-array«-Sonde). Außer dem Nebennierentumor lassen sich reflexreiche, rundliche, intrahepatisch gelegene Areale darstellen. **b** Computertomogramm: primärer Tumor im Bereich der rechten Nebennierenloge. Das i. v. applizierte Kontrastmittel färbt das reguläre Leberparenchym an, nicht aber die Metastasen. **c** Magnetresonanztomogramm (T1-Wichtung nach i. v. Kontrastmittelgabe): deutlich signalintense Metastasen

chirurgischer Eingriff notwendig ist. Die Hauptgefäße der Milz sind im Hilusbereich häufig von der linken hinteren Axillarlinie aus darstellbar.

Die transplantierte Leber. Die Verlaufskontrolle nach Lebertransplantation ist eine Domäne der Sonographie. Bei Kindern werden je nach Alter und Körpergröße eine ganze oder Teile einer Leber transplantiert. Die Lage dieses Organs im Oberbauch variiert. Häufig finden sich die Lappen oder Segmente im epigastrischen Raum oder auch in der typischen orthotopen Region. Die Position des Hilus kann regulär angeordnet sein oder bei einem »Linkssplit« rechtsseitig des Organs liegen. Zu bestimmen ist die Länge des Organs. Um dabei zu reproduzierbaren Werten zu gelangen, sollte die Messung etwa 1–2 cm lateral und parallel zum Hilus erfolgen. Normale Werte kann es zumindestens anfänglich nicht geben, da Spender und Empfänger unterschiedlichen Alters, Geschlechts und Gewichts sein können. Die Echointensität kann über Jahre auch bei »gesunden Kindern« leicht inhomogen bleiben. Die Zunahme der Schallreflexionen deutet auf eine Verfettung hin, die alimentär oder häufiger toxischer Genese sein kann. Eine zunehmende Inhomogenität ist durch eine Perfusionsstörung und eine Rejektion bedingt (◘ Abb. 2.15). Die chronische Rejektion ist sonographisch häufig kaum nachweisbar. Akute Abstoßungen zeigen sich als Kombination von Leberschwellung, periportaler Reflexsteigerung, Echoinhomogenität und Perfusionsstörung bei gleichzeitiger Zunahme der Strömungsprofile in der Milz. Nur selten kommen alle diese Merkmale gemeinsam vor (Indikation zur Biopsie). Der Ausfall des arteriellen Flusses führt häufig zu Schwankungen des Gallengangdurchmessers von zentral nach peripher sowie zu Abszessbildungen und arterieller Kollateralenbildung. Der komplette Ausfall der A. hepatica mündet fast ausnahmslos in die Notwendigkeit einer Retransplantation. Eine zentrale Thrombose der V. portae hat zur Folge, dass die intrahepatischen Pfortaderabschnitte über die Leberarterien mitversorgt werden. Dabei fließt das Blut aus den kleinen Arterien retrograd in die peripheren Pfortaderäste. Die Strömungsprofile sind in diesen Pfortaderabschnitten diffus verändert und weisen teilweise eine antegrade, teilweise eine retrograde Strömungsrichtung auf. Ein akuter Verschluss der Lebervenen nach einer länger zurückliegenden Transplantation konnte bei den Kindern des Hamburger Transplantationszentrums in den vergangenen 10 Jahren nicht beobachtet werden. Verschlüsse einzelner Lebervenen während oder kurz nach der Transplantation bleiben meist ohne Konsequenz für das Organ, wenn es sich um ein laterales Gefäß handelt. Abschließend sei erwähnt, dass für die Situation einer transplantierten Leber die folgenden Strömungswerte als etwa regulär gelten können:

- A. hepatica: >30 cm/s (Resistenzindex: 0,6–0,8)
- V. portae: >10 cm/s
- V. hepatica: bi- oder triphasische Strömung
- A. lienalis: >50 cm/s (Resistenzindex: 0,6–0,7)
- V. lienalis: geringere Strömung als in der V. portae

Gallenwege

Normalerweise sind die intrahepatischen Gallenwege während der ersten 10 Lebensjahre nicht darstellbar. Die Gallenblase ist hingegen stets nachweisbar und ändert ihr Volumen in Abhängigkeit von der Nahrungszufuhr. Die Indikation zur bildgebenden Diagnostik ergibt sich meist durch die klinischen Symptome wie z. B. prolongierter Ikterus, Juckreiz oder acholische Stühle (◘ Tab. 2.13)

Die wichtigste diagnostische Bildgebung bei Verdacht auf eine Gallenwegserkrankung ist die **Sonographie.** Dabei wird der Schallkopf etwa im Bereich der rechten mittleren Axillarlinie aufgesetzt und die Leberpforte eingestellt, um neben der V. portae einen dilatierten Gallengang zu finden.

Für besondere Fragestellungen steht zur Darstellung dilatierter Gallengänge außerdem die **Magnetresonanzcholangiopankreatikographie (MRCP)** zur Verfügung. Der Nachweis einer zentralen Gallengangstenose kann eine **perkutane transhepa-**

Tab. 2.13. Bildgebende Diagnostik bei Erkrankungen der Gallenwege

Erkrankung	Sonographie	CT	MRT	Bemerkungen
Gallenblasenhydrops, Cholezystomegalie	Dilatierte Gallenblase; bei Säuglingen Länge von >5 cm	Keine primäre Indikation, evtl. bei ausgedehntem Befund präoperativ	MRCP zur Darstellung des gesamten Gallenwegsystems sinnvoll (kann die ERCP ersetzen)	Ursachen: Fasten, parenterale Ernährung, Sepsis, vorangegangene Operation, Kawasaki-Syndrom
Cholezystitis	Wanddicke von ≥4 mm gilt als pathologisch	Keine Indikation	MRT der Leber und des Pankreas zur Differenzialdiagnostik evtl. indiziert	Entzündung durch infizierte Galle bei Septikämien, Gallenstein, Streptokokkeninfektion oder Hepatitis
Gallenblasenadenomyomatose (Abb. 2.20)	Nachweis einer meist knolligen, reflexirregulären Weichteilformation mit Perfusionsnachweis bei der Farbdopplersonographie	Irreguläre Wandverdickung; KM-Anreicherung führt häufig zu Tumorverdacht	Tumordifferenzierung gegenüber der Gallenblasenwand mit T1- und T2-gewichteten Sequenzen	Assoziiert mit metachromatischer Leukodystrophie
Choledochuszyste (Choledochusektasie; Abb. 2.21)	Zusätzlich zur Gallenblase zystische Struktur im Leberhilus	Durch MRT keine Indikation mehr	Die Differenzierung der Zystentypen nach der Einteilung von Todani gelingt mittels MRCP und Oberbauch-MRT meist ohne Probleme, gute Darstellbarkeit insbesondere bei »common channel syndrome« (sichere Indikation).	Zu 90% auf Ductus choledochus beschränkt; Ursache: Fehleinmündung des Ductus pancreaticus in den Ductus choledochus mit sekundärer entzündlich-arrosiver Gallengangveränderung durch pankreatikobiliären Reflux; hauptsächlich Mädchen betroffen; Symptomentrias: Verschlussikterus, Koliken, tastbare Raumforderung; präoperativ ERCP anstreben
Caroli-Syndrom (Abb. 2.22)	Perlschnurartige Dilatation der intrahepatischen Gallengänge (einige nur mit zentraler Erweiterung, andere nur mit peripheren Dilatationen)	Durch MRT keine Indikation mehr	Entsprechend der Choledochuszyste (Typ V nach Todani) indiziert; MRCP: Befund wie bei Sonographie	Ursache: genetische Determination, meist assoziiert mit kongenitaler Leberfibrose und/oder zystischer Nierenerkrankung
»Long common chanel«	Kein sicherer Nachweis	Keine Indikation	Siehe »Choledochuszyste«	ERCP meist effizient
Gallenblasensteine	Treten singulär oder multipel auf. In Abhängigkeit von der Gallenblasenfüllung und der Steingröße tritt durch komplette Schallabsorption hinter dem Konkrement ein Schallschatten auf. Kalziumhaltige Steine sind im Röntgenbild sichtbar.	Kalziumhaltige Steine sind nachweisbar. Kalziumfreie Steine können dem Nachweis entgehen.	Steine als Aussparung in der Gallenblase (T1-Wichtung)	Ursachen: Sichelzellenanämie, Thalassämie, Sphärozytose, zystische Fibrose, parenterale Ernährung, idiopathisch, angeboren, Unreife der Leber bei Frühgeborenen
Gallenblasen-Sludge (Pigmentgranulat und Cholesterolkristalle)	Bewegliche, lageabhängig auftretende, teigige, reflektierende Masse	Keine Indikation	Im Rahmen der Differenzialdiagnostik zur Abgrenzung gegenüber Wandverdickungen sinnvoll; Erstdiagnose durch Sonographie; gleichzeitige Gallenwegsdarstellung und gute Übersicht über das Gesamtsystem bei gleichzeitiger Steindarstellung	Ursachen: parenterale Ernährung, Fasten, Rocefin-Gabe; stets auf erweiterte Gallengänge achten
Intraduktale Steine	Erweiterte Gänge durch Obstruktion; gelegentlich schwieriger Steinnachweis, da ein Schallschatten bei angrenzenden Darmschlingen nicht entsteht	Keine typische Indikation	Bei Gangdilatation MRCP mit »Aussparungsfigur«	–

CT Computertomographie; *ERCP* endoskopische retrograde Cholangiopankreatikographie; *KM* Kontrastmittel; *MRCP* Magnetresonanzcholangiopankreatikographie; *MRT* Magnetresonanztomographie

2.1 · Bildgebung in der Gastroenterologie

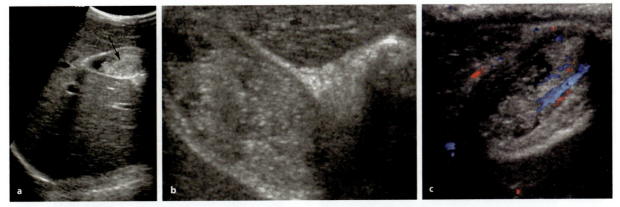

Abb. 2.20a–c. Adenomyomatosis bei metachromatischer Leukodystrophie (7-jähriges Mädchen). Sonographie: **a** Längsschnitt durch die Gallenblase mit reflexreicher Formation (*Pfeil*). **b** Bei einer höheren Auflösung mit einem 12-MHz-Linearschallkopf wird der parenchymatöse Charakter der Weichteilformation deutlich. **c** Mit Hilfe der Farbdopplersonographie lassen sich Gefäße nachweisen, die sowohl arteriellen als auch venösen Strömungscharakter haben

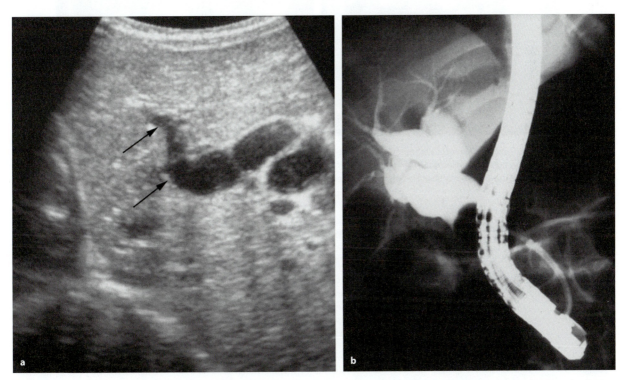

Abb. 2.21a, b. Choledochuszyste (2-jähriges Mädchen). **a** Sonographischer Längsschnitt durch den deutlich dilatierten Ductus choledochus (*Pfeile*); Abgrenzung der Gallenblase, die mit reflektierenden Partikeln gefüllt ist. **b** Darstellung mittels ERCP

tische Cholangiographie (PTC) erfordern. Dazu wird z. B. unter sonographischer Kontrolle ein erweiterter Gallengang (ab einem Durchmesser von etwa 4 mm) direkt punktiert, Gallenflüssigkeit für die Labordiagnostik isoliert und Kontrastmittel appliziert. In einem weiteren Schritt lässt sich dann in den punktierten Ductus ein Verweilkatheter legen, und im Bedarfsfall kann über diesen Zugang das Gangsystem gespült werden (**Cave:** keine direkte Antibiotikaapplikation, da sonst die Zerstörung der Gallenwände droht). Auf diesem Weg sind auch Ballondilatationen stenosierter Gänge möglich.

Die hepatobiliäre Szintigraphie ist bei kleineren Kindern ohne praktische Bedeutung, da die histologischen Befunde, die aus **Biopsien** gewonnen werden, für die Therapieentscheidung wichtiger sind.

Pankreas

Die Untersuchung des Pankreas ist bei Kindern dann indiziert, wenn diffuse Oberbauchschmerzen bestehen, erhöhte Amylasewerte im Blut messbar sind, eine Gallengangproblematik oder ein Oberbauchtumor vorliegt oder die Folgen eines stumpfen Bauchtraumas dokumentiert werden sollen.

Als wichtigstes bildgebendes Verfahren steht für Kinder die **Sonographie** zur Verfügung (Tab. 2.14). Nicht selten ist die Pankreasregion bedingt durch Luftüberlagerung vom Epigas-

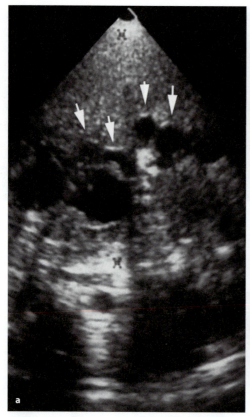
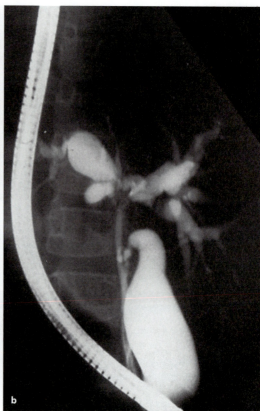

Abb. 2.22a, b. Caroli-Syndrom (7 Monate alter Junge). **a** Sonographie: perlschnurartige Erweiterung der zentralen Gallengangabschnitte (*Pfeile*). **b** Im Rahmen der ERCP mit Kontrastmittelapplikation ist neben den erweiterten zentralen Abschnitten zu erkennen, dass die peripheren Gallenwege von zarter Bauart sind

Tab. 2.14. Bildgebende Diagnostik bei Erkrankungen des Pankreas

Erkrankung	Sonographie	CT	MRT	Bemerkungen
Zysten	Zystische Areale im Pankreas ohne Lokalisationsschwerpunkt	Gute Darstellbarkeit der Zysten und des gesamten Pankreas; auch kleine Befunde in sonographisch nicht einsehbaren Bezirken darstellbar	Ebenso wie mittels CT guter Nachweis des gesamten Pankreas und auch kleinerer Zysten (T1- und T2-Wichtung)	Pankreaszysten haben eine Epithelauskleidung. Ursachen: Kombination mit autosomal-dominant vererbten Nierenzysten, Hippel-Lindau-Syndrom. Kongenitale Zysten sind insgesamt selten.
Tumoren	Lokale Ausbreitung im betroffenen Pankreassegment; inhomogene Echointensität. Gelegentlich ist der Tumor kaum zu differenzieren.	Bisher Standarddiagnostik, wird zunehmend von der qualitativ gleichwertigen MRT abgelöst; Tumoren ohne und mit i. v. KM-Gabe sichtbar	Untersuchung mit T1- und T2-Wichtung ohne und mit i. v. KM-Gabe	Pankreastumoren sind im Kindesalter sehr selten, z. B. die solide pseudopapilläre Neoplasie (Frantz-Tumor).
Akute Pankreatitis	Meist fokale Volumenvermehrung mit reflexarmen Arealen	Typisches Bild: Organschwellung, unscharfe Kontur, inhomogene Dichte, Obliteration des peripankreatischen Raumes; Standarddiagnostik	Die lange Untersuchungsdauer ist bei den schwerkranken Patienten limitierend, daher wird meist die CT vorgezogen. T2-Wichtung: ödematöses Organ	Ursachen: Virusinfekt, Bauchtrauma, Stenose des Ductus pankreaticus, Medikamente
Chronische Pankreatitis (Abb. 2.23) ▼	Kleines, reflexreiches Pankreas	Fleckförmige Verkalkungen, umschriebene oder diffuse Organvergrößerung, Atrophien, Pseudozysten	T1-Wichtung: Vernarbung; T2-Wichtung: Zysten nachweisbar	Ursachen: Zystische Fibrose, Medikamente (Chemotherapie); ERCP-Befund: deformiertes Gangsystem

Tab. 2.14 (Fortsetzung)

Erkrankung	Sonographie	CT	MRT	Bemerkungen
Hereditäre Pankreatitis	Unregelmäßige Echointensität des gesamten Organs, Gangunregelmäßigkeit, Pseudozysten	Sinnvoll zum Nachweis zarter Verkalkungsmuster	Bessere Darstellung der Parenchymirregularitäten im Vergleich zur CT; Verkalkungen schlechter darstellbar	–
Pseudozyste	Meist am Pankreasschwanz gelegen; zystische Formation mit reflektierenden Anteilen	Bisher für die Differenzialdiagnostik eingesetzt, mittlerweile jedoch zunehmend MRT	Guter Nachweis mit T2-Wichtung	Die Kapsel besteht aus fibrösem Gewebe. Die Pseudozysten selbst sind mit Pankreasflüssigkeit und Blut gefüllt.
Pankreas mit erhöhtem Volumen	Pankreas meist reflexreich oder irregulär	Grobe Parenchymverplumpung bei unauffälligem Pankreasgang	Entsprechend der CT auffällige Parenchymverdickung mit unauffälligen Gangstrukturen (T1- und T2-Wichtung)	Volumenvermehrung meist bei Systemerkrankungen: Leukämie, Shwachman-Diamond-Syndrom

CT Computertomographie; *ERCP* endoskopische retrograde Cholangiopankreatikographie; *KM* Kontrastmittel; *MRT* Magnetresonanztomographie

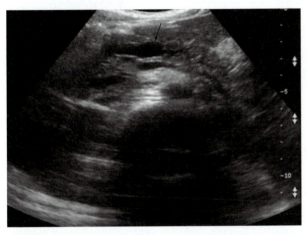

Abb. 2.23. Rezidivierende Pankreatitiden bei Pankreas divisum (11-jähriges Mädchen). Sonographie: Der transversale Schnitt durch das echoinhomogene Pankreasparenchym ergibt, dass der Ductus Wirsungianus irregulär dilatiert ist und eine maximale Weite von etwa 1 cm aufweist (*Pfeil*)

trium her nicht komplett einsehbar. Der Pankreasschwanz, der an den Milzhilus angrenzt, ist translienal meist gut darstellbar, wobei die V. lienalis als wichtige Markierung dient. Der Ductus pancreaticus ist unter regulären Bedingungen nicht nachweisbar. Die Untersuchungsergebnisse sind bei der Frage nach akuten entzündlichen Veränderungen häufig nicht zufriedenstellend, deshalb ist bei schwerwiegendem Pankreatitisverdacht der Einsatz eines weiteren bildgebenden Verfahrens sinnvoll. Hier ist sowohl an die MRT als auch an die CT zu denken. Dabei ist abzuwägen, ob die Untersuchungszeit und der Personalaufwand der MRT höherwertig sind als eine schnelle, aber strahlenbelastende CT. Übersichtlichkeit ist bei beiden Verfahren gegeben.

Mit Hilfe der **Röntgenübersichtsaufnahme** lassen sich nur indirekte Veränderungen nach durchgemachter Pankreatitis nachweisen. Es handelt sich hierbei um Verkalkungen, die sich innerhalb von 14 Tagen ausbilden können, sowie um einen paralytischen Ileus oder Zeichen der Verdrängung bei Raumforderungen wie einer Pseudozystenbildung.

Die **endoskopische retrograde Cholangiopankreatikographie (ERCP)** ist relativ eingreifend und steht deshalb am Ende der bildgebenden Diagnostik. In der Regel lassen sich durch diese Methode Fehlbildungen wie Pankreas divisum oder Pankreas anulare zweifelsfrei darstellen

Milz

Autochthone Milzerkrankungen sind selten. Häufiger sind sekundäre Veränderungen. Die Milz lässt sich sowohl mit Hilfe der Sonographie als auch mittels CT und MR mit guten Ergebnissen untersuchen. Auch die konventionelle Röntgenaufnahme bildet die Milz auf der Übersichtsaufnahme des Abdomens ab. Differenzierte Aussagen sind mit dieser Methode jedoch nicht möglich, lediglich Angaben zur Länge.

Eine Indikation zur Milzuntersuchung ist bei einer großen Anzahl von Krankheiten gegeben (Tab. 2.15). Es handelt sich hierbei um den chronischen Leberumbau sowie um systemische maligne oder infektiöse Erkrankungen.

Beim Einsatz der **Sonographie** ist die Auswahl der Schallfrequenz von großer Bedeutung. Um kleinere Läsionen, wie sie z. B. bei Pilzerkrankungen oder Leukämie auftreten können, darzustellen, sind hochfrequente Schallköpfe unentbehrlich.

Bei der **CT** demarkieren sich die kleinen multifokalen Läsionen gelegentlich erst nach Applikation von Kontrastmittel. Erinnert werden soll aber auch daran, dass es durch die angelagerten Rippen zu Partialvolumeneffekten kommen kann, die dann fokale hypodense Areale vortäuschen.

Die **MRT** zeigt die Milz in unterschiedlicher Signalgebung frei von Artefakten, wobei sich die Gefäßsituation in der Regel übersichtlicher darstellen lässt als mittels CT. So kann bei der Angio-MRT beispielsweise das Ausmaß einer venösen Kollateralisierung bei Pfortaderthrombose dargestellt werden.

Tab. 2.15. Bildgebende Diagnostik bei Erkrankungen der Milz

Erkrankung	Sonographie	CT	MRT	Bemerkungen
Kleine Milz	Meist inhomogene Echointensität	Bei Infarkten keine KM-Aufnahme	Abgrenzung von Narben durch T1-Wichtung nach i. v. KM-Gabe	Ursache: Infarkte, z. B. bei Sichelzellenanämie (Autosplenektomie)
Milztrauma	Parenchymbefund: Einblutungen zunächst reflexreich, subkapsuläre Blutungen meist reflexirregulär	Unverändert im Rahmen der Notfalldiagnostik indiziert. Liegt eine Einblutung oder Ruptur vor, so wird KM nur im vitalen Gewebe angereichert.	Keine Indikation im Rahmen der Notfalldiagnostik	Bei subkapsulärem Hämatom Gefahr einer 2-zeitigen Ruptur
Tumoren	− Kleine, echoarme Areale: Pilzinfektion, Leukämie − Große, echoarme Herde: Lymphome, Splenome, Hamartome − Reflexirreguläre Läsion: Abszess − Reflexreiche Foci: Verkalkungen mit Schallauslöschung	Häufig guter Nachweis von Arealen, die KM aufnehmen, z. B. Pilzherde	Bei zystischen oder nekrotischen Tumoren kann die Differenzierung gegenüber Abszessen mittels MRT schwierig sein. Die Lymphomdiagnostik erfolgt mit Hilfe der KM-Dynamik.	Die sekundären Raumforderungen in der Milz sind häufiger als primäre Erkrankungen. Der bösartige systemische Milzbefall wie auch sepsisbedingte Absiedlungen sind eine Rarität.
Asplenie	Liegt ein Aspleniesyndrom vor, so ist kein weiteres Verfahren notwendig. Das alleinige Fehlen der Milz erfordert eine Kontrolle (mögliche Fehllage).	Indikation bei Verdacht auf heterotope Lage (i. v. KM-Gabe)	Indikation selten: heterotope Lage mit T1-Wichtung nach i. v. KM-Gabe	Ko-Inzidenzen: Situs inversus, kardiovaskuläre Fehlbildungen, Malrotation, Mikrogastrie; **Cave:** Milzektopie
Polysplenie	Es finden sich in der Milzregion mehrere traubenförmige Knoten mit einem Durchmesser von bis zu 3 cm sowie entsprechend viele Arterien und Venen.	Keine Indikation	Keine Indikation	Ko-Inzidenzen: kardiovaskuläre Fehlbildungen, biliäre Atresien, preduodenale V. portae, atypischer Verlauf der V. cava inferior
Akzessorische Milz	Relativ häufig lässt sich eine zusätzliche Milz nachweisen, meist mit einer Größe von 1–1,5 cm.	Sonographische Diagnostik meist ausreichend	Nicht notwendig	Nach einer Splenektomie kann eine Nebenmilz einen Durchmesser von bis zu 4 cm erreichen.
Zysten	Sie weisen in der Regel wenig reflektierende Bestandteile auf. Eine klare Artdiagnose ist häufig nicht möglich.	Nur in Ausnahmefällen (z. B. Echinokokkusbefall) finden sich typische Zystenbilder (sonst kein spezifischer Befund).	Keine zusätzliche Information; MR-Angio für die Diagnostik von Gefäßmalformationen	Ursachen: kongenital, posttraumatisch, Infarkt, Echinokokkusbefall, Gefäßmalformationen (Dopplersonographie)
Große Milz	Prinzipiell kann eine Milz, die mehr als 2/3 der gesunden linken Niere überdeckt, als groß gelten (langer, schmaler Lappen). Ob eine Volumenzunahme vorliegt, ist durch Querschnittdarstellungen und Kompression der linken Niere zu prüfen.	Keine Indikation	Keine Indikation (außer im Rahmen der Diagnostik der Grunderkrankung)	Ursachen (die Differenzialdiagnostik der großen Milz ist vielgestaltig und kann nicht erschöpfend sein): Anämie, virale Infektionen, M. Crohn, juvenile Arthritis, Leukämie, M. Hodgkin etc.

CT Computertomographie; *KM* Kontrastmittel; *MR-Angio* Magnetresonanzangiographie; *MRT* Magnetresonanztomographie

Literatur

Aidlen J, Anupini SA, Jaramillo D, Doody DP (2005) Malrotation with midgat volvulus: CT findings of bowel intraction. Pediat Radiol 35: 529–531

Babcock DS (2002) Sonography of the acute abdomen in pediatric patient. J Ultrasound Med 21: 887–899

Benya EC, Bulas DL (1996) Splenic injuries in children after blunt abdominal trauma. Semin Ultrasound CT MR 17: 170–176

Brunelle F, Pariente D, Chaumont P (1994) Liver disease in children. An atlas of angiography and cholangiography. Springer, Berlin Heidelberg

Byrne AT, Goeghegan T, Gorender P, Lyburn ID, Colhoun E, Torreggiani WC (2005) The imaging of intussusception. Clin Radiol 60: 39–46

Chuang SH, Huang SC (1996) Posttraumatic hepatic cyst – an usual sequels of liver injury in the era of imaging. J Pediatric Jung 31: 272–274

Cox TD, Kuhn JP (1996) CT scan of bowel trauma in the pediatric patient. Radiol Clin North Am 34: 807–818

Cremin BJ (1971) The radiological assessment of anorectal anomalies. Clin Radiol 22: 239–250

Faingold R, Daneman A, Tomlinson G et al. (2005) Necrotizing enterocolitis: assessment of bowel viability with colour doppler US. Radiology 235: 587–594

Grättner R, Hecker WCH (1985) Analatresien. In: Schulte FJ, Spranger J (Hrsg) Lehrbuch der Kinderheilkunde, 25. Aufl. Fischer, Stuttgart

Hahn H, Fürberg D, Spitzer I (1995) Stumpfes Bauchtrauma im Kindesalter. Stellenwert der konventionellen, radiologischen und sonographischen Diagnostik. Radiologie 35: 391–396

Helmke K (2003a) Imaging of the pediatric transplant candidate. In: Büchler E, Nicolas V, Broelsch CE, Rogiers X, Krupski G (eds) Diagnostic and interventional radiology in liver transpalntation. Springer, Berlin Heidelberg New York, pp 211–236

Helmke K (2003b) Diagnostik radiology of the transplanted pediatric patient with complocations. In: Büchler E, Nicolas V, Broelsch CE, Rogiers X, Krupski G (eds) Diagnostic and interventional radiology in liver transpalntation. Springer, Berlin Heidelberg New York, pp 267–276

Helmke K, Lassrich MA (1996) Duodenum. In: Schuster W, Färber D (Hrsg) Kinderradiologie 2, 2. Aufl. Springer, Berlin Heidelberg, S 480–505

Helmke K, Stöver B, Lassrich MA (1996) Dünndarm. In: Schuster W, Färber D (Hrsg) Kinderradiologie 2, 2. Aufl. Springer, Berlin Heidelberg, S 522–583

Hernandez JA, Swischuk LE, Angel CA, Chung D, Chandler R, Lee S (2005) Imaging of acute appendicitis: US as the primary imaging modality. Pediatric Radiol 35: 392–395

Hohl C, Haage P, Kromsbach GA et al. (2005) Diagnostik chronischer entzündlicher Darmerkrankungen bei Kindern und Jugendlichen: MRT mit True-Fisp als neuer Goldstandard? Röfo 177: 856–863

Horwitz AE (1997) Gastrointestinaltrakt. In: Benz-Bohm G (Hrsg) Kinderradiologie. Thieme, Stuttgart, S 147–172

Kawahura H, Takahashi T, Okuda A (2002) Characteristics of duodenal duplication causing pankreatitis in children and adolescents: a case report and review of the literature. J Pediatr Gastroenterol Nutr 35: 372–376

Lassrich MA, Prevòt R (1983) Röntgendiagnostik des Verdauungstraktes bei Kindern und Erwachsenen, 2. Aufl. Thieme, Stuttgart

Müller MF, Krestin GP, Willi UV (1999) Abdominale Tumoren beim Kind. Vergleich zwischen Magnetresonanztomographie (MRT) und Ultrasonographie (US). Röfo 158: 9–14

Pedrosa I, Rotsky NM (2003) MR imaging in abdominal emergencies. Radiol Clin North Am 41: 1243–1273

Rathaus V, Shapiro M, Grunebaum M, Zissin R (2005) Enlarged mesenteric lymph nodes in asymptomatic children: the value of the finding in various imaging modalities. Br J Radiol 78: 30–33

Schmidt B, Schimpl G, Hollwarth ME (2004) Blunt liver trauma in children. Pediatr Surg Intensiv-Station 20: 846–850

Sheth SG, LaMont JT (1998) Toxic megacolon. Lancet 351: 509

Stöver B (2001) Abdominelle Magnetresonanztomographie beim Kind. Radiologie 41: 418–426

Tascone A, Martucciello G, Bodero P et al. (1992) New concepts in preoperative imaging of anorectal malformation. Pediatric Radiol 22: 196–199

Vasarada P (2004) Ultrasound evaluation of acute abdominal emergencies in infants and children. Radiol Clin North Am 42: 445–456

Vogt EC (1929) Congenital esophageal atresia. AJR 22: 463

Wendtland-Born A, Wiewrodt B, Bender SW, Weitzel D (1997) Prävalenz von Gallensteinen in der Neugeborenenperiode. Ultraschall Med 18: 80–83

2.2 Nuklearmedizinische Untersuchungen

C. Franzius, M. Löffler, O. Schober

Nuklearmedizinische Diagnostik ist Funktionsdiagnostik, d. h. mit nuklearmedizinischen Methoden werden funktionelle und molekulare Veränderungen und Zustände erfasst. Da diese Veränderungen in der Regel früher evident werden als eine Änderung der Morphologie, besitzen nuklearmedizinische Methoden häufig eine hohe Sensitivität. Sie sind nicht invasiv und nur mit einer sehr geringen Strahlenexposition verbunden und daher auch bei Kindern einfach sowie schnell durchführbar. Im Rahmen der Vorbereitung, Durchführung und Interpretation der Untersuchungen müssen allerdings pädiatriespezifische Aspekte berücksichtigt werden, um ein optimales, qualitativ hochwertiges Untersuchungsergebnis zu erzielen. Hierbei kommt es besonders auf eine gute Kooperation zwischen Personal, Eltern und Kind an.

2.2.1 Ösophagus- und Magenentleerungsszintigraphie

Mit der Ösophagussequenz- und -funktionsszintigraphie lassen sich **Transportstörungen der Speiseröhre** (z. B. bei Zustand nach Ösophagusatresie oder tracheoösophagealer Fistel, bei Achalasie oder sekundär bei Ösophagitis) und die **Kardiafunktion** (z. B. gastroösophagealer Reflux) funktionell beurteilen.

Eine standardisierte, radioaktiv markierte **Testmahlzeit** (z. B. Fresubin Fertigdrink, 10 ml/kg KG, bis max. 200 ml; übliche Flaschennahrung oder Muttermilch; radioaktive Markierung mit ^{99m}Technetium-Schwefelkolloid bzw. -DTPA) wird dem nüchternen Patienten in Rückenlage portionsweise verabreicht. Mit der Applikation erfolgt die dynamische Datenakquisation. Wegen der intraindividuellen Variabilität einzelner Schlucke wird meistens die Mehrfachschlucktechnik angewandt. Mit Hilfe der ROI-(»Regions-of-interest«-)Technik werden die Passage der Testmahlzeit durch den Ösophagus und das Verhalten im Magen in Form von Zeit-Aktivitäts-Kurven aufgenommen. Für den Nachweis eines gastroösophagealen Refluxes ist eine Akquisitionszeit von bis zu einer Stunde und ggf. zusätzlich Druck auf das Epigastrium erforderlich. Sensitivitäten und Spezifitäten der Diagnostik des gastroösophagealen Refluxes werden mit 75–100% bzw. 83–100% angegeben. Darüber hinaus kann mit der Szintigraphie eine Aspiration bei gastroösophagealem Reflux nachgewiesen werden.

Die Magenentleerungsszintigraphie dient der Quantifizierung von Magenmotalität und -entleerung und wird bei Patienten mit Verdacht auf verzögerte Magenentleerung (z. B. Pylorusstenose oder psychogene/neurogene Genese) oder zu rasche Magenpassage (z. B. Dumping-Syndrom, Diarrhöen) eingesetzt. Wie bei der Ösophagusszintigraphie wird eine standardisierte, radioaktiv markierte Testmahlzeit verwendet. Die Patienten müssen für die Untersuchung nüchtern sein. Pharmaka, welche die Magenmotalität beeinflussen, sind rechtzeitig vorher abzusetzen. Die Datenakquisation wird über 60 min durchgeführt. Ein Problem ist das Fehlen verbindlicher Referenzwerte für das Kindesalter. Bei Säuglingen und Kleinkindern werden 60 min nach Applikation residuelle Magenaktivitäten von 48–70% bzw. 36–68% als normal angegeben. Bei älteren Kindern liegen diese Werte bei 42–56%. Allerdings ist nicht nur die residuelle Aktivität, sondern auch das Entleerungsmuster wichtig. Ein langes Verbleiben mit anschließender rascher Entleerung wird z. B. beim Pylorospasmus gesehen. Bei älteren Kindern kann darüber hinaus die Magenentleerung mit fester Nahrung gemessen werden (z. B. standardisierte Testmahlzeit mit Rührei; Markierung mit ^{99m}Technetium-Schwefelkolloid). Die Magenentleerung ist bei festen Speisen physiologisch langsamer, sodass zusätzliche Aufnahmen 2 und 4 Stunden nach Einnahme der Testmahlzeit akquiriert werden. Normwerte für das Kindesalter existieren nicht. Als Anhalt dienen junge Erwachsene, die nach 2 Stunden physiologisch eine residuelle Magenaktivität von 25–60% zeigen.

2.2.2 Szintigraphischer Nachweis eines Meckel-Divertikels

Ein magenschleimhauttragendes Meckel-Divertikel kann Ursache abdomineller Beschwerden und Blutungen sein. Szintigraphisch lässt es sich mit Hilfe von ^{99m}**Technetium-Pertechnetat** darstellen, da dieses Radiopharmakon von den Belegzellen der Magenschleimhaut aufgenommen wird (◘ Abb. 2.24).

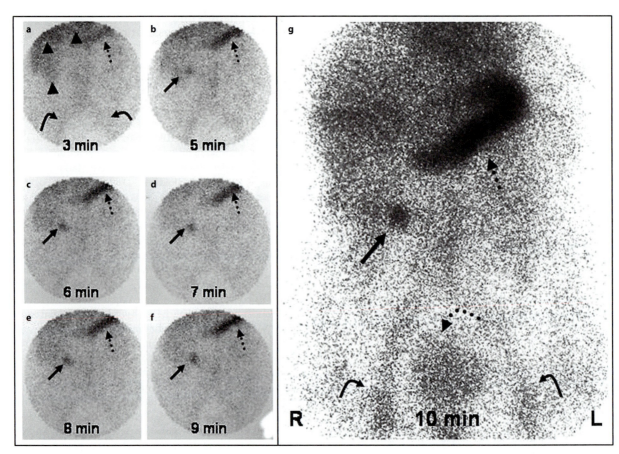

Abb. 2.24a–g. Szintigraphischer Nachweis eines Meckel-Divertikels als mögliche Blutungsquelle bei einem 12-jährigen Jungen mit Anämie und Meläna (anteriore Sicht, dynamische Studie). **a** Nach Injektion von ^{99m}Technetium-Pertechnetat zunächst perfusionsbedingte Aktivitätsdistribution in den parenchymatösen Oberbauchorganen (*Pfeilspitzen*) sowie in den großen abdominellen und pelvinen Blutleitern (*gekrümmte Pfeile*), aber auch bereits spezifisch in der Magenschleimhaut (*gepunkteter Pfeil*). **b–g** In der Folge findet sich eine punktförmige, synchron mit der Anreicherung in der Magenschleimhaut (*gepunktete Pfeile*) erfolgende Anreicherung im medianen rechten Mittelbauch (*gerade Pfeile*), einem magenschleimhauttragenden Meckel-Divertikel entsprechend. Auch auf der Spätaufnahme (**g**) zeigt sich noch ein physiologischer Nachweis von Aktivität in den großen Blutleitern (*gekrümmte Pfeile*) und ausscheidungsbedingt in der Harnblase (*gekrümmter gepunkteter Pfeil*)

Der Patient muss für die Untersuchung nüchtern sein. Die diagnostische Aussagekraft kann durch die Gabe eines H$_2$-Rezeptor-Blockers (z. B. Ranitidin, 1 mg/kg KG in 2 ml NaCl-Lösung/kg KG i. v., max. 50 mg,) 1–2 Stunden vor Untersuchungsbeginn gesteigert werden. Nach i. v. Injektion von ^{99m}Technetium-Pertechnetat zeigt sich ein Meckel-Divertikel innerhalb von 30–60 min mit einer fokalen oder bandförmigen pathologischen Mehranreicherung im Abdomen, zeitgleich mit der Darstellung des Magens. Sensitivität und Spezifität der Untersuchung liegen bei 85 und 95%.

> Vor der Untersuchung darf kein Perchlorat (Irenat) verabreicht werden, da dies die Pertechnetataufnahme der Drüsenzellen hemmt.

2.2.3 Blutungsquellenszintigraphie

Die **Blutpoolszintigraphie** wird zur Lokalisationsdiagnostik gastrointestinaler Blutungsquellen verwendet. Hierfür werden patienteneigene Erythrozyten in vitro mit ^{99m}Technetium markiert und anschließend i. v. injiziert. Vor der Untersuchung sollte eine Schilddrüsenblockade (z. B. Natriumperchlorat, 10 mg/kg KG, minimal 10 Trpf.) erfolgen. Unmittelbar nach Injektion des Radiopharmakons werden dynamische Aufnahmen des Abdomens über etwa 2 Stunden akquiriert und bei bis dahin fehlendem Blutungsnachweis ggf. für bis zu 24 Stunden.

Physiologisch stellen sich die großen Gefäße sowie Leber und Milz, ggf. auch die Nieren dar (◘ Abb. 2.25). Im Fall einer abdominellen Blutung ist eine pathologische Aktivitätsanreicherung im Darm zu erkennen, und der weitere Transport mit dem Darminhalt kann beobachtet werden. Bei Nachweis einer abdominellen Blutungsquelle wird der weitere Transport so lange dargestellt, bis eine sichere Lokalisierung der Blutungsquelle möglich ist.

Die Nachweiswahrscheinlichkeit okkulter abdomineller Blutungsquellen liegt bei >90%, wenn die Blutung zum Zeitpunkt der Untersuchung stärker ist als 0,05–0,1 ml/min. Die Sensitivität der Blutungsquellenszintigraphie ist somit höher als die der selektiven Röntgenkontrastmittelarteriographie. Die Szintigraphie ist zudem auch dann erfolgversprechend, wenn nur intermittierend Blutungen auftreten.

2.2.4 Leberfunktionsszintigraphie

Die nuklearmedizinische Darstellung der Leberfunktion und des biliären Abflusses wird bei Verdacht auf eine **Gallengangatresie**

2.2 · Nuklearmedizinische Untersuchungen

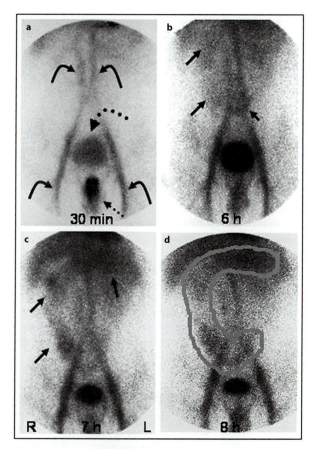

Abb. 2.25a–d. Szintigraphische Blutungsquellensuche bei einem 15-jährigen Mädchen mit Anämie und Meläna (anteriore Sicht). **a** Nach Injektion von ^{99m}Technetium-markierten eigenen Erythrozyten zunächst keine pathologische Anreicherung, jedoch physiologische Anreicherung in den großen abdominellen und pelvinen Blutleitern (*gekrümmte Pfeile*) sowie ausscheidungsbedingt in der Harnblase (*gekrümmter gepunkteter Pfeil*) und in einer Vorlage (*gerader gepunkteter Pfeil*). **b–d** Erst 6 Stunden nach Injektion Darstellung einer Dünndarmschlinge im oberen und mittleren Abdomen (**b**; *gerade Pfeile*), die sich auch auf den Spätaufnahmen 7 und 8 Stunden post injectionem (**c, d**) in ähnlicher Weise darstellt (*gerade Pfeile*). **d** Zur besseren Identifizierung ist die Darmschlinge eingerahmt

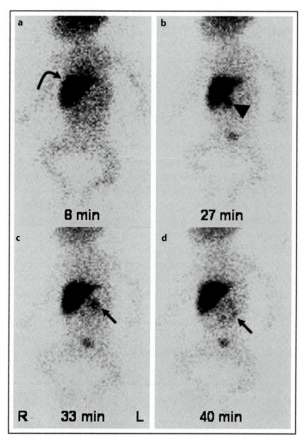

Abb. 2.26a–d. Leberfunktionsszintigraphie zur differenzialdiagnostischen Abgrenzung von Hepatitis und Gallengangatresie bei einem 6 Wochen alten Mädchen mit neonatalem Ikterus. **a** 8 min post injectionem Anreicherung von ^{99m}Technetium-markiertem BIDA in der Leber (*gekrümmter Pfeil*). **b** 27 min post injectionem Nachweis von Aktivität in der Gallenblase (*Pfeilspitze*). **c** Bereits in der 33. Minute Nachweis von Aktivität im Dünndarm (*gerader Pfeil*); **d** zunehmende Ausbreitung der Aktivität im Darm in der 40. Minute (*gerader Pfeil*), somit Ausschluss einer Atresie. Die prolongierte Aktivität in der Leber (auch 40 min post injectionem; **d**) spricht für eine intrahepatische Cholestase durch eine Hepatitis

zur differenzialdiagnostischen Abgrenzung von der neonatalen Hepatitis durchgeführt. Die nuklearmedizinische Abklärung fokaler Leberläsionen ist durch die verbesserte radiologische Schnittbildgebung heute eher selten indiziert. Eine Indikation stellt die Abgrenzung eines Adenoms von einer fokalen nodulären Hyperplasie dar.

Die Szintigraphie wird mit ^{99m}Technetium-markierten Iminodiacetat-Lidocain-Derivaten durchgeführt. Die Aufnahme des gallepflichtigen Tracers erfolgt über einen aktiven Transportmechanismus, die Ausscheidung durch die Hepatozyten über das Gallengangsystem in das Duodenum. Die Patienten müssen für die Untersuchung nüchtern sein. Bei Säuglingen mit Verdacht auf eine Gallengangatresie sollte zur Förderung der Bilirubinkonjugation vor der Szintigraphie ein Barbiturat gegeben werden (z. B. Phenobarbital, 5 mg/Tag in 3 Einzeldosen über 3–5 Tage).

Nach i. v. Injektion des Tracers werden dynamische Aufnahmen über 60 min akquiriert und anschließend statische Aufnahmen angefertigt (Abb. 2.26), evtl. nach Gabe einer Reizmahlzeit zur Entleerung der Gallenblase. Bei einem Normalbefund zeigt sich 20±8 min nach der Injektion eine duodenale Tracer-Anreicherung. Zum **Ausschluss eines Gallenwegsverschlusses** sind Aufnahmen bis zu 24 Stunden post injectionem erforderlich, da es bei inkomplettem Verschluss zu einer deutlich verzögerten Ausscheidung in das Duodenum kommen kann. Mit Hilfe der SPECT (Single-Photon-Emissionscomputertomographie) lässt sich eine minimale duodenale Aktivität häufig viel früher detektieren als auf planaren Aufnahmen.

Für den Nachweis einer Gallengangatresie werden eine Sensitivität von 97% und eine Spezifität von 82% erreicht. Seltene Indikationen für die Leberfunktionsszintigraphie sind Choledochuszysten, Caroli-Syndrom, postoperatives bzw. posttraumatisches biliäres Leck und kongenitale Anomalien.

2.2.5 Positronenemissionstomographie mit ^{18}Fluor-Desoxyglukose (FDG-PET)

Die Positronenemissionstomographie (PET) bietet die Möglichkeit der tomographischen Ganzkörperdarstellung. Die **Ortsauf-**

lösung ist deutlich höher als bei der konventionellen Szintigraphie einschließlich der SPECT.

Das in der klinischen Routine mit Abstand am häufigsten eingesetzte kommerziell erhältliche Radiopharmakon für die PET ist das mit ^{18}Fluor markierte Glukoseanalogon **Desoxyglukose** (FDG). FDG wird ebenso wie Glukose über Glukosetransporter in die Zelle aufgenommen und mit Hilfe des Enzyms Hexokinase phosphoryliert. Die weiteren Stoffwechselschritte werden jedoch nicht vollzogen, sodass das phosphorylierte FDG intrazellulär akkumuliert wird (»trapping«). Die Anreicherungsintensität ist abhängig von der Zelldichte, der Anzahl der Glukosetransporter und der Aktivität der Hexokinase. Die positive Darstellung von Entzündungsherden kommt durch die FDG-Anreicherung in Makrophagen und Granulozyten zustande. Dabei zeigen akut entzündliche Prozesse in der Regel eine stärkere FDG-Aufnahme als chronische. Eine FDG-Mehranreicherung ist jedoch nicht spezifisch für Entzündungen – viele maligne und auch einige benigne Tumoren zeigen eine gesteigerte FDG-Aufnahme, sodass die FDG-PET auch für die Diagnostik von Darmtumoren und -lymphomen geeignet ist.

Vor der FDG-PET-Untersuchung muss das Kind mindestens 4–5 Stunden nüchtern bleiben, bei Säuglingen ist eine kürzere Zeit der Nahrungskarenz akzeptabel (FDG-Injektion kurz vor der nächsten Malzeit). Im Zweifelsfall sollte vor der FDG-Applikation der Blutzuckerspiegel bestimmt werden (Glukosekonzentration von <120 mg/dl). Um die FDG-Aufnahme der Muskulatur zu reduzieren, ruht der Patient idealerweise bereits 1 Stunde vor der FDG-Applikation. Das Radiopharmakon wird gewichtsadaptiert über einen sicheren i. v. Zugang appliziert. Es folgt eine weitere Ruhephase von etwa 60 min. Um die Ausscheidung des im Extrazellulärraum verbliebenen Tracers zu fördern, wird der Patient in dieser Phase hydriert. Zusätzlich kann ein Diuretikum verabreicht werden. Die Akquisition wird 60–90 min nach der FDG-Injektion gestartet. Moderne PET-Scanner verfügen über ein axiales Messfeld von 15–25 cm. Durch Verschieben der Untersuchungsliege können mehrere Untersuchungsfelder aneinander gesetzt werden, sodass Teil- und Ganzkörperaufnahmen möglich sind. Neben diesen sog. **Emissionsaufnahmen** besteht die Möglichkeit, eine Schwächungskorrektur der Emissionsaufnahmen durch zusätzliche Transmissionsmessungen vorzunehmen. Diese Technik erlaubt eine absolute, quantitative Messung der FDG-Verteilung in vivo. Für viele klinische Fragestellungen ist eine qualitative visuelle Auswertung der Aufnahmen jedoch ausreichend. Eine Quantifizierung kann z. B. zur Verlaufskontrolle hilfreich sein und erleichtert die Beurteilung des Schweregrades eines entzündlichen Geschehens.

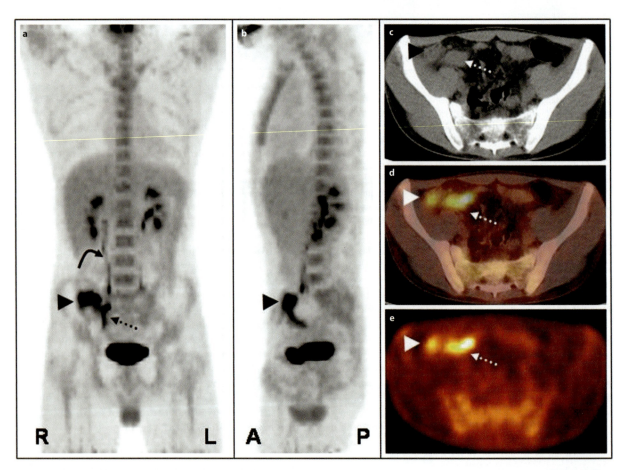

Abb. 2.27a–d. FDG-PET-CT mit Niedrigdosis-CT zur Abklärung entzündlicher vs. narbiger Veränderungen bei einem 14-jährigen Jungen mit Verdacht auf M. Crohn und Konglomerattumor im rechten Unterbauch. **a, b** In der »maximum intensity projection« (**a** frontal, **b** seitlich) Darstellung einer sehr stoffwechselaktiven Formation im rechten Unterbauch, die z. T. dem terminalen Ileum (*gepunkteter Pfeil*), z. T. dem Zökum (*Pfeilspitzen*) entsprechen kann; physiologische Aktivität in den Nierenbecken und im rechten Ureter (*gebogener Pfeil*). **c–e** Auf den transversalen Schichten (**c** CT, **d** Bildfusion, **e** FDG-PET) ist die genaue Zuordnung zum terminalen Ileum (*gepunktete Pfeile*) und zum Zökum (*Pfeilspitzen*) möglich

Eine neue gerätetechnische Entwicklung ist die Kombination eines PET-Scanners mit einem Computertomographen (PET-CT). Der Vorteil der **Kombinationsgeräte** besteht in der Möglichkeit der Akquisition beider Modalitäten während einer Untersuchung bei identischer Lagerung des Patienten. Die funktionellen und morphologischen Datensätze können daher problemlos fusioniert werden. Die CT-Komponente kann man als Niedrigdosis-CT zur Absorptionskorrektur und zur anatomischen Korrelation heranziehen. Darüber hinaus können bei gegebener Indikation kontrastmittelgestützte diagnostische Computertomogramme angefertigt werden. Die Strahlenexposition einer FDG-PET (ggf. mit Niedrigdosis-CT) beträgt bei Kindern etwa 5–8 mSv.

> Für beide Komponenten (PET und CT) muss man die Akquisitionsparameter zur Verringerung der Strahlenexposition an das geringe Gewicht bzw. den geringen Körperduchmesser der Kinder adaptieren.

Die FDG-PET eignet sich zur Detektion, Lokalisation und Ausbreitungsdiagnostik florider entzündlicher Prozesse bei **chronisch-entzündlichen Darmerkrankungen** (Abb. 2.27). Erste Studien im Erwachsenen- und Kindesalter zeigen Sensitivitäten zwischen 80 und 100% sowie Spezifitäten von 70–90% für die Erkennung entzündlicher Darmabschnitte. Die Sensitivität der FDG-PET ist bei dieser Indikation höher als die der Hydromagnetresonanztomographie und der Leukozytenszintigraphie mit radioaktiv markierten autologen Leukozyten oder Anti-Granulozyten-Antikörpern. Insbesondere die endoskopisch nur schwer oder nicht zugänglichen Dünndarmabschnitte lassen sich hinsichtlich einer akuten Beteiligung im Rahmen eines M. Crohn mit der FDG-PET gut beurteilen. Der funktionelle Nachweis der entzündlichen Aktivität erleichtert die therapeutisch relevante Differenzierung entzündlicher von narbigen Stenosen. Allerdings ist bei der FDG-PET die exakte anatomische Zuordnung der befallenen Darmabschnitte aufgrund der fehlenden anatomischen Orientierung gerade im Dünndarm nicht immer eindeutig möglich. Bei der PET-CT dagegen gelingt die exakte anatomische Korrelation funktioneller Pathologika durch die funktionell-anatomische Bildfusion.

Darüber hinaus kann die FDG-PET bzw. PET-CT auch zur Fokussuche bei unklarem Fieber sowie beim Staging, zur Therapiekontrolle und zur Rezidivdiagnostik bei **Non-Hodgkin-Lymphomen** mit Darmmanifestationen eingesetzt werden.

Literatur

Büll U, Schicha H, Biersack H-J et al. (1999) Nuklearmedizin, 3. Aufl. Thieme, Stuttgart

Fischer S (2002) Kinder in der Nuklearmedizin. Der Nuklearmediziner 25: 84–89

Franzius C (2002) Positronen-Emissions-Tomographie mit F-18-Fluor-Deoxyglukose (FDG-PET) in der pädiatrischen Onkologie. Der Nuklearmediziner 25: 118–121

Franzius C, Lang K, Wormanns D et al. (2004) PET/CT and PET – application in pediatric oncology. Der Nuklearmediziner 27: 315–323

Grahnquist L, Chapman S, Hvidsten S, Murphy MS (2003) Evaluation of Tc-99m-HMPAO leukocyte scintigraphy in the investigation of pediatric inflammatory bowel disease. J Pediatr 143: 48–53

Hahn K, Fischer S (2002) Strahlenexposition und Strahlenschutz bei nuklearmedizinischen Untersuchungen in der Pädiatrie. Der Nuklearmediziner 2002: 90–100

Löffler M, Weckesser M, Franzius C et al. (2006) High diagnostic value of 18F-FDG-PET in pediatric patients with chronic inflammatory bowel disease. Ann N Y Acad Sci 1072: 379–385

Schicha H, Schober O (2007) Nuklearmedizin, Basiswissen und klinische Anwendung, 6. Aufl. Schattauer, Stuttgart

Skehan SJ, Issenman R, Mernagh J et al. (1999) F-18-fluorodeoxyglucose positron emission tomography in diagnosis of pediatric inflammatory bowel disease. Lancet 354: 836–837

Stauss J (2005) Szintigraphische Funktionstests in der pädiatrischen Gastroenterologie und Hepatologie. 3. Heiner-Brunner-Seminar 2004. SPS Verlagsgesellschaft mbH, Heilbronn

Treves ST (1994) Pediatric nuclear medicine, 2nd edn. Springer, Berlin Heidelberg New York

2.3 Biopsien

M. Kappler, T. Lang

2.3.1 Dünndarmbiopsie

Indikationen

Es bestehen folgende Indikationen zur Durchführung einer Dünndarmbiopsie:
- Enteropathie (Zöliakie oder anderer Zottenschaden, Kuhmilchproteinintoleranz)
- Enzymdefekte: allgemein bei generalisiertem Zottenschaden oder selektiv (Laktase-, Maltase-Isomaltase-Defekt)

Technische Durchführung

Saugbiopsie

Die Biopsie wird auf dem Untersuchungstisch des Durchleuchtungsraums durchgeführt und dauert normalerweise 15–30 min, in Einzelfällen aber auch deutlich länger. Es sollte die **pädiatrische Watson-Kapsel** verwendet werden, weil das Risiko einer Perforation besteht, wenn größere Kapseln mit einem größeren Ansaugloch benutzt werden. Die pädiatrischen Kapseln mit 2 Sauglöchern bieten zwar den Vorteil zweier benachbarter Biopsieorte, sind aber in der Handhabung unpraktisch und zudem schwieriger zu schlucken. Andere Techniken oder Kapseln sollten nicht angewandt werden, da auch hier das Risiko von Perforationen besteht.

Vor der Untersuchung muss die Kapsel sorgfältig zusammengesetzt werden, damit die Biopsieentnahme sicher funktioniert. Zu achten ist insbesondere auf eine geeignete Gummimembran. Der Biopsievorgang sollte mit der gespannten Kapsel »trocken« ausprobiert werden. Einzelne Kapselteile wie das rotierende Messer dürfen immer nur in einer Kapsel angewendet und sollen nicht zwischen den Kapseln gewechselt werden. Die Kapsel muss fest zusammengeschraubt werden, damit sie sich nicht im Intestinum in ihre Einzelteile auflöst. Der mit der Biopsiekapsel fest verbundene **Saug- und Führungsschlauch** ist meist nicht sehr steif, sodass sich die Verwendung eines Überschlauchs empfiehlt. Dafür sind die Schläuche von Infusionssystemen bestens geeignet.

Der seit mindestens 6 Stunden nüchterne Patient sollte für die Untersuchung leicht sediert werden; geeignet ist i. v. verabreichtes **Diazepam** in einer Dosierung von bis zu 0,5 mg/kg KG, wenn keine Atemwegsproblematik besteht. Erst anschließend wird Metoclopramid i. v. gegeben (5 mg bei kleineren Kindern, 10 mg bei Jugendlichen), da sonst extrapyramidale Bewegungsstörungen auftreten können. Die Gabe von Metoclopramid beschleunigt den Vorgang der gesamten Untersuchung deutlich (Arvanitakis et al. 1976). Der Schlauch wird mit Wasser benetzt, die Kapsel auf der hinteren Zunge platziert und anschließend bei zunächst zügigem Vorschieben geschluckt. Der Schluckreflex kann meist durch ein kräftiges Anblasen mitten in das Gesicht des Kindes erfolgreich ausgelöst werden. Das Schlucken der Kapsel gelingt am besten in Rückenlage, bei älteren Patienten auch im Sitzen. Sofort im Anschluss wird der Patient auf die rechte Seite gelegt, wobei der Schlauch mit dem Zeigefinger der linken Hand gegen die Wange des Kindes gedrückt wird, sodass der Schlauch zwischen Zahnreihe und Wangenschleimhaut in den Rachen gelangt. Somit ist der Würgereiz geringer, und der Patient kann den Schlauch nicht durchbeißen. Der Zeigefinger des Untersuchers bleibt während der gesamten Untersuchung in dieser Position.

> **!** Es ist damit zu rechnen, dass manche Patienten versuchen, in diesen Finger zu beißen. Es ist daher unerlässlich, dass eine Person den Kopf des Kindes gut fixiert, eine weitere Person sollte den Körper festhalten.

Der Schlauch wird nun mit der rechten Hand langsam in den Magen und bis zum Pylorus vorgeschoben. Der Untersucher versucht, die Geschwindigkeit der intestinalen Peristaltik nachzuahmen; das Erreichen des Pylorus nimmt also einige Minuten in Anspruch. Wenn der Pylorus etwa erreicht sein müsste, wird die Lage von Kapsel und Schlauch unter **Durchleuchtung** kontrolliert (Bedienung der Durchleuchtung mit der rechten Hand). Falls sich Schleifen gebildet haben, muss der Schlauch meist erheblich zurückgezogen werden. Bei schwieriger Pyloruspassage kann man erneut Metoclopramid durch den Biopsieschlauch geben. Wenn der Pylorus passiert wurde, tropft häufig grünliche duodenale Flüssigkeit zwischen den beiden Schläuchen hervor. Nun wird die Kapsel bis zur Flexura duodenojejunalis (am Treitz-Band) langsam vorgeschoben und die Lage erneut in Durchleuchtungstechnik kontrolliert. Bei Unsicherheit bezüglich der Lage kann der Patient für die Durchleuchtung auch in Rückenlage gedreht werden – unter Beibehaltung der Seitlage des Patientenkopfes und der Position des Untersucherfingers (Abb. 2.28). Für die Durchleuchtung sollten ein möglichst starker Filter und eine gepulste Technik verwendet werden, um die Strahlenbelastung gering zu halten. Die Durchleuchtungszeit sollte 60 s nicht überschreiten, meist genügt eine Durchleuchtungszeit von <10 s.

Für das Auslösen der Kapsel und damit die **Biopsatentnahme** wird der Biopsieschlauch zunächst mit 2 ml Wasser und anschließend mit 2–5 ml Luft durchgespült. Anschließend wird mit einer 20-ml-Spritze ruckartig ein Sog aufgebaut, bis der Spritzenstempel aus der Spritze »knallt«. Da auch röntgenologisch nicht kontrolliert werden kann, ob der Mechanismus tatsächlich ausgelöst ist, wird dieser Saugvorgang mehrfach wiederholt. Lässt sich bei langsam aufgebautem, stetigem Sog nun noch Duodenalflüssigkeit aspirieren, ist die Biopsie noch nicht erfolgt. Oft hilft ein Druck auf das Abdomen bei gleichzeitiger, plötzlicher Auslösung des Sogs. Nach der Biopsie wird der Schlauch mit der Kapsel recht zügig zurückgezogen.

Das zwischen Schlauch und Überschlauch befindliche **Duodenalsekret** wird für weitere Untersuchungen wie den mikroskopischen Nachweis von Giardia lamblia gesammelt (etwa 1,5 ml). Das **Biopsat** wird vorsichtig aus der aufgeschraubten Kapsel entfernt und auf einem Finger mit der Zottenseite nach unten (die Schnittseite glänzt) flach ausgebreitet (die Biopsate sind unterschiedlich groß, im Idealfall entsprechen sie aber der Größe des

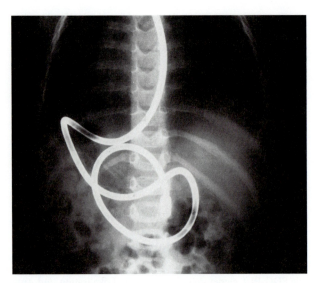

Abb. 2.28. Dünndarmsaugbiopsie, Lagekontrolle in Rückenlage. Schlauch und Kapsel sind röntgendicht und der Verlauf der Sonde somit gut erkennbar. Die Sonde beschreibt eine Schlaufe im Magen (entlang der großen Kurvatur) und verläuft hinter dem Pylorus (*Pfeil*) zunächst steil nach kaudal. Über das duodenale C gelangt die Kapsel zum Treitz-Band, wo die Sonde sich scheinbar überkreuzt

Biopsielochs, sind also kreisrund und weisen einen Durchmesser von etwa 2 mm auf). Das Biopsat kann nun für verschiedene Untersuchungen mit einer Schere geteilt werden. Derjenige Anteil, der zur Lichtmikroskopie/Histologie vorgesehen ist, wird mit der Schnittseite auf ein kleines Stück schwarzes Filterpapier aufgetupft und dann in Formalin fixiert. Auf diese Weise wird gewährleistet, dass die Zotten alle nach oben orientiert sind und das Präparat lupenmikroskopisch gut zu untersuchen ist.

> **!** Wird die Fixation auf dem Filterpapier unterlassen, schnurrt das Biopsat zu einer Kugel zusammen und ist lupenmikroskopisch kaum noch beurteilbar.

Zangenbiopsie während oberer Endoskopie

An den meisten Zentren wird die Dünndarmbiopsie mittlerweile während einer oberen Endoskopie mit Hilfe einer Biopsiezange durchgeführt. Folgende Gründe sprechen für diese Alternative: Im Gegensatz zur Endoskopie

- ist die Saugbiopsie mit einer Strahlenbelastung verbunden;
- ist die Untersuchungszeit meist verlängert;
- besteht keine Möglichkeit zur Entnahme mehrerer Biopsien;
- besteht keine Möglichkeit der makroskopischen Beurteilung der Schleimhaut in der Speiseröhre, im Magen und im Dünndarm;
- gibt es keine Möglichkeit der maschinellen Reinigung und Desinfektion der Kapsel sowie des zugehörigen Schlauches, für den auch eine alternative Desinfektion entsprechend heutiger Hygienestandards kaum möglich ist.

Die Technik der Biopsieentnahme während der Endoskopie wird im Abschnitt 2.4 dargestellt.

Bewertung von Saug- und Zangenbiopsie

Die diagnostische Verwertbarkeit ist bei beiden Techniken gut. Die Saugbiopsie ist jedoch der Zangenbiopsie u. U. überlegen, da die Biopsate meist größer sind und weniger fragmentiert unter-

2.3 · Biopsien

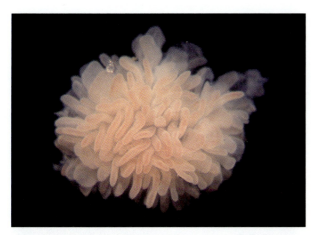

Abb. 2.29. Lupenmikroskopische Darstellung der Dünndarmschleimhaut nach Saugbiopsie: normale Schleimhaut mit gut erkennbaren blattförmigen Zotten und Oberflächenepithelsaum

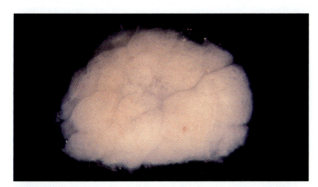

Abb. 2.30. Lupenmikroskopische Darstellung der Dünndarmschleimhaut nach Saugbiopsie: flache Schleimhut mit Einblick in die Lieberkühn-Krypten

sucht werden können. Bei Biopsien während der oberen Endoskopie sollten daher immer mehrere Biopsate gewonnen werden, damit gut beurteilbare Proben vorliegen und damit auch im Dünndarm ungleichmäßig verteilte Läsionen (»patchy lesions«) erkannt werden.

Die Bestimmung der Aktivitäten der **Disaccharidasen** ist zwar prinzipiell auch aus Zangenbiopsaten möglich, allerdings ist der Entnahmeort schwieriger zu standardisieren, und es fehlen mit dieser Methode erhobene Normwerte. Eine lupenmikroskopische Untersuchung sollte immer durchgeführt werden, sie ist auch bei mittels Zangenbiopsie entnommenen Proben eingeschränkt möglich. Im Idealfall lässt sich auf diese Weise bereits sofort nach der Biopsie die Diagnose eines Zottenschadens stellen (Abb. 2.29 und 2.30).

2.3.2 Rektumsaugbiopsie

Indikationen

Indikationen zur Durchführung einer Rektumsaugbiopsie sind:
- M. Hirschsprung
- Amyloidose (z. B. bei familiärem Mittelmeerfieber)
- Bedarf an weiterführender Diagnostik (Ussing-Kammer; Veeze et al. 1994)

Technische Durchführung

Zur Rektumsaugbiopsie sollte eine **Saugvorrichtung mit Manometer** benutzt werden, damit der Ansaugdruck nicht zu groß wird, da hiermit die Gefahr der Perforation verbunden ist. Der Biopsievorgang selbst ist nicht schmerzhaft, wird aber häufig als sehr unangenehm empfunden und sollte daher in **Sedierung** durchgeführt werden, wenn mehrere Biopsate entnommen werden. Manometer und Biopsiemechanismus sind vor der Untersuchung »trocken« zu testen.

Der Patient wird mit leicht angezogenen Beinen auf der rechten Seite gelagert. Ein Finger der linken Hand des Untersuchers und derjenige Teil des Geräts, den man einführt, werden eingeölt, am besten mit Paraffinöl; Vaseline erfüllt den gleichen Zweck, macht aber im Anschluss die »Bergung« der Biopsate schwieriger.

> Um das Perforationsrisiko möglichst gering zu halten, ist es entscheidend, die Öffnungen zum Ansaugen der Schleimhaut nach dorsal (sakral) auszurichten und das Gerät mit dem Finger, der mit eingeführt werden muss, gegen die Schleimhaut zu pressen.

Eine zweite Person baut nun unter manometrischer Kontrolle den erforderlichen **Sog** auf, dabei sollten 150–200 cm H_2O nicht überschritten werden. Anschließend löst man den Biopsiemechanismus aus. Häufig gelingt es nicht, so tief zu biopsieren, dass der submuköse Plexus sicher beurteilbar ist, sodass gerade bei Verdacht auf M. Hirschsprung mehrere **Stufenbiopsien** durchgeführt werden müssen. Das Material wird sowohl in Formalin fixiert als auch nativ eisgekühlt untersucht. Es ist daher vor der Biopsie ratsam, mit dem Pathologen Kontakt aufzunehmen.

Komplikationen treten in der Regel nicht auf. Es kann jedoch in Einzelfällen vorkommen, dass dilatierte Venen der Schleimhaut biopsiert werden und dann auch Blutungen auftreten, die sich auf die Hämoglobinkonzentration auswirken. Solche Blutungen werden allerdings schnell auffällig, wenn sich nach der Biopsie viel Blut aus dem Anus entleert. Blutungskomplikationen sind jedoch extrem selten und werden mit einer Häufigkeit von etwa 0,2% angegeben.

2.3.3 Leberbiopsie

Indikationen

Indikationen zur Leberbiopsie sind:
- Gallengangatresie
- Hepatitis (neonatal, virusinduziert)
- toxischer Leberzellschaden
- M. Wilson
- Leberzirrhose

Technische Durchführung der perkutanen Leberblindbiopsie

Die Untersuchung erfolgt in Rückenlage unter Sedierung und Lokalanästhesie. Vor der Untersuchung muss der Gerinnungsstatus überprüft werden und ein Erythrozytenkonzentrat gekreuzt bereit liegen. Hämangiome der Leber sollten vor der Untersuchung sonographisch ausgeschlossen werden. Die Sonographie kann auch genutzt werden, um die **optimale Punktionsstelle** zu finden. Diese wird vor der Punktion erneut mittels Perkussion verifiziert. Als Zugangsweg empfiehlt sich der 8. oder 9. Interkostalraum in der mittleren Axillarlinie.

Zunächst wird die **Lokalanästhesie** durchgeführt, welche die Haut, aber auch das tiefer liegende Gewebe bis zur Leberkapsel erreicht. Am oberen Rand der Rippe wird nun mit einem spitzen Skalpell ein kleiner Schnitt angebracht, um die **Biopsienadel** durch die Haut führen zu können. Diese schraubt man auf eine Spritze auf, und es werden 2–3 ml NaCl-Lösung aspiriert. Anschließend wird die Nadel mit beiden Händen am Oberrand der Rippe bis zur Leberkapsel (federnder Widerstand) eingeführt.

> Man darf die Nadel nicht am Unterrand der Rippe entlang führen, da sonst die Gefahr von Blutungen oder Nervenschäden besteht. Wenn der Interkostalraum sehr schmal ist, kann es erforderlich sein, am Oberrand der Rippe entlang zu »schrammen«.

Vor der eigentlichen Leberpunktion wird das Lumen der Kanüle mit etwa 1 ml Flüssigkeit freigespült und die Kanüle dann unter Spannung gesetzt. Die **Punktionsrichtung** verläuft parallel zum Boden, etwa in Richtung der linken Schulter (nicht höher). Die Kanüle wird nun mit beiden Händen in einer schnellen Bewegung weitere 3–5 cm in Punktionsrichtung vorgeschoben und sofort aus dem Körper entfernt. Wenn dieser Biopsievorgang länger dauert, gelingt es in der Regel nicht, Material zu gewinnen.

Mit der in der Spritze verbliebenen Kochsalzlösung wird der **Leberzylinder** auf eine sterile Unterlage gespült, wo er zunächst makroskopisch beurteilt und dann mit einem Skalpell für die verschiedenen Untersuchungen geteilt wird: Formalinfixierung, Untersuchung mit Glutaraldehyd sowie native Beurteilung für virologische Fragestellungen und Kupferspiegelbestimmungen. Wenn bei der Punktion nicht ausreichend Material gewonnen wurde, kann die Untersuchung mit der gleichen Kanüle wiederholt werden. Es kann jedoch sinnvoll sein, eine neue, evtl. auch eine etwas größere Kanüle zu benutzen.

Der Patient wird nach der Untersuchung wie folgt versorgt:
- Abkleben der Punktionsstelle mit einem Dachziegelverband
- Lagerung in halber Rechtsseitenlagerung auf einem Sandsack

Um **Nachblutungen** rechtzeitig zu erkennen, müssen regelmäßige intensive Überwachungen des Kreislaufsystems durchgeführt werden, und zwar bis zum folgenden Tag. Die Blindpunktion kann nicht ambulant durchgeführt werden!

Eine alternative Methode stellt insbesondere die **offene Leberbiopsie** dar, die auch laparoskopisch durchgeführt werden kann (Esposito et al. 1997), z. B. bei zuvor erfolgter nichtinformativer oder erfolgloser Blindpunktion.

Literatur

Arvanitakis C, Gonzalez G, Rhodes JB (1976) The role of metoclopramide in peroral jejunal biopsy: a controlled randomized trial. Am J Dig Dis 21: 880–884

Thomson M, Kitching P, Jones A, Walker-Smith JA, Phillips A (1999) Are endoscopic biopsies of small bowel as good as suction biopsies for diagnosis of enteropathy? J Pediatr Gastroenterol Nutr 29: 438–441

Branski D, Faber J, Freier S, Gottschalk-Sabag S, Shiner M (1998) Histologic evaluation of endoscopic versus suction biopsies of small intestinal mucosae in children with and without celiac disease. J Pediatr Gastroenterol Nutr 27: 6–11

Bonamico M, Mariani P, Thanasi E et al. (2004) Patchy villous atrophy of the duodenum in childhood celiac disease. J Pediatr Gastroenterol Nutr 38: 204–207

Veeze HJ, Halley DJ, Bijman J, de Jongste JC, de Jonge HR, Sinaasappel M (1994) Determinants of mild clinical symptoms in cystic fibrosis patients. Residual chloride secretion measured in rectal biopsies in relation to the genotype. J Clin Invest 93: 461–466

Rees BI, Azmy A, Nigam M, Lake BD (1983) Complications of rectal suction biopsy. J Pediatr Surg 18: 273–275

Nobili V, Comparcola D, Sartorelli MR et al. (2003) Blind and ultrasound-guided percutaneous liver biopsy in children. Pediatr Radiol 33: 772–775

Esposito C, Garipoli V, Vecchione R, Raia V, Vajro P (1997) Laparoscopy-guided biopsy in diagnosis of liver disorders in children. Liver 17: 288–292

2.4 Endoskopie

R. Behrens

Die gastroenterologische Endoskopie umfasst folgende Untersuchungen:
- Ösophagogastroduodenoskopie (ÖGD)
- Koloskopie
- Rektoskopie
- endoskopische retrograde Cholangiopankreatikographie (ERCP)
- Laparoskopie

Neuerdings stehen zusätzlich die Kapsel- und die Doppelballonendoskopie zur Verfügung, auf die hier jedoch nicht weiter eingegangen werden soll, da hierzu bislang kaum Erfahrungen bei pädiatrischen Patienten existieren.

Die gastroenterologische Endoskopie wird zudem unterteilt in diagnostische und therapeutische Maßnahmen. Ihr Nutzen besteht in der direkten Visualisierung von Schleimhäuten, Gangsystemen und Organen sowie der Entnahmemöglichkeit von Biopsaten. Bei vielen Erkrankungen des Gastrointestinaltrakts ist eine exakte Diagnose nur endoskopisch zu stellen. So wurde die Endoskopie ein unverzichtbarer Bestandteil der Gastroenterologie, mit deren Hilfe Erkrankungen entdeckt, neu definiert oder günstig beeinflusst werden können.

Mit zunehmender Adaptation der therapeutischen Endoskopie auf pädiatrische Patienten lassen sich zahlreiche chirurgische Eingriffe umgehen.

Vorbereitung und Durchführung von Endoskopien bedürfen zusätzlicher Maßnahmen, die Indikation ist daher besonders sorgfältig zu stellen. Komplikationen sind zwar selten, müssen jedoch ge- und erkannt werden, da sie oft schwerer Natur sind (z. B. Perforationen).

2.4.1 Vorbereitung

Allgemeines

Die Endoskopie stellt ein invasives Verfahren dar. Daraus resultiert nicht nur die Pflicht zur sorgfältigen schriftlichen und mündlichen **Aufklärung** über den Untersuchungsablauf und die damit verbundenen Risiken sowie die Notwendigkeit einer evtl. erforderlichen Kurznarkose, sondern auch die Pflicht zur exakten **Dokumentation**. Die Aufklärung muss durch den Untersucher selbst oder seinen Fachvertreter am Tag vor der Untersuchung erfolgen.

2.4 · Endoskopie

Zudem sind bestimmte **strukturelle und personelle Voraussetzungen** obligat. Hierzu gehört die apparative und personelle Ausstattung, während der Untersuchung jederzeit lege artis eine Reanimation durchführen zu können. Darüberhinaus muss der Untersucher in der Endoskopie von Kindern erfahren sein. Die erforderlichen Ausbildungskriterien sind in der folgenden Übersicht aufgelistet.

> **Ausbildungsanforderungen für die pädiatrische Endoskopie**
> Richtlinien der Gesellschaft für Pädiatrische Gastroenterologie in Anlehnung an die North American Society for Pediatric Gastroenterology, Hepatology, and Nutrition, NASPGHAN (Fox 1998):
> - 100 ÖGD, davon 25 bei Patienten unter 6 Jahren (inklusive Fremdkörperextraktion, Blutstillung, Dilatation und Anlage einer perkutanen endoskopischen Gastrostomie)
> - 50 Koloskopien inklusive Polypektomien

ERCP und Laparoskopie werden im Folgenden lediglich am Rand erwähnt, da sie von internistischen oder chirurgischen Endoskopikern mit eigenen Vorgaben zu Vorbereitung und Nachsorge vorgenommen werden.

Vor der Endoskopie ist zu bedenken, welche **Lösungen** zur Aufbereitung von Biopsaten benötigt werden:
- Formalin für die konventionelle Histologie
- Glutaraldehyd für elektronenmikroskopische Untersuchungen
- spezielle Kulturmedien, z. B. für Helicobacter pylori
- flüssiger Stickstoff zum Schockgefrieren und zur Enzymdiagnostik

Bei Patienten mit kongenitalem Herzfehler oder einer Stenosebehandlung des Ösophagus (Dilatation, Bougierung) ist eine **antibiotische Prophylaxe** kurz vor der Untersuchung obligat (Empfehlungen der Gesellschaft für pädiatrische Kardiologie; bei Dilatationen Gabe eines Cephalosporins der 3. Generation in einer Dosierung von 50 mg/kg KG). Vor einer perkutanen endoskopischen Gastrostomie (PEG) oder Dilatation hat sich die prophylaktische Gabe von **Analgetika** (z. B. Metamizol) bewährt, da Schmerzreaktionen auch bei medikamentöser Kurznarkose den Untersuchungsablauf erschweren können. Bei Patienten mit operierter Ösophagusatresie kann eine prophylaktische Gabe von **Atropin** das Risiko eines Bronchospasmus verringern.

> ! Die Begleitung der Eltern bis zum Narkoseeintritt (ÖGD, Koloskopie) bzw. während der gesamten Untersuchung (Rektoskopie) ist erwünscht und sollte generell ermöglicht werden.

Laborwerte. Obligat ist eine Blutuntersuchung nur bei therapeutischen Maßnahmen (PEG, Polypektomie, Bougierung oder Dilatation). Sie umfasst in der Regel Blutbild, Quick-Wert, Thromboplastinzeit (»partial thromboplastin time«, PTT) und bei einer Polypektomie zusätzlich die Blutungszeit.

Endoskopien sind mit einer Luftinsufflation verbunden. Daher können im Anschluss **Blähungen** und **Bauchschmerzen** auftreten. Eine Wärmebehandlung hat sich in diesen Fällen bewährt. Grundsätzlich sollte versucht werden, gegen Ende der Untersuchung möglichst viel Luft wieder abzusaugen.

Untersuchungen in Kurznarkose

Koloskopie und ÖGD werden entweder in Kurz- oder Intubationsnarkose durchgeführt. Auf letztere wird hier nicht näher eingegangen, da diese den Maßgaben der Anästhesie unterliegt.

Die **Nüchternphasen** können kurz gehalten werden: für Tee und Wasser 2 Stunden, für Milch 6 Stunden und für feste Nahrung 12 Stunden. Für die Vorbereitung zur Koloskopie gelten zusätzliche Vorbereitungsmaßnahmen (▶ unten).

Während und nach der Kurznarkose werden Herzfrequenz, Blutdruck und Sauerstoffsättigung des Patienten kontinuierlich gemessen und dokumentiert.

Als **Medikamente** zur Durchführung der Kurznarkose kommen vorwiegend Midazolam mit oder ohne Etomidate sowie in den letzten Jahren insbesondere Propofol zur Anwendung. Die Verabreichung durch einen Nichtanästhesisten darf nur erfolgen, wenn dieser ausgewiesene intensivmedizinische Erfahrung besitzt und ein zweiter Arzt anwesend ist. Auf die strukturellen Voraussetzungen wurde bereits hingewiesen. Dosierungen und häufigste bzw. schwerwiegende Nebenwirkungen sind in ▣ Tab. 2.16 aufgeführt. Sie entsprechen Näherungswerten. Letztlich richtet sich die Dosierung nach dem Sedierungseffekt. Weiterhin existieren zahlreiche andere Sedierungsverfahren, auf deren Darstellung hier jedoch verzichtet wird.

> ! Eine unzureichende Analgosedierung erhöht das Risiko für Nebenwirkungen, insbesondere in Form einer Hypoxie (Rothbaum 1996).

Spezifische Gegenanzeigen sind der jeweils aktualisierten Fachinformation zu entnehmen. **Propofol** besitzt den Vorteil einer extrem kurzen Halbwertszeit (2–3 min), sodass die Dosierung gut steuerbar ist und der Patient nach der Endoskopie sehr rasch aufwacht. Die Anwendung von **Ketamin** bei einer ÖGD ist umstritten, da hierbei gehäuft Laryngospasmen auftreten können.

Nach der Untersuchung sind Trinken und Essen erlaubt, sobald der Patient komplett aufgeklärt ist (6-Stunden-Frist also nicht obligat). Für Untersuchungen in Intubationsnarkose erfolgen entsprechende Regelungen nach Maßgabe des Anästhesisten.

Komplikationen

Komplikationen sind selten, müssen aber – wie überhaupt der gesamte Untersuchungsablauf – exakt dokumentiert werden. Meist handelt es sich um einen **Abfall der Sauerstoffsättigung**, der durch eine Sauerstoffgabe fast immer zu beseitigen ist. Ein

▣ **Tab. 2.16.** Medikamente zur Durchführung einer Kurznarkose

Medikament	Dosierung [mg/kg KG]	Hauptsächliche Nebenwirkungen
Midazolam	0,05–0,2	Atemdepression
Etomidate	0,05–0,2[1]	Myoklonien
Propofol	5 (als Kurzinfusion) bzw. 1 (als Bolus bei Bedarf[2])	Hypotonie, sehr selten auch akute Pankreatitis

[1] Je älter der Patient ist, desto geringer ist die Relativdosis (Beispiel: bei Jugendlichen eher 0,05 mg/kg KG, bei Säuglingen eher 0,2 mg/kg KG).
[2] Die Dosis richtet sich letztlich nach dem Sedierungseffekt.

gelegentlicher **Laryngo- oder Bronchospasmus** kann in den meisten Fällen durch eine kurzfristige Beatmung mit dem Ambu-Beutel behoben werden. Intubationsbedürftigkeit trat bei 5433 Kurznarkosen nur 5-mal auf. In 61 Fällen musste kurzfristig eine Maskenbeatmung durchgeführt werden, 5-mal war der Patient trotz Sedierung derart unruhig, dass der Eingriff in Allgemeinnarkose wiederholt werden musste. Die Komplikationsrate lag somit insgesamt bei 1,3% (eigene Daten). Bei Anwendung von Propofol ist besonders auf einen **Blutdruckabfall** zu achten. Dieser kann durch Volumengabe ausgeglichen werden. Eine weitere, sehr seltene Komplikation des gleichen Medikaments besteht in der Entwicklung einer akuten Pankreatitis, die unter der üblichen Behandlung innerhalb weniger Tage folgenlos ausheilt.

Vorbereitung zur Koloskopie

Für die **Darmreinigung** stehen mehrere Verfahren zur Verfügung. Die beiden gebräuchlichsten werden im Folgenden vorgestellt:

- **Abführen** über 2 volle Tage mit oralen Laxanzien und jeweils 3 Reinigungseinläufen pro Tag. Dabei ist feste Nahrung nicht erlaubt. Stattdessen ist lediglich Flüssigkeit zugelassen (bei Säuglingen und Kleinkindern z. B. Maltodextrolyt, sonst Wasser oder Tee). Je mehr getrunken wird, um so effektiver sind die übrigen Abführmaßnahmen. Der Darminhalt muss flüssig, aber nicht unbedingt farblos sein. Am Abend vor der Koloskopie kann ein zusätzliches Klysma sinnvoll sein.
- **Perorale Spülung.** Hierzu werden jeweils 2–3 l Golytely-Lösung am Vor- und am Untersuchungstag über 2–3 Stunden verabreicht. Neuerdings steht mit Fleet eine für die Patienten aufgrund des deutlich geringeren Trinkvolumens sehr viel komfortablere Reinigungslösung zur Verfügung. Der Effekt beider Methoden ist vergleichbar.

Der Reinigungseffekt aller Verfahren ist bei exakter Durchführung vergleichbar.

Eine perorale Darmspülung ist erfahrungsgemäß erst bei Patienten im Schulalter möglich. Auch ist individuell abzuschätzen, welche Methode für den Patienten besser geeignet ist. Erfahrungsgemäß wird selbst von Jugendlichen das aufwändigere erste Verfahren bevorzugt. Die perorale Darmspülung hat den Vorteil der kürzeren Vorbereitungszeit und kann bei guter Kooperationsfähigkeit von Patient und Familie auch ambulant erfolgen.

Peranale Abführmaßnahmen am Untersuchungstag sind ungünstig, da sich die Lösung zu Beginn der Koloskopie meist noch im Darm befindet und die Endokopie unnötig erschwert.

Vorbereitung zur Rektoskopie

Da die Untersuchung ambulant und ohne medikamentöse Kurznarkose erfolgen kann, muss der Patient weder nüchtern sein noch eine Infusion erhalten. Abführmaßnahmen erfolgen unmittelbar vor der Rektoskopie und können bei Patienten im Vorschulalter mit 1–2 kleinen Klistieren (z. B. Microklist) bei Schulkindern und Jugendlichen mit einem Klysma (z. B. 135 ml Sorbit-Klysma) durchgeführt werden.

2.4.2 Durchführung

ÖGD
Gerätewahl

Mittlerweile stehen mehrere **pädiatrische Endoskope** zur Verfügung. Es ist nicht immer sinnvoll, bei kleinen Patienten auch das dünnste Endoskop (15 Ch, entsprechend 5 mm) zu verwenden, da Lichtausbeute und Gesichtsfeldausdehnung deutlich schlechter ausfallen, der Arbeitskanal dünner ist und somit auch eventuelle Biopsien sehr klein geraten. Der Ösophagusdurchmesser eines Neugeborenen beträgt etwa 10 mm, sodass auch kaliberstärkere Geräte verwendet werden können. Entscheidend für eine komplikationslose Untersuchung sind vielmehr das Anfeuchten des Endoskops und der widerstandslose Vorschub unter Sicht.

Untersuchungsablauf

Der Patient befindet sich in **Rücken- oder Linksseitenlage,** entsprechend der Gewohnheiten des Untersuchers. Das Aspirationsrisiko ist in beiden Fällen gleich gering.

Das Einführen des Geräts erfolgt unter ständiger **Sichtkontrolle.** Dadurch wird das Perforationsrisiko minimiert.

> Nach Erreichen des Magens empfiehlt es sich, zunächst das Nüchternsekret abzusaugen, das sich bei Rückenlage im Magenfundus sammelt. Hierdurch wird eine Aspiration während der weiteren Untersuchung zuverlässig vermieden.

Anschließend erfolgt die eigentliche **Inspektion** von Magen und Duodenum. Hierbei muss konsequent versucht werden, tatsächlich alle Areale einzusehen. Auch der geübte Untersucher kann im ersten Untersuchungsgang ein Ulkus übersehen. Dies gilt besonders für die oft schlecht überschaubare Hinterwand des Bulbus duodeni. Bei Säuglingen und Kleinkindern wird dies durch den steilen Abgang des Duodenums aus dem Magen zusätzlich erschwert.

Die **Entnahme von Biopsaten** richtet sich nach der jeweiligen Fragestellung. Für die Beurteilung des Biopsats ist es essenziell, dem Pathologen ausreichende klinische Angaben mit einer exakten Fragestellung zukommen zu lassen. Bei manchen Erkrankungen sind Biopsien auch bei makroskopisch unauffälliger Schleimhaut sinnvoll. Die Schleimhauthistologie ermöglicht zudem, Erkrankungen auszuschließen, die ansonsten mit dem klinischen Beschwerdebild vereinbar wären (z. B. Zöliakie). Dies gilt auch für die Diagnose einer Refluxösophagitis oder einer Beteiligung des oberen Gastrointestinaltrakts bei M. Crohn, die selbst bei makroskopisch unauffälligem Aspekt bestehen kann.

Zum Abschluss der Untersuchung empfiehlt es sich, die Luft aus dem Magen abzusaugen, um dem Patienten unnötige Blähungen und Bauchschmerzen zu ersparen.

Koloskopie
Gerätewahl

Analog zur ÖGD sollte eher ein **großkalibriges Gerät** verwendet werden. Gerade bei suboptimaler Darmreinigung ist ein großer Arbeitskanal beim Absaugen von Stuhlresten sehr hilfreich. So lassen sich ältere Säuglinge problemlos mit 27-Ch-(9-mm-)Geräten untersuchen. Nur bei Früh- und Neugeborenen empfiehlt es sich, auf ein 5-Ch-(1,7-mm-)Endoskop zurückzugreifen. Damit sind Untersuchungen selbst bei Patienten mit einem Körpergewicht von <1500 g im Inkubator möglich.

Entscheidend ist auch hier ein **behutsamer Vorschub** in Kombination mit einer geschulten Assistenz.

Die **Kurznarkose** erfolgt wie bei der ÖGD, jedoch ergänzt durch die Gabe von Ketamin (z. B. 1,5 mg/kg KG als Einzeldosis) oder Esketamin (0,75 mg/kg KG als Einzeldosis). Auf diese Weise lässt sich der Bedarf an Midazolam oder Propofol deutlich senken.

Ein erhöhtes Laryngospasmusrisiko besteht bei einer Koloskopie nicht.

Untersuchungablauf

Zur Spiegelung liegt der Patient auf dem Rücken. Grundsätzlich darf das Gerät nur bei sichtbarem Darmlumen vorgeschoben werden. Besonderes zu achten ist auf **Schmerzreaktionen**, da diese auf einen starken Zug an der Mesenterialwurzel hinweisen.

Entscheidend für eine erfolgreiche und komplikationslose Koloskopie ist eine erfahrene **Assistenz**. Sie vermag durch schienenden Druck von außen das Aufschieben des Geräts zu vermeiden oder durch kontrollierten Rückzug ein bereits aufgeschobenes Endoskop zu begradigen. Bei einer optimalen Koloskopie liegt das Gerät zum Schluss wie ein Fragezeichen im Bauch des Patienten.

> ❗ Ziel der Untersuchung ist die Intubation des terminalen Ileums, was auch dokumentiert werden sollte.

Biopsien erfolgen nach den für die einzelnen Erkrankungen festgelegten Vorgaben (z. B. Stufenbiopsien bei Verdacht auf chronisch-entzündliche Darmerkrankungen aus allen Kolonsegmenten inklusive dem terminalen Ileum). Auch hier ist die umfassende Information des Pathologen obligat. Der Ausschluss einer infektiösen Ursache ist von besonderer Bedeutung. Gerade bei chronisch-entzündlichen Darmerkrankungen kann die Schilderung des makroskopischen Befundes und der Laborwerte erheblich zur histopathologischen Diagnosestellung beitragen.

Rektoskopie
Gerätewahl

Für die Rektoskopie, die mit **starren Geräten** erfolgt, stehen Endoskope mit einem Durchmesser von 12 und 16 mm zur Verfügung. Das dünnere Gerät ist vom Säuglings- bis in das jüngere Schulalter geeignet, während bei Jugendlichen ein 16-mm-Endoskop benutzt wird.

Auch mit den Geradeausblickendoskopen gelingt es, den Analkanal zu beurteilen, sodass Proktoskope überflüssig sind.

Untersuchungsablauf

Die Rektoskopie erfolgt in aller Regel **ambulant.** Einer Sedierung ist fast nie erforderlich, da die Untersuchungszeit fast immer <3–4 min beträgt und die Rektoskopie nur bei einer Proktitis schmerzhaft ist.

Der Patient befindet sich in **Linksseitenlage.**

> ❗ Da der Patient nicht sehen kann, was hinter seinem Rücken geschieht, ist es wichtig, ihm jeden Schritt des Untersuchungsablaufs zu erklären und anzukündigen, da die Angst bei Patient und Eltern vor einer Rektoskopie fast immer unverhältnismäßig groß ist.

Zum schmerzlosen **Einführen des Geräts** sollte dieses nur sehr behutsam vorgeschoben werden, um dem Schließmuskel Zeit zur Entspannung zu geben.

Die Länge des einzusehenden Rektums beträgt beim Säugling etwa 6–8 cm, beim Jugendlichen bis zu 20 cm.

Die **Luftinsufflation** veruracht oft die meisten Beschwerden. Dies ist vermeidbar, wenn während der Untersuchung die Verschlusskappe kurz geöffnet wird, damit die Luft entweichen kann.

2.4.3 Qualitätskontrolle

Die Qualitätskontrolle
- beinhaltet die Dokumentation von Komplikationen im Vergleich zu Angaben aus der Literatur,
- überprüft die Sorgfalt der Indikationsstellung anhand der Anzahl weiterführender Befunde und
- hat die geltenden Hygienestandards zu beachten.

Der Vergleich von **Komplikationen** in der Literatur ist schwierig, da meistens nicht zwischen solchen nach diagnostischen und therapeutischen Endoskopien sowie infolge einer Sedierung bzw. einer Allgemeinnarkose unterschieden wird.

Bei erwachsenen Patienten liegt die Komplikationsrate bei diagnostischen ÖGD und Koloskopien bei 0,1% (Mergener u. Baillie 1998), bei pädiatrischen Patienten zwischen 0,04% (schwerwiegende Komplikationen) und 0,3% (leichte Komplikationen; Balsells et al. 1997). Im eigenen Kollektiv mit 4358 ÖGD traten keine prozedurbedingten Komplikationen auf. Von 1096 Koloskopien mussten allerdings 25 wegen zu starker Restverschmutzung und 14 wegen Perforationsgefahr abgebrochen werden; dies stellt allerdings keine Komplikation im eigentlichen Sinn dar.

Naturgemäß ist die Komplikationsrate bei therapeutischen Endoskopien höher; in erster Linie handelt es sich um **Perforationen** oder behandlungsbedürftige **Infektionen.** So betrug sie bei 1261 ÖGD (494 PEG, 234 Dilatationen, 185 Fremdkörperentfernungen, 61 Varizensklerosierungen, 23 Varizenligaturen und 264 Platzierungen von Dünndarmsonden) und 150 Koloskopien (139 Polypektomien und 11 Fremdkörperentfernungen) im eigenen Kollektiv 1,3% und lag damit deutlich unter der berichteten Quote (Rothbaum 1996). Bis auf eine Komplikation (Blutung nach Polypektomie) betrafen die Komplikationen ausschließlich PEG und Dilatationen.

Gefahren einer tiefen Sedierung bestehen im Wesentlichen in:
- Abfall der Sauerstoffsättigung
- Hypotonie
- Atemstillstand

Bei 5438 Kurznarkosen wurde 61-mal eine Maskenbeatmung und 5-mal eine Intubation erforderlich. In 5 Fällen musste bei nicht beherrschbarer Unruhe auf eine Allgemeinnarkose ausgewichen werden. Somit lag die Gesamtrate von Sedierungskomplikationen bei 1,3%. Prozedur- oder sedierungsbedingte Todesfälle traten nicht auf (eigene Daten).

Die **Überprüfung der Indikationen** dient gerade bei den häufig unspezifischen Symptomen dazu, unnötige Untersuchungen zu vermeiden. Aus der Literatur werden wegweisende Befunde bei einer ÖGD in 66% und bei einer Koloskopie in 58% der Fälle berichtet. Für die ÖGD im eigenen Kollektiv deckt sich dies mit den beschriebenen Werten (◘ Tab. 2.17). Bei den Koloskopien wurde dagegen bei stringenter Indikationsstellung in >70% der Fälle ein weiterführender Befund erhoben.

Tab. 2.17. Endoskopische Befunde bei 664 Patienten mit chronisch-rezidivierenden Bauchschmerzen (eigene Patienten)

Befund	Anzahl Patienten	Prozent
Gastritis, Duodenitis	244	38
Ulkus	32	5
Refluxösophagitis	43	7
M. Crohn	6	1
Ösophagusvarizen	4	1
Zöliakie	2	1
Verschiedenes	29	4
Kein pathologischer Befund	284	44

Tab. 2.18. Indikationen für die gastrointestinale Endoskopie

Endoskopische Untersuchung	Indikationen
Ösophago-gastroduodenoskopie	– Angeborene Fehlbildungen – Gastroösophageale Refluxkrankheit – Eosinophile Ösophagitis – Helicobacter-pylori-Gastritis – M. Crohn – Zöliakie – Allergische Gastroenteropathie – »Graft-versus-host«-Erkrankung – Polyposissyndrome – M. Menetrier – Autoimmune Enteropathie – Abetalipoproteinämie – Obere gastrointestinale Blutung – Notwendigkeit einer Fremdkörperentfernung – Verätzung
Koloskopie	– Chronisch-entzündliche Darmerkrankungen – Untere gastrointestinale Blutung – Pseudomembranöse Kolitis – Polyposissyndrome – »Graft-versus-host«-Erkrankung – Stenosen – Notwendigkeit einer Fremdkörperentfernung

Differenzialdiagnosen der einzelnen Symptome sind altersabhängig. Keine Indikationen sind unkomplizierter gastroösophagealer Reflux, funktionelle Bauchschmerzen, hypertrophe Pylorusstenose, akute Enteritis, Colon irritabile, chronische Obstipation und Routinekontrollen bei chronisch-entzündlichen Darmerkrankungen.

> Hygienestandards sind zwingend einzuhalten, da andernfalls mit einem Verbot für endoskopische Untersuchungen durch die Aufsichtsbehörden zu rechnen ist. Exakte Vorgaben wurden erarbeitet (Bader et al. 2002; Leiß et al. 2002).

2.4.4 Indikationen und Befunde bei diagnostischer Endoskopie

Im Folgenden werden die zur Endoskopie führenden Symptome aufgelistet und Beispiele gegeben (Tab. 2.18). Hierbei wird bewusst auf die Darstellung der jeweiligen Differenzialdiagnosen verzichtet und auf die entsprechenden Kapitel verwiesen.

ÖGD

Chronische Bauchschmerzen, erst ab dem Schulkindalter im Oberbauch lokalisiert, sind der häufigste Grund für eine ÖGD. Hierbei lässt sich oft nicht exakt zwischen einer funktionellen und einer organischen Ursache unterscheiden, sodass letztlich nur eine ÖGD eine Klärung erbringt.

Das entsprechende Korrelat findet sich in Form einer Refluxösophagitis (Abb. 2.31–2.34), einer Gastritis (Abb. 2.35), eines Ulkus (Abb. 2.36) oder einer Duodenitis. Eine Übersicht über 664 Patienten mit chronischen Bauchschmerzen gibt Tab. 2.17.

Bei Ösophagitis, Gastritis und Duodenitis besteht eine **Infiltration der Schleimhaut** durch Entzündungszellen mit sichtbarer Rötung und Ödem. Von einer **Erosion** spricht man bei einem Substanzdefekt, der auf die Mukosa beschränkt ist, von **Ulzera,** wenn dieser bis in die Submukosa und tiefer reicht. Auf diese Weise können Blutgefäße arodiert werden, mit konsekutiven Blutungen und Perforationen.

> Die Symptomatik lässt nicht auf den Schweregrad der Veränderungen schließen.

Auch chronische **Übelkeit und Erbrechen** führen erfahrungsmäßig zu einer endoskopischen Abklärung, wenn sie ausgeprägt sind und keine plausible Ursache gefunden werden kann. Gerade bei dieser Symptomatik muss man sich jedoch darüber bewusst sein, dass in den meisten Fällen kein organischer Befund erhoben werden kann, sodass eine weitere psychosomatische Abklärung erfolgen sollte.

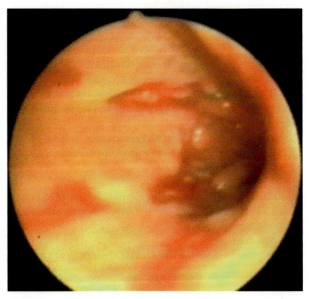

Abb. 2.31. Ösophagitis Grad I

Anders verhält es sich mit dem Symptom der **Blutung.** Diese ist stets alarmierend und zwingend abklärungsbedürftig. Eine Blutung aus Nase oder Hypopharynx ist zuvor möglichst auszuschließen.

Bei **Bluterbrechen** ist davon auszugehen, dass sich noch reichlich Blut und Blutkoagel im Magen befinden, die es oft un-

2.4 · Endoskopie

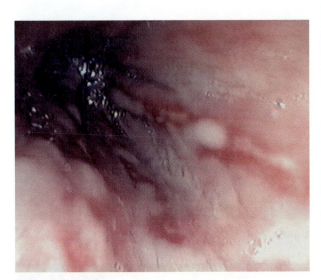

Abb. 2.32. Ösophagitis Grad II

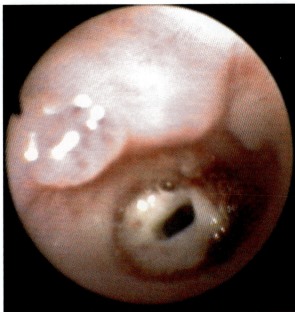

Abb. 2.34. Ösophagitis Grad IV

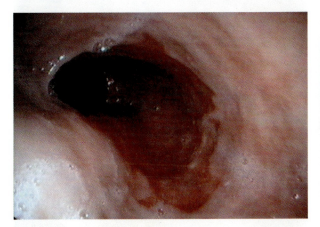

Abb. 2.33. Gastroösophagealer Reflux Grad III

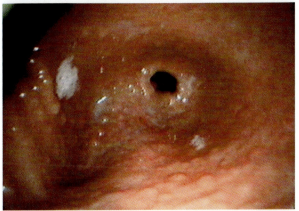

Abb. 2.35. Gastritis (Helicobacter-pylori-positiv)

möglich machen, die Blutungsquelle zu identifizieren. Hier kann es nach einer ersten Inspektion hilfreich sein, mit einer dicklumigen Sonde den Magen zunächst freizuspülen und abzusaugen, bevor die eigentliche Spiegelung erfolgt.

Sind bei einer gastrointestinalen Blutung ÖGD und Koloskopie unergiebig, kann die Blutungsquelle evtl. mittels **Kapselendoskopie** im Dünndarm identifiziert werden. Eine gute Alternative ist die intraoperative **Panendoskopie,** wenn ohnehin eine chirurgische Intervention indiziert ist.

Ulkusblutungen werden nach Forrest eingeteilt (Abb. 2.37–2.39). Weitere Ursachen können Varizen (Abb. 2.40) und Angiodysplasien (Abb. 2.41) sein.

Eine Zusammenstellung von Blutungsursachen bei 220 ÖGD findet sich in Tab. 2.19.

Schließlich ergeben sich individuell **weitere Untersuchungsindikationen:**
- Fisteln zwischen Ösophagus und Respirationstrakt (die bronchoskopisch oft nicht zu visualisieren sind; Abb. 2.42)

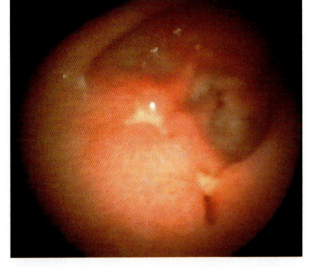

Abb. 2.36. Ulcus ventriculi, Forrest III (Hämoglobinwert: 6,5 g/dl)

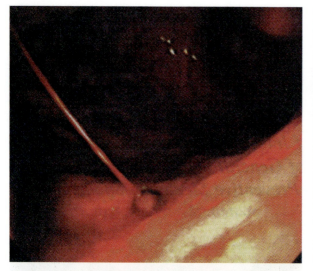

◘ **Abb. 2.37.** Ulcus ventriculi, Forrest Ia: spritzende arterielle Blutung

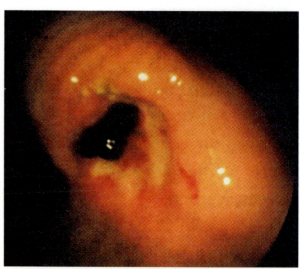

◘ **Abb. 2.39.** Ulcus ventriculi, Forrest IIb: Koagel auf Läsion

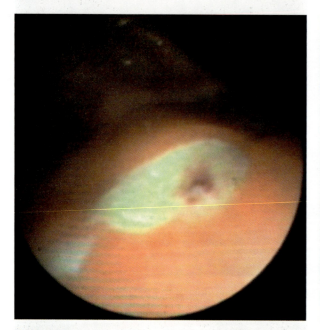

◘ **Abb. 2.38.** Ulcus ventriculi, Forrest IIa: Zustand nach Blutung

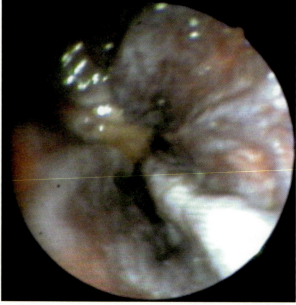

◘ **Abb. 2.40.** Ösophagusvarizen Grad II bei primär sklerosierender Cholangitis

- Stenosen (◘ Abb. 2.43) und Fehlbildungen im Ösophagus
- Nachweis, Graduierung oder Ausschluss von Verätzungen (hier ist das diagnostische Zeitfenster zwischen 6 und 24 Stunden nach der Ingestion zu beachten; ◘ Abb. 2.44)
- gezielte Biopsien, z. B. bei Verdacht auf Zöliakie, Disaccharidasemangel, »microvillus inclusion disease« und anderes mehr

Koloskopie

Chronische Bauchschmerzen und anhaltender Durchfall sowie rektaler Blutabgang stellen die **Hauptindikationen** dar.

Zu erwartende **Befunde** sind insbesondere:
- chronisch-entzündliche Darmerkrankungen (◘ Abb. 2.45 und 2.46)

◘ **Tab. 2.19.** Ursachen einer oberen gastrointestinalen Blutung bei 220 Patienten (eigenes Kollektiv)

Befund	Anzahl Patienten	Prozent
Gastritis	34	15
Ulkus	31	14
Refluxösophagitis	41	17
Ösophagus-/Fundusvarizen	23	10
Angiodysplasie	2	1
Ösophagus-/Magenpolyp	2	1
Verschiedenes	38	17
Keine Ursache identifizierbar	48	22

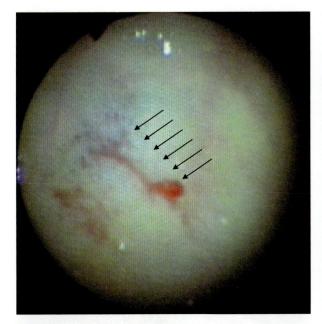

Abb. 2.41. Angiodysplasie mit Blutung

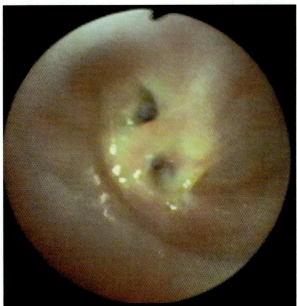

Abb. 2.43. Stenosen nach Operation einer Ösophagusatresie

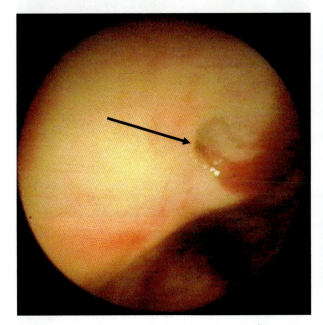

Abb. 2.42. Rezidivfistel 11 Jahre nach Operation einer Ösophagusatresie

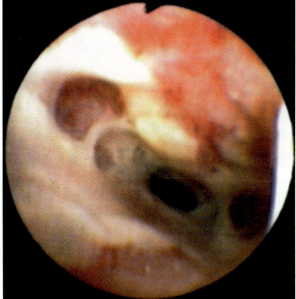

Abb. 2.44. Laugenverätzung (24 Stunden post ingestionem)

- lymphofollikuläre Hyperplasie (die nicht immer altersphysiologisch sein muss, sondern auch einen pathologischen Wert haben kann; Abb. 2.47)
- unspezifische Kolitis
- Kolonpolypen
- Gefäßfehlbildungen

In selteneren Fällen findet sich ein solitäres **Rektumulkus** (Abb. 2.48) oder ein **Lymphom** im terminalen Ileum. Gelegentlich kann es sinnvoll sein, einen postoperativen Situs vor einer erneuten Operation darzustellen, um z. B. die Frage der Re-Anastomosierbarkeit zu beantworten.

Fallen Koloskopie und histologische Beurteilung normal aus, besteht der Verdacht auf ein **Colon irritabile,** der abgeklärt und behandelt werden sollte.

Rektoskopie

Hier liegt der Symptomenschwerpunkt ganz überwiegend auf dem **rektalen Blutabgang.** Meist findet sich als Ursache eine Anitis, eine Papillitis (Abb. 2.49) oder eine Fissur, deutlich seltener ein Rektumpolyp. Gelegentlich führt auch eine forensische Fragestellung zur Rektoskopie.

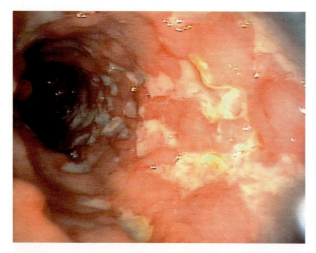

Abb. 2.45. Morbus Crohn (Kolon)

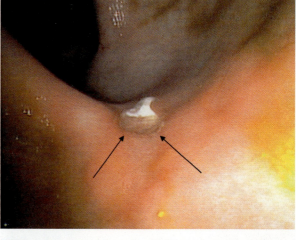

Abb. 2.48. Solitäres Rektumulkus (*Pfeile*) nach Fontan-Operation

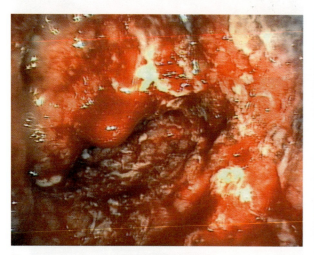

Abb. 2.46. Akuter Schub einer Colitis ulcerosa

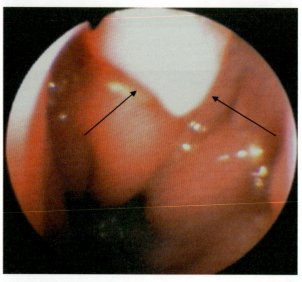

Abb. 2.49. Papillitis (sog. Katzenzahn; *Pfeile*)

ERCP

Die ERCP wird nahezu ausschließlich von internistischen Gastroenterologen durchgeführt, sodass hier nur die **Indikationen** erwähnt werden:
- Verdacht auf eine primär sklerosierende Cholangitis, die bei einer Colitis ulcerosa komplizierend auftreten kann
- sonographische Verdachtsdiagnose eines Caroli-Syndroms (selten)

Im Bereich des Pankreas dient die ERCP der Graduierung einer chronisch-rezidivierenden Pankreatitis und dem Nachweis einer Gangobstruktion, die eine Drainagetherapie nach sich zieht (▶ unten; Abb. 2.50).

Laparoskopie

Eine Spiegelung der Bauchhöhle ist sinnvoll bei:
- Verdacht auf Briden oder innere Hernien
- rezidivierenden und anders nicht zu klärenden Bauchschmerzen

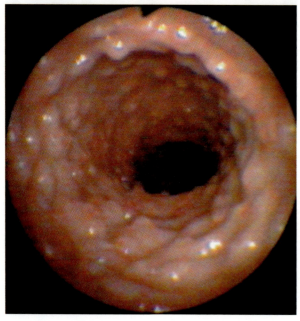

Abb. 2.47. Lymphofollikuläre Hyperplasie bei einem Säugling

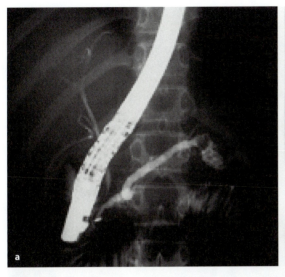 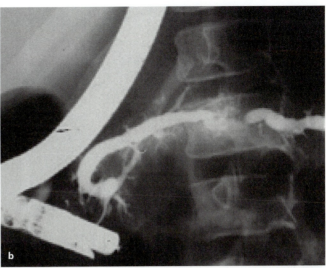

Abb. 2.50a, b. ERCP bei chronischer Pankreatitis: **a** Dilatation; **b** Gangunregelmäßigkeit

Bei Patienten mit extremer Skoliose, die eine PEG erhalten sollen, liegt der Magen in seltenen Fällen intrathorakal. Hier kann mit Hilfe der Laparoskopie der Magen unter den Rippenbogen luxiert und damit eine reguläre PEG-Anlage ermöglicht werden.

2.4.5 Besonderheiten der therapeutischen Endoskopie

Mit zunehmender Invasivität steigt das Risiko einer Bakteriämie. Während bei diagnostischen Endoskopien bei 4,7% der Patienten eine Bakteriämie nachweisbar ist, steigt die Rate bei therapeutischen Endoskopien auf 20% für Varizensklerosierungen, 24% für die PEG-Anlage und 45% für Dilatationen von Ösophagusstenosen (Vogt u. Holstege 1995). Aus diesem Grund werden relativ großzügig prophylaktische **Antibiotikagaben** empfohlen (Rey et al. 1998). Inwieweit dies sinnvoll erscheint, wird in den einzelnen Absätzen diskutiert.

ÖGD
Fremdkörperextraktion

> Generell gilt, dass ein Fremdkörper nur bei besonderer Gefährdung entfernt werden sollte.

Dies ist immer dann der Fall, wenn sich ein Fremdkörper im **Ösophagus** befindet, da hier bereits nach wenigen Stunden Druckulzera mit dem Risiko einer Perforation und nachfolgender Mediastinitis entstehen können. Todesfälle sind beschrieben. Dagegen besteht die Indikation zur Fremdkörperentfernung aus dem **Magen** nur dann, wenn sich der Fremdkörper nach 2–3 Wochen noch immer dort befindet oder Beschwerden auftreten. Beides ist ausgesprochen selten, da Fremdkörper, die den Magen erreicht haben, diesen fast immer auf natürlichem Weg verlassen und zudem Symptome durch längere Persistenz im Magen im eigenen Kollektiv nie beobachtet wurden. Eine Fremdkörperentfernung aus dem Magen kommt daher nur ausnahmsweise und für besonders sperrige, scharfe, potenziell toxische oder sehr große Gegenstände infrage.

> Wenn ein sperriger, spitzer oder scharfer Gegenstand die Mundhöhle ohne Verletzung passiert hat, im Magen liegt und keine Beschwerden verursacht, wird er in aller Regel auch auf natürlichem Weg abgehen.

Beim Verdacht auf eine Fremdkörperingestion muss zunächst geklärt werden, ob tatsächlich etwas verschluckt wurde und wo sich der Fremdkörper befindet. Hierzu sind **Röntgenaufnahmen** in 2 Ebenen erforderlich, die in jedem Fall den Hals bis zur unteren Zahnreihe einschließen sollten. Nicht selten wird ein Fremdkörper im oberen Ösophagus durch zu starkes Einblenden übersehen. Bei nichtkontrastgebenden Fremdkörpern kann versucht werden, diese indirekt mittels Kontrastmittelgabe darzustellen. Bei Fremdkörpern im Magen ist die **Sonographie** evtl. hilfreich. Bei fehlender Darstellbarkeit eines Fremdkörpers und dem Verdacht auf eine Ingestion sollte eine **ÖGD** erfolgen, da auch bei Fremdkörpern im Ösophagus nicht immer Symptome bestehen.

Knopfbatterien, deren Ingestion früher als toxischer Notfall galt, werden heute so hergestellt, dass auch unter dem Einfluss von Magensäure keine Gefährdung von ihnen ausgeht.

Eine Übersicht verschluckter Fremdkörper gibt ● Tab. 2.20.

Münzen haben einen schmalen Rand, sodass sie mit einer sog. Rattenbisszange gefasst und extrahiert werden können. Bei glatten Fremdkörpern bedient man sich einer Schlinge oder eines Körbchens.

> Das Vorschieben von Fremdkörpern durch den Ösophagus in den Magen ist riskant, da bereits wenige Stunden nach der Ingestion korrespondierende Druckulzera entstehen können und beim Vorschieben die Perforation droht (● Abb. 2.51).

Extraktionen von großen, sperrigen oder scharfen Fremdkörpern aus dem Magen gestalten sich manchmal schwierig. Unter Umständen muss man den Fremdkörper im Magen erst wenden, bevor er mit einer Schlinge gefasst und geborgen werden kann (● Abb. 2.52 und 2.53).

Das Durchziehen des gefassten Gegenstandes erfolgt sehr behutsam und unter reichlicher Luftinsufflation, um den Fremdkörper nicht an einer der 3 physiologischen Engen des Ösophagus zu verlieren (meist am oberen Ösophagussphinkter). Wartet

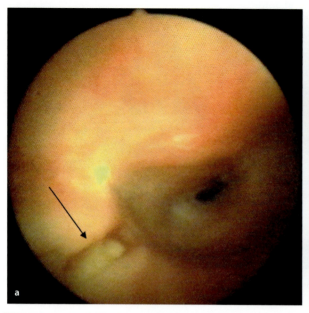

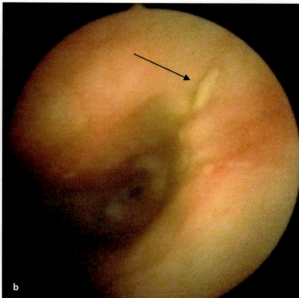

Abb. 2.51a, b. »Kissing ulcers« im Ösophagus (*Pfeile*) nach Fremdkörperingestion

Tab. 2.20. Extrahierte Fremdkörpern im oberen Gastrointestinaltrakt (n = 185)

Lokalisation	Fremdkörper

Ösophagus (74%)	– Münzen (61%)
	– Verschiedenes (39%):
	  – Reißnagel
	  – Zahn
	  – Nahrungsbolus[1]
	  – Magnet
	  – Knochen

Magen (26%)	– Münzen (59%)
	– Verschiedenes (41%):
	  – Nagel
	  – Büroklammer
	  – Kaffeelöffel
	  – Kugelschreiber
	  – Anhänger
	  – Spielzeugfigur
	  – Ehering
	  – Schlüssel
	  – potenziell toxische Substanzen

[1] überwiegend bei Patienten mit operierter Ösophagustresie

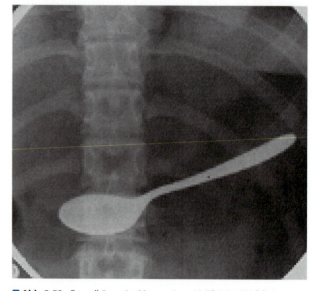

Abb. 2.52. Fremdkörper im Magen eines 15-jährigen Mädchens

man dagegen die physiologische **Relaxation der Peristaltik** ab, gelingt es meistens, den Fremdkörper beim ersten Versuch zu bergen. So können mit ausreichender Geduld auch scharfe Gegenstände verletzungsfrei geborgen werden. Spitze Fremdkörper werden mit der Spitze nach unten geborgen. Die Verwendung von sog. Tutoren, mit denen eine Verletzung bei der Extraktion vermieden werden soll, ist bei dieser Vorgehensweise nicht erforderlich.

Sondenplatzierungen und PEG

Transösophageale Dünndarmsonden. Diese dienen der enteralen Ernährung, wenn eine gastrale Ernährung wegen einer Magenentleerungsstörung unmöglich ist, der Ösophagus zuverlässig umgangen werden soll (bei ösophagotrachealer Fistel, Perforation oder rezdivierenden Aspirationen) oder eine anhaltende Pankreatitis besteht. Die enterale ist der parenteralen Ernährung fast immer vorzuziehen. Zum endsokopischen Vorschieben der Sonde wird diese knapp vor der Spitze mit einer speziellen Zange gefasst und unter Sicht platziert. Sollte dies nicht gelingen, weil die Fasszange keinen Halt findet, kann ein Faden an der Sondenspitze befestigt und gefasst werden. Eine dritte Alternative besteht in der Seldinger-Technik. Hierzu wird über den Arbeitskanal des Endoskops ein Führungsdraht im Jejunum platziert, das Endoskop entfernt und der Draht, der nun oroduodenal liegt, durch die Nase ausgeleitet. Anschließend wird die Sonde über den Führungsdraht vorgeschoben. Essenziell ist die Lokalisation der Sondenspitze, am besser hinter dem Treitz-Band, um einen duodenogastralen Reflux zu vermeiden. Ansonsten wäre der gewünschte

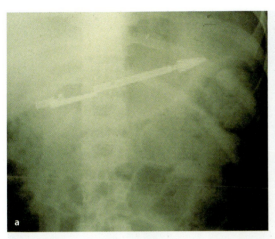
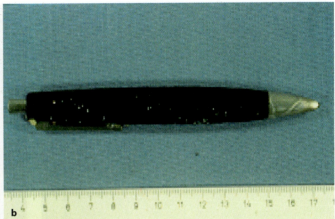

Abb. 2.53a, b. Fremdkörper im Magen eines 14-jährigen Mädchens

Effekt des Umgehens von Ösophagus und Magen nicht erreicht. Hierzu bedarf es nach der Platzierung einer Kontrastmittelgabe mit Durchleuchtung. Dabei kann gleichzeitig beurteilt werden, ob die Dünndarmsonde im Verlauf abgeknickt ist oder in sanfter Windung den Magen passiert (Abb. 2.54). Mit einer der geschilderten Möglichkeiten gelingt es fast immer, die Sonde weit genug postpylorisch zu platzieren. Die anschließende Ernährung muss kontinuierlich erfolgen und sollte zur Vermeidung eines Dumping-Syndroms so langsam gesteigert werden, dass das gewünschte Nahrungsvolumen frühestens nach einer Woche erreicht wird.

PEG. Die Indikation für eine PEG besteht bei dauerhafter Notwendigkeit einer nasogastralen/-duodenalen Sonde. Dies ist in der Regel bei einer Sondenbedürftigkeit für länger als 2–3 Monate der Fall. Jedoch bestehen auch hier individuelle Unterschiede. So kann z. B. bei einer schweren neurologischen Erkrankung, deren Verlauf gut bekannt ist, diese Frist unterschritten werden. In jedem Fall sollten Vor- und Nachteile einer PEG für den Patienten individuell abgewogen werden. Die Indikationsliste im eigenen Kollektiv ist in Tab. 2.21 aufgelistet.

Absolute **Kontraindikationen** sind Peritonitis, Anorexia nervosa und fehlendes Einverständnis, relative Kontraindikationen fehlende Diaphanie, chronische Peritonealdialyse, Gerinnungsstörungen und Ileus.

Zu bevorzugen sind grundsätzlich **großlumige PEG-Systeme** (14, 15 oder 18 Ch), da Komplikationen mit ihnen nicht häufiger, Okklusionen der Sonde dagegen deutlich seltener auftreten und bedarfsweise über die gastrale PEG-Sonde dünnlumigere Sonden in das Jejunum vorgeschoben werden können (PEG-J). Dies gilt auch für Säuglinge. So lag das Körpergewicht bei den eigenen Patienten in fast 50% der Fälle bei <10 kg. Bei einem Körpergewicht von <4–5 kg wird die innere Halteplatte verkleinert, um beim Durchzug eine Traumatisierung des Ösophagus zu vermeiden.

Vor der PEG-Anlage ist das oft mehrmals notwendige **Gespräch mit Eltern oder Betreuern** essenziell, da die Implantation einer festen Sonde eine Art Kapitulation vor der Grunderkrankung bedeutet und erhebliche emotionale Hemmnisse bestehen können. Auch muss neben den unbestreitbaren Vorteilen für den Patienten auf mögliche (fast immer vorübergehende) Nachteile hingewiesen werden, um zu hohe Erwartungen zu vermeiden.

Schließlich ist nach einer PEG die Erstellung eines **individuellen Ernährungsplans** notwendig.

Abb. 2.54. Dünndarmsonde, radiologische Lagekontrolle: kein Reflux von Kontrastmittel in den Magen

Tab. 2.21. Indikationen für eine perkutane endoskopische Gastrostomie (PEG; n = 494; eigenes Kollektiv)

Indikation	Häufigkeit [%]
Neurologische Grunderkrankung	65
Notwendigkeit einer Zusatzalimentation[1]	19
Tumor	5
Verschiedenes	11

[1] Patienten mit sonst unbeeinflussbarerer Dystrophie bei kongenitalem Vitium, bronchopulmonaler Dysplasie, zystischer Fibrose, terminaler Niereninsuffizienz, Leberzirrhose vor Transplantation und syndromalen Erkrankungen

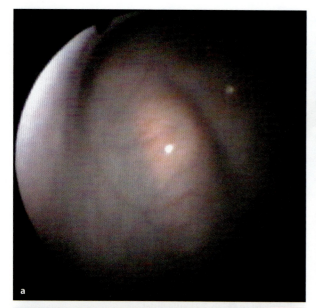

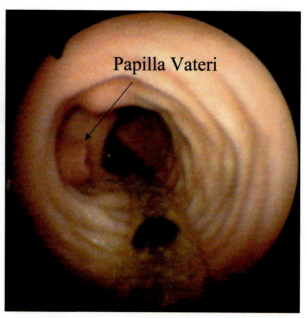

Abb. 2.56. PEG-J: transpylorische Platzierung

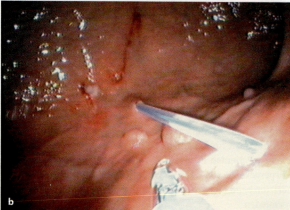

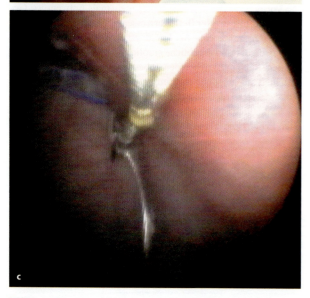

Abb. 2.55a–c. Durchführung einer PEG: **a** Diaphanie und Fingerimpression von außen; **b** Kanülenplatzierung; **c** Fassen des Fadens

Die **technische Durchführung** der PEG ist in Abb. 2.55 dargestellt.

Die **Lokalisation der Sonde** richtet sich nach der Grunderkrankung. So werden Patienten mit rezidivierendem Erbrechen von einer jejunalen PEG (PEG-J) profitieren, während Patienten mit Stoffwechselkrankheiten, die entsprechend schlecht schmeckende Diäten zu sich nehmen müssen, lediglich das Geschmacksorgan »Mundhöhle« umgehen müssen, also mit einer gastralen Sonde zurechtkommen. Im eigenen Kollektiv war es nur in etwa 10% der Fälle erforderlich, eine PEG-J zu platzieren (Abb. 2.56). Hierbei gelten die gleichen Kautelen wie bei der Dünndarmsonde. Das Lumen der Jejunalsonde wird durch die PEG naturgemäß auf 8 oder 9 Ch begrenzt. Es empfiehlt sich, Sonden vom gleichen Hersteller zu verwenden, da sie exakt auf die PEG abgestimmt sind. Sie weisen an ihrer Spitze eine kleine Öse auf, durch die ein Faden geschlungen werden kann. Dieser wird mit der Biopsiezange gefasst und dann die Sonde im Schlepptau hinter dem Endoskop hergezogen und im Dünndarm platziert. Sollte eine zuverlässige Platzierung im Einzelfall nicht möglich sein, kann die Sonde entweder in Seldinger-Technik oder in Ausnahmefällen durch Direktpunktion des Jejunums implantiert werden (perkutane endoskopische Jejunostomie, PEJ; Abb. 2.57).

Der Wert einer prophylaktischen **antibiotischen Behandlung** (»single shot«) ist nur bei Patienten mit Herzfehlern (Endokarditisprophylaxe), Peritonealdialyse oder ventrikuloperitonealem Shunt gesichert. Im eigenen Kollektiv liegt die Rate behandlungsbedürftiger Entzündungen auch ohne eine prophylaktische Antibiotikagabe mit 4 von 494 Anlagen (0,8%) deutlich unter den Angaben in der Literatur mit Prophylaxe.

Die PEG kann 2 Stunden nach Anlage mit Tee bestückt werden, nach insgesamt 4 Stunden ist der **Nahrungsaufbau** möglich.

Nach der PEG empfielt es sich, für 48 Stunden eine **Analgesie,** z. B. mit Metamizol (60 mg/kg KG/Tag als Dauerinfusion), durchzuführen.

Individuell ist eine **krankengymnastische Therapie** nach Castillo-Morales sinnvoll, um die Schluckkoordination zu verbessern.

2.4 · Endoskopie

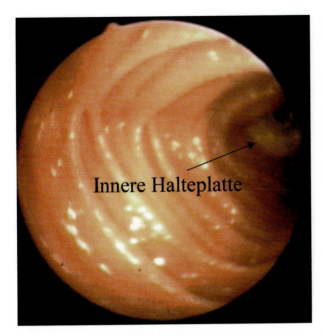

Abb. 2.57. PEJ: Direktpunktion des Jejunums

Mit Hilfe eines Pflegestandards kann die Rate von Langzeitkomplikationen gesenkt werden. Schwere klinische **Komplikationen** sind Perforation, i. v. zu behandelnde Infektionen der Einstichstelle und gastrokolische Fisteln (Abb. 2.58). Die Häufigkeit wird in der Literatur mit 9% angegeben, im eigenen Kollektiv beträgt sie 2%. Vermeidbare Komplikationen sind:
- Einwachsen der inneren Halteplatte (»buried bumper«, durch einmal tägliches Vorschieben der PEG in den Magen zu umgehen; Abb. 2.59)
- Okklusion der Sonde (großlumige Systeme verwenden, Medikamente mörsern, dabei potenziellen Wirkungsverlust eruieren)
- Diskonnektion
- Dislokation (Dünndarmsonden durch Änderung der Nahrungszufuhr vermeiden)

Derzeit wird diskutiert, ob eine PEG das Risiko für eine **gastroösophageale Refluxerkrankung** erhöht. In einer prospektiven Studie wurde dies nicht bestätigt (Razeghi et al. 2002). Einziger Risikofaktor für eine konsekutive gastroösophageale Refluxerkrankung war die Anlage der PEG im Antrum, sodass möglichst eine Platzierung im Korpus erfolgen sollte.

> Wird eine PEG nicht mehr benötigt, darf diese keinesfalls abgeschnitten und der Rest in situ belassen werden, da durch die innere Halteplatte Ileus, Perforationen, Fisteln und Todesfälle beschrieben sind.

Dilatation von Stenosen

Die **Indikation** für eine pneumatische Dilatation besteht bei stenosebedingter Dysphagie nach operierter Ösophagusatresie, Verätzung und Achalasie (Lang et al. 2001; Vakil et al. 2003) Allerdings existieren kaum Empfehlungen aus der pädiatrischen Gastroenterologie, da es sich um ein relativ neues Verfahren handelt. Nach eigenen Erfahrungen ist die Dilatation einer Bougierung vorzuziehen, da die Traumatisierung und damit das Ausmaß der Re-Stenosierung deutlich geringer ausfallen und die Komplikationsrate nicht höher ist (Lang et al. 2001).

Betroffen sind vorwiegend Säuglinge und Kleinkinder. Wegen des nicht unbeträchtlichen Komplikationsrisikos (bei 4 von 215 Dilatationen kam es zu einer Perforation) sollte diese Methode nur von besonders erfahrenen Endoskopikern durchgeführt werden. Dabei ist eine **antibiotische Prophylaxe** indiziert, da nach Dilatation im Ösophagus gehäuft Hirnabszesse berichtet werden.

Der Ballon wird unter endoskopischer Sicht platziert und unter radiologischer Kontrolle aufgeblasen (Abb. 2.60). Die **Durchleuchtung** hat den Vorteil, dass anhand des Verhaltens der Stenose beurteilt werden kann, ob der nächstgrößere Ballon verwendet werden oder mit mehr Druck gearbeitet werden muss.

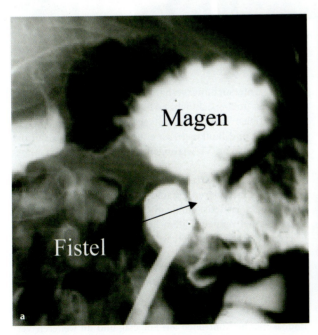
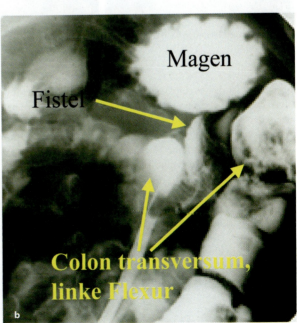

Abb. 2.58a, b. Gastrokolische Fistel 2,5 Jahre nach transkolischer PEG

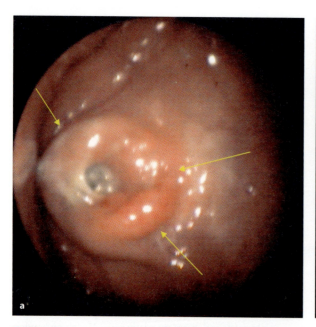 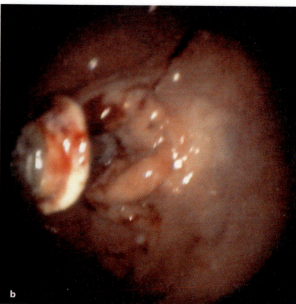

Abb. 2.59a, b. »Buried bumper« nach PEG vor (**a**) und nach (**b**) endoskopischer Freipräparation. *Pfeile* innere Halteplatte

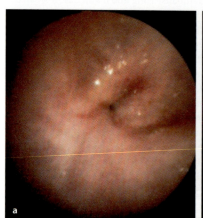 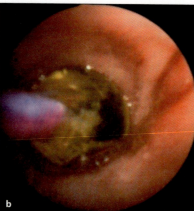 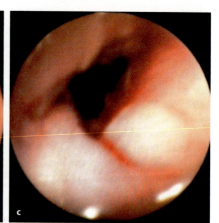

Abb. 2.60a–c. Dilatation nach Laugenverätzung: Zustand vor (**a**), während (**b**) und nach (**c**) Ballondilatation

Obligat ist die abschließende Inspektion, um eine **Perforation** rechtzeitig zu erkennen (Abb. 2.61). Diese kann im Ösophagus in der Regel konservativ behandelt werden (Aminoglykosid in Kombination mit einem Cephalosporin, zusätzlich ein Protonenpumpeninhibitor, eine Magenablaufsonde und parenterale Ernährung). Meist genügt eine Therapiedauer von 3–5 Tagen.

Blutstillung

Ursachen einer akuten Blutung sind:
— Ösophagus- oder Fundusvarizen
— Ulzera
— Gefäßfehlbildungen (Angiodysplasien)

> Es handelt sich um eine Notfallsituation, die nach Kreislaufstabilisierung einer umgehenden endoskopischen Versorgung bedarf.

Zur Verfügung stehen Sklerosierung, Ligatur, Verklebung, Unterspritzung und Elektrokoagluation.

Die Untersuchungsverhältnisse sind durch die Blutung meist unübersichtlich. Es hat sich daher bewährt, nach einer initialen Inspektion mit einer **dicklumigen Magensonde** Blut und Blutkoagel zu entfernen. Die Sorge, mit der Sonde zusätzliche Verletzungen zu verursachen, ist unbegründet.

Bei **Ösophagusvarizen** bietet sich anstelle der früher durchgeführten Sklerosierung heute die Gummibandligatur an (Abb. 2.62). Sie weist ein deutlich geringeres Komplikationsrisiko auf, bei vergleichbarem Effekt. **Fundusvarizen** können gelegentlich ebenfalls ligiert werden. Ansonsten sind diese jedoch eine Domäne der Verklebung mit Histoakryl. **Magen- und Duodenalulzera** werden mit Fibrinkleber, Suprarenin oder NaCl-Lösung unterspritzt. Allerdings ist bei pädiatrischen Patienten meist schon eine i. v. Therapie mit Omeprazol ausreichend (1–2 mg/kg KG/Tag in Form von 2 Kurzinfusionen). Endoskopische Kontrollen am Folgetag und im weiteren Verlauf sind obligat.

2.4 · Endoskopie

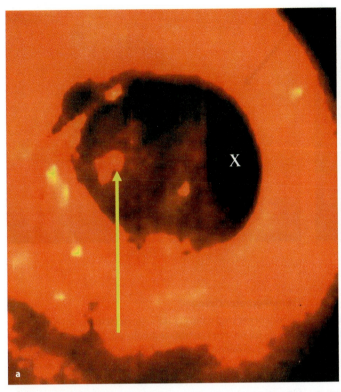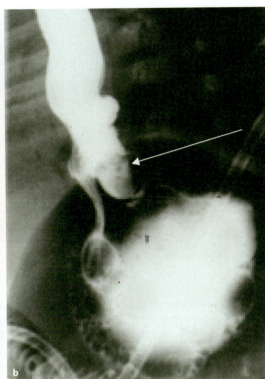

Abb. 2.61a, b. Zustand nach Dilatation des Ösophagus: gedeckte Perforation (*Pfeile*)

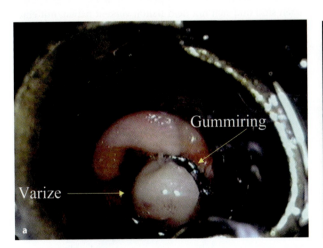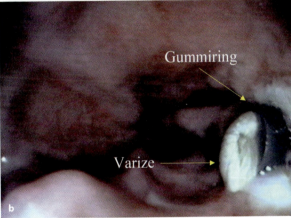

Abb. 2.62a, b. Ösophagusvarize. **a** Gummibandligatur; **b** Zustand 7 Tage nach der Ligatur

Nach stattgehabter Blutung aufgrund von Varizen sollten diese komplett beseitigt werden, um das **Rezidivblutungsrisiko** zu verringern. Über die Zeitintervalle zwischen den einzelnen Sitzungen existieren keine verbindlichen Angaben. Ein- bis 2-wöchige Abstände haben sich bewährt.

Die **Antibiotikaprophylaxe** wird kontrovers diskutiert. Nachdem der Trend ohnehin zur Ligatur geht, kann auf eine Prophylaxe verzichtet werden (Flick 1990). Im eigenen Kollektiv von 84 Sklerosierungen bzw. Ligaturen kam es in keinem Fall zu einer entzündlichen Komplikation.

Die blutungsbedingte **Mortalität** bei pädiatrischen Patienten ist ausgesprochen gering.

Koloskopie

Indikationen für therapeutische Endoskopien am unteren Gastrointestinaltrakt sind sehr viel seltener und betreffen insbesondere:
- Polypektomie
- Fremdkörperentfernung
- Dilatationen von Stenosen

Polypektomie

❗ Die Indikation zur endoskopischen Abtragung eines Polypen besteht in jedem Fall, da es bei einem akzidentellen Abriss aus dem Polypenstiel zu erheblichen Blutungen kommen kann.

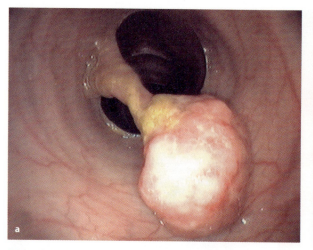
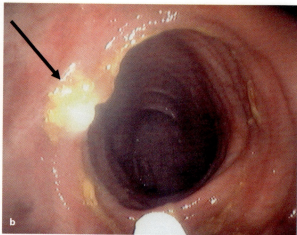

Abb. 2.63. Kolonpolyp

Die **Abtragung** erfolgt mit einer Schlinge und mittels Diathermie (Abb. 2.63 und 2.64). Hierfür ist der gute Sitz einer Hautelektrode entscheidend. Die elektrische Funktion der Schlinge sollte vor der Untersuchung überprüft werden.

Polypen im Kindesalter sind fast immer gestielt, sodass sie sich mit der **Diathermieschlinge** gut fassen lassen. Wenn sich das Überstülpen der Schlinge schwierig gestaltet, da der Polyp hinter einer Haustre liegt, kann das Umlagern des Patienten hilfreich sein. Nach der Durchtrennung des Polypenstiels muss gesichert sein, dass der Stumpf trocken ist. Andernfalls kann es zu erheblichen Nachblutungen kommen.

Abgetragene Polypen sollten histologisch untersucht und daher geborgen werden. Dies ist nicht immer ganz leicht, da der Polyp meist rund und glatt ist. Manchmal lässt er sich an der Endoskopspitze festsaugen oder mit dem scharfen Greifer fassen und mit dem Gerät extrahieren. In der Regel muss er jedoch mit der Schlinge oder einem Körbchen gefasst werden.

Eine Besonderheit sind Polypen bei **familiärer adenomatöser Polypose.** Hier ist initial die Artdiagnose bedeutsam. Im Verlauf kommt es darauf an, eine eventuelle Dysplasie nachzuweisen, deren Ausmaß einerseits die Überwachungsintervalle, andererseits den Zeitpunkt der Kolektomie mit Proktomukosektomie und Anlage eines ileoanalen Pouch bestimmt. Hierzu liegen exakte Richtlinien aus der internistischen Gastroenterologie vor.

Fremdkörperentfernung

Fremdkörper sind naturgemäß sehr viel seltener im Kolon platziert als im oberen Gastrointestinaltrakt. Es handelt sich nicht nur um Fremdkörper, die aus Neugier oder zum Lustgewinn eingebracht wurden, sondern auch um iatrogen platzierte und dislozierte Gegenstände (z. B. abgerissene Spülkatheter nach Operationen).

Meist sind die Fremdkörper schlecht zu fassen. So wurden z. B. Blasenkatheter, die postoperativ im Rektum lagen, abgerissen sind und sich mit dem Ballon verkeilt haben, mit einer Sklerosierungsnadel angestochen und anschließend mit der Rattenbisszange entfernt. Bei einer umgekehrt eingeführten Flasche wurde ein Dilatationsballon in den Fremdkörper eingelegt, aufgepumpt und die Flasche im Schlepptau extrahiert. Bei einem Hegar-Stift wurde ein Ballon an dem Fremdkörper herangeführt und aufgeblasen und der 20 mm dicke Stift behutsam extrahiert.

Dilatation von Stenosen

Stenosen entstehen in erster Linie als Folgen von Anastomosen (Abb. 2.65) oder bei M. Crohn (Abb. 2.66).

Die Durchführung entspricht der bei Dilatationen im Ösophagus. Der einzige Unterschied besteht darin, dass größere Ballons verwendet werden.

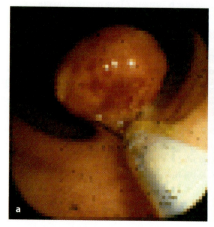
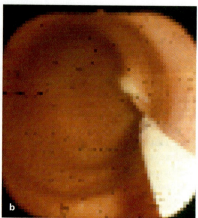

Abb. 2.64a, b. Sigmapolyp. **a** Abtragung; **b** Zustand nach Abtragung: trockener Situs in Wandniveau

2.5 · Histologische Diagnostik des Gastrointestinaltrakts

Abb. 2.65a, b. Postoperative Stenose bei M. Hirschsprung: Zustand vor (**a**) und nach (**b**) Dilatation

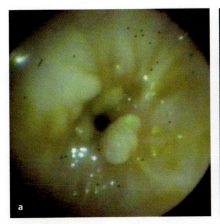
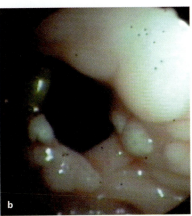

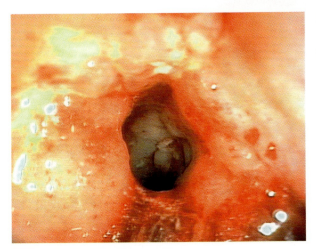

Abb. 2.66. Stenose bei M. Crohn (Colon descendens)

ERCP

Die Indikation für eine therapeutische ERCP besteht bei akuter Okklusion des Gallen- oder Pankreasgangs mit der Option, das Hindernis (meist Steine) in der gleichen Sitzung zu entfernen. Bei einem Verschluss anderer Genese kann bei der ERCP ein Drainagekatheter eingelegt werden.

Einzelheiten werden hier nicht weiter erörtert, da diese Maßnahmen ausschließlich von internistischen Gastroenterologen durchgeführt werden und in diesem Zusammenhang lediglich die Kenntnis der Indikation von Bedeutung ist.

Literatur

Bader L, Blumenstock G, Birkner B et al. (2002) Hygea: Studie zur Qualität der Aufbereitung von flexiblen Endoskopen in Klinik und Praxis. Z Gastroenterol 40: 157–170

Balsells F, Wyllie R, Kay M, Steffen T (1997) Use of conscious sedation for lower and upper gastrointestinal endoscopic examinations in children, adolescents, and young adults: a twelve-year review. Gastrointest Endosc 45: 375–380

Flick JA (1990) Antibiotic prophylaxis during sclerotherapy for esophageal varices. J Pediatr 116: 156–157

Fox VL (1998) Clinical competency in pediatric endoscopy. J Pediatr Gastroenterol Nutr 26: 200–204

Lang T, Hümmer HP, Behrens R (2001) Balloon dilatation is preferable to bouginage in children with esophageal atresia. Endoscopy 33: 329–35

Leiß O, Beilenhoff U, Bader L et al. (2002) Leitlinien zur Aufbereitung flexibler Endoskope und endoskopischen Zusatzinstrumentariums im internationalen Vergleich. Z Gastroenterol 40: 531–542

Mergener K, Baillie J (1998) Complications of endoscopy. Endoscopy 30: 230–243

Razeghi S, Lang T, Behrens R (2002) Influence of percutaneous endoscopic gastrostomy on gastroesophageal reflux: a prospective study in 68 children. J Pediatr Gastroenterol Nutr 35: 27–30

Rey JR, Axon A, Budzynska A et al. (1998) Guidelines of the European Society of Gastrointestinal Endoscopy (E.S.G.E.). Antibiotic prophylaxis for gastrointestinal endoscopy. Endoscopy 30: 318–324

Rothbaum RJ (1996) Complications of pediatric endoscopy. Gastrointest Endosc Clin N Am 6: 445

Vakil N, Kadakia S, Eckhardt VF (2003) Pneumatic dilation in achalasia. Endoscopy 35: 526–530

Vogt W, Holstege A (1995) Antibiotikaprophylaxe bei interventionellen Techniken in der Gastroenterologie. Z Gastroenterol 33 (Suppl 2): 7–11

2.5 Histologische Diagnostik des Gastrointestinaltrakts

H. Denk

2.5.1 Zöliakie/Sprue

▶ Abschn. 10.3.

Die Diagnose der Zöliakie beruht auf serologischen und histologischen Befunden, wobei der Beurteilung von Biopsien aus dem **Duodenum** (am besten Pars descendens) oder dem oberen Jejunum besondere Bedeutung zukommt.

Typisch, allerdings nicht absolut spezifisch, für die Zöliakie ist die Vermehrung **intraepithelialer Lymphozyten** (IEL), deren Zahl pro 100 Epithelzellen bestimmt wird. Als unterer Grenzwert gelten 40 IEL/100 Epithelzellen; meist finden sich mehr als 60 IEL/100 Epithelzellen. Es handelt sich dabei um zytotoxische T-Lymphozyten. In der Lamina propria finden sich vermehrt Entzündungszellen (Plasmazellen, Lymphozyten, Mastzellen, neutrophile und eosinophile Granulozyten).

Die **Störung der Zottenarchitektur** ist die markanteste histologische Veränderung (**Abb. 2.67**). Sie äußert sich in Form unterschiedlich ausgeprägter Verplumpung, Verkür-

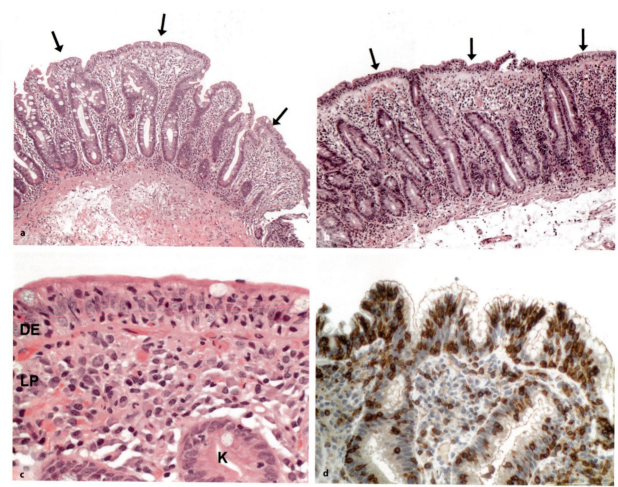

Abb. 2.67a–d. Zöliakie, Marsh-Typ 3c (Tab. 2.22). Das morphologische Bild des Duodenalbiopsats ist durch subtotale (a) bis totale (b) Zottenatrophie (*Pfeile*), Verlängerung der Krypten sowie lymphozytäre Infiltration und Vakuolisierung des Deckepithels (c) charakterisiert. d Der T-Zell-Charakter des lymphozytären Infiltrats lässt sich immunhistochemisch mittels CD3-Antikörpern nachweisen (braune Farbreaktion). a, b 36fach; c, d 200fach. *DE* Deckepithel; *K* Krypten; *LP* Lamina propria

Tab. 2.22. Marsh-Klassifikation der Zöliakie. (Mod. nach Oberhuber et al. 2001)

Parameter	Typen					
	0	1 (infiltrativ)	2 (hyperplastisch)	3 (destruktiv)		
				3a	3b	3c
IEL [n/100 Epithelzellen]	<40	>40	>40	>40	>40	>40
Krypten	Normal	Normal	Hyperplastisch	Hyperplastisch	Hyperplastisch	Hyperplastisch
Zotten	Normal	Normal	Normal	Leichte bis mäßige Atrophie	Subtotale Atrophie	Totale Atrophie

IEL intraepitheliale Lymphozyten

zung (Atrophie) oder völligem Fehlen der Zotten. In fortgeschrittenen Stadien der Zottenatrophie sind die deckenden Enterozyten häufig vakuolisiert. Eine Hyperplasie der Krypten ist ebenfalls eine frühe Architekturstörung der Dünndarmmukosa und mit erhöhter mitotischer Aktivität des Kryptenepithels verbunden.

Auf Basis der erwähnten morphologischen Veränderungen lässt sich die Zöliakie in unterschiedliche Stadien (**Marsh-Stadien**) unterteilen (Tab. 2.22). Der Typ Marsh 0 findet sich bei Zöliakiepatienten in Vollremission unter glutenfreier Diät. Die histologischen Veränderungen der Dünndarmmukosa sind allerdings nicht absolut zöliakiespezifisch. Eine ähnliche Morphologie kann bei Autoimmunenteropathie, tropischer Sprue, Nahrungsmittelintoleranz (z. B. gegenüber Kuhmilch), Hypogammaglobulinämie und Infektionen festgestellt werden.

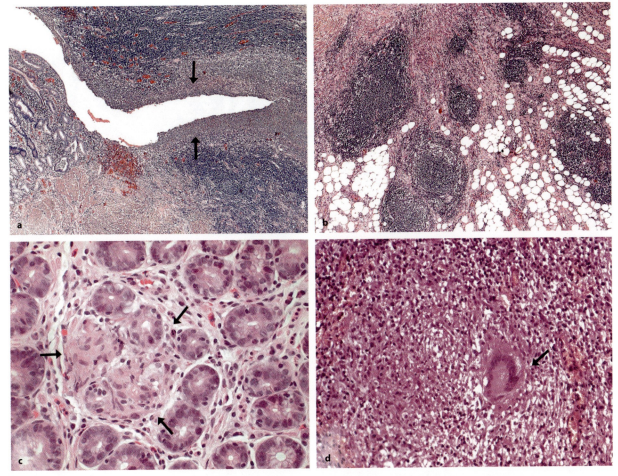

Abb. 2.68a–d. M. Crohn. **a** Fissurale Ulzera reichen tief in die Darmwand (*Pfeile*). **b** Entzündliche Veränderungen (mit zahlreichen Lymphfollikeln) finden sich auch im Mesenterium. **c, d** Granulome lassen sich in allen Darmwandschichten nachweisen. Sie bestehen aus Epitheloidzellen, mehrkernigen Riesenzellen, umgebenden Lymphozyten sowie eosinophilen und neutrophilen Granulozyten (*Pfeile*). **a** 60fach; **b** 100fach; **c** 400fach; **d** 600fach

2.5.2 Morbus Crohn

▶ Abschn. 11.1.

Der M. Crohn ist durch eine herdförmige und diskontinuierliche **Entzündung** mit Bevorzugung von Dünn- und Dickdarm charakterisiert. Er kann sich aber auch in den übrigen Anteilen des Magen-Darm-Trakts manifestieren. Neben dem segmentalen Befall ist eine alle Darmwandschichten erfassende (transmurale) Entzündung charakteristisch. Dies führt bei makroskopischer Betrachtung zu fissuralen Ulzerationen sowie zu Stenosen und Strikturen (»Kopfsteinpflasterrelief«).

Histologisch zeigt sich ein diskontinuierliches, aus Lymphozyten, Plasmazellen, Granulozyten und Histiozyten bestehendes **Entzündungsinfiltrat** mit in die Tiefe reichenden Ulzera (◘ Abb. 2.68). Außerdem finden sich Lymphfollikel mit aktivierten Keimzentren und vereinzelte Kryptenabszesse. Granulome, bestehend aus Epitheloidzellen und mehrkernigen Riesenzellen, sind nur in etwa 50% der Fälle nachweisbar. Die Kryptenarchitektur ist meist intakt, die Becherzellen sind nicht reduziert. Gastrale Metaplasien im Dünndarm sind häufig anzutreffen.

2.5.3 Colitis ulcerosa

▶ Abschn. 11.2.

Die Colitis ulcerosa kann auf das Rektum beschränkt sein (Proctitis ulcerosa) oder auch das gesamte Kolon kontinuierlich betreffen. In bis zu 20% der Fälle ist auch das terminale Ileum in den **Entzündungsprozess** einbezogen (»Backwash«-Ileitis). Es handelt sich um eine chronisch-entzündliche Darmerkrankung, die sich makroskopisch in Form einer ödematösen, vulnerablen Schleimhaut mit Erosionen und relativ seichten Ulzera sowie »pseudopolypösen« Schleimhauterhebungen äußert.

Histologisch zeigt sich eine auf die Mukosa konzentrierte **Entzündung** (Lymphozyten, Plasmazellen, neutrophile und eosinophile Granulozyten, Mastzellen) mit Beteiligung der Krypten (Kryptitis), Verlust der Becherzellen und partieller oder totaler Kryptendestruktion (Kryptenabszesse, Ulzera). Charakteristisch ist die Störung der Kryptenarchitektur mit unregelmäßig angeordneten, z. T. horizontal liegenden und/oder verzweigten Krypten (◘ Abb. 2.69). Die Kryptenbasen werden durch das die gesamte Mukosa erfassende Entzündungsinfiltrat von der Muscularis mucosae abgedrängt. Im Remissionsstadium kann sich der histologische Befund weitgehend normalisieren.

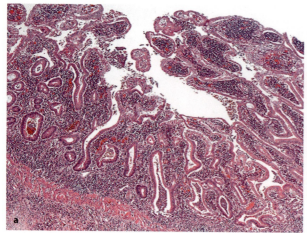
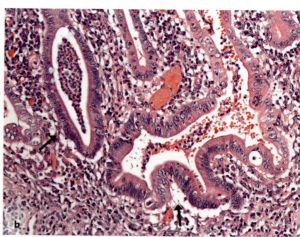

Abb. 2.69a, b. Colitis ulcerosa. Die Lamina propria der Mukosa ist von Lymphozyten, Plasmazellen sowie neutrophilen und eosinophilen Granulozyten durchsetzt, wobei die Kryptenbasen durch das entzündliche Infiltrat von der Muscularis mucosae abgedrängt werden. Die Kryptenarchitektur ist gestört. Im Rahmen der Kryptendestruktion kommt es zur Entwicklung von Kryptenabszessen (*Pfeile*) und Ulzera. **a** 90fach; **b** 300fach

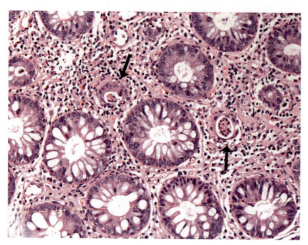
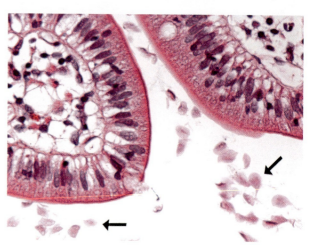

Abb. 2.70. Infektiöse (bakterielle) Kolitis. Oberflächlich ist die Lamina propria der Mukosa ödematös aufgelockert und vorwiegend neutrophilgranulozytär infiltriert. Leukozytär durchsetzter Detritus findet sich in den Kryptenlumina (Kryptenabszesse; *Pfeile*). Mikrokrypten werden von isoprismatischem bis flachem Epithel ausgekleidet (*Pfeile*). 100fach

Abb. 2.71. Lambliasis (Duodenalmukosa). Es handelt sich um birnenförmige, bis 20 µm lange Flagellaten (*Pfeile*). 300fach

2.5.4 Infektiöse Kolitis

► Kap. 7.

Infektiöse Kolitiden können durch invasive Bakterien (z. B. Salmonellen, Campylobacter spp.), toxinbildende Bakterien (z. B. Clostridien, Klebsiellen, Escherichia coli), Viren (z. B. Zytomegalievirus), Parasiten (z. B. Amöben, Schistosomen) oder Pilze hervorgerufen werden.

Histologisch finden sich bei akuten Verläufen eine erhaltene Kryptenarchitektur und eine oberflächlich betonte **Infiltration** der ödematös aufgelockerten Mukosa durch überwiegend neutrophile Granulozyten, später auch Lymphozyten und Plasmazellen (Abb. 2.70). Die Entzündung kann diskontinuierlich sein. Invasive Bakterien verursachen Kryptenabszesse, wobei zystische Mikrokrypten mit isoprismatischem bis flachem Epithel typisch sind. Toxinbildende Bakterien verursachen kleinflächige Nekrosen des Deckepithels und Erosionen (mit randständiger mikropapillärer Proliferation überlebender Enterozyten), die von lockeren, Fibrin, Detritus und neutrophile Granulozyten enthaltenden (»rauchschwadenartigen«) Pseudomembranen überlagert sind. In schwereren Fällen kommt es zu tiefer greifenden partiellen bis kompletten Schleimhautnekrosen mit deckenden Pseudomembranen. Die Zytomegalieviruskolitis ist durch eine gemischtzellige Entzündungsinfiltration der Mukosa (ohne Kryptenabszesse), Granulome oder Lymphfollikel und Kerneinschlüsse (v. a. in Gefäßendothelzellen: »Eulenaugenzellen«) charakterisiert. Bei protrahiertem Verlauf sind Kryptendeformationen möglich.

2.5.5 Duodenitis

► Kap. 7.

Die akute Duodenitis ist durch das Vorhandensein von **neutrophilen Granulozyten** charakterisiert. Bei ausgeprägter infektiöser

2.5 · Histologische Diagnostik des Gastrointestinaltrakts

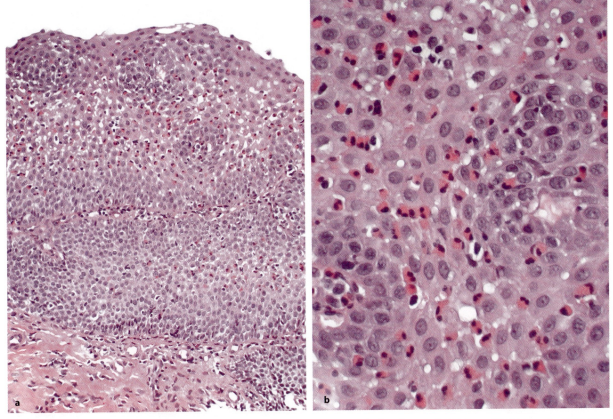

Abb. 2.72a, b. Eosinophile Ösophagitis. Das verbreiterte geschichtete Plattenepithel der Ösophagusmukosa ist von zahlreichen eosinophilen Granulozyten durchsetzt (starke Vergrößerung in **b**). **a** 150fach; **b** 900fach

Duodenitis entspricht das morphologische Bild jenem im Dickdarm, z. T. mit Ausbildung von Kryptenabszessen oder zytomegalievirusassoziierten Kerneinschlüssen. Die durch Helicobacter pylori verursachte Bulbitis geht mit einer gastralen Metaplasie der Mukosa einher. Die Unterscheidung von einem M. Crohn kann im Einzelfall schwierig sein. Bei Lambliasis fehlt häufig eine entzündliche Gewebereaktion (Abb. 2.71). Es kann aber besonders bei Immundefizienz auch zu Entzündung (Lymphozyten, Plasmazellen, eosinophile Granulozyten, IEL) und Zottenatrophie kommen.

2.5.6 Eosinophile Ösophagitis

Die häufigste Ursache einer durch eosinophile Granulozyten dominierten Ösophagitis ist der **gastroösophageale Reflux** (▶ Kap. 9.3). In seltenen Fällen zeigen sich derartige (sehr ausgeprägte) Veränderungen auch im Rahmen einer eosinophilen Gastroenteritis ohne Reflux oder einer Achalasie. Histologisch ist das Plattenepithel akanthotisch verbreitert, und das Epithel, die Lamina propria und die Muscularis mucosae sind von eosinophilen Granulozyten durchsetzt (Abb. 2.72).

2.5.7 Eosinophile Gastroenteritis und eosinophile Kolitis

Es handelt sich um seltene Erkrankungen, die nur dann diagnostiziert werden sollten, wenn eine massive Infiltration durch eosinophile Granulozyten im Gastrointestinaltrakt bei Fehlen von Parasiten oder einer systemischen Erkrankung vorliegt. Am häufigsten sind der Magen und der Dünndarm betroffen. Da die Eosinophileninfiltration gelegentlich nur herdförmig ausgeprägt bzw. auf die Muscularis propria oder die Subserosa beschränkt ist und durch die Biopsie nicht erreicht wird, sind Biopsien nicht immer diagnostisch aussagekräftig. In westlichen Ländern ist die häufigste Ursache einer eosinophilen Kolitis bei Kindern unter 2 Jahren die **Kuhmilchallergie.** Der Ersatz der Kuhmilch durch Sojaproteinlösung kann zu einer Sojaallergie führen. Bei massiver Ausprägung kann es auch zu Störungen der Kryptenarchitektur, zu eosinophilen Kryptenabszessen und zu Ulzerationen kommen. Differenzialdiagnostisch sind eosinophile Infiltrate im Rahmen von Parasiteninfestationen, idiopathischen chronisch-entzündlichen Darmerkrankungen (Colitis ulcerosa, M. Crohn) und Bestrahlung abzugrenzen.

2.5.8 Refluxösophagitis

▶ Abschn. 9.3

> Ein gastroösophagealer Reflux ist in den ersten Lebensmonaten häufig und kann in dieser frühen Lebensphase als physiologisch angesehen werden.

Bei längerem Bestehen kann jedoch eine Refluxösophagitis resultieren. Die histologisch fassbaren Veränderungen der Refluxösophagitis des Kindes entsprechen jenen des Erwachsenen. Es

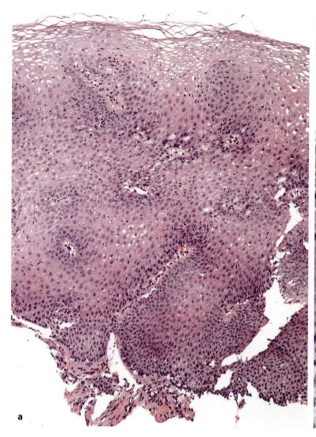
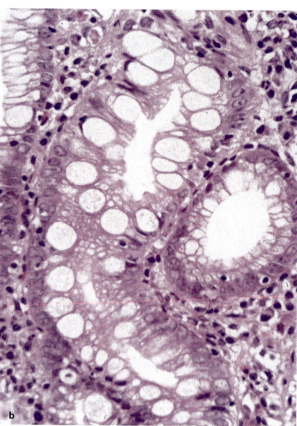

Abb. 2.73a, b. a Refluxösophagitis mit hyperplastischem Plattenepithel und Infiltration durch Lymphozyten sowie neutrophile und eosinophile Granulozyten. b Die Barrett-Mukosa ist durch eine inkomplette intestinale Metaplasie in einer magenähnlichen Mukosa charakterisiert. a 120fach; b 250fach

finden sich eine Basalzellhyperplasie des Ösophagusepithels sowie eine Infiltration durch Lymphozyten, neutrophile und eosinophile Granulozyten (Abb. 2.73a). Im basalen Anteil des Plattenepithels lassen sich eine Spongiose und eine Vergrößerung der Zellkerne nachweisen. **Intraepitheliale eosinophile Granulozyten** sind ein sehr spezifischer Indikator für sauren Reflux, allerdings nur bei 40–50% der symptomatischen Kinder nachweisbar.

Differenzialdiagnostisch kommen Herpes-simplex-Ösophagitis, M. Crohn und Verätzungen infrage. Bei Immunsupprimierten ist stets an eine **infektiöse Genese** zu denken.

Bei chronischem gastroösophagealen Reflux kann es auch bei Kindern zur Entwicklung eines Barrett-Ösophagus kommen. Bei der Barrett-Mukosa handelt es sich um eine magenähnliche Mukosa mit gestörter Architektur, inkompletter intestinaler Metaplasie mit Becherzellen und Prä-Becherzellen sowie fehlenden oder nur spärlich vorhandenen, unregelmäßig angeordneten mukoiden Drüsen und flacher oder zottiger Oberfläche (Abb. 2.73b).

2.5.9 Gastritis

▶ Abschn. 9.4.

Der häufigere Einsatz der Endoskopie hat in den vergangenen Jahren gezeigt, dass die Gastritis auch im pädiatrischen Krankengut mit recht hoher Frequenz vorkommt. Die **Helicobacter-pylori-Infektion** ist eine wichtige Ursache der Gastritis sowie von Magen- und Dodenalulzera. Bei Helicobacter pylori handelt es sich um gekrümmte, kleine, gramnegative, nichtinvasive Bakterien mit spezifischer rezeptorvermittelter Adhärenz an Foveolarepithelzellen der Magenmukosa und zytopathogenem Effekt. Die Erreger lassen sich im Hämatoxylin-Eosin-gefärbten Gewebeschnitt, besser aber nach Giemsa- oder Warthin-Starry-Färbung, nachweisen (Abb. 2.74c). Die Magenmukosa zeigt eine diffuse lymphoplasmazelluläre Infiltration der Lamina propria, unterschiedlich dicht durchsetzt von neutrophilen Granulozyten, die auch das Foveolar- und Oberflächenepithel infiltrieren (Abb. 2.74a, b). Höhere Grade der Mukosaschädigung äußern sich in Epitheldefekten, Erosionen und Ulzera.

Weitere Ursachen für Gastritiden sind chemische Agenzien (Medikamente, z. B. Antiphlogistika und Kortikosteroide) sowie Nahrungsmittelallergien (▶ Abschn. 2.5.7). Zudem kann es im Rahmen des M. Crohn zu einer Mitbeteiligung der Magenmukosa kommen.

2.5.10 Lymphangiektasie mit exsudativer Enteropathie

▶ Abschn. 10.12.

Lymphangiektasien (meist kongenital) können solitär oder diffus im Dünndarm auftreten, wobei Überschneidungen mit (hamartomatösen) Lymphangiomen und lymphatischen Zysten

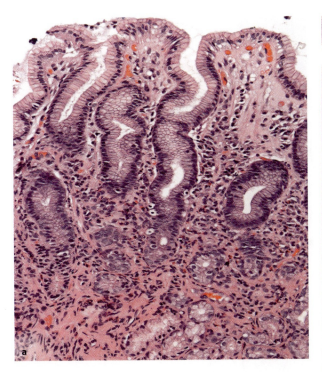
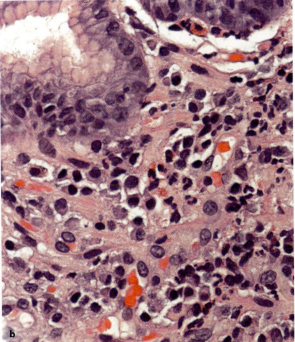
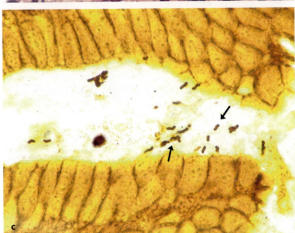

Abb. 2.74a–c. Helicobacter-pylori-assoziierte Gastritis. **a, b** Die Lamina propria ist von Lymphozyten und neutrophilen Granulozyten durchsetzt. **c** Bei der Warthin-Starry-Färbung werden die Bakterien schwarz angefärbt (*Pfeile*). **a** 100fach; **b** 250fach; **c** 400fach

bestehen. Lokalisierte Lymphangiektasien finden sich recht häufig in Duodenalbiopsaten. Die diffuse Lymphangiektasie führt zu Malabsorption, enteralem Proteinverlust, Hypoalbuminämie, Diarrhö und Steatorrhö sowie Entwicklungsstörungen. Das histologische Bild ist durch eine **Zottenverplumpung** mit dilatierten Lymphgefäßen in der Lamina propria der Mukosa und in der Submukosa, aber auch in tieferen Darmwandanteilen und im Mesenterium mit assoziiertem Ödem charakterisiert (Abb. 2.75).

2.5.11 Morbus Hirschsprung

▶ Abschn. 8.5.

Makroskopisch findet sich ein dilatierter proximaler Dickdarmabschnitt, häufig mit Zeichen einer Kolitis, der trichterartig in ein enges, kontrahiertes distales Segment übergeht. In den meisten Fällen betrifft der kontrahierte Bereich Rektum und Sigma. Histologisch zeigt sich in der Wand des verengten Darmanteils das **Fehlen der Ganglienzellen** der Plexus submucosus et myentericus bei vermehrten und vergrößerten Nervenbündeln, die bis in die Lamina propria reichen. Durch histochemische Darstellung der Acetylcholinesteraseaktivität lässt sich die Hypertrophie cholinerger parasympathischer Nervenfasern beweisen und die Erkrankung auch ohne tiefe Submukosabiopsie diagnostizieren (Abb. 2.76).

2.5.12 Maligne Lymphome

▶ Abschn. 10.13.

Maligne Lymphome sind die häufigsten malignen intestinalen Tumoren im Kindesalter und entstehen üblicherweise im lymphatischen Gewebe der Ileozökalregion. Es handelt sich überwiegend um sporadische **Burkitt-Lymphome,** die aus monomorphen, mittelgroßen B-Lymphoblasten mit basophilem Zytoplasma und zahlreichen Mitosen bestehen. Ein »Sternhimmelbild« ergibt sich durch die zahlreichen eingestreuten (nichtneoplastischen), hellzytoplasmatischen Makrophagen, die apop-

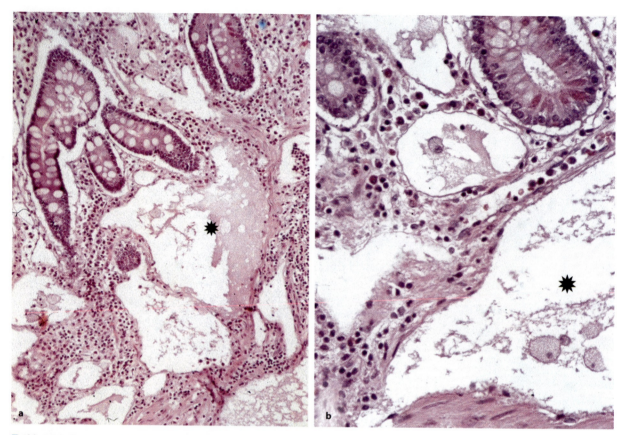

Abb. 2.75a, b. Intestinale Lymphangiektasie. Duodenalmukosa mit Submukosa und dilatierten Lymphgefäßen in der Submukosa (*Stern*). **a** 100fach; **b** 150fach

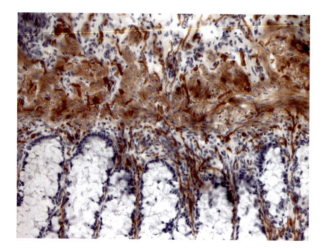

Abb. 2.76. Morbus Hirschsprung. Die histochemische Acetylcholinesterasefärbung zeigt die Hypertrophie cholinerger Nervenfasern in der Dickdarmmukosa und -submukosa (*braun*). 100fach

totische Tumorzellen enthalten. Eine Assoziation mit dem Epstein-Barr-Virus findet sich in weniger als 30% der Fälle.

Literatur

Oberhuber G, Caspary WF, Kirchner T, Borchard F, Stolte M (2001) Empfehlungen zur Zöliakie-/Spruediagnostik. Pathologe 22: 72–81

2.6 Histologische Diagnostik der Leber

H. Denk

2.6.1 Extrahepatische Gallengangatresie

▶ Abschn. 16.2.

Die Gallengangatresie hat eine multifaktorielle Ätiologie und kann isoliert oder in Kombination mit anderen Anomalien auftreten. Es lassen sich ein embryonal/fetaler (»früher«) und ein perinataler (»später«) Typ unterscheiden. In den meisten Fällen liegt der perinatale Typ vor, bei dem es am Ende der intrauterinen Periode oder kurz nach der Geburt zu einer **entzündlichen Fibroobliteration** der extrahepatischen Gallengänge kommt. Morphologisch lässt sich entweder ein völlig atretischer Gallengang mit geringer oder fehlender Entzündung, ein unregelmäßiger, schlitzförmiger Gallengang mit variabler Epithelauskleidung und Nekrosen sowie umgebenden Entzündungszellen oder ein unregelmäßiger, nur partiell von Epithel ausgekleideter Gallengang mit zahlreichen umgebenden kleineren Gängen bzw. drüsigen Strukturen (den peribiliären Drüsen entsprechend) in einem lockeren, gering entzündlich infiltrierten Stroma nachweisen. In der Leber zeigen sich (Abb. 2.77):

- Cholestase (Bilirubinostase) mit Gallethromben in den Lumina von Kanalikuli und Duktuli
- Verbreitung der Portalfelder mit Ödem und Fibrose
- duktulare Reaktion an der Bindegewebe-Parenchym-Grenze

2.6 · Histologische Diagnostik der Leber

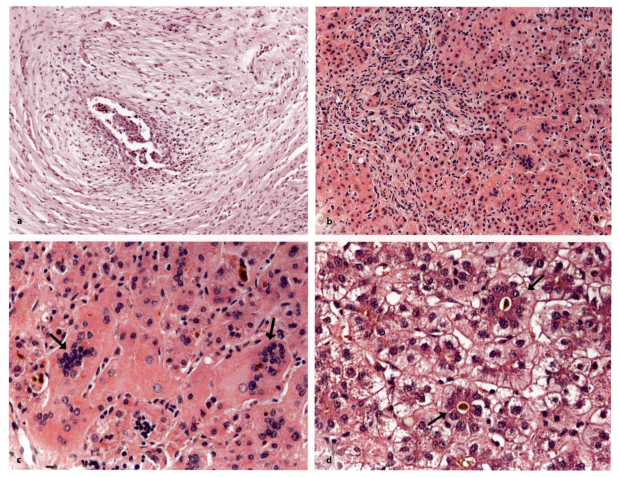

Abb. 2.77a–d. Extrahepatische Gallengangatresie. **a** Entzündlich veränderter extrahepatischer Gallengang mit periduktaler Fibrose. Der Gallengang ist von Lymphozyten, Plasmazellen und auch neutrophilen Granulozyten umgeben. Die Epithelauskleidung ist z. T. defekt. **b–d** Intrahepatisch verbreiterte Portalfelder mit Ausbildung einer Fibrose vom biliären Typ, porto-portalen Bindegewebesepten, ausgeprägter duktularer Reaktion und Cholestase mit Gallethromben in Kanalikuli und Duktuli sowie rosettenartiger Anordnung von Leberzellen um kanalikuläre Gallethromben (cholestatische Rosetten; *Pfeile* in **d**). Auch vielkernige Leberriesenzellen sind nachweisbar (*Pfeile* in **c**). **a, b** 100fach; **c** 180fach; **d** 200fach

In etwa 15% der Fälle finden sich vielkernige **Leberriesenzellen**. Im späteren Stadium (4.–5. Lebensmonat) kommt es auch zu einer Rarefikation intrahepatischer interlobulärer Gallengänge und zur Entwicklung einer biliären Fibrose bis Zirrhose sowie von Galleextravasaten, Schaumzellen und Mallory-Körpern in »cholatstatischen« Leberzellen.

2.6.2 Neonatale Hepatitis

▶ Abschn. 16.1.

Das Syndrom der neonatalen Hepatitis ist ätiologisch uneinheitlich. Infektiöse, metabolische, genetische, neoplastische, toxische, vaskuläre und immunologische Ursachen kommen infrage. Daneben existieren idiopathische Formen. Im Leberbiopsat finden sich Cholestase, Riesenzellbildung, Ballonierung von Leberzellen, Apoptosen, extramedulläre Blutbildungsherde sowie lobuläre und portale Entzündung (Abb. 2.78). Die Zahl der **Riesenzellen** nimmt mit zunehmendem Lebensalter ab; sie sind nach dem ersten Lebensjahr selten. Der Untergang der Riesenzellen geht mit einer Infiltration durch neutrophile Granulozyten einher. In schweren Fällen finden sich brückenbildende Nekrosen.

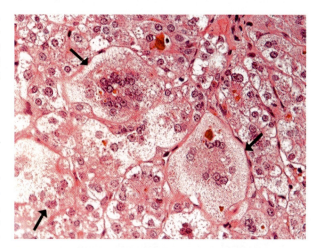

Abb. 2.78. Neonatale Hepatitis. Das morphologische Bild ist durch das Auftreten einer lobulären und portalen Entzündung, vielkerniger Riesenzellen (*Pfeile*), Ballonierung der Leberzellen, Apoptosen und Cholestase (Gallethromben in Kanalikuli) charakterisiert. 200fach

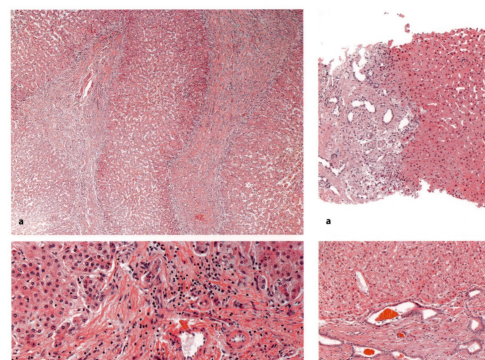

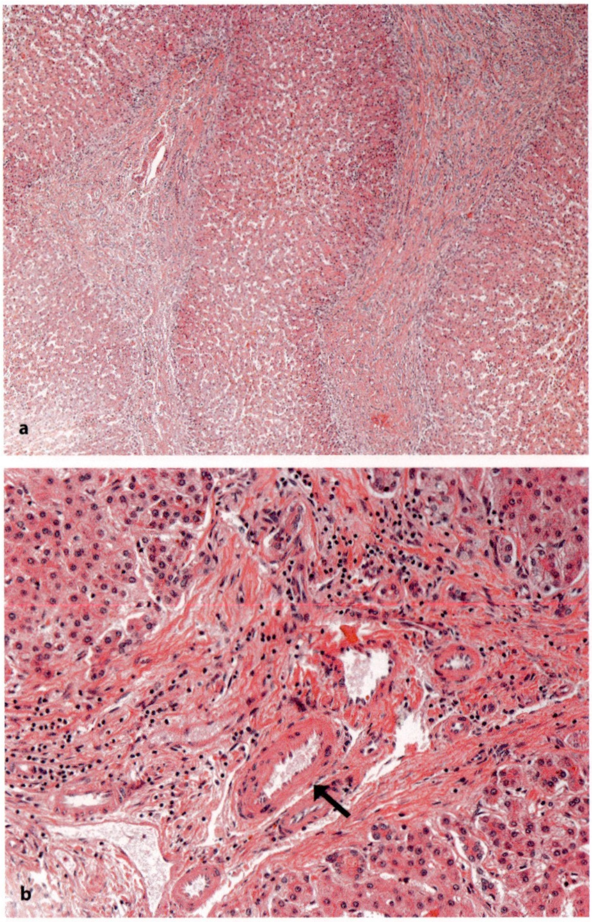

Abb. 2.79a, b. Intrahepatische Gallenganghypoplasie. **a** Das morphologische Bild ist charakterisiert durch die Reduktion der Zahl interlobulärer Gallengänge, kanalikuläre Cholestase (Gallethromben) und ausgeprägte Fibrose vom biliären Typ. **b** Ein Ast der A. hepatica ist nicht von einem entsprechenden Gallengang begleitet (*Pfeil*). **a** 50fach; **b** 100fach

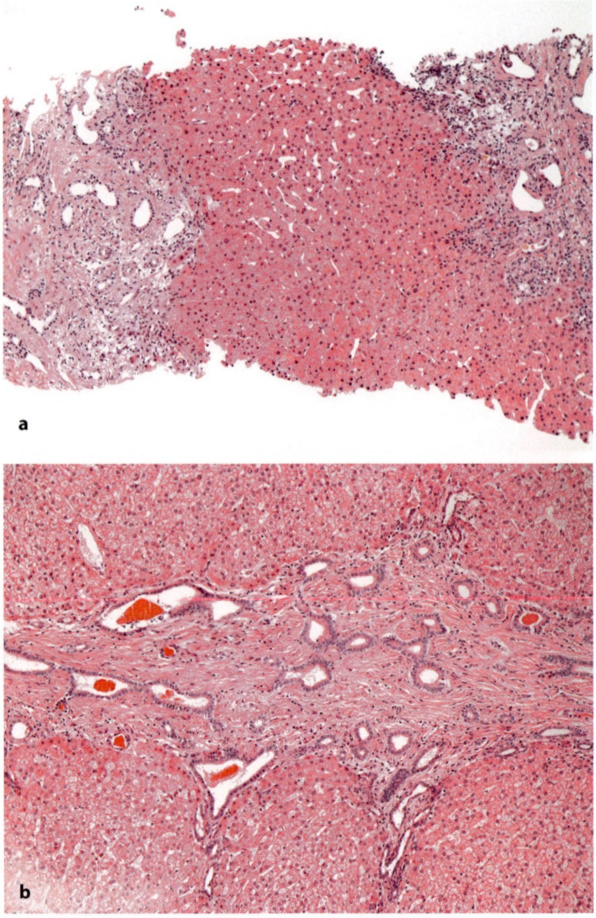

Abb. 2.80a, b. Kongenitale Leberfibrose. Die Leberläppchenarchitektur ist erhalten. In den breiten Bindegewebesepten finden sich elongierte und zystisch erweiterte Gallengänge. **a** 50fach; **b** 100fach

2.6.3 Intrahepatische Gallenganghypoplasie

Eine intrahepatische Gallenganghypoplasie kann kongenital oder erworben sein. Sie äußert sich durch eine **Reduktion der Zahl interlobulärer Gallengänge.** Der beste morphologische Hinweis darauf ist eine größere Anzahl nicht von entsprechenden Gallengängen begleiteter Äste der A. hepatica (◘ Abb. 2.79). Generell lässt sich die Gallenganghypoplasie in eine »syndromatische« (Alagille-Syndrom) und eine »nichtsyndromatische« Form einteilen. In beiden Fällen finden sich kanalikuläre Bilirubinostase und Cholestase der periportalen Leberzellen bei geringer oder fehlender Entzündung. Bei allen Patienten mit Gallenganghypoplasie sollte nach Zeichen eines α_1-Antitrypsin-Mangels gefahndet werden. Die Progression zu Fibrose und Zirrhose ist selten, wird aber beobachtet.

2.6.4 Fibropolyzystische Erkrankungen

▶ Kap. 14.

Diese heterogene Erkrankungsgruppe umfasst die kongenitale Leberfibrose, die Caroli-Erkrankung (Caroli-Syndrom), Mikrohamartome (von-Meyenburg-Komplexe), Choledochuszysten sowie die infantilen und adulten Formen der polyzystischen Erkrankung. Es handelt sich dabei um kongenitale Anomalien, die größtenteils auf eine **abnorme Remodellierung** der embryonalen Duktalplatte zurückgehen. Durch regelrechte Umformung der primitiven Duktalplatte (primitive Leberzellen, die das primitive Portalfeld zuerst in einer Lage, später in 2 Lagen umgeben) entstehen die interlobulären Gallengänge.

Kongenitale Leberfibrose

Diese wird als Variante der autosomal-rezessiv vererbten polyzystischen Leber-(Nieren-)Erkrankung (▶ unten) angesehen.

Inseln von Lebergewebe mit erhaltenen Gefäßbeziehungen (portal-zentral) werden von unterschiedlich breiten **Bindegewebesepten,** die elongierte oder zystische Gallengangstrukturen mit regelrechtem Gallengangepithel enthalten, umgeben (◘ Abb. 2.80). In den Lumina kann Galle enthalten sein.

Caroli-Erkrankung

Es handelt sich um **zystische Erweiterungen von Gallengängen,** welche die gesamte Leber, Segmente oder Lappen betreffen können. Die zystisch erweiterten Gallengänge (Durchmesser von 1–5 cm) zeigen eine verdickte Wand mit chronischer, aber auch akuter Entzündung und Ulzera; sie enthalten Schleim, Galle und

Detritus. Beim Caroli-Syndrom findet sich häufig eine Assoziation mit der kongenitalen Leberfibrose.

Mikrohamartome (von-Meyenburg-Komplexe)

Makroskopisch zeigen sich kleine, weiße Knötchen mit einem Durchmesser von 1–2 mm, die oft multipel auftreten. Sie bestehen aus **Ansammlungen dilatierter Gangstrukturen,** die miteinander kommunizieren und häufig Galle enthalten.

Polyzystische Leber-(Nieren-)Erkrankung

Dabei lassen sich 2 Typen unterscheiden, die autosomal-rezessiv vererbte polyzystische Erkrankung (infantiler Typ) und die autosomal-dominant vererbte polyzystische Erkrankung (adulter Typ). Der infantile Typ ist mit Nierenveränderungen vergesellschaftet. Die Portalfelder enthalten multiple **zystische Gänge,** die beim infantilen Typ mit dem Gallengangsystem kommunizieren, während beim adulten Typ eine derartige Kommunikation nicht besteht. Solitäre kongenitale Zysten zeigen eine ähnliche Morphologie.

2.6.5 Parenterale Ernährung

▶ Kap. 36.

Eine **Cholestase** ist die wesentliche Komplikation bei Kindern, die parenteral ernährt werden. Bei längerer Dauer entsteht ein morphologisches Bild, das an eine Gallengangobstruktion erinnert. Die Portalfelder sind fibrosiert, mit duktularer Reaktion, sowie von neutrophilen Granulozyten und Lymphozyten infiltriert. In den Läppchen finden sich Gallethromben und cholestatische Rosetten (◘ Abb. 2.81).

2.6.6 Chronische Virushepatitis

▶ Abschn. 18.1.

Das morphologische Bild der chronischen Hepatitis kann auf verschiedene Ursachen zurückgehen. Virusinfekte (Hepatitis-B- und -C-Virus), Autoimmunprozesse, Medikamente und Stoffwechselerkrankungen (beispielsweise M. Wilson, α_1-Antitrypsin-Mangel) kommen ursächlich infrage. Beweise für eine spezifische Ätiologie ergeben sich nur aus der Zusammenschau klinischer, morphologischer und serologischer Befunde. Differenzialdiagnostisch sind auch die primär sklerosierende Cholangitis und Überlappungssyndrome zu berücksichtigen. Die morphologische Untersuchung des Leberbiopsiematerials erbringt Aussagen zur Diagnose, zum Ausmaß (Grad) des nekroinflammatorischen Prozesses (»Grading«) und zum Vorhandensein struktureller Veränderungen im Rahmen von Fibrose oder Zirrhose (»Staging«).

Histologische Veränderungen betreffen Portalfelder und Leberläppchen. Die meisten Portalfelder sind lymphozytär und (in einem wechselnden, aber geringeren Ausmaß) plasmazellulär infiltriert. Lymphozytenaggregate oder Lymphfollikel mit Keimzentren finden sich oft, aber nicht ausschließlich, bei chronischer Hepatitis C. Bei geringer Aktivität ist das Entzündungsinfiltrat auf das Portalfeld beschränkt, und die parenchymatöse Grenzplatte ist intakt; bei höhergradiger Aktivität greift die Entzündungsreaktion auf das periportale Parenchym über (»Grenzzonenhepatitis«). Im Rahmen der **Grenzzonenhepatitis** kommt es zum Untergang von Leberzellen über Apoptosen. Überlebende Leberzellen, z. T. in rosettenartiger Anordnung, können innerhalb des entzündlichen Infiltrats persistieren. Im Gefolge des nekroinflammatorischen Prozesses entwickeln sich entzündlich infiltrierte Bindegewebesepten, die aus den Portalfeldern in die Läppchen einstrahlen oder Portalfelder verbinden und die destruktive Grenzzonenhepatitis weiter in das Leberparenchym hineintragen. Im Läppchen finden sich morphologische Zeichen einer unterschiedlich stark ausgeprägten lobulären Entzündung mit disseminierten, evtl. auch konfluierenden und brückenbildenden (zentral-portal) Leberzellnekrosen, Apoptosen, rosettenartig angeordneten Leberzellen sowie ggf. auch vielkernigen Leberriesenzellen. Eine (meist geringe) Leberzellverfettung findet sich am häufigsten bei chronischer Hepatitis C, ist dafür jedoch nicht spezifisch.

Die chronische **Hepatitis C** ist morphologisch of nicht eindeutig von einer akuten Hepatitis abzugrenzen. Das Vorkommen von Lymphozytenaggregaten (◘ Abb. 2.82a) oder Lymphfollikeln in den Portalfeldern ist recht charakteristisch, aber nicht spezifisch. Gallengangveränderungen mit Vakuolisierung und Stratifikation des Epithels und lymphozytärer Infiltration werden beobachtet. Im Läppchen finden sich disseminierte apoptotische und eosinophil degenerierte Leberzellen sowie gelegentlich dichtere Lymphozyteninfiltrate in den Sinusoiden. Eine Steatose wird

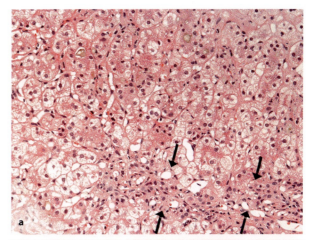
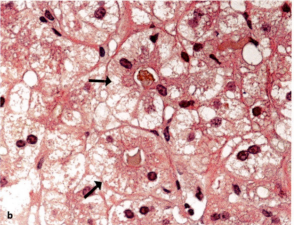

◘ **Abb. 2.81a, b.** Cholestase im Rahmen der totalen parenteralen Ernährung. Es findet sich eine Galleretention (»Bilirubinostase«) in Leberzellen und Kanalikuli mit häufiger Ausbildung cholestatischer Rosetten (*Pfeile* in **b**). In den Portalfeldern lassen sich Entzündungszellen und eine duktulare Reaktion nachweisen (*Pfeile* in **a**). **a** 100fach; **b** 250fach

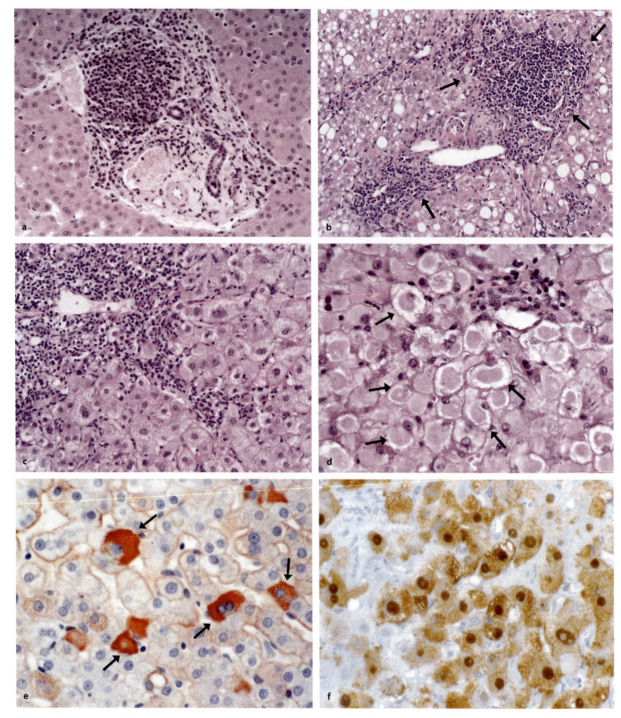

Abb. 2.82a–f. Chronische Virushepatitis. **a, b** Chronische Hepatitis C mit Lymphozytenaggregat im Portalfeld (**a**) und nur geringer Grenzzonenhepatitis (in **b** mit *Pfeilen* markiert). Es finden sich eine geringe lobuläre Aktivität (knötchenförmige Aktivierung von Kupffer-Zellen und Lymphozyten) sowie eine mittelgradige großtropfige Leberzellverfettung (**b**). **c–f** Chronische Hepatitis B. **c–e** Die chronische Hepatitis B zeigt häufig eine ausgeprägte Grenzzonenhepatitis (**c**) und oft milchglasartige Zytoplasmaveränderungen (*Pfeile* in **d**), die immunhistochemisch einer Anhäufung von HBs-Antigen entsprechen (*Pfeile* in **e**). **f** HBs-Antigen lässt sich immunhistochemisch in Leberzellkernen, aber auch im Zytoplasma von Leberzellen nachweisen (*braune Anfärbung*). **a, c–f** 150fach; **b** 100fach

bei Hepatitis C häufiger beobachtet, bevorzugt beim Hepatitis-C-Virus-Genotyp 3. Trotz üblicherweise geringer histologischer Aktivität kommt es häufig zu Fibrose und evtl. Zirrhose. Morphologische Befunde lassen sich als Basis für Therapiestudien semiquantitativ erfassen (»Scoring«).

Die chronische **Hepatitis B** zeigt morphologisch unterschiedliche Aktivitätsgrade. Das Oberflächenantigen des Hepatitis-B-Virus (HBs-Antigen) lässt sich immunhistochemisch im Zytoplasma von Leberzellen nachweisen (Abb. 2.82e, f). Lichtmikroskopische Hinweise im Hämatoxylin-Eosin-gefärbten Gewebeschnitt sind »milchglasartige« Zytoplasmaveränderungen (Milchglaszellen; ◘ Abb. 2.82d). Das Core-Antigen des Hepatitis-B-Virus (HBc-Antigen) kann immunhistochemisch in den Leberzellkernen, aber auch im Zytoplasma nachgewiesen werden und korreliert mit der Virusmenge. Eine Ko- oder Superinfektion mit dem Hepatitis-D-Virus ist mit einer erhöhten histologischen Aktivität assoziiert.

2.6.7 Autoimmunhepatitis

▶ Abschn. 18.2.

Die Autoimmunhepatitis zeigt zwar kein spezifisches, jedoch ein recht charakteristisches morphologisches Bild (◘ Abb. 2.83). Die histologisch erfassbare Aktivität ist meist deutlich ausgeprägt, mit Leberzellschädigung und -untergang, Portalentzündung, bestehend aus Lymphozyten und Plasmazellen, sowie ausgeprägter **Grenzzonenhepatitis** mit Progression in das Läppchen. Brückenbildende Nekrosen sind häufig, und überlebende Leberzellen sind oft rosettenartig gelagert. Vielkernige Leberriesenzellen sprechen ebenfalls für eine Autoimmungenese.

2.6.8 Akute Virushepatitis

▶ Abschn. 18.1.

Die modernen diagnostischen Möglichkeiten führen bei akuter Virushepatitis häufig zum Verzicht auf eine Leberbiopsie. Wesentliche **morphologische Aspekte** umfassen das portale und lobuläre Entzündungsinfiltrat, die Schädigung der Leberzellen, Cholestase, Kupffer-Zell-Reaktion, Gallengangläsionen und Regeneratzeichen.

> ❗ Eindeutige morphologische Unterschiede zwischen den durch die unterschiedlichen klassischen Hepatitisviren (HAV, HBV, HCV, HEV) verursachten Hepatitiden bestehen nicht. Die morphologischen Veränderungen sind bei Hepatitis-B-Virus-Infektion häufig stärker ausgeprägt.

Die **Leberzellveränderungen** umfassen Degenerationen bis Zelluntergänge, wobei das Läppchenzentrum (Zone 3 des Leberazinus) bevorzugt betroffen ist (◘ Abb. 2.84). Periportale Leberzellnekrosen finden sich gelegentlich bei Hepatitis A. Morphologisch lassen sich vergrößerte, hellzytoplasmatische, vakuolisierte (ballonierte) Leberzellen, eosinophil degenerierte Leberzellen und Apoptosen (»rote Körper«) nachweisen – Veränderungen, die

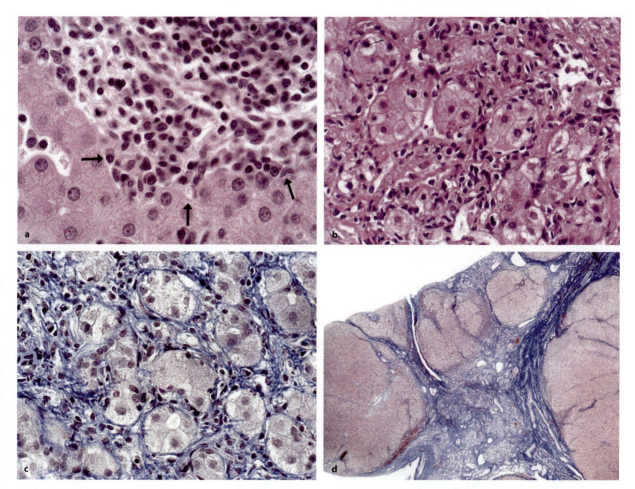

◘ **Abb. 2.83a–d.** Die Autoimmunhepatitis ist durch eine ausgeprägte Grenzzonenhepatitis (Infiltration durch Lymphozyten und zahlreiche Plasmazellen; *Pfeile* in **a**) und rosettenartige Anordnung überlebender Leberzellen charakterisiert (**b, c**). **b, c** Schwere Form mit ausgeprägter entzündlicher Infiltration des Leberparenchyms (**b**) und Isolierung von Leberzellrosetten durch perizelluläre Fibrose (**c**; Faserfärbung). **d** Leberzirrhose. Sie ist durch eine Zerstörung der Leberläppchenarchitektur mit Ausbildung von Parenchymknoten (*rot*) und Bindegewebesepten (*blau*) charakterisiert (Faserfärbung). **a** 180fach; **b, c** 150fach; d 30fach

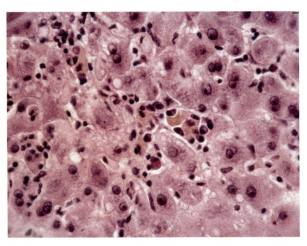

Abb. 2.84. Akute Virushepatitis. Vergrößerte (ballonierte) Leberzellen, Apoptosen und lymphozytäre Infiltrate mit Bevorzugung des Läppchenzentrums. Daneben Kupffer-Zell-Knötchen, die ein braunes Pigment (Ceroid, Siderin) enthalten. 180fach

zum meist läppchenzentral betonten Parenchymausfall führen. Eine Cholestase in Form von Gallethromben ist häufig. Das Entzündungsinfiltrat besteht hauptsächlich aus Lymphozyten (T-Lymphozyten) und ist läppchenzentral betont. Das Ausmaß der Portalentzündung ist variabel, ein Übergreifen auf das periportale Parenchym (»spillover«) häufig. Es kommt zur Proliferation und Akkumulation von Kupffer-Zellen, die insbesondere in späteren Stadien Ceroidpigment und Siderin enthalten (»Spätknötchen«, »Restknötchen«). In schweren Fällen lassen sich ausgeprägte Leberzelluntergänge im Sinne konfluierender Nekrosen (läppchenzentral, Zone 3) oder brückenbildender Nekrosen (Nekrosebrücken zwischen Zentralvenen und Portalfeldern) nachweisen. In seltenen Fällen treten panlobuläre (panazinäre) oder multilobuläre (multiazinäre) Nekrosen auf (fulminante Hepatitis).

Ähnlich wie bei der chronischen Verlaufsform lassen sich auch bei der akuten Virushepatitis C vermehrt Lymphozyten in den Sinusoiden, Lymphfolikel sowie Gallengangveränderungen in den Portalfeldern nachweisen. Super- oder Ko-Infektion von Hepatitis-B-Virus-Infizierten mit Hepatitis-D-Virus können zu ausgeprägten Nekrosen und kleintropfiger Steatose führen.

2.6.9 Leberzirrhose

▶ Abschn. 14.4; ◨ Abb. 2.83d.

Das wichtigste histologische Kriterium für die morphologische Diagnose der Leberzirrhose ist die **zerstörte Leberarchitektur** mit Ausbildung von Parenchymknoten und Bindegewebesepten, die Zentralvenen und Portalfelder verbinden. Eine Regeneration zeigt sich durch das Vorhandensein von Leberzellplatten, die mehr als eine Zelllage dick sind. Die Biopsie kann Aufschluss über die Ursache der Leberzirrhose geben, wenn noch Zeichen des nekroinflammatorischen Prozesses (Virushepatitis, Steatohepatitis, Veränderungen im Rahmen metabolischer Erkrankungen etc.) vorhanden sind (aktive Leberzirrhose).

2.6.10 Primär sklerosierende Cholangitis

Charakteristisch ist die **Fibroobliteration** mittelgroßer und großer Gallengänge, die sich in früheren Stadien als chronische Cholangitis und zwiebelschalenartige periduktale Fibrose äußert und schließlich über Degeneration und Atrophie des Gallengangepithels zum Epithelverlust sowie zum Ersatz des Gallengangs durch einen Narbenstrang führt (◨ Abb. 2.85). Jeder Bereich des Gallengangsystems kann betroffen sein (intra- und/oder extrahepatisch). Die kleinen intrahepatischen Gallengänge können ebenfalls betroffen sein und durch bindegewebige Narben ersetzt werden. Die weiteren pathologischen Veränderungen hängen von der Lokalisation des obliterierenden Prozesses ab. Proximal davon finden sich Zeichen der Cholestase durch Gallengangobliteration mit duktulärer Reaktion. Die histologischen Veränderungen werden in 4 Stadien eingeteilt:

- Stadium 1: periduktales Entzündungsinfiltrat (Lymphozyten, Plasmazellen, neutrophile Granulozyten) sowie periduktale Fibrose und Ödem
- Stadium 2: duktulare Reaktion, fokale Duktopenie und periportale Entzündung
- Stadium 3: septale Fibrose
- Stadium 4: biliäre Zirrhose

Das Übergreifen der portalen lymphoplasmazellulären Infiltrate auf das periportale Parenchym (Grenzzonenhepatitis) kommt vor, ist aber meist nicht stark ausgeprägt.

> Bei ausgeprägter Grenzzonenhepatitis ist, insbesondere bei Kindern, an eine Überlappung mit einer Autoimmunhepatitis zu denken.

2.6.11 Steatosis hepatis

Bei der Steatose der Leber lassen sich ein makro- und ein mikrovesikulärer Typ unterscheiden (◨ Abb. 2.86). Die **makrovesikuläre Steatose** zeigt sich morphologisch als Einlagerung großer Fett-(Triglyzerid-)Vakuolen, durch die der Kern der Leberzellen an den Rand gedrängt wird. Das Läppchenzentrum ist bevorzugt betroffen; eine läppchenperiphere (Zone 1) Bevorzugung besteht bei parenteraler Ernährung und Kwashiorkor. Zugrunde gehende verfettete Leberzellen führen zu einer umschriebenen Ansammlung von Makrophagen und Entzündungszellen (Lipogranulom, Resorptionsknötchen). Der **mikrovesikulären Steatose** kommt prognostische Bedeutung zu, da ihr häufig eine gestörte β-Oxidation der Mitochondrien zugrunde liegt. Histologisch zeigen sich multiple kleine Fettvakuolen im Zytoplasma der Leberzellen, wobei die Zellkerne ihre zentrale Position beibehalten. Medikamente, Toxine, Stoffwechselstörungen, totale parenterale Ernährung, Infektionen und Reye-Syndrom kommen als Ursachen infrage. Die nichtalkoholische Steatohepatitis (NASH) bei Kindern entspricht einerseits der des Erwachsenenalters mit Steatose, Leberzellballonierung und perizellulärer Fibrose (Typ 1), und andererseits zeigen sich Fälle mit Steatose sowie Portalentzündung und -fibrose (Typ 2).

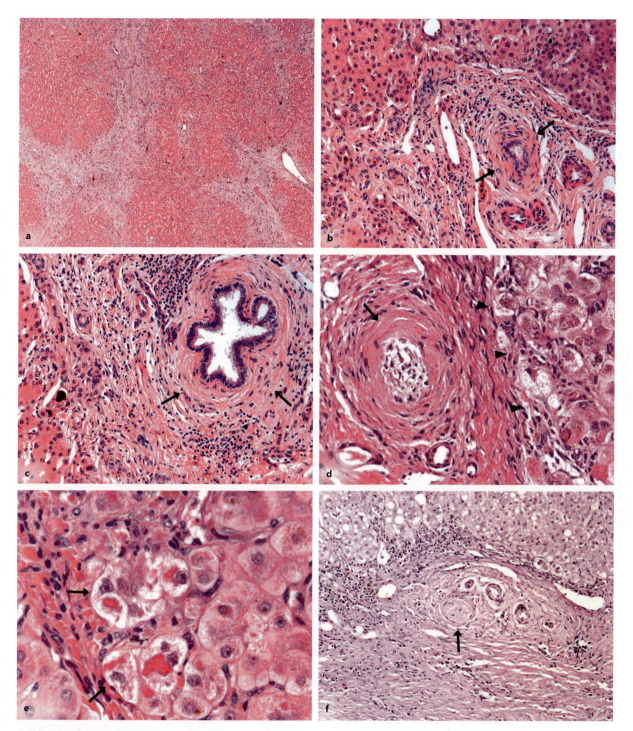

Abb. 2.85a–f. Primär sklerosierende Cholangitis. **a** Ausgeprägte septale Fibrose vom biliären Typ; **b, c** zwiebelschalenartige periduktale Fibrose (*Pfeile*); **d** weitgehender Verlust des Gallengangepithels (*Pfeil*), Cholestase in periportalen Leberzellen (*Pfeilspitzen*). **e** Die Leberzellen, in diesem Bereich hellzytoplasmatisch, enthalten einige Mallory-Körper (*Pfeile*). **f** Ersatz des Gallengangs durch einen Narbenstrang (*Pfeil*). **a** 50fach; **b, c, f** 100fach; **d** 150fach; **e** 180fach

2.6.12 Morbus Wilson

▶ Abschn. 17.3.

In der frühen, präzirrhotischen Phase des M. Wilson finden sich Leberzellverfettung, vermehrt Lipofuszinpigment in den Leberzellen sowie Lochkerne (Glykogenkerne) bei fehlender oder geringer Entzündung. Daneben können aber auch ausgeprägtere hepatitische Veränderungen (wie bei chronischer Hepatitis) bestehen. Häufig kommt es zur Entwicklung einer **Leberzirrhose** mit Steatose, Ballonierung der Leberzellen, Lochkernen, Cholestasezeichen, Mallory-Körpern sowie granulozytären Infiltraten (wie bei Steatohepatitis). Auch fulminante Verläufe mit ausgeprägten Leberzelluntergängen (Apoptosen, Nekrosen) werden beobachtet. Der Nachweis von Kupfer und

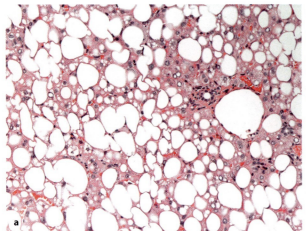

Abb. 2.86a, b. Steatosis hepatis. **a** Bei der makrovesikulären (großtropfigen) Steatose wird der Leberzellkern an den Rand gedrängt. **b** Bei der mikrovesikulären (kleintropfigen) Steatose ist das Zytoplasma der Leberzellen von zahlreichen kleinen Fettvakuolen ausgefüllt, während der Zellkern in zentraler Position verbleibt. **a** 150fach; **b** 200fach

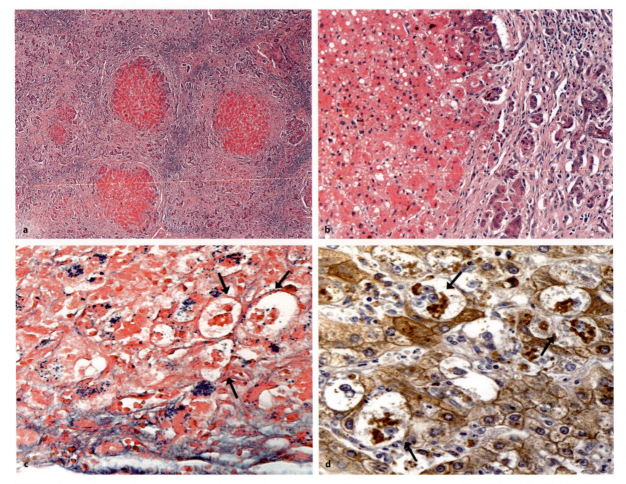

Abb. 2.87a–d. Morbus Wilson. Ausgeprägte morphologische Leberveränderungen mit Ausbildung einer Leberzirrhose (**a**), duktularer Reaktion (**b**), Vergrößerung, Verfettung und Ballonierung von Leberzellen sowie Einlagerung von Mallory-Körpern (*Pfeile* in **c** und **d**). **c** Abgelagertes kupferbindendes Protein zeigt sich in der Vicoria-Blau-Färbung als blaue Granula im Zytoplasma der Leberzellen. **d** Immunhistochemische Färbung unter Verwendung von Keratin-Antikörpern. Dabei werden die Mallory-Körper braun angefärbt (*Pfeile*), während die entsprechenden Leberzellen eine deutlich verminderte zytoplasmatische Reaktivität aufweisen. **a** 50fach; **b** 120fach; **c, d** 180fach

kupferbindendem Protein mittels entsprechender histochemischer Färbemethoden im Lebergewebe kann diagnostisch hilfreich sein (◘ Abb. 2.87).

2.6.13 Neonatale Hämochromatose

▶ Abschn. 17.4.

Die neonatale Hämochromatose ist morphologisch durch eine ausgeprägte granuläre parenchymatöse Leberzellsiderose sowie Fibrose bis zur Zirrhose (häufig), Riesenzellbildung und Leberzellnekrosen charakterisiert (◘ Abb. 2.88). Die regenerierenden Leberzellen können eine azinäre Anordnung um Gallethromben annehmen.

2.6.14 α_1-Antitrypsin-Mangel

Die Lebermorphologie im Rahmen des heterozygoten (PiMZ) und homozygoten (PiZZ) α_1-Antitrypsin-Mangels (▶ Abschn. 17.1) ist durch die Einlagerung von PAS-positiven, diastaseresistenten Einschlüssen im Zytoplasma der Leberzellen charakterisiert (◘ Abb. 2.89). Einige Kinder mit homozygotem α_1-Antitrypsin-Mangel Mangel entwickeln eine neonatale **Cholestase** mit duktulärer Reaktion und Fibrose. In der Folge kann es zu Gallenganghypoplasie und Leberzirrhose vom biliären Typ kommen.

2.6.15 Hepatoblastom

▶ Abschn. 20.4.

Das Hepatoblastom ist der häufigste Lebertumor im Kindesalter. Nach dem histologischen Bild lassen sich epitheliale, epithelial-mesenchymale und anaplastische Formen unterscheiden (◘ Abb. 2.90). Der **epitheliale Typ** besteht aus embryonalen oder fetalen Leberzellen. Die embryonalen Leberzellen sind klein, zytoplasmaarm und in Form von Rosetten, Azini oder Tubuli angeordnet. Sie zeigen eine erhöhte proliferative Aktivität. Die fetalen Leberzellen ähneln adulten, sie sind aber kleiner und enthalten herdförmig betont Fett und Glykogen.

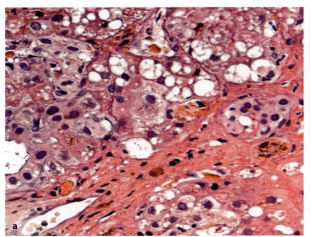
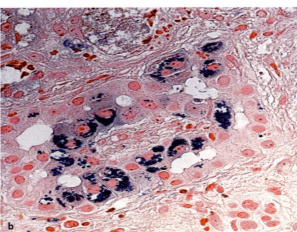

◘ **Abb. 2.88a, b.** Neonatale Hämochromatose. **a** Leberzirrhose mit Dissoziation des Leberparenchyms sowie Leberzellregeneration mit Vakuolisierung des Zytoplasmas und rosettenartiger Anordnung. **b** Die ausgeprägte Siderose äußert sich in der Eisenfärbung (Berliner-Blau-Färbung) als Einlagerung blauer Sideringranula im Zytoplasma der Leberzellen. 180fach

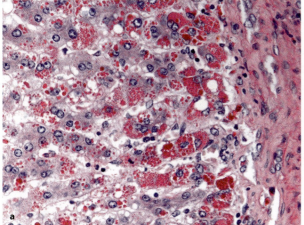
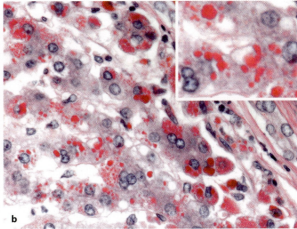

◘ **Abb. 2.89a, b.** α_1-Antitrypsin-Mangel. Das abnorme α_1-Antitrypsin zeigt sich in Form PAS-positiver, diastaseresistenter globulärer Einschlüsse im Zytoplasma der Leberzellen. **a** 180fach; **b** 200fach (Insert 300fach)

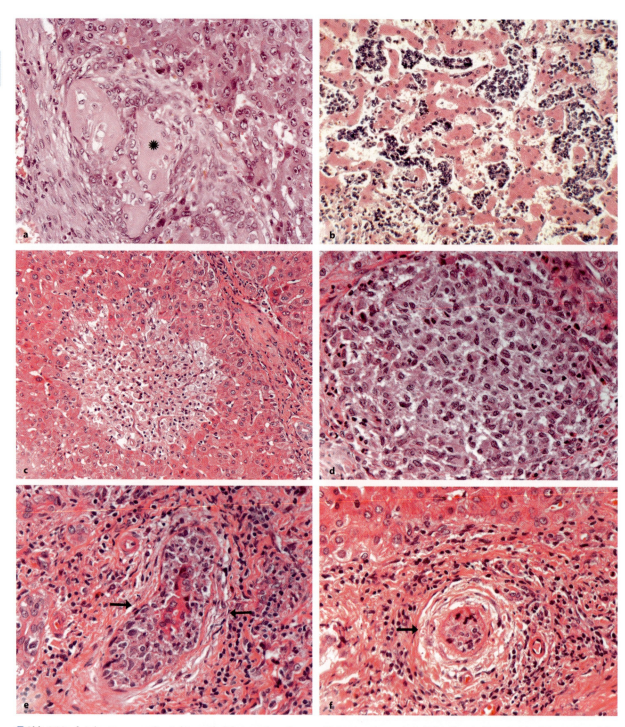

Abb. 2.90a–f. Lebertumoren. **a** Gemischter epithelial-mesenchymaler Typ eines Hepatoblastoms. Die epitheliale Komponente besteht aus fetalen und embryonalen Leberzellen, die mesenchymale aus primitivem Knochengewebe mit Osteoid (*Stern*). **b** Infiltration der Sinusoide durch die kleinen Tumorzellen eines Neuroblastoms (Metastase). **c–f** Langerhans-Zell-Histiozytose. Langerhans-Zell-Infiltrat im Läppchen (**c, d**). Langerhans-Zellen infiltrieren und destruieren einen größeren intrahepatischen Gallengang (*Pfeile* in **e**). Das Gallengangepithel ist weitgehend verschwunden. Das morphologische Bild kann demjenigen einer sklerosierenden Cholangitis ähneln (*Pfeil* in **f**). **a, e, f** 150fach; **b** 100fach; **c** 120fach; **d** 200fach

Dazwischen sind Blutbildungsherde eingelagert. Die **anaplastischen Tumorzellen** sind klein und zytoplasmaarm und ähneln Neuroblastomzellen. Diese Tumoren haben die schlechteste Prognose. Der gemischte **epithelial-mesenchymale Typ** enthält zusätzlich mesenchymale Anteile wie Osteoid oder primitives Knorpelgewebe.

2.6.16 Neuroblastom

Über 80% der Neuroblastome finden sich bei Kindern in den ersten 4 Lebensjahren, wobei Lebermetastasen vorkommen (◘ Abb. 2.90b). Es handelt sich um kleine, runde Tumorzellen mit hyperchromatischen Kernen, die die Sinuoide der Leber infiltrieren.

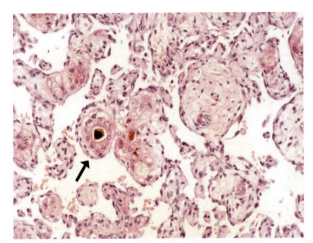

◨ **Abb. 2.91.** Das infantile Hämangioendotheliom der Leber zeigt ein ausgeprägtes infiltratives Wachstum. Leberparenchym und Gallengänge werden von Tumor umgeben und eingeschlossen (*Pfeil*). 120fach

2.6.17 Histiozytose

Die Langerhans-Zell-Histiozytose (Histiocytosis X) zeigt insbesondere bei Kindern eine ausgeprägtere Leberbeteiligung (◨ Abb. 2.90c–f). Langerhans-Zellen mit eosinophilem Zytoplasma und kaffeebohnenartigen Zellkernen (S-100-, CD1a- und CD31-positiv) aggregieren und können in der Leber zur Ausbildung großer Knoten führen. Häufig finden sich Gallenganginfiltration und -destruktion, die zu Duktopenie, chronischer Cholestase und einem an die primär sklerosierende Cholangitis erinnernden morphologischen Bild führen.

2.6.18 Infantiles Hämangioendotheliom

Der solitäre oder multizentrische Tumor besteht aus von Endothel ausgekleideten Gefäßräumen mit zentraler Fibrosierung. Der Typ 1 zeigt monomorphe Endothelzellen, während der Typ 2 Zellatypien und aggressives Wachstum mit Neigung zur Metastasierung aufweist und als Angiosarkom zu klassifizieren ist. Im Randbereich infiltriert der Tumor das Leberparenchym, und es finden sich immer wieder in Tumorgewebe eingeschlossene Gallengänge mit Gallethromben (◨ Abb. 2.91).

2.6.19 Transplantatabstoßung

▶ Abschn. 19.1.

Die Transplantatabstoßung der Leber kann nach der Zeit des Auftretens, dem klinisch-pathologischen Befund und der Pathogenese als hyperakute, akute und chronische Form klassifiziert werden.

Die **hyperakute Abstoßung** äußert sich morphologisch in Form von Thrombosen in Sinusoiden und kleinen Gefäßen als Folge einer Endothelschädigung mit Leberzellnekrosen und Blutungen.

Bei der **akuten (zellulären) Abstoßung** (◨ Abb. 2.92) findet sich eine Portalentzündung, bestehend aus Lymphozyten, aktivierten Lymphozyten (Blasten), Makrophagen sowie neutrophilen und eosinophilen Granulozyten (»gemischtzelliges Entzün-

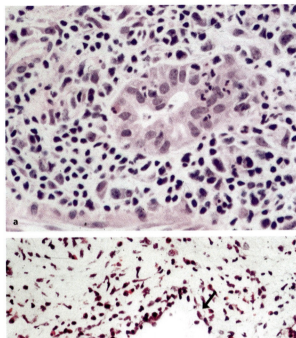

◨ **Abb. 2.92a, b.** Akute (zelluläre) Transplantatabstoßung. **a** Von Entzündungszellen (»gemischtzelliges Infiltrat«) umgebener und infiltrierter interlobulärer Gallengang mit degenerativen Epithelveränderungen. **b** Endothelitis im Bereich eines Portalvenenastes mit subendothelialem Lymphozyteninfiltrat (*Pfeil*). **a** 150fach; **b** 100fach

dungsinfiltrat«). Die Gallengänge sind von Entzündungszellen durchsetzt und zeigen degenerative Veränderungen sowie Nekrosen. In Pfortaderästen (in schweren Fällen auch in Arterien) kommt es zur Adhärenz von Lymphozyten an das Endothel und zur subendothelialen Lymphozyteninfiltration (»Endothelitis«). In den Leberläppchen sind v. a. die Zentralvenen im Sinne einer Endothelitis betroffen, wobei sich die Entzündung auch auf den perivenösen Bereich ausdehnt und mit einem läppchenzentralen Leberzellverlust assoziiert sein kann. Als weitere Parenchymveränderungen kommen Cholestase, Leberzellballonierung, Verfettung und Apoptosen vor.

Die **chronische Abstoßungsreaktion** (◨ Abb. 2.93) ist durch den Verlust von Gallengängen und die Obliteration großer und mittelgroßer Arterien charakterisiert (duktopenische Abstoßung). In der Intima größerer Arterien finden sich Schaumzellen, die das Lumen einengen oder verschließen.

2.6.20 Morbus Byler

▶ Abschn. 16.3.

Bei der **klassischen Byler-Erkrankung** (Patienten sind Nachkommen von Jacob Byler) findet sich eine blande Cholesta-

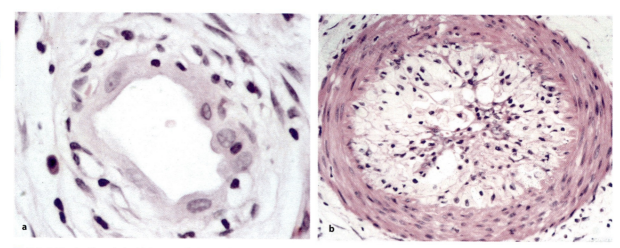

Abb. 2.93a, b. Chronische (duktopenische) Transplantatabstoßung. **a** Atropher interlobulärer Gallengang; **b** Schaumzellenarteriopathie mit weitgehendem Lumenverschluss. **a** 180fach; **b** 100fach

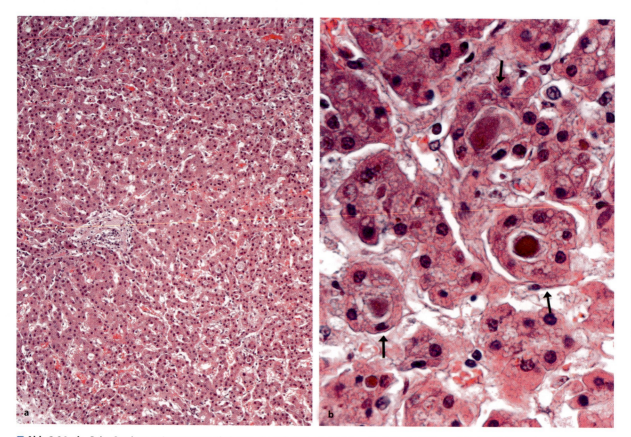

Abb. 2.94a, b. Byler-Syndrom. **a** Ausgeprägte Cholestase (kanalikulär) mit duktularer Reaktion und Fibrose. **b** In der stärkeren Vergrößerung zeigt sich eine rosettenartige Anordnung von Leberzellen um Gallethromben (*Pfeile*). **a** 100fach; **b** 250fach

se. Das **Byler-Syndrom** (progressive familiäre intrahepatische Cholestase 1) zeichnet sich histologisch durch eine kanalikuläre und hepatozelluläre Cholestase aus (Abb. 2.94). Ferner lassen sich die Zeichen der neonatalen Hepatitis (Riesenzellen, chronische Entzündung) sowie eine intrahepatische Gallenganghypoplasie nachweisen. Später entwickeln sich duktulare Reaktion, portale Fibrose und Zirrhose vom biliären Typ.

2.6.21 Morbus Gaucher

Beim M. Gaucher kommt es zur Speicherung von **Zerebrosiden** in Kupffer-Zellen und Makrophagen. Die vergrößerten Kupffer-Zellen komprimieren die Leberzellplatten und obliterieren die Sinusoide (Abb. 2.95).

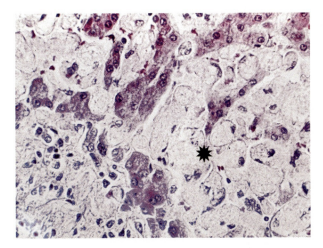

Abb. 2.95. M. Gaucher. Durch Speicherung von Zerebrosiden in Kupfer-Zellen und Makrophagen entstehen Schaumzellen, die die Sinusoide obliterieren können (*Stern*). 150fach

2.6.22 Medikamentös-toxischer Leberschaden

▶ Abschn. 19.3.

Medikamente und Toxine lassen sich nach ihrer Wirkung auf die Leber in intrinsische (obligate) und fakultative (idiosynkratische) Lebertoxine einteilen.

Die häufigsten morphologischen Manifestationen intrinsischer Lebertoxine sind **Steatose** und **Nekrosen** ohne diffuse Entzündungsreaktion (z.B. Paracetamolvergiftung). Eine typische Konsequenz idiosynkratischer Lebertoxine ist die akute Hepatitis, die morphologisch weitgehend einer akuten Virushepatitis entspricht. Ausgeprägte und gut begrenzte Nekrosen in Zone 3, kanalikuläre Cholestase, geringe Portalentzündung, neutrophile und eosinophile Granulozyten sowie Granulome sprechen für eine medikamentöse Ätiologie, sind aber nicht beweisend. Eine Cholestase mit oder ohne Entzündung ist eine häufige Konsequenz einer medikamentösen Leberschädigung. In seltenen Fällen kann es in der Folge zu einem Gallengangverlust mit nachfolgender Fibrose und anderen Zeichen der chronischen Cholestase kommen (z. B. Augmentintoxizität). Auch chronische Hepatitis, Steatohepatitis, Fibrose und Zirrhose können medikamentöser Genese sein.

2.6.23 Lebernekrosen im Rahmen diverser Virusinfektionen

Bei Immuninkompetenz (HIV-Infektion, Organtransplantation) können Herpes-simplex-Virus- oder Adenovirusinfektionen zu ausgedehnten **Leberparenchymnekrosen** führen (Abb. 2.96). Histologisch zeigen sich dabei nur geringe Entzündungszeichen. Intranukleäre Einschlüsse sind nachweisbar.

2.6.24 Zystische Fibrose

▶ Kap. 24.

Die morphologischen Leberveränderungen umfassen Steatose und Fibrose vom biliären Typ mit duktulärer Reaktion, wobei eine fokale Ausprägung charakteristisch ist (Abb. 2.97). Die Duktuli sind dilatiert.

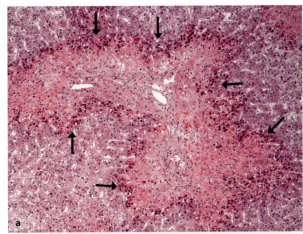

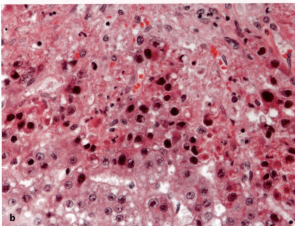

Abb. 2.96a, b. Adenovirusinduzierte ausgeprägte Leberzellnekrose. **a** Ausgedehnte konfluierende Leberzellnekrosen mit nur geringer Entzündungsreaktion, bevorzugt im Läppchenzentrum (*Pfeile*). **b** Die Viruseinschlüsse äußern sich in Form dunkel-homogen angefärbter Leberzellkerne. **a** 50fach; **b** 150fach

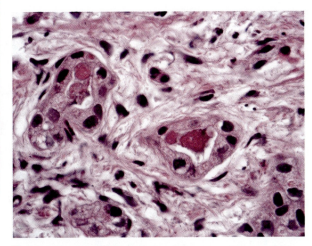

Abb. 2.97. Zystische Fibrose. Eingedicktes eosinophiles Material in den Lumina von Gallengängen und Duktuli. 150fach

3 Funktions- und Laboruntersuchungen

3.1 Atemtests – 88
A. Ballauff
3.1.1 Sammlung und Messung des Atemgases – 88
3.1.2 H_2-Atemtests – 88
3.1.3 ^{13}C-Atemtests – 89
Literatur – 89

3.2 Motilitätsuntersuchungen – 90
T.G. Wenzl
3.2.1 pH-Metrie – 90
3.2.2 Intraluminale elektrische Impedanzmessung (IMP) – 90
3.2.3 Manometrie – 91
3.2.4 Messung der Kolontransitzeit (Hinton-Test) – 91
3.2.5 Bernstein-Test – 91
3.2.6 Elektrogastrographie (EGG) – 92
3.2.7 Elektromyographie (EMG) – 92
Literatur – 92

3.3 Mikrobiologische Untersuchung des Stuhls – 92
R. Bialek
3.3.1 Praktisches Vorgehen – 94
3.3.2 Diagnostische Methoden – 95
Literatur – 98

3.4 Stuhlanalysen – 98
H. Witt
3.4.1 Stuhlgewicht – 98
3.4.2 $α_1$-Antitrypsin-Clearance – 99
3.4.3 Calprotektin und Laktoferrin – 99
3.4.4 Leukozyten – 99
3.4.5 pH-Wert – 99
3.4.6 Reduzierende Substanzen – 99
3.4.7 Elektrolyte, Osmolalität und »osmotische Lücke« – 100
3.4.8 Gallensäuren – 100
3.4.9 Okkultes Blut (Haemoccult-Test) – 100
Literatur – 100

3.5 Aktivitätsbestimmung der Disaccharidasen – 100
H.Y. Naim
3.5.1 Messung der Enzymaktivität mittels Hochdruckflüssigkeitschromatographie (»high pressure liquid chromatography«, HPLC) – 101
3.5.2 Photometrische Bestimmungen der Enzymaktivität – 101

3.6 Bestimmung von Entzündungsparametern und Autoantikörpern – 101
H. Witt
3.6.1 Entzündungsparameter – 102
3.6.2 Autoantikörper – 102
Literatur – 103

3.7 **Leberfunktionstests** – 103
H. Witt
3.7.1 Leberzellschaden – 103
3.7.2 Cholestase – 104
3.7.3 Bestimmung der Syntheseleistung – 105
3.7.4 Dynamische Leberfunktionstests – 105
3.7.5 Fibrosemarker – 106
Literatur – 106

3.8 **Diagnostik von Maldigestion und Malabsorption** – 106
H. Witt
3.8.1 Xylosebelastungstest – 106
3.8.2 Laktosetoleranztest – 106
3.8.3 Permeabilitätstests – 107
Literatur – 107

3.9 **Pankreasfunktionsdiagnostik** – 107
H. Witt
3.9.1 Direkte Pankreasfunktionstests – 107
3.9.2 Indirekte Pankreasfunktionstests – 108
Literatur – 108

3.10 **Molekulargenetische Diagnostik** – 109
H. Witt
3.10.1 Molekulargenetische Nachweisverfahren – 109
3.10.2 Probleme der genetischen Diagnostik – 109
Literatur – 111

3.1 Atemtests

A. Ballauff

Atemtests sind wegen der geringen Belastung für den Patienten gerade in der Pädiatrie beliebt. Sie erfordern allerdings die Mitarbeit des Kindes und bei jüngeren Kindern viel Erfahrung des Untersuchers. Die Tests müssen nach einem standardisierten Testprotokoll durchgeführt werden. Bei der Interpretation der Testergebnisse sind mögliche Fehlerquellen zu beachten. Es besteht nicht immer eine direkte Korrelation mit Krankheitssymptomen.

3.1.1 Sammlung und Messung des Atemgases

Zur Analyse abgeatmeter Gase muss **endexspiratorische Luft** gewonnen werden, ohne Vermischung mit frühexspiratorischer Luft (sonst Korrektur mit Messung des CO_2-Partialdrucks, ▶ unten). Ältere Kinder blasen nach Anhalten der Atmung über 15 s durch tiefe Ausatmung über einen Strohhalm endexspiratorische Luft in ein Glasröhrchen, das dann luftdicht verschlossen wird (Vacutainer), oder über ein Mundstück oder eine Maske direkt in ein H_2-Messgerät oder in Beutel. Bei Säuglingen und Kleinkindern kann mit einer Maske oder einer Sonde, die bis zum nasopharyngealen Übergang vorgeschoben wird, mit einer Spritze atemsynchron exspiratorische Luft abgesaugt und in Vacutainer oder direkt in das Messgerät eingegeben werden. In Vacutainern sind Proben über mehr als 30 Tage stabil und können auch zur Analyse verschickt werden.

Die **Messung von H_2** wird heutzutage meist mit kleinen Geräten elektrochemisch direkt vor Ort durchgeführt. Die **Messung von ^{13}C** durch das Verhältnis $^{13}CO_2/^{12}CO_2$ erfolgt in spezialisierten Labors durch sehr präzise, hochauflösende Isotopen-Ratio-Massenspektrometer, die nur kleine Probenvolumina (Vacutainer) benötigen, oder alternativ mit preiswerteren, einfacher zu bedienenden Geräten mittels naher Infrarotisotopenspektrometrie, allerdings nur aus größeren Probenvolumina.

3.1.2 H_2-Atemtests

Testprinzip

Durch bakterielle **Fermentation von Kohlenhydraten** entsteht im Darm das Gas H_2. Etwa 20% davon diffundieren durch die Darmwand in das Blut und werden weniger als 5 min nach Bildung abgeatmet. Fünf Prozent bis 25% aller Menschen haben eine Darmflora, die kein H_2 bildet (H_2-Non-producer). Bei ihnen sind H_2-Atemtests nicht verwertbar.

Nüchtern liegt der **H_2-Gehalt der Ausatemluft** bei <10 ppm. Ein erhöhter Basalwert findet sich, wenn der Patient nicht nüchtern ist (**Cave:** Zahnpasta) oder vorab schwer verdauliche Kohlenhydrate verzehrt hat. Dann muss der Test verschoben werden. Bei Durchführung des Tests wird nach Verzicht auf ballaststoffreiche Kost für 3 Tage sowie nach einer Nüchternperiode von je nach Alter 8–12 Stunden und nach Mundspülung mit Wasser oder desinfizierender Lösung (morgens nicht Zähneputzen wegen Kohlenhydraten in der Zahnpasta) der Basalwert durch Gewinn von 1–2 Atemproben vor der Gabe der Testsubstanz ermittelt. Nach Trinken der Testlösung werden in der ersten Stunde alle 10 min und dann für 2–3 Stunden alle 30 min Atemproben gewonnen.

Indikationen und Testsubstrate

Indikationen und Testsubstrate sind in ◘ Tab. 3.1 zusammenfassend dargestellt.

Interpretation und Fehlerquellen

Ein Anstieg der H_2-Konzentration auf >20 ppm (bei Korrektur mit Messung des CO_2-Partialdrucks: >0,5 ppm H_2/mmHg CO_2) über den Basalwert zeigt an, dass und wann ein relevanter Anteil des verabreichten Kohlenhydrats in Kontakt mit H_2-produzierenden Bakterien gelangt ist.

Ein **sehr früher Konzentrationsanstieg** (vor Ablauf von 30 min) ist ein Hinweis auf eine bakterielle Fehlbesiedlung in Mund oder Dünndarm oder auf eine verkürzte orozökale Transitzeit. Ein **später Konzentrationsanstieg** beweist nach Gabe nichtresorbierbarer Kohlenhydrate, dass die Darmflora H_2 produziert, und nach Gabe resorbierbarer Kohlenhydrate eine unvollständige Resorption (Beispiele: ◘ Abb. 3.1).

Bei Verdacht auf eine **Laktose- oder Fruktosemalabsorption** sollten zeitgleich zur H_2-Konzentrationsmessung Symptome wie Durchfall und Blähungen protokolliert werden. Ein pathologisches Testergebnis sagt nur aus, dass die gegebene Menge des Zuckers unvollständig resorbiert wurde. Die Korrelation mit klinischen Symptomen ist damit noch nicht erwiesen.

Probleme der Interpretation bei Testung auf eine bakterielle Fehlbesiedlung des Dünndarms werden verursacht durch:
- Magenentleerungsverzögerung (später H_2-Konzentrationsanstieg, falsch-negativer Befund)

◘ **Tab. 3.1.** Indikationen und Testsubstrate für H_2-Atemtests

Indikation	Substanz	Menge	Konzentration der Lösung [%]
Laktosemalabsorption	Laktose	2 g/kg KG, max. 50 g	20 (oder 10)
Fruktosemalabsorption	Fruktose	1 g/kg KG, max. 25 g (Erwachsene bis 50 g)	10 (oder 20)
Bakterielle Fehlbesiedlung des Dünndarms	Glukose	1 g/kg KG, max. 25 g (Erwachsene bis 50 g)	20
	Laktulose	0,5 g/kg KG, max. 10 g (Erwachsene bis 20 g)	10
Nachweis der H_2-Produktion	Laktulose	0,5 g/kg KG, max. 10 g (Erwachsene bis 20 g)	10
Feststellung der orozökalen Transitzeit	Laktulose	0,5 g/kg KG, max. 10 g (Erwachsene bis 20 g)	10
Saccharase-Isomaltase-Mangel	Saccharose	2 g/kg KG, max. 50 g	20

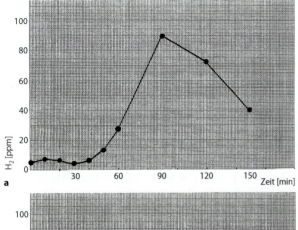

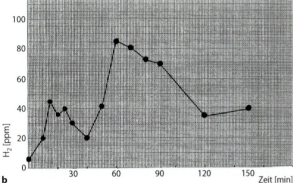

Abb. 3.1a, b. Pathologische Befunde des H$_2$-Atemtests. **a** Fruktosemalabsorption: 90 min nach Gabe von 1 g Fruktose/kg KG H$_2$-Konzentrationsanstieg um 85 ppm, zeitgleich Bauchschmerzen; **b** bakterielle Fehlbesiedlung des Dünndarms und Malabsorption bei Kurzdarmsyndrom: 10 min nach Gabe von 1 g Glukose/kg KG erster H$_2$-Konzentrationsanstieg um 40 ppm, nach 50 min erneuter Anstieg als Zeichen der unvollständigen Glukoseresorption und des frühzeitigen Erreichens des Kolons

- verkürzte intestinale Transitzeit
- unzureichende Mundhygiene mit frühzeitiger H$_2$-Produktion durch die Mundflora (früher H$_2$-Konzentrationsanstieg, falsch-positiver Befund)

Die Annahme, dass die Dauer zwischen der Einnahme von Laktulose und dem H$_2$-Konzentrationsanstieg die orozökale Transitzeit widerspiegelt, setzt voraus, dass das Substrat als Bolus das Kolon erreicht und bereits im Zökum ausreichend H$_2$-produzierende Bakterien vorhanden sind, was wahrscheinlich nicht der Realität entspricht.

3.1.3 ^{13}C-Atemtests

Testprinzip

^{13}C kommt in etwa 1% aller Kohlenstoffatome natürlicherweise vor. Nach oraler Gabe einer mit ^{13}C markierten Substanz wird durch Verdauung, Resorption und Metabolisierung $^{13}CO_2$ gebildet, was zum Anstieg der $^{13}CO_2/^{12}CO_2$-**Ratio** in der Ausatemluft führt.

Inzwischen stehen viele verschiedene ^{13}C-markierte **Testsubstanzen** zur Verfügung, und zwar für:
- Untersuchung der Leberfunktion
- Beurteilung von Fettverdauung und -resorption
- Untersuchung der Kohlenhydratverdauung
- Messung der Transitzeit
- Beurteilung der Magenentleerung
- Nachweis von Helicobacter pylori

Die Testsubstanzen sind z. T. sehr teuer (Alternative zum H$_2$-Atemtest nur bei H$_2$-Non-producern). Einige Tests sind für die Pädiatrie nicht ausreichend validiert, sodass für den klinischen Gebrauch aktuell der Test zum Nachweis von Helicobacter pylori die größte Bedeutung hat. Protokolle und pädiatrische Normwerte für Tests zur Beurteilung der Magenentleerung wurden in Studien erarbeitet.

^{13}C-Harnstoff-Atemtest

Das Enzym **Urease** aus dem Bakterium Helicobacter pylori spaltet Harnstoff zu CO_2 und NH_3, sodass bei einer Helicobacter-pylori-Infektion nach Schlucken von ^{13}C-markiertem Harnstoff vermehrt $^{13}CO_2$ abgeatmet wird.

Voraussetzungen zur Durchführung der Untersuchung sind:
- keine Therapie mit Antibiotika in den vorangegangenen 4 Wochen
- Absetzen von Protonenpumpeninhibitoren 2 Wochen sowie von H$_2$-Rezeptor-Antagonisten und Antazida 2 Tage vor dem Test
- leerer Magen (Kinder mindestens 4 Stunden nüchtern lassen)

Die **Durchführung** erfolgt in 3 Schritten:
- Entnahme einer Atemprobe zur Messung des Basalwertes
- Gabe von 75 mg ^{13}C-markiertem Harnstoff, aufgelöst in wenig saurer Flüssigkeit (Apfelsaft oder Zitronensäure), anschließend Nachspülen mit einem Glas Apfelsaft (Säure verzögert die Magenentleerung und erhöht die Ureaseaktivität
- Entnahme einer weiteren Atemprobe nach 30 min (evtl. zusätzlich nach 15 min)

Der Test wird als pathologisch bewertet, wenn die $^{13}CO_2/^{12}CO_2$-Ratio, ausgedrückt als »**delta over baseline**« in ‰, um >5 ‰ ansteigt (Grauzone: 2,5–5 ‰). Damit betragen Sensitivität und Spezifität dieses Tests für Kinder über 6 Jahren fast 100%, für jüngere Kindern ist die Spezifität etwas geringer.

Literatur

Braden B, Lembcke B, Caspary WF (2003) Nichtinvasive Funktionsdiagnostik aus der Atemluft mit ^{13}C-Atemtests. Dtsch Ärztebl 100: A3376–A3381

Corazza GR, Menozzi MG, Strocchi A et al. (1990) The diagnosis of small bowel bacterial overgrowth. Gastroenterol 98: 302–309

Hauser B, De Schlepper J, Caveliers V, Salvatore S, Salvatoni A, Vandenplas Y (2006) Variability of the 13C-acetate breath test for gastric emptying of liquids in healthy children. J Pediatr Gatroenterol Nutr 42: 392–397

Hauser B, De Schlepper J, Salvatore S, Salvatoni A, Vandenplas Y (2006) Variability of the 13C-octanoic acid breath test for gastric emptying of solids in healthy children. Aliment Pharmacol Therapeutics 23: 1315–1319

Kindermann A, Demmelmeier H, Koletzko B, Krauss-Etschmann S, Wiebeke B, Koletzko S (2000) Influence of age on ^{13}C-urea breath test results in children. J Pediatr Gastroenterol Nutr 30: 85–91

Lebenthal E, Rossi TM, Nord KS, Branski D (1981) Recurrent abdominal pain and lactose absorption in children. Pediatrics 67: 828–832

Romagnuolo J, Schiller D, Bailey RJ (2002) Using breath tests wisely in a gastroenterology practice: an evidence-based review of indications and pitfalls in interpretation. Am J Gastroenterol 97: 1113–1126

3.2 Motilitätsuntersuchungen

T.G. Wenzl

Die diagnostischen Methoden erfassen unterschiedliche Qualitäten der Motilität. Anamnese und Untersuchung geben entscheidende Hinweise für das weitere Vorgehen.

3.2.1 pH-Metrie

Das **Prinzip** der intraösophagealen pH-Wert-Messung stützt sich auf die unterschiedlichen pH-Wert-Bereiche von Magen und Speiseröhre. Eine Erniedrigung (<4) oder eine Erhöhung (>7,5) des ösophagealen pH-Wertes wird als Auftreten von Magen- bzw. Duodenalinhalt in der Speiseröhre, d. h. als gastroösophagealer Reflux (GÖR), bewertet.

Mehrkanal-pH-Metrien sind möglich. Die Aufzeichnung erfolgt über 24 Stunden (Abb. 3.2). Ausgewertet werden der Verlauf und der relative (prozentuale) Anteil des pH-Wertes unterhalb der Grenzwerte an der Gesamtmesszeit (**Reflux-Index**). Weitere von der Auswertungssoftware ausgegebene Parameter wie »Anzahl der als Reflux erkannten Episoden«, »Anzahl der GÖR länger als 5 min« und »Dauer der längsten registrierten Episode« haben sich als wenig zuverlässig erwiesen und sollten zur Beurteilung nicht mehr herangezogen werden.

Altersabhängige **Normalwerte** liegen vor. Als pathologisch gilt ein Reflux-Index von >10% bei Kindern im 1. Lebensjahr und von >5% bei älteren Kindern.

Es handelt sich bei der pH-Metrie um ein wenig invasives Verfahren zur **Langzeitmessung** unter nahezu physiologischen Bedingungen. Eine drahtlose Funk-pH-Metrie (BRAVO) ist inzwischen verfügbar, jedoch in der Pädiatrie bisher wenig verbreitet. Eine Kombination der pH-Metrie mit anderen Untersuchungsverfahren ist möglich. Der Einsatz photometrischer Messelektroden (Bilitec) soll der Diagnostik galliger, duodenogastroösophagealer Refluxe dienen. Die pH-Metrie eignet sich zur Dosisfindung, zur Therapiesteuerung und zur Verlaufskontrolle.

Allerdings beruhen die Ergebnisse einerseits auf empirischen GÖR-Definitionen und hängen andererseits stark von der verwandten Hard- und Software ab. Eine wesentliche **Einschränkung** der pH-Metrie besteht im fehlenden Nachweis von GÖR im physiologischen ösophagealen pH-Wert-Bereich. Hierdurch entziehen sich in Phasen gastrischer Hypoazidität eine Vielzahl von GÖR-Episoden der Erfassung.

3.2.2 Intraluminale elektrische Impedanzmessung (IMP)

Diese Verfahren beruht auf einer **Änderung der Impedanz** bei der Passage eines Bolus. Die Impedanz wird bipolar zwischen 2 Elektroden gemessen, wobei jeweils ein Elektrodenpaar einen IMP-Kanal darstellt, der ein Hohlorgansegment definierter Länge repräsentiert. Die Impedanz ändert sich charakteristisch in Abhängigkeit von der Zusammensetzung des Bolus. Sie sinkt während der Passage eines Bolus mit hoher Leitfähigkeit (z. B. Speichel, Nahrung, gastrointestinales Sekret) und steigt in Phasen niedriger Leitfähigkeit (z. B. Kontakt mit Luft oder der Muskelwand). Durch Aneinanderreihung mehrerer IMP-Kanäle ist es möglich, die Richtung der Bolusbewegung zu bestimmen (Abb. 3.3).

Die Untersuchungsbedingungen der IMP entsprechen denen der pH-Metrie. Die Auswertung erfolgt softwaregestützt. Das Verfahren ist zur **Langzeitmessung** geeignet und erfasst Bolusbewegungen pH-Wert-unabhängig. Steighöhe, Geschwindigkeit und Clearance der Refluxepisoden lassen sich bestimmen.

Es handelt sich um eine inzwischen standardisierte Methode. Allerdings liegen altersabhängige Normwerte bisher noch nicht vor. Die IMP bietet sich jedoch zur **Kombination** mit anderen Verfahren an, um mögliche Zusammenhänge zwischen GÖR und damit in Verbindung gebrachten Symptomen darzustellen (Abb. 3.4). Bei gastraler Säuresuppression gibt die IMP über den Fortbestand des Refuxgeschehens Auskunft. Vor allem bei der Diagnostik eines laryngopharyngealen Refluxes gewinnt die multiple Impedanzmessung in zunehmendem Maße an Bedeutung. Zur Ermittlung aller GÖR-Qualitäten sollte der IMP-Katheter zusätzlich mit einer oder mehreren pH-Wert-sensitiven Elektroden versehen sein. Ein Einsatz der IMP in Duodenum und Anorektum ist möglich.

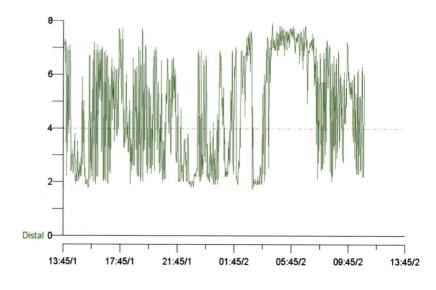

Abb. 3.2. pH-Metrie. Pathologischer Befund mit einem Reflux-Index von >10%. Dargestellt ist der intraösophageale pH-Wert über der Zeit. *Gestrichelte Linie* Grenz-pH-Wert 4

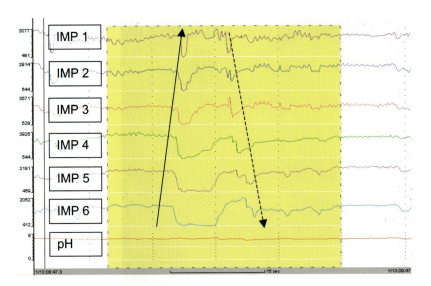

Abb. 3.3. Kombinierte Impedanz- und pH-Wert-Messung, nichtsaurer gastroösophagealer Reflux (GÖR). Dargestellt sind die intraösophageale multiple Impedanzmessung und der pH-Wert über der Zeit. *Durchgehender Pfeil* retrograde Bolusbewegung (GÖR); *gestrichelter Pfeil* antegrade Bolusbewegung (Schluck, GÖR-Clearance); *IMP 1–6* Impedanzkanäle 1 (proximal) bis 6 (distal)

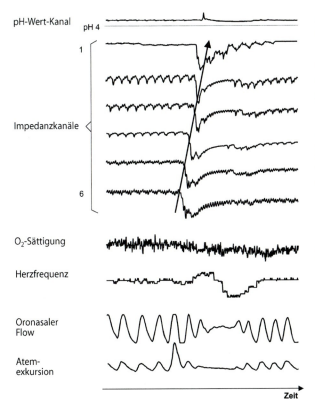

Abb. 3.4. Kombinierte Impedanz- und pH-Wert-Messung sowie Polygraphie, nichtsaurer gastroösophagealer Reflux (GÖR) und zentrale Apnoe. Dargestellt sind die Befunde der intraösophagealen multiplen Impedanzmessung, die pH-Werte und die Ergebnisse der Polygraphie über der Zeit. Durchgehender Pfeil: retrograde Bolusbewegung (GÖR); *1–6* Impedanzkanäle 1 (proximal) bis 6 (distal)

3.2.3 Manometrie

Die Manometrie dient der Ermittlung der **kontraktilen Aktivität**. Mittels ösophagealer Manometrie lassen sich Lage, Ausdehnung und Stärke des unteren Ösophagussphinkters ermitteln. Infolge der Miniaturisierung ist die intraluminale Mikromanometrie inzwischen auch bei Frühgeborenen möglich. Die Peristaltik beim Schluckakt lässt sich anhand des Druckverlaufs bei Mehrkanalmessung rekonstruieren.

Die Manometrie wird nicht zur GÖR-Diagnostik empfohlen, sie ist aber im Rahmen der **Differenzialdiagnostik** des GÖR elementar. Ihr Einsatz ist bei der Indikationsstellung für eine chirurgische Therapie hilfreich und empfiehlt sich zudem für die postoperative Nachsorge.

Darüber hinaus sind eine antroduodenale, eine anorektale sowie eine Spinktermanometrie möglich. Diese Untersuchungen kommen bei der Diagnostik der Achalasie, der Hiatushernie und des M. Hirschsprung zum Einsatz. Die **Barostat-Technik** erlaubt die Untersuchung der Zusammenhänge zwischen Volumen und Druck sowie die Quantifizierung der sensorischen Schwelle mit Hilfe eines intraluminalen Ballons. Durch Entfalten des Ballons werden die rektale Füllungswahrnehmung und der rektoanale Relaxationsreflex (normales Erschlaffen des inneren Schließmuskels bei Füllung des Enddarms) geprüft.

3.2.4 Messung der Kolontransitzeit (Hinton-Test)

Allen Methoden zur Messung des Kolontransits gemeinsam ist die Verwendung von **Markersubstanzen** (Pellets, radioaktive Substanzen, Farbstoffe), die in vivo oder im Stuhl leicht nachweisbar sind. Die Marker dürfen nicht resorbierbar sein, müssen gleich schnell wie der übrige Darminhalt transportiert werden und dürfen die Motilität nicht beeinflussen. Am besten geeignet sind röntgendichte Pellets in Verbindung mit Röntgenaufnahmen des Abdomens (Abb. 3.5). Durch Verwendung mehrerer Kapseln, die jeweils verschiedene auf dem Röntgenbild sichtbare Marker enthalten sowie in einer vorgegebenen Reihenfolge und Frist geschluckt werden müssen, lässt sich mittels einer Röntgenaufnahme die Tätigkeit des Dickdarms während der einwöchigen Untersuchungsperiode rekonstruieren.

3.2.5 Bernstein-Test

In Wechsel erfolgt die ösophageale Infusion von 0,9%iger NaCl- und 0,1 N HCl-Lösung. Bei Provokation von Symptomen durch **Säureinfusion** kann eine GÖR-Symptom-Assoziation als gesi-

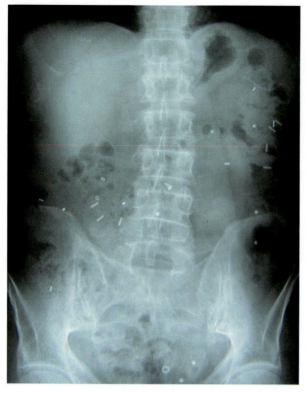

Abb. 3.5. Messung der Kolontransitzeit (Hinton-Test), Abdomenaufnahme im Stehen p. a. Nachweis rundlicher, ringförmiger und länglicher Marker im Bereich des Colon ascendens, des Colon transversum und des Colon descendens sowie in Projektion auf das kleine Becken (Rektum)

chert angesehen werden. Der Bernstein-Test ist der einzige Provokationstest unter Verwendung des vermutlich symptomauslösenden Agens.

3.2.6 Elektrogastrographie (EGG)

Bei der EGG wird mit Oberflächenelektroden die elektrische Aktivität der **glatten Muskulatur des Magens** gemessen. Meist erfolgt die Aufzeichnung während einer Fastenphase sowie während der Einnahme einer standardisierten Mahlzeit und anschließend für 2 Stunden postprandial. Analysiert werden softwaregestützt nach Verstärkung und Filterung:
- dominante Frequenz
- Anteil normaler langsamer Wellen
- Anteil gastrischer Dysrhythmie

Die EGG ist eine nichtinvasive Technik, allerdings ist die Durchführung aufwändig und nicht standardisiert. Für das Kindesalter liegen nur begrenzte Daten vor.

3.2.7 Elektromyographie (EMG)

Die EMG kann bei Verdacht auf eine **Dyssynergie der Beckenbodenmuskulatur** hilfreich sein. Sie wird als Nadel- oder Oberflächen-EMG durchgeführt. Darüber hinaus kann die Nervenleitgeschwindigkeit des N. pudendus untersucht werden. Der Einsatz der EMG ist in der pädiatrischen Gastroenterologie jedoch wenig verbreitet.

Fazit

Die Untersuchungsverfahren erfassen unterschiedliche Qualitäten der Motilität. Die Sonographie ergänzt als bildgebendes Verfahren die klinische Untersuchung. Die Darstellung der Anatomie, des Schluckakts und der Magenentleerung erfolgt durch radiologische Untersuchungen mit und ohne Kontrastmittel. Eine Szintigraphie kann bei rezidivierenden Aspirationssymptomen hilfreich sein. Die pH-Metrie ist nach wie vor das am weitesten verbreitete primärdiagnostische Verfahren. Sie ist für Verlaufsuntersuchungen und zur Therapiesteuerung geeignet. Die intraluminale elektrische Impedanzmessung (IMP) ist eine pH-Wert-unabhängige Langzeitmessmethode. Die IMP mit pH-Wert-Messung wird in Zukunft die isolierte pH-Metrie als Standardverfahren bei der Diagnostik des gastroösophagealen Refluxes (GÖR) ersetzen. Die Druckverhältnisse in Ösophagus und Anorektum werden durch die Manometrie dargestellt. Die Messung der Kolontransitzeit erfolgt durch die Verfolgung oral applizierter Markersubstanzen. Der Bernstein-Test ist ein gelegentlich aussagekräftiges, wenngleich wenig verwendetes Untersuchungsverfahren zur Symptomprovokation. Auch Elektrogastrographie (EGG) und Elektromyographie (EMG) sind in der pädiatrischen Gastroenterologie wenig verbreitet. Die Endoskopie mit Biopsien dient der makroskopischen und histologischen Diagnostik.

> Keine der zur Verfügung stehenden Untersuchungstechniken ist allein in der Lage, alle Qualitäten der Motilität zu beschreiben. Oft ist die Durchführung verschiedener Untersuchungen für die Diagnosefindung notwendig und sinnvoll.

Literatur

Gilger MA, Boyle JT, Sondheimer JM, Colletti RB (1997) Indications for pediatric esophageal manometry. J Pediatr Gastroenterol Nutr 24: 616–618

Rudolph C, Winter HS, NASPGN Training and Education Committee (1999) NASPGN guidelines for training in pediatric gastroenterology. J Pediatr Gastroenterol Nutr 29(Suppl 1): S1–S26

Wenzl TG, Moroder C, Trachterna M et al. (2002) Esophageal pH monitoring and impedance measurement: a comparison of two diagnostic tests for gastroesophageal reflux. J Pediatr Gastroenterol Nutr 34: 519–523

3.3 Mikrobiologische Untersuchung des Stuhls

R. Bialek

Die mikrobiologische Stuhldiagnostik wird angefordert, um die Ätiologie abdomineller Beschwerden einzugrenzen. Der Kliniker will zudem anhand der Ergebnisse klären, ob weitere diagnostische und therapeutische Konsequenzen erforderlich sind. Eine »blinde« Diagnostik nach dem Motto »Einmal Stuhl auf Alles« (vermutlich alle pathogenen Erreger) ist ausgesprochen kostenträchtig und meist wenig ergiebig. Es kann nicht überbetont werden, dass präanalytische Überlegungen helfen, die Anzahl negativer Laborergebnisse und die Kosten erheblich zu reduzieren. Der anfordernde Arzt muss die Nachweisgrenzen der eingesetzten Methoden zumindest orientierend kennen, um die Diagnostik zu optimieren und ggf. zu ergänzen, aber auch um Ergebnisse korrekt einzuordnen und weitere sinnvolle Maßnahmen wie eine Therapie oder auch eine Umgebungsprophylaxe einzuleiten. Vom Mikrobiologen kann bei Konsultation diesbezüglich Hilfestellung erwartet werden, aber gerade Stuhlproben werden typischerweise nur mit Patientendaten versehen und mit der Anforderung nach dem Nachweis pathogener Erreger eingesandt. Im Labor wird dann entsprechend der Qualitätsstandards in der mikrobiologisch-infektiologischen Diagnostik (Kist 2000) vorgegangen. Das Resultat ist meist eine »breit angelegte« festgeschriebene Diagnostik (Tab. 3.2), die jede im Labor ankommende Stuhlprobe durchläuft, damit »nichts vergessen« wird.

Das **Erregerspektrum** bei kindlichen Durchfallerkrankungen ist u. a. von der Jahreszeit, dem Alter, der Schwere der Symptomatik sowie der Region abhängig (Essers et al. 2000; Klein et al. 2006; Oleson et al. 2005; Vernacchio et al. 2006). Nach derzeitiger Studienlage werden mehr als 50–80% der Durchfallerkrankungen durch Viren verursacht, insbesondere durch Rota- und Noroviren, während Bakterien für 10–20% der Erkrankungen verantwortlich und noch seltener Parasitosen ursächlich sind. Je jünger das Kind ist, desto eher sind Viren Verursacher von Gastroenteritiden. In Studien ist die Nachweisrate von darmpathogenen Bakterien vom Umfang der durchgeführten Untersuchungen abhängig und liegt bei 7–20%. Jedoch konnten in einer Studie auch bei gesunden, asymptomatischen Kindern im Alter von 6 Monaten bis 3 Jahren bei bis zu 15% fakultativ pathogene Bakterien im

Tab. 3.2. Erregerspektrum und Untersuchungsgänge bei Verdacht auf eine Darminfektion entsprechend den Qualitätsstandards in der mikrobiologisch-infektiologischen Diagnostik (nach Kist 2000)

Klinische Situation	Infrage kommende Erreger und Untersuchung
Ambulante Patienten	
Unauffälliger Stuhl	Salmonellen, Shigellen, Yersinien
Wässrige Diarrhö	Salmonellen, Shigellen, Yersinien, Campylobacter
	Zusätzliche Erreger: — Kinder unter 6 Jahren: EPEC, EHEC — vorangegangener Auslandsaufenthalt: Aeromonas spp., Vibrio spp., Protozoen — nach Operationen oder Antibiotikatherapie: Clostridium difficile, Pilze (quantitativ)
Blutige Diarrhö	Salmonellen, Shigellen, Yersinien, Campylobacter spp., Clostridium difficile, EHEC, Aeromonas spp., Vibrio spp, Rota- und Adenoviren
	Zusätzliche Erreger: — Kinder unter 3 Jahren: EPEC, Kryptosporidien — vorangegangener Auslandsaufenthalt: Protozoen — bei Immunsuppression: EPEC, Mykobakterien, fakultativ darmpathogene Bakterien[1], Pilze (quantitativ), Protozoen, Mikrosporidien; Antibiogramme für nachgewiesene Bakterien
Stationäre Patienten (ab 4. Tag)	
Diarrhö	Clostridium difficile (Toxinnachweis und/oderKultur)
Kinder unter 3 Jahren	Clostridium difficile, EHEC, EPEC, Rota- und Adenoviren
Nosokomialer Enteritisausbruch	Clostridium difficile, Salmonellen, Shigellen, Yersinien, EHEC, Rota- und Adenoviren
Immunsuppression	Clostridium difficile, Salmonellen, Shigellen, Yersinien, Campylobacter spp., EPEC, Aeromonas spp., Mykobakterien, fakultativ darmpathogene Bakterien[1], Pilze (quantitativ), Protozoen, Mikrosporidien; Antibiogramme für nachgewiesene Bakterien
Sonderfälle	
Nierenversagen, HUS, TTP und anamnestisch bekannte Diarrhö	EHEC, Salmonellen, Shigellen, Campylobacter spp., Yersinien
Appendizitis, Arthritis, Erythema nodosum	Salmonellen, Shigellen, Campylobacter spp., Yersinien, Yersinienanreicherung
Persistierende oder rezidivierende Diarrhö für mehr als 3 Wochen	Salmonellen, Shigellen, Campylobacter spp., Yersinien, Yersinienanreicherung, Clostridium difficile, EPEC, EHEC, Protozoen, enteroaggregative Escherichia coli
Kinder bis 6 Jahre bei stationärer Aufnahme wegen Diarrhö	Salmonellen, Shigellen, Campylobacter spp., Adeno- und Rotaviren, EHEC, EPEC

EHEC enterohämorrhagische Escherichia coli; *EPEC* enteropathogene Escherichia coli; *HUS* hämolytisch-urämisches Syndrom; *TTP* thrombotisch-thrombozytopenische Purpura
[1] u. a. Pseudomonas spp., Xanthomonas spp., Enterobacter spp, Citrobacter freundii, Edwarsiella tarda, Hafnia alvei, Clostridium spp.
Anmerkung: Da bei Erarbeitung der Empfehlungen weder Bedeutung noch Diagnostik der Noroviren ausreichend bekannt und verbreitet waren, fehlen die Indikationen dafür. Bei wässigen Diarrhöen ambulanter Patienten wie auch bei stationär behandelten Patienten mit Immunsupression sollte danach gesucht werden.

Stuhl gefunden werden. In dieser prospektiven Studie blieb die Ätiologie von 80% der berichteten Durchfallepisoden ungeklärt (Vernacchio et al. 2006).

Nach dem Infektionsschutzgesetz besteht für den Nachweis diverser darmpathogener Erreger eine **Meldepflicht,** der die meisten Laboratorien in Deutschland auch nachkommen. Gemeldet werden pro Jahr die Errergernachweise von 110.000 Campylobacterinfektionen und Salmonellosen sowie von weiteren knapp 15.000 Yersiniosen, Escherichia-coli-Enteritiden, Infektionen mit EHEC, Shigellosen und Typhuserkrankungen, außerdem knapp 150.000 Noro- und Rotavirusinfektionen sowie knapp 6000 Lamblieninfektionen und Kryptosporidiosen (RKI 2007). Nach Lankisch et al. (2006) leiden pro Jahr 30% der Bevölkerung (82 Mio. Menschen in Deutschland) an einer Durchfallerkrankung, und pro Patient werden 1,7 Episoden beobachtet, was 42 Mio. Episoden entspricht. Im Verhältnis würden die etwa 280.000 nachgewiesenen Erreger gerade 6% der Ursachen klären. Dabei bleibt unberücksichtigt, dass nicht jeder Arztbesucher mit Durchfall einer weiteren Diagnostik zugeführt wird und dass einige Ätiologien, wie Clostridium-difficile-assoziierte Diarrhöen, nicht in der Statistik erfasst werden.

Die **Kosten** für den Nachweis eines fakultativ pathogenen Bakteriums werden mit 952–1200 US-$ beziffert, bei einer Nachweisrate (positive Kultur) von 1,5% bis max. 5,6% aller untersuchten Proben (Thielman u. Guerrant 2004). Insbesondere im Kindesalter hat jedoch nicht jeder Nachweis auch therapeutische Konsequenzen. Es ist daher verständlich, wenn in Leitlinien zur Diarrhö angemerkt wird, dass ein Erregernachweis nicht in jedem Fall anzustreben ist – leider bleibt aber offen, wann welche Diagnostik sinnvoll ist oder sein kann.

Dieses Kapitel soll den gastroenterologisch tätigen Pädiater ermuntern, durch Einblicke in die Möglichkeiten und Grenzen der Methoden präanalytische Überlegungen zu intensivieren und diese ggf. mit dem Mikrobiologen zu teilen, um die mikrobiologische Stuhldiagnostik zu optimieren.

3.3.1 Praktisches Vorgehen

Es klingt zwar redundant, aber die Anamnese ist für eine optimale Diagnostik essenziell. Wesentliche Aspekte dabei sind:

- **Patientenalter:** Im Säuglingsalter stehen virale Infektionen, insbesondere durch Rota- und Noroviren, ätiologisch im Vordergrund, seltener bakterielle Enteritiden, während bei Schulkindern eher Noroviren und Bakterien wie Salmonellen- und Campylobacterarten bedeutsam sind.
- **Grunderkrankungen:** Bei Immunsuppression ist die Anzahl der in Betracht kommenden Ätiologien deutlich höher als bei Immungesunden, bei denen anhaltende Darminfektionen mit Mykobakterien, Mikrosporidien, Histoplasma capsulatum oder dem Zytomegalievirus quasi nicht vorkommen.
- **Symptombeginn, Erbrechen, Nahrungsmittel:** Typisch für virale Darminfektionen, die immer als Gastroenteritis ablaufen, ist das initiale Erbrechen, gefolgt von Diarrhöen. Auch durch Bakterientoxine verursachte Gastroenteritiden beginnen häufig mit Erbrechen, was für bakterielle und parasitäre Enteritiden wesentlich seltener ist. Während die genannten Darmerkrankungen häufig abrupt beginnen und auch rasch sistieren, beginnt eine Amöbenkolitis schleichend, typischerweise mit langsam zunehmenden, dann blutigen Durchfällen. Erbrechen und Durchfälle, die mit einer neurologischen Symptomatik wie Kribbelparästhesien oder Umkehr des Kalt-warm-Empfindens einhergehen, deuten auf eine Vergiftung hin, wie sie bei Genuss von Muscheln oder Raubfischfleisch (»Ciguatera«) beobachtet wird.
- **Dauer der Symptome:** Bakterientoxine und Virusinfektionen führen binnen Stunden bis Tagen zu einer Symptomatik, die schnell, also nach wenigen Stunden bis wenigen Tagen, wieder sistiert, während bakterielle Darminfektionen mehrere Tage bis zur spontanen Ausheilung benötigen und nur in ganz seltenen Fällen anhaltende abdominelle Beschwerden verursachen. Infektionen mit Parasiten bedingen hingegen anhaltende, also chronische, meist intermittierende Diarrhöen.
- **Darmentleerungen:** Es besteht eine erhebliche Variabilität dahingehend, was als Durchfall angesehen wird, sodass Konsistenz und Anzahl der Darmentleerungen besser erfragt und begutachtet werden sollten. Bei einer Kolitis werden typischerweise viele, kleinvolumige Stühle abgesetzt, während eine Enteritis durch eher großvolumige Stühle mit geringerer Frequenz gekennzeichnet ist. Reiswasserartige Stühle sind charakteristisch für die Wirkung von Toxinen, während Blutbeimengungen auf eine invasive bakterielle oder parasitäre Infektion hinweisen. Das Erfragen der Stuhlfarbe ist mäßig ergiebig; sie ist grünlich bei Salmonellosen oder Shigellosen, aber auch bei Rotavirusinfektionen und bei Clostridium-difficile-assoziierter Diarrhö. Stinkende Stühle und Blähungen sind typisch für Lamblieninfektionen, kommen aber zudem sowohl bei Virus- als auch bei Bakterieninfektionen des Darmes vor.
- **Fieber, andere Begleitsymptome:** Fieber tritt v. a. bei bakteriellen Darminfektionen, also Salmonellosen, Shigellenruhr und Infektionen mit Campylobacter spp., aber auch bei der Amöbenkolitis und der Clostridium-difficile-assoziierten Diarrhö auf, während es bei Virusinfektionen eher geringer ausgeprägt ist. Während Allgemeinsymptome wie Unwohlsein, Kopfschmerzen, Schwindelgefühl und Abgeschlagenheit bei Virusinfektionen rasch rückläufig sind, persistieren sie bei bakteriellen Infektionen oder nehmen sogar zu.
- **Gruppenerkrankung:** Bei toxininduzierten Diarrhöen kommt es meist gleichzeitig zu einer Symptomatik bei vielen Personen, die Kontakt zu einer gemeinsamen Infektionsquelle hatten, was auch bei Salmonellosen oder Cyclospora-Infektionen der Fall sein kann, wenn Nahrungsmittel die Infektionsquelle sind. Bei Virusinfektionen kommt es aufgrund der Infektiösität zu zeitlich nachfolgenden Symptomen bei Kontaktpersonen, die noch nicht immun sind. Rotavirusinfektionen betreffen meist Kleinkinder und damit auch Stationen in Kinderkrankenhäusern (je jünger die Kinder, desto ausgeprägter die Symptome), während Norovirusinfektionen sowohl Kinder als auch Erwachsene betreffen.
- **Auslandsaufenthalte:** Parasitosen werden überwiegend oder ausschließlich in Endemiegebieten im Ausland erworben, d. h. nur bei entsprechender Anamnese sind diesbezügliche Untersuchungen überhaupt indiziert.

Hilfreich wäre ein einziges Testverfahren, dessen Ergebnis eine Zuordnung zur Therapie mit ausschließlicher Rehydrierung oder zusätzlichen Antiinfektiva ermöglichen würde. In Studien untersucht wurden der Blutnachweis im Stuhl, die Beurteilung von Leukozyten im Stuhl und die Quantifizierung des Laktoferrins im Stuhl. Sensitivität und Spezifität dieser Verfahren liegen bei <80%, sodass es den einen Test zur therapierelevanten Indikationsstellung bisher nicht gibt; es fehlen jedoch diesbezüglich aussagekräftige prospektive Studien für das Kindesalter (Gill et al. 2003; Ruiz-Peláez u. Mattar 1999).

> Aufgrund der hohen Kosten und der geringen therapeutischen Konsequenz wird eine Stuhldiagnostik nicht empfohlen, wenn die Dauer der Durchfallsymptomatik weniger als 24 Stunden beträgt. Ausnahmen sind Durchfälle bei Säuglingen, blutige Diarrhöen, Durchfälle mit Fieber, ausgeprägte Dehydration, neurologische Symptomatik und ausgeprägte abdominelle Schmerzen.

Bei Durchfallepisoden einzelner Patienten, die erst 3 Tage nach Beginn eines Krankenhausaufenthaltes auftreten, handelt es sich bei Säuglingen und Kleinkindern meist um **Hospitalinfektionen** mit v. a. Rota- oder auch Noroviren sowie bei Antibiotikatherapie auch um Clostridium-difficile-assoziierte Diarrhöen. Querschnittsstudien zeigen jedoch, dass Clostridium difficile und/oder dessen Toxine auch bei asymptomatischen Kindern häufig nachweisbar sind, sodass die Pathogenität des Nachweises bei fehlender Enterokolitis nicht eindeutig ist (Wilson 2006). Dennoch wird die entsprechende Diagnostik zwecks Hygienemaßnahmen und/oder Therapie angeraten. Andere Ätiologien sind bei Einzelerkrankungen eher unwahrscheinlich, sodass erst bei negativen Befunden der genannten Diagnostik weitere mikrobiologische Untersuchungen durchgeführt werden sollten.

Für die **Präanalytik** dienen nachstehende Angaben als Orientierungshilfe:
- Gastroenteritis – primär Erbrechen, Durchfall möglich: am ehesten verursacht durch Noroviren, Rotaviren oder Bakterientoxine, seltener durch Bakterien
- Bakterien als Verursacher von Enteritiden wahrscheinlicher im Sommer, nach Auslandsaufenthalten, bei mehr als 10 Darmentleerungen/24 Stunden und bei Kindern, die älter sind als 3 Jahre; bei Kindern unter 4 Jahren mit plötzlichem Beginn ohne Erbrechen, aber mit mehr als 4 Darmentleerungen pro Tag
- wässrige, unblutige (kein Leukozytennachweis im Stuhl) Diarrhöen, meist ohne Fieber oder abdominelle Beschwerden: können durch alle Enteropathogene verursacht werden, jedoch v. a. durch enteropathogene Viren, Campylobacter spp., Clostridium-perfringens-Toxin, Giardia lamblia, Cryptosporidium spp., Cyclospora cayetanensis, enterotoxische Escherichia coli und Vibrio cholerae (Reiseanamnese)

Ursächliche Erreger entzündlicher Durchfälle sind in ☐ Tab. 3.3 aufgeführt.

Diarrhöen im Zusammenhang mit Auslandsaufenthalten. Während Viren für 50–70% der hiesigen Diarrhöen ursächlich sind, werden 50–80% der Reisediarrhöen durch Bakterien verursacht. Die häufigste Ursache sind enterotoxische Escherichia coli, die 20–50% der bakteriellen Reisediarrhoen verantworten. In der Häufigkeit gefolgt von anderen pathogenen Escherichia coli sowie Campylobacter-, Salmonellen- und Shigellenarten, die jeweils einen Anteil von 5–15% ausmachen. Seltener sind Non-Cholera-Vibrionen, Aeromonas spp. und Plesiomonas spp. für Reisedurchfälle verantwortlich. Wie zu erwarten, bestehen erhebliche saisonale und regionale Unterschiede. Aus den Tropen werden weder Yersinien noch enterohämorrhagische Escherichia coli importiert. Protozoen sind für weniger als 10% der Reiseduchfälle ursächlich, müssen aber insbesondere bei chronischen, länger als 4 Wochen anhaltenden Durchfällen ausgeschlossen werden.

Tab. 3.3. Erreger entzündlicher Durchfälle mit Leukozytennachweis oder sogar makroskopisch sichtbarem Blut

Klinische Situation	Mögliche Erreger
Fieber und Tenesmen (Dysenterie)	– Shigella spp. – Campylobacter spp. – Salmonella spp. – Enteroinvasive Escherichia coli – Vibrio parahaemolyticus – Entamoeba histolytica
Meist kein Fieber	– Enterohämorrhagische Escherichia coli – Yersinia enterocolitica – Balantidium coli – Clostridium difficile und dessen Toxine
Anhaltende Diarrhöen (>14 Tage)	– Protozoen wie Kryptosporidien, Lamblien, Cyclospora cayetanensis, Isospora belli und Entamoeba histolytica – Enteropathogene Escherichia coli

3.3.2 Diagnostische Methoden

Generell können **Viren** durch Elektronenmikroskopie, Zellkultur oder den Nachweis spezifischer Antigene, z. B. mittels Enzymimmunassay oder Erkennung spezifischer RNA-/DNA-Sequenzen auf der Basis der Polymerasekettenreaktion (PCR), im Stuhl diagnostiziert werden. Der erstmalige Nachweis von Viren als Verursacher einer Gastroenteritisepidemie im Jahre 1969 gelang 3 Jahre später mittels Elektronenmikroskopie. Diese wird zum Virusnachweis vornehmlich in der Forschung verwendet, da nicht alle Viren in der Zellkultur wachsen; sie hat jedoch in der Routinediagnostik keine Bedeutung, u. a. weil ihre Sensitivität geringer ist als die anderer Verfahren. Die Zellkultur ist aufwändig, und bei unbekanntem Erreger sind verschiedene Kulturen erforderlich, um möglichst alle Viren zu erfassen. Die Identifizierung beginnt indirekt über die mikroskopischen Veränderungen der Zellen, um dann durch Elektronenmikroskopie, Bindung markierter spezifischer Antikörper oder Nachweis von spezifischen Antigenen oder Gensequenzen im Überstand komplettiert zu werden. Auch dieses Verfahren ist allerdings für die Routinediagnostik zu teuer und zu aufwändig. Der Nachweis virusspezifischer Antigene im Stuhl mittels Enzymimmunassay oder mittels immunchromatographischer Schnelltests ist einfach und schnell durchführbar, das Ergebnis liegt je nach Testverfahren innerhalb von Minuten bis 2 Stunden vor. Diese Verfahren stellen daher die Methode der Wahl dar, deren Nachweisgrenze bei $\geq 10^5$ Viren/ml Stuhl liegt. Der Nachweis von Teilen des Virusgenoms mittels PCR ist ein sehr sensitives (Nachweisgrenze: etwa 10^2 Viren/ml Stuhl) und spezifisches, aber für die Routine noch immer zu teures Verfahren.

Üblicherweise werden Antigennachweise mittels **ELISA** (»enzyme-linked immunosorbent assay«) eingesetzt. Dabei sind folgende Aspekte zu berücksichtigen:
- Bei **Adenoviren** ist das Zielantigen ein für alle Adenoviren spezifisches Kapselprotein (Hexon), sodass nicht nur die enteritisverursachenden Adenovirustypen 40 und 41 erkannt werden. Entsprechend ist die zufällige Anwesenheit des Antigens bei Kolonisation der Atemwege mit anderen Adenovirustypen nicht zu differenzieren.
- Ein ELISA zum Nachweis von **Astrovirusantigen** erfasst alle humanpathogenen Serotypen.

- Als **Caliciviren** werden in der Literatur alle »small rounded structured particles« bezeichnet, von denen die humanpathogenen den 2 Gattungen Noro- und Sapovirus zugeordnet werden. Caliciviren weisen wie Influenzaviren einen Antigen-Shift und einen Antigen-Drift auf. Entsprechend variiert der vorherrschende Antigentyp, sodass die Sensitivität von Antigennachweisverfahren erheblich schwanken kann. Noroviren (früher »Norwalk-like virus«) können bisher nicht kultiviert werden. Die nachgewiesenen Gensequenzen werden daher in ein Expressionssystem kloniert, das die Antigene exprimiert. Diese sind dann Grundlage der Antigennachweisverfahren. Die derzeitig auf dem Markt befindlichen Antigen-ELISA-Methoden der 3. Generation sollen eine Sensitivität und Spezifität von >95% im Vergleich zur PCR aufweisen. Während sie für epidemiologische Studien gut geeignet sind, wird für eine individuelle Diagnosestellung ein positives Ergebnis von mindestens 2 der 3 verfügbaren Verfahren – Antigentest, PCR und Elektronenmikroskopie – gefordert.
- Die Zielstruktur des **Rotavirus**-ELISA ist das Kapselprotein VP6, das Grundlage zur Differenzierung der 7 bekannten Serogruppen ist. Somit erfassen die Antigennachweisverfahren alle Rotaviren der Serogruppe A, die für die meisten Rotavirusinfektionen in Europa verantwortlich ist (Desselberger et al. 2006).

Die für die sog. **Lebensmittelvergiftungen** verantwortlichen Bakterientoxine von Bacillus cereus der Bacillus-subtilis-Gruppe sowie von Staphylococcus aureus (Enterotoxine) sind in Speisen präformierte Toxine, die mittels Antigennachweisverfahren in Nahrungsmitteln sowie ggf. in Erbrochenem detektiert werden. Unter Umständen, z. B. bei Antibiotikatherapie, kann das Überwuchern durch toxinbildende Bakterien wie Clostridium perfringens oder Staphylococcus aureus eine der Clostridium-difficile-assoziierten Diarrhö ähnliche Symptomatik bedingen. Während die Clostridientoxine mittels ELISA auch in Stuhlproben nachweisbar sind, müssen die Staphylokokken erst kultiviert und dann mittels Agglutinationstests oder PCR hinsichtlich Toxinbildung untersucht werden.

Bakterielle Enteritiserreger werden üblicherweise über die **kulturelle Anzucht** mit nachfolgender biochemischer, immunologischer und/oder molekularbiologischer Identifizierung nachgewiesen. Da die verschiedenen pathogenen Bakterien unterschiedliche Nährstoffansprüche und Temperaturoptima haben, reicht ein Nährmedium oder eine gewählte Inkubationstemperatur keinesfalls aus, um alle potenziell pathogenen Bakterien zu erfassen! Die Nachweisrate von Salmonellen kann durch einen Über-Nacht-Anreicherung der Stuhlprobe in Selenitbouillon erhöht werden, und angeblich verbessert eine nur kurzzeitige Anreicherung über 4–8 Stunden den Nachweis von Shigellen. Obwohl bei Shigellen zur Auslösung einer Enteritis nur eine geringe Infektionsdosis erforderlich ist, sind sie ausgesprochen pH-empfindlich, d. h. wenn die Stuhlprobe nicht unmittelbar nach Entnahme kultiviert oder gepuffert wird, bleiben weniger als 50% der Shigellosen kulturell beweisbar. Die Ausbeute an Yersinien kann durch eine bis zu 21 Tage andauernde Kälteanreicherung gesteigert werden; zudem werden die Spezialnährböden bei 30°C bebrütet und nicht wie diejenigen zum Nachweis anderer Erreger bei 36°C. Zum Nachweis von Campylobacter spp. benötigt man Spezialnährböden, die im Gegensatz zu anderen nicht bei Raumluft, sondern unter mikroaerophilen Bedingungen für mindestens 48 Stunden bebrütet werden müssen.

Die verschiedenen durchfallverursachenden **Escherichia (E.) coli** wachsen auf herkömmlichen Nährmedien bei 36°C – jedoch lassen sich ihre Kolonien von denen apathoger Verwandter morphologisch nicht differenzieren. Der außergewöhnliche Kenntnisgewinn zur Pathogenität diverser E.-coli-Stämme in den vergangenen Jahren konnte die Diagnostik leider nicht vereinfachen (Clarke et al. 2003; Servin 2005). Im Gegenteil, bisher wurden bei der Suche nach enterohämorrhagischen E. coli (EHEC) sorbitolhaltige Nährmedien verwendet, da sich die pathogenen Stämme durch eine Sorbitolfermentation von den übrigen Artgenossen unterschieden. Allerdings zeigen nun neuere Daten, dass es auch nichtsorbitolfermentierende EHEC-Isolate gibt (Friedrich et al. 2007). Wie beim Versuch, Isolate enteropathogener E. coli (EPEC) nachzuweisen, ist man daher in der Routine weiterhin auf den Nachweis spezifischer Oberflächenantigene durch Agglutination einzelner Kolonien angewiesen. Allerdings gehören EHEC nicht nur der O-Serogruppe 157 an, sondern können auch eines der diversen anderen Oberflächenantigene aufweisen. Der Nachweis einer für EHEC oder EPEC typischen O-Antigengruppe stellt jedoch noch keinen Beweis für die Anwesenheit pathogener Isolate dar, weil es auch apathoge Vertreter dieser Serogruppe gibt. Es muss eine Subkultur angelegt werden, mit nachfolgendem molekularbiologischen Nachweis von Pathogenitätsfaktoren wie dem *eae*-Gen, das für die Bildung von Intimin kodiert. Die alleinige PCR-Diagnostik aus einer Stuhlprobe zum Nachweis von Pathogenitätsfaktoren wie dem *eae*-Gen ist allerdings nicht sensitiv genug – zudem gibt es apathoge Isolate, welche dieses Gen tragen können.

Der Nachweis der anderen fakultativ pathogenen E. coli – enteroinvasive (EIEC), enterotoxische (ETEC), enteroaggregative (EAEC oder EaggEC) und diffus adhärierende (DAEC) E. coli – ist alles andere als banal und daher sehr kostenintensiv. Bei limitierter therapeutischer Konsequenz muss daher der von der Deutschen Gesellschaft für Hygiene und Mikrobiologie (DGHM) vorgeschlagenen Routinediagnostik (◘ Tab. 3.2) bezüglich EHEC- und EPEC-Nachweis bei Kleinkindern mit Diarrhö widersprochen werden, um keine unnötigen Kosten zu verursachen. Die Suche nach EHEC sollte sich auf Kinder mit blutigen Durchfällen beschränken. Die Suche nach EPEC im Stuhl von Kindern mit chronischen Diarrhöen sollten spezialisierte Laboratorien durchführen. Nach allen anderen pathogenen Varianten von E. coli sollte nur im Rahmen von Studien gesucht werden. Damit wird auch verhindert, dass bei der Routinediagnostik Bakterienisolate von Serogruppen mit möglicher Pathogenität nachgewiesen werden, was zur Meldung und zu Kontrolluntersuchungen trotz Beschwerdefreiheit führt.

> **Nur die Kombination aus Anzucht eines E. coli mit O-Antigenen einer Serogruppe mit bekannter Pathogenität und molekularem Nachweis bekannter Pathogenitätsfaktoren bei entsprechendem klinischen Bild erlaubt die Diagnose einer Durchfallerkrankung durch eine der genannten pathogenen Varianten von E. coli.**

Während bei Nachweis eines EHEC die Gabe von Antibiotika kontraindiziert ist, können bei anderen Varianten Antibiotika nach Antibiogramm eingesetzt werden, sofern eine zu erwartende Spontanheilung ausbleibt.

Einige Laboratorien führen routinemäßig einen ELISA zum Nachweis von **Verotoxin** durch, womit die in Deutschland seltenen Shigella dysenteriae (<5% der hier nachgewiesenen Shigellen) und EHEC erfasst werden. Der Toxinnachweis ist jedoch kein Beweis für eine Infektion mit einem E. coli 0157, da auch andere Serotypen dieses Toxin produzieren und Durchfall verursachen können. Die verschiedenen Oberflächenantigene werden immunologisch mittels Agglutinationsversuch der kultivierten Kolonien identifiziert. Auch dieses aufwändige, kostenträchtige Verfahren ist daher nur bei gezielter Fragestellung bei blutiger Diarrhö sinnvoll.

Andere pathogene Bakterien, die nicht zu den Enterobacteriaceae gehören, sondern zu den **Vibrionaceae** oder ähnlichen Arten (Vibrio cholerae, Aeromonas und Plesiomonas spp.) müssen über spezielle Nährmedien bzw. Identifizierungssysteme nachgewiesen werden. Üblicherweise wird nur bei gezielter Fragestellung danach gesucht.

> Die bakteriologische Untersuchung mehrerer Stuhlproben kann die Nachweisrate pathogener Bakterien erhöhen, da z. B. Shigellen sehr vulnerabel sind – aber üblicherweise werden 85% der viralen und bakteriellen Verursacher einer Diarrhö mit der ersten Stuhlprobe identifiziert.

Der Nachweis von **Hefe- und Schimmelpilzen** im Stuhl ist nahrungsabhängig und hängt zudem von den Lagerungsbedingungen des Stuhls bis zur Diagnostik ab. Es fehlt bisher der Beweis, dass Pilze beim Immungesunden eine gastrointestinale Erkrankung verursachen, sodass weder qualitative noch quantitative Stuhlkulturen auf Pilze sinnvoll erscheinen. Bei Immunsupprimierten kann der Pilznachweis im Stuhl Hinweise auf die Gefährdung für bzw. auf die bereits stattgefundene Ausbildung von invasiven Mykosen geben. Erreger endemischer Systemmykosen wie Histoplasma capsulatum können gastrointestinale Erkrankungen verursachen, insbesondere bei Immunsupprimierten, werden aber typischerweise in Biopsien mittels Histologie, PCR und/oder Kultur entdeckt. Die ebenfalls zu den Pilzen zählenden **Mikrosporidien**, insbesondere Encephalitozoon intestinalis und Enterocytozoon bieneusi, können bei Immunsupprimierten schwere Diarrhöen hervorrufen. Ihr Nachweis gelingt mittels Fluoreszenzmikroskopie von Stuhlproben oder Biopsien nach Färbung mit Stilbenfarbstoffen oder mittels Elektronenmikroskopie in Darmbiopsien sowie mittels PCR aus Darmbiopsien oder Stuhlproben. Eine gezielte Anforderung ist erforderlich.

Intestinale **Parasiten** sind in ◘ Tab. 3.4 aufgelistet.

Die vom Menschen ausgeschiedenen Protozoenstadien dienen der Übertragung, sodass sie üblicherweise umweltresistent und überwiegend als Zystenformen im Stuhl nachweisbar sind. Nur bei der **Amöbenruhr,** verursacht durch Entamoeba histolytica, finden sich temperatursensible Trophozoiten im blutigschleimigen Stuhl, die nur bei noch »warmer« Stuhlprobe mikroskopisch nachweisbar und identifizierbar sind, sodass eine Probe entweder direkt im Labor entnommen werden sollte oder diese warm zu transportieren ist.

In allen anderen Fällen reicht der Transport bei Raumtemperatur aus, um ausgeschiedene Parasitenstadien mikroskopisch nachweisen zu können. Der Transport sollte umgehend erfolgen, aber selbst in mehrere Tage alten Proben lassen sich die sog. Dauerformen (Zysten) der Protozoen wie auch Wurmeier noch nachweisen – vorausgesetzt, die Stuhlprobe trocknet nicht aus. Bevorzugt wird die direkte Fixation einer entnommenen Stuhlprobe in gepuffertem Formalin, dies ist aber nicht unbedingt erforderlich. Üblicherweise werden bei Routineanforderungen Anreicherungen wie Sedimentations- oder Flotationsverfahren durchgeführt, die nach Färbung, z. B. mit Jod, den simultanen mikroskopischen

◘ Tab. 3.4. Intestinale Parasiten

Pathogenität	Parasiten
Humanpathogen	– Giardia lamblia (Synonym: Lamblia intestinalis) – Entamoeba histolytica – Balantidium coli – Dientamoeba fragilis – Kokzidien: Cryptosporidium hominis, Cryptosporidium parvum und weitere Kryptosporidienarten – Isospora belli – Cyclospora cayetanensis
Fakultativ pathogen	Blastocystis hominis
Apathogen	– Jodamoeba bütschlii – Endolimax nana – Entamoeba dispar – Andere

Nachweis von Protozoen wie auch von Eiern der meisten humanpathogenen Helminthen ermöglichen. Mit dieser Methode nicht nachweisbar sind Dientamoeba fragilis, Kryptosporidien, Cyclospora spp. sowie Larvenstadien des Zwergfadenwurms Strongyloides spp. In der angloamerikanischen Literatur wird eine **Trichromfärbung** der nativen wie auch der angereicherten Stuhlprobe empfohlen, die den Nachweis aller humanpathogenen Protozoenarten ermöglicht; lediglich die Nachweisrate der fakultativ pathogenen Blastocystis hominis ist mit dieser Methode signifikant geringer.

Zum Nachweis von **Kryptosporidien** werden direkte Fluoreszenzverfahren eingesetzt sowie Antigennachweisverfahren mittels ELISA, wie sie auch für Amöben und Lamblien Anwendung finden. Die Antigennachweisverfahren sind hinreichend sensitiv und spezifisch – jedoch lassen sich weitgehend asymptomatische Ausscheider von Zysten von Entamoeba histolytica und Lamblien, die als Infektionsquelle anzusehen sind, nicht sicher erfassen, da üblicherweise Trophozoitenantigene mit dem ELISA nachgewiesen werden.

Eine Differenzierung zwischen Entamoeba histolytica und der immer apathogenen Entamoeba dispar ist allein aufgrund der mikroskopischen Morphologie unmöglich, sodass bei entsprechender Fragestellung eine **PCR** empfohlen wird. PCR-Verfahren werden auch zum Nachweis der schwer diagnostizierbaren Dientamoeba fragilis und von Lamblien eingesetzt. Während damit die Nachweisrate der zu chronischen Diarrhöen und abdominellen Beschwerden führenden Dientamöbiasis signifikant erhöht werden kann, ist der vorteilhafte Einsatz der PCR zum Lambliennachweis unzureichend evaluiert.

Ausgeschiedene Wurmeier lassen sich mit den genannten Anreicherungsverfahren üblicherweise gut nachweisen. Ausnahmen stellen die Fadenwürmer der Gattung Strongyloides sowie Enterobius vermicularis dar. Bei der Zwergfadenwurminfektion werden Larven in nur geringer Anzahl ausgeschieden, die sich nur unzureichend anreichern lassen. Bei entsprechender Fragestellung, z. B. bei unklarer Eosinophilie und/oder perianaler Larva currens, sollten daher ergänzend **Strongyloideskulturen** angelegt werden. Aus den auf einen Nährboden platzierten Stuhlproben wandern die Larven bei Raumtemperatur aus. Da sie sich von Bakterien ernähren und diese transportieren, lassen sich ihre »Wanderwege« anhand der entstehenden Bakterienstraßen nachweisen, an deren Ende sie mittels Lupenvergrößerung sichtbar werden. Alternativ oder ergänzend kann eine Anreicherung nach Baerman durchgeführt werden, die eine Mikroskopie der Larven nach Auswanderung aus einer Stuhlprobe vorsieht.

Weibliche **Oxyuren** legen ihre Eier perianal ab, sodass diese in Stuhlproben üblicherweise nicht nachweisbar sind. Empfohlen werden morgendlich vor dem Waschen perianal aufgeklebte transparente Klebestreifen, die nach Entfernen auf einen Objektträger aufgeklebt und mikroskopiert werden. Da es sich um infektiöse Stadien handelt, die monatelang lebensfähig bleiben, kann man Bewegungen der in den Eiern liegenden Larven auch noch nach Tagen beobachten. Die Sensitivität dieser Methode beträgt etwa 50% und sollte durch mindestens 3-malige Durchführung erhöht werden.

Zum Nachweis importierter Parasitosen wie der **Schistosomiasis**, bei der die adulten Würmer extraintestinal liegen, die Eier aber über den Darm ausgeschieden werden, setzt man die Immundiagnostik zum Nachweis spezifischer Antikörper im Serum als Suchtest ein.

> Für die parasitologische Stuhldiagnostik sind folgende Aspekte wichtig:
> - Parasitenstadien werden intermittierend ausgeschieden, daher gelingt der Nachweis intestinaler Parasitosen mit nur einer Stuhlprobe lediglich in etwa 50% der Fälle. Werden 3 Stuhlproben von verschiedenen Tagen untersucht, steigt die »Trefferquote« auf über 95%.
> - »Warme« Stuhlproben sind nur bei Verdacht auf Amöbenruhr erforderlich.
> - Bei Verdacht auf Parasitosen sind die Präpatenzzeiten, also die Zeit von der Infektion bis zur Ausscheidung von Parasitenstadien, die bis zu 2 Monate betragen können, zu berücksichtigen.
> - Bei Parasitosen, bei denen der Mensch »nur« Zwischenwirt oder Fehlwirt ist, wie z. B. bei der Echinokokkose oder der Toxokariasis, kommt es nicht zur Bildung und damit nicht zur Ausscheidung von Nachkommen, sodass diese Parasitosen mittels Stuhldiagnostik weder ausgeschlossen noch nachgewiesen werden können.

Literatur

Caspary WF, Kist M, Stein J (Hrsg) (2006) Infektiologie des Gastrointestinaltraktes. Springer, Berlin Heidelberg New York Tokio
CDC (2001) Diagnosis and management of foodborne illnesses. MMWR 50: RR2
Clarke SC, Haigh RD, Freestone PPE, Williams PH (2003) Virulence of enteropathogenic Escherichia coli, a global pathogen. Clin Microbiol Rev 16: 365–378
Davidson G, Barnes G, Bass D et al. (2002) Infectious diarrhea in children: working group of the first world congress of pediatric gastroenterology, hepatology, and nutrition. J Ped Gastroenterol Nutr 35 (Suppl 2): S143–S150
Desselberger U, Wolleswinkel-van den Bosch J, Mrukowicz J, Rodrigo C, Giaquinto C, Vesikari T (2006) Rotavirus types in Europe and their significance for vaccination. Pediatr Infect Dis J 25 (Suppl 1): S30–S41
Essers B, Burnens AP, Lanfrancini FM et al. (2000) Acute community-acquired diarrhea requiring hospital admissions in Swiss children. Clin Infect Dis 30: 192–196
Friedrich AW, Zhang W, Bielaszewska M et al. (2007) Prevalence, virulence profiles, and clinical significance of Shiga toxin-negative variants of enterohemorrhagic Escherichia coli O157 infection in humans. Clin Infect Dis 45: e-published May 21rst
Gill CJ, Lau J, Gorbach SL, Hamer DH (2003) Diagnostic accuracy of stool assays for inflammatory bacterial gastroenteritis in developed and resource-poor countries. Clin Infect Dis 37: 365–375
Kist M (2000) MiQ 9/2000. Qualitätsstandards in der mikrobiologisch-infektiologischen Diagnostik: Infektionen des Darms. Urban & Fischer, München Jena
Klein EJ, Boster DR, Stapp JR et al. (2006) Diarrhea etiology in a children's hospital emergency department: a prospective cohort study. Clin Infect Dis 43: 807–813
Lankisch PG, Mahlke R, Lübbers H, Lembcke B, Rösch W (2006) Leitsymptom Diarrhö. Dtsch Ärztebl 103: A261–A268
Musher DM, Musher BL (2004) Contagious acute gastrointestinal infections. N Engl J Med 351: 2417–2427
Oleson B, Neimann J, Böttiger B et al. (2005) Etiology of diarrhea in young children in Denmark: a case-control study. J Clin Microbiol 43: 3636–3641
RKI (Hrsg) (2007) Infektionsepidemiologisches Jahrbuch meldepflichtiger Krankheiten für 2006. www.rki.de
Ruiz-Peláez JG, Mattar S (1999) Accuracy of fecal lactoferrin and other stool tests for diagnosis of invasive diarrhea at a Columbian pediatric hospital. Ped Infect Dis J 18: 342–346
Servin AL (2005) Pathogenesis of Afa/Dr diffusely adhering Escherichia coli. Clin Microbiol Rev 18: 264–292
Thielmann NM, Guerrant RL (2004) Acute infectious diarrhea. N Engl J Med 350: 38–47
Vernacchio L, Vezina RM, Mitchell AA, Lesko SM, Plaut AG, Acheson DWK (2006) Diarrhea in American infants and young children in the community setting. Incidence, clinical presentation and microbiology. Pediatr Infect Dis J 25: 2–7
Wilson ME (2006) Clostridium difficile and childhood diarrhea: cause, consequence, or confounder. Clin Infect Dis 43: 814–816

3.4 Stuhlanalysen

H. Witt

Direkte und indirekte Testverfahren zur exokrinen Pankreasfunktion werden in ▶ Abschn. 3.9 (Pankreasfunktionsdiagnostik) dargestellt. Die Ursachenklärung einer akuten und insbesondere einer chronischen Diarrhö stellt eine Herausforderung dar. Anamnese und körperlicher Befund in Verbindung mit einer »Stuhlvisite« sind der Grundstein für den gezielten Einsatz weiterer diagnostischer Maßnahmen. Zur Differenzierung organischer vs. funktioneller Darmerkrankungen wie auch zur Unterscheidung zwischen osmotischer und sekretorischer Diarrhö können Stuhlanalysen einen hilfreichen Beitrag leisten. Die Fettausscheidung im Stuhl ist in ▶ Abschn. 3.9, die Keimzahlbestimmung im Duodenalsaft in ▶ Abschn. 10.8 dargestellt.

3.4.1 Stuhlgewicht

In industrialisierten Ländern beträgt das tägliche mittlere Stuhlgewicht bei Erwachsenen 100–150 g (60–195 g), bei Säuglingen und Kleinkindern bis zu 10 g/kg KG. Bei einem Stuhlgewicht von >200 g/Tag und mehr als 3 täglichen Stuhlentleerungen spricht man von einer **Diarrhö**. Die Konsistenz ist dabei verringert oder flüssig, und der Wassergehalt des Stuhls liegt bei >80%. Stuhlgewicht, -frequenz und -konsistenz sind abhängig von der Ernährung sowie von psychischen und exogenen Faktoren wie Stress und Medikamenten. Bei ballaststoffreicher und insbesondere bei vegetarischer Ernährung kann das Stuhlgewicht bis zu 350 g/Tag betragen.

Die Bestimmung des Stuhlgewichts ist dann indiziert, wenn das Vorliegen einer echten Diarrhö bei Patienten mit vermehrter Stuhlfrequenz fraglich ist. Eine vermehrte Stuhlfrequenz bei normalem Stuhlgewicht (sog. falsche Diarrhö) ist kein Durchfall und findet sich u. a. beim Colon irritabile (▶ auch »toddler's diarrhea«) sowie bei analer Inkontinenz oder Proktitis.

3.4.2 α₁-Antitrypsin-Clearance

Die Untersuchung der α₁-Antitrypsin-Clearance dient der Diagnostik eines enteralen Eiweißverlusts, insbesondere der Abklärung einer **Hypoalbuminänie** (nach Ausschluss von Leber- und Nierenerkrankungen). Da α₁-Antitrypsin kein Nahrungsbestandteil ist und bei enteralem Verlust weder resorbiert noch nennenswert im Darmlumen abgebaut wird, eignet es sich als Parameter für die Bestimmung eines intestinalen Eiweißverlusts.

Die **Stuhlsammlung** erfolgt über 48 oder 72 Stunden. Parallel dazu wird eine Bestimmung der Serumkonzentration von α₁-Antitrypsin vorgenommen. Die Clearance wird analog zur Kreatinin-Clearance berechnet:

Stuhlvolumen × Stuhlkonzentration : Serumkonzentration

Erhöhte Werte finden sich bei:
- intestinalen Entzündungen wie M. Crohn und Colitis ulcerosa
- bakteriellen Infektionen
- Zöliakie
- Lymphabflussstörungen (z. B. intestinale Lymphangiektasie)

Die **Spezifität** und vor allem die **Sensitivität** des Tests sind nicht sehr zufriedenstellend. Eine normale Clearance schließt einen enteralen Eiweißverlust nicht aus. Die Clearance korreliert bei chronisch-entzündlichen Darmerkrankungen nicht mit der Krankheitsaktivität. Da α₁-Antitrypsin bei einem pH-Wert von <3 rasch degradiert wird, kann man eine exsudative Gastropathie nur nach vorangegangener Säuresuppression (Gabe eines Protonenpumpenhemmers) erfassen. Die Brauchbarkeit der Bestimmung aus einzelnen Stuhlproben anstatt aus Sammelstuhl wird kontrovers diskutiert.

3.4.3 Calprotektin und Laktoferrin

Calprotektin ist ein kalzium- und zinkbindendes Protein, das sich vorwiegend in neutrophilen Granulozyten findet, wo es 5% des Gesamtproteins und 60% des im Zytosol lokalisierten Proteins ausmacht. **Laktoferrin** ist ein eisenbindendes Glykoprotein, das in aktivierten neutrophilen Granulozyten gebildet wird. Bei Entzündungen und Tumoren des Darms gelangen aufgrund der gestörten mukosalen Barrierefunktion vermehrt Granulozyten in das Darmlumen, aus denen in der Folge Calprotektin und Laktoferrin freigesetzt und somit im Stuhl bestimmbar werden.

Beide Parameter können zur **Differenzierung** organischer vs. funktioneller Darmerkrankungen sowie zur Diagnostik wie auch zur Verlaufs- und Aktivitätsbeurteilung bei chronisch-entzündlichen Darmerkrankungen herangezogen werden. Eine Differenzierung zwischen verschiedenen Formen entzündlicher Diarrhöen, insbesondere zwischen Colitis ulcerosa, M. Crohn und invasiven Infektionen, ist jedoch nicht möglich.

Da beide Moleküle bei Raumtemperatur über mehrere Tage stabil sind, kann die Stuhlprobe über den normalen Postweg versandt werden. Bei längerer präanalytischer Lagerung empfiehlt sich für die Laktoferrinbestimmung das Einfrieren der Probe. Die Bestimmung erfolgt mittels Enzymimmunoassay. Zur Bestimmung des Calprotektingehalts werden monoklonale oder polyklonale Antikörper verwendet, wobei der monoklonale Test anscheinend eine höhere Spezifität aufweist. Die **Referenzbereiche** des Calprotektins sind ausgesprochen altersabhängig, insbesondere Neugeborene zeigen 20fach höhere Werte als Jugendliche.

3.4.4 Leukozyten

Die mikroskopische Bestimmung der Leukozyten im Stuhl dient der Diagnostik einer **invasiven Darminfektion** (Granulozyten bei Infektion mit E. coli oder Shigellen) bzw. einer **chronisch-entzündlichen Darmerkrankung** (Lymphozyten). Der Test fällt bei endotoxinproduzierenden Keimen negativ aus. Bei Salmonelleninfektionen und Typhus sind Monozyten, bei eosinophiler Gastroenteritis Eosinophile nachweisbar.

 Die Qualität der Untersuchung ist stark von der Erfahrung des Untersuchers abhängig, sodass die Bestimmung zugunsten validerer Parameter wie Calprotektin und Laktoferrin häufig nicht mehr angefordert wird.

3.4.5 pH-Wert

Ein niedriger Stuhl-pH-Wert ist charakteristisch für eine **Malabsorption von Kohlenhydraten.** Die nicht resorbierten Zucker werden im Kolon bakteriell zu Laktat und kurzkettigen Fettsäuren vergärt. Die Folgen sind ein vermehrter Stuhlgehalt an organischen Säuren und ein verminderter pH-Wert des Stuhls.

Bei Säuglingen, insbesondere bei Muttermilchernährung, finden sich niedrigere pH-Werte von bis zu 4,5. Bei älteren Kindern schwankt der pH-Wert zwischen 6,5 und 7,5. Der Stuhl-pH-Wert wird auf Station mit einem pH-Indikatorpapier oder im Labor mittels pH-Meter bestimmt. Jenseits des Säuglingsalters ist ein Stuhl-pH-Wert von <5,5 pathologisch und kennzeichnend für eine Kohlenhydratmalabsorption.

3.4.6 Reduzierende Substanzen

Die Bestimmung reduzierender Substanzen (Clinitest-Tabletten) im Stuhl ergänzt die pH-Wert-Messung im Rahmen der **Malabsorptionsdiagnostik.** Der Nachweis erfolgt semi-quantitativ als Farbreaktion mittels Fehling-Probe, bei der Kupfersulfat zu Kupferoxid umgewandelt wird. Hierbei werden allerdings nur reduzierende Zucker wie Glukose, Galaktose, Fruktose, Laktose und Maltose erfasst, nicht jedoch nicht-reduzierende Zucker wie Saccharose und Laktose oder Zuckeralkohole wie Sorbitol und Mannitol. Zur Bestimmung der Saccharosekonzentration muss die Probe unter Zugabe von Salzsäure vorher kurz aufgekocht werden (»Kerry-Test«). Ein Wert von 0,5% oder mehr gilt als pathologisch. Bei Neugeborenen, insbesondere bei gestillten, und bei Zustand nach Kolektomie sind jedoch Werte von 0,5% und höher beschrieben worden. Auch größere Mengen von Vitamin C und Medikamente wie Penicilline oder Cephalosporine können falsch-positive, und eine lange präanalytische Probenlagerung kann falsch-negative Ergebnisse verursachen.

3.4.7 Elektrolyte, Osmolalität und »osmotische Lücke«

Die Messung der Natrium- und Kaliumkonzentration im Stuhl dient der Berechnung der »osmotischen Lücke«, die zur **Differenzierung zwischen sekretorischer und osmotischer Diarrhö** herangezogen wird. Bei der sekretorischen Diarrhö bewirken Elektrolyte die Wasserretention im Darmlumen, während bei osmotischer Diarrhö Nichtelektrolyte wie Kohlenhydrate dafür verantwortlich sind.

Die **osmotische Lücke** berechnet sich nach folgender Formel:

$$290\ \text{mOsm/kg} - 2 \times ([Na^+] + [K^+])$$

Zur Berechnung sollte die geschätzte »normale« Osmolalität von 290 mOsm/kg und nicht die gemessene herangezogen werden, da die Stuhlosmolalität im Sammelbehältnis sekundär durch fortgesetzte bakterielle Fermentation nichtresorbierter Kohlenhydrate rasch ansteigt.

Bei rein osmotischer Diarrhö beträgt die osmotische Lücke >125 mOsm/kg, bei rein sekretorischer Diarrhö <50 mOsm/kg.

3.4.8 Gallensäuren

Gallensäuren unterliegen dem enterohepatischen Kreislauf und werden zu >90% aus dem terminalen Ileum wieder aufgenommen. Bei gestörter Resorption gelangen sie in den Dickdarm, in dessen Lumen sie von Darmbakterien verstoffwechselt werden. Folge ist ein **Gallensäureverlustsyndrom** mit Schleimhautreizung und chologener Diarrhö.

Erkrankungen, die das terminale Ileum betreffen, wie z. B. der M. Crohn, können zu einer Störung der Gallensäureresorption führen. Oft ist auch die Aufnahme von Fetten und fettlöslichen Vitaminen vermindert.

Die Bestimmung der Gallensäuren im Stuhl dient der differenzialdiagnostischen Abklärung einer Diarrhö oder Steatorrhö bzw. dem Nachweis eines Gallensäureverlustsyndroms. Da die Analyse vorwiegend mittels chromatographischer Methoden erfolgt, wird sie jedoch nur in wenigen spezialisierten Laboratorien durchgeführt.

3.4.9 Okkultes Blut (Haemoccult-Test)

Der Test auf okkultes Blut im Stuhl (Haemoccult-Test) ist ein Suchtest bezüglich eines **intestinalen Blutverlusts**. Kleinere Blutmengen (1–2 ml/Tag) sind physiologisch im Stuhl zu finden. Die kommerziellen Test-Kits sind so ausgelegt, dass erst größere Mengen zu einem positiven Ergebnis führen.

> Erfolgt der Blutverlust im oberen Gastrointestinaltrakt (Ösophagus, Magen), wird das Hämoglobin im Magen durch Salzsäure zu Hämatin umgewandelt, das mit dem Testbrief üblicherweise nicht erfasst wird.

Es werden 3 Stuhlproben an aufeinander folgenden Tagen gesammelt. Der Testbriefnachweis beruht auf einer **enzymatischen Farbreaktion,** bei der Hämoglobin aufgrund seiner Pseudoperoxidaseaktivität Gujakharz zu einem blauen Farbstoff oxidiert. Hohe Dosen von Vitamin C können aufgrund der antioxidativen Wirkung falsch-negative, rohe Fleischprodukte, Fisch sowie Früchte und Gemüse, die Peroxidasen enthalten (Bananen, Meerrettich, Radieschen, Rüben, Sellerie etc.), falsch-positive Ergebnisse bedingen.

Uriteststreifen sind zum Nachweis okkulten Blutes im Stuhl ungeeignet, da die Reaktion aufgrund des physiologischen intestinalen Blutverlusts stets positiv ausfällt.

In den vergangenen Jahren sind mehrere z. T. automatisierte immunologische Tests entwickelt worden, die im Vergleich zu den gujakbasierten Verfahren eine höhere Sensitivität und Spezifität aufzuweisen scheinen. Da fäkales Blut mittels spezifischer Antikörper gegen menschliches Hämoglobin nachgewiesen wird, haben oben aufgeführte Nahrungsmittel bei diesen Tests keinen Einfluss auf das Ergebnis.

Literatur

Castro-Rodríguez JA, Salazar-Lindo E, León-Barúa R (1997) Differentiation of osmotic and secretory diarrhoea by stool carbohydrate and osmolar gap measurements. Arch Dis Child 77: 201–205

Fine KD, Schiller LR (1999) AGA technical review on the evaluation and management of chronic diarrhea. Gastroenterol 116: 1464–1486

Guittet L, Bouvier V, Mariotte N et al. (2007) Comparison of a guaiac-based and an immunochemical fecal occult blood test in screening for colorectal cancer in a general average-risk population. Gut 56: 210–214

Lundberg JO, Hellström PM, Fagerhol MK, Weitzberg E, Roseth AG (2005) Technology insight: calprotectin, lactoferrin and nitric oxide as novel markers of inflammatory bowel disease. Nat Clin Pract Gastroenterol Hepatol 2: 96–102

Tibble JA, Bjarnason I (2001) Non-invasive investigation of inflammatory bowel disease. World J Gastroenterol 7: 460–465

3.5 Aktivitätsbestimmung der Disaccharidasen

H.Y. Naim

Neben der Bestimmung des pH-Wertes und dem Auffinden evtl. nicht gespaltener Disaccharide in Harn und Stuhl sowie dem H2-Atmungstest (▶ Abschn. 3.1), die nur ein Indiz für eine Disaccharidasedefizienz sein können und sich eher als Screening-Methode eignen, dient die Bestimmung der Enzymaktivität der Glykosidasen aus Biopsieproben des Dünndarms als Mittel der Wahl, wobei verschiedene Methoden zur Verfügung stehen.

3.5.1 Messung der Enzymaktivität mittels Hochdruckflüssigkeitschromatographie (»high pressure liquid chromatography«, HPLC)

Die Biopsieproben werden in Lysispuffer auf Eis homogenisiert und anschließend für eine Stunde inkubiert, um sämtliche Membranstrukturen der Zelle zu lysieren. Die zu untersuchende Disaccharidase, deren Enzymaktivität bestimmt werden soll, wird mit spezifischen Antikörpern und Protein-A-Sepharose gebunden sowie aus dem Gesamthomogenat isoliert und in 2 Teile gespalten. Der eine Teil dient zur Bestimmung der **Gesamtproteinmenge** in der Probe, was z. B. photometrisch nach der Methode von Bradford durchgeführt werden kann. Mit dem zweiten Teil wird die **enzymatische Aktivität** gemessen: Das an die Sepharose gebundene Enzym wird gewaschen und mit der zu hydrolisierenden Substratlösung versetzt. Dem Enzym wird dann ausreichend Zeit gegeben, das entsprechende Substrat zu hydrolisieren (Saccharase-Isomaltase spaltet z. B. das Disaccharid Saccharose zu Glukose und Fruktose). Dabei muss ein Substrat-Blank mitlaufen, um den Grundgehalt an den Monosacchariden in der Substratlösung zu bestimmen. Die Reaktion wird mit Dimethylsulfoxid-(DMSO-)Eisessig abgestoppt und anschließend mit einem entsprechenden Fließmittel auf eine HPLC-Säule gegeben. Unter Berücksichtigung der Gesamtproteinmenge und aus der Gesamtzunahme des Glukosegehalts gegenüber dem Substrat-Blank kann man dann die enzymatische Aktivität des Disaccharids ableiten.

3.5.2 Photometrische Bestimmungen der Enzymaktivität

Eine erste Möglichkeit besteht in der Probenaufbereitung entsprechend derjenigen bei der HPLC. Dabei misst man bei dieser Methode aber den Gehalt an **Glukose indirekt**. Die aus der Enzymreaktion entstandene Glukose wird mittels ATP und Hexokinase phosphoriliert. Die Produkte dieser Reaktion sind Glukose-6-Phosphat und ADP. Glukose-6-Phosphat wird anschließend in Gegenwart von NADH durch Glukose-6-Phosphat-Dehydrogenase zu Glukonat-6-Phosphat oxidiert, wobei andere Kohlenhydrate nicht oxidiert werden. Die Geschwindigkeit der NADPH-Zunahme ist direkt proportional der Glukosekonzentration und wird photometrisch gemessen.

Bei einer zweiten Möglichkeit wird folgendermaßen vorgegangen:

- Zunächst wird ein **Glukosestandard** mit Benzoesäure hergestellt, um die Proben mit 99 Teilen KCl zu homogenisieren (99 μl/mg Biopsat). Für die weitere Arbeit verwendet man vom Homogenat
  - 50 μl für die Aktivitätsbestimmung von Saccharase, Laktase und Trehalase sowie
  - 10 μl für die Aktivitätsbestimmung der Maltase (plus 40 μl H2O oder KCl).
- Anschließend gibt man zu der Probe 50 μl des entsprechenden Substrats hinzu (Substrat-Blank mitführen).
- Als weitere Schritte folgen:
  - Inkubation der Proben bei 37°C für etwa 60 min, Abstoppen der Reaktion mit 900 μl H2O;
  - Kochen der Proben für 4 min bei 95°C, anschließend Abkühlung;
  - Hinzufügung von 2 ml Glukoseoxidase zu den Proben und zu den Standards, Vermischung und Inkubation bei 37°C, bis eine ausreichende Braunfärbung entsteht;
  - Abstoppung der Reaktion mit 2 ml 10 N HCl-Lösung und Vermischung;
  - nochmalige Inkubation für 10 min und Ablesen der Proben bei einer Wellenlänge von 530 nm in einem Photometer (Standard-Blank: 1 ml H_2O).
- Die Extinktionen der Proben müssen im Bereich der Standardkurve liegen.
- Die Substrat-Blanks werden von den entsprechenden Proben abgezogen.
- Berechnung:
  - Das Ergebnis wird in Internationalen Einheiten (IE, entsprechend μmol hydrolisiertes Disaccharid/min) angegeben.
  - Zunächst wird eine Standardkurve gezeichnet, bei der die Menge an Glukose gegen die Extinktion aufgetragen wird.
  - Die Menge an Glukose in μg wird bei der Extinktion 1,0 abgelesen und in folgende Formel eingesetzt (dabei ist 198,2 das Molekulargewicht von Glukose, 60 die Inkubationszeit in Minuten und 1 das Probenvolumen in ml):

$$IE/ml = \frac{\text{Extinktion der Probe} \times \text{μg Glukose bei Extinktion 1,0}}{198{,}2 \times 60 \times 1}$$

- Für Maltase, Isomaltase und Trehalase muss »μmol Glukose/min« durch 2 dividiert werden.
- Für Biopsien ist der Wert pro Gramm Mukosa umzurechnen

3.6 Bestimmung von Entzündungsparametern und Autoantikörpern

H. Witt

Von den vielen klinisch-chemischen Entzündungsparametern konnten sich nur wenige in der Routinediagnostik durchsetzen. Dazu gehören:

- Blutkörperchensenkungsgeschwindigkeit (BSG)
- Konzentration des C-reaktiven Proteins (CRP)
- Interleukin-6-(IL-6-)Spiegel

Autoantikörper gegen Zell- und Gewebebestandteile sind in der pädiatrischen Gastroenterologie v. a. im Rahmen der Diagnostik von Lebererkrankungen (antinukleäre Antikörper, ANA; Antikörper gegen glatte Muskulatur – »smooth muscle antibodies«, SMA; »soluble liver antigen/liver pancreas antibodies«, SLA-/LP-Antikörper; »liver kidney microsome type 1 antibodies«, LKM1-Antikörper sowie der Zöliakie (Anti-Gewebetransglutaminase-Antikörper, t-TGA; Anti-Endomysium-Antikörper, EMA; Anti-Gliadin-Antikörper, AGA) von Bedeutung. Insbesondere bei der Antikörperdiagnostik bestehen deutliche Schwankungen in der Analysequalität, sodass die Bestimmung nur in Laboratorien erfolgen sollte, die sich an Qualitätssicherungsmaßnahmen wie Ringversuchen beteiligen.

3.6.1 Entzündungsparameter

Die **Blutkörperchensenkungsgeschwindigkeit (BSG)** ist abhängig von der Anzahl und der Beschaffenheit der Erythrozyten sowie der Zusammensetzung des sie umgebenden Proteinmilieus. So ist die BSG bei Anämie infolge des niedrigeren Hämatokrits erhöht. Eine Vermehrung der Akute-Phase-Proteine oder der Immunglobuline beschleunigt die BSG, da die Abstoßung benachbarter Erythrozyten aufgrund ihrer verringerten negativen Oberflächenladung reduziert ist. Die BSG ist als unspezifischer Suchtest und Verlaufsparameter für entzündliche Erkrankungen jedoch nur von Wert, wenn diese eine Dysproteinämie hervorrufen und den Status der roten Blutzellen nicht wesentlich beeinflussen.

> Zur Bewertung der BSG ist der Wert nach einer Stunde ausreichend, die Bestimmung des Wertes nach 2 Stunden erbringt keine zusätzliche Information.

Das **C-reaktive Protein (CRP)** wird in der Leber nach Induktion durch Interleukin 6 (IL-6) gebildet. Erhöhte Konzentrationen finden sich bei bakteriellen und Pilzinfektionen sowie bei Autoimmun- und Tumorerkrankungen. Virale Infektionen führen überwiegend zu einer nur leichten Erhöhung. Bei Leberversagen oder -insuffizienz können die Werte falsch-niedrig ausfallen. Da die Kinetik des Anstiegs der CRP-Konzentration relativ träge ist und maximale Serumwerte erst nach 48–72 Stunden erreicht werden, besteht eine diagnostische Lücke zwischen einer klinisch bereits symptomatischen Infektion und einer relevanten Erhöhung des CRP-Wertes, die durch die Bestimmung der IL-6-Konzentration geschlossen werden kann.

Das Zytokin **Interleukin 6 (IL-6)** ist ein Hauptmediator der Akute-Phase-Reaktion, und seine Konzentration steigt bei akuten Infektionen deutlich früher an als der CRP-Wert. Da die Bestimmung des IL-6-Spiegels teurer ist als die Messung der CRP-Konzentration, sollte sie bestimmten Fragestellungen wie der Frühdiagnose einer neonatalen Sepsis vorbehalten bleiben.

Die Konzentration von **Prokalzitonin (PCT)** ist ein unspezifischer Marker für schwere bakterielle oder mykotische Infektionen. Virale, autoimmune und lokale bakterielle Infektionen führen zu keiner oder einer nur leichten Erhöhung. Die Werte korrelieren relativ gut mit dem Schweregrad der Erkrankung. Da die Halbwertszeit etwa 24 Stunden beträgt, eignet sich die Bestimmung des PCT-Spiegels zur Kontrolle des Therapieerfolgs. Aufgrund der hohen Analysekosten hat sich diese Untersuchung im klinischen Alltag jedoch nur wenig durchgesetzt.

Die Konzentration des auch als »Darm-CRP« bezeichneten **Orosomucoids** (saures α_1-Glykoprotein) ist zur Verlaufskontrolle des M. Crohn geeignet, da die Serumwerte gut mit der Krankheitsaktivität korrelieren. In der Routinediagnostik ist diese Untersuchung allerdings entbehrlich.

3.6.2 Autoantikörper

Lebererkrankungen

Die bei **Autoimmunhepatitis (AIH)** relevanten Autoantikörper sind mit Ausnahme der SLA (▶ unten) zumeist unspezifisch und können auch bei Hepatopathien viraler oder medikamenteninduzierter Genese vorkommen. Der Nachweis erfolgt vorrangig mittels Immunfluoreszenzmethoden an Schnitten verschiedener Gewebe. Die AIH kann anhand ihres Autoantikörperprofils in 2 Subtypen eingeteilt werden: Bei der AIH Typ I finden sich ANA, AMA und/oder SLA/LP-Antikörper (▶ unten), während der Typ II durch LKM1-Antikörper (▶ unten) definiert ist. Diese rein deskriptive Einteilung hat weder eine pathophysiologische Basis noch eine therapeutische Konsequenz.

> Negative Autoantikörpertiter schließen eine AIH niemals aus. Es besteht keine Korrelation zwischen Antikörpertiter und klinischer Symptomatik. Bei Verdacht auf eine AIH sollten immer auch die Konzentrationen der Immunglobuline (Ig) im Serum (IgA, IgG und IgM) bestimmt werden.

Antinukleäre Antikörper (ANA) richten sich gegen Bestandteile der Zellkerne und zeigen zahlreiche verschiedenartige Antigenspezifitäten (ssDNA, Sm, SSA, U1-nRNP etc.), die nur teilweise charakterisiert sind. Positive ANA-Titer sind bei einer Vielzahl von Erkrankungen nachweisbar, insbesondere beim systemischen Lupus erythematodes sowie bei der AIH. Niedrigtitrige ANA (<1 : 160) sind meist IgM-spezifisch und finden sich vornehmlich bei Gesunden, während hochtitrige ANA hauptsächlich IgG-spezifisch sind.

Antikörper gegen glatte Muskulatur (»smooth muscle antibodies«, SMA) reagieren mit kontraktilen Elementen der glatten Muskulatur, insbesondere dem Aktin. SMA finden sich sehr häufig und sind wenig spezifisch.

SLA/LP-Antikörper (»soluble liver antigen/liver pancreas antibodies«) besitzen eine sehr hohe Spezifität für eine AIH (99%), treten aber relativ selten auf.

LKM1-Antikörper (»liver kidney microsome type 1 antibodies«) richten sich gegen den Zytochrom-P$_{450}$-Enzymkomplex (CYP2D6). Sie lassen sich üblicherweise nur bei fehlenden ANA oder SMA nachweisen und definieren den Typ II der AIH.

LC1-Antikörper (»liver cytosol type 1 antibodies«) reagieren mit Enzymen des Aminosäurenstoffwechsels. Die Antikörper sind sehr spezifisch für die AIH und treten häufig bei Patienten auf, bei denen der LKM1-Antikörper-Nachweis positiv ausfällt.

Antimitochondriale Antikörper (AMA) richten sich gegen Bestandteile des Pyruvat-Dehydrogenase-Komplexes und werden in 9 verschiedene Typen (M1–9) unterteilt. AMA sind bedeutsam bei der Diagnostik der primär biliären Zirrhose, die im Kindesalter praktisch nicht vorkommt.

Chronisch-entzündliche Darmerkrankungen

Die Bestimmung von Antikörpern (ANCA oder ASCA; ▶ unten) bei chronisch-entzündlichen Darmerkrankungen hat aufgrund mangelnder diagnostischer oder therapeutischer Konsequenzen keine wesentliche Bedeutung erlangt. Der Nachweis von pANCA (▶ unten) bei negativem ASCA-Status spricht für eine Colitis ulcerosa, während der Nachweis beider Antikörper bei vielen Patienten mit Colitis indeterminata negativ ausfällt. Die Qualität der ANCA-Bestimmung und damit deren Sensitivität ist stark vom jeweiligen Labor abhängig.

Antikörper gegen neutrophile Granulozyten (»anti-neutrophil cytoplasmic antibodies«, ANCA) werden in cANCA (zytoplasmatisches Muster) und pANCA (perinukleäres Muster) eingeteilt. cANCA richten sich gegen die Proteinase 3, pANCA gegen die Myeloperoxidase. Die Titerbestimmung erfolgt mittels Immunfluoreszenz oder Enzymassay. pANCA finden sich gehäuft bei Colitis ulcerosa (60–80%), aber auch bei primär sklerosierender Cholangitis (etwa 80%), AIH (etwa 70%)

und Vaskulitiden. Bei hoher Sensitivität ist die diagnostische Spezifität somit gering.

Antikörper gegen Saccharomyces cerevisiae (Anti-Saccharomyces-cerevisiae-Antikörper, ASCA) sind mit einem M. Crohn assoziiert (35–80%), lassen sich aber auch bei Colitis ulcerosa (2–14%), primär sklerosierender Cholangitis (20%) und AIH (20%) sowie bei Gesunden (1–7%) nachweisen. ASCA werden mittels Enzymassay nachgewiesen.

Zöliakie

Als Suchtest auf eine Zöliakie eignen sich sowohl Anti-Endomysium- (EMA) als auch Anti-Gewebetransglutaminase-Antikörper (t-TGA), die eine vergleichbare Sensitivität und Spezifität aufweisen. Alle Antikörper lassen sich als IgA und IgG nachweisen, wobei die mukosalen IgA-Antikörper die größere Spezifität besitzen und somit vorrangig bestimmt werden sollten.

> ❗ Da etwa 5% der Patienten mit Zöliakie einen selektiven IgA-Mangel aufweisen, ist immer auch der IgA-Spiegel im Serum zu bestimmen. Eine Untersuchung auf Autoantikörper im Stuhl sollte nicht erfolgen. Bei positiven oder zweideutigen serologischen Befunden ist eine Duodenalbiopsie zur Diagnosesicherung unerlässlich.

Anti-Gliadin-Antikörper (AGA) richten sich gegen die alkoholextrahierbare Fraktion des Weizenproteins Gluten und sind keine Autoantikörper im eigentlichen Sinne. AGA werden mittels Enzymassay (»enzyme-linked immunosorbent assay«, ELISA) bestimmt. IgG-AGA weisen bei Kindern eine hohe Sensitivität für eine Zöliakie bei geringer Spezifität (etwa 50%) auf, während IgA-AGA bei hoher Spezifität (92–97%) eine geringere Sensitivität (52–100%) zeigen.

Anti-Endomysium-Antikörper (EMA) richten sich gegen die Gewebetransglutaminase und werden an Affenösophagusschnitten oder menschlicher Nabelschnur mittels indirekter Immunfluoreszenz nachgewiesen. EMA vom Typ IgA weisen eine sehr hohe Sensitivität (88–100%) und Spezifität (91–100%) auf, allerdings sind sie bei Kindern unter 2 Jahren weitaus weniger sensitiv. EMA-Bestimmungen werden zur Kontrolle der Diät-Compliance eingesetzt.

Anti-Gewebetransglutaminase-Antikörper (t-TGA) erreichen nahezu die Sensitivität und Spezifität der EMA. Die Gewebetransglutaminase (t-TG2) wird bei Entzündungen aus Zellen freigesetzt und modifiziert (deamidiert) Proteine, insbesondere Gliadine. Da t-TGA mittels ELISA gemessen werden, ist ihre Bestimmung nicht sehr aufwändig und zudem untersucherunabhängig, weshalb die t-TGA-Diagnostik in der Laborroutine zunehmend die EMA-Bestimmung verdrängt. Bei IgA-Mangel ist die Untersuchung der weniger spezifischen t-TGA-IgG möglicherweise hilfreich.

Literatur

Czaja AJ, Norman GL (2003) Autoantibodies in the diagnosis and management of liver disease. J Clin Gastroenterol 37: 315–329

Hill ID, Dirks MH, Liptak GS et al. (2005) Guideline for the diagnosis and treatment of celiac disease in children: recommendations of the North American Society for Pediatric Gastroenterology, Hepatology and Nutrition. J Pediatr Gastroenterol Nutr 40: 1–19

Reumaux D, Sendid B, Poulain D, Duthilleul P, Dewit O, Colombel JF (2003) Serological markers in inflammatory bowel diseases. Best Pract Res Clin Gastroenterol 17: 19–35

3.7 Leberfunktionstests

H. Witt

Für die Diagnostik hepatobiliärer Erkrankungen stehen eine Vielzahl von Parametern zur Verfügung, die sich prinzipiell in Marker einer hepatozellulären Schädigung, einer Cholestase und der Synthesefunktion einteilen lassen und zum festen Repertoire in der Hepatologie gehören. Die quantitativen Leberfunktionstests und Parameter zur Erfassung des fibrotischen Umbaus der Leber haben sich hingegen in der Routine wenig durchsetzen können.

Die klinisch-chemischen Kenngrößen zur Diagnostik von Lebererkrankungen sind in der nachfolgenden Übersicht zusammenfassend dargestellt.

Klinisch-chemische Kenngrößen zur Diagnostik von Lebererkrankungen

Initiale Diagnostik:
- Aktivitäten der Aminotransferasen (Aspartataminotransferase, ASAT; Alaninaminotransferase, ALAT)
- Aktivität der Kreatinkinase (CK)!
- Aktivität der alkalischen Phosphatase (AP)
- Aktivität der γ-Glutamyltranspeptidase (γ-GT)
- Bilirubinkonzentration (gesamtes und direktes Bilirubin)
- Gallensäurenspiegel
- Albuminkonzentration
- Konzentrationen der Immunglobuline
- Gerinnungstests: aktivierte partielle Thromboplastinzeit (»activated partial thromboplastin time«, aPTT), Thromboplastinzeit (TPZ; Quick-Test)
- Cholesterin- und Triglyzeridspiegel

Ergänzende Diagnostik:
- Aktivität der Glutamatdehydrogenase (GLDH)
- Aktivität der Pseudocholinesterase (PCHE)
- Konzentrationen der Gerinnungsfaktoren (Faktoren V und VII)
- dynamische Leberfunktionstests
- serologische Fibrosemarker

Krankheitsspezifische Marker (Auswahl):
- α_1-Antitrypsin-Spiegel (inklusive genetische Diagnostik)
- Coeruloplasminspiegel
- Kupferkonzentration im Urin (Penicillamintest)
- α_1-Fetoprotein-Konzentration
- Ferritinspiegel
- Autoantikörpernachweis
- virologische Diagnostik

3.7.1 Leberzellschaden

Die »**Transaminasen**« (ASAT und ALAT, ▶ unten) sind die wichtigsten klinisch-chemischen Kenngrößen für eine hepatozelluläre Schädigung. Beide Parameter sind jedoch organunspezifisch und ihre Aktivitäten insbesondere bei Skelettmuskelerkrankungen erhöht.

> ❗ Bei unklaren Aktivitätssteigerungen der Transaminasen ist die Bestimmung der Kreatinkinase-(CK-)Aktivität zum Ausschluss einer Muskelerkrankung obligat.

Die **Aspartataminotransferase (ASAT)**, auch als Glutamat-Oxalazetat-Tansaminase (GOT) bezeichnet, ist ein ubiquitäres Enzym, das v. a. in den Mitochondrien und im Zytoplasma (Verhältnis von etwa 4 : 1) von Herzmuskel-, Skelettmuskel- und Leberzellen zu finden ist. Die ASAT katalysiert die Übertragung der 2-Aminogruppe von Aspartat auf 2-Oxoglutarat unter Bildung von Glutamat und Oxalazetat. Nach Verletzung oder Zellnekrose tritt das Enzym in den Extrazellulärraum über, und ihre Aktivität kann als Maß für eine Zellschädigung verwendet werden. Da die ASAT-Konzentration in den Erythrozyten etwa 40fach höher ist als im Plasma, kann eine Hämolyse erhöhte ASAT-Werte bedingen.

Die **Alaninaminotransferase (ALAT)**, auch als Glutamat-Pyruvat-Tansaminase (GPT) bezeichnet, findet sich vorwiegend in der Leber, kommt aber auch in Nieren, Herz, Skelettmuskel und anderen Organen vor. Das Enzym katalysiert die Übertragung der 2-Aminogruppe von Alanin auf 2-Oxoglutarat unter Bildung von Glutamat und Pyruvat. Intrazellulär ist das Enzym – im Gegensatz zur ASAT – überwiegend im Zytosol und nur zu einem geringen Teil in den Mitochondrien lokalisiert. Bei akuter Leberzellschädigung steigt die ALAT-Aktivität daher häufig vor derjenigen der ASAT an.

Die **Laktatdehydrogenase (LDH)** ist ein tetrameres Enzym und kommt in 5 Isoenzymformen, LDH1 bis LDH5, vor. LDH1 und LDH2 finden sich vorwiegend in Erythrozyten, Myokard und Niere, LDH3 in der Lunge und in Granulozyten und LDH4 und LDH5 hauptsächlich in der Muskulatur, der Leber und der Milz. Die LDH ist ein im Zytosol lokalisiertes Enzym, das Milchsäure zu Brenztraubensäure oxidiert. LDH1 vermag im Gegensatz zu den anderen Isoenzymen 2-Oxobutyrat zu Hydroxybutyrat umzusetzen und ist als Hydroxybutyratdehydrogenase (HBDH) getrennt messbar. Neben Hepatopathien können Herz- und Skelettmuskelerkrankungen, Hämolyse, maligne Tumoren (insbesondere Leukämien und Lymphome), Epstein-Barr-Virus-(EBV-)Infektionen und Lungenerkrankungen zu einer Aktivitätssteigerung der LDH führen. Aufgrund der mangelnden Organspezifität und der im Vergleich zu den Transaminasen geringeren diagnostischen Sensitivität ist die LDH als Parameter hepatischer Erkrankungen jedoch entbehrlich.

Die **Glutamatdehydrogenase (GLDH)** ist ein weitgehend leberspezifisches Enzym, da ihre Aktivität in der Leber mindestens 10fach höher ist als in anderen Organen. Enzymwerterhöhungen im Serum sind somit ausschließlich auf die Leber zurückzuführen. Die GLDH katalysiert die NADH-abhängige Übertragung von Ammoniak auf 2-Oxoglutarat unter Bildung von Glutamat und NAD. Sie ist als mitochondriales Enzym ein Indikator der Parenchymzellnekrose. Zusammen mit den Aktivitäten von ASAT und ALAT gestattet der GLDH-Wert eine Abschätzung des Zelluntergangs und somit der Schwere eines Leberschadens. Als genereller Suchtest auf eine Lebererkrankung ist die GLDH-Aktivitätsbestimmung allerdings ungeeignet, da ihre diagnostische Sensitivität bei nur etwa 50% liegt. Die Bestimmung der GLDH-Aktivität sollte bestimmten Fragestellungen wie der Beurteilung des Ausmaßes einer akuten Leberzellschädigung oder dem Verdacht auf eine Transplantatabstoßung vorbehalten bleiben.

3.7.2 Cholestase

Als Cholestaseparameter haben insbesondere die Aktivitäten der AP und der γ-GT (▶ unten) sowie die Konzentrationen des Bilirubins und der Gallensäuren Bedeutung erlangt. Weitere Parameter wie die Aktivitäten der Leucinarylamidase und der 5'-Nukleotidase konnten sich in der Routinediagnostik nicht durchsetzen.

> ❗ Jede Cholestase ist mit einer Dyslipoproteinämie vergesellschaftet, insbesondere mit einer Hypercholesterinämie und der Bildung atypischer Lipoproteine (Lipoprotein X).

Die **alkalische Phosphatase (AP)** ist ein ubiquitär vorkommendes, membrangebundenes Enzym, das in großer Menge im Skelettsystem, in der Niere, im Leberparenchym und in den Gallenwegsepithelien lokalisiert ist. Das Enzym spaltet Phosphatgruppen von einer Vielzahl von Substraten ab und besitzt ein Aktivitätsoptimum im alkalischen Bereich. Die Aktivitätsbestimmung der AP-Isoenzyme ist kosten- und zeitaufwändig sowie in Anbetracht der zahlreichen zur Verfügung stehenden hepatobiliären Parameter entbehrlich. Der Referenzbereich der AP-Aktivität ist bei Kindern aufgrund der vermehrten Freisetzung des Knochenisoenzyms während des Knochenwachstums stark altersabhängig und liegt deutlich über dem Referenzbereich des Erwachsenenalters. Ein Zinkmangel kann an einer geringen AP-Aktivität erkennbar sein.

Die **γ-Glutamyltranspeptidase (γ-GT)** ist vornehmlich in Leber, Nieren und Milz sowie in Gehirn, Dünndarm und Pankreas zu finden. Die im Serum nachweisbare Enzymaktivität wird allerdings nahezu ausschließlich durch die Leber bestimmt. Im Gegensatz zur AP wird die γ-GT weder im Muskel noch im Knochen gebildet, daher ist ihre Aktivität bei Erkrankungen dieser beiden Organsysteme nicht gesteigert. Die Aktivität der γ-GT ist einer der sensitivsten Parameter einer Cholestase. Die Aktivitätssteigerung des Enzyms wird auf eine vermehrte, durch Gallensäuren vermittelte Ablösung des membranständigen Enzyms zurückgeführt. Der durch Medikamente (z. B. Phenobarbital und Phenytoin) sowie durch Alkoholabusus bedingte Aktivitätsanstieg der γ-GT wird hingegen durch eine Enzyminduktion oder eine toxische Leberschädigung verursacht. Bei Früh- und Neugeborenen findet sich eine bis zu 10fach höhere Enzymaktivität im Serum als im Erwachsenenalter.

Bilirubin entsteht zu 80–85% aus dem Hämoglobinabbau überalterter Erythrozyten und zu 15–20% aus dem Abbau anderer hämhaltiger Proteine, unter pathologischen Bedingungen auch bei Reifungsstörungen der Erythrozyten im Knochenmark (ineffektive Erythropoese). Wegen seiner schlechten Löslichkeit liegt Bilirubin im Serum entweder an Albumin angelagert (indirektes oder **unkonjugiertes Bilirubin**) bzw. kovalent gebunden oder mit Glukuronsäure verestert vor (direktes oder **konjugiertes Bilirubin**). Im Serum Gesunder findet sich fast ausschließlich unkonjugiertes Bilirubin.

> ❗ Eine erhöhte Konzentration konjugierten Bilirubins bzw. eine Erhöhung des Anteil auf >15% des Gesamtbilirubins weist auf eine hepatobiliäre Erkrankung hin und ist immer pathologisch. Insbesondere in der Neugeborenenperiode ist eine zügige Befundabklärung erforderlich.

Gallensäuren werden in der Leber aus Cholesterin synthetisiert. Die tägliche Sekretion in das Duodenum beträgt etwa 30–60 mmol, wovon der größte Teil unverändert aus dem terminalen

Ileum rückresorbiert wird. Nur etwa 1 mmol geht pro Tag über den Stuhl verloren. Die Messung der Gallensäurenkonzentration im Blut stellt einen sensitiven Frühtest einer hepatozellulären Dysfunktion dar, zumal in seltenen Fällen eine Cholestase auch ohne Erhöhung des Spiegels des direkten Bilirubins einhergehen kann. Die Bestimmung erfolgt nüchtern sowie 2 Stunden postprandial. Die Referenzbereiche sind abhängig von der Bestimmungsmethode und den Blutabnahmebedingungen (nüchtern niedrigere Konzentration als postprandial). Neugeborene weisen 4fach höhere Werte auf als Erwachsene, die im Laufe des ersten Lebensjahres auf adulte Werte abfallen.

3.7.3 Bestimmung der Syntheseleistung

Zur Beurteilung der Lebersyntheseleistung können die Spiegel der Serumproteine wie Albumin, die Aktivität der Pseudocholinesterase (PCHE) und die Konzentrationen der Gerinnungsfaktoren herangezogen werden.

Albumin wird in den Hepatozyten synthetisiert. Mit einem Anteil von 60% an der Gesamtproteinkonzentration im Plasma ist es das wichtigste Protein zur Aufrechterhaltung des kolloidosmotischen Drucks. Albumin besitzt eine Halbwertszeit von etwa 20 Tagen. Eine Leberzirrhose verursacht durch eine verminderte Synthese wie auch durch Verluste in den »dritten Raum« (gestörte Verteilung bei Aszites durch das erhöhte Verteilungsvolumen) eine Hypoalbuminämie. Es besteht keine Korrelation der Leberfunktion mit der Albuminkonzentration. Proteinmangelernährung, Entzündungen (»negatives« Akute-Phase-Protein) sowie Verluste über den Darm, die Haut oder die Nieren (nephrotisches Syndrom, Verbrennungen, exsudative Enteropathie) bedingen ebenfalls eine Hypoalbuminämie. Von einer echten Hypoalbuminämie lässt sich die Pseudohypoalbuminämie als Folge von Störungen des Flüssigkeitshaushalts mittels Hämatokritbestimmung abgrenzen.

Im Gegensatz zum Albumin sind die Konzentrationen der **Immunglobuline** bei Leberzirrhose aufgrund der verminderten hepatischen Clearance erhöht. Hohe Werte finden sich insbesondere bei der Autoimmunhepatitis.

Die Synthese der **Pseudocholinesterase (PCHE)** ist in den Hepatozyten mit derjenigen des Albumins gekoppelt, sodass Albuminverluste (exsudative Enteropathie, nephrotisches Syndrom) eine Erhöhung der PCHE-Aktivität bedingen. Bei einer Synthesestörung aufgrund einer Leberschädigung findet sich hingegen eine gleichsinnige Erniedrigung des Albuminspiegels und der PCHE-Aktivität. Da die PCHE eine starke interindividuelle Variabilität ihrer Aktivität aufweist, ist die Aussagekraft der Einzelbestimmung oft begrenzt. Aufgrund der relativ geringen intraindividuellen Schwankungen eignen sich jedoch serielle Bestimmungen gut zur Verlaufsbeurteilung.

Mit wenigen Ausnahmen werden die plasmatischen **Gerinnungsfaktoren** in den Hepatozyten synthetisiert. Bei einem schweren Leberparenchymschaden ist initial die Konzentration des Faktors VII verringert, und im weiteren Verlauf sind auch die Spiegel der meisten anderen Faktoren und Inhibitoren vermindert. Die Konzentration von Faktor VIII, der nicht in den Hepatozyten, sondern im retikuloendothelialen System gebildet wird, kann aufgrund des verminderten hepatischen Abbaus stark erhöht sein. Zur Überprüfung des Gerinnungsstatus bei Patienten mit Lebererkrankung sind initial die Globaltests wie die Bestimmung der **Thromboplastinzeit (TPZ;** Prothrombinzeit, Quick-Test – exogenes System) und der aktivierten partiellen **Thromboplastinzeit (aPTT;** endogenes System) ausreichend. Da die Faktoren II, VII, IX, und X Vitamin-K-abhängig sind, kann eine Cholestase aufgrund einer verminderten Vitamin-K-Resorption auch ohne hepatozelluläre Schädigung zu pathologischen Befunden der Globaltests führen. Bei Vitamin-K-Mangel führt die i. v. Gabe des Vitamins nach etwa 4 Stunden zu einer Normalisierung der TPZ und der aPTT. Aufgrund der geringen Halbwertszeiten (HWZ) im Serum eignen sich der Faktor V (HWZ: 12–15 Stunden) und insbesondere der Faktor VII (HWZ: 2–5 Stunden) zur Verlaufskontrolle eines akuten Leberzellschadens.

3.7.4 Dynamische Leberfunktionstests

Diese Testverfahren beruhen auf der Messung von Metabolitenkonzentrationen oder der Bestimmung der Elimination exogen zugeführter Substanzen, für deren Clearance die hepatische Metabolisierung von entscheidender Bedeutung ist. Für die meisten Tests existieren jedoch keine altersbezogenen Referenzwerte. Aufgrund der ausgeprägten interindividuellen Schwankungsbreite besitzen Einzelbestimmungen nur eine geringe Aussagekraft. Neben der Messung der Galaktoseelimination, dem Aminopyrinatemtest und dem MEGX-Test (▶ unten) existieren eine Vielzahl weiterer Tests wie die Bestimmung der Indozyanin-, der Antipyrin-, der Methionin- und der Koffein-Clearance. Das älteste Testverfahren, der Bromsulphthaleintest, wird aufgrund seiner schweren, z. T. letalen Nebenwirkungen nicht mehr eingesetzt.

Die **Galaktoseeliminationskapazität** ist ein Maß für die funktionelle Leberzellmasse. Galaktose wird überwiegend hepatisch metabolisiert. Die Galaktoseelimination wird entweder seriell aus der Konzentration im Serum nach oraler (40 g) bzw. i.v.-Gabe (0,5 g/kg KG) oder bei Verwendung von ^{13}C-markierter Galaktose mittels $^{13}CO_2$-Messung in der Atemluft ermittelt (▶ Abschn. 3.1). Der Test eignet sich bei akutem Leberversagen als prognostischer Parameter. Die Aussagekraft bei Patienten mit Leberzirrhose ist hingegen beschränkt, da bis zu 30% falsch-normale Werte aufweisen.

Der **Aminopyrinatemtest** ermittelt die mikrosomale Metabolisierungskapazität der Leber. ^{13}C-Aminopyrin wird oral (2 mg/kg KG) verabreicht und in mehreren Schritten zu $^{13}CO_2$ metabolisiert, das in der Atemluft quantitativ bestimmt werden kann. Da die N-Demethylase-Aktivität bei Geburt noch nicht ausgereift ist, werden Erwachsenenwerte erst zwischen dem 1. und dem 2. Lebensjahr erreicht. Medikamente, welche die Enzyme des Zytochrom-P_{450}-Systems induzieren, wie Barbiturate, bedingen falsch-normale Befunde.

Der **MEGX-Test** misst die hepatische Metabolisierungsleistung. Das Antiarrhythmikum Lidocain wird in der Leber durch die Enzyme des Zytochrom-P_{450}-Systems zu Monoethylglyzinxylidid (MEGX) metabolisiert. Beim MEGX-Test wird über 2 min Lidocainhydrochlorid (1 mg/kg KG) i. v. verabreicht. Es erfolgt die Bestimmung der MEGX-Konzentration im Serum zu Testbeginn sowie 15 und 30 min nach der Lidocaingabe. Werte von <10 µg/l sind mit einer schlechten Prognose verbunden. Der MEGX-Test findet v. a. zum Monitoring nach Lebertransplantation Anwendung. Die prognostische Sensivität für ein Transplantatversagen beträgt allerdings nur etwa 70%.

3.7.5 Fibrosemarker

Die histologische Untersuchung eines Leberbiopsats ist weiterhin die Standarduntersuchung zur Beurteilung des Ausmaßes der fibrotischen Transformation wie auch für die indirekte Aktivitätsbeurteilung der Fibrogenese durch Abschätzung der entzündlichen Zellinfiltration. Da die Leberbiopsie zeit- und kostenintensiv sowie mit Risiken für den Patienten verbunden ist, wurde versucht, Surrogatmarker zur nichtinvasiven Diagnostik und Verlaufskontrolle der Leberfibrose zu entwickeln. Hierbei werden entweder Konzentrationen von Produkten des Kollagenstoffwechsels wie der Propeptide des Typ-I-, Typ-III- oder Typ-IV-Prokollagens und des Typ-VI-Kollagens oder die Konzentrationen der Glykoproteine bzw. Glykosaminoglykane wie Laminin, Undulin oder Hyaluronan im Serum bestimmt. Alle diese Messungen sind jedoch relativ teuer und haben keinen nennenswerten Eingang in die Routinediagnostik gefunden.

Literatur

Afdhal NH, Nunes D (2004) Evaluation of liver fibrosis: a concise review. Am J Gastroenterol 99: 1160–1174

Batres LA, Maller ES (2001) Laboratory assessment of liver function and injury in children. In: Suchy FJ, Sokol RJ, Balistreri WF (eds) Liver disease in children. Lippincott Williams & Wilkins, Philadelphia, pp 155–169

Becker M (2003) Krankheiten der Leber: Entwicklung und Funktion. In: Lentze MJ, Schaub J, Schulte FJ, Spranger J (Hrsg) Pädiatrie: Grundlagen und Praxis. Springer, Berlin Heidelberg New York, S 940–947

Schneider ARJ, Caspary WF, Stein J (2004) ^{13}C-basierte Atemtests in der Leberfunktionsdiagnostik. Z Gastroenterol 42: 269–275

3.8 Diagnostik von Maldigestion und Malabsorption

H. Witt

Als Maldigestion bezeichnet man eine Störung der enteralen enzymatischen Aufspaltung von Nahrungsbestandteilen zu absorptionsfähigen Molekülen. Sie ist entweder durch einen luminalen Mangel an Pankreasenzymen oder Gallensäuren oder durch angeborene Enzymdefekte innerhalb der apikalen Darmmembran bedingt. Jede Maldigestion führt auch zu einer Malabsorption. Die Malabsorption ist definiert als eine mangelnde epitheliale Aufnahme von Nahrungsbestandteilen aus dem Darmlumen. Diese wird meist durch einen Verlust an resorptiver Darmoberfläche verursacht. Seltener führen angeborene Defekte membranständiger Transporter oder Störungen der intestinalen Blut- oder Lymphzirkulation zu einer Malabsorption. Sowohl eine Maldigestion als auch eine Malabsorption kann generalisiert auftreten oder selektiv auf einzelne Nahrungsbestandteile beschränkt sein.

3.8.1 Xylosebelastungstest

Der Xylosebelastungstest ist bei Verdacht auf eine **(Kohlenhydrat-)Malabsorption** indiziert. Das Monosacchrid Xylose wird größtenteils im proximalen Dünndarm resorbiert und unverändert renal ausgeschieden. Eine mangelnde Xyloseaufnahme ist ein Indikator für eine generalisierte Malabsorption. Die isolierte Funktionsverminderung von Disaccharidasen wie z. B. bei dem häufigen Laktase- oder dem seltenen Saccharase-Isomaltase-Mangel wird hierbei nicht erfasst.

Zur **Durchführung** des Xylosebelastungstests werden dem nüchternen Patienten 25 g Xylose mit 300 ml Wasser oral verabreicht. Anschließend erfolgt eine photometrische Bestimmung der Xylosekonzentration im Serum eine und 2 Stunden nach Testbeginn bzw. beim Urintest aus dem über 5 Stunden gesammelten Harn.

Der **Referenzbereich** liegt für den Serumtest bei >21 mg/dl nach 1 Stunde bzw. bei >30 mg/dl nach 2 Stunden und für den Urintest bei >4 g innerhalb von 5 Stunden. Erniedrigte Werte finden sich bei Erkrankungen des Duodenums und des Jejunums, die mit einer Malabsorption einhergehen (z. B. Zöliakie). Eine stark beschleunigte Darmpassage, eine bakterielle Überbesiedlung des Dünndarms, eine Niereninsuffizienz und unvollständiges Sammeln bzw. eine mangelnde Blasenentleerung können falsch-niedrige Werte bedingen.

Die **histologische Untersuchung** endoskopisch gewonnener Biopsate hat heute den Xylosetest weitgehend verdrängt. Insbesondere zur Diagnostik der Zöliakie ist der Xylosetest obsolet und durch histologische Untersuchungen sowie die Antikörperbestimmung (Antikörper gegen Gliadin, Endomysium und Gewebetransglutaminase; ▶ Abschn. 3.6.2) ersetzt worden. Ein normales Testergebnis schließt eine intestinale Malabsorption insofern nur teilweise aus, da Erkrankungen des Ileums nicht erfasst werden.

3.8.2 Laktosetoleranztest

Indikationen für einen Laktosetoleranztest sind der Verdacht auf eine Laktosemalabsorption und die Differenzialdiagnostik des Colon irritabile. Mit der Nahrung aufgenommene Laktose wird an der Bürstensaummembran des Dünndarms zu Glukose und Galaktose gespalten und resorbiert. Bei fehlender Resorption erfolgt erst im Dickdarm eine Spaltung der Laktose durch Bakterien. Dies bedingt eine osmotische Diarrhö mit Blähungen und Bauchkrämpfen.

Zur **Durchführung** des Laktosetoleranztests werden dem nüchternen Patienten 2 g Laktose/kg KG (max. 50 g) mit 400 ml Wasser oral verabreicht. Es erfolgen eine Bestimmung der Blutglukosekonzentration vor der Laktosegabe sowie halbstündliche Messungen bis 2 Stunden danach. Eine Alternative stellt der H_2-Atemtest dar, bei dem der abgeatmete Wasserstoff gemessen wird (▶ Abschn. 3.1).

Als **Referenzbereich** wird ein Anstieg der Glukosekonzentration von >20 mg/dl im venösen Blut bzw. von >25 mg/dl im Kapillarblut und beim Atemtest ein Anstieg der H_2-Konzentration in der Atemluft von <20 ppm innerhalb von 120 min angegeben. Pathologische Werte finden sich beim sog. erworbenen Laktasemangel des Adoleszenten bzw. Erwachsenen, der durch eine genetisch bedingte Rückbildung der Laktaseaktivität in der Dünndarmmukosa verursacht wird, außerdem beim seltenen angeborenen primären Laktasemangel sowie bei allen Dünndarmerkrankungen, die zu einer generalisierten Malabsorption führen (Zöliakie, chronisch-entzündliche Darmerkrankungen etc.). Eine stark beschleunigte Darmpassage führt zu falsch-pathologischen Ergebnissen. Eine deutlich reduzierte intestinale Bakterienflora (z. B. nach Antibiotikatherapie) verursacht falsch-normale Resultate des Atemtests.

> Da der Atemtest den sensitivsten Parameter zur Erfassung einer Laktosemalabsorption darstellt, sollte er dem Serumtest vorgezogen werden.

Bei positivem Testergebnis und entsprechendem klinischen Bild sollte ein diätetischer **Auslassversuch** erfolgen. Eine Bestimmung der Laktaseaktivität im Dünndarmbiopsat ist beim sog. erworbenen Laktasemangel nicht erforderlich.

Die diagnostische Wertigkeit **molekularbiologischer Methoden** (Nachweis der −13910C>T-Variation im Laktasegen: LCT, OMIM 603202) ist derzeit noch nicht abschließend geklärt.

3.8.3 Permeabilitätstests

Bei den sog. Permeabilitätstests wird die Urinausscheidung oral verabreichter, nicht metabolisierter Testsubstanzen gemessen. Sie stellt ein Maß für die Diffusion dieser Substanzen durch das intestinale Epithel und somit für die **intestinale Permeabilität** dar. Als Testsubstanzen werden vorwiegend Mono- und Oligosaccharide wie Saccharose, Mannitol und Laktulose verwendet. Die Urinausscheidung von Saccharose dient dabei als Marker für die gastroduodenale Permeabilität, während der Quotient aus Laktulose-/Mannitolausscheidung (Permeabilitätsindex) die intestinale Permeabilität widerspiegelt. Für die meisten Tests gibt es keine alters- und geschlechtsbezogenen Referenzwerte. Zudem sind die Verfahren nicht standardisiert. Diese Tests finden vornehmlich bei wissenschaftlichen Fragestellungen Anwendung und sind in der Routinediagnostik entbehrlich.

Literatur

Bjarnason I, MacPherson A, Hollander D (1995) Intestinal permeability: an overview. Gastroenterology 108: 1566–1581

Craig RM, Ehrenpreis ED (1999) D-xylose testing. J Clin Gastroenterol 29:143–150

Fine KD, Schiller LR (1999) AGA technical review on the evaluation and management of chronic diarrhea. Gastroenterology 116:1464–1486

3.9 Pankreasfunktionsdiagnostik

H. Witt

Die exokrine Pankreasinsuffizienz ist definiert als funktionelle Einschränkung der Pankreassekretion mit daraus bedingter Abnahme des Sekretvolumens wie auch der Konzentration an Bikarbonat und Verdauungsenzymen. Die Folgen sind eine Maldigestion und eine Steatorrhö. Aufgrund der beträchtlichen exokrinen Reservekapazität treten klinische Symptome erst dann auf, wenn die Funktion um >90% der normalen Sekretionsleistung vermindert ist. Zur Beurteilung der exokrinen Pankreasfunktion stehen direkte Testverfahren, welche die Pankreassekretion (Enzyme und Bikarbonat) unmittelbar erfassen, und indirekte Verfahren zur Verfügung, die über den Nachweis einer reduzierten Verdauungsfunktion (Maldigestion) einen Rückschluss auf eine verminderte Pankreassekretion erlauben. Keines der indirekten Testverfahren ist jedoch sensitiv genug, um eine leichte Funktionseinschränkung sicher zu diagnostizieren. Im klinischen Alltag ist vorwiegend die Konzentrationsbestimmung der fäkalen Elastase 1 von Bedeutung.

Die Untersuchungen zur Pankreasfunktionsdiagnostik sind in der nachfolgenden Übersicht zusammenfassend dargestellt.

Pankreasfunktionsuntersuchungen

Direkte Tests:
- Sekretin-Cholezystokinin-Test
- Lundh-Test

Indirekte Tests:
- Konzentrationsbestimmung der fäkalen Elastase 1
- Konzentrationsbestimmung der fäkalen Lipase
- Aktivitätsbestimmung des fäkalen Chymotrypsins
- Pankreolauryltest
- quantitative Stuhlfettbestimmung
- Bestimmung der β-Karotin-Konzentration im Serum
- ^{13}C-Atemtests

3.9.1 Direkte Pankreasfunktionstests

Sekretin-Cholezystokinin-Test

Sekretin stimuliert das Pankreas zur Sekretion von Bikarbonat und Wasser, während Cholezystokinin die Sekretion von Verdauungsenzymen stimuliert. Bei **exokriner Pankreasinsuffizienz** ist die Stimulierbarkeit vermindert, wobei die Enzymsekretion vor der Bikarbonatsekretion abfällt.

Beim Sekretin-Cholezystokinin-Test werden nach 12-stündiger Nahrungskarenz Sekretin und Cholezystokinin bzw. das Cholezystokininanalogon Caerulein i. v. appliziert. Gleichzeitig werden das Pankreassekret mittels einer Duodenalsonde in mehreren Fraktionen über 1–2 Stunden gesammelt, die Bikarbonat- und Pankreasenzymkonzentrationen (Amylase, Lipase und Trypsin) gemessen sowie die Sekretionsleistung berechnet. Der **Referenzbereich** ist vom jeweiligen Laboratorium abhängig. Für das Kindesalter existieren keine Normalwerte.

Der Sekretin-Cholezystokinin-Test gilt als Goldstandard der Pankreasfunktionsdiagnostik. Da er jedoch nicht standardisiert, für den Patienten belastend, sehr zeitaufwändig und somit in hohem Maße unwirtschaftlich ist, wird er kaum mehr durchgeführt. Da eine schwere exokrine Funktionseinschränkung auch mittels Konzentrationsbestimmung der fäkalen Elastase 1 (► unten) erfasst wird und ein pathologisches Ergebnis bei leichtem bis mäßigem Funktionsverlust keine wesentlichen therapeutischen Konsequenzen nach sich zieht, ist der Sekretin-Cholezystokinin-Test im klinischen Alltag entbehrlich.

Lundh-Test

Die Grundidee des Lundh-Tests besteht darin, die Pankreasfunktion durch physiologische Stimulation mittels einer **Testmahlzeit** und nicht durch eine submaximale Stimulation wie beim Sekretin-Cholezystokinin-Test zu ermitteln. Da für den Lundh-Test keine Referenzwerte existieren und er zudem invasiv (Sekretsammlung über eine Duodenalsonde), zeitaufwändig und nicht standardisiert ist, gilt er als obsolet.

3.9.2 Indirekte Pankreasfunktionstests

Bestimmung der Elastase-1-Konzentration im Stuhl

Die pankreatische Elastase 1 wird im Gegensatz zu Chymotrypsin während der intestinalen Passage nur wenig gespalten. Der **Referenzbereich** liegt bei >200 μg/g Stuhl (in den ersten Lebensmonaten weniger). Normale Werte schließen eine exokrine Insuffizienz nicht aus.

> ❗ Durchfallerkrankungen bedingen häufig falsch-pathologische Ergebnisse. Die diagnostische Spezifität ist gering. Die unkritisch angeforderte Bestimmung führt daher häufig zu kostenintensiven und für den Patienten belastenden Untersuchungen.

Auch die **Sensitivität** ist bei leichter und mäßiger Insuffizienz gering und erst bei einem schweren Funktionsverlust hoch. Der Elastase-1-Test ist der Bestimmung der Chymotrypsinaktivität im Stuhl (▶ unten) bezüglich Sensitivität und Spezifität überlegen. Er erfasst zudem nur das humane Enzym, sodass eine Enzymsubstitution vorher nicht abgesetzt werden muss.

Bestimmung der Chymotrypsinaktivität im Stuhl

Die Sensitivität dieses Tests ist bei leichter und mäßiger exokriner Insuffizienz gering und auch bei schwerer Funktionseinschränkung allenfalls zufriedenstellend. Der Test hat den geringsten Stellenwert aller Pankreasfunktionstests und sollte nicht mehr angefordert werden.

Pankreolauryltest in Serum und Urin

Beim Pankreolauryltest werden 0,5 mmol Fluoreszeindilaurat zusammen mit einem standardisierten Frühstück verabreicht. Die Substanz wird durch pankreatische Enzyme im Dünndarm gespalten, und das freiwerdende **Fluoreszein** wird resorbiert. Es erfolgt die photometrische Messung der Fluoreszeinkonzentration im Serum oder Urin. Der Urintest wird 2 Tage später mit unverestertem Fluoreszein wiederholt, dessen Urinausscheidung als Bezugsgröße dient.

Für den Urintest liegt der **Referenzbereich** bei einem Quotienten der Fluoreszeinexkretion am Test- und am Kontrolltag von >30, für den Serumtest bei >1,5 μg Fluoreszein/ml nach 3,5 Stunden.

Da sowohl die Spaltung als auch die Absorption der Testsubstanz erfasst wird, finden sich auch bei Malabsorption erniedrigte Werte. Enzympräparate müssen 3 Tage vor dem Test abgesetzt werden. Trotz seiner begrenzten Sensitivität und Spezifität gilt der Pankreolauryltest gegenüber der Bestimmung der Elastase-1-Konzentration im Stuhl bei geringer und mäßiger Pankreasinsuffizienz als überlegen.

Bestimmung der Fettausscheidung mit dem Stuhl

Die Bestimmung der Fettausscheidung mit dem Stuhl dient dem Nachweis einer **Steatorrhö** (◘ Abb. 3.6). Dabei wird Stuhl an 3 aufeinander folgenden Tagen in 24-Stunden-Fraktionen gesammelt. Bei der Messung der Fett-Clearance mit Bestimmung des Absorptionskoeffizienten muss die Menge an Nahrungsfett (Diät mit mindestens 35% Fett) berücksichtigt werden. Die Bestimmung erfolgt mittels Titrimetrie (Methode nach van de Kamer) oder »near-infrared reflectance analysis«.

Eine **pathologische Fettausscheidung** (>5 g/Tag) findet sich erst bei ausgeprägter Pankreasinsuffizienz. Eine Diarrhö führt zu falsch-hohen Werten, Sammelfehler und fettarme Kost zu falsch-negativen Befunden.

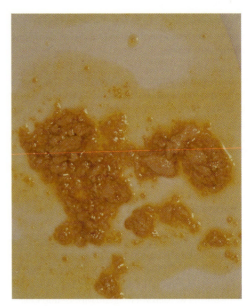

◘ **Abb. 3.6.** Unterschiedliche Formen des Fettstuhls

Die Bestimmung der Fettausscheidung mit dem Stuhl stellt das einzige valide Verfahren zum Nachweis einer Steatorrhö dar. Sie wird jedoch aufgrund der aufwändigen Präanalytik (korrektes Sammeln des Stuhls über 72 Stunden) selten durchgeführt.

Bestimmung der β-Karotin-Konzentration im Serum

Diese Untersuchung stellt eine Alternative zur Stuhlfettbestimmung dar. Die Werte korrelieren reziprok – wenn auch sehr ungenau – mit der Fettausscheidung über den Stuhl. Sensitivität und Spezifität dieser Bestimmung sind begrenzt; normale Werte schließen eine Steatorrhö nicht aus. Der β-Karotin-Spiegel ist ein genereller **Malassimilationsmarker** und sowohl bei Maldigestion als auch bei Malabsorption erniedrigt.

Atemtests

Nach oraler Gabe von ^{13}C-markierten Substanzen wie **^{13}C-Triolein,** die im Darm durch Pankreasenzyme gespalten werden, misst man den prozentualen Anteil von ^{13}C-CO_2 am Gesamt-CO_2-Gehalt der Atemluft (▶ Abschn. 3.1). ^{13}C ist ein stabiles Isotop, es besteht keine Strahlenbelastung. Da die Sensitivität der derzeit verfügbaren Atemtests jedoch schlechter ist als diejenige der Bestimmung der Elastase-1-Konzentration im Stuhl, ist ihr Stellenwert in der Pankreasdiagnostik gering.

Literatur

Chowdhury RS, Forsmark CE (2003) Pancreatic function testing. Aliment Pharmacol Ther 17: 733–750

Löser C, Möllgaard A, Fölsch UR (1996) Faecal elastase 1: a novel, highly sensitive, and specific tubeless pancreatic function test. Gut 39: 580–586

Siegmund E, Löhr JM, Schuff-Werner P (2004) The diagnostic validity of non-invasive pancreatic function tests – a meta-analysis. Z Gastroenterol 42: 1117–1128

3.10 Molekulargenetische Diagnostik

H. Witt

Im Jahre 1854 begann Johann Gregor Mendel (1822–1884) im Garten des Augustinerklosters zu Brünn seine Kreuzungsexperimente an der Gartenerbse. Als Mendel 1865 in 2 Vorträgen mit dem Titel »Versuche über Pflanzen-Hybriden« seine Ergebnisse darstellte, traf er auf ein wohlwollendes, aber verständnisloses Publikum. Erst im Jahre 1900, also 16 Jahre nach Mendels Tod, entdeckten die Botaniker De Vries, Correns und Tschermak seine Ergebnisse wieder. Die aus seinen Experimenten abgeleiteten Mendelschen Regeln bilden bis heute die Grundlagen der Vererbungslehre und machten Mendel zum »Vater der Genetik«. Im Jahre 1944 identifizierten Oswald Avery und Mitarbeiter die Desoxyribonukleinsäure (»deoxyribonucleic acid«, DNA) als Träger der genetischen Information und legten somit den Grundstein für die moderne Molekulargenetik. Im Jahre 1953 stellten Watson und Crick das Doppelhelixmodell der DNA vor. Die Entschlüsselung des genetischen Codes erfolgte 1961. Zwei technische Errungenschaften, die beide mit dem Nobelpreis ausgezeichnet wurden, haben die Bedeutung der Molekulargenetik und ihren Einsatz in der klinischen Diagnostik wesentlich geprägt: 1977 entwarf Frederick Sanger ein Verfahren, das es erlaubte, die Nukleotidsequenz der DNA mittels chemisch modifizierter Basen zu ermitteln. Aber erst die von Kary B. Mullis im Jahre 1983 entwickelte Methode der enzymatischen DNA-Vervielfältigung mittels Polymerasekettenraktion (»polymerase chain reaction«, PCR) ermöglichte es, ausgewählte Genabschnitte zu vermehren und damit schnell, zuverlässig und kostengünstig zu untersuchen.

3.10.1 Molekulargenetische Nachweisverfahren

Grundsätzlich bestehen alle molekularen Untersuchungsmethoden aus **3 Teilschritten:**
- Nukleinsäureisolierung
- Amplifikation
- Nachweis des Produkts, z. B. mittels Elektrophorese oder fluoreszenzmarkierter Hybridisierungssonden

Polymerasekettenreaktion (»polymerase chain reaction«, PCR)

Damit menschliche Gene auf Veränderungen (Mutationen) hin untersucht werden können, muss die entsprechende DNA in ausreichenden Mengen vorhanden sein. Bei der PCR werden ausgewählte DNA-Abschnitte in vitro enzymatisch vervielfältigt (amplifiziert). Anfang und Ende des zu amplifizierenden Abschnitts werden durch komplementäre bzw. umgekehrt komplementäre, einzelsträngige, kleine DNA-Fragmente (»Oligonukleotide« oder »Primer« genannt) definiert, die sich an die 5'-Enden der Ziel-DNA anlagern. Durch periodische Temperaturveränderungen wird die DNA denaturiert und nach dem Anlagern der Primer (»annealing«) durch eine DNA-Polymerase verlängert (Extension). Durch Wiederholung der Zyklen kommt es zu einer exponentiellen **Vermehrung der Zielsequenz.**

Restriktionsfragmentlängenpolymorphismus (RFLP)

Restriktionsenzyme sind sequenzspezifische Endonukleasen, die DNA an genau definierten Stellen erkennen und schneiden. Eine Änderung in der DNA-Sequenz kann dazu führen, dass eine Erkennungstelle neu entsteht oder verloren geht und somit nach der Enzymverdauung unterschiedlich große Fragmente entstehen. Abhängig von der Zahl der Schnittstellen entstehen unterschiedliche **Fragmentprofile**, die als »Restriktionsfragmentlängenpolymorphismen« bezeichnet werden. Bei elektrophoretischer Auftrennung der entstandenen DNA-Fragmente zeigt sich ein vom Wildtyp abweichendes Bandenmuster in Form zusätzlicher oder fehlender Banden (Abb. 3.7a).

Hybridisierungssonden

Bei der Schmelzkurvenanalyse werden die PCR-Produkte mit **fluoreszenzmarkierten Oligonukleotiden** (»hybridisation probes«, FRET-Sonden) inkubiert, die sequenzspezifisch an die DNA binden. Wenn im Bereich der FRET-Sonde eine Punktmutation vorliegt, schmilzt die Sonde bei niedrigerer Temperatur vom PCR-Produkt ab, da die Sonde im Vergleich zum Wildtyp eine Basenfehlpaarung aufweist. Es entstehen somit allelspezifische Schmelzkurven (Abb. 3.7b).

»Single-strand conformation polymorphism« (SSCP)

Die SSCP-Analyse dient als **Screening-Methode für Mutationen.** Hierbei wird geprüft, ob sich thermisch denaturierte PCR-Produkte (Einzelstrang-DNA) gleicher Herkunft in der Laufgeschwindigkeit während einer Gelelektrophorese unterscheiden. So kann ein Basenaustausch, bedingt durch sequenzabhängige intramolekulare Basenpaarungen, zu einer unterschiedlichen räumlichen Konformation des DNA-Fragments führen. Diese Konformationsänderung kann die elektrophoretische Mobilität verändern und somit bei der Gelelektrophorese ein gegenüber dem Wildtyp unterschiedliches Bandenmuster erzeugen (Abb. 3.7c). Allerdings beträgt die Sensitivität dieser Methode nur etwa 70%, sodass zunehmend die direkte DNA-Fluoreszenzsequenzierung zum Einsatz kommt.

DNA-Sequenzierung

Mit der DNA-Sequenzierung lassen sich die **Basensequenz** eines DNA-Segments und darin enthaltene **Mutationen** exakt bestimmen. Das PCR-Produkt wird unter Zusatz von fluoreszenzmarkierten Didesoxynukleotiden linear vervielfältigt. Wird anstelle eines normalen Nukleotids ein Didesoxynukleotid eingebaut, bricht die Kettenverlängerung ab, da diese Nukleotide am 3'C-Atom keine Hydroxylgruppe besitzen und somit eine weitere Verknüpfung mit anderen Nukleotiden nicht mehr stattfinden kann. Es entstehen Fragmente jeder Länge, deren fluoreszenzmarkierte endständige Basen und somit die Sequenz mittels elektrophoretischer Auftrennung und Photodetektion bestimmt werden können (Abb. 3.7d).

3.10.2 Probleme der genetischen Diagnostik

Durch die rasante technische Entwicklung molekulargenetischer Methoden gelang es in den vergangenen 2 Jahrzehnten, die **auslösenden Gene** vieler erblicher Erkrankungen zu identifizieren. Mit dem zunehmenden Wissen über die genetischen Grundlagen dieser Krankheiten war die Hoffnung verknüpft, künftig klinische Diagnosen durch genetisches Testen zu sichern oder auszuschließen.

Leider ist die Zahl der Erberkrankungen, die nur durch eine bestimmte oder wenige Mutationen bedingt sind, begrenzt. Beispiele hierfür sind der α_1-Antitrypsin-Mangel und das Shwachman-Diamond-Syndrom.

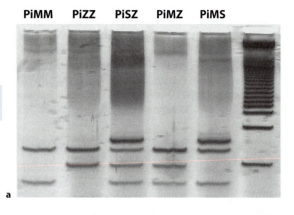
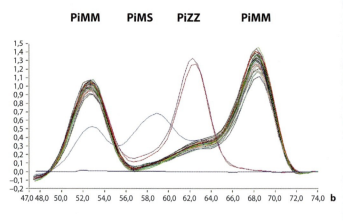
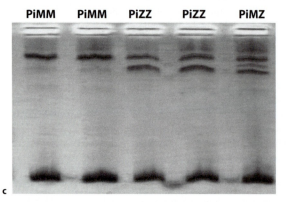
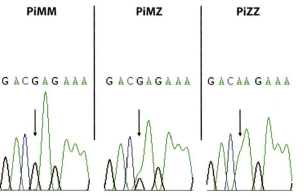

Abb. 3.7a–d. Genetische Nachweismethoden eines α_1-Antitrypsin-Mangels. **a** Restriktionsfragmentlängenpolymorphismus (RFLP): Restriktionsenzymverdauung mit Taq I; **b** »fluorescence resonance energy transfer« (FRET): Schmelzkurvenanalyse mittels fluoreszenzmarkierter, allelspezifischer Hybridisierungssonden am LightCycler; **c** »single-strand conformation polymorphism« (SSCP): unterschiedlich Mobilität in der Gelelektrophorese aufgrund des Nukleotidaustausches; **d** DNA-Fluoreszenzsequenzierung. *PiM* Wildtypallele; *PiS PiZ* Mangelallele

---

❗ Bei den meisten Erkrankungen ist eine Vielzahl unterschiedlicher Mutationen beschrieben worden, was die Diagnostik erheblich erschwert.

Diese Problematik sei am Beispiel des **M. Wilson** verdeutlicht: In etwa 40% aller Chromosomen deutscher Patienten mit M. Wilson findet sich eine bestimmte *ATP7B*-Mutation im Exon 14: H1069Q. Patienten, die homozygot für diese Mutation sind, d. h. die auf beiden Allelen diese Mutation tragen, lassen sich mit relativ wenig Aufwand genetisch diagnostizieren. Allerdings sind nur knapp 20% der Patienten mit M. Wilson homozygot für H1069Q. Die meisten Patienten sind somit gemischt heterozygot, d. h. sie besitzen unterschiedliche Mutationen auf beiden Allelen. Bislang wurden mehr als 300 *ATP7B*-Mutationen beschrieben, die sich über den gesamten kodierenden Bereich des aus 21 Exons bestehenden Gens erstrecken. Allerdings ist die pathogenetische Bedeutung vieler dieser beschriebenen Mutationen bis heute unklar, da sie häufig nur in einer Familie nachgewiesen worden sind. Nicht selten lassen sich bei Patienten eine oder mehrere genetische Veränderungen finden, deren Beurteilung (krankheitsverursachend oder harmlose Variation) derzeit nicht möglich ist. Somit ist die Diagnose des M. Wilson weiterhin in den meisten Fällen eine klinische und keine genetische. Da zudem auch intronische Veränderungen pathogenetisch relevant sein können, aber aufgrund der Gengröße nicht untersucht werden, und größere Deletionen oder Insertionen prinzipiell nicht mit PCR-basierten Methoden wie SSCP oder DNA-Sequenzierung erfassbar sind, lassen sich auch bei kompletter Sequenzierung des *ATP7B*-Gens nicht bei allen Patienten beide Mutationen oder auch nur eine Mutation nachweisen. So vermag ein negatives genetisches Testergebnis einen M. Wilson niemals auszuschließen.

Pränataldiagnostik

Die Pränataldiagnostik stellt eine wesentliche Indikation zur genetischen Diagnostik dar. Die Durchführung der Analysen ist allerdings nur dann sinnvoll, wenn bei den Eltern der Wunsch nach einem weiteren Kind besteht. Eine Pränataldiagnostik ist indiziert bei Erkrankungen, die als so schwerwiegend eingeschätzt werden, dass eine Beendigung der Schwangerschaft bei positivem Befund gerechtfertigt ist. Die Vorstellungen über den Begriff »schwerwiegend« differieren allerdings bei Ärzten wie auch bei Eltern und Patienten erheblich. Aufgrund variierender Penetranz (Häufigkeit, mit der sich ein genetischer Defekt im Phänotyp manifestiert) und/oder Expressivität (Grad der phänotypischen Ausprägung eines penetranten Defekts) ist die **Indikation** für eine Pränataldiagnostik bei vielen erblichen Erkrankungen wie z. B. beim α_1-Antitrypsin-Mangel oder dem Alagille-Syndrom nicht unumstritten.

Fehlerquellen

❗ Eine genetische Analytik ist in ihrer Durchführung sowie in der Befundinterpretation und -übermittlung in hohem Maße fehleranfällig.

So zeigte eine Studie zur Qualität genetischer Diagnostik bei zystischer Fibrose, dass etwa ein Drittel der Laboratorien, die an der externen Qualitätskontrolle teilnahmen, eine oder mehr von 6 Proben fehlerhaft typisierten. Probenverwechslung, Tippfehler bei der Befundeintragung, fehlerhafte technische Ergebnisse (z. B. Kontamination mit fremder DNA, ungenügende Amplifikation bei der PCR-Reaktion, unvollständige Enzymverdauung bei der RFLP-Analyse oder Signalunterdrückung bei der DNA-Fluoreszenzsequenzierung) sowie eine falsche technische Interpretation der erhobenen Daten können falsch-negative oder falsch-positive Befunde bedingen.

Kostenaspekte

Da eine genetische Diagnostik keine vollautomatisierte Analytik darstellt, ist sie zeitaufwändig und somit kostenintensiv. Etlichen Erberkrankungen liegt eine Vielzahl unterschiedlicher Mutationen zugrunde, sodass Screening-Methoden wie die SSCP oder eine DNA-Sequenzierung für die genetische Diagnostik erforderlich sind. Wenn sich das entsprechende Gen aus zahlreichen Exons zusammensetzt und zudem die verantwortlichen Mutationen über weite Bereiche des Gens verteilt sind, können sich die Untersuchungskosten auf mehrere hundert bis mehrere tausend Euro belaufen.

> Im klinischen Alltag sollte die Indikation zu einer Genanalyse streng gestellt werden.

Insbesondere ist zu bedenken, dass in vielen Fällen ein genetischer Befund keine therapeutische oder präventive **Konsequenz** nach sich zieht und somit mehr als »akademisch« zu bewerten ist.

Literatur

Dequeker E, Cassiman JJ (1998) Evaluation of CFTR gene mutation testing methods in 136 diagnostic laboratories: report of a large European external quality assessment. Eur J Hum Genet 6: 165–175

Mullis KB, Faloona FA (1987) Specific synthesis of DNA in vitro via a polymerase-catalyzed chain reaction. Methods Enzymol 155: 335–350

Orita M, Iwahana H, Kanazawa H, Hayashi K, Sekiya T (1989) Detection of polymorphisms of human DNA by gel electrophoresis as single-strand conformation polymorphisms. Proc Natl Acad Sci USA 86: 2766–2770

Sanger F, Nicklen S, Coulson AR (1977) DNA sequencing with chain-terminating inhibitors. Proc Natl Acad Sci USA 74: 5463–5467

II Gastroenterologie

4 Embryologie und Physiologie – 115
M.J. Lentze, S. Koletzko, K.-P. Zimmer, H.Y. Naim

5 Leitsymptome und Differenzialdiagnostik – 134
W. Nützenadel, T.G. Wenzl, K.-P. Zimmer, A. Ballauff, A.C. Hauer, K.-M. Keller, K.-L. Waag

6 Kongenitale Diarrhö – 159
M.J. Lentze, K.-P. Zimmer, H.Y. Naim

7 Gastrointestinale Infektionen – 172
R. Bialek

8 Störungen der Motilität – 183
S. Buderus, S. Koletzko, A. Ballauff

9 Erkrankungen des oberen Gastrointestinaltrakts – 197
K.-L. Waag, T.G. Wenzl, S. Koletzko, J. Fuchs

10 Erkrankungen und Therapieformen des unteren Gastrointestinaltrakts – 215
J. Fuchs, K.-P. Zimmer, F.M. Rümmele, A.C. Hauer, S. Buderus, K.-M. Keller, D. von Schweinitz, F. Lacaille, O. Goulet, H. Müller, K.-L. Waag, C. Petersen

11 Chronisch-entzündliche Darmerkrankungen (CED) – 274
M. Friedt, C.P. Braegger, R. Behrens

12 Proktologie – 293
J. Fuchs, R. Depner, A. Ballauff

4 Embryologie und Physiologie

4.1 Digestion – 116
M.J. Lentze
4.1.1 Entwicklung der digestiven Enzyme – 116
4.1.2 Maldigestion bei exokriner Pankreasinsuffizienz – 117
Literatur – 119

4.2 Resorption – 119
M.J. Lentze
4.2.1 Entwicklung der hydrolytischen Enzyme und Transporter – 119
4.2.2 Resorption von Kohlenhydraten – 120
4.2.3 Resorption von Aminosäuren und Peptiden – 120
4.2.4 Resorption von Fetten – 120
4.2.5 Makromolekularer Uptake – 120
Literatur – 121

4.3 Motilität – 121
S. Koletzko
4.3.1 Neuromuskuläre Komponenten der gastrointestinalen Motilität – 122
4.3.2 Normale Motilität im Gastrointestinaltrakt – 123
Literatur – 124

4.4 Immunsystem der Darmmukosa – 124
K.-P. Zimmer
4.4.1 Angeborene (»innate«) Immunität – 124
4.4.2 Adaptive Immunität – 124
4.4.3 Ontogenie des intestinalen Immunsystems – 124
4.4.4 Zellen des intestinalen Immunsystems – 125
4.4.5 Moleküle des intestinalen Immunsystems – 128
4.4.6 Mechanismen des intestinalen Immunsystems – 129
Literatur – 130

4.5 Kanäle – 130
H.Y. Naim
4.5.1 Kaliumkanäle – 130
4.5.2 Natriumkanäle – 130
4.5.3 Chloridkanäle – 131
4.5.4 Kalziumkanäle – 131

4.6 Disaccharidasen und Glykosidasen – 131
H.Y. Naim
Literatur – 133

4.1 Digestion

M.J. Lentze

Die Verdauung von Nahrungsinhaltsstoffen im Gastrointestinaltrakt von Säugetieren ist eng mit der Entwicklung der Funktion des Magen-Darm-Trakts vergesellschaftet. Zwei wesentliche Entwicklungsschritte finden hier statt. Die Bereitstellung dieser wesentlichen Verdauungsschritte, Digestion und die Resorption, erfolgt bereits in utero. Bei der Digestion, die auch als »Vorverdauung« bezeichnet werden kann, werden große Nahrungsmoleküle wie Kohlenhydrate, Proteine und Fette in kleinere Bruchstücke zerlegt, die, sofern sie klein genug sind, von den Enzymsystemen der Dünndarmschleimhaut hydrolysiert und von den in der Nachbarschaft gelegenen Transportsystemen aktiv aufgenommen werden.

4.1.1 Entwicklung der digestiven Enzyme

Die Entwicklung der für die Digestion verantwortlichen Enzymsysteme ist eng mit der Entwicklung des fetalen Pankreas und des Dünndarms sowie der Speicheldrüsen korreliert. Morphologisch beginnt die Entwicklung der fetalen Speicheldrüsen und des Pankreas in der 12. Schwangerschaftswoche. Bis zur 20. Woche ist diese Entwicklung morphologisch so weit abgeschlossen, dass die exokrinen Drüsen beginnen, ihre Enzyme freizusetzen.

Die **Fettdigestion** wird durch die Lipasen der Zunge, des Magens und des Pankreas gewährleistet. Diese spalten die Triglyzeride in Mono- und Digylzeride sowie freie Fettsäuren. Die Spaltprodukte stehen dann für die Mizellierung durch Gallensäuren zur Verfügung. Während Zungen- und Magenlipase pH-resistent und gallensäurenunabhängig sind, benötigt die Pankreaslipase ein neutrales pH-Milieu und eine ausreichende Konzentration von Gallensäuren zur Hydrolyse von Triglyzeriden. Alle lipolytischen Enzymaktivitäten können bereits in der 24. Schwangerschaftswoche nachgewiesen werden (Abb. 4.1) Bei Frühgeborenen, die mit frischer Muttermilch ernährt werden, trägt die in der Milch enthaltene Muttermilchlipase zur Digestion von Fett bei. Sie ist ebenfalls pH-resistent und gallensäurenunabhängig. Die Digestion von Fett erfolgt bei einem reifen Neugeborenen problemlos, bei Frühgeborenen hängt sie vom Gestationsalter ab: Jenseits der 32. Gestationswoche ist sie problemlos möglich, bei sehr kleinen Frühgeborenen, die vor der 24. Schwangerschaftswoche auf die Welt kommen, kann es zu Problemen kommen. Allerdings ist die Milchmenge, die diesen Frühgeborenen oral gegeben wird, noch sehr gering, sodass auch hier die Digestion von Fett gewährleistet ist.

Die **Kohlenhydratdigestion** wird durch die α-Amylase der Speicheldrüsen und des Pankreas in Gang gesetzt. Zwar beginnt die Sekretion der Pankreasamylase bereits in der 22. Schwangerschaftswoche, die volle Aktivität wird jedoch erst um den 6. Lebensmonat erreicht. Die Amylasen hydrolysieren gradkettige Amylose, die aus 1-4,α-glykosidisch verknüpften Glukosemolekülen besteht. Das verzweigtkettige Amylopektin, welches zusätzlich 1-6,α-glykosidische Seitenketten aufweist, kann durch die α-Amylasen nicht gespalten werden. Die an dieser Stelle entstehenden α-Grenzdextrine werden durch die Isomaltase der Saccharase-Isomaltase zu einzelnen Glukosemolekülen hydrolysiert. Theoretisch stellt also die Digestion von Stärke in den späteren Schwangerschaftswochen und während der ersten 6 Lebensmonate ein Problem dar, aber sowohl Frühgeborene als auch junge termingeborene Säuglinge hydrolysieren moderate Mengen von Stärke, die sich in vielen Säuglingsmilchformula befindet, problemlos. Die Erklärung hierfür besteht wiederum in der großen Hydrolysekapazität der Saccharase-Isomaltase für Amylose und Amylopektin, die bereits früh in der Schwangerschaft ihre volle Aktivität erreicht (Abb. 4.2). Die Digestion von nichtabsorbierbaren, komplexen Kohlenhydraten – wie Oligosaccharide der Muttermilch und solche aus der Nahrung wie Proteoglykane, resistente Stäke, Zellulose, Hemizellulose und Pektine inklusive der heute verwendeten Prebiotika wie Fruktose- und Galaktose-Oligosaccharide unterschiedlicher Kettenlänge – erfolgt im Kolon durch Dickdarmbakterien im Rahmen der Fermentation zu den kurzkettigen Fettsäuren Azeton, Azetoazetat, Hydoxybutyrat und Hydroxypropionat. Fruktose- und Galaktose-Oligosaccharide nehmen Einfluss auf die Besiedlung des Dickdarms mit Bacterium bifidum bei Neugeborenen und Säuglingen. Ob daraus ein gesundheitlicher Vorteil abzuleiten ist, bleibt offen.

Die **Proteindigestion** ist ein komplexer Vorgang und wird durch ein enges Zusammenspiel zwischen Pankreas und Dünn-

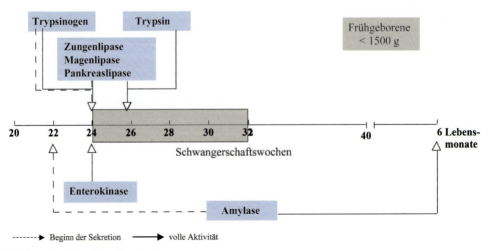

Abb. 4.1. Entwicklung der fettverdauenden Enzyme

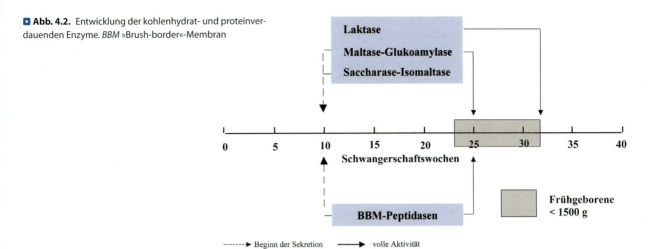

Abb. 4.2. Entwicklung der kohlenhydrat- und proteinverdauenden Enzyme. *BBM* »Brush-border«-Membran

darm gewährleistet. Der wichtigste Schritt ist die Aktivierung des Trypsinogens zu Trypsin durch die in der Bürstensaummembran der Dünndarmmukosa gelegene Enterokinase (Enteropeptidase). Sind genügend aktive Trypsinmoleküle vorhanden, kommt es zu einem autokatalytischen Prozess, der ausreichend aktive Proteasen zu Verfügung stellt. Neben Trypsin sind Chymotrypsin und verschiedene Carboxypeptidasen und Elastasen des Pankreas an der Proteindigestion beteiligt. Die Dünndammmukosa nimmt ebenfalls an der Digestion von Peptiden teil, und zwar mit den Bürstensaumhydrolasen Oligoaminopeptidase, Aminopeptidase, Dipeptidylpeptidase IV und γ-Glutamylpeptidase (Abb. 4.2). Alle beteiligten Proteasen sind bereits in der 24. Schwangerschaftswoche aktiv und übernehmen die Digestion von Nahrungsproteinen. Eine Maldigestion von Proteinen entsteht nur bei Fehlen von aktivem Trypsin und Chymotrypsin, wie es typischerweise bei der zystischen Fibrose vorkommt.

4.1.2 Maldigestion bei exokriner Pankreasinsuffizienz

Die häufigste Ursache für eine Maldigestion ist die exokrine Pankreasinsuffizienz. Gemeinsames Symptom der im Folgenden aufgeführten Erkrankungen ist eine exokrine Pankreasinsuffizienz mit **Steatorrhö** und **Proteinmaldigestion**.

Exokrine Pankreasinsuffizienz bei zystischer Fibrose
Klinische Symptome

Die exokrine Pankreasinsuffizienz bei zystischer Fibrose zeigt bereits kurz nach der Geburt die typischen Symptome von chronischen, massigen, fettglänzenden, übelriechenden Stühlen. Fünfzig Prozent der Patienten haben eine Hypalbuminämie mit oder ohne Ödeme. Prädestiniert für Ödeme sind gestillte Kinder mit zystischer Fibrose. Einige der Betroffenen weisen wegen des Mangels an Vitamin E eine hämolytische Anämie auf. Folge ist eine schwere **Gedeihstörung** bis hin zur Dystrophie, die mit einer verminderten Gewichtszunahme einhergeht. Das Längenwachstum ist lange Zeit normal. Im späteren Lebensalter, bei schlechter Compliance oder bei schlechter Stoffwechseleinstellung können Vitaminmangelzustände auftreten. Mögliche Folgen sind Nachtblindheit infolge des Vitamin-A-Mangels sowie Augenmotilitäts- und Gangstörungen aufgrund des Vitamin-E-Mangels; dabei handelt es sich um eine neuroaxonale Störung, die – im Gegensatz zur Nachtblindheit – irreversibel ist.

Diagnostik

Das Vorhandensein von fettglänzenden, übelriechenden Stühlen bei gleichzeitig pathologisch ausfallendem Schweißtest lässt kaum einen Zweifel an der exokrinen Pankreasinsuffizienz. Die bildgebende Diagnostik, insbesondere die Ultraschalluntersuchung, ist in den ersten Lebensjahren wenig hilfreich. Manchmal kann ein gering echodichtes Pankreas beobachtet werden. Nach wie vor stellt die quantitative Bestimmung der **Gesamtfettausscheidung** mit dem Stuhl durch eine Stuhlsammlung über 3–5 Tage die beste Methode zur Diagnostik einer exokrinen Pankreasinsuffizienz dar. Wenn die Gesamtfettausscheidung bei einer adäquaten Einfuhr einen Wert von >7 g/Tag übersteigt, liegt eine Pankreasinsuffizienz vor. Die Fettabsorption beträgt bei Gesunden >93% der aufgenommenen Menge. Patienten mit zystischer Fibrose zeigen eine Fettausscheidung, die >10% der aufgenommenen Menge beträgt. Gestillte Kinder scheiden täglich mehr als 2 g Fett aus.

Anhand der Fettaufnahme mit der Nahrung und der Stuhlfettausscheidung lässt sich der **Fettresorptionskoeffizient** berechnen:

$$\text{Fettresorptionskoeffizient}(\%) = \frac{[\text{Fettaufnahme(g)} - \text{Fettausscheidung (g)}] \times 100}{\text{Fettaufnahme(g)}}$$

Andere **Pankreasfunktionstests** wie (▶ Abschn. 3.9)
- Bestimmung der Konzentration der fäkalen Elastase,
- Messung der fäkalen Chymotrypsinaktivität,
- Pankreolauryltest und
- ^{13}C-Atemtest unter Verwendung verschiedener Tracer (1,3-Distearyl-2-^{13}C-Octanoyl-Glyzerin, Cholesteryl-^{13}C-Octanoat, ^{13}C-Tripalmitin, ^{13}C-Hiolein, ^{13}C-Trioctanoin, ^{13}C-Triolein, ^{13}C-Maisstärke)

erlauben eine gute Aussage bezüglich der Feststellung einer exokrinen Pankreasinsuffizienz, jedoch keine quantitative Berechnung.

Therapie

Liegt eine exokrine Pankreasinsuffizienz vor, so ist eine **Ersatztherapie** mir mikroverkapselten Enzympräparaten indiziert. Sie sollten in einer Menge von 5000–10.000 Lipaseeinheiten/kg KG/Tag verabreicht werden. Da die Standardkapsel 5000 Lipaseeinheiten enthält, müssen die Patienten z. T. täglich eine große Anzahl von Kapseln einnehmen. Dies vermindert die Compliance. Um diesen Umstand zu verbessern, wurden in den frühen 1990er Jahren Kapseln auf den Markt gebracht, die 10.000 oder 20.000 Einheiten Lipase enthielten. Dies hat jedoch zur Einnahme sehr hohen Dosen von Lipase bei einzelnen Patienten geführt, z. T. mehr als 50.000 Einheiten Lipase/kg KG/Tag.

Gleichzeitig wurde eine neue Komplikation bei einzelnen Patienten beobachtet, nämlich die **fibrosierende Kolonopathie**. Hierbei handelt es sich um eine nichtentzündliche Kolonobstruktion, die mit einer beträchtlichen intramuralen Fibrose des Kolon einhergeht. Gewöhnlich waren das Colon ascendens und das Colon transversum betroffen. Die Patienten klagten über Symptome der Kolonobstruktion. Einige von ihnen mussten chirurgisch behandelt werden.

Kongenitale Pankreasagenesie bzw. -hypoplasie

Dieses Krankheitsbild mit angeborener endokriner und exokriner Panrekasinsuffizienz wurde erstmals von Dourov und Buyl-Strouvens im Jahre 1969 beschrieben, das familiäre Auftreten von Winter et al. im Jahre 1986. Insgesamt sind nur 8 Fälle bekannt.

Symptomatik

Die exokrine Pankreasinsuffizienz besteht bei den wenigen beschriebenen Fällen bereits in der Neugeborenenperiode und führt zu Steatorrhö und Hypoproteinämie. Alle Patienten leiden unter einem ausgeprägten fetalen Minderwuchs und einem neonatalen Diabetes mellitus Typ 1. Im Gegensatz zur isolierten Langerhans-Zell-Aplasie war in einigen Fällen C-Peptid nachweisbar.

Pathophysiologie

Das Fehlen bzw. die extreme Verminderung funktionellen Pankreasgewebes führt neben einer Pankresinsuffizienz zu einer fetalen Minderentwicklung, die durch den fetalen Insulinmangel bzw. den Mangel an »insulin promoter factor 1« erklärt wird, obwohl die Blutzuckerspiegel maternal reguliert werden. Beim einzigen obduzierten Patienten fand sich keinerlei Pankreasgewebe. Die autosomal-rezessiv vererbte Pankreasagenesie beruht auf einem **Defekt im Gen des »insulin promoter factor 1«** auf Chromosom 13q12.1, welcher für die Entwicklung des Pankreas erforderlich ist (Stoffers et al. 1997).

Therapie

Die Therapie erfolgt ausschließlich symptomatisch (Insulinsubstitution sowie Substitution von Pankreasenzymen).

Shwachman-Diamond-Syndrom

Der Gastroenterologe Shwachman und der Hämatologe Diamond beschrieben im Jahre 1964 erstmals eine familiär auftretende Assoziation von exokriner Pankreasinsuffizienz und Störungen der Hämatopoese.

Symptomatik

Eine **exokrine Pankreasinsuffizienz** mit Steatorrhö entwickelt sich meist im Säuglingsalter und kann später nachlassen. Aktivitätssteigerungen der Transaminasen finden sich häufig, in seltenen Fällen kommt es zu einer Leberfibrose. Im Neugeborenenalter können sich bereits **hämatologische Veränderungen** (zyklische Neutropenie, hyporegenerative Anämie) und **Skelettveränderungen** finden. Durch die Neutropenie kommt es zu einer eingeschränkten Immunkompetenz. Beschrieben ist der Fall einer asphyxierenden Thoraxdysplasie (Jeune-Syndrom) bei einem Geschwisterpaar. Später imponiert ein Kleinwuchs, und oft entwickelt sich ein myelodysplastisches Syndrom bzw. eine myeloische Leukämie. Typische Skelettveränderungen sind eine metaphysäre Dysostosis und eine epiphysäre Dysplasie (Cipolli et al. 1999).

Pathologie und Pathophysiologie

Die typischen pathologischen Befunde umfassen eine **Pankreaslipomatose** sowie Zeichen der **myeloischen Reifungshemmung** im Knochenmark. Die Pathogenese ist nicht bekannt. Wegen des genetischen Befundes einer Störung des *SDBS*-Gens wird eine Störung des RNA-Stoffwechsels angenommen. Das Syndrom wird autosomal-rezessiv vererbt. Das Gen konnte auf Chromosom 7q11 lokalisiert werden (Goobie et al. 1999). Bei 89% der nichtverwandten Patienten mit Shwachman-Diamond-Syndrom fanden sich Mutationen des in seiner Funktion uncharakterisierten *SDBS*-Gens (Boocock et al. 2003). Das Transkript des 5 Exons umspannenden Gens umfasst 1,6 kb und kodiert ein Protein mit 250 Aminosäuren. Durch die im Exon 2 auftretenden Mutationen bei Shwachman-Diamond-Syndrom kommt es zur Trunkierung dieses Proteins.

Diagnostik und Therapie

Bislang erfolgt die Diagnosestellung ausschließlich klinisch, was bei der großen phänotypischen Variabilität mit Unsicherheiten behaftet ist. Eine **genetische Beratung** ist neben einer Kopplungsanalyse nun auch durch eine direkte Genotypisierung prinzipiell möglich. Die Therapie erfolgt ausschließlich symptomatisch und umfasst neben der **Substitution von Pankreasenzymen** in ausgewählten Fällen mit schwerer Hämatopoesestörung oder myelodysplastischem Syndrom die allogene Stammzelltransplantation (Fleitz et al. 2002).

Pearson-Bone-marrow-Syndrom

Diese Assoziation von exokriner Pankreasinsuffizienz und Störungen der Hämatopose wurde erstmals von Pearson et al. im Jahre 1979 beschrieben.

Symptomatik

Die exokrine Pankreasinsuffizienz wird meist im Säuglingsalter diagnostiziert. Extraintestinale Symptome umfassen als frühestes Symptom den fetalen Minderwuchs. Weitere, meist spätere Symptome sind ein Diabetes mellitus Typ 1, eine Gedeihstörung und eine sideroblastische Anämie. In wechselndem Ausmaß tritt eine Laktatazidose auf.

Pathophysiologie

Das Pearson-Bone-marrow-Syndrom gehört zum breiten Spektrum der **mitochondrialen Störungen**. Überlappungen mit anderen Mitochondropathien sind möglich. Die zugrunde liegende Störung der Atmungskettenenzyme mit eingechränkter oxidativer Phosphorylierung führt zu einer Laktatazidose mit erhöhtem Laktat-Pyruvat-Quotienten, insbesondere nach Glukosebelastung. Im Gegensatz zum Shwachman-Diamond-Syndrom wird das Pankreas frühzeitig fibrotisch und nicht lipomatös. Die Hämatopoesestörung betrifft eher die rote als die weiße Reihe. An-

4.2 Resorption

M.J. Lentze

Die Resorption von Nahrungsinhaltsstoffen im Gastrointestinaltrakt ist ebenso wie die Digestion von der fetalen Entwicklung abhängig. Die Interaktion mit der Digestion erfolgt unmittelbar und zeitgleich. Kleinere Bruchstücke aus der Protein- und Kohlenhydratdigestion werden auf der Oberfläche des Dünndarmepithels durch die in der Bürstensaummembran liegenden Hydrolasen und Transporter in die reifen Epithelzellen aufgenommen und weitertransportiert. Dies gilt in gleicher Weise für häufig aufgenommene Ionen wie Natrium, Chlor, Kalium, Kalzium, Eisen und Zink, aber auch für Spurenelemente und Vitamine. Zwischen Peptiden und Oligosacchariden besteht bei der Hydrolyse und dem Transport ein Unterschied: Währen Dipeptide auch direkt durch Transporter in die Epithelzellen des Dünndarms aufgenommen werden können, ist dies bei Di- und Oligosacchariden nicht der Fall; sie müssen vorher zu Glukose hydrolysiert werden. Ausgangssubstrate können mit Ausnahme der Laktose nur α-glykosidisch verknüpfte Oligosaccharide sein. β-Glykosidisch verknüpfte Kohlenhydrate wie Zellulose und Hemizellulose passieren als Ballaststoffe den Dünndarm und werden durch die Dickdarmbakterien zu kurzkettigen Fettsäuren fermentiert.

4.2.1 Entwicklung der hydrolytischen Enzyme und Transporter

Die Entwicklung der für die Resorption verantwortlichen Hydrolasen und der Transporter geht mit der morphologischen Entwicklung des Dünndarms einher.

Was die **Kohlenhydrathydrolasen** Laktase-Phlorizin-Hydrolase, Saccharase-Isomaltase, Maltase-Glukoamylase und Trehalase angeht, so beginnt ihre Enzymaktivität kurz nach der morphologischen Entwicklung der Dünndarmepithelzellen in der 10. Schwangerschaftswoche (◘ Abb. 4.2). Dies ist auch der Zeitpunkt des Beginns der Enzymaktivität der **Bürstensaumpeptidasen** Aminopeptidase, Dipeptidylpeptidase IV und γ-Glutamylpeptidase. Ihre volle Enzymaktivität erreichen die Saccharase-Isomaltase, die Maltase-Glukoamylase und die Peptidasen in der 25. Schwangerschaftswoche (Neu u. Koldovsky 1996), die Laktase hingegen erst in der 32. Schwangerschaftswoche. Theoretisch weisen Frühgeborene, die vor der 32. Schwangerschaftswoche auf die Welt kommen, einen gewissen Mangel an Laktase auf; praktisch spielt dieser Mangel jedoch keine Rolle, da die Gesamtaktivität des Dünndarms ausreicht, um die Laktose aus der Mutter- oder der industriellen Frühgeborenenmilch zu hydrolysieren. Allerdings ist die Laktase im Gegensatz zu allen anderen Enzymen nicht induzierbar (Lacroix et al. 1984).

Die in der Bürstensaummembran der Dünndarmepithelien gelegenen **Transporter** sind bezüglich ihrer Entwicklung nicht so gut bekannt wie die Enzyme. Für den natriumabhängigen Glukosetransporter 1, welcher den entscheidenden Transporter für die Aufnahme von Glukose darstellt, ist bekannt, dass sich seine Entwicklung wie die der Saccharase-Isomaltase verhält und bereits in der 10. Schwangerschaftswoche nachweisbar ist (Auricchio et al. 1965). Ähnliches gilt für den Glukosetransporter 5, der für den erleichterten Transport von Fruktose verantwortliche ist. Auch er erscheint in der 10. Woche der Schwangerschaft erstmals.

---

dere Symptome mitochondrialer Erkrankungen wie eine hypertrophe Kardiomyopathie können ebenfalls auftreten (Casademont et al. 1994). Von Rotig et al. wurde im Jahre 1990 die Deletion des mitochondrialen Genoms als Ursache erkannt.

Diagnostik

Die klinische Diagnose wird über die Aktivitätsbestimmung der Atmungskettenenzyme im Muskelbiopsat bestätigt.

Therapie

Außer der Pankreasenzymersatztherapie kann diese Krankheit nur schwer behandelt werden. Bei denjenigen Patienten, bei denen sich ein Diabetes mellitus entwickelt, erfolgt entsprechend eine Insulinersatztherapie.

Literatur

Boehm G, Lidestri M, Casetta P et al. (2002) Supplementation of a bovine milk formula with an oligosaccharide mixture increases counts of faecal bifidobacteria in preterm infants. Arch Dis Child Fetal Neonatal 86: F178–181

Boocock GRB, Morrison JA, Popovic M et al. (2003) Mutations in SBDS are associated with Shwachman-Diamond syndrome. *Nat Genet* 33: 97–101

Casademont J, Barrientos A, Cardellach F et al. (1994) Multiple deletions of mtDNA in two brothers with sideroblastic anemia and mitochondrial myopathy and in their asymptomatic mother. Hum Mol Genet 3: 1945–1949

Cipolli M, D‹Orazio C, Delmarco A, Marchesini C, Miano A, Mastella G (1999) Shwachman‹s syndrome: pathomorphosis and long-term outcome. J Pediatr Gastroenterol Nutr 29: 265–272

Dourov N, Buyl-Strouvens ML (1969) Agénésie du pancréas: observation anatomo-clinique d'un cas de diabète sucre, avec stéatorrhée et hypotrophie, chez un nouveau-né. Arch Franc Pediat 26: 641–650

Fleitz J, Rumelhart S, Goldman F et al. (2002) Successful allogeneic hematopoietic stem cell transplantation (HSCT) for Shwachman-Diamond syndrome. Bone Marrow Transplant 29: 75

Goobie S, Morrison J, Ginzberg H et al. (1999) Exclusion of linkage of Shwachman-Diamond syndrome to chromosome regions 6q and 12q implicated by a de novo translocation. Am J Med Genet 85: 171–174

Moro GE, Mosca F, Miniello V et al. (2003) Effects of a new mixture of prebiotics on faecal flora and stools in term infants. Acta Paediatr 441 (Suppl 91): 77–82

Pearson HA, Lobel JS, Kocoshis SA et al. (1979) A new syndrome of refractory sideroblastic anemia with vacuolization of marrow precursors and exocrine pancreatic dysfunction. J Pediatr 95: 976–984

Rotig A, Cormier V, Koll F et al. (1991) Site-specific deletions of the mitochondrial genome in the Pearson marrow-pancreas syndrome. Genomics 10: 502–504

Shwachman H, Diamond LK, Oski FA, Khaw KT (1964) The syndrome of pancreatic insufficiency and bone marrow dysfunction. J Pediatr 65: 645–663

Stoffers DA, Zinkin NT, Stanojevic V, Clarke WL, Habener JF (1997) Pancreatic agenesis attributable to a single nucleotide deletion in the human IPF1 gene coding sequence. Nat Genet 15: 106–110

Winter WE, Maclaren NK, Riley WJ, Toskes PP, Andres J, Rosenbloom AL (1986) Congenital pancreatic hypoplasia: a syndrome of exocrine and endocrine pancreatic insufficiency. J Pediatr 109: 465–468

Tab. 4.1. Bekannte, klonierte Transporter der Bürstensaummembran des Dünndarms

Gen	Substrat(e)
Natriumkotransporter	
SGLT1	Glukose, Galaktose
SMVT1	Biotin, Lipoate
NIS	Iodide
SVCT2	Ascorbat
ASBT	Cholat, Taurocholat
NaDC1	Phosphat
OCTN2	Carnitin
EAAT3	Glutamat, Aspartat
Wasserstofftransporter (Peptide)	
PEPT1	Di- und Tripeptide
Wasserstofftransporter (divalente Kationen)	
DCT1/NRAMP2	Zink, Eisen, Kadmium, Mangan, Kobalt, Nickel
Uniporters	
GLUT2	Glukose, Galaktose, Fruktose
GLUT5	Fruktose
OCT1	Tetraethylammonium, Cholin
OCT2	Tetraethylammonium, Cholin
RFC1	Reduziertes Folat
ENT1	Purin, Pyrimidin
ENT2	Nukleoside, Purine, Pyrimidine
LAT2	Tyrosin
4F2hc	Phenylalanin

Eine Große Anzahl von Transportern in der Bürstensaummembran der Dünndarmepithelzellen ist in der Zwischenzeit identifiziert und kloniert worden (◘ Tab. 4.1). Es damit zu rechnen, dass neben den bereits bekannten Transporterdefekten weitere hinzukommen.

4.2.2 Resorption von Kohlenhydraten

Nach der Digestion α-glykosidisch verknüpfter Kohlenhydrate durch die α-Amylasen bzw. der Hydrolyse von Laktose durch die Laktase entstehen **Glukose** und **Galaktose.** Diese beiden Monosaccharide werden durch den natriumabhängigen Glukosetransporter 1 zusammen mit Natrium aktiv in die Epithelzellen transportiert (◘ Abb. 4.3). **Fruktose,** die aus der Hydrolyse von Saccharose durch die Saccharase-Isomaltase entsteht oder direkt zugeführt wird, gewinnt Anschluss an den Glukosetransporter 5 (◘ Abb. 4.4). In der Zelle nehmen die Monosaccharide den Weg in Richtung des interzellulären Spalts (Glukose mittels Glukosetransporter 2). Für Fruktose ist ein Transport in der basolateralen Membran nicht bekannt. Vom interzellulären Spalt aus gewinnen die Monosaccharide Anschluss an die Blutbahn und können für den Zellstoffwechsel zur Verfügung stehen.

> Der aktive Transport von Natrium und Glukose in den interzellulären Spalt ist auch der wesentliche Mechanismus, mit dem der Darm Wasser aufnehmen kann. Dieses Prinzip spielt bei der Rehydration bei akuter Gastroenteritis mit Verwendung von oralen Glukose-Elektrolyt-Lösungen eine große Rolle.

4.2.3 Resorption von Aminosäuren und Peptiden

Die **Aminosäurentransporter,** die teilweise ebenso funktionieren wie der natriumabhängige Glukosetransporter 1, indem sie gleichzeitig Natriumionen transportieren, sind bei menschlichen Feten bereits in der 14. Schwangerschaftswoche nachweisbar. Die natriumunabhängigen Aminosäurentransporter treten erstmalig in der 17. Schwangerschaftswoche auf. Dies gilt auch für die bekannten **Dipeptidtransporter.** Der Glyzyl-Glyzin- und der Glyzyl-Leuzin-Transporter sind in der 15. Schwangerschaftswoche nachweisbar. Die Peptidhydrolasen sind, wie bereits oben angesprochen, in der gleichen Gestationswoche erstmalig aktiv. Insgesamt kann davon ausgegangen werden, dass die Aufnahme von Peptiden und Aminosäuren auch bei extrem unreifen Frühgeborenen ausreichend funktioniert.

Einen Sonderfall stellt die **Enterokinase** dar, die zur Aktivierung von Trypsinogen zu Trypsin dient. Ihre Aufgabe besteht ausschließlich darin; sie hilft bei der Bereitstellung von katalytisch aktivem Trypsin und Chymotrypsin, welche für die Digestion von Proteinen unerlässlich sind (◘ Abb. 4.1).

4.2.4 Resorption von Fetten

Die Absorption von Fett ist von einer ausreichenden Konzentration von **Gallensäuren** im Dünndarmlumen abhängig. Die Konzentration der intraluminalen Gallensäuren wiederum ist von der Transportkapazität der Gallensäurentransporter sowie des enterohepatischen Kreislaufs abhängig. Ein aktiver Transport von Gallensäuren im Ileum wird erst im 8. Lebensmonat erreicht. Genaue Daten für den Zeitraum zwischen der Geburt und dem 8. Lebensmonat sind nicht bekannt. Wesentlich sind nach der Mizellenbindung auch die Resynthese der Mono- und Diglyzeride zu Triglyzeriden in der intestinalen Zelle sowie ihre nachfolgende Bindung an Fettsäurenbindungsproteine, v. a. Apoprotein B. Dieses fettbindende Protein lässt sich bereits in der 6. Schwangerschaftswoche nachweisen (Hopkins et al. 1987).

4.2.5 Makromolekularer Uptake

Eine Besonderheit der ersten Lebensmonate eines Säuglings besteht in der Tatsache, dass Makromoleküle in den ersten Wochen ohne Schwierigkeiten die Darmbarierre überwinden können. Allerdings sind Säuglinge nicht – wie andere Säugetiere – auf den makromolekularen Uptake von Immunglobulinen angewiesen.

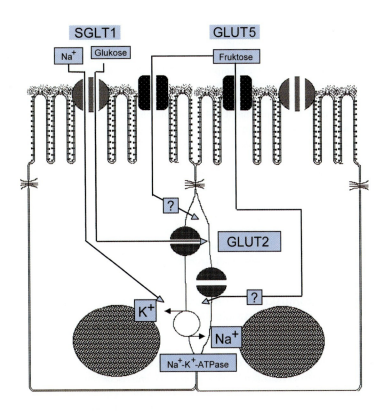

■ **Abb. 4.3.** Resorption von Monosacchariden. *GLUT2* Glukosetransporter 2; *GLUT5* Glukosetransporter 5; *SGLT1* natriumabhängiger Glukosetransporter 1

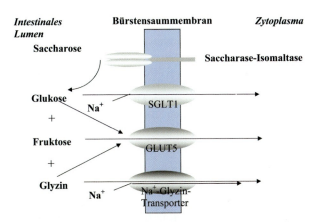

■ **Abb. 4.4.** Transport von Monosacchariden durch die Bürstensaummembran. *GLUT5* Glukosetransporter 5; *SGLT1* natriumabhängiger Glukosetransporter 1

Besonders Frühgeborene nehmen Makromoleküle leicht auf. So werden Milchproteine wie β-Laktoglobulin aus Kuhmilchformula von ihnen besser aufgenommen als von reifen Neugeborenen. Diese wiederum weisen jedoch 6fach höhere Konzentrationen von β-Laktoglobulin im Plasma auf als 6 Monate alte Säuglinge (Roberton et al. 1982). Diese Bereitschaft des erhöhten makromolekularen Uptakes hat zu ausgeprägten Spekulationen hinsichtlich der Entwicklung von Nahrungsmittelallergien, speziell der Kuhmilchallergie, Anlass gegeben.

Die Barierre im Dünndarm von Säuglingen schließt sich etwa um den 6. Monat. Dieser Mechanismus, der als »**gut closure**« bezeichnet wird, ist in seinen Einzelheiten nicht bekannt. Er spielt jedoch bei der Prävention von Allergien durch die Gabe von hypoallergenen Formula eine Rolle.

Literatur

Auricchio S, Rubino A, Muerset G (1965) lintestinal glycosidase activities in the human embryo, fetus, and newborn. Pediatrics 35: 944–954

Hopkins B, Brice AL, Schofield PN, Baralle FE, Graham CF (1987) Identity of cells containing apolipoprotein B messenger RNA, in 6- to 12-week postfertilization human embryos. Development 100: 83–93

Lacroix B, Kedinger M, Simon-Assmann P, Haffen K (1984) Early organogenesis of human small intestine: scanning electron microscopy and brush border enzymology. Gut 25: 925–930

Neu J, Koldovsky O (1996) Nutrient absorption in the preterm neonate. Clin Perinatol 23: 229–243

Roberton DM, Paganelli R, Dinwiddie R, Levinsky RJ (1982) Milk antigen absorption in the preterm and term neonate. Arch Dis Child 57: 369–372

4.3 Motilität

S. Koletzko

Die gastrointestinale Motilität ist das Ergebnis einer gerichteten Aktivität der glatten Muskulatur im Magen-Darm-Trakt. Sie sorgt nicht nur für den reibungslosen Transport des Speisebolus oder von Flüssigkeit von der Mundhöhle bis zum Anus, sondern ist auch Voraussetzung für eine adäquate Verdauungsleistung. So sorgt das propulsive und retropulsive Bewegungsmuster im Magen mit einem gerichteten Öffnen und Schließen des Pylorus für die notwendige Zerkleinerung fester Speisen in eine Partikelgröße von <1 mm. Erst dann erfolgt die Entleerung in das Duodenum, wo die kleinen Partikel der enzymatischen Spaltung der pankreatischen Enzyme zugänglich gemacht werden. Eine gerichtete Peristaltik ist aber auch für die Durchmischung mit

▼

den Verdauungssäften und für die adäquate Transportgeschwindigkeit notwendig, damit die Absorptionsleistung der Darmschleimhaut nicht überfordert wird. Die Funktionen des Darms, d. h. die exokrine und endokrine Sekretion, die Absorption von Makro- und Mikronährstoffen, Elektrolyten und Wasser sowie der gerichtete Transport mit zeitgerechter Entleerung des Darminhalts von einem Abschnitt in den nächsten oder aus dem Körper (Defäkation), sind eng miteinander verknüpfte Funktionen. Sie unterliegen einer komplexen myogenen, neurogenen, hormonalen und immunologischen Regulation. Funktion und Regulation hängen stark voneinander ab. So beeinträchtigt z. B. die Sekretion die Motilität, und eine neurogene oder myogene Motilitätsstörung kann eine Malabsorption oder Sekretionsstörung zur Folge haben. Bei der Störung nur einer der Funktionen ist eine normale Verdauungsleistung oft nicht mehr möglich. In diesem Kapitel werden die normalen Abläufe und Zusammenhänge der gastrointestinalen Motilität als Voraussetzung für das Verständnis der oft sehr komplexen Motilitätsstörungen dargestellt.

4.3.1 Neuromuskuläre Komponenten der gastrointestinalen Motilität

Enterisches Nervensystem

Der Magen-Darm-Trakt ist das nervenreichste Organ des Körpers außerhalb des zentralen Nervensystems. Das enterische Nervensystem (ENS) wird daher auch als »**little brain**« dem »big brain« des Zentralnervensystems gegenübergesellt. Die Vorläuferzellen des ENS stammen aus der Neuralleiste und besiedeln den Darm in der 5.–12. Embryonalwoche in kraniokaudaler Richtung. Dabei wird zunächst der Plexus myentericus (Auerbach) gebildet, der vorwiegend für die Motilität zuständig ist, bevor durch Vordringen von Nervenzellen durch die innere Muskelschicht der Plexus submucosus (Meissner) geformt wird, der Sekretion und Absorption beeinflusst.

Das ENS besitzt eine gewisse **Autonomie** durch in sich geschlossene Regelkreise. Wichtige Funktionen wie z. B. die Peristaltik oder auch das Muster des motorischen Motorkomplexes (▶ unten) laufen auch am denervierten Darm ab. Dennoch erfährt das ENS eine ausgeprägte Modulation durch extrinsische Einflüsse über vagale und sympathische Nerven. Der N. vagus beeinflusst sowohl motorische als auch sekretorische Funktionen vom Ösophagus bis zum Colon transversum, während distal der linken Kolonflexur die parasympathischen Einflüsse über Sakralnerven weitergeleitet werden.

Eine Vielzahl von etwa **30 Neurotransmittern** vermitteln exzitatorische (v. a. Acetylcholin) und inhibitorische Signale (v. a. Stickoxid). Wie auch im Zentralnervensystem sind die Neurotransmitter präsynaptisch in Vesikeln gespeichert und entleeren sich auf Stimulation in den synaptischen Spalt. Als Neurotransmitter dienen:

- Amine, z. B. Acetylcholin, Histamin, Serotonin und Norepinephrin
- Aminosäuren, z. B. Glutaminsäure und γ-Aminobuttersäure (»γ-amino butyric acid«, GABA)
- Gase, z. B. NO und CO
- Purine: ATP
- Peptide, z. B. Bombesin, Galanin und Neurotensin
- Opioide, z. B. Enkephalin und Endorphin
- verschiedene gastrointestinale Hormone, z. B. Substanz P, Somatostatin, vasoaktives intestinales Polypeptid, Neurokinine A und B

Gastrointestinale Muskulatur

Der Darmtrakt ist ein **Muskelschlauch,** bestehend aus einer internen und einer externen Muskelschicht, die sich jeweils aus einer inneren zirkulären und einer äußeren longitudinalen Schicht zusammensetzt. Die glatte Muskulatur dieser Schichten wird von zahlreichen spindelförmigen Muskelzellen gebildet, die parallel zueinander angeordnet und durch »gap junctions« miteinander verbunden sind. Während ihrer Kontraktion verkürzen sich die Muskelzellen um ein Viertel ihrer Länge.

Die **kontraktilen Elemente** der Myozyten bestehen aus verschiedenen Proteinen wie Aktin und Myosin sowie den regulierenden Proteinen Calmodulin und Caldesmon. Die Muskelzellen im Gastrointestinaltrakt erfahren eine regelmäßige Depolarisation ihres Ruhepotenzials von etwa –50 mV.

Diese Depolarisierung wird durch spezialisierte **Schrittmacherzellen,** die interstitiellen Zellen nach Cajal (»interstitial cells of Cajal«, ICC), initiiert. Wird ein bestimmtes Schwellenpotenzial überschritten, kommt es zur Kontraktion. Die ICC geben durch den Rhythmus dieser langsamen Depolarisationswellen die maximal mögliche Frequenz der Kontraktionen vor, die z. B. im Magen um 3/min und im Duodenum bei etwa 12/min liegt. Die ICC nehmen damit eine wichtige Stellung bei der elektromechanischen Kopplung ein; sie vermitteln zwischen dem enterischen Nervensystem und den Myozyten. Sie stehen über Synapsen in engem Kontakt mit den Nerven- und Muskelzellen. ICC exprimieren den Rezeptor Tyrosinkinase (kit) und sind darüber immunhistochemisch darstellbar. Das völlige Fehlen, eine verminderte Anzahl oder eine gestörte Funktion der ICC führt zu schweren Motilitätsstörungen bis hin zur chronischen intestinalen Pseudoobstruktion.

Eine weitere Besonderheit der glatten Muskelzellen im Gastrointestinaltrakt ist ihre Fähigkeit zur phasischen **Dauerkontraktion.** So besitzen spezialisierte Myozyten in den Sphinkteren eine besondere Ausstattung an Mitochondrien und endoplasmatischem Retikulum, die ihnen auch ohne Stimulation eine langfristige Kontraktion ohne Erschöpfung ermöglichen.

Gastrointestinale Hormone

Zahlreiche gastrointestinale Hormone regulieren und modulieren **Motilität** und **Sekretion** des Darms. Sie werden in den enteroendokrinen Zellen gebildet, die zahlreich zwischen die Enterozyten der Schleimhaut eingestreut sind. Die verschiedenen Hormone haben endokrine, parakrine, neurokrine oder autokrine Funktionen und sind z. T. mit den Neurotransmittern des ENS identisch (z. B. Somatostatin und vasoaktives intestinales Peptid, VIP). Stimuli für die Sekretion der Hormone sind teilweise intraluminale Signale, teilweise nervale Reize.

Cholezystokinin (CCK) wird in den enteroendokrinen Zellen der Duodenalzotten gebildet. Mikrovilli auf diesen Zellen registrieren postprandial den Eintritt von Peptiden und Fett in das Duodenum und führen zur Ausschüttung von CCK. Dadurch wird nicht nur die Sekretion von Galle und Pankreassekret in das Duodenum gefördert, sondern gleichzeitig die Magenentleerung im Rahmen eines Rückkopplungsmechanismus verlangsamt, um die Verdauungskapazität nicht zu überschreiten. Sättigungsgefühl stellt sich ein. Bei längerer Nüchternphase wird dagegen die Sekretion eines weiteren in der Duodenalschleimhaut gebildeten Hormons, des **Motilins,** stimuliert. Damit wird die digistive Phase der Darmmotilität beendet und die Nüchternmotilität des motorischen Motorkomplexes (▶ unten) initiiert. Somit erklärt sich, dass Erkrankungen mit Schädigung der Dünndarmzotten, z. B. die Zöliakie, mit verschiedenen Motilitätsphänomenen wie Durchfall, Obstipation und verzögerter Magenentleerung einhergehen können.

4.3.2 Normale Motilität im Gastrointestinaltrakt

Verschiedene Arten gastrointestinaler Kontraktionen mit unterschiedlichen Funktionen werden unterschieden: tonische, phasische und ultrapropulsive Kontraktionen. **Tonische Kontraktionen** dauern über Minuten bis Stunden an und finden sich z. B. in den Sphinkteren, beispielsweise im inneren Analsphinkter, der nur kurze Phasen während des Schlafs und am Tag relaxiert, um Darmgase entweichen zu lassen oder die aktive Defäkation zuzulassen. Dabei befinden sich diese tonischen Kontraktionen nicht immer auf einem Niveau, sondern verändern ihre Kontraktionsaktivität oft wellenförmig. **Phasische Kontraktionen** dominieren im Dünndarm. Es handelt sich um kurze Kontraktionen mit propulsivem Charakter, um den Chymus anterograd oder auch retrograd zu transportieren, oder um ungerichtete, sog. segmentale Kontraktionen, die z. B. postprandial den Darminhalt mischen und eine maximale Kontaktzeit des Chymus mit der Darmwand ermöglichen. **Ultrapropulsive Kontraktionen** sind kräftige, hochamplitudige, das Lumen einschnürende Bewegungen, die den Transport größerer Massen über eine größere Strecke in kurzer Zeit bewerkstelligen, z. B. Ösophaguskontraktionen, die einen Speisebolus in den Magen befördern, oder die Riesenkontraktionen des Dickdarms, die mehrmals am Tag den Stuhl Richtung Darmausgang bewegen.

Ösophagus

Die Speiseröhre ist ein Muskelschlauch, der feste Speisen und Flüssigkeit in den Magen transportieren soll. Eine digestive Funktion kommt dem Ösophagus nicht zu. Bei jedem Schluckakt öffnet sich zunächst der sonst stets geschlossene obere Ösphagussphinkter, der Bolus tritt in die Speiseröhre ein und wird innerhalb von 4–7 s durch kräftige, einschnürende Kontraktionen nach distal transportiert. Mit Beginn der peristaltischen Welle im proximalen Ösophagus öffnet sich bereits der untere Ösophagussphinkter. Ein Refluxieren von Mageninhalt während dieser Relaxation wird jedoch durch die hohen Drücke der peristaltischen Welle in der tubulären Speiseröhre verhindert. Sobald der Bolus in den Magen eingetreten ist, schließt sich der untere Ösophagussphinkter; vorübergehend wird sogar ein höherer Verschlussdruck hergestellt, ehe der Ruhedruck von etwa 25 mmHg durch eine tonische Aktivität wiederhergestellt wird. Dieser stets mit einem Schluckakt verbundenen **primären Ösophagusperistaltik** werden sekundäre peristaltische Wellen gegenübergestellt, die durch Dehnung in der Wand der tubulären Speiseröhre entstehen. Ihre Funktion besteht in einer raschen Clearance von refluxiertem Mageninhalt aus der Speiseröhre zurück in den Magen.

Störungen der Speiseröhrenmotilität äußern sich v. a. als Bolusobstruktion und dysphagische Beschwerden. Störungen des oberen Ösophagussphinkters führen häufig zu Aspirationen, solche des unteren Sphinkters mit zu häufigen und inadäquaten Relaxationen zu Regurgitationen und Refluxkrankheit; bei unzureichender Relaxation kommt es zur Dysphagie, dem führenden Symptom der Achalasie.

Magen

Funktionell muss der Magen in Fundus und Antrum unterteilt werden. Der elektrisch stumme **Fundus** ist einer tonischen Kontraktion unterworfen. Mit dem Eintritt von Speisen, Luft oder Flüssigkeit in den Magen kommt es zu einer über den N. vagus vermittelten rezeptiven Relaxation des Fundus. Diese Relaxation ermöglicht konstante Druckverhältnisse im Magen, auch nach Aufnahme größerer Volumina. Während Flüssigkeiten in Abhängigkeit von ihrer energetischen Dichte relativ schnell den Magen verlassen, werden feste Speisen zunächst im Fundus gespeichert und erst nach und nach an den unteren Magen abgegeben. Die vom Schrittmacher in der großen Kurvatur ausgehenden elektrischen Impulse stimulieren 3-mal pro Minute Kontraktionen, die den Mageninhalt in Richtung Pylorus treiben. Durch lumenverschließende Kontraktionen im unteren **Antrum** bei geschlossenem Pylorus wird der Speisebrei in den Magen zurückgeworfen. Diese sich wiederholenden mahlenden Bewegungen bewirken eine Verkleinerung der Speisen bis zu einer Partikelgröße von <1 mm. Erst dann wird der Speisebrei an das Duodenum abgeben, wobei die Menge durch Rückkopplungsmechanismen so abgestimmt wird, dass die Verdauungskapazität des Dünndarms nicht überfordert ist. Speisereste oder magensaftresistente Tabletten, die nicht durch die Kontraktionen zerkleinert werden, verbleiben im Magen, bis sich der Speisebrei entleert hat, und werden dann durch Riesenkontraktionen in das Duodenum weitergegeben.

Eine **gestörte Magenmotilität** mit Gastroparese führt zunächst zu einer verzögerten Magenentleerung fester Speisen, bevor die Weitergabe von Flüssigkeiten beeinträchtigt wird. Bei gestörter rezeptiver Relaxation des Fundus, z. B. nach Vagotomie oder Fundoplikation, kommt es häufig zu einer zu schnellen, z. T. sturzartigen Magenentleerung mit den Symptomen eines Dumping-Syndroms (▶ Abschn. 9.5).

Dünndarm

Im Dünndarm wird zwischen einem **postprandialen Muster** und einer interdigestiven oder **Nüchternmotilität** unterschieden. Letztere soll den Darm in Phasen längerer Nahrungskarenz von Speiseresten und abgeschilferten Darmepithelien reinigen und eine bakterielle Überwucherung verhindern.

Die interdigestive Motilität läuft stereotyp in 3 Phasen ab, die als **migrierender Motorkomplex** (»migrating motor complex«, MMC) bezeichnet werden. Die Phase I des MMC dauert etwa 10–15 min an und zeichnet sich durch eine fast vollständige motorische Ruhe aus. Phase II ist mit einer Dauer von 50–80 min die längste und besteht aus irregulären, meist nichtpropagierenden, segmentalen Kontraktionen. Die Phase III bewirkt die eigentliche reinigende Funktion mit propulsiven, hochamplitudigen Kontraktionen, die im Magen oder Duodenum beginnen und mit einer Geschwindigkeit von 3–10 cm/min zum Ileum wandern. Diese Phase III setzt ein intaktes ENS voraus und wird durch Motilinsekretion stimuliert. Innerhalb weniger Minuten nach Beginn einer Mahlzahl wird der MMC unterbrochen und von den irregulären Kontraktionen der digestiven Peristaltik abgelöst. Manometrisch ähnelt das digestive Muster der Phase II des MMC, mit der Ausnahme, dass postprandial propagierende, stärkere Kontraktionen dominieren.

Das völlige Fehlen der Phase III der MMC bei der gastroduodenalen Manometrie weist auf eine **neuropathische Störung** hin. Bei einer Myopathie kann das Muster eines MMC manometrisch noch ausgemacht werden, die Amplituden sind jedoch viel geringer. Bei stark dilatiertem Darm kann jedoch die Druckübertragung auf die Manometriesonde fehlen und auch bei Vorliegen einer Myopathie eine Neuropathie vorgetäuscht werden. Die Stimulation eines MMC lässt sich durch die i. v. Gabe von Erythromycin als Motilinagonist immitieren.

Dickdarm mit Anorektum

Die Aufgabe des Kolons besteht darin, den in das Zökum eintretenden flüssigen Stuhl (bei Erwachsenen etwa 2 l/Tag) im Laufe der Kolonpassage durch **Entzug von Wasser und Salzen** einzudicken und auf ein Stuhlvolumen von etwa 100 g zu reduzieren. Dafür sollen die segmentalen Kolonbewegungen den Inhalt immer wieder durchmischen und so einen maximal langen Kontakt mit der Schleimhaut ermöglichen. Mehrmals am Tag befördern hochamplitudige, propagierende Kontraktionen den Stuhl über größere Abschnitte nach distal. Erreicht der Stuhl das Rektum, wird durch intramural geschaltete Reflexkreise eine Relaxation des inneren Schließmuskels ausgelöst. Kleine Mengen Stuhl oder auch Gas kommen mit den Rezeptoren der Anokutanhaut in Kontakt. Nach Meldung über afferente Bahnen an das Zentralnervensystem kann dann die willentliche Entscheidung getroffen werden, Gas oder Stuhl zu entleeren oder durch aktive Kontraktion des äußeren Schließmuskels den Darminhalt zurückzuhalten. Die Stuhlsäule wird dann aus dem Rektum in das untere Sigma zurücktransportiert, bis erneute Kontraktionen sie wieder in das Rektum befördern, was erneut ein Stuhldranggefühl auslöst. Der Erwerb von Kontinenz für Stuhl und Gas setzt also ein fein abgestimmtes Spiel von Kolonmotilität, Sphinkterapparat, Beckenbodenmuskulatur, Sensibilität der Analschleimhaut und kognitiven Prozessen voraus.

Literatur

Chitkara DK, Di Lorenzo C (2006) From the bench to the 'crib'-side: implications of scientific advances to paediatric neurogastroenterology and motility. Neurogastroenterol Motil 18 (4): 251–262

Connor FL, Di Lorenzo C (2004) Dysmotilities. In: Walker WA, Goulet O, Kleinman RE, Sherman PM, Snyder BL, Sanderson L (eds) Pediatric gastrointestinal disease. Pathophysiology, diagnosis, management. Decker, Hamilton, pp 55–69

Milla PJ (2001) The physiology of gastrointestinal motility. J Pediatr Gastroenterol Nutr 32 (Suppl 1): S3–S4

Sanders KM, Koh SD, Ward SM (2006) Interstitial cells of cajal as pacemakers in the gastrointestinal tract. Annu Rev Physiol 68: 307–343

Schemann M (2005) Control of gastrointestinal motility by the »gut brain« – the enteric nervous system. J Pediatr Gastroenterol Nutr 41 (Suppl 1): S4–S6

Vanderwinden JM (1999) Role of interstitial cells of Cajal and their relationship with the enteric nervous system. Eur J Morphol 37 (4–5): 250–256

4.4 Immunsystem der Darmmukosa

K.-P. Zimmer

Der Gastrointestinaltrakt vertritt mit einer Oberfläche von 200–300 m² (beim Erwachsenen) unter den »Außenposten« des Immunsystems im Vergleich zur Haut (2 m²) und zur Lunge (100–140 m²) die größte Oberfläche. Er weist die größte Ansammlung von Immunzellen des mukosaassoziierten Lymphgewebes (»mucosa-associated lymphoid tissue«, MALT) auf und enthält etwa 80% aller immunglobulinproduzierenden Zellen sowie ungefähr 10% sämtlicher Lymphozyten. Paul Ehrlich (1854–1915) hat 1892 bei der Begründung der pädiatrischen Immunologie den Transfer von (protektiven) maternalen Antikörpern über die Muttermilch durch die Mukosa in die Zirkulation des Neugeborenen beschrieben. Inzwischen wird die Komplexität der antiinfektiösen, entzündlichen und allergischen Funktionen des mukösen Immunsystems auf molekularer Ebene analysiert. Das muköse Immunsystem des Darms bildet mit dem retikuloendothelialen System der Leber und der Milz eine funktionelle Einheit. Es steht eng mit dem »little brain« und dem hormonellen System in Verbindung (Neuroendokrinoimmunologie). Neben den Immunzellen der Lamina propria sind die Enterozyten zusätzlich zu ihrer resorptiven und digestiven Funktion an Immunreaktionen der Darmmukosa beteiligt. Im »cross talk« zwischen Darmepithel und Zellen der Lamina propria spiegeln sich funktionelle Einflüsse des »milieu extérieur« (Nahrung, bakterielle Flora) und des endogenen Immunsystems wider.

4.4.1 Angeborene (»innate«) Immunität

Die angeborene Immunität ist evolutionär älter als die adaptive und besteht aus **unspezifischen Reaktionen,** z. B. Phagozytose durch Makrophagen und Granulozyten oder Komplementaktivierung mit direkter Zerstörung von Pathogenen oder Ko-Aktivierung der Phagozytose. Zu ihr zählt auch die Aktivität der »natürlichen Killer-Zellen« (NK-Zellen), die bei der Bekämpfung von Tumorzellen und Viren beteiligt sowie Interleukin 15 und Interferon stimulierbar sind.

4.4.2 Adaptive Immunität

Die adaptive Immunität zeichnet sich durch **spezifische Immunreaktionen** aus, die humoraler oder zellulärer (T-Lymphozyten mit Gedächtnisfunktion) Natur sein können. Auch die Phagozytose von Pathogenen, die mit Immunglobulin G (IgG) beladen sind, und die Funktion komplementbindender Antikörper werden ihr zugerechnet.

4.4.3 Ontogenie des intestinalen Immunsystems

Die angeborene Immunität wird bereits früh in der Embryonalentwicklung angelegt sowie im Weiteren durch die Interaktion von einwandernden hämatopoetischen Zellen, intestinalen Epithelzellen, Stromazellen und Amnionflüssigkeit geprägt.

 Die adaptive Immunität inklusive der oralen Toleranz wird postnatal durch Muttermilch, Nahrungsmittelantigene und bakterielle Darmbesiedlung wesentlich gefördert.

Für den Aufbau der **sekundären Lymphorgane** des Gastrointestinaltrakts (Lymphfollikel) ist der »cross talk« zwischen hämatopoetischen Zellen sowie VCAM-1- und ICAM-1-positiven Stromazellen (ab der 11. Schwangerschaftswoche) entscheidend (ICAM-1: interzelluläres Adhäsionsmolekül 1; VCAM1: vaskuläres Zelladhäsionsmolekül 1). An der embryonalen Entwicklung der **Peyer-Plaques** sind Zytokine wie das Lymphotoxin $LT\alpha_1\beta_2$, Interleukin 7 und der Chemokinrezeptor CCR6 beteiligt. Bereits zu Beginn des 3. Trimenons sind 50 Peyer-Plaques ausgebildet (zum Vergleich: 100 bei der Geburt und 250 in der Pubertät). Keimzentren entstehen allerdings erst postnatal – nach Stimulation durch Antigene, z. B. aus der Nahrung. Das Chemokin CCL20 wird bereits fetal im menschlichen Darmepithel exprimiert und sorgt für die Rekrutierung von unreifen dendritischen Zellen in die subepitheliale Region. Die Entwicklung der **B-Lymphozyten** beginnt in der fetalen Leber, bevor sie im Knochenmark weiterläuft. Die B-Lymphozyten exprimieren zunächst IgM, dann IgD und schließlich eine der IgG-Subklassen IgG_1 bis IgG_4 oder eine der IgA-Subklassen IgA_1 oder IgA_2.

Nachweis verschiedener Abläufe und Strukturen im fetalen Gastrointestinaltrakt

- Entstehung des Darmrohrs: ab der 4. Schwangerschaftswoche (SSW)
- Differenzierung organspezifischer Zelltypen: ab der 12. SSW
- Entwicklung des Darmepithels:
  - erste epitheliale Strukturen (Becherzellen, enterochromaffine Zellen): ab der 8.–9. SSW
  - Polarisierung des Epithels und der Zonula occludens (intestinale Barriere) – apikale Hydrolasen und Transporter, basolaterale Integrine: ab der 10. SSW
  - Krypten: ab der 12. SSW
  - Muzin 2 (Becherzellen): ab der 12. SSW
  - Paneth-Zellen (Defensine): ab der 13. SSW
  - M-Zellen: ab der 17. SSW
  - Lysozym, Tumornekrosefaktor α: ab der 20. SSW
- Entwicklung der Immunzellen:
  - sekretorische Komponente, J-Kette: ab der 4. SSW
  - $HLA-DR^+$-$CD4^+$-Lymphozyten: ab der 11. SSW
  - Beginn des Aufbaus von Peyer-Plaques (VCAM-1, ICAM-1): ab der 11. SSW
  - lymphoide Zellen – Anhäufungen, intraepithelial, Lamina propria: ab der 12. SSW
  - $CD3^+$-T- und $CD19^+$-B-Lymphozyten: ab der 16. SSW
  - neonataler Fc-Rezeptor: ab der 18. SSW
  - Anlagen von Peyer-Plaques (Follikel mit B-Lymphozyten, dendritischen Zellen und T-Lymphozyten): ab der 19. SSW
  - reife B-Lymphozyten, T-Lymphozyten (Kompartmentbildung in Peyer-Plaques, Keimzentren): ab der Geburt

---

Interleukin 8 (IL-8), stimuliert durch Lipopolysaccharide, und IL-1 werden bereits pränatal synthetisiert und tragen zu der übermäßigen Reaktion fetaler Enterozyten gegenüber »Toll-like«-Rezeptor-Liganden bei. Die **intestinale Permeabilität** ist beim Neugeborenen noch gesteigert; mit zunehmenden Alter des Säuglings wird die Zonula occludens für Makromoleküle weniger durchgängig.

Bereits pränatal wird über die **Amnionflüssigkeit** epigenetisch Einfluss auf die Entwicklung des intestinalen Immunsystems genommen. Fetales Schlucken ist ab der 16. Schwangerschaftswoche nachweisbar. Siebzig Prozent des täglichen Proteinumsatzes in der Amnionflüssigkeit finden im Gastrointestinaltrakt statt. Postnatal kompensieren Muttermilch und bakterielle Besiedlung (▶ unten) des Darms die sekretorische, absorptive und immunregulatorische Unreife der Darmmukosa des jungen Säuglings.

Immunologisch relevante Substanzen in der Amnionflüssigkeit

- IgG (ab 12. SSW)
- Zytokine: IL-6, IL-8, IL-10, IL-11, IL-12, IL-15, Tumornekrosefaktor α (ab 26. SSW)
- Rezeptoren (löslich): sCD14
- Wachstumsfaktoren: »insulin growth factor I« (IGF-I), IGF-II, »granulocytes-colony stimulating factor« (G-CSF), »transforming growth factor β« (TGF-β)

Immunologisch relevante Substanzen in der Muttermilch

- Zytokine: IL-8, IL-10
- Rezeptoren (löslich): sCD14, sTLR2
- Laktoferrin
- Lysozym
- Sekretorisches IgA
- Muzin 1
- Wachstumsfaktoren: »epidermal growth factor« (EGF), TGF-β, Kortisol, Polyamine

---

Hinweise auf eine pränatale **allergische Sensibilisierung** sind:
- niedrige Spiegel von sCD14 (LPS-Rezeptor auf Monozyten), TGF-β und IgA in Amnionflüssigkeit und Muttermilch
- hohe IgE-Werte im Nabelschnurblut

4.4.4 Zellen des intestinalen Immunsystems

B-Lymphozyten (Plasmazellen)

Der Anteil von immunglobulinproduzierenden Zellen steigt vom Magen (74%) über den Dünndarm (80%) bis zum Kolon (90%) an. Im Vordergrund steht die Synthese von **sekretorischem IgA** (◘ Abb. 4.5), insbesondere von IgA_2; die Bildung von IgA_1 überwiegt im Antrum. Antigenspezifische T-Lymphozyten veranlassen die Isotypumstellung zwischen IgG, IgE und IgA durch zellulären Kontakt mit CD40-Liganden unter dem Einfluss von Zytokinen wie z. B. TGF-β, das selektiv IgA induziert.

T-Lymphozyten

Th1-Lymphozyten induzieren und verstärken die Entzündungsreaktion inklusive Steigerung der Expression des MHC (»major histocompatibility complex«, Haupthistokompatibilitätskomplex). **Th2-Lymphozyten** stimulieren die Antikörperproduktion durch B-Lymphozyten und inhibieren die Th1-Immunreaktion. Umgekehrt hemmt eine überschießende Th1-Reaktion die Aktivierung von B-Lymphozyten. Die Hypersensitivität vom verzögerten Typ und die Abstoßung von Transplantaten werden von zytotoxischen Th1-Lymphozyten vermittelt. Th1- und Th2-Re-

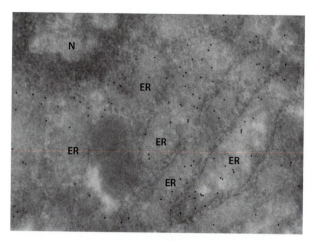

Abb. 4.5. Plasmazelle der Lamina propria, die IgA (*schwarze Punkte*) im endoplasmatischen Retikulum (*ER*) produziert

Granulozyten

Chemokine (Anaphylotoxin, Komplementfaktoren C3a und C5a), von Th1-Lymphozyten freigesetzte Zytokine (IL-2, IFN-γ, TNF) und Faktoren von Mastzellen (Kallikrein) stimulieren Granulozyten, **Adhäsionsmoleküle** (L-Selektin, leukozytenfunktionsassoziiertes Antigen 1 – LFA-1, granulozytärer Komplementrezeptor Mac-1) zu exprimieren, sodass sie das Kapillargefäß in einem komplexen Geschehen (»rolling« und »sticking«) verlassen können, um in der Lamina propria an einer Entzündungsreaktion oder Phagozytose teilzunehmen. Granulozyten und Makrophagen verfügen über »Respiratory-burst«-Aktivität und können reaktive Sauerstoffverbindungen (H_2O_2) bilden, sodass Bakterien und Pilze intrazellulär abgetötet werden. Beim Defekt der NADPH-Oxidase (septische Granulomatose) fehlt diese Fähigkeit.

Mastzellen

Etwa 2–5% der mononukleären Zellen der Lamina propria sind Mastzellen. Sie grenzen oft an Nervenfortsätze und werden durch **Neuropeptide** (Substanz P) oder **IgE** aktiviert; letzteres bindet an IgE-Fc-Rezeptoren der Mastzelloberfläche. Nach Aktivierung im Rahmen von allergischen Reaktionen oder einer Wurminfektion setzt die Mastzelle Histamin, Serotonin, Proteasen, Prostaglandine (PGD_2) und Leukotriene (LTC_4) frei. Sie steigert damit die epitheliale Chlorid- und Wassersekretion, die Permeabilität der Schleimhaut, die Becherzellsekretion, die Vasodilatation und die intestinale Motilität. Mastzellen binden auch aktiviertes Komplement (Faktoren C3a und C5a) und besitzen Rezeptoren für IL-3.

Eosinophile Leukozyten

Eosinophile Leukozyten sezernieren nach Aktivierung Prostaglandine, Leukotriene, eosinophile Peroxidase, »major basic protein« und »eosinophilic cationic protein«, die in ihren Granula gespeichert sind. Sie besitzen Rezeptoren für IgE. Das Chemokin Eotaxin 1, das durch Interleukin 4 in Enterozyten induziert wird, bindet an den Chemokinrezeptor CCR3 auf Eosinophilen und unterstützt damit deren Rekrutierung aus der Zirkulation in die Darmmukosa. Auch $β_7$-Integrin beteiligt sich an der Einwanderung (»homing«) von Eosinophilen in den Dünndarm.

Eosinophile sind bei vielen **entzündlichen und infektiösen Reaktionen** im Gewebe vermehrt anzutreffen, v. a. jedoch bei parasitärem Befall, allergischer Erkrankung (inklusive eosinophile Gastroenteritis und Ösophagitis), bronchopulmonaler Aspergillose, Hyper-IgE-Syndrom, Wiskott-Aldrich-Syndrom sowie Reaktionen auf Medikamente und Toxine.

> Im Blut repräsentieren Eosinophile 1–3% der Leukozyten (absolut: <350 Zellen/mm³). Von einer Gewebeeosinophilie spricht man, wenn die Eosinophile im Antrum bei >5, im Duodenum bei >15 und im Rektosigmoid bei >10/mikroskopisches Gesichtsfeld von 400facher Vergrößerung liegt.

Darmepithelzellen

Enterozyten sind nicht nur für die Resorption von Nährstoffen und deren intraluminale Verdauung, z. B. durch Disaccharidasen zuständig, sondern erfüllen mit ihrer Fähigkeit zur Antigenprozessierung und -präsentierung wie auch mit der Bildung zahlreicher immunologisch aktiver Proteine wichtige **immunologische Funktionen** im Rahmen des »cross talk« mit Lymphozyten und Makrophagen der Lamina propria sowie bei der Aufrechterhaltung der intestinalen Barriere. Bei der Regulation der

---

aktion setzen sich aus einem charakteristischen Zytokinausschüttungsmuster (▶ unten) zusammen.

Die ontogenetisch älteren γδ-T-Zell-Rezeptor-(TCR-)Lymphozyten stellen 10% der T-Lymphozyten im Darmepithel dar. Die Expression von γδ-Rezeptoren erfolgt im Gegensatz zu derjenigen der αβ-Rezeptoren unabhängig von Antigenkontakt. **Intraepitheliale Lymphozyten** (IEL) exprimieren im Gegensatz zu Lymphozyten der Lamina propria neben CD8 (80% der IEL) sowohl αβ- als auch γδ-T-Zell-Rezeptoren (je 50% der IEL). Sie werden mit Hilfe ihres $α_Eβ_7$-Integrins (CD103) und des E-Cadherins der basolateralen Membran von Enterozyten im Darmepithel verankert. CD8-positive IEL produzieren Interferon γ (INF-γ) und IL-5, γδ-positive IEL zusätzlich Tumornekrosefaktor α (TNF-α) und TGF-β. IEL weisen eine starke zytotoxische Aktivität auf, wobei eine CD8- und eine CD4-vermittelte Suppressoraktivität nachweisbar sind. Sie sollen bei der infektiösen Abwehr, dem Abräumen von Epithelzellen, der Produktion von trophischen Faktoren für Enterozyten sowie der Regulation der zellulären und humoralen Immunantworten der Mukosa beteiligt sein.

> Der Normwert für CD3-markierte IEL liegt im Duodenum bei <20 IEL/100 Enterozyten, im oberen Jejunum etwas höher. Pathologisch sind Werte von >30 IEL/100 Enterozyten bei mindestens 300 ausgezählten Enterozyten. Die Zahl der IEL ist bei vielen infektiösen und entzündlichen Erkrankungen (Zöliakie) der Darmmukosa erhöht.

Dendritische Zellen (Makrophagen)

Die dendritischen Zellen werden als Makrophagen der intestinalen Mukosa von Zytokinen, Liganden (IgG, Lipopolysaccharide) oder löslichen Mediatoren (Komplementfaktor C5a) aktiviert. Dabei setzen sie TNF-α, IL-1, IL-6 oder andere Zytokine (Monokine) frei. Sie spielen im **Abwehrkampf** gegenüber Pathogenen und bei der **Entzündungsreaktion** der Mukosa mit ihrem Potenzial zur Antigenprozessierung und -präsentierung sowie zur Phagozytose eine zentrale Funktion. Die Expression von CD14 (Lipopolysaccharidrezeptor), CD11b (Komplementrezeptor) und CD16 (IgG-Rezeptor) sowie die Phagozytose sind bei intestinalen Makrophagen im Gegensatz zu Monozyten im Blut vermindert.

meisten dieser Moleküle ist der Transkriptionsfaktor NFκB involviert.

> **Von Enterozyten produzierte immunologische Wirkstoffe**
> - CD1d und MICA/B (HLA-Klasse-I-ähnliche Antigene)
> - MHC-Proteine der Klasse II (überwiegend HLA-DR-Antigene, weniger HLA-DQ-Antigene)
> - ko-stimulatorische Moleküle: LFA-3, gp180, B7.2, Bp50
> - Rezeptoren für IgA/IgM (Poly-Ig-R), IgG (FcRn), dendritisches Zellrezeptorantigen 205 und Monosialogangliosid 1 (Rezeptor für Choleraantigen B)
> - Defensine
> - Bakterizide (Lysozym)
> - »Multidrug-resistance«-Glykoprotein 1a (MDR-1a)
> - Zytokine: IL-7, epitheliales neutrophilenaktivierendes Protein 78 (ENA-78), TGF-β
> - Chemokine: Eotaxin 1, IL-8, IP-10, Mig, I-TAC, MIP-3α
> - Adhäsionsmoleküle: E-Cadherin, ICAM-I
> - LPS-bindende Proteine: »Toll-like«-Rezeptor 4 (TLR-4), »nucleotid oligodimerisation domain 2« (NOD2; intrazellulär)
> - Muzine: MUC2, MUC5AC/MUC5B, MUC3 (Glykokalyx)
> - Trefoil-(TFF-)Peptide

Vom Darmepithel sezernierte Chemokine – IL-8, »monocyte chemoattractant protein 1« (MCP1), »macrophage inflammatory protein α« (MIPα) und MIPβ – regulieren die Bewegungsrichtung der in der Lamina propria vorhandenen Granulozyten, Monozyten und T-Lymphozyten.

Becherzellen nehmen mit der Sekretion von Muzin (MUC2) an der Aufrechterhaltung der intestinalen Barriere teil. **Paneth-Zellen** in den Krypten sezernieren α-Defensine (Cryptin, Defensine 5 und 6, TNF-α) zusammen mit Lysozym und Phospholipase A_2.

Rezeptoren der Enterozyten stellen den Kontakt zur bakteriellen Flora her und vermitteln darüber wesentliche Einflüsse (inklusive Reifung) auf das intestinale Immunsystem. Auch über die Resorption von Nährstoffen bzw. Antigenen werden Immunreaktionen der Mukosa moduliert.

Zellen der Peyer-Plaques

Diese Lymphfollikel, die am stärksten im terminalen Ileum ausgebildet sind, übernehmen die kontrollierte Aufnahme von Antigenen sowie die Aktivierung von naiven B- und T-Lymphozyten. Das follikelassoziierte Epithel enthält **M-Zellen,** die Pathogene (HIV, Reoviren, Vibrio cholerae, Shigellen) binden und deren Antigene zu dendritischen Zellen und Lymphozyten der Lamina propria transzytieren, die an die basale Membran der M-Zellen grenzen (Abb. 4.6).

Darmflora

Neben 10^{12} Bakterien auf der Haut und 10^{10} im Mund sind 10^{14} Bakterien im Gastrointestinaltrakt des Menschen vorhanden. Magen und Duodenum enthalten $<10^2$ bis 10^3 Bakterien/ml. Im proximalen Dünndarm befinden sich wenige, überwiegend aerobe, grampositive Bakterien (Lactobazilli, Streptokokken, Neisserien) in einer Konzentration von 10^5 bis 10^7/ml. Im distalen Dünndarm treten anaerobe Bakterien (Bacteroides spp., Escherichia coli, Bifidobacterium) zum Erregerspektrum des Dünndarms bei einer gesamten Bakterienkonzentration von $>10^8$ bis 10^9/ml hinzu. Im Kolon steigt diese Konzentration bis auf 10^{11}/ml, mit weiteren anaeroben Bakterien (Clostridien).

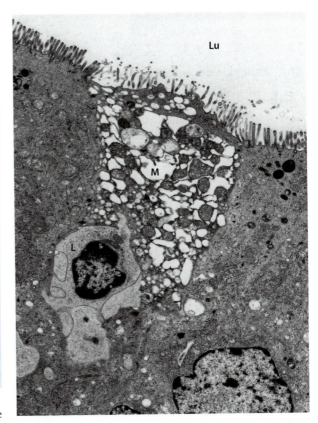

Abb. 4.6. M-Zelle (M) des Darmepithels, die basal an einen Lymphozyten (L) grenzt. Lu Lumen

> **Funktionen der Darmflora**
> - Bildung von Vitaminen (Vitamine B_{12} und K)
> - Kompetitive Blockade von Bindungsstellen für Pathogene (Salmonellen)
> - Produktion antimikrobiell aktiver Substanzen (Bakterizine), z. B. durch Milchsäurebakterien
> - Entwicklung (Reifung) des Immunsystems des Säuglings
> - Aufrechterhaltung der intestinalen Homöostase (Barrierefunktion)
> - Modulation der Expression von Genen für intestinale Barriere (sprr2a), Angiogenese (Angiogenin 3), Motilität und Immunsystem (Poly-Ig-Rezeptor)
> - Herstellung von Antikörpern, die mit Pathogenen der normalen Flora kreuzreagieren

Das Neugeborene kommt mit einem sterilen Darm zur Welt. Die **postnatale Kolonisierung** des Darms trägt wesentlich zur Reifung des intestinalen Immunsystems (Peyer-Plaques) bei. Sie bewirkt die Expression von MHC-Proteinen der Klasse II durch Enterozyten, welche unter keimfreien Bedingungen nicht zustande kommt. Es gibt Hinweise darauf, dass die probiotische Behandlung, die bereits pränatal bei der Mutter beginnen kann, für die Prävention allergischer Erkrankungen im Sinne der »Hygiene-Theorie« von Bedeutung ist.

4.4.5 Moleküle des intestinalen Immunsystems

Zytokine

Zytokine werden von dendritischen Zellen (Monokine), Lymphozyten (Lymphokine), mesenchymalen Zellen, Endothelzellen und teilweise auch Enterozyten produziert. Zu den **Th1-Zytokinen** gehören IFN-γ, TNF-α und IL-2. Sie sind an der Abwehr intrazellulärer Infektionen und an entzündlichen Reaktionen beteiligt (Zöliakie, M. Crohn). **Th2-Zytokine** sind IL-4, IL-5, IL-13, IL-3, IL-6 und IL-10. Sie aktivieren B-Lymphozyten (IL-4, IL-5), induzieren Wachstum und Differenzierung von T-Lymphozyten und hämatopoetischen Zellen (IL-6), bekämpfen Parasiten, tragen zur Produktion von Antikörpern inklusive IgE bei und dominieren bei der Colitis ulcerosa. Man unterscheidet ferner **proinflammatorische** (TNF, IL-1β, IL-6, IL-12/IL-18, IL-4, IFN-γ) und **antiinflammatorische Zytokine** (IL-10, TGF-β, IL-1Ra, IL-13, PGE_2, PGJ_2), die sich in Balance befinden, um zwischen Toleranz und Sensibilisierung einen Ausgleich herzustellen.

MHC-Proteine (HLA-Antigene)

Diese Proteine sind für die Antigenpräsentierung, die Antikörperbildung und die zytotoxische Aktivität von essenzieller Bedeutung. MHC-Proteine der Klasse II sind durch Nahrungsmittelantigene (z. B. Gliadin) oder auch durch das Autoantigen der Zöliakie, die Gewebetransglutaminase 2, in dendritischen Zellen, aber auch in Enterozyten induzierbar. Bakterielle Antigene bewirken ebenfalls eine Steigerung der MHC-II-Expression, z. B. im Rahmen der bakteriellen Darmbesiedlung des Säuglings.

Immunglobulin A (IgA)

Die Plasmazellen der Lamina propria produzieren zu zwei Drittel **dimeres IgA** (insgesamt 66 mg IgA/kg KG/Tag bei einer Halbwertszeit von 5–6 Tagen), das über die J-Kette kovalent gebunden ist und zu 25–50% IgA_2 entspricht. IgA_2 ist resistenter gegenüber bakteriellen Proteasen als IgA_1. Im Knochenmark, in der Milz und in den Lymphknoten werden täglich 20 mg monomeres IgA/kg KG gebildet, das zu 15% IgA_2 darstellt. Im Gegensatz dazu werden täglich nur 7,9 mg IgM/kg KG und 34 mg IgG/kg KG gebildet; letzteres hat allerdings eine Halbwertszeit von 20–23 Tagen.

Dimeres IgA wird vom Poly-Ig-Rezeptor an der basolateralen Membran von Enterozyten gebunden und transzytotisch in das Darmlumen befördert (◘ Abb. 4.7), wobei der extrazelluläre Teil dieses Rezeptors, die **sekretorische Komponente,** an das dimere IgA gebunden bleibt, um die Proteolyse des sekretorischen IgA (sIgA) zu verhindern. IgA stellt das wichtigste Immunglobulin in den Sekreten der Mukosa dar. Es erreicht im Kolostrum besonders hohe Konzentrationen (◘ Tab. 4.2). Das IgA der Muttermilch stammt hauptsächlich aus Plasmazellen der Brustdrüse, deren Vorläufer sich mit intestinalen Pathogenen der Mutter auseinandersetzten.

Sekretorisches IgA ist polymer und kann große Antigene mit multiplen Epitopen binden. Es verhindert das Andocken von Viren, Bakterien und Toxinen an Mukosazellen. Komplexe von sekretorischem IgA und Antigen können im intestinalen Schleim mit Hilfe der Darmperistaltik leichter eliminiert werden. Das sekretorische IgA übernimmt bei der Abwehr von Bakterien (wie Salmonellen, Vibrio cholerae) und Viren (z. B. Poliovirus) eine

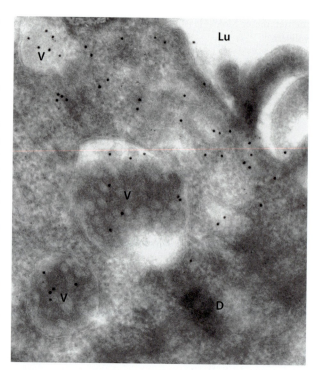

◘ **Abb. 4.7.** IgA wird von Enterozyten an der basolateralen Membran aufgenommen und vesikulär (V) über den Poly-Ig-Rezeptor zur apikalen Membran und zum Darmlumen (Lu) transportiert. D Desmosom

◘ **Tab. 4.2.** Immunglobulin-(Ig-)Spiegel gesunder Erwachsener (in mg/dl)

Körperflüssigkeit	IgA	IgM	IgG
Serum	328	132	1230
Kolostrum	1234	61	10
Muttermilch	47–99	14–34	5–8
Nasensekret	84	–	30
Duodenales Sekret	31	21	10
Kolonsekret	83	–	86

wichtige Funktion. In der Leber wird polymeres IgA aufgrund des fehlenden Poly-Ig-Rezeptors nicht effizient von der Zirkulation in die Gallenwege transportiert, sodass die Konzentration dort nur etwa 7,7 mg/dl beträgt.

IgE, IgG und IgD sind unter nichtentzündlichen Bedingungen nur in Spuren im Darmsekret vorhanden; die passive Diffusion (»Lecken«) dieser Immunglobuline durch das Darmepithel nimmt unter entzündlichen Bedingungen zu. IgE wird schnell im Darmsekret degradiert. Trotzdem ist IgE, das Bestandteil von Makrophagen, Mastzellen und Blutplättchen ist, an der Abwehr von Parasiten und an allergischen Reaktionen der Darmmukosa beteiligt.

Komplement

Die Komplementaktivierung trägt zur Lyse von Mikroorganismen bei, und Komplement opsonisiert Pathogene und Immunkomplexe, sodass diese effektiver über Fc- oder C3b-Rezeptoren von Makrophagen phagozytiert werden. Die meisten Komplementfaktoren werden von Makrophagen der Leber synthetisiert. **Komplement C5a** ist ein chemotaktischer Faktor für Granulozyten. Die **Komplementfaktoren C3a und C5a** befinden sich auf Mastzellen und vermitteln aus ihnen die Freisetzung von Histamin, Leukotrien B_4 und TNF-α.

Rezeptoren

Es gibt im intestinalen Immunsytem eine Reihe von Rezeptoren, über die Liganden immunologische Funktionen steuern. Es gibt Rezeptoren für bakterielle Antigene (LPS), Interleukine, Interferone, Tumornekrosefaktoren, Immunglobuline, Chemokine, Wachstumsfaktoren (TGF-β), Tyrosinkinasen (zur Signaltransduktion) und andere.

CD3 vermittelt als Bestandteil des T-Zell-Rezeptors das Antigenerkennungssignal in das Zellinnere. Akzessorische Moleküle (LFA-1, CD2, CD4 und CD8), die mit Rezeptoren (ICAM-1, LFA-3) auf antigenpräsentierenden Zellen reagieren, verstärken die Bindung des Lymphozyten an den MHC-Antigen-Komplex. Dabei reagieren CD4-positive Helfer-T-Lymphozyten mit MHC-Proteinen der Klasse II und CD8-positive zytotoxische T-Lymphozyten mit MHC-Proteinen der Klasse I.

4.4.6 Mechanismen des intestinalen Immunsystems

Antigenprozessierung und -präsentierung

Bei der **exogenen Antigenpräsentierung** werden Antigene (von Bakterien und Viren oder Nahrungsmittelantigene) vom Darmlumen aus von antigenpräsentierenden Zellen (dendritische Zellen, Kupffer-Zellen, Enterozyten) aufgenommen (◘ Abb. 4.8), in deren lysosomalem Kompartiment prozessiert bzw. verdaut, mit MHC-Proteinen der Klasse II assoziiert und von dort zurück an die Zelloberfläche gebracht, um dort von CD4-positiven Lymphozyten als Komplex erkannt zu werden.

Die Aufnahme von exogenen Antigenen in das Zytosol antigenpräsentierender Zellen und die anschließende Assoziation mit MHC-Proteinen der Klasse I bezeichnet man als **Kreuzpräsentierung**.

Endogene Antigene wie z. B. in der Wirtszelle neu synthetisierte virale Antigene werden bei der **endogenen Antigenpräsentierung** bereits im endoplasmatischen Retikulum der infizierten Körperzelle gebunden und von dort an die Zelloberfläche transportiert, wo sie CD8-positive Lymphozyten stimulieren.

Apoptose

Mit dem programmierten Zelltod wird die **homöostatische Regulation verschiedener Zellpopulationen** aktiv gesteuert. Bei der chronischen Darmentzündung ist die Apoptose unterschiedlich ausgeprägt. Bei der Colitis ulcerosa ist die Apoptose des Darmepithels – ebenso wie bei der Zöliakie – gesteigert. Die Monozyten und Lymphozyten zeigen bei M. Crohn eine verminderte Apoptoseaktivität, die durch Anti-TNF-α-Antikörper und Sulfasalazinmedikation gesteigert wird. Bei der Zöliakie liegt eine verminderte Apoptoserate der intraepithelialen Lymphozyten vor – im Gegensatz zu den Lymphozyten der Lamina propria und des peripheren Blutes. Möglicherweise hängt die verminderte Apoptoseaktivität mit dem erhöhten Malignomrisiko bei M. Crohn und Zöliakie zusammen.

Intestinale Barriere

Die intestinale Barriere setzt sich aus zahlreichen nichtimmunologischen und immunologischen **Abwehrfaktoren** zusammen. Sie ist beim Neugeborenen noch wenig ausgebildet, sodass die Permeabilität für Makromoleküle physiologisch und besonders unter entzündlichen Bedingungen erhöht ist.

Bestandteile der intestinalen Barriere

- Bakterizide Stoffe: Lysozym (aus Paneth-Zellen)
- Enzyme zum Abbau von nutritiven oder infektiösen Antigenen (Pepsin, Trypsin, Amylase und andere)
- Glykokalyx (bestehend aus kohlenhydratreichen Muzinen)
- Zonula occludens (Durchmesser von 5 nm, durchlässig für Peptide mit einem Molekulargewicht von <5,5 kD)
- Muzine: MUC2 in Becherzellen, MUC5AC und MUC5B im Magenepithel, MUC3 im Dünndarmepithel
- Darmmotilität: glatte Muskulatur, Innervation
- Laktoferrin und Calprotectin (von Granulozyten)
- IgA (IgG)
- Mastzellen, Eosinophile, intraepitheliale Lymphozyten
- Dendritische Zellen und Granulozyten für die Phagozytose
- Retikuloendotheliales System
- Darmflora

Orale Toleranz

Die antigenspezifische **Abschwächung einer Immunreaktion** ist ein aktiver Vorgang in der Darmmukosa, der insbesondere im Säuglingsalter im Rahmen der Auseinandersetzung mit der Darmflora und Nahrungsmittelproteinen essenziell ist, um überschießende toxische bzw. allergische Reaktionen zu verhindern. Ohne MHC-Proteine der Klasse II und CD4-Moleküle kann der Organismus keinen Toleranzmechanismus entwickeln. Bei der Entstehung der oralen Toleranz, für die bereits kleine Antigenmengen ausreichen, stehen regulatorische T-Lymphozyten, γ-/δ-TCR-positive Lymphozyten sowie die Zytokine TGF-β, IL-4 und IL-10

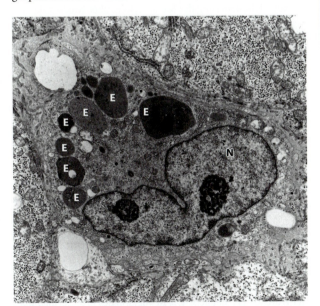

◘ **Abb. 4.8.** Kupffer-Zelle der Leber mit phagozytierten Erythrozyten (*E*), *N* Nukleus

im Mittelpunkt. Möglicherweise ist die antigenpräsentierende Funktion von Enterozyten modulierend an der Induktion der oralen Toleranz beteiligt. Therapeutisch könnte dieser Toleranzmechanismus für die Behandlung von Allergien, Autoimmunerkrankungen und Transplantatabstoßungen genutzt werden.

Neuroendokrinoimmunologie der Mukosa

Die Verknüpfung des intestinalen Immunsystems mit dem **neurohormonalen System** zeigt sich nicht nur klinisch bei Nahrungsmittelallergien oder chronisch-entzündlichen Darmerkrankungen (insbesondere Colitis ulcerosa), sondern äußert sich auch in der molekularen Analyse beider Systeme. So befinden sich Rezeptoren für das vasoaktive intestinale Peptid (VIP) und Substanz P auf dendritischen Zellen, Lymphozyten und möglicherweise Enterozyten. Neurotensin und Wachstumshormon stimulieren, Opioide inhibieren die Makrophagenaktivität. Glukokortikoide hemmen nicht nur Neuropeptide der Hypothalamus-Hypophysen-Nebennierenrinden-Achse, sondern auch jene des Immunsystems. Umgekehrt wirken Zytokine (IL-1, IL-6, TNF) stimulierend auf diese Achse. Es gibt tierexperimentelle Ergebnisse, die auf einen ungünstigen Einfluss von Stress auf die intestinale Barriere, deren Permeabilität und letztlich die Allergieentwicklung hindeuten.

Literatur

Brostoff J, Challacombe SJ (2002) Food allergy and intolerance, 2nd edn. Saunders, London

Goldsby RA, Kindt TJ, Osborne BA (2000) Kuby immunology, 4th edn. Freeman, New York

Kagnoff MF, Kiyono H (1996) Mucosal immunology. Academic Press, San Diego

Mac Dermontt RP, Elson CO (1991) Mucosal immunoloy I: Basic principles. Gastroenterol Clin North Am 20: 3

Rumbo M, Schiffrin EJ (2005) Ontogeny of intestinal epithelium immune functions: Developmental and environmental regulation. Cell Mol Life Sci 62 (12): 1288–1296

Stiehm ER, Ochs HD, Winkelstein JA (2004) Immunologic disorders in infants & children, 5th edn. Elsevier, Philadelphia

4.5 Kanäle

H.Y. Naim

Proteine in den Membranen von Säugetierzellen sind mit verschiedenen Sorten von Membranlipiden verankert. Obwohl diese Lipide elektrisch wenig leitfähig sind, sind sie doch für niedermolekulare Stoffe und Wasser begrenzt durchlässig. Daraus lässt sich schließen, dass es unter den Proteinen in der Zellmembran solche gibt, die den Transport nichtlipidlöslicher Substanzen wie z. B. Ionen, Monosaccharide, Peptide und Aminosäuren vermitteln. Diese Proteine werden »Ionenkanäle« oder »Transporter« genannt. Unter den Ionenkanälen wiederum gibt es solche, die hochspezifisch fast ausschließlich Kalium-, Natrium, Kalzium oder Chloridionen transportieren, wie auch jene, die weniger spezifisch sind und sowohl Kalium- als auch Natrium- und Kalziumionen passieren lassen (unspezifische Kationenkanäle). Der Transport erfolgt dabei passiv entsprechend dem elektrochemischen Gradienten oder ist spannungsabhängig (Bildung elektrischer Signale in Neuronen und anderen erregbaren Zellen).

4.5.1 Kaliumkanäle

Kaliumkanäle liegen als Tetramere vor und können mit unterschiedlicher Empfindlichkeit durch Tetraethylammonium oder Cs^+-Ionen blockiert werden. Insgesamt sind mittlerweile mehr als 70 verschiedene Typen von Kaliumkanälen bekannt, die in 4 Hauptfamilien unterteilt werden. Dazu gehören neben den spannungsaktivierten und Tandemkaliumkanälen die hier näher beschriebenen kalziumaktivierten (K_{Ca}) und einwärtsgleichrichtenden Kaliumkanäle, denen die K_{ATP}-Kanäle zuzurechnen sind.

K_{Ca}**-Kanäle** werden durch intrazelluläres Kalzium aktiviert. Hinsichtlich ihrer Leitfähigkeit sind sie in 2 Unterklassen eingeteilt: BK_{Ca}- und SK_{Ca}-Kanäle eingeteilt. Die BK_{Ca}-Kanäle haben im Unterschied zu den aus 6 Transmembransegmenten bestehenden SK_{Ca}-Kanälen am N-Terminus ein zusätzliches Transmembransegment, womit der N-Terminus extrazellulär gelegen ist. Die Aminosäurensequenzen der SK_{Ca}- und BK_{Ca}-Kanäle sind nur entfernt verwandt und unterscheiden sich auch funktionell deutlich. Während die kalziumempfindliche Domäne der BK_{Ca}-Kanäle am C-terminalen Ende des Proteins liegt, werden die SK_{Ca}-Kanäle über das kalziumbindende Calmodulin gesteuert, das einen sehr stabilen Komplex mit den Poren bildet.

Die K_{ATP}**-Kanäle** werden in einer Vielzahl von Geweben gefunden und bestehen aus einem Proteinkomplex mit einem Gewicht von etwa 950 kDa. Sie spielen eine wichtige Rolle bei der Regulation der Glukosekonzentration des Organismus. Glukose wird durch den Glukosetransporter in die β-Zellen transportiert (▶ Abschn. 4.2); durch den nachfolgenden Glukosemetabolismus steigt die ATP-Konzentration in den Zellen. Die Zunahme des ATP/ADP-Quotienten schließt die Kanäle, was zur Depolarisation der β-Zellen führt. Dadurch werden spannungsabhängige Kalziumkanäle geöffnet, was wiederum einen Kalziumeinstrom bedingt. Der Anstieg der intrazellulären Kalziumkonzentration in den β-Zellen löst die Insulinfreisetzung durch Exozytose von Insulinvesikeln aus.

Zudem spielen die K_{ATP}-Kanäle eine wichtige Rolle bei der Adaption an Stress und sind an der Regulation des Blutdrucks beteiligt. Die Steuerung der Kanäle erfolgt über Nukleotide, wobei ATP und GTP (Guanosintriphosphat) die Kanäle stärker hemmen als UTP (Uridintriphosphat), und zwar über Phospholipide, langkettige Acyl-Koenzym-A-Ester, die Proteinkinasen A und C sowie G-Proteine.

4.5.2 Natriumkanäle

Ein Beispiel für einen **spannungsunabhängigen Natriumkanal** ist der epitheliale Natriumkanal (ENaC). Dieser ist v. a. in epithelialen Geweben lokalisiert und hat die Funktion, Natrium entweder aus dem umgebenden Milieu oder aus einem transzellulären Flüssigkeitskompartiment wie Urin, Fäzes, Schweiß, Schleim oder Surfactant der Lungen zu resorbieren.

Der ENaC besteht aus 3 homologen Untereinheiten mit einem Molekulargewicht von 80–95 kDa. Die äußere Kanalpore stellt sich als negativ geladener Trichter dar, der Kationen unselektiv anzieht. Durch eine Verengung in zytoplasmatischer Richtung wird jedoch nur den sehr kleinen Kationen Na^+, Li^+ und H^+ der Durchtritt ermöglicht. Die Regulation des ENaC erfolgt über eine Modulation der Kanalaktivität und der Expressionsdichte durch akzessorische Proteine bzw. Kinasen wie CFTR (▶ Abschn. 4.5.3), Cap1 (»channel activating protease 1«) oder PKA (Phosphokinase A). Eine besonders starke Stimulierung des Kanals erfolgt über Aldosteron bei natriumarmer Diät oder Flüssigkeitsmangel. Dabei wird eine Steigerung der ENaC-Aktivität durch den zytoplasmatischen »second messenger« cAMP beobachtet. ENaC wird in vielen Geweben mit dem im Abschnitt 4.5.3 beschriebenen CFTR ko-exprimiert. Beide Kanäle beeinflussen sich gegenseitig, was eine gesteigerte Natriumreabsorption bei zystischer Fibrose erklärt.

Beispiele für **spannungsgesteuerte Natriumkanäle** sind die **ASIC** (»acid sensing ion channels«). Diese sind neben einer Reihe anderer Ionenkanäle an den Nozizeptoren anzutreffen, die die Umsetzung des Schmerzreizes in ein elektrisches Signal leisten. Die ASIC werden bei einer Herabsetzung des pH-Wertes auf 5–6 durch Entzündung und v. a. Ischämie aktiviert und führen zur Erregung der Nozizeptoren. Der Schmerz bei Herzinfarkt entsteht insbesondere durch Ansäuerung von ischämischem Gewebe im Herzmuskel.

Sowohl der ENaC als auch die ASIC lassen sich sensitiv durch das Diuretikum Amilorid blockieren.

4.5.3 Chloridkanäle

Zur Gruppe der Chloridkanäle zählt u. a. der **CFTR-(»Cystic-fibrosis-transmembrane-conductance-regulator«-)Kanal**, der in der apikalen Zellmembran epithelialer Zellen von Lunge, Pankreas, Leber, Darm, Schweißdrüsen und Reproduktionstrakt lokalisiert ist. Das CFTR-Protein gehört der Superfamilie der ATP-binding-cassete-Transporter an und wird durch cAMP-Agonisten aktiviert. Der Kanal besteht aus 2 hydrophoben, membranständigen Domänen, 2 hydrophilen, membranassoziierten Domänen, die 2 nukleotidbindende Domänen umfassen, und einer regulatorischen Domäne, welche u. a. durch die Proteinkinasen A und C an verschiedenen Stellen phosphoryliert werden kann. Der Strom der Cl$^-$-Ionen erfolgt entlang des elektrochemischen Gradienten aus dem Zellinneren durch den Kanal in das Lumen. Die Kontrolle des Ionenflusses ist dabei eng an die Aktivität von Proteinkinasen und Phosphatasen sowie an den intrazellulären ATP-Spiegel gebunden. Verschiedene Mutationen in dem für das CFTR kodierende Gen führen zu strukturellen Veränderungen auf Proteinebene mit der Folge, dass die Chloridsekretion in den betroffenen Geweben stark eingeschränkt oder nicht vorhanden ist.

Neben dem CFTR-Kanal gibt es weitere Familien von Chloridkanälen. Dazu gehören u. a. die **kalziumabhängigen Chloridkanäle,** denen eine kalzium- und spannungsabhängige Aktivierung sowie eine Sensitivität gegenüber DIDS (4,4'-Diisothiozyanatostilben-2,2'-Disulfonsäure) gemeinsam sind. Eine weitere Familie der Chloridkanäle stellt die **ClC-(»Chlorid-channel«-)Familie** dar. Bei diesen unterscheidet man verschiedene Kanäle, die in unterschiedlichen Geweben nachweisbar sind. So wird der ClC-2-Kanal hauptsächlich in Gehirn, Nieren und Darm exprimiert, während der ClC-4-Kanal vornehmlich in der apikalen Bürstensaummembran und in Becherzellen des intestinalen Epithels lokalisiert ist. Die meisten, aber nicht alle dieser Kanäle öffnen spannungsabhängig.

4.5.4 Kalziumkanäle

In fast allen erregbaren Membranen kommen spannungsabhängige Kalziumkanäle vor, die sich in 2 Gruppen unterteilen lassen. Die eine Population, die **T-Typ-Kalziumkanäle,** reagiert auf niedrige Membranspannungen und kommt in einer Vielzahl von Zellen vor. Die zweite Gruppe reagiert auf hohe Membranspannungen und wird nochmals unterteilt in **L-, N-, P-, Q- und R-Typ-Kalziumkanäle.** Diese überwiegend in der Muskulatur und in den endokrinen Zellen lokalisierten Kanäle zeichnen sich durch einen verzögerten, lang anhaltenden Kalziumstrom aus und können durch Dihydropyridine, Phenylalkylamine und Benzodiazepine blockiert werden. Der Aufbau der Kanäle ist trotz unterschiedlicher Eigenschaften und Verteilungen grundsätzlich gleich. So unterscheidet man die kanalporenbildende α_1-Untereinheit mit Spannungssensor und Selektivfilter, eine intrazellulär gelegene β-Untereinheit sowie eine α_2-Untereinheit, die über eine Disulfidbrücke mit einer δ-Untereinheit verbunden ist.

4.6 Disaccharidasen und Glykosidasen

H. Y. Naim

Bei der Proteingruppe der Glykosidasen und Disaccharidasen handelt es sich um Enzyme, deren gemeinsames Merkmal die **Hydrolyse von Oligo- und Disachariden** ist. Hier soll näher auf die physiologische Wirkungsweise und die dafür benötigten Voraussetzungen für die membranständigen, an den Mikrovilli des Dünndarms exprimierten Disaccharidasen Saccharase-Isomaltase, Maltase-Glukoamylase, Laktase-Phlorizin-Hydrolase und Trehalase eingegangen werden. Allen diesen Proteinen ist ein ähnlicher intrazellulärer Transportweg zu eigen, der über das raue endoplasmatische Retikulum, das ERGIC (»endoplasmic reticulum-Golgi intermediate compartment«) und den Golgi-Apparat zur Zielmembran führt und von einer korrekten Glykosylierung des Proteins im rauen endoplasmatischen Retikulum sowie im Golgi-Apparat abhängig ist.

Die **Saccharase-Isomaltase** ist ein aus den beiden Untereinheiten Saccharase (130 kDa) und Isomaltase (145 kDa) zusammengesetztes Glykoprotein, das als noch verbundenes Vorläufermolekül an die Zelloberfläche transportiert und erst im Lumen des Dünndarms durch die pankreatische Protease Trypsin aufgespalten wird (Naim et al. 1988a). Die Untereinheiten bleiben dabei über nichtkovalente Bindungen assoziiert. Bei der Spaltung mit der Nahrung aufgenommener Stärke und anderer Mehrfachzucker hydrolysiert die Saccharase α-1,2- sowie α-1,4-glykosidische Bindungen, während die Isomaltase α-1,6-glykosidisch verknüpfte Zucker voneinander trennt.

Obwohl beide Untereinheiten der Saccharase-Isomaltase funktionell als eigenständige enzymatische Proteine auftreten, ist ihre Faltung und damit der Transport von der als intramolekulares Chaperon fungierenden Saccharase abhängig (Jacob et al. 2002b). Für die ordnungsgemäße Sortierung des Proteins ist dabei u. a. seine korrekte Glykosylierung erforderlich. Von großer Bedeutung ist hierbei die an den Membrananker anknüpfende Stabregion. Diese ist durch einen hohen Anteil der Aminosäuren Serin und Threonin geprägt und stellt infolgedessen einen stark O-glykosylierten Bereich der Saccharase-Isomaltase dar. Wird hier eine O-Glykosylierung durch eine veränderte Aminosäurenstruktur verhindert, weist das Protein einen ungerichteten Transport sowohl zur apikalen als auch zur basolateralen Membran auf, was zu einer eingeschränkten Enzymaktivität im Darmlumen führt (Alfalah et al. 1999). Eine Maldigestion von Saccharose und Stärke kann dabei teilweise durch die enzymatische Aktivität der Maltase-Glukoamylase kompensiert werden.

Das Nukleophil des jeweiligen aktiven Zentrums ist Aspartat – Asp^{505} als Bestandteil der größeren Untereinheit mit dem Membrananker im Fall der Isomaltase und Asp^{1394} bei der Saccharase.

Die **Maltase-Glukoamylase,** ein 335 kDa schweres Protein, ähnelt strukturell und funktionell der Saccharase-Isomaltase, weswegen man von einem evolutionsgeschichtlich ähnlichen Verlauf der Entwicklung beider Proteine aus einem gemeinsamen Vorläuferprotein ausgehen kann (Nichols et al. 2003). Wie bei der Saccharase-Isomaltase zeigt sich auch bei der Maltase-Glukoamylase eine hinter dem Membrananker gelegene stark O-glykosylierte Stabregion, welche für die ordnungsgemäße Sortierung des Proteins zur apikalen Zellmembran hin essenziell ist. Im Unterschied zur Saccharase-Isomaltase wird die Maltase-Glukoamylase allerdings nicht intraluminal gespalten (Naim et al. 1988b).

Funktionell ist die Maltase-Glukoamylase wie die Saccharase-Isomaltase für die Spaltung von Stärke verantwortlich, wobei α-1,4-glykosidisch verbundene Glukoseoligomere hydrolysiert werden. Ein Mangel an Saccharase-Isomaltase kann dementsprechend teilweise von der Maltase-Glukoamylase kompensiert werden.

Während beide Untereinheiten die Hydrolyse endständiger, nichtreduzierender α-1,4-D-Glukoseverbindungen katalysieren, führt dies bei der Maltase zur Freisetzung von α-D-Glukose, bei der Glukoamylase hingegen zur Entstehung von β-D-Glukose.

Wie bei der Saccharase-Isomaltase wird die katalytische Funktion des Proteins durch das konservierte WIDMNE-Aminosäuremotiv vermittelt, hier an den Positionen Asp^{502} und Asp^{1392} gelegen.

Die **Laktase-Phlorizin-Hydrolase** stellt bei den hier vorgestellten Disaccharidasen eine Besonderheit dar. Während oder kurz nach der Geburt ist die Aktivität der Laktase am höchsten, um später auf einen konstant niedrigen Adultwert abzufallen. Davon ausgenommen sind insbesondere aus der Nordhälfte Europas stammende Völker, da bei ihnen die Enzymaktivität auch im Erwachsenenalter konstant hoch bleibt. Diese sog. Laktasepersistenz wird autosomal-dominant vererbt.

Die Laktase-Phlorizin-Hydrolase besteht aus 4 homologen Domänen, die infolge zweimaliger Genduplikation entstanden sein könnten, wobei die aktiven Zentren in den Domänen III und IV liegen. Das jeweilige Nukleophil ist hier, anders als bei der Saccharase-Isomaltase, Glutamat – für die Laktaseaktivität Glu^{1273} und für die Phlorizin-Hydrolase-Aktivität Glu^{1749} (Wacker et al. 1992).

Wie Saccharase-Isomaltase und Maltase-Glukoamylase wird auch die Laktase-Phlorizin-Hydrolase mit hoher Effizienz an die apikale Seite des Enterozyts sortiert. Essenziell für den Transport und die Erlangung der enzymatischen Aktivität ist die Homodimerisierung des Vorläuferproteins Pro-Laktase-Phlorizin-Hydrolase im endoplasmatischen Retikulum. Die Dimerbildung wiederum ist von einer korrekten N-Glykosylierung abhängig, die ebenfalls im endoplasmatischen Retikulum während der Synthese des Proteins beginnt. Ein wichtiger Prozess während der Biosynthese ist die intrazelluläre Spaltung der Pro-Laktase-Phlorizin-Hydrolase nach ihrer Reifung im Golgi-Apparat. Hierbei wird das Pro-Fragment entfernt, das in den ersten Phasen der Biosynthese als intramolekulares Chaperon an der korrekten Faltung beteiligt ist (Jacob et al. 2002a).

Diese intrazelluläre erste enzymatische Spaltung des zuvor 220 kDa schweren, vollständig glykosylierten Moleküls ergibt ein

Tab. 4.3. Eigenschaften verschiedener Disaccharidasen und Glykosidasen

Proteinname (EC-Nummer)	Synonyme	Domänen und Untereinheiten	Normalgehalt [U/g Protein]	Katalytische Aktivität	Lokalisation
Laktase-Phlorizin-Hydrolase: Laktase (3.2.1.108), Phlorizin-Hydrolase (3.2.1.62)	Laktase-Glykosylceramidase	4 homologe Domänen, die reife Form besteht aus den Domänen III und IV	- Laktase: 25–64 - Phlorizin-Hydrolase: 5–14	- Laktose + H_2O → β-D-Glukose + β-D-Galaktose - Phlorizin + H_2O → Phloretin + Glukose - Glykosyl-N-Acylsphingosin + H_2O → N-Acylsphingosin + Zucker	Apikales Typ-I-Membranprotein
Saccharase-Isomaltase: Saccharase (3.2.1.48), Isomaltase (3.2.1.10)	–	2 homologe Domänen, Isomaltase und Saccharase; Assoziierung beider Untereinheiten nach Trypsinspaltung über starke nichtkovalente Bindungen	- Saccharase: 40–136 - Isomaltase: 35–123	- Saccharose + H_2O → α-D-Glukose + β-D-Fruktose - Isomaltose + H_2O → 2 α-D-Glukose	Apikales Typ-II-Membranprotein
Maltase-Glukoamylase: Maltase (3.2.1.20), Glukoamylase (3.2.1.3)	α-Glukosidase, Glucan-1,4-α-Glukosidase	2 homologe Domänen, Maltase und Glukoamylase	- Maltase: 140–298 - Glukoamylase: 33–49	- Maltose + H_2O → 2 α-D-Glukose - Maltotriose + H_2O → Maltose + β-D-Glukose	Apikales Typ-II-Membranprotein
Trehalase (3.2.1.28)	α,α-Trehalose-Glukohydrolase	–	5–37	- Trehalose + H_2O → 2 α-D-Glukose	Apikales, GPI-verankertes Membranprotein

EC Enzyme Commission; *GPI* Glykosylphosphatidylinositol

Intermediat von 160 kDa, das nun nur noch aus den Domänen III und IV besteht. Ihr schließt sich eine zweite, intraluminale Spaltung in der Bürstensaummembran an, welche zur endgültigen, 145 kDa schweren Form der Laktase-Phlorizin-Hydrolase führt.

Neben Laktose, einer β-1,4-Verknüpfung von Glukose und Galaktose, und Phlorizin, einer Verbindung aus Glukose und Phloretin, hydrolysiert die Laktase-Phlorizin-Hydrolase auch Laktosylceramid, Zellobiose und Zellotriose.

Die **Trehalase** ist ebenfalls in der apikalen Membran der Dünndarmenterozyten lokalisiert, kann aber auch im menschlichen Serum nachgewiesen werden. Das Molekulargewicht des trehalosespaltenden Enzyms beträgt 66 kDa, wobei es sich um ein über einen Glykosylphosphatidylinositolanker an die Zellmembran gebundenes Glykoprotein vom Typ I handelt (Takesue et al. 1986).

Trehalose besteht aus 2 α-1,1-glykosidisch verknüpften Glukosemolekülen. Die klinischen Symptome einer Trehalasedefizienz ähneln denen einer Laktoseintoleranz, jedoch treten sie nur sehr selten auf. Auslöser ist hier die Aufnahme von trehalosehaltigen Nahrungsmitteln, z. B. von Pilzen. Andere Membranproteine werden durch eine veränderte Trehalase nicht beeinflusst.

Die Eigenschaften der hier besprochenen Disaccharidasen und Glykosidasen sind abschließend in ◘ Tab. 4.3 zusammengefasst.

Literatur

Alfalah M, Jacob R, Preuss U, Zimmer KP, Naim H, Naim HY (1999) O-linked glycans mediate apical sorting of human intestinal sucrase-isomaltase through association with lipid rafts. Curr Biol 9 (11): 593–596

Jacob R, Peters K, Naim HY (2002a) The prosequence of human lactase-phlorizin hydrolase modulates the folding of the mature enzyme. J Biol Chem 277 (10): 8217–825

Jacob R, Purschel B, Naim HY (2002b) Sucrase is an intramolecular chaperone located at the C-terminal end of the sucrase-isomaltase enzyme complex. J Biol Chem 277 (35): 32141–3218

Naim HY, Sterchi EE, Lentze MJ (1988a) Biosynthesis of the human sucrase-isomaltase complex. Differential O-glycosylation of the sucrase subunit correlates with its position within the enzyme complex. J Biol Chem 263 (15): 7242–7253

Naim HY, Sterchi EE, Lentze MJ (1988b) Structure, biosynthesis, and glycosylation of human small intestinal maltase-glucoamylase. J Biol Chem 263 (36): 19709–19717

Nichols BL, Avery S, Sen P, Swallow DM, Hahn D, Sterchi E (2003) The maltase-glucoamylase gene: common ancestry to sucrase-isomaltase with complementary starch digestion activities. Proc Natl Acad Sci USA 100 (3): 1432–1437

Takesue Y, Yokota K, Nishi Y, Taguchi R, Ikezawa H (1986) Solubilization of trehalase from rabbit renal and intestinal brush-border membranes by a phosphatidylinositol-specific phospholipase C. FEBS Lett 201 (1): 5–8

Wacker H, Keller P, Falchetto R, Legler G, Semenza G (1992) Location of the two catalytic sites in intestinal lactase-phlorizin hydrolase. Comparison with sucrase-isomaltase and with other glycosidases, the membrane anchor of lactase-phlorizin hydrolase. J Biol Chem 267 (26): 18744–18752

5 Leitsymptome und Differenzialdiagnostik

5.1 Bauchschmerzen – 136
W. Nützenadel
5.1.1 Akute Bauchschmerzen – 136
5.1.2 Chronische Bauchschmerzen – 137
5.1.3 Chronisch rezidivierende Bauchschmerzen – 137
Literatur – 138

5.2 Erbrechen (Regurgitation) – 138
T.G. Wenzl
5.2.1 Erbrechen beim Neugeborenen – 138
5.2.2 Erbrechen beim Säugling – 139
5.2.3 Erbrechen jenseits des Säuglingsalters – 139
Literatur – 139

5.3 Dysphagie (Odynophagie) – 139
T.G. Wenzl
5.3.1 Angeborene Fehlbildungen – 140
5.3.2 Ösophageale Erkrankungen – 140
5.3.3 Pharyngeale und ösophageale Obstruktionen – 140
5.3.4 Entzündliche Veränderungen – 140
5.3.5 Neuromuskuläre Erkrankungen – 140
Literatur – 140

5.4 Gedeihstörung und Malabsorption – 141
K.-P. Zimmer
5.4.1 Epidemiologie – 141
5.4.2 Pathophysiologie – 141
5.4.3 Klinisches Bild – 141
5.4.4 Diagnostik – 142
5.4.5 Screening – 144
5.4.6 Differenzialdiagnostik – 144
5.4.7 Ausschluss einer echten Gedeihstörung – 144
5.4.8 Therapie und Prognose – 145
Literatur – 145

5.5 Gastrointestinale Blutung – 145
W. Nützenadel
5.5.1 Obere gastrointestinale Blutung – 146
5.5.2 Untere gastrointestinale Blutung – 146
5.5.3 Diagnostisches Vorgehen – 146
Literatur – 147

5.6	**Obstipation und Enkopresis** – 147	
	A. Ballauff	
5.6.1	Definitionen und Epidemiologie – 147	
5.6.2	Pathophysiologie – 148	
5.6.3	Klinisches Bild – 148	
5.6.4	Diagnostik – 148	
5.6.5	Therapie – 149	
	Literatur – 149	
5.7	**Akute Diarrhö und Dehydration** – 149	
	A.C. Hauer	
5.7.1	Epidemiologie – 149	
5.7.2	Pathophysiologie – 149	
5.7.3	Klinisches Bild – 151	
5.7.4	Diagnostik – 152	
5.7.5	Therapie – 152	
	Literatur – 153	
5.8	**Chronische Diarrhö** – 153	
	K.-M. Keller	
5.8.1	Epidemiologie – 153	
5.8.2	Pathophysiologie – 153	
5.8.3	Klinisches Bild – 153	
5.8.4	Diagnostik – 154	
5.8.5	Differenzialdiagnostik – 155	
5.8.6	Therapie – 156	
5.8.7	Prognose – 156	
	Literatur – 156	
5.9	**Akutes Abdomen** – 157	
	W. Nützenadel, K.-L. Waag	
5.9.1	Anamnese – 157	
5.9.2	Untersuchungsbefund – 157	
5.9.3	Weitere Diagnostik – 157	
5.9.4	Vorgehen – 158	

5.1 Bauchschmerzen

W. Nützenadel

Bauchschmerzen sind im Kindesalter ein sehr häufiges Symptom, und die notwendigen differenzialdiagnostischen Überlegungen umfassen organisch schlecht definierte und als funktionell angesehene Erkrankungen, extraabdominelle Krankheiten sowie seltene Krankheitsbilder.

5.1.1 Akute Bauchschmerzen

Die Vorstellung eines Kindes mit akuten Bauchschmerzen erfolgt meist kurz nach Schmerzbeginn, nicht selten nachts und zu Zeiten eingeschränkter Diagnostik. Erschwert ist die Diagnosefindung durch fehlende Verbalisierung der Schmerzen bei Kleinkindern und Säuglingen sowie durch vage und wenig präzise Angaben zu Schmerzcharakter und Lokalisation bei älteren Kindern.

> ❗ Eminent wichtig ist die Differenzierung zwischen Erkrankungen mit und ohne Möglichkeit der operativen Therapie; die Entscheidung basiert nicht zuletzt auf der Qualität und Interpretion von Anamnese, klinischem Befund und Laborergebnissen sowie der von Röntgen- und Sonographiebefunden.

Anamnese

Die häufig gegebene Dramatik eines Notfalls mit den kindlichen und elterlichen Ängsten erfordert ein möglichst ruhiges und tastendes Vorgehen. Angaben zum **Symptombeginn** sind meist präzise, ungenau dagegen häufig die Angaben zu **Schmerzstärke und -charakter**. Nachzufragen sind meist:
- letzte Nahrungsaufnahme
- Erbrechen und Art des Erbrochenen
- letzter Stuhlgang und Stuhlauffälligkeiten
- vorausgegangene Schmerzepisoden
- vorangegangene abdominelle Operationen
- Begleitsymptome wie Fieber
- Nahungsverweigerung
- andere Auffälligkeiten

Bei Kleinkindern finden sich oft nur indirekte Schmerzzeichen wie Unruhe, Wimmern, Schreien und Pressen des Bauches.

Klinischer Befund

Eine ruhige und das Kind wenig alterierende Untersuchung minimiert die Abwehr des Kindes. Hilfreich ist es, die Untersuchung nicht mit dem schmerzhaften Abdomen zu beginnen und unangenehme Untersuchungen an das Ende zu setzen. Notwendig ist immer eine **vollständige Untersuchung.** Pneumonien und eine basale Pleuritis manifestieren sich nicht selten mit Bauchschmerzen, auch Beschwerden unterschiedlicher Art und Lokalisation werden als Bauchschmerzen angeben.

Die Untersuchung des Abdomens wird in folgender **Reihenfolge** durchgeführt:
- Beobachtung der Haltung, der spontan eingenommenen Lage sowie der Atmung
- Demonstration der Schmerzlokalisation durch Fingerzeigen des Kindes
- oberflächlich beginnende und in die Tiefe fortschreitende Palpation mit Wahrnehmen lokalisierter Abwehr oder von Schmerzen
- Auskultation

Zusätzlich sind **Klopf- und Loslassschmerz** zu prüfen.

Eine **rektal-digitale Untersuchung** ist obligatorisch, trotz elterlicher und kindlicher Einwände. Sie offenbart häufig eine Obstipation, und die mögliche Therapie durch ein Klysma beendet weitere diagnostische Überlegungen.

Gelingt keine Diagnosestellung oder kein Ausschluss einer chirugisch zu therapierenden Erkrankung, sind Labor- und bildgebende Diagnostik erforderlich.

> ❗ Eminent wichtig sind bei unklarer Situation kurzfristig wiederholte Untersuchungen.

Akuter Bauchschmerz: Warnzeichen und Hinweise auf das Vorliegen chirurgisch zu therapierender Erkrankungen
- Anamnese: vorausgegangene abdominale Operationen, Trauma, Koliken, Erbrechen (besonders im Verlauf auftretend), Erbrechen von Galle oder Kot, hohes Fieber, fehlender Stuhlgang
- Befunde: sichtbar krankes Kind, Schock, gespanntes oder vorgewölbtes Abdomen, tympanitischer Klopfschall, lokalisierter Druckschmerz, Klopfschmerz, Loslassschmerz, positives Psoaszeichen, tastbare Resistenz, diffuse oder lokalisierte Abwehrspannung, fehlende sowie helle und klingende Darmgeräusche
- Laborbefunde: hohe Werte der Entzündungsparameter

Akuter Bauchschmerz: mögliche Differenzialdiagnosen
- Akute Bauchschmerzen ohne Indikation zur operativen Therapie: Obstipation, infektiöse Gastroenteritis, Ketoazidose mit und ohne Diabetes, Harnwegsinfektionen, Pneumonie, basale Pleuritis, Gastritis, Ulkus ventriculi, Ulcus duodeni, Cholezystitis, Cholezystolithiasis, Pankreatitis, Invagination, Purpura Schönlein-Henoch, Ovarialzyste
- Akute Bauchschmerzen mit Indikation zur operativen Therapie: Appendizitis, perforierte Appendizitis, Obstruktionsileus, M. Hirschsprung, inkarzerierte Hernien, Bauchtrauma, konservativ erfolglose Reposition einer Invagination, Hodentorsion, intraabdomineller Abszess, Peritonitis

---

Weitere Diagnostik

Die in der folgenden Übersicht angegebene Basisdiagnostik für **Laboruntersuchungen** ist fast immer ausreichend. Bei der Differenzialdiagnostik chirurgischer Erkrankungen sind die **Sonographie** und die **Röntgenaufnahme des Abdomens** in aufrechter Position oder Seitenlage wichtig. Magnetresonanz- und Computertomographie haben nur wenige Indikationen.

Diagnostik bei akuten Bauchschmerzen
— Basislabordiagnostik: Blutbild, Konzentration des C-reaktiven Proteins (CRP), evtl. Blutkörperchensenkungsgeschwindigkeit (BSG), Urinbefund einschließlich Ketonnachweis, Aktivitäten von Amylase, Lipase und Transaminasen, Blutzuckerspiegel, Elektrolytwerte im Serum
— Erweiterte Diagnostik:
  – Sonographie: diagnostisch bei Invagination sowie Cholezysto- und Nephrolithiasis; hinweisend bei Appendizitis, Abzess, Hodentorsion, Ovarialzysten, Raumforderungen, Pyelonephritis, Pankreatitis und Volvulus
  – Röntgenaufnahme des Abdomens, aufrecht oder in Seitenlage: diagnostisch bei Ileus, insbesonders bei Obstruktion, Urolithiasis und Gallensteinen; hinweisend bei Invagination, intrabdomineller Raumforderung und Abszess
  – Magnetresonanz- und Computertomographie: diagnostisch bei intraabdominellem Abszess, Raumforderung, entzündlichen Darmerkrankungen und Pankreatitis

5.1.2 Chronische Bauchschmerzen

Chronische Bauchschmerzen finden sich bei etwa 20% aller Kinder. Die Abklärung ist kompliziert, einerseits durch eine Vielzahl möglicher Diagnosen, anderseits durch eine Überzahl der Patienten ohne strukturelle, entzündliche, infektiöse oder biochemische Ursache. Die erforderliche Diagnostik zur Abklärung aller Ursachen ist aufwändig und ergibt höchstens bei 10–20% der Patienten eine klare Diagnose. Die Balance zwischen notwendiger und unnötiger Diagnostik ist immer ein Abwägen und Beachten von Hinweisen und Wahrscheinlichkeiten.

Nicht ganz selten finden sich **psychologisch-psychiatrische Auffälligkeiten,** auch ohne eine direkte kausale Beziehung. Häufig ergibt eine typische Symptomatik ohne objektive klinische Befunde die Vermutungsdiagnose »chronisch rezidivierende Bauchschmerzen«, »Nabelkoliken« oder auch »recurrent abdominal pain«. Eine laborchemische Basisdiagnostik und eine Sonographie sind trotz geringer Erwartungen auch zur Beruhigung der Eltern sinnvoll. Bei gegebener Symptomatik sind Überlegungen zur weiterführenden Diagnostik notwendig. Klinische Hinweise und die Kenntnis der Differenzialdiagnostik organisch bedingter Erkrankungen können hilfreich sein.

Chronische Bauchschmerzen: Warnzeichen für das Vorliegen einer organisch bedingten Erkrankung
— Anamnese: Gewichtsverlust, Wachstumsretardierung, Erbrechen, Sodbrennen, Diarrhö, blutige oder schleimige Stühle, schmerzhafter Stuhlgang, Tenesmen, Schmerzen nach der Nahrungsaufnahme oder bei Verzehr bestimmter Speisen, kolikartige Schmerzen, ausstrahlende Schmerzen, nächtlicher Schmerz, Gelenkschmerzen, vorausgegangene abdominelle Operationen sowie positive Familienanamnese für Gastritis, Ulkusleiden, chronisch-entzündliche Darmerkrankungen, Hepatopathien und genetische Erkrankungen

▼

— Befunde der körperlichen Untersuchung: Untergewicht, Kleinwuchs, jeder auffällige extraabdominelle Befund, Schmerzlokalisation nicht periumbilikal, lokalisierter Druckschmerz, ausstrahlende Schmerzen, Abwehrspannung, Resistenz, auffällige Peristaltik, Gefäßgeräusche
— Laborbefunde: Normabweichungen bei der Basisdiagnostik, Auffälligkeiten bei weiterführenden Untersuchungen

Differenzialdiagnostik chronischer und chronisch rezidivierender Bauchschmerzen
— Entzündliche Erkrankungen: Ösophagitis, Gastritis, Helicobacter-pylori-Infektion, Ulkus, M. Crohn, Colitis ulcerosa, Harnwegsinfekte, infektiöse Darmerkrankungen wie Giardiasis und Blastocystis hominis, eosinophile Gastroenteritis, Ménetrier-Erkrankung, Purpura Schönlein-Henoch, Vaskulitis, Cholezystitis, Pankreatitis, Mittelmeerfieber, Hepatitis
— Nahrungsmittelunverträglichkeit: Zöliakie, intestinale Nahrungsmittelallergien, Kohlenhydratintoleranz
— Motilitätsstörungen: Obstipation, gastroösophagealer Reflux, Malrotation
— Andere Erkrankungen: Gallensteine, Gallengangzysten, Pankreaszyste, Harnwegsfehlbildungen, Nephro- und Urolithiasis, idiopathische Hyperkalziurie, Mesenterialarterienverschluss, gestielte Ovarialzyste, Porphyrie, hereditäres Angioödem, Raumforderung, abdominelle Migräne

5.1.3 Chronisch rezidivierende Bauchschmerzen

Unter diesem Begriff versteht man Schmerzen, die nach Apley die Altersgruppe von 4–16 Jahren betreffen sowie durch intermittierende Bauchschmerzen über mehr als 3 Monate und eine unmittelbare schmerzbedingte Beeinträchtigung der Aktivität charakterisiert sind. Der Altersgipfel liegt bei 5–10 Jahren. Der Schmerz wird als eigenständig und nicht als vorgetäuscht oder als eine Vermeidungsstrategie bei Schulbesuch oder anderen Verpflichtungen angesehen; ein Auftreten etwa bei **psychosozialem Stress** ist allerdings nicht selten. Genetische Faktoren werden durch gehäuftes familiäres Auftreten nahegelegt.

Das **Symptombild** ist relativ uniform. Der Schmerz tritt vorwiegend tagsüber und abends auf und bessert sich auch ohne Medikation. Nächtliches Aufwachen wegen der Schmerzen ist selten. Die Dauer liegt meist unter einer, selten bei >3 Stunden. Die Schmerzen werden periumbilikal oder epigastrisch lokalisiert, sie strahlen nicht aus. Ein Bezug zu Mahlzeiten, Art der Nahrungsaufnahme, körperlicher Aktivität oder bestimmten Situationen ist eher ungewöhnlich. Der Schmerz wird als vage und unbestimmt angegeben. Tätigkeiten werden unterbrochen. Drücken des Bauches, Grimassieren oder auch Schreien und Wimmern kommen vor; die Eltern erleben ihr Kind leidend. Begleitsymptome wie Kopfschmerz, Blässe oder Übelkeit sind selten, zwischenzeitlich sind die Patienten meist symptomfrei. Ausnahmen sind dyspeptische Beschwerden (Erbrechen, Schmerzen bei der Mahlzeit, Aufstoßen, Sättigungsgefühl, Wechsel von weichen Stühlen und Obstipation). Der klinische Befund sowie Labor- und weitere Untersuchungen sind immer unauffällig. Eine wirksame medikamentöse oder diätetische Therapie existiert nicht. Hilfreich sind Aufklärung, Verhaltenstherapie und gelegentlich zusätzliche Ballaststoffe.

In den letzten Jahren wurden entsprechend der Rome-II-Kriterien **Subtypen** differenziert: funktionelle Dyspepsie, Reizdarmsyndrom, funktionelles Bauchschmerzsyndrom, abdominelle Migräne. Es ist bislang jedoch nicht erkennbar, welchen Nutzen diese Differenzierung für das diagnostische Vorgehen, die Therapie oder prognostische Aussagen hat.

Literatur

Hyams JS, Hyams PS (1998) Recurrent abdominal pain and the biophysiological model of medical practice. J Pediatr 133: 473–478

Humphreys PA, Gevritz RN (2000) Treatment of recurrent abdominal pain: components analysis of four treatment protocols. J Pediatr Gastroenterol Nutr 31: 47–51

Rothe-Irsig A, Thyen U, Raspe HH, Stoven H, Schmucker P (2004) Reports of pain among German children and adolescent:an epidemiologic study. Acta Pediatr 93: 258–263

Walker LS, Lipani TA, Greene JW et al. (2004) Recurrent abdominal pain: Symptom subtypes based on the Rome II criteria for pediatric functional gastrointestinal disorders. J Pediatr Gastroenterol Nutr 39: 303–304

Weydert JA, Ball TM, Davis MF (2003) Systematic review of treatment for recurrent abdominal pain. Pediatrics 111 (1): 1–11

Zeiter DK, Hyams JS (2202) Recurrent abdominal pain in children. Pediatr Clin North Am 49: 53–71

5.2 Erbrechen (Regurgitation)

T.G. Wenzl

Als Erbrechen bezeichnet man das propulsive Ausstoßen des Mageninhalts. Regurgitation ist das eher passive Zurückfließen von Nahrungsbestandteilen aus dem Magen bzw. Ösophagus. Patientenalter, Anamnese und körperliche Untersuchung geben entscheidende Hinweise für das weitere diagnostische Vorgehen. Zum gastroösophagealen Reflux ▶ Abschn. 9.3.

Allgemeines diagnostisches Vorgehen bei Erbrechen
- Anamnese:
  - Alter des Patienten
  - Zeitpunkt des ersten Auftretens
  - akutes oder chronisches Geschehen, Dauer der Symptomatik
  - Art des Erbrechens (schlaff, projektil)
  - Zusammenhang mit Nahrungsmittelaufnahme bzw. Nüchternzustand
  - Begleitsymptome
- Vollständige klinische und neurologische Untersuchung:
  - Allgemeinzustand
  - Abklärung des Leitsymptoms
- Weiterführende Diagnostik:
  - Infektionsdiagnostik: Labor- und mikrobiologische Untersuchungen
  ▼
  - Untersuchung des Abdomens: Sonographie, Bildgebung
  - neurologische Befundung: Schädelsonographie, Bildgebung, Funduskopie
  - Intoxikations- und Stoffwechseldiagnostik
  - Endoskopie
  - psychiatrische Untersuchung

5.2.1 Erbrechen beim Neugeborenen

Die gelegentliche Regurgitation beim gesunden, gedeihenden Neugeborenen ist ein **physiologisches Phänomen.** Eine weitere Diagnostik oder Therapie ist nicht notwendig. Ein Krankheitwert erwächst erst durch eine Grundkrankheit oder die mit dem Erbrechen assoziierten Symptome.

Galliges Erbrechen, sichtbare Peristaltik und eine abdominelle Distension mit tastbarem Strang sind bis zum Beweis des Gegenteils verdächtig auf eine **intestinale Obstruktion.** Eine tastbare Raumforderung kann auf einen Ileus oder eine intestinale Duplikatur hinweisen; Dehydration und Fieber sind möglich.

Erbrechen bei verzögertem Mekoniumabgang ist verdächtig auf einen **Mekoniumileus** (z. B. als frühe Manifestation einer Mukoviszidose), einen M. Hirschsprung oder eine anders geartete intestinale Obstruktion.

Vermehrtes Speicheln und Erbrechen bei der ersten Fütterung und ein Oligohydramnion lassen an eine Ösophagusatresie, in- und exspiratorischer Stridor mit Erbrechen an einen vaskulären Ring denken. Bei einer **duodenalen Obstruktion** ist das Erbrechen gallig, wenn der Gallengang proximal der Obstruktion mündet. Bei der Duodenalatresie endet das Duodenum meist kurz distal der Ampulle blind. Bei einer Malrotation kann das Duodenum von peritonealen Umschlagfalten des Zökum (Ladd-Bänder) obstruiert sein. Bei einer intestinalen Atresie tritt das Erbrechen gewöhnlich umso später auf, je tiefer die Obstruktion lokalisiert ist. Auch ein Pankreas anulare oder eine duodenale Membran, oft assoziiert mit einer Malrotation, kann Ursache einer duodenalen Obstruktion sein und zum Erbrechen führen. Native Röntgenaufnahmen des Abdomens geben hier aufgrund der Luftverteilung wichtige Hinweise, gelegentlich sind Kontrastmitteldarstellungen notwendig. Erbrechen mit abdomineller Distension und blutigem Stuhl ist verdächtig auf eine Kolonperforation.

Infektionen im Neugeborenenalter gehen häufig mit Erbrechen einher. Hierbei kann es sich um eine Sepsis, eine Meningitis, einen Harnwegsinfekt, eine Gastroenteritis oder eine nekrotisierende Enterokolitis handeln.

Erbrechen kann zudem das Leitsymptom bei **intrakraniellen Veränderungen** mit erhöhtem Hirndruck und vorgewölbter, gespannter Fontanelle (Ödem, Blutung, Fehlbildung) und beim inzwischen seltenen Kernikterus sein.

> Schläfrigkeit, Irritabilität, Krampfanfälle sowie Saug- und Schluckstörungen stellen Alarmsymptome dar.

Angeborene **Stoffwechseldefekte** und **Nahrungsmittelunverträglichkeiten** können im Neugeborenenalter, aber auch später, mit Erbrechen einhergehen. Entscheidende Hinweise geben Zeitpunkt und Art der Einführung der enteralen Ernährung. Eine weitere wichtige Ursache des Erbrechens beim Neugeborenen ist das **adrenogenitale Syndrom** mit Salzverlust.

Verschiedene **Medikamente**, auch präpartal an die Schwangere verabreichte, können beim Neugeborenen zu Erbrechen führen.

5.2.2 Erbrechen beim Säugling

Die gelegentliche Regurgitation beim gesunden, gedeihenden Säugling ist ein **physiologisches Phänomen**. Eine weitere Diagnostik oder Therapie ist nicht notwendig. Ein Krankheitswert ergibt sich erst durch eine Grundkrankheit oder die mit dem Erbrechen assoziierten Symptome.

Wenn ein vormals gesunder Säugling mit Erbrechen erkrankt, ist die häufigste Ursache eine **Infektion**. Hierzu gehören u. a. Gastroenteritis, Harnwegsinfekt, Meningitis, Otitis und Keuchhusten.

Eine anhaltende oder zunehmende **Dystrophie** macht eine organische Ursache wahrscheinlich. Erbrechen mit Blutbeimengung muss immer ernst genommen werden. Die häufigste Ursache von Aufstoßen mit Regurgitation in den ersten 2–3 Lebensmonaten ist die Folge von verschluckter Luft bei zu hastigem oder noch unkoordiniertem Trinken. Falsches Fütterungsverhalten oder ausbleibende orale Stimulation während der sensiblen Phase kann hier verstärkend wirken. Auch Rumination (Wiederkäuen), d. h. bewusste Regurgitation mit erneutem Kauen und Schlucken, kann in diesem Zusammenhang, aber auch bei emotionaler Deprivation auftreten.

Leitsymptom der **hypertrophen Pylorusstenose** ist das projektile Erbrechen (»im Schwall«), meist kurz nach einer Mahlzeit. Gelegentlich sind peristaltische Wellen im Oberbauch sichtbar. Die Pylorusstenose tritt bevorzugt bei erstgeborenen Jungen auf.

Erbrechen kann auch bei einer Kuhmilchproteinintoleranz – meist kurz nach der Ingestion – auftreten und mit Blähungen sowie abdomineller Distension einhergehen.

5.2.3 Erbrechen jenseits des Säuglingsalters

Bei Erbrechen im Klein- und Schulkindalter muss, insbesondere bei plötzlichem Beginn, eine organische Ursache erwogen bzw. ausgeschlossen werden, v. a. wenn ein **Gewichtsverlust** besteht.

Die häufigste Ursache sind **Infektionen** wie Gastroenteritis, Meningitis, Pyelonephritis, Otitis und Pneumonie. Weitere Differenzialdiagnosen sind:
- diabetische Ketoazidose
- Zöliakie
- Enzephalopathie
- Harnstoffzyklusdefekte
- Erkrankungen des Fettsäurestoffwechsels
- Intoxikationen

Zahlreiche **Medikamente, Drogen und Giftstoffe** können via gastraler Irritation oder über zentralnervöse Mechanismen Erbrechen auslösen. Ein Münchhausen- bzw. Münchhausen-Stellvertreter-Syndrom ist zu erwägen.

Zyklisches Erbrechen kann als Erstsymptom einer Migräne sowie bei rezidivierendem Volvulus, ketotischer Hypoglykämie und Laktoseintoleranz auftreten.

Bei **neurologischen und psychiatrischen Erkrankungen** tritt Erbrechen häufig auf. Dies wird auch bei gesunden Kindern im Rahmen von Aufregung und Angst oder als Mittel zur Erreichung von Zuwendung und Aufmerksamkeit beobachtet. Erbrechen ist zudem ein typisches Symptom der Anorexia nervosa.

> **Fazit**
> Der Krankheitwert des Erbrechens erwächst erst durch eine Grundkrankheit oder die mit dem Erbrechen assoziierten Symptome.

> ❗ Warnsignale und Alarmsymptome sind oft richtungsweisend für das weitere Vorgehen und erfordern beim erbrechenden Kind eine rasche Klärung der zugrunde liegenden Ursache.

Literatur

David TJ (1995) Vomiting. In: David TJ (ed) Symptoms of disease in childhood. Blackwell Science, Oxford Cambridge Carlton

Orenstein SR (1996) Vomiting and regurgitation. In: Kliegman RM (ed) Practical strategies in pediatric diagnosis and therapy. Saunders, Philadelphia

5.3 Dysphagie (Odynophagie)

T.G. Wenzl

Dysphagie bedeutet Schluckstörung, Odynophagie schmerzhaftes Schlucken. Unterschieden werden die oropharyngeale Dysphagie mit Schluckbeschwerden zu Beginn des Schluckakts und die ösophageale Dysphagie mit Passagebehinderung für Nahrung. Als Symptome können Unbehagen und Zögern beim Schlucken, Speicheln, Würgen, Regurgitation und Erbrechen auftreten.

> **Allgemeines diagnostisches Vorgehen bei Dysphagie**
> - Anamnese:
>   - Alter des Patienten
>   - Zeitpunkt des ersten Auftretens
>   - akutes oder chronisches Geschehen, Dauer der Symptomatik
>   - Art der Schluckstörung (oropharyngeal, ösophageal), Speichelfluss
>   - Zusammenhang mit Nahrungsmittelaufnahme bzw. Nüchternzustand
>   - Begleitsymptome
> - Vollständige klinische und neurologische Untersuchung:
>   - Allgemein- und Ernährungszustand
>   - Abklärung des Leitsymptoms: Untersuchung von Lippen, Kiefer, Gaumen, Zunge, Pharynx und Speiseröhre
> - Weiterführende Diagnostik:
>   - Mitbeurteilung durch Hals-Nasen-Ohren-Arzt und Zahn-Mund-Kiefer-Chirurg
>   - Beurteilung des Schluckakts: Sonographie, Videobreischluckuntersuchung
>   - Endoskopie

- Untersuchung des Abdomens: Sonographie, Bildgebung
- neurologische Befundung: Schädelsonographie, Bildgebung, Funduskopie
- Fremdkörper-, Intoxikations- und Stoffwechseldiagnostik
- Psychiatrische Untersuchung

5.3.1 Angeborene Fehlbildungen

Übermäßiger Speichelfluss beim Neugeborenen kann erstes Symptom einer Ösophagusatresie sein. Eine tracheoösophageale Fistel kann sich durch Würgereiz und Husten nach der Fütterung äußern. Schluckschwierigkeiten sind häufig bei Neugeborenen mit Mikro- bzw. Retrognathie zu beobachten. Diese kann mit einem hohen Gaumenbogen oder einer Gaumenspalte assoziiert sein (Robin-Sequenz). Auch eine Makroglossie kann zur Dysphagie führen. Eine isolierte oder kombinierte Spaltbildung von Lippen, Kiefer und Gaumen ist der klinischen Untersuchung meist leicht zugänglich; gelegentlich weist sie jedoch eine Schleimhautdeckung auf, was die Diagnostik erschwert. Fütterungsschwierigkeiten und Regurgitation sind Symptome des seltenen Freeman-Sheldon-Syndroms.

5.3.2 Ösophageale Erkrankungen

Dysphagie ist das Leitsymptom bei Kindern mit ösophagealer Stenose oder Striktur. Die Kinder können in der Lage sein, Flüssigkeiten zu schlucken, haben allerdings Schwierigkeiten beim Schlucken fester Nahrung. Dysphagie und Odynophagie sind auch Symptome bei Patienten mit Ösophagitis infolge eines sauren gastroösophagealen Refluxes. Ösophageale Verbrühungen oder Verätzungen durch Säure oder Lauge äußern sich meist durch Speicheln, Nahrungsverweigerung oder schmerzhaftes Schlucken. Hinweise können neben der Anamnese Läsionen in Mund und Rachen sein. Eine Candidaösophagitis kann bei immunsupprimierten Patienten oder bei chronischer, generalisierter mukokutaner Candidiasis auftreten. Ebenso ist eine Dysphagie infolge eines Ösophagusdivertikels, einer Achalasie und einer ösophagealen Beteiligung bei Systemerkrankungen (Sklerodermie, Myasthenia gravis, Plummer-Vinson-Syndrom, systemischer Lupus erythematodes, Sjögren-Syndrom, Dermatomyositis, myotone Dystrophie) möglich.

5.3.3 Pharyngeale und ösophageale Obstruktionen

Eine Schluckstörung kann verursacht sein durch Erkrankungen, die zur Kompression, Einengung oder Verlagerung von Pharynx oder Ösophagus führen. Hierzu gehören:
- Tonsillenhyperplasie
- retropharyngealer Abszess
- Fremdkörper
- vaskulärer Ring (Dysphagia lusoria, Aortenbogenanomalien)
- Kardiomegalie
- Schatzki-Ring
- ösophageale oder mediastinale Raumforderung
- Vergrößerung der Schilddrüse

Auch die nasale Obstruktion bei vergrößerten Adenoiden kann zu Schluckstörungen führen.

5.3.4 Entzündliche Veränderungen

Eine Gingivostomatitis herpetica resultiert häufig in einer Dysphagie infolge einer Odynophagie. Erhöhter Speichelfluss und Nahrungsverweigerung können Hinweise auf eine Epiglottitis oder einen Peritonsillarabszess sein.

5.3.5 Neuromuskuläre Erkrankungen

Die neuromuskuläre Unreife des Frühgeborenen führt häufig zu Schwierigkeiten beim Saugen und Schlucken. Andererseits können diese Symptome erste Hinweise auf eine primäre oder sekundäre zerebrale Erkrankung oder eine Zerebralparese sein. Dysphagie und Erbrechen können beim Neugeborenen zudem die Folge einer mütterlichen Narkose unter der Geburt darstellen. Kinder mit konnataler Hypothyreose zeigen häufig Schwierigkeiten beim Saugen und Schlucken; dies gilt auch für andere Ursachen einer neonatalen muskulären Hypotonie. Pharyngeale Paresen als Ursache der Dysphagie sind selten. Zu ihren Ursachen gehören das Prader-Willi- und das Silver-Russell-Syndrom. Eine Dysphagie ist zudem ein frühes Zeichen bei bulbärer Paralyse, Poliomyelitis, Guillain-Barré-Syndrom, postdiphtherischer Paralyse und Botulismus. Eine Dysphagie findet sich auch beim Möbius-Syndrom, bei der kongenitalen myotonen Dystrophie und bei der infantilen Form des M. Gaucher.

> **Fazit**
> Eine Dysphagie oder Odynophagie ist immer ein ernst zu nehmendes Symptom, das der weiteren Klärung bedarf. Man unterscheidet die oropharyngeale von der ösophagealen Dysphagie. Abzugrenzen sind psychogen bedingte Schluckstörungen.

> ❗ Warnsignale und Alarmsymptome sind oft richtungsweisend für das weitere Vorgehen und erfordern beim dysphagischen Kind eine rasche Klärung der zugrunde liegenden Ursache.

Literatur

David TJ (1995) Dysphagia. In: David TJ (ed) Symptoms of disease in childhood. Blackwell Science, Oxford Cambridge Carlton

Rommel N, De Meyer AM, Feenstra L, Veereman-Wauters G (2003) The complexity of feeding problems in 700 infants and young children presenting to a tertiary care institution. J Pediatr Gastroenterol Nutr 37: 75–84

Sutphen JL (1996) Dysphagia, gastroesophageal reflux, and eating disorders. In: Walker-Smith JA, Hamilton JR, Walker WA (eds) Practical pediatric gastroenterology, 2nd edn. Decker, Hamilton

5.4 Gedeihstörung und Malabsorption

K.-P. Zimmer

Die Gedeihstörung ist definiert als eine Verzögerung der somatischen und meist auch der motorischen und psychosozialen Entwicklung, bei der die Verlaufskurve des Körpergewichts und evtl. zusätzlich der Körperlänge bzw. -höhe unter die 3. Perzentile oder bezogen auf die genetische Zielgröße des Patienten mehr als 2 Hauptperzentilen abfällt. Die Gedeihstörung bezieht sich auf eine Symptomatik, der unterschiedliche Krankheitsbilder zugrunde liegen. Unterbegriffe für Gedeihstörung sind Malabsorption, Maldigestion, Unterernährung und Wachstumsstörung. Dem Kwashiorkor liegt ein Proteinmangel bei ausreichender Energiezufuhr, dem Marasmus ein Protein- wie auch ein Energiemangel zugrunde. Die Gedeihstörung kommt mit anhaltend hoher Prävalenz in den Entwicklungsländern vor, gehört jedoch auch in entwickelten Ländern zu den häufigen Vorstellungsgründen beim niedergelassenen und in der Klinik tätigen Kinder- und Jugendmediziner. In den westlichen Ländern haben im vergangenen Jahrhundert Fortschritte in der Behandlung von Infektionen, Unterernährung, zugrunde liegenden Erkrankungen und psychosozialer Deprivation zu einem Rückgang der Gedeihstörung geführt.

5.4.1 Epidemiologie

Die geschätzte **Prävalenz** der Gedeihstörung in Entwicklungsländern beträgt >35%. In den USA werden etwa 10% der Kinder ambulant wegen einer Gedeihstörung behandelt. Der Anteil der Kinder, die mit der Symptomatik einer Gedeihstörung in einer Kinderklinik zur Vorstellung kommen, liegt in angelsächsischen Ländern bei 3–5%. Die deutsche Krankenhausstatistik, bei der 6–7% der 1- bis 15-jährigen Kinder mit der ICD-Diagnose »Symptome, die die Ernährung, den Stoffwechsel und das Wachstum betreffen« stationär behandelt wurden, deutet auf eine ähnliche Inzidenz hin.

5.4.2 Pathophysiologie

Während in den Entwicklungsländern Infektionen, Armut und Nährstoffmangel ätiopathogenetisch im Vordergrund stehen, dominieren in den entwickelten Ländern **chronische Erkrankungen** und **nichtorganische Ursachen** in der Pathogenese der Gedeihstörung. Grundsätzlich sind 4 Entstehungsmechanismen zu unterscheiden, die häufig kombiniert auftreten:
- unzureichende Kalorienaufnahme
- Maldigestion
- Malabsorption
- gesteigerter Energieumsatz

In der Regel folgt der mangelnden Gewichtszunahme oder der Gewichtsabnahme eine Wachstumsstörung. Das Körpergewicht, bezogen auf die Körperhöhe, ist insbesondere bei der **akuten Gedeihstörung** vermindert, während eine verminderte Körperhöhe bezogen auf das Alter eine **chronische Gedeihstörung** anzeigt. Die anthropometrischen Werte sind auf das genetische Potenzial des Patienten bzw. die Elterngrößen zu beziehen.

 Ist die somatische Entwicklung gestört, sind auch Einschnitte in der motorischen und psychosozialen Entwicklung sowie bei der Knochenreifung und der Pubertätsentwicklung zu befürchten.

5.4.3 Klinisches Bild

Eine Gedeihstörung fällt meist im Rahmen einer Vorsorgeuntersuchung, einer psychomotorischen Entwicklungsretardierung, einer Verhaltensstörung oder im Verlauf einer Grunderkrankung auf. Fünfzig Prozent bis 70% der Kinder mit nichtorganisch bedingter Gedeihstörung zeigen eine **Entwicklungsverzögerung**.

> **Symptomatik der Gedeihstörung**
> - Gesicht: Ausdruckslosigkeit, weite Augen, starrer und apathischer Blick (Greisengesicht)
> - Gespannte Fäuste
> - Verminderung des subkutanen Fettgewebes: Tabaksbeutelgesäß (▶ Kap. 1, ◘ Abb. 1.2), hängende Hautfalten an den Armen
> - Zeichen der Dehydration: trockene Schleimhäute, stehende Hautfalten
> - Reduktion der Muskelmasse
> - Bewegungsarmut, fehlende Kontaktaufnahme

Das Beschwerdebild bietet oft wertvolle diagnostische Wegweiser:
- Haut:
  - Zinkmangel (Acrodermatitis enteropathica): Bläschen und Erosionen im Bereich von Nase, Mund, Anus und Akren, Koilonychie, Beau-Linien
  - Immundefekt: Pilzinfektionen (Mundsoor, Dermatitis) während des ersten Lebensjahres zusammen mit Durchfall und rezidivierenden Infektionen (Pneumonie, Otitis media)
  - Nahrungsmittelallergie: neurodermitische Herde, Asthma bronchiale
  - Mangel an essenziellen Fettsäuren: schuppige und trockene Haut, verminderter Haarwuchs, Thrombozytopenie, Infektionsanfälligkeit, verzögerte Wundheilung, Durchfall
  - Anämie: Blässe, Müdigkeit (Mangel an Eisen, Vitamin B_{12} und Folsäure)
- Ausladendes Abdomen:
  - Kohlenhydratmalabsorption (Zöliakie)
  - Maldigestion: Fettstühle
  - Kolitis: Stuhlbeimengungen (Blut, Schleim)
  - Aszites bei Kwashiorkor
- Spucken, Erbrechen, Nahrungsverweigerung: gastroösophagealer Reflux
- Schnarchen, Mundatmung, Infektneigung: Hypertrophie der Adenoide

5.4.4 Diagnostik

❗ Im Rahmen der Diagnostik sind (Abb. 5.1):
- das Ausmaß der Unterernährung sowie der somatischen, motorischen und psychosozialen Entwicklungsverzögerung zu ermitteln und
- auf einem multidisziplinären Ansatz sowie anamnestischen Angaben und körperlichem Befund basierend ein ätiopathogenetisch begründetes Therapiekonzept zu entwickeln.

Anamneseerhebung

Anamnese
- Familienanamnese: Endhöhen und Pubertätsentwicklung von Familienmitgliedern, Konsanguinität, Allergien
- Schwangerschaftsanamnese: Nikotin-, Alkohol-, Drogenabusus
- Geburtsanamnese: perinatale Asphyxie, intrauterine Wachstumsverzögerung (Plazentainsuffizienz)
- Vorsorgeuntersuchungen: anthropometrische Vordaten, initiale Symptomatik
▼
- Reisen in das (tropische) Ausland
- Ernährungsanamnese:
  - Art der Nahrung (Muttermilch, Formelnahrung)
  - Verabreichung der Nahrung
  - Zeitpunkt und Art der Nahrungsumstellungen (Abstillen)
  - Gehalt der Nahrung an Kuhmilch, Kohlenhydraten, Fruktose und Gluten
  - alternative (z. B. vegetarische) Ernährungsformen (► Kap. 28)

Bei der Auswertung des **Ernährungsprotokolls** bezieht die Diätassistentin die Kalorienzufuhr nicht auf Körperlänge oder -gewicht, sondern auf das Alter. Ein Überangebot an Kohlenhydraten (z. B. Fruchtsäfte) kann zu einer unbalancierten Diät und einer Gedeihstörung führen. Mit Apfelsaft lassen sich 25–60% des täglichen Energiebedarfs decken, sodass die Zufuhr an Protein, Fett und essenziellen Nährstoffen eingeschränkt ist.

Bestehen **Fütterungsprobleme** oder Hinweise auf eine **oromotorische Dysfunktion** (Fütterungsversuch), so ist eine Logopädin einzuschalten. Fallen bei der Beobachtung von Mutter und Kind oder beim Essen und Spielen des Kindes Verhaltensstörungen (z. B. infantile Anorexia nervosa) auf, ist eine Kinderpsycho-

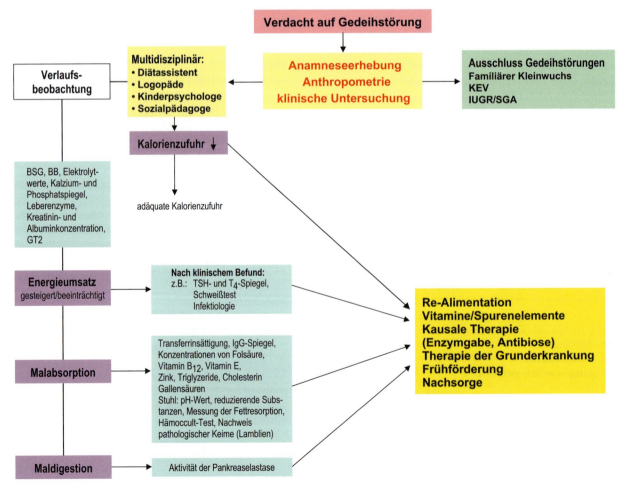

Abb. 5.1. Diagnostik bei Gedeihstörung. *BB* Blutbild; *BSG* Blutkörperchensenkungsgeschwindigkeit; *GT2* Tuberkulinhauttest nach Mendel-Mantoux; *IUGR* »intrauterine growth restriction«; *KEV* konstitutionelle Entwicklungsverzögerung; *SGA* »small for gestational age«

login einzubeziehen. Eine weitere Abklärung der familiären Interaktion, der Elternbeziehung oder einer eventuellen Depression eines Elternteils ist insbesondere bei der häufigen Form der nichtorganisch bedingten Gedeihstörung Voraussetzung für eine erfolgreiche Therapie.

Anthropometrie

Neben dem Absinken der Verlaufswerte für **Körpergewicht und -länge** bzw. -höhe unter die 3. Perzentile oder – bezogen auf die genetische Zielgröße des Patienten – um mehr als 2 Hauptperzentilen wird auch ein erniedrigtes **Längensollgewicht** als Parameter einer Gedeihstörung benutzt.

$$\text{Längensollgewicht (\%)} = \frac{\text{Körpergewicht (kg)} \times 100}{\text{Gewichtsmedian der Körpergröße}}$$

Der Normwert des Längensollgewichts beträgt 90–110%.

Bei schwerer Unterernährung liegt das Körpergewicht 60% unterhalb des Längensollgewichts. Der **Kopfumfang,** der überwiegend pränatal und genetisch determiniert wird, ist bei der Gedeihstörung in der Regel weniger betroffen als Körpergewicht und Körperhöhe; diese 3 Parameter geben erste Hinweise auf die Ätiopathogenese der Gedeihstörung (Tab. 5.1).

Weitere geeignete Parameter zur Differenzialdiagnostik einer Gedeihstörung sind die **Wachstumsgeschwindigkeit** und die **Geschwindigkeit der Körpergewichtszunahme.** Wachstumsdaten von Familienmitgliedern und genetisch determinierte Zielgrößen (Zielhöhe und mittlere Elternhöhe) zeigen das genetische Potenzial des Patienten. Ein Body-Mass-Index von <15 im Alter von 11–13 Jahren und von <16,5 im Alter von 14–17 Jahren spricht für eine Unterernährung. Die Messung des mittleren Oberarmumfangs zur Einschätzung der Proteinmasse des Skeletts und die Messung der Trizepsfaltendicke zur Einschätzung der Fettmasse sind weniger für die Initialdiagnostik, sondern vielmehr für die Verlaufsbeurteilung einer Gedeihstörung geeignet.

Sitzhöhe und Armlänge sind bei der Diagnostik des **dysproportionierten Kleinwuchses** hilfreich. Vordaten zu Körpergewicht und Wachstum deuten auf einen Stillstand oder eine Abweichung von der individuellen Perzentile oder sogar den Krankheitsbeginn hin; sie sind für die Verlaufsbeurteilung von zentraler Bedeutung.

Körperliche Untersuchung

Eine gründliche Untersuchung des gesamten Körpers ist Grundlage für die weitere diagnostische Abklärung einer Gedeihstörung. Insbesondere können **Organbeteiligungen** (z. B. Trommelschlägelfinger bei Lungenerkrankungen und zyanotischen Vitien) und **Grunderkrankungen** (z. B. zyanotische Vitien) erkannt werden. Bei der körperlichen Untersuchung interessieren insbesondere:
- Abdomen: Vergrößerung, Konsistenz von Leber und Milz, Aszites, Peristaltik
- Haut mit Anhangsgebilden: Ikterus, Pruritus, Blässe, Mundwinkelrhagaden, Alopezie, Petechien
- Skelett: Rachitis
- Dysmorphiezeichen: Turner-Syndrom, Lippen-Kiefer-Gaumen-Spalte
- Fokussuche: besonders im Hals-Nasen-Ohren-Bereich
- neurologischer Status: beispielsweise fehlende Muskeleigenreflexe (Vitamin-E-Mangel)
- psychomotorische Entwicklung
- Pubertätsstadium

Eine **Stuhlinspektion** liefert bei dem Befund eines entfärbten Stuhls Hinweise auf eine Cholestase.

Labordiagnostik

Zur **Basisdiagnostik** zählen folgende Parameter:
- Blutkörperchensenkungsgeschwindigkeit (BSG)
- Blutbild
- Elektrolytwerte (inklusive Kalzium und Phosphat)
- Aktivitäten der Leberenzyme
- Albuminkonzentration
- Nierenretentionswerte
- Harnstatus
- Tuberkulinhauttest nach Mendel-Mantoux

> Die Indikation für weitere Laboruntersuchungen richtet sich wesentlich nach anamnestischen und klinischen Hinweisen, um eine gezielte Abklärung durchzuführen.

Zu den **erweiterten Laboruntersuchungen** werden gerechnet:
- Konzentration des thyreoideastimulierenden Hormons (TSH)
- Konzentration des freien Thyroxins (freies T_4)
- Schweißtest
- Untersuchung des Stuhls auf pathogene Keime

Bestehen Zeichen einer Malabsorption, ist eine **Malabsorptionsdiagnostik** indiziert:
- Zöliakieserologie (▶ Abschn. 3.6)
- Transferrinsättigung
- Folsäure-, Vitamin-B_{12}-, Vitamin-E- und Zinkspiegel
- Triglyzerid-, Cholesterin und Gallensäurenkonzentration
- Immunglobulinspiegel
- Stuhluntersuchungen (▶ Abschn. 3.4):
  - pH-Wert
  - reduzierende Substanzen
  - Fettbilanz über 72 Stunden oder Bestimmung des Fettresorptionskoeffizienten
  - Hämoccult-Test

Eine Maldigestion kann durch die Bestimmung der Pankreaselastase im Stuhl weiter abgeklärt werden. Eine Neutropenie deutet auf ein Shwachman-Diamond Syndrom (▶ Kap. 23) hin.

Tab. 5.1. Differenzialdiagnostik der Gedeihstörung anhand anthropometrischer Befunde

Diagnose	Kopfumfang	Körpergewicht	Körperhöhe
Hereditäre und kongenitale Defekte	Vermindert	Vermindert	Vermindert
Konstitutionelle Entwicklungsverzögerung	Normal	Vermindert	Vermindert
Mangelnde Energiezufuhr, mangelnder Energieumsatz, Malabsorption	Normal	Deutlich vermindert	Vermindert

5.4.5 Screening

Mit der regelmäßigen Durchführung der **Vorsorgeuntersuchungen** ist die frühzeitige Erkennung einer Gedeihstörung möglich. Grenzwertige anthropometrische Werte führen zu einer Verlaufskontrolle oder einer ersten klinischen Abklärung einer organischen oder nichtorganischen Ursache, u. U. mit Ausschluss einer echten Gedeihstörung (▶ Abschn. 5.4.7).

5.4.6 Differenzialdiagnostik

Anamnese und körperlicher Untersuchungsbefund sind prädestiniert, laborchemische und apparative Untersuchungsmethoden fokussiert einzusetzen, um ein ätiopathogenetisches oder u. U. kausales **Therapiekonzept** zu entwickeln.

Differenzialdiagnostik der Gedeihstörung

- Unzureichende Kalorienaufnahme:
  - Erbrechen (▶ Abschn. 5.2)
  - Dysphagie (▶ Abschn. 5.3)
  - unkorrekte Formelnahrung (zu verdünnt, zu konzentriert)
  - unangemessene Ernährungsgewohnheiten (übermäßige Zufuhr von Fruchtsäften)
  - Ösophagusstenose, gastroösophagealer Reflux
  - hämatologische Erkrankungen: Sichelzellenanämie, Eisenmangelanämie
  - onkologische Krankheiten: Leukämie, Lymphom, Hirntumor
  - Hepatopathien: Cholestasesyndrom, Zirrhose (chronische Hepatitiden B und C)
  - Herzerkrankungen: Vitien, Herzinsuffizienz, Kardiomyopathie
  - neurologische Erkrankungen: infantile Zerebralparese, subdurales Hämatom, dienzephales Syndrom, Leigh-Syndrom
  - psychosoziale Ursachen: Deprivation, Hospitalismus, Hypervigilanz, Missbrauch, Armut, (infantile) Anorexia nervosa, Münchhausen-by-proxy-Syndrom
- Maldigestion: Pankreasinsuffizienz (▶ Abschn. 4.1.2)
- Malabsorption:
  - kongenitale Diarrhö (▶ Abschn. 6.1)
  - Dünndarmerkrankungen (▶ Kap. 10)
  - Cholestase (▶ Kap. 16)
- Gesteigerter (gestörter) Energieumsatz:
  - Spesis
  - Trauma, Verbrennungen
  - chronische Infektionen: Tuberkulose, HIV-Infektion, kongenitale Zytomegalievirus-(CMV-)Infektion
  - Lungenerkrankungen: zystische Fibrose, bronchopulmonale Dysplasie, Bronchiektasien, Asthma bronchiale
  - Nephropathien: Niereninsuffizienz, Zystennieren, renal-tubuläre Azidose, Bartter-Syndrom
  - Diabetes insipidus
  - Endokrinopathien: Hyperthyreoidismus, Diabetes mellitus, Wachstumshormonmangel, Hypothyreose, Rachitis, Phosphatdiabetes
- angeborene Stoffwechselerkrankungen: Organoazidurien, lysosomale Speichererkrankungen (M. Gaucher; ▶ Abschn. 4.6), Glykogenosen, Galaktosämie, de-Toni-Debré-Fanconi-Syndrom, Fruktoseintoleranz, Tyrosinämie, Harnstoffzyklusdefekte, Homozystinurie
- rheumatische Erkrankungen: juvenile rheumatoide Arthritis, Lupus erythematodes
- genetisch bedingte Syndrome: Turner-, Cornelia-De-Lange-, Russel-Silver- und Laurence-Moon-Biedl-Bardet-Syndrom, Trisomien 21, 18 und 13
- Immundefekte: DiGeorge-Syndrom, »severe combined immunodeficiency syndrome«
- pränatale Ursachen: Alkohol-, Nikotin- oder Drogenabusus der Mutter

---

5.4.7 Ausschluss einer echten Gedeihstörung

 Die somatische Entwicklung des Neugeborenen und des Säuglings ist mehr von den mütterlichen Körpermaßen und der intrauterinen Versorgung geprägt, sodass die Wachstumskurve von etwa 25% der Kinder zwischen dem 6. und dem 18. Monat um 1–2 Perzentilen fällt und dann weiter entlang der Perzentile der mittleren Elternhöhe verläuft.

Kinder mit **familiärem Kleinwuchs** passen innerhalb der ersten 3 Lebensjahre ihre Wachstumskurve der mittleren Endhöhe der Eltern an.

Die **konstitutionelle Entwicklungsverzögerung** von Wachstum und Pubertät zeichnet sich durch einen Perzentilensprung der Wachstumskurve (im Gegensatz zum familiären Kleinwuchs potenziell auch der Gewichtskurve) innerhalb der ersten beiden Lebensjahre aus. Für die Diagnostik hilfreich sind die Wachstums- und Pubertätsanamnese der Eltern und das Knochenalter des Kindes. In der Regel verlaufen Wachstum und Gewichtszunahme ab dem 3. Lebensjahr mit altersentsprechender Geschwindigkeit, d. h. perzentilenparallel, jedoch gelegentlich unterhalb der 3. Perzentile, bis sich Knochenalter und Wachstum in der späten Pubertätsphase angleichen.

Bei **Frühgeborenen** ist bis zum 2. Lebensjahr anthropometrisch das korrigierte Alter (nicht das chronologische) zugrunde zu legen. Die meisten hypotrophen Neugeborenen zeigen innerhalb der ersten beiden Lebensjahre ein Aufholwachstum. Bei hypotrophen Frühgeborenen und einem Teil der hypotrophen Termingeborenen (intrauterine Wachstumsretardierung) tritt dies jedoch nicht ein. Eine echte Gedeihstörung liegt bei Frühgeborenen vor, wenn eine Grunderkrankung (z. B. bronchopulmonale Dysplasie, Kurzdarm, Krankheiten mit Fütterungsproblematik) besteht.

Kontrovers diskutierte Studienergebnisse deuten darauf hin, dass die Zunahme an Körpergewicht und möglicherweise an Körperlänge bei gestillten Säuglingen gegenüber solchen, die mit Formelnahrung gefüttert wurden, langsamer erfolgt.

5.4.8 Therapie und Prognose

Die Therapie der Gedeihstörung erfolgt multidisziplinär mit folgenden **Zielen:**
- Sicherstellung der adäquaten Kalorien-, Protein- und Nährstoffzufuhr (kalorische Anreicherung der Nahrung, Supplementierung mit isokalorischer oder hochkalorischer Trinknahrung)
- Ernährungsberatung
- spezifische Behandlung von Grunderkrankungen, Komplikationen und Mangelzuständen
- Frühförderung (Sozialpädiatrisches Zentrum), psychosoziale Begleittherapie
- Verlaufskontrolle und Nachsorge

Zur **kausalen Therapie** zählt beispielsweise die Enzymsubstitution bei Pankreasinsuffizienz oder die antimikrobielle Behandlung bei Infektionen. Mangelzustände an Spurenelementen (Eisen, Zink und andere) und Vitaminen (fettlösliche Vitamine, Folsäure, Vitamin B_{12}) werden durch gezielte Substitution beseitigt. Die Behandlung der Grunderkrankung erfolgt medikamentös, z. B. bei chronisch-entzündlichen Darmerkrankungen, oder chirurgisch, beispielsweise bei Gaumenspalten, Vitien, Darmstenosen und Urogenitalfehlbildungen.

Bei **Fütterungsproblemen** ist eine Logopädin, bei **psychosozialen Konflikten** sind eine Kinderpsychologin und eine Sozialpädagogin in das therapeutische Team zu integrieren. Bei **Entwicklungsrückständen** ist eine Frühförderung durchzuführen. Für den Erfolg einer ambulanten Behandlung kann eine ambulante Pflegehilfe von Bedeutung sein.

Re-Alimentation

> Da die Gedeihstörung mittel- und langfristig z. T. irreversible Entwicklungsrückstände verursacht, ist es wichtig, die Energieversorgung möglichst schnell und konsequent sicherzustellen.

Um **Aufholwachstum** zu erzielen, ist der Ruheenergieverbrauch um mehr als den Faktor 1,7–2,1 – der normale körperliche Aktivität und Wachstum von gesunden Kindern berücksichtigt – zu multiplizieren. Der konkrete Aufholwachstumsbedarf an Kalorien und Proteinen errechnet sich wie folgt:
- Aufholwachstumsbedarf (kcal/kg KG/Tag) = Kalorien (kcal/kg KG/Tag)/altersentsprechendes Gewicht (kg) × altersentsprechendes Idealgewicht (kg)/Ist-Gewicht (kg)
- Aufholwachstumsbedarf (g Protein/kg KG/Tag) = Protein (g/kg KG/Tag)/altersentsprechendes Gewicht (kg) × altersentsprechendes Idealgewicht (kg)/Ist-Gewicht (kg)

Ferner sind vermehrte körperliche Aktivität, fäkaler Fettverlust oder erhöhte Körpertemperatur bei der Berechnung der Energiezufuhr einzubeziehen.

> Als Grundregel gilt: Eine Gewichtszunahme von 1 kg erfordert einen Energieüberschuss von 7700 kcal, d. h. etwa 260 kcal/Tag über einen Monat. Bezogen auf das Idealgewicht sind 120–150% des Energiebedarfs bzw. bei Säuglingen und Kleinkindern bis zu 150 kcal/kg KG erforderlich, um Aufholwachstum zu erreichen.

Die **Proteinmenge** ist teilweise bis auf das Doppelte zu steigern, um Aufholwachstum zu induzieren, welches sich in der Regel erst Monate (frühestens 1–3 Monate) nach dem Beginn der Körpergewichtszunahme einstellt. Die Gewichtszunahme im Rahmen der Re-Alimentation zeigt sich nach 1–2 Wochen. Der Nachweis eines Aufholwachstums nach adäquater Kalorienzufuhr spricht gegen eine Malabsorption bzw. für eine vorher unzureichende Kalorienzufuhr.

Eine **Kalorienanreicherung** erfolgt mit polymeren Kohlenhydraten (Maltodextrin) und langkettigen Fettsäuren (Kornöl, Sonnenblumenöl) bis zu einer Energiedichte von 1 kcal/ml. Dabei sollte die Osmolarität höchstens 350–400 mosmol/l betragen. Mittelkettige Fettsäuren sind insbesondere bei Cholestase indiziert. Um eine suffiziente Energieversorgung zu erreichen, ist nicht selten eine (nächtliche bzw. kontinuierliche) Sondenernährung (z.B. mittels perkutaner endoskopischer Gastrostomie oder über eine Nasenolive; ▶ Abschn. 2.4 und Kap. 32) oder eine parenterale Ernährung (▶ Kap. 36) erforderlich.

Nachsorge

Langfristig besteht bei Kindern mit ehemaliger Gedeihstörung die Gefahr einer Störung der Sprachentwicklung, der Lesefähigkeit und der verbalen Intelligenz. Eine im Kleinkindalter ausgeprägte Gedeihstörung kann sich beim Ausgewachsenen in Form einer **reduzierten Endhöhe** und einer **Verhaltensstörung** äußern. Die Nachsorge von Kindern mit Gedeihstörung hat zur Aufgabe, solche Komplikationen frühzeitig zu erkennen und gezielt zu behandeln.

Literatur

Farrell MK (1993) Failure to thrive. In: Wyllie R, Hyams JS (eds) Pediatric gastrointestinal disease. Saunders, Philadelphia, pp 271–280

Goldbloom RB (1982) Failure to thrive. Pediatr Clin North Am 29: 151–166

Jolley CD (2003) Failure to thrive. Curr Probl Pediatr Adolesc Health Care 33: 183–206

Kirkland RT (1999) Failure to thrive. In: McMillan JA, DeAngelis CD, Feigin RD, Warshaw JB (eds) Oski's pediatrics, principles and practice, 3rd ed. Lippincott, Williams & Wilkins, Philadelphia, pp 752–755

Leung AKC, Robson WLM, Fagan JE (1993) Assessment of the child with failure to thrive. Am Fam Phys 48: 1432–1438

Lifshitz JZ, Lifshitz F (2002) Failure to thrive. In: Lifschitz CH (ed) Pediatric gastroenterology and nutrition in clinical practice. Dekker, New York, pp 301–326

Marcovitch H (1994) Failure to thrive. Br Med J 308: 35–38

Mascarenhas MR (1998) Failure to thrive and malabsorption. In: Altschuler SM, Liacouras CA (eds) Clinical pediatric gastroenterology. Churchill Livingstone, New York, pp 71–80

Raynor P, Rudolf MCJ (2000) Anthropometric indices of failure to thrive. Arch Dis Child 82: 364–365

5.5 Gastrointestinale Blutung

W. Nützenadel

Die klinischen Symptome einer gastrointestinalen Blutung sind Erbrechen von frischem oder altem Blut (»Kaffeesatzerbrechen«) und/oder rektaler Blutabgang. Das Ausmaß des Blutverlusts lässt sich aus dem beobachteten Verlust nur ungenau erkennen; einerseits täuscht die Rotfärbung des Stuhls größere Blutmengen vor, andererseits kann ein größeres Blutvolumen im Darmlumen unerkannt bleiben. Andere Parameter wie Hautfarbe (Blässe), Blutdruck, Schocksymptome, Hämoglobinkonzentration und Hämatokrit sind für eine Beurteilung erforderlich. Die Diagnostik der gastrointestinalen Blutung zielt auf deren Lokalisation und Genese, meist mittels endoskopischer Diagnostik mit der Möglichkeiten der Intervention. Diese erfordert einen pädiatrischen Endoskopiker, eine pädiatrisch ausgebildete Assistenz, geeignete Instrumente, eine Narkosemöglichkeit und eine pädiatrische Intensivstation.

5.5.1 Obere gastrointestinale Blutung

Die Blutungsquelle liegt proximal des Treitz-Bandes und wird mit einer **Hämatemesis** und **Teerstühlen** symptomatisch, aber auch mit Teerstühlen ohne Hämatemesis. Der Nachweis von Blut mittels Magensonde kann die obere gastrointestinale Blutung bei fehlendem Erbrechen sichern.

Differenzialdiagnostisch vorrangig zu bedenken sind die nachfolgend aufgeführten Diagnosen (bei schwerer Blutung):
- hämorrhagische Gastritis:
  - Hinweise: Intensivpatient, Einnahme von nichtsteroidalen Antirheumatika
  - Diagnostik: Ösophagogastroskopie
- Ulcus ventriculi, Ulcus duodeni:
  - Hinweise: Bauchschmerzen, Intensivpatient, Steroidmedikation
  - Diagnostik: Ösophagogastroduodenoskopie
- Ösophagusvarizen:
  - Hinweise: Milzvergrößerung, vorbestehende Lebererkrankung
  - Diagnostik: Ösophagogastroskopie mit der Möglichkeit der interventionellen Blutstillung bei leichter Blutung
- verschlucktes Blut:
  - Hinweise: Nasenbluten, Blutung im Oropharynx nach Zahnextraktion oder Tonsilloadenotomie, Rhagaden der mütterlichen Brustwarzen bei gestillten Säuglingen
- Gastritis:
  - Hinweis: Bauchschmerzen
  - Diagnostik: evtl. Gastroskopie
- Ösophagitis, Barret-Ösophagus
  - Hinweise: Dysphagie, Erbrechen, retrosternale Schmerzen
  - Diagnostik: Ösophagogastroskopie
- seltene Ursachen: Mallory-Weiss-Syndrom, Dieulafoy-Läsion, Polypen, Gefäßmalformationen, Fremdkörper
  - Diagnostik: Ösophagogastroduodenoskopie, Koloskopie

5.5.2 Untere gastrointestinale Blutung

Die **Hämatochezie** mit Beimengungen frischen Blutes und Trennung von Blut und Stuhl ist bei distaler Kolonblutung oder rektaler Blutung zu finden. **Teerstühle** mit Vermischung von altem Blut und Stuhl verweisen auf eine längere Darmpassage des Blutes und damit auf eine proximale Blutungsquelle. Streifig aufgelagertes frisches Blut findet sich überwiegend bei Blutungen im Analkanal während der Defäkation; es ist typisch für Analrhagaden und Obstipation.

Eine sorgfältige Anamnese mit Berücksichtigung bestehender und vorausgegangener Symptome hilft bei der **differen**zialdiagnostischen Orientierung. Die nachfolgend genannten Krankheitsbilder werden häufig oft auch ohne weitere Symptome mit einer unteren gastrointestinalen Blutung klinisch auffällig:
- infektiöse Kolitis:
  - Hinweise: Fieber und akute Begleitsymptome
  - Diagnostik: viro-, bakterio- und parasitologische Stuhluntersuchungen
- intestinale Kuhmilchallergie:
  - Hinweise: oft keine weiteren Symptome, aber auch schwere Enterokolitis möglich; meist geringe Blutung, oft schleimige Stühle; Säuglingsalter
  - Diagnostik: Eliminationsdiäten, Endoskopie und histologische Untersuchung (typische Befunde)
- Invagination:
  - Hinweise: Alter von 1–5 Jahren, Koliken, kein Fieber, akuter Beginn
  - Diagnostik: Sonographie (typischer Befund)
- Meckel-Divertikel:
  - Hinweise: oft frisches und älteres Blut im Stuhl, häufig keine weiteren Symptome
  - Diagnostik: Szintigraphie
- Purpura Schönlein-Henoch Purpura:
  - Hinweise: Bauchschmerzen, Haut-, Gelenk- und Nierensymptome
  - Diagnostik: keine spezifische Diagnostik; typische Begleitsymptome
- hämolytisch-urämisches Syndrom:
  - Hinweise: Anämie, Thrombozytopenie
  - Diagnostik: typische Begleitsymptome; bakterielle Stuhluntersuchung, Verotoxinnachweis
- Polypen:
  - Hinweise: meist juveniler Polyp, dem Stuhl aufgelagertes Blut
  - Diagnostik: Koloskopie mit Möglichkeit der therapeutischen Polypektomie
- chronisch-entzündliche Darmerkrankungen:
  - Hinweise: Bauchschmerzen, Gewichtsverlust, Anämie, Entzündungszeichen
  - Diagnostik: Koloskopie, Hydromagnetresonanztomographie, Sellink-Untersuchung
- Duplikationszysten:
  - Hinweise: Blutung meist aus Ulzerationen bei atoper Magenschleimhaut
  - Diagnostik: Sonographie, Szintigraphie, Magnetresonanztomographie (MRT)
- seltene Ursachen: Trauma, vaskuläre Anomalien bei M. Osler-Weber sowie bei Turner- und »Blue-rubber-bleb-nevus«-Syndrom, Angiodysplasie, Hämangiome, Gefäßverschluss, Infarzierung des Darms

5.5.3 Diagnostisches Vorgehen

Die Art der **Symptome** und die **Begleitsymptome** lassen häufig eine Verdachtsdiagnose zu, welche die Wahl diagnostischer Verfahren bestimmt.

> **Akute Blutungen bedürfen oft einer raschen endoskopischen Diagnostik und Intervention, jedoch sind vorab Kreislaufstabilisierung und Kompensation der Blutverluste erforderlich.**

Akute gastrointestinale Blutung: Erforderliche Schritte vor Einleitung von Diagnostik und Endoskopie

- Klinische Abschätzung des Blutverlusts: anamnestische Angaben zum Volumen des gastralen oder rektalen Verlusts, Farbe von Haut und Schleimhäuten, Blutdruck, Herzfrequenz
- Labordiagnostik: Blutbild, Thrombozytenzahl, CRP-Konzentration, BSG, Gerinnungstests, Elektrolytwerte, Aktivitäten der Transaminasen, Kreatinin-, Ammoniak- und Laktatspiegel
- Stabilisierung des Kreislaufs: bei einer Hämoglobinkonzentration von <10–12 g/dl Gabe von Erythrozyten (**Cave:** Der Hämoglobinwert kann initial falsch-hoch sein.)
- Korrektur einer Gerinnungsstörung
- Anlage einer Magensonde zur Dekompression, zum Entfernen des Blutes und zur Differenzierung zwischen oberer und unterer gastrointestinaler Blutung bei fehlendem Erbrechen

Die folgende Aufstellung enthält klinische Symptome, die entsprechende sinnvolle Diagnostik und deren Aussagemöglichkeiten:

- **Blutiges Erbrechen:** Eine Ösophagogastroduodenoskopie ist bei jeder größeren Blutung erforderlich; bei einmaligem Ereignis und kleiner Blutung ist eine zuwartende Haltung möglich. Die Wahrscheinlichkeit, mittels Endoskopie zu einer klaren Diagnose zu gelangen, ist hoch, und interventionelle Eingriffe zur Blutstillung sind meist möglich. Bei einer Milzvergrößerung kann die Sonograpie die Flussverhältnisse in der V. portae darstellen.
- **Rektaler Abgang von frischem Blut:** Die anale Inspektion offenbart Läsionen wie Ekzeme, Mariksen, Anitis und Rhagaden und erlaubt deren Zuordnung als Begleitsymptome bei Kolitiden. Für eine ausreichende Inspektion sollte die perianale Haut mit den Fingern gespreizt werden. Eine rektal-digitale Untersuchung ist ebenfalls erforderlich; sie kann eine Retentionsobstipation aufdecken, und bei distaler Lokalisation sind gelegentlich Polypen tastbar.
- **Rektaler Abgang von altem und frischem Blut:** Die Blutungsquelle liegt im proximalen Kolon oder im Dünndarm. Die Sonographie hat einen hohen Stellenwert bei der Diagnostik der Invagination und von Duplikationszysten, auch eine verdickte Darmwand und Änderungen der Durchblutung bei entzündlichen Erkrankungen können erkannt werden. Die Koloskopie ergibt wegen beeinträchtigter Sichtverhältnisse oder bei Blutungen aus dem Dünndarm oft keine Diagnose; die Indikation dazu muss sorgfältig gestellt werden, häufig ist eine Koloskopie erst im Intervall gerechtfertigt. Die Verdachtsdiagnosen »Colitis ulcerosa«, »M. Crohn«, »Polypen« und »allergische Kolitis« sind auf diese Weise zu sichern.
- **Teerstühle:** Die Blutungsquelle ist meist im Dünndarm lokalisiert; nur im Duodenum und im Kolon ist sie jedoch mittels klassischer Endoskopie erkennbar. Vielversprechend sind neure Verfahren wie Kapsel- und Doppelballonendoskopie; ihre diagnostischen Aussagemöglichkeiten und Indikationen werden noch unterschiedlich beurteilt. Die Kapselgröße ist bei Kindern nicht unproblematisch; eine endoskopische Platzierung im Magen ist möglich. Eine Szintigraphie mit ^{99}Technetium-Pertechnetat kann atope Magenschleimhaut in einem Meckel Divertikel mit einer diagnostischen Sicherheit von 70–80% erkennen. Falsch-negative Befunde ergeben sich bei fehlender funktioneller Magenschleimhaut im Divertikel. Mittels ^{99}Technetium-markierter Erythrozyten des Patienten, die i. v. appliziert werden, können Blutungen szintigraphisch nachgewiesen werden. Die Lokalisation der Blutung ist wenig genau, die notwendige Blutungsrate liegt bei etwa 0,1 ml/min. Die Indikation für eine Angiographie ergibt sich bei anhaltender Blutung ohne andere Therapie- oder Lokalisationsmöglichkeit; eine Blutungsrate von etwa 0,5 ml/min ist erforderlich. Eine Ortung der Blutung gelingt in etwas 50% der Fälle, eine Intervention mit Embolisation ist möglich. Laparotomie, intraoperative Endoskopie und Laparaskopie sind selten indiziert.

Literatur

Afshani E, Berger PE (1986) Gastrointestinal tract angiography in infants and children. J Pediatr Gastroenterol Nutr 10: 173–186

Driscoll DM (1987) The role of radionucleotide imaging in the diagnosis of gastro-intestinal bleeding in children. Radiography 52: 90–91

Hayat M, Axon AT, O'Mahony (2000) Diagnostic yield and effect on clinical outcomes of push enteroscopy in suspected small bowel bleeding. Endoscopy 32: 369–372

Leung AK, Wong AL (2002) Lower gastrointestinal bleeding in children. Pediatr Emerg Care 18: 319–323

Mark A, Gilger MD (2004) Upper gastrointestinal bleeding. In: Walker WA, Durie PR, Hamilton JR, Walker-Smith JA (eds) Pediatric gastrointestinal disease. Decker, Lewiston, p 258

Penanzio M (2000) Small bowel endoscopy. Endoscopy 36: 32–41

Sevilla J, Alvarez M, Hernandez D et al. (1999) Therapeutic embolization and surgical excision of haemophilic pseudotumor. Haemophilia 5: 360–363

Turck D, Michaud L (2004) Lower gastrointestinal bleeding. In: Walker WA, Durie PR, Hamilton JR, Walker-Smith JA (eds) Pediatric gastrointestinal disease. Decker, Lewiston, p 266

5.6 Obstipation und Enkopresis

A. Ballauff

5.6.1 Definitionen und Epidemiologie

Bei voll gestillten Säuglingen kann die normale Stuhlfrequenz zwischen 10-mal täglich und alle 10–14 Tage variieren. Solange die Stühle die typische Farbe und Konsistenz aufweisen und das Kind symptomfrei ist und gut gedeiht, können diese sehr häufigen, meist durch einen ausgeprägten gastrokolischen Reflex bedingten oder seltenen Entleerungen akzeptiert werden. Bei Ernährung mit Säuglingsmilch und später mit Beikost sollte die Stuhlfrequenz zwischen 3- bis 5-mal täglich und alle 3 Tage liegen. Eine **Obstipation** liegt vor, wenn

- Beschwerden durch seltenen Stuhlgang oder durch harten oder großvolumigen Stuhl auftreten
- Schmerzen bei der Defäkation bestehen
- Einkoten nach abgeschlossener Sauberkeitserziehung oder Stuhlschmieren (Überlaufinkontinenz) auftreten

Vorübergehend kommen bei mehr als 30% aller Kleinkinder Obstipationsepisoden vor. Dauern die Symptome länger als 3 Monate an, spricht man von einer **chronischen Obstipation.**

Im Alter zwischen 18 und 24 Monaten haben Kinder die notwendigen motorischen Fähigkeiten (Laufen, Sitzen), Verständigkeit (Anweisungen ausführen) und Motivation zur Nachahmung und Selbstbestimmung erworben, um mit dem **Toilettentraining** zu beginnen. Meist wird erst die Kontrolle über die Darmfunktion, dann über die Blasenfunktion erreicht. Die meisten Kinder sind mit 4–5 Jahren tagsüber und nachts trocken und sauber. Mindestens 20% aller gesunden Kinder im Alter zwischen 18 und 30 Monaten verweigern vorübergehend das Toilettentraining. Dies kann gelegentlich zu starkem Einhalten des Stuhls führen, mit Entstehung einer Obstipation und evtl. Enkopresis oder Stuhlschmieren; oder das Kleinkind verweigert die Stuhlentleerung auf der Toilette bei regelmäßiger Entleerung in Windel oder Unterwäsche.

Von einer **Enkopresis** spricht man, wenn es bei organisch gesund erscheinenden Kindern nach Abschluss des Toilettentrainings regelmäßig zu unfreiwilligem Stuhlabgang kommt. Bei der Hälfte der Kinder liegt nach einer Periode ohne Inkontinenzereignisse eine sekundäre Enkopresis vor. Die Enkopresis tritt bei 1–2% der 7- bis 8-Jährigen und 0,3–1,3% der 10- bis 12-Jährigen auf, wobei Jungen sehr viel häufiger betroffen sind. Sehr viel seltener ist die organisch bedingte Stuhlinkontinenz.

5.6.2 Pathophysiologie

Die physiologischen Abläufe der Defäkation sind komplex. Der Darminhalt, der das Kolon erreicht, wird durch tonische und phasische, nichttransportierende Darmkontraktionen durchmischt sowie durch eine propulsive Motilität über mehrere Stunden bis in den Enddarm transportiert. Durch Wasserrückresorption wird der Stuhl eingedickt. Nach dem Erwachen und nach Mahlzeiten (gastrokolischer Reflex) ist die Kolonmotilität gesteigert. Durch Dehnung der Rektumwand, was als **Stuhldrang** empfunden wird, erschlafft der innere Schließmuskel, und der Stuhl gelangt in den Analkanal. Der Kontakt mit dem sehr sensiblen Anoderm wird wahrgenommen. Bei Entspannung des äußeren Schließmuskels und Einsatz der Bauchpresse kann der Stuhl entleert werden, durch Anspannen des Sphinkters und der Beckenbodenmuskulatur lässt sich die Stuhlsäule jedoch auch zurückhalten und rutscht in das obere Rektum zurück. Erst bei Einsatz der Bauchpresse oder erneuten propulsiven Darmkontraktionen gelangt der Stuhl wieder in das untere Rektum und führt erneut zur Dehnung der Darmwand sowie zur Erschlaffung des inneren Schließmuskels, und die Defäkation kann erfolgen.

Verschiedene exogene Einflüsse können zu **funktionellen Störungen** führen (▶ Abschn. 8.4). Von den häufigeren funktionellen Störungen sind **organische Erkrankungen** auch pathophysiologisch abzugrenzen. Erkrankungen oder Medikamente, die die Darmmotilität vermindern, führen zu einer verlängerten Kolontransitzeit, einem Eindicken des Stuhls und so zu einer Obstipation. Stenosen im Enddarmbereich bedingen eine Stuhlretention. Die sekundäre Rektum- und Sigmadilatation führt zu einer verminderten propulsiven Motilität, was wiederum die Stuhlretention verstärkt. Bei permanenter Stuhlfüllung des Rektums wird eine Rektumdehnung nicht mehr als Stuhldrang wahrgenommen. Dies begünstigt Enkopresis und Überlaufinkontinenz mit ständigem Stuhlschmieren. Bei Störung der Sphinkterfunktion mit fehlender Willkürmotorik und sensiblen Ausfällen bei spinalen Läsionen wird Stuhldrang gar nicht oder erst sehr spät bemerkt, und der Stuhl kann nicht aktiv gehalten werden. Auch Erkrankungen mit Sphinkterschwäche führen zur Inkontinenz, v. a. bei weichem Stuhl oder Durchfall sowie bei Betätigung der Bauchpresse (Laufen, Husten). Eine verstärkte propulsive Motilität im Enddarm (neurogen bedingt oder bei Entzündungen) kann Inkontinenzprobleme verstärken.

5.6.3 Klinisches Bild

Obstipationssymptome sind:
- seltener, harter Stuhlgang
- Schmerzen bei der Defäkation
- Blutauflagerungen durch rezidivierende Analfissuren
- großkalibriger Stuhl
- Blähungen
- Bauchschmerzen
- Appetitlosigkeit

Bei Stuhlinkontinenz und **Enkopresis** kommt es tagsüber und/oder nachts zum Abgang größerer Stuhlmengen oder zum Stuhlschmieren.

5.6.4 Diagnostik

Anamneseerhebung

Die vollständige Anamnese beinhaltet:
- symptombezogene Anamnese:
  - Beginn, Art und Dauer der Beschwerden
  - initiale Auslöser
  - Ablauf des Trocken- und Sauberwerdens
  - bisherige Therapieversuche
  - aktuelle Stuhlfrequenz und -konsistenz
  - Schmerzen
  - Stuhlschmieren und Enkopresis tags und/oder nachts
  - Einhaltemanöver oder sonstige Auffälligkeiten
- Ernährungsanamnese:
  - Stilldauer
  - aktuelle Ernährung
  - symptomverstärkende Nahrungsmittel
  - Trinkmenge
- Miktionsprobleme, Harnwegsinfekte
- andere Erkrankungen, Medikamenteneinnahme, körperliche Aktivität
- Familienanamnese: chronische Obstipation oder andere Darmerkrankungen bei Familienmitgliedern

Körperliche Untersuchung

Die komplette körperliche Untersuchung ist notwendig um **Allgemeinerkrankungen**, die zu Obstipation oder Inkontinenz führen können, zu erkennen. Besonders zu beachten sind:
- Sakralbereich: Behaarung, Lipome, Grübchen
- neurologische Befunde: allgemeine neurologische Auffälligkeiten, Muskelhypotonie, Zerebralparese, spinale Erkrankungen, perianale Sensibilität, Analreflex, Motorik und Reflexe an den unteren Extremitäten
- Abdomen: palpable Stuhlmassen, Meteorismus, Druckschmerz
- anale Inspektion: perianale Läsionen sowie ektoper, klaffender oder anderweitig auffälliger Anus
- rektale Untersuchung (bei Abwehr ggf. später oder in Sedierung, z. B. mit Midazolam): Ausmaß der Stuhlretention,

Stenose, Raumforderung, bei M. Hirschsprung leerer Abschnitt im Bereich des engen Segments mit »Handschuhphänomen«, Sphinktertonus, Willkürkontraktion des Sphinkters auf Aufforderung, Testung der Bauchpresse (dabei auf paradoxe Sphinkterkontraktion achten)

Differenzialdiagnostik

Die seltenen angeborenen oder erworbenen organischen Erkrankungen sind in der Regel durch Anamnese und Untersuchungsbefund gut von der funktionellen Obstipation abzugrenzen, die ab dem späten Säuglings- und insbesondere dem Kleinkindalter bei mehr als 90% der Kinder mit chronischer Obstipation vorliegt. Bei jungen Säuglingen muss ein **M. Hirschsprung** (▶ Abschn. 8.5) ausgeschlossen werden.

Differenzialdiagnostik von chronischer Obstipation und Stuhlinkontinenz

Kein Vorliegen einer organischen Erkrankung (>90%): idiopathische funktionelle, habituelle Obstipation und/oder Enkopresis

Organische Ursachen der chronischen Obstipation:
– Darmerkrankungen:
    – M. Hirschsprung und andere Innervationsstörungen
    – angeborene Enddarmfehlbildungen: Analatresie, ektoper Anus, Analstenose
    – erworbene Stenosen, z. B. Lichen sclerosus, M. Crohn
– Allgemeinerkrankungen:
    – Raumforderung im kleinen Becken (Teratom)
    – neurologische und Muskelerkrankungen
    – neurogene Mastdarmlähmung: spinale Läsion, Meningomyelozele, »tethered cord«
    – endokrinologische Erkrankungen: Hypothyreose
    – Hyperkalzämie, Hypokaliämie
    – zystische Fibrose
    – Zöliakie, Nahrungsmittelallergien
    – Medikamenteneinnahme, z. B. Schmerzmittel, Antiepileptika
    – Intoxikationen: Blei, Vitamin D

Organische Ursachen der Stuhlinkontinenz:
– Neurogene Mastdarmlähmung: spinale Läsion, Meningomyelozele, »tethered cord«
– Muskelerkrankungen
– Periphere Neuropathien (selten)
– Sphinkterläsion nach Verletzung, nach Operation oder bei Fisteln (M. Crohn)

Weitere diagnostische Maßnahmen

Bei typischer **funktioneller Obstipation** mit oder ohne Enkopresis kann eine Therapie ohne weitere Diagnostik erfolgen (▶ Abschn. 8.4).

Bei **therapieresistenter Obstipation** ohne sonstige Auffälligkeiten sollten eine Hypothyreose (Konzentrationsbestimmungen von TSH und freiem T_4), eine Zöliakie (Anti-Transglutaminase-IgA-Nachweis, Gesamt-IgA-Spiegel; ▶ Abschn. 3.6) und ein M. Hirschsprung (Rektumbiopsie) ausgeschlossen werden.

Bei entsprechenden klinischen Hinweisen sind diagnostische Maßnahmen zum Ausschluss oben genannter Erkrankungen durchzuführen. Ganzwandbiopsien, Kolonkontrasteinlauf, Defäkografie, Kolontransitzeitmessung nach Einnahme von röntgendichten Markern, anorektale Manometrie oder eine Oberflächenelektromyographie sind nur bei spezieller Indikation zu erwägen.

5.6.5 Therapie

▶ Abschn. 8.4

Literatur

Baker SS, Liptak GS, Colletti RB et al. (1999) Constipation in infants and children: Evaluation and treatment. J Pediatr Gastroenterol Nutr 29: 612–626

Issenman RM, Filmer FB, Gorski PA (1999) A review of bowel and bladder control development in children: How gastrointestinal and urologic conditions relate to problems in toilet training. Pediatrics 103 (Suppl): 1346–1352

5.7 Akute Diarrhö und Dehydration

A.C. Hauer

Die akute Diarrhö (griech. ρεω, fließe; dt. »Durchfall«) ist Zeichen eines intestinalen Wasser- und Elektrolytverlusts und Leitsymptom der akuten Gastroenteritis (▶ Kap. 7 und Abschn. 10.5). Die wesentliche klinische Beobachtung bezieht sich auf die plötzliche Änderung des bisherigen Stuhlmusters (gesteigerte Stuhlfrequenz, geringere Stuhlkonsistenz, größeres Stuhlvolumen), das normalerweise starken individuellen bzw. ernährungsbedingten Schwankungen unterworfen ist (Weaver 1988). Zu bedenken ist auch, dass Kinder ein größeres Stuhlvolumen aufweisen als Erwachsene (◘ Tab. 5.2). Dauert eine Diarrhö länger als 14 Tage an, spricht man definitionsgemäß von einer chronischen Diarrhö (▶ Abschn. 5.8).

5.7.1 Epidemiologie

Ende des 19. Jahrhunderts starben in Europa fast 80% der hospitalisierten Kinder an den Folgen der akuten Diarrhö (»Cholera infantum«). In Entwicklungsländern ist die **akute Gastroenteritis** auch heute noch die zweihäufigste Todesursache von unter 5-jährigen Kindern und in Industrieländern einer der 3 häufigsten Gründe für die Einweisung eines Kindes in ein Krankenhaus (Thapar u. Sanderson 2004). Bei uns sind sporadische, seltener epidemische **Virusinfektionen** (durch Rotaviren der Gruppe A sowie Noro-, Adeno-, Entero- und Astroviren) die häufigste Ursache einer akuten Diarrhö. Außerdem kann die akute Diarrhö Symptom einer bakteriellen oder parasitären Infektion sowie einer Nahrungsmittelunverträglichkeit, einer Intoxikation oder einer psychosomatischen Problematik sein.

5.7.2 Pathophysiologie

Bei Kindern ist die akute Diarrhö das häufigste Symptom einer Erkrankung des Dünndarms, bei der Interaktionen zwischen Antigen

Tab. 5.2. Physiologisches Stuhlverhalten und Diarrhö

	Säugling, gestillt	Säugling, formulaernährt	Kleinkind, >4 Jahre	Erwachsener
Stuhlfrequenz	10-mal täglich bis einmal alle 10–14 Tage	1- bis 3-mal täglich	3-mal täglich bis 2-mal wöchentlich	3-mal täglich bis 3-mal wöchentlich
Stuhlkonsistenz	Flüssig bis breiig	Breiig	Breiig bis geformt	Geformt
Stuhlvolumen	– Physiologisch: 5–10 g/kg KG/Tag – Diarrhö: >10 g/kg KG/Tag oder >200 g/Tag			100–200 g/Tag

(infektiös, nutritiv) und Organismus (Wirt) eine morphologische Schädigung und eine funktionelle Beeinträchtigung der intestinalen Mukosa bewirken: Unter physiologischen Bedingungen diffundiert Wasser entlang eines **osmotischen Gradienten** passiv durch die Darmwand in die Blutzirkulation. Dieser Gradient kommt u. a. durch die sog. Natriumpumpe (Na^+-K^+-ATPase) zustande, die intrazelluläres Natrium kontinuierlich aus der Zelle transportiert. Die Natriumaufnahme in die Zelle ist über die apikale Enterozytenmembran oder über interzelluläre Spalten via basolaterale Membran möglich. Dagegen ist das Chloridion für sekretorische Vorgänge aus den Enterozyten in das Darmlumen wichtig: Chlorid gelangt mit Natrium in die Zelle und akkumuliert dort, während Natrium durch die Na^+-K^+-ATPase ständig hinausbefördert wird. Bei gesteigerter Aktivität von cAMP (oder cGMP) wird Chlorid über Chloridkanäle gemeinsam mit Wasser und Natrium in das Lumen sezerniert, wobei die Synthese von cAMP oder cGMP jeweils von spezifischen Zyklasen katalysiert wird. Auf einzelne Schritte in dieser Reaktionskaskade können bakterielle Toxine derart wirken, dass eine sekretorische Diarrhö die Folge ist (Tab. 5.3).

Das intestinale Epithel hat also prinzipiell resorptive und sekretorische Funktionen, die durch verschiedene Regulatoren kontrolliert werden. Das Stuhlvolumen ist Ausdruck eines Gleichgewichts dieser Funktionen, wobei normalerweise die resorptive Funktion dominiert. Bei einer Mukosaschädigung kommt es zu verminderter Flüssigkeitsresorption (osmotische Diarrhö) oder gesteigerter intestinaler Sekretion (sekretorische Diarrhö) bzw. zu einer Kombination aus beidem (sog. gemischt osmotisch-sekretorische Diarrhö):

- Bei der **osmotischen Diarrhö** sammeln sich nichtresorbierte, osmotisch wirksame Moleküle im Darm an. Die erhöhte intraluminale Osmolarität beeinträchtigt die Wasserrückresorption und bewirkt eine Flüssigkeitsverschiebung vom Plasma in das Darmlumen. Klinisch ist eine osmotische Diarrhö dann wahrscheinlich, wenn nach mehr als 24 Stunden andauernder oraler Nahrungskarenz das Stuhlvolumen deutlich abnimmt (Abb. 5.2).
- Bei der **sekretorischen Diarrhö** erfolgt eine Umkehr der normalen intestinalen Nettoresorption von Wasser und Elekt-

Tab. 5.3. Pathomechanismen bei akuter Diarrhö: Verlust von Wasser und Elektrolyten in das intestinale Lumen oder verstärkte intestinale Sekretion

Mechanismus	Ursache	Klinische Beispiele
Zunahme sekretorischer Zellen	Ersatz geschädigter resorptiver Zellen des Zottenepithels durch Kryptzellhyperplasie und Vermehrung noch unreifer »sekretorischer« Kryptenzellen	– Rotavirusenteritis – Nahrungsmittelinduzierte Enteropathie
Stimulation sekretorischer »second-messenger pathways«	Selektive Aktivierung intrazellulärer Signalvermittlung durch virale und bakterielle Enterotoxine mit Verstärkung des Chlorideffluxes (vermehrte intestinale Sekretion respektive Wasserverlust)	– Rotavirusinfektion (Protein NSP4) – Auswirkungen bakterieller Enterotoxine
Schädigung des Dünndarmepithels	Lytische Destruktion der Enterozyten (oft geringe Entzündung des Wirtsorganismus), Invasion und immunmediierte Destruktion der Enterozyten (systemische Manifestationen)	– Rota-, Adeno- und Norovirusinfektionen – Infektionen mit zytopathischen bakteriellen Erregern (z. B. enteropathogene Escherichia coli spp., Giardia spp., Salmonella spp., Shigella spp., Campylobacter spp., Yersinia spp.)
Schädigung des Dickdarmepithels	Invasion und Zerstörung der Wirtszellen durch bakterielle Proteine und Induktion der Entzündungsantwort mit Bildung von Schleimhautulzera und Hämorrhagie	– Infektionen mit enteroinvasiven und enterohämorrhagischen Escherichia coli spp., Salmonella spp., Campylobacter spp., Shigella spp., Yersinia spp., Clostridium difficile oder Entamoeba histolytica
Osmotischer »shift« und transepithelialer Flüssigkeitsverlust	Flüssigkeitsverschiebung vom Plasma in das Darmlumen durch osmotisch aktive intraluminale Moleküle (direkt proportional zur Molekülkonzentration)	Effekt osmotischer Laxanzien
Wirkung auf das enterische Nervensystem	Aktivierung afferenter Neurone des enterischen Nervensystems über Freisetzung von Serotonin und Stimulation der Kryptenzellsekretion durch vasoaktive Peptide (vasoaktives intestinales Peptid, VIP)	Wirkung des Choleratoxins

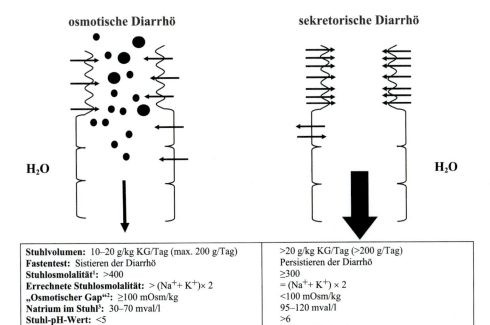

Abb. 5.2. Osmotische und sekretorische Diarrhö

rolyten in eine Nettosekretion. Eine typische sekretorische Diarrhö ist klinisch durch persistierende Diarrhö trotz mehr als 24 Stunden andauernder oraler Nahrungskarenz charakterisiert (Abb. 5.2).

- Ein Beispiel für die kombinierte **osmotisch-sekretorische Diarrhö** (gestörte resorptive und sekretorische Funktion) ist die Rotavirusenteritis: Das Virus attackiert reife resorbierende Enterozyten, und beim Versuch der Regeneration nehmen noch unreife sezernierende Kryptenzellen überhand und verstärken so die intestinale Sekretion. Der Verlust der Bürstensaumenzyme bewirkt eine Malabsorption, und das vergrößerte Volumen des luminalen Inhalts stimuliert die Peristaltik, was zu einem weiteren Flüssigkeitsverlust führt (Tab. 5.3).

Ist die **Diarrhö infektiöser Genese,** sind Virulenzeigenschaften der verschiedenen Durchfallerreger von pathogenetischer Bedeutung (▶ Kap. 7). Obwohl das Kolon des Säuglings üblicherweise 2,5-mal soviel Flüssigkeit wie das des Erwachsenen resorbiert (Tab. 5.4), übersteigt bei der Diarrhö das vermehrte intestinale Flüssigkeitsvolumen letztlich die resorptive Kapazität des ebenfalls betroffenen Kolons. Daher ist gerade im Säuglings- und Kleinkindalter das Stuhlvolumen ein guter klinischer Parameter zur Einschätzung dieser Funktionsbeeinträchtigung.

5.7.3 Klinisches Bild

Klinisch ist die akute Diarrhö durch ihren **plötzlichen Beginn** charakterisiert. Je nach Pathogenese gibt es zusätzliche, teils charakteristische klinische Symptome (Tab. 5.5).

Das **Ausmaß des Flüssigkeitsverlusts** (dem akuten Gewichtsverlust entsprechend) bestimmt den Schweregrad der für

Tab. 5.4. Flüssigkeitsvolumina und Ionenkonzentrationen im menschlichen Gastrointestinaltrakt: Vergleich zwischen Säugling und Erwachsenem

	Säugling	Erwachsener
Flüssigkeitsvolumina [ml/kg KG/Tag]		
Duodenum	285	120
Nahrung	100	35
Speichel	70	30
Magensaft	70	30
Pankreatikobiliäre Sekrete	45	45
Zökum	60	25
Stuhl	5–10	1–3
Ionenkonzentrationen [mEq/l]		
Zökum		
Natrium	100	125
Kalium	26	9
Stuhl		
Natrium	22	32
Kalium	54	75

Säuglinge und Kleinkinder potenziell lebensbedrohlichen Dehydration, die in leicht (bis 5%), mittelschwer (5–10%) und schwer (>10%) unterteilt wird (▶ Abschn. 10.5). Je nach Relation von Elektrolyt-(»Salz«-) und Wasserverlust wird eine Dehydration noch weiter spezifiziert:

Tab. 5.5. Typische klinische Symptome der akuten Diarrhö und vermutete Ätiologie

Klinisches Symptom	Vermutete Ätiologie	Diarrhödauer/-verlauf
Wässrige Stühle, Erbrechen, Nausea, Fieber, abdominale Schmerzen	Viral	1–3 Tage
Wässrige/schleimig-blutige Stühle, (hohes) Fieber, Schüttelfrost, starke abdominale Schmerzen	Bakteriell	2–14 Tage
Wässrige Stühle (Minuten bis wenige Stunden nach Genuss laktose- bzw. kuhmilchproteinhaltiger Nahrung), Meteorismus, abdominelle Koliken	Nahrungsmittelunverträglichkeit (Laktosemalabsorption, Kuhmilchallergie Typ I)	Akut-intermittierend (zeitlicher Zusammenhang mit Nahrungsmittelaufnahme)
Wässrige Stühle, krampfartige Schmerzen; vorhersehbar (bei Stress)	Psychosomatisch-emotional	Akut-intermittierend (kein sicherer zeitlicher Zusammenhang mit Nahrungsmittelaufnahme)

- normo- (iso-)natriämische Dehydration (Salzverlust entspricht dem Wasserverlust; Serumnatriumkonzentration: 130–150 mmol/l)
- hyponatriämische Dehydration (Salzverlust größer als Wasserverlust; Serumnatriumkonzentration: <130 mmol/l)
- hypernatriämische Dehydration (Salzverlust geringer als Wasserverlust; Serumnatriumkonzentration: >150 mmol/l)

5.7.4 Diagnostik

Anamneseerhebung

Beginn und Art der Leitsymptome (Änderung des Stuhlmusters) und zusätzliche anamnestische Hinweise ermöglichen oft bereits eine **ätiologische Zuordnung:** Bei akuter Gastroenteritis in der Familie oder in der Umgebung (Kindergarten, Schule) ist eine Virusinfektion wahrscheinlich, während 1–14 Tage nach einem Auslandsaufenthalt (Südeuropa, Tropen) auch bakterielle oder parasitäre Erkrankungen infrage kommen. Bei bereits bestehender Erkrankung des Hals-Nasen-Ohren- oder Respirationstrakts ist eine sog. Begleitenteritis möglich. Gibt es einen zeitlichen Zusammenhang mit dem Genuss eines Nahrungsmittels, können verschiedene Nahrungsmittelunverträglichkeiten, aber auch eine Intoxikation (Toxin, Medikament) ursächlich sein. Letztlich ist auch ein psychosomatischer Kontext zu bedenken.

Körperliche Untersuchung

Die rasche klinische Einschätzung des **Dehydrationsgrades** ist für die Beurteilung eines Kindes mit akuter Diarrhö wesentlich und bestimmt die weitere Therapie (► Abschn. 10.5). Erkrankungen anderer Organsysteme sollten zwecks Zuordnung der Diarrhöursache und zur möglichen Durchführung einer spezifischen Therapie rasch erfasst werden.

Labordiagnostik

Die akute Diarrhö verläuft beim Immunkompetenten typischerweise innerhalb weniger Tage selbstlimitierend, sodass Laboruntersuchungen der Schwere des Krankheitsbildes angepasst werden. Eine Erregerdiagnostik ist meist nur im Zusammenhang mit epidemiologischen Fragestellungen notwendig.

> **Diagnostischer Stufenplan bei akuter Diarrhö (<2 Wochen)**
> - Leichter Verlauf (geringe Dehydration; Dauer: 1–2 Tage; Säuglinge ab einem Alter von >6 Monaten): keine Diagnostik
> - Schwerer Verlauf (mittelschwere oder schwere Dehydration; Säuglinge in einem Alter von <6 Monaten):
>   – bei Dehydration: Elektrolytwerte, Parameter des Säure-Basen-Haushalts, Kreatininkonzentration
>   – bei Fieber: Blutbild inklusive Differenzierung, Harnuntersuchung (mikroskopisch und chemisch)
>   – bei pathologischem abdominellen Palpationsbefund: Sonographie (Differenzialdiagnose: Appendizitis)
>   – bei epidemiologischer Fragestellung: Virusnachweis (Rota-, Noro-, Adenoviren)
>   – bei blutiger Diarrhö: mikrobiologische Tests, Toxinnachweis (Stuhl, Serum)
>   – zur differenzialdiagnostischen Abklärung: BSG, α_1-Glykoprotein-Konzentration, Mendel-Mantoux-Test, Rektokoloskopie, Biopsie

Differenzialdiagnostik

Die für virale Infektionen typische wässrige Diarrhö ist auch bei Nahrungsmittelunverträglichkeiten oder psychischen Stresssituationen möglich. Akut auftretende blutig-schleimige Stühle sind eher Zeichen einer bakteriellen oder parasitären Infektion bzw. können Folge einer antibiotischen Therapie sein; gelegentlich sind sie das initiale Symptom einer chronisch-entzündlichen Darmerkrankung. Bei starken abdominellen Schmerzen ist immer an die **akute Appendizitis** zu denken. Allerdings ist der Schmerz bei einer akuten Durchfallerkrankung eher diffus und von wellenartig verlaufender Intensität, während er bei der akuten Appendizitis meist umschriebener ist und kontinuierlich an Intensität zunimmt.

5.7.5 Therapie

Die wesentliche Prävention bzw. Therapie der u. U.gefährlichen Dehydration ist die adäquate **Rehydration,** die initial und bei leichter Dehydration stets oral durchgeführt werden sollte. Bei mittelschwerer Dehydration (Verlust von >7,5% des Körpergewichts) ist je nach spezieller anamnestisch-klinischer Konstellation, bei schwerer Dehydration initial immer die i. v. Rehydration indiziert. Die Re-Alimentation sollte nur wenige Stunden nach Beginn der Rehydration mit der altersentsprechenden, zuvor gut vertragenen Nahrung erfolgen (▶ Abschn. 10.5).

Literatur

Thapar N, Sanderson I (2004) Diarrhea in children: An interface between developing and developed countries. Lancet 363 (9409): 641–653

Weaver LT (1988) Bowel habit from birth to old age. J Pediatr Gastroenterol Nutr 7 (5): 637–640

5.8 Chronische Diarrhö

K.-M. Keller

Diarrhö ist definiert als erhöhte tägliche Stuhlmenge, insbesondere erhöhte Ausscheidung von Stuhlwasser (>10 ml/kg KG). Für die Praxis bedeutet dies eine erhöhte Stuhlfrequenz, eine verminderte Konsistenz und ein erhöhtes Stuhlvolumen. Ab einer Symptomdauer von 2 Wochen wird von chronischer Diarrhö gesprochen. Je nach Alter besteht eine hohe Variabilität im Stuhlverhalten: Gestillte Säuglinge können bis zu 10 Stühle pro Tag haben, d. h. bei jedem Windelwechsel, andererseits aber auch nur einen Stuhlgang alle 10–14 Tage. Bis zum Alter von 3 Jahren sind ein Stuhlgang jeden zweiten Tag bis zu 3–4 tägliche Stuhlgänge normal, ältere Kinder nähern sich der Variabilität von Erwachsenen (3-mal täglich bis 3-mal wöchentlich). Zwar subjektiv, aber eher hilfreich sind Beschreibungen des Stuhls wie wässrig, flüssig oder breiig oder Gerüche wie faulig, sauer oder stinkend, mit und ohne Flatulenz. Abgesehen von acholischen, weißen Stühlen oder pechschwarzen Teerstühlen hat nur die Blutbeimengung Bedeutung, sonstige Stuhlfarben sind bedeutungslos. Differenzialdiagnostisch bedeutsam sind das Vorhandensein von Schleim oder unverdauten Bestandteilen (»Erbsen-Karotten-Syndrom«) und fettig-klebriger Stuhl.

5.8.1 Epidemiologie

Die chronische Diarrhö ist v. a. ein Problem der Entwicklungsländer mit einer häufigen Persistenz der Durchfälle im Gefolge einer dort weit verbreiteten akuten infektiösen Gastroenteritis.
Hauptrisikofaktoren sind:
- Kalorien- und Proteinmalnutrition
- Mangel an Vitamin A und Zink
- Fehlen von Muttermilch
- extraintestinale Infektionen wie Masern und HIV-Infektion

Inzidenzen chronischer Durchfälle von 5–25% aller Durchfälle werden v. a. aus Ländern wie Kenia oder Bangladesh angegeben. Aber auch in den Industrieländern führen chronische Durchfälle oft zur Vorstellung beim Kinderarzt; Häufigkeiten chronischer Durchfälle sind jedoch nicht adäquat dokumentiert. Aus den USA liegen Schätzungen von 10% aller ambulanten Patienten vor sowie von jährlich 14 stationären Aufnahmen pro 1000 Kinder in einem Alter von <1 Jahr.

5.8.2 Pathophysiologie

In den Entwicklungsländern stehen Armut, Unterernährung, Folgen akuter Infektionen und chronische gastrointestinale Infektionen im Vordergrund. **Chronische Erkrankungen** (z. B. Allergien, Motilitätsstörungen) und nichtorganische Ursachen dominieren dagegen in den Industrieländern.

> Die Kenntnis der normalen bzw. veränderten Anatomie und Physiologie, z. B. postoperativ, ist essenziell (▶ Abschn. 10.9).

Pathophysiologische Hauptmechanismen sind:
- osmotische Diarrhö (▶ Abschn. 5.7.2), ausgelöst durch malabsorbierte Kohlenhydrate im Darm, z. B. Glukose-Galaktose-Malabsorption, Fruktosemalabsorption (▶ Abschn. 6.1), Laktoseintoleranz (▶ Abschn. 6.3) oder exzessive Sorbitzufuhr: Stuhl-pH-Wert typischerweise <5 (kurzkettige Fettsäuren nach Fermentation), Kerry-Test positiv, offensiver Stuhl, wunder Po; Durchfall stoppt beim Fasten
- sekretorische Diarrhö (▶ Abschn. 5.7.2), ausgelöst durch Aktivierung intrazellulärer Mediatoren wie cAMP, cGMP und Kalzium: Stuhl-pH-Wert >6, Kerry-Test negativ, wässriger Stuhl mit hohem Gehalt an NaCl; Durchfall persistiert beim Fasten
- Mutationen von Ionentransportproteinen: meist kongenitale Diarrhö, insgesamt sehr selten; sekretorische Diarrhö, Durchfall sistiert nicht beim Fasten; während der Schwangerschaft typischerweise Polyhydramnion, Stuhl u. U. nicht von Urin zu unterscheiden (▶ Abschn. 6.1)
- Reduktion der anatomischen Oberfläche: kongenitaler und erworbener Kurzdarm (▶ Abschn. 10.9), Zöliakie (▶ Abschn. 10.3), postenteritisches Syndrom
- Störung der gastrointestinalen Motilität: chronische idiopathische intestinale Pseudoobstruktion (▶ Abschn. 8.3), Diabetes mellitus, Malnutrition

Ätiopathogenetisch könnte man auch intraluminale von mukosalen Faktoren differenzieren. Auf der einen Seite stehen dann Pankreaserkrankungen, Störungen der Gallensäuren und intestinale Störungen, auf der anderen Seite mukosale Faktoren wie Infektionen, Allergien, autoimmune Entzündungen, Funktionsstörungen und anatomische Strukturveränderungen.

5.8.3 Klinisches Bild

Für die Bewertung chronischer Durchfälle entscheidend ist die initiale Einschätzung der somatischen Entwicklungsparameter (▶ Abschn. 1.2), der altersbezogenen Pubertätsstadien, der Schwere des gesamten Krankheitsbildes und des Ernährungszustandes. Wichtig ist die Antwort auf die Frage: Wirkt das Kind krank oder nicht?

Zusätzliche **Symptome und Befunde** sind wichtige diagnostische Leitparameter:
- Haut und Hautanhangsgebilde:
  - Blässe (Mangel an Eisen, Vitamin B_{12} oder Folsäure)
  - atopisches Ekzem (Nahrungsmittelallergie)
  - Ödeme (Eiweißmangel, zystische Fibrose, Zöliakie)
  - Hautinfektion (Immundefekt, Zinkmangel)
  - Muskelschwund/-schwäche (Malnutrition, Malabsorption)
  - Hautblutungen (Vitamin-K-Mangel, Malignom)

- Erythema nodosum, Pyoderma gangraenosum (chronisch-entzündliche Darmerkrankung, Zöliakie)
- Uhrglasnägel, Trommelschlägelfinger (zystische Fibrose, Kurzdarm, M. Crohn, chronische Lebererkrankung, Malnutrition)
- fehlendes Nagel-/Haarwachstum (Malnutrition, Zinkmangel, Zöliakie)
- Vitiligo (autoimmune Enteropathie)
- Cheilitis, Perlèche (M. Crohn, Eisenmangel, Vitaminmangel)

- Gelenkschmerzen/-schwellungen (chronisch-entzündliche Darmerkrankung, M. Whipple)
- vorgewölbtes Abdomen, Bauchschmerzen:
  - Kohlenhydratmalabsorption
  - bakterielle Dünndarmüberwucherung
  - Malabsorption, Maldigestion (Fettstühle, Flatulenz)
  - Kolitis (Blut und Schleim im Stuhl)
- abdominelle Narben (Darmresektion, Kurzdarm, bakterielle Dünndarmüberwucherung)
- Analprolaps (Maldigestion, Fettstühle; Obstipation)
- anale Marisken, Fissuren oder Fisteln (M. Crohn)

5.8.4 Diagnostik

Entscheidende Bausteine für eine rationelle Diagnostik und eine fokussierte Therapie sind bei den vielfältigen Ursachen der chronischen Diarrhö eine detaillierte **Anamnese,** insbesondere auch der Ernährung und der Getränke, sowie eine subtile pädiatrische **Ganzkörperuntersuchung.** Ein Stufenkonzept für das Vorgehen hat sich bewährt (Abb. 5.3).

Anamneseerhebung

Erfragt werden folgende Aspekte:

- Familie: Elterngröße, Konsanguinität, ethnische Herkunft, Allergien, chronisch-entzündliche Darmerkrankungen, Nahrungsmittelunverträglichkeiten, Geschwistererkrankungen
- Schwangerschaft: Polyhydramnion, vollendete Schwangerschaftswochen
- Geburt: Frühgeburt, Darmoperation, Abfallen der Nabelschnur, Mekoniumabgang
- Entwicklung: somatische Perzentilen, Meilensteine der Entwicklung, bisherige Krankheiten, Operationen, Auslandsaufenthalte
- Ernährung: Durchfall seit der Geburt oder seit der Zufütterung bestimmter Nahrungsmittel (Gluten, Kuhmilch, Saccharose, Fruktose, Laktose), Zusammensetzung der Kost, Diäten, Getränke
- Stuhlanamnese: Frequenz, Konsistenz (wechselnde Stühle), Farbe, Flatulenz, Schmerzen

Nach einer orientierenden Ernährungs- und Getränkeanamnese hat sich die Erstellung eines detaillierten **Ernährungsprotokolls** (2 Werk- und 2 Wochenendtage) mit Abwiegen der Mahlzeiten und Notieren der Uhrzeit der Mahlzeiteneinnahme bewährt, um Fehlernährungen oder symptomauslösende Nahrungsmittel zu erkennen.

Körperliche Untersuchung

Es wird darauf geachtet, ob das Kind altersentsprechend entwickelt ist (Gewicht, Länge, Kopfumfang mit Perzentilenvergleich). Ansonsten ist auf Folgendes zu achten:

- Haut und Hautanhangsgebilde: Blässe, Ikterus, Blutungen, Ödeme, Haar- und Nagelwachstum, Ekzeme, Rhagaden, Uhrglasnägel, Trommelschlägelfinger, Muskelschwund (Tabaksbeutelgesäß; ▶ Kap. 1, Abb. 1.2)
- Mund: Aphthen, Perlèche, Gingivitis, Karies, Soor, Zustand der Tonsillen
- Lungen: Fassthorax, hypersonorer Klopfschall, Rasselgeräusche
- Abdomen: Vorwölbung, Meteorismus, Peristaltik, Narben, Hepatosplenomegalie, pathologische Resistenz, Druckschmerz
- Anogenitalbereich: Erreichen altersentsprechender Tanner-Stadien, Marisken, Fissuren, Fisteln, Analekzem, Anitis; rektal-digitaler Befund: Fäkolith, Blut am Fingerling

Abb. 5.3. Diagnostik bei chronischer Diarrhö

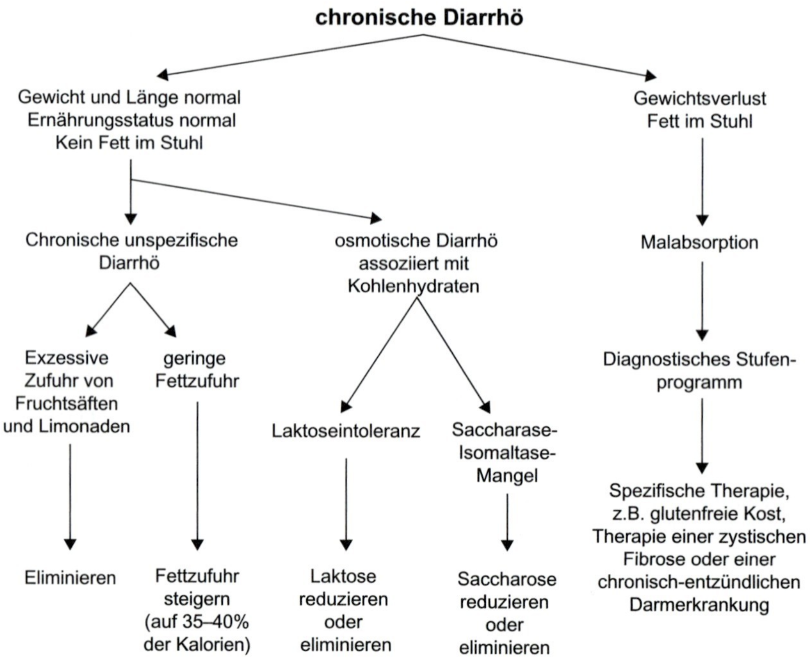

- Zentralnervensystem: psychomotorische Entwicklung, Muskeleigenreflexe
- Proportionen: Kleinwuchs, dysproportionierter Wuchs (Swachman-Diamond-Syndrom)

Eine Inspektion des mitgebrachten **Stuhls** oder des Stuhls am Fingerling ermöglicht die Beurteilung folgender Aspekte:
- unverdaute Bestandteile
- Fett
- Blut
- Schleim
- Teerstuhl
- acholischer Stuhl
- saurer Stuhl
- übler, fauliger Geruch
- Überlaufstühle bei Fäkolith

Labordiagnostik

Basisuntersuchungen bei chronischen Durchfällen sind:
- Stuhl: pathogene Keime, Parasiten, Calprotectin oder Laktoferrin, okkultes Blut, pH-Wert, Kerry-Test, Fett
- Blut/Serum: BSG, Blutbild mit Differenzierung, CRP-Konzentration, Elektrolytwerte, Gesamteiweißgehalt und Elektrophorese, Kreatininkonzentration, IgA-, IgG- und IgM-Spiegel, Endomysium-IgA- oder Gewebetransglutaminase-IgA-Antikörper (▶ Abschn. 3.6)

❗ Nicht sinnvoll sind aufwändige Untersuchungen der Darmflora, Tests auf Pilze im Stuhl sowie Untersuchungen auf das Vorliegen von Fett, Stärke oder Muskelfasern im Einzelstuhl.

Weiterführende Untersuchungen umfassen:
- Blut/Serum:
  - Cholesterin- und Triglyzeridkonzentration
  - IgE-Spiegel sowie Nachweis spezifischer IgE-Antikörper gegen die häufigsten Inhalations- (sx1) und Kindernahrungsallergene (fx5) als Sammel-Screening-Untersuchung
  - Konzentration des eosinophilen kationischen Proteins (ECP)
  - Zink-, Ferritin-, Vitamin-E- und Folsäurekonzentration
  - HIV- und Schilddrüsendiagnostik
- Aktivitätsbestimmung der Pankreaselastase im Stuhl
- Schweißiontophorese
- Untersuchung eines 72-Stunden-Sammelstuhls
- Bestimmung der α_1-Antitrypsin-Konzentration im Stuhl
- Untersuchung der Stuhlelektrolyte
- H_2-Atemtests (▶ Abschn. 3.1.2)
- evtl. Untersuchung des Stuhls auf Magnesiumsulfat und Phosphat bei Verdacht auf Laxanzienabusus

Untersuchungen der **Stufe 3** beinhalten: obere und untere Endoskopie mit histologischer Diagnostik, Computersonographie des Abdomens, MRT des Abdomens (MR-Enteroklysma) und konventionelles Röntgenenteroklysma (nach Sellink). **Stufe-4-Untersuchungen** umfassen: Hormondiagnostik (Gastrin, Sekretin und vasoaktives intestinales Peptid, VIP) und die Untersuchung des 24-Stunden-Sammelurins auf 5-HO-Indolessigsäure.

5.8.5 Differenzialdiagnostik

Für den Kinderarzt lohnt es sich, altersbezogen häufigere und weniger häufige Ursachen chronischer Durchfälle zu kennen, um die weitere Diagnostik, die u. U. für Kinder unangenehm und invasiv oder gar gefährlich sein kann, auch aus ökonomischen Gründen sinnvoll und zielgerichtet einzusetzen.

> **Altersbezogene häufige und seltene Ursachen chronischer Durchfälle**
> Säuglinge:
> - Häufige Ursachen:
>   - chronisch-unspezifische Säuglingsdiarrhö (»Erbsen-Karotten-Syndrom«)
>   - exzessiver Konsum von Frucht- und Multivitaminsäften: saure Stühle, Flatulenz, Bauchschmerzen, wunder Windelbereich
>   - postenteritisches Syndrom: besonders bei hypokalorischer Ernährung (»Stuhlkosmetik«) und zu viel Apfelsaft
>   - postinfektiöser sekundärer transienter Laktasemangel
>   - muttermilchassoziierte Nahrungsmittelallergie: blutig-schleimige Stühle und in der Regel gutes Gedeihen (▶ Abschn. 10.2)
>   - Kuhmilch-/Sojaproteinallergie: blutig-schleimige Durchfälle, Gedeihstörung (▶ Abschn. 10.2)
>   - Zöliakie: Blähbauch, Gedeihstörung, fettige Stühle, Ödeme (▶ Abschn. 10.3)
>   - zystische Fibrose (mit oder ohne pulmonale Symptome): fettiger Durchfall, Flatulenz, Ödeme, Anämie, Gedeihstörung (▶ Kap. 24)
> - Seltene Ursachen:
>   - primärer oder sekundärer Immundefekt (inklusive HIV-Infektion)
>   - intestinale Lymphangieektasie (▶ Abschn. 10.12)
>   - Mikrovillusinklusionserkrankung (▶ Abschn. 6.2)
>   - Glukose-Galaktose-Malabsorption (▶ Abschn. 6.1)
>   - kongenitale Transportdefekte (▶ Abschn. 6.1)
>   - Münchhausen-by-proxy-Syndrom
>   - Swachman-Diamond-Syndrom (▶ Kap. 23)
>   - Acrodermatitis enteropathica (▶ Abschn. 6.1)
>   - eosinophile Gastroenteropathie (▶ Abschn. 10.2)
>   - Autoimmunenteropathie (▶ Abschn. 10.4)
>   - Abetalipoproteinämie
>   - Kurzdarmsyndrom (▶ Abschn. 10.9)
>   - intraktable Diarrhö
>   - sekretorische Tumoren
>
> Kleinkinder und junge Schulkinder:
> - Häufige Ursachen:
>   - Reizdarmsyndrom: wechselnde Stühle, unverdaute Bestandteile
>   - exzessiver Fruchtsaftkonsum: saure Durchfälle, Flatulenz, wunder Analbereich
>   - postenteritisches Syndrom
>   - postinfektiöser transienter Laktasemangel
>   - Laktoseintoleranz (adulter Typ): Bauchschmerzen, Flatulenz
>   - Zöliakie
>
> ▼

- chronisch-entzündliche Darmerkrankung
- Obstipation mit Überlaufgärstühlen
- Seltene Ursachen:
  - primärer und sekundärer Immundefekt
  - Saccharase-Isomaltase-Mangel
  - Lamblieninfestation
  - eosinophile Gastroenteritis
  - chronisch-idiopathische intestinale Pseudoobstruktion
  - Münchhausen-by-proxy-Syndrom
  - sekretorische Tumoren

Ältere Schulkinder und Adoleszente:
- Häufige Ursachen:
  - Reizdarmsyndrom
  - chronisch-entzündliche Darmerkrankungen
  - Laktoseintoleranz
  - exzessiver Konsum von Fruchtsäften oder Sorbitkaugummis
  - Obstipation mit Überlaufstühlen
  - Laxanzienabusus (Anorexia nervosa)
  - Lamblieninfestation
- Seltene Ursachen:
  - Hyperthyreose
  - sekretorische Tumoren

5.8.6 Therapie

Die Behandlung chronischer Durchfälle richtet sich nach der zugrunde liegenden Ursache und hat folgende **Ziele**:
- adäquate, altersangepasste Ernährung (bezüglich Kalorien, Fetten, Eiweißen, Vitaminen, Elektrolyten und Spurenelementen)
- Berücksichtigung erlittener Verluste und des erhöhten Bedarfs im Wachstumsalter (mehrfache Ernährungsberatung)
- ggf. Elimination der durchfallauslösenden Nahrungsmittel, dabei aber Beachten einer adäquaten Kalzium- und Vitamin-D-Zufuhr bei Milchelimination (Elimination von Nahrungsmitteln jedoch nur, sofern Beschwerden resultieren z. B. Laktaserestaktivität)
- spezifische Behandlung von Grundkrankheiten (z. B. chronisch-entzündliche Darmerkrankungen)
- regelmäßige Nachsorge und Verlaufskontrolle zur Sicherstellung einer perzentilengerechten somatischen und psychosozialen Entwicklung

Angesichts der oben angeführten Häufigkeiten der Ursachen der chronischen Diarrhö (nach der akuten infektiösen Gastroenteritis) ist eine möglichst frühzeitige **Re-Alimentation** mit der vorher gewohnten Kost essenziell. Entgegen früherer Ansichten und älterer Lehrbuchempfehlungen ist besonders für Kleinkinder eine ausreichende Zufuhr von Fettkalorien wichtig. Der oft praktizierte exzessive Konsum von Fruchtsäften muss minimiert werden, ggf. auch passager Milch und Milchprodukte. Eine gute Alternative sind die zunehmend verfügbaren laktosefreien Milchen und Milchprodukte. Hilfreich im Team sind Ökotrophologen bzw. Diätassistenten.

Die **kausale Therapie** bedeutet bei Zöliakie eine lebenslange glutenfreie Ernährung, bei zystischer Fibrose die Substitution fettlöslicher Vitamine zusammen mit mikroverkapselten Pankreasenzymen sowie eine fett- und salzreiche Kost. Bei chronisch-entzündlichen Darmerkrankungen ist eine adäquate Ernährung (u. U. Nahrungssupplement mit Elementardiät) von großer Bedeutung, außerdem die Substitution von Vitaminen und Spurenelementen sowie eine lokalisations- und aktivitätsangepasste antientzündliche und immunsuppressive Behandlung, gelegentlich auch eine chirurgische Intervention. Bei zusätzlichen Essstörungen (bei zystischer Fibrose oder chronisch-entzündlichen Darmerkrankungen) muss eine Psychotherapie durchgeführt werden.

Definierte seltenere Erkrankungen erfordern die **Elimination bestimmter Nährstoffe** (z. B. Saccharose bei Saccharase-Isomaltase-Mangel oder Glukose und Galaktose bei Glukose-Galaktose-Malabsorption; ▶ Abschn. 6.1 und 6.3) oder die Substitution bestimmter Stoffe wie KCl bei Chloridverlustdiarrhö oder Zink bei Acrodermatitis enteropathica. Manche Krankheiten wie die intraktable Diarrhö oder schwere Kurzdarmsyndrome können heutzutage dank einer ausgeklügelten Langzeitparenteralernährung überhaupt erst überlebt werden. Chirurgische Therapieverfahren (Darmverlängerungsoperation nach Bianchi bei Kurzdarm; ▶ Abschn. 10.9) oder Dünndarmtransplantationen (▶ Abschn. 10.11) stellen neue Optionen dar.

5.8.7 Prognose

Viele der angesprochenen Erkrankungen haben per se eine ausgesprochen gute Prognose. Die meisten Nahrungsmittelallergien des frühen Kindesalters – mit Ausnahme der Zöliakie – sind in der Regel transienter Natur und reifen aus. Allergische Reaktionen auf Nüsse, Hühnereiweiß und Fisch sowie die oralen Allergiesyndrome persistieren eher. Kinder und Jugendliche mit chronisch-entzündlichen Darmerkrankungen erreichen mehrheitlich unter einer spezialisierten Langzeitbetreuung durch den pädiatrischen Gastroenterologen im multidisziplinären Team eines Zentrums ein völlig normales Erwachsenenberufs- und -familienleben. Ähnliches konnte, überwiegend in den letzten Jahren, auch für Patienten mit zystischer Fibrose ermöglicht werden: Die Hälfte der Patienten in Deutschland ist mittlerweile erwachsen. Die Prognose seltener angeborener Erkrankungen ist je nach Krankheit und Therapie-Compliance sehr unterschiedlich.

Literatur

Ament ME (1997) Clinical manifestations of chronic diarrhea. In: Gracey M, Walker-Smith JA (eds) Diarrheal disease. Nestlé Nutrition Workshop Series, vol 38. Lippincott-Raven, Philadelphia, pp 249–261

Baker SS, Davis AM (1998) Hypocaloric oral therapy during an episode of diarrhea and vomiting can lead to severe malnutrition. J Pediatr Gastroenterol Nutr 27: 1–5

Flick J (1996) Diarrhea. In: Kliegman RM (ed) Practical strategies in pediatric diagnosis and therapy. Saunders, Philadelphia, pp 279–300

Ghishan FK (2000) Chronic diarrhea. In: Behrman RE, Kliegman RM, Jenson HB (eds) Nelson textbook of pediatrics. Saunders, Philadelphia, pp 1171–1176

Guarino A, De Marco G (2004) Persistent diarrhea. In: Walker WA, Goulet O, Kleinman RE, Sherman PM, Shneider BL, Sanderson IR (eds) Pediatric gastrointestinal disease, vol 1. Decker, Hamilton, pp 180–193

Heitlinger LA, Lebenthal E (1988) Disorders of carbohydrate digestion and absorption. In: Lebenthal E (ed) The Pediatric Clinics of North America. Saunders, Philadelphia, pp 239–255

Keller K-M (2002) Kuhmilchallergie. Pädiatr Prax 61: 209–219
Larcher VF, Shepherd R, Francis DEM, Harries JT (1977) Protracted diarrhoea in infancy. Arch Dis Child 52: 597–605
Orenstein SR (1986) Enteral versus parenteral therapy for intractable diarrhea of infancy: A prospective, randomized trial. J Pediatr 109: 277–286
Penny ME, Peerson JM, Marin RM et al. (1999) Randomized, community-based trial of the effect of zinc supplementation, with and without other micronutrients, on the duration of persistent childhood diarrhea in Lima, Peru. J Pediatr 135: 208–217
Thapar N, Randerson IR (2004) Diarrhea in children: An interface between developing and developed countries. Lancet 363: 641–653

5.9 Akutes Abdomen

W. Nützenadel, K.-L. Waag

Die wesentlichen Symptome des akuten Abdomens sind Schmerz, Erbrechen, oft begleitendes Fieber und fehlende Defäkation. Zusätzlich bestehen weitere Zeichen einer intraabdominellen Entzündung und/oder eines gestörten intestinalen Transports mit Ileus. Die Diagnose »akutes Abdomen« erfordert eine rasche Entscheidung für oder gegen eine Operation, mit folgenden Prämissen:

— den Eingriff nach Optimierung des Allgemeinzustandes durch Beseitigung von Dehydration sowie Elektrolyt- und anderer Störungen durchzuführen
— Krankheiten zu erkennen, die keiner chirurgischen Therapie bedürfen
— bei notwendiger operativer Therapie nicht durch Zuwarten Komplikationen zu bedingen

Eine sorgfältige Anamnese, die klinische Untersuchung sowie Befunde der Sonographie, der Labor- und der Röntgendiagnostik helfen bei der Entscheidungsfindung.

5.9.1 Anamnese

Die Dauer und die Art der Symptomatik ergeben wichtige Hinweise für Diagnostik und Differenzialdiagnostik.

Der **Schmerz** umfasst intensive Dauerschmerzen sowie gelegentlich intermittierende Koliken (evtl. Peristaltikfrequenz von 5–6/min). Auch ein ausstrahlender Schmerz findet sich, häufig mit differenzialdiagnostischer Bedeutung. Angaben zu Intensität, Charakter und Lokalisation sind nur von älteren Kindern erhältlich, bei jüngeren ist man auf indirekte Vermittlung wie Angaben der Eltern, Beobachtung des Kindes bei der Untersuchung und Abwehr bei der Palpation angewiesen.

Das **Erbrechen** ist meist heftig, auch intermittierend. Zu erfragen sind Beimengungen von Galle, Kot und Blut. Bedeutsam sind der Zeitpunkt der letzten Defäkation und Stuhlauffälligkeiten wie Diarrhö und Obstipation.

Fieber ist nicht obligat, jedoch häufig vorhanden, oder es tritt im Verlauf auf. Es ist ein Hinweis auf entzündliche Erkrankungen und eine Peritonitis. Aus der Voranamnese sind Vorerkrankungen und insbesondere abdominelle Operationen zu erfragen. Bei angeborenen Fehlbildungen mit intestinaler Obstruktion findet sich häufig ein Polyhydramnion.

5.9.2 Untersuchungsbefund

Die Untersuchung beginnt mit der Beobachtung des Kindes, einer Beurteilung des Allgemeinzustandes, der Wahrnehmung eventueller Dehydrationszeichen und von **Schmerzäußerungen**, die sich in einer spontan eingenommenen Vorzugshaltung oder auch in der Vermeidung bestimmter Bewegungen darstellen können, z. B. Anwinkeln der Oberschenkel bei Peritonitis. Die Abwehrspannung der Bauchmuskulatur ist ein objektives Zeichen einer lokalen peritonitischen Reizung bis zur 4-Quadranten-Peritonitis.

Schocksymptome mit reduziertem Allgemeinzustand, Azidoseatmung, Dehydration und grauem oder blassem Hautkolorit sind nicht selten. Herzfrequenz und Blutdruck müssen gemessen werden, eine Einschätzung der Bewusstseinslage ist notwendig.

> Zudem ist eine alle Organsysteme umfassende Untersuchung erforderlich, um extraabdominelle Erkrankungen wie Pleuritis, Pneumomie (»Pneumoniebauch«) Karditis oder Lendenwirbelerkrankungen auszuschließen.

Der **Abwehr** bei der abdominellen Untersuchung begegnet man am besten durch ein ruhiges Vorgehen sowie durch Ablenkung und einen Ablauf, der die Untersuchung des schmerzhaften Anteils des Abdomens an das Ende setzt.

Die **Untersuchung des Bauches** beginnt mit der Betrachtung, wobei sowohl auf ein eingesunkenes als auch auf ein vorgewölbtes Abdomen sowie auf Differenzen zwischen Ober- und Unterbauch wie auch zwischen rechter und linker Seite, auf sichtbare Peristaltik und auf lokale Rötung oder Schwellung zu achten ist. Die Palpation sollte oberflächlich, schmerzfern und vorsichtig beginnen und langsam in die Tiefe fortschreiten. Erfasst werden können:

— generelle und lokale Abwehrspannung
— diffuser und begrenzter Schmerz
— Druckschmerz
— Loslassschmerz
— Klopfschmerz
— schmerzhafte und schmerzlose Resistenzen

Eine rektal-digitale Untersuchung ist wichtig: Sie kann Blut im Stuhl zeigen; bei Obstruktion ist die Ampulle meist leer, auch eine Obstipation wird erkennbar. In der Inguinalregion muss nach inkarzerierten Hernien gesucht werden, und die Hoden sind besonders auch palpatorisch zu untersuchen. Auf das Psoaszeichen mit gebeugtem Hüftgelenk oder schmerzhafter Streckung ist zu achten. Die Auskultation ergibt entweder eine normale Peristaltik, fehlende Darmgeräusche bei paralytischem Ileus oder helle klingende Darmgeräusche bei Obstruktionsileus.

5.9.3 Weitere Diagnostik

Labordiagnostik

Die Laboruntersuchungen ergeben nur wenige Hinweise zur Grundkrankheit. Hohe Werte der **Entzündungsparameter** sprechen für eine Appendizitis, eine Peritonitis oder einen Abszess. Zum Ausschluss einiger Erkrankungen sowie aufgrund des Erbrechens und der schweren Allgemeinsymptome und zur Operationsvorbereitung ist zudem die Bestimmung folgender Parameter sinnvoll:

- Blutbild mit Thrombozytenzahl
- CRP-Konzentration
- Blut-pH-Wert
- Bilirubinspiegel
- Enzymaktivitäten: Transaminasen, γ-GT, Lipase, Amylase
- Blutzuckerspiegel
- Gerinnungsparameter
- Urinbefund

Sonographie

Die Sonographie erlaubt die Diagnostik folgender Erkrankungen und Auffälligkeiten:
- Invagination
- Obstruktion der Harnwege
- Hodentorsion
- Ovarialzyste
- inkarzerierte Hernie
- Tumoren
- freie Flüssigkeit im Bauchraum

Die Ultraschalluntersuchung ist diagnostisch hinweisend bei Appendizitis, Obstruktionsileus und Abszessen.

Mit der **Dopplersonographie** können Strömungen in den Gefäßen (Seitenumkehr von V. und A. mesenterica bei Malrotation und Volvulus, vermehrte Durchblutung in entzündlich veränderter Darmwand, fehlender Fluss bei Hodentorsion) bestimmt werden.

Röntgendiagnostik

Die **Abdomenaufnahme** im Stehen oder in Seitenlage ohne Kontrastmittel nutzt Luft als Kontrast. Diese findet sich bei Perforationen als freie Luft unter dem Zwerchfell oder als freie Luftsichel im oben gelegenen Bauchraum (»football sign« in Rückenlage). Bei paralytischem Ileus finden sich Luft-Flüssigkeits-Spiegel über das gesamte Abdomen verteilt. Beim mechanischen Ileus ist die Luftverteilung ungleichmäßig bzw. das kleine Becken ist luftleer, und die Darmschlingen sind unterschiedlich weit. Eine Aufnahme in Columbia-Technik (Seitenlage mit erhöhtem Becken) mit Nachweis von Luft im Rektum schließt eine distale Obstruktion aus. Bei Obstruktionsverdacht kann der Nachweis einer fehlenden Passage mit wasserlöslichem Kontrastmittel versucht werden.

Eine **Thoraxaufnahme** ist bei Pneumonieverdacht indiziert.

Magnetresonanz- und Computertomographie

Diese Schnittbilduntersuchungen wegen des Zeitaufwandes im Rahmen der Akutdiagnostik nur selten eingesetzt. Sie sind jedoch für die **Differenzialdiagnostik** von Abszessen, einer Pankreatitis und selteneren Erkrankungen wichtig.

5.9.4 Vorgehen

Eine primäre **Stabilisierung** des Allgemeinzustandes und der Zirkulation ist bei schwer Erkrankten erforderlich. Bei starkem Erbrechen, Subileus oder Ileus muss sofort eine gastrale Ablaufsonde angelegt werden. Ein Klysma heilt gelegentlich akute Bauchschmerzen durch Beseitigung einer Obstipation.

> Der Verdacht eines akuten Abdomens sollte erst nach der rektalen Darmentleerung geäußert werden.

Eine Diagnose sollte die genannten Laborparameter sowie die Befunde der Sonographie und der Röntgendiagnostik einschließen. Die Kriterien lassen nicht immer eine eindeutige Entscheidung zu. Wiederholte Untersuchungen mit Beurteilung der Verstärkung oder Abschwächung eines Befundes sind oft unerlässlich. Danach ist die Entscheidung für oder gegen eine Operation zu treffen. Eine **Laparotomie** kann jedoch auch ohne genaue Kenntnis der Diagnose notwendig werden, wenn die klinische Situation dies verlangt.

Differenzialdiagnostik bei akutem Abdomen

Keine primäre operative Therapie erforderlich:
- Reife Neugeborene, Frühgeborene, Säuglinge:
  - Gastroenteritis
  - Sepsis
  - extraabdominelle Erkrankungen
  - Invagination
- Klein- und Schulkinder:
  - Gastroenteritis
  - Obstipation
  - Invagination mit nichtoperationsbedürftiger Ursache
  - diabetische und nichtdiabetische Ketoazidose
  - Cholezystitis, Cholangitis, Cholezystolithiasis
  - Gastritis
  - Ulkus
  - Nierensteine, Nierenabszess
  - extraabdominelle Erkrankungen wie Harnwegsinfekt, Pneumonie oder basale Pleuritis
  - entzündliche Darmerkrankungen

Primäre operative Therapie erforderlich:
- Reife Neugeborene, Frühgeborene, Säuglinge:
  - nekrotisierende Enterokolitis im Stadium IIb oder III
  - Peritonitis
  - Ileus bei angeborenen Fehlbildungen mit intestinaler Obstruktion wie Dünndarmatresie
  - Volvulus
  - Obstruktionsileus unbekannter Ursache
  - akute Symptome bei M. Hirschsprung
  - Mekoniumileus
- Klein- und Schulkinder:
  - Appendizitis
  - Peritonitis
  - intraabdomineller Abszess
  - Hodentorsion
  - Entzündung eines Meckel-Divertikels
  - stielgedrehte Ovarialzyste
  - Invagination bei misslungener konservativer Reposition einer Hernie
  - inkarzerierte, nichtreponible Hernie
  - Obstruktionsileus unbekannter Ursache
  - akute gastrointestinale Blutung mit Auswirkung auf den Hämoglobinwert

6 Kongenitale Diarrhö

6.1	Transporterdefekte – 160
	M.J. Lentze
6.1.1	Ätiologie und Einteilung – 160
6.1.2	Störungen von Absorption und Sekretion – 160
	Literatur – 164

6.2	Kongenitale Enterozytopathien – 164
	K.-P. Zimmer
6.2.1	Mikrovillusinklusionserkrankung – 164
6.2.2	Tufting-Enteropathie (Epitheliale Dysplasie) – 166
6.2.3	Syndromatische Diarrhö – 166
	Literatur – 166

6.3	Disaccharidasenmangel – 167
	K.-P. Zimmer, H.Y. Naim
6.3.1	Pathophysiologie der Disaccharidmalabsorption – 167
6.3.2	Diagnostische Aspekte der Disaccharidmalabsorption – 167
6.3.3	Laktoseintoleranz – 168
6.3.4	Kongenitaler Saccharase-Isomaltase-Mangel – 169
6.3.5	Maltase-Glukoamylase-Mangel – 170
6.3.6	Trehalasemangel – 170
	Literatur – 171

6.1 Transporterdefekte

M.J. Lentze

6.1.1 Ätiologie und Einteilung

Mit der rapiden Zunahme der Kenntnisse über die genetischen Ursachen von Krankheiten des Magen-Darm-Trakts hat sich die Zahl diagnostizierter angeborener Krankheiten, die bereits im Kindesalter auftreten, drastisch vermehrt, und ihre Zahl nimmt aufgrund der umfassenden Anwendung molekularbiologischer Methoden ständig zu. Daher ist die vollständige Abhandlung in einem Standardwerk der Pädiatrischen Gastroenterologie schwierig, da sie beim Erscheinen bereits veraltet wäre. Neue Wege des unmittelbaren Zugriffs auf neueste Erkenntnisse genetischer Krankheiten sind notwendig und werden v. a. über neue Medien der Ärzteschaft zur Verfügung gestellt. Eines der potentesten Informationsmedien ist das »world wide web«, mit dessen Hilfe die zeitlich immer schneller entstehenden Wissenszuwächse überblickt werden können. Hier haben sich besonders die Online-Datenbank der National Institutes of Health und die National Library of Medicine mit der umfassendsten Datenbank genetischer Krankheiten – **OMIM** (Online Mendelian Inheritance of Man) –, die durch unmittelbare Ergänzung und Erneuerung der Informationsflut über angeborene Krankheiten gerecht werden, bewährt.

Im Folgenden werden die derzeit bekannten Transporterdefekte des Gastrointestinaltrakts beschrieben und in 2 Kategorien eingeteilt (Tab. 6.1):
— solche, deren genetische Mutation bekannt ist
— jene, bei denen das verantwortliche Chromosom identifiziert wurde, das betroffene Gen aber noch nicht bekannt ist

Allen Krankheitsbezeichnungen gemeinsam ist die zuständige OMIM-Nummer, mit deren Hilfe die klinische und genetische Entität in ausführlicher Beschreibung in der oben genannten Datenbank im Internet abgerufen werden kann. Diese Art der Darstellung erleichtert es dem Leser, auch sehr seltene Krankheiten erwähnt zu finden und weiterführende Information zu erhalten.

Tab. 6.1. Transporterdefekte

Transporterdefekte für Absorption und Sekretion	Nummer der OMIM-Datenbank
Transporterdefekte, deren genetische Mutation bekannt ist	
Kohlenhydrate: Glukose-Galaktose-Malabsorption	182380
Proteine: Enterokinasemangel	226200
Aminosäuren: Zystinurie Typ 1	220100
Vitamine, Mineralsalze, andere und Kombinationen	
Kongenitale Chloriddiarrhö	214700
Hereditäre Hypophosphatämie Typ II	307810
Primäre Gallensäurenmalabsorption	601295
Menkes-Disease	309400
Hereditäre Hämochromatose	235200
Transporterdefekte, deren Lokalisation auf einem Chromosom bekannt ist	
Kohlenhydrate: Fruktosemalabsorption	229500
Aminosäuren	
Hartnup-Krankheit	234500
Lysinurische Proteinintoleranz	222700
Vitamine, Salze und andere	
Kongenitale Natriumdiarrhö	270420
Kongenitale Vitamin-B_{12}-Malabsorption	261100
Primäre Hypomagnesiämie	248250
Kongenitaler Natrium-Wasserstoff-Exchanger-Mangel	182307

OMIM Online Mendelian Inheritance of Man
Die Nummern der OMIM-Datenbank sind anhand der ersten Ziffer nach der Art der Vererbung geordnet: 1: autosomal-dominant; 2: autosomal-rezessiv; 3: X-chromosomal rezessiv; 5: mitochondrial

6.1.2 Störungen von Absorption und Sekretion

Glukose-Galaktose-Malabsorption
Ätiologie
Die Aufnahme von Glukose und Galaktose über die intestinale Epithelzelle erfolgt durch den in der apikalen Membran der Zelle gelegenen **natriumabhängigen Glukosetransporter 1** (SGLT1; ▶ Abschn. 4.2). Typischerweise ist Muttermilch mit Laktose als Hauptzucker die erste Nahrung. Laktose wird durch die Laktase der Bürstensaummembran in Glukose und Galaktose gespalten. Die beiden Monosaccharide werden zusammen mit Natrium über den SGLT1 in die Epithelzelle aufgenommen. Ist der SGLT1 genetisch defekt, kommt es zur Glukose-Galaktose-Malabsorption. Diese wird autosomal-rezessiv vererbt (Wright et al. 2002). Mehr als 33 Mutationen des *SGLT1*-Gens auf Chromosom 22q13.1 wurden bislang beschrieben. Die Struktur der Dünndarmmukosa ist normal.

Symptomatik
Durch den Defekt des Transporters kommt es in der postpartalen Periode nach Genuss von Milch, die Glukose und Galaktose in Form von Laktose oder Glukosepolymeren enthält, zu lebensbedrohlichen wässrigen Durchfällen. Es handelt sich hierbei um eine schwere **osmotische Diarrhö,** die sofort endet, wenn entweder keine Nahrung gegeben wird oder diese keine Glukose oder Galaktose enthält. Da der Transporter auch im proximalen Tubulus der Niere lokalisiert ist, sind auch Fälle mit Nephrokalzinose oder Nephrolithiasis beschrieben (Pahari et al. 2003; Tasic et al. 2004).

Diagnostik
Die Diagnose kann mittels **Glukose-H_2-Atemtest** gestellt werden, der typischerweise eine erhöhte H_2-Ausatmung durch die nicht absorbierte Glukose und Galaktose zeigt. Die molekulargenetische Diagnostik erbringt die definitive Diagnose. Im Verlauf sind Ultraschalluntersuchungen der Nieren indiziert.

Therapie

Die Therapie besteht in der Gabe von Milchzubereitungen, die keine Glukose, Galaktose, Laktose oder Glukosepolymere enthalten. Dabei ist eine **kohlenhydratfreie Zusammensetzung** geeignet, die dann schrittweise mit 1–5% Fruktose angereichert werden kann. Entsprechende kohlenhydratfreie Zubereitungen sind kommerziell erhältlich, z. B. Carbofree.

> Mit steigendem Alter wird die Verträglichkeit von Glukosepolymeren etwas besser, da die malabsorbierte Glukose oder Galaktose durch Fermentation im Dickdarm verstoffwechselt wird.

Fruktosemalabsorption
Ätiologie

Die Aufnahme von Fruktose, die entweder durch die Hydrolyse von Saccharose bedingt ist oder durch den Verzehr von fruktosehaltigem Obst oder fruktosehaltigen Säften stattfindet, erfolgt durch erleichterten Transport mit Hilfe des **Glukosetransporters 5** (GLUT5), der wie der SGLT1 in der apikalen Membran der Enterozyten lokalisiert ist. Es lag nahe zu vermuten, dass die Fruktosemalabsorption durch eine Dysfunktion des GLUT5 hervorgerufen sein könnte bzw. durch Mutationen desselben bewirkt wird. Molekulargenetische Untersuchungen konnte jedoch bislang keine Mutation im Gen des GLUT5 feststellen. Die Fruktosemalabsorption wird wahrscheinlich dadurch hervorgerufen, dass die GLUT5-Anzahl auf der Dünndarmoberfläche geringer ist als bei Individuen, die Fruktose gut vertragen. Die Malabsorption für Fruktose ist häufig und betrifft etwa 5 % der Bevölkerung (Wassermann et al. 1996).

Symptomatik

Ähnlich wie beim Saccharase-Isomaltase-Mangel (▶ unten) treten bei den betroffenen Kindern und Erwachsenen nach dem Genuss von Fruktose **wässrige Durchfälle** auf, meist nach Verzehr von Säften (Apfelsaftdiarrhö) oder fruktosehaltigen Früchten. Hinweise auf die Fruktosemalabsorption gibt die Ernährungsanamnese bzw. die Nachfrage nach Art und Menge der getrunkenen Flüssigkeiten. Oft trinken die betroffenen Kinder größere Mengen fruktosehaltiger Säfte.

Diagnostik

Die Diagnostik erfolgt durch eine Fruktosebelastung mit anschließendem H_2-Atemtest.

Therapie

Hilfreich ist die Reduktion bzw. **Elimination** von Fruktose aus der Ernährung bzw. die Kombination mit saccharose- oder glukosehaltigen Früchten oder Säften, da durch die Aktivität des SGLT1 große Mengen von Glukose in die Zellen transportiert werden. Wenn dann gleichzeitig Fruktose im Lumen vorhanden ist, wie dies typischerweise bei der Hydrolyse von Saccharose der Fall ist, resultiert kein Durchfall, weil die Fruktose aufgrund elektrochemischer Konstellationen mit in die Zellen geschleust wird (»solvent drag«; ◘ Abb. 6.1).

Kongenitale Chloriddiarrhö
Ätiologie

Diese autosomal-rezessiv vererbte Erkrankung tritt bereits pränatal auf und ist durch schwere, profuse, wässrige Durchfälle mit Gedeihstörung nach der Geburt gekennzeichnet. Sie kommt hauptsächlich in Finnland vor. Ursache ist eine **Störung des Chloridtransports** aufgrund einer Beeinträchtigung des DRA-Chloridtransporters, der in unmittelbarer Nachbarschaft des »cystic fibrosis transmembrane conductance regulator« (CFTR) auf Chromosom 7q22-q31 liegt (Hoglund et al. 1994). Mutationen des DRA-Gens wurden bei finnischen Patienten mit dieser Krankheit festgestellt. Der DRA-Chloridtransporter ist für den Austausch von Cl^- und HCO_3^- im Darmlumen verantwortlich.

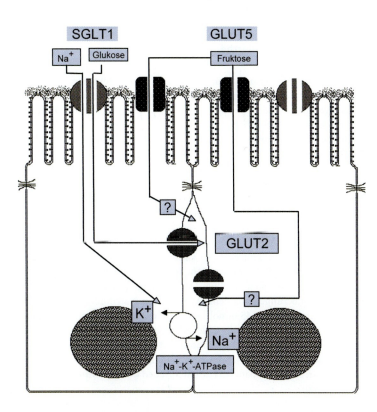

◘ **Abb. 6.1.** »Solvent drag«. *GLUT2* Glukosetransporter 2; *GLUT5* Glukosetransporter 5; *SGLT1* natriumabhängiger Glukosetransporter 1

Symptomatik

Es kommt zu einem ausgeprägten **Chlorid- und Flüssigkeitsverlust** mit dem Stuhl. Neben einem Polyhydramnion fallen pränatal prall mit Flüssigkeit gefüllte Darmschlingen auf, die auch noch postnatal mittels Ultraschalluntersuchungen zu beobachten sind. Die Ultraschallbilder geben manchmal Anlass zur Verwechslung mit einem mechanischen Ileus.

Zudem bestehen eine schwere **Hypochlorämie** und eine **Hyponatriämie** mit metabolischer Alkalose. Bei unzureichender Supplementierung von NaCl und KCl kommt es zur Niereninsuffizienz mit Nephrokalzinose.

> ❗ Wenn die Diagnose zu spät gestellt wird, kann eine mentale Retardierung entstehen (Holmberg et al. 1977).

Diagnostik

Im Blut kommt es zu einer **Hypochlorämie** mit metabolischen Alkalose. Im Stuhl finden sich sehr hohe Chloridkonzentration und ein saures Milieu. Ist die Konzentration von Chlorid im Stuhl höher als diejenige von Natrium und Kalium zusammen, liegt höchstwahrscheinlich eine kongenitale Chloriddiarrhö vor.

Therapie

Therapeutisch kann die schwere sekretorische Diarrhö durch die orale oder parenterale Gabe von **NaCl** und **KCl** ausgeglichen werden. Eine totale parenterale Ernährung ist in der Regel zu Beginn der Therapie notwendig. Später kann auf eine orale Therapie gewechselt werden (Holmberg et al. 1975).

Prognose

Die Prognose ist bei adäquatem Ausgleich der Verluste gut, die Kinder wachsen und entwickeln sich normal. Die **wässrige Diarrhö** bleibt weiterhin bestehen, aber die Kinder gewöhnen sich daran und gliedern sich sozial gut ein. Da die Prognose bei adäquater Therapie gut ist, wird eine Schwangerschaftsunterbrechung bei pränataler Diagnosestellung nicht notwendig.

Kongenitale Natriumdiarrhö
Ätiologie

Die kongenitale Natriumdiarrhö beruht auf einem **Defekt der Natriumabsorption** im Darm, der durch 3 verschiedene Mechanismen vermittelt wird:
- ungekoppelte Absorption
- Absorption zusammen mit anderen in Lösung befindlichen Stoffen
- im Verhältnis 1 : 1 mit Chlorid gekoppelte Absorption

Bei einer Form dieser kongenitalen Diarrhö ist der Natrium-Wasserstoff-Exchanger gestört (Booth et al. 1998).

Symptomatik und Diagnostik

Ähnlich wie bei der kongenitalen Chloriddiarrhö (▶ oben) kommt es zu einem **Polyhydramnion**. Sonographisch erkennt man stark mit Flüssigkeit gefüllten Darmschlingen. Die urinähnlichen Entleerungen aus dem Darm weisen Natriumkonzentrationen von bis zu 145 mmol/l auf. Im Gegensatz zur kongenitalen Chloriddiarrhö ist die Chloridkonzentration im Stuhl niedriger als die Natriumkonzentration, und der Stuhl ist alkalisch. In den vergangenen Jahren sind Fälle mit kongenitaler Natriumdiarrhö und Choanalatresie beschrieben worden (Muller et al. 2000).

Therapie

Die Therapie besteht in der oralen Gabe von **Natriumzitrat** und **Glukose-Elektrolyt-Lösungen,** die ein normales Wachstum der Kinder bei weiterbestehender sekretorischer Diarrhö gewährleisten.

Prognose

Die Prognose ist im Vergleich zur kongenitalen Chloriddiarrhö schlechter.

Kongenitale Hypomagnesiämie
Ätiologie

Das autosomal-rezessiv vererbte Leiden ist durch eine Malabsorption von Magnesium im Darm und eine gestörte Magnesiumrückresorption im proximalen Nierentubulus bedingt. Bei betroffenen Individuen wurde eine auf 15% verminderte Absorption der oral zugeführten Magnesiummenge gemessen (Normalwert: 50–60%). Jungen sind 2-mal häufiger betroffen als Mädchen. Die Ursache liegt in einer Mutation im *Paracellin-1*-Gen, dessen Genprodukt ein Protein der »tight junction« der Dünndarmepithelzelle und der renalen proximalen Tubuluszelle darstellt und für die parazelluläre Resorption des Magnesiums verantwortlich ist (Simon et al. 1999).

Symptomatik

Einige Tage nach der Geburt kommt es zu einer schweren Hypomagnesiämie und zu einer Hypokalzämie, was zu schweren, nicht durch Kalzium- oder Vitamin-D-Gabe beherrschbaren **tetanischen Krämpfen** führt. Manche Patienten haben vor Beginn der Magnesiumtherapie dünne Stühle und weisen zudem Ödeme sowie eine Eiweißverlustenteropathie auf.

Diagnostik

Die Diagnose wird durch die erniedrigte Konzentration von Magnesium (weit weniger als 1 mmol/l) und Kalzium (<3,5 mEq/l) gestellt. Der Serumphosphatspiegel ist variabel, die Kaliumkonzentration normal. Die Dünndarmmukosa ist strukturell normal, die Absorption anderer Nährstoffe (Glukose, Fett, Vitamine) ist nicht beeinträchtigt.

Therapie

Therapeutisch sind initial i. v. Gaben von **Magnesiumsulfat** (0,4 mmol/kg KG/Tag) sowie die orale Verabreichung von Kalziumglukonat (13 mmol/kg KG/Tag), Vitamin D_3 (40.000 IU/Tag) und Phenytoin (7,5 mg/kg KG/Tag) notwendig. Anschließend müssen große Mengen von Magnesium (10–20 g Magnesiumdizitrat/Tag) oral zugeführt werden, um die Verluste auszugleichen.

Prognose

Die Prognose ist eher schlecht. Einige Patienten sterben vor Erreichen des 20. Lebensjahres.

Primäre Gallensäurenmalabsorption
Ätiologie

Es handelt sich um eine seltene, autosomal-rezessiv vererbte Störung der Gallensäurenabsorption im Ileum. Verantwortlich ist ein Defekt des **Gallensäurentransporters SLC10A2** auf Chromosom 13q33. Vier verschiedene Mis-Sense-Mutationen des SLC10A2-Transporters konnten identifiziert werden (Wong et al. 1996).

Symptomatik

Kurz nach der Geburt kommt es zu persistierenden schweren **Durchfällen** mit Verlust von >900 mg Gallensäuren/m^2 KOF/Tag mit dem Stuhl. Begleitsymptome sind Hepatomegalie, Gedeihstörung, Anasarka und Windeldermatitis.

Diagnostik

Die Diagnose wird durch den Nachweis **erhöhter Gallensäurenkonzentrationen im Stuhl** und einem erniedrigten LDL-Cholesterin-Wert im Plasma gestellt, manchmal kombiniert mit erhöhten Serumautoantikörperspiegeln, dem Nachweis zirkulierender Immunkomplexe und einer erniedrigten Komplementkonzentration im Plasma.

Therapie

Die Therapie besteht in der **Reduktion langkettiger Fettsäuren** in der Nahrung und deren Ersatz durch mittelkettige Triglyzeride. Die Supplementierung von Zink führt zur Verminderung der Durchfälle sowie zu einer gesteigerten Fettabsorption und einer Verbesserung des Ernährungsstatus.

Acrodermatitis enteropathica
Ätiologie

Es handelt sich um eine autosomal-rezessiv vererbte **Malabsorption von Zink** im Darm. Mädchen sind etwas häufiger betroffen als Jungen. Die Zinkaufnahme im Darm ist durch die Mutation des Zinktransporters SLC39A4 auf Chromosome 8q24.3 selektiv gestört (Kury et al. 2003). Der Körper verarmt an Zink, und es kommt zu charakteristischen Krankheitserscheinungen. Sekundär kann die Acrodermatitis enteropathica auch bei schwerer Malabsorption auftreten. Typischerweise wird sie gelegentlich bei gestillten Säuglingen mit zystischer Fibrose beobachtet.

Symptomatik

Nach dem Abstillen kommt es bei Säuglingen zu **Hautveränderungen** mit bullösen Hautablösungen und nachfolgender Erythrodermie, die gewöhnlich um den Mund, an Händen und Füßen sowie im Genital- und Analbereich beginnen und sich dann auf andere Hautareale ausbreiten (Abb. 6.2). Die Hautveränderungen gehen mit Haarverlust, Paronychien und schweren Durchfällen einher. Die Kinder sind lethargisch und anorektisch und neigen zu Infektionen, insbesondere zu Candidainfektionen der Haut. Konjunktivitis, Photophobie und Glossitis bestehen ebenfalls.

Diagnostik

Die Diagnose wird anhand eines **stark erniedrigte Zinkspiegels** im Plasma (<6 mmol/l) gestellt. Die Zinkausscheidung mit dem Urin ist ebenfalls vermindert.

Therapie

Die Behandlung besteht in der hochdosierten oralen **Gabe von Zink** (2 mg/kg KG/Tag) als Zinksalz (Zinkaspartat), welches die Symptome – bis auf die Nagelveränderungen – vollständig zum Verschwinden bringt (Moynahan 1974). Während der Zinktherapie ist die Kupferkonzentration im Plasma zu überwachen, da die Zinkabsorption diejenige von Kupfer beeinträchtigt. Im Erwachsenenalter sind Schwangere gut zu überwachen.

> ❗ Bei Schwangeren mit dieser Krankheit kommt es bei ungenügendem Zinkersatz zu vermehrten Fehlbildungen der Kinder.

Menkes-Disease (»kinky hair disease«)
Ätiologie

Es handelt sich um eine X-chromosomal vererbte, kongenital auftretende Krankheit, der eine intrazelluläre **Transportstörung** der Enterozyten des Dünndarms zugrunde liegt, die zum Kupfermangel. Nach Aufnahme von Kupfer in die intestinalen Enterozyten kommt es zu einer starken Kupferakkumulation in den Zellen. Das Kupfer wird nicht weitertransportiert. Die Ursache ist eine Mutation auf dem X-Chromosom (Xq12-q13), welche das kupfertransportierende Polypeptid der ATPase betrifft (*ATP7A*-Gen; Vulpe et al. 1993).

Symptomatik

Die typischen Symptome sind abnorme Haare (»kinky hair«), Hypopigmentationen der Haut, progressive zerebrale Degeneration, Knochenveränderungen, Ruptur von arteriellen Gefäßen, Thrombose und Hypothermie. Die Haare selbst sind ineinander verwickelt, matt und von grau-elfenbeinartiger Farbe. Das Gesicht fällt durch die ebenfalls betroffenen Augenbrauen und die leichten Hängebacken auf, was bereits bei Neugeborenen bemerkt wird, selbst wenn sie noch keine Kopfhaare haben. Gastrointestinale Symptome umfassen Erbrechen und Durchfall, manchmal mit Eiweißverlustenteropathie. Konduktorinnen können Depigmentationen der Haut und Haarveränderungen (Pili torti) aufweisen.

Diagnostik

Die Diagnose wird anhand der stark erniedrigten **Kupfer- und Coeruloplasminspiegel** im Serum gestellt. Der Kupfergehalt der Leber ist deutlich vermindert, derjenige der Dünndarmmukosa stark erhöht. Die typische Mutation im *ATP7A*-Gen ist nachweisbar.

Therapie

Die orale Kupferaufnahme ist trotz hochdosierter Gaben vermindert. Die parenterale Zufuhr von Kupfer (600 ng/kg KG/Woche) normalisiert den Kupferspiegel im Serum, hat aber keinen Einfluss auf die Progressivität der Krankheit. Eine wirksame Therapie existiert bislang nicht.

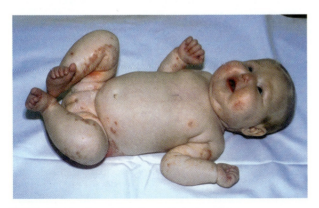

Abb. 6.2. Säugling mit Acrodermatitis enteropathica

Literatur

Booth IW, Stange G, Murer H, Fenton TR, Milla PJ (1985) Defective jejunal brush-border Na+/H+ exchange: a cause of congenital secretory diarrhoea. Lancet I: 1066–1068

Hoglund P, Holmberg C, de la Chapelle A, Kere J (1994) Paternal isodisomy for chromosome 7 is compatible with normal growth and development in a patient with congenital chloride diarrhea. Am J Hum Genet 55: 747–752

Holmberg C, Perheentupa J, Launiala K (1975) Colonic electrolyte transport in health and in congenital chloride diarrhea. J Clin Invest 56: 302–310

Holmberg C, Perheentupa J, Launiala K, Hallman N (1977) Congenital chloride diarrhea. Clinical analysis of 21 Finnish patients. Arch Dis Child 52: 255–267

Kury S, Kharfi M, Kamoun R et al. (2003) Mutation spectrum of human SLC39A4 in a panel of patients with acrodermatitis enteropathica. Hum Mutat 22: 337–338

Moynahan EJ (1974) Acrodermatitis enteropathica: a lethal inherited human zinc deficiency disorder. Lancet II: 399–400

Muller T, Wijmenga C, Phillips AD et al. (2000) Congenital sodium diarrhea is an autosomal recessive disorder of sodium/proton exchange but unrelated to known candidate genes. Gastroenterol 119: 1506–1513

Pahari A, Milla PJ, van't Hoff WG (2003) Neonatal nephrocalcinosis in association with glucose-galactose malabsorption. Pediatr Nephrol 18: 700–702

Simon DB, Lu Y, Choate KA et al. (1999) Paracellin-1, a renal tight junction protein required for paracellular Mg2+ resorption. Science 285: 103–106

Tasic V, Slaveska N, Blau N, Santer R (2004) Nephrolithiasis in a child with glucose-galactose malabsorption. Pediatr Nephrol 19: 244–246

Vulpe C, Levinson B, Whitney S, Packman S, Gitschier J (1993) Isolation of a candidate gene for Menkes disease and evidence that it encodes acopper-transporting ATPase. Nat Genet 3: 7–13

Wasserman D, Hoekstra JH, Tolia V et al. (1996) Molecular analysis of the fructose transporter gene (GLUT5) in isolated fructose malabsorption. J Clin Invest 98: 2398–2402

Wong MH, Rao PN, Pettenati MJ, Dawson PA (1996) Localization of the ileal sodium-bile acid cotransporter gene (SLC10A2) to human chromosome 13q33. Genomics 33: 538–540

Wright EM, Turk E, Martin MG (2002) Molecular basis for glucose-galactose malabsorption. Cell Biochem Biophys 36: 115–121

6.2 Kongenitale Enterozytopathien

K.-P. Zimmer

Die Mikrovillusinklusionserkrankung wurde erstmalig von Davidson et al. im Jahr 1978 beschrieben, die Tufting-Enteropathie 1994 bzw. 1995 durch Reifen et al. bzw. Goulet et al. Beide Erkrankungen gehören zu den Syndromen therapieresistenter Diarrhöen (»intractable diarrhea«) des Säuglings. Sie treten klinisch und histologisch heterogen in Erscheinung – gelegentlich als mildere Spätform. Genetische oder laborchemische Parameter stehen diagnostisch nicht zur Verfügung. Die Prognose beider Erkrankungen hängt im Wesentlichen vom Erfolg der langzeitparenteralen Ernährung und einer Dünndarmtransplantation ab.

6.2.1 Mikrovillusinklusionserkrankung

Epidemiologie und Genetik

Die Mikrovillusinklusionserkrankung ist selten (Inzidenz von 1 : 200.000). Die Prävalenz scheint unter den Navajo-Indianern höher zu sein. Geschwister bzw. Kinder konsanguiner Eltern sind häufiger betroffen. Es wird ein **autosomal-rezessiver Erbgang** angenommen. Eine Assoziation mit der autosomal-dominant vererbten Hypochondroplasie und dem Dihydropyrimidinasemangel wurde beschrieben.

Pathophysiologie

Die Ätiopathogenese der Erkrankung ist weiterhin unklar. Ein molekulargenetischer Defekt wurde bisher nicht gefunden. Es werden verschiedene **Pathogenesefaktoren** diskutiert: intrazellulärer Membrantransport (Autophagozytose der Mikrovilli), Zytoskelett (Myosin) und Glykokalyx.

Klinisches Bild

Es werden eine Früh- und eine Spätform sowie atypische Verlaufsformen unterschieden. Am häufigsten ist die **Frühform** mit Beginn der schweren sekretorischen Diarrhö wenige Tage nach der Geburt. Es können bis zu 300 ml Stuhl/kg KG/Tag ausgeschieden werden, sodass neben der Gefahr der hypotonen Dehydration Elektrolytentgleisung und metabolische Azidose drohen. Eine Unterbrechung der oralen Zufuhr führt nicht zu einem Rückgang der Durchfälle. Ein Polyhydramnion fällt (im Gegensatz zur Chlorid- und Natriumdiarrhö; ▶ Abschn. 6.1) anamnestisch nicht auf. Schwangerschaft und Geburt verlaufen in der Regel unauffällig. Gelegentlich imponiert eine Pseudoobstruktion mit ausladendem Abdomen und aufgeweiteten Darmschlingen, bei der eine Ileostomie vermieden werden sollte. Bei der Spätform tritt die Durchfallsymptomatik nach 5–8 Wochen auf. In der Regel bestehen keine begleitenden Fehlbildungen.

Diagnostik

Die Stuhlelektrolytwerte sprechen gegen eine Elektrolytdiarrhö. Allerdings können der Natrium- und der Chloridgehalt des Stuhls jeweils bis zu 130 mmol/l betragen. Die $α_1$-Antitrypsin-Ausscheidung im Stuhl ist normal.

 Wenn bei einer protrahierten Diarrhö des Säuglings die nichtinvasive Differenzialdiagnostik neben einer Natrium- oder Chloriddiarrhö eine Glukose-Galaktose-Malabsorption und einen Enzymmangel (inklusive Steatorrhö) ausgeschlossen hat, ist eine Mikrovillusinklusionserkrankung bioptisch nachzuweisen bzw. auszuschließen.

Differenzialdiagnostik der protrahierten (kongenitalen) Diarrhö des Säuglings

- Transporterdefekte:
  - Natriumdiarrhö
  - Chloriddiarrhö
  - Glukose-Galaktose Malabsorption
  - Gallensäurerezeptordefekt
- Zinkmangel

- Kurzdarm
- Enzymmangel:
  - Laktasemangel
  - Enterokinasemangel
  - Pankreasinsuffizienz
- »Carbohydrate-deficient glycoprotein syndrome 1b«
- Idiopathisch (Villusatrophie):
  - Mikrovillusinklusionserkrankung
  - Tufting-Enteropathie
  - Autoimmunenteropathie/IPEX-Syndrom (»immune dysregulation, polyendocrinopathy, enteropathy X-linked syndrome«; ▶ Abschn. 10.4)
  - syndromatische Diarrhöe
  - allergische Enteropathie
  - infektiöse Enteropathie

Die **morphologischen Veränderungen** der Mikrovillusinklusionserkrankung sind nicht nur im Dünndarm, sondern auch im Dickdarm, im Magen, in der Gallenblase und in den Nierentubuli nachweisbar; gelegentlich entwickeln sie sich erst im Verlauf. Lichtmikroskopisch fehlt ein entzündliches Infiltrat der Lamina propria, eine Kryptenhyperplasie ist nur gering ausgebildet. Bei der PAS-Färbung und der immunhistochemischen Untersuchung auf CD10 (eine neutrale Peptidase der Mikrovillusmembran) fallen eine Verbreiterung der apikalen Membranfärbung, insbesondere in den oberen Krypten und der unteren Villusregion, und eine vakuoläre Markierung in der oberen Villusregion auf. Bei der seltenen atypischen Verlaufsform soll die verbreiterte apikale Membran der Epithelzellen in den unteren Kryptenzellen zu erkennen sein. Die Beschreibung dieses letztlich unspezifischen Färbemusters ist selbst bei einem passenden klinischen Bild und der Untersuchung durch einen versierten Pathologen jedoch nicht ausreichend, um die schwerwiegende Diagnose zu stellen.

> Die lichtmikroskopischen Befunde müssen durch die charakteristischen elektronenmikroskopischen Veränderungen der Mikrovillusinklusionserkrankung bestätigt werden.

Dem PAS-/CD10-Färbemuster entsprechen elektronenmikroskopisch (◘ Abb. 6.3):
- sekretorische Granula/Vesikel in Kryptenzellen mit erhaltener Mikrovillusstruktur
- Mikrovillusinklusionskörperchen im Zytosol von Villuszellen mit fehlenden Mikrovilli an der apikalen Membran

Diese beiden ultrastrukturellen Merkmale sind zur Diagnosestellung einer Mikrovillusinklusionserkrankung erforderlich.

Therapie

Kinder mit der (klassischen) Frühform der Mikrovillusinklusionserkrankung sind lebenslang von **parenteraler Ernährung** abhängig. Deren Komplikationsspektrum (Kathetersepsis, cholestatische Hepatopathie, Nephrolithiasis, Hypoglykämie, körperliche und psychomotorische Retardierung) hängt wesentlich von der Professionalität und dem Qualitätsmanagement der heimparenteralen Ernährung ab. Medikamentöse Ansätze (Steroide, »epidermal growth factor«, Loperamid) sind bei der ausgeprägten Verlaufsform ohne Effekt. Bei milderen Verlaufsformen kann eine teilparenterale Ernährung ausreichen.

> Die Transplantation von Dünndarm (plus Dickdarm), u. U. mit Lebertransplantation (bei cholestatischer Hepatopathie), sollte bei Patienten mit Mikrovillusinklusionserkrankung insbesondere dann frühzeitig in Erwägung gezogen werden, wenn die langzeitparenterale Ernährung trotz korrekter Durchführung zu einem irreversiblen Leberschaden führt.

Prognose

Die Prognose der Frühform einer Mikrovillusinklusionserkrankung war vor der Einführung von **Dünndarmtransplantation** und Tacrolimus mit einer 25%igen Lebenserwartung nach dem 1. Lebensjahr schlecht. Die professionelle Durchführung der parenteralen Ernährung und eine Dünndarmtransplantation verbessern die Lebenserwartung und -qualität dieser Patienten wesentlich. Spätformen verlaufen klinisch milder, wie ein Fallbericht zeigt, bei der ein 5 Jahre altes Kind mit einer Spätform der Mikrovillusinklusionserkrankung offensichtlich eine spontane Remission erlebte.

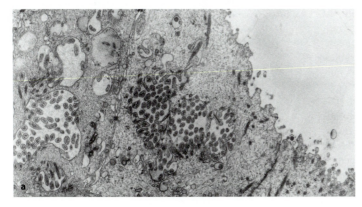
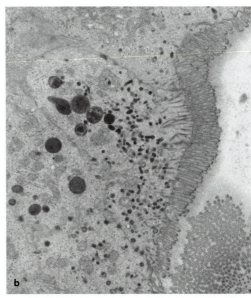

◘ Abb. 6.3a, b. Morphologische Veränderungen bei Mikrovillusinklusionserkrankung: a Enterozyten im Bereich der oberen Villusregion mit Mikrovilluseinschlusskörperchen; b Enterozyten nahe der Krypten mit sekretorischen Granula

6.2.2 Tufting-Enteropathie (Epitheliale Dysplasie)

Epidemiologie und Genetik

Für die Tufting-Enteropathie wird ebenfalls ein **autosomal-rezessiver Erbgang** diskutiert. Kinder konsanguiner Eltern arabischer und maltesischer Abstammung sind häufiger betroffen. Die Tufting-Enteropathie scheint seltener vorzukommen als die Mikrovillusinklusionserkrankung.

> ! Im Gegensatz zur Mikrovillusinklusionserkrankung sind häufig Dysmorphien assoziiert: Keratitis punctata superficialis, präaurikulärer Sinus, Ösophagus- und Rektumatresie, Dubowitz-Syndrom und Choanalatresie.

Pathophysiologie

Der molekulargenetische Defekt ist bisher nicht identifiziert worden. Abnorme Laminin- und verstärkte Heparansulfatablagerungen lassen einen **Defekt im Bereich der Basalmembran** vermuten (z. B. defektes Adhäsionsmolekül α_2/β_1-Integrin). Es gibt Ähnlichkeiten zu einem Mausmodell mit defektem Transkriptionsfaktor Elf3.

Klinisches Bild

Schwangerschaft und Geburt verlaufen unauffällig. Die **Durchfallsymptomatik** beginnt typischerweise in den ersten Lebenswochen. Sie ist nicht so extrem wie bei der Mikrovillusinklusionserkrankung, führt jedoch auch zur hypotonen Dehydration sowie zu Elektrolyentgleisung und metabolischer Azidose. Ein Fastenversuch vermindert die Diarrhö nicht. Die Kinder müssen parenteral ernährt werden. Auch bei der Tufting-Enteropathie sind Spätformen beschrieben, die klinisch einen leichteren Verlauf zeigen.

Diagnostik

Die nichtinvasive Diagnostik wird bei Verdacht auf Mikrovillusinklusionserkrankung unter Einschluss eines **augenärztlichen Konsils** (Keratitis punctata) durchgeführt.

> ! Die Diagnose der Tufting-Enteropathie wird durch lichtmikroskopische Untersuchung eines Duodenalbiopsats gestellt.

Die charakteristischen **morphologischen Veränderungen** sind auch in Magen und Kolon nachweisbar. Die Villusatrophie ist partiell bis total. Im Gegensatz zur Mikrovillusinklusionserkrankung liegen eine Kryptenhyperplasie und eine entzündliche Infiltration der Lamina propria vor; allerdings sind die intraepithelialen Lymphozyten nicht vermehrt. Die PAS-Färbung fällt normal aus (dünne lineare Markierung entlang der apikalen Membran). Das intestinale Epithel erscheint desorganisiert. Die pathognomonischen »Tufts« (deutsch: Büschel) bestehen aus dicht gepackten, tränenartig konfigurierten Enterozyten, insbesondere im Bereich der Villusspitze, die ihren Kontakt zur Basalmembran verloren haben und offensichtlich in das Darmlumen abgesondert werden. Die Krypten können bis zu Pseudozysten dilatieren. Elektronenmikroskopisch fallen Desmosomen auf, die in Zahl und Länge vermehrt sind. Im initialen Biopsat können die Tufts fehlen, sodass der Ausschlussdiagnostik (Mikrovillusinklusionserkrankung) große Bedeutung zukommt.

Therapie und Prognose

Kinder, bei denen eine Tufting-Enteropathie diagnostiziert wurde, sind von einer **langzeitparenteralen Ernährung** abhängig und stellen Kandidaten für eine **Dünndarmtransplantation** dar. Es gibt Berichte, dass mildere Verlaufsformen mit einer teilparenteralen Ernährung behandelbar oder dass eine Entwöhnung von der parenteralen Ernährung und auch eine Konzeption möglich sind.

6.2.3 Syndromatische Diarrhö

Bei Patienten, die bei der Geburt hypotroph sind und in den ersten Lebensmonaten Durchfälle entwickeln, können **Gesichtsdysmorphien** mit prominenter Stirn, breiter Nase und Hypertelorismus ausgebildet sein. Ferner fallen eine Haaranomalie (Trichorrhexis nodosa) und ein Immunmangel in Form einer defekten Antikörperreaktion (bei normalen Immunglobulinspiegeln) und abnormer Befunde antigenspezifischer Hauttests auf.

Beim **trichohepatoenteritischen Syndrom** steht eine Symptomatik mit neonataler Hämochromatose, therapieresistenter Diarrhö und Haaranomalien im Vordergrund. Pränatal fallen neben einer Wachstumsretardierung ein Polyhydramnion und eine Plazentahyperplasie auf. Zudem ist eine Hypermethioninämie nachweisbar.

Eine therapieresistente Diarrhö liegt auch bei Mitochondropathien, einem Mangel an Heparansulfatproteoglykanen in Enterozyten und dem Phosphomannose-Isomerase-Mangel (»carbohydrate-deficient glycoprotein syndrome 1b«) vor. Ferner wurde eine familiäre Form einer akuten sekretorischen Diarrhö bei IgG_2-Subklassen-Mangel beschrieben.

Literatur

Cameron DJ, Barnes GL (2003) Successful pregnancy outcome in tufting enteropathy. J Pediatr Gastroenterol Nutr 36 (1): 158

Croft NM, Howatson AG, Ling SC, Nairn L, Evans TJ, Weaver LT (2000) Microvillous inclusion disease: an evolving condition. J Pediatr Gastroenterol Nutr 31 (2): 185–189

Girault D, Goulet O, LeDeist F et al. (1994) Intractable infant diarrhea associated with phenotypic abnormalities and immunodeficiency. J Pediatr 125 (1): 36–42

Goulet O, Kedinger M, Brousse N et al. (1995) Intractable diarrhea of infancy with epithelial and basement membrane abnormalities. J Pediatr 127 (2): 212–219

Goulet O, Phillips AD (2004) Congenital enteropathy involving intestinal mucosa developement. In: Walker WA, Goulet O, Kleinman RE, Sherman PM, Shneider B, Sanderson IR (eds) Pediatric gastrointestinal disease. Decker, Hamilton, pp 922–928

Phillips AD, Schmitz J (1992) Familial microvillous atrophy: a clinicopathological survey of 23 cases. J Pediatr Gastroenterol Nutr 14 (4): 380–396

Phillips AD, Szafranski M, Man LY, Wall WJ (2000) Periodic acid-Schiff staining abnormality in microvillous atrophy: photometric and ultrastructural studies. J Pediatr Gastroenterol Nutr 30 (1): 34–42

Reinshagen K, Naim HY, Zimmer KP (2002) Autophagocytosis of the apical membrane in microvillus inclusion disease. Gut 51 (4) :514–521

6.3 Disaccharidasenmangel

K.-P. Zimmer, H.Y. Naim

Pflanzliche Stärke liefert mit insgesamt etwa 50% der absorbierbaren Kohlenhydrate prozentual den größten Energieanteil der Ernährung. Disaccharide sind jedoch nicht nur für den Ernährungs- bzw. Energiestatus von Bedeutung, sondern sie induzieren auch die Insulinsekretion, verbessern die metabolische Wirkung des Wachstumshormons, fördern die Kalziumresorption und stimulieren über kurzkettige Fettsäuren die intestinale Zellproliferation und die Ionenabsorption. An der Disaccharidhydrolyse sind die Bürstensaummembranproteine Laktase, Saccharase, Maltase-Glukoamylase und Trehalase beteiligt. Ein Mangel an diesen Enzymen verursacht eine Malabsorption und eine osmotische Diarrhö. Das Disaccharid Laktose stellt für das Neugeborene und den Säugling mit einem Anteil von 40% die Hauptenergiequelle dar. Es ist als einziges Kohlenhydrat mit einer Konzentration von 7% (etwa 60% des Trockengewichts) in der Muttermilch vorhanden. Die adulte Hypolaktasie, von der etwa 75% der Weltbevölkerung betroffen sind, wurde im Jahr 1963 erstmalig von S. Auricchio (Zürich) und A. Dahlqvist (Chicago) beschrieben. Der erste Fall eines kongenitalen Laktasemangels (Alactasie) wurde im Jahr 1959 durch A. Holzel (Manchester) erwähnt. Saccharose dient v. a. als Süßstoff. Saccharase ist jedoch auch an der Verdauung von Glukosepolymeren aus Säuglingsformelnahrungen beteiligt. Die erste Beschreibung einer angeborenen Saccharosemalabsorption auf enzymatischer Ebene stammt von H.A. Weijers (Utrecht) aus dem Jahr 1960.

6.3.1 Pathophysiologie der Disaccharidmalabsorption

Laktase hydrolysiert Laktose (in Glukose und Galaktose), die für den Säugling in Form von Muttermilch, Kuhmilch oder Formelnahrung eine essenzielle Energiequelle darstellt. Milchtrinker haben eine deutlich höhere Kalziumzufuhr; Milchmeider scheinen eine geringere Körperhöhe und Knochendichte zu entwickeln (Gugatschka et al. 2005).

Nach der Hydrolyse von Stärke durch Amylase spaltet **Saccharase-Isomaltase,** das mengenmäßig bedeutendste Glykoprotein des Bürstensaums, nicht nur Saccharose (in Glukose und Fruktose), sondern auch Isomaltose, α-Grenzdextrine, Glukosebindungen der Maltose und Maltotriose sowie Glukosepolymere bis zu 6 Glukosemolekülen (▶ Abschn. 3.5 und 4.1). Achtzig Prozent der Maltaseaktivität werden von der Saccharase-Isomaltase und 20% von der Maltase-Glukoamylase übernommen.

Ein Disaccharidasenmangel führt zur **osmotischen Diarrhö,** bei der im Stuhl Osmolarität und osmotische Lücke zunehmen und der pH-Wert unter 6,0 abfällt.

Die im Dünndarm nicht resorbierten Disaccharide werden im Dickdarm von Bakterien unter der Bildung von Wasserstoff, Methan, Kohlendioxid, Laktat und volatilen, kurzkettigen Fettsäuren (Essig-, Propion-, Butter-, Isobutter-, Valerian- und Isovaleriansäure) fermentiert.

Es gibt insgesamt **4 Formen der Laktoseintoleranz/-malabsorption:**
- transienter Laktasemangel bei Frühgeborenen
- kongenitaler Laktasemangel
- adulte Hypolaktasie
- sekundäre Laktoseintoleranz

Verschiedene Faktoren sind für die **phänotypische Heterogenität** der Disaccharidmalabsorption verantwortlich:
- Ausmaß der Kohlenhydratzufuhr
- intestinale Transitzeit und Magenentleerung (z. B. Colon irritabile)
- bakterielle Darmbesiedlung (▶ Kap. 30)
- residuale Enzymaktivität (inklusive Aktivität funktionell/strukturell verwandter Disaccharidasen, z. B. Saccharase-Isomaltase und Maltase-Glukoamylase)
- mit zunehmendem Alter geringer werdende Symptomatik (jedoch stärker werdende Symptomatik bei der adulten Hypolaktasie)

Als **Komplikationen** sind beim kongenitalen Laktasemangel wie auch bei schweren Formen des Saccharase-Isomaltase-Mangels neben einer Gedeihstörung eine metabolische Azidose, eine Hyperkalzämie und eine Nephrokalzinose möglich.

6.3.2 Diagnostische Aspekte der Disaccharidmalabsorption

Die **Nahrungsanamnese** gibt erste Hinweise auf einen Disaccharidasenmangel. Beispielsweise sind bewusste oder unbewusste diätetische Auslassversuche wegweisend, wobei das Kausalitätsbedürfnis der Eltern nicht zu unterschätzen ist.

Die **Symptomatik,** die oft heterogen ausgeprägt ist, macht sich bei jüngeren Kindern in der Regel stärker bemerkbar als bei älteren bzw. Erwachsenen, insbesondere wenn ein Colon irritabile vorliegt – möglicherweise im Zusammenhang mit der kürzeren intestinalen Transitzeit. Die Symptomatik umfasst:
- Übelkeit und Erbrechen
- Bauchschmerzen
- Meteorismus
- Durchfall

Zur Diagnostik des Disaccharidasenmangels werden überwiegend **nichtinvasive Tests** benutzt:
- Stuhluntersuchungen: pH-Wert, Nachweis reduzierender Substanzen mittels Hydrolyse
- Atemtest (oraler Toleranztest) mit belastungsabhängiger Symptomatik
- Enzymaktivitätsbestimmung (bei spezieller Indikation)
- Nachweis klinischer Symptomfreiheit bei Disaccharidelimination

> **!** Der Begriff »Intoleranz« bezieht die klinische Relevanz der Disaccharidmalabsorption ein. Bei der Durchführung des oralen Belastungstests bzw. Atemtests ist das Beschwerdebild des Patienten unbedingt zu berücksichtigen. Wegweisend für die Therapieentscheidung ist eine während eines positiv ausfallenden Atemtests manifest werdende Symptomatik.

6.3.3 Laktoseintoleranz

Epidemiologie und Genetik

Beim Frühgeborenen besteht bis zur 36. Schwangerschaftswoche – im Gegensatz zu anderen Disaccharidasen – ein relativer Mangel an Laktase.

Die **adulte Hypolaktasie** (autosomal-rezessiv vererbt) entspricht einem physiologischen Prozess, der nach dem Abstillen beginnt und sich im Kleinkind- bis zum Erwachsenenalter manifestiert. Bei Skandinaviern (2%), Kaukasiern (20–25%), Afroamerikanern (80%) und Südostasiaten (100%) ist diese Form der Laktoseintoleranz unterschiedlich stark ausgeprägt (Swallow 2003). Molekulargenetisch ist die adulte Hypolaktasie mit einem T/C-Polymorphismus, 13.910 Basenpaare oberhalb des Laktasegens auf Chromosom 2q21-22 gelegen, assoziiert, über den die Expression der Laktase reguliert wird (Abb. 6.4; Enattah et al. 2002). Der Genotyp 13.910 C/C liegt bei etwa 21% der Deutschen und 27% der Österreicher vor. In Nordeuropa dagegen bleibt die Aktivität der Laktase bei der überwiegenden Mehrheit der Bevölkerung bestehen, sodass Laktose lebenslang verdaut wird; diese **Laktasepersistenz** ist autosomal-dominant determiniert. Man geht davon aus, dass die adulte Hypolaktasie in vorargrarischer Zeit weit verbreitet war und die Laktasepersistenz bzw. Laktosetoleranz erst mit der Entwicklung der Landwirtschaft und von Milcherzeugnissen einen Selektionsvorteil darstellte.

Der **kongenitale Laktasemangel** wird autosomal-rezessiv vererbt und wurde insbesondere in Finnland beschrieben. Die Inzidenz liegt bei 1 : 60.000. Molekulargenetisch trat neben 4 seltenen Mutationen eine Nonsense-Mutation (Y1390X) besonders häufig auf (Kuokkanen et al. 2006).

Klinisches Bild

Beim **kongenitalen Laktasemangel** entsteht kurz nach dem Beginn des Stillens oder der Zufuhr laktosehaltiger Formelnahrung eine lebensbedrohliche Symptomatik mit schweren Durchfällen, Dehydration, Azidose und Gewichtsverlust.

Die **adulte Hypolaktasie** entwickelt sich erst nach dem Abstillen, wobei die Symptomatik (Bauchschmerzen, Meteorismus, Durchfall) bei stetig abfallender Enzymaktivität mit dem Alter zunimmt. Etwa 30% der Patienten mit Laktosemalabsorption, aber auch 12% der laktosetoleranten Probanden lehnen Laktose ab (Bayless et al. 1975). Sechzig Prozent bis 75% der Malabsorber entwickeln innerhalb von 3–4 Stunden nach oraler Zufuhr von 12 g Laktose (etwa 240 ml Milch) Symptome (Bauchschmerzen, Meteorismus, Durchfall), wobei nicht auszuschließen ist, dass einzelne Malabsorber bereits bzw. erst bei kleineren (3 g) bzw. größeren (>24 g) Mengen Beschwerden empfinden. Auch Laktaseaktivität und Symptomatik korrelieren nicht streng miteinander.

Diagnostik

Nahrungsanamnese, Beschwerdebild und Atemtest führen unter Beachtung des ethnischen Hintergrundes in der Regel zur Diagnose einer Laktoseintoleranz, die bei Ausschluss einer sekundären (z. B. postenteritischen) Form am häufigsten einer adulten Hypolaktasie entspricht. Der **Laktosetoleranztest** mit Bestimmung des kapillären bzw. venösen Blutzuckerspiegelanstiegs ist weniger sensitiv als der Atemtest. Er wird bei Kindern angewandt, bei denen keine Ausatemluft gewonnen werden kann. Falsch-positive (beschleunigte Magenentleerung, kurze intestinale Transitzeit) oder falsch-negative (fehlende H_2-Produktion im Kolon, vorangegangene Antibiose) Befunde des Atemtests sind zu berücksichtigen.

Die **Enzymaktivitätsbestimmung** ist geeignet, eine sekundäre Laktoseintoleranz auszuschließen, d. h. einen isolierten Laktasemangel zu diagnostizieren. Beim kongenitalen Laktasemangel (und bei der adulten Hypolaktasie) ist die Aktivität der Laktase bei unauffälligem histologischen Befund der Mukosa isoliert auf 0–10 U/g Protein erniedrigt. Die Disaccharidaktivitäten im proximalen Duodenum sind geringer als diejenigen im proximalen Jejunum.

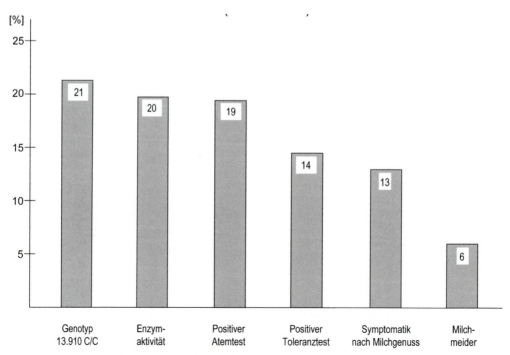

Abb. 6.4. Ausprägung verschiedener Merkmale der adulten Hypolaktasie in Deutschland

! Differenzialdiagnostisch ist bei der sekundären Laktoseintoleranz die Grunderkrankung des Dünndarms zu eruieren. Typischerweise ist die Aktivität sämtlicher Disaccharidasen vermindert; der histologische Befund der Mukosa ist pathologisch.

Eine **sekundäre Laktoseintoleranz** tritt bei folgenden Erkrankungen insbesondere mit einer Villusatrophie auf:
— chronische Diarrhö des Kindesalters
— intestinale Infektionen
— eosinophile Gastroenteropathie/Nahrungsmittelallergie
— chronisch-entzündliche Darmerkrankungen
— Zöliakie
— Immundefekte
— Kwashiorkor/Marasmus
— Kurzdarmsyndrom

! Die Genotypisierung mit Analyse des C/T-13.910-Polymorphismus ermöglicht es zwar, eine adulte Hypolaktasie von einer sekundären Laktoseintoleranz zu unterscheiden – allerdings nicht im Sinne eines Ausschlusses. Für die Entscheidung, eine laktosefreie Diät zu beginnen, reicht sie nicht aus.

Etwa 90% der für den C-Genotyp Homozygoten (C/C-13.910) weisen einen positiven Atemtest und eine verminderte Laktaseaktivität auf, 67% einen positiven Laktosetoleranztest.

Therapie und Prognose

! Eine Laktosemalabsorption, bei der ein klinisches Beschwerdebild unter standardisierten Belastungsbedingungen nachweisbar ist, wird mit eine laktosearmen bis -freien Diät behandelt. Die klinische Remission unter dieser Diät ist zu dokumentieren, damit eine mittel- und langfristige Diätempfehlung ausgesprochen werden kann.

Da Kuhmilch viel (an Kasein gebundenes) Kalzium enthält und die Resorption von Kalzium verbessert, verursacht eine kuhmilch- bzw. laktosefreie Ernährung eine verminderte Knochendichte und eine **Osteoporose**. Daher sollten Laktosemalabsorber, die sich laktosefrei ernähren, eine **Kalziumsupplementierung** erhalten (▶ Abschn. 10.2):
— 1.–3. Lebensjahr: 600 mg/Tag
— 4.–6. Lebensjahr: 700 mg/Tag
— 7.–9. Lebensjahr: 900 mg/Tag
— 10.–12. Lebensjahr: 1100 mg/Tag
— 13.–14. Lebensjahr: 1200 mg/Tag

Geringe Milchmengen, die beschwerdefrei zugeführt werden können, sollten weiterhin in der täglichen Ernährung enthalten sein. Durch Joghurt und Käse lässt sich die Kalziumzufuhr verbessern. Joghurt enthält Lactobacillus bulgaricus und Streptococcus thermophilus, die beide Laktaseaktivität besitzen. Auch Lactobacillus acidophilus (»Acidophilusmilch« in den USA erhältlich) zeichnet sich durch Laktaseaktivität aus; diese ist auch Hefen (Kluyveromyces lactis) und Pilzen (Aspergillus oryzae, Aspergillus niger) zu eigen. **Laktasepräparate** (Lactaid, Lactrase, Laluk, Kerulac) werden in unterschiedlichen Darreichungsformen (Pulver, Kautabletten, Tropfen) angeboten. Alternative **Kalziumquellen** (Früchte, Gemüse, laktosefreie Milch) sollten bei einer laktosefreien Ernährungsweise genutzt werden.

Das Frühgeborene könnte aufgrund des transienten Laktasemangels bis zu einem Entwicklungsalter von 34–36 Schwangerschaftswochen von einer **Supplementierung** der Muttermilch mit Laktase profitieren.

Es wird diskutiert, ob ein Laktasemangel bzw. eine Laktoseintoleranz vor Malaria (sowie Atherosklerose und Ovarialkarzinomen) schützt. Laktosetolerante Individuen entwickeln häufiger galaktoseinduzierte senile kortikale Katarakte. Das präbiotische Potenzial von Laktose könnte andererseits entzündlichen Erkrankungen des Darms entgegenwirken.

6.3.4 Kongenitaler Saccharase-Isomaltase-Mangel

Epidemiologie und Genetik

Die **Prävalenz** der angeborenen Saccharoseintoleranz wird auf 1 : 5000 geschätzt; bei Eskimos soll sie bis zu 5% betragen.

Die Erkrankung wird autosomal-rezessiv vererbt; auch Compound-heterozygote Patienten wurden beschrieben (Sander et al. 2006). Die mutierten Saccharase-Isomaltase-Produkte zeigen unterschiedliche posttranslationale **Prozessierungsdefekte**.

Klinisches Bild

Unter Muttermilchernährung sind Patienten mit angeborenem Saccharase-Isomaltase-Mangel beschwerdefrei. Manche Patienten meiden saccharose- bzw. kohlenhydrathaltige Produkte. Die Symptomatik kann schon vor dem Beifüttern auftreten, wenn eine kommerziell hergestellte Säuglingsformelnahrung verwendet wird, in der 4–15 Glukosepolymere hinzugefügt sind; dabei handelt es sich zu 95% um 1,4-α-glykosidische Bindungen (Newton et al. 1996).

Das **klinische Spektrum** des kongenitalen Saccharase-Isomaltase-Mangels reicht von schwerer Diarrhö und Gedeihstörung bereits im Säuglingsalter über eine chronisch-unspezifische Diarrhö ohne Gedeihstörung bis zu rezidivierenden Bauchschmerzen und Colon irritabile des Jugendlichen und Erwachsenen. Mit dem Alter bildet sich die Symptomatik tendenziell zurück.

Diagnostik

! Nahrungsanamnese, Beschwerdebild, Nachweis reduzierender Substanzen im Stuhl (Kerry-Test) und Saccharosetoleranztest bzw. Atemtest (mit Monitoring der Symptomatik) sind diagnostisch wegweisend. Mit der Bestimmung der Enzymaktivität in der duodenalen Mukosa bzw. im proximalen Jejunum (◘ Abb. 6.5) wird der isolierte Defekt der Saccharase-Isomaltase bei normalem histologischen Befund der Mukosa nachgewiesen bzw. eine sekundäre Saccharoseintoleranz bei Villusatrophie ausgeschlossen.

In den meisten Fällen fehlt die Aktivität der Saccharase wie auch der Isomaltase komplett. Die Aktivität der Isomaltase ist in einigen Fällen nur partiell vermindert. Möglicherweise gibt es auch Fälle, bei denen (regulatorisch?) zusätzlich die Aktivität der Maltase-Glukoamylase vermindert ist.

Differenzialdiagnostisch sind insbesondere Nahrungsmittelallergien, zystische Fibrose und Zöliakie abzugrenzen.

Therapie und Prognose

Therapie der Wahl ist eine saccharosearme bis -freie **Diät**; das Ausmaß der Einschränkung richtet sich nach dem Schweregrad des Beschwerdebildes. Nahrungsmittel mit hohem Gehalt an Rohrzucker sind beispielsweise Rote Beete, Erbsen, Honig, Sojabohnen und Zwiebeln. Obwohl die Patienten Stärke besser tole-

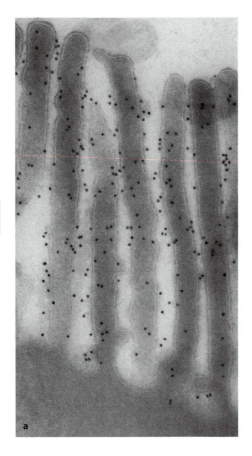
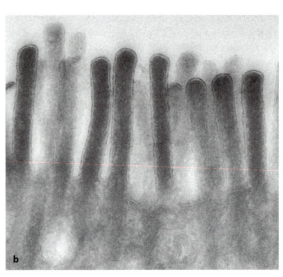

Abb. 6.5a, b. a Normaler Bürstensaum mit reichlichem Nachweis von Saccharase-Isomaltase; **b** Bürstensaum bei einem Patienten mit Saccharase-Isomaltase-Mangel

rieren als Saccharose – insbesondere wenn die Isomaltaseaktivität erhalten ist –, ist es in den ersten Lebensjahren hilfreich, Nahrungsmittel mit hohem Gehalt an Amylopektin bzw. Glukosepolymeren (z. B. Weizen, Kartoffeln) zu meiden. Reis und Mais werden noch am besten vertragen.

Eine lebenslange **Saccharoserestriktion** ist effektiv und kostengünstiger als eine Supplementierung mit Saccharase. **Saccharaseaktivität** kann in Form von Saccharomyces cerevisiae (Sacrosidase) und Invertase (Sucraid) zugeführt werden; allerdings ist die Hydrolyse von 1,6-α-glykosidischen Bindungen eingeschränkt.

6.3.5 Maltase-Glukoamylase-Mangel

Epidemiologie und Genetik

Der Maltase-Glukoamylase-Mangel kommt sehr selten vor und ist molekularbiologisch noch wenig charakterisiert. Es wurde bisher erst ein Fall mit primärem Maltase-Glukoamylase-Mangel molekulargenetisch charakterisiert. Allerdings waren bei diesem Patienten auch die Saccharase- und die Laktaseaktivtät vermindert, und funktionell konnte bei der In-vitro Expression dieser Punktmutation kein Effekt demonstriert werden.

Klinisches Bild

Die Maltase-Glukoamylase kann bei verminderter Isomaltaseaktivität deren verminderte Funktion bei der Hydrolyse von Stärke, Maltose und Glukosepolymeren kompensieren. Sie trägt allerdings nur 20% zur gesamten Maltaseaktivität bei.

Ein primärer Mangel an Maltase-Glukoamylase sollte vermutet werden, wenn sich nach Einführung von Stärke eine **Bauchschmerzsymptomatik** mit Meteorismus und Diarrhö entwickelt.

Eine verminderte Maltase-Glukoamylase-Aktivität wurde bei Kindern mit chronischer Diarrhö und Dyspepsie festgestellt, die einen normalen duodenalen Histologiebefund aufwiesen, bei denen allerdings auch die Aktivitäten anderer Disaccharidasen reduziert waren.

Diagnostik

Eine **orale Belastung** mit 2–4 g Stärke/kg KG ist diagnostisch wegweisend. Die Verdauungskapazität von ^{13}C-markierter Stärke kann über die Ausscheidung von $^{13}CO_2$ im Atemtest ermittelt werden. Entscheidend ist die Bestimmung der Enzymaktivität im duodenalen Biopsat. Diagnostisch hilfreich ist eine Eliminationsdiät über 3–4 Wochen, bei der Stärke und Glukosepolymere sowie Laktose ausgeschlossen sind.

Therapie

Eine **Restriktion** von Stärke und Glukosepolymeren hängt davon ab, ob bzw. unter welcher Zufuhrmenge der Patient symptomfrei bleibt.

6.3.6 Trehalasemangel

Epidemiologie und Genetik

Ein angeborener Trehalasemangel wurde erstmalig im Jahr 1971 beschrieben. Es wird ein **autosomal-rezessiver Erbgang** angenommen. In Grönland sind etwa 8% der Bevölkerung von einem Trehalasemangel betroffen.

Klinisches Bild

Trehalose kommt in Pilzen, Algen, Insekten, Ascaris lumbricoides und Salinenkrebsen vor. Zudem wird sie als Zusatzstoff bei der Nahrungsmittelherstellung benutzt. Ein Trehalasemangel wird durch eine **Bauchschmerzsymptomatik** (mit Meteorismus und Durchfall) nach Verzehr von Pilzen auffällig.

Diagnostik

Trehalosebelastung und Atemtest erwiesen sich diagnostisch als ungeeignet. Wichtigster diagnostischer Parameter ist die **Bestimmung der Trehalaseaktivität** (<8 U/g Protein) im duodenalen Biopsat. Allerdings wurden 2 Patienten mit Trehalasemangel beschrieben, die unter Trehalosebelastung keine Symptomatik entwickelten.

Therapie

Ob eine **diätetische Einschränkung** von Pilzen angezeigt ist, hängt wesentlich von der klinischen Antwort unter Trehalosebelastung bzw. entzug ab (Naim u. Zimmer 2004).

Literatur

Bayless TM, Rothfeld B, Massa C, Wise L, Paige D, Bedine MS (1975) Lactose and milk intolerance: clinical implications. N Engl J Med 292 (22): 1156–1159

Enattah NS, Sahi T, Savilahti E, Terwilliger JD, Peltonen L, Jarvela I (2002) Identification of a variant associated with adult-type hypolactasia. Nat Genet 30 (2): 233–237

Gugatschka M, Dobnig H, Fahrleitner-Pammer A et al. (2005) Molecularly-defined lactose malabsorption, milk consumption and anthropometric differences in adult males. Qjm 98 (12): 857–863

Kuokkanen M, Kokkonen J, Enattah NS et al. (2006) Mutations in the translated region of the lactase gene (LCT) underlie congenital lactase deficiency. Am J Hum Genet 78 (2): 339–344

Naim HY, Zimmer K-P (2004) Congenital disease of dysfunction and absorption. 1. Genetically determined disaccharidase deficiency. In: Walker WA, Goulet O, Kleinman RE, Sherman PM, Shneider BL, Sanderson IR (eds) Pediatric gastrointestinal disease. Decker, Hamilton, pp 880–897

Newton T, Murphy MS, Booth IW (1996) Glucose polymer as a cause of protracted diarrhea in infants with unsuspected congenital sucrase-isomaltase deficiency. J Pediatr 128 (6): 753–756

Sander P, Alfalah M, Keiser M et al. (2006) Novel mutations in the human sucrase-isomaltase gene (SI) that cause congenital carbohydrate malabsorption. Hum Mutat 27 (1): 119

Swallow DM (2003) Genetics of lactase persistence and lactose intolerance. Annu Rev Genet 37: 197–219

7 Gastrointestinale Infektionen

R. Bialek

7.1 Epidemiologie – 173

7.2 Pathophysiologie und Lokalisation von Infektionserregern im Darm – 173

7.3 Klinisches Bild – 175

7.4 Diagnostik – 181

7.5 Therapie – 181

7.6 Gastrointestinale Infektionen bei Immunsupprimierten – 182

Literatur – 182

Es wird geschätzt, dass in Entwicklungsländern bei Kindern bis 5 Jahren jedes Jahr etwa eine Milliarde Durchfallepisoden auftreten, wovon 2–2,5 Mio. tödlich verlaufen. Ursächlich sind mehr als 20 enteropathogene Viren, Bakterien und Parasiten, deren Bedeutung regional sehr unterschiedlich ist. Rotaviren werden für jährlich mehr als 2 Mio. Hospitalisierungen und etwa 500.000 Todesfälle bei Säuglingen und Kleinkindern weltweit verantwortlich gemacht. Intestinale Parasitosen hingegen sind vornehmlich in Ländern mit geringem Hygienestandard prävalent. Weltweit tragen jeweils 0,5–1 Mrd. Menschen die hierzulande seltenen Spul-, Peitschen- und Hakenwürmer im Darm. Während Darminfektionen mit Viren und Protozoen bei Immungesunden häufig selbstlimitierend verlaufen, können sie bei Immunsupprimierten schwer therapierbare und letale Erkrankungen verursachen. In diesem Kapitel werden Epidemiologie, Pathophysiologie, Klinisches Bild und Therapiemöglichkeiten der wesentlichen Erreger intestinaler Infektionen bei Kindern und Jugendlichen dargestellt.

7.1 Epidemiologie

Gastrointestinale Infektionen werden überwiegend **fäkal-oral** über kontaminierte Nahrungsmittel, in Ländern mit geringem Hygienestandard häufiger über unsauberes Trinkwasser übertragen. Eine geringe erforderliche Infektionsdosis und eine Umweltresistenz des Erregers ermöglichen auch Übertragungen durch Aerosole oder kontaminierte Gegenstände (z. B. Rota- und Noroviren) sowie direkte Übertragungen von Mensch zu Mensch (z. B. Lamblien). Bei Parasitosen werden nicht immer infektiöse Stadien ausgeschieden, sodass die fäkal-orale oder fäkal-transkutane Übertragung erst nach »Reifung« außerhalb des Wirtes möglich wird. Mit Ausnahme der Virusinfektionen setzen einige bakterielle Infektionen, die Amöbiasis und die Mehrzahl der Helmintheninfektionen den Aufenthalt in Endemiegebieten, meist Länder mit geringem Hygienestandard, voraus. Der Lebenszyklus von Trematoden und Zestoden beinhaltet meist einen bis mehrere Zwischenwirte wie Fische, Schnecken oder Flöhe, sodass für den Menschen infektiöse Stadien nur bei Verzehr dieser Tiere bzw. bei sonstigem Kontakt mit ihnen aufgenommen werden. Die Infizierten und Erkrankten sind daher nicht als unmittelbar infektiös anzusehen.

7.2 Pathophysiologie und Lokalisation von Infektionserregern im Darm

Im Ösophagus, im Magen und im oberen Dünndarm finden sich typischerweise wenige, bis zu 10^3 koloniebildende Einheiten der Bakterien pro Milliliter. Dabei handelt es sich um Laktobakterien, Strepto- und Staphylokokken, vereinzelt Enterobacteriaceae sowie Hefen, also überwiegend **Keime der Mund- und Rachenflora**. Magensäure, Verdauungsenzyme und die Geschwindigkeit der Darmpassage werden für eine Inhibition des Wachstums anderer Bakterienarten verantwortlich gemacht. Mit Verlangsamung der Passage im terminalen Ileum und im Kolon kommt es dann zu einem sprunghaften Anstieg der Keimzahlen auf 10^9 bzw. bis zu 10^{13} koloniebildende Einheiten pro Milliliter bzw. pro Gramm Darminhalt. In dieser Region überwiegen koliforme gramnegative Bakterien und Anaerobier, insbesondere grampositive Stäbchen wie Laktobakterien, Eubacterium spp., Bifidobacterium spp. und Clostridien. Sie nutzen nicht resorbierte Kohlenhydrate, Proteine sowie unverdaute pflanzliche Polysaccharide, Mukopolysaccharide, abgeschilferte Epithelzellen und Verdauungsenzyme des Wirtes. Die Nährstoffe werden zu den Gasen Wasserstoff (H_2), Kohlendioxid (CO_2) und Methan (CH_4) abgebaut, die über Anus und Lunge entweichen, sowie zu kurzkettigen Fettsäuren, die im Kolon resorbiert werden und den Kolonepithelzellen als Energieträger dienen. Dieser Darmabschnitt vom terminalen Ileum bis zum Ende des Kolons ist am ehesten mit einem Fermenter vergleichbar, dem intermittierend Nährstoffe zugeführt werden, die fermentiert werden; die dabei generierte Bakterienzellmasse wird über die Defäkation wieder entfernt, sie macht etwa 30% des Fäzesvolumens aus. Insbesondere die in hoher Konzentration vorherrschenden Anaerobier beeinflussen auch die Darmmotilität.

Im Kolon existieren etwa 300–500 verschiedene Bakterienarten, aber nur etwa 30–40 davon machen 99% der ausgeschiedenen Bakterienzellmasse aus. Wenngleich die vorherrschenden Bakteriengattungen weitgehend identisch sind, weist die Speziesverteilung eine ausgeprägte **individuelle Variabilität** auf, d. h. die Zusammensetzung der Arten ist für ein Individuum charakteristisch. Daraus ließe sich folgern, dass der Versuch, mittels quantitativer Stuhlkultur einiger Bakterienarten Störungen zu identifizieren, weitgehend scheitern muss, wenn nicht die genaue individuelle Zusammensetzung der Darmflora vor Symptombeginn bekannt ist.

Die physiologische Flora bietet zum einen verschiedenen Einzellern und Helminthen Nahrung, zum anderen können einige Bakterien dieses Gleichgewicht stören. In ◻ Tab. 7.1 ist die **Lokalisation von Infektionserregern** im menschlichen Darm dargestellt.

Die Mehrzahl der gastrointestinalen Infektionen geht mit einer **Diarrhö** einher, der verschiedene Pathomechanismen zugrunde liegen können.

Viren sind keine Mikroorganismen, sondern infektiöse Agenzien, die aus RNA- oder DNA-Strängen bestehen, die von Proteinen umhüllt sind. Zusätzlich können sie noch eine Lipidhülle aufweisen. Ihre Proteinstruktur ermöglicht es ihnen, an Darmzellen zu binden und ihre genetische Information in die Zelle zu bringen. Dadurch wird der Stoffwechsel der Wirtszelle so beeinflusst, dass neue Viren entstehen und die Zellfunktion gestört wird (Rotaviren) oder die Zelle sogar lysiert wird, um neue Viren freizusetzen (Adenoviren). Die gestörte Zellfunktion wird für die Diarrhö verantwortlich gemacht – allerdings sind weder der genaue molekulare Pathomechanismus noch das Auftreten von Begleitsymptomen wie Fieber und Erbrechen geklärt.

Fakultativ pathogene **Bakterien** weisen verschiedene Eigenschaften auf, die ihnen eine massenhafte Vermehrung trotz der Darmflora ermöglichen und die Diarrhöen auslösen können. Klassisch ist das Choleratoxin, das von Vibrionen gebildet werden kann. Es besteht aus 2 Untereinheiten. Während die B-Untereinheit für die Bindung an die Zelloberfläche verantwortlich ist, dringt die A-Untereinheit in die Zelle ein; sie wird von den Enterozyten in die Bestandteile A1 und A2 gespalten. Die freigesetzte ADP-Ribosyltransferase ribosyliert das Regulatorprotein G der Adenylatzyklase, sodass die Bildung von cAMP nicht mehr inhibiert wird, was eine Sekretion von Chlorid, Kalium und Bikarbonat zur Folge hat. Die Intensität der Diarrhö korreliert mit der Menge des von den Bakterien sezernierten Choleratoxins. Cho-

◘ **Tab. 7.1.** Lokalisation fakultativ pathogener Infektionserreger im Darm

Lokalisa-tionen	Erreger				
	Viren	Bakterien	Pilze	Protozoen	Helminthen[1]
Gesamter Darm möglich	Herpesviren wie Zytomegalievirus[2]	– Mycobacterium tuberculosis – Mycobacterium avium-intracellulare[2] – Mycobacterium kansasii[2]	– Candida spp. – Histoplasma capsulatum[2]	–	–
Magen	–	Helicobacter spp.	Zygomyzeten[2]	–	Nematoden: Anisakis spp.
Gallenwege (Leber)	▶ Abschn. 18.1	▶ Abschn. 18.3	; Mikrosporidien[2]	▶ Abschn. 18.3 – Selten Isospora belli – Cryptosporidium spp.[2]	▶ Abschn. 18.3 – Nematoden: Larven von Anisakis spp., Ascaris spp. (selten), Capillaria hepatica (selten)[3] – Trematoden: Clonorchis sinensis[3], Dicrocoelium dendriticum, Fasciola hepatica, Heterophyes heterophyes, Metagonimus yokogawai[3], Opisthorchis spp[3]
Duodenum/Jejunum	– Adenoviren – Astroviren – Caliciviren – Noroviren – Rotaviren	– Helicobacter spp. – Clostridium perfringens	– Mikrosporidien[2] – Zygomyzeten[2]	– Giardia lamblia – Kokzidien: Cryptosporidium spp., Cyclospora cayetanensis, Isospora belli	– Nematoden: Ascaris lumbricoides, Capillaria philipinensis[2] – Hakenwürmer: Necator americanus, Ankylostoma duodenale, Strongyloides stercoralis, Trichinella spiralis – Trematoden: Fasciolopsis buski Zestoden: Diphyllobotrium latum, Dipylidium caninum, Hymenolepis nana, Taenia saginata, Tania solium
Jejunum/Ileum	–	– Aeromonas spp. – Campylobacter spp. – EAEC – EPEC – ETEC – Salmonella spp. – Vibrio cholerae/haemolyticus – Yersinia enterocolitica/pseudotuberculosis	–	–	–
Zäkum/Kolon	–	– Campylobacter spp. – Clostridium difficile – EAEC – EHEC – EIEC – Shigella spp.	–	– Entamoeba histolytica – Dientamoeba fragilis – Blastocystis hominis	Nematoden: Enterobius vermicularis (Oxyuren), Trichuris trichiura

[1] Gelistet wurden überwiegend Helminthenarten, die sich im Menschen zu adulten Würmern entwickeln und im Darm bzw. in den Gallenwegen leben
[2] meist nur bei Immunsuppression
[3] setzt Aufenthalt im Endemiegebiet voraus

EAEC enteroaggregative Escherichia (E.) coli; *EHEC* enterohämorrhagische E. coli; *EIEC* enteroinvasive E. coli; *EPEC* enteropathogene E. coli; *ETEC* enterotoxische E. coli

leravibrionen besitzen aber weitere sog. Enterotoxine, welche die Integrität der Epithelzellschicht stören. Strukturell verwandt ist das Toxin der enterotoxischen Escherichia coli (80%ige Homologie), das eine identische Wirkung entfaltet. Es wird jedoch plasmidkodiert und nicht sezerniert, sondern erst bei Lyse der Bakterien freigesetzt. Es erfordert zudem eine Spaltung durch Wirtsproteasen, damit es seine Wirkung entfalten kann. Neben den Ribosyltransferasen sind weitere Toxine beschrieben, die auf cAMP- und cGMP-Konzentrationen in der Zelle wirken und so eine sekretorische Diarrhö induzieren. Andere Toxine wirken auf die Signaltransduktion in der Darmzelle mit vergleichbaren Folgen. Enterotoxine können aber auch zu einer Porenbildung in den Epithelzellen führen (Aerolysin bei Aeromonas hydrophila, Clostridium perfringens der Typen C und E), das Zytoskelett stören (Clostridium-difficile-Toxine A und B, Clostridium-botulinum-C2-Toxin) oder die Proteinbiosynthese hemmen und den Zelltod herbeiführen, was mit dem Verlust der Resorptions- und Sekretionsfunktionen einhergeht. Eine ausgeprägte Entzündungsreaktion, welche durch eine Epithelzellschädigung bzw. eine Vermehrung von Bakterien oder Einzellern unterhalb des Epithels verursacht wird, kann zu einer inflammatorischen bzw. exsudativen Diarrhö führen. Bei einigen Gastroenteritiserregern werden zusätzlich Interaktionen mit dem intestinalen Nervensystem angenommen. Die neuroenterotoxinvermittelte Aktivierung verursacht eine übermäßige Sekretion und damit eine Diarrhö. Kokzidien wie Kryptosporidien vermehren sich intrazellulär, führen zur Lyse der Zellen und verursachen vermutlich hierüber eine Diarrhö.

Bei der **Amöbiasis** werden porenbildende Toxine, die eine lokale Invasion ermöglichen und eine Entzündungsreaktion bedingen, für die blutige Diarrhö verantwortlich gemacht. Intestinale **Helminthen** können bei ausgeprägtem Befall eine Obstruktion bis hin zum Ileus (Askaridenileus) verursachen; die Mehrzahl der intestinalen Würmer verursacht allerdings keine oder nur geringe Symptome. Bei der Zwergfadenwurminfektion (Strongyloidiasis) legt das Weibchen Eier in die Mukosa, in die es mit dem Hinterende eingedrungen ist. Es entwickeln sich Larven, die aktiv durch das Gewebe in das Lumen zurückkehren. Diese Wanderung kann mit ausgeprägten Entzündungsreaktionen einhergehen und Diarrhöen verursachen, analog der initialen Diarrhö bei der Trichinose. Bei der Schistosomiasis setzen die in den Venen liegenden Egel ihre Eier ab, die durch die Gefäß- und Darmwand in das Lumen wandern. Dies geht mit einer ausgeprägten Entzündungsreaktion einher, die Diarrhöen verursachen kann.

7.3 Klinisches Bild

Das klinische Spektrum einer gastrointestinalen Infektion erstreckt sich in Abhängigkeit vom Manifestionsindex zwischen einer asymptomatischen, auf den Magen-Darm-Trakt bezogenen Erkrankung mit oder ohne extraintestinale Symptome bis hin zur systemischen Beteiligung (Sepsis). Wiederholte Infektionen (z. B. mit Rotaviren) verlaufen in der Regel inapparent oder oligosymptomatisch. Oft beginnt die Symptomatik einer gastrointestinalen Infektion mit **Allgemeinsymptomen** (Kopf- oder Gliederschmerzen, Abgeschlagenheit und Fieber) und Erbrechen. Die **Bauchschmerzen** sind teils kolikartig oder mit Tenesmen verbunden. Die **Diarrhö** kann mit Schleim- oder Blutbeimengungen assoziiert, die Stuhlkonsistenz bis zu wässriger Beschaffenheit verdünnt sein. Bei der Ausbildung einer Enterokolitis besteht die Gefahr der Perforation. In seltenen Fällen steht eine Obstipation (z. B. durch Botulinumtoxin) bis zu einem Ileus im Vordergrund. Invaginationen sind bei älteren Kindern überwiegend passagerer Natur. Gastrointestinale Infektionen können eine Cholestase (z. B. Cholangitis), eine Hepatosplenomegalie, eine Peritonitis oder eine Pankreatitis hervorrufen. In der Akutphase sind als systemische Krankheitszeichen Dehydration, Azidose und Elektrolytentgleisung unmittelbar zu therapieren. Eine prolongierte Durchfallerkrankung oder ein postenteritisches Syndrom führt zu einer Gedeihstörung. Wesentliche Symptome und Charakteristika der einzelnen Infektionen sind in ◘ Tab. 7.2 und 7.3 aufgelistet. Die Mehrzahl der intestinalen Helmintheninfektionen (◘ Tab. 7.4) verläuft weitgehend asymptomatisch. Herauszuheben sind Analpruritus bei der Oxyuriasis,

◘ Tab. 7.2. Charakteristika viraler und bakterieller Gastroenteritiden

Viren und Bakterien	Infektionsdosis	Infektionsquelle bzw. Reservoir/Übertragung	Inkubationszeit	Klinisches Bild	Erkrankungsdauer	Ausscheidungsdauer	Komplikationen/Bemerkungen
Viren							
Adenoviren	?	Mensch	(1–)7–8 Tage	Wässrige Diarröen, häufig Erbrechen und Fieber	8–12 Tage	10–14 Tage	Ganzjährig, v. a. bei Kleinkindern auftretend
Astroviren	?	Mensch	1–4 Tage	Wässrige Diarrhöen, gelegentlich Erbrechen und Fieber, meist milde Verläufe	2–3 Tage, selten bis zu 14 Tage	3–5 Tage	Vor allem Kleinkinder bis 4 Jahre betroffen
Noroviren	10–100 Viruspartikel	Mensch	24–48 Stunden	Wässrige Diarrhöen, häufig Erbrechen und Fieber	12–60 Stunden	5–14 Tage	Alle Altersgruppen betroffen, selten bei Säuglingen vorkommend, überwiegend in den Wintermonaten auftretend

Tab. 7.2 (Fortsetzung)

Viren und Bakterien	Infektionsdosis	Infektionsquelle bzw. Reservoir/ Übertragung	Inkubationszeit	Klinisches Bild	Erkrankungsdauer	Ausscheidungsdauer	Komplikationen/ Bemerkungen
Rotaviren	10–100 Viruspartikel	Mensch	1–3 Tage	Wässrige Diarrhöen, häufig Erbrechen und Fieber	5–7 Tage	14 Tage	Schwere Erkrankungen v. a. bei Säuglingen und Kleinkindern bis 3 Jahre, in den Wintermonaten auftretend
Bakterien							
Aeromonas hydrophila	?	Meeresfrüchte, Fischfilets, Schnecken; Küstengewässer in den Tropen und Subtropen	2–4 Tage	Wässrige bis blutig-schleimige Diarrhö, geringes Fieber	Bis zu 2 Wochen	Mehrere Tage	Systemische Infektion, Sepsis möglich
Campylobacter spp.	10^4–10^6 KBE	Rohes oder unzureichend gegartes (Geflügel-)Fleisch; Darmkommensalen vieler Vögel und Säugetiere	3 (1–7) Tage	Wässrige, schleimige, nicht selten blutige Diarrhö, Bauchkrämpfe und Fieber	1 Woche (2–10 Tage)	Bis 3 Wochen nach Krankheitsende	Schwer verlaufende Kolitiden, toxisches Megakolon, Pseudoappendizitis, Pankreatitis, Cholezystitis; Folgekrankheiten: reaktive Arthritis, Guillain-Barré-Syndrom
Clostridium difficile	?	Mensch	Symptomatik in Zusammenhang mit Antibiotikatherapie	Wässrige Diarrhö, Fieber	Durch Therapie begrenzt	Erregernachweis gelingt bei 50 % gesunder Kinder	Toxisches Megakolon
EAEC	?	Mensch	?	Wässrig-schleimige Diarrhö, häufig Tenesmen, Fieber, Erbrechen; selten Blut im Stuhl; infantile Dystrophie möglich	Chronisch-rezidivierender, persistierender Verlauf möglich	?	Malabsorption
EHEC	10–100 KBE	Unzureichend gekochtes Fleisch, unpasteurisierte Milch, Früchte; Nutztiere, Menschen	1–14 Tage	Erbrechen und meist wässrige Diarrhö, die in eine blutige Diarrhö übergehen kann	7–14 Tage	Mehrere Wochen	Einige Tage nach Sistieren der Diarrhö Auftreten eines hämorrhagisch-urämischen Syndroms möglich; bevorzugt bei Kindern unter 2 Jahren auftretend
EIEC	?	Mensch	1–14 Tage	Wässrige oder blutige Diarrhö, Fieber, Tenesmen	7–14 Tage	?	Shigellenruhrähnliche, schwere Verläufe möglich
EPEC	?	Mensch	Mehrere Tage	Wässrige, profuse Diarrhö, selten blutige Diarrhö, Erbrechen, geringes Fieber	7–14 Tage	2 Wochen	Vor allem Säuglinge und Kleinkinder betroffen (Säuglingsenteritis), schwere Verläufe möglich
ETEC	10^8	Mensch	1–2 Tage	Wässrige Diarrhö, selten Erbrechen und Fieber	7–14 Tage	?	Schwere Verläufe bei Säuglingen möglich

Tab. 7.2 (Fortsetzung)

Viren und Bakterien	Infektionsdosis	Infektionsquelle bzw. Reservoir/ Übertragung	Inkubationszeit	Klinisches Bild	Erkrankungsdauer	Ausscheidungsdauer	Komplikationen/ Bemerkungen
Plesiomonas shigelloides	?	Küsten- und Binnengewässer der Tropen und Subtropen, Meeresfrüchte	1–2 Tage	Wässriger, gelegentlich schleimig-blutiger Stuhl; regelhaft Koliken und Erbrechen	1–7 Tage	?	Systemische Infektionen möglich
Salmonella spp.	10^5–10^8 KBE (selten 10^3)	Kontaminierte Lebensmittel wie Eier, Geflügelfleisch, rohe Früchte und Gemüse sowie Säfte und Eis; Salmonella typhi: Mensch	1–2(–7) Tage	Wässrige Diarrhö, Fieber, abdominelle Krämpfe, Erbrechen	4–7 Tage	Mehrere Tage bis Wochen; Dauerausscheider durch Persistenz in Gallenblase nur bei Salmonella typhi und Salmonella paratyphi möglich	Systemische Infektion mit Bakteriämie und Bildung von Eiterherden in allen Organen möglich, z. B. in Meningen, Knochen und Milz; reaktive Arthritiden
Shigella pp.	100–1000 Keime	Mensch-zu-Mensch-Übertragung; kontaminierte Lebensmittel	1–2 Tage	Initial wässrige, dann blutig-schleimige Diarrhö; Fieber, Tenesmen, Stuhldrang	4–7 Tage (selten mehrere Wochen)	Mehrere Tage	Bakteriämie/Septikämie mit Ausscheidung der Shigellen über die Nieren möglich; Shigella dysenteriae bildet Shigatoxin und kann ein hämolytisch-urämisches Syndrom verursachen
Vibrio cholerae	10^5–10^8 KBE	Reservoir: Mensch; Küstengewässer	1–3 Tage	Profuse, wässrige (reiswasserartige) Diarrhö und Erbrechen	4–7 Tage	Mehrere Tage	Schwere, letale Dehydration innerhalb von Stunden möglich
Vibrio parahaemolyticus	?	Roher oder unzureichend gegarter Fisch	2–48 Stunden	Wässrige Diarrhö, Übelkeit, Erbrechen, abdominelle Krämpfe	2–5 Tage	Mehrere Tage	?/–
Vibrio vulnificus	?	Roher oder unzureichend gegarter Fisch, Muscheln; bei Kontakt mit Meerwasser Eindringen über offene Wunden	1–7 Tage	Wässrige Diarrhö, Erbrechen, abdominelle Schmerzen	2–8 Tage	Mehrere Tage	Letale Infektionen, insbesondere bei Wundinfektionen, mit nachfolgender Bakteriämie möglich
Yersinia enterocolitica/ pseudotuberculosis	10^9 KBE	Schweinefleisch, rohe Milch, kontaminierte Lebensmittel; diverse Tierarten	1–2 Tage	Wässrige Diarrhö, Erbrechen, Fieber, abdominelle Schmerzen, appendizitisartige Symptomatik	1–3 Wochen	Mehrere Wochen	Lymphadenitis mesenterica, Pseudoappendizitis, reaktive Arthritis, Sepsis, Erythema nodosum

EAEC enteroaggregative Escherichia (E.) coli; *EHEC* enterohämorrhagische E. coli; *EIEC* enteroinvasive E. coli; *EPEC* enteropathogene E. coli; *ETEC* enterotoxische E. coli; *KBE* koloniebildende Einheiten

Tab. 7.3. Charakteristika intestinaler Protozoeninfektionen

Erreger	Reservoir	Inkubationszeit	Klinisches Bild	Therapie
Balantidium coli	Schwein	4–5 Tage	Asymptomatisch bis zu schwerer Dysenterie mit Tenesmen, Übelkeit, Erbrechen, Gewichtsverlust und Kopfschmerzen; wässrige wie auch blutige Diarrhö möglich	Metronidazol (3-mal 5 mg/kg KG/Tag für 5 Tage), alternativ (bei Erwachsenen erste Wahl) Oxytetrazyklin (4-mal 500 mg/Tag)
Blastocystis hominis	Mensch und diverse Tiere	?	Abdominelle Beschwerden, wässrige Diarrhö, Colon irritabile	Paromomycin (30–100 mg/kg KG/Tag, aufgeteilt in 3 Einzeldosen; max. 3-mal 750 mg/Tag) für 10 Tage
Cryptosporidium spp.	Mensch und Nutztiere	5–28 Tage	Wässrige Diarrhö, voluminöse Stühle, krampfartige abdominelle Schmerzen, bei Kindern gelegentlich Fieber	Eradikation medikamentös nicht zu erreichen, üblicherweise selbstlimitierender Verlauf; bei Immundefizienten Therapieversuch mit Azithromycin (5–10 mg/kg KG/Tag) und Paromomycin (30–100 mg/kg KG/Tag, aufgeteilt in 3 Einzeldosen; max. 3-mal 750 mg/Tag)
Cyclospora cayetanensis	Vermutlich nur Mensch	7 Tage	Wässrige Diarrhö, Bauchschmerzen, Übelkeit, Erbrechen, Myalgien, geringe Temperaturerhöhung, Müdigkeit	Bei Immungesunden Selbstlimitierung nach 14 Tagen, selten bis zu 12 Wochen andauernd; bei anhaltender, schwerer oder rezidivierender Infektion Therapie mit Cotrimoxazol (10 mg Trimethoprim/kg KG/Tag für 10 Tage)
Dientamoeba fragilis	Mensch; Lebenszyklus nicht geklärt	?	Wässrige (in Einzelfällen auch blutige) Diarrhö, Bauchschmerzen, Analpruritus	Paromomycin (30–100 mg/kg KG/Tag in 3 Einzeldosen – max. 3-mal 500 mg/Tag – für 7–10 Tage) oder Metronidazol (3-mal 5 mg/kg KG/Tag für 5–10 Tage)
Entamoeba histolytica	Mensch	1–4 Wochen	Schleimige, blutige Stühle, kolikartige Schmerzen, bei Fortschreiten Bettlägerigkeit durch septische Temperaturen, Tenesmen, Übelkeit und Kopfschmerzen, bei Amöbenleberabszess Schmerzen im rechten Oberbauch oder im Epigastrium	Metronidazol (3-mal 10 mg/kg KG/Tag p. o. oder i. v., max. 3-mal 800 mg/Tag), in leichteren Fällen Tinidazol (30 mg/kg KG/Tag p. o. – max. 2 g/Tag – für 5 Tage) und anschließend zur Rezidivprophylaxe Paromomycin (30–100 mg/kg KG/Tag in 3 Einzeldosen – max. 3-mal 500 mg/Tag – für 9–10 Tage)
Giardia lamblia	Mensch, Haustiere (fragliche speziesspezifische Pathogenität)	Wenige Tage bis Wochen	Wässrige bis breiige, stinkende Stühle, stinkende Blähungen, abdominelle Beschwerden, bei chronischer Form Steatorrhö und Gewichtsverlust	Metronidazol (3-mal 5 mg/kg KG/Tag für 5–7 Tage), besser (in der Schweiz zugelassen) Tinidazol (50–75 mg/kg KG – max. 2 g – einmalig oder einmal täglich für 2 Tage) oder Nitazoxanid (1–3 Jahre: 2-mal 100 mg/Tag; 4–11 Jahre: 2-mal 200 mg/Tag; ≥12 Jahre: 2-mal 500 mg/Tag; jeweils für 3 Tage)
Isospora belli	Mensch	Mehrere Tage bis Wochen	Wässrige Durchfälle, krampfartige Bauchschmerzen, Steatorrhö, gelegentlich Fieber, Übelkeit, Erbrechen	Cotrimoxazol (10 mg Trimethoprim/kg KG/Tag und 50 mg Sulfamethoxazol/kg KG/Tag in 2 Einzeldosen – max. 2-mal 960 mg Cotrimoxazol/Tag – für 10 Tage; bei Immunsupression doppelte Dosis – max. 4-mal 960 mg/Tag –, gefolgt von einer Prophylaxe mit 3-mal 30 mg Cotrimoxazol/kg KG/Woche bis zur Immunrekonstitution)

7.3 · Klinisches Bild

Tab. 7.4. Charakteristika häufiger intestinaler Helminthen

Helminthengruppe (Helminthenart)	Länge (Durchmesser) adulter Würmer	Lebensspanne	Endemiegebiete	Reservoir	Zwischenwirte	Übertragungsweg	Präpatenzzeit	Möglichkeit der direkten Übertragung
Nematoden (Fadenwürmer)								
Ankylostoma duodenale/ Necator americanus (Hakenwürmer)	8–13 mm (0,5 mm)	4–5 Jahre	Weltweit, bevorzugt warme Länder mit geringem Hygienestandard	Mensch	–	Fäkal-transkutan	40–60 Tage	Selten bei Ankylostoma duodenale: Ausscheidung bereits infektiöser Wurmeier
Ascaris lumbricoides (Spulwurm)	15–45 cm (0,2–0,6 cm)	1–2 Jahre	Weltweit, bevorzugt warme Länder mit geringem Hygienestandard	Mensch	–	Fäkal-oral	60–70 Tage	– (in den ausgeschiedenen Eiern reifen die Zweitlarven über 10–14 Tage)
Enterobius vermicularis (Oxyuren, Madenwurm)	2–13 mm (0,5 mm)	2–4 Monate	Weltweit	Mensch	–	Fäkal-oral	2–4 Wochen	Abgelegte Eier über Stunden infektiös
Strongyloides stercoralis (Zwergfadenwurm)	2–2,5 mm (30–50 µm)	Mehrere Monate	Tropen und Subtropen	Mensch	–	Fäkal-transkutan	2–4 Wochen	Infektiöse Larven, die auch im Darm bereits entstehen und im Körper wandern können (Autoinfektion), können ausgeschieden werden
Trichuris trichiura (Peitschenwurm)	3–5 cm (0,5 mm)	1–3 Jahre, selten 10 Jahre	Weltweit, bevorzugt warme Länder mit geringem Hygienestandard	Mensch	–	Fäkal-oral	2–3 Monate	– (infektiöse Larve entsteht erst nach 2- bis 4-wöchiger Reifung)
Trematoden (Saugwürmer, Egel)								
Clonorchis sinensis (Chinesischer/ Kleiner Leberegel) – meist im Gallengang liegend	1–2,5 cm (3–4 mm)	30–40 Jahre	Vorwiegend Südostasien (Fernost)	Mensch und Fleischfresser wie Hunde und Katzen	Erster Zwischenwirt: Schnecken; Zweiter Zwischenwirt: Fische	Orale Aufnahme von Metazerkarien durch Essen von rohem Fisch	?	– (Zwischenwirte erforderlich)
Fasciolopsis buskii	2–7 cm (0,5–2 cm)	12 Monate	Vorwiegend Südostasien (Fernost)	Mensch, Schweine, Hunde	Schnecken	Orale Aufnahme infektiöser Metazerkarien durch Genuss von Wasserpflanzen (ggf. importiert, z. B. Bambus)	3–4 Wochen	– (Zwischenwirte erforderlich)
Fasciola hepatica – adulte Würmer in Gallengängen liegend ▼	2,5–3 cm (13 mm)	Bis zu 10 Jahre	Länder mit Schafzucht	Schafe, Mensch	Schnecken	Orale Aufnahme infektiöser Metazerkarien durch Genuss von Wasserpflanzen	Mehrere Wochen	– (Zwischenwirte erforderlich)

◘ Tab. 7.4 (Fortsetzung)

Helminthengruppe (Helminthenart)	Länge (Durchmesser) adulter Würmer	Lebensspanne	Endemiegebiete	Reservoir	Zwischenwirte	Übertragungsweg	Präpatenzzeit	Möglichkeit der direkten Übertragung
Opisthorchis viverrini/ felineus	5–10 mm (0,8–2 mm)	30–40 Jahre	Opisthorchis viverrini: Südostasien; Opisthorchis felineus: GUS-Staaten, Osteuropa	Mensch	Erster Zwischenwirt: Schnecken; Zweiter Zwischenwirt: Fische	Orale Aufnahme von Metazerkarien durch Verzehr von rohem Fisch	3–4 Wochen	– (Zwischenwirte erforderlich)
Schistosoma spp. – adulte Würmer in Blutgefäßen des Darms oder der Blase liegend	6,5–20 mm (0,25–1 mm)	Bis zu 40 Jahre	Endemiegebiete in Afrika und Asien und an der Westküste Südamerikas	Mensch	Schnecken	Transkutan: Zerkarien (Gabelschwanzlarven) schwimmen im Wasser und durchdringen die intakte Haut	8–10 Wochen	– (Zwischenwirte erforderlich)
Zestoden (Bandwürmer)								
Diphyllobotrium latum (Fischbandwurm)	3–10 m (1–2 mm)	Mehrere Jahre	Weltweit	Mensch, Fleischfresser (Hunde)	Wasserkrebse (Cyclops-Arten) und Fische	Aufnahme von infektiösen Stadien bei Genuss von rohem Fisch	3 Wochen	– (2 Zwischenwirte erforderlich)
Hymenolepis nana (Zwergbandwurm)	20 mm (0,5–1 mm)	Mehrere Monate	Weltweit	Nagetiere	–	Aufnahme infektiöser Eier mit kontaminierter Nahrung	30 Tage	Ausgeschiedene Eier sind infektiös und können eine Autoinfektion verursachen, wodurch die Infektion persistiert
Taenia solium (Schweinebandwurm)	3 m (1 cm)	Bis zu 25 Jahre	Weltweit	Mensch	Schweine	Aufnahme von infektiösen Stadien bei Genuss von rohem Schweinefleisch	3 Monate	Infizierte können bereits infektiöse, reife Eier ausscheiden; bei Freisetzung der Embryonen aus den infektiösen Eiern ist die Entwicklung von Zysten in diversen Organen möglich, u. a. im Gehirn (Zystizerkose)
Tania saginata (Rinderbandwurm)	5–10 m (5–7 mm)	Bis zu 25 Jahre	Weltweit	Mensch	Rinder	Aufnahme von infektiösen Stadien bei Genuss von rohem Rindfleisch	8–10 Wochen	– (Eier müssen außerhalb des Körpers heranreifen, um infektiös zu sein)
Ankylostoma duodenale/ Necator americanus (Hakenwürmer)	8–13 mm (0,5 mm)	4–5 Jahre	Weltweit, bevorzugt warme Länder mit geringem Hygienestandard	Mensch	–	Fäkal-transkutan	40–60 Tage	Selten bei Ankylostoma duodenale: Ausscheidung bereits infektiöser Wurmeier
Ascaris lumbricoides (Spulwurm)	15–45 cm (0,2–0,6 cm)	1–2 Jahre	Weltweit, bevorzugt warme Länder mit geringem Hygienestandard	Mensch	–	Fäkal-oral	60–70 Tage	– (in den ausgeschiedenen Eiern reifen die Zweitlarven über 10–14 Tage)

Rektumprolaps bei massivem Befall mit Peitschenwürmern, Anämie bei ausgeprägtem Hakenwurmbefall sowie Ileus bei massivem Spulwurmbefall. Aktuelle endoskopische Befunde weisen darauf hin, dass die Oxyuriasis eine unspezifische Kolitis verursachen kann, die u. U. mit blutigen Stühlen, Diarrhöen und abdominellen Beschwerden einhergeht.

7.4 Diagnostik

Die Mehrzahl der gastrointestinalen Infektionen wird mittels **Stuhldiagnostik** diagnostiziert, und zwar in Form von Antigennachweisen, mittels Kulturen und mit Hilfe mikroskopischer Untersuchungen nach Anreicherung und Färbung (▶ Abschn. 3.3). Der Nachweis von Antikörpern im Serum hat zur individuellen Diagnostik nur bei der Schistosomiasis (Bilharziose) Bedeutung. Bei kurzzeitiger Exposition und geringer Parasitenzahl kann die Stuhldiagnostik negativ bleiben, jedoch weisen spezifische Antikörper auf eine entsprechende Exposition und eine ggf. therapiepflichtige Erkrankung hin. Serologische Untersuchungen können auch bei der Zwergfadenwurminfektion (Strongyloidiasis) hilfreich sein, da bei geringer Anzahl ausgeschiedener Larven die spezifische Stuhldiagnostik negativ ausfallen kann. Wie in ▶ Abschn. 3.3 dargestellt, ist die Differenzierung der verschiedenen pathogenen Varianten von Escherichia coli nur mit Hilfe der Kombination von Isolierung, Nachweis spezifischer Oberflächenantigene mittels Antiseren und Amplifikation bekannter Pathogenitätsgene möglich. Diese Diagnostik sollte bei entsprechender Fragestellung mit Speziallaboratorien abgesprochen werden.

7.5 Therapie

Bei den viralen wie auch bei der Mehrzahl der bakteriellen Infektionen des Gastrointestinaltrakts ist nur eine symptomatische Therapie, also eine orale oder i. v. Rehydration und Re-Alimentation (▶ Abschn. 10.5), erforderlich. Bei bakteriellen Infektionen wird der Einsatz von **Antibiotika** bei Säuglingen erwogen, zudem in anderen Altersgruppen, wenn die Infektion schwer verläuft. Eingesetzt werden:

- Amoxicillin: 50–100 mg/kg KG/Tag in 3–4 Einzeldosen (ggf. mit β-Laktamase-Inhibitoren: 15 mg/kg KG/Tag)
- Trimethoprim/Sulfamethoxazol (Cotrimoxazol): 5–10 mg Trimethoprim/kg KG/Tag und 25–50 mg Sulfamethoxazol/kg KG/Tag in 3 Einzeldosen
- Drittgenerationscephalosporin: Cefixim (8 mg/kg KG/Tag in 1–2 Einzeldosen)
- bei Jugendlichen ggf. auch Gyrasehemmer (Dosierung bei Erwachsenen: 2-mal 250–500 mg/Tag für 5 Tage) oder Doxycyclin (1–2 mg/kg KG/Tag, max. 100–200 mg/Tag)

Die Dauer der Therapie ist meist nicht in Studien evaluiert, wird aber üblicherweise auf 5–10 Tage festgesetzt.

Abhängig von der Herkunft des Bakterienstamms können **Resistenzen** gegen verschiedene Antibiotika bestehen, sodass ggf. eine Therapie gezielt nach Antibiogramm durchgeführt werden sollte. Daneben sind folgende **Besonderheiten** zu berücksichtigen:

- Trotz möglicher In-vitro-Aktivität sind Cephalosporine der ersten und zweiten Generation in vivo gegen Salmonellen und Shigellen immer unwirksam!
- Therapie der ersten Wahl bei Campylobacterenteritis ist Erythromycin. Andere Makrolide wie Azithromycin (über 3–5 Tage) sind ebenfalls wirksam, zudem Amoxicillin. Hingegen sind Cephalosporine und Cotrimoxazol ungeeignet.
- Plesiomonas shigelloides zeigt in vitro fast immer eine Resistenz gegen Amoxicillin und Piperacillin.
- In Studien bei Erwachsenen konnte die Dauer der durch enterotoxinbildende Escherichia coli verursachten Reisediarrhö durch Antibiotikagabe signifikant reduziert werden.
- Bei Nachweis von enteropathogenen, enteroinvasiven und enteroaggregativen Escherichia coli wird in der Literatur eine mehrwöchige Therapie mit Cotrimoxazol in üblicher Dosierung empfohlen – jedoch gibt es keine Studiendaten zur Effizienz. In Anbetracht zunehmender Resistenzen gegen gängige Antibiotika wie Cotrimoxazol ist es empfehlenswert, zusätzlich zum Nachweis der verschiedenen enteropathogenen Escherichia coli ein Antibiogramm zu erstellen, um gezielt zu therapieren. Die Therapiedauer ist bislang nicht evaluiert.
- Bei mit enterohämorrhagischen Escherichia coli assoziierter Diarrhö wird von einer Antibiotikatherapie abgeraten, um eine vermehrte Toxinfreisetzung bei Lyse der Bakterien zu vermeiden. Studien zur effektiven Antibiotikatherapie der Shigellose bei Kindern in Endemiegebieten Südasiens zeigen, dass die Therapie nicht mit einer erhöhten Rate eines hämolytisch-urämischen Syndroms einhergeht.
- Bei Yersinien muss mit der Bildung von β-Laktamasen gerechnet werden, sodass Ampicillin nur nach Austestung eingesetzt werden sollte. Wirksame Alternativen können Cotrimoxazol, Tetrazyklin und Fluorochinolone sein.
- Die Clostridium-difficile-assoziierte Diarrhö kann mit Vancomycin (4-mal 5–10 mg/kg KG/Tag p. o., max. 4-mal 0,125 g) oder Metronidazol (3-mal 7,5 mg/kg KG/Tag p. o. oder i. v.), jeweils über 10 Tage, therapiert werden. In Metaanalysen war kein Regime dem anderen überlegen. In Studien wurden auch andere Substanzen wie Nitazoxanid erfolgreich eingesetzt.

Intestinale **Protozoeninfektionen** sind bei Immungesunden meist selbstlimitierend, sodass sie nur bei anhaltenden Symptomen therapiert werden oder um Rezidiven vorzubeugen. Klinisches Bild und Therapie sind in ◘ Tab. 7.3 dargestellt.

Zur Therapie der **Helmintheninfektionen** steht nur eine sehr beschränkte Anzahl von Antihelminthika zur Verfügung. Infektionen mit Nematoden wie Haken-, Spul- (◘ Abb. 7.1) und Peitschenwürmer werden mit Mebendazol oder Albendazol therapiert. Üblicherweise werden 2-mal 100 mg Mebendazol pro Tag für 3 Tage oder einmalig 15 mg Albendazol/kg KG (max. 400 mg) eingesetzt. Eine weitere Alternative bei Hakenwurmbefall ist Pyrantel (10–20 mg/kg KG/Tag für 2–3 Tage). Die Oxyuriasis verlangt häufig eine mehrzeitige Therapie mit 100 mg Mebendazol (ab dem 2. Lebensjahr) an den Tagen 1, 14 und 28; alternativ kann Pyrviniumembonat (50 mg/10 kg KG/Dosis, ab 3. Lebensmonat) oder Pyrantel (10 mg/kg KG/Dosis) gegeben werden. Bei hartnäckigen Infektionen hat sich die zeitgleiche Mitbehandlung aller Familienmitglieder bewährt. Bei persistierender Infektion sollte eine Vulvovaginitis in Erwägung gewogen werden, die auf die genannten Medikamente wegen fehlender Resorption im Darm nicht anspricht. Trotz fehlender Zulassung in Deutschland kommt hier nach erweiterter Aufklärung eine Therapie mit Albendazol (Zentel; 15 mg/kg KG,

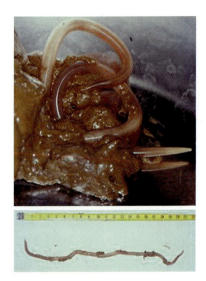

Abb. 7.1. Ascaris

max. 400 mg) in Betracht. Die Strongyloidiasis wird am besten mit einer Einmaldosis Ivermectin (200 μg/kg KG, max. 12 mg) therapiert oder mit Albendazol in oben angegebener Dosierung für 3–7 Tage. Trematodeninfektionen wie Schistosomiasis und Opisthorchiasis werden mit Praziquantel (25–60 mg/kg KG/Tag für 3 Tage) therapiert; Erfolgskontrollen mittels Stuhl- bzw. serologischer Untersuchungen sind erforderlich. Bei den Zestodeninfektionen ist einerseits Niclosamid (<2 Jahre: 0,5 g; 2–6 Jahre: 1 g; >6 Jahre: 2 g) wirksam, andererseits können Benzimidazole wie Mebendazol und Albendazol erfolgreich eingesetzt werden.

7.6 Gastrointestinale Infektionen bei Immunsupprimierten

Alle aufgelisteten Infektionen können auch bei Immundefizienten auftreten, bei denen sie dann häufig schwerer verlaufen. Viren, Bakterien und Protozoen werden meist sehr viel länger ausgeschieden, nicht selten bis zur Verbesserung bzw. Normalisierung des Immunstatus. Pilzinfektionen sind bei Immungesunden selbstlimitierend, aber Mikrosporidien können bei Immundefizienz eine lebensbedrohliche wässrige Diarrhö verursachen, und die Infektionen sind nur schwer kausal therapierbar (Therapieversuch mit Albendazol). Candidainfektionen des Gastrointestinaltrakts können mit weißlichen Belägen einhergehen, zeigen sich nicht selten aber auch nur als Rötung. Nur bei geringem Befall hat eine orale Therapie mit Polyenen wie Nystatin oder Amphotericin B Aussicht auf Erfolg. Meist ist die Gabe eines Azolderivats (Fluconazol, bis zu 12 mg/kg KG/Tag) erforderlich. Bei zu erwartender (Candida krusei) oder in vitro nachgewiesener Azolresistenz und bei schwerer Erkrankung ist eine i. v. Therapie mit Azolen, Echinocandinen (Caspofungin) oder Amphotericin B erforderlich. Weitere mögliche Erreger gastrointestinaler Störungen bei Immundefizienten sind Histoplasma capsulatum, atypische Mykobakterien (»mycobacteria other than tubercle bacilli«) oder auch Zytomegalie- und Adenoviren, die ggf. nur durch gezielte Biopsien nachgewiesen werden können.

Literatur

Amieva MR (2005) Important bacterial gastrointestinal pathogens in children: a pathogenesis perspective. Pediatr Clin N Am 52: 749–777
Bethony J, Brooker S, Albonico M et al. (2006) Soil-transmitted helminth infections: ascariasis, trichuriasis, and hookworm. Lancet 367: 1521–1532
Buret AG (2007) Mechanisms of epithelial dysfunction in giardiasis. Gut 56: 316–317
Caspary WF, Kist M, Stein J (Hrsg) (2006) Infektiologie des Gastrointestinaltraktes. Springer, Berlin Heidelberg New York
Farthing MJG, Casburn-Jones A, Banks MR (2004) Enterotoxins, enteric nerves, and intestinal secretion. Curr Gastroenerol Rep 6: 177–180
Field M (2003) Intestinal ion transport and the pathophysiology of diarrhea. J Clin Invest 111: 931–943
Lang W, Löscher T (Hrsg) (2000) Tropenmedizin in Klinik und Praxis, 3. Aufl. Thieme, Stuttgart
Musher DM, Musher BL (2004) Contagious acute gastrointestinal infections. Review article – Medical progress. N Engl J Med 351: 2417–2427
O'Ryan M, Prado V, Pickering LK (2005) A millenium update on pediatric diarrheal illness in the developing world. Sem Pediatr Infect Dis 16: 125–136

8 Störungen der Motilität

8.1 Säuglingskoliken – 184
S. Buderus
8.1.1 Definition – 184
8.1.2 Epidemiologie – 184
8.1.3 Pathophysiologie und Erklärungsmodelle – 184
8.1.4 Therapie – 185
8.1.5 Prognose – 186
Literatur – 186

8.2 Unspezifische Diarrhö bei Kleinkindern – 186
S. Buderus
8.2.1 Definition – 186
8.2.2 Epidemiologie – 186
8.2.3 Pathophysiologie – 187
8.2.4 Klinisches Bild und Differenzialdiagnostik – 187
8.2.5 Labordiagnostik – 187
8.2.6 Therapie und Prognose – 188
Literatur – 188

8.3 Chronische intestinale Pseudoobstruktion (CIP) – 188
S. Koletzko
8.3.1 Epidemiologie und Ätiologie – 188
8.3.2 Symptomatik – 188
8.3.3 Klassifikation und Diagnostik – 189
8.3.4 Differenzialdiagnostik – 190
8.3.5 Therapie – 190
8.3.6 Prognose – 191
Literatur – 191

8.4 Habituelle Obstipation und Enkopresis – 191
A. Ballauff
8.4.1 Epidemiologie – 191
8.4.2 Pathophysiologie – 191
8.4.3 Diagnostik – 192
8.4.4 Therapie – 192
Literatur – 194

8.5 Morbus Hirschsprung – 194
S. Koletzko
8.5.1 Epidemiologie – 194
8.5.2 Pathogenese und Molekulargenetik – 194
8.5.3 Histologie – 195
8.5.4 Symptomatik – 195
8.5.5 Diagnostik – 195
8.5.6 Differenzialdiagnostik – 195
8.5.7 Therapie – 196
8.5.8 Prognose – 196
8.5.9 Genetische Beratung – 196
Literatur – 196

8.1 Säuglingskoliken

S. Buderus

Ein weinender, schreiender und nach dem Eindruck der Eltern möglicherweise durch Schmerzen geplagter junger Säugling führt bei den Eltern zu großer Besorgnis und Unruhe. Für die Eltern kann ein über mehrere, insbesondere nächtliche Stunden schreiender Säugling eine große psychische und physische Belastung bedeuten. Es kann zu Störungen der Paarbeziehung und auch zur Ausübung von Gewalt gegen das Kind kommen. Beim Kinderarzt werden die Kinder typischerweise wegen »Bauchkrämpfen« vorgestellt; der Arzt sollte sicherstellen, dass keine ernsthafte Erkrankung vorliegt (◘ Tab. 8.1). Organische Ursachen werden in höchstens 5% der Fälle diagnostiziert. Neben der sorgfältigen Untersuchung besteht die wesentliche Aufgabe des Kinderarztes in Aufklärung, Beratung und Hilfeleistung für die Eltern. Klassische Trimenonkoliken sind in der Mehrzahl der Fälle nach 3–4 Monaten selbstlimitierend. In den Familien existieren zahlreiche »Rezepte«, um eine symptomatische Besserung zu erzielen; eine gesicherte medikamentöse Behandlungsoption besteht derzeit jedoch nicht. In einigen Kliniken gibt es spezielle Schreisprechstunden, in denen sich ein multidisziplinäres Team um die Problematik kümmert.

8.1.1 Definition

Säuglingskoliken stellen das häufigste gastroenterologische Problem der ersten Lebensmonate dar. Sie sind durch starkes und lang anhaltendes Schreien bei ansonsten gesunden Säuglingen gekennzeichnet. Die Abgrenzung vom »normalen« Schreien folgt international der sog. **3er-Regel,** die auf die frühe Untersuchung von Wessels al. (1954) zurückgeht:
- intermittierendes und ansonsten nicht erklärbares Schreien über mehr als 3 Stunden pro Tag,
- das an zumindest 3 Tagen pro Woche
- über einen Zeitraum von mindestens 3 Wochen auftritt.

Die Säuglinge sind bei Symptombeginn nur wenige Wochen alt (daher auch der Begriff »Trimenonkoliken«). In der überwiegenden Mehrzahl der Fälle sistieren die Koliken, wenn die Kinder 5–6 Monate alt sind. Eine Übersicht über den Verlauf der altersabhängigen Variation **physiologischer Schreizeiten** gibt ◘ Abb. 8.1: Bis zur 6. Lebenswoche findet sich ein physiologischer Anstieg auf bis zu 3 Stunden täglich, im Alter von 12 Wochen weinen die Babys im Mittel nur noch eine Stunde. Weitere Studien haben ganz ähnliche Ergebnisse erbracht, d. h. etwa 2 Stunden tägliches Weinen im Alter von 1–3 Monaten und max. 3 Stunden im Alter von 4 Wochen sind normal (Brazelton 1962).

8.1.2 Epidemiologie

Je nach Untersuchung finden sich unterschiedliche Angaben zur Häufigkeit; sie variieren zwischen 3 und 28% in prospektiven Studien sowie zwischen 8 und 40% in retrospektiven Untersuchungen (Crowcroft u. Strachan 1997; Lucassen et al. 2001; Wade u. Kilgour 2001). Mädchen und Jungen sind gleichermaßen betroffen. Bisher konnte kein sicherer Unterschied der Häufigkeit zwischen gestillten und mit Säuglingsmilchnahrung ernährten Kindern nachgewiesen werden. Die große Spannbreite und die z. T. widersprüchlichen Ergebnisse beruhen auf methodischen Problemen durch unterschiedliche Kriterien sowie Abweichungen der Messparameter, der Patientenrekrutierung und des Follow-ups.

8.1.3 Pathophysiologie und Erklärungsmodelle

Auch wenn es sich um eine sehr häufige Störung handelt, gibt es bisher kein einheitliches erklärendes pathophysiologisches Konzept. Wahrscheinlich ist, dass die Entstehung von Säuglingskoliken **multifaktoriell** bedingt ist und dass die Gruppe von Säuglingen mit vermehrtem Schreien aus ätiologisch unterschiedlichen Subgruppen besteht (Übersicht bei Gupta 2002). Diskutiert wurden und werden Beschwerden durch vermehrtes intestinales Gas, Kohlenhydratmalabsorption, (Kuhmilch-)Proteinallergie, viszerale Hypersensitivität, Hyperperistaltik und als mögliches Bindeglied der letztgenannten Parameter erhöhte Spiegel gastrointestinaler Hormone wie Motilin. Daneben wurden der Einfluss des Sozialstatus (Crowcroft u. Strachan 1997), mütterliches Rauchen (Shanessa u. Brown (2004) und psychologische Ansätze wie eine gestörte Mutter-Kind-Interaktion sowie die Möglichkeit einer kindlichen Selbstregulationsstörung untersucht (Barr 1998).

Die Angaben zur Häufigkeit einer **Kuhmilchproteinallergie** als Auslöser für Koliken erreichen bis zu 25% der Säuglinge (Gupta 2002). Der Effekt einer kuhmilchhaltigen im Vergleich zu einer kuhmilchfreien Ernährung auf das Schreien für diese Untergruppe der Kinder wurde durch Jakobsson und Lindberg (1979) eindrücklich illustriert (◘ Abb. 8.2) und später durch weitere Studien bestätigt.

Für die tatsächliche Bedeutung **vermehrten intestinalen Gases** gibt es keine ausreichenden Hinweise. Bei symptomatischen Säuglingen wurden **erhöhte Motilinspiegel** gefunden. Motilin wirkt als gastrointestinales Hormon, das in der Mukosa des Duodenums und des Jejunums produziert wird, insbesondere durch Stimulation der antroduodenalen Motilität in der Phase III des migrierenden Motorkomplexes (lang andauernde, phasische Kontraktionen am Ende des Nüchternzyklus; ▶ Abschn. 4.3.2). Insofern liegt über diesen Mechanismus tatsächlich eine Verbindung zur postulierten schmerzhaften oder gesteigerten Darmmotorik bei Säuglingen mit Koliken vor. Da Rauchen interessanterweise gleichfalls die Motilinspiegel erhöht, lässt sich über diesen Mechanismus vermutlich auch erklären, warum Rauchen ein

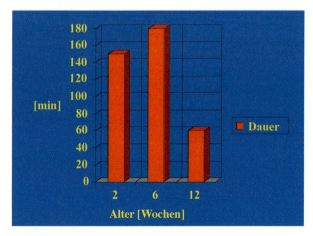

◘ **Abb. 8.1.** Normale Schreizeiten. (Nach Brazelton 1962)

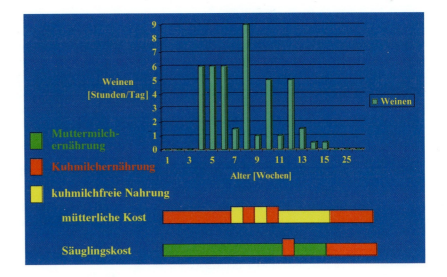

Abb. 8.2. Koliken als Ausdruck einer Kuhmilchallergie. (Nach Jakobsson u. Lindberg 1979)

Risikofaktor für die Entwicklung von Koliken sein kann (Shanessa u. Brown 2004).

Einen komplementären Ansatz stellen die Untersuchungen zur Frage der Störung der frühkindlichen **Selbstregulation** und der **Interaktion mit den Eltern** dar. Säuglinge mit Koliken weinen länger und sind schlechter zu beruhigen als Kontrollkinder, auch das Ansprechen auf Interventionen wie die Gabe von Glukoselösung zur Beruhigung ist verkürzt. Es konnte gezeigt werden, dass vermehrtes Tragen als Ausdruck erhöhter Zuwendung bei »gesunden« Säuglingen, jedoch nicht bei Säuglingen mit Koliken zu einer Verkürzung der Zeit mit Weinen und Unruhe führt (Barr 1998).

> ❗ Die Tatsache, dass die Symptomatik und die Unterschiede der Responsivität für die Mehrzahl der Kinder temporär und selbstlimitierend sind, lässt eine verzögerte Reifung der entsprechenden neurologischen Funktionen vermuten.

Mögliche Differenzialdiagnosen der Säuglingskoliken sind in ◘ Tab. 8.1 aufgeführt.

◘ Tab. 8.1. Differenzialdiagnosen der Säuglingskoliken

Ursachen	Beispiele
Gastrointestinale Ursachen	– Kuhmilchproteinintoleranz – Verstopfung, Analfissur – Gastroösophagealer Reflux, Ösophagitis – Anatomische Malformation: Stenose, Lageanomalie, Invagination – Laktasemangel (temporär, kongenital) – Hunger (an der Brust?)
Infektiöse Ursachen	– Gastroenteritis – Harnwegsinfektion – Otitis – Meningitis
Zentralnervöse Ursachen	– Arnold-Chiari-Malformation – Frühkindliche Epilepsie – Erhöhter Hirndruck
Traumatische Ursachen	– Knöcherne Fraktur – Subdurales Hämatom – Misshandlung

8.1.4 Therapie

Gesicherte Wirksamkeitsnachweise fehlen für viele der derzeit zur Anwendung kommenden Therapieformen (Übersicht bei bei Gupta 2002 und Wade u. Kilgour 2001). So gibt es keinen Nachweis der Wirkung von Dimethicon; auch für eine Manualtherapie zur Behandlung im Rahmen eines vermuteten sog. KISS-Syndroms (»kinetic imbalance due to suboccipital strain syndrome«) gilt diese Aussage (Brand et al. 2005). In Hinblick auf eine mögliche Ernährungsmodifikation ist die Gabe laktosefreier Milch zweifelhaft. Der Einsatz einer **hypoallergenen Nahrung** (Vollhydrolysat oder Aminosäuren) kann jedoch durchaus sinnvoll sein. Für gestillte Kinder ist als vergleichbare Intervention die kuhmilchfreie bzw. allergenarme Ernährung der Mutter zu nennen. Diese Änderung der jeweiligen Ernährung ist zunächst für ein diagnostisches Intervall von 7–14 Tagen zu empfehlen. Stellt sich keine Besserung ein, ist eine Fortsetzung nicht erforderlich und auch nicht sinnvoll; im Fall einer Besserung spricht dies für das Vorliegen einer Nahrungsmittelproteinallergie (zumeist gegenüber Kuhmilchprotein). Stillende Mütter sollten spätestens dann darauf achten, ohne Milchprodukte eine ausreichende Kalziumzufuhr zu erreichen.

Auch wenn durch die Anticholinergika Dicyclomin und Dicycloverin in Studien eine Besserung erzielt werden konnte, haben diese Medikamente aufgrund von bei Säuglingen z. T. schweren Nebenwirkungen keinen Eingang in die klinische Verwendung gefunden und sind in Deutschland auch nicht zugelassen.

Zwei kontrollierte Studien (in den Verum- und Placebogruppen 33 und 35 bzw. 41 und 47 Kinder) fanden eine signifikante Besserung der Koliken bei Einsatz von 2 zusammengesetzten **Phytotherapeutika,** die als Gemeinsamkeit neben weiteren Bestandteilen beide Fenchel und Kamille enthielten (Savino et al. 2005; Wade u. Kilgour 2001).

Ganz wesentlich ist das **Gespräch** mit den Eltern, das besonders den vorübergehenden und insgesamt körperlich harmlosen Charakter der Koliken zum Inhalt haben, die Eltern beruhigen und die häusliche Situation entspannen soll. Das Informieren der Eltern über basale Bedürfnisse der Säuglinge wie Einhalten eines regelmäßigen Tagesablaufs, normale Schlaf- und Wachmuster, Füttern und Wickeln, Vermeiden von Überstimulation sowie verschiedene Tragetechniken sind ebenso von Bedeutung wie das Erfragen möglicher starker Belastungsreaktionen bzw. Überforderungssituationen der Eltern, aus denen Gewalt gegen die Kinder entstehen könnte (Barr 1998; Wade u. Kilgour 2001). Spezielle interdisziplinäre »**Schreisprechstunden**« können insbesondere für stark belastete Familien sinnvoll sein.

> **Maßnahmen bei Säuglingskoliken**
> — Sorgfältige Untersuchung: Ausschluss somatischer Ursachen für vermehrtes Schreien
> — Information und Beratung der Eltern: Hilfen anbieten
> — Bei Verdacht auf Kuhmilcheiweißallergie: diagnostischer Einsatz einer »Therapienahrung« für 7–14 Tage (Hochhydrolysat- oder Aminosäurennahrung bzw. bei gestillten Kindern kuhmilcheiweißfreie bzw. allergenarme Ernährung der Mutter)
> — Anticholinergika; **Cave:** bei Säuglingen ungünstiges Nebenwirkungsprofil
> — Maßnahmen ohne gesicherten Nutzen: Gabe von Dimethicon, Manualtherapie
> — Phytotherapeutika (mit Kamille und Fenchel): möglicherweise sinnvoll

8.1.5 Prognose

Die Prognose ist insgesamt sehr gut, und bei der Mehrzahl der Kinder sistieren die Koliken im Alter von 4–5 Monaten spontan (Übersicht bei bei Gupta 2002 und Wade u. Kilgour 2001). Es gibt Hinweise aus Nachuntersuchungen der Kinder und ihrer Familien über 18 Monate bis 4 Jahre, dass die ehemaligen »Kolik-Babys« gehäuft unter Bauchweh leiden sowie weniger »gute Esser« und insgesamt emotionaler sind. Zum Teil wurde festgestellt, dass die Familien ihr Funktionieren im Vergleich zur Kontrollgruppe als schlechter einschätzen. In anderen Studien ergab sich kein Unterschied zur Kontrollgruppe. Widersprüchliche Ergebnisse, d. h. einerseits mit erhöhter Inzidenz bzw. im Gegensatz dazu ohne nachweisbaren Unterschied zwischen »Kolik-Babys« und Kontrollgruppen, liegen auch zu der Frage einer vermehrten Häufigkeit allergischer Erkrankungen vor.

Zusammenfassend ist festzuhalten, dass zur besseren Beurteilung möglicher somatischer oder psychosozialer Langzeitfolgen von Säuglingskoliken weitere Studien erforderlich sind.

Literatur

Barr RG (1998) Colic and crying syndromes in infants. Pediatrics 102: 1282–1286
Brand PL, Engelbert RH, Helders PJ, Offringa M (2005) Systematic review of the effects of therapy in infants with the KISS-syndrome (kinetic imbalance due to suboccipital strain). Ned Tijdschr Geneeskd 26: 703–707
Brazelton TB (1962) Crying in infancy. Pediatrics 29: 579–588
Crowcroft NS, Strachan DP (1997) The social origins of infantile colic: questionnaire study covering 76747 infants. BMJ 314: 1325–1328
Gupta SK (2002) Is colic a gastrointestinal disorder? Curr Opin Pediatr 14: 588–592
Jakobsson I, Lindberg T (1979) Cow's milk as cause of infantile colic in beast fed infants. Lancet 2: 437–439
Lucassen PLBJ, Assendelft WJJ, van Eijk TM et al. (2001) Systematic review of the occurrence of infantile colic in the community. Arch Dis Child 84: 398–403
Savino F, Cresi F, Castagno E et al. (2005) A randomized double-blind placebo-controlled trial of a standardized extract of Matricariae recutita, Foeniculum vulgare and Melissa officinalis (ColiMil) in the treatment of breastfed colicky infants. Phytother Res 19: 335–340
Shanessa ED, Brown M-J (2004) Maternal smoking and infantile gastrointestinal dysregulation: the case of colic. Pediatrics 114: 497–505
Wade S, Kilgour T (2001) Infantile colic. BMJ 323: 437–440
Wessel MA, Cobb JC, Jacobsen EB et al. (1954) Paroxysmal fussing in infancy, sometimes called «colic». Pediatrics 14: 241–434

8.2 Unspezifische Diarrhö bei Kleinkindern

»Toddler's Diarrhea« oder Colon irritabile bzw. Reizdarmsyndrom des Kleinkindes

S. Buderus

Häufig werden in der Kinderarztpraxis, aber auch in der kindergastroenterologischen Sprechstunde Säuglinge oder Kleinkinder sehr besorgter Eltern vorgestellt, da die Kinder seit längerem gehäufte und z. T. voluminöse, durchfällige Stuhlentleerungen haben. Typischerweise berichten die Eltern davon, dass es aus der Windel »herausläufe«. Auf Nachfrage kann der Untersucher oft erfahren, dass Nahrungsbestandteile wie Möhrenstücke, Mais, Erbsen und auch Körner im Stuhl zu erkennen sind. Nicht selten sind bereits diverse »Diätversuche« durchgeführt worden, die keine wesentliche Änderung erbracht haben. Die Eltern machen sich Sorgen, dass der Darm offenbar nichts »aufnehmen« kann. Im Gegensatz dazu sind die Kinder typischerweise gut gediehen und zeigen ein lebhaftes Verhalten. Auch die Eltern finden ihre Kinder, abgesehen von der Stuhlentleerung, eigentlich gesund.

8.2.1 Definition

Bereits die oben geschilderten anamnestischen Angaben und beobachteten Befunde legen die Verdachtsdiagnose »unspezifische (oder funktionelle) Diarrhö« nahe, die auch im deutschen Sprachraum z. T. alternativ mit dem englischen Begriff »toddler's diarrhea« oder »Reizdarmsyndrom« bzw. »irritables Kolon des Kleinkindes« bezeichnet wird. Es handelt sich dabei um eine der sog. **funktionellen gastrointestinalen Störungen,** die international nach der Rom-II-Klassifikation eingeteilt und definiert werden (Rasquin-Weber et al. 1999).

Diagnostische Kriterien sind:
— schmerzloses Absetzen von 3 oder mehr großvolumigen, ungeformten Stühlen
— typisches Alter bei Symptombeginn: 6 Monate bis 3 Jahre
— nächtliches (bzw. im Schlaf) Sistieren der Symptomatik
— normale Gewichtszunahme und normales Längenwachstum bei ausreichender Kalorienzufuhr

8.2.2 Epidemiologie

Obwohl das Beschwerdebild aus der klinischen Erfahrung heraus relativ oft auftritt, existieren nur wenige systematische, epidemiologische Daten zur Häufigkeit. Betrachtet man das Colon irritabile des Kleinkindes als Variante des Reizdarmsyndroms älterer Kinder, Jugendlicher und Erwachsenenr, so gehört es in ein Spektrum funktioneller Beschwerden, das mit einer Häufigkeit von etwa 10–20% der untersuchten Populationen auftritt (El-Matary et al. 2004; Hyams 1999; Kneepkens u. Hoekstra 1996). In einer aktuellen, epidemiologisch und prospektiv angelegten italienischen Studie (Miele et al. 2004), die auf einer Fragebogenerhebung mit über 9660 Kindern zwischen 0 und 12 Jahren durch niedergelassene Kinderärzte beruht, fand sich dagegen lediglich eine Gesamtinzidenz von 2% der Kinder (n = 194) mit einer funktionellen Störung gemäß der Rom-II-Klassifikation, davon lediglich 7 Kinder mit »toddler's diarrhea« und 20 weitere Kinder mit Reizdarmsyndrom (insgesamt 0,28% bezogen auf die Gesamtpopulation und 14% der funktionellen Beschwerdebilder). Zum Teil tragen sicherlich verschiedene Definitionen und unterschiedliche Methodiken der einzelnen Untersuchungen zu dieser großen Spannbreite bei. Weitere Studien sind jedoch sinnvoll, um die diskrepanten Ergebnisse besser zu erklären.

8.2.3 Pathophysiologie

Die wenigen vorhandenen Daten zu dieser Fragestellung deuten darauf hin, dass der Durchfall durch eine veränderte, d. h. **verstärkte gastrointestinale Motilität** verursacht wird. Im Gegensatz zu Kindern mit normaler Stuhlentleerung wird der für den Fastenzustand typische migrierende Motorkomplex (▶ Abschn. 4.3.2) nach intraluminaler Nahrungsaufnahme nicht unterbrochen (Hyams 1999; Kneepkens u. Hoekstra 1996; Rasquin-Weber et al. 1999).

Als mögliche Ursache für eine **vermehrte intestinale Sekretion** werden erhöhte cAMP-Spiegel in Verbindung mit einer gesteigerten Aktivität der Na^+-K^+-ATPase im Jejunum diskutiert.

Auch **psychosoziale Faktoren** beeinflussen die Ausprägung funktioneller gastrointestinaler Beschwerden bei Kindern. Die Symptome treten gehäuft dann auf, wenn auch die Eltern, insbesondere die Mütter, an funktionellen Störungen leiden oder während ihrer eigenen Kindheit vergleichbare Probleme hatten.

8.2.4 Klinisches Bild und Differenzialdiagnostik

Kleinkinder mit Colon irritabile zeigen typischerweise einen altersgerechten und **normalen internistischen Untersuchungsbefund** inklusive des Anogenitalbereichs (keine Fisteln, Fissuren oder Mariskeb). Länge und Gewicht liegen innerhalb der normalen Perzentilen. Bei der Betrachtung der entsprechenden Parameter im bisherigen Wachstumsverlauf sollte kein signifikantes »Abknicken« erkennbar sein. Körperliche Warnsignale wie Blut im Stuhl, Fieber, Gelenkschmerzen oder -schwellungen, starke Bauchschmerzen oder Gewichtsverlust fehlen.

❗ Ein wesentliches Charakteristikum der Durchfälle ist das nächtliche Sistieren.

Bei der **Anamnese** sind Fragen nach der Ernährung wesentlich. Nicht selten führt eine hohe Apfelsaftzufuhr bei Kleinkindern aufgrund einer Fruktosemalabsorption (▶ Abschn. 6.1.2) zu einer osmotischen Diarrhö (durch Säfte werden bis zu 2,2 g Fruktose/kg KG/Tag aufgenommen). Seltener sind Formen einer sich früh manifestierenden Laktoseintoleranz (▶ Abschn. 6.3.3) bzw. andere Disaccharidasenmangelerkrankungen wie Saccharase-Isomaltase-Mangel (▶ Abschn. 6.3.4) oder Glukose-Galaktose-Malabsorption (▶ Abschn. 6.1.2). Bei diesen differenzialdiagnostischen Fragestellungen kann der H_2-**Atemtest** (▶ Abschn. 3.1.2) eingesetzt werden.

Auch sehr große Trinkmengen sowie eine insgesamt **sehr hohe Nahrungsmittelzufuhr** können zum Absetzen voluminöser und dünner Stühle führen. Falls bereits durch die Eltern »Diäten« zur Behandlung begonnen wurden, so kann eine Fettrestriktion, zumeist begleitet durch eine hohe Kohlenhydratzufuhr, die eigentlich harmlose Symptomatik verstärken und sogar zu einer Malnutrition führen.

Für eine mögliche gastrointestinale **Infektion** gibt es oft bereits anamnestische Hinweise (Reise, Kontakt zu Gastroenteritis in der Umgebung des Kindes). Wenn daran gedacht wird, sollte die Diagnostik nicht nur Bakterien wie Salmonellen oder Yersinien, sondern unbedingt auch die Suche nach Darmparasiten (Lamblien, seltener Cryptosporidien oder je nach Reiseland auch andere) umfassen.

Auch eine kürzlich zurückliegende **Antibiotikatherapie** ist eine mögliche Ursache für prolongierte Durchfälle. Es zeichnet sich ab, dass Probiotika hier präventiv wirksam sind.

Eine intestinale **Allergie** (▶ Abschn. 10.2) kann zu einer vergleichbaren Symptomatik führen. Diagnostisch hilfreich sind hier die spezifische Anamnese (Allergiker in der Familie?), ein detailliertes Ernährungs- und Stuhlprotokoll sowie ggf. entsprechende Laboruntersuchungen.

Aufgrund der hohen Inzidenz der **Zöliakie** (▶ Abschn. 10.3) ist diese Erkrankung unbedingt in die Differenzialdiagnostik mit einzubeziehen, und die »Schwelle« für die Bestimmung der typischen Antikörper (▶ Abschn. 3.6.2) sollte niedrig sein.

Seltenere Ursachen für chronische Durchfälle bei ansonsten gesund erscheinenden Kleinkindern sind eine **bakterielle Überwucherung** (▶ Abschn. 10.8) sowie endokrin aktive **Tumoren** (z. B. Neuroblastom, Vipom).

8.2.5 Labordiagnostik

❗ In der Mehrzahl der Fälle wird man, geleitet durch das typische klinische Bild, die Anamnese und den normalen körperlichen Untersuchungsbefund, auf Labordiagnostik verzichten können.

Finden sich dagegen Hinweise auf oder Verdachtsmomente für eine organische Erkrankung (▶ oben), so ist es empfehlenswert, eine entsprechende **Stufendiagnostik** zu beginnen. Diese umfasst:

- Serum- und Stuhluntersuchungen
- Atemtests
- Sonographie
- weitere bildgebende Verfahren

Vielversprechend erscheinen 2 neue **Entzündungsmarker**, Calprotectin (Carroccio et al. 2003) und Laktoferrin (Kane et al. 2003), deren Konzentrationen in Stuhlproben gemessen werden, wobei erhöhte Werte auf einen entzündlichen Prozess im Magen-Darm-Trakt hinweisen. Dieser Prozess könnte dann entweder durch eine Infektion oder auch durch eine chronisch-entzündliche Darmerkrankung (M. Crohn, Colitis ulcerosa) verursacht sein und sollte entsprechend weiter diagnostiziert werden.

8.2.6 Therapie und Prognose

Bei der Mehrzahl der Patienten sistieren die typischen Durchfälle nach variabler Zeit spontan, spätestens etwa bis zur Einschulung. Wesentlich in der Betreuung ist die Rückversicherung der Eltern, dass es sich um eine **harmlose, »funktionelle« Störung** handelt und dass eine organische Erkrankung, die weitere Diagnostik und Therapie erfordert, nicht »übersehen« wurde. Spezielle Ernährungsvorschriften sind nicht erforderlich bzw. nicht sinnvoll.

Wenn dennoch vonseiten der Eltern hoher (Be-)Handlungsdruck besteht, kann versucht werden, die Symptomatik durch Einnahme löslicher **Ballaststoffe** (z. B. Benefiber, Stimulance) oder **Probiotika** günstig zu beeinflussen. Für beide Vorgehensweisen existieren bisher allerdings keine überzeugenden systematischen Daten (Hyams 1999; Kneepkens u. Hoekstra 1996).

Das Spektrum der funktionellen gastrointestinalen Beschwerden im Kindes- und Jugendalter umfasst u. a. chronische, nichtorganisch bedingte Bauchschmerzen (▶ Abschn. 5.1), verschiedene Formen der Obstipaton (▶ Abschn. 5.6) und das **Reizdarmsyndrom** (»irritable bowel syndome«) der älteren Kinder und Jugendlichen (El-Matary et al. 2004; Rasquin-Weber et al. 1999). Letzteres ist definiert durch:
- abdominelle Beschwerden/Bauchschmerzen über mindestens 12 Wochen (nicht notwendigerweise zusammenhängend) eines Jahres
- Ausschluss anderer Ursachen für die Symptomatik
- 2 von 3 weiteren Charakteristika:
  - Besserung durch Defäkation
  - Beginn in Verbindung mit einer Änderung der Stuhlfrequenz
  - Beginn in Verbindung mit einer Änderung der Stuhlkonsistenz

Die Symptomatik gleicht zumindest für die Untergruppe der Patienten mit dem »Diarrhötyp« des Reizdarmsyndroms einerseits wieder der »toddler's diarrhea« und andererseits dem Beschwerdebild der Erwachsenen. Insofern scheint die Überlegung, dass hier ein Kontinuum auf der Basis bestimmter physiologischer (gastrointestinale Motilität inklusive des Transmitters Serotonin, viszerale Hypersensitivität) und psychosozialer (Familiarität, Stressverarbeitung, Somatisierung und anderes) Faktoren besteht (Besedovsky u. Li 2004), nahe liegend, ist aber bisher noch nicht longitudinal untersucht.

Literatur

Besedovsky A, Li UK (2004) Across the developmental continuum of irritable bowel syndrome: Clinical and pathophysiological considerations. Curr Gastroenterol Rep 6: 247–253

Carroccio A, Iacono G, Cottone M et al. (2003) Diagnostic accuracy of fecal calprotectin assay in distinguishing organic causes of chronic diarrhea from irritable bowel syndrome: a prospective study in adults and children. Clin Chem 49: 861–867

El-Matary W, Spray C, Sandhu B (2004) Irritable bowel syndrome: the commonest cause of recurrent abdominal pain in children. Eur J Pediatr 163: 584–588

Hyams J (1999) Functional gastrointestinal disorders. Curr Opin Pediatr 11: 375–378

Kane SV, Sandborn WJ, Rufo PA et al. (2003) Fecal lactoferrin is a sensitive and specific marker in identifying intestinal inflammation. Am J Gastroenterol 98: 1309–1314

Kneepkens CMF, Hoekstra JH (1996) Chronic non-specific diarrhea of childhood. Pathophysiology and management. Pediatr Clin North Am 43: 375–390

Miele E, Simeone D, Marino A et al. (2004) Functional gastrointestinal disorders in children: An Italian prospective study. Pediatrics 114: 73–78

Rasquin-Weber A, Hyman PE, Cucchiara S et al. (1999) Childhood functional gastrointestinal disorders. Gut 45 (SII): II60–II68

8.3 Chronische intestinale Pseudoobstruktion (CIP)

S. Koletzko

Der Begriff »chronische intestinale Pseudoobstruktion« (CIP) beschreibt keine definierte Erkrankung, sondern ein Symptomenkomplex. Dieser ist charakterisiert durch das Unvermögen des Darms, den Inhalt bei durchgängigem Lumen weiterzutransportieren. Die Definition beinhaltet den röntgenologischen Nachweis erweiterter Darmschlingen mit Spiegelbildung. Verschiedene Erkrankungen des Magen-Darm-Trakts präsentieren sich mit einem ähnlichen klinischen Erscheinungsbild. Die Liste der ursächlichen Erkrankungen, mit denen eine CIP assoziiert ist, wird immer länger und umfasst verschiedene neurogene, moygene, endokrinologische, mitochondriale und entzündliche Erkrankungen. Die meisten Fälle der CIP sind sporadisch, und eine Zuordnung ist schwierig. Eine Sonderform ist das Ogilvie-Syndrom, bei der nur im Kolon akut eine transiente Pseudoobstruktion auftritt; sie wird häufig durch ein Trauma, einen operativen Eingriff oder Störungen im Elektrolythaushalt ausgelöst.

8.3.1 Epidemiologie und Ätiologie

Erkrankungen mit CIP im Kindesalter sind selten. Eine CIP kann als primäre Erkrankung des enteralen Nervensystem (neurogene CIP), der Darmmuskulatur (myogene CIP) oder der interstitiellen Cajal-Zellen auftreten. Diese **primären Formen** überwiegen im Kindesalter (◘ Tab. 8.2), während bei Erwachsenen häufiger sekundäre Formen im Rahmen verschiedener Grunderkrankungen diagnostiziert werden (◘ Tab. 8.3).

Im deutschsprachigen Raum werden wahrscheinlich nur etwa 5–10 Kinder pro Jahr neu diagnostiziert. Größere mono- und multizentrische Serien aus den USA sowie aus Frankreich und England zeigen eine gleiche Verteilung zwischen Jungen und Mädchen sowie einen Beginn der Symptomatik zu etwa 60% während der Neonatalzeit und zu weiteren 20% bis zum Ende des ersten Lebensjahres. Insgesamt sind Neuropathien häufiger Ursache einer CIP als Myopathien. Familiäre Formen machen nur etwa 5% der Erkrankungen aus.

8.3.2 Symptomatik

Bei den neonatalen Formen können pränatal bereits eine große Blase, erweiterte Darmschlingen und ein Polyhydramnion hinweisend sein. Postpartal sind die häufigsten Symptome Übelkeit,

□ **Tab. 8.2.** Erkrankungen mit primärer Myo- oder Neuropathie des Darms, die eine chronische intestinale Pseudoobstruktion (CIP) verursachen können

Erkrankungen	Beispiele
Familiäre viszerale Myopathie	– Mit Megaduodenum (autosomal-rezessiv vererbt) – Mit mitochondrialer Störung der oxidativen Phosphorylierung (z. B. neurogastrointestinale Enzephalomyopathie – autosomal-rezessiv vererbt) – Ohne extraintestinale Manifestation (autosomal-rezessiv vererbt) – Mit Gastroparese und schlauchengem Dünndarm (autosomal-rezessiv vererbt) – Mit abnormen Muskelschichten (X-chromosomal rezessiv vererbt)
Nichtfamiliäre oder sporadische viszerale Myopathie	– Infantile viszerale Myopathie – Afrikanische degenerative Leiomyopathie – Megazystis-Mikrokolon-intestinales-Hypoperistaltik-Syndrom
Familiäre viszerale Neuropathie	– Autosomal-dominant vererbt, mit extragastrointestinalen Manifestationen – Autosomal-dominant vererbt, mit neuronalen intranukleären Einschlüssen – Autosomal-rezessiv, autosomal-dominant oder X-chromosomal rezessive vererbt, mit Kurzdarm, Malrotation und Pylorushypertrophie – Mit neurologischer Beteiligung – Mit multipler endokriner Neoplasie Typ 2B – Mit Neurofibromatose
Nichtfamiliäre oder sporadische viszerale Neuropathie	– Hypoganglionose – Hyperganglionose – Qualitative Veränderungen der Ganglienzellen
Erkrankungen der interstitiellen Cajal-Zellen (Fehlen, verzögerte Reifung)	–

□ **Tab. 8.3.** Erkrankungen oder Noxen, die mit einer sekundären chronischen intestinalen Pseudoobstruktion (CIP) assoziiert sind

Erkrankungen/Noxen	Beispiele
Infektionen	– Infektionen mit Viren: Epstein-Barr-, Zytomegalie-, Herpes-simplex-, Masern-, Rotavirus – Borrelieninfektion – Infektion mit Trypanosoma cruzi (Chagas-Erkrankung)
Noxen	– Medikamente: Morphin, Clonidin, Ganglienblocker, Phenothiazine, Carbamazepin, Vinblastin, Neuroleptika, Antidepressiva, Fludarabin, Atropin, Ketamin und andere – Alkohol (Alkoholembryopathie)
Endokrine und metabolische Erkrankungen	– Schilddrüsenerkrankungen: Hyper-, Hypothyreose – Diabetes mellitus – Hypoparathyreoidismus – Carnitinmangel – Vitamin-E-Mangel – Elektrolytstörungen (Magnesium, Kalium, Kalzium) – Anorexie, Bulimie
Muskelerkrankungen	– Duchenne-Muskeldystrophie – Myotone Dystrophie – Mitochondriale Myopathie – Desminmyopathie
Zentrale oder generalisierte Neuropathien	– Degenerative Erkrankungen – Amyloidose – Familiäre Dysautonomie – Erworbene cholinerge Dysautonomie
Autoimmunerkrankungen	– Autoimmunenteropathie – Systemische Sklerodermie, Sharp-Syndrom, Lupus erythematodes – Autoimmune Leiomyositis – Autoimmune Ganglionitis des enterischen Nervensystems – Guillain-Barré-Syndrom – Zöliakie
Neuralrohrtumoren	– Neuroblastom, Ganglioneuroblastom – Phäochromozytom – Thymom (mit Antikörpern gegen Acetylcholin)
Eosinophile Erkrankungen	–
Kawasaki-Syndrom	–
Strahlenenteropathie	–

Erbrechen (z. T. gallig), aufgetriebenes Abdomen, Bauchschmerzen und Obstipation. Gewichtsverlust und Malnutrition sind die Folgen. Gelegentlich können Durchfälle durch eine bakterielle Fehlbesiedlung, eine gesteigerte Motilität oder eine erhöhte Sekretion auftreten.

Extraintestinale Symptome hängen von der Grundkrankheit ab. Einen Befall der Blase und der ableitenden Harnwege mit Harnwegsinfektionen als Folge weisen etwa 85% der betroffenen Kinder mit primärer Myopathie und 10% mit angeborener Neuropathie auf. Eine Malrotation des Darms liegt bei etwa 25% der betroffenen Kinder vor. Störungen des autonomen Nervensystems, vor allem des N. vagus, sind häufig nachweisbar, wenn gezielte Funktionsprüfungen eingesetzt werden. Klinische Hinweise auf eine autonome Neuropathie sind auffälliges oder segmentales Schwitzen sowie orthostatischer Schwindel.

8.3.3 Klassifikation und Diagnostik

Diagnostik und pathogenetische Zuordnung einer CIP sind sehr schwierig und basieren auf:
– Anamnese und Familienanamnese bezüglich intestinaler und extraintestinaler Symptome
– histologische Untersuchung von Ganzwandbiopsien des betroffenen Darmabschnitts

- Untersuchung von Skelettmuskelbiopsaten (bei Mitochondropathien)
- verschiedene Formen der Bildgebung
- Funktionsuntersuchungen wie Manometrie sowie Messung von Transitzeiten und der Magenentleerung
- Messung der Nervenleitgeschwindigkeit und Elektromyographie bei systemischer Beteiligung

Nur wenige Krankheitsbilder können durch eine **molekulargenetische Untersuchung** sicher diagnostiziert werden (z. B. multiple endokrine Neoplasien Typ 2B sowie einige Syndrome mit Aganglionose wie z. B. das Shah-Waardenburg Syndrom; ▶ Abschn. 8.5.2).

> Bei Verdacht auf eine CIP muss zunächst eine mechanische Obstruktion durch bildgebende Verfahren sicher ausgeschlossen werden. In einem zweiten Schritt sind Motilitätsstörungen als Ursache der Beschwerden durch entsprechenden Untersuchungen nachzuweisen. Der dritte Schritt beinhaltet die ätiologische Zuordnung zu einem Krankheitsbild mit Nachweis oder Ausschluss einer behandelbaren Grundkrankheit.

Der Ausschluss eines **mechanischen Ileus** kann im Einzelfall sehr schwierig sein, besonders wenn die Kinder voroperiert sind und Verwachsungen möglich sind. Patienten mit Pseudoobstruktion weisen neben den Schmerzen meist noch andere chronische oder rezidivierende Symptome wie Erbrechen, Obstipation, aufgetriebenes Abdomen, Flüssigkeitsplätschern bei der Perkussion, Zeichen einer autonomen Neuropathie und eine Gedeihstörung auf. Bildgebende Verfahren sind zur Differenzierung unerlässlich. Eine diagnostische Laparotomie muss bei Vorliegen einer Pseudoobstruktion wegen des Risikos einer späteren Bridenbildung möglichst vermieden werden.

Manometrische Untersuchungen der Speiseröhre, auch bei fehlender Dysphagie, des Magens sowie des Dünn- und Dickdarms können mit hoher Sensitivität **Motilitätsstörungen** erkennen und Hinweise auf deren Genese (myogen vs. neurogen) geben. Bei stark dilatiertem Darm sind sie jedoch meist sinnlos, da eine Druckübertragung nicht möglich ist. Die Untersuchungen sollten nüchtern und bei der gastroduodenalen Ableitung auch postprandial sowie nach Stimulation mit einem potenten Prokinetikum (z. B. Erythromycin oder Octreotid i. v.) durchgeführt werden. Lässt sich auch damit keine Phase III des migrierenden Motorkomplexes (▶ Abschn. 4.3.2) auslösen, spricht dies am ehesten für eine neurogene Störung und ist prognostisch ungünstig. Ein normaler manometrischer Befund bei ausgeprägter Symptomatik sollte an ein Münchhausen- oder Münchhausen-by-proxy-Syndrom denken lassen. Der fehlende Nachweis eines rektoanalen Reflexes nach Ballondehnung sollte stets Anlass für eine Rekumbiopsie zum Ausschluss oder Nachweis einer Aganglionose sein.

Histopathologische Untersuchungen. Eine Rektumsaug- oder -zangenbiopsie ist mit wenigen Ausnahmen wie der Ganglioneuromatose bei multiplen endokrinen Neoplasien Typ 2B nur beim M. Hirschsprung diagnostisch beweisend. Andere Innervationsstörungen einschließlich der sog. intestinalen neuronalen Dysplasie können durch eine Biopsie, die nur Mukosa und Submukosa erfasst, nicht diagnostiziert werden. Die Variabilität zwischen verschiedenen Befundern lag in einer deutschen multizentrischen Studie bezüglich dieser Diagnosen und Normalbefunden an der Zufallsgrenze (Koletzko et al. 1999).

> Da der Begriff »intestinale neuronale Dysplasie« bisher weder eine histologische noch eine klinische Entität beschreibt, sollte er mit Vorsicht oder gar nicht angewandt werden, bis er in Zukunft anhand von morphometrisch erhobenen Normalwerten und klinischen Parametern besser definierbar ist.

Die sichere histologische Zuordnung von enterischen Neuro- und Myopathien gelingt nur bei Beurteilung ausreichend großer Ganzwandbiopsate mit Einbeziehung des Plexus myentericus und Anwendung verschiedener Färbeverfahren einschließlich Versilberungstechnik, immunhistochemischer Verfahren und morphometrischer Methoden zum Auszählen der Ganglienzellen. **Ganzwandbiopsien** sollten bei einer Laparotomie aus therapeutischen Gründen, z. B. zur Entlastung des Darms, oder laparoskopisch durchgeführt und die Proben in ein spezialisiertes Zentrum eingesandt werden. Es empfiehlt sich, vor der Biopsie Kontakt mit dem Zentrum aufzunehmen, damit Größe, Entnahme, Konservierung und Versand des Gewebes optimiert werden können.

8.3.4 Differenzialdiagnostik

> Bei Frühgeborenen sollte eine CIP nur mit allergrößter Zurückhaltung diagnostiziert werden, denn ein aufgetriebenes Abdomen und eine Transportstörung können lediglich Ausdruck der Unreife des enterischen Nervensystems sein.

Eine wichtige Differenzialdiagnose bei Kindern ist das **Münchhausen-by-proxy-Syndrom.** Meist stehen Schmerzen im Vordergrund, zudem werden diffuse Beschwerden vonseiten mehrerer anderer Organsysteme angegeben. Es besteht eine Diskrepanz zwischen der Schwere der geschilderten Symptomatik und objektivierbaren Befunden der Funktionsdiagnostik (Bestimmung der Transitzeit, antroduodenale Manometrie) sowie von Röntgenuntersuchungen. Die Eltern wechseln häufig den Arzt und drängen auf invasive Untersuchungen und operative Eingriffe. Bei Mädchen mit Münchhausen-Syndrom muss ursächlich an sexuellen Missbrauch gedacht werden.

8.3.5 Therapie

Bei sekundären Formen einer CIP sollte über die **Therapie der Grundkrankheit** versucht werden, die Motilitätsstörung günstig zu beeinflussen. Ansonsten ist wie bei den primären Formen supportiv mittels optimierter Ernährung, prokinetisch wirksamen Medikamenten und Antiotika zur Bekämpfung der bakteriellen Fehlbesiedlung vorzugehen.

> Eine partielle enterale Ernährung ist einer ausschließlich parenteralen Ernährung immer vorzuziehen.

Risiken einer fehlenden enteralen Stimulation sind:
- Atrophie der Schleimhaut mit verminderter Sekretion zahlreicher gastrointestinaler Hormone
- Gallensteinbildung
- cholestatische Lebererkrankung
- gehäufte septische Komplikationen

Häufige kleine fett- und faserarme Mahlzeiten werden am besten toleriert. Bei schwerer Gastroparese empfiehlt sich die Ernährung über eine operativ angelegte **Jejunostomie** bei gleichzeitiger

Entlastung über eine Gastrostomie. Bei der akuten Pseudoobstruktion (Ogilvie-Syndrom) sollte der Darm koloskopisch durch Absaugen von Luft entlastet werden.

Eine **medikamentöse Therapie** der CIP mit Prokinetika (Erythromycin, Metoclopramid, Tegaserod; ▶ Abschn. 46.3) sollte stets versucht werden. Octreotid, ein lang wirkendes Somatostatinanalogon, führte bei Sklerodermie und Hypoperistaltik des Dünndarms zu einer Besserung der Symptomatik. Beim Ogilvie-Syndrom ist Neostigmin das Mittel der Wahl.

Chirurgische Interventionen mit Entlastungsstomien sind bei massiver Darmdilatation notwendig, um die Beschwerden zu reduzieren und die Motilität nicht weiter zu verschlechtern. Eine Bypass-Operation oder die Resektion betroffener Darmabschnitte ist nur bei begrenztem Darmbefall sinnvoll. Eine Gastro- oder Jejunostomie ist zur Verbesserung der Ernährungssituation oft notwendig. Eine elektrische Stimulation durch implantierte Schrittmacher war nur in Einzelfällen bei schwerer Gastroparese erfolgreich, eine Stimulation des Dünndarms gelang bisher nicht. Die Dünndarmtransplantation ist zurzeit die einzige kurative Therapieform bei schwerer CIP.

8.3.6 Prognose

Bei angeborener neurogener Form kann es in den ersten Lebensmonaten noch zu einem **Reifungsprozess** des enterischen Nervensystems kommen, besonders bei Frühgeborenen. Ansonsten ist die Prognose von Kindern mit CIP nach wie vor durch eine **hohe Mortalität** (etwa 10–25%) belastet. Viele Kinder sind von einer partiellen oder auch totalen parenteralen Ernährung abhängig und sterben an Komplikation wie Leberversagen bei cholestatischer Lebererkrankung oder Kathetersepsis. Prognostisch ungünstig sind Myopathien, eine Mitbeteiligung der ableitenden Harnwege, eine Malrotation und ein angeborenes Kurzdarmsyndrom. Nach Darmtransplantation, häufig kombiniert mit einer Lebertransplantation, beträgt die 3-Jahres-Überlebensrate von Patient und Transplantat etwa 60%.

Literatur

Chicella MF, Batres LA, Heesters MS, Dice JE (2005) Prokinetic drug therapy in children: a review of current options. Ann Pharmacother 39 (4): 706–711

Chitkara DK, Di Lorenzo C (2006) From the bench to the 'crib'-side: implications of scientific advances to paediatric neurogastroenterology and motility. Neurogastroenterol Motil 18 (4): 251–262

Di Lorenzo C (1999) Pseudo-obstruction: current approaches. Gastroenterol 116 (4): 980–987

Faure C, Goulet O, Ategbo S et al. (1999) Chronic intestinal pseudoobstruction syndrome: clinical analysis, outcome, and prognosis in 105 children. French Speaking Group of Pediatric Gastroenterology. Dig Dis Sci 44 (5): 953–959

Feldstein AE, Miller SM, El Youssef M et al. (2003) Chronic intestinal pseudoobstruction associated with altered interstitial cells of cajal networks. J Pediatr Gastroenterol Nutr 36 (4): 492–497

Koletzko S (2004) Dysmotilities. In: Walker WA, Goulet O, Kleinman RE, Sherman PM, Snyder BL (eds) Pediatric gastrointestinal disease. Pathophysiology, diagnosis, management. Decker, Hamilton, pp 1016–1030

Koletzko S, Jesch I, Faus-Keßler T et al. (1999) Rectal biopsy for diagnosis of intestinal neuronal dysplasia in children: a prospective multicentre study on interobserver variation and clinical outcome. Gut 44: 853–861

Loinaz C, Rodriguez MM, Kato T et al. (2005) Intestinal and multivisceral transplantation in children with severe gastrointestinal dysmotility. J Pediatr Surg 40 (10): 1598–1604

Mousa H, Hyman PE, Cocjin J, Flores AF, Di Lorenzo C (2002) Long-term outcome of congenital intestinal pseudoobstruction. Dig Dis Sci 47 (10): 2298–2305

Vargas J, Sachs P, Ament ME (1988) Chronic intestinal pseudo-obstruction syndrome in pediatrics. Results of a national survey by members of the North American Society of Pediatric Gastroenterology and Nutrition. J Ped Gastroenterol Nutr 7: 323–332

8.4 Habituelle Obstipation und Enkopresis

A. Ballauff

8.4.1 Epidemiologie

Die Obstipation ist mit einer Prävalenz von bis zu 35% im Kindesalter ein häufiges Problem. Die Prävalenz der Enkopresis nimmt mit zunehmendem Alter ab, liegt aber bei 10- bis 12-jährigen Jungen noch bei 1,3% und bei Mädchen in dem Alter bei 0,3%. Eine **chronische Obstipation** liegt vor, wenn Beschwerden durch seltenen Stuhlgang, harten oder großvolumigen Stuhl, Schmerzen bei der Defäkation, Stuhlschmieren oder sekundäre Enkopresis über mehr als 3 Monate andauern. Bei mehr als 90% der Kinder mit chronischer Obstipation findet man keine organische Ursache, jedoch anamnestische Hinweise auf ein funktionelles Problem (▶ Abschn. 5.6).

8.4.2 Pathophysiologie

Die funktionelle chronische Obstipation entwickelt sich meist aus einer akuten, inadäquat behandelten Obstipationsepisode, die in der Regel durch **exogene Störfaktoren** ausgelöst wird (◘ Abb. 8.3). Die Kenntnis der physiologischen Abläufe der Defäkation und möglicher Störmechanismen ist auch für die Aufklärung der Eltern als wichtigster Therapiebaustein von Bedeutung (▶ Abschn. 5.6). Am Anfang steht oft das Erlebnis einer schmerzhaften Defäkation. Es entsteht ein Teufelskreis: Der Stuhl wird eingehalten, um das unangenehme Erlebnis zu vermeiden; der Stuhl dickt

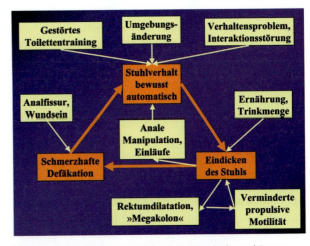

◘ Abb. 8.3. Faktoren, die eine akute Obstipation bedingen können. Daraus kann ein Circulus vitiosus entstehen.

ein, der harte Stuhl führt erneut zu Schmerzen bei der Entleerung und damit zu weiterem Einhalten. Wenn das Rektum stark stuhlgefüllt ist, kann Dranggefühl nicht mehr verspürt werden, ebensowenig wie der Stuhlkontakt mit dem Anoderm. Permanentes Stuhlschmieren oder eine Enkopresis ist die Folge.

8.4.3 Diagnostik

Symptomatik

Bei Kleinkindern fällt initial die seltene Stuhlfrequenz, harter Stuhl, starkes Pressen oder Schmerzen bei der Defäkation auf. Häufig beginnt die Problematik mit Beginn des **Toilettentrainings.** Die Kinder verweigern, Stuhl auf der Toilette zu entleeren. Die Eltern schildern häufig eindrucksvolle Stuhleinhaltemanöver. Bei älteren Kindern wird die Obstipation initial oft nicht bemerkt. Bei länger bestehender Problematik kann es zu Bauchschmerzen, Blähungen, Appetitlosigkeit, Übelkeit, Defäkationsschmerzen, Blutung bei Analfissuren, Schleimabgang, Stuhlschmieren (z. T. als chronischer Durchfall fehlinterpretiert) oder Enkopresis kommen.

Anamnese, körperliche Untersuchung und weiterführende Diagnostik

▶ Abschn. 5.6.

Die ausführliche Anamnese und die körperliche Untersuchung einschließlich rektaler und neurologischer Untersuchung reichen bei den meisten Kindern mit chronischer Obstipation aus, um organische Ursachen auszuschließen und eine funktionelle Obstipation zu diagnostizieren. Bei therapieresistenter Obstipation ohne sonstige Auffälligkeiten sollten eine Hypothyreose (TSH-Spiegel, Konzentration des freien T_4), eine Zöliakie (Anti-Transglutaminase-IgA, Gesamt-IgA-Spiegel; ▶ Abschn. 3.6) und ein M. Hirschsprung (Rektumsaugbiopsie) ausgeschlossen werden.

8.4.4 Therapie

Ziele der Behandlung der funktionellen Obstipation sind eine dauerhaft regelmäßige und vollständige **Stuhlentleerung** ohne Beschwerden sowie das Sistieren von Stuhlschmieren und Enkopresis. Die Behandlung ist nicht schwierig, aber zeitaufwändig und langwierig. Bei der Erstvorstellung müssen mindestens 30 min einkalkuliert werden. Therapie und ärztliche Kontrollen sind über Monate, teilweise über Jahre notwendig.

Die Behandlung der **chronischen Obstipation** besteht aus mehreren Schritten:
- Aufklärung des Kindes und der Eltern, Erläuterung der Pathomechanismen
- initiales Abführen
- Dauerbehandlung zur Vermeidung erneuter Stuhlakkumulation:
  - omotische Laxanzien
  - diätetische Maßnahmen
  - körperliche Aktivität

Aufklärung der Eltern und des Kindes

Zu Beginn der Behandlung müssen die Eltern und, je nach Alter, auch das Kind (ggf. unterstützt mit einfachen Zeichnungen) über die Mechanismen des Einhaltens des Stuhls, die **Komplikationen** und den »Teufelskreis« (▶ Abschn. 8.4.2) aufgeklärt werden. Es sollte auch auf die Vermeidung analer Irritationen (Temperaturmessen, Zäpfchen, Wundsein; rektale Einläufe nur, wenn vom Kind gut toleriert, sonst in Sedierung) hingewiesen werden. Durch den Abbau häufig bestehender irrealer Ängste und Fehlvorstellungen (z. B. innere Vergiftung oder Platzen des Darms bei Obstipation) sowie von Schuldzuweisungen lässt sich vermeiden, dass unnötiger Druck auf das Kind ausgeübt wird, der nur wieder zu Abwehrreaktionen und Verweigerung führen würde.

> ❗ Insbesondere ist die Notwendigkeit der langfristigen, konsequenten Behandlung mit regelmäßigen ärztlichen Kontrollen zu betonen.

Initiales Abführen

Eine initiale Desimpaktion hat sich bei starker Stuhlretention bewährt. **Rektale Maßnahmen** sind eingreifender und sollten bei jüngeren Kindern bei Abwehr in Sedierung (z. B. mit Midazolam) erfolgen. Sie wirken meist schneller als **orale Medikamente,** die aber auch bei einer großen Zahl der Kinder erfolgreich einsetzbar sind. Rektal können bei Säuglingen Glyzerinzäpfchen, bei Klein- und Schulkindern Sorbit- oder Phosphatklysmen appliziert werden. Alternativ lässt sich über 3 Tage hochdosiert Laktulose, Paraffinöl oder Macrogol 3350/4000 (Polyethylenglykol) oral verabreichen oder auch stimulierende Laxanzien wie Bisacodyl (5–10 mg/Tag). Bei extremer Stuhlimpaktion kann eine Kombination von rektalen Einläufen und einer Darmlavage mit einer Macrogol-Elektrolyt-Lösung eingesetzt werden.

Dauerbehandlung

Diätetische Maßnahmen und ausreichende körperliche Aktivität wirken unterstützend, sind aber nicht als ausschließliche Behandlung geeignet. Gerade bei Kleinkindern ist eine rigide Diät kaum durchzusetzen und führt mehr zu Abwehrverhalten als zu einer Verbesserung. **Ballaststoffe** lockern den Stuhl auf und fördern die Motilität. Eine ausreichende Trinkmenge ist essenziell.

Fruchtzucker- und sorbithaltige Nahrungsmittel und Säfte verursachen in größerer Menge oft starke Blähungen, deshalb sind die ohnehin effektiveren osmotischen **Laxanzien** zu bevorzugen. Zur Dauerbehandlung wird die Dosis von Laktulose, Paraffinöl oder Macrogol 3350/4000 individuell so gewählt, dass das Kind regelmäßig breiig-weichen Stuhl entleert. Laktulose ist auch bei Säuglingen unbedenklich; zu hohe Dosen führen zu Blähungen. Paraffinöl sollte bei Aspirationsgefahr bei kleinen und neurologisch kranken Kindern nicht verwendet werden. Die neuen Macrogolpräparate finden zunehmend Anwendung. Mehrere Publikationen haben auch bei Kleinkindern die Unbedenklichkeit nachgewiesen, auch beim Einsatz über mehrere Monate; die Effektivität ist mindestens gleich, möglicherweise auch besser als die von Laktulose oder Paraffinöl. Blähungen treten seltener auf. »Magnesiummilch« (Magnesiumhydroxid 8% oder Magnesiumzitrat 16,17%) wird in den USA häufig verwendet, allerdings ist v. a. bei kleinen Kindern das Risiko der Hypermagnesiämie zu beachten. Es können auch verschiedene Präparate kombiniert werden. Die von Eltern oft befürchtete »Gewöhnung« mit Wirkverlust tritt bei osmotischen Laxanzien nicht ein, allerdings schaffen es einige Kinder nach einiger Zeit, sogar den sehr weichen Stuhl einzuhalten. Dann ist eine Dosissteigerung oder ein Wechseln des Medikaments sinnvoll. Zur Dauerbehandlung sollten nie stimulierende Laxanzien (z. B. Bisacodyl) eingesetzt werden. Bei Erwachsenen gehört der Missbrauch dieser Laxanzien zu den wesentlichen Ursachen der chronischen Obstipation. Auch die regelmäßige Gabe von Zäpf-

Tab. 8.4. Medikamente zur Behandlung der chronischen Obstipation bei Kindern

Medikament	Dosis	Nebenwirkungen und Kontraindikationen
Oral anwendbare osmotische Laxanzien		
Laktulose	– Desimpaktion: 3-mal 2 ml/kg KG – Dauertherapie: 2- bis 3-mal 1–2 ml/kg KG Dosisäquivalente bei Verwendung von Granulat	Blähungen
Macrogol 3350/4000	– Desimpaktion: 2-mal 0,5–0,75 g/kg KG – Dauertherapie: 1-mal 0,5–1 g/kg KG 10 g in 150–200 ml Wasser oder Saft auflösen	Blähungen seltener als bei Laktulose
»Magnesiummilch«	1–3 ml/kg KG	Hypermagnesiämie, deshalb Kontraindikation bei Nierenfunktionsstörung und Säuglingen; wirkt auch stimulierend
Oral anwendbare Gleitmittel		
Paraffinöl	2- bis 3-mal 1–2 ml/kg KG	Pneumonitis bei Aspiration, deshalb Kontraindikation bei Kindern unter 2 Jahren und neurologischer Erkrankung
Stimulierende Laxanzien		
Bisacodyl	Nur zur Desimpaktion: – Oral: 5 mg (Kleinkinder) bzw. 10 mg (Schulkinder) – Rektal: 1–2 Suppositorien/Tag	Bauchschmerzen, Diarrhö, Hypokaliämie; Kontraindikation bei Säuglingen
Klysmen und Suppositorien (nur zur Desimpaktion)		
		Können Stuhleinhalten verstärken, ggf. nach Sedierung anwenden
Glyzerinzäpfchen (für Säuglinge)	1–2 Suppositorien/Tag	–
Sorbitklysmen	1–2 Klysmen/Tag über 1–3 Tage	Bauchschmerzen, Blähungen
Phosphatklysmen	1–2 Klysmen/Tag über 1–3 Tage	Bauchschmerzen; Hyperphosphatämie, daher Kontraindikation bei Kindern mit Niereninsuffizienz, Säuglingen und jungen Kleinkindern

chen oder Klystieren sollte vermieden werden, da anale Irritationen das Stuhleinhalten verstärken. Bei älteren Kindern mit Enkopresis, die die rektale Applikation gut tolerieren, kann die Gabe von CO_2-Zäpfchen (z. B. Lezicarbon) zur Verstärkung des Dranggefühls für das Toilettentraining hilfreich sein. Klysmen können bei erneuter starker Stuhlimpaktion intermittierend zum Einsatz kommen. Medikamente zur Behandlung der chronischen Obstipation bei Kindern sind in Tab. 8.4 zusammengefasst.

Bei **Analfissuren** kann zusätzlich zur Hautpflege und zum konsequenten Breiighalten des Stuhls die Applikation von EMLA- oder 0,2%iger Glyzeroltrinitratcreme perianal hilfreich sein.

Verhaltensmodifikationen dienen dem Erlernen eines normalen Defäkationsmusters mit regelmäßiger Stuhlentleerung sowie Vermeiden von Enkopresis. Eingeleitet wird dies durch die initiale Aufklärung (▶ oben). Bei noch nicht sauberen Kleinkindern sollte das Toilettentraining erst einmal zurückgestellt und nur medikamentös der Stuhl ausreichend weich gehalten sowie Hautreizungen im Windelbereich vermieden werden. Kinder, die in der Phase des Toilettentrainings eine Obstipation entwickelt haben, dürfen weiter Windeln tragen, wenn sie es möchten. Manche Kinder möchten auch nur für die Stuhlentleerung eine Windel anziehen. Ältere Kinder sollen ein- bis 2-mal pro Tag nach den Mahlzeiten (Ausnutzung des gastrokolischen Reflexes) versuchen, Stuhl zu entleeren sowie zusätzlich immer dann, wenn sie Stuhldrang verspüren. Durch Protokollführung, z. B. mit bunten Stickern, und andere Belohnungsstrategien werden Erfolge positiv verstärkt. Die Kinder sollen ausreichend trinken, ballaststoffhaltige Nahrungsmittel soweit akzeptiert verzehren und sich viel bewegen. Mit älteren Kindern muss die praktische Umsetzung dieser Empfehlungen besprochen werden. Stuhlschmieren und Enkopresis sistieren in der Regel bei effektiver Behandlung der Obstipation. Problematischer ist die Behandlung der Enkopresis, wenn keine Obstipation vorliegt. Den Kindern fehlt oft der Leidensdruck und dadurch die erforderliche Motivation. Wenn nach Aufklärung über die zugrunde liegenden Mechanismen ein Toilettentraining (wie oben beschrieben) mit Verwendung von CO_2-Zäpfchen zur Verstärkung des Dranggefühls und eine Protokollführung erfolglos bleiben, kann eine kinderpsychologische oder -psychiatrische Behandlung hilfreich sein.

Anfangs sind häufige **Kontrolluntersuchungen** notwendig, aber auch langfristig sollte das Kind alle 3–4 Monate vorgestellt werden. Hauptursachen für Therapieversagen sind zu kurze Behandlung und Non-Compliance.

Zusätzliche Behandlungsansätze, die bisher aber nur in Einzelfällen beschrieben werden und deren Effektivität nicht beurteilbar ist, sind Akupunktur, Fußreflexzonenmassage, Krankengymnastik und Bauchmassage. Chirurgische Eingriffe sollten außer bei Nachweis eines M. Hirschsprung oder anorektaler Fehlbildungen vermieden werden. Insbesondere die anale Dehnung und die partielle Sphinkteromyotomie sind nicht indiziert und erhöhen möglicherweise das Risiko einer Inkontinenz im höheren Alter. Auch die Resektion eines »Sigma elongatum«, das immer Folge und nicht Ursache der inadäquat behandelten chronischen Obstipation ist und sich bei regelmäßiger Darmentleerung zurückbildet, ist nicht angezeigt.

Literatur

Baker SS, Liptak GS, Colletti RB et al. (1999) Constipation in infants and children: Evaluation and treatment. J Pediatr Gastroenterol Nutr 29: 612–626

Di Lorenzo C (2000) Childhood constipation: Finally some hard data about hard stools! J Pediatr 136: 4–7

Issenman RM, Filmer RB, Gorski PA (1999) A review of bowel and bladder control development in children: how gastrointestinal and urologic problems relate to problems in toilet training. Pediatrics 103 (Suppl): 146–152

Michail S, Gendy E, Preud'Homme D, Mezoff A (2004) Polyethylene Glycol for constipation in children younger than eighteen months old. J Pediatr Gastroenterol Nutr 39: 197–199

Pashankar DS, Loening-Baucke V, Bishop WP (2003) Safety of polyethylene glycol 3350 for the treatment of chronic constipation in children. Arch Pediatr Adolesc Med 157: 661–664

Somnez K, Demirogullari B, Ekingen G et al. (2002) Randomized, placebo-controlled treatment of anal fissure by lidocaine, EMLA, and GTN in children. J Pediatr Surg 37: 1313–1316

8.5 Morbus Hirschsprung

S. Koletzko

Harald Hirschsprung beschrieb im Jahre 1887 ausführlich die Autopsiebefunde zweier Säuglinge mit schwerer Obstipation und Megakolon. Die nach ihm benannte Krankheit ist durch ein kongenitales Fehlen enterischer Nervenzellen im Rektum mit variabler Ausdehnung nach kranial charakterisiert. In 80–90% der Fälle beschränkt sich die Aganglionose auf Rektum und Sigmoid, bei 5% der Kinder ist der gesamte Dickdarm betroffen, sehr selten auch der Dünndarm.

8.5.1 Epidemiologie

Der M. Hirschsprung betrifft etwa eines von 5000 Lebendgeborenen. Bei kurzstreckigem M. Hirschsprung sind Jungen 3- bis 4-mal häufiger betroffen als Mädchen, bei der langstreckigen Aganglionose ist das Geschlechterverhältnis ausgeglichen. Eine **positive Familienanamnese** für eine Aganglionose findet sich in etwa 7% der Fälle; ist das gesamte Kolon aganglioär, sogar bei etwa 20% der betroffenen Kinder. Patienten mit Down-Syndrom sind zu etwa 5% von einem M. Hirschsprung betroffen. Nur 20% der Kinder werden in der Neonatalperiode diagnostiziert, etwa 5% erst im Schulkindesalter. Allgemein gilt: Je kürzer das aganglionäre Segment, umso später wird die Diagnose gestellt.

> Weitere angeborene Fehlbildungen an Herz, Zentralnervensystem oder Urogenitaltrakt finden sich bei etwa 15% der betroffenen Kinder. Zum Teil sind sie Ausdruck komplexer genetischer Syndrome (◘ Tab. 8.5).

8.5.2 Pathogenese und Molekulargenetik

Der aganglionäre Darmanteil verliert durch das Fehlen inhibitorischen Neuronen, die Stickstoffmonoxid (NO) und vasoaktives intestinales Peptid (VIP) enthalten, seine Fähigkeit zur Relaxation, d. h. die Muskulatur bleibt tonisch kontrahiert. Dies führt zu einer **funktionellen Obstruktion** mit proximaler Dilatation und Hypertrophie des innervierten Darms, was der Krankheit auch den Namen »Megacolon congenitum« gab. Risiken der Darmdilatation mit Stuhlstase sind eine ausgeprägte bakterielle Fehlbesiedlung mit toxischem Megakolon und Sepsis.

Der M. Hirschsprung ist eine heterogene genetische Erkrankung mit gestörter Migration und beeinträchtigter Reifung der Zellen des **enterischen Nervensystems.** Diese Zellen stammen vom Vagussegment der Neuralleiste ab. Sie wandern zu den kranialen Anteilen des Darms und breiten sich in kaudaler Richtung über den gesamten Magen-Darm-Trakt aus. Die Ganglienzellen des linksseitigen Kolons werden zusätzlich durch das Sakralsegment der Neuralleiste versorgt. Verschiedene Rezeptoren mit Tyrosinkinaseaktivität, z. B. der RET-Rezeptor (»rearranged during transfection receptor«), aber auch Endothelin-3- und Endothelin-B-Rezeptoren, sind für Migration und Reifung der Neuroblasten im Darm erforderlich. Mutationen in den verantwortlichen Genen führen im Mausmodell zur Aganglionose mit kongenitalem Megakolon. Bei Patienten mit M. Hirschsprung konnten bisher Mutationen in verschiedenen Genen identifiziert werden, d. h. verschiedene Mutatio-

◘ Tab. 8.5. Syndrome, bei denen obligat oder fakultativ eine Aganglionose auftritt

Syndrom	Hauptsymptome
Down-Syndrom	Mentale Retardierung, typische Stigmata
Goldberg-Shprintzen-Syndrom	Gaumenspalte, Hypotonie, mentale Retardierung, auffällige Fazies
Shah-Waardenburg-Syndrom	Pigmentanomalien (weiße Stirnlocke, Hautdepigmentierung, vorzeitiges Ergrauen, heterochrome Iris), Innenohrschwerhörigkeit
M. Hirschsprung mit Anomalien der distalen Gliedmaßen	Polydaktylie, Brachydaktylie, Nagelhypoplasie etc.; mentale Retardierung, Augen- und Nierenfehlbildung
Mowat-Wilson-Syndrom	Gesichtsanomalien, mentale Retardierung
Bardet-Biedl-Syndrom	Pigmentäre Retinopathie, Adipositas, Hypogonadismus, leichte mentale Retardierung, Polydaktylie
Multiple endokrine Neoplasien Typ 2A	Phäochromozytome, Hyperparathyreoidismus, medulläres Schilddrüsenkarzinom
Kongenitale zentrale Hypoventilation	Fehlende Kontrolle der autonomen Atemregulation
Kaufman-McKusick-Syndrom	Hydrometrokolpos, Polydaktylie, Herzfehler
Smith-Lemli-Opitz-Syndrom	Kleinwuchs, Mikrozephalie, mentale Retardierung, Hypospadie, Syndaktylie, Gesichtsdysmorphie
»Cartilage-hair«-Syndrom	Zwergwuchs mit kurzen Gliedmaßen, makrozytäre Anämie, Immundefizienz, feines blondes Haar
Fukuyama-Muskeldystrophie	Muskeldystrophie, Hydrozephalus, Polymikrogyrie, mentale Retardierung
Clayton-Smith-Syndrom	Gesichtsdysmorphie, hypoplastische Zehen und Nägel, Taubheit, Ichthyosis
Kaplan-Syndrom	Agenesie des Corpus callosum, Muskelschwäche, Ptosis

nen können zum gleichen Phänotyp einer Aganglionose führen. Der Erbgang ist z. T. autosomal-dominant (z. B. für das *RET*-Gen), z. T. autosomal-rezessiv (z. B. für das *Endothelin-B*-Gen). Mutationen im *RET*-Gen sind für etwa 50% der familiären Formen verantwortlich und finden sich vorwiegend bei einer langstreckigen Aganglionose. Für die meisten Mutationen besteht eine unvollständige Penetranz, andere Genmutationen müssen zur Manifestation des M. Hirschsprungs hinzukommen. Genmutationen im *RET*-Gen finden sich auch bei den multiplen endokrinen Neoplasien (MEN) der Typen 2A und 2B, was in einigen Fällen das Auftreten einer Aganglionse bei MEN 2A erklärt. Mutationen im Gen, das für den RET-Liganden kodiert (»glial-cell line derived neurotrophic factor«, GDNF), sind ebenfalls mit einem M. Hirschrung assoziiert. Keines der Gene erklärt die Jungenwendigkeit der Erkrankung oder ihre Assoziation mit der Trisomie 21 (Down-Syndrom). Bei >50% der Patienten finden sich keine der bisher identifizierten Mutationen.

Kombinationen einer Aganglionose mit **extraintestinalen Manifestationen** sind in Form verschiedener Syndrome beschrieben worden (◘ Tab. 8.5). Das Shah-Waardenburg-Syndrom ist ein Beispiel für die genetische Vielfalt dieses Phänotyps mit Aganglionose, weißer Haarlocke, Pigmentanomalien der Haut und Innenohrschwerhörigkeit. Mutationen in den Genen für Endothelin B, Endothelin 3 oder SOX10 sind bei vielen, aber nicht allen Patienten mit diesem Krankheitsbild identifiziert worden. Ein Heterozygotenstatus kann keine oder auch nur eine isolierte Manifestation einzelner Symptome bedingen.

8.5.3 Histologie

Das völlige **Fehlen von Ganglienzellen** im Plexus myentericus und im Plexus submucosus ist pathognomonisch für einen M. Hirschsprung. Die präganglionären parasympathischen Nervenfasern imponieren als lange, dicke Nervenstränge in der Submukosa und der intermuskulären Schicht wie auch als dünner Fasern innerhalb der Lamina propria und der Muscularis mucosae. Ihr erhöhter Gehalt an Acetylcholinesterase ist ein wichtiges Kriterium bei der histologischen Diagnostik des M. Hirschsprungs, besonders wenn die zur Diagnostik entnommenen Biopsate nur wenig oder keine Anteile der Submukosa enthalten. Proximal des aganglionären Darmanteils findet sich ein verschieden langer Abschnitt mit deutlich verminderter Ganglienzahl (Hypoganglionose) oder auch dysganglionotischen Veränderungen, z. T. mit Hypertrophie der Ganglien (Hyperganglionose).

8.5.4 Symptomatik

Ein **verspäteter Mekoniumabgang** nach mehr als 24 Stunden post partum findet sich bei >90% der Kinder mit M. Hirschsprung, jedoch nur bei etwa 6% der reifen Neugeborenen mit normaler Darminnervation. Die meisten Kinder entwickeln in der Neonatalperiode einen **Stuhlverhalt**, z. T. im Wechsel mit explosionsartigen, fötide riechenden Stuhlentleerungen, außerdem ein aufgetriebenes Abdomen, eine Gedeihstörung oder Zeichen eines Subileus oder Ileus mit galligem Erbrechen und Dehydration. Eine gefürchtete, z. T. noch heute fatale Komplikation des nicht erkannten M. Hirschsprungs ist ein **toxisches Megakolon** mit septischem Verlauf, teilweise sekundärer Meningitis und Darmperforation. Bei Enterokolitis eines reifen Neugeborenen sollte daher immer eine Aganglionose ausgeschlossen werden.

Kinder mit nur kurzstreckigem aganglionären Segment werden z. T. erst nach dem Abstillen oder bei Zufütterung von Beikost auffällig; sie entwickeln eine hartnäckige Obstipation mit zunehmendem Bauchumfang. Diese Kinder können den Darm teilweise nur nach Manipulation, z. B. mit dem Fieberthermometer oder mit Suppositorien, entleeren. Kotschmieren stellt im Vergleich zur funktionellen Obstipation eine Ausnahme dar.

8.5.5 Diagnostik

Etwa 40% der betroffenen Kinder werden bei akuter Symptomatik in der Neonatalperiode und etwa 85% im ersten Lebensjahr diagnostiziert. Späte Diagnosestellungen im Schul- oder Erwachsenenalter sind selten und setzen ein gewisses Maß an Indolenz voraus, da durch die Darmerweiterung der Bauchumfang mit der Zeit z. T. monströse Ausmaße annimmt. **Alarmsymptom** bei der körperlichen Untersuchung ist ein mit Stuhl gefülltes Abdomen bei leerer Rektumampulle. Das sog. Handschuhphänomen entsteht durch den tonisch kontrahierten Enddarm, der sich bei der rektalen Austastung um den untersuchenden Finger legt.

Bei allen 3 zur Verfügung stehenden **diagnostischen Verfahren** – anorektale Manometrie, Kontrasteinlauf und Rektumbiopsie – können sowohl falsch-positive als auch falsch-negative Ergebnisse auftreten, dies trifft besonders für Früh- und Neugeborene zu.

> ❗ Für den sicheren Nachweis eines M. Hirschsprungs ist die Biopsie obligat.

Die Gewebeproben sollten 2–3 cm oberhalb der Linea dentata an der Dorsalseite des Rektums durch **Saug- oder Zangenbiopsie** entnommen werden und möglichst submuköse Anteile enthalten. Die Aufarbeitung erfolgt mit einer Hämatoxilin-Eosin-Färbung sowie am frischen oder sofort tiefgefrorenen Biopsat enzymhistochemisch (Acetylcholinesterase, fakultativ Laktatdehydrogenase). Die Länge des aganglionären Segments kann präoperative mittels Kolonkontrasteinlauf abgeschätzt werden.

> ❗ Der Kolonkontrasteinlauf sollte ohne vorherige Darmreinigung erfolgen, damit der Kalibersprung der Dickdarmweite besser erkennbar ist.

Bei sehr jungen Säuglingen, nach längerer Nahrungskarenz, nach Ausschaltung des Enddarms bei Anus praeter oder bei Aganglionose des gesamten Kolons kann der **Kalibersprung** fehlen. Die anorektale Manometrie zum Nachweis einer fehlenden Relaxation des inneren Analsphinkters bei rektaler Ballondehnung ist risikofrei, und bei sicherem Nachweis des Relaxationsreflexes sowie fehlenden Alarmsymptomen kann häufig auf eine Biopsie und den Röntgenkontrasteinlauf verzichtet werden.

8.5.6 Differenzialdiagnostik

Differenzialdiagnosen sind in der Neonatalperiode **Erkrankungen mit verspätetem Mekoniumabgang** wie
- zystische Fibrose
- Hypothyreose
- Mikrokolon
- Mekonium-Plug-Syndrom
- andere Innervationsstörungen mit Hypo- oder Hyperganglionose
- angeborene Myopathien

Angeborene **anorektale Fehlbildungen** (anteriorer Anus, Analstenose, Currarino-Triade) können durch eine sorgfältige körperliche Untersuchung in der Regel ausgeschlossen werden. Die klinische Abgrenzung gegenüber der funktionellen Obstipation ist in ◘ Tab. 8.6 dargestellt.

> Bei älteren Kindern ist eine schwere funktionelle Obstipation mit Beginn in der Säuglingszeit die wichtigste Differenzialdiagnose.

8.5.7 Therapie

Die Diagnose eines M. Hirschsprungs impliziert in der Regel die sofortige **operative Entlastung** durch Anlage eines Anus praeter. Im Rahmen einer zweiten Operation wird das aganglionäre Segment bis zum sicher innervierten Darmanteil (intraoperative Schnellschnittuntersuchungen) reseziert und mit dem Anorektum anastomosiert. Eine Hyperganglionose proximal des aganglionären Anteils stellt primär keine Indikation zur erweiterten Resektion dar. Die zur Verfügung stehenden Operationsverfahren nach Swenson, Soave, Duhamel und Rehbein haben alle Vor- und Nachteile, mit einem doch erheblichen Risiko für Entleerungsstößungen, Inkontinenz und/oder Enterokolitis. In jüngster Zeit wird auch ein einzeitiges Vorgehen mit primärer Resektion und Anastomose durchgeführt. Die Ergebnisse sind vergleichbar.

8.5.8 Prognose

> Die Prognose hängt stark von einer guten postoperativen Nachsorge ab.

Viele Kinder leiden besonders in den ersten Lebensjahren an **Entleerungsstörungen** und intermittierenden **Subileuszuständen**, z. T. auch Durchfällen und Gedeihstörungen. Durch diätetische und abführende Maßnahmen ist eine sekundäre Darmaufweitung durch sich ansammelnde Stuhlmassen zu verhindern. Über Inkontinenzereignisse berichten, je nach Länge des resezierten Darmanteils, zwischen 30 und 80% der Kinder und Jugendlichen mit M. Hirschsprung. Nachuntersuchungen bei Erwachsenen ergaben keine Beeinträchtigung der Harnentleerung und sexueller Funktionen.

8.5.9 Genetische Beratung

Das **Wiederholungsrisiko** innerhalb einer Familie mit einem betroffenen Kind hängt von verschiedenen Faktoren ab:
- Länge des betroffenen Segments
- Geschlecht des Kindes
- Vorhandensein eines Syndroms mit definiertem Erbgang

Bei isolierten Fällen mit kurzstreckigem M. Hirschsprung beträgt das Risiko für einen nachfolgenden Bruder etwa 4–6%, für eine Schwester 1–2%. Für Kinder Betroffener ist das Risiko nicht höher als das der Normalbevölkerung. Reicht das aganglionäre Darmstück des Indexpatienten bis zum Colon descendens, haben die nachfolgenden Geschwister bereits ein Risiko von 10–13% (Bruder) bzw. 7–10% (Schwester), für Kinder erhöht sich das Risiko auf 9–15%. Bei noch längerer Aganglionose steigt das Risiko weiter und beträgt bei Geschwistern sowie Kindern betroffener weiblicher Patienten etwa 25%.

Literatur

Amiel J, Lyonnet S (2001) Hirschsprung disease, associated syndromes, and genetics: a review. J Med Genet 38: 729–739
Brooks AS, Oostra BA, Hofstra RM (2005) Studying the genetics of Hirschsprung's disease: unraveling an oligogenic disorder. Clin Genet 67 (1): 6–14
Engum SA, Grosfeld JL (2004) Long-term results of treatment of Hirschsprung's disease. Semin Pediatr Surg 13 (4): 273–285
Gath R, Goessling A, Keller KM et al. (2001) Analysis of the RET, GDNF, EDN3, and EDNRB genes in patients with intestinal neuronal dysplasia and Hirschsprung disease. Gut 48 (5): 671–675
Imseis E, Gariepy C (2004) Hirschsprung's disease. In: Walker WA, Goulet O, Kleinman RE, Sherman PM, Shneider BL, Sanderson (eds) Pediatric gastrointestinal disease. Pathophysiology, diagnosis, management. Decker, Hamilton, pp 1031–1046
de Lorijn F, Reitsma JB, Voskuijl WP et al. (2005) Diagnosis of Hirschsprung's disease: a prospective, comparative accuracy study of common tests. J Pediatr 146 (6): 787–792
Murphy F, Puri P (2005) New insights into the pathogenesis of Hirschsprung's associated enterocolitis. Pediatr Surg Int 21 (10): 773–779
Teitelbaum DH (1995) Hirschsprung's disease in children. Curr Opin Pediatr 7 (3): 316–322
Teitelbaum DH, Coran AG (2003) Primary pull-through for Hirschsprung's disease. Semin Neonatol 8 (3): 233–241
Vieten D, Spicer R (2004) Enterocolitis complicating Hirschsprung's disease. Semin Pediatr Surg 13 (4): 263–272
Zhang SC, Bai YZ, Wang W, Wang WL (2005) Clinical outcome in children after transanal 1-stage endorectal pull-through operation for Hirschsprung disease. J Pediatr Surg 40 (8): 1307–1311

◘ **Tab. 8.6.** Klinische Differenzierung zwischen M. Hirschsprung und funktionelle Obstipation

Kriterien	M. Hirschsprung	Funktionelle Obstipation
Alter bei Symptombeginn	Neonatalzeit	Meist >1 Jahr
Mekoniumabgang	Verspätet	Normal
Enkopresis	Nicht vorhanden	Bei längerem Verlauf vorhanden
Gedeihstörung	Oft vorhanden	Nicht vorhanden
Bauchschmerzen	Selten auftretend	Häufig auftretend
Stuhl	Kleine, harte Stuhlballen und bleistiftartiger Stuhl	Großes Volumen und großes Kaliber
Rückhaltemanöver	Nicht vorhanden	Häufig vorhanden
Abdomineller Untersuchungsbefund	Abdomen ausladend, Skybala tastbar	Erst später ausladendes Abdomen sichtbar
Rektum	Leer	Mit Stuhl gefüllt
Befund der rektalen Untersuchung	Explosionsartige Stuhlentlerrung, »Handschuhphänomen«	Mit Stuhl ausgefüllte, weite Ampulle

9 Erkrankungen des oberen Gastrointestinaltrakts

9.1 Angeborene Fehlbildungen der Speiseröhre – 198
K.-L. Waag
9.1.1 Ösophagusatresie – 198
9.1.2 Isolierte tracheoösophageale Fistel ohne Atresie – 199
9.1.3 Laryngotracheoösophageale Spalten – 200
9.1.4 Kongenitale Ösohagusstenosen – 200
9.1.5 Ösophagusruptur und -perforation – 200

9.2 Erkrankungen von Mund und Rachen – 201
T.G. Wenzl
9.2.1 Orale Ulzerationen und orale Candidose – 201
9.2.2 Folgen von Fehl- und Mangelernährung – 201
9.2.3 Orale Manifestationen gastrointestinaler Erkrankungen – 201
9.2.4 Sonstige Symptome und Erkrankungen von Mund und Rachen – 202
Literatur – 202

9.3 Gastroösophagealer Reflux – 202
T.G. Wenzl
9.3.1 Physiologie – 202
9.3.2 Pathophysiologie – 202
9.3.3 Klinisches Bild – 202
9.3.4 Diagnostik – 203
9.3.5 Therapie – 203
Literatur – 204

9.4 Gastritis und peptisches Ulkus – 204
S. Koletzko
9.4.1 Infektion mit Helicobacter pylori – 205
9.4.2 Infektion mit Helicobacter Heilmannii – 207
9.4.3 Sekundäre Gastritis und sekundäre Ulzera – 207
Literatur – 209

9.5 Magenentleerungsstörungen – 209
S. Koletzko
9.5.1 Verzögerte Magenentleerung – 210
9.5.2 Beschleunigte Magenentleerung (Dumping-Syndrom) – 210
9.5.3 Zyklisches Erbrechen – 211
Literatur – 212

9.6 Infantile hyperthrophe Pylorusstenose (IHPS) – 212
J. Fuchs
9.6.1 Epidemiologie – 212
9.6.2 Pathophysiologie – 212
9.6.3 Klinisches Bild – 212
9.6.4 Diagnostik – 212
9.6.5 Differenzialdiagnostik – 213
9.6.6 Therapie – 213
9.6.7 Komplikationen und Prognose – 214
Literatur – 214

9.1 Angeborene Fehlbildungen der Speiseröhre

K.-L. Waag

9.1.1 Ösophagusatresie

Epidemiologie und Ätiologie

Die **Häufigkeit** der verschiedenen Formen der Ösophagusatresie in der Durchschnittsbevölkerung liegt bei etwa einer Atresie auf 4000 Lebendgeburten. Meist tritt die Ösophagusatresie sporadisch auf, aber auch familiäre Häufungen sind beschrieben. Vorläufige genetische Studien haben einen Defekt auf dem Arm des Chromosoms 2p23-p24 beschrieben.

Klassifikation

Die Klassifikation der Ösophagusatresie ist uneinheitlich. In Deutschland gebräuchlich ist nach wie vor die **Einteilung nach Vogt**, wobei der Typ IIIb der häufigsten Form eines proximalen Blindsacks und einer distalen tracheoösophagealen Fistel entspricht (► Abschn. 2.1.1, ◘ Abb. 2.1). In der amerikanischen Literatur entspricht dieser häufigste Typ, der zu 82–90% gefunden wird, dem Typ A. Typ B weist keine tracheoösophageale Fistel auf, weder proximal noch distal, entsprechend dem Typ II nach Vogt. Mit dem Typ C wird eine isolierte Fistelverbindung zwischen Trachea und Ösophagus beschrieben, ohne dass eine Ösophagusatresie vorliegt; in der deutschsprachigen Literatur wird dies als H- oder N-Fistel deklariert. Isolierte tracheoösophageale Fisteln, Formen mit proximaler und distaler Fistel sowie das nahezu völlige Fehlen des distalen Ösophagussegments machen zusammen die restlichen 10–15% dieser Atresie aus.

Embryologie

Am 22. Tag entwickelt sich aus dem Vordarm ein ventrales Divertikulum, aus dem sich bis zum 26. Tag Trachea und Ösophagus ausgebildet und komplett separiert haben. Jede Unterbrechung dieses **Septierungsprozesses** führt zu einer Form der Ösophagusatresie.

Begleitende Fehlbildungen

Insgesamt muss in 55% der Fälle mit begleitenden Fehlbildungen gerechnet werden, wobei diese heute die Determinante für die Mortalität darstellen. Folgende Fehlbildungen sind möglich:
- kardial: 23%
- muskuloskeletal: 18%
- anointestinal: 16%
- urogenital: 15%
- an Kopf und Hals: 10%
- mediastinal: 8%
- chromosonal: 6%

Ventrikuläre **Septumdefekte** sind am häufigsten zu finden.

> Präoperativ muss geklärt sein, ob es sich um eine rechts absteigende Aorta handelt, sodass eine linksseitige Thorakotomie durchzuführen ist.

Typische Kombinationen von Fehlbildungen werden als **VATER-Komplex** zusammengefasst, der vertebrale, anorektale, tracheoösophageale, ösophageale (»esophageal«) und renale Anomalien beinhaltet. Kommen separate Extremitätenanomalien wie Radiusdefekte hinzu, erweitert sich das Syndrom zu VACTERL (»limb«). Wird in diesem Zusammenhang auch noch ein Hydrozephalus erkannt, fügt man an die Bezeichnung dieses Syndromkomplexes noch ein H an. Darüber hinaus werden andere Syndrome vermehrt in Kombination mit Ösophagusatresien festgestellt wie die Trisomien 13, 18 und 21 sowie das CHARGE-Syndrom (Kolobom, Herzdefekt, Choanalatresie, Wachstums- und mentale Retardierung, genitale Hypoplasie und Ohranomalien), das Potter-Syndrom (bilaterale pulmonale Hypoplasie, Nierenagenesie und Skelettdeformitäten) und das SCHISIS-Syndrom (Lippen-Kiefer-Gaumen-Spalte, Omphalozele und Hypogenitalismus).

Pathophysiologie

Durch die Unmöglichkeit, Fruchtwasser zu schlucken, entwickelt sich bei 90% der betroffenen Feten ein **Polyhydramnion**.

Postnatal sammelt sich Speichel im oberen Blindsack, wodurch dieser dilatiert. Aus diesem Speichselreservoir kann Speichel in die Trachea überlaufen und dort zu einer **Aspiration** führen.

Pathophysiologisch kann eine Aspiration ebenfalls über die distale tracheoösophageale Fistel ausgelöst werden, indem Magensaft über den unteren Ösophagus und anschließend über die tracheoösophageale Fistel in die Trachea läuft und so zu einer **Pneumonie** führen.

> Diese distale tracheoösophageale Fistel führt postnatal zu der üblichen Belüftung des Intestinaltrakts, was diagnostisch als Nachweis der distalen Fistel genutzt werden kann.

Klinisches Bild

Da das Füllungsvolumen des proximalen Ösophagusblindsacks nur 1–2 ml beträgt, kann das Kind weder Speichel noch Milch schlucken. Bei Fütterungsversuchen hustet und würgt das Kind und bringt die Milch unverdaut, d. h. ohne Säureeinwirkung, sofort wieder heraus, was zur unmittelbaren weiteren Diagnostik führen muss.

Diagnostik

Die Diagnostik umfasst:
- pränatale Sonographie
- evtl. präpartale Magnetresonanztomographie
- Versuch der Anlage einer Magensonde
- Röntgenübersichtsaufnahme des Thorax und des Abdomens
- Tracheoskopie

Die Erstmaßnahme sollte in dem Versuch bestehen, eine **Magensonde** vorzuschieben. Diese bleibt in Höhe der Atresie stecken und schlägt dort evtl. um. Die Röntgenübersichtsaufnahme des Thorax zeigt meist den erweiterten, mit Luft gefüllten proximalen Blindsack, sodass die Atresie bereits zu erkennen ist. Die Magensonde mit einem Kontraststreifen zeigt die definitive Höhe des proximalen Blindsacks an. Das Eingeben von Kontrastmittel sollte heute nicht mehr durchgeführt werden, da es bereits bei Verwendung von 1 ml oder 1,5 ml Kontrastmittel häufig zu einer Aspiration kommt und die übrigen Darstellungsmöglichkeiten ausreichen. Es empfiehlt sich, bei der Röntgenübersichtsaufnahme des Thorax das Abdomen mit einzublenden, da der luftgefüllte Dünndarm eine distale tracheoösophageale Fistel beweist und andererseits ein luftleeres Abdomen mehrere Stunden nach der Geburt als Hinweis auf eine Atresie vom Typ II nach Vogt bzw. vom Typ B gilt.

Über eine **Bronchoskopie,** flexibel oder starr, erscheint die Fistel auf der dorsalen Tracheamembran als kleine Einsenkung, die besonders bei der Inspiration und mittels Überdruckbeatmung gut darstellbar ist, jedoch ohne Überdruckbeatmung leicht übersehen wird. Die Fistel kann mit einem Katheter in Richtung Ösophagus passiert werden. Die routinemäßige präoperative Tracheoskopie ist umstritten, da eine unmittelbare chirurgische Relevanz äußerst selten ist. Für den Operateur mag es hilfreich sein, wenn er weiß, dass ungewöhnlicherweise eine zusätzliche Fistel vom oberen Blindsack zur Trachea besteht, um diesen Trachealdefekt bei der Operation zu berücksichtigen.

In seltenen Fällen ergeben sich differenzialdiagnostische Schwierigkeiten. Ist die distale Fistel mit Mukosa verlegt, kann ein luftleeres Abdomen resultieren, obwohl eine distale ösophagotracheale Fistel existiert. Bei proximaler und distaler Fistel kann das Vorschieben in den Magen trotz Atresie in Einzelfällen ungewollt gelingen. Intubationsschäden können eine Ösophagusatresie vortäuschen, wenn abgeschobene Mukosaläppchen den Ösophagus verlegen.

Therapie

Das Ziel jeder operativen Therapie besteht darin, die **tracheoösophagale Fistel** zu unterbinden sowie den proximalen und distalen Ösophagusstumpf zur gleichen Zeit zu re-anastomisieren. Im Regelfall kann dies nach Stabilisierung des Kindes postpartal am ersten Lebenstag erfolgen, sofern es eventuelle Begleitfehlbildungen erlauben und keine extreme Frühgeburtlichkeit sowie keine schwere Pneumonie vorliegen. Die früher routinemäßig durchgeführte Gastrostomie ist heute völlig überholt. Dabei stellt die Spannung in der Anastomose zwischen proximalem und distalem Ösophagus ein wesentliches Kriterium dafür dar, ob Nahtinsuffizienzen, Anastomosenstenosen oder ein gastroösophagealer Reflux während der postoperativen Phase zu erwarten sind.

Für den Zeitraum bis zur Operation empfehlen sich die Anlage einer **Magensonde** im proximalen Stumpf zum Absaugen des angesammelten Speichels und eine Hochlagerung des Oberkörpers des Kindes um etwa 40°, um das Risiko einer Aspiration über die tracheoösophageale Fistel zu vermindern. Im Allgemeinen wird bereits präoperativ mit einem Breitspektrumantibiotikum behandelt und auch Vitamin K zusätzlich verabreicht.

Der operative Zugang besteht in der rechtsseitigen Längsinzision zum muskelsparenden Vorgehen in der mittleren oder vorderen Axillarlinie, um Nervenschäden zu vermeiden. Durch den 3. oder 4. Interkostalraum hindurch wird die Pleura abgeschoben, um eine spätere **extrapleurale Anastomose** durchführen zu können und auch extrapleural eine Drainage zu positionieren. Dies hat den Vorteil, dass ein eventuelles Leck extrapleural über die Drainage abläuft und nicht den gesamten Pleuraraum kontaminiert. Im Vertrauen auf heutige Antibiotika wird von einigen wenigen Kinderchirurgen z. T. auch wieder ein transpleurales Vorgehen akzeptiert.

Langstreckige Ösophagusatresie

Diese wird definiert als eine Distanz der beiden Enden von >3 cm, was ungefähr auf der Übersichtsaufnahme des Thorax 3 Wirbelkörperhöhen entspricht. Es ist wichtig zu differenzieren, ob dies die spontane Distanz darstellt oder die verbleibende Distanz nach entsprechendem Druck auf die Sonde im oberen Segment. Es muss entschieden werden, ob ein primärer Verschluss gelingen kann oder ob erst Hilfsmaßnahmen für eine spätere Anastomose zu bedenken sind. Die therapeutischen Möglichkeiten, die Distanz zu verringern, ergeben sich aus folgenden **Hilfsmaßnahmen:**

- tägliche Dilatation des proximalen und evtl. auch des distalen Segments über die Gastrostomie mit Hilfe von Bougies zur Elongation
- extensive Mobilisation auch des proximalen distalen Ösophagusendes inklusive Hiatuserweiterung unter Inkaufnahme eines anschließenden gastroösophagealen Refluxes
- zirkuläre oder spiralige Myotomie
- Interposition von Kolon, Dünndarm oder Magen
- primäre Fistelunterbindung und Anbringen externer Traktionsfäden an beiden Ösophagusenden mit früher Re-Anastomose nach 8–10 Tagen

Alle Interpositionsoperationen werden meist nicht in den ersten Wochen durchgeführt, sondern später. In der Zwischenzeit werden die Kinder über eine Gastrostomie ernährt. Kommt das Kind mit einer Speichelansammlung im oberen Blindsack nicht spontan zurecht oder kann es nicht ausreichend abgesaugt werden, muss eine linksseitige **zervikale Ösophagostomie** mit entsprechender Pflege erfolgen.

Komplikationen

Die Komplikationsraten korrelieren mit der **Spannung der Anastomose.** Bei nahezu spannungsfreien Anastomosen ist die Nahtinsuffizienzrate mit 6% sehr gering. Eine Striktur im Bereich der zirkulären Narbe ist in 17% der Fälle zu erwarten und muss postoperativ dilatiert werden, was heute am schonendsten mit einem Ballon erfolgt. Ein gastroösophagealer Reflux ist mit einer Häufigkeit von 36% zu erwarten und bedarf der besonderen Berücksichtigung, da er seinerseits eine Striktur unterhält.

Bei Patienten mit großer Spannung an der Anastomose liegt die Insuffizienzrate mit 31% deutlich höher, ebenfalls ist die Strikturrate mit 44% erheblich höher. Die Häufigkeit eines gastroösophagealen Refluxes steigt proportional mit der Spannung auf 56%; hieraus ergibt sich die Schlussfolgerung, frühzeitig aktiv nach einem gastroösophagealen Reflux zu suchen und diesen operativ anzugehen, sobald die Spannung auf dem Ösophagus nachgelassen hat. Dies ist bereits nach 4 Wochen zu erwarten.

Prognose

Die **Mortalität** wird heute ausnahmslos durch Frühgeburtlichkeit und begleitende Fehlbildungen, kaum noch durch präoperative Pneumonien bestimmt. Im Regelfall überleben 98–100% der Patienten in entsprechenden Zentren.

Durch eine postoperative **Relaxation** und Nachbeatmung über 1–2 Tage kann die Spannung an der Anastomose in der ersten Phase reduziert werden.

9.1.2 Isolierte tracheoösophageale Fistel ohne Atresie

Eine isolierte tracheoösophageale H- oder N-Fistel ist meist am Übergang zwischen zervikaler und thorakaler Trachea lokalisiert. Das klinische Bild ergibt sich aus rezidivierenden **Aspirationspneumonien,** die anderweitig nicht erklärt werden können.

Diagnostisch erlaubt die **Tracheoskopie** während Überdruckbeatmung, die Fistel darzustellen und evtl. mit einem Fogarty-Katheter zu kanülieren, der belassen werden soll, um die Fistel während der gleichen Sitzung intraoperativ schnell zu finden. Die Darstellung der Fistel vom Ösophagus aus gelingt so gut wie nie, da die Form eher einem N, als einem H entspricht, wobei H-förmige Fisteln auf eine große Fistel schließen lassen. Ist der Fistelgang lang genug, kann der Fistelgang evtl. nach thermischer Schädigung endoskopisch verklebt werden.

Der operative Standardzugang ist die Darstellung der Fistel über eine rechtsseitige **Inzision am Hals** oder bei tiefer gelegenen Fisteln über einen rechtsseitigen **transthorakalen Zugang**. Die Ergebnisse sind im Allgemeinen exzellent, da Rezidivfisteln ausgesprochen selten auftreten. Als Komplikationen sind lymphatische sowie Hilusfisteln bekannt, die v. a. nach linksseitigem Zugang am Hals zu erwarten sind.

9.1.3 Laryngotracheoösophageale Spalten

Hierunter versteht man eine unterschiedlich lange Spalte zwischen Ösophagus und Trachea, die folgendermaßen unterteilt wird:
- Typ I: Begrenzung der Spalte auf den hinteren Larynx
- Typ II: Spalte zwischen dem kranialen Ösophagus und der Trachea
- Typ III: langstreckige Spalte vom Larynx bis zur Karina

Die **Symptome** variieren mit dem Ausmaß der Spalte, wobei das Neugeborene sofort eine massive Atemstörung mit Stridor, Zyanose und Aspiration zeigt und bei Fütterungsversuchen würgt.

Diagnostisch sind die Befunde radiologischer Kontraststudien manchmal von einem einfachen Kontrastüberlauf des Ösophagus in den Larynx schwer zu differenzieren. Besser sind die direkte **Laryngoskopie** und die **Tracheoskopie,** wobei mit dem Endoskop auf die dorsale Wand des Larynx gedrückt werden muss, um die Spalte nicht zu verpassen; auch Schleimhautfalten können die Spaltbildung verdecken, sodass sie übersehen wird.

Tuben, die den Spalt nicht abdecken, belüften den Magen. Eine **Gastrostomie** führt zu Beatmungsproblemen.

Operativ wird nach einer seitengetrennten Intubation primär die Verbindung zwischen Trachea und Ösophagus gespalten sowie die Trachea über dem liegenden Tubus verschlossen und der Ösophagus seinerseits über einer Magensonde vernäht. Die operative Versorgung einer Spaltbildung im Bereich des Larynx ist aufwändig.

9.1.4 Kongenitale Ösohagusstenosen

Formen

Es existieren folgende Formen:
- kongenitales Ösophagusdiaphragma oder -segel
- persistierende kartilaginöse Reste in der Ösophaguswand
- unspezifische Stenosen in der Nähe tracheoösophagealer Fisteln
- intramurale Duplikatur

Pathophysiologisch sind **Diagphragmen** am ehesten Überreste einer Störung, die anderweitig in schwererer Form zu einer Ösophagusatresie geführt hätte. Sie entsprechen anatomisch der Lokalisation der Atresien und sind im oberen Drittel zu finden.

Kartilaginäre Reste in der Wand des Ösophagus liegen dagegen im distalen Drittel und führen durch diese Wandverdickung zu einer klinisch wirksamen Stenose. Auf diese Stenosen ist auch bei einer Ösophagusatresie zu achten, wenn die Passage nach Re-Anastomosierung in den unteren Abschnitten zu weiteren Passageproblemen führt, die anderweitig nicht erklärbar sind. Obwohl diese Läsionen ebenfalls kongenital sind, wird im Gegensatz zur Ösophagusatresie keine Begleitanomalie wie z. B. ein Herzfehler registriert.

Duplikaturen kommen im gesamten Gastrointestinaltrakt vor, sind im Ösophagus jedoch ausgesprochen selten.

Klinisches Bild

Die **Diaphragmen** mit kleiner, zentraler Öffnung verursachen früh im Säuglingsalter Erbrechen und Passagestörungen, machen sich andererseits jedoch oft auch erst bei Aufnahme solider Nahrung bemerkbar, sodass die Diagnostik erst spät zum Tragen kommt.

Intramurale **Knorpelreste** führen ihrerseits in gleicher Form zur Dysphagie und zum Erbrechen und sind differenzialdiagnostisch bei gleichfalls vorhandener Ösophagusatresie schwierig von Anastomosen- und refluxbedingten Stenosen zu unterscheiden. Bei anhaltender Dysphagie führt dies zu Gewichtsverlust, Malnutrition und Dehydration sowie möglicherweise zur Aspirationspneumonie.

Diagnostik

Radiologisch kann die Veränderung über eine **Kontrastmittelpassage** dargestellt werden, wobei eher mit Kontrastmittel getränktes Brot (»Barium-Burger«) geeignet ist, um die Stenosen tatsächlich darzustellen. Eine weitere Möglichkeit ergibt sich durch das retrograde Hochziehen eines mit Kontrastmittel gefüllten Ballons zur Abklärung dieser kongenitalen Ösophagusstenosen.

Auch eine **Ösophagoskopie** mit entsprechender prästenotischen Distension klärt die Höhe der Striktur.

Radiologisch werden oft gleichzeitig eine schlechte Koordination des Schluckvorgangs und der peristaltischen Wellen im Ösophagus sowie ein gastroösophagealer Reflux festgestellt.

Therapie

Dünne Diaphragmen können endoskopisch über gezielte Dilatation, Elektrokoagulation oder Laserresektion beseitigt werden. Langstreckigere Stenosen reagieren auf Bougierung oder Ballondilatation zufriedenstellend, evtl. sind mehreren Sitzungen erforderlich.

Eine rechtsseitige Thorakotomie mit **Resektion** der Stenose ist nur bei extrem dicken Diaphragmen oder bei persistierenden tracheobronchialen Knorpelringen im unteren Ösophagus nötig. Dabei werden diese Bereiche reseziert und der Ösophagus reanastomosiert.

9.1.5 Ösophagusruptur und -perforation

Ätiologie

Sporadische Perforationen sind selten, evtl. sind sie durch entzündliche lokale Vorgänge bedingt. Die meisten Perforationen entstehen durch ein **Trauma** wie Druckulzera nach Fremdkörperingestion oder nach Säuren-Laugen-Verätzungen. Der weitaus größere Teil der Perforationen entsteht **iatrogen** im Rahmen diagnostischer Maßnahmen wie Legen von Magensonden bei Frühgeborenen.

Rupturen ereignen sich bei therapeutischen Dilatationen von Ösophagusstenosen.

Klinisches Bild

Die Symptomatik umfasst:
- respiratorischer Stress
- Schluckstörungen
- Fieber
- subkutanes Emphysem
- evtl. retrosternaler Schmerz
- Mediastinitis
- Pleuraerguss
- Pleuraemphysem
- Sepsis

Diagnostik

Folgende diagnostische Maßnahmen kommen zur Anwendung:
- Röntgendiagnostik des Thorax
- Kontrastdarstellung des Ösophagus
- evtl. Ösophagoskopie

Die Röntgenübersichtsaufnahme des Thorax zeigt ein verbreitertes Mediastinum, evtl. mit Lufteinschluss. Eine Perforation mit Anschluss an den Pleuraspalt führt zu einem Pneumothorax. Dieser ist im Säuglingsalter eher auf der rechten Seite zu erwarten, bei älteren Kindern jedoch eher linksseitig. Zur Darstellung der Perforationsstelle eignet sich die Darstellung des Ösophagus mit wasserlöslichem Kontrastmittel. Bei unklaren Fällen kann zusätzlich ösophagoskopiert werden; dabei wird jedoch Luft in das Mediastinum geblasen.

Therapie

Wird die Perforation frühzeitig bemerkt, kann innerhalb der ersten 24 Stunden meist konservativ vorgegangen werden. Eine **Schlürfsonde** in Höhe der Perforation bei zusätzlich angelegter Magensonde saugt lokal Speichelansammlungen ab. Es wird keinerlei orale Nahrungszufuhr empfohlen. Eine **Breitspektrumantibiose** ist sinnvoll.

Bei älteren bzw. großen Defekten ist eine **Thoraktomie** nicht zu umgehen. Man sollte versuchen, die Übernähungsstelle mit zusätzlicher Pleura zu decken. Gleichzeitig sind Pleura und Mediastinum zu drainieren. Es ist erforderlich, zur Kontrolle nach spätestens 10 Tagen eine Kontrastdarstellung durchzuführen, um festzustellen, ob der Defekt erfolgreich und bleibend verschlossen ist.

9.2 Erkrankungen von Mund und Rachen

T.G. Wenzl

Veränderungen der Mund- und Rachenschleimhaut können Symptome von Erkrankungen des Gastrointestinaltrakts (beispielsweise M. Crohn) oder Manifestationen anderer systemischer Erkrankungen (z. B. Immundefizienz) darstellen.

9.2.1 Orale Ulzerationen und orale Candidose

Die häufigste Form der nichttraumatischen oralen Ulzeration ist die rezidivierende schmerzhafte **Stomatitis aphthosa**. Meist heilen die Ulzera ohne spezifische Therapie folgenlos ab. Gelegentlich entsteht bei tiefem, submukösem Befall eine Nekrose mit verzögerter Heilung und anschließender Narbenbildung. Die genaue Ätiologie ist nicht bekannt, gehäuft ist das Auftreten bei M. Behçet. Die Therapie erfolgt symptomatisch mittels Analgesie und antiseptischen, bei herpetischer Gingivostomatitis auch antiviralen Mundspülungen.

Die häufigsten **Pilzinfektionen** der Mundhöhle bei Kindern werden durch Candida albicans verursacht. Die typische Form der akuten pseudomembranösen Candidose, der sog. Soor, tritt bei Neugeborenen auf und kann alle Schleimhäute betreffen. Die lokale Infektion ist meist gut mit Antimykotika behandelbar.

9.2.2 Folgen von Fehl- und Mangelernährung

Fehl- und Mangelernährung (▶ Abschn. 5.4) können zu folgenden Veränderungen führen.
- Karies und Zahnschmelzdefekte
- ulzerative Gingivitis
- Gingivahyperplasie und -blutung bei Vitamin-C-Mangel
- Cheilitis und Glossitis bei Eisen- oder Vitamin-B_{12}-Mangel
- Acrodermatitis enteropathica mit Schleimhautulzera und Stomatitis bei Zinkmangel (▶ Abschn. 6.1.2, ◘ Abb. 6.2)
- orale Ulzera bei zystischer Fibrose (▶ Kap. 24)
- Anorexie und Bulimie (▶ Kap. 44.2)

Die Therapie besteht im Ausgleich der entsprechenden Mangelsituation.

9.2.3 Orale Manifestationen gastrointestinaler Erkrankungen

Zöliakie

Kinder mit unbehandelter glutensensitiver Enteropathie (▶ Abschn. 10.3) können oberflächliche orale **Ulzera** entwickeln. Darüber hinaus kann die chronische Malabsorption zu Glossitis und Stomatitis, der Kalziummangel zu einer dentalen Hypokalzifikation führen.

Peutz-Jeghers- und Gardner-Syndrom

Die **periorale Melaninpigmentation** ist ein häufiges Symptom der nichtneoplastischen Polyposis intestinalis Peutz-Jeghers. Beim Gardner-Syndrom, der mesenchymalen Dysplasie mit adenomatöser Polyposis intestinalis, treten **Osteofibrome** und **überzählige Zähne** auf, v. a. im Unterkiefer (▶ Abschn. 10.13).

Colitis ulcerosa und M. Crohn

Orale Manifestationen der Colitis ulcerosa (▶ Abschn. 11.2) sind eher selten und in aller Regel Folge der Mangelernährung.

Dagegen treten orale Manifestationen beim M. Crohn (◘ Abb. 11.1) deutlich häufiger auf als bei der Colitis ulcerosa und können der intestinalen Symptomatik vorausgehen. Hierzu gehört eine persistierende oder rekurrierende Lippenschwellung (**Cheilitis granulomatosa;** ◘ Abb. 9.1) mit angulärer Stomatitis und medianen Fissuren, die durch den Eisen- und Vitamin-B_{12}-Mangel noch verstärkt werden. Darüber hinaus sind orale Sekundärerkrankungen bei Steroidtherapie (Candidose) und bei immunsuppressiver Behandlung (Epstein-Barr-Virus-induzierte Haarleukoplakie) beschrieben.

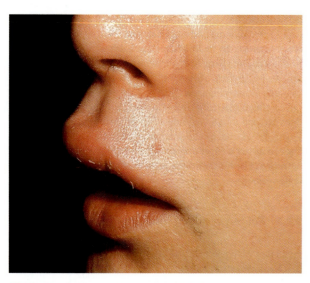

Abb. 9.1. Cheilitis granulomatosa bei M. Crohn

9.2.4 Sonstige Symptome und Erkrankungen von Mund und Rachen

Bekannt sind primäre und sekundäre Symptome und Erkrankungen der Lippen, der Zunge (Makroglossie, Tumor, Ranula), der Mundschleimhaut, des Gaumens (Spalte, Pierre-Robin-Sequenz), der Speicheldrüsen (Stein, Entzündung, Tumor), der Kiefer und Kiefergelenke (Luxation, Osteomyelitis), der Adenoide und Tonsillen sowie des Pharynx und des Larynx.

Eine anhaltende **Hyperbilirubinämie** aufgrund unterschiedlicher Lebererkrankungen (▶ Kap. 14) kann zu Gingiva- und Zahnverfärbungen führen.

> **Fazit**
> Bei zahlreichen Symptomen des Mund- und Rachenraums muss bei entsprechendem Verdacht eine zugrunde liegende Systemerkrankung ausgeschlossen werden. Zu den gastrointestinalen Erkrankungen mit oraler Manifestation zählen der Morbus Crohn und die Zöliakie.

Literatur

Jokinen J, Peters U, Mäki M, Miettinen A, Collin P(1998) Celiac sprue in patients with chronic oral mucosal symptoms. J Clin Gastroenterol 26: 23–26

Leao JC, Hodgson T, Scully C, Porter S (2004) Orofacial granulomatosis. Aliment Pharmacol Ther 20: 1019–1027

Priovolou CH, Vanderas AP, Papagiannoulis L (2004) A comparative study on the prevalence of enamel defects and dental caries in children and adolescents with and without coeliac disease. Eur J Paediatr Dent 5: 102–106

9.3 Gastroösophagealer Reflux

T.G. Wenzl

Gastroösophagealer Reflux (GÖR) ist ein physiologisches Phänomen. Erst durch begleitende Symptome erwächst eine pathologische Bedeutung. Bei der Diagnostik kommen Methoden zum Einsatz, die unterschiedliche Qualitäten des GÖR erfassen und ihn ggf. durch Langzeitmessung quantifizieren (▶ Kap. 3.2). Die sorgfältige Anamnese und die körperliche Untersuchung geben entscheidende Hinweise für das weitere diagnostische und therapeutische Vorgehen.

9.3.1 Physiologie

Gastroösophagealer Reflux (GÖR) ist das unwillkürliche Zurückfließen von Mageninhalt in die Speiseröhre. Am distalen Ende des Ösophagus befindet sich ein Bereich tonisch kontrahierter, zirkulärer glatter Muskulatur, der **untere Ösophagussphinkter.** Durch eine peristaltische Kontraktionswelle des muskulären Ösophagus wird Nahrung bei Relaxation des Sphinkters in den Magen transportiert.

Ein GÖR tritt bei allen Menschen auf und ist primär als physiologisch zu betrachten. Er beruht bei Säuglingen und Kindern meist auf einer **transienten Relaxation** des unteren Ösophagussphinkters ohne peristaltische Welle. Diese Relaxation wird durch Freisetzung von Neurotransmittern des enterischen Nervensystems vermittelt. Allerdings kommt z. B. dem GÖR in Kombination mit häufigen Regurgitationen bei Säuglingen ohne weitere Symptomassoziation keine klinische Relevanz zu. Diagnostische und therapeutische Maßnahmen sind deshalb nicht notwendig.

9.3.2 Pathophysiologie

Erst durch das Auftreten weiterer Symptome wird der GÖR pathologisch (gastroösophageale Refluxkrankheit). Eine diagnostische Methode, die lediglich das Vorhandensein eines GÖR nachweist, gibt daher oft keinen Aufschluss über dessen pathologische Bedeutung. Unterschieden werden der primäre und der sekundäre GÖR. Der **primäre Reflux** tritt aufgrund funktioneller und anatomischer Störungen der ösophagogastralen Einheit, aber auch zur Druckentlastung des Magens auf. Neben einer pathologischen Anhäufung oder Ausprägung transienter Relaxationen des unteren Ösophagussphinkters spielen anatomische Besonderheiten (His-Winkel, Ösophaguslänge, Magenvolumen), Körperlage, Konsistenz der Nahrung und verzögerte Magenentleerung eine Rolle. Zu den Auslösern eines **sekundären GÖR** gehören u. a. Gastroenteritiden, Nahrungsmittelunverträglichkeiten, Harnwegsinfekte, Stoffwechselstörungen und Erkrankungen des Zentralnervensystems.

9.3.3 Klinisches Bild

Die Übergänge zwischen physiologischen und pathologischen Untersuchungsbefunden sind fließend. Die Bewertung kann nur im Zusammenhang mit und durch Zuordnung zu den klinischen Symptomen erfolgen. Die durch einen GÖR ausgelösten Erkran-

kungen bzw. die mit einem GÖR assoziierten Symptome können in 2 Gruppen eingeteilt werden:
- durch die **Azidität** des Refluxats verursachte Beschwerden
- durch das **Volumen** des refluxierten Mageninhalts hervorgerufene Symptome

Zur ersten Gruppe zählen Sodbrennen und Dysphagie mit Schädigung der Ösophagusschleimhaut durch refluxierte Säure (und Pepsin) und deren Verweilen im Ösophagus, z. B. bei einer verzögerten Säure-Clearance. Neben den chemischen kommen immunologische (z. B. Kuhmilchproteinallergie), infektiöse (z.B. Candida- oder Herpes-simplex-Virus-Infektion) und traumatische Einflüsse als Ursache einer Ösophagitis in Betracht. Darüber hinaus kann die Ösophagitis als **Manifestation systemischer Erkrankungen** (beispielsweise M. Crohn) und idiopathisch (eosinophile Ösophagitis) auftreten.

Der **Barrett-Ösophagus** tritt als Defektheilung bei chronischer Refluxösophagitis durch Umwandlung von Platten- in Zylinderepithel (des Magens) auf. Beim **Mallory-Weiss-Syndrom** handelt es sich um longitudinale ösophageale Schleihauteinrisse, die durch Würgen oder Erbrechen hervorgerufen wurden; die schwerste Form ist die Ösophagusruptur, das Boerhaave-Syndrom. Das **Sandifer-Sutcliffe-Syndrom** äußert sich mit dystonen Bewegungsstörungen von Hals, Rumpf und oberen Extremitäten und wird meist, aber nicht immer (»bolus induced reflux dystonia«, BIRDY), durch sauren GÖR ausgelöst.

Zur zweiten Gruppe zählen **Gedeih- und Schlafstörungen,** aber auch rezidivierende Atemwegsinfekte, chronische Heiserkeit, Stridor, Husten, Apnoen und Aspirationen. Sie treten in jüngster Zeit zunehmend in den Mittelpunkt des Interesses, da die Assoziation zwischen GÖR und extraösophagealen Symptomen offenbar deutlich häufiger ist, als bisher angenommen wurde bzw. diagnostiziert werden konnte. Dem (nichtsauren) laryngopharyngealen Reflux kommt in diesem Zusammenhang eine besondere Rolle zu.

9.3.4 Diagnostik

Verschiedene Untersuchungstechniken erfassen und quantifizieren unterschiedliche Qualitäten eines GÖR. Die Erhebung einer genauen **Anamnese,** die sorgfältige **klinische Untersuchung** sowie die Berücksichtigung des Lebensalters und ausgewählter Laborparameter sind hierbei von Bedeutung.

In Anbetracht der Vielzahl von Methoden für die Refluxdiagnostik müssen die Auswahl der geeigneten Verfahren und die Festlegung ihrer Einsatzreihenfolge sorgfältig erfolgen (▶ Abschn. 3.2 und 5.2). Katheterbasierte intraösophageale Langzeitmessungen wie die **pH-Metrie** und die pH-Wert-unabhängige **Impedanzmessung,** idealerweise in Kombination, sind diagnostischer Standard.

Bemerkenswert ist, dass der reine Nachweis von (insbesondere nichtsaurem) GÖR oft keine Aussage über die Pathophysiologie und den daraus resultierenden Krankheitswert zulässt. Dieser erwächst erst durch die Dokumentation einer Assoziation zwischen GÖR und Symptomen. In Regie des Kindergastroenterologen kann bei dringendem klinischen Verdacht und unklaren bzw. widersprüchlichen Befunden gelegentlich auch ein **empirischer Therapieversuch** retrospektiv diagnostisch werden.

9.3.5 Therapie

Beim gelegentlich spuckenden, aber gedeihenden Säugling ist neben einer Beratung der Eltern und ggf. dem Andicken der Nahrung keine weitere Intervention notwendig.

Bei anhaltendem oder kompliziertem GÖR erfolgt die Therapie nach einem Stufenschema entsprechend den Empfehlungen der Fachgesellschaften (Gesellschaft für Pädiatrische Gastroenterologie und Ernährung, GPGE; European Society for Pediatric Gastroenterology, Hepatology and Nutrition, ESPGHAN; North American Society for Pediatric Gastroenterology, Hepatology and Nutrition, NASPGHAN).

Stufenschema zur Therapie des gastroösophagealen Refluxes

Stufe 1:
- Beratung der Eltern, keine Intervention (Beruhigung, Handhabung)
- Andicken der Nahrung bzw. Verwendung angedickter Nahrung (z. B. Nestargel, Aptamil AR)
- Verzicht auf Medikamente, die den Tonus des unteren Ösophagussphinkters reduzieren (z. B. Theophyllin, Salbutamol)
- Probatorisch:
  - Meidung von Nahrungsmitteln, die Symptome auslösen (Kuhmilch?)
  - häufiger Verzehr kleiner Mahlzeiten (Wirkung nicht erwiesen)
  - Bevorzugung fettarmer, kohlenhydratreicher Nahrung (Wirkung nicht erwiesen)

Stufe 2 – Einsatz von Prokinetika:
- Cisaprid (z. B. Propulsin):
  - erwiesene Wirksamkeit bei der Behandlung des GÖR im Kindesalter
  - Erhöhung des Drucks im unteren Ösophagussphinkter, Koordination und Verbesserung der Propulsion der Speiseröhre, Beschleunigung der Magenentleerung
  - wenig Nebenwirkungen
  - Dosierung: 0,6 bis max. 0,8 mg/kg KG/Tag p.o. in 3–4 Gaben, jeweils vor einer Mahlzeit
  - **Cave:** keine Ko-Administration mit Makroliden, Azolen oder Antiarrhythmika; Zulassung ruht in Deutschland seit 6/2000
- Metoclopramid (z. B. Paspertin):
  - zentralnervöse und extrapyramidale Nebenwirkungen
  - Dosierung: 0,3–0,5 mg/kg KG/Tag p.o. in 3–4 Gaben
- Domperidon (z. B. Motilium):
  - Wirkung nicht erwiesen
  - extrapyramidale Nebenwirkungen
  - Dosierung: 3- bis 4-mal 0,2–0,4 mg/kg KG/Tag p.o.
- Baclofen (z. B. Lioresal) und Tegaserod (z. B. Zelmac): zurzeit nur wenige pädiatrische Daten verfügbar
  - **Cave:** Die Zulassung für Tegaserod ruht seit März 2007.

Stufe 3:
  - Lagerung:
  - Bauchlage, Oberkörper um 30° erhöht (»reversed Trendelenburg«)

▼

- lediglich als adjuvante Therapie
- **Cave:** erhöhtes Risiko des plötzlichen Kindstodes, daher Säuglinge dabei nie unbeobachtet lassen

Stufe 4:
- H$_2$-Rezeptor-Antagonisten:
  - Verminderung der Säuresekretion durch Rezeptorantagonismus an der Parietalzelle
  - erwiesene Wirksamkeit bei Refluxösophagitis
  - wenige Nebenwirkungen
  - Ranitidin (z. B. Sostril): 5–10 mg/kg KG/Tag p.o. in 3 Gaben
  - Cimetidin (z. B. Tagamet): 40 mg/kg KG/Tag p.o. in 3–4 Gaben
  - Famotidin (z. B. Pepdul) und Nizatidin (z. B. Gastrax): zurzeit nur wenige wenige pädiatrische Daten verfügbar
- Protonenpumpeninhibitoren:
  - spezifische Deaktivierung der H$^+$-K$^+$-ATPase der Parietalzelle
  - Applikation eine halbe Stunde vor der Mahlzeit, vorzugsweise als MUPS (»multiple unit pellet system«)
  - erwiesene Wirksamkeit bei Refluxösophagitis (Zulassung beachten)
  - Nebenwirkungen: Leberfunktionsstörungen, Blutbildveränderungen, Hypergastrinämie
  - Omeprazol (z. B. Antra) und Esomeprazol (z. B. Nexium): 2-mal 1 (–3) mg/kg KG/Tag p.o. (evtl. in Kombination mit abendlicher Gabe eines H$_2$-Rezeptor-Antagonisten)
  - Lansoprazol (z. B. Lanzor), Pantoprazol (z. B. Pantozol) und Rabeprazol (z. B. Pariet): zurzeit nur wenige pädiatrischen Daten verfügbar
- Antazida:
  - Säurebindung im Magen
  - Magnesium-Aluminium-Silikat-Hydrat (z. B. Maaloxan); Nebenwirkungen: zerebrale Aluminiumanreicherung, daher nicht bei Säuglingen anwenden
  - Sucralfat (z. B. Ulcogant)
- Alginate:
  - Formung eines viskösen »Floßes« mit antaziden Oberflächeneigenschaften
  - Natrium-Magnesium-Alginat (z. B. Gaviscon): keine relevanten Nebenwirkungen; zurzeit nur wenige, aber erfolgversprechende pädiatrische Daten

Stufe 5 – chirurgische oder endoskopische Therapie:
- Strenge Indikationsstellung: nur bei persistierendem, kompliziertem GÖR
- Meist offene (nach Nissen), laparoskopische oder endoskopische (Endocinch, Gastroplicator) Fundoplikatio (evtl. in Kombination mit einer perkutanen endoskopischen Gastrostomie, PEG)
- Weitere endoskopische Prozeduren in klinischer Erprobung:
  - Hochfrequenztherapie: Stretta
  - Injektion von Biopolymeren: Enteryx, Gatekeeper

Fazit

Neben der Unterscheidung zwischen primärem und sekundärem GÖR ist bei der gastroösophagealen Refluxkrankheit die Natur des auslösenden Agens (Säure oder Bolus) von Bedeutung. Die gastroösophageale Refluxkrankheit lässt sich am besten nach Herstellung einer Assoziation zwischen Symptomatik und GÖR behandeln. Extraösophageale Symptome eines GÖR gewinnen zunehmend an Bedeutung. Stufendiagnostik und -therapie bei GÖR und gastroösophagealer Refluxkrankheit folgen nationalen und internationalen Leitlinien. Entscheidend ist die individuelle Anpassung an den jeweiligen Patienten, insbesondere hinsichtlich Alter und Leitsymptom.

Literatur

Carroll AE, Garrison MM, Christakis DA (2002) A systematic review of nonpharmacological and nonsurgical therapies for gastroesophageal reflux in infants. Arch Pediatr Adolesc Med 156: 109–113

Craig W, Hanlon-Dearman A, Sinclair C, Taback S, Moffatt M (2004) Metoclopramide, thickened feedings, and positioning for gastro-oesophageal reflux in children under two years. Cochrane Database Syst Rev 18: CD003502

Hassall E (2005) Decisions in diagnosing and managing chronic gastroesophageal reflux disease in children. J Pediatr 146 (Suppl 3): S3–S12

Hassall E, Israel D, Shepherd R et al. (2000) Omeprazole for treatment of chronic erosive esophagitis in children: a multicenter study of efficacy, safety, tolerability and dose requirements. J Pediatr 137: 800–807

Koufman JA, Aviv JE, Casiano RR, Shaw GY (2002) Laryngopharyngeal reflux: position statement of the American Academy of Otolarybgology, Head and Neck Surgery. Otolaryngol Head Neck Surg 127: 32–35

Rudolph CD, Mazur LJ, Liptak GS et al. (2001) Guidelines for evaluation and treatment of gastroesophageal reflux in infants and children: NASPGN recommendations. J Pediatr Gastroenterol Nutr 32 (Suppl 2): S1–S31

Wenzl TG (2002) Investigating esophageal reflux with the intraluminal impedance technique. J Pediatr Gastroenterol Nutr 34: 261–268

Wenzl TG, Schneider S, Scheele F, Silny J, Heimann G, Skopnik H (2003) Effects of thickened feeding on gastroesophageal reflux in infants: a placebo-controlled crossover study using intraluminal impedance. Pediatrics 111: e355–e359

9.4 Gastritis und peptisches Ulkus

S. Koletzko

Schleimhautentzündungen von Magen und Zwölffingerdarm (Gastritis und Duodenitis) entstehen durch verschiedene infektiöse, chemisch-toxische oder immunologische Auslöser (Dore u. Graham 2004). Die Gastritis ist eine histologische, keine klinische Diagnose, sie kann ohne Symptome auftreten. Entsprechend den entzündlichen Zellinfiltraten spricht man von chronischer Gastritis, wenn mononukleäre Zellen überwiegen, und von aktiver Gastritis, wenn Granulozyteninfiltration nachweisbar sind. Seltene histologische Befunde im Kindesalter sind eine Atrophie mit Verlust des glandulären Gewebes und eine intestinale Metaplasie mit Nachweis von Becherzellen. Neben den mikroskopischen Befunden werden entzündliche Veränderungen auch nach endoskopisch-makroskopischen Befunden sowie nach der topographischen Verteilung und der Ätiologie klassifiziert (Sydney-Klassifikation; Dixon et al. 1996). Als Ulkus bezeichnet man einen makroskopisch sichtbaren, in der Regel mit Fibrinschorf belegten Schleimhautdefekt mit einem Durchmesser von mehreren Millimetern, der im Gegensatz zur Erosion über die Epithelschicht hinausgeht. Ein Ulkus kann durch Einwirkung von Magensäure bei meist vorgeschädigter Schleimhaut im Magen (Ulkus ventriculi) oder häufiger im Duodenum (Ulkus duodeni) entstehen.

9.4.1 Infektion mit Helicobacter pylori

Erreger und Pathogenese

Helicobacter (H.) pylori ist ein gramnegatives, spiralförmiges, mit Flagellen ausgestattetes Bakterium. Verschiedene **Virulenzfaktoren** ermöglichen ihm das Überleben im sauren Milieu des Magens: ausgezeichnete Beweglichkeit, verschiedene Enzyme, Adhäsion am Magenepithel und Toxine. Eine Voraussetzung zum Überleben ist das Enzym Urease, mit dem der Keim Harnstoff in Ammoniak und Kohlendioxid spaltet. Diese Eigenschaft wird bei verschiedenen diagnostischen Tests genutzt. Andere Virulenzfaktoren, die jedoch nicht obligat vorhanden sein müssen, sind das zytotoxinassoziierte Gen *CagA* und das vakuolisierende Zytotoxin VacA. Stämme mit diesen Pathogenitätsfaktoren finden sich häufiger bei Patienten mit Komplikationen einer chronischen Helicobacter-pylori-Infektion wie peptisches Ulkus und Magenkarzinom.

Trotz einer ausgeprägten lokalen und systemischen Immunantwort gelingt es dem Wirtsorganismus nur selten, den Keim zu eliminieren. Die chronische Gastritis persistiert lebenslang. Je aktiver die Entzündung ist, d. h. je mehr Granulozyten involviert sind, umso größer ist der **Schleimhautschaden.** Nach Elimination des Keims heilt die Gastritis komplett ab. Die Magensäuresekretion kann durch die Infektion unbeeinträchtigt bleiben oder es kommt zu einer Zunahme der Säuresekretion mit dem Risiko einer peptischen Läsion, zu einer Schleimhautatrophie oder zu einer intestinalen Metaplasie mit verminderter Säureausschüttung (El Zimaity et al. 2002).

Epidemiologie und Übertragungsmodus

Etwa die Hälfte der Weltbevölkerung ist mit H. pylori infiziert, mit einer deutlichen niedrigeren **Prävalenz** in Industrieländern im Vergleich zu sog. Entwicklungsländern. Die Infektion verursacht immer eine Gastritis. Sie wird vorwiegend im Kleinkindalter erworben und persistiert ohne Intervention meist lebenslang. Weltweit hat die Infektionshäufigkeit durch verbesserte hygienische Bedingungen abgenommen. Die Infektion wird von Mensch zu Mensch übertragen, wahrscheinlich über einen oral-gastralen oder gastral-gastralen Infektionsweg. Die Hauptinfektionsquelle ist eine infizierte Mutter oder eine andere Kontaktperson im Haushalt. In Deutschland sind etwa 4–5% der deutschen und etwa 20–30% der Kinder von Immigranten mit H. pylori infiziert.

❶ Die meisten Infektionen sind in den ersten 3 Lebensjahren erworben worden.

Symptomatik

Epidemiologische Untersuchungen zeigen, dass die meisten mit H. pylori infizierten Kinder **beschwerdefrei** sind und nicht häufiger Bauchschmerzen haben als nichtinfizierte (Jones et al. 2005). Eine Ausnahme stellen Kinder mit peptischem Ulkus dar. Offene kontrollierte Interventionsstudien und eine kleine randomisierte, placebokontrollierte Studie bei Kindern mit rezidivierenden Bauchschmerzen und Helicobacter-pylori-bedingter Gastritis zeigten bezüglich der Symptomatik kurz- und langfristig keinen Vorteil einer Keimeradikation (Ashorn et al. 2004). Aus den vorliegenden Daten und der Problematik der Therapie (▶ unten) ergibt sich, dass bei Kindern mit rezidivierenden Bauchschmerzen die Durchführung eines nichtinvasiven Tests auf eine Infektion und die Behandlung im Fall eines positiven Ergebnisses (»Test-and-treat«-Strategie) abzulehnen sind (Drumm et al. 2000; Jones et al. 2005).

Mit H. pylori infizierte Kinder, die wegen rezidivierender Bauchschmerzen zur oberen Endoskopie überwiesen werden, zeigen makroskopisch in etwa 80% der Fälle eine Nodularität im Antrum, in etwa 6–7% der Fälle ein **Ulkus.** Der Anteil der Unter-12-Jährigen liegt dabei bei <5%, in der Adoleszenz beträgt der Anteil etwa 10%, bei Erwachsenen ungefähr 15%. Ursache des mit zunehmendem Alter steigenden Risikos könnte die Dauer der Infektion sein. Wahrscheinlicher sind es aber andere Noxen wie Rauchen, Alkohol oder ulzerogene Medikamente wie nichtsteroidale Antirheumatika. Eine Refluxösophagitis ist bei Kindern weder positiv noch negativ mit einer Helicobacter-pylori-Infektion assoziiert. Das Risiko für die Entwicklung eines Lymphoms des mukosaassoziierten lymphatischen Gewebes (»mucosa-associated lymphoid tissue«, MALT) MALT-Lymphom – oder eines Magenkarzinoms im Erwachsenenalter auf dem Boden einer chronischen Helicobacter-pylori-Gastritis liegt bei <1%. Bis auf eine positive Familienanamnese gelingt es im Moment noch nicht, durch spezifische (Labor-)Untersuchungen eine Risikopopulation zu definieren (Bourke 2005).

Als einzige gesicherte extraintestinale Manifestation einer Helicobacter-pylori-Infektion im Kindesalter konnte durch Interventionsstudien in einigen wenigen Fällen eine chronische **Eisenmangelanämie** belegt werden (Choe et al. 1999). Alle anderen vermuteten Zusammenhänge wie Kleinwuchs, chronische Urtikaria oder idiopathische thrombozytopenische Purpura konnten bisher nicht bestätigt werden (Sherman u. Lin 2005).

❶ Rezidivierende Bauchschmerzen stellen bei Kindern keine Indikation dar, auf eine Helicobacter-pylori-Infektion zu testen. Das Ziel der diagnostischen Intervention besteht darin, die Ursache der Bauchschmerzen zu bestimmen und nicht die Anwesenheit von H. pylori.

Diagnostik

Da die Therapie mit Nebenwirkungen behaftet ist und die überwiegende Zahl der Infizierten lebenslang asymptomatisch bleibt, sollte eine Diagnostik nach jetzigem Kenntnisstand nur dann durchgeführt werden, wenn Anamnese (Magenkarzinom oder Ulkus bei Verwandten ersten Grades) und Symptomatik (signifikante Schmerzen, Eisenmangelanämie etc.) eine **Eradikationstherapie** rechtfertigen.

Die **obere Endoskopie** durch einen Kindergastroenterologen ist bei symptomatischen Kindern nach Ausschluss anderer Ursachen wie Laktosemaldigestion oder Obstipation am besten geeignet, die Ursache der Beschwerden zu klären. Dabei sollten auch bei makroskopisch unauffälligem Befund Biopsate aus Duodenum, Antrum, Korpus und Ösophagus für histologische Untersuchungen entnommen werden. Bei begründetem Verdacht (Nodularität oder positiver nichtinvasiver Test vor der Endoskopie) sollte mindestens ein Antrumbiopsat für die kulturelle Anzucht des Keimes (in Spezialmedium in einem ausgewiesenen bakteriologischen Labor) mit der Möglichkeit der antibiotischen Resistenztestung entnommen werden.

Verschiedene **nichtinvasive Testverfahren** zum Nachweis einer Helicobacter-pylori-Infektion stehen zur Verfügung (Koletzko 2005). Die Serologie wird wegen der schlechten Sensitivität im Kindesalter abgelehnt. Alle anderen invasiven und nichtinvasiven Verfahren werden durch eine Vorbehandlung mit säuresuppressiven Substanzen und Antibiotika beeinträchtigt. Antibiotika sollten mindestens 4 Wochen, Protonenpumpeninhibitoren 2 Wochen, und H_2-Rezeptor-Antagonisten 3 Tage vorher abgesetzt werden.

> Serologische Tests sind wegen der geringen Sensitivität bei Kindern unter 12 Jahre abzulehnen. Schnelltests aus Vollblut oder Serum sowie Urin- und Speicheltests sind in jedem Alter unzuverlässig.

Von den nichtinvasiven Tests ist der ^{13}C-**Harnstoff-Atemtest** (▶ Abschn. 3.1.2) bei Kindern am besten validiert und eignet sich 4–8 Wochen nach Therapieende gut zur Therapiekontrolle. Bei Kindern unter 6 Jahren treten jedoch falsch-positive Ergebnisse etwas häufiger auf (Kindermann et al. 2000). Von den verfügbaren Tests zum **Nachweis von Helicobacter-pylori-Antigen** im Stuhl ist der Enzymimmunassay, basierend auf monoklonalen Antikörpern (Fa. DakoCytomation und Fa. VR-Biopharm), dem Atemtest gleichwertig und sehr viel zuverlässiger als der polyklonale Test (Fa. Meridian) und die neu verfügbaren Schnelltests (Antos et al. 2005; Koletzko et al. 2003).

> Falsch-positive Ergebnisse mit dem ^{13}C-Harnstoff-Atemtest finden sich häufiger bei Kindern unter 6 Jahren. Die Ergebnisse des Stuhltests sind vom Alter des Kindes unabhängig.

Therapie
Ziel der Therapie ist die **Eradikation** der Bakterien. Auf diese Weise heilen die durch H. pylori bedingte Gastritis und das Ulkus dauerhaft ab. Der Therapieerfolg sollte mittels Atemtest oder monoklonalem EIA-Stuhltest kontrolliert werden. Eine endoskopische Kontrolle ist nur bei blutendem Duodenalulkus und bei einem Magenulkus notwendig. In diesen Fällen empfiehlt sich auch eine säuresuppressive Therapie mit Omeprazol über den Zeitraum der Eradikationstherapie hinaus.

> Eine absolute Indikation für eine Eradikationstherapie besteht bei Kindern mit Ulkus oder komplizierter Gastritis, z. B. bei Hämatinerbrechen, zahlreichen Erosionen oder gastralem Eiweißverlust bei Riesenfaltengastritis.

Eine **relative Indikation** besteht bei Kindern, die wegen signifikanter Symptome endoskopiert wurden und bei denen sich eine Helicobacter-pylori-positive Gastritis nachweisen ließ, ebenso bei Kindern mit einer positiven Familienanamnese für ein Magenkarzinom bei Verwandten ersten Grades. Wegen der niedrigen Re-Infektionsrate von <3% pro Jahr sind nach jetzigem Wissensstand eine Diagnostik und eine prophylaktische Mitbehandlung infizierter asymptomatischer Familienmitglieder nicht gerechtfertigt (Feydt-Schmidt et al. 2002).

Die Therapie besteht in der Gabe eines Protonenpumpenhemmers in Kombination mit 2 Antibiotika (Amoxicillin, Clarithromycin oder Metronidazol): **Tripletherapie**. Ein Therapieregime wird als gut bezeichnet, wenn die Eradikationsrate >90% beträgt, und bei Erfolgsraten von <80% als inakzeptabel.

> Der Erfolg der Therapie wird im Wesentlichen durch die Antibiotikaresistenz des Keims und die Compliance des Kindes bezüglich der Tabletteneinnahme bestimmt.

Eine Verlängerung der Therapie von einer auf 2 Wochen ist etwas erfolgreicher, jedoch wird die Compliance schlechter, und Nebenwirkungen treten häufiger auf, insbesondere Durchfälle.

Vor der ersten Therapie weisen bereits 20% der Helicobacter-pylori-Keime infizierter Kinder in Deutschland eine **Resistenz gegen Clarithromycin** auf; dies ist etwa 4-mal häufiger als bei Erwachsenen (Koletzko et al. 2006). Etwa 25–33% der Isolate sind resistent gegenüber Metronidazol, und bei etwa 5% der Kinder liegt eine Doppelresistenz gegen Metronidazol und Clarithromycin vor. Eine Resistenz von H. pylori gegenüber Amoxicillin ist extrem selten.

Die Wahl der Antibiotika für die einwöchige Therapie bei Kindern hängt von den Ergebnissen der **Resistenztestung** ab. Eine Resistenz gegen Metronidazol beeinflusst den Therapieerfolg nicht, wenn mit Omeprazol, Amoxicillin und Clarithromycin behandelt wird; sie reduziert jedoch die Eradikationsrate um etwa 30–50%, wenn Metronidazol Teil des Regimes ist. Bei Clarithromycinresistenz versagt eine auf Clarithromycin basierende Dreifachtherapie fast immer, es sollte dann mit Metronidazol behandelt werden. Angesichts der hohen Resistenzrate der Helicobacter-pylori-Isolate von Kindern in Deutschland muss die »blinde« Behandlung bei symptomatischen Kindern ohne vorheriges Antibiogramm abgelehnt werden.

Die **Dosierungen** für Omeprazol und die Antibiotika sind ◘ Tab. 9.1 zu entnehmen. Werden andere Protonenpumpeninhibitoren verwandt, sind Äquivalenzdosen zu verabreichen. Der Protonenpumpeninhibitor sollte mindestens 15 min vor einer Mahlzeit, die Antibiotika mit der Mahlzeit verabreicht werden. Auf diese Weise wird die Bioverfügbarkeit von Clarithromycin durch die Säuresuppression deutlich verbessert. Die Dauer der Dreifachtherapie bei antibiogrammgerechter Behandlung beträgt 7 Tage (Ausnahme: Doppelresistenz; ▶ unten).

Für Kinder, die mit einem **doppelresistenten Stamm** (resistent gegenüber Clarithromycin und Metronidazol) infiziert sind, gibt es noch keine Therapieempfehlungen. Alle infrage kommenden Reserveantibiotika wie Tetrazyklin, Gyrasehemmer, Rifambutin oder Wismuthpräparationen sind bei Kindern kontraindiziert oder nicht zugelassen. Bei Kindern über 12 Jahren kann Tetrazyklin eingesetzt werden.

Etwa die Hälfte der mit einer Tripletherapie behandelten Kinder entwickeln leichtere **Nebenwirkungen,** die überwiegend

◘ **Tab. 9.1.** Dosierungsempfehlung für die einzelnen Medikamente bei einwöchiger, antibiogrammgerechter Behandlung von Kindern mit Helicobacter-pylori-Infektion

Medikament	Dosierung [mg/kg KG/Tag][a]	Maximaldosis [mg]
Amoxicillin	50	2-mal 1000
Omeprazol	1	2-mal 20
Clarithromycin	20	2-mal 500
Metronidazol	20	2-mal 500

[a] Die angegebenen Mengen werden jeweils in Form von 2 Einzeldosen verabreicht.

durch die Antibiotika bedingt sind, v. a. Durchfälle, aber auch Übelkeit, Kopf- und Bauchschmerzen sowie selten Erbrechen. Probiotika (z. B. Lactobacillus GG oder Saccharomyces boulardii) vermindern diese Symptome, sind aber recht teuer. Ernste Nebenwirkungen der Therapie sind insbesondere schwere allergische Reaktionen auf die Antibiotika sowie eine pseudomembranöse Kolitis (bei Kindern seltener als bei Erwachsenen).

Prävention

Zurzeit gibt es keine Empfehlungen zur Prävention der Infektion. Impfstudien bei Erwachsenen laufen; sie wären jedoch nur dann erfolgreich, wenn sie eine gleichzeitig bestehende Infektion auch ausheilen könnten. Die zurzeit empfohlene Zurückhaltung der Eradikationstherapie bei Helicobacter-pylori-Infektion bei Kindern kann sich ändern, wenn laufende Studien ein anderes Nutzen-Risiko-Verhältnis aufzeigen oder bessere Therapieformen zu Verfügung stehen.

9.4.2 Infektion mit Helicobacter Heilmannii

Helicobacter Heilmannii (früher: Gastrospirillum hominis) verursacht beim Menschen eine Gastritis und scheint noch häufiger mit einem MALT-Lymphom assoziiert zu sein als H. pylori (Morgner et al. 2000). Die Keimdichte im Magen ist oft nur gering, der ^{13}C-Harnstoff-Atemtest fällt in der Regel negativ aus. Eine **Helicobacter-Heilmannii-Gastritis** kann asymptomatisch bleiben und spontan ausheilen oder Beschwerden bis zum Bluterbrechen mit Erosionen und Ulkus hervorrufen (Sykora et al. 2004). Der Keim ist nicht anzüchtbar, die Diagnose wird durch die typische Konfiguration des Keims unter dem Mikroskop gestellt. Die Therapie erfolgt wie bei der Helicobacter-pylori-Infektion.

9.4.3 Sekundäre Gastritis und sekundäre Ulzera

Eine sekundäre akute Gastritis mit meist granulozytärer Zellinfiltration sowie z. T. Erosionen oder Ulzerationen kann in jedem Lebensalter durch Stress oder verschiedene Noxen ausgelöst werden. Nach Beseitigung der auslösenden Ursache heilt die Entzündung in der Regel ohne Folgen ab, andernfalls geht die akute Gastritis in eine chronische Entzündung über. Die Schleimhautläsionen entstehen durch ein Ungleichgewicht zwischen **schädigenden Einflüssen** (Noxen, Infektion, Ischämie, Säure) und **protektiven Faktoren** (Mukusschicht, Prostaglandine, Somatostatin).

Die makroskopisch sichtbaren Läsionen korrelieren nicht gut mit dem histologischen Befund und den Beschwerden. Patienten mit Ulkus können völlig asymptomatisch sein oder sie klagen über diffuse **epigastrische Beschwerden** wie Völlegefühl, Übelkeit und Druckschmerz. Okkulte Blutverluste aus Erosionen sind häufig.

Stressinduzierte Ulzera

Ausgeprägte Stresssituationen mit oder ohne **Ischämie** (z. B. bei Sepsis, Multiorganversagen, Transplantation, schweren Verbrennungen und Traumen, großen operativen Eingriffen, besonders am zentralen Nervensystem, sowie bei protrahierter Geburt mit Asphyxie des Neugeborenen) können zu einer erosiven Gastritis oder Gastroduodenitis führen. Komplikationen sind diffuse Blutungen oder Ulkusblutung und Perforation, die besonders bei gleichzeitiger Koagulopathie oft schwer beherrschbar sind.

Therapie bei Blutungen aus gastroduodenalen Läsionen

Bei einer signifikanten Blutung (Absinken der Hämoglobinkonzentration um >2 g/dl) aus dem oberen Gastrointestinaltrakt sollten folgende Maßnahmen ergriffen werden:
- Stabilisierung des Kreislaufs durch Gabe von Volumen und Erythrozytenkonzentraten nach allgemeingültigen Richtlinien
- bei Gerinnungsstörungen (z. B. Leberinsuffizienz, Hämophilie, Thrombozytopenie) Gabe von Frischplasma oder Einzelfaktor- bzw. Thrombozytenkonzentraten
- Entleerung des Magens durch eine großlumige, weiche (Silikon-)Magensonde, ggf. Koagelentfernung durch Spülung mit Leitungswasser oder Kochsalzlösung
- Anhebung des Magen-pH-Wertes auf >7 (pH-Wert-Kontrolle), z. B. durch Omeprazol (1 mg/kg KG als Kurzinfusion i. v., dann 0,5 mg/kg KG i.v. alle 6 Stunden als Kurzinfusion; möglichst rasch auf orale Gabe umstellen)
- Ösophagogastroduodenoskopie durch einen sehr erfahrenen Untersucher nach Durchführung der erstgenannten Maßnahmen (bei Kindern in der Regel in Narkose): bei sichtbarem Gefäßstumpf oder noch nicht stehender, lokalisierter Blutung Setzen eines Clips, Elektrokoagulation oder ggf. Unterspritzung mit Äthoxysklerol (**Cave:** Dosis bei Kindern sehr viel geringer als bei Erwachsenen) oder Fibrinkleber
- bei Versagen der genannten Maßnahmen und weiterbestehender massiver Blutung mit hoher Transfusionsbedürftigkeit Operation

Nach Sistieren der Blutung sollte die **säuresuppressive Therapie** fortgeführt werden, bis die Risikofaktoren beseitigt sind.

Prophylaxe des Stressulkus

Eine Prophylaxe sollte bei kritisch kranken Kindern und bei Koagulopathie eingesetzt werden. Eine Metaanalyse verschiedener Studien ergab, dass durch eine Dauerinfusion mit **H$_2$-Rezeptor-Antagonisten** das Risiko für eine klinisch relevante Blutung (Absinken der Hämoglobinkonzentration, Blutdruckabfall, Transfusionsbedürftigkeit) im Vergleich zu Plazebo um 50% gesenkt werden konnte (Rostom et al. 2002). **Sucralfat,** ein basisches Aluminiumsalz von Saccharosesulfat, das nach Einnahme im sauren Milieu des Magens durch Vernetzung ein in Wasser unlösliches Polymer bildet, ist weniger wirksam als Ranitidin oder Protonenpumpeninhibitoren.

Medikamenteninduzierte Gastritis und Ulzera

Verschiedene Medikamente, besonders nichtsteroidale Antirheumatika wie Acetylsalizylsäure und Ibuprofen sowie systemisch verabreichte, hochdosierte Kortikosteroide, haben eine ulzerogene Wirkung und erhöhen das Risiko für gastroduodenale Blutungen bei Erwachsenen um das 5fache. Auch bei Kindern treten Schleimhautschäden unter einer Dauertherapie mit **nichtsteroidalen Antirheumatika** auf. Andere schleimhautschädliche Medikamente sind Eisenpräparationen, Kaliumchlorid, Kalziumsalze, Penicilline, Tetrazykline, Cephalosporine und Sulfoamide. Kinder mit Oberbauchbeschwerden, bei denen die Medikamente nicht abgesetzt werden können, sollten ggf. endoskopiert werden und eine Langzeitprophylaxe mit Protonenpumpenhemmern während der Therapie erhalten. Besteht bereits eine Vorschädigung durch eine Helicobacter-pylori-Gastritis, erhöht sich das Risiko für gastroduoenale Blutungen, sodass sich vor der Langzeittherapie eine Keimeradikation empfiehlt.

Noxeninduzierte Gastritis

Verschiedene **Noxen** (z. B. Alkohol), aber auch die versehentliche Ingestion **ätzender Substanzen** (Säuren und Laugen), können zu Magenläsionen führen. Die Abheilung wird durch eine säuresuppressive Therapie beschleunigt bzw. vorhandene Beschwerden werden evtl. gelindert, am besten mit einem Protonenpumpenhemmer, weniger wirksam durch H_2-Rezeptor-Antagonisten oder zytoprotektive Substanzen wir Sucralfat.

Auch ein ständiger **galliger Reflux** kann zu einer chemisch induzierten akuten oder chronischen Gastritis führen. Zur Therapie kommen Prokinetika wie Domperidon und Sucralfat zum Einsatz.

Granulomatöse Gastritis bei M. Crohn

Bis zu 30% der Kinder mit M. Crohn weisen bei der Untersuchung von Magenbiopsaten eine unspezifische **Gastritis mit Granulomen** auf. Die Symptome – Übelkeit und Oberbauchschmerzen – sind unspezifisch. Makroskopische Veränderungen wie Ulzera sind eher selten, können aber zu Stenosen am Magenausgang führen. Die Ulzera bei M. Crohn sprechen am effektivsten auf Glukokortikosteroide an, symptomatisch kann Omeprazol verabreicht werden. Rezidive nach Beendigung der säuresuppressiven Therapie sind häufig. Weitere Risikopatienten für eine granulomatöse Gastritis sind Kinder mit einer chronischen septischen Granulomatose oder einer erworbenen Immunschwäche. Bei HIV-positiven Patienten kann eine tuberkulöse oder durch Candida bedingte Gastritis zur Granulombildung führen. Eine wichtige Differenzialdiagnose sind Ulzera im Rahmen eines M. Behçet; histologisch finden sich keine Granulome, sondern Zeichen einer Vaskulitis.

Zollinger-Ellison-Syndrom (Gastrinom) und G-Zell-Hyperplasie

Ein **gastrinproduzierender Tumor** wie beim Zollinger-Ellison-Syndrom oder im Rahmen multipler endokriner Neoplasien Typ 1 ist eine im Kindesalter sehr seltene Ursache zahlreicher peptischer Ulzera in Magen und Duodenum. Der Primärtumor ist meist im Pankreas lokalisiert, er kann sehr klein (<0,5 cm) sein, aber auch multipel auftreten und ist bei der Hälfte der betroffenen Patienten maligne. Als **Pseudo-Zollinger-Ellison-Syndrom** bezeichnet man die Hypergastrinämie bei familiärer oder idiopathischer G-Zell-Hyperplasie. Die vermehrte Säureproduktion tritt v. a. postprandial auf. Folge der Hypergastrinämie ist bei beiden Erkrankungen eine stark vermehrte Säureproduktion, die schmerzhafte, therapieresistente oder rezidivierende, große Ulzera und z. T. Durchfälle verursachen kann. Omeprazol kann eine Abheilung der Ulzera und Beschwerdefreiheit erreichen. Die Dosierung richtet sich nach dem klinischen Effekt und dem Magen-pH-Wert, teilweise sind exzessive Dosierungen notwendig. Bei Durchfällen kann das Somatostatinanalogon Octreotid (Dosierung bei Schulkindern: 1- bis 2-mal 0,05–0,2 mg/Tag s.c.) eingesetzt werden. Es führt über eine Hemmung der Gastrinproduktion zu einer verminderten Säuresekretion. Durch die effektive Pharmakotherapie ist eine Antrektomie nur noch selten notwendig.

Eosinophile Gastritis

Eine eosinphile Gastritis kann im Rahmen der verschiedenen Formen einer **Nahrungsmittelallergie** mit Manifestation am Gastrointestinaltrakt auftreten. Säuglinge mit Erbrechen im Rahmen einer Kuhmilcheiweißallergie zeigen bei der oberen Endokopie gelegentlich kleine hämorrhagische oder erosive Magenläsionen, einen verschwollenen Pylorus und dichte eosinophile Infiltrate in der Schleimhaut. Die eosinophile Gastritis kann aber auch im späteren Kindesalter isoliert oder mit Befall anderer Abschnitte des Gastrointestinaltrakts bei eosinophiler Gastroenteropathie diagnostiziert werden (Rothenberg 2004). Die Symptome sind unspezifisch: Übelkeit, Erbrechen, Appetitlosigkeit und verzögerte Magenentleerung. Ulzerationen und spontane Perforationen sind vereinzelt beschrieben worden. Die Therapie besteht in einer konsequenten Allergenkarenz, bei unbekanntem Allergen oder multiplen Allergien in der ausschließlichen Gabe einer Therapienahrung auf Aminosäurenbasis. Die Symptomatik bessert sich oft erst nach 2 Wochen. Ist eine Diät nicht durchführbar, können Montelukast, Ketotifen und Cromoglyzinsäure p.o. versucht werden. Keines dieser Medikamente wurde jedoch bisher bei einer größeren Zahl von Patienten eingesetzt, und ein Erfolg ließ sich nur in Einzelfällen erreichen. Topische (z. B. Budesonid) oder systemische Glukokortikoide stellen nach Versagen der oben genannten Maßnahmen bei persistierender Symptomatik eine Alternative dar.

Gastritis bei anderen Grundkrankheiten

Gastritiden sind im Rahmen verschiedener Grundkrankheiten beschrieben worden. Häufig ist die Stauungsgastritis bei **portaler Hyptertension**. Bei Hyperazidität im Rahmen einer **Mastozytose** oder einer **chronischen Nieren- oder Lungeninsuffizienz** ist nur symptomatisch und meist längerfristig mit Omeprazol oder alternativ mit H_2-Rezeptor-Antagonisten zu behandeln. Magen- und Duodenalgeschwüre können bei verschiedenen **banalen Viruserkrankungen** auftreten. Die oft jungen Kinder fallen z. T. durch Bluterbrechen oder Teerstühle auf. Die Ulzera wirken wie ausgestanzt und befinden sich meist auf normal erscheinender Schleimhaut. Die Ursache ist unklar, die Prognose ausgezeichnet.

Lymphozytäre Gastritis (Varioliforme Gastritis)

Diese Form ist histologisch durch dichte, z. T. auch intraepithelial gelegene, **lymphozytäre Infiltrate** definiert. Makroskopisch imponieren komplette, erhabene Erosionen, v. a. in Korpus und Fundus. Die Ursache dieser seltenen Magenschleimhautentzündung ist nicht bekannt. Der Verlauf ist oft chronisch. Therapeutisch kann symptomatisch eine säuresuppressive Therapie eingesetzt werden. In Einzelfällen war Cromoglyzinsäure hilfreich. Bei anhaltender schwerer Symptomatik empfiehlt sich ein Versuch mit Kortikosteroiden, lokal (Budesonidsuspension) oder systemisch.

Riesenfaltengastritis und M. Ménétrier

Bei dieser seltenen Gastritisform imponieren Riesenfalten in Korpus und Fundus, die endoskopisch, röntgenologisch oder sonographisch darzustellen sind. Histologisch zeigt sich eine **foveoläre Hyperplasie** mit zystischer Dilatation der Magendrüsen. Klinisch stehen Schmerzen, Nausea, Erbrechen und eine Hypoproteinämie als Folge des gastralen Eiweißverlustes im Vordergrund. Die benigne Riesenfaltengastritis des Kleinkindes wird meist durch Infektionen (durch das Zytomegalievirus oder H. plylori) ausgelöst. Sie bildet sich spontan zurück und hat unter supportiver Therapie eine ausgezeichnete Prognose (Kindermann u. Koletzko 1998). Der M. Ménétrier des Erwachsenenalters ist dagegen eine chronische Erkrankung unklarer Genese, die mit dem Risiko einer malignen Entartung einhergeht. Die Therapie besteht in einer Säuresuppression sowie ggf. der systemischen Gabe von Glukokortikoiden.

Atrophische Gastritis

Diese Gastritisform ist im Kindesalter sehr selten. Sie kommt bei Autoimmunerkrankungen (polyglanduläre Insuffizienz oder

M. Addison, z. B. bei Patienten mit Down-Syndrom) und bei Immundefizienz mit Hypogammaglobulinämie (»common variable immunodeficiency«) oder Agammaglobulinämie (M. Bruton) vor. Die Gastrinspiegel im Serum sind als Folge der **Hypochlorhydrie** erhöht. Antikörper gegen Parietalzellen und »intrinsic factor« finden sich nur bei Patienten mit autoimmun bedingter atrophischer Gastritis. Die atrophische Gastritis bleibt in der Regel klinisch stumm, bis die Patienten durch einen Vitamin-B_{12}-Mangel, eine perniziöse Anämie oder neurologische Symptome auffallen. Wegen des erhöhten Magenkarzinomrisikos sollten Patienten mit atrophischer Gastritis und Immundefekt regelmäßig endoskopiert und biopsiert werden. Eine einmal eingetretene Atrophie mit intestinaler Metaplasie ist nicht mehr reversibel. Die Therapie beschränkt sich auf die Behandlung der perniziösen Anämie mit Substitution von Vitamin B_{12} (0,1–0,25 mg i.m. oder s.c. alle 4 Wochen). Bei symptomatischer bakterieller Fehlbesiedlung kann Metronidazol oder ein nichtresorbierbares Antibiotikum (z. B. Colistin oder Neomycin) gegeben werden.

Literatur

Antos D, Crone J, Konstantopoulos N, Koletzko S (2005) Evaluation of a novel rapid one-step immunochromatographic assay for detection of monoclonal Helicobacter pylori antigen in stool samples from children. J Clin Microbiol 43 (6): 2598–2601

Ashorn M, Rago T, Kokkonen J, Ruuska T, Rautelin H, Karikoski R (2004) Symptomatic response to Helicobacter pylori eradication in children with recurrent abdominal pain: double blind randomized placebo-controlled trial. J Clin Gastroenterol 38 (8): 646–650

Bourke B (2005) Will treatment of Helicobacter pylori infection in childhood alter the risk of developing gastric cancer? Can J Gastroenterol 19 (7): 409–411

Choe YH, Kim SK, Son BK, Lee DH, Hong YC, Pai SH (1999) Randomized placebo-controlled trial of Helicobacter pylori eradication for iron-deficiency anemia in preadolescent children and adolescents. Helicobacter 4 (2): 135–139

Dixon MF, Genta RM, Yardley JH, Correa P (1996) Classification and grading of gastritis. The updated Sydney System. International Workshop on the Histopathology of Gastritis, Houston 1994. Am J Surg Pathol 20 (10): 1161–1181

Dore MP, Graham DY (2004) Ulcers and gastritis. Endoscopy 36 (1): 42–47

Drumm B, Koletzko S, Oderda G (2000) Helicobacter pylori infection in children: A consensus statement. J Pediatr Gastroenterol Nutr 30: 207–213

El Zimaity HM, Ota H, Graham DY, Akamatsu T, Katsuyama T (2002) Patterns of gastric atrophy in intestinal type gastric carcinoma. Cancer 94 (5): 1428–1436

Feydt-Schmidt A, Kindermann A, Konstantopoulos N et al. (2002) Reinfection rate in children after successful Helicobacter pylori eradication. Eur J Gastroenterol Hepatol 14 (10): 1119–1123

Jones N, Sherman P, Fallone P et al. (2005) Canadian Helicobacter Study Group Consensus Conference: Update on the approach to Helicobacter pylori infection in children and adolescents – an evidence-based evaluation. Can J Gastroenterol 19 (7): 399–408

Kindermann A, Demmelmair H, Koletzko B, Krauss-Etschmann S, Wiebecke B, Koletzko S (2000) Influence of age on ^{13}C-urea breath test results in children. J Pediatr Gastroenterol Nutr 30: 85–91

Kindermann A, Koletzko S (1998) Eiweißverlierende Riesenfaltengastritis im Kindesalter – ein Fallbericht und Abgrenzung zum Morbus Ménétrier des Erwachsenenalters. Z Gastroenterol 36 (2): 165–171

Koletzko S (2005) Noninvasive diagnostic tests for Helicobacter pylori infection in children. Can J Gastroenterol 19 (7): 433–439

Koletzko S, Konstantopoulos N, Bosman D et al. (2003) Evaluation of a novel monoclonal enzyme immunoassay for detection of Helicobacter pylori antigen in stool from children. Gut 52 (6): 804–806

Koletzko S, Richy F, Bontems P et al. (2006) Prospective multicenter study on antibiotic resistance of Helicobacter pylori strains obtained from children living in Europe. Gut 12: 1711–1716

Morgner A, Lehn N, Andersen LP et al. (2000) Helicobacter heilmannii-associated primary gastric low-grade MALT lymphoma: complete remission after curing the infection. Gastroenterology 118 (5): 821–828

Rostom A, Dube C, Wells G et al. (2002) Prevention of NSAID-induced gastroduodenal ulcers. Cochrane Database Syst Rev 4: CD002296

Rothenberg ME (2004) Eosinophilic gastrointestinal disorders (EGID). J Allergy Clin Immunol 113 (1): 11–28

Sherman PM, Lin FY (2005) Extradigestive manifestation of Helicobacter pylori infection in children and adolescents. Can J Gastroenterol 19 (7): 421–424

Sykora J, Hejda V, Varvarovska J, Stozicky F, Siala K, Schwarz J (2004) Helicobacter heilmannii gastroduodenal disease and clinical aspects in children with dyspeptic symptoms. Acta Paediatr 93 (5): 707–709

9.5 Magenentleerungsstörungen

S. Koletzko

Störungen der Magenentleerung, d. h. eine zu langsame oder zu schnelle Entleerung, sind – mit Ausnahme der idiopathischen Pylorushypertrophe – keine definierten Erkrankungen, sondern eine Manifestation verschiedener Krankheiten inner- und außerhalb des Verdauungstrakts. Das Verständnis der normalen motorischen Magenfunktion ist Voraussetzung für das Verstehen dieser Störungen.

Der Magen dient als Reservoir für Speisen und Getränke, zerkleinert die aufgenommene Nahrung und setzt den in der Mundhöhle begonnenen Verdauungsprozess fort. Flüssigkeit und Speisebrei werden in einer sehr gut koordinierten und kontrollierten Weise zur weiteren Verdauung und Absorption an den Dünndarm abgegeben. Eine Störung der sehr komplexen motorischen Aktivität des Magens führt in der Regel zu einer schweren Beeinträchtigung der Verdauungsleistung mit nachfolgender Gedeihstörung.

Funktionell kann der Magen in eine obere und eine untere Hälfte geteilt werden. Der obere Teil mit dem Fundus weist v. a. eine tonische Aktivität auf und erlaubt durch eine über den N. vagus vermittelte rezeptive Relaxation, dass der Druck im Magen auch bei Aufnahme größerer Volumina nicht oder nur geringfügig ansteigt. Der untere Korpus, das Antrum und der Pylorus werden dagegen postprandial von phasischen, mit dem Duodenum gut koordinierten Kontraktionen beherrscht. Diese rhythmischen, nach distal fortgeleiteten Kontraktionen mit einer Frequenz von etwa 3/min gehen von einem Schrittmacher im Bereich der großen Kurvatur aus. Spezialisierte interstitielle Zellen (Cajal-Zellen) vermitteln die elektrische Aktivität an die glatten Muskelzellen des Magens. Die Kontraktionen bewegen den Mageninhalt in Richtung Duodenum, aber nur ein kleiner Teil verlässt den Magen durch den nur kurzfristig geöffneten Pylorus. Der Rest wird in retropulsiven Bewegungen wieder in die Magenmitte befördert, um bei der nächsten Kontraktionswelle wieder anterograd befördert zu werden. Durch die Mahlbewegungen werden feste Speisen zerkleinert. Erst bei einer Partikelgröße von <1 mm verlassen sie den Magen. Bei einer gemischten Mahlzeit wird Flüssigkeit also schneller entleert als feste Speisen. Mageninhalt, der dem Mahlprozess der Magenkontraktionen widersteht – und dazu gehören auch magensäureresistente Tabletten – werden erst in der interdigestiven Phase durch Riesenkontraktionen in der Phase III des migrierenden Motorkomplexes (▶ Abschn. 4.3.2) aus dem Magen entleert.

9.5.1 Verzögerte Magenentleerung

Eine verzögerte Magenentleerung für feste und/oder flüssige Speisen kann Folge einer Obstruktion (Magenausgangsstenose, Pylorushypertrophie) oder einer verminderten oder unkoordinierten motorischen Aktivität (Gastroparese) des Magens sein.

Ursachen
Die Ursachen können vielfältig sein (Tab. 9.2). Die symptomatische diabetische Gastroparese mit Beeinflussung der Blutzuckerspiegelkontrolle ist bei Kindern eher selten. Im Kindes- und Jugendalter sind häufiger die idiopathische und die infektiöse Gastroparese anzutreffen, außerdem eine postoperative Magenentleerungsstörung mit vorübergehender oder bleibender Läsion des N. vagus. Nicht selten ist eine verzögerte Magenentleerung Ausdruck einer bisher nicht erkannten **Nahrungsmittelallergie**.

Symptomatik
Die klinische Manifestation der Gastroparese erfolgt unabhängig von der Ursache mit Übelkeit, Völlegefühl, frühzeitigem Sättigungsgefühl, postprandialen Schmerzen und Erbrechen von Nahrungsresten, z. T. Stunden nach einer Mahlzeit. **Folgen** sind:
- Gewichtsverlust bis zur schweren Malnutrition
- Refluxösophagitis mit Sodbrennen
- bei heftigem Erbrechen hypochlorämische Alkalose und Hypokaliämie

Diagnostik
Eine mechanische Obstruktion sollte durch eine **Magen-Darm-Passage** ausgeschlossen werden. Der Goldstandard zur Erfassung der Schwere einer Magenentleerungsstörung ist die **Szintigraphie** mit einer markierten festen und flüssigen Testmahlzeit. Für Kinder existieren jedoch keine Normwerte. Nichtinvasiv und schon bei Säuglingen möglich sind Untersuchungen mit stabilen Isotopen (mit ^{13}C markiertes Azetat oder Oktanoat). Weniger zuverlässig sind Sonographie und Röntgenuntersuchung. Eine Dysrhythmie wird mittels Elektrogastrographie (▶ Abschn. 3.2.6) diagnostiziert.

Therapie
Die Therapie umfasst zunächst die Beseitigung oder Behandlung der auslösenden Ursache oder Grundkrankheit, kombiniert mit diätetischen, medikamentösen und chirurgischen Maßnahmen. Häufige, kleine, fettreduzierte oder flüssige Mahlzeiten mit geringem Anteil an Ballaststoffen begünstigen die Magenentleerung. Bei schwerer Gastroparese sollte die Ernährung kontinuierlich über eine Gastrojejunalsonde, eine Jejunostomie und bei chronischer intestinaler Pseudoobstruktion (▶ Abschn. 8.3) auch parenteral erfolgen. Versagen die **diätetischen Maßnahmen,** können prokinetisch wirksame Medikamente wie Domperidon, Metroclopramid oder in Ausnahmefällen auch niedrigdosiertes Erythromycin eingesetzt werden. Bei nachgewiesenem pathologischen gastroösophagealen Reflux ist eine **Säuresuppression** mit Omeprazol sinnvoll.

> ❗ Eine Pyloroplastik birgt die Gefahr, bei gestörter Motilität einem duodenogastralen, d. h. einem galligen Reflux Vorschub zu leisten und so eine chemische Gastritis oder eine Refluxösophagitis zu verstärken.

Tab. 9.2. Ursachen einer verzögerten Magenentleerung

Ursachen	Beispiele
Anatomische Obstruktion	– Stenose in Pylorus oder Duodenum – Membran in Antrum oder Duodenum
Stoffwechsel- oder Elektrolytentgleisung	– Azidose – Hypokaliämie – Hypothyreose – Anorexia nervosa – Bulimie – Langzeitparenterale Ernährung – Niereninsuffizienz
Neurogene Erkrankung	– Zerebralparese – Diabetische oder familiäre autonome Neuropathie – Operationsbedingte Läsion des N. vagus – Mangel an Cajal-Zellen – Neurogene chronische intestinale Pseudoobstruktion – Multiple Sklerose
Muskuläre Erkrankung	– Myogene chronische intestinale Pseudoobstruktion – Muskeldystrophie – Kollagenosen: Sklerodermie, Sharp-Syndrom
Infektion	Para- und postinfektiös, z. B. durch: – Neurotrope Viren wie Zytomegalie-, Herpes-Zoster-Virus und andere – Trypanosoma cruzi – Clostridium botulinum
Nichtinfektiöse Entzündung	Nahrungsmittelallergie
Medikamente	– Atropin – Trizyklische Antidepressiva – Lithium – Ondansetron
Idiopathisch	– Gastrale Dysrhythmie – Unreife bei kleinen Frühgeborenen

9.5.2 Beschleunigte Magenentleerung (Dumping-Syndrom)

Eine pathologisch beschleunigte Magenentleerung verursacht eine Vielzahl von gastrointestinalen und extraintestinalen Beschwerden. Unterschieden werden ein **Früh-Dumping** mit Symptombeginn innerhalb von 30–60 min nach einer Mahlzeit und ein **Spät-Dumping** mit Beschwerdebeginn nach 90 min bis 5 Stunden postprandial. Ein Dumping-Syndrom findet sich besonders nach Fundoplikatio, aber auch bei partieller oder totaler Gastrektomie, Vagotomie, Pyloroplastik, Magenhochzug, z. B. bei langstreckiger Ösophagusatresie, und der seltenen angeborenen Mikrogastrie.

Symptomatik
Pathophysiologisch kommt es postprandial zu einem **Druckanstieg im Magen** mit z. T. sturzartiger Magenentleerung. Folge des hyperosmolaren Chymus im Darmlumen ist ein starker Flüssigkeitseinstrom mit Verminderung des Blutvolumens und Aktivierung des Renin-Angiotensin-Aldosteron-Systems. Die reaktive

Freisetzung vasoaktiver Substanzen und verschiedener gastrointestinaler Hormone verursacht zahlreiche Symptome und eine beschleunigte Darmpassage.

Zeichen des Früh-Dumpings sind:
- postprandiales Schwitzen
- Übelkeit
- Tachykardie
- Blässe
- Würgen, gefolgt von plötzlich einsetzenden wässrigen z. T. fettigen Durchfällen, Flatulenz, Meteorismus und Bauchschmerzen

Die rasche postprandiale Magenentleerung von Kohlenhydraten resultiert in einer **Hyperglykämie** mit reaktiver Hyperinsulinämie, gefolgt von Hypoglykämie und Symptomen des Spät-Dumpings wie Zittrigkeit und Kaltschweißigkeit bis hin zum Krampfanfall.

Diagnostik

Diagnostisch wegweisend sind neben der Anamnese der Nachweis einer beschleunigten Magenentleerung und ein pathologisch ausfallender oraler Glukosetoleranztest mit supranormalen Blutzuckerwerten innerhalb der ersten Stunde und zu niedrigen Werten nach 1,5–5 Stunden (Spät-Dumping).

> Bei der oralen Glukosebelastung mit 1,75 g Glukose/kg KG sind Blutzuckerspiegelbestimmungen in der ersten Stunde alle 15 min, danach über 3 Stunden alle 30 min durchzuführen. Bei Zeichen der Hypoglykämie wird eine Kontrolle des Blutzuckerwertes vorgenommen und bedarfsweise i. v. Glukose verabreicht.

Therapie

Durch **diätetische Maßnahmen** können die Magenentleerung verzögert und pathologische postprandiale Blutzuckerspiegelschwankungen vermieden werden. Schnell resorbierbare Kohlenhydrate (Mono- und Disaccharide, Glukosepolymere) werden durch komplexe Kohlenhydrate, in schweren Fällen durch ungekochte Stärke ersetzt. Die Zufuhr von Fett und Eiweiß muss nicht eingeschränkt werden. Bei Säuglingen empfiehlt sich eine Säuglingsformelnahrung, die frei ist von Kohlenhydraten und der Reisflocken, Maisstärke, Gries sowie evtl. Johannisbrotkernmehl (0,5–1%) zugesetzt werden. Ratsam sind häufige kleine Mahlzeiten mit niedriger Osmolarität. Während der Mahlzeiten sollte wenig getrunken werden. Zwischen den Mahlzeiten sind ungezuckerter Tee und Wasser, jedoch keine süßen oder kohlensäurehaltigen Getränke erlaubt. In therapierefraktären Fällen muss die Nahrung kontinuierlich per Pumpe – intragastral oder intraduodenal – appliziert werden.

9.5.3 Zyklisches Erbrechen

Zyklisches Erbrechen ist eine **funktionelle Störung** mit rezidivierenden, selbstlimitierenden, bei einem individuellen Kind ziemlich gleichförmig ablaufenden Episoden von heftiger Übelkeit und unstillbarem Erbrechen, die durch keine identifizierbare organische Ursache ausgelöst werden. Spekuliert wird über eine Variante von Migräne mit sekundärer Motilitätsstörung des Magens. In der Familien- und Eigenanamnese der Kinder finden sich häufig Migräne, Neigung zur Reisekrankheit und funktionelle Bauchbeschwerden. Auffällig ist eine Vererbung der Anlage über die Mutter, sodass eine Variante in der mitochondrialen DNA vermutet und kürzlich auch für Patienten mit Migräne und zyklisches Erbrechen gefunden wurde.

> Organische Ursachen wie zentralnervöse-, Nieren und Stoffwechselerkrankungen (besonders Fettsäurenoxidations- und Atmungskettendefekte) müssen durch entsprechende Untersuchungen sorgfältig ausgeschlossen werden.

Symptomatik

Die **Brechepisoden** beginnen plötzlich, häufig in den frühen Morgenstunden aus dem Schlaf heraus. Sie dauern Stunden, manchmal Tage an. Die Kinder brechen im Rhythmus von 15 min bis seltener. Der Ablauf ist relativ stereotyp. Gelegentlich treten Bauchschmerzen und auch Durchfälle als Folge auf. Im symptomfreien Intervall sind die Kinder völlig beschwerdefrei. Die rezidivierenden Episoden können regelmäßig über Monate, aber auch viele Jahre auftreten und enden häufig in der Adoleszenz.

Therapie

Die Anzahl der beim zyklischen Erbrechen angewandten **Medikamente** mit völlig unterschiedlichen Ansatzpunkten spiegelt zum einen die Schwierigkeit der Therapie, zum anderen aber auch die unterschiedliche Genese dieser funktionellen Störung wider. Kontrollierte Studien fehlen.

Bei Andauern der Brechepisoden über einen Tag oder bei Auftreten einer sekundären Ketoazidose müssen Flüssigkeit und Elektrolyte i. v. ersetzt sowie **Komplikationen,** z. B. eine peptische Ösophagitis oder ein Mallory-Weiss-Riss durch heftiges Würgen, behandelt werden (z. B. mit Protonenpumpenhemmern oder Sucralfat).

Verschiedene Medikamente sind allein oder in Kombination mit unterschiedlichem Erfolg in offenen Anwendungen erfolgreich gewesen.

> Vor oder während der akuten Attacke sind Sedativa, Antiemetika und Prokinetika indiziert. Sie sollten möglichst vor (bei Prodromi) oder innerhalb von 60 min nach Beginn des Brechanfalls gegeben werden, um diesen zu verhindern oder abzukürzen:
> - Sedierung, z. B. mit Lorazepam (Tavor), das auch antiemetisch und anxiolytisch wirkt
>   - Dosierung: 0,05–0,1 mg/kg KG (max. 4 mg) über 2–5 min. i. v., evtl. Wiederholung nach 6–8 Stunden
>   - bei Prodromi sublinguale Gabe von 1–2 mg Lorazepam auch vor der Attacke möglich
> - Serotoninantagonisten, z. B. Ondansetron (Zofran): 0,1 mg/kg KG, max. 4 mg, als Einzeldosis langsam i. v. oder p. o.
> - antiemetisch wirkende Neuroleptika: Phenothiazine, z. B. Chlorpromazin (Prophphenin) oder Promethazin (Atosil)
> - Prokinetika: Metoclopramid, Domperidon, Erythromycin (▶ Abschn. 9.5.1)

Eine **Langzeittherapie** ist bei häufigen Anfällen in Betracht zu ziehen, besonders bei Migräne in der Familienanamnese. Im Einzelfall ist das Nutzen-Risiko-Verhältnis gut abzuwägen, da die Medikamente oft Nebenwirkungen haben und für Kinder eine strenge Indikationsstellung besteht. Kombinationen sind oft erfolgreicher als Einzelsubstanzen, aber Interaktionen sind dringend zu beachten. Infrage kommen:

- Amitriptylin (Antidepressivum), z. B. Amineurin: 0,2–1 mg/kg KG/Tag in 2 Einzeldosen
- Cyproheptadin (Antihistaminikum), z. B. Peritol: 0,1–0,3 mg/kg KG/Tag in 2 Einzeldosen
- Anti-Migräne-Mittel: Sumatriptan (Serotonin-Rezeptor-Agonist, z. B. Imigran), Propanolol (β-Rezeptoren-Blocker)
- Prokinetika: Metoclopramid, Domperidon, Erythromycin (▶ Abschn. 9.5.1)
- Phenobarbital, z. B. Luminal: 2 mg/kg KG/Tag in 2 Einzeldosen

Literatur

Abell TL, Bernstein VK, Cutts T et al. (2006) Treatment of gastroparesis: a multidisciplinary clinical review. Neurogastroenterol Motil 18 (4): 263–283

Banh HL, MacLean C, Topp T, Hall R (2005) The use of tegaserod in critically ill patients with impaired gastric motility. Clin Pharmacol Ther 77 (6): 583–586

Bufler P, Ehringhaus C, Koletzko S (2001) Dumping syndrome: an abundant problem following Nissen fundoplication in young children. Pediatr Surg Int 17: 351–355

Chicella MF, Batres LA, Heesters MS, Dice JE (2005) Prokinetic drug therapy in children: a review of current options. Ann Pharmacother 39 (4): 706–711

Curry JI, Lander TD, Stringer MD (2001) Review article: erythromycin as a prokinetic agent in infants and children. Aliment Pharmacol Ther 15: 595–603

Fleisher DR, Matar Marla (1993) The cyclic vomiting syndrome: a report of 71 cases and literature review. J Pediatr Gastroenterol Nutr 17: 361–369

Ravelli AM (2001) Cyclic vomiting syndrome. J Pediatr Gastroenterol Nutr 32 (Suppl 1): S14–S15

Samuk I, Afriat R, Horne T, Bistritzer T, Barr J, Vinograd I (1996) Dumping syndrome following Nissen fundoplication, diagnosis, and treatment. J Pediatr Gastroenterol Nutr 23 (3): 235–240

Sigurdsson L, Flores A, Putnam PE, Hyman PE, Di LC (1997) Postviral gastroparesis: presentation, treatment, and outcome. J Pediatr 131 (5): 751–754

Sudel B, Li BU (2005) Treatment options for cyclic vomiting syndrome. Curr Treat Options Gastroenterol 8 (5): 387–395

Vandenplas Y, Hauser B, Salvatore S (2004) Current pharmacological treatment of gastroparesis. Expert Opin Pharmacother 5 (11): 2251–2254

Wang Q, Ito M, Adams K et al. (2004) Mitochondrial DNA control region sequence variation in migraine headache and cyclic vomiting syndrome. Am J Med Genet A 131 (1): 50–58

9.6 Infantile hyperthrophe Pylorusstenose (IHPS)

J. Fuchs

Die erste klinische Beschreibung der IHPS erfolgte durch Hildanus im Jahre 1627. Lobker behandelte 1898 erstmals erfolgreich einen Patienten mit einer Pylorusstenose durch eine Gastrojejunostomie. Seit der Einführung der extramukösen Pyloroplastik durch Fredet im Jahre 1907 und Weber im Jahre 1908 ist die Mortalität von 50–70% auf <1% gesunken. Ramstedt verzichtete seit 1911 auf eine Queradaption der Pylorusmuskulatur, und seither stellt diese Technik die chirurgische Standardbehandlung dar.

9.6.1 Epidemiologie

Die **Inzidenz** der IHPS liegt in Europa und Amerika bei 1–3 : 1000 Lebendgeburten. Jungen sind 4- bis 5-mal häufiger betroffen als Mädchen. Eine familiäre Häufung wird in 3–5% der Fälle beobachtet.

9.6.2 Pathophysiologie

Die Ätiologie der IHPS ist unbekannt. Das Auftreten dieser Erkrankung wurde im Zusammenhang mit einer frühen **Erythromycinexposition** des Säuglings – auch über die Muttermilch – beobachtet.

 Bei Einnahme von Erythromycin innerhalb des 3.–13. Lebenstages wurde ein 8fach erhöhtes Risiko beschrieben.

Der verdickte Pylorus zeigt eine derbe Konsistenz. Die Passage des Mageninhalts in das Duodenum ist durch die Hypertrophie erheblich verzögert. Die Folge ist eine Vergrößerung des Magens mit Hypertrophie der Magenschleimhaut und der Magenmuskulatur.

9.6.3 Klinisches Bild

Das Leitsymptom ist das nichtgallige, schwallartige **Erbrechen** in der 2.–3. Lebenswoche. Das Erbrechen erfolgt 30–60 min nach der Nahrungsaufnahme. In fortgeschrittenen Fällen kann es zu einer Hämatemesis kommen. Klinisch fällt eine Vorwölbung des linken Epigastriums mit ausgeprägter Magenperistaltik auf. Gelegentlich kann der Untersucher eine olivenförmige Resistenz im Oberbauch palpieren. Aufgrund des rezidivierenden Erbrechens sind die Patienten sehr hungrig und unruhig und setzen substanzarme Hungerstühle ab. In 2% der Fälle kommt es zu einem Ikterus. Dieses Phänomen erklärt man sich durch eine Stauung der Gallenwege aufgrund der Pylorushypertrophie. Bei anhaltendem Erbrechen entwickelt sich eine schwere Dehydration mit greisenhaftem Aussehen, eingefallener Fontanelle und halonierten Augen, außerdem eine Dystrophie. Der Verlust von säurehaltigem Magensaft führt zu einer hypochlorämischen Alkalose.

9.6.4 Diagnostik

Die diagnostische Methode der Wahl ist die **Sonographie** (◘ Abb. 9.2). Dabei stellt sich der Pylorus nach rechts verlagert, elongiert und wandverdickt dar. Die charakteristische sonographische Erscheinung ist eine »Doughnut«-artige Struktur oder das »bull's eye«. Eine Wanddicke von >4 mm, ein Gesamtdurchmesser von >13 mm und eine Länge von >19 (17) mm werden als pathologisch eingestuft. Diese Parameter haben einen positiv prädiktiven Wert von >90%. Röntgenuntersuchungen sind sehr selten bei differenzialdiagnostischen Fragen notwendig.

Im frühen Stadium ist der Säure-Basen-Haushalt meist ausgeglichen. Später zeigt sich typischerweise eine hypochlorämische, hypokaliämische **Alkalose**.

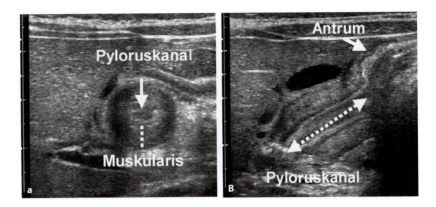

◨ **Abb. 9.2.** Sonographischer Aspekt einer infantilen hyperthrophen Pylorusstenose (IHPS) im Quer- (**a**) und Längsschnitt (**b**)

9.6.5 Differenzialdiagnostik

Differenzialdiagnostisch sind folgende Erkrankungen zu berücksichtigen:
- gastroösophagealer Reflux
- Pylorusatresie
- Duodenalstenose
- Duodenalatresie
- Darmduplikaturen
- zerebrale Erkrankungen (erhöhter Hirndruck)
- adrenogenitales Syndrom
- Hypopituitarismus
- Stoffwechseldefekte
- allergisch bedingte Nahrungsmittelunverträglichkeiten
- Hypothyreose
- Gastroenteritis

9.6.6 Therapie

Die Therapie besteht zuerst im **Ausgleich des Elektrolyt- und Säure-Basen-Haushalts.** Die konservative Behandlung (Atropin p.o.) ist umstritten und hat kaum noch einen Stellenwert.

Die **Operation** sollte immer erst nach Stabilisierung des Kindes erfolgen. Die Pyloromyotomie nach Weber-Ramstedt (◨ Abb. 9.3) stellt die Behandlungsmethode der Wahl dar. Das Prinzip der Operation beinhaltet eine Längsspaltung der Serosa und der Pylorusmuskulatur ohne Eröffnung der Mukosa. Die operativen Zugangswege variieren vom etwa 2–3 cm großen Querschnitt im rechten Oberbauch über einen supraumbilikalen/zirkumbilikalen Zugang bis hin zum laparoskopischen Zugang mit 3 Trokaren mit einer Größe von 1,5–3 mm (ein Kamerazugang, 2 Arbeitstrokare). Eine perioperative Antibiotikabehandlung ist nicht notwendig. Der Nahrungsaufbau kann bereits

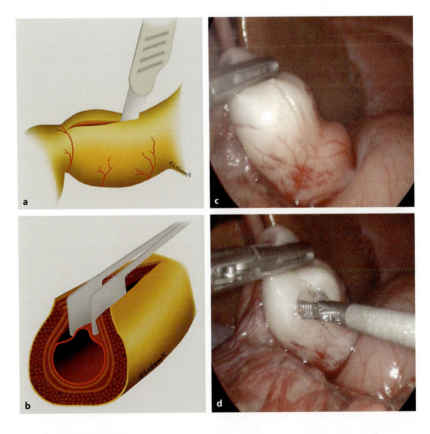

◨ **Abb. 9.3.** Schematische Darstellung der Pyloromyotomie nach Weber-Ramstedt (**a, b**) mit entsprechendem laparoskopischen Situs (**c, d**)

nach 4–6 Stunden beginnen und ist im Regelfall nach 2 Tagen abgeschlossen (Ausnahme: Schleimhauteröffnung).

9.6.7 Komplikationen und Prognose

Duodenalschleimhautverletzungen sind mit einer Häufigkeit von 0,5–3,6% sehr selten und treten häufiger beim offenen chirurgischen Vorgehen auf. Sie werden in aller Regel durch eine intraoperative Dichtigkeitsprüfung bzw. Magenaufblähung erkannt und übernäht. Eine **unzureichende Spaltung der Pylorusmuskulatur** tritt wiederum häufiger bei den laparoskopischen Techniken auf und kann zur Persistenz des postoperativen Erbrechens führen. Die postoperative Mortalität liegt bei 0,5%; Ursachen sind die vorhandenen Begleitfehlbildungen.

Literatur

Avolio L, Parigi GB (2003) Redo operation for infantile hypertrophic pyloric stenosis (IHPS) is rare and is often caused by incomplete myotomy or accidental duodenal perforation. J Pediatr Surg 38 (7): 1129

Campbell BT, McLean K, Barnhart DC, Drongowski RA, Hirschl RB (2003) A comparison of laparoscopic and open pyloromyotomy at a teaching hospital. J Pediatr Surg 37 (7): 1068–1071

Carpenter RO, Schaffer RL, Maeso CE et al. (1999) Postoperative ad lib feeding for hypertrophic pyloric stenosis. J Pediatr Surg 34 (6): 959–961

Leinwand MJ, Shaul DB, Anderson KD (2000) A standardized feeding regimen for hypertrophic pyloric stenosis decreases length of hospitalization and hospital costs. J Pediatr Surg 35 (7): 1063–1065

Mahon BE, Roseman MB, Kleinen MB (2001) Maternal and infant use of erythromycin and other macrolide antibiotics as risk factor for infantile hypertrophic pyloric stenosis. J Pediatr 139 (3): 380–394

Shankar KR, Losty PD, Jones MO, Turnock RR, Lamont GL, Lloyd DA (2001) Umbilical pyloromyotomy – an alternative to laparoscopy? Eur J PediatrSurg 11 (1): 8–11

Yamataka A, Tsukada K, Yokoyama-Laws Y et al. (2000) Pyloromyotomy versus atropine sulfate for infantile hypertrophic pyloric stenosis. J Pediatr Surg 35 (2): 338–342

10 Erkrankungen und Therapieformen des unteren Gastrointestinaltrakts

10.1 Dünndarmanomalien – 218
J. Fuchs
10.1.1 Duodenalatresie und Pankreas anulare – 218
10.1.2 Dünndarmatresien – 219
10.1.3 Dünndarmduplikaturen – 221
10.1.4 Meckel-Divertikel – 221
Literatur – 221

10.2 Nahrungsmittelallergie – 222
K.-P. Zimmer
10.2.1 Epidemiologie und Genetik – 222
10.2.2 Pathophysiologie und Pathogenese – 222
10.2.3 Klinisches Bild – 224
10.2.4 Basisdiagnostik – 226
10.2.5 Differenzialdiagnostik – 228
10.2.6 Therapie, Prävention und Prognose – 228
Literatur – 230

10.3 Zöliakie – 230
K.-P. Zimmer
10.3.1 Epidemiologie und Genetik – 230
10.3.2 Pathophysiologie – 230
10.3.3 Klinisches Bild – 231
10.3.4 Diagnostik – 233
10.3.5 Screening – 235
10.3.6 Differenzialdiagnostik – 235
10.3.7 Therapie und Prognose – 235
Literatur – 236

10.4 Autoimmunenteropathie (AIE) – 236
F.M. Rümmele
10.4.1 Pathophysiologie und Genetik – 236
10.4.2 Klinisches Bild – 237
10.4.3 Diagnostik – 237
10.4.4 Differenzialdiagnostik – 238
10.4.5 Therapie und Prognose – 238
Literatur – 239

10.5 Akute Gastroenteritis – 239
A.C. Hauer
10.5.1 Epidemiologie – 239
10.5.2 Pathophysiologie – 239
10.5.3 Klinisches Bild – 239
10.5.4 Diagnostik – 239
10.5.5 Differenzialdiagnostik – 240
10.5.6 Therapie – 240
Literatur – 241

10.6	**Therapieresistente Diarrhö** – 241	
	A.C. Hauer	
10.6.1	Epidemiologie – 241	
10.6.2	Pathophysiologie – 242	
10.6.3	Klinisches Bild – 242	
10.6.4	Diagnostik – 242	
10.6.5	Differenzialdiagnostik – 244	
10.6.6	Therapie – 244	
10.6.7	Prognose – 245	
	Literatur – 245	
10.7	**Postenteritisches Syndrom** – 246	
	A.C. Hauer	
10.7.1	Epidemiologie – 246	
10.7.2	Pathophysiologie – 246	
10.7.3	Klinisches Bild – 246	
10.7.4	Diagnostik – 246	
10.7.5	Differenzialdiagnostik – 246	
10.7.6	Therapie, Prävention und Prognose – 246	
	Literatur – 247	
10.8	**Bakterielle Überbesiedlung des Dünndarms (BÜD)** – 247	
	S. Buderus	
10.8.1	Normaler mikrobiologischer Befund des oberen Gastrointestinaltrakts – 247	
10.8.2	Pathophysiologie und prädisponierende Faktoren für eine bakterielle Überbesiedlung des Dünndarms – 247	
10.8.3	Klinische Symptomatik und typische laborchemische Veränderungen – 248	
10.8.4	Diagnostik – 248	
10.8.5	Therapie – 249	
	Literatur – 249	
10.9	**Kurzdarmsyndrome** – 249	
	K.-M. Keller	
10.9.1	Ätiologie – 249	
10.9.2	Pathophysiologie – 250	
10.9.3	Symptomatik – 250	
10.9.4	Diagnostik – 251	
10.9.5	Therapie – 251	
10.9.6	Komplikationen – 251	
10.9.7	Chirurgische Optionen – 254	
10.9.8	Prognose – 254	
10.9.9	Prävention – 254	
	Literatur – 254	
10.10	**Stomata und Stomapflege** – 254	
	D. von Schweinitz	
	Literatur – 256	
10.11	**Dünndarmtransplantation** – 256	
	F.M. Rümmele, F. Lacaille, O. Goulet	
10.11.1	Indikationen – 256	
10.11.2	Therapeutisches Vorgehen – 257	
10.11.3	Komplikationen – 259	
10.11.4	Prognose – 259	
	Literatur – 260	

10.12 **Exsudative Enteropathie und intestinaler Eiweißverlust** – 260
K.-M. Keller
10.12.1 Epidemiologie – 260
10.12.2 Pathophysiologie – 261
10.12.3 Klinisches Bild – 261
10.12.4 Diagnostik – 261
10.12.5 Therapie – 262
Literatur – 262

10.13 **Kolonpolypen, Polyposissyndrome und intestinale Tumoren** – 262
H. Müller
10.13.1 Kolonpolypen – 262
10.13.2 Polyposissyndrome – 263
10.13.3 Intestinale Tumoren – 265
Literatur – 265

10.14 **Hernien** – 265
K.-L. Waag
10.14.1 Zwerchfellhernien – 265
10.14.2 Relaxatio diaphragmatica – 267
10.14.3 Hernien des Abdomens – 267

10.15 **Mesenterialzysten** – 268
D. von Schweinitz
10.15.1 Epidemiologie – 269
10.15.2 Pathophysiologie – 269
10.15.3 Klinisches Bild – 269
10.15.4 Diagnostik – 269
10.15.5 Differenzialdiagnostik – 269
10.15.6 Therapie – 269
10.15.7 Prognose – 269
Literatur – 270

10.16 **Bauchwanddefekte** – 270
C. Petersen
10.16.1 Epidemiologie – 270
10.16.2 Embryologie – 270
10.16.3 Therapie und Prognose – 271
Literatur – 271

10.17 **Peritonitis** – 272
K.-M. Keller
10.17.1 Definition – 272
10.17.2 Ätiologie – 272
10.17.3 Pathophysiologie – 272
10.17.4 Symptomatik – 272
10.17.5 Diagnostik – 273
10.17.6 Therapie – 273
10.17.7 Prognose – 273
Literatur – 273

10.1 Dünndarmanomalien

J. Fuchs

Bei 30% aller intestinalen Obstruktionen des Neugeborenen findet man eine Darmatresie. Die Diagnose kann in 15–30% aller Fälle bereits pränatal gestellt werden. Atresien sind komplette Verschlüsse des Darmlumens, wogegen die Stenosen nur inkomplette Obstruktionen darstellen, sodass sich die klinischen Symptome verzögert offenbaren. In rund 15% aller Fälle treten mehrfache Atresien auf. Es existiert immer ein enormer Kaliberunterschied zwischen dem proximalen Darm und dem postatretischen »Hungerdarm«. Das Leitsymptom ist das gallige Erbrechen innerhalb der ersten Lebenstage. Die zystische Fibrose ist bei Kindern mit Dünndarmatresien 200fach häufiger anzutreffen.

10.1.1 Duodenalatresie und Pankreas anulare

Definition
Duodenalatresien sind Hemmungsfehlbildungen und können proximal oder distal der Papilla Vateri entstehen, wobei die präpillären Obstruktionen selten sind. Grundsätzlich kann zwischen einer **Membranatresie** und einer **Defektatresie** unterschieden werden. Die Unterscheidung beruht nicht nur auf embryologisches Gesichtspunkten, sondern hat auch eine klinische Bedeutung: Bei der Membranatresie kann die quergestellte, partiell offene oder geschlossene Membran weit in den distalen Duodenalanteil reichen (»Windsackphänomen«), was zu diagnostischen und auch intraoperativen Problemen führen kann. Ein Pankreas anulare findet sich bei etwa 20% aller Patienten mit Duodenalatresie.

Klinisches Bild
Die meisten Duodenalatresien werden bereits pränatal diagnostiziert. Sonographisch findet man in der Regel ein **Polyhydramnion** und in Analogie zum postnatalen Röntgenbild ein »Double-bubble«-Phänomen, wobei die Darmschlingen pränatal mit Flüssigkeit gefüllt sind (Abb. 10.1).

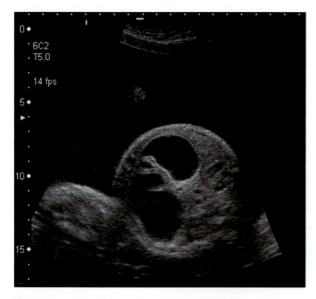

Abb. 10.1. Pränatales Sonogramm bei Duodenalatresie

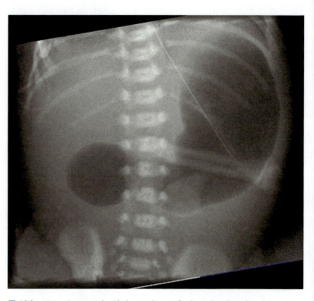

Abb. 10.2. Postnatale Abdomenleeraufnahme bei Duodenalatresie mit typischem »Double-bubble«-Phänomen

> Der pränatale Verdacht auf eine Duodenalatresie impliziert immer eine weiterführende Diagnostik zum Ausschluss von chromosomalen Anomalien, Herzfehlbildungen und Fehlbildungen der Harnwege.

Innerhalb der ersten 12–24 Lebensstunden kommt es bei den Kindern zum galligen Erbrechen (außer bei präpillärer Atresie). Bei genauer Inspektion des Abdomens fallen eine Vorwölbung des Oberbauchs und ein eingefallener Unterbauch (»**Kahnbauch**«) auf. Im Regelfall setzen die Kinder zeitgerecht Mekonium ab.

Diagnostik
Der klinische Verdacht wird durch eine **Röntgenübersichtsaufnahme** des Abdomens im Hängen bestätigt (Abb. 10.2). Findet man neben den 2 großen Spiegeln zusätzlich Luft im Abdomen, liegt eine Duodenalstenose vor. Die orale Applikation von wasserlöslichem Kontrastmittel ist nicht erforderlich, da das Röntgenbild pathognomonisch ist.

Die konventionelle Sonographie des Abdomens und die Kardiosonographie haben ihren Stellenwert beim Ausschluss von Begleitfehlbildungen.

Differenzialdiagnostik
Differenzialdiagnostisch kommen der hohe **Volvulus** und eine **Malrotation** in Betracht. Hilfreich ist hier die Sonographie des Abdomens, bei der man dopplersonographisch ein »hurricane sign« sieht. Zur Abklärung einer Malrotation ist häufig eine Magen-Darm-Passage bzw. ein Kolonkontrasteinlauf hilfreich.

Therapie
Sowohl für die Duodenalatresie als auch für das Pankreas anulare gelten die gleichen chirurgischen Therapieprinzipien. Die Methode der Wahl ist eine **Duodeno-duodenostomie** (»kissing anastomosis«; Abb. 10.3). Der Zugang kann offen chirurgisch über eine rechtsbetonte quere Oberbauchlaparotomie oder auch laparoskopisch über 3 Trokare erfolgen. Die laparoskopische Technik stellt derzeit noch kein Routineverfahren dar. Alternativ

10.1 · Dünndarmanomalien

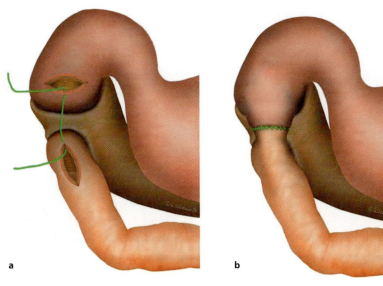

Abb. 10.3. Schematische Darstellung des intraoperativen Situs bei Pankreas anulare (**a**) mit Duodeno-duodenostomie (**b**)

kann eine Jejunoduodenostomie angelegt werden. Allerdings kommt es hierbei nicht selten zu funktionellen Darmpassagestörungen. Sollte eine sog. Windsackmembran bei membranöser Atresie vorliegen, kann diese partiell reseziert werden. Hier ist jedoch besondere Vorsicht geboten, da innerhalb der Membran der Ductus choldedochus bzw. der Ductus pancreaticus verlaufen kann.

Prognose

Die Langzeitergebnisse sind in den meisten Fällen exzellent. Probleme ergeben sich durch 2 Sachverhalte: Zum einen wird die Prognose durch **Begleitfehlbildungen** und insbesondere chromosomale Abberationen bestimmt, zum anderen kommt es zu **gastrointestinalen Störungen;** dazu zählen Megaduodenum, duodenogastrischer Reflux, Gastritis, »Blind-loop«-Syndrom und gastroösophagealer Reflux.

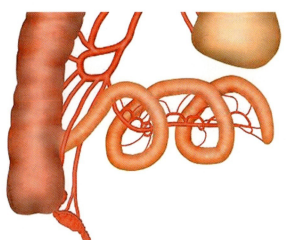

Abb. 10.4. Schematische Darstellung der »Apple-peel«-Atresie

10.1.2 Dünndarmatresien

Definition

Die Atresien von Jejunum und Ileum kommen in annähernd gleicher Häufigkeit vor. Grundsätzlich unterscheidet man 4 unterschiedliche **Formen:**
- Typ I: solitäre Atresie mit intraluminalem Diaphragma
- Typ II: solitäre Atresie mit narbigem Strang zwischen den Darmenden
- Typ III: solitäre Atresie mit Mesenteriallücke (Sonderform: »Apple-peel«-Syndrom; ◘ Abb. 10.4)
- Typ IV: multiple Atresien

Klinisches Bild

Im Rahmen der Pränataldiagnostik fällt ein **Polyhydramnion** mit weiten Darmschlingen des Feten auf. Im Gegensatz zu den Duodenalatresien sind Begleitfehlbildungen sehr selten. Postnatal kommt es innerhalb der ersten 4 Lebenstage zu klinischen Symptomen wie **galligem Erbrechen.** Die Distension des Abdomens (◘ Abb. 10.5) ist ein Frühsymptom. Je höher die Atresie lokalisiert ist, desto eher kommt es zum galligen Erbrechen und desto geringer ist die Abdominaldistension. Die Auskultation offenbart hochgestellte Darmgeräusche. In 20–30% der Fälle finden

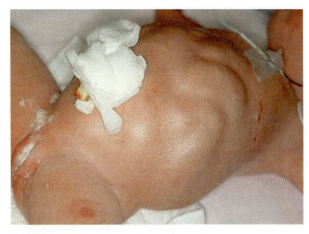

Abb. 10.5. Darmsteifungen bei einem Neugeborenen mit Dünndarmatresie

sich ein Ikterus und eine erhöhte Konzentration des indirekten Bilirubins. Dieses Phänomen ist durch eine Störung im enterohepatischen Kreislauf erklärbar. Der Mekoniumabgang ist verzögert und mengenmäßig insuffizient.

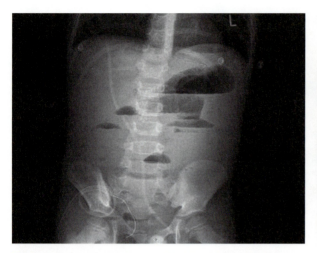

Abb. 10.6. Präoperatives Röntgenbild mit Darstellung multipler Spiegel

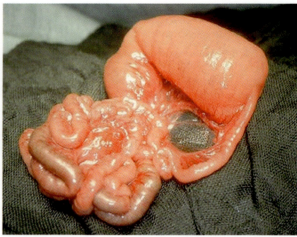

Abb. 10.7. Intraoperativer Situs mit postatretischem Hungerdarm

Diagnostik

Die **Röntgenübersichtsaufnahme** des Abdomens im Hängen zeigt mehrere Flüssigkeitsspiegel im Oberbauch und einen gasleeren Unterbauch. Bei den proximalen Jejunumatresien bilden sich 3–4 Spiegel. Weitere Flüssigkeitsspiegel im Mittel- bzw. Unterbauch deuten eher auf eine Ileumatresie hin (Abb. 10.6). Die Applikation von Kontrastmittel ist eigentlich nie erforderlich und birgt nur unnötige Risiken.

Differenzialdiagnostik

Eine der wichtigsten Differenzialdiagnosen ist der akute **Volvulus** – ein lebensbedrohliches Krankheitsbild. Wegweisend ist hier die Dopplersonographie. Andere Differenzialdiagnosen sind der Mekoniumileus, das »Small-left-colon«-Syndrom und ein langstreckiger M. Hirschsprung. Für die Diagnostik der letztgenannten Krankheitsbilder ist ein Kolonkontrasteinlauf hilfreich.

Therapie

Die Korrektur der Dünndarmatresie ist ein Eingriff mit aufgeschobener Dringlichkeit. Erste Priorität hat der Ausgleich des Flüssigkeits- und Elektrolyt- bzw. des Säure-Basen-Haushalts. In der Regel wird als Zugangsweg eine quere Oberbauchlaparotomie gewählt. Das Ende des proximal atretischen Darms wird wegen seiner massiven Distension aufgrund zu erwartender funktioneller Probleme reseziert und danach eine Anastomose zwischen dem oralen Darm und dem aboralen Mikrodarm realisiert. Da der Chirurg immer einen großen Lumensprung zwischen dem proximalen und dem distalen Darm vorfindet (Abb. 10.7), sollte ein »tapering« des proximalen Darms oder eine »End-to-back«-Anastomose durchgeführt werden (Abb. 10.8). Grundsätzlich ist immer eine **Primäranastomose** des Darms anzustreben, weshalb diese Operation kinderchirurgische Erfahrung erfordert. Die Anlage einer passageren Enterostomie ist nur noch bei einer bestehenden Darmperforation oder evtl. bei multiplen Atresien indiziert. Einige wenige Chirurgen favorisieren noch die Bishop-Koop-Fistel.

Postoperative Behandlung. Ein wichtiger Aspekt der Nachbehandlung ist die Darmdekompression durch eine Magensonde ausreichender Größe. In der Regel ist zunächst eine parenterale Ernährung notwendig. Der Beginn der enteralen Ernährung

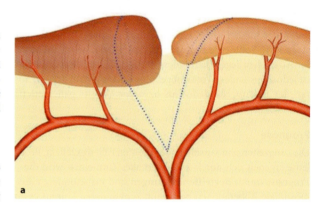

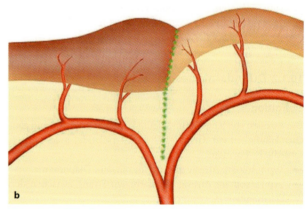

Abb. 10.8a, b. Schematische Darstellung der chirurgischen Korrektur einer Dünndarmatresie mit »End-to-back«-Anastomose

hängt vom intraoperativen Befund ab. Kinder mit Duodenalatresie können bei transanastomotischer Schienung schon am 2. postoperativen Tag sondiert werden. Kinder mit einem »Applepeel«-Syndrom hingegen benötigen oft Wochen, bis sie komplett oral ernährbar sind.

Prognose

Die **Überlebensrate** liegt heute bei 95%. Die Erfolge sind zum einen durch moderne chirurgische Techniken mit Minimierung von »Blind-loop«- und Kurzdarmsyndrom, zum anderen durch die parenterale Ernährung zu erklären. Todesursachen sind meist schwere Begleitfehlbildungen, aber auch Komplikationen durch langzeitparenterale Ernährung und Kathetersepsis. Kinder mit Jejunalatresien haben längerfristig Passageprobleme und werden oft mehrfach operiert (Anastomosenrevisionen, »tapering« des dilatierten Darms). Patienten mit Atresien vom »Apple-peel«-Typ oder vom Typ IV weisen häufiger Motilitätsprobleme oder ein Kurzdarmsyndrom auf.

10.1.3 Dünndarmduplikaturen

Definition

Darmduplikaturen sind seltene Fehlbildungen (Inzidenz 1 : 20.000–30.000) und im gesamten Verdauungstrakt anzutreffen. Die häufigste Lokalisation ist das Endileum. Sie sind häufig mit weiteren Fehlbildungen wie Spaltwirbeln, Herzfehlern, Myelomeningozele etc. kombiniert. Embryologisch liegt den Duplikaturen eine **Abspaltungsstörung der Chorda** vom Entoderm zugrunde. Morphologisch können Darmduplikaturen zystisch oder tubulär sein. Bei letzteren besteht meist eine Kommunikation mit dem Darmtrakt.

Klinisches Bild

Verständlicherweise ist die klinische Symptomatik von der Lokalisation, der Größe, der Form und der Innenauskleidung der Duplikatur abhängig. Zystische Dünndarmduplikaturen stellen nicht selten Zufallsbefunde bei sonographischen Untersuchungen dar. **Schmerzen und Erbrechen** sind oft bereits Folgen eingetretener Komplikationen wie Invagination, intestinale Obstruktion, Perforation oder Volvulus. Die tubulären Duplikaturen bereiten oft erst im späteren Kindesalter Beschwerden, da sie sich durch die Kommunikation mit dem Intestinum entleeren können. Rezidivierende Bauchschmerzen, Blutungsanämie und Gewichtsverlust sind Zeichen eines sog. Blindsacksyndroms.

Diagnostik

Die **Sonographie** ist eine gute Screening-Methode. Der Untersucher findet oväläre, weitgehend echofreie Strukturen mit Schleimhautreflexen. Häufig ist aber eine Magnetresonanztomographie, eine Computertomographie oder auch eine Röntgenkontrastuntersuchung notwendig.

Therapie

Kleine, zystische Duplikaturen können ausgeschält werden. In Fällen mit Zysten, welche die Blutversorgung des Darms kompromittieren, ist eine **Darmresektion** mit Primäranastomose notwendig. Duodenalduplikaturen stellen eine Herausforderung dar, da der Ductus choledochus und der Ductus pancreaticus nicht verletzt werden dürfen. Hier ist eine weite **Fensterung** in das originäre Duodenum erforderlich. Tubuläre Duplikaturen sollten wegen der häufig vorhandenen Gewebedystopie entfernt werden. Da diese aber auch den gesamten Dünndarm betreffen können, ist gelegentlich ein isoliertes »stripping« der Mukosa in der Duplikatur indiziert, um die Durchblutung des regulären Darms zu erhalten.

Prognose

In der Literatur existieren kaum Berichte zu Langzeitverläufen. Die Mortalität nach Resektion von Darmduplikaturen ist jedoch extrem gering. Maligne Entartungen von intestinalen Duplikaturen sind beschrieben.

10.1.4 Meckel-Divertikel

Definition

Die Erstbeschreibung als ein **Rudiment des Ductus omphaloentericus** erfolgte im Jahre 1812 durch Johann Meckel. Das Meckel-Divertikel 40–80 cm proximal der Bauhin-Klappe lokalisiert. Meist handelt es sich um einen abdominalchirurgischen Zufallsbefund. Die Inzidenz beträgt ungefähr 2%.

Klinisches Bild

 Eine klinische Symptomatik findet sich nur bei einem Teil der Kinder mit Meckel-Divertikel.

Das Meckel-Divertikel präsentiert sich durch eine intestinale **Blutung oder Obstruktion** (Leitschiene für eine Invagination oder einen Strangulationsileus durch bindegewebigen Strang zum Nabel) bzw. durch rezidivierende **Bauchschmerzen** (Divertikulitis). Insbesondere bei Kleinkindern kann das Meckel-Divertikel zu profusen Blutauflagerungen im Stuhl führen, die in ihrer Färbung von pechschwarz bis hellrot reichen. Ursache sind meist peptische Ulzerationen aufgrund dystoper Magenschleimhaut.

Diagnostik

Eine spezifische diagnostische Methode existiert nicht. Der **szintigraphische Nachweis** mit ^{99m}Technetium-Pertechnat hat eine Spezifität von 98% und eine Sensitivität von 60–80% und basiert auf dem Nachweis von dystoper Magenschleimhaut. Es handelt sich also um eine klinische Verdachtsdiagnose, die heute durch eine diagnostische **Laparoskopie** gesichert wird.

Therapie

Die Therapie der Wahl ist die **Resektion** des Divertikels. Im Regelfall wird dieser Eingriff minimal-invasiv durchgeführt, da – wie oben beschrieben – die Laparoskopie auch der Diagnostik dient. Die Resektion sollte immer die Basis des Divertikels mit erfassen, da sich hier häufig noch dystopes Gewebe befindet.

Prognose

Die Prognose nach Resektion ist gut und die Mortalität gering.

Literatur

Basu R, Burge DM (2004) The effect of antenatal diagnosis on the management of small bowel atresia. Pediatr Surg Int 20: 177–179

Escobar MA, Ladd AP, Grosfeld LJ et al. (2004) Duodenal atresia and stenosis: long-term follow up over 30 years. J Pediatr Surg 39 (6): 867–871

Festen S, Brevoord JC, Goldhoorn GA et al. (2002) Excellent long-term outcome for survivors of apple peel atresia. J Pediatr Surg 37 (1): 61–65

Rescorla FJ, Grosfeld JL (1985) Intestinal atresia and stenosis: Analysis of survival in 120 cases. Surgery 98 (4): 668–676

Roberts HE, Cragan JD, Cono J, Khoury MJ, Weatherly MR, Moore CA (1998) Increased frequency of cystic fibrosis amoung infants wirth jejunoileal atresia. Am J Med Genet 78: 446–449

Stringer MD, Oldham KT, Mouriquand PDE, Howard ER (1998) Pediatric surgery and urology: Long term outcomes. Saunders, Philadelphia

Swaniker F, Soldes O, Hirschl RB (1999) The utility of technetium 99m pertechnetate scintigraphy in the evaluation of patients with Meckel's diverticulum. J Pediatr Surg 34 (5): 760–764

10.2 Nahrungsmittelallergie

K.-P. Zimmer

Deutschsprachige Pädiater waren bereits früh an der Erforschung der Nahrungsmittelallergie federführend beteiligt. Arthur Schlossmann (Dresden) schrieb 1905 »Über die Giftwirkung des artfremden Eiweißes in der Milch auf den Organismus des Säuglings« – ein Jahr, bevor Klemens Johann von Pirquet (Wien) den Begriff »Allergie« prägte. Heinrich Finkelstein erfand 1910 mit Ludwig Ferdinand Meyer (beide Berlin) die »Eiweißmilch«, eine Säuremilch mit vermindertem Molken- und Laktosegehalt, wobei die Reduktion des β-Laktoglobulins als Bestandteil der Molke möglicherweise zum Therapieerfolg dieser Nahrung beigetragen hat.

Die Nahrungsmittelunverträglichkeit/-intoleranz ist als »unangenehme (aber reproduzierbare) Reaktion auf spezifische Nahrungsmittel (oder Zutaten)« definiert. Bei den Nahrungsmittelunverträglichkeiten unterscheidet man obligate Reaktionen (z. B. Vergiftungen durch Afla- oder Staphylotoxine), Nahrungsmittelabneigungen, denen eine psychologische Genese zugrunde liegt sowie angeborene Malabsorptionen (u. a. Disaccharidasenmangel und Transporterdefekte; ▶ Kap. 6) und Maldigestionen (zystische Fibrose). Von einer Nahrungsmittelunverträglichkeit wird nicht gesprochen, wenn die Reaktion bezüglich der Art der Nahrung unspezifisch ist, z.B. bei der Mikrovillusinklusionserkrankung oder der Tufting-Enteropathie (▶ Kap. 6), bei Motilitätsstörungen des Gastrointestinaltrakts und bei entzündlichen bzw. infektiösen Darmerkrankungen. Sensu stricto liegt eine Nahrungsmittelallergie nur dann vor, wenn eine immunologisch vermittelte Hypersensitivität auf einen spezifischen Nahrungsbestandteil besteht.

Tab. 10.1. Prävalenzen bei Nahrungsmittelallergien

Bevölkerungsgruppe/Nahrungsmittelallergie	Prävalenzen [%]
Gesamte Bevölkerung	1–4
Säuglinge und Kleinkinder	5–10
Allergie gegen Nahrungsmitteladditiva (gesamte Bevölkerung)	0,01–0,2
Kuhmilchallergie (ältere Kinder und Erwachsene)	Etwa 0,4
Kuhmilchallergie (Säuglinge)	2,5
Davon mit Bronchitis oder Asthma	30
Davon mit atopischer Dermatitis	40
Davon mit gastrointestinaler Symptomatik	90
Nahrungsmittelallergie bei Asthma	
Nahrungsmittelallergie bei leichtem Asthma	2,5
Nahrungsmittelallergie bei schwerem Asthma	50
Nahrungsmittelallergie bei (schwerer) atopischer Dermatitis	(>)33
Davon (bei pos. Belastung) mit Hautsymptomen	74
mit gastrointestinalen Symptomen	50
mit respiratorischen Symptomen	45

10.2.1 Epidemiologie und Genetik

Prävalenz- und Inzidenzangaben zur Nahrungsmittelallergie schwanken teilweise erheblich; Selbsteinschätzungen von Patienten führen zu einer Überbewertung ihrer Relevanz. Eine realistische Einschätzung ihrer Häufigkeit gelingt für Nahrungsmittelallergien, wenn sie durch doppelblind und placebokontrolliert durchgeführte Belastungen bestätigt wurden. Die **Prävalenz** atopischer Erkrankungen nimmt in industrialisierten Ländern zu. Bei der atopischen Dermatitis, die bei 20% der Kleinkinder auftritt, und beim Asthma mit einer Prävalenz von 5–7% ist häufig eine Nahrungsmittelallergie nachweisbar (◘ Tab. 10.1).

Die **Konkordanzraten** der atopischen Dermatitis liegen für monozygote Zwillinge bei 77% und für dizygote bei 15%. Ist in der Familienanamnese ein Elternteil von einer Atopie betroffen, so ist das Risiko ihrer Kinder, eine Nahrungsmittelallergie zu entwickeln, 2fach erhöht, bei Belastung beider Eltern 4fach. Bei 16% der Kinder mit Kuhmilchallergie weisen beide Eltern eine Atopie auf. Hat bereits ein Kind in einer Familie eine Kuhmilchallergie ausgebildet, so liegt das Risiko für ein nachfolgendes Kind bei 30%.

Das Kandidatengen CD14 sowie die »Toll-like«-Rezeptoren TLR2 und TLR4 werden als **genetische Faktoren** der Allergiepathogenese diskutiert; sie binden Lipopolysaccharide gramnegativer und Peptidoglykane grampositiver Bakterien.

10.2.2 Pathophysiologie und Pathogenese

Die genetischen Faktoren sind ein wesentlicher, aber nicht der alleinige Faktor der komplexen (multifaktoriellen) Pathogenese der Nahrungsmittelallergie bzw. des Versagens der oralen Toleranzentwicklung des Kindes (▶ Abschn. 4.4).

Exogene Faktoren der Nahrungsmittelallergie
Immunsystem und gastrointestinale Flora
Das gastrointestinale Immunsystem (▶ Abschn. 4.4) spielt bei der Pathogenese der Nahrungsmittelallergie eine zentrale Rolle. Seine Reifung in den ersten Lebensjahren wird – neben zahlreichen exogenen Faktoren (z. B. Infektionen) – wesentlich von der postpartalen **Darmbesiedlung mit Bakterien** (▶ Kap. 30) geprägt. Stillen fördert die Darmbesiedlung mit Laktobazillen und Bifidobakterien, die – möglicherweise über »Toll-like«-Rezeptoren vermittelt – ein Th1-Zytokinprofil begünstigen; letzteres inhibiert eine Atopieentwicklung. Eine Th2-Immunreaktion der Lymphozyten mit Produktion von Interleukin 4 begünstigt eine Allergie. Allerdings scheint bei Spätreaktionen der Nahrungsmittelallergie eine Th1-Reaktion zu überwiegen. Obwohl Parasiten wie Schistosomen eine Th2-Reaktion verursachen, scheinen sie protektiv gegenüber Allergien zu wirken. Das erhöhte Atopierisiko nach Sectio caesarea wird mit der veränderten postpartalen Darmbesiedlung im Vergleich zur Spontangeburt in Verbindung gebracht. Die antiinflammatorischen Zytokine Interleukin 10 und »transforming growth factor β« (TGF β) fördern die Toleranzinduktion. Auch langkettige, mehrfach ungesättigte Fettsäuren (18:3, n-3) der α-Linolensäure haben antientzündliche Effekte. Die Bedeutung des zellulären Immunsystems wird dadurch unterstri-

chen, dass Nahrungsmittelallergien durch Leber-, Nieren-, Darm- und Knochenmarktransplantation übertragbar sind. Entzündungszustände der Darmschleimhaut (M. Crohn, Colitis ulcerosa) und eine Sensibilisierung gegenüber Nahrungsmittelantigenen beeinflussen sich (bei vermehrter Permeabilität) möglicherweise gegenseitig.

Die Häufung von Sensibilisierungen gegenüber Kuhmilch und Ei bei Kindern, die zwischen November und Januar geboren wurden, erklärt man durch vermehrte Exposition gegenüber Infektionen und häuslichem Staub. Das »respiratory syncytial virus« scheint – im Gegensatz zu anderen (gastrointestinalen) Infektionen – das Risiko einer Sensibilisierung zu erhöhen.

> Etwa 50% der Nahrungsmittelallergien sind nicht IgE-vermittelt; bei der Kuhmilchallergie sind 53–64% der Fälle durch IgE induziert. Die gastrointestinale Symptomatik bei Nahrungsmittelallergie ist mehrheitlich nicht durch IgE vermittelt und verursacht eine allergische Spätreaktion.

Bei der **Spätreaktion** der Nahrungsmittelallergie sollen das Chemokin Eotaxin und antigenspezifische T-Helfer-Lymphozyten beteiligt sein. Kinder, die gegen Kuhmilch allergisch sind und gastrointestinale Spätreaktionen, einen negativen oder schwachen Prick-Test sowie zu Beginn der Erkrankung beim Radioallergosorbenstest niedrige IgE-Werte zeigen, haben eine größere Chance, bis zum 4. Lebensjahr eine sekundäre Toleranz zu entwickeln. Die Bestimmung des IgE-Spiegels beim Neugeborenen zur Einschätzung des Atopierisikos wird aufgrund der niedrigen Sensitivität nicht empfohlen.

Obwohl es vergleichbare Merkmale der Nahrungsmittelallergie und der **Zöliakie** gibt (Organbeteiligung von Darm und Haut, Induzierbarkeit durch Nahrungsbestandteile, genetische Faktoren und andere), unterscheiden sich dies wesentlich: Die Nahrungsmittelallergie ist eine Th2-, die Zöliakie eine Th1-Immunreaktion. Die Lymphozytenantigene HLA-DQ2 und HLA-DQ8 prädisionieren zur Zöliakie. Ferner ist die Chance einer sekundären Toleranzentwicklung bei der Zöliakie im Gegensatz zur Nahrungsmittelallergie nicht vorhanden.

Hygienetheorie

Mit der abnehmenden Inzidenz von Infektionen (Hepatitis A, rheumatisches Fieber, Masern, Mumps, Tuberkulose) ist seit den 1950er Jahren ein Häufigkeitsanstieg allergischer und autoimmun vermittelter Erkrankungen (Asthma, insulinabhängiger Diabetes mellitus, M. Crohn, Multiple Sklerose) zu verzeichnen. Kinder mit mehreren, insbesondere älteren Geschwistern, die früh im Säuglingsalter eine Kinderkrippe besuchten, zeigten im Vergleich zu Kindern, die mit wenigen Geschwistern aufwuchsen und zudem erst spät eine Krippe besuchten, ein geringeres Allergierisiko.

Mit einem relativ **geringen Allergierisiko** verbunden sind:
- Aufwachsen in Entwicklungsländern, mit Haustieren, auf dem Land bzw. in Slums
- physiologische intestinale Darmflora
- seltene Verabreichung von Antibiotika
- häufige orofäkal übertragene Infektionen
- Kontakte mit Endotoxinen (Lipopolysaccharid und Staphylokokkus-B-Enterotoxin)

Intestinale Barriere und Enterozyten

Permeabilitätstests weisen bei der Nahrungsmittelallergie eine **Störung der intestinalen Barriere** nach. Der Antigentransport zu den immunkompetenten Zellen der Lamina propria erfolgt jedoch nicht nur parazellulär über erweiterte »tight junctions«, sondern insbesondere transzellulär über Enterozyten. Möglicherweise ist der endozytische Apparat des intestinalen Epithels daran beteiligt, ein Allergen im Sinne einer oralen Toleranz oder einer allergischen Immunreaktion zu bearbeiten. Die (hydrolytische) Degradation eines Antigens zu Peptiden steht mit deren inhibitorischen Potenzial auf Lymphozyten in Verbindung. Wachstumfaktoren der Muttermilch (»Glukagon-like«-Peptid 2) tragen zur Integrität der Barrierefunktion der Darmmukosa bei. Neu- und Frühgeborene weisen eine noch unterentwickelte intestinale Barriere auf, sodass gelegentliche, kleinere oder vereinzelte Gaben von Kuhmilch innerhalb der ersten 6 Lebensmonate als gefährlicher angesehen werden als regelmäßige Gaben größerer Mengen.

Nikotin

In zahlreichen Studien wurde eine prä- und postpartale Nikotinexposition als eindeutiger Atopierisikofaktor identifiziert. Mütterliches Rauchen in der Schwangerschaft beeinflusst Interleukin-4- und Interferon-γ-Spiegel im Nabelschnurblut im Sinne einer Atopiebegünstigung.

Stillen

Muttermilch bietet neben einer ausgewogenen, speziesspezifischen Zusammensetzung von Nährstoffen, Nukleotiden, Wachstumsfaktoren, Lymphozyten, Immunglobulinen sowie antientzündlichen und immunmodulatorischen Substanzen (Tumornekrosefaktor α, TGF-β, IgA) emotionale und entwicklungsneurologische Vorteile für den Säugling. Der protektive Effekt des Stillens zur Prävention von Allergien ist umstritten, zumal eine Sensibilisierung über Nahrungsmittelallergene in der Muttermilch (Kuhmilch, Ei, Erdnuss) möglich ist. Allerdings scheint Stillen kein Risikofaktor für die **atopische Dermatitis** darzustellen. Ausschließliches Stillen in den ersten 4 Lebensmonaten stellt bei familiärer Belastung gegenüber einer kuhmilchhaltigen Formelnahrung einen signifikanten Schutz vor einer atopischen Dermatitis dar. Eine Kuhmilchgabe über 8 Wochen erhöht gegenüber der Ernährung mit menschlicher Milch das Risiko von Frühgeborenen mit familiärer Allergiebelastung, eine atopische Dermatitis zu entwickeln, fast 4fach. Ob der protektive Effekt der Muttermilch vor Infektionen das Risiko einer Atopie vermindert oder verstärkt, wird kontrovers diskutiert. Eine mütterliche Diät (unter Weglassen von Kuhmilch, Ei und Fisch) in den ersten 3 Stillmonaten führt zu einer verminderten Sensibilisierung und einer verringerten Entwicklung nahrungsmittelallergischer Symptome. Bis zum 6. Lebensjahr scheint Stillen einen Schutz vor Asthma darzustellen.

Proteinchemie der Nahrungsmittelallergie

Die häufigsten **Nahrungsmittelallergene** sind Milch, Hühnerei, Erdnuss, Soja, Weizen und Fisch, im Erwachsenenalter Erdnuss, Baumnüsse (Walnuss, Haselnuss) und Fisch (Schalentiere) (◘ Tab. 10.2). In einigen Nahrungsmitteln (Kuhmilch, Ei, Erdnuss) wurden mehrere Allergene charakterisiert, in anderen (Kabeljau, Paranuss) scheint ein einzelnes Allergen für die allergische Reaktion verantwortlich zu sein. Fleischproteine lösen selten Allergien aus. Viele Allergene sind gegenüber Verdauungsenzymen, Säure und Hitze stabil. Länderspezifische Prävalenzdaten bestimmter Nahrungsmittelallergien (gegenüber Erdnuss, Fisch, Buchweizen) hängen oft damit zusammen, dass diese Allergene in größeren Mengen mit der täglichen Nahrung zugeführt werden. So werden Allergien gegen Sesamsamen häufiger in Australien und solche gegen Buchweizen in Südostasien beschrieben. Altersabhängige Ernährungsunterschiede spielen bei der Allergiemanifestation ebenfalls eine Rolle, wobei Säuglinge und Kleinkinder für eine Sensibilisierung besonders anfällig sind. Bei älteren Kindern kommt die Sensibilisierung häufiger inhalativ zustande. Eine vorübergehende Sensibilisierung gegenüber Nahrungsmittelallergenen (mit niedrigen Spiegeln an spezifischem IgE) ist bei 25% der gesunden Kinder nachweisbar. Obwohl eine Sensibilisierung gegenüber Nahrungsmitteln in utero bereits beschrieben wurde, scheint eine hypoallergene Ernährung in der Schwangerschaft wenig Einfluss auf die Entwicklung einer Allergie des Kindes zu haben.

Tab. 10.2. Nahrungsmittel, die eine Nahrungsmittelallergie auslösen

Bevölkerungsgruppe/ Nahrungsmittel	Häufigkeit der Nahrungsmittelallergie
Alter von 4,5±4,5 Jahren	
Milch	24%
Hühnerei	34%
Fisch	30%
Früchte und Nüsse	21%
Gemüse	19%
Fleisch	3%
Säuglinge	
Milch	Am häufigsten
Auftreten nach 10. Lebensjahr	
Früchte und Gemüse	Am häufigsten
US-Amerikaner	
Erdnuss	20% der Nahrungsmittelallergien, etwa 1% der Bevölkerung betroffen

Kinder mit **Kuhmilchallergie** reagieren beim Prick-Test zu 68% auf Kasein und bei der oralen Provokation zu 66% auf β-Laktoglobulin – die beiden bedeutsamsten Allergene der Kuhmilch. Die meisten Kinder reagieren auf mehr als ein Kuhmilchprotein.

Die hauptsächlichen Allergene des **Hühnereis** sind Ovalbumin (Allergen Gal d 1), Ovomukoid (Gal d 3) und Conalbumin. Ovomukoid ist relativ hitzestabil. Patienten, die bei inhalativer Exposition gegenüber Vögeln und bei oraler Zufuhr gegenüber Ei allergisch sind, reagieren auf α-Livetin, ein Bestandteil sowohl von Federn als auch von Eigelb.

Unter den Hülsenfrüchten verursachen **Sojaproteine** eine zellvermittelte Mukosaläsion des Intestinaltrakts, die oft (10–35%) – allerdings nur zu 14% IgE-vermittelt – mit einer Kuhmilchallergie assoziiert ist. Reines Sojaöl ist für sojaproteinsensitive Patienten nicht gefährlich. Allerdings kann Sojalecithin Spuren von Proteinen enthalten, die – ebenso wie Sojabohnenstaub (inhalative Exposition) – sensibilisieren können.

Die Allergene der **Erdnuss** sind Peanut 1, Ara h 1, Ara h 2, Ara h 3 und »minor peanut allergen«. Sie verursachen typischerweise eine IgE-vermittelte Allergiereaktion (vom Soforttyp). Daher erreicht der IgE-Wert beim Radioallergosorbenstest im Vergleich zur Ei- und Kuhmilchallergie einen höheren prädiktiven Wert. Gereinigtes Erdnussöl wird von den meisten Patienten mit Erdnussallergie toleriert.

Allergien gegen **Weizen** sind unter den Allergien gegen Getreidearten (Roggen, Gerste, Hafer) am häufigsten. Sie haben die Tendenz auszuwachsen und keine stark ausgeprägten Reaktionen zu verursachen.

Das bekannteste **Fischallergen** ist Gad c 1 (Allergen M) vom Kabeljau, das bemerkenswert hitzestabil ist. Das Kochen von Tunfisch und Lachs mag dagegen zu einer gewissen Toleranz führen. Fischallergien kommen häufiger in Skandinavien vor.

Im Bereich der Allergien gegen **Krebstiere** ist Pen a 1 (Tropomyosin) als Hauptallergen von Shrimps am besten charakterisiert. Allergien gegen Krebstiere kommen häufiger im Erwachsenenalter und in Asien vor.

Gelangt **Baumwollsamen** in die Nahrung, so kann es allergische Reaktionen auslösen.

Bei der **multiplen Nahrungsmittelallergie,** die zu einer schweren Dystrophie führen kann, reagieren die Patienten neben Kuhmilch gleichzeitig auf andere Allergene: Hühnerei, Erdnuss, Huhn, Weizen, Reis, Kartoffeln, Apfel und andere.

Kreuzreaktionen. Kinder mit Kuhmilchallergie entwickeln häufig auch eine Allergie gegen Milch nichthumaner Spezies (Ziege). Bei einer Hühnereiallergie besteht häufig auch eine Allergie gegen Eier anderer Vogelarten. Kreuzreaktionen unter Hülsenfrüchten (Erdnuss) sind eher selten (trotz positivem Prick-Test); bekannte Kreuzallergien bei Erdnussallergie bestehen zu Soja, Pistazien, Walnüssen, Cashew-Nüssen und Lupine. Die Lupine ist eine kalorienarme Hülsenfrucht, die reich an Mineralien, Eiweiß und Ballaststoffen, aber arm an verdaulichen Kohlenhydraten ist. Lupinenmehl als Zutat z. B. von Pizza oder Lebkuchen kann auch isoliert allergische Reaktionen auslösen. Weitere Kreuzallergien sind zwischen Pollen und bestimmten Früchte- und Gemüsearten zu beobachten, z. B. beim oralen Allergiesyndrom, wobei die Sensibilisierung durch das Inhalationsallergen erfolgt und teilweise zu heftigen Sofortreaktionen (nach Erstkontakt mit dem Nahrungsmittel) führt. Weitere mögliche Kreuzreaktionen sind:
- Birkenpollen: Apfel, Haselnuss, Pfirsich, Kirsche und andere
- Beifußpollen: Sellerie, Mango, Karotten, Fenchel, Petersilie, Gewürze, Weintrauben, Sonnenblumensamen und andere
- Traubenkrautpollen (»ragweed«): Melone und Banane
- Graspollen: Kartoffeln
- Forelle: Lachs
- Kabeljau: Schalentiere
- Latex: Avocado, Banane, Kiwi, Tomate, Kartoffel, Ananas

10.2.3 Klinisches Bild

Symptomatik

Eine Nahrungsmittelallergie kann sich im Magen-Darm-Trakt, im Respirationstrakt, an der Haut, im Zentralnervensystem und im Herz-Kreislauf-System manifestieren:
- Magen-Darm-Trakt:
  - Mundwinkelrhagaden
  - orale Aphthen
  - Fütterungsprobleme
  - Erbrechen

- gastroösophagealer Reflux
- Bauchschmerzen, Säuglingskoliken
- Diarrhö
- Hämatochezie
- exsudative Enteropathie
- Malabsorption (Eisenmangelanämie)
- Gedeihstörung (Abb. 10.9)
- Obstipation (Pseudoobstruktion)
- eosinophile Ösophagitis, Gastroenteropathie
- Entero-/Proktokolitis (Säuglinge)
- orales Allergiesyndrom (Abb. 10.10)
- Respirationstrakt:
  - Rhinitis
  - Larynxödem
  - Husten
  - Asthma (Abb. 10.9)
  - Lungenhämosiderose (Heiner-Syndrom)
- Haut:
  - Urtikaria
  - atopische Dermatitis
- Angioödem
- Stigmata: Dermographismus, Dennie-Morgan-Infraorbitalfalte, periorbitale Verschattung, Hertoghe-Zeichen, palmare Hyperlinearität
- Zentralnervensystem:
  - »attention deficit hyperactivity disorder«
  - Migräne
  - Schlafstörungen
  - Anfallsleiden, Angst, Lethargie?
- Herz-Kreislauf-System: Anaphylaxie

Von den 3 bei Nahrungsmittelallergie hauptsächlich betroffenen Organen ist der **Gastrointestinaltrakt** neben der Haut (Inspektion) und dem Respirationstrakt (u. U. provokationsabhängige Lungenfunktion) am schwierigsten mittels objektivierbarer, nichtinvasiver Methodik zu evaluieren – zumal die Mehrheit der gastrointestinalen Symptome nicht durch IgE vermittelt sind und einer Spätreaktion entsprechen. Insgesamt 27% der Patienten mit atopischer Dermatitis reagieren bei oraler Provokation allein mit der Haut. Eine klinische Beteiligung des Gastrointestinaltrakts

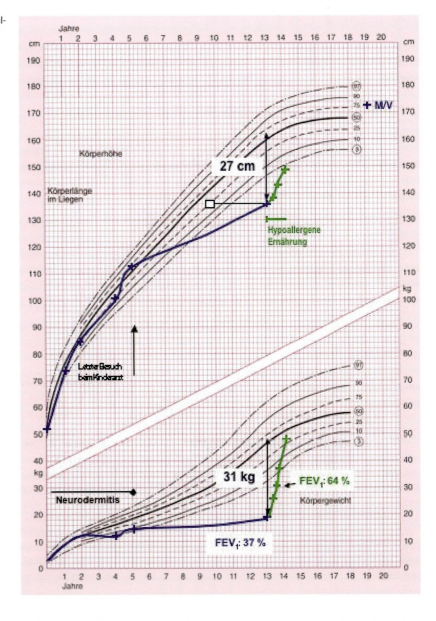

Abb. 10.9. Dystrophie und Asthma bei multipler Nahrungsmittelallergie. *FEV₁* forciertes Einsekundenvolumen; *M* Perzentile der mütterlichen Körperhöhe; *V* Perzentile der väterlichen Körperhöhe

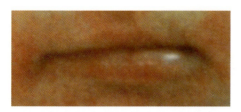

Abb. 10.10. Lippenschwellung bei oralem Allergiesyndrom

wird bei 25–50% der Patienten mit Nahrungsmittelallergie beobachtet; die Häufigkeit der rein intestinalen Manifestation (ohne Befall von Haut und Respirationstrakt) wird auf 15–50% der Fälle geschätzt.

Besondere Verlaufsformen

Bei der **Kuhmilchallergie** grenzt man Patienten ab, die bereits innerhalb einer Stunde auf geringe Mengen des allergenen Nahrungsmittels (0,5–100 ml) mit respiratorischen, dermatitischen und teils anaphylaktischen Erscheinungen reagieren (Gruppe A). Andere entwickeln Bauchschmerzen und weitere gastroenterologische Symptome innerhalb von 24 Stunden nach Aufnahme von etwa 10–500 ml Milch (Gruppe B). Ältere Kinder zeigen erst nach häufiger Aufnahme großer Mengen Kuhmilch (100 ml bis 2 l) innerhalb von bis zu 5 Tagen Symptome der K(C)utis, des Respirations- und Gastrointestinaltrakts sowie des Zentralnervensystems (Gruppe C). Nur in der Gruppe A und bei Hautbefall in der Gruppe C sind IgE-Antikörper nachweisbar bzw. fallen Hauttests positiv aus.

Beim **oralen Allergiesyndrom,** das besonders nach Verzehr von Äpfeln, Karotten, Sellerie, Haselnüssen und Mandeln eintritt, verspürt das Kind Juckreiz an Lippen und Zunge sowie ein pelziges Gefühl in der Mundhöhle, zudem treten Lippen- und Zungenschwellungen oder auch Heiserkeit, Dysphagie und Dyspnoe auf. Meist besteht gleichzeitig eine Kreuzallergie gegen Pollen.

Die schwerste pulmonale Manifestation der Kuhmilchallergie ist das **Heiner-Syndrom,** bei dem wiederholte Pneumonien sowie Hämosiderose, Anämie und Gedeihstörung bestehen. In der Flüssigkeit der Bronchiallavage gelingt der Nachweis eisenbeladener Makrophagen. Die Werte für Transferrinsättigung und Ferritinkonzentration sind deutlich erhöht. Das Heiner-Syndrom ist nicht durch IgE vermittelt. Es wurde auch in Assoziation mit der Zöliakie beschrieben.

In den USA sind etwa 1,5 Mio. Menschen von einer **Erdnussallergie** betroffen; dort besteht eine Mortalität von 50–100 Toten/Jahr. Die IgE-vermittelte allergische Reaktion kann bereits nach Aufnahme geringer Antigenmengen auftreten und besteht meist lebenslänglich.

Die **allergische (Prokto-)Kolitis des Säuglings** fällt oft bereits in den ersten beiden Lebensmonaten durch Blutauflagerungen des Stuhls auf, auch bei ausschließlich gestillten Kindern. Kolikartige Beschwerden oder dünnflüssige Stühle mit Schleimauflagerungen können ebenfalls vorkommen. Eine gastrointestinale Infektion ist nicht nachweisbar. Sonographisch fällt eine Verdickung des Kolons auf. Endoskopisch und histologisch lässt sich die Kolitis verifizieren (und ein Polyp ausschließen). Bei schweren Verläufen entwickelt sich eine hypochrome, mikrozytäre Anämie.

10.2.4 Basisdiagnostik

Bei der **Anamnese** werden Zusammenhänge zwischen Nahrungsaufnahme und (wiederholten) Reaktionen auf einzelne Nahrungsbestandteile sowie der zeitliche Verlauf und die Entwicklung der Symptome erfasst. Bei der Familienanamnese interessieren v. a. Atopieerkrankungen der Eltern und Geschwister. Ein Nahrungsprotokoll gibt nicht nur Auskunft über zeitliche Zusammenhänge zwischen der Zufuhr von bestimmten Nahrungsmitteln und allergischen Reaktionen, sondern (bei Dystrophie) auch über die Versorgung des Kindes mit Energie, Eiweiß, Kohlenhydraten, Fetten, Spurenelementen und Vitaminen.

Die **körperliche Untersuchung** ermöglicht es, eine Beteiligung der Haut (z. B. Ekzem) sowie des respiratorischen (z. B. Giemen) und intestinalen (z. B. orale Aphten, Druckschmerz, Peristaltik) Systems festzustellen. Bei einer allergischen Kolitis ist neben der analen Inspektion (Differenzialdiagnose: Fissur) eine Rektaluntersuchung erforderlich. Selbstverständlich sind der Ernährungszustand und die körperliche Entwicklung zu dokumentieren.

Diagnostische Abklärung der Nahrungsmittelallergie
- Anamnese
- Körperliche Untersuchung
- Differenzialblutbild (Eosinophilie?)
- IgG-, IgA-, IgM-, IgE-Konzentration
- IgE-Radioallergosorbenstest (CAP >4, >17,5 kU/l)
- Hauttests: Prick- und Patch-Test
- Orale Provokation (doppelblind, placebokontrolliert)
- Stuhluntersuchung (Eosinophilie?)*
- Urinuntersuchung (Methylhistamin, eosinophiles kationisches Protein?)*
- Beurteilung der intestinalen Mukosa (Entzündungsreaktion, Gewebeeosinophilie?)*
- Endoskopische Lavage: Konzentrationen/Aktivitäten von IgE, eosinophilem kationischen Protein, Histamin und Mastzelltryptase (koloskopische Allergenprovokation)*
- Lungenfunktionstest (Heiner-Syndrom?)
- C_1-Inaktivator (Komplement)*

* Nicht Bestandteil der Basisdiagnostik/fehlende Standardisierung/in Abhängigkeit von der klinischen Problematik

---

Nachweis allergenspezifischer IgE-Antikörper

Zum Nachweis einer IgE-vermittelten Nahrungsmittelallergie sind v. a. der **IgE-Radioallergosorbenstest (IgE-RAST)** und der Prick-Test geeignet; Spätreaktionen werden besser mit dem Patch-Test erkannt. Der positive Voraussagewert des IgE-RAST erreicht bei Konzentrationen von >32 kU/l für Kuhmilch, >6 kU/l für Ei und >15 kU/l für Erdnuss jeweils 95%.

Der **Basophilenallergenstimulationstest** ist (selten) bei Verdacht auf eine Nahrungsmittelallergie vom Soforttyp ohne positives Hauttest- oder IgE-RAST-Resultat erforderlich. Dabei werden die auf basophilen Leukozyten gebundenen IgE-Antikörper indirekt nachgewiesen, d. h. durch Induktion bzw. Freisetzung von Histamin, Sulfidoleukotrienen und CD63 nach Allergenstimulation der Basophilen.

Hauttests

Der positive Voraussagewert des **Prick-Tests** wird für die Kuhmilchallergie zwischen 69% und 100% (Durchmesser der Quaddel von ≥8 mm, bei Eiallergie ≥7 mm) und der negative Voraussagewert zwischen 20% und 86% angegeben; insgesamt geht man bei Allergiepatienten von einer 75%igen Trefferquote aus.

> Bei ausgeprägter Sensibilisierung ist mit verdünnten Testlösungen zu beginnen.

Bei Nahrungsmittelallergien mit Spätreaktion erreicht der **Patch-Test** (Finn Chamber, Diallertest) eine Sensitivität von 76% und eine Spezifität von 95% und gilt bei der Kuhmilchallergie mit atopischer Dermatitis als bester Test. Bei gastrointestinaler Manifestation einer Nahrungsmittelallergie (z. B. eosinophile Ösophagitis) ist er ebenfalls vorteilhaft (79%ige Positivität bei gastrointestinaler Manifestation einer Kuhmilchallergie).

> Kontraindikationen für Hauttests sind:
> - heftige Reaktion in der Anamnese
> - urtikarieller Dermographismus
> - Zufuhr von Antihistaminika
> - Verdacht auf Allergie gegen Nahrungsmittel mit hautirritierenden Eigenschaften wie Gewürze, Aubergine und Tomate
> - Kinder unter 6 Jahren

Ein positiver Hauttest oder IgE-RAST ist für die klinische Relevanz nicht beweisend. Ein negativer Hauttest oder IgE-RAST schließt eine allergische Symptomatik/Erkrankung nicht aus.

Provokationstests

Eine **Eliminationsdiät** für eines bis 3 Nahrungsbestandteile oder eine grundsätzliche Eliminationsdiät (Elementardiät) über mindestens 3–4 Wochen ist nicht nur therapeutisch, sondern auch diagnostisch wegweisend (◨ Abb. 10.11).

Die **Goldman-Kriterien** wurden zur Sicherung von Reproduzierbarkeit, Spezifität und Sensitivität eingeführt:
- Verschwinden der Symptome während der Eliminierung
- erneutes Auftreten der Symptome innerhalb von 48 Stunden nach der Belastung
- 3 Belastungen mit Reaktion

> Belastung bei bekannter Anaphylaxie ist unethisch. Mehrfache Belastungen sind meist unmöglich, da Reaktionen erst nach 48 Stunden auftreten können.

Während eine offene Provokation mit negativem Ergebnis eine Nahrungsmittelallergie sicher ausschließt, ist eine **positive Provokation** nur placebokontrolliert und doppelblind zu verwerten: »double-blind, placebo-controlled food challenge«. Während diese Form der Provokation für Studienbedingungen unverzichtbar ist, besteht ihr Wert im klinischen Alltag darin, bei unklarer Serologie und Hauttestung die Anzahl der suspekten Nahrungsmittelallergene einzugrenzen, insbesondere bei Spätreaktionen. Die Belastung eines Kindes mit Verdacht auf Kuhmilchallergie beginnt mit einem oral applizierten Tropfen Kuhmilch und Steigerung dieser Dosis auf 1, 15, 50, 100 und 200 ml in Halbstunden- (bis Stunden-)Intervallen. Falls nach 2 Stunden keine Sofortreaktion eintritt, erfolgt die weitere Steigerung der Kuhmilchdosis bis auf die normale, häusliche Fütterungsmenge.

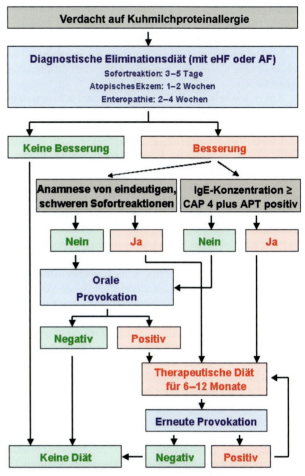

◨ **Abb. 10.11.** Vorgehen bei Verdacht auf Kuhmilchproteinallergie im Säuglingsalter. Positionspapier der Gesellschaft für Pädiatrische Allergologie und Umweltmedizin (GPA), der Gesellschaft für Pädiatrische Gastroenterologie (GPGE) und der Ernährungskommission der Deutschen Gesellschaft für Kinderheilkunde und Jugendmedizin (DGKJ). *AF* Aminosäurenformelnahrung; *APT* Atopie-Patch-Test; *CAP* Pharmacia-Test zur Bestimmung spezifischer IgE; *eHF* extensiv hydrolysierte Formelnahrung

> Bei der Kuhmilchallergie des Säuglings besteht Konsens, eine orale Provokation bei einer eindeutigen, schweren Sofortreaktion und einer CAP-/RAST-Klasse von ≥4 und positivem Patch-Test zunächst nicht durchzuführen, sondern für 6–12 Monate eine therapeutische Eliminationsdiät einzuhalten.

Gastrointestinale Manifestationsdiagnostik

Die intestinale Permeabilität wird mit Hilfe von **Permeabilitätstests** (mit Laktulose/Rhamnose oder Laktulose/Mannitol; ▶ Abschn. 3.8.3) beurteilt, die nicht invasiv sind und eine hohe Sensitivität, jedoch eine geringe Spezifität aufweisen. Sie sind in der klinischen Routine eher zum Ausschluss einer intestinalen Beteiligung geeignet.

Endoskopisch können pathologische Schleimhautbefunde des Ösophagus, des Magens, des Duodenums, des terminalen Ileums und des gesamten Kolons evaluiert werden. Ob eine **Ösophagogastroduodenoskopie** und/oder eine **Koloskopie** durchgeführt wird, entscheidet sich anhand des klinischen Bildes. Makroskopisch äußert sich die allergische Entzündung akut als Ödem, als Erythem und in Form von Hämorrhagien, chronisch mit fokaler Ausbildung von Aphthen, fehlender Gefäßzeichnung, Erosionen, Ulzerationen, vermehrter Vulnerabilität und Blutungsneigung. Unter diesen unspezifischen Entzündungszeichen der Mukosa ist eine lymphatische Hyperplasie mit »höckriger Gänsehaut« immer hinweisend (aber nicht beweisend) auf eine allergische Genese.

Die endoskopische Abklärung sollte zeitnah, d. h. unter Zufuhr der vermuteten Nahrungsmittelallergene (z. B. Provokation), also nicht unter allergenfreier Diät erfolgen. Gelangt die Mukosa im Rahmen einer allergenfreien Ernährung in Remission, so wird das pathogenetische und therapierelevante Behandlungskonzept bestätigt.

Bei der Endoskopie sollten wegen der fokalen Ausprägung der allergischen Mukosaveränderungen immer mehrere Biopsate entnommen werden. Die histologische Beurteilung ist (bei erfolgtem Ausschluss einer Infektion) für die Gesamtbewertung der klinischen und laborchemischen Befunde, differenzialdiagnostisch und zum Nachweis einer allergischen Genese von großer Bedeutung. Eine **Gewebeeosinophilie** (Antrum: >5 Eosinophile/Gesichtsfeld bei hoher Vergrößerung; Duodenum: >15; Rektosigmoid: >10) ist zwar für die allergische Läsion nicht absolut spezifisch (Differenzialdiagnosen: Medikamenteneinnahme, Wurminfektion, hypereosinophiles Syndrom, chronisch-entzündliche Darmerkrankungen, gastroösophagealer Reflux), jedoch diagnostisch wegweisend (◘ Abb. 10.12). Die Eosinophilen können auch intraepithelial vorhanden sein. Das Chemokin Eotaxin 1 ermöglicht die Anreicherung von Eosinophilen im Gastrointestinaltrakt. Bei schweren Läsionen ist eine (partielle) Zottenatrophie zu erkennen.

Während der Effekt der Nahrungsmittelprovokation primär klinisch (z. B. Hautbeteiligung), aber auch serologisch sowie u. U. mittels Lungenfunktionstest festgehalten wird, ist der direkte und objektivierbare Nachweis bzw. Ausschluss einer rein gastroenterologischen Manifestation einer Nahrungsmittelallergie nur mittels koloskopischer Allergenprovokation oder mit Hilfe einer jejunalen Perfusionstechnik (mit der Induktion von eosinophilem kationischen Protein und Histamin) möglich, die allerdings insbesondere für Kinder und Jugendliche in der klinischen Praxis nicht etabliert sind.

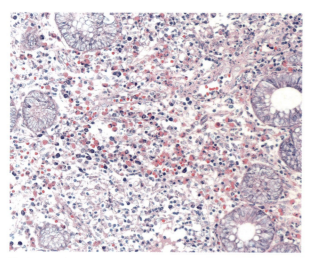

◘ **Abb. 10.12.** Gewebeeosinophilie

> ❗ IgG-Antikörper gegen Nahrungsmittel sind Teil einer intakten Immunantwort und haben keine pathologische Bedeutung. Tests, die auf einem nahrungsmittelspezifischen IgG-Nachweis beruhen (u. a. »Allergoscreen«, »IgG-Nahrungs-Antikörpertest-100«, »Imupro 300«, »Novo Test«, »Select 181«), der zytotoxische Lebensmitteltest (»ALCAT-Test«) sowie andere Verfahren (Elektroakupunktur nach Voll/Vegatest, Bioresonanz nach Mora, Kinesiologie) sind aufgrund fehlender Evaluation diagnostisch nicht verwertbar.

10.2.5 Differenzialdiagnostik

Da für die Nahrungsmittelallergie keine klinischen und laborchemischen Parameter mit hoher Sensitivität und Spezifität existieren, grenzt der erfahrene Kindergastroenterologe bereits klinisch die breite Palette der Differenzialdiagnosen ein. Hiervon sind typischerweise ein Reihe gastrointestinaler Leitsymptome betroffen: Bauchschmerzen (▶ Abschn. 5.1), Erbrechen (▶ Abschn. 5.2), Hämatochezie (▶ Abschn. 5.5), Diarrhö (▶ Abschn. 5.7 und 5.8) und Gedeihstörung (▶ Abschn. 5.4).

10.2.6 Therapie, Prävention und Prognose

Spontanverlauf (sekundäre Toleranz)

Beginnt die Nahrungsmittelallergie vor Beginn des 3. Lebensjahres, so bildet sich in 44% der Fälle eine sekundäre Toleranz heraus; entsteht sie danach, so ist nur in 19% der Fälle mit einer **Rückbildung** zu rechnen. Begann die Nahrungsmittelallergie vor 3 Jahren, so ist sie in 71% der Fälle noch vorhanden; nach 6 Jahren besteht sie noch in 50% und nach 9 Jahren in 28% der Fälle. Vorschulkinder mit Nahrungsmittelallergie haben eine 2fach höhere Chance, eine Toleranz zu entwickeln, als Schulkinder.

Die **Kuhmilchallergie** von Säuglingen ist nach dem ersten Lebensjahr zu 56%, nach dem 2. Lebensjahr zu 77% und nach dem 3. Lebensjahr zu 85% nicht mehr nachweisbar. Der Nachweis von IgE-Antikörpern gegen Kuhmilchproteine zeigt eine schlechtere Prognose an. Die **Eiallergie** klingt meist vor Erreichen des 7. Lebensjahres ab; die Prognose ist bei früher Manifestation ungünstiger. Eine geringe Tendenz zur sekundären Toleranzentwicklung besteht bei einer Allergie gegenüber Fisch, Nüssen, Getreide und Sojabohne.

Hohe IgE-Antikörper-Konzentrationen, ein deutlich positiv ausfallender Prick-Test, Empfindlichkeit gegenüber multiplen Nahrungsmittelallergenen, eine länger anhaltende Symptomatik und der Befall mehrerer Organe sprechen eher für eine schlechtere Prognose.

Prävention

> **Empfehlungen zur Prävention von Nahrungsmittelallergien**
> — **Allgemeine Empfehlungen:**
> – keine Eliminationsdiät der Mutter während Schwangerschaft und Stillzeit
> – Stillen bis zum vollendeten 6. Lebensmonat
> – Gabe von Beikost nicht vor Beginn des 5. Lebensmonats

- keine Gabe einer »versteckten Flasche« (vorübergehendes Zufüttern mit Kuhmilchformelnahrung)
- nikotinfreie Umgebung
- Gesunde Säuglinge mit familiärer Atopiebelastung:
  - Gabe von Hydrolysat-(Hypoallergen-)Nahrungen, falls (vorübergehend) keine Muttermilch vorhanden ist
  - Meiden von Kuhmilch, Ei, Soja, Nüssen und Fisch im ersten Lebensjahr

Im Rahmen von Studien konnte gezeigt werden, dass die Einnahme von **Probiotika** während Schwangerschaft und Stillzeit bei genetisch disponierten Kindern das Auftreten der atopischen Dermatitis vermindert.

Allergenelimination

Ist die Nahrungsmittelallergie eingetreten, besitzt die Entfernung des Allergens aus der täglichen Nahrung therapeutische Priorität. Folgende hypoallergene Nahrungsmittel und Formelnahrungen stehen zur Verfügung:
- eHF (extensiv hydrolysierte Formelnahrung):
  - Alfare (Molke)
  - Althera (Molke)
  - Pregomin (Soja/Kollagen)
- AF (Aminosäurenformelnahrung/Elementardiät):
  - Neocate
  - Pregomin AS

Extensiv hydrolysierte **Formelnahrungen** scheinen ähnlich protektiv bezüglich der Ausbildung einer atopischen Dermatitis zu sein wie Muttermilch; sie enthalten ähnliche Konzentrationen an β-Laktoglobulin. Aminosäurenformelnahrungen sind nicht selten bei multiplen Nahrungsmittelallergien nach dem ersten Lebensjahr erforderlich, obwohl auch diese eine Rückbildungsneigung zeigen.

Tierexperimentell sensibilisiert Soja seltener als Kuhmilch. Bis zu 35% der Kinder mit Kuhmilchallergie entwickeln jedoch eine allergische Kreuzreaktion (vom Spättyp) gegenüber Sojaproteinen. Der allergiepräventive Effekt von Soja ist bisher in Studien nicht bewiesen worden. **Sojaproteine** verursachen im Vergleich zu Kuhmilchproteinen prolongierte (intestinale) Allergieverläufe und sind schwieriger diätetisch auszuschließen. Es werden zudem nachteilige Wirkungen der Sojanahrungen durch den hohen Gehalt an Isoflavonen (mit östrogenartiger Wirkung), Aluminium und Phytat (mit schlechter Resorption von Mineralien und Spurenelementen) befürchtet. Daher wird Sojaformelnahrung weder zur Therapie noch zur Prävention der Nahrungsmittelallergie innerhalb der ersten 6 Lebensmonate empfohlen.

Bei Verdacht auf **Kuhmilchallergie** im Säuglingsalter erfolgt die Verordnung einer hypoallergenen Formelnahrung nach Indikationslage.

Bei der Behandlung der **allergischen Proktokolitis des Säuglings** ist häufig bereits eine Diät der stillenden Mutter (unter Entfernung von Kuhmilch, Ei, Nüssen und Fisch) erfolgreich. Bei ausbleibendem Erfolg und drohender Anämie sind in seltenen Fällen Abstillen und die Ernährung mit einer eHF- oder AF-Nahrung zu empfehlen. Der klinische Therapieerfolg kann zusätzlich mit Haemoccult-negativen Stühlen und sonographisch bestätigt werden.

Bei einem Teil der Säuglinge mit **Viermonatskoliken** und **Refluxösophagitis** ist ein Zusammenhang mit einer Nahrungsmittelallergie (Kuhmilch) nachweisbar, wobei ein Ernährungsversuch mit hypoallergener Formelnahrung erfolgversprechend ist.

> Wird eine kuhmilchfreie Ernährung über mehr als 4 Wochen durchgeführt, so ist auf eine regelmäßige Kalzium- bzw. Vitamin-D-Substitution zu achten.
> Empfohlene tägliche Kalziumzufuhr (in mg):
> - 1.–3. Lebensjahr: 600
> - 4.–6. Lebensjahr: 700
> - 7.–9. Lebensjahr: 900
> - 10.–12. Lebensjahr: 1100
> - 13.–14. Lebensjahr: 1200
> - während des Stillens: zusätzlich 550

Eine **oligoallergene Basisdiät** für ältere Kinder besteht beispielsweise aus geschältem Reis, Lamm, Pute, Blumenkohl, Brokkoli, Gurke, raffiniertem Pflanzenöl, milchfreier Margarine, Mineralwasser, schwarzem Tee, Salz und Zucker. Wenn sich darunter die Symptomatik zurückbildet, werden potenzielle Nahrungsmittelallergene schrittweise und unter klinischem Monitoring wieder in die Ernährung eingeführt.

Pharmakotherapie

Die medikamentöse Therapie der Nahrungsmittelallergie beschränkt sich auf die anaphylaktische Reaktion und multiple Nahrungsmittelallergien mit schwer eliminierbaren Allergenen. Sie eignet sich als kurzfristige symptomatische Maßnahme. Die prophlaktische Wirksamkeit von **Cromoglyzat** wurde empirisch, jedoch nicht placebokontrolliert gezeigt.

> **Anaphylaxienotfallset bei Gefahr einer schweren allergischen Reaktion**
> - Adrenalin:
>   - Suprarenin 1 : 1000: im Verhältnis 1 : 10 verdünnen, davon 0,1 ml/kg KG s. c.
>   - Fastjekt: 0,1 ml/10 kg KG unverdünnt s. c. (max. 0,5 ml)
> - Steroide: Urbason: 2–10 mg/kg KG
> - Antihistaminika:
>   - Dimetinden/Fenistil: 0,1 mg/kg KG
>   - Terfenadin/Hisfedin
>   - Cetirizin/Zyrtec
> - Cromoglyzat/Colimune
>   - Indikation: multiple Nahrungsmittelallergien (Gewürze)
>   - Allergien gegenüber täglich notwendigen Nahrungsmitteln
>   - Dosis: 3- bis 4-mal 100–400 mg/Tag, jeweils *vor* den Mahlzeiten (etwa 1% werden resorbiert)
> - Ketotifen/Zatiden
> - Leukotrienrezeptorantagonist: Montelukast/Singulair, z. B. bei eosinophiler Gastroenteropathie
> - Notfallausweis mit Nennung des Allergens

Bei einem Teil der Patienten mit **eosinophiler Ösophagitis** und **eosinophiler Gastroenteropathie** gelingt es, einen nahrungsmittelallergischen Zusammenhang nachzuweisen. Sollte eine Allergenelimination nicht erfolgreich sein, so bietet sich (zusätzlich) eine Therapie mit Cromglyzat, Montelukast oder Steroiden an.

Bei der Typ-I-Reaktion der **Erdnussallergie** zeigte ein humanisierter, monoklonaler IgG$_1$-Antikörper, der gegen die CH3-Domäne des IgE-Immunglobulins gerichtet ist und die Bindung an FCeRI und FCeRII verhindert, im Rahmen einer klinischen Studie gute Ergebnisse (Toleranzsteigerung von einer halben Erdnuss auf 9 Erdnüsse).

Die parenterale **Hyposensibilisierung** spielt im Gegensatz zu Pollenallergenen bei der Nahrungsmittelallergie keine Rolle. Sie sollte nicht in der Schwangerschaft begonnen werden; eine laufende Hyposensibilisierung kann man in der Schwangerschaft jedoch fortsetzen. Für eine orale Hyposensibilisierung, z. B. bei hochgradiger Sensibilisierung gegenüber Milch, liegen keine placebokontrollierten Studien vor.

Literatur

Bischoff S, Crowe SE (2005) Gastrointestinal food allergy: new insights into pathophysiology and clinical perspectives. Gastroenterology 128: 1089–1113

Brostoff J, Challacombe SJ (2002) Food allergy and intolerance, 2nd edn. Saunders, London

Hill DJ, Firer MA, Shelton MJ, Hosking CS (1986) Manifestations of milk allergy in infancy: Clinical and immunologic findings. J Pediatr 109: 270–276

Isolauri E, Walker WA (2004) Allergic diseases and the environment. Nestlé Nutrition Workshop Series Pediatric Program, vol 53. Karger, Basel

Jäger L, Wüthrich B (1998) Nahrungsmittelallergien und -intoleranzen. Fischer, Ulm

Laubereau B, Brockow I, Zirngibl A et al. and GINI Study Group (2004) Effect of breast-feeding on the development of atopic dermatitis during the first 3 years of life – Results from the GINI-birth cohort study. J Pediatr 144: 602–607

Mettcalfe DD, Sampson HA, Simon RA (1997) Food allergy: Adverse reactions to foods and food additives, 2nd edn. Blackwell Science, Cambridge/USA

Niggemann B (2003) Diagnostik und Therapie der Nahrungsmittelallergie im Kindesalter. Monatsschr Kinderheilkd 151: S39–S46

Strobel S, Mowat A (1998) Immune responses to dietary antigens: oral tolernace. Immunol Today 19: 173–180

10.3 Zöliakie

K.-P. Zimmer

Weizen wurde zuerst im Zweistromland als energiereiches Nahrungsprodukt zur Lagerung in Kornkammern genutzt. Es ermöglichte die Urbanisierung und Entstehung von Hochkulturen in Vorderasien, Ägypten und Griechenland. Der Name »Zöliakie« geht auf »koilia« zurück, die bauchige Krankheit (Aretaeus von Kappadozien, 2. Jh. n. Chr.). Die synonyme Bezeichnung »Sprue« bezieht sich auf »Sprouw« (niederländisch: Schwamm; im weiteren Sinn Bläschen bzw. Aphthe). Im deutschen Sprachraum wurde die Zöliakie oder glutensensitive Enteropathie früher als Herter-Heubner-Syndrom oder intestinaler Infantilismus bezeichnet. S.J. Gee (London, 1888) wird als Erstbeschreiber der Erkrankung angesehen (»coeliac affection«). Bis zur Einführung der glutenfreien Ernährung sind nahezu 60% der Zöliakiepatienten verstorben. Dass Brotbestandteile die Erkrankung auslösen, wurde bereits von dem römischen Arzt Aretaeus von Kappadozien und von G. Fanconi, der positive Therapieerfahrungen mit dem Bircher-Müsli aufgriff, vermutet. Die auch heute noch gültige Therapie der Zöliakie geht auf klinische Beobachtungen des Kinderarztes K.W. Dicke zurück, wobei sich seine Zöliakiepatienten im Zweiten Weltkrieg unter Brotrationierungen erholten und später nach Brotverteilungen durch die Befreiungsarmee wieder verschlechterten. Die glutenfreie Diät war die erste Diät – lange vor der Entdeckung der Phenylketonuriediät, mit der eine gefürchtete Erkrankung zuverlässig und nebenwirkungsfrei behandelt werden konnte. Die perorale Dünndarmbiopsie wurde im Jahre 1956 von M. Shiner (London) eingeführt, nachdem L.W. Paulley (Ipswich) die Zottenatrophie der Dünndarmschleimhaut bei Zöliakiepatienten nachwies. Die biopsiebezogenen Interlaken-Kriterien der European Society for Pediatric Gastroenterology, Hepatology and Nutrition (ESPGHAN) wurden 1989 von den Budapester Kriterien der ESPGHAN abgelöst, in denen die von E. Berger im Jahre 1958 beschriebenen zöliakiespezifischen Antikörper berücksichtigt sind.

10.3.1 Epidemiologie und Genetik

Mit Hilfe serologischer Screening-Untersuchungen hat sich herausgestellt, dass die Zöliakie in Westeuropa und den USA mit einer **Prävalenz** von 1 : 200 auftritt. Mädchen sind häufiger betroffen als Jungen.

 Der Zöliakie liegt eine genetische Disposition (serologisch HLA-DQ2 und HLA-DQ8, genotypisch HLA-DQβ1*0201/α1*0501 und HLA-DQβ1*0302/α1*0301) zugrunde, ohne die die Immunreaktion der Zöliakie nicht zustande kommt.

Etwa 25% der Normalbevölkerung trägt diese Veranlagung, allerdings entwickelt der Großteil (98%) eine orale Toleranz gegenüber den auslösenden Getreideprodukten. Die **genetische Komponente** der Erkrankung spiegelt sich in einer Konkordanzrate monozygoter Zwillinge von 75% wider. Erstgradige Verwandte von Zöliakiepatienten sind mit einer Häufigkeit von bis zu 10% betroffen.

10.3.2 Pathophysiologie

Die Zöliakie ist eine Entzündung der Darmschleimhaut, die durch alkohollösliche Proteinanteile (Prolamine) von Weizen, Roggen, Gerste und Hafer ausgelöst bzw. unterhalten wird (◘ Abb. 10.13). Bereits O. Heubner (Berlin, 1909) hat die **entzündliche Natur** dieser Erkrankung, deren komplexe Immunreaktionen heute im Zentrum der Zöliakieforschung stehen, erkannt. Die Zöliakie verläuft chronisch, wenn die toxischen Produkte der Nahrung nicht entzogen werden. Der Schleimhautschaden der Zöliakie führt zu einer Zottenatrophie, verbunden mit einer Malabsorption, die Mangelerscheinungen an Nährstoffen inklusive Vitaminen (z. B. Vitamine K und D) und Spurenelementen (z. B. Eisen) verursacht. Die Immunreaktion der Zöliakie wirkt sich – geringer als in der Dünndarmschleimhaut – auch in der Magen- und Kolonschleimhaut aus.

Prolamine

Das Prolamin des Weizenproteins (Gluten oder Klebereiweiß) heißt **Gliadin**. Die α-, γ- und ω-Fraktionen des Gliadins erwiesen sich in vitro und in vivo als toxisch. Sie enthalten in einem hohen Prozentsatz Prolin und Glutamin, v. a. in Form von konstanten Aminosäurensequenzen (»repeats«: PQQQF, PQQPFPQQ,

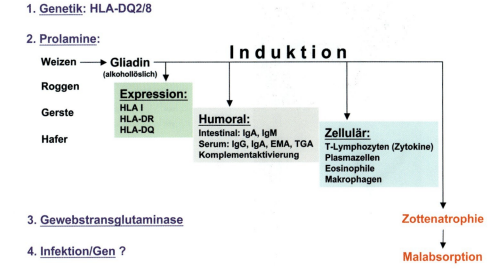

Abb. 10.13. Pathogenesefaktoren der Zöliakie. *EMA* Endomysiumantikörper; *TGA* Transglutaminaseantikörper

QPQPFPPQQPYP und andere). Auch die hochmolekularen Glutenine des Glutens, die die Backqualität des Weizens ausmachen, sind nach neuesten Erkenntnissen toxisch. Die Toxizität von Hafer erscheint im Gegensatz zu Weizen, Roggen und Gerste geringer. Die vermehrte Entwicklung von Autoimmunerkrankungen bei Zöliakiepatienten hängt am ehesten von Dauer und Menge der Glutenzufuhr ab. Es wird derzeit untersucht, ob Proteasen (Prolylendopeptidase) das proteolytisch resistente Prolin der Prolamine in seinem antigenen Potenzial schwächen.

Autoimmunerkrankung

Als Autoantigen der Zöliakie wurde die **Gewebetransglutaminase** entdeckt, die das Antigen des Endomysiumantikörpers (▶ unten) darstellt. Die Gewebetransglutaminase verstärkt durch Deamidierung von Glutamin bzw. Überführung von Glutamin (Q) zu Glutaminsäure (E) die Bindung des Gliadinpeptids an HLA-DQ2.

Humorale und zelluläre Immunreaktionen

Die Immunreaktion der Zöliakie verhält sich auf humoraler und zellulärer Ebene charakteristisch: Spezifisches IgG und v. a. (sekretorisches) IgA sind vermehrt nachweisbar; zusätzlich besteht eine Komplementaktivierung. Im **zellulären Infiltrat** der Lamina propria sind neben Plasmazellen und Eosinophilen auch TH1-Lymphozyten, dendritische (HLA-DQ2-positive) Makrophagen und CD8-Lymphozyten vorhanden. Unter den intraepithelialen Lymphozyten kommt es zu Ungunsten der α/β-T-Zell-Rezeptor-(TCR-)positiven Lymphozyten zu einer Vermehrung der γ/δ-TCR-positiven Zellen. TH1-Lymphozyten produzieren Tumornekrosefaktor α (TNF-α), Interleukin 2 (IL-2), IL-6 und Interferon γ (IFN-γ). Dabei führen IFN-γ und TNF-α zu einer Aktivierung von Monozyten und Makrophagen, und IL 2 stimuliert B-Zellen zur Produktion von Antikörpern.

Die immunmodulatorische Funktion der Enterozyten und die intestinale Barriere sind bei der Pathogenese der Zöliakie bisher unzureichend erforscht. Es werden weitere genetische und infektiöse Faktoren (z. B. Adenovirus 12, Candida albicans) vermutet, die bei der Auslösung der Zöliakie eine Rolle spielen.

> Studien weisen darauf hin, dass eine allmähliche Zufütterung von Gluten bei gleichzeitigem Stillen einen präventiven Effekt gegenüber einer Zöliakie darstellt.

10.3.3 Klinisches Bild

Anamnestisch können erste Symptome bereits nach dem Einführen prolaminhaltiger Nahrungsprodukte im Rahmen der Beikost bzw. nach dem Abstillen beobachtet werden. Einige Patienten meiden solche Produkte. Eine genaue **Ernährungsanamnese** ist notwendig, um einzuschätzen, wieviel Gluten zugeführt wird bzw. wie sensitiv die serologische und bioptische Diagnostik ist.

Klassische Zöliakie

Das Beschwerdebild der Zöliakie reicht von typisch symptomatischen bis hin zu asymptomatischen Formen. Von 0,5–1% serologisch und histologisch positiv getesteten Screening-Teilnehmern entwickeln nur etwa 10–20% das Vollbild der Erkrankung, das zöliakietypische Symptome häufig und prominent beinhaltet. Klassische **Symptome** wie Durchfall und Gedeihstörung (■ Abb. 10.14) kommen häufiger bei Kindern vor Beginn des 2. Lebensjahres vor, während bei älteren Kindern häufiger Kleinwuchs, verzögerte Pubertät, Anämie und Verhaltensstörungen im Vordergrund stehen.

Nichtklassische Zöliakien

Auch die nichtklassischen Zöliakien sind von klinischer Relevanz (■ Tab. 10.3). Der **extraintestinale Organbefall** dieser Erkrankungen ist bei nicht allzu später Diagnosestellung und strikter Einhaltung der glutenfreien Diät zumindest partiell reversibel. Atypische Zöliakien sind selten und aufgrund ihrer überwiegend extraintestinalen Manifestation (z. B. IgA-Nephropathie, Lungenhämosiderose, Gobbi-Syndrom) schwer zu erkennen. Die Dermatitis herpetiformis Duhring mit ihren gruppierten, exkoriierten, juckenden Bläschen und Papeln auf erythematösem Grund, vorwiegend an der unteren Extremität, entspricht ebenfalls einer extraintestinalen Zöliakie, die allerdings bei Kindern und Jugendlichen seltener vorkommt als im Erwachsenenalter. Die silente und mono- oder oligosymptomatische Zöliakie tritt wesentlich häufiger auf als die klassische Zöliakie. Oft werden erst nach Einführung einer glutenfreien Diät (retrospektiv) zusätzlich zu einer Eisenmangelanämie oder einem Kleinwuchs weitere zöliakietypische Symptome festgestellt. Die latente Zöliakie mit ihrem intermittierenden und unvollständigen Auftreten oligosymptomatischer Beschwerden sowie serologischer und his-

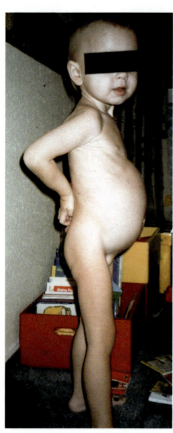

Abb. 10.14. Kleinkind mit klassischer Zöliakie: ausladendes Abdomen, Tabaksbeutelgesäß, Muskelhypotonie, vermindertes subkutanes Fettgewebe

topathologischer Befunde (Duodenalschleimhaut) stellt eine diagnostische Herausforderung dar und bedarf einer konsequenten Verlaufskontrolle.

Zöliakieassoziierte Symptome und Erkrankungen

Im Zusammenhang mit einer Zöliakie wurden beschrieben (Tab. 10.4):
- Zahnschmelzdefekte
- Hepatopathien
    - Aktivitätssteigerungen der Transaminasen
    - Autoimmunhepatitis
    - primär biliäre Zirrhose
    - kryptogene Leberzirrhose
- Pankreasinsuffizienz
- neuropsychiatrische Beteiligung:
    - elektroenzephalographische Veränderungen
    - Läsionen der weißen Substanz
    - Epilepsie
    - zerebelläre Ataxie
    - Verhaltens- und Wesensauffälligkeiten
    - psychomotorische Retardierung
- Kardiomyopathie
- M. Addison
- Hautläsionen:
    - Alopezie
    - Vitiligo
    - Cheilitis
    - Stomatitis aphthosa
- Pubertas tarda
- Infertilität, Geburt von Frühgeborenen oder hypotrophen Neugeborenen

Tab. 10.3. Zöliakieformen

Formen	Typische klinische Symptomatik	Typischer serologischer Befund	Typischer histologischer Befund	Effekt einer glutenfreien Diät
Klassische (symptomatische) Zöliakie	+	+	+	+
Atypische Zöliakie	+[1]	+	+	+
Oligosymptomatische (asymptomatische, silente) Zöliakie	(+)	+	+	+
Latente Zöliakie	(+)	–/+	–/+	+
Potenzielle Zöliakie	(+)	–/+	–[2]	+
Transiente Zöliakie[3]	+	+	+	+
Refraktäre Zöliakie[4]	+	+	+	–/+
Kollagene Zöliakie[4]	+	+	+[5]	–

[1] extraintestinale Symptome
[2] Immunhistologie (γ/δ-T-Zell-Rezeptor, CD25), Mukosabelastungstest
[3] Kinder vor Erreichen des 2. Lebensjahres, Glutenbelastung bis zur Einschulung empfohlen
[4] in der Regel Erwachsene (Zustand nach längerfristiger Glutenzufuhr)
[5] Kollagenschicht >10 μm
+ deutlich vorhanden; (+) schwach vorhanden; –/+ nicht vorhanden oder vorhanden; – fehlend
Klinisches Bild sowie serologischer und histologischer Befund verhalten sich in Abhängigkeit von Menge und Dauer der Glutenzufuhr in der Nahrung (latente Zöliakie).
Für die Diagnose einer Zöliakie ist die histologische Beurteilung nach Marsh (Abb. 10.17), d. h. mindestens ein Typ 2 (hyperplastischer Typ), erforderlich.
Eine genetische Disposition (HLA-DQ2 oder HLA-DQ8) ist bei allen Formen der Zöliakie (außer der transienten Zöliakie) vorhanden.
Alle Zöliakieformen außer der klassischen (symptomatischen) Zöliakie stellen nichtklassische Zöliakien dar.

10.3 · Zöliakie

Tab. 10.4. Häufige Zöliakiesymptome (Literaturangaben und eigene Daten)

Symptom	Häufigkeit [%]
Diarrhö	41–87
Gewichtsabnahme	40–66
Erbrechen	10–62
Appetitlosigkeit	31–48
Bauchschmerzen	22–60
Gedeihstörung	27–60
Ausladendes Abdomen	15–44
Müdigkeit	34–62
Misslaunigkeit	34–58
Atemwegsinfekte	2–27
Obstipation	7–10
Eisenmangel	5–11
IgA-Mangel	3–10
Kleinwuchs	2–34

Eine Reihe von **Erkrankungen** treten vermehrt in Assoziation mit einer Zöliakie auf:
- selektiver oder sekundärer IgA-Mangel (3–10%)
- Diabetes mellitus Typ 1 (2–5%)
- Turner-Syndrom (8%)
- Down-Syndrom (7%)
- autoimmune Thyreoiditis (2–5%)
- rheumatische Erkrankungen (0–7%)
- Sjögren-Syndrom (3%)
- Osteoporose (3%)

10.3.4 Diagnostik

Da es keinen Goldstandard der Zöliakiediagnostik gibt, sind als conditio sine quo non für alle Zöliakieformen folgende **Grundpfeiler der Diagnostik** (Kriterien der ESPGHAN) zu beachten (Abb. 10.15):
- klinische Untersuchung (zöliakietypische Befunde)
- serologische Diagnostik (positiver Befund)
- histologische Untersuchung der duodenalen Schleimhaut
- Normalisierung von Serologie und Beschwerdebild unter glutenfreier Diät

Symptomatik

> Das Fehlen eines Zöliakiesymptoms (z. B. Durchfall oder Gedeihstörung) schließt eine Zöliakie nicht aus. Wenn eine zöliakietypische Symptomatik allein ohne weitere Diagnostik (Serologie und Duodenalbiopsie) zum Anlass genommen wird, einen Patienten mit Hilfe einer glutenfreien Diät ex juvantibus zu behandeln, so besteht die Gefahr einer Überdiagnostik und -therapie.

Serologie

Die Zöliakieserologie (IgG-Gliadin-, IgA-Gliadin- und Endomysium- oder Gewebetransglutaminaseantikörper; ▶ Abschn. 3.6) sollte in einem zertifizierten Labor (»Ringversuch«) mit evaluierten Tests durchgeführt werden. Der IgG-Gliadin-Antikörper ist zwar ein

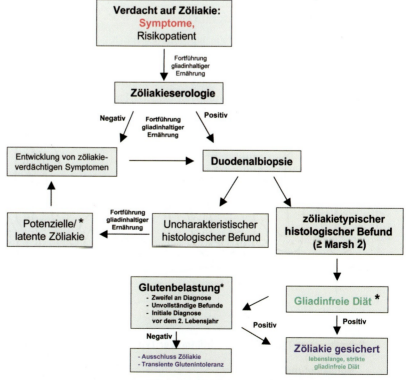

Abb. 10.15. Vorgehen bei der Zöliakiediagnostik (Kriterien der ESPGHAN, 1989). Zur histologischen Befundung nach Marsh Abb. 10.17

*Im Verlauf der Diagnostik sind grundsätzlich Veränderungen von Symptomen, der Zöliakieserologie und ggf. der Duodenalschleimhaut in Abhängigkeit einer gliadinhaltigen oder gliadinfreien Ernährung zu beachten.

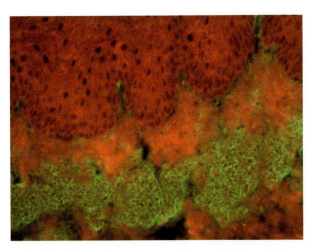

Abb. 10.16. Immunfluoreszenzmikroskopischer Nachweis von Endomysiumantikörpern

munzytochemie (Normwert: <20/100 Epithelzellen im Duodenum; pathologisch: >30/100 Epithelzellen im Duodenum) ein.

> Bei der Diagnose »unspezifische Duodenitis« sollte eine Zöliakie hinterfragt werden. Für die Diagnose einer Zöliakie ist eine Typ-2- bis -4-Läsion nach Marsh (hyperplastischer Typ) erforderlich. Die Typ-2-Läsion bleibt der kapselendoskopischen Untersuchung verborgen. Eine Typ-1-Läsion (lediglich Vermehrung der intraepithelialen Lymphozyten) reicht für die Diagnose eine Zöliakie nicht aus. Wird mit der glutenfreien Diät bereits vor der Entnahme der Duodenalbiopsie begonnen, so wird ein falsch-negatives oder ein zweideutiges Ergebnis begünstigt.

Die histologische Aufarbeitung des Duodenalbiopsats schließt die **Differenzialdiagnostik der Zottenatrophie** ein (▶ Abschn. 2.5). Es gibt keine Korrelation zwischen Symptomatik und Schleimhautschaden, d. h. bei Patienten mit geringer intestinaler Symptomatik kann eine komplette Zottenatrophie (Typ 3 nach Marsh) vorliegen.

sensitiver, aber unspezifischer Parameter. Sensitivität und Spezifität der IgA-bezogenen Antikörper, insbesondere der **Endomysium-** und **Gewebetransglutaminaseantikörper** (◻ Abb. 10.16), erreichen 95%, wobei der selektive IgA-Mangel bei bis zu 5% der Zöliakiepatienten zu berücksichtigen ist. Der neue (humane) Gewebetransglutaminasetest kann als ELISA (»enzyme-linked immunosorbent assay«) durchgeführt werden. Er ist damit praktikabler als der Immunfluoreszenztest des Endomysiumantikörpers und erreicht annähernd dessen Sensitivitäts- und Spezifitätswerte.

> Ein (selektiver) IgA-Mangel muss laborchemisch ausgeschlossen werden, da ansonsten die spezifischen Zöliakieantikörper (IgA-Gliadin-, Endomysium- und Gewebetransglutaminaseantikörper) falsch-negativ befundet werden.

Duodenalbiopsie

Die Untersuchung eines Duodenalbiopsats – lupenmikroskopisch (Zottenstruktur) und im Phasenkontrast (Lamblien?) – ist unverzichtbar. Die histologische Beurteilung (▶ Abschn. 2.5) schließt eine **Einteilung nach Marsh** (◻ Abb. 10.17) inklusive Quantifizierung der intraepithelialen Lymphozyten mit Hilfe der CD3-Immunzytochemie

»Kontrollbiopsie«

Gemäß den neuen ESPGHAN-Kriterien ist in der Regel keine zweite Duodenalbiopsie erforderlich. Eine »Kontrollbiopsie« ist dann angezeigt, wenn unter glutenfreier Diät klinisch oder serologisch keine eindeutige Antwort zu erkennen ist. Auch der Verdacht auf eine latente Zöliakie oder eine fehlende Diät-Compliance kann eine zweite Biopsie indizieren.

Glutenbelastung

Eine Glutenbelastung ist unverzichtbar, wenn Arzt und/oder Patient z. B. aufgrund unvollständiger oder zweideutiger Befunde an der Diagnose »Zöliakie« zweifeln oder wenn die Zöliakie vor Beginn des 2. Lebensjahrs (Differenzialdiagnosen: infektiöse oder allergische Enteritis, transiente Zöliakie) diagnostiziert wurde. Bei der Glutenbelastung, durchgeführt mit Normalkost oder Glutenpulver, strebt man je nach Alter eine tägliche Glutenmenge von mindestens 10–15 g an; 10 g Weizenprotein sind in etwa 120 g bzw. 4 Scheiben Brot enthalten. Zöliakieserologie und Duodenalbiopsie werden durchgeführt, wenn sich im Rahmen der Glutenbelastung eine Symptomatik einstellt oder spätestens 6 Monate und erneut 24 Monate nach Beginn der Belastung.

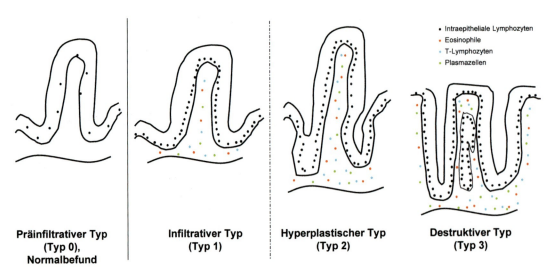

Abb. 10.17. Histologische Klassifikation der Zöliakie nach Marsh

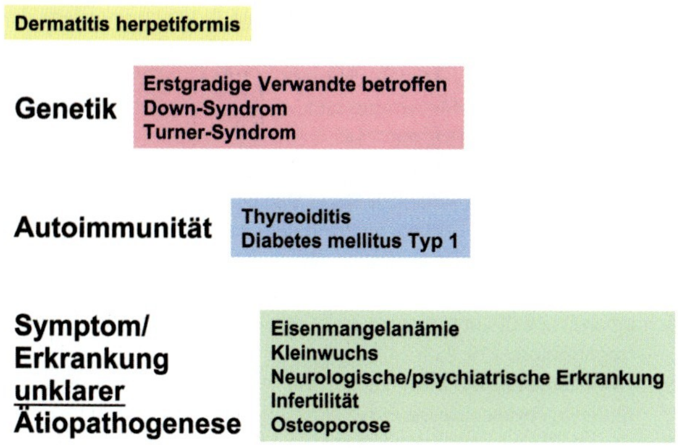

Dermatitis herpetiformis

Genetik
- Erstgradige Verwandte betroffen
- Down-Syndrom
- Turner-Syndrom

Autoimmunität
- Thyreoiditis
- Diabetes mellitus Typ 1

Symptom/ Erkrankung unklarer Ätiopathogenese
- Eisenmangelanämie
- Kleinwuchs
- Neurologische/psychiatrische Erkrankung
- Infertilität
- Osteoporose

Abb. 10.18. Zöliakieserologie: Screening-Indikationen

10.3.5 Screening

Da die Zöliakieserologie im Vergleich zur Biopsie weniger invasiv ist, eignet sie sich nicht nur zum Timing der Biopsie, sondern auch als Screening-Methode (Abb. 10.18). Bei der Diskussion um ein »Massen-Screening« überwiegen die Gegenargumente.

10.3.6 Differenzialdiagnostik

Die breite Palette der Differenzialdiagnosen der Zöliakie lässt sich durch **Anamnese** (inklusive Ernährungsanamnese) und sorgfältige **Verlaufsbeobachtung** (inklusive körperliche und psychosomatische Entwicklung) eingrenzen. Enthält die Ernährung eines Patienten kein Gluten, so kann auch keine Zöliakie für die Symptomatik verantwortlich sein. Zusammenhänge zwischen Ernährungsumstellungen und Symptomatik oder klinischen Befunden sind nicht überzubewerten, insbesondere wenn eine Objektivierung fehlt. Ist die Zöliakiediagnose nicht eindeutig – fehlt beispielsweise eine Rückbildung der Symptome nach Einführung einer glutenfreien Diät –, ist eine weitere Abklärung notwendig.

Differenzialdiagnosen der Zöliakie (Zottenatrophie)
- Nahrungsmittelallergie
- Infektiöse Enteritiden (inklusive Lamblienenteritis), postenteritisches Syndrom
- Chronisch-entzündliche Darmerkrankungen (M. Crohn)
- Autoimmunenteropathie
- Therapieresistente (intraktable) Diarrhöen
- Immundefekte
- Protein-/Energiemalnutrition
- Colon irritabile (Toddler's diarrhea)
- Transiente Zöliakie/Glutenintoleranz

Ausschluss einer Zöliakie. Der Nachweis von HLA-DQ2 oder HLA-DQ8 ist zum Nachweis der Zöliakie nicht geeignet, da dieses Merkmal bei etwa 25% der Normalbevölkerung vorhanden ist. Bei einem Patienten, der negativ für diese beiden HLA-Merkmale getestet wurde, ist jedoch eine Zöliakie weitgehend ausgeschlossen. Weitere Parameter zum Ausschluss einer Zöliakie stellen ein normaler Xylose- oder Permeabilitätstest und eine unauffällige Glutenbelastung dar. Zöliakieantikörper in Stuhl oder Speichel sind diagnostisch ungeeignet.

10.3.7 Therapie und Prognose

Die gesicherte Diagnose einer Zöliakie erfordert eine lebenslange, strikte glutenfreie Diät. Für klassische, monosymptomatische und atypische Zöliakieformen ist diese Therapieform eindeutig indiziert; für die silente Zöliakie ist die Indikationsstellung weniger evidenzbasiert.

> ❗ Die glutenfreie Diät bedeutet einen Verzicht auf Nahrungsmittel aus Weizen, Roggen, Gerste, Hafer, Wildreis, Dinkel, Grünkern, Einkorn und Malz. Somit ist der Genuss von Nudeln, Pizza, Müsli, Brot, Gebäck, Kuchen, Malzbier und Bier ausgeschlossen. Erlaubte Nahrungsmittel sind u. a. Mais, Amarant, Quinoa (ein gliadinfreies Getreideprodukt aus Südamerika), Reis, Kartoffeln, alle Gemüse- und Obstsorten, Milch, Fleisch, Fisch, Kakao, Buchweizen, Soja, Eier und Tee. Problematisch ist es, den Gehalt an Gluten in Fertigprodukten einzuschätzen.

In Deutschland besteht seit 2006 eine **EU-Kennzeichnungspflicht** für glutenhaltige Nahrungsmittel. Gluten ist bei der Herstellung von Nahrungsmitteln und Medikamenten aufgrund seiner Eigenschaft als Bindemittel beliebt. Die Positivliste der Deutschen Zöliakie-Gesellschaft (DZG, Stuttgart) enthält eine Zusammenstellung glutenfreier Nahrungsmittel (▶ Abschn. 39.1).

> ❗ Die Prognose der Zöliakie ist bei Einhaltung einer strikt glutenfreien Diät exzellent.

Die **klinische Erholung** nach Beginn einer glutenfreien Ernährung beginnt bereits nach 1–2 Wochen. Der Durchfall sistiert innerhalb weniger Wochen, die Regeneration der Mukosa kann bis zu einem Jahr in Anspruch nehmen. Ein positiver Effekt bei Wachstumsretardierung ist nach einjähriger Diät zu erkennen. Der Endomysium-/Transglutaminaseantikörperwert, der als Compliance-Parameter im Rahmen der Verlaufskontrolle dient, normalisiert sich nach 6 bis spätestens 12 Monaten.

Die von Dicke etablierte **Diät** garantiert nicht nur eine Remission von Symptomen, der Zottenatrophie und akuter Komplikationen der Zöliakie (z. B. Unterernährung, Rachitis, Hypoprothrombinämie, Wachstumsretardierung), sondern sie hat auch bei der Vermeidung langfristiger Komplikationen wie Osteoporose und Malignome des Magen-Darm-Trakts einen Stellenwert. Ferner reagieren extraintestinale Manifestationen bei frühzeitiger Behandlung auf eine strikte Diät.

Eine laktosefreie Ernährungsweise oder eine gezielte **Substitution**, z. B. mit Eisen, Folsäure, Magnesium, Vitamin B_{12} oder fettlöslichen Vitaminen, ist nur bei schweren Verlaufsformen indiziert. Die glutenfreie Therapie ist sicher und verursacht weder Mangelerscheinungen noch Nebenwirkungen. Die Lebensqualität erscheint insbesondere in den ersten Jahren nach Beginn der Diät und bei Patienten mit schwerer Symptomatik verbessert. Die glutenfreie Ernährung ermöglicht jedoch keine Heilung oder Prävention der Zöliakie.

Malignomrisiko

Das Malignomrisiko erwachsener Zöliakiepatienten ist nach neuen Studien gegenüber Kontrollkollektiven um das 2- bis 3fache erhöht, wobei das **Non-Hodgkin-Lymphom des Darms** mehr als 5-mal häufiger vorkommt. Das enteropathieassoziierte T-Zell-Lymphom ist bei Patienten mit refraktärer Zöliakie besonders gefürchtet. Auch die Dermatitis herpetiformis Duhring birgt ein erhöhtes Malignomrisiko. Für beide Erkrankungen erwies sich eine strikt glutenfreie Ernährung in Hinblick auf maligne Tumoren als protektiv.

Diät-Compliance

Bei präpubertären Patienten, deren Eltern bei der Durchführung der Diät gut beraten werden (Mitgliedschaft in der DZG), ist die Compliance am höchsten (70%). Am niedrigsten ist sie bei silenten Verlaufsformen. Im Gegensatz zu vielen anderen europäischen Ländern müssen die monatlichen Zusatzkosten von etwa 250 € von den Patienten selbst getragen werden – ein Faktor, der möglicherweise die Compliance erschwert.

> ❗ Jährliche Wiedervorstellungen mit Durchführung einer Zöliakieserologie, Verlaufskontrolle von somatischer, psychomotorischer und Pubertätsentwicklung, Beratung insbesondere zu Diätproblemen mit positiver Verstärkung und Heranführen des Jugendlichen an die im Kindesalter gestellte Diagnose tragen wesentlich zu einer guten Diät-Compliance bei.

Gemäß dem **Codex alimentarius** darf der Prolaminanteil in »glutenfreier« Nahrung 10 mg Gliadin pro 100 g Trockenmasse (200 ppm Gluten) nicht überschreiten. Es wird diskutiert, ob diese Grenze auf 100 ppm Gluten für glutenfreie Fertigprodukte, die aus Weizen, Gerste, Roggen und Hafer hergestellt werden, bzw. 20 ppm für weizen-, gerste-, roggen- und haferfreie Nahrungsprodukte gesenkt werden soll. Die durchschnittlich zugeführte Menge an Getreidemehl liegt pro Tag bei max. 300 g. Einzelne Zöliakiepatienten tolerieren deutlich weniger, andere deutlich mehr Prolamin in ihrer Nahrung. Letztere repräsentieren den Großteil der Zöliakiepatienten und neigen zu einer schlechten Diät-Compliance. Die bisher durchgeführten Studien weisen darauf hin, dass Zöliakiepatienten mit geringer intestinaler Symptomatik (silente Zöliakie, Dermatitis herpetiformis Duhring) ähnlich wie Patienten mit klassischer Zöliakie Spätkomplikationen entwickeln.

> **Spätkomplikationen der Zöliakie**
> – Autoimmunerkrankungen (u. a. Diabetes mellitus, Thyreoiditis)
> – Infertilität, Frühgeburtlichkeit, »Small-for-gestational-age«-Kinder
> – Osteoporose
> – Malignome des Gastrointestinaltrakts (enteropathieassoziiertes T-Zell-Lymphom)

Andere Therapieformen (Verwendung gentechnologisch hergestellten Weizens, Enzymtherapie, sekundäre Toleranzinduktion und andere) befinden sich noch im experimentellen Stadium.

Literatur

Catassi C, Fabiani E, Corrao G et al. and Italian Working Group on Coeliac Disease and Non-Hodgkin's-Lymphoma (2002) Risk of non-Hodgkin lymphoma in celiac disease. JAMA 287 (11): 1413–1419
Fasano A, Catassi C (2001) Current approaches to diagnosis and treatment of celiac disease: an evolving spectrum. Gastroenterology 120: 636–651
Henker J, Lösel A, Conrad K, Hirsch T, Leupold W (2002) Prävalenz der asymptomatischen Zöliakie bei Kindern und Erwachsenen in der Region Dresden. Dtsch Med Wochenschr 127: 1511–1515
Keller KM (2003) Klinische Symptomatik: »Zöliakie, ein Eisberg«. Monatsschr Kinderheilkd 151: 706–714
Maki M, Mustalahti K, Kokkonen J et al. (2003) Prevalence of celiac disease among children in Finland. N Engl J Med 348 (25): 2517–2524
Marsh MN (1992) Gluten, major histocompatibility complex, and the small intestine. A molecular and immunobiologic approach to the spectrum of gluten sensitivity («celiac sprue»). Gastroenterology 102: 330–354
Schuppan D (2000) Current concepts of celiac disease pathogenesis. Gastroenterology 119: 234–242
Stern M, Ciclitira PJ, van Eckert R et al. (2001) Analysis and clinical effects of gluten in coeliac disease. Eur J Gastroenterol Hepatol 13 (6): 741–747
Troncone R, Greco L, Auricchio S (1966) Gluten-sensitive enteropathy. Pediatr Clin North Am 43: 355–373
Walker-Smith JA, Guandalini S, Schmitz J, Shmerling DH, Visakorpi JK (1990) Revised criteria for diagnosis of coeliac disease. Arch Dis Child 65: 909–911
Zimmer KP (1999) Zöliakie. Monatsschr Kinderheilkd 147: 60–72
Zimmer KP (2002) Die klinische Bedeutung der nicht-klassischen Zöliakie-Formen. Dtsch Ärztebl 98 (49): 3285–3292
Zimmer KP (2003) Pathophysiologie der Zöliakie. Monatsschr Kinderheilkd 151: 698–705

10.4 Autoimmunenteropathie (AIE)

F.M. Rümmele

Eine Autoimmunpathologie des Darms wurde erstmals im Jahre 1978 beschrieben, als man bei einem jugendlichen Patienten mit exsudativer Enteropathie gegen das Darmepithel gerichtete Autoantikörper nachwies (MacCarthy et al. 1987). Das initial eher vage Konzept intestinaler Autoimmunerkrankungen hat sich in den vergangenen Jahren durch neue methodische Ansätze und molekulare Techniken klarer definiert. Die Beobachtung, dass in erster Linie Jungen von einer Autoimmunenteropathie (AIE) betroffen waren, ließ eine X-chromosomale genetische Erkrankung vermuten. Inzwischen konnten wesentliche Fortschritte im pathophysiologischen Verständnis dieser Erkrankung verzeichnet und 3 verschiedene Formen der AIE abgegrenzt werden (Ruemmele et al. 2004a).

10.4.1 Pathophysiologie und Genetik

Die große Ähnlichkeit zwischen dem Phänotyp der natürlich auftretenden »scurfy mouse«, welche an einer exsudativen Enteropathie sowie an Hauterkrankung, Thrombopenie, Anämie und massiver Lymphoproliferation leidet (Brunkow et al. 2001), und der Beobachtung, dass Jungen mit AIE ebenfalls häufig ein schweres Ekzem, multiple Endokrinopathien und hämatologische Anomalien aufweisen, half bei der Aufklärung dieser Erkrankung. Der »scrufy phenotype« resultiert aus einer kausalen Mutation im *Scurfy*-Gen auf dem X-Chromosom (Brunkow et al. 2001). Bei den in der Folge untersuchten Patienten mit komplexer AIE konnten »**Disease-causing**«-Mutationen im *FOXP3*-Gen nachgewiesen werden, welches auf dem X-Chromosom an Position Xp11.23-q13.3 lokalisiert ist (Bennett et al. 2001; Wildin et al. 2001).

FOXP3 kodiert für ein Protein mit einem Molekulargewicht von 48 kDa, welches auch als »Scurfin« bezeichnet wird und zur

»Forkhead-/Winged-helix-transcription-factor«-Familie gehört. FOXP3 besitzt DNA-Bindungsaktivität und wird vorwiegend von regulatorischen T-Lymphozyten (CD4+CD25+) exprimiert. Es wirkt als Regulator und Inhibitor der Funktionen von Effektor-T-Lymphozyten (Schubert et al. 2001). Bei Patienten mit AIE und einer Mutation im *FOXP3*-Gen verlieren die regulatoirschen T-Zellen ihre Repressorfunktionen. Somit kommt es zu einer De-Inhibition von Effektor-T-Zellen, was sich in multiplen, systemischen **Autoimmunphänomenen** zeigt. Diese Erkrankung der regulatorischen T-Lymphozyten wird auch als »immune dysregulation, polyendocrinopathy, enteropathy X-linked syndrome« (IPEX-Syndrom) bezeichnet (Ruemmele et al. 2004b).

10.4.2 Klinisches Bild

AIE Typ 1 (IPEX-Syndrom)

Charakteristisch für diese Erkrankung ist die Kombination eines meist neonatalen insulinpflichtigen **Diabetes mellitus** mit einer in den ersten Lebensmonaten beginnenden schweren exsudativen Enteropathie, welche oftmals auch einen hämorrhagischen Charakter aufweist. Der Schweregrad dieser Enteropathie ist so stark ausgeprägt, dass diese Kinder nur durch regelmäßige Albuminsubstitutionen und eine totale parenterale Ernährung stabilisiert werden können. Typischerweise sind die IgE-Werte deutlich erhöht. Zudem ist eine variable atopische, ekzematöse Hauterkrankung assoziiert, ebenso wie verschiedene hämatologische Symptome (Autoimmunneutropenie, Thrombopenie oder hämolytische Anämie). Weiterhin können eine Glomerulonephritis, eine Autoimmunhepatitis, eine Hypo- oder Hyperthyreose sowie andere Endokrinopathien assoziiert sein.

AIE Typ 2

Die Beobachtung, dass AIE auch bei Mädchen auftreten können, weist auf FOXP3-unabhängige Formen hin. IPEX-artige Varianten wurden bei Mädchen und Jungen beobachtet. Oft zeigen diese Patienten eine etwas mildere Form einer exsudativen Enteropathie, meist kombiniert mit multiplen **Autoimmunphänomenen** wie Zöliakie, Autoimmunendokrinopathien oder hämatologischen Abnormalitäten. Bei einzelnen Patienten wurden zudem erhöhte IgE-Konzentrationen beobachtet. Die Suche nach einem oder mehreren Kandidatengenen blieb bisher erfolglos.

AIE Typ 3

Die Gruppe von Patienten mit Typ 3 ist dadurch gekennzeichnet, dass die intestinale Erkrankung isoliert auftritt und **keine assoziierten systemischen Symptome** vorkommen. Es sind sowohl Jungen als auch Mädchen betroffen. Es ist derzeit unklar, ob diese Patientengruppe eine monosymptomatische Form des IPEX-Syndroms aufweist. A priori finden sich bei diesen Patienten keine Mutationen im *FOXP3*-Gen. Es ist allerdings möglich, dass andere regulatorische FOXP3 unabhängige Faktoren, welche die Funktion regulatorischer T-Lymphozyten kontrollieren, betroffen sind.

10.4.3 Diagnostik

Endoskopie und histologische Diagnostik

Bei Verdacht auf IPEX-Syndrom oder AIE sind stets eine Ösophagogastroduodenojejunoskopie und eine Ileokoloskopie indiziert. Oftmals sind die Läsionen im oberen Gastrointestinaltrakt

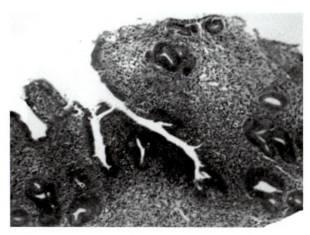

Abb. 10.19. Typischer histologischer Befund des Duodenums (HE-Färbung) bei einem Patienten mit IPEX-Syndrom bei Diagnosestellung. Es zeigt sich eine subtotale Zottenatrophie mit einem massiven mononukleären entzündlichen Infiltrat der Lamina propria. Die intraepithelialen Lymphozyten hingegen sind nicht vermehrt.

stärker ausgeprägt als im Kolon. Die makroskopischen Schleimhautveränderungen können relativ dezent sein: granulärer Aspekt der Schleimhaut mit erythematösen Zonen und Erosionen; Ulzerationen sind eher die Ausnahme, sprechen aber nicht gegen die Diagnose »AIE«. Die histologische Analyse deckt charakteristische Veränderungen auf: Die Dünndarmschleimhaut zeigt eine subtotale bis totale **Zottenatrophie** sowie ein massives inflammatorisches Infiltrat (T-Lymphozyten) der Lamina propria, wobei im Gegensatz zur Zöliakie die intraepithelialen Lymphozyten nicht oder nur geringfügig vermehrt sind (Abb. 10.19). Das T-Zell-Rezeptor-Repertoire bei AIE ist auf ein α/β-Subset beschränkt, wohingegen bei Zöliakie ein γ/δ-Repertoire dominiert (▶ Abschn. 10.3.2). Das intestinale Epithel zeigt eine Kryptenhyperplasie und eine vermehrte Enterozytenapoptose.

Labordiagnostik

Ein wesentliches diagnostisches Element ist der Nachweis von **Anti-Enterozyten-Antikörpern** vom Typ IgG oder IgA (Abb. 10.20) und von Anti-AIE-75kDa-Antikörpern, wobei zahlreiche andere Autoimmunantikörper auftreten können wie Anti-Becherzellen-, Anti-Inselzell-, antinukleäre und Anti-»liver-kidney-microsomes«-(LKM-)Antikörper. In seltenen Fällen kann die Suche nach Anti-Enterozyten-Autoantikörpern bei Patienten mit AIE negativ ausfallen. Andererseits können niedrige Titer von Anti-Enterozyten-Antikörpern auch bei anderen intestinalen Pathologien beobachtet werden, beispielsweise beim M. Crohn. Somit ist die diagnostische Aussagekraft des Nachweises von Anti-Enterozyten-Antikörpern nur bei hohen Titern verwertbar. Anti-Enterozyten-Antikörper sind typischerweise gegen die Bürstensaummembran reifer Enterozyten gerichtet, mit einem abfallenden Gradienten von der Zottenspitze zu den Krypten. Zytoplasmatische Strukturen in intestinalen Epithelzellen können ebenfalls von diesen Autoantikörpern erkannt werden.

Weiterführende immunologische Untersuchungen zeigen eine normale Zahl und einen normalen Phänotyp peripherer Lymphozyten, ebenso fallen die Lymphozytenstimulationstests normal aus. Immunglobulinwerte sind meist normal oder leicht erhöht; dies betrifft IgG, IgM und IgA. Hingegen finden sich typischerweise deutlich **erhöhte IgE-Werte.** Bei Patienten mit

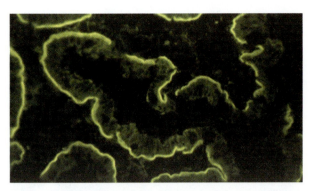

◘ **Abb. 10.20.** Charakteristisches Immunfluoreszenzmuster von Anti-Enterozyten-Antikörpern bei Autoimmunenteropathie. Der apikale Pol (Bürstensaum) wird durch den Antikörper »nachgezeichnet«.

IPEX-Syndrom können die IgE-Werte weit über 1000fach erhöht sein.

Neben einer pathologisch erhöhten $α_1$-Antitrypsin-Clearance finden sind im Stuhl massiv erhöhte Konzentrationen inflammatorischer Marker wie Tumornekrosefaktor α und Calprotectin.

10.4.4 Differenzialdiagnostik

In erster Linie müssen AIE und IPEX-Syndrom von anderen neonatalen **Durchfallerkrankungen** differenziert werden. Dies ist durch die Assoziation von Begleitsymptomen der AIE meist relativ einfach. Weiterhin steht bei AIE die exsudative Komponente im Vordergrund, wohingegen konstitutionelle Epithelerkrankungen wie Mikrovillusatrophie oder epitheliale Dysplasie, die meist in den ersten Lebenstagen beginnen, eine rein sekretorische Diarrhö mit sich bringen.

AIE und IPEX-Syndrom können zudem mit primären oder sekundären **Immundefiziten** verwechselt werden. Aus diesem Grund ist eine umfassende Evaluation der zellulären und humoralen Immunfunktionen vorzunehmen. Eine wichtige Differenzialdiagnose des IPEX-Syndroms stellt das **Wiskott-Aldrich-Syndrom** dar, welches durch Ekzem, Thrombozytopenie und variable Autoimmunsymptome charakterisiert ist. Im Gegensatz zum IPEX- sind beim Wiskott-Aldrich-Syndrom die CD8-positiven Lymphozyten deutlich reduziert und Zeichen eines kombinierten Immundefekts mit multiplen Infektionen meist vorhanden. Eine genetische Analyse erlaubt den Nachweis einer Mutation im *Wiskott-Aldrich-Syndrom*-Gen.

Weitere Differenzialdiagnosen stellen das APECED- und das Omenn Syndrom dar. Das **APECED-Syndrom** (»autoimmune polyendocrinopathy, candidiasis and ectodermal dystrophy syndrome«) wird autosomal-rezessiv vererbt. Im Gegensatz zum IPEX- tritt das APECED-Syndrom erst im höheren Lebensalter auf. Das **Omenn-Syndrom** ist durch eine massive Erythrodermie mit T-Zell-Infiltration, Lymphadenopathien, Diarrhö und erhöhte IgE-Werte charakterisiert. Im Gegensatz zum IPEX- sind beim Omenn-Syndrom keine oder nur sehr wenige B-Lymphozyten nachweisbar.

> **!** Ein Diabetes mellitus ist nicht mit einem Omenn-Syndrom vereinbar.

Bestätigt wird die Diagnose eines Omenn-Syndroms durch den Nachweis einer Mutation im *RAG1*- oder *RAG2*-Gen.

10.4.5 Therapie und Prognose

AIE und IPEX-Syndrom sind mit einer sehr hohen **Mortalität** verbunden. Bei Diagnosestellung sind alle Patienten vollkommen von einer parenteralen Ernährung abhängig. In der Vergangenheit wurden viele Versuche mit antientzündlichen und immunmodulatorischen Medikamenten unternommen. Lediglich 2 Strategien haben sich als erfolgreich erwiesen (Ruemmele et al. 2004b):
— **Immunsuppression** basierend auf dem Calcineurininhibitor Tacrolimus
— in refraktären Fällen eine **Knochenmarktransplantation**

Die besten Ergebnisse mit einer immunsuppressiven Therapie konnten duch den Einsatz von **Kortikosteroiden** in Kombination mit Tacrolimus und Azathioprin erzielt werden. An unserem Zentrum Necker Enfants Malades, Paris, werden 3 initiale Methylprednisolonboli verabreicht, kombiniert mit Tacrolimus p.o., und nach einer Woche wird Azathioprin assoziiert. Hierdurch können die Patienten meist von einer parenteralen Ernährung entwöhnt werden (◘ Tab. 10.5). Allerdings gibt es Patienten, welche mittels Immunsuppression nicht zu stabilisieren sind. Hier kann eine Knochemarktransplantation angestrebt werden.

Da es sich beim IPEX-Syndrom um eine genetisch determinierte Erkrankung der T-Lymphozyten handelt, können die betroffenen Kinder durch eine **Knochenmarktransplantation** theoretisch geheilt werden. In unserem Zentrum wurde die erste Knochenmarktransplantation bei einem Jungen mit IPEX-Syndrom erfolgreich durchgeführt (Baud et al. 2001). Danach verschwanden sämtliche digestiven und endokrinologischen Symptome. Allerdings stellte sich knapp 2 Jahre nach der Knochenmarktransplantation ein letales Hämophagozytosesyndrom ein. Mehr Erfahrung mit der Knochenmarktransplantation zur Therapie des IPEX-Syndroms muss von hochspezialisierten Transplantationszentren gesammelt werden, bevor diese Therapieform als Standardtherapie empfohlen werden kann. Der immunologische Konflikt einer Knochenmarktransplantation bei Patienten mit IPEX-Syndrom scheint erheblich zu sein, sodass speziell angepasste Schemata erforderlich sind. Die rasanten Entwicklungen im Verständnis immunologischer Erkrankungen, insbesondere des IPEX-Syndroms, lassen allerdings Hoffnung aufkommen, dass neue, besser angepasste Medikamente und/oder neue Therapiestrategien in den kommenden Jahren verfügbar werden.

◘ **Tab. 10.5.** Kombinationstherapie der Autoimmunenteropathie

Medikament	Dosierung	Applikation
Methylprednisolon	20 mg/kg KG	3 Bolusinjektionen
Prednisolon	2 mg/kg KG	Therapie über 2 Monate, dann ausschleichen
Tacrolimus	Erreichen eines therapeutischen Plasmaspiegels von 6–10 ng/ml	
Azathioprin	2 mg/kg KG	Erreichen einer therapeutischen Konzentration von 200–400 pmol/10^6 Erythrozyten

Literatur

Baud O, Goulet O, Canioni D et al. (2001) Treatment of the immune dysregulation, polyendocrinopathy, enteropathy, X-linked syndrome (IPEX) by allogeneic bone marrow transplantation. N Engl J Med 344: 1758–1762

Bennett CL Christie J, Ramsdell F et al. (2001) The immune dysregulation, polyendocrinopathy, enteropathy X-linked syndrome (IPEX) is caused by mutations of FOXP3. Nat Genet 27: 20–21

Brunkow ME, Jeffery EW, Hjerrild KA et al. (2001) Disruption of a new forkhead/winged-helix protein, scurfin, results in the fatal lymphoproliferative disorder of the scurfy mouse. Nat Genet 27: 68–73

McCarthy DM, Katz SI, Gazze L et al. (1978) Selective IgA deficiency associated with total villous atrophy of small intestine and an organspecific anti-epithelial cell antibody. J Immunol 120: 932–938

Ruemmele FM, Brousse N, Goulet O (2004a) Autoimmune enteropathy. In: Walker WA, Goulet OJ, Kleinman RE, Sanderson IR, Sherman PM, Shneider BL (eds) Pediatric gastrointestinal disease: Pathophysiology, diagnosis, management, 4th edn. Decker, Hamilton, p 959

Ruemmele FM, Brousse N, Goulet O (2004b) Autoimmune-enteropathy – molecular concepts. Curr Opin Gastroenterol 20: 587–591

Schubert LA, Jeffery E, Zhang Y et al. (2001) Scurfin (FOXP3) acts as a repressor of transcription and regulates T cell activation. J Biol Chem 276: 37672–37679

Torgerson FR, Linan A, Moes N et al. (2007) Severe food allergy as a variant of IPEX syndrome caused by a deletion in a non-coding region of the FOXP3 gene. Gastroenterology (in press)

Wildin RS, Ramsdell F, Peake J et al. (2001) X-linked neonatal diabetes mellitus, enteropathy and endocrinopathy syndrome is the human equivalent of mouse scurfy. Nat Genet 27: 18–20

10.5 Akute Gastroenteritis

A.C. Hauer

Die akute Gastroenteritis ist eine akute Durchfallerkrankung infektiöser Genese. Das klinische Leitsymptom ist die akute Diarrhö (► Abschn. 5.7), oft kombiniert mit Erbrechen, Übelkeit, abdominellen Beschwerden und/oder Fieber. Der Begriff »Gastroenteritis« wird unabhängig davon, ob die Infektion den Dünndarm oder den Dickdarm betrifft, verwendet. Die Erkrankungsdauer beträgt meist 5–7 Tage, max. 2 Wochen.

10.5.1 Epidemiologie

Die akute Gastroenteritis ist weltweit eine der häufigsten Ursachen von Morbidität und Mortalität von Kindern unter 5 Jahren (Altersgipfel: 6–24 Monate). Bei uns sind die meisten Gastroenteritiden endemisch. Die Übertragung erfolgt meist fäkal-oral über verunreinigte Nahrung oder Trinkwasser. Der weltweit häufigste Erreger ist das **Rotavirus** (Industrieländer: bis zu 40%; Entwicklungsländer: 60%). Derzeit sterben pro Jahr etwa 2,5 Mio. Kinder an einer Rotavirusenteritis, davon 82% in den Entwicklungsländern mit dem niedrigsten Bruttosozialprodukt (Kosek et al. 2003). Neonatale Infektionen sind meist nosokomial und verlaufen eher mild. Wiederholte Expositionen führen oft zu natürlicher Immunität, und mit 3 Jahren hat fast jedes Kind zumindest eine Rotavirusinfektion durchgemacht. In gemäßigten Klimazonen gibt es einen charakteristischen Infektionsgipfel im Winter (Waters u. Ford-Jones 2000; ► Kap. 7).

10.5.2 Pathophysiologie

Prinzipielle Pathomechanismen viraler Enteritiden wurden am Beispiel der Rotavirusenteritis genauer untersucht. Von den bakteriellen Erregern wurden die Escherichia-coli-Untergruppen in ihren **Interaktionen mit dem Wirt** (Invasivität, Enteroadhärenz, Enteroaggregation etc.) besonders gut erforscht (► Abschn. 5.7 und Kap. 7).

10.5.3 Klinisches Bild

Die klinischen Leitsymptome spiegeln die lokale Beteiligung des **Gastrointestinaltrakts** (Veränderung des Stuhlmusters, Übelkeit, Erbrechen, Bauchschmerzen) und die **systemischen Auswirkungen** der Infektion (Fieber und Dehydration) wider.

Da die **Dehydration** lebensbedrohend werden kann, muss der Dehydrationsgrad so rasch wie möglich bestimmt werden. Dabei ist der klinische Gesamteindruck und nicht das Einzelsymptom entscheidend (◘ Tab. 10.6). In Industrieländern ist bei akut erkrankten Kindern die normonatriämische Dehydration die Regel. Klinische Hinweise auf die bei uns sehr seltene hypernatriämische Dehydration sind ein teigig wirkendes Integument, das eine bessere Hydrierung vortäuscht, zerebrale Symptome mit Unruhe und schrillem Schreien bis zum generalisierten Krampfanfall sowie Zeichen der Zentralisation. Bei der ebenfalls seltenen hyponatriämischen Dehydration bewirkt der ausgeprägte extrazelluläre Flüssigkeitsverlust eine Abnahme des Hautturgors und kann bis zum hypovolämischen Schock mit Anurie führen.

10.5.4 Diagnostik

Anamnese

Eine Einschätzung der Ätiologie ist durch eine präzise Anamnese möglich: Eine akute Gastroenteritis in der Familie oder in der Umgebung (Gemeinschaftseinrichtungen: Noroviren) in den vergangenen 1–14 Tagen weist auf eine eher **virale Genese** hin. Hingegen lässt ein Zusammenhang mit bestimmten Nahrungsmitteln (Geflügel: Samonellen) oder einer antibiotischen Medikation vor 2–4 Wochen (antibiotikaassoziierte Gastroenteritis) bzw. ein Aufenthalt im südeuropäischen oder tropischen Ausland die Vermutung einer **bakteriellen** oder sogar **parasitären Infektion** (Shigellose, Amöbiasis) zu, die dann einer spezifischen Therapie bedarf (► Abschn. 5.7 und Kap. 6).

 Für die symptomatische Therapie der viralen Gastroenteritis (Rehydration) ist die Erhebung der Leitsymptome (Stuhlmuster, Symptomdauer) wesentlich.

Klinischer Untersuchungsbefund

Die initiale **Bestimmung des Dehydrationsgrades** (◘ Tab. 10.6) ist essenziell. Auskultatorisch sind verstärkte Darmgeräusche die Regel, sie können jedoch bei einer schweren infektiösen Diarrhö mit paralytischem Subileus oder Ileus fehlen. Palpatorisch findet man das Abdomen oft diffus druckschmerzhaft, was in Kombination mit lokaler Abwehrspannung im rechten Unterbauch eine Appendizitis vortäuschen kann (»Pseudoappendizitis« bei Yersinieninfektion). Wässrige, nichtblutige Stühle mit einem Volumen

Tab. 10.6. Klinische Erfassung der Dehydration bei akuter Gastroenteritis im Säuglings- und Kleinkindesalter (WHO-Kriterien)

Symptome	Milde (<5%ige) Dehydration (Verlust von ≤40 ml/kg KG)	Mäßige (5- bis 10%ige) Dehydration (Verlust von 40–100 ml/kg KG)
Anzahl dünnflüssiger Stühle pro 24 Stunden	1–4	4–10
Erbrechen	Geringe Menge	Mehrmals pro 24 Stunden
Durst	Normal	Verstärkt
Harnmenge	Normal	Vermindert
Alertheit/Bewusstseinslage	Unauffällig (alert)	Schläfrig, gereizt
Konjunktiven/Bulbi	Unauffällig	Bulbi eingesunken
Tränen	Vorhanden	Nicht vorhanden
Mundschleimhaut und Zunge	Feucht	Trocken
Atmung[1]	Normal	Beschleunigt
Hautturgor	Normal (elastisch)	Vermindert
Pulsfrequenz[1]	Normal	Beschleunigt
Fontanelle (Säuglinge)	Im Niveau	Eingesunken

[1] bezogen auf altersentsprechende Normwerte
Zur groben klinischen Orientierung erfolgt eine Gewichtskontrolle (z. B. akuter Gewichtsverlust von 1 kg bei bisherigem Körpergewicht von 10 kg entspricht einer 10%igen Dehydration).

von <200 g/Tag sind charakteristisch für virale Enteritiden (klinische Symptome, Folge- und Begleiterkrankungen anderer infektiöser Gastroenteritiden: ▶ Kap. 7).

Basislabordiagnostik

Bei leichter Dehydration sind die genaue klinische Untersuchung und die Kontrolle des Patienten innerhalb von 4–6 Stunden meist ausreichend (▶ Abschn. 5.7). Bei ausgeprägterer Dehydration sollten die Werte des Säure-Basen-Haushalts sowie die Serumelektrolytwerte, das spezifische Harngewicht und der Blutzuckerspiegel bestimmt werden, evtl. ergänzt durch eine Blutbildanalyse.

Mikrobielle Diagnostik

Ein mikrobieller **Erregernachweis** ist nur bei Verdacht auf eine Gruppenerkrankung oder Epidemie, eine invasive Diarrhö (hohes Fieber, blutig-schleimige Stühle, kein Erbrechen) oder bei beeinträchtigter Immunität des Kindes (Chemotherapie) indiziert (▶ Abschn. 3.3, 3.4 und Kap. 7).

Erweiterte Labordiagnostik, Bildgebung und Endoskopie

Bei **blutiger Diarrhö** ohne Nachweis einer bakteriellen oder parasitären Infektion müssen eine chronisch-entzündliche Darmerkrankung sowie andere nichtinfektiöse Ursachen ausgeschlossen werden.

Abdominelle Sonographie

Bei der differenzialdiagnostischen Möglichkeit einer **Appendizitis** ist primär eine Sonographie des Abdomens durchzuführen.

10.5.5 Differenzialdiagnostik

Hier kommen alle Erkrankungen mit dem Leitsymptom »akute Diarrhö« und nichtinfektiöser Ätiologie infrage (akute Diarrhö als Symptom eines immunmediierten, pharmakologischen oder toxischen Geschehens bzw. als Ausdruck eines Enzymmangels; ▶ Abschn. 5.7).

10.5.6 Therapie

Im Jahre 1997 wurden die geltenden Empfehlungen zur adäquaten Therapie der akuten Gastroenteritis von Säuglingen und Kleinkindern veröffentlicht (Walker-Smith et al. 1997). Sie beinhalten die korrekte orale **Rehydration und Re-Alimentation** leicht bis mäßig dehydrierter Kinder (Konsens von ESPGHAN, WHO und American Academy of Paediatrics). Ihre Grundlage ist der wissenschaftliche und klinische Nachweis vergleichbar guter Resultate der oralen und der i. v. Rehydration, wobei die orale Rehydration komplikationsärmer und preisgünstiger ist. Initial sollte eine ausschließliche orale Rehydration mit oraler Rehydrationslösung über 3–4 Stunden erfolgen, anschließend eine rasche Re-Alimentation mit zuvor gewohnter, normaler Nahrung. In Industrieländern sind hypoosmolare orale Rehydrationslösungen (Natriumgehalt: 50–60 mmol/l) vorzuziehen, da sie bei Kindern mit akuter, nichtcholerabedingter Diarrhö die Stuhlmenge und den Bedarf an i. v. Rehydration stärker reduzieren als höherosmolare Lösungen. Getränke wie Tee, Fruchtsäfte oder hausgemachte orale Rehydrationslösungen sind wegen inadäquater Elektrolyt- und Glukosekonzentrationen bzw. einer inadäquaten Osmolarität obsolet (▶ Kap. 31). Tagelanges Fasten ist nicht gerechtfertigt, da sich Kinder bei früher Re-Alimentation viel ra-

10.6 · Therapieresistente Diarrhö

Tab. 10.7. Praktische Umsetzung der oralen Rehydration

Dehydrationsgrad	Notwendige Untersuchungen	Rehydration mit oralen Rehydrationslösungen[1]
Mild: – Säuglinge: 0–3% – Kleinkinder: 0–5%	Anamneseerhebung, Gewichtsbestimmung, körperliche Untersuchung	– Säuglinge: 50 ml/kg KG – Kleinkinder: 30 ml/kg KG
Mäßig: – Säuglinge: 3–9% – Kleinkinder: 5–9%	Labordiagnostik (fakultativ): – Säure-Basen-Haushalt – Elektrolytwerte – Stuhluntersuchungen	– Säuglinge: 60–100 ml/kg KG – Kleinkinder: 30–60 ml/kg KG

[1] »kühlschrankkalt« in kleinen Mengen (Löffel, Insulinspritze) in kurzen Zeitintervallen über 4 Stunden

---

scher von der Gastroenteritis erholen. Da bei uns die meisten eutrophen Kinder unverdünnte, laktosehaltige Milchfertignahrung problemlos vertragen und kaum eine sekundäre Kuhmilchprotein- oder Laktoseintoleranz entwickeln, sind Milchverdünnungen und Spezialnahrungen nicht erforderlich (▶ Abschn. 10.7). Während der gesamten Erkrankung sollten Säuglinge weiter gestillt werden. Wasser- und Elektrolytverluste (diarrhoische Stühle) sind stets durch orale Rehydrationslösungen zu ersetzen. Eine antibiotische Therapie ist selten indiziert und wirkt eher komplizierend (z. B. antibiotikaassoziierte Kolitis). Für toxinadsorbierende Medikamente oder Homöopathika fehlt die Evidenz der therapeutischen Wirksamkeit. Die Umsetzung der oralen Rehydration ist in ▶ Tab. 10.7 dargestellt.

> **»9 Säulen der guten Behandlung« bei akuter Gastroenteritis und leichter bis mäßiger Dehydration (nach ESPGHAN)**
> 1. Verwendung oraler Rehydrationslösungen
> 2. Verwendung hypotoner Lösungen (Natriumgehalt: 60 mmol/l; Glukosekonzentration: 74–111 mmol/l)
> 3. Rasche orale Rehydration über 3–4 Stunden
> 4. Anschließend rasche Re-Alimentation mit normaler Nahrung (inklusive Beikost)
> 5. Verwendung von Spezialnahrungen nicht gerechtfertigt
> 6. Verwendung von verdünnter Milchfertignahrung nicht gerechtfertigt
> 7. Weiterstillen von Säuglingen (zu jedem Zeitpunkt der Erkrankung)
> 8. Ersatz weiterer Flüssigkeitsverluste mit oralen Rehydrationslösungen
> 9. Keine unnötige Medikation

Literatur

Kosek M, Bern C, Guerrant RL (2003) The global burden of diarrhoeal disease, as estimated from studies published between 1992 and 2000. Bull World Health Organ 81: 197–204

Szajewska H, Hoekstra JH, Sandhu B et al. (2000) Management of acute gastroenteritis in Europe and the impact of the new recommendations: A multicenter study. J Pediatr Gastroenterol Nutr 30: 522–527

Walker-Smith JA, Sandhu B, Isolauri E et al. (1997) Recommendations for feeding on childhood gastroenteritis: Guidelines prepared by the ESPGHAN Working Group on Acute Diarrhoea. J Pediatr Gastroenterol Nutr 24: 619–620

Waters V, Ford-Jones EL (2000) Etiology of community-acquired pediatric viral diarrhea: a prospective longitudinal study in hospitals, emergency departments, pediatric practices and child care centers during the winter rotavirus outbreak 1997 to 1998. Pediatr Infect Dis J 19: 843–848

10.6 Therapieresistente Diarrhö

A.C. Hauer

Der Begriff »therapieresistente Diarrhö« ist weniger eine Definition als eine Beschreibung, der die im Jahre 1968 von Avery erstmals beschriebene Entität des »chronic diarrhea of infancy syndrome« zugrunde liegt (Avery et al. 1968):
– Diarrhö für >2 Wochen (chronische Diarrhö; ▶ Abschn. 5.8)
– Säuglinge, die jünger sind als 3 Monate
– > 3 Stuhlkulturen ohne mikrobiellen Erregernachweis
– Management nur mit i. v. Flüssigkeitssubstitution möglich
– trotz stationärer Behandlung persistierende, letztlich therapierefraktäre Diarrhö
– hohe Mortalität

In den folgenden Jahren wurde diese Entität auf die Altersgruppe unter 12 Monaten (in Industrieländern unter 24 Monaten) ausgedehnt, wobei der Begriff »protrahierte Diarrhö mit nutritiver Defizienz« teils synonym verwendet wird. Prinzipiell ist die therapieresistente Diarrhö dadurch charakterisiert, dass sie durch Modifikationen der oralen Ernährung unbeeinflusst bleibt und die Besserung der Diarrhö, die klinische Stabilisierung des Kindes und sein Gedeihen von parenteraler Ernährung abhängen. Die klinische Ausprägung ist sehr variabel und kann durchaus ein transientes Problem bei noch nicht gestellter Diagnose darstellen. Gerade in Industrieländern ist die therapieresistente Diarrhö kaum mehr ausschließlich ernährungsassoziiert, sondern viel eher kongenital (▶ Kap. 6) oder idiopathisch.

10.6.1 Epidemiologie

Epidemiologische Daten spiegeln die Komplexität der differenzialdiagnostischen Möglichkeiten der chronischen (respektive therapieresistenten) Diarrhö und des sich ändernden Spektrums wider: Ist die chronische Diarrhö Symptom der Malabsorption bei noch nicht diagnostizierter **Zöliakie,** so ist in Industrieländern von einer Prävalenz von 1–2% auszugehen. Dagegen ist eine chronische Diarrhö als Symptom eines **Immundefekts** sehr viel seltener (Murch 1999). Die derzeit größte epidemiologische Untersuchung zu »intractable diarrhea in infancy syndromes« erfasste in Italien insgesamt 38 Kinder mit einem Durchschnittsalter von 6 Wochen bei Diagnosestellung, entsprechend einer Inzidenz von 0,94–1,34/100.000 (Catassi et al. 1999).

10.6.2 Pathophysiologie

Die therapieresistente Diarrhö ist ein Leitsymptom der **Malabsorption,** die durch verschiedenste anatomische und funktionelle Beeinträchtigungen des Gastrointestinaltrakts, aber auch extraintestinaler Organe bzw. Organsysteme bedingt sein kann (◘ Tab. 10.8). Prinzipiell können die resorptiven oder sekretorischen Funktionen des Gastrointestinaltrakts betroffen sein:

- Verminderte Resorption von Wasser und Elektrolyten:
  - Verlust von funktionierender Resorptionsfläche: Jede Verkürzung der Dünndarmlänge verkleinert die Resorptionsfläche, weshalb es beim echten Kurzdarmsyndrom zur massiven sekundären Malabsorption kommt (Vanderhoof 2000). Außerdem ist der Dünndarm von Erkrankungen, die durch mikrobielle oder nutritive Antigene hervorgerufen werden, besonders stark betroffen (beispielsweise M. Crohn).
  - Verminderte intraluminale Digestion: Beispiele für die Maldigestion verschiedener Nährstoffe, die zu einer sekundären Malabsorption führt, sind die exokrine Pankreasinsuffizienz (bei zystischer Fibrose oder chronischer Pankreatitis) und angeborene oder erworbene Mangelzustände, welche die Verdauungsenzyme, die im Bürstensaum der Darmepithelzellen lokalisiert sind, betreffen. Störungen der Synthese, der Sekretion oder der Dekonjugierung von Gallensalzen haben eine Fettmalabsorption zur Folge, da die nichtverdauten Substrate nicht am gekoppelten Transport in den Enterozyten teilhaben können, sondern im Darmlumen verbleiben und so eine osmotische Diarrhö bewirken.
  - Verminderte Resorptionsfunktion der Enterozyten: Manche Substrate (z. B. Natrium, Chlorid, Glukose, Galaktose, Aminosäuren, Triglyzeride, Folsäure) werden mittels spezifischer intestinaler Transporter resorbiert. Angeborene Defekte dieser Transporter führen ebenfalls zu einer osmotischen Diarrhö; diese Defekte sind jedoch sehr selten (▶ Abschn. 6.1).
  - Verminderte intestinale Transitzeit: Verschiedene Medikamente und Toxine können das enterische Nervensystem in der Weise direkt beeinflussen, dass die Darmmotilität zunimmt und sich daher die intestinale Transitzeit verkürzt. Die Folge ist eine verminderte Resorption von Wasser und Substraten und damit eine Diarrhö.
- Verstärkte Sekretion oder Verlust von Wasser und Elektrolyten in das Darmlumen:
  - Nettozunahme sekretorischer Zellen: Kompensatorische »Reparaturmechanismen« zugrunde gehender resorbierender Villuszellen bestehen in Vergrößerung und Hyperplasie »sekretorischer« Kryptenzellen mit entsprechendem Sekretverlust in das Darmlumen (z. B. bei Rotavirusenteritis oder Zöliakie).
  - Stimulation sekretorischer »pathways«: Die meisten bakteriellen Erreger und auch das Rotavirusprotein NSP4 wirken enterotoxisch. Bakterielle Enterotoxine können selektiv die intrazelluläre Signalvermittlung in den Enterozyten aktivieren (»second messenger pathways«), wodurch u. a. der Chloridefflux verstärkt wird und Wasser in das Darmlumen verloren geht (▶ Abschn. 5.7).
  - Epithelschädigung: Verschiedenste Noxen erhöhen die Durchlässigkeit des intestinalen Epithels und vermindern so dessen Barrierefunktion. So zerstören z. B. Escherichia-coli-Enterotoxine und Clostridium-difficile-Toxine das Zytoskelett der Enterozyten, was bis zu Schleimhautulzera und -blutungen führt.
  - Osmotischer »shift« und transepithelialer Flüssigkeitsverlust: Intraluminal aktive Moleküle ziehen eine ihrer eigenen Konzentration proportionale Wassermenge in das Darmlumen und wirken auf diese Weise osmotisch, woraus letztlich Malabsorption und Maldigestion resultieren. Diese osmotische Diarrhö wird im Kolon durch bakterielle Fermentation noch verstärkt, außerdem werden die Natriumabsorption beeinträchtigt und der intraluminale pH-Wert gesenkt. Die vermehrte intraluminale Flüssigkeitsmenge stimuliert zusätzlich die Peristaltik.
  - Auswirkungen auf das enterische Nervensystem: Afferente Neuronen des enterischen Nervensystems können über die Freisetzung von Serotonin aktiviert und die Kryptenzellsekretion durch vasoaktive Peptide (vasoaktives intestinales Peptid, VIP) stimuliert werden.

Je nach zugrunde liegendem Pathomechanismus unterscheidet man die **globale** (z. B. generalisierter Mukosaschaden bei Infektion) und die **partielle Malabsorption** (z. B. kongenitaler Disaccharidasenmangel).

10.6.3 Klinisches Bild

Das klinische Leitsymptom ist die **chronische Diarrhö** (▶ Abschn. 5.8), oft kombiniert mit diffusen abdominalen Schmerzen und Meteorismus. Die resultierende Malabsorption bewirkt typischerweise eine Gedeihstörung (▶ Abschn. 5.4) und zusätzliche Mangelzustände (Eisenmangelanämie bei Zöliakie, Hypalbuminämie bei chronisch-entzündlicher Darmerkrankung), die letztlich die somatische und psychosoziale Entwicklung des Kindes beeinträchtigen. Ansonsten werden sehr variable zusätzliche klinische Symptome beobachtet: Bei einer kongenitalen Diarrhö vom sekretorischen Typ (▶ Abschn. 5.7 und 6.1) sind die diarrhoischen Stühle so profus, dass das Neugeborene rasch in den Zustand einer schweren, vital bedrohlichen Dehydration gelangt; bei Säuglingen mit Mikrovillusatrophie beträgt die Stuhlmenge auch ohne orale Ernährung bereits 50–300 g/kg KG/Tag und steigt bei oralem Ernährungsversuch bis auf 100–500 g/kg KG/Tag an (Phillips u. Schmitz 1992). Ist aber die chronische Diarrhö Symptom eines Immunmangelsyndroms, so stellen rezidivierende (respiratorische) Infektionen oder Septikämien wesentliche klinische Probleme dar.

10.6.4 Diagnostik

Anamnese

Da die chronische Diarrhö das Leitsymptom einer intestinalen Insuffizienz per se sein kann, muss primär geklärt werden, ob es sich um ein **kongenitales Problem** handelt und ob **anatomische**

Tab. 10.8. Ursachen einer therapieresistenten Diarrhö im Kindesalter

Ursache	Entität	Pathomechanismus
Beeinträchtigung der Dünndarmlänge (»abnorme Anatomie«)		
Anatomische Malformation: kongenital oder bei Säuglingen und Kleinkindern vorkommend	— Atresien, Stenosen — M. Hirschsprung — Volvulus	Resektion nichtfunktionellen Darms
Motilitätsstörungen	— Intermittierende partielle intestinale Obstruktion — Intestinale Pseudoobstruktion	
Idiopathisch: ab dem Säuglingsalter bzw. sekundär	Chronisch-entzündliche Darmerkrankungen bzw. Strahlenenteritis	–
Verlust von Darmzotten und resorbierenden Enterozyten (»abnorme Mukosa«)		
Virusinfektion	— Rotavirus — Adenovirus — Norovirus	Enterozytenlyse
Bakterielle Infektion	— Yersinia spp. — Salmonella spp. — Shigella spp. — Campylobacter spp. — Enteroinvasive E. coli spp. — Enteropathogene E. coli spp. (Postenteritissyndrom mit sekundärem Laktasemangel)	Invasion und immunmediierte Destruktion von Enterozyten
Malnutrition	— Vitamin-A-Mangel — Zinkmangel	Relative Immundefizienz mit verzögerter Mukosaheilung
Allergische Enteropathie	— Kuhmilchsensitive Enteropathie — Andere nahrungsmittelsensitive Enteropathien (Sojaprotein)	Immunmediierter Mukosaschaden mit partieller Zottenatrophie
Zöliakie	Glutensensitive Enteropathie	T-Zell-mediierter Mukosaschaden bei Glutenexposition und genetischer Suszeptibilität
Kongenitale Diarrhö	Primäre epitheliale Dysplasien: — Mikrovillusinklusionserkrankung — Tufting-Enteropathie	— Autophagozytose der apikalen Enterozytenmembran mit Einstülpung der Mikrovilli — Mangel des intestinalen α6β4-Integrins
	Immunmediiert/Immunmangel: — Primäre Immunmangelsyndrome (»severe combined immunodeficiency«, »common variable immunodeficiency«, Thymushypoplasie) — Erworben (HIV-Infektion) — Autoimmunenteropathie	— Beeinträchtigte intestinale Immuität (durch Grunderkrankung) — Nachweis von Auto-(Enterozyten-)Antikörpern ohne nachweisbaren Trigger
	Therapieresistente Diarrhö unbekannter Ätiologie (syndromoide therapieresistente Diarrhö)	U. U. primäre epitheliale Komponente und milde Immuninsuffizienz
Beeinträchtigung der Dickdarmmukosa		
Infektiös	— Enteropathogene E. coli — Enterohämorrhagische E. coli — Yersinia spp. — Salmonella spp. — Campylobacter spp. — Shigella spp. — Clostridien — Entamoeba spp.	Invasion und Zerstörung der Kolonmukosa durch bakterielle Proteine (mit Ulzeration und Blutung)

Malformationen (gastrointestinal, extraintestinal) vorliegen (z. B. funktionelles Kurzdarmsyndrom bei Malrotation). Eine weitere diagnostische Zuordnung ergibt sich aus pränatal mittels Sonographie erfassten Auffälligkeiten und dem Typ der Diarrhö (osmotisch oder sekretorisch, z. B. Polyhydramnion und kongenitale sekretorische Diarrhö bei kongenitaler Chloriddiarrhö; ▶ Abschn. 5.7 und 6.1). Auch die **Familienanamnese** kann diagnostisch bedeutsam sein (z. B. Konsanguinität der Eltern, orientalisches Herkunftsland, an kongenitaler Diarrhö erkrankte/verstorbene Geschwister bei Vorliegen epithelialer Dysplasien; ▶ Abschn. 5.8).

War aber das Stuhlmuster eines Kindes seit der Geburt zunächst unauffällig, so ist die Chronizität der Diarrhö Ausdruck entstehender bzw. zunehmender Malabsorption, evtl. im Zusammenhang mit der Einführung eines Nahrungsmittels (**Ernährungsanamnese**) oder, seltener, als Folge einer Gastroenteritis (▶ Abschn. 10.7). Häufige (respiratorische) Infektionen können auf ein Immunmagelsyndrom hinweisen, und aus der **Umgebungsanamnese** kann sich der Verdacht auf bei uns seltenere Infektionen ergeben (z. B. Tropenaufenthalt bei Giardiasis). Der makroskopische Stuhlaspekt lässt weitere differenzialdiagnostische Möglichkeiten zu (z. B. blutige Diarrhö bei chronisch-entzündlicher Darmerkrankung).

Untersuchungsbefund

Der klinische Untersuchungsbefund sowie die Beurteilung der bisherigen somatischen und psychomotorischen Entwicklung des Kindes spiegelt Schwere und Dauer der Diarrhö wider: So kann ein Neugeborenes mit kongenitaler Diarrhö rasch massiv dehydriert und vital bedroht sein. Typischerweise aber leiden Kinder mit chronischer Diarrhö an den **Folgen der Malabsorption** mit Gedeihstörung, geblähtem Abdomen, Blässe von Haut und Schleimhaut, schlechter Haarqualität, vermindertem subkutanen Fettgewebe, hypotoner Muskulatur, Misslaunigkeit und evtl. sogar Ödemen.

Weitere Diagnostik

Das Management der therapieresistenten Diarrhö kann insbesondere beim Säugling sehr schwierig sein, wobei es um 2 prinzipielle Aspekte geht:
- Sicherung adäquater Flüssigkeitssubstituion und Ernährung
- möglichst rasche Diagnosestellung und Einleitung einer spezifischen Therapie

Daher sollte zunächst eine **chirurgisch korrigierbare Ursache** der chronischen Diarrhö ausgeschlossen werden (z. B. Malrotation, M. Hirschsprung). Ebenso sollte an jene Entitäten gedacht werden, bei denen eine **Eliminationsdiät** rasch zur Beherrschung der Diarrhö führen würde (z. B. Glukose-Galaktose-Malabsorption; ▶ Abschn. 6.1).

Prinzipiell richtet sich der Untersuchungsgang nach anamnestischen Angaben und dem klinischen Zustand des Kindes, ist aber bei einer kongenitalen sekretorischen Diarrhö meist umfassender und unter größerem Zeitdruck durchzuführen als bei einer erst später aufgetretenen osmotischen Diarrhö. Allenfalls sind eine umfassende **morphologische** (Endoskopie des oberen und unteren Gastrointestinaltrakts mit Licht- und Elektronenmikroskopie sowie immunhistochemischer Untersuchung von Biopsaten) und **funktionelle Untersuchung** (z. B. Aktivitätsbestimmung der Disaccharidasen in der Duodenalmukosa) der intestinalen Mukosa sowie auch extraintestinaler Organe bzw. Organfunktionen erforderlich (◘ Abb. 10.21).

Chronische (therapieresistente) Diarrhö bei intestinalen und extraintestinalen Erkrankungen

Erkrankungen des Dünndarms:
- Erkrankungen mit abnormer Mukosa (Enteropathien), z. B. Zöliakie, kuhmilchsensitive Enteropathie, Infektionen (Giardiasis, Kryptosporidiasis), intestinale Lymphangiektasie, M. Crohn
- »Intractable diarrhea syndromes«:
  - primäre Epitheldefekte, z. B. mikrovillöse Atrophie
  - immunmediiert oder durch einen Immundefekt bedingt, z. B. primäre Immundefekte, Autoimmunenteropathie
  - »of unknown origin« (syndromoid)
- Abnorme Anatomie, z. B. Malrotation
- Selektive angeborene Resorptionsstörungen, z. B. Glukose-Galaktose-Malabsorption

Erkrankungen des Dickdarms, z. B. chronisch-entzündliche Darmerkrankungen, M. Hirschsprung, Amöbiasis
Erkrankungen des Pankreas, z. B. zystische Fibrose, Shwachmann-Syndrom
Erkrankungen der Leber, z. B. jede Gallengangobstruktion (Gallengangatresie, neonatale Hepatitis)
Endokrine Erkrankungen, z. B. Zollinger-Ellison-Syndrom, katecholaminproduzierende Tumoren, pankreatische Cholera (Verner-Morrison-Syndrom), Karzinoid

---

10.6.5 Differenzialdiagnostik

Die Differenzialdiagnostik der chronischen Diarrhö ist im Kindesalter besonders vielgestaltig. Zunächst muss geklärt werden, ob es sich um eine kongenitale oder erst später auftretende chronische Diarrhö handelt und welcher Diarrhötyp vorliegt (sekretorisch oder osmotisch). Bei einer **kongenitalen sekretorischen Diarrhö** kann es sich um eine selektive angeborene Störung der Absorption handeln (▶ Abschn. 6.1) oder um eine der unter dem Begriff »intractable diarrhea of infancy« im engeren Sinne zusammengefassten Entitäten: primäre Epitheldefekte, immunmediierte therapieresistente Diarrhö (▶ Abschn. 5.7). Bei einer **später auftretenden Diarrhöe** sollte zugeordnet werden, inwiefern sie Symptom einer intestinalen (Dünn- oder Dickdarm) oder extraintestinalen Erkrankung ist. Häufigere Ursachen mit primär intestinaler Beteiligung sind chronische Infektionen (z. B. Giardiasis) und Nahrungsmittelunverträglichkeiten (z. B. Zöliakie). Auch bei Erkrankungen extraintestinaler Organe bzw. Organsysteme kann zunächst eine therapieresistente Diarrhö vorliegen.

10.6.6 Therapie

Jede therapeutische Bemühung muss zunächst die **adäquate Hydrierung** des Kindes und sodann eine individuell abgestimmte **Ernährung** gewährleisten. Bei schwerer kongenitaler Diarrhö sind Elektrolytimbalancen und metabolische Azidose häufig; sie erfordern eine i. v. Rehydration. Handelt es sich um eine sekretorische Diarrhö, ist meist eine parenterale Ernährung notwendig. Je nach Diagnose kann manchmal zu einer spezifischen supplementierten oralen Ernährung übergegangen werden (z. B. orale

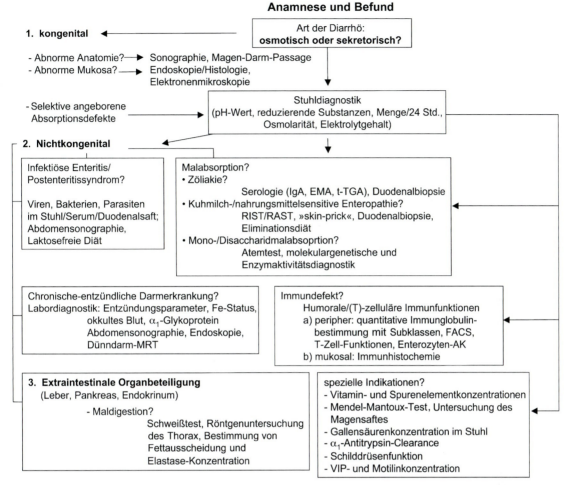

◘ **Abb. 10.21.** Diagnostisches Vorgehen bei therapieresistenter Diarrhö. *AK* Antikörper; *EMA* Anti-Endomysium-Antikörper; *FACS* »fluorescence activated cell sorter«, fluoreszenzaktivierter Zellsorter; *MRT* Magnetresonanztomographie; *RAST* Radioallergosorbenstest; *RIST* Radioimmunosorbenttest; *t-TGA* Anti-Gewebetransglutaminase-Antikörper

NaCl-Supplementierung bei kongenitaler Chloriddiarrhö), in der Regel muss man die parenterale Ernährung jedoch fortsetzen. Dabei bemüht man sich stets, so viel an Nahrung enteral zu verabreichen, wie individuell vertragen wird (▶ Kap. 36). Bei später auftretenden, meist osmotischen Diarrhöen richtet sich die Therapie nach dem Grundproblem (z. B. laktosefreie Ernährung bei postenteritischem Syndrom). Bei nahrungsmittelinduzierter chronischer Diarrhö ist eine vorübergehende (z. B. kuhmilchproteinfreie Formula bei kuhmilchsensitiver Enteropathie) oder lebenslange (z. B. glutenfreie Ernährung bei Zöliakie) Eliminationsdiät notwendig.

10.6.7 Prognose

Je nach der **Ätiologie** divergiert die Prognose. So sind Kinder mit Autoimmunenteropathie auf eine lebenslange parenterale Ernährung mit allen Schwierigkeiten angewiesen. Hingegen ist die Prognose für Kinder mit Fruktosemalabsorption bei entsprechender Ernährungsmodifikation exzellent.

Literatur

Avery GB, Villavicencio O, Lilly JR (1968). Intractable diarrhea in early infancy. Pediatrics 41: 712

Catassi C, Fabiani E, Spagnuolo MI, Barera G, Guarino A (1999) Severe and protracted diarrhea: results of the 3-year SIGEP multicenter survey. Working Group of the Italian Society of Pediatric Gastroenterology and Hepatology (SIGEP). J Pediatr Gastroenterol Nutr 29 (1): 63–68

Murch S (1999) Intractable Diarrhoea. In: Walker-Smith JA, Murch S (eds) Diseases of the small intestine in childhood, 4th edn. Isis Medical Media, Oxford, pp 279–298

Phillips AD, Schmitz J (1992) Familial microvillous atrophy: a clinico-pathological survey of 23 cases. J Pediatr Gastroenterol Nutr 14: 380–396

Vanderhoof JA (2000) Short bowel syndrome and intestinal adaptation. In: Walker WA, Durie PR, Hamilton JR, Walker-Smith JA, Watkins JB (eds) Pediatric gastrointestinal disease, 3rd edn. Decker, Hamilton, pp 583–603

10.7 Postenteritisches Syndrom

A.C. Hauer

Das postenteritische Syndrom (Postenteritissyndrom) ist ein Malabsorptionssyndrom, das sich nach einer akuten Gastroenteritis entwickelt und durch eine protrahierte bzw. rezidivierende Diarrhö über 4–8 Wochen charakterisiert ist. Während es in Entwicklungsländern eine problematische Folgeerkrankung darstellt, die den Ernährungszustand der a priori unterernährten Kinder noch verschlechtert (Black et al. 1984), sind in Industrieländern junge, nichtgestillte Säuglinge die empfindlichste Gruppe und bedürfen häufig eines individuellen Ernährungsregimes.

10.7.1 Epidemiologie

In **Entwicklungsländern** weisen bis zu 25% der Kinder nach akuter Gastroenteritis ein Postenteritissyndrom auf (Henry et al. 1992). In **Industrieländern** ist die Inzidenz des Postenteritissyndroms mit 1,2 Fällen pro 1000 wegen einer akuten Gastroenteritis stationär behandelter Kinder gering (Paerregard et al. 1990).

10.7.2 Pathophysiologie

Die bei akuter Gastroenteritis geschädigte intestinale Mukosa hat **Funktionsstörungen** zur Folge, meist der Disaccharid- (v. a. Laktose), manchmal auch der Monosaccharidabsorption (Fruktose). Nichtresorbierte Kohlenhydrate verstärken die osmotische Diarrhö und tragen zu ihrer Persistenz sowie zu einer sekundären Malabsorption bei. Wegen der erhöhten intestinalen Permeabilität und der daher verstärkten Antigenaufnahme ist auch eine transiente Kuhmilchproteinunverträglichkeit möglich.

10.7.3 Klinisches Bild

Leitsymptom ist die persistierende bzw. die rezidivierende **Diarrhö ohne Normalisierungstendenz** ab 2 Wochen nach einer akuten Gastroenteritis. Der Stuhlaspekt ist wässrig-schleimig. Meist sind junge Säuglinge betroffen, die zunehmend blass und müde imponieren, häufig ein großes Abdomen haben und schlecht an Gewicht zunehmen.

 Die Rekonvaleszenz dauert umso länger, je jünger das Kind ist.

10.7.4 Diagnostik

Anamnese
Der wesentliche Hinweis ist die Erkrankung an einer **akuten Gastroenteritis** vor zumindest 2 Wochen, außerdem die fehlende Normalisierung bzw. neuerliche Verschlechterung des Stuhlmusters seither. Die diarrhoischen Stühlen treten meist nach (erneuter) Gabe von üblicher Milchfertignahrung (ohne Laktose- oder Kuhmilchproteinmodifikation) bzw. bei Gabe von Fruchtsäften (oder Früchten) mit hohem Fruktoseanteil (z. B. Äpfel) auf.

Untersuchungsbefund
Charakteristisch ist der etwas **eingeschränkte Allgemeinzustand** mit Blässe, u. U. Zeichen inzipienter Dehydration sowie zunehmender Müdigkeit bzw. Lethargie, außerdem ein meteoristisch geblähtes, selten diffus druckempfindliches Abdomen. Beim jungen Säugling ist bald ein Gewichtsstillstand auffällig. Durch häufige flüssige Stühle ist die Haut der Perianalregion oft wund, evtl. auch durch einen Soor superinfiziert.

Labordiagnostik
Stuhluntersuchungen ergeben einen niedrigen Stuhl-pH-Wert und/oder den Nachweis reduzierender Substanzen. Hinweisend auf die Malabsorption im oberen Duodenum wäre ein Eisenmangel. Eine invasivere Diagnostik (Duodenalbiopsie mit Aktivitätsbestimmung der Disaccharidasen oder Nachweis einer partiellen Zottenatrophie) ist nur selten notwendig.

10.7.5 Differenzialdiagnostik

Die wichtigsten Differenzialdiagnosen sind in ◘ Tab. 10.9 aufgeführt.

10.7.6 Therapie, Prävention und Prognose

Das Postenteritissyndrom kann bei schlecht ernährten Kindern zu einem **Circulus vitiosus** aus Malabsorption, Malnutrition und chronischer Gedeihstörung führen, v. a. bei Kindern in Entwicklungsländern (Bhan et al. 1996), aber auch bei jungen, nichtgestillten Säuglingen in Industrienationen. In unseren Breiten stellt das Postenteritissyndrom insofern kaum ein Problem dar, da eutrophe Kinder in Europa nach einer akuten Gastroenteritis nur extrem selten eine sekundäre Laktose- oder Kuhmilchunverträglichkeit entwickeln (Armistead et al. 1989; Conway et al. 1990). Daher soll die **Re-Alimentation** auch mit zuvor vertragener (laktose- und kuhmilchproteinhältiger) Milchfertignahrung erfolgen (Walker-Smith et al. 1997). Eine ausgezeichnete Prävention ist bei jungen Säuglingen das Stillen, ältere Kinder sollten in den ersten

◘ **Tab. 10.9.** Differenzialdiagnosen des postenteritischen Syndroms

Differenzialdiagnosen (Industrieländer)	Differenzialdiagnostische Kriterien	
	Hauptkriterium	Zusatzkriterien
Kuhmilchallergie (Typ-IV-Allergie)	*Keine* akute Gastroenteritis vor etwa 2 Wochen	Familiäre Atopie
Zöliakie		Glutenexposition, Befund der Zöliakieserologie
Giardiasis		Umgebungs-/Reiseanamnese (Südosteuropa, Tropen), Befunde der Stuhlmikroskopie und der Untersuchung des Duodenalsafts
Zystische Fibrose		Pulmonale Infekte, Befund des Schweißtests

Wochen der Rekonvaleszenz keine Getränke mit hohem Fruktosegehalt erhalten. Therapeutisch ist die Gabe einer laktose- (z. B. Comformil) oder kuhmilchproteinfreien (Pregomin) bzw. aminosäuredefinierten (Neonate) Formelnahrung über einige Wochen effektiv.

Literatur

Armitstead J, Kelly D, Walker-Smith JA (1989) Evaluation of infant feeding in acute Gastroenteritis. J Pediatr Gastroenterol Nutr 8 (2): 240–244

Bhan MK, Bhandari N, Bhatnagar S, Bahl R (1996) Epidemiology and management of persistent diarrhoea in children of developing countries. Indian J Med Res 104: 103–114 (Review)

Black RE, Brown KH, Becker S (1984) Effects of diarrhoea associated with specific enteropathogens on the growth of children in rural Bangladesh. Pediatrics 73: 799–805

Conway SP, Phillips RR, Panday S (1990) Admission to hospital with gastroenteritis. Arch Dis Child 65 (6): 579–584

Henry FJ, Udoy AS, Wanke AZ, Aziz KMA (1992) Epidemiology for persistent diarrhoea and aetiologic agents in Mirzapur, Bangladesh. Acta Paediatr 35: S27–S31

Paerregard A, Hjelt K, Christiansen L, Krasilnikoff PA (1990) Postinfectious enteropathy in infancy. A prospective study of 10 patients with specific reference to growth pattern, long-term outcome and incidence. Acta Paediatr Scand 79 (111): 1045–1051

Walker-Smith JA, Sandhu BK, Isolauri E et al. (1997) Guidelines prepared by the ESPGAN Working Group on Acute Diarrhoea. Recommendations for feeding in childhood gastroenteritis. European Society for Gastroenterology and Nutrition. J Pediatr Gastroenterol Nutr 24 (5): 619–620

10.8 Bakterielle Überbesiedlung des Dünndarms (BÜD)

S. Buderus

Normalerweise finden sich im oberen Magen-Darm-Trakt keine oder nur sehr wenige Bakterien. Eine Störung des normalen mikrobiologischen Milieus durch eine unphysiologische Kolonisation v. a. des Duodenums und des Jejunums durch zu viele Bakterien führt zur sog. bakteriellen Überbesiedlung des Dünndarms (BÜD). Das Erkrankungsbild ist charakterisiert durch chronische Durchfälle, z. T. als Steatorrhö oder auch proteinverlierende Enteropathie, sowie Bauchschmerzen und ein variables Malabsorptions- und Malnutritionssyndrom. Häufig, aber nicht immer besteht eine prädisponierende Grunderkrankung wie z. B. ein Kurzdarmsyndrom oder eine intestinale Motilitätsstörung.

10.8.1 Normaler mikrobiologischer Befund des oberen Gastrointestinaltrakts

Die normale »Besiedlung« des Magen-Darm-Trakts mit Mikroorganismen unterliegt einem **Verteilungsmuster,** das der Anatomie und den physiologischen Funktionen des Organsystems folgt (Romagnuolo et al. 2002; Singh u. Toskes 2003): Im Magen gibt es aufgrund der Säure so gut wie keine Bakterien, und auch im oberen Dünndarm finden sich typischerweise $<10^5$/ml (die Zahlenangaben in diesem Kapitel bedeuten jeweils »koloniebildende Einheiten pro Milliliter luminales Aspirat«), darunter in der Regel keine Anaerobier. Bis zum terminalen Ileum steigt die Konzentration der Bakterien auf bis zu 10^8/ml an, darunter finden sich auch schon einige Anaerobier. Das Kolon schließlich ist der Darmanteil mit der größten bakteriellen Population von bis zu 10^{12}/ml. Die dort lokalisierte Fermentation von bis dahin nicht »verdauten« Nahrungsbestandteilen bzw. Stoffwechselprodukten ist insbesondere eine Leistung der in hoher Anzahl vorhandenen Anaerobier.

Für die Aufrechterhaltung des charakteristischen bakteriellen **Kolonisationsmusters** sind insbesondere 4 Mechanismen notwendig:
- ausreichende Säureproduktion im Magen
- normale, anterograde intestinale Motilität
- Ileozökalklappe als »Barriere« vor dem hochgradig besiedelten Kolon
- ausreichende Menge von Immunglobulinen im Darmlumen

10.8.2 Pathophysiologie und prädisponierende Faktoren für eine bakterielle Überbesiedlung des Dünndarms

Häufig, aber nicht immer besteht bei den Patienten eine **Vorerkrankung,** die dazu führt, dass die oben genannten physiologischen Mechanismen zur Aufrechterhaltung der intestinalen mikrobiotischen Homöostase gestört sind. Bei pädiatrischen Patienten zählen hierzu insbesondere Kinder, die aufgrund einer nekrotisierenden Enterokolitis resezierende darmchirurgische Operationen in der Vorgeschichte aufweisen, die im Extremfall in einem Kurzdarmsyndrom resultieren können (Singh u. Toskes 2003; Vanderhoof u. Langnas 1997; Vanderhoof et al. 1998). Oft muss im Rahmen dieser Grunderkrankung auch die Bauhin-Klappe entfernt werden, was einen weiteren Risikofaktor darstellt. Weitere neonatale oder frühkindliche Erkrankungen, zu deren Therapie die Notwendigkeit einer Darmresektion bestehen kann, sind Gastroschisis, intestinale Atresien, Omphalozele oder auch der Volvulus. Neben der postoperativ veränderten Anatomie des Darms sind Motilitätsstörungen im Restdarm, z. B. durch Dilatationen von Darmsegmenten oder durch das »Blind-loop«-Syndrom weitere pathogenetische Ursachen. Auch bei Patienten mit chronisch-entzündlichen Darmerkrankungen, insbesondere M. Crohn, sowie nach schwer verlaufenen invasiven bakteriellen Darminfektionen sollte bei entsprechender Symptomatik eine BÜD ausgeschlossen werden. Eine seltene Erkrankung, die jedoch mit einer sehr schweren intestinalen Motilitätsstörung einhergeht und somit ein hohes Risiko für eine BÜD birgt, ist die **chronische intestinale Pseudoobstruktion** (▶ Abschn. 8.3). Auch chronische und schwerwiegende Leber-, Pankreas und Nierenerkrankungen können im Verlauf durch eine begleitende Motilitätsstörung kompliziert werden. Ein iatrogener Risikofaktor stellt die insbesondere längerfristige Hemmung der Säuresekretion mit Protonenpumpen- oder H_2-Rezeptor-Blockern dar. Durch die fehlende Bakteriozidie der Magensäure entfällt einer der wesentlichen vor Überbesiedlung schützenden Mechanismen. Ähnlich, im Sinne einer Schwächung der normalen Abwehrsituation der intestinalen Mukosa sind Patienten mit angeborenen oder erworbenen Immundefekten prädisponiert, eine BÜD zu entwickeln.

> Interessanterweise haben jedoch de Boisseau et al. (1996) gezeigt, dass auch Kinder, die nur unter Bauchschmerzen, Durchfall oder der Kombination der Symptome ohne weitere der oben beschriebenen »Risikofaktoren« litten, zu einem bemerkenswerten Anteil (34%) an einer per H_2-Atemtest diagnostizierten BÜD litten und auf die entsprechende Therapie gut ansprachen.

10.8.3 Klinische Symptomatik und typische laborchemische Veränderungen

Eine Übersicht über die möglichen körperlichen Symptome gibt die folgende Übersicht. Wie bereits erwähnt, sind die wesentlichen Leitsymptome **Bauchmerzen,** die teils krampfartig imponieren, sowie **Diarrhöen.** Die Stuhlentleerungen erfolgen bei einigen Patienten explosionsartig, auch eine Steatorrhö ist möglich. Eine starke abdominelle Distension und auch eine laut hörbare Peristaltik gehören zum Spektrum der Symptome. Wird die Erkrankung nicht zeitig diagnostiziert, kann es aufgrund einer wegen der Symptome verminderten Nahrungsaufnahme und durch das Malabsorptionsproblem zu einem Gewichtsstillstand bzw. zu einem Gewichtsverlust kommen. Eine seltene und schwerwiegende Komplikation der BÜD stellt die sog. D-Laktatazidose dar, die bei Patienten mit Kurzdarmsyndrom (▶ Abschn. 10.9) auftreten kann (Vanderhoof u. Langnas 1997). Zum Teil schwere neurologische Symptome bis hin zum Koma können von der eigentlichen Grundproblematik ablenken.

Symptomatik bei bakterieller Überbesiedlung des Dünndarms
- Bauchschmerzen
- Blähungen
- Diarrhö, z. T. Steatorrhö
- Gewichtsverlust
- Gedeihstörung
- Neurologische Symptome: Neuropathie, Bewusstseins- und Vigilanzstörungen

Andererseits stellt auch ein durch die BÜD verursachter **Vitamin-B_{12}-Mangel** eine mögliche Ursache für die Entwicklung einer peripheren Neuropathie bzw. einer makrozytären Anämie dar. In der folgenden Übersicht ist dargestellt, welche laborchemischen Veränderungen durch die bakterielle Überbesiedlung verursacht und im Rahmen der Diagnostik festgestellt werden können. Der Vitamin-B_{12}-Mangel ist auch mögliche Ursache einer makrozytären Anämie. Im Gegensatz dazu ist bei mikrozytärer Anämie ein Eisenmangel wahrscheinlich. Bedingt durch die Konkurrenz der Bakterien um die Substrate und die Entzündung der Darmschleimhaut entsteht ein variables Malabsorptionssyndrom: Die Bakterien benötigen für ihren eigenen Stoffwechsel Vitamin B_{12}, sodass dessen Serumkonzentration erniedrigt sein kann, andererseits ist Folsäure aus bakterieller Produktion eine mögliche Ursache hochnormaler bzw. erhöhter Folsäurespiegel. Eine Fettmalabsorption, die durch bakterielle Dekonjugation von Gallensäuren verstärkt werden kann, führt potenziell zu einem Mangel an fettlöslichen Vitaminen und zur Steatorrhö. Bei hochgradiger Malabsorption treten Eiweißmangelödeme auf.

Laborchemische Veränderungen bei bakterieller Überbesiedlung des Dünndarms
- Anämie (mikrozytär/makrozytär)
- Eisenmangel
- Vitamin-B_{12}-Mangel
- Mangel an fettlöslichen Vitamine
- Hochnormaler bzw. erhöhter Folsäurespiegel
- Hypoproteinämie, Hypoalbuminämie
- Erhöhte Stuhlfettausscheidung

10.8.4 Diagnostik

Goldstandard ist die methodisch sehr aufwändige endoskopische Gewinnung von **Dünndarmsekret** zur mikrobiologischen Analytik. Diese Methode findet jedoch fast nur im Rahmen von Studien Verwendung. Bei den indirekten Nachweismethoden sind verschiedene **Atemtests** (▶ Abschn. 3.1) zu erwähnen: Während heutzutage die nuklearmedizinischen Tests unter Verwendung von ^{14}C trotz guter Sensitivität und Spezifität aufgrund der Strahlenbelastung verlassen wurden, sind alternativ Messungen der Verstoffwechelung des stabilen Isotops ^{13}C in Form von ^{13}C-Glykocholat- oder ^{13}C-Xylose-Tests mit laut Literatur guter Sensitivität und Spezifität möglich. Diese Untersuchungsmethode ist jedoch bisher nur an wenigen Kliniken etabliert, sodass die weniger aufwändigen, weiter verbreiteten und kostengünstigeren H_2-Atemtests eine Alternative darstellen. Das Prinzip des H_2-Atemtests besteht in der Messung der Konzentration des abgeatmeten Wasserstoffs, der aus der bakteriellen Verstoffwechslung des Testzuckers stammt. Zur Diagnostik bei der Frage nach einer BÜD wird Laktulose oder besser Glukose verwendet. Entscheidend ist ein zeitlich früher Anstieg der H_2-Abatmung, der durch die weit oralwärts kolonisierenden Bakterien verursacht wird. Es wird der Leerwert und dann im Abstand von jeweils 10 min gemessen. Ein Leerwert von >10 ppm H_2 gilt zumindest als erhöht, ein früher Anstieg auf >20 ppm als absolut erhöht und ein Anstieg von >10 ppm im Vergleich zum Leerwert als pathologisch (de Boissieu et al. 1996; Romagnuolo et al. 2002). Die Sensitivität der Atemtestung mit Glukose wird mit 62% angegeben, die Spezifität mit 83%. In der klinischen Anwendung ist der Test aber v. a. in Kombination mit den anderen Parametern sehr hilfreich. Auch kann er nach einer Therapie zur Erfolgskontrolle verwendet werden.

Diagnostische Verfahren
- Aspiration von Dünndarmsekret (mikrobiologische Diagnostik, ggf. Gallensäurenanalytik)
- Dünndarmbiopsie (histologischer Befund: entzündliche Infiltrate)
- Atemtests:
  - H_2-Test; Substrat: Glukose oder Laktulose
  - ^{13}C-Test; Substrat: Glykocholat oder Xylose
  - ^{14}C-Test; Substrat: Glykocholat oder Xylose
- Bestimmung des Blutzuckerspiegels nach Glukosegabe: unzureichender Anstieg (normal: ≥20 mg/dl)

10.8.5 Therapie

Das Ziel der Therapie besteht darin, eine möglichst **physiologische Besiedlung** des Darms mit Bakterien wiederherzustellen. Ist ein direkter Erregernachweis aus der Kultur des Dünndarmsekrets gelungen, erfolgt eine gezielte antibiotische Therapie nach Antibiogramm. Ansonsten werden empirisch die Substanzen Metronidazol, Ampicillin (ggf. plus β-Laktamase-Inhibitor) und oral applizierte Aminoglykoside wie Colistin oder auch Gentamycin und Trimethoprim-Sulfamethoxazol eingesetzt (Singh u. Toskes 2003; Vanderhoof u. Langnas 1997; Vanderhoof et al. 1998). Wenn das Alter der Patienten die Anwendung erlaubt, sind Ciprofloxacin und Tetrayclin oder Doxyzyklin Alternativen. Die Dauer der Antibiose beträgt üblicherweise 10–14 Tage, bei Patienten mit ausgeprägter oder rekurrierender Problematik haben sich auch zyklische Schemata mit z.B. einer Woche antibiotischer Therapie pro Monat bewährt. Zusätzliche Behandlungsoptionen sind die Verwendung von Probiotika sowie der Einsatz von Polyethylenglykol (Makrogol) zur Darmlavage. Durch die Lavage sollen die pathologischen Bakterien sprichwörtlich »weggespült« werden und die intestinale Mukosa normale Verhältnisse regenerieren können.

Eine **chirurgische Therapie** kann indiziert sein, um amotile Darmsegmente zu entfernen bzw. eine bessere Passage zu ermöglichen oder um Bereiche mit Stenosen zu resezieren oder plastisch zu erweitern, um die prästenotische Dilatation und die Motilitätsstörung der vorgeschalteten Darmschlingen zu beheben. Eine begleitende Ernährungstherapie dient dem Ausgleich von Mangelzuständen. Für Patienten mit Kurzdarmsyndrom und D-Laktatazidose stellt die Modifaktion der Ernährung durch Reduktion bzw. Verzicht auf Mono- und Disaccharide ein wesentliches Therapieprinzip dar.

Literatur

Corazza GR, Menozzi MG, Strocchi A (1990) The diagnosis of small bowel bacterial overgrowth. Reliability of jejunal culture and inadequacy of breath hydrogen testing. Gastroenterology 98: 302–309

de Boissieu D, Chaussain M, Badoual J et al. (1996) Small-bowel bacterial overgrowth in children with chronic diarrhea, abdominal pain, or both. J Pediatr 128: 203–207

Romagnuolo J, Schiller D, Bailey RJ (2002) Using breath tests wisely in a gastroenterology practice: an evidence-based review of indications and pitfalls in interpretation. Am J Gastroenterol 97: 1113–1126

Simon GL, Gorbach SL (1984) Intestinal flora in health and disease. Gastroenterology 86: 174–193

Singh VV, Toskes PP (2003) Small bowel bacterial overgrowth: presentation, diagnosis, and treatment. Curr Gastroenterol Rep 5: 365–372

Vanderhoof JA, Langnas A (1997) Short-bowel syndrome in children and adults. Gastroenterology 113: 1767–1778

Vanderhoof JA, Young RJ, Murray N, Kaufman SS (1998) Treatment strategies for small bowel bacterial overgrowth in short bowel syndrome. J Pediatr Gastroenterol Nutr 27: 155–160

10.9 Kurzdarmsyndrome

K.-M. Keller

Das Kurzdarmsyndrom ist definiert als ein funktioneller Begriff für intestinale Malabsorption infolge ausgedehnter Darmresektion (mindestens 50% des Dünndarms mit oder ohne Kolonresektion). Ein angeborener Kurzdarm ohne Operation ist extrem selten (◘ Abb. 10.22). Das Ausmaß der Malabsorption ist trotz vergleichbarer Resektionen individuell sehr variabel und hängt zusätzlich vom Alter des Patienten und damit seinen Adaptationsfähigkeiten, außerdem vom resezierten Darmabschnitt ab. Individuell sehr unterschiedlich stehen Flüssigkeits- und Elektrolytverluste, Vitamin- und Spurenelementdefizite oder die ungenügende enterale Kalorien- und Proteinaufnahme im Vordergrund.

10.9.1 Ätiologie

Während beim Erwachsenen maligne und vaskuläre Erkrankungen sowie Bestrahlungsfolgen im Vordergrund stehen, sind im Kindesalter eher Resektionen bei nekrotisierender Enterokolitis (41%), intestinalen Anomalien wie Atresien (25%), Bauchwanddefekte (18%) und Volvulus (16%) sowie seltener langstreckige Aganglionosen, eine intestinale Pseudoobstruktion und ausgedehnte Resektionen bei M. Crohn führende Ursachen für ein Kurzdarmsyndrom. Exakte Angaben zur Häufigkeit des Kurzdarmsyndroms fehlen. Funktionelle Kurzdarmsyndrome infolge schwerer Malabsorption (z. B. intestinale Pseudoobstruktion, Mikrovillusinklusionskrankheit) sind nicht Gegenstand dieser Übersicht.

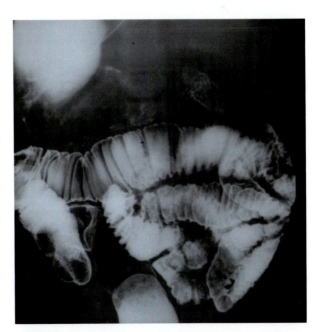

◘ **Abb. 10.22.** Röntgenkontrastuntersuchung des Darms bei einem 5 Monate alten Säugling mit kongenitalem Kurzdarm ohne Operation

10.9.2 Pathophysiologie

Einen bis 2 Tage nach der akuten postoperativen Phase beginnt der **Adaptationsprozess** des Dünndarms mit epithelialer Hyperplasie; Zotten und Krypten hypertrophieren. Das Ileum ist dazu besser in der Lage als das Jejunum, wo die meisten Nährstoffe inklusive Elektrolyte und Wasser resorbiert werden. Nur im Ileum können Vitamin B_{12} und die Gallensäuren aufgenommen werden. Eine enterale Ernährung ist für die Dünndarmadaptation unabdingbar. Trophische Faktoren sind Hormone wie z. B. Gastrin, Enteroglukagon, Glukagonpeptid II, Wachstumshormon, Cholezystokinin, Insulin, Neurotensin, »epidermal growth factor« (EGF) und »insulin-like growth factor 1« (IGF-1) sowie die Sekrete von Magen, Dünndarm, Pankreas und Leber. Je komplexer die Nahrung sein kann, desto potenter ist der Stimulus für die gastrointestinale Adaptation im Sinne einer »funktionellen Arbeitsbelastung« (z. B. Disaccharide, Monosaccharide, lang- und mittelkettige Triglyzeride in abnehmender Potenz). Mit der Zeit entwickelt sich eine regelrechte Hyperphagie der Kinder als Kompensation für die reduzierte Resorptionsfläche.

Je nach **reseziertem Darmabschnitt** sind unterschiedliche pathophysiologische Prozesse für die Nährstoffverluste (◘ Tab. 10.10) und damit für das Management (◘ Tab. 10.11) zu bedenken. Entscheidend ist ferner ein möglichst langes erhaltenes Kolon als Resorptionsreserve für Elektrolyte, besonders Natrium, und Wasser. Eine intakte Ileozökalklappe ist ein wichtiges Element zur Prävention einer bakteriellen Dünndarmüberwucherung (▶ Abschn. 10.8). Malabsorbierte Kohlenhydrate können im Kolon durch Bakterien zu kurzkettigen Fettsäuren fermentiert werden und damit die enterale Kalorienzufuhr verbessern (bei Jugendlichen und Erwachsenen mehr als bei Kleinkindern und Säuglingen). Kohlenhydrate erhöhen andererseits die Gefahr osmotischer Durchfälle. Fette und Eiweiße sind dagegen im Darmlumen weniger osmotisch wirksam (▶ Abschn. 10.9.5). Malabsorbierte Fette und ein Gallensäurenmangel (Ileumresektion) sind Faktoren für die Möglichkeit einer chologenen Diarrhö, einer Steatorrhö und von Kalziumseifenstühlen mit Hyperoxalurie sowie u. U. Oxalatsteinen.

10.9.3 Symptomatik

Die Symptomatik ist gekennzeichnet durch **Malabsorption** von Kohlenhydraten und Fetten (Steatorrhö), chronische **Diarrhö** (▶ Abschn. 5.8) und **Gedeihstörung** (▶ Abschn. 5.4). Kinder mit Kurzdarmsyndrom sind initial und im Verlauf oder z. B. bei interkurrenten gastrointestinalen Infektionen durch exzessive Flüssigkeits- und Elektrolytverluste gefährdet, die zu Dehydration, Hypovolämie, Azidose, Hyponatriämie und Hypokaliämie, insbesondere bei fehlendem Kolon, führen können. Je proximaler im Dünndarm angelegte Stomata erforderlich sind, desto größer sind die Verluste an Wasser und Elektrolyten; aggressive Enzyme mazerieren die Haut sehr leicht. Blähungen, Bauchschmerzen und saure Stühle mit Dermatitiden im Windelbereich sind häufig.

Ein besonderes Problem ist die **bakterielle Dünndarmüberwucherung** (▶ Abschn. 10.8) mit Blähungen, krampfartigen Bauchschmerzen, kollernden, lauten Darmgeräuschen, spritzenden, übelriechenden Durchfällen sowie zunehmender Gedeihstörung und Cholestase. Neurologische Auffälligkeiten mit psy-

◘ Tab. 10.10. Resezierter Darmabschnitt und klinische Konsequenzen

Resezierter Darmabschnitt	Klinische Konsequenzen
Duodenum	– Eisenmalabsorption – Folsäuremalabsorption – Kalziummalabsorption
Jejunum	– Besonders Verluste an Makronährstoffen: Kohlenhydrate, Fette, Eiweiße – Verlust an Eisen, Magnesium, Kalzium und Zink – Fehlende Verdünnung hyperosmolarer Nahrung: osmotische Diarrhö; mit der Zeit durch Ileumadaptation bessere Toleranz
Ileum (Kolon erhalten)	– Massive Elektrolyt- und Flüssigkeitsverluste – Gedeihstörung infolge Salz- und Vitamin-B_{12}-Mangel – Verringerter Gallensäuren-Pool: Malabsorption von Fetten und fettlöslichen Vitaminen – Hyperoxalurie, Oxalatsteine – Chologene Diarrhö – Verlust der »Ileumbremse« durch Peptid YY: gesteigerte Transitzeit mit zu kurzer Dünndarmkontaktzeit der Nahrung
Ileum und Kolon	– Verlust der »Ileumbremse« – Massive Elektrolyt- und Flüssigkeitsverluste mit höherem Substitutionsbedarf – Fehlende Resorptionsreserve für kurzkettige Fettsäuren
Ileozökalklappe	– Bakterielle Überwucherung des Dünndarms – Osmotische Diarrhö durch malabsorbierte Kohlenhydrate – D-Laktat-Azidose

◘ Tab. 10.11. Phasen des Kurzdarmsyndroms nach Resektion und klinische Maßnahmen

Phasen	Klinische Maßnahmen
Frühe postoperative Phase	– Ausgleich der Flüssigkeits- und Elektrolytverluste – TPE – Behandlung der initialen Hypergastrinämie (größere Kinder)
Adaptationsphase	– Ausgleich der Verluste – TPE – Früher Beginn einer kontinuierlichen subnutritionalen enteralen Ernährung (Muttermilch, Aminosäurenformula)
Erhaltungsphase	– Abbau der TPE – Substitution der Verluste und Defizite – Enterale oder orale Ernährung zur Vermeidung sekundärer Essstörungen – Prävention bzw. Therapie von cholestatischer Hepatopathie, bakterieller Dünndarmüberwucherung und TPE-assoziierter Komplikationen

TPE totale parenterale Ernährung

chotischen Reaktionen, Verwirrtheit und komatösen Zuständen weisen auf eine D-Laktat-Azidose hin. Neurologische Symptome kommen bei Kurzdarmsyndrom sonst noch bei Mangel an Thiamin, Biotin, Vitamin B_{12} und Vitamin E vor. Eine Anämie mit Blässe der Haut und der Schleimhäute kann Folge eines Mangels an Eisen, Folsäure und Vitamin B_{12} sein; chronisch schuppende Haut, Haarausfall und gestörtes Nagelwachstum sind mögliche Folgen eines chronischen Zink-, Biotin- oder Spurenelementmangels. Haut- und innere Blutungen, Wachstumsstörungen, Nachtblindheit, Wundheilungsstörungen und neurologische Entwicklungsstörungen stellen dank regelmäßiger Substitution fettlöslicher Vitamine eine Ausnahme dar.

Akute Abdominalkoliken mit entfärbten Stühlen, Fieber und Cholestase oder Hämaturie können auf die Komplikationen eines **Gallen- bzw. Nierensteinleidens** hinweisen. Thrombosen, Sepsitiden und zunehmender cholestatischer Ikterus sind typische klinische Zeichen im Rahmen von Komplikationen einer totalen parenteralen Ernährung über zentralvenöse Katheter (▶ Kap. 36).

10.9.4 Diagnostik

Entscheidend sind die anamnestischen Hinweise auf eine **Darmresektion.** Dabei sind das Alter bei der Operation sowie Länge und Lokalisation der Darmresektion mit oder ohne Einbeziehung der Ileozökalklappe wichtig. Postoperativ sind häufige Kontrollen der Serumelektrolyt- und Blutgaswerte, des Blutbildes sowie renaler und hepatobiliärer Parameter erforderlich. Zudem sind die Konzentrationen der fettlöslichen Vitamine sowie von Vitamin B_{12} und Folsäure, außerdem die Anionenlücke und der L-Laktat-Spiegel zu bestimmen (Verdacht auf **D-Laktat-Azidose**).

> ❗ Eine Azidose mit großer Anionenlücke bei normalem L-Laktat-Spiegel weist auf eine D-Laktat-Azidose hin, sodass die schwierige Bestimmung der D-Laktat-Konzentration entfallen kann.

Spurenelemente und Gastrin werden bei speziellen klinischen Verdachtsmomenten seltener untersucht. Intermittierende Sammlungen des **24-Stunden-Urins** zur Bestimmung der Kalzium- und Magnesiumverluste und einer Hyperoxalurie sind zu empfehlen. Mit der Bestimmung des Stuhl-pH-Wertes und der Durchführung des Kerry-Tests (Test auf reduzierende Zucker) kann die Menge der jeweils möglichen enteralen Kohlenhydratzufuhr zur Vermeidung osmotischer Durchfälle gesteuert werden.

Der Verdacht auf eine **bakterielle Dünndarmüberwucherung** kann mit dem H_2-Glukose-Atemtest mit frühem Anstieg der H_2-Konzentration erhärtet werden, was mitunter bei sehr raschem gastrointestinalen Transit sehr schwierig ist. Ein fehlender Anstieg des Blutzuckerspiegels nach oraler Fütterung und hohe Serumfolsäurespiegel sind verdächtig; endoskopisch gewonnene Dünndarmsaftaspirate können mikrobiologisch weiterhelfen.

Die **Computersonographie** des Abdomens erfasst Komplikationen des Kurzdarmsyndroms wie Nieren- und Gallensteine, Lebersteatose, intraabdominelle Abszesse und Darmstenosen. **Röntgenkontrastuntersuchungen** des Darms sind bei chirurgischen Komplikationen, vor Re-Operationen oder zur Erfassung eines kongenitalen Kurzdarms (◘ Abb. 10.22) erforderlich. Mit dem Handradiogramm lassen sich Knochenalter und Demineralisationen determinieren.

10.9.5 Therapie

Das Management des Kurzdarmsyndroms ist je nach **Krankheitsphase** durch unterschiedliche Maßnahmen gekennzeichnet (◘ Tab. 10.11). Die frühe postoperative Periode macht 1–3 Tage aus, Adaptations- und Erhaltungsphase können Wochen oder Jahre in Anspruch nehmen.

Nach dem initial üblichen postoperativen transienten Ileus stehen massive **Flüssigkeits- und Elektrolytverluste** im Vordergrund, die von Tag zu Tag stark schwanken können. Es hat sich daher bewährt, eine altersgerechte Basisstandardlösung zur totalen parenteralen Ernährung einzusetzen und je nach täglicher Bilanz eine zusätzliche Substitutionslösung zum Ausgleich der Verluste zu verwenden (Analyse der Stomasekrete). Die initial häufige **Hypergastrinämie** (besonders bei älteren Kindern) kann mit Protonenpumpenhemmern, eine **sekretorische Diarrhö** mit Octreotid behandelt werden.

So früh wie möglich sollte mit einer **enteralen Ernährung** in subnutritionalen Mengen begonnen werden, bevorzugt als enterale Dauerinfusion, wodurch die intestinale Adaptation besser erreicht werden kann als durch Bolusfütterung. Bewährt haben sich wegen des Gehalts an langkettigen Triglyzeriden Muttermilch und Aminosäurennahrungen. Unter Kontrolle des Stuhl-pH-Wertes und der Befunde des Kerry-Tests kann die enterale Infusion langsam gesteigert werden; die Restkalorienzufuhr erfolgt parenteral. Nach unterschiedlichen Zeitintervallen kann man dann auf eine intermittierende oder auch eine zuhause durchgeführte totale parenterale Ernährung übergehen (▶ Kap. 36 und 37). Beim Ersatz von Salzverlusten mittels oraler Rehydrationslösungen muss darauf geachtet werden, keine bakterielle Dünndarmüberwucherung durch die Glukose zu unterhalten. Insgesamt ist jedoch zu empfehlen, dass die Patienten bei Durst statt reinem Wasser besser orale Rehydrationslösungen zu sich nehmen.

Medikamentöse Maßnahmen zur Beschleunigung der intestinalen Adaptation sind schwierig. Glutamin und Wachstumshormon sind nicht zu empfehlen, bezüglich des Einsatzes des Glukagonlike-Peptids II ist die Studienlage noch uneinheitlich.

Das klinisches Management des Kurzdarmsyndroms ist zusammenfassend in ◘ Abb. 10.23 dargestellt.

10.9.6 Komplikationen

Bakterielle Dünndarmüberwucherung

▶ hierzu auch Abschn. 10.8.

Eine eingeschränkte gastrointestinale Motilität, eine Dünndarmdilatation während des Adaptationsprozesses und eine fehlende Ileozökalklappe stellen die **Hauptrisikofaktoren** dar. Manchmal kann auch ein erheblicher Kotstau eine Rolle spielen. Wenn die klinische Symptomatik, der klinische Untersuchungsbefund, ein ausbleibender Anstieg des Blutzuckerspiegels nach Fütterung, hohe Serumfolsäurespiegel und/oder eine zunehmende Cholestase Hinweise auf eine bakterielle Dünndarmüberwucherung geben, haben sich orale antibiotische Behandlungen mit Metronidazol, Humatin, Cotrim, Gentamycin oder Vancomycin – auch in zyklischer Form, z. B. jede erste Woche des Monats oder des Quartals oder auch kontinuierlich – bewährt. Eine Sonderform der bakteriellen Dünndarmüberwucherung ist die D-Laktatazidose. Die orale/enterale Ernährung dieser Kinder sollte fettreich sein. Die Kohlenhydrate müssen mehr Stärke als Mono- und Di-

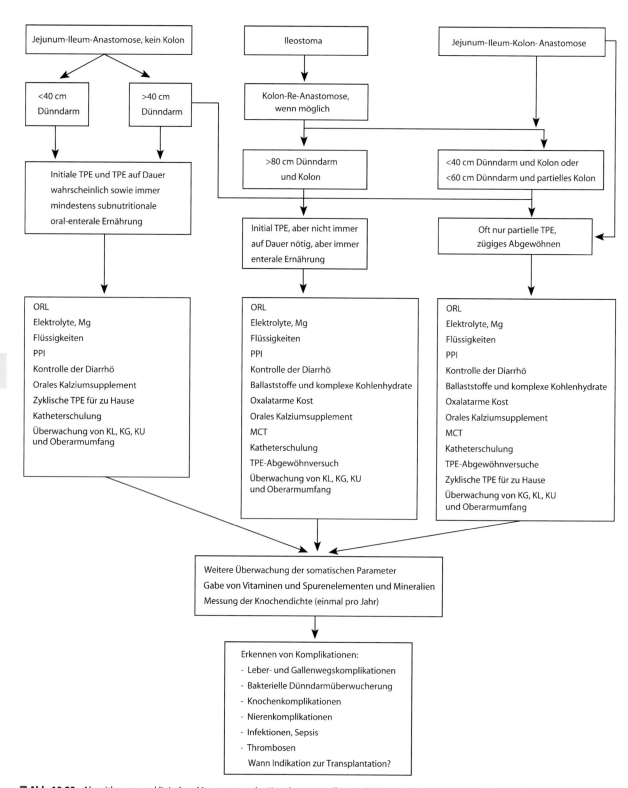

Abb. 10.23. Algorithmus zum klinischen Management des Kurzdarmsyndroms. *KG* Körpergewicht; *KL* Körperlänge; *KU* Kopfumfang; *MCT* mittelkettige Triglyzeride; *Mg* Magnesium; *ORL* orale Rehydrationslösung; *PPI* Protonenpumpeninhibitoren; *TPE* total parenterale Ernährung

saccharide aufweisen. Motilitätshemmer wie Loperamid oder Racecadotril sind dabei kontraindiziert, Probiotika für die Zukunft evtl. vielversprechend.

Wässrige Duchfälle

Intermittierende Durchfälle können besonders bei älteren Säuglingen und Kleinkindern Folge gastrointestinaler Infektionen sein (z.B. durch Rota- oder Noroviren). Fruktosemalabsorption und Laktoseintoleranz können ebenfalls eine Rolle spielen (▶ Abschn. 5.8). Am häufigsten handelt es sich jedoch um **osmotische Durchfälle** durch zuviele Kohlenhydrate in der Nahrung und Überlastung der gastrointestinalen Absorptionssysteme (Stuhl-pH-Wert <5, Kerry-Test positiv). Mehr Fette statt Kohlenhydrate in der Ernährung können Abhilfe schaffen. Einige Patienten profitieren gerade in der Initialphase des Kurzdarmsyndroms von Protonenpumpenblockern zur Therapie der Hypergastrinämie als Ursache wässriger Durchfälle. Octreotid oder neuerdings Racecadotril sind weitere Optionen. Eine Unterbrechung des enterohepatischen Kreislaufs von Gallensäuren nach Ileumresektion kann eine **chologene Diarrhö** auslösen, sodass der Einsatz von Cholestyramin auch probatorisch gerechtfertigt sein kann. Allerdings können dadurch der Gallensäuren-Pool weiter vermindert sowie eine Steatorrhö und ein Mangel an fettlöslichen Vitaminen verstärkt werden. Gelegentlich kommt eine nichtinfektiöse Kolitis mit blutigen Stühlen vor, die gut auf Sulfasalazin anspricht. Die Aufnahme oral verabreichter Medikamente kann je nach Patient, resezierten Darmabschnitten und Geschwindigkeit des intestinalen Transits unterschiedlich stark beeinträchtigt sein.

Hyperoxalurie und Oxalatsteine

Besonders bei proximalen Dünndarmresektionen mit erhaltenem Kolon können malabsorbierte Fette und Kalzium unlösliche **Kalkseifen** bilden und die sonst übliche Bindung von Oxalat aus der Nahrung an Kalzium verhindern, was wiederum zu Hyperoxalurie und Oxalatnierensteinen führt. Gallensäuren im Kolon verstärken die Kalziumoxalataufnahme im Kolon noch zusätzlich. Entscheidende Therapiemaßnahme ist eine oxalatarme Kost für Kinder mit Kurzdarm und erhaltener Kolonkontinuität (◘ Tab. 10.12). Der Stellenwert von Pankreasenzymen zur Optimierung der luminalen Digestion oder von Ursodeoxycholsäure zur Anhebung des Ursoanteils in der Galle ist nicht validiert. Letztere mag eine Bedeutung zur Vermeidung von Gallensteinen infolge der Unterbrechung der enterohepatischen Gallensäurenzirkulation haben.

Ernährungsdefizite

Während Makronährstoffe wie Kohlenhydrate, Fette und Proteine meist mit der Zeit adäquat aufgenommen werden können, sind Defizite an fettlöslichen **Vitaminen** und Vitamin B_{12} sowie an **Mineralstoffen** wie Zink, Magnesium, Kalzium, Eisen und Selen recht häufig, wenn die standardisiert substituierten Lösungen zur totalen parenteralen Ernährung reduziert oder abgesetzt werden. Mangelsituationen an wasserlöslichen Vitaminen kommen nur bei ausgedehnten proximalen Dünndarmresektionen vor. Regelmäßige Untersuchungen des Serums (fettlösliche Vitamine, Magnesium, Zink, alkalische Phosphatase, Eisen und Ferritin, Vitamin B_{12}) und des Urins (Kalzium, Magnesium, Zink, Natrium, Oxalat) sind erforderlich. Vitamin K wird durch die Kolonbakterien synthetisiert. Bei fehlendem Kolon oder lang andauernder Antibiotikatherapie ist auf eine adäquate Vitamin-K-Substitution zu achten. Ein Zinkmangel kann Ursache für eine schlechte intestinale Adaptation und für Kleinwuchs sein. Die Entwicklung eines Vitamin-B_{12}-Mangels kann u. U. Jahre in Anspruch nehmen und irreversible neurologische Folgen haben. Dauersubstitutionen von oralen Multivitaminen und Spurenelementen sind hilfreich, besonders wenn die Kinder nur unregelmäßig zu den Langzeitkontrollen erscheinen. Die Patienten sollen häufig kleine Mahlzeiten zu sich nehmen und auf eine möglichst normale hochkalorische Kost achten. Flüssigkeiten und feste Nahrung müssen dabei nicht getrennt werden. Eine peptidbasierte Ernährung ist auf Dauer nicht erforderlich. Eine Fettrestriktion birgt immer die Gefahr einer Kaloriendeprivation, zudem sind langkettige Fettsäuren zur Versorgung mit essenziellen Fetten obligat. Eine exzessive Zufuhr von mittelkettigen Triglyzeriden kann Übelkeit, Erbrechen und eine Ketose auslösen. Die Zufuhr von Ballaststoffen und komplexen Kohlenhydraten ist nur bei intaktem Kolon und erhaltener Kontinuität sinnvoll (Kalorienreserve durch kurzkettige Fettsäuren).

Zu den Komplikationen der totalen parenteralen Ernährung ▶ Kap. 36.

◘ **Tab. 10.12.** Oxalatgehalt von Nahrungsmitteln

Keiner/sehr geringer Gehalt (<3 mg/Mahlzeit) – unbeschränkter Verzehr erlaubt	Mäßiger Gehalt (2–10 mg/Mahlzeit) – Verzehr limitieren	Hoher Gehalt (>10 mg/Mahlzeit) – meiden
– Säfte aus Äpfeln, Orangen und/oder Ananas – Milch, Joghurt – Kaffee – Eier, Käse – Lamm-, Rind- und Schweinefleisch, Geflügel – Meeresfrüchte – Nudeln, Spaghetti, Reis – Haferflocken, Weißbrot – Kartoffeln, Kohl, Pilze – Bananen, Melonen, Nektarinen, Birnen, Ananas, Kirschen, Grapefruits, Pflaumen – Mayonaise, Planzenöl, Butter – Zucker, Marmelade	– Traubensaft – Kaffeepulver – Sardinen – Cornflakes – Tomaten (eine kleine), Erbsen, Gurken, Kopfsalat – Äpfel, Aprikosen, Orangen, Pfirsiche, Sauerkirschen	– Tomatensaft, Beerensäfte – Tee – Kakao – Erdnussbutter – Tofu – Süßkartoffeln, Bohnen, Rote Beete, Sellerie, Endiviensalat, Grünkohl, Lauch – Beeren, Mandarinen – Nüsse – Pfeffer – Schokolade

10.9.7 Chirurgische Optionen

Jeder Chirurg sollte bei der initialen Darmresektion so sparsam wie irgend möglich vorgehen; »Second-look«-Operationen können hilfreich sein. Eine möglichst frühe **Wiederherstellung der intestinalen Kontinuität** (Rückverlagerung der Anus praeteres) vermindert das Cholestaserisiko. Insbesondere bei Patienten mit Kurzdarm und bakterieller Überwucherung können Stenosen – auch im Stomabereich – und Strikturen funktionell so bedeutsam sein, dass Strikturoplastiken oder sparsame Resektionen erhebliche klinische Verbesserungen bewirken. Bei sehr raschem gastrointestinalen Transit werden mitunter künstliche Klappen oder antiperistaltische Darminterponate versucht. Stark dilatierte Dünndarmschlingen können nach longitudinaler Eröffnung erfolgreich zu halb so weiten, aber doppelt so langen Darmabschnitten verlängert werden (Bianchi-Operation). Chirurgisch-technische Fortschritte und Neuentwicklungen bei der Immunsuppression (Tacrolimus) haben mit der Dünndarmtransplantation in der letzten Zeit völlig neue Perspektiven eröffnet, auch für Patienten mit extremem Kurzdarm (► Abschn. 10.11).

10.9.8 Prognose

Entscheidende **prognostische Faktoren** sind nach wie vor:
- Alter bei der Operation
- verbliebene Restdünndarmlänge
- vorhandene Ileozökalklappe
- erhaltenes Kolon
- verbesserte und möglichst kurze totale parenterale Ernährung
- fehlende bakterielle Dünndarmüberwucherung bzw. konsequente antibiotische und diätetische Behandlung
- Vermeiden einer mit der totalen parenteralen Ernährung assoziierten Lebererkrankung durch konsequente kontinuierliche enterale Ernährung und Prävention von Kathetersepsis (totale parenterale Ernährung zuhause) und anderen Komplikationen

Jedoch hat sich der Einsatz von Muttermilch oder Aminosäurenformula für eine schnelle intestinale **Adaptation** als besonders günstig erwiesen, ebenso eine frühe chirurgische Wiederherstellung der intestinalen Kontinuität und eine postoperativ frühestmöglich begonnene enterale Ernährung. Mit erhaltener Ileozökalklappe haben Patienten mit einer Dünndarmlänge von <15 cm, ohne erhaltene Klappe solche mit einer Restdünndarmlänge von >15 cm die Chance einer intestinalen Adaptation. Erwachsene Patienten mit Kurzdarmsyndrom benötigen mindestens 100 cm Restdünndarm (ohne Kolon) bzw. 60 cm bei erhaltenem Kolon, um nicht von einer totalen parenteralen Ernährung abhängig zu bleiben.

> Eine frühestmögliche Etablierung der oralen Nahrungszufuhr hilft, sekundäre Essstörungen zu vermeiden.

10.9.9 Prävention

Eine Prävention ist in den meisten Fällen nicht möglich, wenn man von Frühdiagnostik sowie früher konservativer bzw. operativer Therapie bei nekrotisierender Enterokolitis und operativer Therapie bei Volvulus absieht.

Literatur

Andorsky DJ, Lund DP, Lillehei CW et al. (2001) Nutritional and other postoperative management of neonates with short bowel syndrome correlates with clinical outcomes. J Pediatr 139: 27–33

Booth IW (1994) Enteral nutrition as primary therapy in short bowel syndrome. Gut 35 (Suppl 1): S69–S72

Buchman AL, Scolapio J, Fryer J (2003) AGA technical review on short bowel syndrome and intestinal transplantation. Gastroenterology 124: 1111–1134

Goulet OJ, Revillon Y, Jan D et al. (1991) Neonatal short bowel syndrome. J Pediatr 119: 18–23

Kaufman SS, Fishbein TM (2004) Intestinal failure. 4. Outcomes. In: Walker WA, Goulet O, Kleinman RE, Sherman PM, Shneider BL, Sanderson IR (eds) Pediatric gastrointestinal disease, vol 1. Saunders, Philadelphia, pp 782–788

Nordgaard I, Stenbaek Hansen B, Mortensen PB (1994) Colon as a digestive organ in patients with short bowel. Lancet 343: 373–376

Quirós-Tejeira RE, Ament ME, Reyen L et al. (2004) Long-term parenteral nutritional support and intestinal adaptation in children with short bowel syndrome. A 25-year experience. J Pediatr 145: 157–163

Stringer MD, Puntis JWL (1995) Short bowel syndrome. Arch Dis Child 73: 170–173

Sturm A, Layer P, Goebell H, Dignass AU (1997) Short-bowel syndrome: An update on the therapeutic approach. Scand J Gastroenterol 32: 289–296

Taylor SF, Sondheimer JM, Sokol RJ, Silverman A, Wilson HL (1991) Noninfectious colitis associated with short gut syndrome in infants. J Pediatr 119: 24–28

Vanderhoof JA, Langnas AN (1997) Short-bowel syndrome in children and adults. Gastroenterology 113: 1767–1778

Wales PW (2004) Intestinal failure. 3. Aspects of surgery. In: Walker WA, Goulet O, Kleinman RE, Sherman PM, Shneider BL, Sanderson IR (eds) Pediatric gastrointestinal disease, vol 1. Saunders, Philadelphia, pp 774–781

10.10 Stomata und Stomapflege

D. von Schweinitz

Enterostomata können auch im Kindesalter fast an jeder Stelle des Gastrointestinaltrakts angelegt werden. Sie sind für eine Diversion, eine Ernährung, beides in Kombination oder auch für die Irrigation gestaltbar. Es steht eine Vielzahl spezialisierter Techniken zur Verfügung. Eine gute Pflege ist oft aufwändig, aber für das Wohlbefinden des betroffenen Kindes essenziell. Die Komplikationsrate ist auch bei Kindern hoch. Stets sollte ein Enterostoma nur als eine vorübergehende Hilfsmaßnahme angesehen und in ein umfassendes Therapiekonzept der Grunderkrankung bzw. der Fehlbildung integriert werden.

Enterostomata dienen dazu, vorübergehend oder permanent in einem bestimmten Abschnitt einen künstlichen **Zugang zum Gastrointestinaltrakt** zu schaffen. Prinzipiell können sie fast auf jeder Höhe desselben angelegt werden. So können künstliche Ausgänge von Ösophagus, Magen, Jejunum und Ileum sowie des Kolons vom Zökum bis zum Sigmoid geschaffen werden.

> Grade im Kindesalter muss dabei insbesondere die Maxime gelten, dass Enterostomata Hilfsmaßnahmen sind, um Perioden bis zur Behandlung einer Krankheit oder Korrektur einer
>

Fehlbildung zu überbrücken, die nur in extrem seltenen Fällen als permanente Lösung betrachtet werden dürfen. Dabei gilt es zu bedenken, dass die Anlage eines Enterostoma einen schwerwiegenden Eingriff in die normale Physiologie des Gastrointestinaltrakts darstellt, oft das Kind und die Eltern psychisch und pflegerisch stark belastet sowie häufig mit einer hohen Komplikationsrate verbunden ist (Borkowski 1998).

Bei Kindern gibt es eine Vielzahl von Erkrankungen, welche eine **Indikation** für die Anlage eines Enterostoma darstellen, entsprechend auch vielfältige Techniken, mit oft großen Unterschieden im Vergleich zu Erwachsenen. Deshalb sollte der Eingriff stets von kinderchirurgisch erfahrenen Operateuren durchgeführt werden, um falsche Indikationen, inadäquate Techniken und Komplikationen zu vermeiden.

Nach Gauderer (1998) kann man entsprechend ihres Zweckes **4 Typen von Enterostomata** unterscheiden:
- Stomata zur Ernährung und Medikamentengabe:
  - Gastrostoma
  - Jejunostoma
- Diversionsstomata:
  - zervikales Ösophagostoma
  - (Gastrostoma)
  - Dünndarmstomata
  - Kolostomien
  - Cholezysto-Jejunostoma (M. Byler)
- Stomata zur proximalen Dekompression und distalen Ernährung: 2 Katheterstomata – doppelläufig oder getrennt in Dünndarm und/oder Kolon
- Stomata zur antegraden Irrigation:
  - Katheterstoma des Ileums (Mekoniumileus)
  - Katheterstoma des Zökums oder des Colon descendens
  - Nippel-Kolostomie
  - Appendiko-Kolostomie

Stomata zur **enteralen Ernährung** und/oder zur **Medikamentenzufuhr** werden bei Fehlbildungen des oberen Gastrointestinaltrakts bzw. bei Erkrankungen mit Schluckstörungen in der Regel im Magen oder im oberen Jejunum angelegt. Hierfür wird die Wand des Magens oder des Jejunums über eine offene Operation oder endoskopisch an die vordere Bauchdecke adaptiert und über eine Punktion oder offen durch diese ein Katheter oder Button eingelegt, durch den die Zufuhr, aber auch das Ablaufen von Flüssigkeiten möglich ist.

Zur **Diversion** des Ösophagus bei langstreckiger kongenitaler Atresie oder sekundärer Stenose ist die zervikale Ausleitung der proximalen Speiseröhre geeignet. Oft wird diese mit einem Gastrostoma zur Ernährung kombiniert. Die Höhe eines Stomas zur Diversion im Dünn- oder Dickdarm richtet sich nach den zugrunde liegenden Erkrankungen und deren Lokalisation. Bei einer nekrotisierenden Enterokolitis des distalen Ileums und des Kolons wird dieses im oberen Ileum, bei einem typischen M. Hirschsprung mit Befall von Rektum und Sigma im Querkolon und bei einer Rektumatresie im Sigma anzulegen sein (Holcomb u. Ostlie 2005). Dabei muss der Chirurg auch die spätere Verwendung des Darms, z. B. für eine anale Durchzugsoperation, bedenken. Diese Stomata werden oft doppelläufig angelegt, entweder als ausgeleitete Schlinge oder mit getrennten Schenkeln; gelegentlich wird der distale Darmschenkel auch blind verschlossen.

Bei Säuglingen mit einem Mekoniumileus kann auch nach Bishop u. Koop (1957) ein endständiges **Ileostoma** mit End-zu-Seit-Anastomose zum proximalen Darmschenkel angelegt werden. Das herausgeleitete Darmende ist pilzförmig hervorstehend derart zu gestalten, dass eine einfache Beutelversorgung möglich ist. Beim M. Byler hat sich in den letzten Jahren bewährt, im Sinne eines Überlaufventils die Galle über die Gallenblase und ein kurzes Jejunumsegment durch die Bauchdecke abzuleiten (Edmond u. Whitington 1995). Bei jungen Säuglingen mit Darmpassagestörungen, z. B. bei Dünndarmatresie, und Verhältnissen, die eine primäre Anastomose nicht ratsam erscheinen lassen, müssen die Stomata so angelegt werden, dass ein Umfüllen des Inhalts vom proximalen in den distalen Darm technisch möglich ist. Bei Neugeborenen hat sich in letzter Zeit für diesen Zweck auch lediglich das Implantieren von Kathetern in die fixierten Darmschenkel bewährt.

Für die postoperative Beherrschung eines Mekoniumileus bei zystischer Fibrose hat sich ebenfalls die Einlage eines **Spülkatheters** in das fixierte Ileum bewährt (Gauderer 1998). Kolostomien zur Irrigation werden v. a. bei Problemen der Kontinenz und/oder bei anderweitig nicht beherrschbarer Obstipation im Rahmen schwerer anorektaler Fehlbildungen, insbesondere bei hoher Rektumatresie, angelegt. Je nach Bedarf können diese im Zökum bzw. im Colon ascendens oder im Colon descendens platziert werden. Sie sollten kontinent und geruchsfrei sein. Dies lässt sich mit Hilfe spezieller Techniken mittels implantiertem Katheter, über einen Ventil-Nippel aus Darmwand oder durch Implantation der Appendix als Katheterisierungskanal erreichen (Holcomb u. Ostlie 2005).

Nach jeder Stomaanlage muss dafür gesorgt werden, dass eine ständige professionelle **Pflege** auch nach Verlassen der Klinik gewährleistet ist. Hierfür ist die Beschäftigung eines geschulten Stomatherapeuten mit den individuellen Bedürfnissen des Patienten wichtig, um dann die Eltern ausreichend zu schulen. Bei Bedarf ist auch die professionelle ambulante Stomaversorgung zuhause zu organisieren (Borkowski 1998).

Die Zahl der möglichen **Komplikationen** eines Enterostomas ist groß, die häufigsten sind:
- ungünstige Lage in der Bauchdecke
- schwierige Beutelversorgung durch Einsinken
- Hautprobleme um das Stoma herum
- postoperative Wundeiterung
- Durchblutungsprobleme des Stomas
- Darmprolaps
- Stenose des Stomas mit Obstruktion
- Blutung der Schleimhaut
- Candidabesiedlung
- peristomale Hernie
- Leckage eines »kontinenten« Stomas
- Probleme/Perforation beim Katheterwechsel

Im Kindesalter muss mit einer Komplikationsrate von bis zu 50% aller Stomata gerechnet werden (Gauderer 1998). Aus diesem Grund sind große Erfahrung und minutiöse Technik bei der Stomaanlage wichtig. Operative Revisionen sind häufig nur ein Notbehelf und tragen darüber hinaus nicht zur Heilung der Grunderkrankung bei. Prinzipiell sollen Stomata bei Kindern nur so kurz wie irgend möglich belassen werden. Zudem ist stets ein Therapiekonzept zu erstellen, das die Möglichkeit der baldigen **Entfernung des Stomas** mit einbezieht. Für diese ist häufig eine Exzision mit Darmanastomose notwendig, in einzelnen Fällen auch eine ausgedehntere Laparotomie. Häufig bereitet intra- und postoperativ ein erheblicher Kaliberunterschied von zu- und abführendem Darmschenkel Probleme. Somit darf auch dieser Eingriff nicht als kleine oder nebensächliche Operation eingestuft werden. Auch hier bedarf es derselben chirurgischen Expertise wie für die Stomaanlage und die Korrektur einer eventuellen gastrointestinalen Fehlbildung.

Für eine umfassende **Beratung** außerhalb der Klinik können sich betroffene Familien auch an folgende Selbsthilfegruppe wenden:

Selbsthilfegruppe Stoma-Kinder e. V.
Dorfanger 5
86946 Stadl
Tel.: 08194/999599
Fax: 012125/10327179
E-Mail: info@stoma-kinder.de
Homepage: www.stoma-kinder.de

Literatur

Bishop HC, Koop CE (1957) Management of meconium ileus: resection, Roux-en-Y anastomosis and ileostomy irrigation with pancreatic enzymes. Ann Surg 145: 410

Borkowski S (1998) Pediatric stomas, tubes, and appliances. Pediatr Clin North Am 45: 1419–1435

Edmond JC, Whitington PF (1995) Selective surgical management of progressive familial intrahepatic cholestasis (Byler's disease). J Pediatr Surg 30: 1635

Gauderer MWL (1998) Stomas of the small and large intestine. In: O'Neill JA, Rowe MJ, Grosfeld JL, Fonkalsrud EW, Coran AG (eds) Pediatric surgery. Mosby, St Louis, pp 1349–1359

Holcomb GW III, Ostlie DJ (2005) Clinical principles of abdominal surgery. In: Oldham KT, Colombani PM, Foglion RP, Skinner MA (eds) Principles and practice of pediatric surgery. Lippincott William & Wilkins, Philadelphia

10.11 Dünndarmtransplantation

F.M. Rümmele, F. Lacaille, O. Goulet

Die ersten Versuche einer Dünndarmtransplantation am Menschen wurden in den frühen 1960er Jahren durchgeführt. Die initiale Euphorie verflog allerdings rasch, denn schwerste Abstoßungsreaktionen führten regelmäßig zum Verlust des transplantierten Organs. Erst durch den Einsatz neuer immunsuppressiver Medikamente wie Tacrolimus, welches Ende der 1980er Jahre verfügbar wurde, konnten diese Abstoßungsreaktionen kontrolliert werden. Initial wurde die Indikation zu einer Dünndarmtransplantation auf Kinder mit Dünndarminsuffizienz beschränkt, welche infolge einer parenteralen Ernährung eine schwerwiegende Leberzirrhose entwickelten. Die meist kombinierte Leber-Dünndarm-Transplantion hatte den Charakter einer ultimativen, lebensrettenden Maßnahme. Über die letzen 15 Jahre hat sich der Stellenwert der Dünndarmtransplantation allerdings klar geändert. Sie stellt nun eine etablierte Therapieform für eine Subgruppe von Patienten mit definitiver und permanenter Intestinalinsuffizienz dar.

10.11.1 Indikationen

Eine Dünndarmtransplantation kann entweder als **isolierte Dünndarmtransplantation** oder als **kombinierte Leber-Dünndarm-Transplantation** durchgeführt werden. Je nach Art der Transplantation sind die Indikationen unterschiedlich:
- permanente Intestinalinsuffizienz
- Kurz- und Ultrakurzdarmsyndrom
- konstitutionelle Epithelerkankungen
- Mikrovillusatrophie
- epitheliale Dysplasie
- Motilitätsstörungen
- M. Hirschsprung
- chronische intestinale Pseudoobstruktion
- Intestinalinsuffizienz, kompliziert durch:
  - multiple Gefäßthrombosen
  - multiple, schwere Katheterinfektionen
  - schwere Hepatopahtie oder Leberinsuffizienz

Falls die Grunderkrankung durch eine schwere Hepatopathie bzw. Leberfunktionsstörung kompliziert ist, muss eine kombinierte Leber-Dünndarm-Transplantation angestrebt werden. Ansonsten sind die Patienten a priori Kandidaten für eine isolierte Darmtransplantation.

Alle Patienten, welche an einer definitiven, lebenslänglich bestehenden **Dünndarminsuffizienz** leiden (▶ unten), sind potenzielle Kandidaten für eine Dünndarmtransplantation (Goulet et al. 2004). Im Gegensatz zu nieren- oder leberinsuffizienten Patienten muss eine Dünndarmtransplantation allerdings nur für wenige darminsuffiziente Patienten in Erwägung gezogen werden. Dies liegt darin begründet, dass wesentliche Fortschritte bei der Durchführung einer parenteralen Ernährung erzielt wurden, welche eine angemessene Lebensqualität mit guter Langzeitperspektive ermöglicht.

Eine **parenterale Langzeiternährung** zuhause (»home parenteral nutrition«) wird von vielen erfahrenen Zentren seit über 10 Jahren erfolgreich durchgeführt. Die Zusammensetzung der parenteral zugeführten Nahrung kann derart gestaltet werden, dass eine Lebertoxizität bei nahezu allen Patienten minimiert wird oder gar vermeidbar ist. Die Lebensqualität und die soziale Integration eines Patienten mit parenteraler Ernährung können nahezu normal sein. Falls allerdings während einer parenteralen Langzeiternährung Komplikationen auftreten und die Durchführbarkeit dieser Ernährungsform eingeschränkt ist, kann eine Dünndarmtransplantation eine alternative oder gar die einzige Therapieform darstellen.

Eine allgemein akzeptierte Indikation für eine isolierte Dünndarmtransplantation stellt ein progredienter **Gefäßverlust** durch multiple Thrombosen dar, sodass kein zentraler Venenkatheter mehr angelegt werden kann. Eine weitere Transplantationsindikation sind rezidivierende lebensbedrohliche **Infektionen** eines zentralen Venenkatheters. Kinder, welche an einer schweren **kongenitalen Durchfallkrankung** leiden, welche rasch zu massiven Wasser- und Elektrolytverlusten führt, können oftmals nur schwer mittels parenteraler Ernährung stabilisiert werden; sie erleiden häufig ischämische Komplikationen. Deshalb besteht bei dieser Patientengruppen (▶ unten) a priori eine klare Indikation zur Dünndarmtransplantation.

Die Entscheidung, ob bei einem Patienten eine Transplantation indiziert ist, ist oftmals schwierig und bedarf einer umfassenden Evaluation durch ein erfahrenes Transplantationsteam. Eine wesentliche Rolle bei der Indikation zu einer Dünndarmtransplantation spielt zudem das **soziale Umfeld,** insbesondere die Motivation und das Verständnis der Eltern. In unserer Klinik wird jeder potenzielle Transplantationskandidat multidisziplinär evaluiert (pädiatrischer Gastroenterologe, Transplantationschirurg, Anästhesist, Intensivmediziner, Psychologe und Sozialarbeiter).

Eine lebenslang bestehende, **absolute Intestinalinsuffizienz** kann definiert werden als kompletter Verlust sämtlicher intestinalen Funktionen, welche für die adäquate Aufnahme von Flüssigkeit und Nährstoffen benötigt werden, um den täglichen Bedarf abzudecken. Die Ursachen hierfür können in 3 Kategorien eingeteilt werden:

- kongenitale, konstitutionelle Enterozytenerkrankungen (Mikrovillusatrophie oder epitheliale Dysplasie)
- Kurzdarmsyndrom
- intestinale Motilitätsstörungen

Kongenitale, konstitutionelle Enterozytenerkrankungen

Hier können 2 unterschiedliche Erkrankungsformen klar von einander abgetrennt werden: die **Mikrovillusatrophie** und die **epitheliale Dysplasie.** Beide Erkrankungen werden autosomal-rezessiv vererbt. Die genetischen wie auch die molekularen Ursachen beider Erkrankungen sind bislang unklar. Bei der Mikrovillusatrophie liegt eine Störung des »assembly« der apikalen Enterozytenmembran vor, hierdurch entstehen die charakteristischen »microvillus inclusion bodies«. Im Gegensatz dazu finden sich bei der epithelialen Dysplasie morphologisch veränderte Enterozyten, vermutlich infolge einer pathologischen Verankerung an der Basalmembran. Bei beiden Erkrankungen kommt es zu einer massiven neonatalen wässrigen Diarrhö, meist mit Beginn in den ersten Lebenstagen. Diese Kinder haben einen extrem hohen Flüssigkeitsbedarf in Form einer parenteralen Ernährung. Pausen der parenteralen Ernährung von mehr als 4 Stunden werden in den ersten beiden Lebensjahren meist nicht toleriert.

> ❶ Bei diesen Erkrankungen bietet die Dünndarmtransplantation die einzige Langzeitperspektive (Ruemmele et al. 2004).

Kurzdarmsyndrom

Beim Kurzdarmsyndrom können die intestinalen Funktionen durch einen massiven **Dünndarmverlust** nicht mehr gewährleistet werden. Dieser Dünndarmverlust kann Folge einer Ischämie (Laparoschisis, Volulus bei Mesenteris commune, Radiatio etc.), eines entzündlichen Prozesses (nekrotisierende Enterokolitis, M. Crohn, ulzerostenosierende Enterokolitis), multipler intestinaler Atresien oder intestinaler Tumoren sein. Das Adaptationsverhalten des Dünndarms ist immens, sodass aus der Tatsache eines Kurzdarms per se noch keine klare Indikation zu einer Dünndarmtransplantation abgeleitet werden kann. Die Mehrzahl der Kinder mit einem Kurzdarmsyndrom können mittels parenteraler Ernährung stabilisiert werden, und die meisten Patienten gewinnen im Laufe mehrer Jahre eine intestinale Autonomie zurück. Nach unserer Erfahrung bleibt bei etwa 10–15% der Kinder mit einer Darmresektion in der Neonatalperiode eine permanente Intestinalinsuffizienz bestehen. Ein schlechter prognostischer Faktor ist eine Jejunumlänge von ≤10 cm. Hier besteht eine klare Indikation zu einer Dünndarmtransplantation. Weiterhin haben Kinder mit einer Jejunumlänge von <30–40 cm ohne Ileozökalklappe mit schlechter Toleranz gegenüber oraler Nahrungszufuhr nahezu keine Chance, jemals von der parenteralen Ernährung entwöhnt zu werden. Die Indikation zu einer Transplantation kann in der Mehrzahl der Fälle allerdings erst nach einem längeren, manchmal mehrjährigen Überwachungsintervall gestellt werden.

Intestinale Motilitätsstörungen

Eine wichtige Gruppe stellen Patienten mit einem auf den Dünndarm ausgedehnten **M. Hirschsprung** dar. Diese Erkrankung kann in ihrer Maximalform den gesamten Dünndarm bis einschließlich des Magens betreffen. Die Indikation zu einer Dünndarmtransplantation hängt von der Ausdehnung der aganliönaren Segmente und der Restdarmfunktion ab. Eine zweite Form massiver Motilitätsstörungen stellt die heterogene Gruppe der **chronischen intestinalen Pseudoobstruktion** dar, wobei eine muskuläre von einer neurogenen Form unterschieden werden kann. Eine Dysfunktion der neuromuskulären Einheit des Intestinaltrakts führt zu massiven obstruktiven Krisen, welche eine normale orale oder enterale Nahrungsaufnahme oftmals nahezu unmöglich machen. Der Schweregrad der Erkrankung kann sehr variabel sein. Der Verlauf ist oftmals durch Phasen mehr oder weniger schwerer Transportstörungen charakterisiert. Eine Indikation zu einer Dünndarmtransplantation ist nur für die schwersten Formen dieser Erkrankung reserviert.

Isolierte Dünndarmtransplantation vs. kombinierte Dünndarm-Leber-Transplantation

Die Entscheidung, ob isoliert (Darm) oder kombiniert (Leber und Darm) transplantiert werden soll, ist nicht immer einfach zu treffen und hängt letzlich von der konkreten **Leberfunktion** ab. Diese kann bei Patienten mit Intestinalinsuffizienz durch die Grunderkrankung oder auch durch die parenterale Ernährung beeinträchtigt sein. Falls sich eine weit fortgeschrittene Leberfibrose oder Leberzirrhose eingestellt hat und eine Veränderung der Zusammensetzung der parenteralen Ernährung keine Verbesserung der Leberfunktion bewirkt, muss eine kombinierte Transplantation in Erwägung gezogen werden. Wenig positive Erfahrungen bestehen mit einer isolierten Lebertransplantation bei Patienten mit kombinierter Leber- und Intestinalinsuffizienz, denn das Grundproblem der Intestinalinsuffizienz bleibt meist weiter bestehen (Gottrand et al. 1999). Ein unabdingbares diagnostisches Element stellen wiederholte Leberbiopsien dar. In unserem Zentrum zeigte sich bei 3 Kindern, welche initial für eine kombinierte Leber-Dünndarm-Transplantation vorgesehen waren, während der Wartezeit eine Verbesserung der Leberfunktion, sodass letztlich eine isolierte Intestinaltransplantation erfolgreich durchgeführt werden konnte. Regelmäßige Leberbiopsien (alle 6 Monate) sind sinnvoll, um den individuellen Verlauf zu überwachen.

Bei einigen wenigen Patienten mit intestinalen Motilitätsstörungen kann eine **Multiviszeraltransplantation** (»cluster«) in Erwägung gezogen werden (Kato et al. 2002). Hierbei wird zusätzlich zu Leber und Darm en bloc der Magen zusammen mit Duodenum und Pankreas transplantiert. Diese Therapieform kann v. a. bei Patienten mit massiven Magenmotilitätsstörungen sinnvoll sein.

10.11.2 Therapeutisches Vorgehen

Chirurgische Technik

Die chirurgische Technik einer isolierten Dünndarm- oder einer kombinierten Dünndarm-Leber-Transplantation ist in der Zwischenzeit weitgehend standardisiert und wird von den meisten

Transplantationsteams in nahezu identischer Weise durchgeführt (Kato et al. 2002).

Bei einer **isolierten Dünndarmtransplantation** (Jejunum und Ileum) wird proximal eine terminoterminale duodenojejunale oder jejunojejunale Anastomose angelegt; der distale Darmschenkel wird direkt terminoterminal an das verbleibende Kolon anastomosiert. Oftmals transplantiert man zudem ein Stück Dickdarm (Zökum mit Colon ascendens) mit, sodass eine terminoterminale Kolon-Kolon-Anastomose angelegt wird. Um einen sicheren Zugang zum transplantierten Organ zu gewährleisten, wird ein temporärer lateraler Ileum-Anus-praeter angelegt, über welchen auf einfache Weise Biopsate zur histologischen Kontrolle zu gewinnen sind. Dieser Anus praeter wird in der Regel etwa 3 Monate post transplantationem verschlossen. Die Gefäßanastomosen des Transplantats werden durch eine Implantation der A. mesenterica direkt oder per Patch auf die Aorta als arterieller Zugang angelegt, und die V. mesenterica anastomosiert man direkt an die V. cava inferior. Im Fall einer Thrombose der V. cava kann die V. mesenterica auch an die V. portae anastomosiert werden.

Im Fall einer **kombinierten Leber-Dünndarm-Transplantation** wird die Leber zusammen mit dem Dünndarm en bloc transplantiert, d. h. die Gallenwege des Spenderorgans bleiben erhalten. Hierzu wird das duodenale C mit einem Teil des Pankreaskopfes mittransplantiert, sodass der Ductus choledochus unverletzt bleibt. Somit hat der Empfänger 2 Duodenumabschnitte, den eigenen und den blind endenden transplantierten. Der transplantierte Darm wird terminolateral als duodenojejunale oder als Roux-Y-Anastomose anastomosiert. Die distale Anastomose und die Anlage eines Ileum-Anus-praeters erfolgen in nämlicher Weise wie oben beschrieben. Die Gefäßanastomosierungen erfolgen ebenfalls als direkte Anstomose der A. hepatica und der A. mesenterica bzw. des Truncus coeliacus auf die Aorta. Eine venöse Anastomose wird wie bei einer isolierten Lebertransplantation über die V. hepatica an die V. cava hergestellt.

In Sonderfällen kann eine Anastomose des proximalen Darms direkt an den Magen als **Gastroenterostomie** erforderlich sein. Dies ist bei Patienten mit massiven intestinalen und gastralen Motilitätsstörungen wie einer Pseudoobstruktion der Fall. Alternativ kann eine Cluster- oder Multiorgantransplantation durchgeführt werden, wobei Magen und Pankreas und manchmal sogar die Nieren mittransplantiert werden. In unserem Zentrum sind die Erfahrungen mit dieser Form der Transplantation sehr beschränkt.

Medikamentöse Therapie
Immunsuppressive Therapie

Die Dünndarmtransplantation stellt eine extreme **immunologische Herausforderung** dar, da der transplantierte Darm gleichzeitig ein körperfremdes und immunologisches Organ repräsentiert, d. h. der immunologische Konflikt post transplantationem ist vielschichtig. Im Gegensatz zu anderen transplantierten Organen besitzt der Dünndarm ein explizites Homing-System, mit dem Ziel, immunkompetente Zellen gezielt in der Darmmukosa anzusiedeln. Dies ist im Fall einer Allotransplantation äußerst schädlich, denn die immunkompetenten mononukleären Elemente erkennen sofort die Fremdnatur des transplantierten Organs und initiieren eine massive Abstoßungsreaktion. Aus diesem Grunde war und bleibt die akute Abstoßungsreaktion die Hauptkomplikation der Dünndarmtransplantation (▶ unten).

Erst mit dem Einsatz neuer, hochaktiver **Immunsuppressiva** konnten massive, perakute Abstoßungsreaktionen kontrolliert werden. In unserem Zentrum wird die folgende Kombination immunsuppresiver Medikamente eingesetzt:
- Kortikosteroide
- blockierende Anti-CD25-Antikörper (Basiliximab)
- Tacrolimus

Unser **immunsuppressives Schema** besteht aus einem initialen Steroidbolus (Methylprednisolon, 500 mg/m² KOF) direkt vor Transplantation. Am Ende der chirurgischen Intervention wird die erste Basiliximabdosis (10 oder 20 mg) verabreicht und die initial i. v. verabreichte Tacrolimusmedikation begonnen.

> **Immunsuppressionsschema des Hôpital Necker Enfants Malades, Paris**
> - Methylprednisolon:
>   - Bolusgabe von 500 mg/m² KOF direkt vor der Operation
>   - anschließend 2 mg/kg KG/Tag für 4 Wochen
> - Prednisolon: 0,5 mg/kg KG/Tag an jedem 2. Tag
> - Tacrolimus:
>   - 0,1 mg/kg KG/Tag in 2 Einzeldosen p. o.
>   - ab dem 2. postoperativen Tag p. o. unter Berücksichtigung des Plasmaspiegels
> - Basiliximab: 10 oder 20 mg am 1., 4. und 8. postoperativen Tag, dann wöchentlich

Nach 24 Stunden wird **Tacrolimus** gegeben, meist p. o. (über Sonde oder perkutane endoskopische Gastrostomie, PEG). Initial strebt man einen Tacrolimusspiegel von 25 ng/ml an. Die Tacrolimusgaben unterliegen während der ersten 4 Wochen einem täglichen »drug monitoring«; die Dosierungen werden täglich an die Medikamentenspiegel angepasst.

> **Tacrolimusspiegel**
> - 1. Woche post transplantationem: 20–25 ng/ml
> - 2. Woche post transplantationem: 20 ng/ml
> - 3. und 4. Woche post transplantationem: 15 ng/ml
> - Nach Ablauf von 4 Wochen: 8–12 ng/ml

Die **Basiliximabgaben** werden nach 4 und 8 Tagen wiederholt. Falls keine komplette Sättigung des Interleukin-2-Rezeptors besteht, geben wir während der ersten 4 Wochen nach der Transplantation zusätzliche Basiliximabdosen.

Methylprednisolon wird während des ersten Monats i. v. verabreicht (2 mg/kg KG/Tag) und die Dosis dann bis auf 0,5 mg/kg KG an jedem 2. Tag reduziert.

Azathioprin und Mycophenolatmofetil benutzen wir in unserem Zentrum während der akuten Transplantationsphase nicht mehr. Große Hoffnungen wurden durch den neuen Immunsuppressor **Sirolimus** (Rapamycine) geweckt (Fishbein et al. 2002); allerdings gibt es bislang nur wenige Daten, um die Rolle von Sirolimus bei der Dünndarmtransplantation umfassend zu bewerten. In unserem Zentrum wurde dieser Immunsuppressor vorerst ausgesetzt, da wir unter Sirolimus mehrere Organe verloren und ein Patient verstarb, wobei der kausale Zusammenhang unklar ist.

Antiinfektiöse Therapie

Mit Beginn der Transplantation wird eine prophylaktische **Antibiotikatherapie** initiiert (Augmentan oder Tazobact), welche an die individuelle Risikosituation des Patienten angepasst ist. Eine **Zytomegalieprophylaxe** wird ab dem 4. postoperativen Tag begonnen (falls indiziert). Bei Verdacht auf eine Kontamination des transplantierten Organs mit Pilzen oder dem geringsten Verdacht auf ein Pilzinfektion des Patienten wird eine **antimykotische Therapie** eingeleitet; eine prophylaktische Gabe von Ambisome praktizieren wir in unserem Zentrum allerdings nicht. Der transplantierte Dünndarm wird während der ersten 4 Wochen mit nichtresorbierbaren Antibiotika (Vancomycin, Tobramycin, Colimycin) und Nystatin dekontaminiert.

10.11.3 Komplikationen

Die Komplikationen der Dünndarm- und der Leber-Dünndarm-Transplantation können im Wesentlichen in 3 Gruppen eingeteilt werden: Abstoßungsreaktionen, Infektionen und chirurgische Komplikationen.

Abstoßungsreaktionen

Wie bereits erwähnt, stellt die akute Abstoßungsreaktion die **Hauptkomplikation** einer Dünndarmtransplantation dar. Diese Abstoßungsreaktion ist u. a. deshalb so schwer kontrollierbar, weil der Dünndarm ein immunkompetentes Organ ist. Im Laufe der ersten Tage nach der Transplantation wird das transplantierte Organ von den verschiedenen immunkompetenten Zellen des Empfängers besiedelt, und die lymphatischen Strukturen wie Mukosalymphfollikel oder Peyer-Plaques werden von einer Mischpopulation gestaltet, d. h. Zellen des Donors und des Akzeptors. Dieser Prozess wird während der ersten 5 oder 6 Tage initiiert, sodass die kritische Phase einer Abstoßungsreaktion mit der 2. Woche post transplantationem beginnt. Meist setzt eine Abstoßungsreaktion mit zunehmender Intensität über 1–2 Tage ein. Aus diesem Grund führen viele Zentren regelmäßige histologische Kontrollen des transplantierten Organs durch. Wir biopsieren alle 2 Tage über den Ileum-Anus-praeter. Dies hat den Vorteil, eine beginnende Abstoßungsreaktion frühzeitig erkennen und sofort behandeln zu können.

In unserem Zentrum behandeln wir Abstoßungsreaktion mit **3 Methylprednisolonbolusgaben**, angepassten oder erhöhten **Tacrolimusdosen** und zusätzlichen **Basiliximabgaben**. In den meisten Fällen kann hierdurch der immunologische Prozess geblockt und das Organ erhalten werden. Allerdings gibt es auch perakute, foudroyante Abstoßungreationen, welche zu einer kompletten Mukosazerstörung mit Organverlust innerhalb von 24 Stunden führen (Ishii et al. 2003). Diese perakute, exfoliative Abstoßungsreaktion kann nur selten medikamentös kontrolliert werden. In aller Regel muss man den Darm rasch entfernen, um einer drohenden bakteriellen Translokation mit massiver Sepsis zuvorzukommen. Der Einsatz von Anti-T-Lymphozyten-Antikörpern oder kombinierten Anti-T- und Anti-B-Lymphozyten-Antikörpern (z. B. Alemtuzumab) ist in dieser Situation diskutabel. Nur selten kann das transplantierte Organ durch die verstärkte Immunsuppression erhalten werden. Der massiv immunsupprimierte Patient hingegen befindet sich in einer extrem geschwächten Position, um sich gegen mikrobiellen Stress zu wehren. Als Folge stellen sich schwer verlaufende Infektionen ein.

Infektionen

Diese Komplikationen sind bei dünndarmtransplantierten Patienten sehr häufig. Es besteht eine direkte Korrelation zwischen dem Niveau der Immunsuppression und der Häufigkeit infektiöser Zwischenfälle. Die häufigsten Komplikationen sind **bakterieller Natur** und meist durch eine gezielte Antibiotikatherapie beherrschbar. Pilzinfektionen sind bei dünndarmtransplantierten Patienten keine Seltenheit. In der Vergangenheit war mit dem Auftreten einer **mykotischen Komplikation** stets die Vitalprognose des Patienten reduziert. Durch den Einsatz neuer Antimykotika hat sich die Situation glücklicherweise deutlich verbessert, auch wenn das Letalitätsrisiko weiterhin deutlich erhöht ist, beispielsweise beim Auftreten einer Aspergillose.

Viren, v. a. Zytomegalie- und Epstein-Barr-Virus (CMV und EBV) spielen im unmittelbaren und weiteren Verlauf nach der Transplantation eine wichtige Rolle. Eine CMV-Primärinfektion oder -Re-Aktivierung unter Immunsuppression kann regelmäßig beobachtet werden. Aus diesem Grund ist eine Gancyclovirprophylaxe bei CMV-positivem Patienten oder Donor unabdingbar, wie auch eine regelmäßige (mindestens wöchentliche) Kontrolle der Virusreplikation mittels Polymerasekettenreaktion (PCR), um eine virostatische Therapie unmittelbar zu initiieren. Eine EBV-Reaktivierung kann mit vielen verschiedenen, oft uncharakteristischen Symptomen verbunden sein. Es ist sehr hilfreich, beim geringsten Verdacht eine EBV Replikation mittels PCR zu quantifizieren. Jüngste Untersuchungen zeigen, dass bei einem Anstieg der Viruslast eine präemptive Therapie (mit Anti-CD20-Antikörpern) das Behandlungsergebnis deutlich verbessert (van Esser et al. 2002). Ein großes Problem in der Transplantationsmedizin und insbesondere bei Patienten nach einer Dünndarmtransplantation stellt das Risiko eines EBV-induzierten lymphoproliferativen Syndroms dar, welches mit einem deutlich erhöhten Mortalitätsrisiko einhergeht. Infektionen mit epitheliotropen Viren wie Rota- oder Adenovirus spielen bei Patienten nach einer Dünndarmtransplantation ebenfalls eine wichtige Rolle, denn die intestinalen Symptome können mit einer akuten Abstoßungsreaktion verwechselt werden.

Chirurgische Komplikationen

Diese Komplikationen sind bei Patienten mit einer isolierten Dünndarmtransplantation deutlich geringer als bei Patienten mit einer kombinierten Leber-Dünndarm-Transplantation. Am häufigsten kann es zu **Blutungen** oder **biliären Komplikationen** kommen. Wundheilungsstörungen kommen bei transplantierten Patienten ebenfalls recht häufig vor. Eine chirurgische Re-Intervention in den ersten 2 Wochen post transplantationem ist relativ häufig erforderlich.

10.11.4 Prognose

Das Behandlungsergebnis nach Intestinaltransplantation wird zentral über das International Intestinal Transplant Registry (www.intestinaltransplant.org) erfasst und ausgewertet. Weltweit sind inzwischen mehr als 1000 Dünndarmtransplantationen durchgeführt worden, wobei die meisten Transplantationen in großen Zentren in den USA sowie in Kanada, Frankreichs und Großbritannien erfolgten. Follow-up-Daten sind von 696 Transplantationen an 656 Patienten an 55 verschiedenen Transplantationszentren ausgewertet worden. Die letzten publizierten **Gesamtüberlebensraten** (nach einem Jahr) des Interna-

tional Intestinal Transplant Registry stammen aus dem Jahr 1999 (Grant 1999):
- isolierte Darmtransplantation: 69%
- kombinierte Leber-Dünndarm-Transplantation: 66%
- Multiviszeraltransplantation: 63%

Diese Zahlen haben sich in den vergangenen Jahren weiter verbessert. Einzelne Transplantationszentren erreichen Einjahresüberlebensraten von bis zu 89% nach isolierter Dünndarmtransplantation (Fishbein et al. 2003). Die 3-Jahres-Ergebnisse liegen für isolierte sowie kombinierte Transplantationen zwischen 50% und 60%. Die Erfolgs- und Überlebensraten sind stark von der Erfahrung des einzelnen Zentrums und der immunsuppressiven Behandlung abhängig. So weisen Zentren mit weniger als 10 Transplantationen wesentlich schlechtere Ergebnisse auf als die großen Zentren mit mehr als 50 Transplantationen. Die häufigsten **Todesursachen** nach Transplantation sind infektiöser Natur (49%), gefolgt von Multiorganversagen (26%) und Lymphomen (10%).

Ein positiver Outcome-Parameter ist das Erlangen einer **intestinalen Autonomie** nach der Transplantation. In unserem Zentrum erzielten 87% der 56 dünndarmtransplantierten Kinder eine intestinale Autonomie und waren definitiv von der parenteralen Ernährung entwöhnt. Ein initial enteraler und dann oraler Ernährungsaufbau wurde in der Regel ab der 2. Woche post transplantationem begonnen. Die Absorptionsfunktion des transplantierten Darms ist in den meisten Fällen nahezu normal. Das Längenwachstum bleibt während des ersten Jahres nach der Dünndarmtransplantation durch die massive Kortikoidmedikation blockiert, erreicht aber im weiteren Verlauf eine normale Dynamik, falls es nicht zu massiven Komplikationen kommt. Der längste Follow-up-Zeitraum nach Dünndarmtransplantation liegt bei 17 Jahren. Diese Patientin, welche in unserem Zentrum transplantiert wurde, erreichte eine komplette intestinale Autonomie. Inzwischen hat sie die Pubertät beendet und eine normale Erwachsenengröße erreicht (Medianperzentile). Die Evaluation des transplantierten Darms zeigt eine normale absorptive Funktion und Morphologie. Somit besteht die Hoffnung, dass ein erfolgreich transplantierter Dünndarm eine reelle Langzeitprognose hat.

Literatur

Fishbein TM, Florman S, Gondolesi G et al. (2002) Intestinal transplantation before and after the introduction of sirolimus. Transplantation 73: 1538–1542

Fishbein TM, Gondolesi GE, Kaufman SS (2003) Intestinal transplantation for gut failure. Gastroenterology 124: 1615–1628

Goulet O, Ruemmele FM, Lacaille F, Colomb V (2004) Irreversible intestinal failure. J Pediatr Gastroenterol Nutr 38: 250–269

Gottrand F, Michaud L, Bonnevalle M, Dubar G, Pruvot FR, Turck D (1999) Favorable nutritional outcome after isolated liver transplantation for liver failure in a child with short bowel syndrome. Transplantation 67: 632–634

Grant D (1999) Intestinal transplantation: 1997 Report of the International Registry. Transplantation 15: 1061–1064

Ishii T, Mazariegos GV, Bueno J, Ohwada S, Reyes J (2003) Exfoliative rejection after intestinal transplantation in children. Pediatr Transplant 7: 185–191

Kato T, Ruiz P, Thompson JF et al. (2002) Intestinal and multivisceral transplantation. World J Surg 26: 226–237

Ruemmele FM, Jan D, Lacaille F et al. (2004) New perspectives for children with microvillous inclusion disease: early small bowel transplantation. Transplantation 77: 1024–1028

Ruemmele FM, Sauvat F, Colomb V et al. (2006) 17 years after successful small bowel transplantation – longterm graft acceptance without immune tolerance. Gut 55: 895–904

van Esser JW, Niesters HG, van der Holt B et al. (2002) Prevention of Epstein-Barr virus-lymphoproliferative disease by molecular monitoring and preemptive rituximab in high-risk patients after allogeneic stem cell transplantation. Blood 99: 4364–4369

10.12 Exsudative Enteropathie und intestinaler Eiweißverlust

K.-M. Keller

Bei einer Vielzahl ganz unterschiedlicher Erkrankungen spielt der intestinale Eiweißverlust eine große Rolle, wenn er nicht mehr durch die hepatische Albuminsynthese und die dafür obligate Ernährung gedeckt werden kann. Man könnte ätiologisch einem Eiweißverlust über die Lymphgefäße einen Verlust über eine entzündete oder abnormale Mukosa gegenüberstellen, oder – mehr klinisch orientiert – Krankheiten, bei denen der Eiweißverlust ein Symptom von vielen ist, im Vergleich zu Erkrankungen, bei denen der Proteinverlust das vorherrschende Leitsymptom darstellt; letzteres soll Gegenstand dieses Kapitels sein.

10.12.1 Epidemiologie

Die primäre und sekundäre Lymphangiektasie sowie der M. Ménétrier sind eher seltene Erkrankungen. Die anderen in der folgenden Übersicht aufgeführten Krankheiten mit Eiweißverlust sind dagegen weit häufiger und werden andernorts beschrieben.

Erkrankungen mit erhöhtem intestinalen Eiweißverlust

Eiweißverlust durch bzw. über die Lymphgefäße:
- Primäre intestinale Lymphangiektasie
- Sekundäre intestinale Lymphangiektasie
- Pericarditis constrictiva
- Kongestives Herzversagen
- Kardiomyopathie
- Fontan-Operation
- Obstruierte Lymphgefäße durch
  - Malrotation
  - Lymphom
  - Tuberkulose, Sarkoidose
  - Chemotherapie, Radiatio
  - Retroperitoneale Fibrose oder retroperitonealer Tumor

Eiweißverlust über die anomale oder entzündete Mukosa:
- Bakterielle Infektionen:
  - Salmonellose, Shigellose etc. (▶ Abschn. 7)
  - Clostrdium-difficile-Infektion (▶ Abschn. 7)
  - Helicobacter-pylori-Infektion (▶ Abschn. 9.4)

▼

- bakterielle Überbesiedlung (▶ Abschn. 10.8)
- M. Whipple
- Parasitäre Infestationen (▶ Kap. 7)
- Aids (▶ Kap. 7)
- Immunologische und chronisch-entzündliche Krankheiten:
  - M. Ménétrier
  - eosinophile Gastroenteritis, Autoimmunenteropathie (▶ Abschn. 10.4)
  - Zöliakie (▶ Abschn. 10.3)
  - Nahrungsmittelallergie (▶ Abschn. 10.2)
  - Immundefekte (▶ Kap. 4.4 und Abschn. 10.11)
  - M. Crohn (▶ Abschn. 11.1)
  - Colitis ulcerosa (▶ Abschn. 11.2)
  - M. Hirschsprung (▶ Abschn. 8.5)
  - nekrotisierende Enterokolitis (▶ Abschn. 40.1.1)
  - vaskulitische Krankheiten: systemischer Lupus erythematodes (▶ Abschn. 42.3), »mixed connective tissue disease«, Purpura Schönlein-Henoch (▶ Abschn. 42.3)

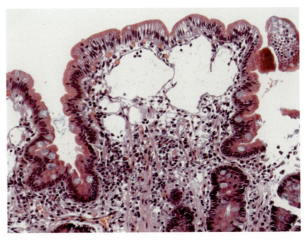

Abb. 10.24. Stark dilatierte Lymphgefäße in den Zottenspitzen bei einem 4 Monate alten Säugling mit primärer intestinaler Lymphangiektasie (HE-Färbung). Mit frdl. Genehmigung von Fr. Dr. W. Coerdt, Abteilung für Kinderpathologie, Universität Mainz

10.12.2 Pathophysiologie

Die hepatische **Albuminsynthese** ist entscheidend von einer adäquaten Ernährung abhängig. Vierundzwanzigstündiges Hungern führt zu einer Halbierung der Albuminsynthese. Proinflammatorische Zytokine können diese ebenfalls drastisch reduzieren. Ein Drittel des Körperalbumins befindet sich intravaskulär, der Rest verteilt sich auf Haut, Muskulatur und innere Organe. Weitere 6–8 g/kg KG (im ersten Lebensjahr) bzw. 3–4 g/kg KG (ältere Kinder) machen einen austauschbaren extravaskulären Pool zur Stützung des intravasalen Albumins aus. Sechs Prozent bis 10% des Plasmaalbumins werden pro Tag degradiert, bei Gesunden max. 1% durch gastrointestinale Verluste (abgeschilferte Enterozyten, Galle, Pankreassekrete).

Trotz gesteigerter Albuminsynthese kann der intestinale Eiweißverlust irgendwann nicht mehr kompensiert werden, es entstehen **Ödeme**. Die genaue Lokalisation des Eiweißverlustes im Darm ist nach wie vor umstritten: Diffusion zwischen den Epithelzellen, Ruptur von Lymphgefäßen an den Zottenspitzen (◨ Abb. 10.24), Proteinverlust über Mukosaulzerationen, gesteigerter intestinaler Venendruck.

10.12.3 Klinisches Bild

Leitsymptom sind die meist symmetrischen bzw. lageabhängigen **Eiweißmangelödeme** (früh treten z. B. Lidödeme auf). Hinter asymmetrischen Ödemen verbergen sich bei der primären intestinalen Lymphangiektasie oft die damit assoziierten peripheren Lymphgefäßfehlbildungen. Gastrointestinale Symptome wie Durchfall, Erbrechen, Übelkeit und Bauchschmerzen können fehlen. Schwere Formen können zu Aszites, Chylothorax und Wachstumsstörungen führen. Syndromatische Assoziationen kommen vor (Noonan-, Klippel-Trenaunay-Syndrom). Zu den sekundären Lymphangiektasien gehören periphere Lymphgefäßfehlbildungen nicht; kardiale Symptome können im Vordergrund stehen: Tachykardie, Tachypnoe, fehlende Belastbarkeit, leise Herztöne, Klicks, Hepatomegalie. Anamnestisch ist eine Herzoperation bekannt.

10.12.4 Diagnostik

Bei den **Laboruntersuchungen** fallen eine Leuko- und ein Lymphopenie auf, außerdem sind der Gesamteiweißgehalt, insbesondere der Albumingehalt, und die Serumimmunglobulinspiegel (außer IgE) vermindert. Gelegentlich können eine Hypokalzämie und eine Steatorrhö (mit Mangel an fettlöslichen Vitaminen) vorkommen.

Leber- und Nierenfunktion sind in Ordnung, eine Proteinurie fehlt. Die beste Untersuchung zur Dokumentation des intestinalen Eiweißverlusts ist die **Bestimmung des fäkalen α_1-Antitrypsin-Gehalts.** Einzelstuhlproben ergeben ein ebenso gutes Resultat wie Bestimmungen aus 24-Stunden-Sammelstuhl. Irreführend erhöhte fäkale α_1-Antitrypsin-Konzentrationen können bei starkem gastrointestinalen Blutverlust vorkommen. Bei pH-Werte von <3 – sonst nicht – kann α_1-Antitrypsin im Gastrointestinaltrakt gespalten und abgebaut werden, sodass diese Methode bei M. Ménétrier und gastralem Einweißverlust falsch-normale Ergebnisse liefert. Eine Testwiederholung nach mehrtägiger Behandlung mit Protonenpumpenhemmern kann hier weiterhelfen.

Aufgrund der heute zur Verfügung stehenden miniaturisierten Videoendoskopie ist eine **obere Endoskopie** in jedem Alter durchführbar und in der Lage, bereits makroskopisch die weißlich glänzenden Plaques in der Duodenalmukosa zu detektieren (◨ Abb. 10.25). Am besten ist das Kind bis 4–6 Stunden vorher fettreich ernährt worden. Dünndarmsaugbiopsien können fokale Läsionen verpassen, endoskopisch kann gezielter biopsiert werden (◨ Abb. 10.24). Gleichzeitig ist natürlich endoskopisch auch ein M. Ménétrier zu diagnostizieren, dabei muss nach CMV und Helicobacter pylori gefahndet werden. Ist in diesem Stadium der Diagnostik noch keine Lokalisation des intestinalen Eiweißverlusts dokumentiert, bieten sich – auch im Hinblick auf eine möglicherweise segmentale, u. U. chirurgisch angehbare Darmveränderung – Methoden wie die Dünndarmdoppelkontrastuntersuchung nach Emons, die Lymphszintigraphie mit ^{99}Technetium-markiertem Dextran oder selten eine Lymphographie an. Auffällige Dünndarmareale könnten dann mit einer weit distal applizierten Saugbiopsiekapsel erreicht werden. Neuerdings ergeben sich hierbei Indikationen für die Kapselendoskopie.

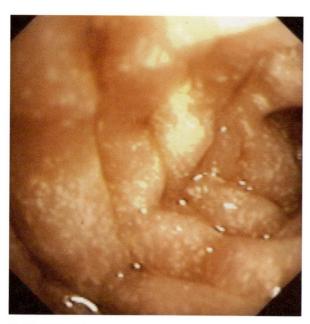

Abb. 10.25. Videoendoskopisches Bild des Duodenums bei einem 10-jährigen Kind mit den typischen weißlichen Punkten auf der Mukosaoberfläche bei intestinalem Eiweißverlust

Sekundäre intestinale Lymphangiektasien infolge **kardialer Grunderkrankungen** sind sehr selten und ohne kardiale Vorgeschichte wie stattgehabte Herzoperation u. U. sehr schwierig zu diagnostizieren. Die vermehrte Halsvenenfüllung, die große Leber, leise Herztöne und eine Niedervoltage im EKG können Hinweise für eine Pericarditis constrictiva sein. Diese muss kinderkardiologisch verifiziert werden (Echokardiographie, Herzkatheterangiographie).

Die Differenzialdiagnostik ist sehr umfangreich und wird in anderen Kapiteln abgehandelt.

10.12.5 Therapie

Die wichtigsten Säulen der Therapie sind der Einsatz von **mittelkettigen statt langkettigen Triglyzeriden** und eine oral-enterale **Eiweißsubstitution**. Da mittelkettige Triglyzeride direkt unter Umgehung des Lymphgefäßsystems in das Portalvenenblut aufgenommen werden, glaubt man, damit den Druck und die Flussrate in den Lymphgefäßen und so die Eiweißleckage zu vermindern. Fettlösliche Vitamine sollten u. U. in wasserlöslicher Form substituiert werden. Trotz niedriger Immunglobulinspiegel sind die Kinder aufgrund der erhaltenen Fähigkeit einer Antikörperproduktion nicht unbedingt infektionsgefährdet und benötigen in der Regel auch keine Immunglobulinsubstitution. Eine neue, mittlerweile erprobte Applikationsweise für Immunglobuline wäre hier die s. c.-Infusion. Therapierefraktäre Patienten können im Einzelfall von einer Darmresektion profitieren. Anekdotisch wird vom erfolgreichen Einsatz einer Antiplasmintherapie und der Gabe von Octreotid berichtet.

Die Behandlung der Pericarditis constrictiva erfolgt kardiochirurgisch. Bei M. Ménétrier sind Therapieverfahren wie Protonenpumpenhemmer- und Octreotidgabe oder sogar Gastrektomien durchgeführt worden, wenn der Krankheitsverlauf nicht selbstlimitierend, sondern chronisch war.

Literatur

Emons D (1981) Semitransparente Dünndarmdarstellung per os. RöFo Fortschr Geb Röntgenstr Nuklearmed 135: 446–452
Keller K-M, Knobel R, Ewe K (1997) Fecal α_1-antitrypsin in newborn infants. J Pediatr Gastroenterol Nutr 24: 271–275
Magazzu G, Iacono D, Di Pasquale G et al. (1985) Reliability and usefulness of random fecal α_1-antitrypsin concentration: further simplification of the method. J Pediatr Gastroenterol Nutr 4: 402–407
Proujansky R (2004) Protein-losing enteropathy. In: Walker WA, Goulet O, Kleinman RE, Sherman PM, Shneider BL, Sanderson IR (eds) Pediatric gastrointestinal disease. Decker, Hamilton, pp 194–202

10.13 Kolonpolypen, Polyposissyndrome und intestinale Tumoren

H. Müller

10.13.1 Kolonpolypen

Juvenile Kolonpolypen

Definition. Es handelt sich um gutartige epitheliale Polypen des Kolons.

Epidemiologie. Juvenile Kolonpolypen stellen die häufigste intestinale Raumforderung im Kindesalter dar. Exakte Daten zur Inzidenz liegen nicht vor. Sie können einzeln oder gehäuft nachgewiesen werden. Man geht davon aus, dass sie etwa 97% aller gastrointestinalen polypösen Veränderungen im Kindesalter ausmachen. Die juvenilen Kolonpolypen werden vornehmlich zwischen dem 2. und dem 6. Lebensjahr diagnostiziert. Jungen sind häufiger betroffen. Eine genetische Prädisposition besteht nicht.

Pathohistologischer Befund. Etwa 90% der juvenilen Kolonpolypen sind breitbasig gestielt und von einer glatten, glänzenden Mukosa überzogen. Im Querschnitt weisen sie z. T. weite, zystische, schleimgefüllte Hohlräume auf, die durch Stroma getrennt sind. Dies spiegelt sich im histologischen Befund (»Schweizer Käse«) wider. Die Lamina propria weist eine gemischte Infiltration von neutrophilen und eosinophilen Granulozyten, Lymphozyten, Plasmazellen und Histiozyten auf. Oberflächlich können Blutungen und Ulzerationen nachweisbar sein. Es finden sich keine epithelialen zellulären Atypien, damit besteht keine Malignität.

Klinisches Bild. Juvenile Kolonpolypen fallen zumeist durch schmerzlose, wiederkehrende und oft über Monate anhaltende rektale Blutungen auf. In etwa 30% der Fälle kann dies zu einer Eisenmangelanämie führen. Andere abdominelle Beschwerden wie Bauchschmerzen, Durchfälle und Blähungen, werden selten beobachtet.

> Die Autoamputation mit Spontanabgang des Polypen ist nicht selten und bedarf im Regelfall – abgesehen von der histologischen Untersuchung – keiner weiteren Abklärung.

Diagnostik. Durch die digital-rektale Untersuchung können tief sitzende Rektumpolypen getastet werden. Gelegentlich wird sogar ein transanaler Vorfall des Polypen beobachtet. Die Koloskopie ist in jedem Fall die Diagnostik der Wahl und sollte nicht auf Rektum und Sigmoid beschränkt bleiben. Ein Drittel aller Polypen treten nicht einzeln, sondern mehrfach und nicht nur im Rektosigmoid, sondern auch in proximalen Kolonabschnitten auf. Deshalb ist die Pankoloskopie in jedem Fall anzustreben.

Therapie. In jedem Fall ist eine Polypektomie mit histologischer Untersuchung vorzunehmen. Sehr kleine, bis zu 5 mm große juvenile Polypen können mittels einer Biopsiezange entfernt werden. Größere Polypen werden durch Diathermieschlingen abgetragen, z. T. in mehreren Schritten (Piecemeal-Technik). Gelegentlich ist eine Blutstillung durch Clips oder eine lokale Argonplasmakoagulation erforderlich. Iatrogene Darmwandperforationen stellen eine absolute Seltenheit dar.

Prognose. Die Prognose ist gut. Die Rezidivquote juveniler Kolonpolypen liegt in 2 unterschiedlichen Studien bei 7% bzw. 4% (Mougenot et al. 1998; Rodesch u. Cadranel 1994). Dies sollte bei erneuten rektalen Blutungen berücksichtigt werden.

> ❶ Bei einer familiären Belastung und dem Nachweis zahlreicher juveniler Kolonpolypen muss die Möglichkeit eines Juvenilen Polyposissyndroms (JPS; ▶ unten) mit dem Risiko der malignen Entartung differenzialdiagnostisch beachtet werden.

Hyperplastische Polypen

Hyperplastische Polypen treten im Kindes- und Jugendalter selten auf. Sie sind vorwiegend in Sigma und Rektum lokalisiert, einzeln oder in größeren Gruppen. Meist sind die tropfenförmigen Polypen kaum größer als 5 mm. Die histologische Diagnostik zeigt elongierte Krypten und papilläre Epithelzellen. Es gibt keine Hinweise für Malignität, und damit entfallen koloskopische Kontrollen.

10.13.2 Polyposissyndrome

Adenomatöse Polyposissyndrome

Diese umfassen genetisch bedingte polypöse Adenome in großer Zahl im Kolon, z. T. gekoppelt an definierte extrakolische Auffälligkeiten, welche sowohl gastrointestinal als auch skelettär oder okulär lokalisiert sind.

Familiäre adenomatöse Polyposis (FAP) und Varianten

Definition. Die FAP ist eine autosomal-dominant vererbte Erkrankung mit frühem Auftreten und rascher Zunahme der Anzahl adenomatöser Polypen im Kolon und hohem Entartungsrisiko im jungen Erwachsenenalter.

Epidemiologie und Genetik. Die FAP betrifft etwa einen unter 10.000–13.000 Menschen. Sie ist Folge eines mutierten *APC-* (»*Adenomatous-polyposis-coli*«-)Gens auf Chromosom 5, welches ein multifunktionelles APC-Protein kodiert. Bislang sind mehrere hundert Mutationen bekannt, in den meisten Fällen Non-sense- oder Frameshift-Mutationen; sie sind vorwiegend auf Exon 15 lokalisiert. Obschon die phänotypische Variabilität groß ist, konnten bei einem Teil der Mutationen gewisse Genotyp-Phänotyp-Korrelationen hergestellt werden (Bisgaard et al. 2004). Dem APC-Protein werden als Signalprotein Tumorsuppressoreigenschaften zugeschrieben, die – stark vereinfacht – bei Nichtfunktionsfähigkeit zu einem unkontrolliertem Zellwachstum führen können.

Klinisches Bild. Es werden folgende Krankheitsbilder unterschieden:
- **FAP:** Meist entstehen ab dem 2. Lebensjahrzehnt im Kolon hunderte bis tausende adenomatöser Polypen mit sekundärer karzinomatöser Entartung. Zusätzlich können glanduläre oder polypöse Adenome in Magen und Dünndarm entstehen sowie eine kongenitale Hypertrophie des retinalen Pigmentepithels (CHRPE). Das Risiko der malignen Entartung der Kolonpolypen beträgt 100%. Außerdem ist das Risiko für die Entwicklung eines Hepatoblastoms, von Duodenal-, Pankreas- und Schilddrüsenkarzinomen sowie des Medulloblastoms deutlich erhöht.
- **Gardner-Syndrom:** Zusätzlich zu den genannten FAP-Manifestationen bestehen Zahnanomalien, und es können sich Osteome, Desmoidtumoren und Epidermoidzysten entwickeln.
- **Attenuierte FAP:** Hierbei handelt es sich um eine deutlich mildere Ausprägung der FAP mit meist weniger als 100 Adenomen bei Diagnosestellung. Auch bleibt das Karzinomrisiko auf das Kolon beschränkt und wird zudem später manifest.
- **Turcot-Syndrom:** Zusätzlich zu den adenomatösen Polypen im Kolon werden Adenome in Magen und Dünndarm sowie Tumoren des Zentralnervensystems nachgewiesen.

Diagnostik. Die Diagnose wird durch den makroskopischen und histologischen Nachweis von adenomatösen Polypen im Kolon bei familiärer Belastung häufig frühzeitig gestellt. Histologisch lassen sich die polypösen Adenome in vielfältiger Form als villöse, tubuläre und tubulovillöse Adenome darstellen. Das Ausmaß einer bereits vorhandenen dysplastischen Veränderung wird nach dem Schweregrad graduiert: leicht, schwer und Carcinoma in situ. Die Diagnose kann bei Mitgliedern betroffener Familien zu etwa 90% durch die APC-Mutationsanalyse gestellt werden. In diesen Fällen ist neben der Koloskopie unter Berücksichtigung der Familienanamnese eine ergänzende Organdiagnostik vorzunehmen:
- Beurteilung des Augenfundus
- Endoskopie des oberen Gastrointestinaltrakts
- bildgebende Diagnostik von Zentralnervensystem und Bewegungsapparat

> **Routinediagnostik bei Risikopopulation**
> - Positiver APC-Mutationsnachweis: jährliche Koloskopie ab dem 10. Lebensjahr
> - Ausschluss einer APC-Mutation: Sigmoideoskopie ab dem 25. Lebensjahr
> - APC-Mutationsnachweis nicht möglich: jährliche Sigmoideoskopie oder Koloskopie ab dem 10. Lebensjahr
> - Nachweis von Polypen: jährliche Gastroduodenoskopie bei Nachweis von Polypen im oberen Gastrointestinaltrakt, ansonsten alle 4 Jahre
> - Nach ileorektaler Anastomose: halbjährliche bis jährliche Sigmoideoskopie

Therapie. Die Kolektomie stellt die empfohlene Therapie bei FAP dar, um der Entstehung eines Kolon- oder Rektumkarzinoms zuvorzukommen. Offen sind Zeitpunkt und Umfang der Darmresektion. Für Betroffene, welche bereits im Kindes- und Jugendalter eine manifeste FAP aufweisen, scheint die Proktokolektomie mit Pouch-Anlage vorteilhaft zu sein: Es besteht damit kein Risiko der Entwicklung eines Rektumkarzinoms, wie dies ggf. nach einer ileorektalen Anastomose der Fall ist (van Duijvendijk et al. 2000). Auch wäre die Notwendigkeit eines Zweiteingriffs wegen sekundär überzählig sich entwickelnder Rektumpolypen hinfällig. In jedem Fall sind jährliche endoskopische Untersuchungen nötig, um die Anastomosenverhältnisse zu überprüfen. Die Medikation mit nichtsteroidalen Antirheumatika (Sulindac) oder Zyklooxygenase-(COX-)2-Inhibitoren (Celecoxib) kann zur partiellen Regression und Reduktion adenomatöser Polypen bei manifester FAP beitragen (Cruz-Correa et al. 2002; Matsumoto et al. 2006). Allerdings konnte kein präventiver Effekt von Sulindac hinsichtlich der Neubildung von Polypen bei genotypisch positiven FAP-Patienten ohne manifeste Polyposis erzielt werden (Giadiello et al. 1991).

Hamartöse Polyposissyndrome

Diese Syndrome umfassen Erkrankungen mit polypöser Proliferation ortsständiger Zellen und Gewebe. Eine prinzipielle Präkanzerose besteht nicht, wenngleich das Risiko der intestinalen und extraintestinalen Malignombildung erhöht ist.

Juveniles Polyposissyndrom (JPS)

Definition. Das JPS ist eine autosomal-dominant vererbte Erkrankung mit höchst unterschiedlicher Penetranz und genetischer Heterogenität, gekennzeichnet durch multiple Polypen, welche im gesamten Gastrointestinaltrakt auftreten können, ohne extraintestinale Manifestation. Nach Giardello et al. (1991) liegt ein JPS dann vor, wenn 3 oder mehr juvenile Polypen im Kolon oder mehrere juvenile Polypen im gesamten Gastrointestinaltrakt oder Polypen bei einem Mitglied einer JPS-Familie nachgewiesen werden.

Epidemiologie und Genetik. Die Inzidenz des JPS ist unbekannt. Es stellt jedoch das häufigste hamartöse Polyposissyndrom dar. Der Erbgang ist autosomal-dominant, die genetische Heterogenität außerordentlich groß. In einer Reihe von Familien wurden Mutationen in einem Suppressorgen (PTEN) auf Chromosom 10 nachgewiesen, ohne dass bislang eine offensichtliche Kausalität zwischen den Mutationen und dem JPS akzeptiert ist. Dasselbe gilt für SMAD4-Mutationen (Chromosom 18q21), welche bei fast 50% der JPS-Familien nachgewiesen werden konnten.

Histologischer Befund. Diese entspricht dem juveniler Polypen.

Klinisches Bild. Das JPS ist fast immer symptomatisch: Rektale Blutungen, Anal- oder Rektumprolaps, rezidivierende abdominelle Koliken und Invaginationen sind die häufigsten Beschwerden (Dupont et al. 1985). Selten wurden Gedeihstörungen oder Eiweißverlustenteropathien beschrieben. Die Anzahl der Polypen schwankt zwischen einigen wenigen und mehreren hundert; 98% der Polypen befinden sich kolorektal, 15% im Dünndarm und 14% im Magen. Etwa 15% der JPS-Fälle sind mit kongenitalen Fehlbildungen des Magen-Darm-Trakts, des Herzens oder der ableitenden Harnwege kombiniert. Das Malignitätsrisiko ist erhöht: Bei etwa 20% der Betroffenen wurden kolorektale Karzinome diagnostiziert. Berechnungen gehen davon aus, dass die Karzinominzidenz im Alter von 60 Jahren bei knapp 70% liegen dürfte.

Diagnostik. Es erfolgt ein Endoskopie-Screening ab dem 10. Lebensjahr bei beschwerdefreien Familienmitgliedern in 2-jährigen Intervallen. Die generelle radiologische Dünndarmdiagnostik ist umstritten und sollte im Einzelfall nach der Anzahl und der Lokalisation endoskopisch nachgewiesener Polypen indiziert werden.

Therapie. Die Polypektomie nachgewieser Polypen ist obligat. Bei massiver Polyposis ist die Kolektomie in Erwägung zu ziehen. Für das Kindesalter liegen zur medikamentösen Therapie mit Sulindac oder COX-2-Hemmern keine Daten vor.

Juvenile Polyposis des Magens

Es handelt sich um eine isoliert auftretende hamartöse Polyposis des Magens ohne weitere intestinale Polyposis. Leitsymptome sind Anämie und Hypoproteinämie. Das Entartungsrisiko steigt im Erwachsenenalter.

Cowden-Syndrom

Dieses Syndrom ist eine autosomal-dominant vererbte Erkrankung mit multiplen ektodermalen, mesodermalen und endodermalen nävoiden und neoplastischen Manifestationen. Der Gastrointestinaltrakt ist bei etwa 40% der Erkrankten betroffen, wobei neben juvenilen Polypen auch intestinale Ganglioneurome und Adenome in 90% der Fälle vor dem 20. Lebensjahr auftreten (Leao et al. 2005). Pathognomisch für das Syndrom sind dermatologische Veränderungen in Form von multiplen Papillomen mit keratotischer Oberfläche an Lippenrot und Mundschleimhaut sowie zentrofaziale Papeln im Gesicht.

Peutz-Jeghers-Syndrom

Definition. Das Peutz-Jeghers-Syndrom ist eine genetisch determinierte heterogene Erkrankung, die durch eine hamartöse Polyposis des gesamten Gastrointestinaltrakts und mukokutane, durch Melanin induzierte Pigmentierungen im Gesicht sowie bukkal und perianal gekennzeichnet ist.

Epidemiologie und Genetik. Das Peutz-Jeghers-Syndrom ist eine autosomal-dominant vererbte Erkrankung mit variabler Penetranz. Es tritt mit einer Inzidenz von etwa 1/1.200.000 auf. Mindestens 2 Gene sind verantwortlich. Bei 70% der erkrankten Familien und 50% der sporadisch Erkrankten sind Mutationen am gesamten STK11/LKB1-Gen (Chromosom 19p13.3) nachweisbar.

Histologischer Befund. Eine Hyperplasie der glatten Muskulatur mit z. T. eingeschlossenen Epithelzellen ist für die Peutz-Jeghers-Polypen kennzeichnend, in denen zystisch dilatierte Hohlräume (im Vergleich zu juvenilen Polypen) fehlen.

Klinisches Bild. Die äußerst typischen perioralen, bukkalen und gelegentlich perianalen Pigmentierungen treten häufig bereits im Kleinkindesalter auf und gehen den intestinalen Manifestationen voraus. Die intestinalen Polypen sind vornehmlich im Dünndarm (in abnehmender Häufigkeit in Jejunum, Ileum und Duodenum) oder gleichmäßig in Magen und Dünndarm sowie kolorektal verteilt. Klinisch führen sie zu intermittierenden Bauchschmerzen durch intestinale Obstruktionen, Invaginationen und Infarzierungen sowie rezidivierenden intestinalen Blutungen mit relevanter Anämie. Etwa 30% der Betroffenen werden im ersten Lebensjahrzehnt symptomatisch, 60% bis zum 20. Lebensjahr. Die simultane kutane und gastrointestinale Manifestation ist nicht obligat.

⚠ Das Risiko der malignen Entartung ist deutlich erhöht. Dies gilt sowohl für die intestinalen Polypen als auch für Pankreas-, Granulosazell-, Hoden-, Zervix-, Mamma- und Schilddrüsenkarzinome.

Diagnostik. Ab dem 10. Lebensjahr erfolgt in 2-jährigen Abständen eine Endoskopie des oberen und unteren Gastrointestinaltrakts mit Polypektomie im Fall nachweisbarer Polypen. Analog sind bildgebende Verfahren zur regelmäßigen Dünndarmdiagnostik indiziert.

Therapie. Im Rahmen von Episoden eines akuten Abdomens muss die Laparotomie oder Laparoskopie mit Teilresektionen infarzierter Darmabschnitte ins Auge gefasst werden. Nach Möglichkeit sollte die Option einer intraoperativen Endoskopie vorgehalten werden, um die Feststellung und elektive Abtragung weiterer Polypen zu ermöglichen.

Tuberöse Sklerose

Die tuberöse Sklerose ist eine genetische Erkrankung, geprägt vom Adenoma sebaceum, einer geistigen Retardierung und Epilepsie. Außerdem neigen die Betroffenen zu Hamartomen in verschiedenen Organbereichen. Dazu zählen intestinale Polypen vom Peutz-Jeghers-Typ, welche sich im Schulalter bilden, und später auftretende adenomatöse Polypen, welche bei Erwachsenen diagnostiziert werden.

10.13.3 Intestinale Tumoren

Sowohl benigne als auch maligne gastrointestinale Tumoren sind im Kindesalter insgesamt selten, aber vielfältig (Tab. 10.13; Ladd u. Grofeld 2006). Zum Teil entstehen sie als Folge primärer Erkrankungen des Gastrointestinaltrakts, z. B. bei chronischer Refluxösophagitis oder Polyposissyndromen oder sie können im Rahmen extraintestinaler Systemerkrankungen auftreten. Das jeweilige diagnostische und therapeutische Vorgehen muss individuell und in Abhängigkeit von der Art des Tumors interdisziplinär abgestimmt werden. Betreuung und Koordination der diagnostisch-therapeutischen Maßnahmen maligner Neoplasmen wird von pädiatrischen Onkologen übernommen.

Literatur

Bisgaard ML, Ripa R, Knudsen AL et al. (2004) Familial adenomatous polyposis patients without an identified APC germline mutation have a severe phenotype. Gut 53: 266–270
Cruz-Correa M, Hylind LM, Romans KE et al. (2002) Long-term treatment sulindac in familial adenomatous polyposis: a prospective cohort study. Gastroenterology 122: 642–645
Dupont C, Le Luyer B, Mougenot JF (1985) Polyps et polyposis rectocoliques. J Paris Ped X: 183–190
Giardello FM, Hamilton SR, Kern SE et al. (1991) Colorectal neoplasia in juvenile polyposis or juvenile polyps. Arch Dis Child 66: 971–975
Giadiello FM, Yang VW, Hylind LM et al. (2002) Primary chemoprophylaxis of familial adenomatous polyposis with Sulindac. N Engl J Med 346: 1054–1059
Ladd AP, Grofeld JL (2006) Gastrointestinal tumors in children and adolescents. Semin Pediatr Surg 15: 37–47
Leao JC, Batista V, Guimaraes PB et al. (2005) Cowden's syndrome affecting mouth, gastrointestinal and central nervous systeme: a case report and review of the literature. Oral Surg Oral Med 99: 569–572
Matsumoto T, Nakamura S, Esaki M, Yao T, Iida M (2006) Effect of non-steroidal anti-inflammatory drug sulindac on colorectal adenomas of uncolectomized familial adenomatous polyposis. J Gastroenterol Hepatol 21: 251–257
Mougenot JF, Baldassarre ME, Mashako LM et al. et al. (1998) Polyps rectocoliques de l'enfant. Analyse de 183 cas. Arch Fr Pediatr 48: 245–248
Rodesch P, Cadranel S (1994) Polypes et polypectomies chez l'enfant. Acta Endosc 14: 303–308
van Duijvendijk P, Slors JF, Taat CW et al. (2000) Quality of life after total colectomy with ileorectal anastomosis or proctocolectomy and ileo pouch-anal anastomosis for familal adenomatous polyposis. Br J Surg 87: 590–596

10.14 Hernien

K.-L. Waag

10.14.1 Zwerchfellhernien

Epidemiologie

Embryologisch entwickelt sich die Muskelschicht, die zwischen der Pleura und dem Mesenterium liegt, in der 10. Fetalwoche und kann nach dieser Zeit entweder lokal oder insgesamt in ihrer Anlage gestört werden.

Eine Zwerchfellhernie findet man einmal pro 1000 Lebendgeburten. Hierbei sind doppelt so viele **Mädchen** wie männliche Neugeborene betroffen. Die **linke Seite** ist 4- bis 8-mal häufiger beteiligt als die rechte.

Pathophysiologie

Die frühzeitige Schädigung der Zwerchfellentwicklung erklärt die fast immer vorhandene **Fehlbildung der Lungenanlagen** mit vermindertem spezifischen Gewicht der Lunge und vermehrter Ausbildung von Bronchien sowie einer Hypertrophie der Muskularis der Gefäßwände, auch weit in die Peripherie hinein. Auch in der kontralateralen Lunge sind Veränderungen immer vorhanden.

Prinzipiell kann ein Zwerchfelldefekt überall am Diaphragma auftreten, am häufigsten dorsolateral als **Morgagni-**

Tab. 10.13. Gastrointestinale Tumoren des Kindesalters

Lokalisation	Benigne Tumoren	Maligne Tumoren
Ösophagus	– Granulosazelltumor – Leiomyom – Papillom	– Adenokarzinom (Barrett-Ösophagus)
Magen	– Polyp/Polyposis – Gastrisches Teratom – Hämangiom – Lymphangiom	– Adenokarzinom – Lymphom – Leiomyosarkom – Neuroendokrine Tumoren
Dünndarm	– Polyp/Polyposis – Lymphangiom – Leiomyom – Neuroendokrine Tumoren	– Lymphom – Leiomyosarkom – Neuroendokrine Tumoren
Kolon	– Polyp/Polyposis – Leiomyom	– Adenokarzinom – Leiomyosarkom

Hernie. Sternokostale (Larry-) und lumbokostale (Bochdalek-) Hernien sind eher selten. Extreme Ausmaße eines Defekts reichen bis zur völligen Aplasie des Zwerchfells ohne jeglichen Rand.

Klinisches Bild

Das klinische Bild ist gekennzeichnet durch eine **Persistenz der fetalen Durchblutung** mit einem Rechts-links-Shunt am Herz, der durch einen offenen Ductus botalli unterhalten und oft verstärkt wird. Unmittelbar postnatal besteht Atemnot mit Zyanose, Dyspnoe und Tachypnoe. Über der betroffenen Seite ist – je nach Verlagerung von Darm in die Thoraxhöhle – kaum oder kein Atemgeräusch auskultierbar. Das Abdomen ist eingefallen, evtl. sind Darmgeräusche über dem Thorax zu hören.

Bleiben kleine Defekte primär abgedeckt, so kann ein solcher Defekt zunächst klinisch unauffällig bleiben. Erst im Rahmen eines Infekts mit akutem Husten oder in anderen Situationen mit akuter abdomineller Druckerhöhung kommt es zu einem akuten Durchtritt von Darmschlingen durch die Zwerchfelllücke in den Thorax, sodass die Akutsymptomatik mit **Atemnot** erst im späteren Säuglings- oder Kleinkindesalter auffällig wird, dann oft von Passagestörungen des Intestinums begleitet.

> **Initialsymptome**
> - Massive Dyspnoe
> - Eingefallenes Abdomen
> - Fehlendes Atemgeräusch über der betroffenen Thoraxhälfte
> - Darmgeräusche über dem Thorax auskultierbar
> - Herzverlagerung
> - Zusätzliche Verschlechterung durch Maskenbeatmung

Diagnostik

Die Diagnostik umfasst:
- pränatale Sonographie
- pränatale Magnetresonanztomographie
- postpartale Röntgenübersichtsaufnahme des Thorax
- postpartale Auskultation und Lungenperkussion

Die pränatale Sonographie und Magnetresonanztomographie können den Defekt gut darstellen und definieren, sodass etwa 60% der Zwerchfellhernien heute pränatal bekannt sind. Durch die postoperative Maskenbeatmung wird in typischer Weise der Darm mit Gas gefüllt, sodass die Mediastinalverdrängung zunimmt und die Situation durch die Maskenbeatmung verschlechtert wird. Auf der Röntgenübersichtsaufnahme des Thorax sind die Mediastinalverschiebung und die blasigen Strukturen des Darms in der Thoraxhöhle sowie die Kompression der kontralateralen Lunge eindeutig zu erkennen.

Differenzialdiagnostik

Postpartal bestehen differenzialdiagnostisch kaum Schwierigkeiten, während Zwerchfellhernien jenseits der Neugeborenenperiode gegen abszedierende **Pneumonien und Emphyseme,** aber auch Lungenzysten und Duplikaturen abgegrenzt werden müssen. Differenzialdiagnostisch ist die Beachtung des akuten Beginns im Sinne einer Einklemmung hilfreich, bevor eine intrathorakale Darmschlinge probepunktiert wird.

Therapie

Die Therapie beinhaltet:
- sofortige postpartale Intubation
- intensivpädiatrische Stabilisierung
- maschinelle Beatmung (Hochfrequenz- und Stickstoffmonoxidbeatmung)
- extrakorporale Membranoxigenierung (ECMO)
- operativer Zwerchfellverschluss mit oder ohne Fremdmaterial

Als **Erstmaßnahmen** haben sich die sofortige Intubation und die unmittelbar postpartale Beatmung bewährt. Eine Magensonde wird zur Entlüftung des Intestinums eingebracht. Das Warmhalten des Patienten vermindert eine Azidose, deren medikamentöse Korrektur ebenso wie die Gabe des Surfactant-Faktors umstritten ist. Je nach primärer pulmonaler Hypertension wird die Beatmung durch Hyperventilation, positiven endexspiratorischen Druck und vasoaktive Substanzen unterstützt. Ist eine Stabilisierung nicht erreichbar, wird die Beatmung durch Hochfrequenzoszillation und Stickstoffmonoxidinsufflation ergänzt. Ein Sauerstoffpartialdruck von <40 mmHg über <2 Stunden und eine anhaltend fehlende Oxygenierung – auch nach den ersten 12 Stunden der »Honeymoon«-Phase – gelten heute als Kriterien für die ECMO.

Die ECMO soll eine transiente, mit dem Leben nicht vereinbare Oxygenierungsstörung überbrücken. Dabei gilt es heute, auch sekundäre Lungenparenchymschäden und Hirnblutungen durch zu lange und zu starke Überdruckbeatmung zu vermeiden. Für die ECMO gilt folgender Algorithmus:
- operative Kanülierung und Anschluss der ECMO (für max. 10 Tage)
- Rekonstruktion der Gefäße nach Beendigung der ECMO
- nach klinischer Stabilisierung des Patienten (eher gegen Ende der ECMO) Reposition des Intestinums und operativer Verschluss des Zwerchfells (bei erhöhtem intraabdominellen Druck evtl. auch Verschluss der Abdominalwand mit einem zusätzlichen Patch)

Prognose

Die Prognose ist von folgenden **Faktoren** abhängig:
- Hämodynamik mit Links-rechts-Shunt
- Ausmaß von Azidose und Hypoxämie
- Höhe des Lungengefäßwiderstandes
- Ausmaß der CO_2-Retention
- Größe des betroffenen Lungenflügels
- Funktionsqualität der kontralateralen Lunge

Faktoren, welche laut Literatur die Prognose beeinflussen, sind:
- primäre Größe der Lungenflügelanlage
- intrathorakale Verlagerung von Leber, Magen und Milz
- Auftreten eines Pneumothorax

> ❗ Bei einer plötzlichen Verschlechterung der Kinder während des post- bzw. intraoperativen Verlaufs muss immer an einen Spontanpneumothorax der Gegenseite gedacht werden.

Bisher gibt es kaum Faktoren, welche die postnatale ECMO-Bedürftigkeit voraussagen. Da bei früh in der Schwangerschaft entdeckten Zwerchfellhernien der Verdacht auf eine große Lücke besteht, sollten diese Kinder zur Geburt in ein Zentrum mit der Möglichkeit einer **ECMO** überwiesen werden. Da im Krankenhaus Geborene nachweislich eine deutliche bessere Überlebensrate aufweisen, steigt die Überlebensrate in ECMO-Zentren insgesamt auf etwa 80%.

10.14.2 Relaxatio diaphragmatica

Pathophysiologie

Zum einen handelt es sich um eine **konnatale Fehlbildung,** wobei die Störung der Muskelbildung zwischen Pleurablatt und Peritoneum lokalisiert ist. Als Zeichen des kongenitalen Ursprungs finden sich häufig Kombinationen mit Lungenhypoplasien, Herzfehlbildungen und anderen Auffälligkeiten. Die zweite Form der Relaxation wird intrapartal durch einen **Innervationsschaden** erworben. Die häufigste Ursache ist ein Schaden des N. phrenicus, der durch Zerrung in den Segmenten C4 bis C7 in unterschiedlichem Ausmaß geschädigt wird, was die Innervation des Zwerchfells beeinträchtigt. Anamnestisch sind besonders häufig schwere Geburten zu eruieren, inklusive Zangen- und Steißgeburt.

Klinisches Bild

Die Relaxation des Zwerchfells verursacht folgende **Initialsymptome:**
- Zyanose
- Tachypnoe
- Azidose
- Mediastinalverschiebung
- kontralaterale Lungenkompression
- Atelektasen der betroffenen Lungenanteile

Die Beatmungssituation wird bei einer vollständigen Lähmung des Zwerchfells dadurch kompliziert, dass das ipsilaterale, gelähmte Zwerchfell den Bewegungen des kontralateralen Zwerchfells nachgibt und der O_2-Austausch somit erschwert wird. Diese Schaukelbewegung des Zwerchfells wird »**paradoxe Atmung**« genannt.

Diagnostik

Die Diagnose wird durch eine **Röntgenaufnahme der Lunge** gestellt, wobei das Zwerchfell der betroffenen Seite deutlich höher steht. Erst bei der Durchleuchtung oder mit Hilfe der Sonographie kann eine paradoxe Bewegung des Zwerchfells festgestellt werden.

Differenzialdiagnostik

Differenzialdiagnostisch ist an Folgendes zu denken:
- Lobärpneumonie
- Tumor des Mediastinums oder des Perikards
- Lungensequestration
- Lungenabszess

Therapie

Erst bei entsprechender Ateminsuffizienz ist eine **maschinelle Beatmung** über einen Tubus notwendig. Sind andere geburtstraumatische Zeichen wie Klavikulafraktur, Armlähmungen oder Hämatome des M. sternocleidomastoideus als Zeichen intrapartaler Komplikationen auszumachen, ist eine weitere maschinelle Beatmung einzuleiten, da sich oft nach vielen Wochen eine spontane Besserung einstellen kann. Eine nachgewiesene paradoxe Zwerchfellbeweglichkeit wird in der Literatur als Operationsindikation unterschiedlich gesehen.

Es bestehen folgende **Therapievatianten:**
- klinische Beobachtung
- Intubation und Dauerbeatmung
- operative Zwerchfellraffung von thorakal oder abdominal

Die Dauer der **konservativen Therapie** sollte durch den Beatmungszeitraum (etwa 3 Monate) oder durch das erste Zeichen einer Pneumonie limitiert sein.

Operativ wird das Diaphragma von thorakal oder abdominal aus freigelegt, gefaltet und somit gestrafft. Der Effekt bedeutet eine Ausdehnung der basalen, bisher komprimierten Lungenabschnitte und durch die Straffung des Zwerchfells die Aufhebung der paradoxen Zwerchfellbewegungen; auch das Mediastinum wird so in seine Ausgangslage zurückverlagert.

Prognose

> Einer evtl. beginnenden Pneumonie kommt eine entscheidende Rolle für das Überleben des Kindes zu, da bereits die erste schwere Pneumonie häufig zum Tod führt.

Spätergebnisse zeigen sowohl nach operativer als auch nach konservativer Behandlung hinsichtlich Lungenfunktion und Zwerchfellstand gute Ergebnisse.

10.14.3 Hernien des Abdomens

Innere Hernien

Formen

Es werden **Littré-Hernien** und **Mesenterialhernien** unterschieden.

Pathophysiologie

Im Rahmen innerer Hernien wird bei den Littré-Hernien nur ein Teil der Darmwand eingeklemmt, ohne dass das Lumen komplett verlegt ist. **Muskelwanddefekte** des Abdomens oder **Mesenterialdefekte** führen zu einer solchen Hernie. Mesenterialdefekte sind selten angeboren, werden jedoch häufiger operativ als Durchtrittsmöglichkeit belassen oder nicht ausreichend vernäht. Wandert Dünndarm durch diese Mesenterialschlitze hindurch, führt dies über eine Einklemmung bis zum mechanischen Ileus.

Klinisches Bild

Die klinischen Zeichen entsprechen dem eines Subileus oder einem kompletten **Ileus,** da durch die Lücke das Darmlumen und damit die Passage komplett obstruiert wird. Die typischen Schmerzen entsprechen peristaltikabhängigen Bauchschmerzen. Außerdem bestehen Übelkeit, Erbrechen, geblähtes Abdomen und Stuhlverhalt bis zum Vollbild eines Ileus.

Diagnostik

Die ileustypische Luftverteilung auf **Röntgenübersichtsaufnahme des Abdomens** weist auf das Passagehindernis hin. Bei Subileuszuständen findet sich bei der Kontrastdarstellung des Darms vor dem Hindernis eine Dilatation. Littré-Hernien entziehen sich oft der Routinediagnostik.

Differenzialdiagnostik

Differenzialdiagnostisch ist an kongenitale intraabdominelle **Bänder** sowie postoperative **Briden** zu denken.

Therapie und Prognose

Der Defekt im Mesenterium oder in der Bauchwand ist nur operativ zu beheben. Hierzu stehen heute die Laparoskopie und die offene Operation zum **Verschluss des Defekts** zur Verfügung.

Äußere Hernien

Formen

Unterschieden werden folgende Formen:
- indirekte Hernie
- direkte Hernie
- Nabelhernie
- supraumbilikale/epigastrische Hernie
- Femoralhernie
- Narbenhernie

Epidemiologie und Pathophysiologie

Die häufigste Hernie im Kindesalter ist die **indirekte Leistenhernie**, wobei etwa 60% isoliert rechtsseitig, 20% isoliert linksseitig und 20% beidseitig vorkommen. Sie resultiert aus einer Rückbildungsstörung, wobei der physiologisch angelegte offene Processus vaginalis während der letzten Phase der Embryonalzeit nicht verschlossen wird. Auch die **Umbilikalhernie** resultiert aus einem unvollständigen postpartalen Verschluss des Nabelrings. Epidemiologisch ist die schwarze Bevölkerung hier überproportional beteiligt. **Epigastrische und supraumbilikale Hernien** dagegen entsprechen Fasziendefekten in der Linea alba zwischen der Rektusmuskulatur, wobei hier fast ausschließlich nur Omentum durchtritt bzw. einklemmt. Die **Femoralhernie** ist im Kindesalter eine ausgesprochene Rarität. Sie entsteht aus einer Faszienlücke entlang der Lacuna vasorum dorsal des Lig. inguinale. Wie durch den Namen definiert, sind **Narbenhernien** nach vorausgegangenen Operationen zu verzeichnen, wenn die Naht selbst an den Rändern ausreißt bzw. durch Infektion Gewebe zugrunde geht oder sich das Fadenmaterial vorzeitig auflöst.

Klinisches Bild und Diagnostik

Allen äußeren Hernien gemeinsam ist das klinische Bild einer **Vorwölbung** im Leistenbereich, im Bereich der Nabelmitte oder im Bereich einer Narbe. Supraumbilikale und epigastrische Hernien dagegen sind selten nach außen sichtbar vorgewölbt, sondern lassen sich am stehenden Kind tasten, nicht selten mit Auslösung eines lokalen Druckschmerzes. Zur **Inkarzeration** neigen fast ausnahmslos die indirekten Inguinalhernien, besonders diejenigen mit kleiner Bruchpforte. Direkte Hernien und Femoralhernien sind bezüglich ihres Inkazerationsrisikos im Kindesalter aufgrund ihrer Rarität nicht zu beziffern. Nabelhernien inkarzerieren im Gegensatz zum Erwachsenenalter im Kindesalter nie. Die Inkarzeration bei supraumbilikalen und epigastrischen Hernien betrifft nur Omentum, das im Rahmen der Einklemmung durch die lokale Nekrose äußerst schmerzempfindlich wird.

> Auch Narbenhernien inkarzerieren im Kindesalter so gut wie nie, können aber bei entsprechender Größe und Progredienz zu einem subkutanen oder kompletten Platzbauch führen.

Die Vorwölbung an den jeweiligen Stellen ist sicht- und tastbar. Bei der **Palpation** wird eine weiche, verformbare Resistenz getastet, die vor allen Dingen im Nabel- und Inguinalbereich jeweils reponibel ist. Bei großen Lücken wird ein sofortiges Wiederaustreten beobachtet. Epigastrische und supraumbilikale Hernien lassen sich konservativ nicht reponieren.

> Eine Reposition ist nur dann erfolgreich, wenn das Kind anschließend spontan schmerzfrei ist und aufhört zu weinen.

Das klinische Bild der **Inkarzeration** ist durch einen akut auftretenden Schmerz sowie eine pralle Vorwölbung ohne Möglichkeit der Reposition gekennzeichnet.

Differenzialdiagnostik

Differenzialdiagnostisch kann bei der Inguinalhernie die Abgrenzung gegenüber einer **Hydrocele funiculi** oder einer **Hydrocele testis,** die ebenfalls akut auftreten kann, Schwierigkeiten bereiten, da die Abgrenzung der Hydrocele funiculi beim Eintritt in den äußeren Leistenring manchmal schwer palpabel ist. Die Differenzialdiagnose ergibt sich meist aus der Charakteristik des Schmerzes, der bei der akuten Hydrozele lediglich in einem Spannungsgefühl besteht, während sich ein Kind mit inkarzerierter Hernie nicht beruhigen lässt.

Therapie und Prognose

Ein konservatives Zuwarten ist vor allen Dingen bei der **Nabelhernie** im 1. Lebensjahr sinnvoll, sofern nicht progrediente Vorwölbungen die Nabelhaut und den Nabelsack immer mehr ausdünnen und vergrößern. Persistierende Nabelbrüche sollten nach dem ersten, spätestens nach dem 2. Lebensjahr operativ verschlossen werden, da kaum mehr mit einem Spontanverschluss zu rechnen ist. **Epigastrische, supraumbilikale, Inguinal- und Femoralhernien** müssen aktiv operativ verschlossen werden. Besonders darf die Zeit zwischen der Diagnose einer Inguinalhernie und der Operation nicht zu lange sein, damit nicht in der Zwischenzeit Inkarzerationen entstehen, deren Hauptkomplikationen sekundäre Hodenischämien (bis 30%) und ein erhöhtes Rezidivrisiko umfassen.

Die **Rezidivhäufigkeit** einer adäquat operierten Leistenhernie im Kindesalter liegt bei 0,3% und die Häufigkeit einer postoperativen **Hodenschädigung** bei unkomplizierten Hernien bei etwa 0,2%. Eine entstehende Hodenatrophie ist nicht unmittelbar nachweisbar, sondern entwickelt sich erst im Laufe der folgenden 6 Monate, ebenso wie eine sekundäre Narbenretraktion des Hodens entlang des Funikulus.

Auch ein in den Bruchsack vorfallendes **Ovar** kann eine ischämische Schädigung erleiden, wenn es nicht innerhalb von 24 Stunden operativ reponiert und die Hernie verschlossen wird. Massiv geschwollene prolabierte Ovarien gelten als inkarzeriert und müssen akut operiert werden.

10.15 Mesenterialzysten

D. von Schweinitz

Mesenterialzysten sind konnatale zystische Malformationen, die von den mesenterialen Lymphgefäßen ausgehen. Sie führen in der Mehrzahl der Fälle zu unspezifischen abdominellen Beschwerden, selten zu Ileus oder Perforation. Nach bildgebender Diagnostik ist die chirurgische, komplette Entfernung die Therapie der Wahl. Der Eingriff kann – auch um die Diagnose endgültig festzulegen – laparoskopisch begonnen werden. Die Prognose ist in der Regel gut und nur bei sehr großen und multiplen Zysten mit inkompletter Entfernung durch Lymphleckage und Redizive langfristig beeinträchtigt.

10.15.1 Epidemiologie

Mesenterialzysten sind sehr selten. Die **Inzidenz** ist nicht geklärt, man rechnet im nordamerikanischen Raum für das Kindesalter mit etwa einem Fall pro 100.000 Klinikaufnahmen. Mesenterialzysten können in jedem Lebensalter symptomatisch werden, davon etwa 25–40% während der Kindheit, manche bereits in der frühen Säuglingszeit. Obwohl Mesenterialzysten als angeborene Fehlbildungen betrachtet werden, ist ein gehäuftes familiäres Auftreten nicht zu beobachten, und ein Erbgang ist nicht bekannt (Aiken 2005).

10.15.2 Pathophysiologie

Am wahrscheinlichsten ist die These, dass Mesenterialzysten bereits während der embryonalen Ausbildung des Mesenteriums durch lokales **abnormes Wachstum der Lymphgefäße** entstehen. Dies führt zu der beobachteten Variabilität der Lokalisationen und Ausdehnung der zystischen Veränderungen im Mesenterium. Histologisch bestehen die Zysten aus einer dünnen, fibrösen Wand und einer Auskleidung mit lymphatischem Endothel; der Inhalt ist serös bis chylös. Eine zentrale Obstruktion von Lymphbahnen als Ursache der Zystenbildung konnte nicht nachgewiesen werden. Bei entsprechender Größe kann die Zyste zur Darmobstruktion und zur Kompression anderer Organe führen (Ricketts 1998).

10.15.3 Klinisches Bild

Eine langsam zunehmende abdominelle Distension sowie Bauchschmerzen und rezidivierende intestinale Transportstörungen stehen im Vordergrund. Durch allmähliche Kompression der Umgebung kann es auch zu Galleabflussstörungen mit Ikterus, Stau in einem oder beiden Nierenbecken oder Blasenfunktions- bzw. Defäkationsstörungen kommen. Selten entwickelt sich durch Zystenruptur, Einblutung oder Torsion das Bild eines akuten Abdomens. Ein beträchtlicher Teil der Mesenterialzysten wird jedoch als **Zufallsbefund** entdeckt.

10.15.4 Diagnostik

Labordiagnostische Parameter sind unspezifisch. Auf einer aufgrund eines akuten Abdomens angefertigten **Röntgenleeraufnahme** sieht man eine unspezifische Raumforderung mit Verdrängung des umliegenden Darms. Die Diagnose wird meistens mittels bildgebender Verfahren gestellt. Hier steht die **Sonographie** im Vordergrund. Mit ihr lassen sich die Zysten erkennen, oft auch dem Mesenterium zuordnen und die lokale Beziehung zu großen Gefäßen darstellen. Demgegenüber bietet die Computertomographie selten Vorteile, sie kann aber als schnelles Verfahren, z. B. zum Ausschluss eines Abszesses, dienen. Die genaueste anatomische Darstellung gelingt mittels **Magnetresonanztomographie.** Hierfür bedarf es allerdings meist einer Sedierung, bei jungen Kindern auch einer Narkose.

10.15.5 Differenzialdiagnostik

Es sollte, wenn immer möglich, bereits vor einem operativen Eingriff versucht werden, die folgenden Differenzialdiagnosen abzugrenzen (de Perrot et al. 2000):
- Ovarialzyste
- zystisches Teratom
- ventrale Meningozele
- Darmduplikaturen
- Hydronephrose
- Leber-, Milz-, Pankreaszysten
- Omentumzyste
- abgekapselter Aszites oder Chylaskos
- intraabdomineller Abszess

10.15.6 Therapie

Die Therapie der Wahl besteht in der **kompletten chirurgischen Entfernung** der Zyste(n). Oft bietet es sich an, zunächst – auch bei jungen Kindern – laparoskopisch vorzugehen, um die Differenzialdiagnose endgültig zu sichern und die Möglichkeiten der Resektion zu evaluieren (Asoglu et al. 2003). Kleine Zysten können ggf. über diesen minimal-invasiven Zugang exzidiert werden, bei großen und multiplen Zysten bedarf es oft einer offenen Laparotomie. Wenn größere Zysten die Mesenterialgefäße umschließen und die Darmwand mit einbeziehen, kann eine begrenzte Darmresektion mit End-zu-End-Anastomose eine Heilung herbeiführen (Abb. 10.26). Bei sehr ausgedehnten und multiplen Zysten ist gelegentlich lediglich der Versuch einer lokalen Exzision oder auch einer Marsupialisation möglich.

10.15.7 Prognose

Bei kompletter Resektion ohne Verlust substanzieller Darmanteile ist die Prognose exzellent, es kommt quasi immer zur vollständigen **Ausheilung.**

Sehr ausgedehnte und multiple Mesenterialzysten, die nicht ohne übermäßigen **Darmverlust** reseziert werden können, haben eine ungünstige Prognose. Bei inkompletter lokaler Exzision oder Marsupialisation muss mit lang andauernden Lymphleckagen

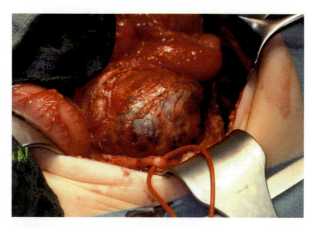

Abb. 10.26. Mesenterialzyste des Sigmas bei einem 5-jährigen Mädchen. Hier erfolgte eine Resektion mit Sigmasegmentresektion im Gesunden.

sowie mit Rezidivzysten gerechnet werden. Diese Patienten entwickeln auch häufig chronische Darmpassage- und Resorptionsstörungen. In seltenen Fällen wird eine parenterale Langzeiternährung notwendig. Fälle, in denen eine Darmtransplantation notwendig wird, sind extrem selten (Aiken 2005).

Literatur

Aiken JJ (2005) Mesenteric, omental, and retroperitoneal cyst. In: Oldham KT, Colombani PM, Foglion RP, Skinner MA (eds) Principles and practice of pediatric surgery. Lippincott Williams & Wilkins, Philadelphia, pp 1341–1344

Asoglu O, Igci A, Karanlik H et al. (2003) Laparoscopic tratment of mesenteric cysts. Surg Endosc 17: 832

de Perrot M, Brundler M, Totsch M et al. (2000) Mesenteric cysts. Toward less confusion. Dig Surg 17: 323–328

Ricketts RR (1998) Mesenteric and omental cysts. In: O'Neill JA, Rowe MJ, Grosfeld JL, Fonkalsrud EW, Coran AG (eds) Pediatric surgery. Mosby, St Louis, pp 1269–1275

10.16 Bauchwanddefekte

C. Petersen

Zu den isolierten Bauchwanddefekten zählen Omphalozele und Gastroschisis, die heute meistens im Rahmen der pränatalen Diagnostik festgestellt werden. Die Modalitäten der Entbindung und das postnatale Management lassen sich dadurch besser planen. Die Prognose der Kinder mit Omphalozele wird durch die Größe des Defekts und durch die häufig auftretenden Begleitfehlbildungen bestimmt. Die Gastroschisis hat eine prinzipiell gute Prognose, und ein primärer Bauchdeckenverschluss gelingt in den meisten Fällen.

10.16.1 Epidemiologie

Die **Inzidenz** der Bauchwanddefekte wird in der Literatur bisher mit etwa 1 : 2000 angegeben. Diese Zahlen beziehen sich allerdings auf Lebendgeborene und berücksichtigen nicht, dass die meisten Defekte heute mittels pränataler Ultraschalldiagnostik entdeckt werden. Typ und Ausprägung der Fehlbildung lassen sich bereits ab der 12. Schwangerschaftswoche gut beobachten, und ergänzende Untersuchungen zeigen dann, ob weitere relevante Fehlbildungen und/oder eine Chromosomenabberation vorliegen. In Zusammenschau aller Befunde kann dann eine vorzeitige Beendigung der Schwangerschaft erwogen werden. Diese Entwicklung könnte der Grund dafür sein, dass die Inzidenz der Neugeborenen mit einer Omphalocele gegenüber denen mit Gastroschisis kontinuierlich abnimmt. Denn während Omphalozelen oft Begleitfehlbildungen aufweisen und auch Teil eines Syndroms sein können, sind diese Kombinationen bei der Gastroschisis selten (◨ Tab. 10.14).

10.16.2 Embryologie

Schon nach der 2. Schwangerschaftswoche beginnt der Embryo mit der Ausbildung seiner Körperwand. Dabei wachsen 4 Falten

◨ **Tab. 10.14.** Unterschiede zwischen Omphalozele und Gastroschisis

Merkmal	Omphalozele	Gastroschisis
Zelensack	Vorhanden	Nicht vorhanden
Lokalisation des Defekts	Nabel	Rechts des Nabels
Begleitfehlbildungen	Häufig	Selten
Chromosomenabberation	Häufig	Selten
Darmatresie	Selten	Häufig
Alter der Mutter	Eher höher	Eher geringer

aufeinander zu und vereinigen sich in der 4. Woche zum Nabelring. Während dieser 2 Entwicklungswochen wächst auch der Darm, der allerdings überproportional an Größe zunimmt und darum in der entstehenden Bauchhöhle noch keinen Platz findet. Während dieser Zeit bestehen also eine **physiologische Hernie** und ein extrakorporales Wachstum des Darms bis zur 10. Woche. Erst dann gleicht sich das Missverhältnis zwischen der zu kleinen Bauchhöhle und dem Volumen des Darms aus, sodass dieser in den Bauch eintreten kann und dabei seine pysiologische Drehung um die Mesenterialwurzel vollzieht.

Wird dieser Prozess gestört, so resultieren ein entsprechend großer Bauchwanddefekt und eine **Omphalozele** von variabler Größe. Bei ausgeprägten Befunden enthält der Omphalozelensack außer dem Darm auch andere Organe wie z. B. Leber und Milz. Bei komplexen Verschlussdefekten sind auch benachbarte Strukturen und Organsysteme mitbetroffen (Cantrell-Pentalogie, Blasenekstrophie, kloakale Fehlbildungen).

Die Entstehung der **Gastroschisis** lässt sich embryologisch nicht so offensichtlich nachvollziehen. Denn im Gegensatz zur Omphalozele hat sich bei den betroffenen Kindern die Bauchwand fast komplett geschlossen, nur eine kleine Lücke ist neben der normal inserierenden Nabelschnur offen geblieben. An dieser Stelle tritt der Gefäßstiel des Darms nach draußen, wobei der Darm niemals von einer Hülle umgeben ist (◨ Abb. 10.27).

Mögliche gemeinsame Auslöser für beide Formen der Bauchwanddefekte werden diskutiert, konnten jedoch bisher nicht nachgewiesen werden.

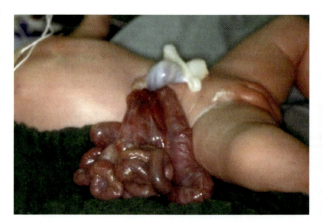

◨ **Abb. 10.27.** Große Omphalozele mit kleinem Bauchwanddefekt

10.16.3 Therapie und Prognose

Omphalozele

Die Prognose der Kinder mit Omphalozele wird durch folgende **3 Faktoren** bestimmt: Größe des Defekts, Begleitfehlbildungen und chromosomale Abberationen (z. B. Trisomie 13, 18 oder 21). Aus diesem Grund müssen im Rahmen der pränatalen Diagnostik so viele Informationen wie möglich zusammengetragen werden, um die Eltern über die Möglichkeiten und Grenzen einer Therapie zu informieren. Die Beratung bezüglich einer vorzeitigen Beendigung der Schwangerschaft sollte darum auch nur in einem Perinatalzentrum erfolgen, an dem alle Diziplinen vertreten sind, die eine spätere Behandlung auch durchführen können.

Der Zeitpunkt der **Entbindung** richtet sich ausschließlich nach geburtshilflichen Kriterien, sodass eine vorzeitige Geburt nicht anzustreben ist. Die Frage nach dem richtigen Entbindungsmodus kann nicht abschließend beantwortet werden. Allerdings gibt es bisher keinen Beleg dafür, dass für den Verlauf dieser Patienten eine elektive Sektio von Vorteil ist.

Die **chirurgische Therapie** der Omphalozele strebt so schnell wie möglich einen Verschluss der Bauchdecke an. Bei kleinen Defekten, zu denen auch die kongenitale Nabelhernie gezählt wird, bereitet der primäre Verschluss keine Probleme. Besteht allerdings ein Missverhältnis zwischen dem Volumen der extrakorporal liegenden Organe und dem Abdomen, dann ist ein mehrzeitiges Vorgehen nicht zu vermeiden. Dabei wird sowohl ein ständiger Zug auf die Bauchdecken ausgeübt als auch der Inhalt des Omphalozelensacks durch kontinuierlichen Druck in die Bauchhöhle gedrängt. Dieses Ziel ist mit mehreren Techniken zu erreichen, die aber alle nach dem gleichen Prinzip verfahren. Ein wesentlicher Unterschied besteht nur darin, ob man den Omphalozelensack primär reseziert und durch ein Silastiksilo ersetzt oder ob man die Omphalozele intakt lässt. Dieser Prozess kann je nach der Größe des Defekts mehrere Wochen in Anspruch nehmen, während derer eine nichtbeherrschbare Sepsis die größte Gefahr darstellt. Wenn der Bauchdeckenverschluss erreicht und der orale Kostaufbau abgeschlossen ist, dann ist die Behandlung zunächst abgeschlossen. Bei den meisten Kindern gelingt dieser sekundäre Verschluss zunächst nur mit Haut, sodass weiterhin eine Bauchwandhernie besteht. Diese lässt sich meist bis zum Vorschulalter plastisch verschließen.

> Liegen bei einer Omphalozele Begleitfehlbildungen vor, dann bestimmen diese den weiteren Verlauf, z. B. die Blasenfunktion bei Blasenekstrophie und die Stuhlentleerung bei kloakalen Fehlbildungen.

Gastroschisis

Die Größe des Bauchwanddefekts spielt bei der Gastroschisis meist keine Rolle. Die Lücke liegt fast immer auf der rechten Seite des erhaltenen Nabels und ist meist so weit, dass die Gefäßversorgung des Darms nicht kompromittiert wird. Trotzdem gibt es Hinweise darauf, dass die **Vorschädigung der Darmschlingen** auch durch eine sehr enge Durchtrittsstelle mitbedingt sein kann. Als erwiesen gilt, dass Inhaltsstoffe der Amnionflüssigkeit den extrakorporal gelegenen Darm schädigen. Die Serosa ist dann mit einer fibrösen Haut überzogen und der Darm oft zu einem Konvolout verschmolzen. Darmatresien, die bei Gastroschisis häufiger auftreten, sind dann nicht sicher auszuschließen und können u. U. erst später korrigiert werden. Diese Schädigungen des in Amnionflüssigkeit schwimmenden Darms, der nicht wie bei der Omphalozele durch einen Sack geschützt ist, beginnen wahrscheinlich ab der 30. Schwangerschaftswoche. Auf dieser Annahme beruht auch ein Algorithmus der pränatalen Diagnostik. Wenn in der Frühschwangerschaft eine Gastroschisis ohne komplexe Begleitfehlbildungen und/oder Chromosomenaberrationen diagnostiziert wird, scheint die Dicke der Darmschlingen mit dem postnatalen Verlauf zu korrelieren. Allerdings sind diese Daten noch zu unsicher, um eine klinische Konsequenz zu rechtfertigen und damit eine vorzeitige Entbindung anzustreben. Der Vorteil einer elektiven Sektio ist auch für Kinder mit Gastroschisis nicht belegt.

Nach der Geburt sollten der Darm in einer sterilen Plastikhülle feucht geschützt und das Kind in Rechtsseitenlage stabilisiert werden. Die **operative Korrektur** beginnt meist mit einer kleinen Erweiterung der bestehenden Bauchwandlücke. Nach vorsichtigem manuellen Dehnen der Bauchwand kann der Darm in das Abdomen reponiert werden; der primäre Bauchwandverschluss gelingt in nahezu allen Fällen. Erhöhter Beatmungsdruck und reduzierte kardiale Vorlast normalisieren sich meist nach wenigen Stunden, wenn die Patienten postoperativ adäquat relaxiert sind. Damit ist, wenn keine Darmatresien vorliegen, die chirurgische Behandlung der Gastroschisis in der Regel abgeschlossen. Wenn das beschriebene Manöver nicht gelingt, weil zwischen dem Darmvolumen und der Bauchhöhle ein Missverhältnis besteht, dann kann die Silotechnik angewandt werden, die bei dem sekundären Verschluss einer Omphalozele erwähnt wurde (▶ oben). In jedem Fall erfolgt unter totaler parenteraler Ernährung ein langsamer Kostaufbau, der sich bei stark vorgeschädigtem Darm über mehrere Wochen erstrecken kann.

Seit einigen Jahren wird für Neugeborene mit Gastroschisis eine **nichtoperative Alternative** propagiert. Dabei wird der Darm ohne Erweiterung des Bauchwanddefekts entweder manuell oder durch die Schwerkraft ohne Allgemeinnarkose behutsam in das Abdomen reponiert. Bisher hat sich diese Technik jedoch nicht durchgesetzt, und es bleibt abzuwarten, ob es sich als ein weiteres Verfahren zur Behandlung der Gastroschisis etablieren wird.

Literatur

Cooney DR (1998) Defects of the abdominal wall. In: O'Neill JA, Rowe MI, Grosfeld JL, Fonkalsrud EW, Coran AG (eds) Pediatric surgery, 5th edn. Mosby, St Louis, pp 1045–1069

Bianchi A, Dickson AP, Alizai NK (2002) Elective delayed midgut reduction – No anesthesia for gastroschisis: Selection and conversion criteria. J Pediatr Surg 37: 1334–1336

Langer JC (2003) Abdominal wall defects. World J Surg 27: 117–124

Moir CR, Ramsey PS, Ogburn PL, Johnson RV, Ramin KD (2004) A prospective trial of elective preterm delivery for fetal gastroschisis. Am J Perinatol 21: 289–294

10.17 Peritonitis

K.-M. Keller

10.17.1 Definition

Bei einer Peritonitis, einer **Entzündung des Peritoneums** durch Infektionserreger (eitrige Peritonitis) oder organische Substanzen wie Galle, Urin etc. (nichteitrige Peritonitis), unterscheidet man bei Infektionen eine primäre oder hämatogene Peritonitis von einer sekundären mit Verletzung der Integrität eines intraabdominellen Organs (Darmperforation, Abszess).

> Es handelt sich um ein schweres Krankheitsbild, welches eine rasche Diagnostik und Therapie erfordert.

10.17.2 Ätiologie

Eine **primäre Peritonitis** im Kindesalter kann sich bei Aszites im Rahmen eines nephrotischen Syndroms oder bei Leberzirrhose bzw. portaler Hypertension entwickeln. Eine autoimmune Peritonitis ist sehr selten. Die **sekundäre Peritonitis** kann pränatal, neonatal und im späteren Kindesalter auftreten. Die folgende Übersicht gibt einen Überblick über die Ursachen. Eine Peritonitis kann akut oder chronisch sowie als lokalisierte oder diffuse Form verlaufen.

> **Ursachen der primären und sekundären Peritonitis**
> Primäre Peritonitis:
> - Spontane bakterielle Peritonitis bei Leberzirrhose bzw. portaler Hypertension
> - Bakterielle Peritonitis bei nephrotischem Syndrom oder Peritonealdialyse
> - Bakterielle Peritonitis ohne Aszites (hämatogen)
> - Peritonitis bei Aids
> - Peritonitis autoimmuner Genese:
>   - Polyarteriitis nodosa
>   - systemischer Lupus erythematodes
>   - Sklerodermie
>   - familiäres Mittelmeerfieber
> - Peritoneale Metastasen
>
> Sekundäre Peritonitis:
> - Pränatal:
>   - Darmperforation bei Mekoniumileus (zystische Fibrose)
>   - Darmatresie
>   - Appendixperforation bei M. Hirschsprung
>   - Infektion mit Parvovirus B19
> - Neonatal:
>   - Darmperforation bei nekrotisierender Enterokolitis
>   - idiopathische Magen- oder Darmperforation
>   - Appendixperforation bei M. Hirschsprung
>   - spontane biliäre Perforation
>   - Omphalitis
>   - Perforation einer Urachuszyste
> - Bei älteren Kindern:
>   - Appendicitis perforata
> - Perforation eines Meckel-Divertikels
> - Ulkusperforation
> - traumatische Perforation
> - iatrogene Perforation (z. B. perkutane endoskopische Gastrostomie, Polypenabtragung)
> - Infektion eines Katheters zur Peritonealdialyse
> - Infektion eines ventrikuloperitonealen Shunts
> - neutropenische Kolitis
> - tuberkulöse Peritonitis
> - Salpingitis
> - Pilz- oder Parasitenperitonitis bei Aids oder Darmperforation

10.17.3 Pathophysiologie

Das Peritoneum ist eine hochaktive Membran, die auf Kontakt mit Bakterien mit einer **Hyperämie** und Bildung eines protein-, zytokin- und neutrophilenreichen **Exsudats** reagiert, mit dem Ziel, die Bakterien zu eliminieren. Eine weitere Neutrophilenquelle ist das Omentum minus, das versucht, einen Entzündungsprozess lokalisiert zu halten.

Bei der Entwicklung einer **primären spontanen bakteriellen Peritonitis** spielen verschiedene Faktoren eine pathophysiologische Rolle:
- bakterielle Dünndarmfehlbesiedlung durch gestörte Peristaltik
- bakterielle Translokation, begünstigt durch das Schleimhautödem bei portaler Hypertension oder Albuminmangel
- hämatogene Keimbesiedlung durch eine gestörte Funktion des retikuloendothelialen Systems bei Leberzirrhose

Über portosystemische Shunts können translozierte Bakterien auch aus urologischen oder respiratorischen Infektionsherden länger überleben und hämatogen den Aszites infizieren. Im Peritoneum liegende Katheter (zur Peritonealdialyse, ventrikuloperitonealer Shunt) können sich infizieren.

 Nach Durchführung einer perkutanen endoskopischen Gastrostomie resultiert immer eine lokalisierte Peritonitis, die nur bei klinischen Auffälligkeiten antibiotisch behandelt werden muss.

10.17.4 Symptomatik

Bei pränataler Peritonitis steht das distendierte Abdomen mit Ileus und/oder Aszites sowie Verkalkungen ganz im Vordergrund. Neugeborene mit Peritonitis entwickeln in der Regel ein **septisches Krankheitsbild** mit:
- grauem Hautkolorit
- raschem klinischen Verfall mit Tachypnoe und Tachykardie
- »Magenrest« (verzögerte und inkomplette Magenentleerung vor der nächsten Fütterung)
- gespanntem, prall-elastischem Abdomen
- galligem Erbrechen
- Zeichen des septischen Schocks mit Fieber und u. U. blutigen Stühlen oder fehlendem Mekoniumabgang

Ältere Kinder mit Peritonitis präsentieren sich mit einem plötzlich beginnenden, schweren Krankheitsbild mit akutem Abdomen, Fieber, Erbrechen, bretthartem und sehr schmerzhaftem Abdomen und »Jagdhundstellung« mit angezogenen Beinen sowie später mit dem klinischen Bild einer Sepsis.

10.17.5 Diagnostik

Laborchemisch finden sich eine Erhöhung der CRP-Konzentration, eine Leukozytose oder auch eine Leukopenie mit Linksverschiebung sowie u. U. eine Thrombozytopenie und Zeichen einer disseminierten intravasalen Gerinnung. **Blutkulturen** sollten angelegt werden, ebenso sollte eine Aszitespunktion mit Anlage einer Kultur bei Verdacht auf eine bakterielle Peritonitis erfolgen. Eine **Sonographie** des Abdomens kann die Menge des Aszites, intraabdominelle Verkalkungen sowie einen Ileus erfassen. Bei nekrotisierender Enterokolitis fällt die Pneumatosis intestinalis oder sogar ein Pneumoportogramm ins Auge. Ein Ileus und eine Perforation werden jedoch am besten mit einer **Röntgenaufnahme des Abdomens** in anterior-posteriorer und seitlicher Ausrichtung diagnostiziert.

10.17.6 Therapie

Die Behandlung orientiert sich an den Richtlinien der pädiatrischen Intensivmedizin zur **Stabilisierung** von Atmung und Kreislauf sowie zentralnervöser und Nierenfunktion und umfasst ferner die i. v. **antibiotische Behandlung** der Infektion. Je nach Grunderkrankung müssen gramnegative Stäbchen, grampositive Kokken und Anaerobier abgedeckt werden. Die Ernährung erfolgt zunächst parenteral, Perforationen müssen chirurgisch angegangen werden (▶ Abschn. 10.1). Im Peritoneum liegende Katheter (Dialysekatheter, ventrikuloperitonealer Shunt) müssen in der Regel entfernt werden. Eine primäre spontane bakterielle Peritonitis wird parenteral antibiotisch behandelt. Intraperitoneale Abszesse behandelt man sonographisch oder computertomographisch gesteuert mittels Katheterdrainage und Antibiotika.

10.17.7 Prognose

Die Prognose ist abhängig von der Grunderkrankung, der frühzeitigen Diagnosestellung und der zügigen adäquaten Behandlung. Mögliche **Komplikationen** sind:
- paralytischer Ileus
- septischer Schock
- Abszessbildung
- später Briden und mechanischer Ileus

Literatur

Laplace C, Podevin G, Piloquet H, Leclair M-D, Heloury Y (2004) Peritonitis. In: Walker WA, Goulet O, Kleinman RE, Sherman PM, Shneider BL, Sanderson IR (eds) Pediatric gastrointestinal disease. Decker, Hamilton, pp 589–596

Runyon BA, Such J (2002) Surgical peritonitis and other diseases of the peritoneum, mesentery, omentum, and diaphragm. In: Feldman M, Friedman LS, Sleisenger MH et al. (eds) Gastrointestinal and liver disease. Saunders, Philadelphia, pp 2357–2369

11 Chronisch-entzündliche Darmerkrankungen (CED)

11.1 Morbus Crohn – 275
M. Friedt, C.P. Braegger
11.1.1 Epidemiologie – 275
11.1.2 Ätiologie und Pathogenese – 275
11.1.3 Klinische Symptomatik – 276
11.1.4 Diagnostik – 278
11.1.5 Differenzaldiagnostik – 280
11.1.6 Therapie – 281
11.1.7 Verlauf und Prognose – 283
Literatur – 284

11.2 Colitis ulcerosa – 284
R. Behrens
11.2.1 Epidemiologie – 284
11.2.2 Symptomatik – 285
11.2.3 Psychosoziale Aspekte – 285
11.2.4 Diagnostik – 286
11.2.5 Therapie – 287
11.2.6 Komplikationen – 290
Literatur – 291

11.1 Morbus Crohn

M. Friedt, C.P. Braegger

Chronisch entzündliche Darmerkrankungen (CED) sind idiopathische Krankheiten des Gastrointestinaltrakts, die durch einen chronisch rezidivierenden Verlauf des Entzündungsprozesses gekennzeichnet sind. Der M. Crohn und die Colitis ulcerosa sind die häufigsten und am besten definierten Formen der CED. Die Entzündung bei M. Crohn kann im Gegensatz zur Colitis ulcerosa den gesamten Gastrointestinaltrakt von oral bis perianal betreffen. Überwiegend sind jedoch der distale Dünndarm (daher auch der ältere Begriff »Ileitis terminalis«) und der proximale Dickdarm betroffen. Bereits im Jahr 1761 beschrieb der italienische Arzt und Pathologe Giovanni Battista Morgagni einen Patienten mit einer Darmentzündung, die dem Bild eines M. Crohn entsprach. Erst nach Entdeckung des Mycobacterium tuberculosis durch Koch im Jahr 1882 erfolgte die Beschreibung einer ileozökalen Entzündung, die der intestinalen Tuberkulose sehr ähnelte, allerdings ohne Nachweis von säurefesten Stäbchenbakterien. Im Jahr 1932 erfolgte die wegweisende Arbeit zur »terminal ileitis« durch Burrill B. Crohn, Leon Ginzburg und Gordon Oppenheimer. Es wurde bald klar, dass es sich nicht nur um eine Entzündung des terminalen Ileums handelte, sodass der Begriff »terminal ileitis« fallen gelassen und durch die Bezeichnung »M. Crohn« ersetzt wurde.

11.1.1 Epidemiologie

Inzidenz und Prävalenz der CED haben in den vergangenen 2 Jahrzehnten sowohl im Kindesalter als auch bei Erwachsenen zugenommen. Verglichen mit dem Zeitraum 1990–1992 wurde in Schweden ein signifikanter **Anstieg der Inzidenz** des M. Crohn von 1,7 erkrankten Kindern pro 100.000 Einwohner auf 8,4/100.000 in den Jahren 1999–2001 beobachtet. Aus Großbritannien, Australien, Schweden und den USA zeigen Studien Folgendes: Die Inzidenz des M. Crohn liegt zwischen 1,3 und 6 pädiatrischen Patienten pro 100.000 Einwohner. Die klinische Manifestation der CED erfolgt bei bis zu 30% aller Patienten mit CED bereits vor dem 18. Lebensjahr. Vereinzelte Fallberichte und kleinere Studien zeigen, dass ein Erkrankungsbeginn in den ersten Lebensjahren möglich ist. Heyman et. al. berichten, dass etwa 60 % der bis zum Alter von 18 Jahren erkrankten Kinder bereits vor ihrem 12. Lebensjahr erkranken und 9 % bereits vor dem 5. Lebensjahr. Ähnliche Daten ergeben sich aus anderen Erhebungen. Eine positive Familienanamnese für CED besteht bei 10–30% der Patienten (▶ Abschn. 11.1.2).

Die durchschnittliche **Prävalenz** des M. Crohn bei Erwachsenen liegt etwa bei 130 (zwischen 26 und 199) Patienten pro 100.000 Einwohner. Die Inzidenz bei Erwachsenen in Europa beträgt 5,6/100.000.

11.1.2 Ätiologie und Pathogenese

Genetik

Epidemiologische Untersuchungen zeigten, dass das Risiko, an einer CED zu erkranken, innerhalb verschiedener Bevölkerungsgruppen unterschiedlich groß ist. Verwandte ersten Grades eines CED-Patienten haben ein Erkrankungsrisiko für den M. Crohn, das etwa 10- bis 35fach höher ist als in der Normalbevölkerung. Das absolute Risiko für eine CED liegt bei erstgradig Verwandten bei etwa 7%. Zwillingsstudien weisen auf eine klare **genetische Komponente** des M. Crohn. Monozygote Zwillinge erkranken häufiger an einem M. Crohn, mit einer Konkordanz von 60%.

Im Rahmen von molekulargenetischen Linkage-Analysen an CED-Familien wurden zahlreiche **Kandidatengene** (IBD – »inflammatory bowel disease« – 1–7) identifiziert, die bei der Entstehung der CED eine Rolle spielen können. Diese wiederum stehen in Beziehung zu Allelen, die mit der Entstehung und Steuerung von entzündlichen Prozessen in Zusammenhang gebracht werden. Die intensivere Untersuchung von Chromosom 16 hatte zur Abgrenzung des Genlokus *IBD1* geführt, der mit dem gehäuften Auftreten eines M. Crohn verknüpft ist. Dieses Gen ist für die Kodierung eines zytoplasmatischen Proteins verantwortlich, das ursprünglich als NOD2 (»nucleotide oligodimerisation domaine 2«) und inzwischen als CARD15 (»caspase activation and recruitment domain 15«) bezeichnet wurde. CARD15 wird hauptsächlich in Makrophagen exprimiert und agiert bei der Erkennung bakterieller Antigenstrukturen, die der Darmmukosa vom Darmlumen aus angeboten werden. Es spielt eine entscheidende Rolle bei der Aktivierung von NFκB (»nucleotide binding factor κB«), einem wichtigen Entzündungsmediator, der die Transkription der proinflammatorischen Zytokine kontrolliert. Die Aktivierung von Makrophagen mittels NFκB durch Lipopolysaccharide ist bei CARD15-Varianten vermindert. Bakterielle Antigenstrukturen scheinen wiederum aufgrund einer bei CED-Patienten beobachteten Barrierestörung der Mukosa leichter aus dem Lumen in die Mukosa zu gelangen.

Umweltfaktoren

Die Einnahme **nichtsteroidaler Antirheumatika** erhöht die Wahrscheinlichkeit für eine CED. Während **Rauchen** einen protektiven Effekt auf die Entstehung einer Colitis ulcerosa aufweist, ist es beim M. Crohn gerade umgekehrt. Eine frühe **Appendektomie** scheint das Risiko zu vermindern, an einer Colitis ulcerosa zu erkranken, zeigt jedoch eine positive Assoziation mit dem M. Crohn. Eine Ruhigstellung des Darms durch parenterale Ernährung oder bei Anlage eines Stomas proximal der entzündlichen Läsionen führt bei CED-Patienten während eines Schubs zu einer deutlichen Besserung der Symptomatik und z. T. zur Einleitung einer Remission.

Immunantwort und Entzündungsprozess

CED entstehen unter dem Einfluss genetischer und umweltbedingter Faktoren durch eine inadäquate und anhaltende Aktivierung des intestinalen Immunsystems mit Entzündung der Darmschleimhaut. Der Auslöser dieser **inadäquaten Immunreaktion** ist unbekannt. Im Tiermodell mit Ratten und Mäusen kommt es nur dann zu einer spontanen Kolitis, wenn eine luminale Darmflora vorhanden ist. Bei Patienten mit CED konnten eine vermehrte Adhärenz von Bakterien an die Kolonschleimhaut sowie eine erhöhte intrazelluläre Keimzahl nachgewiesen werden. Bakterien oder andere das Immunsystem aktivierende Antigenstrukturen können aufgrund von Störungen der Barrierefunktion des Mukosaepithels bei Patienten mit CED leichter in die Mukosa aufgenommen werden. Die Behandlung mit Antibiotika vermag den Verlauf von Entzündungsschüben zu beeinflussen (▶ Abschn. 11.1.6).

Für die Entstehung und Unterhaltung der CED sind Lymphozyten, Monozyten, Makrophagen und Entzündungsmediatoren verantwortlich. Die T-Zell-Reaktion ist bei CED gestört, und es kommt zur Aktivierung spezifischer **Entzündungskaskaden**. Beim M. Crohn dominiert unter den CD4+-Lymphozyten der Th1-Phänotyp, während bei der Colitis ulcerosa eher ein atypischer Th2-Phänotyp nachweisbar ist. Th1-Zytokine aktivieren Makrophagen, welche die Th1-Antwort weiter stimulieren und einen der wirksamsten Botenstoffe der Entzündungsvermittlung produzieren, den Tumornekrosefaktor α (TNF-α). Die unterschiedliche Immunpathogenese wird an der therapeutischen Wirkung von Anti-TNF-α-Antikörpern bei M. Crohn und Colitis ulcerosa deutlich: Während Infliximab bei M. Crohn eine der wirksamsten Substanzen darstellt, ist der Effekt bei der Colitis ulcerosa weniger deutlich ausgeprägt. Neben den bekannten Immunreaktionen spielen weitere unspezifische Entzündungsmediatoren wie die Chemokine bei der Entwicklung der CED eine wichtige Rolle.

11.1.3 Klinische Symptomatik

Intestinale Manifestationen

Die **entzündlichen Veränderungen** bei M. Crohn sind am häufigsten im distalen Dünndarm (terminales Ileum) und im proximalen Kolon zu finden. Bei 20–25% der Patienten ist die Entzündung auf das Kolon beschränkt. Die typische diskontinuierliche Verteilung der entzündlichen Veränderungen bei M. Crohn ermöglicht die differenzialdiagnostische Abgrenzung gegenüber der Colitis ulcerosa (◘ Tab. 11.1). Eine perianale Entzündung kann der intestinalen Manifestation um Jahre vorausgehen. Perianal werden Hautveränderungen wie Mazerationen, oberflächliche Ulzerationen, Abszesse, Mariksen, analen Fissuren, und Fisteln (◘ Abb. 11.1) beobachtet.

Die klinische Symptomatik (◘ Tab. 11.1) ist von der **Lokalisation** und der **Entzündungsaktivität** abhängig. Dysphagie, Odynophagie und retrosternale Schmerzen sind mögliche Symptome bei ösophagealer Beteiligung. Aphthöse Ulzerationen können im gesamten Gastrointestinaltrakt nachweisbar sein.

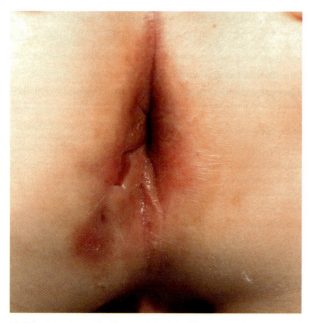

◘ **Abb. 11.1.** Perianale Ulzerationen, Fistelöffnung und Lazeration

◘ **Tab. 11.1.** Differenzialdiagnostische Abgrenzung zwischen M. Crohn und Colitis ulcerosa

Merkmale	M. Crohn	Colitis ulcerosa
Allgemeinsymptome		
Fieber	Häufig	Selten
Bauchschmerzen	Häufig	Selten
Diarrhö	Häufig (selten blutig)	Meistens (häufig blutig)
Gewichtsverlust	Häufig	Selten
Anorexie	Häufig	Selten
Wachstumsverzögerung	Häufig	Selten
Lokalisation		
Verteilungsmuster	Segmental	Kontinuierlich
Magen-Darm-Trakt	Von oral bis anal	Rektum und Kolon
Enorale Aphten	Häufig	Selten
Perianale Entzündung	Häufig	Selten
Laborparameter		
Erhöhte CRP-Konzentration	Häufig	Selten
Hypoalbuminämie	Häufig	Selten
Nachweis von pANCA-Antikörpern	Selten	Bei 70% der Patienten
Nachweis von ASCA-Antikörpern	Bei >50% der Patienten	Selten
Intestinale Manifestationen		
Verletzliche Schleimhaut	Selten	Häufig
Tiefe Ulzerationen	Häufig	–
Pflastersteinrelief	Häufig	–
Pseudopolypen	Selten	Häufig
Rektale Entzündung	Selten	Ja
Kryptenabszesse	Selten	Häufig
Entzündungsausdehnung	Transmural	Auf Mukosa beschränkt
Fissuren, Fisteln	Häufig	–
Strikturen, Abszesse	Häufig	Selten
Entzündung im Ileum	Häufig	– (außer bei »backwash ileitis«)
Granulome	Häufig	–

ASCA Anti-Saccharomyces-cerevisiae-Antikörper, *CRP* C-reaktives Protein, *pANCA* perinukleäre antineutrophile zytoplasmatische Antikörper

Fisteln

Fisteln stellen aufgrund des transmuralen Entzündungscharakters bei M. Crohn häufige Komplikationen dar.

Strikturen und Stenosen

Entzündliche oder fibrotische Strikturen können in jedem Abschnitt des Gastrointestinaltrakts mit Ileussymptomatik, Nausea und kolikartigen Bauchschmerzen auftreten.

Tumoren und Malignomrisiko

> Das Risiko für die Entstehung eines kolorektalen Karzinoms ist bei CED erhöht.

In einer Metaanalyse zeigte sich für den M. Crohn ein durchschnittliches relatives Risiko von 2,0. Ein Zusammenhang mit dem Auftreten von malignen Lymphomen ist bisher nicht eindeutig nachgewiesen. Die Rolle des Einsatzes von Immunsuppressiva, insbesondere der Purinanaloga, bei der Entstehung lymphoproliferativer Erkrankungen bei Patienten mit CED ist bisher nicht klar belegt.

Extraintestinale Manifestationen

Bei >40% der Patienten kommt es zu extraintestinalen Manifestationen (Tab. 11.2). Diese können den M. Crohn begleiten oder ihm um Jahre vorausgehen. Betroffen sind vorwiegend Gelenke, Haut, Schleimhaut, Skelett, Auge, Leber, Pankreas und ableitende Harnwege. Die Ursache ist unklar, und die Therapie entspricht in der Regel der Behandlung der Grunderkrankung.

Skelett

Die häufigsten extraintestinalen Manifestationen betreffen **Wachstumsstörungen** und **Osteoporose**, welche auch ohne Steroidtherapie auftreten können. Ursächlich beteiligt sind proinflammatorische Zytokine, Malnutrition und ungenügende körperliche Aktivität. Verschiedene Entzündungsmediatoren (TNF-α) können den Appetit hemmen. Arthritische Beschwerden sind mit einer Häufigkeit von bis zu 20% der Patienten mit M. Crohn häufiger als bei der Colitis ulcerosa. Eine Assoziation mit den

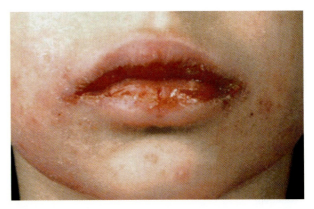

Abb. 11.2. Cheilitis und Ulzerationen im Mundwinkel

HLA-Genotypen DRB1*0103, B*35, B*27 und B*44 konnte nachgewiesen werden.

Haut und Schleimhäute

Die häufigsten **Schleimhauterscheinungen** sind aphthöse Stomatitis, Gingivitis und Cheilitis granulomatosa (Abb. 11.2). Das **Erythema nodosum** ist eine bevorzugt an den Unterschenkeln auftretende, schmerzhafte, rötlich-livide, teilweise knotige Läsion, welche auch mit einer Reihe anderer Erkrankungen assoziiert ist. Das **Pyoderma gangraenosum** tritt typischerweise an den Unterschenkeln auf; die Abheilung kann Monate dauern.

Augen

Eine Augenbeteiligung ist bei pädiatrischen Patienten selten. Vorwiegend bei Kolonbefall sind **Entzündungen** von Uvea, Kornea und Retina beschrieben. Unter Steroidtherapie kann es zu einer Katarakt oder einem Glaukom kommen.

Leber und Pankreas

Die **primär sklerosierende Cholangitis** war in einer retrospektiven Studie bei 84% der Jugendlichen mit einer CED assoziiert, häufiger jedoch mit einer Colitis ulcerosa (89%) als mit einem M. Crohn (11%). Die Diagnose wird mittels endoskopischer retrograder Cholangiopankreatikographie (ERCP) gesichert. Eine **Cholezystolithiasis** ist bei >25% der Patienten nachweisbar. Eine akute **Pankreatitis** ist beschrieben, in der Regel jedoch mit den therapeutisch eingesetzten Medikamenten Azathioprin und seltener Mesalazin assoziiert.

Nieren und ableitende Harnwege

Urologische Komplikationen können sich durch intestinal-urogenitale **Fisteln** oder das Auftreten von Oxalat-, Urat- oder Phosphatsteinen manifestieren.

Aktivitätsindizes

Zur objektiveren Bestimmung der Krankheitsaktivität wurden verschiedene Aktivitätsindizes entwickelt. Die Besonderheiten im Kindes- und Jugendalter wie Wachstumsstörungen und Verzögerung der Pubertät werden beim **CDAI** (Crohn's Disease Activity Index) nicht berücksichtigt. Der **PCDAI** (Pediatric Crohn's Disease Activity Index) von Hyams umfasst 3 anamnestische Angaben (Bauchschmerzen, Anzahl dünner Stühle, Allgemeinbefinden), 5 körperliche Untersuchungsbefunde (Ab-

Tab. 11.2. Extraintestinale Manifestationen des M. Crohn

Lokalisation	Manifestationen
Gelenke	– Sakroileitis – Periphere Arthritis – Ankylosierende Spondylarthritis
Haut	– Erythema nodosum – Pyoderma gangraenosum
Augen	– Iritis – Uveitis – Episkleritis
Nieren	– Amyloidose – Nephrolithiasis
Leber und Gallenwege	– Hepatitis – Cholezystolithiasis – Primär sklerosierende Cholangitis
Mund	– Aphthöse Stomatitis

domen, perianaler Befall, extraintestinale Manifestationen, Gewicht, Länge) und 3 laborchemische Befunde (Hämatokrit, Albuminkonzentration, Blutkörperchensenkungsgeschwindigkeit).

Die **Krankheitsaktivität** wird anhand des PCDAI folgendermaßen eingeteilt (Tab. 11.3):
- inaktiv (Remission): Index von ≤10 Punkten
- milde Aktivität: Index von 10–30 Punkten
- moderate bis schwere Aktivität: Index von 30–100 Punkten

11.1.4 Diagnostik

Eine CED kann aufgrund von klinischer Symptomatik sowie Labor-, Sonographie- und Röntgenbefunden vermutet werden. Entscheidend für die Diagnose sind jedoch die **Endoskopie** und die **histologische Diagnostik.** Eine Entzündung des terminalen Ileums kann bei der Colitis ulcerosa in 10–20% der Fälle als »backwash ileitis« auftreten und erschwert in diesen Fällen die Abgrenzung gegenüber dem M. Crohn. Bei letzterem ist der Befall des

Tab. 11.3. Pediatric Crohn's Activity Index (PCDAI) nach Hyams

Kriterium	Merkmal	Punktwert
Klinische Symptomatik		
Bauchschmerzen	Keine	0
	Gering, kurz, die täglichen Aktivitäten nicht störend	5
	Moderat bis schwer, täglich, nachts, die täglichen Aktivitäten beeinträchtigend	10
Stuhlgang	0–1 wässrige Stühle am Tag, nicht blutig	0
	Bis 2 geformte und blutige oder 2–5 wässrige Stühle am Tag	5
	Blutige oder ≥6 wässrige Stühle am Tag oder nächtlicher Stuhlgang	10
Allgemeinzustand	Gut, keine Einschränkung der Aktivität	0
	Leicht reduziert, gelegentliche Einschränkung altersentsprechender Aktivitäten	5
	Schlecht, deutliche Einschränkung der Aktivitäten	10
Laborbefunde		
Hämatokrit	≤10 Jahre: — >33 — 28–32 — <28	— 0 — 2,5 — 5
	Mädchen, 11–19 Jahre: — ≥34 — 29–33 — <29	— 0 — 2,5 — 5
	Jungen, 11–14 Jahre: — ≥35 — 30–34 — <30	— 0 — 2,5 — 5
	Jungen, 15–19 Jahre: — ≥37 — 32–36 — <32	— 0 — 2,5 — 5
BSG (mm/Stunde)	<20	0
	20–50	2,5
	>50	5
Albuminkonzentration (g/dl)	≥3,5	0
	3,1–3,4	5
	≤3,0	10

◘ Tab. 11.3 (Fortsetzung)

Kriterium	Merkmal	Punktwert
Befunde der körperlichen Untersuchung		
Entwicklung des Körpergewichts während 4–6 Monaten	Gewichtszunahme oder gewollt gleichbleibendes Gewicht bzw. gewollter Gewichtsverlust	0
	Ungewollt gleichbleibendes Gewicht bzw. ungewollter Gewichtsverlust (von 1–9 %)	5
	Gewichtsverlust von ≥10 %	10
Entwicklung der Körperlänge während 6–12 Monaten	Absinken um <1 Perzentile	0
	Absinken um ≥1, jedoch <2 Perzentilen	5
	Absinken um ≥2 Perzentilen	10
Entwicklung der Wachstumsgeschwindigkeit während 6–12 Monaten	Verminderung um ≤1 Standardabweichung	0
	Verminderung um >1, jedoch <2 Standardabweichungen	5
	Verminderung um ≥2 Standardabweichungen	10
Abdomen	Unauffällig, keine Resistenz, keine Abwehrspannung	0
	Schmerzhafte Abwehrspannung oder schmerzlose Resistenz	5
	Schmerzhafte Resistenz	10
Perianalbereich	Unauffällig, asymptomatische Anhängsel	0
	1–2 indolente Fisteln, wenig sezernierend; keine Druckdolenz	5
	Aktive Fisteln, deutlich sezernierend; Druckdolenz oder Abszess	10
Extraintestinale Manifestationen: — Fieber von ≥38,5°C für 3 Tage in der vorangegangenen Woche — Arthritis — Uveitis — Erythema nodosum — Pyoderma gangraenosum	Keine	0
	1	5
	≥2	10

BSG Blutkörperchensenkungsgeschwindigkeit
Auswertung:
- inaktiv (Remission): ≤10 Punkte
- milde Aktivität: 10–30 Punkte
- moderate bis schwere Aktivität: 30–100 Punkte

Gastrointestinaltrakts diskontinuierlich, mit entzündeten Anteilen neben gesunder Mukosa. Typisch sind aphthöse Läsionen und landkartenartige Ulzerationen. Das endoskopische und radiologische Bild des **Pflastersteinreliefs** entsteht durch Fissuren und Ulzerationen zwischen intakter Mukosa. Histopathologisch charakteristisch sind Granulome, die jedoch an Biopsaten oft nicht dargestellt werden können und selten auch bei der Colitis ulcerosa zu finden sind.

> Das Auftreten von Kryptenabszessen weist auf das Vorliegen einer Colitis ulcerosa hin, wird jedoch gelegentlich auch bei M. Crohn beobachtet.

Anamnese

Häufig beginnt die Erkrankung mit **chronischen Durchfällen** und **Bauchschmerzen.** Gewichtsabnahme, Wachstumsstillstand und rezidivierende Fieberschübe müssen ebenfalls erfragt werden.

Körperliche Untersuchung

Wichtig sind:
— Inspektion von Haut, Schleimhäuten und Anogenitalregion (Marisken, Fisteln)
— Palpation abdomineller Resistenzen (verdickte Darmwände, Konglomerat im rechten Unterbauch)
— Bestimmung des Pubertätsstadiums

Labordiagnostik

Als Marker der akuten wie auch der **chronischen entzündlichen Aktivität** haben sich CRP-Konzentration, Albuminspiegel, Blutkörperchensenkungsgeschwindigkeit (BSG) und Differenzialblutbild (Anämie, Leukozytose, Thrombozytose) bewährt. Die Bestimmung von Leber-, Nieren-, und Pankreaswerten ist ebenfalls wichtig, da diese Organe mitbeteiligt sein können. Die Messung der Spiegel weiterer Entzündungsparameter wie Interleukine, TNF-α, fäkales Laktoferrin oder Calprotectin erbringt in der Regel keine zusätzlichen Informationen.

Die **Anämie** ist meist Folge eines Eisenmangels. Eine makrozytäre Anämie kann insbesondere bei Entzündung im Ileum oder nach Ileumresektion die Folge eines Vitamin-B_{12}-Mangels darstellen. Ein Folsäuremangel kann aufgrund inflammatorischer Prozesse im proximalen Dünndarm oder bei Therapie mit Sulfasalazin ebenfalls eine makrozytäre Anämie verursachen.

Perinukleäre antineutrophile zytoplasmatische **Antikörper** (pANCA) sind bei der Colitis ulcerosa in bis zu 70% der Fälle nachweisbar, während Anti-Saccharomyces-cerevisiae-Antikörper (ASCA) bei >50% der Patienten mit M. Crohn feststellbar sind. Somit kann die Serologie bei der Differenzierung zwischen den beiden Erkrankungen helfen.

Ernährungs- und entwicklungsrelevante Parameter können klinisch (Körpergewicht, Körperlänge, Längensollgewicht, Hautfaltendicke), apparativ (Knochenalter, Knochendichte) und laborchemisch (Blutbild mit Differenzierung, außerdem Konzentrationen von Ferritin, Gesamteiweiß und Albumin, Kalzium, Zink, Selen, Phosphat, Parathormon, den Vitaminen A, E, B_{12} und D sowie Folsäure) erfasst werden.

> ❗ Ernährungsdefizite bei Patienten mit M. Crohn sind häufig und sollten im Verlauf wiederholt gezielt gesucht werden.

Bildgebung

Die **Sonographie** kann andere Ursachen rezidivierender Bauchschmerzen (insbesondere biliäre und gynäkologische Ursachen) ausschließen und zur Beurteilung der Darmstrukturen dienen. Aufgrund des Nachweises von Veränderungen bestimmter Darmabschnitte (Verdickung, Durchblutung von terminalem Ileum und linksseitigem Kolon) kann sie gleichzeitig den Verdacht auf eine CED erhärten.

Zur Darstellung des Dünndarmbefalls im Hinblick auf die Ausprägung und Verteilung der Entzündung ist eine **Magen-Darm-Passage** mit Kontrastmittel möglich. Mit diesem Verfahren können entzündliche Veränderungen der Schleimhaut (»Pflastersteinrelief«), funktionelle Stenosen und Fisteln gut dargestellt werden. Die **Computertomographie** kann für den Nachweis von Abszessen, welche intraabdominal oder retroperitoneal auftreten können, sinnvoll sein.

Mittels **Magnetresonanztomographie** lassen sich auch perianale Fisteln darstellen. Die Untersuchung gewinnt im Vergleich zur konventionellen Magen-Darm-Passage zunehmend an Bedeutung.

Endoskopie

Die Endoskopie ermöglicht die makroskopische und histopathologische Untersuchung der Schleimhaut und ist für die **Diagnosesicherung** einer CED notwendig. Biopsien sollten in entzündlich veränderter wie auch in normal erscheinender Mukosa erfolgen. Der Nachweis epitheloidzelliger Granulome ist charakteristisch, jedoch nicht pathognomonisch für einen M. Crohn (◘ Abb. 11.3). Diskontinuierliche Veränderungen der Schleimhaut sowie ein segmentales Entzündungsmuster mit Wechsel von gesunden und deutlich entzündeten Darmabschnitten (»skip lesions«) ist für den M. Crohn charakteristisch. Makroskopisch wegweisend sind Aphthen, Ulzerationen (◘ Abb. 11.4), ein Pflastersteinrelief und sichtbare Strikturen bzw. Stenosen.

Allgemeiner Konsensus zur endoskopischen Untersuchung des oberen Gastrointestinaltrakts bei diesbezüglich asymptomatischen Patienten besteht nicht.

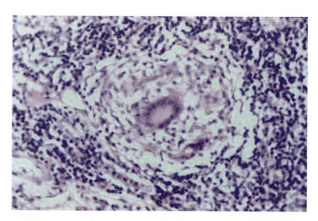

◘ **Abb. 11.3.** Granulom im terminalen Ileum (Histologie, HE-Färbung)

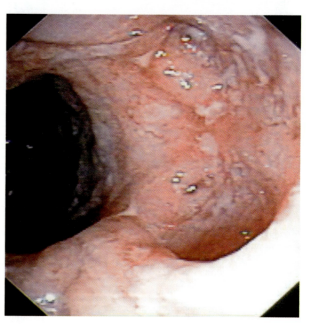

◘ **Abb. 11.4.** Terminales Ileum mit fibrinbelegten Ulzerationen (Endoskopie)

11.1.5 Differenzialdiagnostik

Differenzialdiagnostisch müssen eine Reihe verschiedener Krankheiten in Erwägung gezogen werden. **Infektionen** mit Bakterien, Parasiten und anderen Erregern sind auszuschließen. Eine Spezialform der infektiösen Kolitis ist die durch Clostridium difficile verursachte pseudomembranöse Kolitis nach antibiotischer Behandlung.

Die **kuhmilchinduzierte Kolitis** kommt fast ausschließlich bei Säuglingen vor und wird durch eine Allergie gegen Kuhmilchprotein in der Nahrung ausgelöst.

Bei **rektalem Blutabgang** sind eine Koagulopathie, Schleimhautverletzungen (anale oder perianale Fissuren bei Obstipation) und das Vorhandensein intestinaler Polypen abzuklären. Im Säuglings- und Kleinkindalter sollten bei rezidivierenden Schmerzen und blutigem Stuhlgang Invaginationen ausgeschlossen werden. Nach ausführlicher Anamnese und Ultraschalluntersuchung des Abdomens sowie bei ungeklärter Ätiologie ist in der Regel die Koloskopie zur weiteren Abklärung indiziert.

Die Differenzialdiagnose chronisch-rezidivierenden **Bauchschmerzen** ist umfangreich und kann in diesem Kapitel nicht weiter erläutert werden (▶ Abschn. 5.1).

Bei Verdacht auf **funktionelle Beschwerden** des Magen-Darm-Trakts (insbesondere bei »Colon irritabile«) sowie bei **Erkrankungen des rheumatischen Formenkreises** mit intestinalen Beschwerden muss eine CED ausgeschlossen werden.

> **Differenzialdiagnosen des M. Crohn**
> - Infektionen:
>   – bakterielle Enterokolitis (Campylobacter spp., Yersinien, enterohämorrhagische Escherichia coli spp., Salmonellen, Shigellen, Mykobakterien, Clostridium difficile)
>   – Parasitenbefall (Amöben, Lamblien)
>   – Enterokolitis durch andere Erreger (Zytomegalievirus, Herpes-simplex-Virus, Kryptosporidien)
> - Bakterielle Dünndarmüberwucherung:
>   – bei Kurzdarm
>   – nach Entfernung der Ileozökalklappe
> - Allergische Erkrankungen:
>   – Kuhmilchproteinallergie
>   – eosinophile Gastroenteropathie
> - Immunologische Erkrankungen:
>   – Zöliakie
>   – septische Granulomatose
>   – »graft versus host disease«
>   – juvenile idiopathische Arthritis, M. Still
>   – M. Behçet
>   – hämolytisch-urämisches Syndrom
> - Psychiatrische Erkrankungen: Anorexia nervosa

11.1.6 Therapie

Eine Behandlung des M. Crohn ist mittels medikamentöser, chirurgischer und nutritiver Therapie möglich. Da für die Therapie im Kindesalter nur wenige gute, kontrollierte Studien durchgeführt wurden, richten sich die Empfehlungen z. T. nach den Erfahrungen bei erwachsenen Patienten. Die Besonderheiten bei pädiatrischen Patienten (Wachstum, Pubertätsentwicklung) müssen jedoch zusätzlich berücksichtigt werden.

Medikamentöse Therapie

Die **Behandlung der intestinalen Entzündung** ist Grundlage einer erfolgreichen Therapie. Eine Untersuchung bei pädiatrischen Gastroenterologen in Nordamerika und Europa ergab folgendes therapeutische Vorgehen: Bei milder oder moderater Erkrankung ohne Ansprechen auf Aminosalizylate wurde in Europa oft eine enterale Ernährung und wurden in Nordamerika meist orale Kortikosteroide als primäre Therapie eingesetzt. Infliximab wurde in den USA häufiger als in Europa und zu 17% sogar vor Kortikosteroiden eingesetzt. Eine immunsuppressive Therapie wurde von beiden Gruppen schon früh im Erkrankungsverlauf verwendet, insbesondere bei schwerem Verlauf.

Aminosalizylate

Die 5-Amino-Salizylsäure-Präparate **Sulfasalazin** und **Mesalazin** haben eine moderate antientzündliche Wirkung. Sie werden je nach Lokalisation der Entzündung entweder in topischer Form (Suppositorien und Klysmen) oder systemisch p. o. verabreicht. Die Wirkung erfolgt über eine Beeinflussung verschiedener zellulärer Funktionen des Entzündungsprozesses. Entscheidend scheint die Blockierung des Arachidonsäurestoffwechsels zu sein. Eine signifikante Wirksamkeit von Aminosalizylaten bei M. Crohn konnte in den meisten Studien jedoch nicht gezeigt werden. Eine Studie bei Kindern mit aktiver Dünndarmentzündung wies bei 6 von 14 Patienten eine leichte Verbesserung durch eine Mesalazintherapie nach. Im Rahmen der Remissionserhaltung ist die Wirkung der Salizylate bei Colitis ulcerosa von Bedeutung, während sie bei M. Crohn von nur geringem Nutzen erscheint.

Kortikosteroide

Kortikosteroide sind die am häufigsten primär eingesetzten Medikamente bei M. Crohn. Bei Erwachsenen konnte in mehreren Studien eine Remissionsrate von etwa 85% erreicht werden. Orales **Prednison** oder **Prednisolon** wird in Dosierungen von 1 mg/kg KG/Tag (max. 60 mg) eingesetzt. Da die Wirkung in der Langzeittherapie kaum dokumentiert ist, sollten Steroide nur zur Behandlung der akuten Entzündung verwendet werden. Auch wenn Steroide eine hohe Remissionsrate bewirken, müssen die z. T. schweren Nebenwirkungen berücksichtigt werden. In der Regel korrelieren diese mit der Dosis und der Dauer der Behandlung. Nicht nur subjektiv belastende Veränderungen wie Akne, cushingoide Fazies und Striae sind häufige Nebenwirkungen, sondern auch Osteoporose, Katarakt, Wachstumsstörungen, dysphorische Verstimmungen, Diabetes mellitus und arterielle Hypertonie kommen vor. Eine Steroidabhängigkeit besteht bei 20–36% der Patienten, und etwa 20% sind steroidresistent. Eine steroidfreie Remissionserhaltung sollte primär angestrebt werden, wofür sich eine Therapie mit Immunsuppressiva (Purinanaloga oder Methotrexat) anbietet. Die Wirksamkeit der Steroide wurde in mehreren Studien mit derjenigen der enteralen Ernährung verglichen. In diesen Studien ließ sich bei 84% der Kinder mittels Steroiden eine Remission erzielen.

Die Remissionsraten lagen mit dem lokal wirksamen Kortikosteroid **Budesonid** bei 50–53%. Die Nebenwirkungsrate war vergleichsweise gering.

Antibiotika

In Anbetracht der zentralen Rolle, die der intestinalen Darmflora bei der Pathogenese des M. Crohn zugeschrieben wird, gibt es erstaunlicherweise nur wenige Daten hinsichtlich des therapeutischen Einsatzes von Antibiotika. Die Induktion einer Remission mit Antibiotika wurde bisher nicht nachgewiesen. In einer Studie zeigte sich bei 20 Kindern mit M. Crohn während einer Therapie mit **Metronidazol** bei über der Hälfte im Laufe von 6 Monaten eine klinische Verbesserung. Nach Beendigung der Therapie kam es jedoch bei 5 von 9 Patienten innerhalb von 4 Wochen zu einem erneuten Entzündungsschub. Nebenwirkungen scheinen von der Dosis und der Dauer der Therapie abhängig zu sein.

Studien bei erwachsenen Patienten mit perianalen Fisteln zeigen, dass der Einsatz von Metronidazol innerhalb von 2 Monaten in 86% der Fälle zu einer Remission oder einer klinischen Verbesserung führt. Bei Dosisreduktion oder Beendigung der Therapie kam es bei 83% der Patienten zu einem erneuten Schub. Die klinische Erfahrung zeigt, dass Antibiotika bei einem Teil der

Patienten (bei Entzündung im Kolon oder perianaler Erkrankung) von Nutzen sein können.

Immunsuppressiva

Purinanaloga. Das Purinanalogon Azathioprin und der aktive Wirkstoff 6-Mercaptopurin haben ihre Indikation vorwiegend bei steroidabhängigen oder -resistenten Patienten. Der Wirkungseintritt erfolgt meist erst nach mehreren Wochen bis Monaten. Im Vergleich zu Placebo konnte bei einer Dosis von 2,5 mg/kg KG die höchste Wirksamkeit in Bezug auf die Remissionserhaltung gezeigt werden. Eine Beendigung der Therapie im ersten Jahr der Behandlung ist von einer Rückfallrate von 41–81% begleitet. Bei Erwachsenen kann während einer Therapie mit Azathioprin zu etwa 54% eine Remission erzielt werden, außerdem ist eine Reduktion der Steroiddosis in 65% der Fälle möglich. Im Rahmen von 2 pädiatrischen Studien ließ sich nachweisen, dass etwa 75% der Patienten innerhalb von 4–6 Monaten ein klinisches und laborchemisches Ansprechen auf die Therapie zeigten. Über die Hälfte der Patienten konnte die Steroidtherapie komplett beenden. Bei einer pädiatrischen, placebokontrollierten Multicenterstudie konnte für 6-Mercaptopurin eine deutliche Verbesserung bezüglich des Remissionserhalts gezeigt werden. Beide Gruppen erhielten zusätzlich Prednison. Die Langzeitremissionsrate nach 18 Monaten lag in der Kontrollgruppe bei 39%, verglichen mit 89% in der Therapiegruppe. In einer kleinen pädiatrischen Studie wurde auch bei perianaler Erkrankung eine Wirksamkeit nachgewiesen. Unerwünschte Wirkungen wurden in einer amerikanischen Studie bei etwa einem Drittel der Patienten beobachtet. Bei 18% war eine Beendigung der Therapie aufgrund von Hypersensitivität oder Auftreten von Infektionen notwendig. Eine Pankreatitis wurde in 4% und eine Aktivitätssteigerung der Transaminasen in 15% der Fälle beobachtet. Eine vorübergehende Leukopenie wurde bei 10% der Patienten beobachtet, wobei es spontan oder nach Dosisreduktion zu einer Normalisierung kam. Aufgrund der toxischen Nebenwirkungen (insbesondere Suppression des Knochenmarks und akute Pankreatitis) sollten regelmäßige Laborkontrollen erfolgen: Etwa 0,1% der Patienten weisen homozygot eine verminderte Aktivität der Thiopurinmethyltransferase auf, sodass eine erhöhte Toxizität besteht. Bei den Betroffenen kann es zu einer lebensbedrohlichen Suppression des Knochenmarks kommen, welche auch lange nach Therapiebeginn auftreten kann. Aufgrund der derzeitigen Datenlage ist ein erhöhtes Malignitätsrisiko bei Langzeittherapie umstritten und möglicherweise in Zusammenhang mit der Grunderkrankung zu sehen.

Methotrexat. Methotrexat ist ein immunsuppressives Medikament, das seit den 1950er Jahren bei rheumatoider Arthritis und Psoriasis erfolgreich eingesetzt wird. Im Gegensatz zur Behandlung der rheumatoiden Arthritis ist aufgrund möglicher Malabsorption bei Dünndarmbefall initial eine parenterale Gabe (i. m. oder s. c.) zu bevorzugen. Methotrexat wirkt als Folsäureantagonist. Bei aktivem M. Crohn zeigte Methotrexat (25 mg/Woche i. m. oder s. c.) gegenüber Placebo zu 39% (gegenüber 19%) die Möglichkeit einer Steroidreduktion und eine Remissionserhaltung. Eine niedrigdosierte, orale Methotrexatgabe konnte im Gegensatz zur parenteralen Applikation keine Exazerbation verhindern. In einer prospektiven pädiatrischen Studie mit 14 steroidabhängigen Patienten, die mit Azathioprin nicht erfolgreich behandelt werden konnten, wurde Methotrexat in einer wöchentlichen Dosis von 15 mg/m² KOF (max. 25 mg) verabreicht. Neun von 14 Kindern profitierten innerhalb von 4 Wochen von der Therapie (Verbesserung des PCDAI-Wertes, Reduktion bzw. Absetzen der Steroide möglich). Zwei Patienten beendeten aufgrund von Nebenwirkungen (Nausea, Kopfschmerzen) die Behandlung, und ein Patient verstarb; als Todesursache wurde eine durch einen akuten Infekt ausgelöste Addison-Krise bei bestehender Steroidtherapie angenommen. Unerwünschte Wirkungen der Methotrexattherapie sind Nausea, Anorexie und Kopfschmerzen. Die tägliche oder wöchentliche Substitution von Folsäure führt zu einer besseren Verträglichkeit. Eine interstitielle Pneumonie, eine Knochenmarkdepression und eine dosisabhängige Hepatotoxizität sind ebenfalls beschrieben.

Cyclosporin. Cyclosporin A, ein Calcineurininhibitor, der die T-Zell-Aktivierung blockiert, zeigte in einer randomisierten, kontrollierten pädiatrischen Studie im Vergleich zur enteralen Ernährung oder zur Kortikosteroidtherapie keine signifikant bessere Wirkung. Weitere Studien liegen nicht vor.

Infliximab

Tumornekrosefaktor α (TNF-α) ist ein stark proinflammatorisch wirkendes Zytokin, dem eine wichtige Rolle in der Pathogenese des M. Crohn zukommt. TNF-α-exprimierende Zellen konnten in der Darmmukosa betroffener Patienten nachgewiesen werden. Ein chimärer, monoklonaler Anti-TNF-α-Antikörper (Infliximab) blockiert die TNF-α-Aktivität und modifiziert so die Krankheitsaktivität.

Bei erwachsenen Patienten mit therapierefraktärem M. Crohn konnte in einer randomisierten, placebokontrollierten Studie ein klinisches Ansprechen auf Infliximab in 81% der Fälle erreicht werden. Eine längere **Remissionserhaltung** ließ sich mittels wiederholter Infliximabgabe demonstrieren. Bei fistelnder Erkrankung konnte nach Infliximabtherapie bei 68% der Patienten nach 14 Tagen eine Reduktion der Anzahl sezernierender Fisteln um 50% erreicht werden, verglichen mit 26% bei Placebogabe. Eine wiederholte Gabe führte zur Verbesserung der Remissionserhaltung bei fistelnder Erkrankung.

Der erste mit Infliximab behandelte Patient war ein 13-jähriges Mädchen mit schwerem, therapierefraktärem M. Crohn. Eine erste kontrollierte, multizentrische **Studie zur Dosisfindung** bei Kindern wurde im Jahre 1999 veröffentlicht: 24 Kinder mit einem schweren, therapierefraktären M. Crohn erhielten Steroide und eine einmalige Dosis Infliximab (5 mg/kg KG oder 10 mg/kg KG). Nach 4 Wochen zeigte sich eine Besserung des PCDAI-Wertes um ≥10 Punkte in 86% (5 mg/kg KG) bzw. 57% der Fälle (10 mg/kg KG). Eine Remission erreichten 14% (5 mg/kg KG) bzw. 43% (10 mg/kg KG) der Patienten. Nach 12 und 20 Wochen wurde eine Remission in 14% (5 mg/kg KG; 33% bei einer Dosis von 10 mg/kg KG) bzw. 50% (5 mg/kg KG; 33 % bei einer Dosis von 10 mg/kg KG) erreicht. Allgemein wird der primäre Einsatz von Infliximab bei Kindern kontrovers diskutiert, jedoch mehrheitlich nicht empfohlen.

Da es sich um einen chimären Maus-Mensch-Antikörper handelt, kann es zur Entwicklung von humanen antichimären **Antikörpern** kommen. Bei Erwachsenen ließ sich dies bei 13% der Patienten nachweisen. Folgen sind Infusionsreaktionen und Verlust der Wirkung des Medikaments bei weiteren Applikationen. Eine gleichzeitige Behandlung mit Prednison oder Azathioprin scheint die Entstehung dieser Antikörper zu reduzieren und wird deshalb empfohlen.

Eine vermehrte Rate von exazerbierter **Tuberkulose** während einer Infliximabtherapie wurde beobachtet, sodass eine entsprechende Abklärung vor Therapiebeginn durchgeführt werden muss.

Experimentelle Therapien

Probiotika enthalten lebende Mikroorganismen, die nach oraler Aufnahme positive gesundheitliche Effekte erzielen können. Neben Laktobazillen und Bifidobakterien können auch Hefen und gewisse apathogene Escherichia-coli-Bakterien (E. coli Nissle) probiotisch aktiv sein. Bei erwachsenen Patienten zeigte eine Behandlung mit Probiotika im Vergleich zu Mesalazin einen bescheidenen Effekt. In einer pädiatrischen Pilotstudie ergab sich bei 4 Kindern mit einem leicht bis moderat aktiven M. Crohn, die über 6 Monate täglich mit Lactobacillus GG behandelt wurden, eine Verbesserung des PCDAI-Wertes.

Nach dem Erfolg des Anti-TNF-α-Antikörpers Infliximab folgten Studien mit **Thalidomid**, welches die TNF-α-Produktion über eine intrazelluläre Blockade inhibiert. Neben der Anti-TNF-α-Wirkung kommt es zu einer Hemmung der Aktivität neutrophiler Granulozyten sowie zu einer antiangiogenetischen Wirkung. Zwei kleinere Studien bei Erwachsenen sowie eine Studie bei Kindern zeigten Hinweise auf eine klinische Besserung während der Therapie mit Thalidomid.

Adalimumab, das s. c. appliziert wird, ist ein rekombinanter, humaner, monoklonaler IgG_1-Antikörper, der sich spezifisch gegen TNF-α richtet. Damit ist Adalimumab nach Infliximab ein weiteres Biologikum, das zur Therapie des M. Crohn eingesetzt werden kann. Adalimumab wird mittels rekombinanter DNA-Technik hergestellt und ist im Gegensatz zum chimären Antikörper Infliximab ein rein humaner Antikörper. In einer doppelblinden, placebokontrollierten Studie (CLASSIC I) erzielte Adalimumab bei Patienten mit einer mittelschweren bis schweren Krankheitsaktivität ohne Anti-TNF-Vorbehandlung nach 4 Wochen dosisabhängig eine Remissionsrate von 18–36% gegenüber 12% in der Placebogruppe. Studien zur Anwendung bei Kindern liegen bisher nicht vor.

Der humanisierte Anti-TNF-α-IgG-Antikörper **CDP571** zeigte gegenüber Placebo in einer doppelblinden, placebokontrollierten Studie nach einmaliger Gabe eine klinisch signifikante Verbesserung des CDAI-Wertes. Durch seine möglicherweise fehlende Komplementbindungsfähigkeit und die fehlende antikörperspezifische Zytotoxizität ist die Wirksamkeit im Vergleich zu Infliximab weniger gut. In einer größeren, multizentrischen Studie konnte nach 28 Wochen keine statistisch signifikante Wirkung von CDP571 nachgewiesen werden.

Das erste Anti-Sense-Oligonukleotid **ISIS-2302** für die Therapie des M. Crohn interferiert mit der Translation des interzellulären Adhäsionsmoleküls 1 (ICAM-1) und damit mit der Einwanderung von Monozyten und Granulozyten in entzündetes Gewebe. In einer kleinen, placebokontrollierten Studie konnte nach 4 Wochen bei steroidresistenten Patienten bei 47% der Verumgruppe im Vergleich zu 20% in der Placebogruppe eine Verbesserung beobachtet werden, was sich in anderen Studien jedoch nicht bestätigen ließ.

Natalizumab ist ein humanisierter, monoklonaler IgG_4-Antikörper gegen $α_4$-Integrin, der die Emigration von aktivierten Lymphozyten und Monozyten aus den Gefäßen in das Gewebe blockiert. Zwei placebokontrollierte Studien bei Patienten mit aktivem M. Crohn zeigten eine signifikante Wirkung, während dies in einer dritten Studie nicht bestätigt werden konnte.

Ernährungstherapie

Die enterale Ernährung wurde primär mit dem Ziel eingesetzt, die Malnutrition zu behandeln. Es hat sich jedoch gezeigt, dass sie bei Patienten mit M. Crohn eine **Remission** induzieren kann. Die enterale Ernährung muss wegen Akzeptanzproblemen jedoch häufig über eine nasogastrische Sonde appliziert werden, weshalb die Compliance oft schlecht ist. Eine Metaanalyse konnte keinen Vorteil einer Elementardiät auf Aminosäurenbasis gegenüber einer polymeren Diät nachweisen. Die Wirkungsweise der Ernährungstherapie ist nicht bekannt. Die ausschließliche enterale Ernährung wird zunächst über 4–8 Wochen durchgeführt, woraufhin die schrittweise Einführung weiterer Nährstoffe erfolgt. Eine retrospektive Untersuchung bei Kindern zeigte einen signifikanten Vorteil bezüglich des Remissionserhalts bei fortgesetzter und zusätzlich nächtlicher enteraler Ernährung. In mehreren Metaanalysen bei erwachsenen Patienten zeigte sich jedoch, dass die enterale Ernährung der Steroidtherapie unterlegen ist (Remissionsrate von 60% gegenüber 80%). Eine weitere Metaanalyse von 5 randomisierten, kontrollierten pädiatrischen Studien zeigte bei guter Compliance für beide Therapieformen keinen Unterschied bezüglich der Erzielung einer Remission.

Eine parenterale Ernährung ist meist nur perioperativ, bei sehr schwerer Entzündung oder bei Darmobstruktionen notwendig. Eine Verbesserung des Ernährungsstatus konnte nachgewiesen werden. Nach Resektion großer Dünndarmanteile kann eine heimparenterale Ernährung notwendig werden.

Chirurgische Therapie

 Während die Colitis ulcerosa mit der chirurgischen Behandlung geheilt werden kann, besteht beim M. Crohn auch nach erfolgreicher chirurgischer Therapie das Risiko eines Rezidivs.

Eine chirurgische Therapie ist bei **Komplikationen** wie Fisteln, Abszessen und Strikturen sowie bei ausgeprägter Wachstumshemmung und beim Auftreten von Neoplasien indiziert. Bei kurzstreckigen Stenosen hat sich als organerhaltende Operationsmethode die **Strikturoplastik** bewährt: Die Striktur wird längs inzidiert, quer vernäht und damit geweitet. Die postoperative Komplikationsrate der chirurgischen Interventionen (Restenosierung, Fistelung und Bauchwandabszesse) beträgt etwa 20%.

11.1.7 Verlauf und Prognose

Die Mortalität von Patienten mit M. Crohn ist im Vergleich mit der Normalbevölkerung erhöht (standardisierte Mortalitätsratio: 1,51). Sie ist von einer frühzeitigen Diagnose und Therapie der krankheitsassoziierten **Komplikationen** abhängig. Die Mortalität in der pädiatrischen Population ist gering. Patienten mit einer Crohn-Kolitis haben möglicherweise ein ähnlich hohes Risiko, ein **kolorektales Karzinom** zu entwickeln, wie Patienten mit Colitis ulcerosa. Das Risiko eines kolorektalen Tumors betrug in einer Studie nach einer Krankheitsdauer von 20 Jahren 8%.

Daten von erwachsenen Patienten zeigen, dass nach einem Krankheitsverlauf von 20 Jahren bei etwa 75% der Patienten mindestens ein chirurgischer Eingriff erfolgt ist. Bei pädiatrischen Patienten liegt die **Operationsrate** bei 30–46%. In Abhängigkeit vom Therapieregime der jeweiligen Studie reicht die Häufigkeit einer chirurgischen Intervention innerhalb der ersten 3 Jahre ab Diagnosestellung von 20% bis 45%. Allgemein liegt die **Rezidivrate** je nach Studie (unterschiedliche Nachbeobachtungszeiten) und Definition (klinisches Rezidiv, Aktivitätsindex, endoskopische Diagnosestellung) zwischen 28 und 86%.

Literatur

Armitage E, Drummond H, Ghosh S, Ferguson A (1999) Incidence of juvenile-onset Crohn's disease in Scotland. Lancet 353: 1496–1497
Baldassano R, Braegger CP, Escher JC et al. (2003) Infliximab (REMICADE) therapy in the treatment of pediatric Crohn's disease. Am J Gastroenterol 98: 833–838
Baldassano RN, Han PD, Jeshion WC et al. (2001) Pediatric Crohn's disease: risk factors for postoperative recurrence. Am J Gastroenterol 96: 2169–2176
Binder V, Orholm M (1996) Familial occurrence and inheritance studies in inflammatory bowel disease. Neth J Med 48: 53–56
Braegger CP, MacDonald TT (1994) Immune mechanisms in chronic inflammatory bowel disease. Ann Allergy 72: 135–41
Braegger CP, Nicholls S, Murch SH, Stephens S, MacDonald TT (1992) Tumour necrosis factor alpha in stool as a marker of intestinal inflammation. Lancet 339: 89–91
Breese E, Braegger CP, Corrigan CJ, Walker-Smith JA, MacDonald TT (1993) Interleukin-2- and interferon-gamma-secreting T cells in normal and diseased human intestinal mucosa. Immunology 78: 127–131
Cezard JP, Touati G, Alberti C, Hugot JP, Brinon C, Czernichow P (2002) Growth in paediatric Crohn's disease. Horm Res 58 (Suppl 1): 11–15
Escher JC, Taminiau JAJM, Nieuwenhuis EES, Büller HA, Grand RJ (2003) Treatment of Inflammatory bowel disease in childhood: Best available evidence. Inflamm Bowel Dis 9: 34–58
Faubion WA Jr, Loftus EV, Sandborn WJ, Freese DK, Perrault J (2001) Pediatric «PSC-IBD": a descriptive report of associated inflammatory bowel disease among pediatric patients with psc. J Pediatr Gastroenterol Nutr 33: 296–300
Griffiths AM, Ohlsson A, Sherman PM, Sutherland LR (1995) Meta-analysis of enteral nutrition as a primary treatment of active Crohn's disease. Gastroenterology 108: 1056–1067
Griffiths AM, Otley AR, Hyams J et al. (2005) A review of activity indices and end points for clinical trials in children with Crohn's disease. Inflamm Bowel Dis 11 (2): 185–96
Griffiths AM, Wesson DE, Shandling B, Corey M, Sherman PM (1991) Factors influencing postoperative recurrence of Crohn's disease in childhood. Gut 32: 491–495
Heuschkel RB, Menache CC, Megerian JT, Baird AE (2000) Enteral nutrition and corticosteroids in the treatment of acute Crohn's disease in children. J Pediatr Gastroenterol Nutr 31: 8–15
Heyman MB, Kirschner BS, Gold BD et al. (2005) Children with early-onset inflammatory bowel disease (IBD): analysis of a pediatric IBD consortium registry. J Pediatr 146: 35–40
Hildebrand H, Berg NO, Hoevels J, Ursing B (1980) Treatment of Crohn's disease with metronidazole in childhood and adolescence. Evaluation of a six months trial. Gastroenterol Clin Biol 4: 19–25
Hildebrand H, Finkel Y, Grahnquist L, Lindholm J, Ekbom A, Askling J (2003) Changing pattern of paediatric inflammatory bowel disease in northern Stockholm 1990-2001. Gut 52: 1432–1434
Hyams JS (1994) Extraintestinal manifestations of inflammatory bowel disease in children. J Pediatr Gastroenterol Nutr 19: 7–21
Hyams JS, Ferry GD, Mandel FS et al. (1991) Development and validation of a pediatric Crohn's disease activity index. J Pediatr Gastroenterol Nutr 12: 439–447
Kim SJ, Ferry GD (2004) Inflammatory bowel disease in pediatric and adolescent patients: clinical, therapeutic, and psychosocial considerations. Gastroenterology 126: 1550–1560
Levine A, Milo T, Buller H, Markowitz J (2003) Consensus and controversy in the management of pediatric Crohn disease: an international survey. J Pediatr Gastroenterol Nutr 36: 464–469
Markowitz J, Grancher K, Kohn N, Lesser M, Daum F (2000) A multicenter trial of 6-mercaptopurine and prednisone in children with newly diagnosed Crohn's disease. Gastroenterology 119: 895–902
Markowitz J, Rosa J, Grancher K, Aiges H, Daum F (1990) Long-term 6-mercaptopurine treatment in adolescents with Crohn's disease. Gastroenterology 99: 1347–1351
Newby EA, Sawczenko A, Thomas AG, Wilson D (2005) Interventions for growth failure in childhood Crohn's disease. Cochrane Database Syst Rev 20 (3): CD003873
Orholm M, Munkholm P, Langholz E, Nielsen OH, Sorensen IA, Binder V (1991) Familial occurrence of inflammatory bowel disease. N Engl J Med 324: 84–88
Pearson DC, May GR, Fick G, Sutherland LR (2000) Azathioprine for maintaining remission of Crohn's disease. Cochrane Database Syst Rev: CD000067
Podolsky DK (2002) Inflammatory bowel disease. N Engl J Med 347: 417–429
Sandborn W, Sutherland L, Pearson D, May G, Modigliani R, Prantera C (2000) Azathioprine or 6-mercaptopurine for inducing remission of Crohn's disease. Cochrane Database Syst Rev: CD000545
Thomas AG, Taylor F, Miller V (1993) Dietary intake and nutritional treatment in childhood Crohn's disease. J Pediatr Gastroenterol Nutr 17: 75–81
Verhave M, Winter HS, Grand RJ (1990) Azathioprine in the treatment of children with inflammatory bowel disease. J Pediatr 117: 809–814

11.2 Colitis ulcerosa

R. Behrens

11.2.1 Epidemiologie

Die Daten zu Prävalenz und Inzidenz sind schwierig zu interpretieren, da teilweise unterschiedliche Altersgruppen analysiert werden und Kinder unter 5 Jahren meist unberücksichtigt bleiben; dies macht im eigenen Kollektiv immerhin 10% aller Patienten aus (◘ Abb. 11.5).

Bei einer **Prävalenz** (Bevölkerungsanteil mit einer bestimmten Krankheit pro 100.000 Einwohner) von 150 Patienten aller Altersgruppen in Deutschland und einem Bevölkerungsanteil bei den unter 18-Jährigen von 19% entspricht dies einer Prävalenz von 29 pädiatrischen Patienten pro 100.000 Einwohner (Ekbom et al. 1991).

Die **Inzidenz** (Neuerkrankungen pro 100.000 Einwohner und Jahr) ist regional stark unterschiedlich. In Mittel- und Nordeuropa liegt sie für pädiatrische Patienten bei etwa 1–3 (Auvin et al. 2005; van der Zaag-Loonen et al. 2004).

Die **Geschlechterverteilung** ist ausgewogen (Langholz et al. 1997; eigenes Kollektiv von 110 Patienten).

Das Verhältnis des M. Crohn zur Colitis ulcerosa beträgt 2–3 : 1 (Escher 2006; Sawczenko et al. 2001; eigenes Kollektiv mit etwa 330 Patienten, CEDATA-Register mit etwa 2200 Patienten).

Erkrankungsalter

Das durchschnittliche Erkrankungsalter liegt bei etwa 11 Jahren (eigenes Kollektiv mit 110 Patienten: ◘ Abb. 11.5; hiervon sind 41% jünger als 10 Jahre). Vergleichbare Daten stammen aus Dänemark und Großbritannien/Irland (Langholz et al. 1997; Sawczenko et al. 2001). Ein geringes Erkrankungsalter bedeutet jedoch überraschenderweise keine ungünstigere Prognose (Langholz et al. 1997).

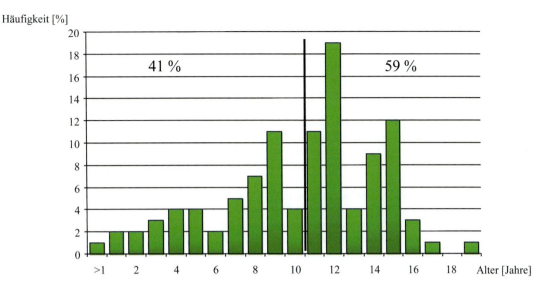

Abb. 11.5. Erkrankungsalter von Patienten mit Colitis ulcerosa (eigene Patienten; n = 105)

Familiarität

Bei einer positiven Familienanamnese für chronisch-entzündliche Darmerkrankungen ist das Risiko für erstgradig Verwandte, ebenfalls an einer chronisch-entzündlichen Darmerkrankung zu erkranken, deutlich erhöht. Dies gilt besonders für den M. Crohn, in 8–10% betroffener Familien allerdings auch für die Colitis ulcerosa (Orholm et al. 1991).

11.2.2 Symptomatik

Gastrointestinale Symptomatik

Während sich die Symptomatik beim M. Crohn sehr unterschiedlich darstellen kann, ist sie bei der Colitis ulcerosa erheblich monomorpher: Über 90% der Patienten klagen über meist blutige **Durchfälle** (Hyams et al. 1996; eigene Erfahrungen mit 110 Patienten). Bauchschmerzen werden dagegen seltener angegeben als beim M. Crohn; sie sind meist im Unterbauch lokalisiert und treten in der Regel vor, während und nach der Defäkation auf (sog. Tenesmen). Ein Gewichtsverlust wird bei weniger als der Hälfte der Patienten beobachtet. Fieber und perianale Läsionen (Marisken, Rhagaden, Abszesse, Fisteln) stellen eine Ausnahme dar und sind differenzialdiagnostisch eher als Hinweis auf einen M. Crohn zu beurteilen.

Extraintestinale Manifestationen

Extraintestinale Manifestationen können der intestinalen Symptomatik bisweilen um Jahre vorausgehen. Gegenüber dem M. Crohn treten sie deutlich seltener auf (9% vs. 41%), stellen sich aber gleichartig dar. In erster Linie handelt es sich um **Arthralgien,** ausnahmsweise um ein Erythema nodosum. Weitere extraintestinale Manifestationen sind eine Rarität. Die Ätiologie der Arthralgien ist nicht geklärt. Wahrscheinlich liegt ihnen eine hyperergische Reaktion auf Fremdantigene zugrunde, die im Rahmen der chronisch-entzündlichen Darmerkrankung vermehrt aufgenommen werden.

Dagegen handelt es sich beim **Erythema nodosum** um eine vaskulär bedingte extraintestinale Manifestation, die mit der Aktivität der Grunderkrankung korreliert (Abb. 21.6). Das Pyoderma gangraenosum ist sehr selten, ebenfalls vaskulär bedingt, äußerst schmerzhaft und schwer zu behandeln.

Extraintestinale Manifestationen im orofazialen und perianalen Bereich kommen bei der Colitis ulcerosa faktisch nicht vor.

11.2.3 Psychosoziale Aspekte

Während noch vor 20 Jahren angenommen wurde, dass chronisch-entzündliche Darmerkrankungen durch psychosoziale Phänomene ausgelöst werden, ließ sich mittlerweile nachweisen,

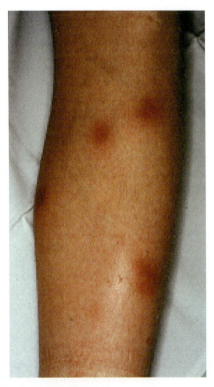

Abb. 11.6. Erythema nodosum

dass sich die prämorbide Persönlichkeitsstruktur und die psychosoziale Entwicklung in Kindheit und Jugend nicht von denjenigen gesunder Kontrollpersonen unterscheiden. Dagegen ist unstrittig, dass nach Ausbruch einer chronisch-entzündlichen Darmerkrankung eine psychosoziale Instabilität den Verlauf verschlechtert und umgekehrt eine stabile Persönlichkeit den Verlauf günstig beeinflussen kann. Schließlich ist nachvollziehbar, dass mit dieser Diagnose ein **Verarbeitungsprozess** erforderlich wird, der häufig nur mit psychotherapeutischer Hilfe erfolgreich sein kann. In dieses Konzept ist die ganze Familie einzubeziehen, da alle Familienmitglieder entsprechend ihrer Rolle betroffen sein können.

Vorrangige Auffälligkeiten bestehen in einer **existenziellen Verunsicherung** des Patienten selbst, der v. a. als Jugendlicher sein Rollenverständnis nicht mehr aufrechterhalten zu können glaubt. Für die Eltern bricht häufig ein Lebensplan zusammen. Geschwister können durch die Konzentration der Familie auf den Patienten ambivalent mit Aggression oder Rückzug reagieren.

Darüber hinaus gibt es eine Reihe weiterer **psychosozialer Konfliktpunkte,** auf die hier nicht näher eingegangen werden soll, die aber in einer fachspezifischen Beratung aufgedeckt und behandelt werden müssen.

11.2.4 Diagnostik

Zehn Prozent bis 15% aller pädiatrischen Patienten unter 16 Jahren in Deutschland klagen über chronische Bauchschmerzen, die in der großen Mehrzahl jedoch funktioneller Natur sind. In diesem Kollektiv von etwa 1.500.000 Kindern und Jugendlichen müssen diejenigen mit chronisch-entzündlichen Darmerkrankungen erkannt werden. Als **Warnhinweise** gelten v. a. folgende Symptome, die leicht zu erfragen bzw. zu untersuchen sind und Anlass für eine weiterführende Diagnostik sein sollten:
- Chronizität der Durchfälle
- Zunahme und umschriebene Lokalisation der Bauchschmerzen
- rektaler Blutabgang
- Leistungsknick
- Gewichtsverlust
- erhöhte Entzündungsparameter
- Anämie

Bei der **körperlichen Untersuchung** lassen sich wesentlich seltener als bei Patienten mit M. Crohn Auffälligkeiten feststellen. Am ehesten finden sich Blässe und eine tastbare, oft auch schmerzhafte Resistenz im linken Unterbauch. Extraintestinale oder perineale Befunde sind fast nie nachweisbar.

Laborchemisch sind die Entzündungsparameter meist nur leicht bis mittelgradig erhöht oder können sogar gänzlich normal ausfallen. Der Umfang der Laboruntersuchungen kann auf Blutkörperchensenkungsgeschwindigkeit, Konzentration des C-reaktiven Proteins, Differenzialblutbild, Enzymaktivitäten (Aspartataminotransferase, ASAT; γ-Glutamyltranspeptidase, γ-GT; alkalische Phosphatase, AP; Lipase) sowie Gesamteiweiß- und Albuminkonzentration beschränkt werden. Alle übrigen getesteten Parameter wie Orosomukoid, Antikörper (p-ANCA, ASCA) und viele andere mehr sind aufgrund großer Überschneidungen sowie unzureichender Spezifität oder Sensitivität ohne weiterführende Bedeutung. Eine bakterielle Genese der Durchfälle muss dagegen zuverlässig durch negative Stuhlkulturen ausgeschlossen werden. Durch die Bestimmung von Calprotectin im Stuhl kann mit hohem Vorhersagewert zwischen einer entzündlichen und einer nichtentzündlichen Genese der Symptomatik unterschieden werden (Fagerberg et al. 2005).

Die **sonographische Untersuchung** kann durch den Nachweis verdickter Darmwände den Verdacht auf eine chronisch-entzündliche Darmerkrankung erhärten, naturgemäß allerdings nicht beweisen. Mittels Farbdopplersonographie lässt sich bei starker Entzündungsaktivität eine Hyperperfusion der Dickdarmwand erkennen; letztere ist allerdings typischerweise beim M. Crohn ausgeprägter.

Die **Endoskopie** ist das diagnostische Verfahren der Wahl. Sollte vor der Endoskopie nicht sicher zwischen einem M. Crohn und einer Colitis ulcerosa unterschieden werden können, empfiehlt es sich, die Sedierung auszunutzen und gleichzeitig eine Ösophagogastroduodenoskopie durchzuführen.

> Der Befall des oberen Gastrointestinaltrakts schließt eine Colitis ulcerosa aus.

Das endoskopische Bild zeigt v. a. bei jungen Patienten nicht so sehr die namengebenden Ulzera, sondern vielmehr eine kontinuierliche Rötung der Schleimhaut mit deutlicher Kontaktvulnerabilität. Erst bei längerem Verlauf finden sich Ulzera, Haustrenverlust, Pseudopolypen und Wandstarre. Ein Beispiel ist in Abb. 11.7 dargestellt (▶ auch Abschn. 2.4).

Die **radiologische Diagnostik** hat heutzutage keinen Stellenwert mehr in der Diagnostik einer Colitis ulcerosa. Dies liegt zum einen daran, dass auch Säuglinge problemlos endoskopiert werden können, und zum anderen daran, dass Stenosen, die ein für das Endoskop unüberwindliches Hindernis darstellen können, bei der Colitis ulcerosa kaum vorkommen.

Die **Szintigraphie** mit ^{99m}Technetium-markierten Leukozyten ist geeignet, entzündliche Prozesse nachzuweisen. Es müssen jedoch mehrere Nachteile beachtet werden: Für pädiatrische Patienten liegen kaum gesicherte Daten vor, eine Artdiagnose ist nicht möglich, und Biopsien sind naturgemäß nicht durchführbar. So hat dieses Verfahren im Rahmen der Diagnostik der Colitis ulcerosa keinen Stellenwert.

Aufgrund der alarmierenden Symptomatik (blutiger Durchfall) ist die **diagnostische Latenz** (die Zeitspanne zwischen dem Auftreten der Symptome und der Diagnosestellung) deutlich

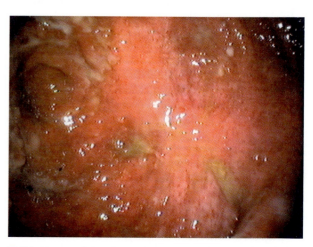

Abb. 11.7. Hochakute kontinuierliche Entzündung bei einer 16-jährigen Patientin mit Colitis ulcerosa

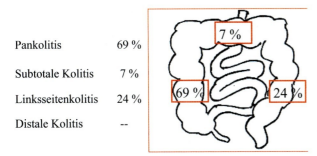

Pankolitis	69 %
Subtotale Kolitis	7 %
Linksseitenkolitis	24 %
Distale Kolitis	--

Abb. 11.8. Befallsmuster bei 105 Patienten mit Colitis ulcerosa (eigenes Kollektiv)

kürzer als beim M. Crohn. Sie beträgt unabhängig vom Lebensalter im eigenen Kollektiv knapp 6 Monate.

Im Vergleich zu erwachsenen Patienten ist der **Befall** ausgeprägter. Während viele erwachsene Patienten eine distale oder Linksseitenkolitis aufweisen, beträgt der Anteil im eigenen Kollektiv lediglich 24%. Dagegen fand sich in 69% der Fälle eine totale und in weiteren 7% eine subtotale, bis zur rechten Flexur reichende Colitis ulcerosa (Abb. 11.8). Bei 3% der Patienten lag eine »Backwash«-Ileitis im terminalen Ileum vor. Dies hat therapeutische Konsequenzen, da eine topische Behandlung seltener infrage kommt. Auch korreliert das Entartungsrisiko direkt mit dem Ausmaß des Kolonbefalls.

Kürzlich wurden die diagnostischen Kriterien einer chronisch-entzündlichen Darmerkrankung mit Generierung der sog. **Porto-Kriterien** einheitlich festgelegt (IBD Working Group of the EPGHAN 2005).

11.2.5 Therapie

Die Therapie erfolgt in enger Anlehnung an die Erfahrungen bei erwachsenen Patienten, zumal pädiatrische evidenzbasierte Therapiestudien Ausnahmen sind. Die Dosierung wird dem aktuellen Körpergewicht, bei Methotrexat der Körperoberfläche angepasst. Als Maximaldosierung gilt die Empfehlung für erwachsene Patienten.

Bei der **Wahl der Therapie** sind Befallmuster und Krankheitsaktivität zu berücksichtigen. So ist bei einer subtotalen oder totalen Kolitis (dies betrifft 75% der pädiatrischen Patienten mit Colitis ulcerosa) eine rein topische Therapie nicht erfolgversprechend. Ebenso wird bei hoher Aktivität eine alleinige Therapie mit 5-Aminosalicylsäure/Salazosulfapyridin nicht zu einer Remission führen. Die Beurteilung der Krankheitsaktivität erfolgt klinisch (Frequenz und Art der Stühle, Blutbeimengungen, Bauchschmerzen, Allgemeinzustand, Laborbefunde), für Studienzwecke nach den vor 50 Jahren erstellten und noch immer gültigen Kriterien von Truelove und Witts (1955; 35, Tab. 11.4).

In den vergangenen Jahrzehnten hat sich gezeigt, dass eine individuell auf die einzelnen Patienten zugeschnittene Therapie einer standardisierten Behandlung überlegen ist. Dies wurde in der pädiatrischen Gastroenterologie schon lange praktiziert und hat jetzt auch in den Leitlinien für die Behandlung erwachsener Patienten seinen Niederschlag gefunden (Hoffmann et al. 2004).

Behandlungsziel ist die **Remission**. Hierbei ist zu berücksichtigen, dass spontane Remissionen bei erwachsenen Patienten in etwa 30% der Fälle auftreten, der Effekt einer Therapie also deutlich besser sein sollte.

Neben der Remission besteht ein weiteres Ziel in der altersentsprechenden somatischen und psychosozialen **Entwicklung**. Dies beinhaltet auch eine ungestörte Schul- und Berufsausbildung.

Schließlich ist es für einen möglichst unkomplizierten weiteren Krankheitsverlauf jenseits des Adoleszentenalters essenziell, den Patienten dahin zu bringen, dass er seine Erkrankung zu akzeptieren lernt sowie aufgeklärt und verantwortungsbewusst damit umgeht.

Nach einer allgemeinen Übersicht der therapeutischen Möglichkeit folgt die Darstellung der Behandlung in Abhängigkeit vom Schweregrad der Erkrankung.

Systemische Therapie

Eine Übersicht der infrage kommenden Medikamente gibt Tab. 11.5.

Die Präparate werden einzeln oder in **Kombination** angewandt. Für die gleichzeitige Gabe von Kortikosteroiden und 5-ASA/SASP wurde jedoch kein zusätzlicher Vorteil nachgewiesen, sodass bei einer Steroidtherapie auf 5-ASA/SASP verzichtet werden kann.

In diesem Zusammenhang ist von Interesse, dass bei einer Umfrage unter pädiatrischen Patienten mit chronisch-entzündlichen Darmerkrankungen nach ihren krankheitsbedingten Ängsten und Belastungen die Notwendigkeit, Medikamente zu nehmen, an erster Stelle stand. Dies sollte ein weiterer Anlass sein, jedwede Therapie tatsächlich auf ein notwendiges **Minimum** zu reduzieren.

5-ASA und SASP besitzen eine vergleichbare Wirksamkeit. Da SASP insgesamt häufiger zu unerwünschten Wirkungen führt,

Tab. 11.4. Aktivitätsstadien der Colitis ulcerosa (Truelove u. Witts 1955)

Parameter	Milder Verlauf	Schwerer Verlauf	Fulminanter Verlauf
Stuhlfrequenz/Tag	<6	>6	>10
Blut im Stuhl	Vorhanden oder nicht vorhanden	Deutlich vorhanden	Sehr deutlich vorhanden
Körpertemperatur	Normal	Erhöht	Deutlich erhöht
Hämoglobinkonzentration [g/dl]	Normal	<10	<8
Albumingehalt [g %]	Normal	3–4	<3
Blutkörperchensenkungsgeschwindigkeit [mm/h]	<30	>30	>50

Tab. 11.5. Medikamente zur Behandlung der Colitis ulcerosa

Substanzen	Präparate	Wirkungsort	Bemerkungen
5-Aminosalicylsäure (5-ASA)	Mesalazin: Eudragit-L-verkapselt, Eudragit-S-verkapselt, Äthylzellulose verkapselt; Olsalazin	Distales Ileum und Kolon (Äthylzellulose: Dünn- und Dickdarm)	Einnahme p. o., antiinflammatorische Wirkung
Salazosulfapyridin (SASP)	2 Moleküle 5-ASA, gekoppelt	Kolon	Einnahme p. o., antiinflammatorische Wirkung
Glukokortikosteroide	Prednison, Prednisolon, Methylprednisolon	Systemisch	Gabe i. v. oder p. o., antiinflammatorische Wirkung
Immunmodulatoren	Azathioprin/6-Mercaptopurin	Systemisch	Einnahme p. o., immunsuppressive Wirkung
	Cyclosporin A, Tacrolimus	Systemisch	Gabe i. v. oder p. o., immunsuppressive Wirkung
Zytostatika	Methotrexat	Systemisch	Gabe i. m. oder p. o., immunsuppressive Wirkung
Varia	E. coli Nissle	Topisch	Einnahme p. o., probiotische Wirkung

werden 5-ASA-Präparate meist bevorzugt. Allerdings werden mehr schwerwiegende Nebenwirkungen von Mesalazin berichtet (Ransford u. Langman 2002). Bei unkomplizierter Vorbehandlung mit SASP besteht daher keine Notwendigkeit, auf 5-ASA-Präparate umzustellen. Die Dosierung beträgt für 5-ASA 50–60 mg/kg KG/Tag, max. 4,5 g/Tag, für SASP die Hälfte. Beide Präparategruppen eignen sich besonders für die Behandlung des leichten und mittelschweren Krankheitsverlaufs.

Kortikosteroide kommen zur Anwendung, wenn mit 5-ASA/SASP keine Remission erreicht wird. Erfahrungsgemäß ist dies bei der Mehrzahl der Patienten erforderlich. Die Dosierung wird individuell festgelegt. Bei hoher Aktivität beträgt die Anfangsdosis 2 mg/kg KG/Tag. Ein Vorteil der Aufteilung in 2 oder 3 über den Tag verteilte Gaben konnte nie belegt werden, sodass aus Praktikabilitäts- und Compliance-Gründen die Gabe als Einzeldosis früh morgens p. o. erfolgen kann. Eine Dosis von mehr als 60 mg/Tag hat sich nicht als evident erwiesen. Die Dosisreduktion richtet sich nach klinischen und laborchemischen Parametern. Falls eine Dauertherapie mit Kortikosteroiden notwendig wird, ist eine Dosis von < 0,1 mg/kg KG/Tag anzustreben, da hierbei kaum noch mit unerwünschten Wirkungen zu rechnen ist. Sollte dies nicht erreichbar sein, sind die Kombination mit Azathioprin sowie die Gabe von Vitamin D_3 und Kalzium zur Vermeidung einer Osteopenie indiziert. Die Wirksamkeit von Budesonid bei Colitis ulcerosa konnte aufgrund seiner topischen Effekts vorwiegend im Bereich des terminalen Ileums nicht nachgewiesen werden.

Azathioprin und 6-Mercaptopurin sind v. a. bei Patienten mit steroidabhängigem, chronisch-aktivem Verlauf indiziert, da sie zu einer Einsparung von Kortikosteroiden von 60%, gelegentlich sogar von 100% führen können (Markowitz et al. 2000; eigene Erfahrungen). Zu berücksichtigen ist, dass ein therapeutischer Effekt erst nach 2–4 Monaten einsetzt. Die Dosis beträgt 2,5 mg/kg KG/Tag für Azathioprin und für 6-Mercaptopurin die Hälfte und kann in Einzelfällen auf 3 mg/kg KG/Tag erhöht werden. Voraussetzung ist eine normale Thiopurinmethyltransferaseaktivität. Dieses Schlüsselenzym im Abbau von Azathioprin liegt heterozygot bei etwa 10% der Bevölkerung in verminderter Aktivität vor. In diesen Fällen ist die Dosis zur Vermeidung unerwünschter Wirkungen zu halbieren oder auf ein Drittel zu reduzieren (Murphy 2006).

Unerwünschte Wirkungen treten mit einer Häufigkeit von etwa 5% auf und bestehen in erster Linie aus einer Pankreatitis oder einer Knochenmarkdepression. Hinsichtlich der Pankreatitis hat sich ein Paradigmenwechsel vollzogen: Die alleinige Erhöhung des Lipasewertes ohne entsprechende Symptomatik oder morphologische Auffälligkeiten des Organs rechtfertigt nicht die Diagnose einer Pankreatitis. Ferner muss bedacht werden, dass die Grunderkrankung an sich ein erhöhtes Risiko für die Entwicklung einer Pankreatitis in sich birgt. Sollte sich jedoch die Kausalität zwischen Medikament und Pankreatitis bestätigen, bedeutet dies eine lebenslange Kontraindikation für Azathioprin und 6-Mercaptopurin. Der Zusammenhang zwischen der Therapie mit Azathioprin und der Entstehung von Neoplasien wird immer wieder diskutiert, konnte letztlich aber nicht schlüssig bewiesen werden (McGovern u. Jewell 2005; Murphy 2006). Um unerwünschte Wirkungen frühzeitig zu erkennen, wird in den ersten 2 Wochen die halbe Dosis verabreicht sowie wöchentlich das Blutbild und 2-wöchentlich zusätzlich die Lipaseaktivität kontrolliert. Bei unauffälligen Befunden kann dann die Zieldosis eingesetzt werden. Es ließ sich nachweisen, dass für einen optimalen Therapieeffekt von Azathioprin das Erreichen einer Neutropenie (Leukozytenzahl von <2500/nl) nicht erforderlich ist (Campbell u. Ghosh 2001; Persley u. Present 2001).

Für **E. coli Nissle** wurde bei erwachsenen Patienten mit geringer und mittlerer Aktivität ein günstiger Effekt nachgewiesen (Kruis et al. 2004; Rembacken et al. 1999). Auf pädiatrische Patienten ist dies jedoch meist nicht übertragbar, da überwiegend eine hohe Krankheitsaktivität besteht.

Für die Wirksamkeit von **Antibiotika** bei Colitis ulcerosa fehlt ein Nachweis.

Die Indikation für **Cyclosporin** besteht in der Überbrückung des Zeitraums zwischen Therapiebeginn mit Azathioprin und dem Einsetzen von dessen Wirksamkeit (Ramakrishna et al. 1996) sowie bei schwerem, therapierefraktärem Verlauf (Socha et al. 2006; Treem et al. 1995). Hiermit kann u. U. eine notfallmäßige Kolektomie zugunsten eines elektiven Eingriffs vermieden werden. Wegen der z. T. erheblichen Nebenwirkungen sollte diese Therapie nur in Kliniken durchgeführt werden, in denen besondere Erfahrungen mit diesem Präparat bestehen. Die Dosis bzw. der Zielspiegel ist nicht exakt etabliert. Die orale Therapie wird meist mit einer Dosis zwischen 4 und 5 mg/kg KG/Tag begonnen. Nach eigenen Erfahrungen sollte der Talspiegel zwischen 150 und 200 ng/ml (monoklonale Bestimmung) liegen, da bei niedrigeren Konzentrationen kein Effekt festgestellt wurde. Der Vorteil einer Dauerinfusion über 24 Stunden vs. einer 2-mal täglichen Gabe ist nicht belegt. Bei der i. v. Therapie hat sich eine Dosis von 2 mg/kg KG/Tag als ebenso wirksam, aber nebenwirkungsärmer herausgestellt wie eine Dosis von 4 mg (van Assche et al. 2003). Tritt innerhalb von max. 7 Tagen keine deutliche Besserung ein, ist eine chirurgische Therapie zu diskutieren. Nach Therapieende kommt es leider meist rasch zu einem Rezidiv.

Für **Tacrolimus** existieren keine kontrollierten pädiatrischen Studien. In 2 retrospektiven Studien mit 38 erwachsenen, therapierefraktären Patienten fand sich ein positiver Effekt, wobei zwischen einer primär oralen Gabe (0,1–0,2 mg/kg KG/Tag) und einem i. v. Therapiebeginn (0,01–0,02 mg/kg KG/Tag) kein Unterschied bestand (Baumgart et al. 2003; Fellermann et al. 2002).

Für **Methotrexat** existiert eine retrospektive Studie mit pädiatrischen, therapieresistenten Patienten (Kader et al. 1999). Die Mehrzahl profitierte deutlich, teilweise konnte die Steroidtherapie sogar beendet werden. Dieser positive Trend kann aufgrund eigener Erfahrungen durchaus bestätigt werden. Die Dosis beträgt 15 mg/m² KOF (max. Dosis: 25 mg/Gabe) einmal pro Woche s. c. oder i. m. Am Folgetag erhalten die Patienten 5 mg Folsäure. Wegen der teilweise erheblichen Nebenwirkungen sollte die Therapie jedoch ausschließlich in Zentren erfolgen. Subjektiv wird nach der Injektion v. a. Übelkeit angegeben. Daher empfehlen sich eine prophylaktische Gabe von Dimenhydrinat oder Ondensatron sowie die Verabreichung unmittelbar vor dem Wochenende.

Der Effekt von **Infliximab** bei M. Crohn ist etabliert, und das Präparat ist mittlerweile auch für pädiatrische Patienten zugelassen. Für die Colitis ulcerosa liegt derzeit lediglich eine Zulassung für erwachsene Patienten vor. In mehreren, teils retrospektiven, teils prospektiven Studien ließ sich mittlerweile auch bei pädiatrischen Patienten mit therapieresistenter Colitis ulcerosa ein guter Effekt nachweisen (Eidelwein et al. 2005; Mamula et al. 2004; Russell u. Katz 2004). Selbstverständlich müssen diese ersten Erfahrungen durch größere Studien bestätigt werden, bevor man entsprechende Empfehlungen aussprechen kann. Unerwünschte Wirkungen sind allerdings nicht selten und teilweise schwer, ganz vereinzelt sogar letal (Jacobstein et al. 2005; Thayu et al. 2005). Daher sollte Infliximab nur unter strengster Indikationsstellung sowie unter stationärer Beobachtung in Kliniken mit besonderer Erfahrung angewandt werden.

Schließlich sind bei erwachsenen Patienten zahlreiche weitere **Biologika** und monoklonale **Antikörper** in Erprobung:
- ohne bzw. mit fraglichem Erfolg: Wachstumshormon, Interleukine 10 und 11, Anti-ICAM-1- und ISIS-2302-Antikörper (Alicaforsen, ein Anti-Sense-Nukleotid)
- mit Erfolg: Interferone α und β, Interferon-γ-Antikörper, CDP 571, Adalimumab, CNI 1493, Onercept, Thalidomid, Anti-Interleukin 12/18, Natalizumab

Auch hier bleibt die weitere Entwicklung abzuwarten. Gleiches gilt für den Einsatz der granulo- und monozytenadsorbierenden Apherese (Yamamoto et al. 2004).

Topische Therapie

Die bei erwachsenen Patienten häufig angewandte topische Therapie steht prinzipiell auch für pädiatrische Patienten zur Verfügung. Es muss jedoch berücksichtigt werden, dass wegen des meist ausgedehnteren Befalls eine lokale Behandlung die Ausnahme darstellt oder allenfalls flankierend durchgeführt wird. Letzteres kann z. B. bei einer systemisch behandelten Colitis ulcerosa mit zwischenzeitlich auftretendem Abgang von hellrotem Blut, was auf eine distale Rezidivlokalisation hinweist, sinnvoll sein.

Studien mit pädiatrischen Patienten liegen nicht vor. Schließlich ist zu bedenken, dass auch bei einer topischen Anwendung von steroidhaltigen Präparaten typische Nebenwirkungen auftreten können, wenngleich sehr viel seltener als bei systemischer Therapie.

Zur Anwendung kommen Klysmen, Suppositorien und Schäume mit 5-ASA, SASP, Hydrokortison, Bethamethason und Budesonid.

Remissionserhaltende Therapie

Die Mehrzahl der Patienten mit Colitis ulcerosa erleidet innerhalb eines Jahres nach Erreichen einer Remission ein Rezidiv. Dies ist unter einer remissionerhaltenden Behandlung mit 5-ASA signifikant seltener der Fall. Daraus resultiert, dass nach Induktion einer Remission für weitere 2 Jahre behandelt werden sollte, bevor man die Therapie beendet.

Tabelle. 11.6 fasst die möglichen Behandlungsformen in Abhängigkeit von Krankheitsaktivität und -ausmaß zusammen. Eine Übersicht der wichtigsten Medikamentennebenwirkungen gibt Tab. 11.7.

Ernährungstherapie

Der Effekt einer ausschließlichen Ernährungsbehandlung bei Colitis ulcerosa konnte bislang nicht hinreichend belegt werden. Aus jüngster Zeit liegen jedoch einige kleinere Studien vor, die auch bei Colitis ulcerosa eine günstige Wirkung zeigen. Dies muss jedoch noch in umfangreicheren kontrollierten Studien bestätigt werden. Zu Auswahl der Ernährung und zur Durchführung der Therapie wird den Abschnitt »M. Crohn« (► Abschn. 11.1) verwiesen.

Psychosoziale Therapie

Wie bei den meisten chronischen Erkrankungen können auch bei der Colitis ulcerosa mehr oder minder ausgeprägte **psychosoziale Belastungen** für Patient und Familie auftreten. Die Art der Beeinträchtigung ist vom jeweiligen kognitiven, emotionalen und sozialen Entwicklungsstand des Patienten abhängig.

Es wurde nachgewiesen, dass eine **günstige psychosoziale Situation** den somatischen Krankheitsverlauf positiv beeinflussen kann. Daher sollte hierüber aufgeklärt und diese Therapieoption den Patienten und ihren Familien angeboten werden.

Bei der **psychosozialen Betreuung** von Patienten mit chronisch-entzündlichen Darmerkrankungen ist demnach eine enge Kooperation des pädiatrischen Gastroenterologen mit Kinder- und Jugendpsychologen/-psychiatern zwingend notwendig.

Chirurgische Therapie

Im Gegensatz zum M. Crohn ist eine chirurgische Therapie bei Patienten mit Colitis ulcerosa im Kindes- und Jugendalter nur ausnahmsweise erforderlich. Zwar wird aus 2 nordamerikanischen Kollektiven berichtet, dass nach 7-jähriger Krankheitsdauer in 20–25% der Fälle **Kolektomien** notwendig wurden (Durno et al. 1998; Hyams et al. 1996). Diese Berichte stammen jedoch aus

Tab. 11.6. Behandlungsformen in Abhängigkeit von Krankheitsaktivität und -ausmaß

Krankheitsaktivität	Therapie
Fulminant	– Kortikosteroide: 2 mg/kg KG/Tag i. v., max. 60(–100) mg/Tag – Bei Erfolglosigkeit nach 4–7 Tagen: Cyclosporin – Transfusionen, bei unstillbarer Blutung Operation – Elektrolyt- und Flüssigkeitstherapie
Mittel bis Hoch	– Subtotale Kolitis/Pankolitis: Kortikosteroide [2 mg/kg KG/Tag i. v., max. 60(–100) mg/Tag], bei Erfolglosigkeit nach 4–7 Tagen Cyclosporin – Linksseitenkolitis: topische Therapie – Steroidabhängigkeit: Azathioprin/6-Mercaptopurin
Gering	– Subtotale Kolitis/Pankolitis: 5-ASA – Linksseitenkolitis: topische Therapie
Chronisch	– Kortikosteroide plus Azathioprin/6-Mercaptopurin – Bei Pankreatitis: Kortikosteroide plus Methotrexat (Infliximab?)
Remissonserhaltung erforderlich	– 5-ASA (2 Jahre)
Pouchitis	– Metronidazol – Ciprofloxacin – Topische Kortikosteroide (Tacrolimus?) – Probiotika – Operation

5-ASA 5-Aminosalicylsäure

Tab. 11.7. Häufigste Nebenwirkungen der medikamentösen Therapie

Medikamente	Nebenwirkungen
Mesalazin	Diarrhö, Pankreatitis, interstitielle Nephritis; Nebenwirkungen insgesamt seltener als bei Salazosulfapyridin
Salazosulfapyridin	In bis zu 30% der Fälle Knochenmarkdepression, Azospermie, Bauchschmerzen, Erbrechen
Kortikosteroide, Budesonid	Cushingoid, Akne, Striae, Osteoporose, Katarakt, Wachstumsstörungen, Hypertonus (bei Budesonid sehr viel seltener)
E. coli Nissle	Keine Nebenwirkungen bekannt
Azathioprin/6-Mercaptopurin	Pankreatitis (lebenslange Kontraindikation), Knochenmarkdepression; wohl kein erhöhtes Entartungsrisiko
Cyclosporin/Tacrolimus	Hirsutismus, Hypertonie, Gingivahyperplasie, Nephro-/Hepatotoxizität
Methotrexat	Leukopenie, Leberfibrose (bei empfohlener Dosis sehr selten)
Tumornekrosefaktor-α-Antikörper	Erhöhtes Infektionsrisiko, Pseudo-Lupus-erythematodes, erhöhtes Lymphomrisiko

langen Beobachtungszeiträumen (15 und 17 Jahre). Da in früheren Jahren die konservativen Behandlunsmöglichkeiten weniger effektiv waren, wurde die Indikation zur Kolektomie relativ großzügig gestellt. Im eigenen Kollektiv von 110 Patienten wurde in 22 Jahren lediglich 5-mal eine Operation durchgeführt.

> Risikofaktor für eine spätere Operationsnotwendigkeit ist in erster Linie die Krankheitsaktivität und nicht der initiale Befall (Hyams et al. 1996).

Die **Indikation** ist eine erfolglose, maximale medikamentöse Therapie oder die unstillbare Blutung.

Das gängigste Verfahren ist die Kolektomie mit **Proktomukosektomie** und **Anlage eines ileoanalen Pouches**. Hierbei wird die gesamte Kolonmukosa entfernt und somit das Karzinomrisiko beseitigt. Gleichzeitig bleiben der Sphincter ani und somit die Kontinuität des Gastrointestinaltrakts sowie die Kontinenz erhalten. Der Pouch soll als künstliches Reservoir den Wegfall der Ampulla recti ersetzen. Bei gutem Operationserfolg kann hierdurch die initiale postoperative Stuhlfrequenz von 15–20 Darmentleerungen pro Tag auf 3–5 reduziert werden.

Nachteil der Methode ist neben dem aufwändigen, 2- oder 3-zeitigen chirurgischen Vorgehen das Risiko einer **Pouchitis**. Mit zunehmender Langzeiterfahrung erhöht sich der Anteil auf bis zu 1/3 der operierten Patienten (Durno et al. 1998; Wewer et al. 2005). Die Ursache der Pouchitis ist nicht geklärt, möglicherweise handelt es sich um ein lokales Rezidiv. Die Behandlung besteht aus der Gabe von Metronidazol, Ciprofloxacin oder einer Mischung aus verschiedenen bakteriellen Lyophilisaten. Im Extremfall muss der Pouch wieder entfernt und ein endständiges Stoma, nach Möglichkeit als Kock-Stoma, angelegt werden.

11.2.6 Komplikationen

Extraintestinale Komplikationen

Diese sind Folge der Grunderkrankung.

Eine **Augenbeteiligung** wird bei weniger als 1% der Patienten beobachtet und manifestiert sich meist als Iridozyklitis. Glaukom und Katarakt treten dagegen häufiger auf und sind fast immer Folge einer Steroidbehandlung. Aus diesem Grund sind regelmäßige ophthalmologische Kontrollen (1- bis 2-mal jährlich) indiziert.

Wachstumsstörungen werden definiert als Unterschreiten der 3. Längenperzentile, ein Perzentilensprung oder ein Unterschreiten der 25. Wachstumsgeschwindigkeitsperzentile. Sie sind als Initialsymptom bei Patienten mit Colitis ulcerosa sehr selten und wurden im eigenen Kollektiv von 110 Patienten nur einmal beobachtet, während sie bei Patienten mit M. Crohn unter Anwendung der NASPGHAN-Kriterien in 49% der Fälle vorkommen (Kleinman et al. 2004). Ätiologisch sind v. a. die Entzündungsaktivität und die Therapie mit Kortikosteroiden von Bedeutung. Eine endokrinologische Ursache liegt nicht vor. In diesem Zusammenhang ist die jährlich durchzuführende Bestimmung des Skelettalters von Bedeutung. Zeigt diese bei bestehender Wachstumsstörung eine Retardierung des Knochenalters, kann von einem gewissen Aufholpotenzial ausgegangen werden, sofern es gelingt, die Krankheitsakivität und die Dosis der Kortikosteroide zu reduzieren. In diesem Zusammenhang wird erneut auf den steroidsparenden Effekt von Azathioprin verwiesen.

Wie die Wachstumsstörung stellen auch **Verzögerungen der Pubertätsentwicklung** bei Patienten mit Colitis ulcerosa eine

Ausnahme dar. Wenn sie tatsächlich einmal beobachtet werden, besteht die Therapie darin, über die günstige Prognose aufzuklären und die Patienten psychologisch zu unterstützen.

Mangelerscheinungen für Vitamine und Spurenelemente treten im Gegensatz zum M. Crohn ausgesprochen selten auf. Auch eine Osteopathie ist seltener als bei MC und meist Folge der Therapie mit Glukokortikosteroiden.

Die wohl gravierendste Komplikation ist die **primär sklerosierende Cholangitis**. Sie kann der Colitis ulcerosa vorausgehen und betrifft zunächst die kleinen sowie im fortgeschritteneren Stadium auch die größeren Gallengänge. Die Ursache ist unklar. Möglicherweise spielen eine Bakteriämie im Pfortadersystem, toxische Gallensäurenmetabolite und eine vaskuläre Genese eine ätiologische Rolle. Nicht selten findet sich ein sog. Overlap-Syndrom mit Autoimmunhepatitis, primär sklerosierender Cholangitis und Colitis ulcerosa (Feldstein et al. 2003). Hinweisend können v. a. erhöhte Werte für die γ-Glutamyltranspeptidase (γ-GT), aber auch für Alaninaminotransferase (ALAT), Aspartataminotransferase (ASAT), Immunglobulin G, γ-Globulin und antinukleäre zytoplasmatische Antikörper (ANCA) sein (Feldstein et al. 2003). Die Diagnostik erfolgt mittels Bildgebung (Sonographie, endoskopische retrograde Cholangiopankreatikographie, Magnetresonanzcholangiopankreatikographie). Eine wirksame Therapie existiert nicht. Lediglich Ursodesoxycholsäure (20–30 mg/kg KG/Tag) scheint einen gewissen Effekt zu besitzen (Feldstein et al. 2003). Auch eine Kolektomie kann eine primär sklerosierende Cholangitis nicht dauerhaft ausheilen. Letztendlich bleibt als einzige therapeutische Option die Lebertransplantation, wobei allerdings Rezidive im Transplantat beschrieben sind. Das Auftreten einer primär sklerosierenden Cholangitis ist mit einer gesteigerten Dysplasierate im Kolon vergesellschaftet. Daraus folgt, dass routinemäßig bei allen Patienten mit Colitis ulcerosa die Werte für ASAT und γ-GT überprüft werden sollten.

Wie auch beim M. Crohn besteht bei der Colitis ulcerosa ein erhöhtes Risiko für eine **Pankreatitis**, wenngleich diese mit einem relativen Risiko von 2,1 deutlich seltener auftritt. Sie kann medikamentös ausgelöst sein (v. a. durch eine Therapie mit Azathioprin oder 6-Mercaptopurin, weniger häufig durch Mesalazin, Salazosulfapyridin oder Steroide), aber auch Folge der Colitis ulcerosa selbst sein. Ein erhöhter Lipasewert allein bedeutet jedoch nicht zwangsläufig eine Pankreatitis, sofern nicht zusätzlich entsprechende Oberbauchschmerzen und/oder morphologische Veränderungen des Organs nachweisbar sind.

Schließlich können v. a. bei hoher Krankheitsaktivität **thromboembolische Komplikationen** auftreten. Die Ursachen können mannigfaltig sein (Thrombozytose, erhöhte Werte für Fibrinogen sowie Faktor V und Faktor VII, erniedrigte Antithrombin-III-Konzentration, Dysproteinämie, Volumenmangel, zentralvenöse Katheter).

Karzinomrisiko und Tumorprävention

Seit langem ist bekannt, dass die Colitis ulcerosa mit einem erhöhten Risiko für die Entwicklung eines **kolorektalen Karzinoms** einhergeht. Dies korreliert direkt mit der Krankheitsdauer. Das kumulative Karzinomrisiko beträgt in Abhängigkeit von der Krankheitsdauer (Eaden et al. 2001; Schürmann et al. 2000):

- 10 Jahre: etwa 2%
- 20 Jahre: etwa 7%
- 30 Jahre: 18%
- 40 Jahre: 18%
- 50 Jahre: 40%

Weitere Risikofaktoren sind das Vorhandensein einer Pan- oder subtotalen Kolitis sowie eine primär sklerosierende Cholangitis.

Dagegen sinkt das Tumorrisiko bei einer Therapie mit 5-ASA, bei einer Supplementierung mit Folsäure und bei Wahrnehmung eines endoskopischen Überwachungsprogramms auf das Niveau einer gesunden Vergleichsgruppe (Winter et al. 2004).

Insgesamt gilt auch bei über 10-jährigem Krankheitsverlauf, dass das kolorektale Karzinom bei pädiatrischen Patienten mit Colitis ulcerosa eine extreme Rarität darstellt, dass über das Risiko im jüngeren und mittleren Erwachsenenalter sowie über die vorhandenen Überwachungsprogramme jedoch aufgeklärt werden muss.

Literatur

Auvin S, Molinie F, Gower-Rousseau C et al. (2005) Incidence, clinical presentation and location at diagnosis of pediatric inflammatory bowel disease: a prospective population-based study in Northern France (1988–1999). J Pediatr Gastroenterol Nutr 41: 49–55

Baumgart DC, Wiedenmann B, Dignass AU (2003) Biologische Therapie chronisch entzündlicher Darmkrankungen. Z Gastroenterol 41: 1017–1032

Campbell S, Ghosh S (2001) Is neutropenia required for effective maintenance of remission during azathioprine therapy in inflammatory bowel disease? Eur J Gastroenterol Hepatol 13: 1073–1076

Durno C, Sherman P, Harris K et al. (1998) Outcome after ileoanal anastomosis in pediatric patients with ulcerative colitis. J Pediatr Gastroenterol Nutr 27: 501–507

Eaden JA, Abrams KA, Mayberry JF (2001) The risk of colorectal cancer in ulcerative colitis: A meta-analysis. Gut 48: 526–535

Eidelwein AP, Cuffari C, Abadom V, Oliva-Hemker M (2005) Infliximab efficacy in pediatric ulcerative colitis. Inflammat Bowel Dis 11: 213–218

Ekbom A, Helmick C, Zack M, Adami H-O (1991) The epidemiology of inflammatory bowel disease: A large population-based study in Sweden. Gastroenterology 100: 350–358

Escher JC (2006) Diagnostic work-up and disease phenotype on pediatric IBD: 2-year results from the ESPGHAN registry. J Pediatr Gastroenterol Nutr 43 (Suppl 2): 8–10

Fagerberg UL, Lööf L, Myrdal U et al. (2005) Colorectal inflammation is well predicted by fecal calprotectin in children with gastrointestinal symptoms. J Pediatr Gastroenterol Nutr 40: 450–455

Feldstein AE, Perrault J, El-Youssif M et al. (2003) Primary sclerosing cholangitis in children: a long-term follow-up study. Hepatology 38: 210–217

Fellermann K, Tanko Z, Herrlinger KR et al. (2002) Response of refractory colitis to intravenous or oral Tacrolimus (FK 506). Inflammat Bowel Dis 8: 317–324

Hoffmann JC, Zeitz M, Bischoff SC et al. (2004) Diagnostik und Therapie der Colitis ulcerosa: Leitlinien der Deutschen Gesellschaft für Verdauungs- und Stoffwechselkrankheiten 2004. Z Gastroenterol 42: 979–1047

Hyams JS, Davis P, Grancher K et al. (1996) Clinical outcome of ulcerative colitis in children. J Pediatr 129: 81–88

IBD Working Group of the EPGHAN (2005) Inflammatory bowel disease in children and adolescents: Recomendations for diagnosis – The Porto criteria. J Pediatr Gastroenterol Nutr 41: 1–7

Jacobstein DA, Markowitz JE, Kirschner BS et al. (2005) Premedication and infusion reactions with Infliximab: results from a pediatric inflammatory bowel disease consortium. Inflamm Bowel Dis 11: 442–446

Kader HA, Mascarenhas MR, Piccoli DA et al. (1999) Experiences with 6-mercaptopurin and azathioprine therapy in pediatric patients with severe ulcerative colitis. J Pediatr Gastroenterol Nutr 28: 54–58

Kleinman RE, Baldassano RN, Caplan A et al. (2004) Nutrition support for pediatric patients with inflammatory bowel disease: a clinical report of the NASPGHAN. J Pediatr Gastroenterol Nutr 39: 15–27

Kruis W, Fric P, Pokroniets J et al. (2004) Maintaining remission of ulcerative colitis with the probiotic Escherichia coli Nissle 1917 is as effective as with standard mesalazine. Gut 53: 1617–1623

Langholz E, Munkholm P, Krasilnikoff PA, Binder V (1997) Inflammatory bowel disease with onset in childhood. Clinical features, morbidity, and mortality in a regional cohort. Scand J Gastroenterol 32: 139–147

Mamula P, Markowitz JE, Cohen LJ et al. (2004) Infliximab in pediatric ulcerative colitis: two year follow-up. J Pediatr Gastroenterol Nutr 38: 298–301

Markowitz J, Grancher K, Kohn N et al. (2000) A multicenter trial of 6-mercaptopurin and prednisolone in children with newly diagnosed Crohn's disease. Gastroenterology 119: 895–902

McGovern DPB, Jewell DP (2005) Risks and benefit of azathioprine therapy. Gut 54: 1055

Murphy MS (2006) Immunmodulation with AZA/6-MP/MTX: Current use in IBD. J Pediatr Gastroenterol Nutr 43 (Suppl 2): 24–25

Orholm M, Munkholm P, Langholz E et al. (1991) Familial occurrence of inflammatory bowel disease. N Engl J Med 324: 84–88

Persley KM, Present DH (2001) Neutropenia is not required for clinical remission during azathioprine therapy in inflammatory bowel disease. Eur J Gastroenterol Hepatol 13: 1053–1055

Ramakrishna J, Langhans N, Calenda K et al. (1996) Combined use of cyclosporine and azathioprine or 6-mercaptopurin in pediatric inflammatory bowel disease. J Pediatr Gastroenterol Nutr 22: 296–302

Ransford RAJ, Langman MJS (2002) Sulphasalazine and mesalazine: serious side reaction re-evaluated on the basis of suspected adverse reaction reports to the Committee on Safety of Medicines. Gut 51: 536–539

Rembacken BJ, Snelling AM, Hawkey PM et al. (1999) Non-pathogenic Escherichia coli versus mesalazine for the treatment of ulcerative colitis: a randomised trial. Lancet 354: 635–639

Russell GH, Katz AJ (2004) Infliximab is effective in acute but not in chronic childhood ulcerative colitis. J Pediatr Gastroenterol Nutr 39: 166–170

Sawczenko A, Sandhu BK, Logan RFA et al. (2001) Prospective survey of childhood inflammatory bowel disease in the British isles. Lancet 357: 1093–1094

Schürmann G, Ochman S, Neurath MF (2000) Das Colitis ulcerosa-assoziierte Kolonkarzinom. Dtsch Med Wochenschr 125: 1045–1050

Socha P, Wawer Z, Ryzko J et al. (2006) Efficacy and safety of cyclosporine in the treatment of IBD in children: retrospective analysis. J Pediatr Gastroenterol Nutr 43 (Suppl 2): 51

Thayu M, Markowitz JE, Mamula P et al. (2005) Hepatosplenic T-cell lymphoma in an adolescent patient after immunomodulator and biologic therapy for Crohn's disease. J Pediatr Gastroenterol Nutr 40: 220–222

Treem WR, Cohen J, Davis PM et al. (1995) Cyclosporine for the treatment of fulminant ulcerative colitis in children. Dis Col Rect 38: 474–479

Truelove SC, Witts LJ (1955) Cortisone in ulcerative colitis: final report on a therapeutic trial. BMJ 2: 1041–1048

van Assche G, D'Haens G, Noman M et al. (2003) Randomized, double-blind comparison of 4 mg/kg versus 2 mg/kg intravenous cyclosporine in severe ulcerative colitis. Gastroenterology 125: 1025–1031

van der Zaag-Loonen HJ, Casparie M, Taminiau JA et al. (2004) The incidence of pediatric inflammatory bowel disease in the Netherlands: 1999–2001. J Pediatr Gastroenterol Nutr 38: 302–307

Wewer V, Hesselfeldt P, Qvuist N et al. (2005) J-pouch ileoanal anastomosis in children and adolescents with ulcerative colitis: functional outcome, satisfaction and impact on social life. J Pediatr Gastroenterol Nutr 40: 189–193

Winter KV, Jess T, Langholz E et al. (2004) Long-term risk of cancer in ulcerative colitis: a population-based cohort study from Copenhagen county. Clin Gastroenterol Hepatol 2: 1088–1095

Yamamoto T, Umegae S, Kitagawa T et al. (2004) Granulocyte and monocyte adsorptive apheresis in the treatment of active distal ulcerative colitis: a prospective, pilot study. Aliment Pharmacol Ther 20: 783–792

12 Proktologie

12.1 Anorektale Malformationen – 294
J. Fuchs, R. Depner
12.1.1 Epidemiologie – 294
12.1.2 Klassifikation – 294
12.1.3 Klinisches Bild – 294
12.1.4 Diagnostik – 295
12.1.5 Differenzialdiagnostik – 296
12.1.6 Therapie – 296
12.1.7 Komplikationen und Prognose – 296
Literatur – 297

12.2 Anale Erkrankungen – 297
A. Ballauff
12.2.1 Analfissur – 297
12.2.2 Perianaler Abszess und Analfistel – 298
12.2.3 Hämorrhoiden – 298
12.2.4 Rektumprolaps – 298
12.2.5 Perianale Hautveränderungen – 298
12.2.6 Organisch bedingte Stuhlinkontinenz – 299
Literatur – 300

12.1 Anorektale Malformationen

J. Fuchs, R. Depner

Die Malformationen des Anus und des Rektums umfassen ein umfangreiches Spektrum von Fehlbildungen, das von der isolierten Analatresie bis hin zur komplexen Kloakalekstrophie reicht. Eine typische Kombination von Begleitfehlbildungen ist das sog. VACTERL-Syndrom, bei dem jeder Buchstabe des Syndromnamens die Lokalisationen der jeweiligen Fehlbildungen kodiert:
- V: Vertebra
- A: anal
- C: Cor
- T: Trachea
- E: Ö(E)sophagus
- R: renal
- L: Limb

12.1.1 Epidemiologie

Die verschiedenen Formen der anorektalen Fehlbildungen manifestieren sich mit einer Häufigkeit von 1 : 4000 Lebendgeburten. Jungen sind häufiger betroffen. Die **Kloakalfehlbildung** macht etwa 10% aller anorektalen Malformationen aus.

12.1.2 Klassifikation

Die anorektalen Malformationen sind immer wieder verschieden klassifiziert worden. Am bekanntesten ist die internationale Klassifikation aus dem Jahre 1970, welche 1984 von Stephens und Smith mit der **Wingspread-Klassifikation** modifiziert wurde. Die Klassifikationen unterscheiden zwischen
- hohen, supralevatorischen,
- intermediären und
- tiefen, translevatorischen Formen der Analatresie.

Die Basis für die Einteilung ist die Beziehung des Blindsacks zur Puborektalisschlinge (oberhalb, im Niveau, unterhalb). Diese Klassifikation hat seit der Einführung des therapeutischen und prognostischen **Algorithmus nach Peña** an Bedeutung verloren.

12.1.3 Klinisches Bild

Jedes Neugeborene sollte aufmerksam in der Anogenitalregion untersucht werden. Ein fehlender Anus, perineale Analfisteln sowie ein Sinus urogenitalis sind im Wesentlichen Blickdiagnosen (Abb. 12.1). Häufig kann man schon anhand der Konfiguration des **Analgrübchens** Rückschlüsse auf die Höhe der Fehlbildung ziehen (Abb. 12.2 und 12.3). Die Mekoniumentleerung aus der Vagina oder der Urethra spricht gegen eine tiefe Form der

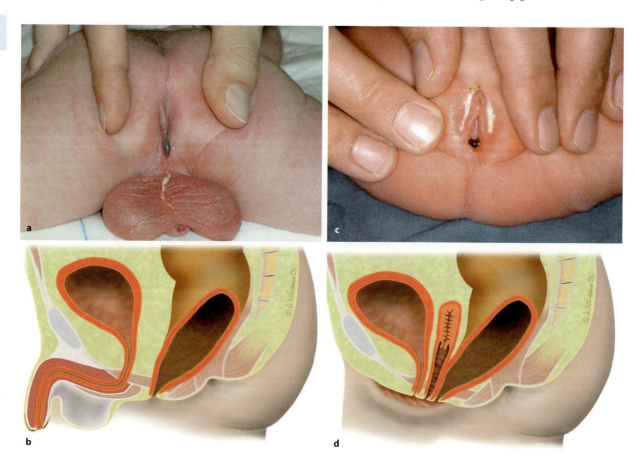

Abb. 12.1. Klinischer Aspekt einer tiefen Analatresie mit perinealer Fistel (**a**) mit entsprechendem Schema im Sagittalschnitt (**b**) und einer Analatresie mit vestibulärer Fistel (**c**) mit schematischer Darstellung (**d**)

12.1 · Anorektale Malformationen

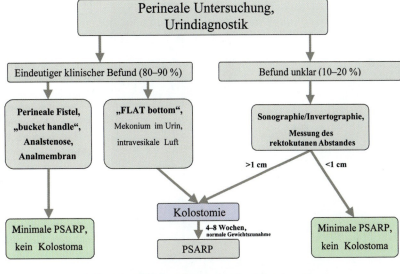

Abb. 12.2. Diagnostisches und therapeutisches Vorgehen bei Jungen. *PSARP* posteriore sagittale Anorektoplastik. (Nach Peña 1990)

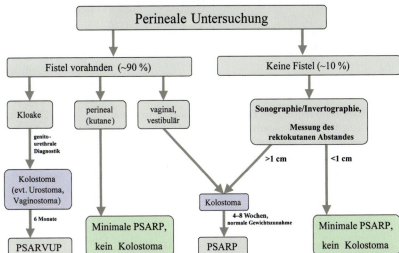

Abb. 12.3. Diagnostisches und therapeutisches Vorgehen bei Mädchen. *PSARP* posteriore sagittale Anorektoplastik; *PSARVUP* posteriore sagittale Anorektovaginoplastik. (Nach Peña 1990)

Analatresie. Eine tastbare Sakrumfehlbildung ist in der Regel mit einer hohen Form verbunden.

12.1.4 Diagnostik

Grundlage für das initiale Vorgehen bei einer Analatresie sind die geschlechtsspezifischen Flussdiagramme, die in ◘ Abb. 12.2 und 12.3 dargestellt sind. Auf diese Weise wird entschieden, ob das Neugeborene eine primäre Korrektur oder eine passagere Kolostomie erhält. Die wesentliche Basis für das dargelegte Schema ist die **klinische Untersuchung.** Zusätzliche Informationen erbringen die perineale **Sonographie** und das **Invertogramm.** Bei letzterem handelt es sich um eine seitliche Röntgenaufnahme des Beckens in Stirnlage (nach Wangensteen) 8–12 Stunden nach der Geburt, wobei das Analgrübchen markiert wird. Eine Linie zwischen der Mitte des Os pubis und der Basis des Os coccygis dient als Grenze, um zwischen einer hohen und einer tiefen Form der Analatresie zu unterscheiden. Diese Methode ist aufgrund der hohen Fehlerquote (Luftabgang aus der Fistel, Mekonium im Blindsack) jedoch fast vollständig von der Sonographie abgelöst worden, bei der man relativ genau die Distanz zwischen Blindsack und Analgrübchen festlegen kann (◘ Abb. 12.4).

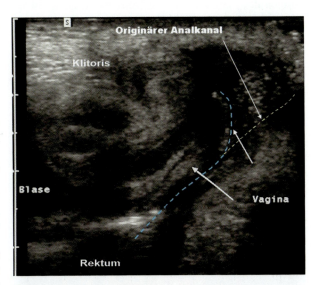

Abb. 12.4. Sonographisches Bild einer intermediären Analatresie mit Darstellung einer Fistel zur Vagina

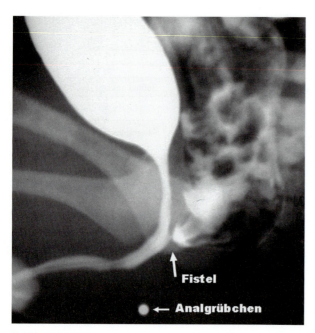

Abb. 12.5. Miktionszystourethrogramm mit Darstellung einer perinealen Fistel

❗ Die Röntgendarstellung des aboralen Anus-praeter-Schenkels sowie die Miktionszystourethrographie (◘ Abb. 12.5) zur Darstellung des Fistelgangs vom Blindsack zu Urethra, Vagina oder Blase hat für das chirurgische Vorgehen eine eminente Bedeutung.

12.1.5 Differenzialdiagnostik

Gegenüber einer perinealen Fistel ist die **Analstenose** abzugrenzen. Dabei zeigt sich ein narbiger Ring mit z. T. leicht anteriorer Position des Anus. Eine weitere Differenzialdiagnose ist die **Analmembran**.

12.1.6 Therapie

Tiefe Analatresien sollten innerhalb der ersten 48 Lebensstunden durch eine **minimale posteriore sagittale Anorektoplastik** korrigiert werden (◘ Abb. 12.6). Ein Anus praeter ist nicht erforderlich, und die Wundinfektionsrate ist aufgrund des noch sterilen Mekoniums außerordentlich gering.

Bei allen anderen Formen ist ein 3-zeitiges Vorgehen mit Anlage einer **Kolostomie** im Colon descendens notwendig.

Intermediäre Analatresien werden mittels **posteriorer Anorektoplastik** nach de Vries und Peña, anteriorer sagittaler Anorektoplastik nach Mollard und neuerdings auch laparoskopisch nach Georgeson korrigiert. Die meisten Kinderchirurgen führen gegenwärtig die Korrektur nach Peña durch.

Die hohen Formen der Analatresien werden ebenfalls durch eine posteriore sagittale Anorektoplastik nach de Vries und Peña korrigiert. Gelegentlich muss wegen der Höhe des Blindsacks oder einer vesikalen Fistel zusätzlich eine **Laparotomie** durchgeführt werden. Viele Kinderchirurgen kombinieren dieses Verfahren mit einer Laparoskopie.

Grundsätzlich gilt, dass die Korrektur der anorektalen Malformationen eine hohe kinderchirurgische Expertise erfordert. Insbesondere die Korrekturen der hohen Formen und die chirurgische Behandlung von Kloakalfehlbildungen stellen eine Herausforderung dar und sollten in Zentren mit ausgewiesener Erfahrung erfolgen.

Für alle chirurgischen Eingriffe wird eine perioperative **Antibiotikatherapie** empfohlen. Zehn bis 14 Tage nach Korrektur einer Analatresie beginnt eine analen **Bougierungsbehandlung** mit Hegar-Stiften nach einem speziellen Schema (◘ Tab. 12.1). Die Bougierung wird bis zur Pubertät empfohlen, scheitert aber häufig vorher an der Compliance.

12.1.7 Komplikationen und Prognose

Die **Mortalität** der Patienten mit anorektalen Malformationen beträgt 10–20%. Die Ursachen liegen dabei fast ausschließlich in den Begleitfehlbildungen (▶ oben: VACTERL).

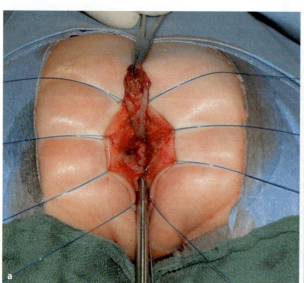
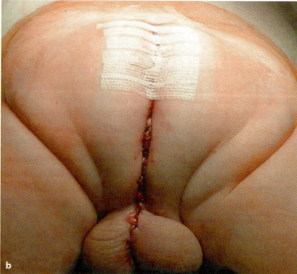

Abb. 12.6a, b. Minimale posteriore sagittale Anorektoplastik. **a** Intraoperativer Situs; **b** postoperatives Resultat nach Rekonstruktion

Tab. 12.1. Altersabhängige Bougierung des Analkanals nach Korrektur einer Analatresie

Alter	Durchmesser des Hegar-Stiftes [mm]
4–12 Monate	13
8–12 Monate	14
1–3 Jahre	15
3–12 Jahre	16
>12 Jahre	17

Zahlreiche Kinder mit Analatresien haben **Darmfunktionsstörungen.** Die Obstipation ist ein häufiges Problem bei Kindern mit tiefer Form, die Inkontinenz bei Patienten mit hoher Form. Unter Berücksichtigung aller Formen anorektaler Malformationen werden etwa 45% der Kinder kontinent. Kinder mit perinealer Fistel haben eine Chance von 90–100%, kontinent zu werden. Im Gegensatz dazu erreichen Kinder mit prostatischer Fistel (◘ Abb. 12.7) nur in 30% der Fälle eine Kontinenz.

Damit stellt die **Stuhlinkontinenz** eines der Hauptprobleme nach Korrektur einer Analatresie dar. Leider führen Sekundärkorrekturen kaum zum Erfolg. Prozeduren wie die Grazilisplastiken mit ihren zahlreichen Modifikationen oder Levatorplastiken zeigen im Langzeitverlauf sehr ernüchternde Resultate. Lediglich bei den Re-Operationen nach Peña bei inkorrekter Position des Anus werden langfristige Verbesserungen mit einer Häufigkeit von bis zu 25% angegeben.

Eine gute Alternative bei persistierender Stuhlinkontinenz ist das **Malone-Prozedere:** Durch die tägliche antegrade Darmspülung werden die Patienten sozial kontinent.

Etwa 20–40% aller Kinder mit anorektalen Malformationen haben langfristig **urogenitale Probleme** wie Blasenfunktionsstörungen, Niereninsuffizienz durch urologische Fehlbildungen, Vaginalstenosen etc.

Literatur

Georgeson KE, Inge TH, Albanese CT (2000) Laparoscopically assisted anorectal pull-through for high imperforate anus – a new technique. J Pediatr Surg 35 (6): 927–931

Mollard P, Meunier P, Mouriquand P, Bonnet JP (1991) High and intermediate imperforate anus: functional results and postoperative manometric assessment. Eur J Pediatr Surg 1 (5): 282–286

Peña A (1990) Atlas of surgical management of anorectal malformations. Springer, Berlin Heidelberg New York

Peñna A, Hong AR, Midulla P et al. (2000) Advances in the managment of anorectal malformation. Am J Surg 180 (5): 370–376

Rückauer KD (2001) Dynamic gracioplasty in children with fecal incontinence: a preliminary report. J Pediatr Surg 36 (7): 1036–1039

Stringer MD, Oldham KT, Mouriquand PDE, Howard ER (1998) Pediatric surgery and urology: Long term outcomes. Saunders, Philadelphia

12.2 Anale Erkrankungen

A. Ballauff

12.2.1 Analfissur

Analfissuren, meist bedingt durch die Passage von hartem Stuhl, treten in der Regel in der Mittellinie auf, verursachen Defäkationsschmerzen und können so eine Obstipationsneigung verstärken (► Abschn. 8.4). Meist fällt eine **Blutauflagerung** auf dem Stuhl oder am Toilettenpapier auf. Durch Spreizen des Anus ist die Fissur erkennbar. Auf eine rektale Untersuchung kann initial verzichtet werden.

Zur Behandlung werden hochdosiert osmotisch wirksame **Laxanzien** gegeben, um den Stuhl breiig-weich zu halten. Man sollte feuchte Tücher zur Reinigung verwenden und bei größeren Fissuren die Wunde ausduschen oder durch Sitzbäder reinigen. Lokal kann zusätzlich zur Hautpflege die Applikation von 0,2%iger Glyzeroltrinitratcreme perianal zur Verminderung des Sphinktertonus hilfreich sein (häufige Nebenwirkung: Kopfschmerzen).

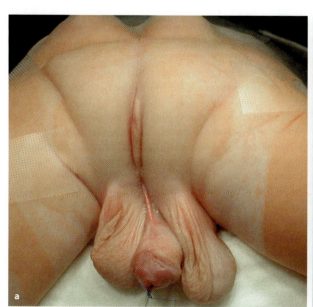
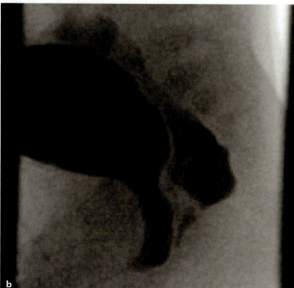

◘ **Abb. 12.7a, b.** Große prostatische Fistel mit langstreckiger Urethrahypoplasie. **a** Klinischer Befund; **b** Röntgenkontrastdarstellung

> Analdehnungen sollten bei Kindern nicht durchgeführt werden (Gefahr von Sphinkterläsionen).

Differenzialdiagnostisch muss an eine chronisch-entzündliche Darmerkrankung sowie an sexuellen Missbrauch gedacht werden. Die seltene angeborene perineale Rinne kann bei Mädchen mit einer Analfissur in der Mittellinie zwischen Anus und Vestibulum verwechselt werden.

12.2.2 Perianaler Abszess und Analfistel

Bei Säuglingen können perianale Abszesse durch tiefere Hautinfektionen bei Windeldermatitis entstehen. Perianalabszesse durch angeborene Malformationen der Analdrüsen (Fistula in ano) treten fast nur bei männlichen Säuglingen auf. Virulente Staphylokokkenstämme können bei älteren Kindern auch perianal Furunkel mit Abszessbildung verursachen. Meist finden sich mehrere eitrige Papeln. Die für Erwachsene typischen Perianalabszesse und -fisteln durch Infektion der Proktodäaldrüsen sind bei Kindern eine Rarität. Deshalb muss bei jedem perianalen Abszess oder einer Analfistel unklarer Genese jenseits des Säuglingsalters, insbesondere nach Rezidivierung, eine chronisch-entzündliche Darmerkrankung ausgeschlossen werden, insbesondere ein M. Crohn.

Neben der operativen **Abszessspaltung** kann auch eine systemische antibiotische Behandlung sinnvoll sein. Häufig können die Erreger aus Nasenabstrichen verschiedener Familienmitglieder kultiviert werden, die dann ebenfalls behandelt werden sollten (gute Hygiene, Händedesinfektion, Behandlung mit Mupirocinnasensalbe).

Perianalabszesse neigen zu Rezidiven. Häufig findet sich dann auch eine **Fistel** (Diagnostik: Magnetresonanztomographie, Narkoseuntersuchung mit Sondierung, Endosonographie), die je nach Genese operativ oder durch Fadendrainage mitversorgt werden muss.

12.2.3 Hämorrhoiden

Hämorrhoidalleiden durch Vergrößerung des Hämorrhoidalplexus kommen bei Kindern praktisch nicht vor, außer in Einzelfällen bei portaler Hypertension. Die Behandlung entspricht der bei Erwachsenen. »Äußere« Hämorrhoiden können als Folge von Analfissuren auftreten und bedürfen keiner zusätzlichen Behandlung.

12.2.4 Rektumprolaps

Der Rektumprolaps tritt v. a. bei Kleinkindern auf. **Prädisponierende Faktoren** sind:
- Toilettentraining auf dem Töpfchen
- starkes Pressen beim Stuhlgang
- Obstipation
- Durchfälle
- exokrine Pankreasinsuffizienz, v. a. bei zystischer Fibrose
- verschiedene parasitäre Infektionen
- Malnutrition
- spinale Lähmungen
- anale Stenosen
- Korrektur anorektaler Fehlbildungen

Der häufigere inkomplette oder **Mukosaprolaps** tritt intermitierend auf und reponiert sich meist spontan. Der **komplette Rektumprolaps** muss manuell mit einem nassen Tuch reponiert werden. Bei unklarer Anamnese kann der Prolaps ggf. nach Gabe eines Klysmas auf der Toilette provoziert und so inspiziert werden.

Differenzialdiagnostisch ist ein prolabierender Rektumpolyp auszuschließen, bei rezidivierendem Prolaps eine zystische Fibrose (Schweißtest).

Selten kommt es bei rezidivierendem Rektumprolaps zum Syndrom des solitären **Rektumulkus,** das sich klinisch durch lokalisierten Schmerz und Blut- oder Schleimauflagerungen auf dem Stuhl äußert.

Therapeutisch reichen meist Maßnahmen zur **Stuhlregulation** und die Vermeidung von starkem Pressen beim Stuhlgang (Kleinkinder sollten mit speziellen Toilettenauflagen auf die Toilette gesetzt werden statt auf das Töpfchen). Selten sind chirurgische Maßnahmen notwendig (Ausnahme: Prolaps als Komplikation nach Korrektur anorektaler Fehlbildungen). Die submuköse Sklerosierung führt oft zu Rezidiven. Das Einnähen eines nichtresorbierbaren perianalen Fadens birgt die Gefahr der Infektion mit Abszess- oder Fistelbildung, daher werden eher komplexere Operationen mit Rektopexie durchgeführt.

12.2.5 Perianale Hautveränderungen

Im Anogenitalbereich können sich zahlreiche Hauterkrankungen manifestieren. **Marisken** entstehen nach Analfissuren oder bei chronisch-entzündlichen Darmerkrankungen.

Differenzialdiagnosen der entzündlichen perianalen Hautveränderungen sind:
- Windeldermatitis
- perianale Dermatitis bei Zinkmangel (alimentärer Zinkmangel oder selten Acrodermatitis enteropathica)
- Mykosen
- Kratzstellen bei Oxyurenbefall
- bei eher lokalisierter Ausprägung:
  - atopische Dermatitis
  - allergische oder irritativ-toxische Ekzeme
  - bakterielle perianale Dermatitis (relativ häufig; ▶ unten)
  - Psoriasis
  - perianale Entzündung bei M. Crohn oder entzündlicher Darmerkrankung bei Immundefektsyndromen

Ein Lichen sclerosus et atrophicans (▶ unten) weist auch im Genitalbereich typische Veränderungen auf. Die meist durch eine Schmierinfektion mit humanem Papillomavirus verursachten anogenitalen **Warzen** (Synonyme: Condylomata acuminata, Feigwarzen) müssen diffenzialdiagnostisch von Mollusca contagiosa, pseudoverrukösen Papeln und Knötchen bei chronischer Irritation, Fibroma molle und Condylomata lata (Lues, bei Kindern extrem selten) abgegrenzt werden; bei mehr als der Hälfte der Kinder kommt es innerhalb von 2 Jahren zu einer Spontanremission. Persistierende oder wachsende Kondylome sollten dermatologisch behandelt werden. Bei unklarer Genese entzündlicher perianaler Veränderungen, Fissuren oder anogenitalen Warzen ist bei Kindern auch an sexuellen Missbrauch zu denken, auch wenn Schmierinfektionen oder andere Irritationen die häufigere Ursache darstellen.

Bakterielle perianale Dermatitis

Die durch **Streptokokken der Gruppe A** (selten Staphylococcus aureus bei Superinfektion bei anderen Hauterkrankungen) ausgelöste perianale Dermatitis (Synonyme: Analscharlach, perianale Zellulitis) tritt bevorzugt bei präpubertären Jungen auf (◘ Abb. 12.8). Häufigste Symptome sind Schmerzen und Juckreiz. Zirkulär um den Anus findet sich ein scharf begrenztes, hellrot-feuchtes Erythem ohne Satellitenläsionen, z. T. mit eitrigen Belägen und oberflächlichen Fissuren. Dieser Lokalbefund und der kulturelle Erregernachweis im Analabstrich (Streptokokken-A-Schnelltest zu 30% falsch-negativ) sichern die Diagnose. Zur Behandlung wird oral Penicillin V, ein Cephalosporin oder ein Makrolid über 10 Tage oder lokal Gentamycin empfohlen. Rezidive sind häufig; in diesem Fall sollte das Therapieregime gewechselt oder die lokale mit der systemischen Behandlung kombiniert werden. Mupirocinsalbe sollte nur in Ausnahmefällen verwendet werden, da Mupirocin ein Reserveantibiotikum für oxacillinresistente Staphylokokken ist.

Lichen sclerosus et atrophicans

Diese benigne, chronische Hauterkrankung tritt bevorzugt bei Mädchen und Frauen auf, zu 10–15% im Kindesalter, dann mit einer hohen Rückbildungsrate über 1–10 Jahre. Die Erkrankung beginnt mit kleinen, roten **Papeln,** die porzellanweiß werden und zu größeren Herden konfluieren (◘ Abb. 12.9). Typisch sind dann scharf begrenzte, weißlich scheinende, hypopigmentierte, atrophisch wirkende Hautareale, die sich bei anogenitalem Befall bei Mädchen 8-förmig um Anus und Vulva ausdehnen. Oft finden sich Rötungen, kleine Bläschen, Fissuren, Mazerationen sowie kleine Hämorrhagien im Bereich des Anus und der Vulva. Symptome sind Juckreiz und Schmerzen sowie sekundär Obstipationsbeschwerden. In Einzelfällen entwickelt sich eine Analstenose. Symptomatisch kann man für 4 Wochen 2-mal täglich topisch mit glukokortikoidhaltigen Cremes der Klasse II (mittelstark) oder III (stark) behandeln, bei unzureichendem Erfolg für 4 Wochen einmal täglich mit einer glukokortikoid- und östradiolhaltigen Creme oder mit Takrolimuscreme. Bei einer Obstipation muss der Stuhl konsequent mit osmotischen Laxanzien weich gehalten werden.

12.2.6 Organisch bedingte Stuhlinkontinenz

Häufigste Ursache der organisch bedingten Stuhlinkontinenz ist die neurogene Mastdarmlähmung, die in der Regel mit einer neurogenen Blasenentleerungsstörung kombiniert ist, z. B. bei Meningomyelozele, »tethered cord«, spinalen Verletzungen oder Tumoren sowie selten bei Verletzungen der Nerven im perirektalen Bereich, Sphinkterinsuffizienz bei anorektalen Fehlbildungen oder Verletzungen. Die Stuhlinkontinenz führt zu psychosozialen (erhöhte Abhängigkeit von den Eltern, erschwerte Integration und Akzeptanz unter Gleichaltrigen, gestörte Entwicklung des Selbstbewusstseins) und körperlichen Problemen (perianales Wundsein, erhöhtes Risiko für Harnwegsinfekte). Bei neurogener Lähmung kommen noch Folgen einer chronischen Obstipation (Blähungen, Bauchschmerzen, Ausbildung eines Megarektums, Divertikulose) hinzu.

Bei der **Anamnese** sollten folgende Aspekte erfasst werden:
- Grunderkrankung mit Begleitsymptomen
- Stuhlkonsistenz und -frequenz, Wahrnehmung von Stuhldrang
- Inkontinenz: tags und nachts, Auslöser, Versorgung
- bisherige Diagnostik und therapeutische Maßnahmen
- Miktionsverhalten, urologische Probleme, Harnwegsinfekte
- Harninkontinenz und deren Versorgung
- sonstige neurologische Ausfälle
- motorische Fähigkeiten
- Motivation von Eltern und Patient für therapeutische Maßnahmen

Bei der **körperlichen Untersuchung** wird auf Folgendes geachtet:
- Ausmaß neurologischer Funktionseinschränkungen
- Ausprägung einer Obstipation

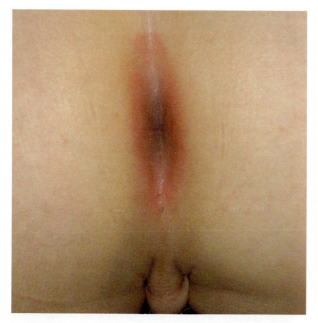

◘ **Abb. 12.8.** Bakterielle perianale Dermatitis durch Streptokokken der Gruppe A

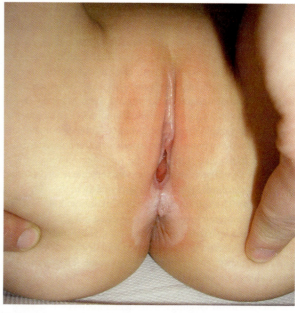

◘ **Abb. 12.9.** Lichen sclerosus et atrophicans

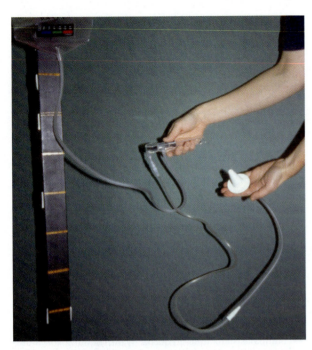

Abb. 12.10. System zur retrograden Darmirrigation mit spitzem Konus (Coloplast), der gering anal eingeführt und gut abdichtet wird, während die Spüllösung (handwarm, etwa 20 ml/kg KG einer 1,5%igen NaCl-Lösung oder handelsübliche Lösung zur Koloskopievorbereitung) über 10–20 min einläuft (alternativ kann man auch Ballonkatheter von Coloplast oder Blasenballonkatheter verwenden, die anal eingeführt und geblockt werden). Die Abdichtung wird für etwa 10 min aufrechterhalten, dann entleert der Patient die Spüllösung auf der Toilette.

Tab. 12.2. Analtampons	
Tampons	Merkmale
Peristeen Analtampon, Fa. Coloplast	2 Größen, eine Form, einfache Handhabung
SOGAR Analtampon, Fa. Erothitan	Sehr schmale Tampons erhältlich (auch bei Stenosen geeignet)
PVA Analtampon, Fa. MED.SSE-System GmbH	Verschiedene Größen und Passformen, geeigneter Tampon muss ermittelt werden (Mischkarton); kurze Vorbereitung des Tampons, Einführung mittels Applikator

- perianale Sensibilität
- der Sphinktertonus
- Möglichkeiten der Willkürkontraktion des M. sphincter externus
- Fähigkeit zur Betätigung der Bauchpresse

Durch Einführen eines **Katheters mit Ballon** in das Rektum kann die rektale Sensibilitätsschwelle bei Ballondilatation untersucht werden, ferner ob durch den Reiz propulsive Kontraktionen ausgelöst werden (was die Verwendung von Analtampons erschwert) und ob der Ballon (30 oder 50 ml) aktiv herausgepresst werden kann. Für die Beurteilung von Stuhlpassage und -retention ist die **Kolontransitzeitmessung** mit röntgendichten Markern (▶ Abschn. 3.2.4, ◘ Abb. 3.5.) sehr hilfreich. Die anorektale Manometrie, die Elektromyographie sowie bildgebende Untersuchungen sind nur bei besonderen Fragestellungen indiziert. Der Sphinkterdruck schwankt individuell stark, und die Kontinenzleistung ist aufgrund des komplexen Zusammenspiels verschiedener Faktoren nicht an bestimmten Druckwerten festzumachen.

Ziele der Therapie der organischen Inkontinenz sind erstens die Vermeidung von Inkontinenzereignissen mit allen psychosozialen Folgen, zweitens die Verhinderung von Komplikationen durch Hautirritation und Obstipation und drittens das Erlernen einer möglichst selbstständigen Versorgung. **Therapeutische Maßnahmen** umfassen somit:

- Vermeidung bzw. Behandlung einer ausgeprägten Obstipation (bereits im Säuglings- und Kleinkindalter)
- Akzeptanz von festem Stuhl bei regelmäßiger Entleerung (bessert die Kontinenz)
- Gabe von Loperamid bei schneller Kolonpassage oder dünnen Stühlen
- Induktion der Stuhlentleerung durch Zäpfchen oder Einläufe
- retrograde Kolonirrigationen (◘ Abb. 12.10)
- antegrade Kolonirrigationen über eine Zökostomie oder ein Appendixstoma
- Verwendung von Analtampons (◘ Tab. 12.2)
- bei Restfunktion Sphinktertraining mit Biofeedback
- in Einzelfällen operative Maßnahmen oder Anlage eines Kolostomas

Regelmäßige ambulante Vorstellungen sind sinnvoll, bei denen man die aktuelle Situation bespricht und ggf. Behandlungsmaßnahmen anpasst.

Literatur

Abdel Aleem A, El Sheikh S, Mokhtar A, Ghafouri H, Saleem M (1985) The perinal groove and canal in males and females – a third look. Z Kinderchir 40: 303–307

Agnarsson U, Warde C, McCarthy G, Clayden GS, Evans N (1993) Anorectal function of children with neurological problems, I: spina bifida. Dev Med Child Neurol 35: 893–902

Ballauff A (2000) Diagnostisches und therapeutisches Konzept bei neurogener Stuhlinkontinenz im Kindesalter. Pädiatrie 6: 135–139

Böhm M, Frieling U, Luger TA, Bonsmann G (2003) Successful treatment of anogenital lichen sclerosus with topical tacrolimus. Arch Dermatol 139: 922–924

Ertem D, Acar Y, Karaa EK, Pehlivanoglu E (2002) A rare and often unrecognized cause of hematochezia and tenesmus in childhood: solitary rectal ulcer syndrome. Pediatrics 110: e79

Grundhewer H (2001) Bakterielle perianale Dermatitis. Monatsschr Kinderheilkd 149: 850–853

Höger PH (2005a) Virusinfektionen der Haut. In: Höger PH (Hrsg) Kinderdermatologie. Schattauer, Stuttgart, S 318–329

Höger PH (2005b) Lichen sclerosus et atrophicans. In: Höger PH (Hrsg) Kinderdermatologie. Schattauer, Stuttgart, S 448–449

Lainka E, Ballauff A (2002) Streptokokkeninfektion als Ursache für eine chronische perianale Dermatitis bei Kindern. Monatsschr Kinderheilkd 150: 981–984

Loening-Baucke V (1991) Lichen sclerosus et atrophicus. AJDC 145: 1058–1061

Somnez K, Demirogullari B, Ekingen G et al. (2002) Randomized, placebo-controlled treatment of anal fissure by lidocaine, EMLA, and GTN in children. J Pediatr Surg 37:1313–1316

Wimpissinger TF, Gerharz EW, Malone PS (2002) Chirurgische Therapie der Stuhl-Überlaufinkontinenz. Dtsch Ärztebl 99: A2861–A2866

Winkler R (1997) Anatomische und physiologische Grundlagen proktologischer Erkrankungen. Klinikarzt 26: 321–S325

III Hepatologie

13 Embryologie und Physiologie der Leber – 303
J. Deutsch

14 Pathophysiologie der Leberkrankheiten – 315
J. Deutsch, W.-D. Huber, B. Rodeck

15 Leitsymptome und Differenzialdiagnostik – 329
T. Lang, B. Rodeck

16 Neonatale Cholestase – 345
M. Melter, C. Petersen, E. Sturm

17 Stoffwechselerkrankungen – 361
B. Rodeck, R. Santer, N. Muschol, M. Burdelski, M. Melter, R. Ganschow, U. Baumann

18 Hepatitiden – 403
S. Wirth, R. Bialek, U. Baumann

19 Lebertransplantation und Leberversagen – 418
R. Ganschow, M. Melter, J. Deutsch

20 Systemerkrankungen – 436
M. Burdelski, T. Lang, D. von Schweinitz

13 Embryologie und Physiologie der Leber

J. Deutsch

13.1 Struktur und Morphologie – 304
Literatur – 305

13.2 Blutfluss – 305
13.2.1 Fetale Situation – 305
13.2.2 Änderungen bei und nach der Geburt – 306
Literatur – 306

13.3 Energiestoffwechsel – 306
13.3.1 Kohlenhydratstoffwechsel – 307
13.3.2 Aminosäurenstoffwechsel – 307
13.3.3 Fettstoffwechsel – 307
Literatur – 308

13.4 Ontogenese und Stoffwechsel der Gallensäuren – 308
13.4.1 Physiologie der Gallebildung – 308
13.4.2 Ontogenese der Gallebildung – 310
13.4.3 Ontogenese der zellulären Mechanismen der Gallebildung – 310
13.4.4 Bildung der Gallensäuren – 310
13.4.5 Gallensäurensynthese und -stoffwechsel während der Fetalzeit und beim Neugeborenen – 312
Literatur – 314

13.1 Struktur und Morphologie

Am 18. Gestationstag, bei einer Länge des Embryos von etwa 2,5 mm, verdickt sich das distale Ende des Vorderdarms und beginnt, sich als **Leberknospe** vorzuwölben (Leberdivertikel; ◘ Tab. 13.1).

In den folgenden Tagen wächst diese endodermale Sprosse in kranioventraler Richtung gegen eine Mesenchymplatte vor (**Septum transversum**). Danach durchdringen die endodermalen Zellen gleichzeitig mit dem sinusoidalen Netzwerk der Blutgefäße mit immer weiteren Aufzweigungen das Mesoderm des Septum transversum und bilden die Leber. Innerhalb der fol-

◘ **Tab. 13.1.** Entwicklung der Leber

Zeitraum	Entwicklungsschritte
18. Gestationstag	Entwicklung der Leberknospe aus dem verdickten Endoderm des Vorderdarms
22. Gestationstag	Kontakt des Leberdivertikulums mit dem Mesoderm des Septum transversum
23. Gestationstag	Beginn der Invasion von Hepatoblasten in das Mesenchym
23.–24. Gestationstag	Expression von α-Fetoprotein und Albumin in den Hepatoblasten
3.–8. Woche	Expression von Zytokeratin 19, Öffnung des Ductus hepaticus
5. Woche	Verbindung der Vv. umbilicales mit dem sinusoidalen Plexus der Leber
5.–9. Woche	Beginn der Gallensäurensynthese
6.–16. Woche	Bildung der Duktalplatte vom Hilus aus, hämatopoetische Zellen zwischen den Hepatozyten erkennbar, Expression von $α_1$-Antitrypsin und γ-GT
7. Woche	Bildung der V. portae aus den Vitellin-Venen und des Ductus venosus aus dem sinusoidalen Plexus
8. Woche	Entstehung von Glykogengranula in den fetalen Hepatozyten
8.–9. Woche	Expression der Zytochrom-P_{450}-Enzyme
9. Woche	Beginn der Glykogensynthese
8.–12. Woche	Bildung der 2-lagigen Duktalplatte
10.–12. Woche	Sinusendothel-, Kupffer- und Ito-Zellen nachweisbar
12. Woche	Beginn der Remodellierung der Duktalplatte in tubuläre Strukturen, Entstehung von Mesenchym, Verbindung der offenen intrahepatischen Gallenwege mit dem Darmlumen, Entstehung der Ductus hepatici (erste Generation der Gallengänge), Beginn der Gallesekretion
12.–14. Woche	Beginn der Glykogenese und der Fettakkumulation
15. Woche	Entstehung der 2. Generation der Gallengänge, Bilirubin in Galle und Mekonium nachweisbar
17.–25. Woche	Entstehung der 3. Generation der Gallengänge
25. Woche	Zusammenhängende Duktalplatte nicht mehr erkennbar
25.–28. Woche	Beginn der Bildung von hämatopoetischen Inseln aus bisher diffus verteilter Hämatopoese
35. Woche	Gallengänge in den meisten Portalfeldern nachweisbar
Geburt	Diskontinuierlich Duktalplatten in peripheren Portalfeldern erkennbar; Lebergewicht: 75–125 g
Geburt bis 11. Lebenstag	Verschluss des Ductus venosus
Geburt bis Alter von 4 Wochen	Ausreifung der Gallenwege bis über die 7. intrahepatische Generation hinaus
3 Monate	Ausreifung der Phase-1-Enzyme
1 Jahr	Lebergewicht: 250–300 g
2 Jahre	Lebergewicht: 430 g
5 Jahre	Lebergewicht: 530 g
Erwachsene	Lebergewicht: 1400 g; 400.000–500.000 terminale Gallengänge für jeweils 2–3 mm³ Lebergewebe

γ-GT γ-Glutamyltranspeptidase

genden 3 Gestationswochen füllt die Leber den größten Teil der Bauchhöhle aus.

Durch den Kontakt mit den mesenchymalen Elementen des Septum transversum differenziert sich die Lebersprosse weiter in proliferierende Stränge von Hepatoblasten (ab der 4. Woche; Länge des Embryos: 5–7 mm), die sich sowohl zu **Hepatozyten** als auch zu intrahepatischen Gallenwegen weiterentwickeln. Sie bleiben dabei in engem Kontakt mit den sich weiter verzweigenden Ästen der Vitellin-Venen und bilden ein System miteinander in Verbindung stehender Leberzellplatten. Gleichzeitig entwickelt sich aus den größeren Venen (V. mesenterica, V. umbilica, Ductus venosus) ein Netzwerk kleiner venöser Verzweigungen zwischen den Strängen von Hepatozyten.

Vom Leberhilus ausgehend (etwa 6. Gestationswoche) flachen die Hepatoblasten an der Grenze zwischen Leberparenchym und Mesenchym des Portaltrakts ab und bilden eine kontinuierliche Lage gallengangähnlicher, kubischer Zellen (**Duktalplatte**). Die Zellen zeigen eine gallengangspezifische Immunreaktivität für Zytokeratin 19, während weiter entfernt vom Portaltrakt befindliche Hepatoblasten diese Immunreaktivität verlieren. Dieser Prozess setzt sich in die Peripherie fort, sodass jede Region der Leber (bis etwa zur 16. Gestationswoche) eine Duktalplatte erhält.

Danach bildet sich eine zweite Lage gallengangähnlichen Epithels durch Verdopplung der Duktalplatte. Daraus entsteht ein Lumen, das einen Kranz von plattenähnlichen, luminalen Strukturen rund um die Portalvene bildet. Die Remodellierung der Duktalplatte in tubuläre Gallengangstrukturen beginnt in der gleichen Weise an der Porta hepatis zwischen der 11. und 13. Gestationswoche. Die tubulären Strukturen zeigen zunächst ein elliptisches, später ein kreisrundes Lumen und liegen schließlich zentral im Portaltrakt: **Mesenchym.** Verbleibende periphere Duktalplattenstrukturen verschwinden. Die Remodellierung der Duktalplatten in das duktuläre Gallengangsystem ist etwa 4 Wochen nach der Geburt abgeschlossen. Das reife Gallenwegsystem wird durch einen vaskulären Plexus versorgt, der von der Leberarterie gespeist wird. Die arteriellen Gefäße und der peribiliäre Plexus beginnen ebenfalls, vom Leberhilus aus in die Peripherie vorzuwachsen. Sowohl das Gallenwegsystem als auch das hepatische arterielle Blutgefäßsystem reifen bis zur Adoleszenz weiter aus.

Die Lumina des Ductus choledochus, der Gallenblase und des Ductus hepaticus communis sind immer offen und stehen mit dem Lumen des Verdauungstrakts in Verbindung. Auf der anderen Seite stehen sie mit den plattenähnlichen Duktalstrukturen der Leber in Verbindung, d. h. dass (von der 12. Gestationswoche an) die **intrahepatischen Gallengangstrukturen** immer offen mit dem Darmlumen in Verbindung stehen.

Derzeit ist noch unklar, wie das Gallenwegsystem an das Leberparenchym Anschluss gewinnt. Intralobuläre Duktuli entspringen von terminalen Gallenwegen und erstrecken sich bis etwa ein Drittel der Distanz zur terminalen Lebervene in das Parenchym. Die Duktuli gehen in den **Hering-Kanal** über und bilden dadurch die Basis für die Drainage der Galle aus dem Leberparenchym.

Die extrahepatischen und größeren intrahepatischen Gallenwege besitzen **peribiliäre Drüsen,** die unmittelbar angrenzend an das Gallenganglumen in das Mesenchym eingebettet sind. Diese extrahepatischen Drüsen entwickeln sich parallel zur Drüsenbildung des gesamten Verdauungstrakts als mikroskopisch kleine, divertikuläre Ausbuchtungen entlang der extrahepatischen Gallenwege. Intrahepatische peribiliäre Drüsen entwickeln sich auch vom Duktalplattenepithel aus. In der 40. Gestationswoche werden diese Drüsen auch am Leberhilus, entlang der großen Gallenwege sichtbar. Sie formen azinäre Strukturen, die sich im weiteren Verlauf zahlenmäßig vermehren und organisieren, bis sie ungefähr im Alter von 15 Jahren ausgereift sind.

Literatur

Amenta PS, Harrison D (1997) Expression and potential role of the extracellular matrix in hepatic ontogenesis: a review. Microscop Res Techn 39: 372–386

Colon AR (1990) Textbook of pediatric hepatology. Year Book Med Pub, Chicago

Crawford JM (2002) Development of the intrahepatic biliary tree. Semin Liver Dis 22: 213–226

Karpen SJ, Suchy FJ (2001) Structural and functional development of the liver. In: Suchy FJ, Sokol RJ, Balistreri WF (eds) Liver disease in children. Lippincott Williams & Wilkins, Philadelphia, pp 3–21

Kaufman SS (1998) Organogenesis and histologic development of the liver. In: Polin RA, Fox WW (eds) Fetal and neonatal physiology. Saunders, Philadelphia, pp 1433–1441

MacSween RNM, Desmet VJ, Roskams T, Scothorne RJ (2002) Developmental anatomy and normal structure. In: MacSween RNM, Ishak KG, Burt AD, Scheuer PJ, Portmann BC, Anthony PP (eds) Pathology of the liver. Churchill Livingstone, London, pp 1–66

Malarkey DE, Johnson K, Ryan L, Boorman G, Maronpot RR (2005) New insights into functional aspects of liver morphology. Toxicol Pathol 33: 27–34

Nakanuma Y, Hoso M, Sanzen T, Sasaki M (1997) Microstructure and development of the normal and pathologic biliary tract in humans, including blood supply. Microsc Res Tech 38: 552–570

Peters RL (1983) Early development of the liver: a review. In: Fisher MM, Roy CC (eds) Pediatric liver disease. Plenum Press, New York, pp 1–15

Sergi C, Adam S, Kahl P, Otto HF (2000) The remodelling of the primitive human biliary system. Early Hum Dev 58: 167–178

Shankle WR, Landing BH, Gregg J (1983) Normal organ weights of infants and children: graphs of values by age, with confidence intervals. Pediatr Pathol 1: 399–408

Shiojiri N (1984) The origin of the intrahepatic bile duct cells in the mouse. J Embryol Exp Morphol 79: 25–39

Zakim D, Boyer TD (2003) Hepatology. A textbook of liver disease. Saunders, Philadelphia

13.2 Blutfluss

13.2.1 Fetale Situation

Beim Fetus erfolgt die Oxigenierung des Blutes in der Plazenta. Sauerstoffarmes Blut erreicht die Plazenta über die Nabelarterien aus der Aorta descendens, oxigeniertes Blut strömt durch die Nabelvene zurück, die sich mit der V. portae vereinigt und das Blut zunächst zur Leber transportiert. Fünfzig Prozent des Nabelvenenblutes fließt durch den **Ductus venosus** an der Leber vorbei, direkt durch die V. cava inferior oder die linke Lebervene zum Herz. Die fetale Leber erhält Blut aus der V. umbilicalis, der A. hepatica und der V. portae. Die **V. umbilicalis** versorgt mit Ästen den linken Leberlappen, gibt den Ductus venosus ab, wendet sich nach rechts zum Portalsinus und vereinigt sich mit der V. portae. Aus dem Ductus venosus zweigen keine Gefäße zum Leberparenchym ab. Die **A. hepatica** gibt symmetrisch zu beiden Leberlappen Äste ab; zahlreiche anatomische Varianten wurden registriert. Das Blut wird in **3 Lebervenen** (rechte, mittlere und linke) gesammelt. Der Ductus venosus mündet entweder direkt in die V. cava inferior oder vereinigt sich zuerst mit der linken und der mittleren Lebervene.

Fünfundsiebzig Prozent des Blutvolumens der fetalen Leber stammen aus der V. umbilicalis, 15–20% aus der V. portae und 5–10% aus der A. hepatica. Das Blut der V. portae fließt fast ausschließlich in den rechten Leberlappen. Der Blutfluss aus A. hepatica und V. umbilicalis teilt sich etwa gleich auf beide Leberlappen auf. Beim Fetus ist der **Leberblutfluss pro Gramm Lebergewebe** ungefähr 4-mal so hoch wie beim Erwachsenen.

Der linke Leberlappen erhält 95% seiner Blutversorgung aus der V. umbilicalis und 5% aus der A. hepatica, der rechte 60% aus der V. umbilicalis, 30% aus der V. portae und 10% aus der A. hepatica.

> **!** Daher ist die Sauerstoffversorgung der beiden Leberlappen unterschiedlich. Das Blut des linken Leberlappens ist zu etwa 80% mit Sauerstoff gesättigt, das Blut des rechten Leberlappens zu etwa 70%.

Dem entspricht das Ausmaß der **Hämatopoese,** welche im rechten Leberlappen deutlich stärker ausgeprägt ist als im linken. Analog ist die Sauerstoffsättigung in der linken Lebervene höher als in der rechten (73% vs. 63%).

Es ist unklar, wie die Verteilung des Blutflusses aus der V. umbilicalis in Richtung Leber oder in Richtung Ductus venosus beeinflusst wird. Ein **Sphinkter** nahe dem Abgang des Ductus venosus aus der V. umbilicalis mit autonomer Innervation wurde beschrieben.

13.2.2 Änderungen bei und nach der Geburt

Bei der Geburt wird die Plazenta eliminiert, und es fließt kein Blut mehr durch die V. umbilicalis. Der **Gasaustausch** erfolgt nun über die Lungen. Die fetalen Shunts (Ductus arteriosus, Foramen ovale und Ductus venosus) sind nicht mehr notwendig; sie schließen sich im Verlauf von Stunden bis Tagen (der Ductus venosus schließt sich innerhalb von 11 Tagen nach der Geburt).

Damit sinkt der Leberblutfluss auf etwa ein Drittel, und der Blutfluss durch die V. portae steigt innerhalb von 2–10 Stunden um das 3- bis 6fache an. In diesem Alter werden noch 50% des **portalvenösen Blutflusses** durch den Ductus venosus an der Leber vorbeigeführt. Das restliche portalvenöse Blut wird gleichmäßig auf den rechten und den linken Leberlappen verteilt.

> **!** Daraus resultiert ein 50%iger Abfall des Sauerstoffverbrauchs der Leber bei der Geburt.

In den folgenden Tagen nimmt der Blutfluss durch den Ductus venosus kontinuierlich ab. Wahrscheinlich verstärkt ein **offener Ductus venosus** beim Neugeborenen Leberschäden oder die Wirkung von Stress auf die Leber.

Der gesamte Leberblutfluss ist beim Neugeborenen 2,5-mal höher als beim Erwachsenen, wobei 25–33% aus der A. hepatica stammen. Im Gegensatz zum Erwachsenen kann der Blutfluss durch die Leber bei Fetus und Neugeborenem jedoch nicht konstant gehalten werden.

> **!** Beim Erwachsenen fungiert die Leber als Blutreserve für die systemische Zirkulation.

Etwa 25–30% des **Lebervolumens** bestehen aus Blut, entsprechend etwa 10–15% des gesamten Blutvolumens des Körpers.

Fünfzig Prozent bis 60% des Blutvolumens der Leber können innerhalb von 90 s durch Stimulierung des Sympathikus aus der Leber ausgestoßen werden, ohne die Leberfunktion zu verschlechtern. Ein Anstieg des zentralen Venendrucks führt bis zur Verdopplung des Leberblutvolumens. Beim Erwachsenen wird der Leberblutfluss durch den Gefäßwiderstand der A. hepatica und der intrahepatischen Äste der V. portae sowie durch den Portalvenenfluss kontrolliert.

Die Entwicklung der in ▶ Abschn. 13.1 geschilderten 3-dimensionalen Leberstruktur durch die gleichzeitig stattfindende Differenzierung von Hepatoblasten zu reifen Hepatozyten, die Verbindung mit dem wachsenden Gefäßsystem sowie die Bildung des intrahepatischen Gallenwegsystems und dessen Beziehung zum umgebenden Mesenchym werden durch ein genetisch festgelegtes **Entwicklungsprogramm** gesteuert, das erst in Grundzügen aus Tierversuchen bekannt ist.

Literatur

Arias IM, Popper H, Schachter D, Shafritz DA (1982) The liver, biology and pathobiology. Raven Press, New York
Fahey JT (1994) Developmental aspects of hepatic blood flow. In: Suchy FJ (ed) Liver disease in children. Mosby, St Louis, pp 31–38
Laut WW, Greenway (1987) Conceptual review of the hepatic vascular bed. Hepatology 7: 952–963
Rudolph CD, Rudolph AM (1998) Fetal and postnatal hepatic vasculature and blood flow. In: Polin RA, Fox WW (eds) Fetal and neonatal physiology. Saunders, Philadelphia, pp 1442–1449
Taylor IM (1983) Developmental aspects of the hepatic circulation. In: Fisher MM, Roy CC (eds) Pediatric liver disease. Plenum Press, New York, pp 17–42

13.3 Energiestoffwechsel

Die Leber benötigt für ihre zahlreichen Stoffwechselprozesse eine ständige Energieproduktion. Zudem ist sie v. a. durch die Bereitstellung von **Glukose** aus Glykogenolyse und Glukoneogenese sowie durch die Regulierung des Aminosäuren- und Fettstoffwechsels für den Energiestoffwechsel des Organismus verantwortlich.

Die Entwicklung der Leberfunktion sowie die Erlangung der vollen Kapazität für Stoffwechsel, Biotransformation und Transportprozesse folgen verschiedenen **Entwicklungsmustern:**
- hohe Aktivität beim Fetus und Abnahme der Aktivität nach der Geburt (z. B. Thymidinkinase, Ornithindecarboxylase)
- Expression während der frühen fetalen Entwicklung und weiterer Anstieg der Aktivität nach der Geburt (z. B. Fruktose-1,6-Diphosphatase, Aspartataminotransferase)
- perinatale Expression und weiterer Aktivitätsanstieg postnatal (z. B. Phosphoenolpyruvatcarboxykinase, Uridin-5-Diphosphat-Glukuronyltransferase)
- Expression erst nach der Geburt und maximale Aktivität während des Abstillens (z. B. Alaninaminotransferase, Alkoholdehydrogenase)

13.3 · Energiestoffwechsel

> **Besonderheiten des Leberstoffwechsels in der sich entwickelnden Leber**
> - Glykogenakkumulation in der fetalen Leber (bis zum 3fachen Wert des Erwachsenen zum Zeitpunkt der Geburt)
> - Geringe Glukoneogenese der fetalen Leber
> - Geringer Glukoseverbrauch der fetalen Leber
> - Aminosäuren als bedeutende Energiequelle der fetalen Leber
> - Hohe Fettsäuresynthesekapazität der fetalen Leber
> - Fettsäureoxidation als Quelle für hepatische Glukoneogenese in der fetalen Leber
> - Anstieg der Aktivitäten von Thyroxin und Trijodthyronin in der 9.–10. Schwangerschaftswoche
> - Anstieg der Plasmakonzentration von Glukagon bei der Geburt
> - Rascher Anstieg der hepatischen Ketogenese nach der Geburt
> - Rasche Induktion der Fettsäureoxidation während der ersten Lebenstage
> - Verringerte Fähigkeit der neonatalen Leber für Metabolisierung, Entgiftung und Ausscheidung vieler Medikamente:
>   - frühzeitige Expression vieler Zytochrom-P_{450}-Enzyme bei Embryo und Fetus, z. B. CYP3A7 (Steroidstoffwechsel)
>   - verzögerte Expression anderer Zytochrom-P_{450}-Enzyme, z. B. CYP1A2 (Medikamentenstoffwechsel, z. B. Koffeinstoffwechsel)
>   - geringe Aktivität vieler Phase-2-Enzyme bei Fetus und Neugeborenem, z. B. Uridin-5-Diphosphat-Glukuronyltransferase
> - Anstieg der Konzentrationen von Kortison und Thyroxin während des Abstillens

Die Veränderungen der **Enzymkonzentrationen** während der Entwicklung werden wahrscheinlich von der sequenziellen Änderung der Aktivität zirkulierender Hormone beeinflusst.

Die strukturelle und funktionelle Entwicklung der Leber beeinflusst auch Absorption, Verteilung, Ausscheidung und Metabolisierung von Medikamenten und anderen Xenobiotika, sowohl der Phase-1- (Oxidation–Reduktion, Hydrolyse) als auch der Phase-2-Reaktionen (Konjugation mit Sulfat, Azetat, Glukuronsäure, Glyzin und Glutathion).

13.3.1 Kohlenhydratstoffwechsel

Überschüssige Kohlenhydrate werden in der Leber als **Glykogen** gespeichert. Von dort werden sie in Phasen des Hungers rasch wieder durch Hydrolyse freigesetzt. Unmittelbar nach der Geburt ist das Neugeborene von der hepatischen Glykogenolyse abhängig, jedoch bereits zur Glukoneogenese fähig. Bevor das Neugeborene Muttermilch bekommt, entsteht ein Mangel an Glukose. Ketonkörper stehen aufgrund einer verzögerten Ketogenese nicht zur Verfügung, daher wird das Neugeborene durch andere Stoffwechselprodukte wie Laktat als Energiequelle versorgt. Nicht nur die Leber, sondern auch Lunge, Herz und Gehirn verwenden Laktat für Energieproduktion und Lipogenese.

Die **Glykogensynthese** beginnt beim Fetus um die 9. Schwangerschaftswoche. Die Glykogenspeicher nehmen unmittelbar vor der Geburt stark zu, sie sind 2- bis 3-mal höher als in der Erwachsenenleber (40–60 mg/g Leber). Der überwiegende Anteil dieser Glykogenspeicher wird unmittelbar postnatal vom Neugeborenen wieder verbraucht. Um die 2. postnatale Woche kommt es wieder zu einer Zunahme der Glykogenspeicher, sodass sie bei normalen, reifgeborenen Säuglingen um die 3. Lebenswoche die Konzentration Erwachsener erreichen. In dieser Phase kann der Blutzuckerspiegel des Neugeborenen etwa 10–12 Stunden lang durch Glykogenolyse konstant gehalten werden; der Leberglykogengehalt wird dabei bis auf 12 mg/g Leber reduziert. Der Beginn der Glykogenolyse wird wahrscheinlich durch einen Anstieg des Glukagon- und einen Abfall des Insulinspiegels im Plasma nach der Geburt stimuliert.

> ❗ Glukoneogenese (Synthese von Glukose aus Laktat, Aminosäuren und anderen kleinen Molekülen) ist in der fetalen Leber kaum nachweisbar.

Erst nach der Geburt kommt es zu einem signifikanten Anstieg des für die Glukoneogenese limitierenden Enzyms (Phosphoenolpyruvatcarboxykinase).

13.3.2 Aminosäurenstoffwechsel

> ❗ Aminosäuren sind eine wichtige Energiequelle für den Fetus, entsprechend der Größenordnung von Glukose. Ungefähr 40% des fetalen Energiebedarfs und etwa ein Drittel des fetalen Kohlenstoffbedarfs stammen aus Aminosäuren. Die hohe Konzentration freier Aminosäuren in der fetalen Leber ist für die Regulation des Leberwachstums von Bedeutung. Die Harnstoffsynthese ist wahrscheinlich bereits in der Mitte der Schwangerschaft voll ausgebildet.

Die Leber ist der Hauptort für den Abbau von **Ammoniak** (aus peripheren Geweben wie Muskulatur). Zum Zeitpunkt der Geburt sind (mit 2 Ausnahmen) die meisten Enzyme vorhanden, welche den Aminosäurenstoffwechsel regeln.

Der relative Mangel an p-OH-Phenylpyruvatoxidase könnte die Ursache der transienten neonatalen **Hypertyrosinämie** sein, die bei Frühgeborenen häufiger vorkommt. Ebenso könnte Cystein für den Fetus und das Neugeborene eine essenzielle Aminosäure darstellen, da es erst nach der Geburt zu einem raschen Anstieg der Cystathionaseaktivität in der Leber kommt.

Die **Glutaminsynthese** ist von der Mitte der Schwangerschaft bis zur Geburt in allen fetalen Hepatozyten möglich. Nach der Geburt kommt es zur vorwiegenden Expression der Glutaminsynthetase in den perivenösen Hepatozyten. Diese zonale Verteilung persistiert bis in das Erwachsenenalter und ändert sich auch bei Leberzellschaden oder -regeneration nicht.

13.3.3 Fettstoffwechsel

> ❗ Die Fettsäureoxidation ist eine größere Energiequelle, die sowohl die Glykogenolyse als auch die Glukoneogenese verstärkt.

Der Fetus erhält **Fettsäuren** durch De-novo-Synthese, passive Diffusion unveresterter Fettsäuren und einen selektiven maternofetalen Transport durch die Plazenta, besonders der physiologisch wichtigen langkettigen, mehrfach ungesättigten Fettsäuren. Die geringen durch die Plazenta aufgenommenen Mengen freier Fettsäuren werden in der Leber und im Fettgewebe gespeichert. Die fetale Fettsäuresynthese in der Leber zeigt einen Gipfel in der Mitte der Schwangerschaft. Mütterliche Ketone und Glukose können Vorstufen für die Fettsäuresynthese in der fetalen Leber sein. Das in der fetalen Leber gespeicherte Fett wird nach der Geburt mobilisiert und lokal verbraucht. Die Oxidation des Fetts führt zur Produktion von ATP, aus dem Energie und Ketonkörper für die peripheren Gewebe freigesetzt werden. Während der ersten Lebenstage kommt es zu einer raschen Ausreifung der Fettsäureoxidation. Die Leber ist die Hauptquelle für die Synthese von Ketonkörpern, die von anderen Geweben verwendet werden. Während der ersten 24 Stunden nach der Geburt steigen die Konzentrationen der Ketonkörper (z. B. 3-OH-Butyrat und Azeton) im Blut an. Die postnatale Entwicklung der Oxidation langkettiger Fettsäuren und der Ketogenese wird durch Pankreashormone reguliert.

Der rasche Anstieg der hepatischen Fettsäureoxidation und die Aufnahme von Milch (fettreich, kohlenhydratarm) unterstützen die aktive **Glukoneogenese,** um den Blutzuckerspiegel konstant zu halten. Nach der Geburt kommt es zu einem deutlichen Konzentrationsanstieg der freien Fettsäuren im Plasma. Kurzkettige Fettsäuren stellen lokale Wachstumsfaktoren für den Darm dar, mittelkettige und gesättigte langkettige Fettsäuren bedeutende Energiequellen. Überlangkettige Fettsäuren dienen dem Aufbau von Membranstrukturen. Bei Neugeborenen stellen freie Fettsäuren pro Tag 42 kJ/kg KG an Energie zur Verfügung.

Literatur

Battaglia FC, Thureen PJ (1997) Nutrition of the fetus and premature infant. Nutrition 13: 903–906

Battaglia FC, Thureen PJ (1998) Nutrition of the fetus and the premature infant. Diabetes Care 21: B70–B74

Berghaus TM, Demmelmair H, Koletzko B (1998) Fatty acid composition of lipid classes in maternal and cord plasma at birth. Eur J Pediatr 157: 763–768

Greengard O (1977) Enzymatic differentiation of human liver: comparison with the rat model. Pediatr Res 11: 669–676

Hay WW Jr (1998) Nutrient and metabolic needs of the fetus and very small infant: a comparative approach. Biochem Soc Trans 26: 75–78

Karpen SJ, Suchy FJ (2001) Structural and functional development of the liver. In: Suchy FJ, Sokol RJ, Balistreri WF (eds) Liver disease in children. Lippincott Williams & Wilkins, Philadelphia, pp 3–21

Koletzko B, Demmelmair H, Socha P (1998) Nutritional support of infants and children: supply and metabolism of lipids. Clin Gastroenterol 12: 671–696

MacSween RNM, Ishak KG, Burt AD, Scheuer PJ, Portmann BC, Anthony PP (2002) Pathology of the liver. Churchill Livingstone, London

Narkewicz MR (1994) Hepatic energy metabolism in the fetus and neonate. In: Suchy FJ (ed) Liver disease in children. Mosby-Year Book, St Louis, pp 39–56

Uauy R, Treen M, Hoffman DR (1989) Essential fatty acid metabolism and requirements during development. Semin Perinatol 13: 118–130

Zlotkin SH, Anderson GH (1982) The development of cystathionase activity during the first year of life. Pediatr Res 16: 65–68

13.4 Ontogenese und Stoffwechsel der Gallensäuren

13.4.1 Physiologie der Gallebildung

Galle wird in den Gallekanalikuli gebildet, in den Gallengängen modifiziert, in der Gallenblase konzentriert und schließlich im Dünndarm mit Nahrung vermischt. Dort werden organische Säuren, v. a. Gallensäuren, rückresorbiert und gelangen über die Zirkulation zur Leber, wo sie sehr effizient in die Hepatozyten aufgenommen und im weiteren Verlauf wieder im **intrahepatischen Kreislauf** verwendet werden. Gallensäuren und Gallensalze sind die bestimmende Kraft bei der Gallebildung.

> Galle ist eine komplexe Lösung von Cholesterin (0,9–3,2 g/l), Phospholipiden (v. a. Phosphatidylcholin, 1,4–8 g/l), konjugierten Gallensäuren bzw. -salzen (3–45 mmol/l), Eiweiß (0,3–3 g/l) und Elektrolyten.

Die Gallensäuren regen die Sekretion von **Lipiden** an und stabilisieren sie in der Galle. Die Osmolarität der Galle ähnelt derjenigen des Plasmas, da Cholesterin, Phospholipide und Gallensäuren zu gemischten Mizellen aggregieren. Das Eiweiß enthält auch IgA in einer Konzentration, die 10fach über der des Plasmas liegt. Die Elektrolytkonzentrationen entsprechen den Plasmakonzentrationen, mit Ausnahme einer wesentlich höheren Konzentration von Bikarbonat.

Die **Gallebildung** umfasst 4 Hauptschritte:
- Aufnahme oder Synthese von Bestandteilen durch die Leber- bzw. Gallengangzellen
- Änderung dieser Substanzen auf dem Weg zur Galle durch das endoplasmatische Retikulum und den Golgi-Apparat
- vesikulärer Transport von Gallebestandteilen (die Vesikel werden an der basolateralen Membran innerhalb der Hepatozyten gebildet und gelangen schließlich in die Gallekanalikuli)
- Ausscheidung von Wasser sowie organischen und anorganischen Verbindungen in die Gallekanalikuli

Zusätzlich erfolgt eine parazelluläre Sekretion von Elektrolyten, Wasser und unlöslichen Bestandteilen über den »junction complex«.

Die **Zusammensetzung der Galle,** die bei Menschen in das Lumen der Kanalikuli sezerniert wird, ist nicht bekannt. Die Menge der Galle, die innerhalb von 24 Stunden (gesammelt durch T-Tuben) produziert wird, liegt bei 500–600 ml. Bei Säuglingen und Kindern ist diese Menge wahrscheinlich proportional geringer. Die Elektrolytkonzentration der Galle ist bei Tieren und Menschen ähnlich (wahrscheinlich auch beim sich entwickelnden menschlichen Organismus). Es existieren deutliche Speziesunterschiede bezüglich anderer Gallebestandteile und des Galleflusses. Die Konzentration der Gallensalze ist während der fetalen und neonatalen Periode niedrig und steigt mit der Reifung der Gallensäurenbiosynthese, der steigenden Transportkapazität innerhalb des Dünndarms und des hepatischen Anteils der enterohepatischen Zirkulation an, und zwar von <0,05 mM bei menschlicher fetaler Galle vor der 17. Schwangerschaftswoche bis zur 20fachen Konzentration zwischen der 16. und 18. Schwangerschaftswoche (0,1 mM). Bei der Geburt eines reifen Säuglings sind die Gallensäurenkonzentrationen verglichen mit älteren Kindern und Erwachsenen (3–45 mM) noch immer gering (1–2 mM). Auch die Gallenblase des Fetus und des Neugeborenen konzentriert Gallensalze geringer als bei Erwachsenen. Bei menschlichen Neugeborenen beträgt die Gallensäurenkonzentration im Dünndarm nach Stimulation durch Mahlzeiten 1–2 mmol und zeigt keine Änderung während des Tages. Beim reifen Neugeborenen beträgt die Größe des Cholsäure-Pools nur 50% des Pools bei Erwachsenen. Die Gesamtgröße des Gallensäuren-Pools ist bei Frühgeborenen noch niedriger und korreliert direkt mit den extrem niedrigen postprandialen intraluminalen Gallensäurenkonzentrationen im Duodenum.

> **!** Gallensäurenproduktion, Gallesekretion und Gallensäurenausscheidung erfolgen in den frühen Entwicklungsstadien des Lebens nahe einem Maximum.

Während des ersten Lebensjahres kommt es zu einem langsamen Anstieg der Gallensäurensynthese, der Gallensäure-Pool-Größe, der intraluminalen Gallensäurenkonzentration und auch der Gallesekretion.

> **!** Die Entwicklung der Serumgallensäurenkonzentrationen ist ein Maß für die Effizienz des hepatischen Transports: Die Aufnahme von Gallensäuren aus dem Blut in die Leber ist extrem hoch (90% bei einmaliger Passage). Der Gallensäurenspiegel im Serum wird daher beim gesunden Menschen durch die geringe restliche Menge bestimmt.

Beim menschlichen Fetus sind die **Gallensäurenkonzentrationen** in der Nabelarterie niedriger als in der Nabelvene. Nach der Geburt steigen die Konzentrationen der Konjugate der primären Gallensäuren (Cholsäure und Chenodesoxycholsäure) stetig an und erreichen während der ersten Lebenswoche höhere Konzentrationen als bei gesunden älteren Kindern und Erwachsenen, ähnlich wie bei Patienten mit cholestatischen Lebererkrankungen. Dies dauert bis zum Alter von 6–8 Wochen an; erst ab dem 6. Lebensmonat fällt der Gallensäurenspiegel allmählich auf Erwachsenenwerte ab. Die Konzentration der Gallensäuren wird auch durch passive und aktive Rückresorption aus dem Darm beeinflusst. Auch die Extraktion von Gallensäuren aus dem Blut nach einer Testmahlzeit ist geringer als später; als Folge erreichen höhere Gallensäurenkonzentrationen die systemische Zirkulation.

> **!** Die Erhöhung der Serumgallensäurenkonzentration während des ersten Lebensjahres wird als »physiologische Cholestase des Säuglings« bezeichnet.

Die klinische Bedeutung einer **unreifen Ausscheidungsfunktion** der Leber ist bekannt (z. B. bei Sepsis, parenteraler Ernährung und angeborenen Stoffwechselerkrankungen).

Die Gallebildung im Bereich der Kanalikuli ist ein Resultat des aktiven Transports gelöster Substanzen in die Kanalikuli, gefolgt vom passiven Transport von Wasser. Diese **Transportprozesse** sind energieabhängig.

> **!** Die kanalikuläre Galle kann in 2 Komponenten unterteilt werden, eine gallensäureabhängige und eine gallensäurenunabhängige Fraktion (abhängig vom aktiven Transport anorganischer Elektrolyte und anderer gelöster Substanzen in die Galle).

Die **gallensäureabhängige Fraktion** beginnt mit der Carrier-abhängigen Aufnahme von Gallensäuren aus dem Portalblut durch die sinusoidale Membran der Leberzellen. Die Exkretion über die Kanalikulusmembran ist der limitierende Faktor für den hepatischen Transport der Gallensäuren; sie korreliert bei den meisten Spezies mit der kanalikulären Gallebildung. Der choleretische Effekt ist von der chemischen Zusammensetzung abhängig; er verringert sich durch Konjugation (mit Glyzin oder Taurin). Auch die negative Ladung der Seitenketten der Gallensäuren bestimmt das Ausmaß des Gallensäurentransports. Monohydroxygallensäuren wie Lithocholsäure sind cholestatisch wirksam, während Ursodesoxycholsäure durch die Stimulation der Bikarbonatsekretion in die Galle choleretisch wirkt. Die Gallensäuren beeinflussen auch direkt die Aktivität der membrangebundenen Transporter (wie die Na^+-K^+-ATPase) und können die Membranfunktion wie auch die Permeabilität verändern.

Die Bestimmung der **gallensäurenunabhängigen Fraktion** des Galleflusses ist schwierig, da ein kleiner Prozentsatz von Gallensäuren in der Leberzelle neu gebildet wird. Die Menge des gallensäurenunabhängigen Galleflusses dürfte mit der Menge des gallensäurenabhängigen Flusses korrelieren.

Gallensäuren sind der wichtigste Faktor für die **Lipidsekretion** (Phospholipide und Cholesterol).

> **!** Die Lipide werden in der Galle durch die Bildung von gemischten Mizellen mit Gallensäuren in Lösung gehalten. In diese Mizellen können auch andere Bestandteile der Galle wie Bilirubin inkorporiert sein.

Im Bereich der **Kanalikuli** werden Volumen und Zusammensetzung der Galle durch Rückresorption und Sekretion von Wasser und Elektrolyten geändert. Hier bestehen große Speziesunterschiede. Hormone wie Sekretin und vasoaktives intestinales Peptid (VIP) führen zu einer bikarbonatreichen Cholerese. Im Gegensatz dazu hemmt Somatostatin den Gallefluss, entweder durch eine gesteigerte duktuläre Rückresorption oder durch Behinderung der duktalen Sekretion einer bikarbonatreichen Elektrolytlösung. Das **Gallengangepithel** besitzt Mechanismen zum Transport von Nahrungsbestandteilen und zur Regulierung des intrazellulären pH-Wertes, zudem kann es Wasser und Elektrolyte rückresorbieren. Durch die enge Nachbarschaft zur A. hepatica und zum peribiliären Plexus ist ein Austausch von Substanzen zwischen Blut und Galle möglich.

Schließlich wird die Galle durch die Speicherfunktion der **Gallenblase** modifiziert, welche die Galle während Fastenperioden bis zur 10fachen Konzentration eindicken kann. Durch Cholezystokinin kann die Gallenblase bei Bedarf rasch entleert werden. Die Gallenblasengalle ist isoton zum Plasma; sie enthält höhere Konzentrationen von Kalium, Natrium, Kalzium, Gallensäuren und niedrigere Konzentrationen von Chlorid und Bikarbonat als die Lebergalle. Die Gallebildung wird auch durch Proteinkinase C, zyklisches AMP sowie Hormone wie Glukagon, Sekretin und Histamin beeinflusst.

Physiologische Funktionen der Gallensäuren

- Leber und Gallenwege:
  - Cholerese (gallensäureabhängiger Flow)
  - Regulierung der Phospholipid- und Cholesterinsynthese
  - Regulierung des Transports und der Sekretion von Phospholipiden und Cholesterin in die Kanalikuli
  - Lösung und Transport von Cholesterin in der Galle
  - Verminderung der Sättigung der Galle
  - Präzipitation von Kalzium
- Darm:
  - Mizellenbildung: Fettverdauung, Resorption von Fett und fettlöslichen Substanzen

▼

- Regulierung der Resorption von Wasser und Elektrolyten aus dem Dickdarm
- Regulierung der gastrointestinalen Motilität: reinigende Wirkung, Effekt auf Neurotransmitter, Steigerung der intrazellulären Kalziumkonzentration
- Beeinflussung der Sekretinfreisetzung

13.4.2 Ontogenese der Gallebildung

Die Galleproduktion beginnt am Anfang des 4. Schwangerschaftsmonats. Von diesem Zeitpunkt an enthält das Gallenwegsystem ständig Galle, die in den Darm ausgeschieden wird und seinem Inhalt eine dunkelgrüne Färbung verleiht (Mekonium). Aus Tierstudien ist bekannt, dass Gallebildung und -ausscheidung beim Fetus unreif sind: Bis zu 40% werden über die Plazenta entfernt. Bei neugeborenen Tieren ist die Gallesekretion maximal stimuliert. Auch die Kontraktion des Sphinkter des Ductus choledochus kann durch Mahlzeiten erst im Alter von 4 Wochen (ähnlich wie bei Erwachsenen) stimuliert werden. Man nimmt daher an, dass diese verminderte Funktion zur physiologischen Cholestase und zu den verringerten intraduodenalen Gallensäurenkonzentrationen des Neugeborenen beiträgt. Es gibt wenige Informationen über die Gallenblasenfunktion während der Entwicklung.

13.4.3 Ontogenese der zellulären Mechanismen der Gallebildung

Ähnlich wie bei erwachsenen Tieren ist die Gallebildung während der Entwicklung von der funktionellen Kapazität der basolateralen Na^+-K^+-ATPase sowie von der Entwicklung spezifischer Carrier für Gallensäuren und andere Ionen an der Plasmamembran abhängig (◘ Abb. 13.1). Die **Transportsysteme** für die unterschiedlichen Substrate an der basolateralen und kanalikulären Membran werden unabhängig voneinander reguliert. Die Zunahme der Gallensäurensynthese in den Zellen erfolgt parallel mit der Reifung anderer Teile der enterohepatischen Zirkulation. Auch die Größe des Gallensäuren-Pools kann die Produktion der Gallensäure-Carrier während der Entwicklung beeinflussen. Dies kann durch orale Zufuhr exogener Gallensäuren oder Hormone erfolgen.

Gallensäuren werden wahrscheinlich für die morphologische Differenzierung der Kanalikulusmembran benötigt.

13.4.4 Bildung der Gallensäuren

Die Gallensäuren werden in der Leber aus **Cholesterin** synthetisiert; dabei werden sie durch verschiedene steroidbindende Proteine in die einzelnen Teile der Zelle weitergeleitet. Chemisch (◘ Abb. 13.2) bestehen sie aus einem Zyklopentanperhydrophenanthrenring und besitzen eine Seitenkette aus 5 Kohlenstoffatomen mit einer terminalen Carboxylsäuregruppe.

> Die beiden **primären Gallensäuren** Cholsäure und Chenodesoxycholsäure werden aus Cholesterin zunächst durch Modifikationen des ABCD-Ringkerns und danach durch Oxidation der Seitenkette modifiziert (◘ Abb. 13.3). Unter normalen Bedingungen erfolgen die chemischen Reaktionen nicht immer in dieser Reihenfolge. Abweichungen finden sich besonders während der Entwicklung (physiologische Cholestase) und bei Erkrankungen, welche die Funktion des enterohepatischen Kreislaufs beeinträchtigen.

Als erster Schritt wird eine Hydroxylgruppe an Position C7 des Cholesterinkerns eingeführt, katalysiert durch eine mikrosomale **Cholesterol-7α-Hydroxylase** (ein leberspezifisches Zytochrom-P_{450}-Enzym). Die Synthese dieses Schrittes wird durch primäre Gallensäuren herabreguliert. Gallensäuren mit einer 7β-Hydroxylgruppe wie Ursodesoxycholsäure können diese Synthese steigern. Dies ist für die Behandlung von Erkrankungen wie angebo-

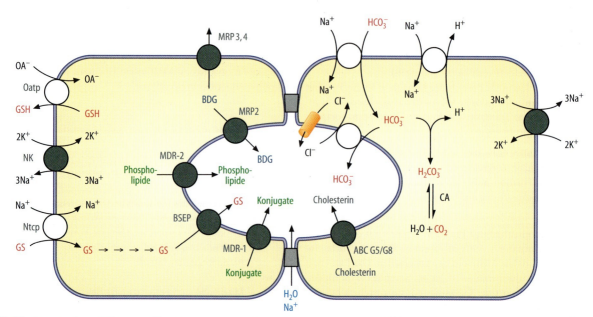

Abb. 13.1. An der Gallebildung beteiligte Transportsysteme der Leberzelle. *BDG* Bilirubin; *CA* Carbohydrase; *GS* Gallensäuren; *GST* Gallensäurentransporter; *MDR* »multi drug resistance transporter«; *MOAT* organische Aminosäurentransporter. (Aus Löffler u. Petrides 1997)

13.4 · Ontogenese und Stoffwechsel der Gallensäuren

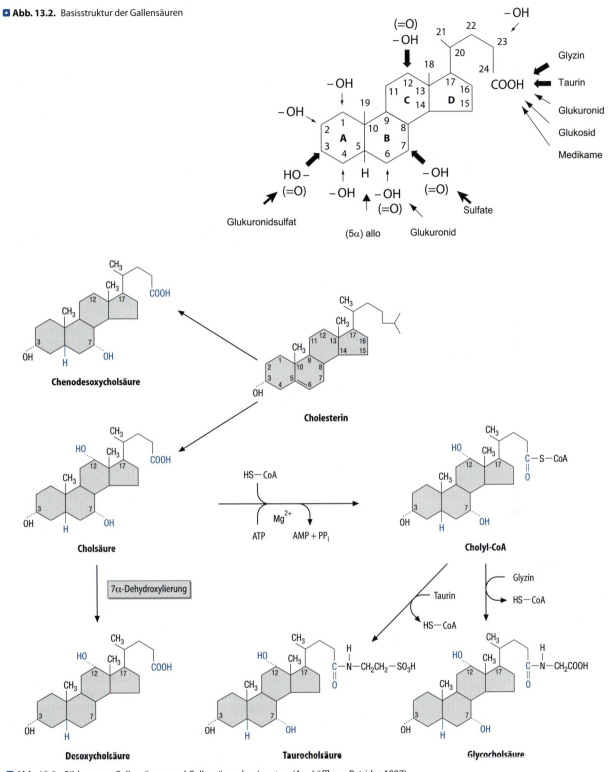

◘ **Abb. 13.2.** Basisstruktur der Gallensäuren

◘ **Abb. 13.3.** Bildung von Gallensäuren und Gallensäurenkonjugaten. (Aus Löffler u. Petrides 1997)

rene Stoffwechselstörungen der Gallensäurensynthese von Bedeutung. Cholesterol-7α-Hydroxylase zeigt einen Tagesrhythmus, synchron mit der Aktivität der HMG-Ko-Enzym-A-Reduktase.

Danach wird der Steroidkern durch Oxidoreduktion und Hydroxylierung modifiziert, woraus entweder die Cholsäure oder die Chenodesoxycholsäure entsteht. Durch **12α-Hydroxylierung** (leberspezifische mikrosomale Zytochrom-P_{450}-12α-Hydroxlase) wird die Umwandlung in Cholsäure eingeleitet. Die Aktivität der 12α-Hydroxylase bestimmt das Ausmaß der Synthese von Cholsäure und Chenodesoxycholsäure. Danach kommt es zur Reduktion in 5β-Stellung und Hydrogenierung in 3α-Stellung, bevor die Seitenketten oxidiert werden, woraus Cholsäure und

Chenodesoxycholsäure entstehen. Der erste Schritt der Seitenkettenoxidierung ist die Hydroxylierung des C27-Atoms (durch ein mitochondriales Zytochrom-P_{450}-Enzym).

Alternative Stoffwechselwege

Alternative Stoffwechselwege haben geringere Bedeutung:
- **25-Hydroxylierung zu Cholsäure:** Synthese von 5% des Gesamtgallensäurenspiegels bei gesunden Erwachsenen, möglicherweise bei angeborenen Stoffwechselerkrankungen wie der zerebrotendinösen Xanthomatose wichtig
- **Bildung von 27-Hydroxycholesterol (durch die Oxidierung der Seitenkette)**, danach Oxidierung zu Lithochol- und Chenodesoxycholsäure; unter Normalbedingungen von geringer Bedeutung, unter cholestatischen Bedingungen und während der Entwicklung für die Protuktion von Lithocholsäure von größerer Bedeutung
- **27-Hydoxylierung von Cholesterol** und weitere Umwandlung durch eine mitochondriale 27-Hydroxycholesterol-7α-Hydroxylase in Cholsäure und Chenodesoxycholsäure; möglicherweise werden bis zu 50% der Chenodesoxycholsäure über saure Zwischenprodukte ohne die Cholesterol-7α-Hydroxylase synthetisiert
- **27-Hydroxylierung der 3-Oxo-Δ-4-Sterol-Zwischenprodukte** (z. B. bei der zerebrotendinösen Xanthomatose)

Konjugation der Gallensäuren

Cholsäure und Chenodesoxycholsäure werden mit den Aminosäuren **Glyzin** und **Taurin** konjugiert (in Peroxisomen und Zytosol), anschließend in die kanalikuläre Galle ausgeschieden und in der Gallenblasengalle gespeichert. Bei Menschen überwiegt bei Erwachsenen die Konjugierung mit Glyzin diejenige mit Taurin (Verhältnis von 3,1 : 1), bei Neugeborenen und Säuglingen sind >80% der Gallensäuren an Taurin konjugiert, abhängig von der hepatischen Speicherung von Taurin. Zusätzlich werden andere Konjugate gebildet: Sulfate, Glukuronidester und -äther, Glukoside, N-Azetylglukosaminide und Konjugate mit Medikamenten. Diese Konjugate sind im Harn nachweisbar. Durch die Konjugierung werden die physikochemischen Eigenschaften der Gallensäuren deutlich geändert (z. B. die Polarität des Moleküls), die Ausscheidung durch die Nieren erleichtert und das Potenzial der hydrophoben unkonjugierten Gallensäuren zur Membranschädigung reduziert.

> Bei cholestatischen Lebererkrankungen steigen die Konzentrationen der Konjugate in biologischen Flüssigkeiten an.

Gallensäurenkonjugierende Enzyme wurden auch in den Nieren nachgewiesen: 80% der Gallensäuren im Harn werden als **Sulfate** ausgeschieden; bei Cholestase ist die Ausscheidung erhöht. Die Konjugation von Gallensäuren mit Schwefelsäure erfolgt meist an C3-Position (manchmal auch an Position C7) und wird durch eine Gallensäuresulfotransferase katalysiert. In der fetalen Galle findet sich nur ein kleiner Prozentsatz von Gallensäuresulfaten, ebenso beim Neugeborenen.

Die **Glukuronierung** der verschiedenen Gallensäuren erfolgt durch Isoenzyme, die für die einzelnen Gallensäuren spezifisch sind. Glukoside und N-Azetylglukosaminide der Gallensäuren werden in quantitativ ähnlichen Mengen mit dem Harn ausgeschieden wie Glukuronidkonjugate.

Sekundäre Gallensäuren

Die in den Darm ausgeschiedenen primären Gallensäuren werden durch bakterielle Enzyme metabolisiert und die dabei entstehenden **sekundären Gallensäuren** in der Hauptsache mit dem Stuhl ausgeschieden. Die wichtigsten Reaktionen sind eine Dekonjugation und eine 7α-Dehydroxylierung der Gallensäuren. Es finden aber auch eine Oxidoreduktion und eine Epimerisierung an verschiedenen Stellen des Gallensäurekerns statt.

Im proximalen Jejunum und im mittleren Dünndarm finden sich hohe Prozentsätze sekundärer Gallensäuren. Durch die 7α-Dehydroxylierung von Cholsäure und Chenodesoxycholsäure entstehen **Desoxycholsäure** und **Lithocholsäure,** die den größten Anteil an der Gesamtmenge der Gallensäuren im Stuhl darstellen. Beide sind relativ wenig löslich und werden daher nur geringfügig rückresorbiert, können aber durch einen Feedback-Mechanismus die Gallensäurensynthese in der Leber hemmen.

> Die Serumkonzentrationen der Desoxycholsäure dienen daher als Maß für die Hemmung der enterohepatischen Zirkulation bei cholestatischen Lebererkrankungen.

13.4.5 Gallensäurensynthese und -stoffwechsel während der Fetalzeit und beim Neugeborenen

Unser Wissen über die Ontogenese der Gallensäurensynthese und des Gallensäurenstoffwechsels stammt vorwiegend von Tieren. Die Gallensäurenproduktion beginnt sehr früh im Laufe der Entwicklung und steigt bei Ratten bis zum 5. Lebenstag um das 40fache an. Beim Menschen können die primären Gallensäuren bereits in der 10. Schwangerschaftswoche nachgewiesen werden, allerdings überwiegen beim Fetus die Chenodesoxycholsäure und die Konjugation mit Taurin. Im ersten Schwangerschaftsdrittel sind die Gallensäurenkonzentrationen niedrig, korrelieren mit der geringen Größe des Gallensäuren-Pools und steigen im Laufe der Schwangerschaft laufend an. Ein Überwiegen von **Chenodesoxycholsäure** (im Verhältnis 3 : 1 zu Cholsäure) und niedrige Konzentrationen von Gallensäuren zeigen sich auch in der Amnionflüssigkeit. Bei Frühgeburten in der 32. Gestationswoche beträgt der Gesamtgallensäuren-Pool nur ein Sechstel des Pools von Erwachsenen. Der Pool der primären Gallensäuren vergrößert sich bis zum 40. Lebenstag auf das Doppelte. Bei reif geborenen Kindern kommt es während des gesamten ersten Lebensjahres zu einem langsamen, stetigen Anstieg der Größe des Gallensäuren-Pools. Die diese Pool-Größe steuernden Faktoren sind noch nicht ausreichend bekannt.

> Auffällig ist der große Anteil »atypischer« Gallensäuren (die nicht in der Erwachsenengalle gefunden werden). Diese sind für die Entwicklungsphase des Leberstoffwechsels typisch. Die Zusammensetzung des Gallensäuren-Pools spiegelt in dieser Phase sehr genau die Verhältnisse bei Erwachsenen mit schweren cholestatischen Lebererkrankungen wider, d. h. in der erkrankten Leber erfolgt ein Rückschritt auf diese ersten Stoffwechselwege.

Der wichtigste Unterschied ist die Fähigkeit zur **Hydroxylierung** (zu Trihydroxygallensäuren), die im Laufe des ersten Lebensjahres abnimmt. Durch die Hydroxylierung werden die Polarität der Gallensäuren vergrößert, die Ausscheidung über die Nieren erleichtert und das membranschädigende Potenzial der Gallensäuren verringert (hepatoprotektiver Mechanismus).

Beim Fetus werden 85% der Gallensäuren mit **Taurin** konjugiert. Dieses wird von der Plazenta selektiv transportiert und steht damit der Leber in größerem Ausmaß zur Verfügung. Die hepatische Sulfatierung ist von geringer Bedeutung. Sulfate der Monohydroxygallensäuren finden sich im Mekonium; ob diese aus Leber, Niere oder dem Darm stammen, ist unbekannt.

Es gibt nur wenige Daten über die Entwicklung der Gallensäurezusammensetzung bei Neugeborenen, Säuglingen und älteren Kindern. Parallel mit der Kolonisierung des Darms durch die bakterielle Mikroflora kommt es zum Anstieg der Konzentration sekundärer Gallensäuren. Als Antwort auf die Notwendigkeit der **Fettresorption** vergrößert sich der Gallensäuren-Pool. Die Syntheseraten primärer Gallensäuren steigen parallel mit der Ausreifung der Transportsysteme für organische Anionen der basolateralen kanalikulären und intestinalen Membran.

Gallensäurensynthese und -stoffwechsel während der Entwicklung
- Serumgallensäurenspiegel bei Frühgeborenen und während des ersten Lebensjahres erhöht
- Geringe Größe des Gallensäuren-Pools bis zur 7. Lebenswoche
- Gallensäurensynthese vermindert (bis zur Geburt)
- Überwiegen von Chenodesoxycholsäure beim Fetus
- Hohe Cholsäure-Chenodesoxycholsäure-Ratio beim Neugeborenen
- Geringere Konjugation der Gallensäuren bei Fetus und Neugeborenem, vorwiegend mit Taurin
- Produktion »atypischer« Gallensäuren (Fetus und Neugeborenes)
- Gallensäurenbiotransformation (Amidierung, Sulfierung) beim Fetus, beim Neugeborenen und beim Säugling reduziert
- Geänderte Verteilung des Gallensäuren-Pools beim Fetus (vorwiegend enterohepatisch)
- Geringe Gallensäurenausscheidung aus der Leber und geringer Gallefluss beim Fetus
- Geringe intraluminale Gallensäurenkonzentration beim Fetus
- Geringe Bildung sekundärer Gallensäuren im Stuhl während des ersten Lebensjahres
- Ineffizienter aktiver ilealer Gallensäurentransport (verminderte Funktion der Gallensäuren-Carrier) bis zum Ende der Stillzeit
- Verminderte Aufnahme von Gallensäuren aus dem portalvenösen Blut in die Leberzellen (Fetus, Neugeborenes und Säugling)
- Fehlender portal-zentrilobulärer Gradient für die Gallensäurenaufnahme beim Fetus

---

Galle

Die Zusammensetzung der Gallensäuren bei Neugeborenen unterscheidet sich deutlich von der Zusammensetzung bei Erwachsenen, besonders die relativen Anteile der Gallensäuren und ihrer Konjugate. So fehlt z. B. die Desoxycholsäure, und die Gallensäuren werden hauptsächlich mit Taurin konjugiert. Der Anteil von **Cholsäure** überwiegt denjenigen von Chenodesoxycholsäure (2,5fach); die Cholsäurekonzentrationen sind bei Neugeborenen höher als bei Erwachsenen (1,6fach). Während des ersten Lebensjahres verringert sich dieses Verhältnis, ebenso die Konjugation mit Taurin. Die Taurinkonjugation nimmt besonders stark während der ersten 7 Lebenstage ab. Es finden sich signifikant erhöhte Anteile von Metaboliten mit C25-Hydroxylierung, C3- und C7-Oxidation sowie 6α- bzw. 4β-Hydroxylierung.

Serum

Während der ersten Lebenstage steigen die Konzentrationen von **Cholsäure** und **Chenodesoxycholsäure** deutlich an und fallen ab einem Alter von 4–8 Wochen langsam zu den Erwachsenenspiegeln ab, die am Ende des ersten Lebensjahres erreicht werden (physiologische Cholestase; ▶ Abschn. 13.4.1). Die Erhöhung der Serumgallensäurenkonzentrationen ist bei Frühgeborenen noch stärker ausgeprägt. Analog zur fetalen Galle finden sich beim Fetus und beim reifen Neugeborenen 1β- und 6α-hydroxylierte Metabolite. Etwa 10% der Gesamtgallensäuren im Serum sind in den ersten 3 Lebensmonaten nicht konjugiert (bei Erwachsenen 50%). Die Konjugation erfolgt hauptsächlich mit Glyzin und Taurin (Ratio von 1 bei der Geburt, Anstieg auf 3 innerhalb der ersten Lebenswochen und Anstieg auf 6–7 am Ende des ersten Lebensjahres).

Die Konjugierung mit **Sulfaten** ist im Serum des Fetus und des reifen Neugeborenen gering, nimmt aber bei neonatalen Cholestasesyndromen deutlich zu.

Harn

Unter physiologischen Bedingungen werden nur geringe Mengen von Gallensäuren mit dem Harn ausgeschieden (<20 µmol/l). Bei **Cholestase** steigen die Gallensäurenkonzentrationen deutlich an. Bei Neugeborenen wurden mehr als 20 unterschiedliche Gallensäuren identifiziert. Nach der Neugeborenenzeit ist der größte Anteil der Gallensäuren mit Schwefelsäure konjugiert. Zusätzlich finden sich beim Neugeborenen tetrahydroxylierte Isomere, die für cholestatische Erkrankungen typisch sind.

Amnionflüssigkeit

Mehr als 50 verschiedene Gallensäuren wurden identifiziert und quantifiziert. Viele finden sich auch in der fetalen Galle und sind repräsentativ für die hepatische Synthese in utero. Amnionflüssigkeit enthält hohe Anteile polarer **tetrahydroxylierter Gallensäuren.**

Mekonium

Die Bestandteile des Mekoniums stammen von Fetus, Plazenta und Amnionflüssigkeit. Es enthält etwa 225 µg Gallensäuren pro Gramm Feuchtgewicht, vorwiegend als Taurin- und Sulfatkonjugate; unkonjugierte Gallensäuren und Glyzinkonjugate kommen nur in geringen Konzentrationen vor. Die hauptsächlichen Gallensäuren sind **Hyocholsäure** und **Hyodesoxycholsäure** (6α-Hydroxylierung), zusätzlich finden sich tetrahydroxylierte (kern- bzw. seitenkettenhydroxylierte) Gallensäuren, daneben auch Oxo-, Allo- und Norgallensäuren sowie kurzkettige Gallensäuren.

Stuhl

Während der ersten 7 Lebenstage gesunder Neugeborener überwiegt **Cholsäure.** In den ersten beiden Tagen werden Gallensäuren fast ausschließlich in konjugierter Form ausgeschieden. Ab dem 3. Lebenstag (Kolonisierung des Darms mit Bakterien) werden primäre Gallensäuren in unkonjugierter Form ausgeschieden. Die sekundären Gallensäuren, die Desoxycholsäure und die Lithocholsäure werden während des gesamten ersten Lebensjahres nur in geringen Mengen ausgeschieden. Die Gesamtausscheidung von Gallensäuren beträgt 3–6 mg/kg KG/Tag und ist von der Nahrung abhängig.

Literatur

Argao EA, Balistreri WF (1993) Bile acid physiology and alterations in the enterohepatic circulation. In: Willie R, Hyams JS (eds) Pediatric gastrointestinal disease. Saunders, Philadelphia, pp 31–45

Björkhem I, Boberg KM (1995) Inborn errors in bile acid biosynthesis and storage of sterols other than cholesterol. In: Scriver CR, Beaudet AL, Sly WS, Valle D (eds) The metabolic and molecular bases of inherited disease. McGraw-Hill, New York, pp 2073–2099

Bucuvalas JC (1998) Bile acid metabolism during development. In: Polin RA, Fox WW (eds) Fetal and neonatal physiology. Saunders, Philadelphia, pp 1450–1456

Burt AD, Day CP (2002) Pathophysiology of the liver. In: MacSween RNM, Ishak KG, Burt AD, Scheuer PJ, Portmann BC, Anthony PP (eds) Pathology of the liver. Churchill Livingstone, London, pp 67–105

Chuang E, Haber BA (1998) Bile secretion and its control in the mature and immature organism. In: Polin RA, Fox WW (eds) Fetal and neonatal physiology. Saunders, Philadelphia, pp 1457–1471

Colombo C, Zuliani G, Ronchi M, Breidenstein J, Setchell KD (1987) Biliary bile acid composition of the human fetus in early gestation. Pediatr Res 21: 197–200

Erlinger S (1987) Physiology of bile secretion and enterohepatic circulation. In: Johnson LR (ed) Physiology of the gastrointestinal tract. Raven Press, New York, pp 1557–1580

Gerok W (1992) Physiology of bile formation. In: Lentze MJ, Reichen J (eds) Paediatric cholestasis. Novel approaches to treatment. Kluwer, Dordrecht, pp 3–26

Lecureur V, Courtois A, Payen L, Verhnet L, Guillouzo A, Fardel O (2000) Expression and regulation of hepatic drug and bile acid transporters. Toxicology 153: 203–219

Löffler G, Petrides PE (1997) Biochemie und Pathobiochemie. Springer, Berlin Heidelberg New York

Setchell KDR, Russell DW (1994) Ontogenesis of bile acid synthesis and metabolism. In: Suchy FJ (ed) Liver disease in children. Mosby-Year Book, St Louis, pp 81–104

Vonk RJ, Kuipers F, Smit MJ et al. (1992) Bile acid metabolism in children. In: Lentze MJ, Reichen J (eds) Paediatric cholestasis. Novel approaches to treatment. Kluwer, Dordrecht, pp 27–37

Watkins JB (1983) Developmental aspects of bile acid metabolism and hepatic function. In: Fisher MM, Roy CC (eds) Pediatric liver disease. Plenum Press, New York, pp 43–53

Zakim D, Boyer TD (1982/2003) Hepatology. A textbook of liver disease. Saunders, Philadelphia

14 Pathophysiologie der Leberkrankheiten

14.1 Mechanismen und Morphologie der Cholestase – 316
J. Deutsch
14.1.1 Sinusoidale Membran – 316
14.1.2 Transzelluläre Stoffwechselwege – 316
14.1.3 Gallekanalikuli – 317
14.1.4 Parazellulärer Stoffwechselweg – 317
14.1.5 Gallengangepithelien – 317
Literatur – 318

14.2 Cholangiopathien – 318
J. Deutsch
14.2.1 Cholangiopathien vom Typ der extrahepatischen Gallengangatresie – 318
14.2.2 Cholangiopathien vom Typ der intrahepatischen Gallenganghypoplasie – 319
14.2.3 Fibrozystische Cholangiopathien – 319
14.2.4 Solitäre Leberzysten – 320
14.2.5 Anatomische Variationen der extrahepatischen Gallenwege – 320
14.2.6 Kongenitale Gallengangzysten (Choledochuszysten) – 320
Literatur – 320

14.3 Leberzellschaden und Riesenzellbildung – 320
J. Deutsch
Literatur – 320

14.4 Zirrhose und chronisches Leberversagen – 321
W.-D. Huber
14.4.1 Pathophysiologie – 322
14.4.2 Klinisches Bild, Diagnostik und Therapie – 322
Literatur – 324

14.5 Portale Hypertension – 325
B. Rodeck
14.5.1 Pathophysiologie – 325
14.5.2 Klinisches Bild – 325
14.5.3 Diagnostik – 325
14.5.4 Therapie – 326
Literatur – 327

14.1 Mechanismen und Morphologie der Cholestase

J. Deutsch

Produktion und Ausscheidung von Galle sind 2 der wichtigsten Funktionen der Leber. Endogene und exogene Verbindungen werden in die Galle ausgeschieden (z. B. Gallensäuren, Bilirubin, Cholesterin, Steroide, Medikamente). Dies erfolgt mit Hilfe von Membranrezeptoren, Transportern, Diffusion, Endozytose und vesikulären Transportsystemen sowie durch Energie aus osmotischen und elektrischen Gradienten bzw. einzelnen Stoffwechselschritten. Bei einem Leberzellschaden sind Gallebildung und -ausscheidung beeinträchtigt (▶ nachfolgende Übersicht). Es entsteht das klinische Bild des Ikterus. Meist sind viele Mechanismen beteiligt. Die Cholestase kann sich oft selbst aufrechterhalten oder durch Anhäufung von gallepflichtigem Material zu weiteren zytoplasmatischen Schäden bis hin zur Nekrose führen. Im Wesentlichen sind 5 Aspekte der Leberzelle daran beteiligt:

- sinusoidale Membran
- transzelluläre Stoffwechselwege
- Gallekanalikuli
- parazellulärer Stoffwechselweg
- Gallengangepithelien

Mechanismen der Cholestase

- Blasenbildung und Ablösung der sinusoidalen Membran (durch Schädigung, Abtrennung oder Unreife der Carrier bzw. Transporter)
- Dysfunktion der Mikrofilamente und Mikrotubuli
- Gallestauung in Lysosomen und Vesikeln
- Phospholipid- und Cholesterinablagerungen
- Fokale zytoplasmatische Nekrosen
- Vermehrung des glatten endoplasmatischen Retikulums (Konjugation von Gallensäuren und Bilirubin)
- Vesikelbildung des rauen endoplasmatischen Retikulums
- Entleerung der Kalziumspeicher
- Ringelung der mitochondrialen Cristae
- Vermehrte Vesikelbildung und vermehrter vesikulärer Transport
- Umkehr des transzellulären vesikulären Transports, Bildung von Mikrotubuli
- Verdickung des perikanalikulären Ektoplasmas, veränderte Beweglichkeit
- Verlust kanalikulärer Mikrovilli (durch Schädigung oder Unreife der Carrier bzw. Transporter)
- Blasenbildung der kanalikulären Membran
- Veränderte Zusammensetzung und Fließeigenschaften der kanalikulären Membran
- Durchlässigkeit der Zonula occludens (»tight junction«) duch Verlagerung der Carrier, direkter Reflux der Galle in das Blut
- Verstopfung der Kanalikuli mit Gallepfröpfen

14.1.1 Sinusoidale Membran

In der sinusoidalen Membran beginnt die **Gallebildung.** Rezeptoren und Transporter erleichtern die Aufnahme und den Eintritt von Gallensäuren, Bilirubin, Fettsäuren und anderen Gallekomponenten in die Leberzelle. Diese enthält Rezeptoren für Glykoproteine, Asialoglykoprotein, IgA, vasoaktives intestinales Peptid (VIP), Insulin, Glukagon und »epidermal growth factor« (EGF). Ein primär aktiver Transport erfolgt durch die Na^+-K^+-ATPase, die einen Ionengradienten an der Zellmembran aufbaut und innerhalb der Zelle ein negatives elektrisches Potenzial erzeugt (wodurch die Diffusion erleichtert wird). Dieser Ionengradient ermöglicht die Arbeit anderer Carrier gegen das Konzentrationsgefälle, z. B. von NTCP (Natrium-Taurocholsäure-Kotransport-Polypeptid), das auch für zahlreiche Medikamente, Östrogene und zyklische Oligopeptide spezifisch ist. Transporter für organische Anionen (OATP1) und anorganische Ionen wurden ebenfalls nachgewiesen.

Unter **cholestatischen Bedingungen** ändert sich die Zusammensetzung der Enzymstruktur an der sinusoidalen Membran, beispielsweise können alkalische Phosphatase, 5-Nukleotidase und γ-Glutamyltransferase in den Blutkreislauf ausgeschieden werden oder die Aktivität der Na^+-K^+-ATPase ist verringert (z. B. bei medikamentös induzierter Cholestase, Hypopituitarismus oder Sepsis). Es kann zudem zu einer kompetitiven Hemmung der Rezeptoren oder Carrier kommen (z. B. durch Medikamente wie Rifampicin), die natriumabhängige Aufnahme von Gallensäuren kann mit der von Aminosäuren konkurrieren (z. B. bei totaler parenteraler Ernährung) oder hypertone Lösungen reduzieren den osmotischen Gradienten zwischen Plasma und Galle.

14.1.2 Transzelluläre Stoffwechselwege

Gallensäuren und Bilirubin werden im Zytosol an **Eiweiß** gebunden, womit ihre Aufnahme erleichtert und ihre Rückdiffusion aus der Zelle verhindert wird (z. B. Glutathion-S-Transferase, fettsäurebindendes Protein). Die Diffusion von Gallensäuren durch das Zytoplasma und ein vesikelgebundener Transport wurden ebenso nachgewiesen. An diesem vesikelgebundenen Transport sind das glatte endoplasmatische Reticulum, der Golgi-Apparat, mehrere kanalikuläre Transporter (z. B. multispezifischer organischer Anionentransporter 2, Gallensäureexportpumpe), die Proteinkinase A, der intrazelluläre pH-Wert und das Zellvolumen beteiligt. In der Nähe der Gallekanalikuli befindet sich ein Netzwerk von aktiven Mikrofilamenten, die durch Kontraktionen der Kanalikuli den Gallefluss unterstützen. Andere, nichtkontraktile Zytoskelettmikrofilamente sind für die kanalikuläre Stabilität und den Gallefluss zusätzlich notwendig.

Unter **cholestatischen Bedingungen** ist der transzytotische vesikuläre Transportmechanismus behindert. Es kommt zu einer verminderten Lipoproteinsynthese und -ausscheidung in die Galle, zur Verminderung der Transportproteine in der Kanalikulusmembran und zu einer Umkehr des vesikulären Transports (z. B. für IgA oder Lipoprotein X). Der transzytotische vesikuläre Transport wird durch zyklisches AMP beeinflusst.

In der perikanalikulären Region der Hepatozyten kommt es zur Anhäufung der Vesikel, und als Folge der Retention gallepflichtiger Substanzen zu fokalen zytoplasmatischen **Nekrosen.** Lithocholsäure führt zur erhöhten Permeabilität des endoplasmatischen Retikulums und zur Entleerung der endogenen Kalziumspeicher, was wiederum zu einer Störung der Galleausscheidung und anderer Stoffwechselprozesse führt. Die Cholestase bedingt eine Störung der mitochondrialen Cristae, eine Vermehrung des glatten endoplasmatischen Retikulums, Erweiterung und Vesikelbildung im rauen endoplasmatischen Retikulum sowie die Speicherung pleomorpher Galle in den Vesikeln und Lysosomen. Auch eine Dysfunktion der Mikrofilamente wurde bei Cholestase beobachtet (z. B. Cholestase nordamerikanischer Indianer oder durch Medikamente).

14.1.3 Gallekanalikuli

Unter physiologischen Bedingungen wird die Gallesekretion v. a. durch die Membran der Gallekanalikuli reguliert. Hier sind eine Reihe von **Exportpumpen** lokalisiert, die den Transport vom Blut in die Galle gegen einen hohen osmotischen und chemischen Gradienten ermöglichen:
- ATP-bindende Transportproteine, z. B. für Taurocholsäure und andere monovalente Gallensäuren
- BSEP (Gallensäureexportpumpe, Sister-P-Glykoprotein)
- MRP-2, z. B. für konjugiertes Bilirubin, Gutathion-S-Konjugate, Glukuronide und Sulfatkonjugate
- MDR-1 (»multi drug resistance transporter 1«)
- MDR-3 (Phospholipidflippase)
- eine Ca^{2+}-Mg^{2+}-ATPase
- ein Chloridkanal
- ein Chlorid-Bikarbonat-Austauscher

Die kanalikuläre Membran unterscheidet sich in ihrer **chemischen Zusammensetzung** von der basolateralen Membran der Leberzelle: Sie enthält mehr Cholesterin und Sphingomyelin und hat eine höhere Membranviskosität.

Unter **cholestatischen Bedingungen** findet man eine Erweiterung der Lumina der Kanalikuli, einen Verlust von Mikrovilli und eine Blasenbildung der Kanalikulusmembran. Innerhalb der Kanalikuli staut sich die Galle zurück. Bei Frühgeborenen besteht ein enger zeitlicher Zusammenhang zwischen den unreifen Strukturen des Gallekanalikulus, den entwicklungsbedingt noch nicht ausgereiften Funktionen der Membrantransportsysteme und der ausgeprägten Neigung zur Cholestase (z. B. bei totaler parenteraler Ernährung oder Sepsis). Die veränderte Zusammensetzung der Lipide führt zur Veränderung der Membranviskosität und -permeabilität. Dieser Effekt wird durch Monohydroxygallensäuren (z. B. Lithocholsäure) verstärkt.

Durch spezifische Transporterdefekte bei Erkrankungen (z. B. zystische Fibrose oder familiäre Cholestasen) ist die Zusammensetzung der kanalikulären Galle nicht normal. Die dadurch entstehenden hochviskösen bis unlöslichen **Ablagerungen** in den Kanalikuli behindern den Gallefluss zusätzlich.

14.1.4 Parazellulärer Stoffwechselweg

Der Junction-Komplex ist für die Gallebildung ebenfalls wichtig. Er besteht aus 4 Einzelkomponenten:
- Zonula occludens (»tight junction«)
- Zonula adhaerens (»belt junction«)
- Macula adhaerens (Desmosom)
- Nexus (»gap junction«)

Die **Zonula occludens** besteht aus 4 Proteinen, deren Struktur und Permeabilität durch Hormone und Xenobiotika beeinflusst werden: Vasopressin, Epinephrin und Angiotensin 2 erhöhen die Permeabilität mit Hilfe von Kalzium, Inositolpolyphosphaten und Diazylglyzerin. An dieser Stelle setzen Aktinfilamente an und regulieren Struktur, Funktionen und Permeabilität des parazellulären Stoffwechselwegs. Die Zonula occludens wirkt durch ihre selektive Permeabilität für Kationen als bioelektrische Barriere. Sie hält ein osmotisches Äquilibrium und die elektrische Neutralität der kanalikulären Sekretionen und damit die zelluläre Polarität aufrecht: Wasser, Kochsalz, Zucker und Makromoleküle können den Kanalikulus über die Zonula occludens erreichen. Sie grenzt den Kanalikulus vom Interzellulärraum ab, der direkt mit dem Dissé-Raum und dem Sinusoid in Verbindung steht.

Unter **cholestatischen Bedingungen** ist die Unversehrtheit der Zonula occludens entscheidend: Durch die Verlagerung kanalikulusspezifischer Membranproteine kann es zur Änderung der Polarität und zu einem direkten Reflux von Galle in das Blut kommen (z. B. bei Gallenwegsverschluss). Kalziummangel und Vasopressin erhöhen die Permeabilität der Zonula occludens. Gleichzeitig mit einer verstärkten parazellulären Permeabilität und Regurgitation von Gallebestandteilen in das Plasma kommt es zu einer Verminderung des osmotischen Gradienten im Kanalikuluslumen und damit zu einer Verminderung der Gallesekretion.

14.1.5 Gallengangepithelien

Vierzig Prozent des Galleflusses des Menschen stammt aus den Gallenwegen. Gallengangepithelien können die Galle durch **Sekretion** von Wasser, Elektrolyten, Bikarbonat und Eiweiß modifizieren. Wasser, Elektrolyte, Glukose, Glutamat, Anionen und choleretische Gallensäuren wie Ursodesosycholsäure werden auch rückresorbiert. Abhängig von intakten Gallengängen und einem normalen peribiliären vaskulären Plexus werden z. B. Gallensäuren wie Ursodesosycholsäure rückresorbiert und Bikarbonat in die Galle ausgeschieden. Bei Erkrankungen mit einer periduktalen Fibrose und Obliteration von Gallengängen wird dieser cholehepatische Shunt behindert und damit der Leberzellschaden verstärkt. Mutationen von Transportern wie CFTR (»cystic fibrosis transmembrane conductance regulator«) oder OATP-3 (Na^+-unabhängiges organisches Anionentransportprotein) führen zu einem Rückstau von Galle in die Zelle.

Bei **chronischer Cholestase** kommt es zur Ausbildung von Rosetten als Ausdruck einer Re-Organisation der Leberzellplatten, zur Akkumulation von Kupfer in den periportalen Hepatozyten sowie zur Ausbildung von Mallory-Körperchen und duktulären Metaplasien der Hepatozyten. Die erhöhte Produktion von Glykoproteinen der Matrix sowie von Kollagen bzw. Laminin führt zur Fibrose. Es kommt zu einer duktulären Reaktion mit Vermehrung von Duktuli und Infiltration von Granulozyten sowie schließlich zu einer periportalen Fibrose und einer biliären Zirrhose.

Die **Akkumulation von Gallensäuren** innerhalb der Hepatozyten ist allen Cholestasen – unabhängig von der Ursache – gemeinsam. Allein dadurch kommt es zu einer direkten Membranschädigung sowie zu einer mitochondrialen Dysfunktionen, einem ATP-Mangel und einer Erweiterung der Gallekanalikuli mit Verlust der Mikrovilli. Die Zonula occludens wird geschädigt, das perikanalikuläre Ektoplasma erscheint durch Veränderungen des Zytoskeletts verdickt. Es kommt zur Zerstörung der Mikrofilamente. Mikroskopisch findet sich eine Akkumulation von Gallepigmenten in den Kanalikuli, in den Hepatozyten und in den Kupffer-Zellen, besonders ausgeprägt in den perivenösen Bereichen. Bei länger andauernder Cholestase resultieren weitere Schädigungen des Zytoskeletts, Ausbildung von Mallory-Körperchen und Anreicherung von kupferbindenden Proteinen mit gleichzeitiger duktulärer Reaktion.

Literatur

Anderson JM (1996) Leaky junctions and cholestasis: a tight correlation. Gastroenterol 110: 1662–1665

Anderson JM, Van Itallie CN (1995) Tight junctions and the molecular basis for regulation of paracellular permeability. Am J Physiol 269: G467–G475

Desmet VJ (1992) Modulation of the liver in cholestasis. J Gastroenterol Hepatol 7: 313–323

LaRusso NF (1996) Morphology, physiology, and biochemistry of biliary epithelia. Toxicol Pathol 24: 84–89

MacSween RNM, Ishak KG, Burt AD, Scheuer PJ, Portmann BC, Anthony PP (eds) Pathology of the liver. Churchill Livingstone, London

Masyuk TV, Huang BQ, Ward CJ et al. (2003) Defects in cholangiocyte fibrocystin expression and ciliary structure in the PCK rat. Gastroenterology 125: 1303–1310

Muller M, Jansen PL (1998) The secretory function of the liver: new aspects of hepatobiliary transport. J Hepatol 28: 344–354

Phillips MJ, Suchy FJ (2001) Mechanisms and morphology of cholestasis. In: Suchy, FJ Sokol RJ, Balistreri WF (eds) Liver disease in children. Lippincott Williams & Wilkins, Philadelphia, pp 22–37

Shneider BL (1999) Genetic cholestasis syndromes. J Pediatr Gastroenterol Nutr 28: 124–131

Strazzabosco M (1997) New insights into cholangiocyte physiology. J Hepatol 27: 945–952

Trauner M, Arrese M, Soroka CJ (1997) The rat canalicular conjugate export pump (MRP2) is down-regulated in intrahepatic and obstructive cholestasis. Gastroenterology 113: 255–264

Zakim D, Boyer TD (2003) Hepatology. A textbook of liver disease. Saunders, Philadelphia

14.2 Cholangiopathien

J. Deutsch

Cholangiopathien können durch Entzündungsprozesse unterschiedlicher Genese, genetisch bedingte Fehlentwicklungen des Gallenwegsystems, Duktalplattenfehlbildungen, mechanische Ursachen oder Störungen unklarer Genese hervorgerufen werden. Dabei müssen Läsionen durch die primäre Gallenwegserkrankung und sekundäre Folgen der Gallenwegsobstruktion (Gallestauung, duktuläre Reaktion und progressive Fibrose) unterschieden werden. Die Veränderungen wirken sich nicht nur im Bereich der Gallengangepithelien, sondern auch im Bereich der Hepatozyten aus (▶ Abschn. 14.1).

14.2.1 Cholangiopathien vom Typ der extrahepatischen Gallengangatresie

 Die extrahepatische Gallengangatresie wird definiert durch ein fehlendes Lumen in einem Teil oder im gesamten extrahepatischen Gallengangsystem.

Dadurch ist kein Gallefluss zwischen Leber und Dünndarm möglich. Aus histopathologischer Sicht ist daher zumindest ein Teil der extrahepatischen Gallengänge durch Bindegewebe ersetzt. Hier finden sich Reste des Lumens und entzündliche Veränderungen in Teilen des extrahepatischen Gallengangs. Während der ersten 4 Lebenswochen zeigt die Leber uncharakteristische Zeichen der **Gallestauung** und nur in geringem Ausmaß parenchymatöse Riesenzellen. Mit der Dauer der Cholestase kommt es zur Zunahme der Gallestauung auch in den Kupffer-Zellen und in unterschiedlichem Ausmaß zur Bildung extramedullärer Hämatopoeseherde.

In diesem Stadium ist die neonatale Hepatitis histopathologisch noch nicht von der extrahepatischen Gallengangatresie zu unterscheiden.

Allmählich entstehen ein portales Ödem und eine Duktulusproliferation mit Lymphozyteninfiltration im Zentrum der Portalfelder und polymorphkernigen Granulozyten zwischen den Duktuli. Die Duktulusreaktion entsteht sowohl durch tatsächliche Vermehrung präexistenter Duktuli als auch durch eine duktuläre Metaplasie von Hepatozyten der Azinuszone 1. Parallel dazu kommt es zu einer progredienten periduktulären **Fibrose** und zu einer Gallestauung in den Duktuli. Schließlich entsteht eine portale und periportale Fibrose mit zunehmenden degenerativen Veränderungen der periportalen und periseptalen Hepatozyten durch die zurückgestauten Gallebestandteile sowie Anreicherung von Kupfer und kupferbindenden Proteinen.

Ohne Intervention entstehen eine sekundäre biliäre Zirrhose mit nodulärer Regeneration des Parenchyms und eine perinoduläre septale Fibrose (um den 3. Lebensmonat).

Gleichzeitig zeigen die interlobulären Gallengänge **degenerative Veränderungen,** die zur primären Gallenwegserkrankung gezählt werden müssen: irreguläres Epithel mit Vakuolisierung, Zellkernpyknose, Atrophie und Infiltration durch Entzündungszellen, gefolgt von Verdickung der Basalmembran, periduktulärer Fibrose und Atrophie des Gallengangepithels. In späteren Stadien der extrahepatischen Gallengangatresie fehlen die interlobulären Gallengänge, bedingt durch verschiedene Ursachen:
— Gallestauung
— Abschnürung durch progrediente Fibrose
— Ischämie durch Kompression des peribiliären Kapillarplexus
— Fortschreiten des primären Prozesses der sklerosierenden Cholangitis

Bei 20% der Patienten mit extrahepatischer Gallengangatresie findet sich bereits um das Alter von 4 Wochen eine ausgeprägte Fibrose mit dem Bild der **Duktalplattenmalformation.** Dies legt einen vorgeburtlichen Beginn der Erkrankung nahe.

14.2.2 Cholangiopathien vom Typ der intrahepatischen Gallenganghypoplasie

❗ Unter »intrahepatischer Gallengangshypoplasie« versteht man eine Verminderung der Zahl interlobulärer Gallengänge in Relation zum Portalfeld auf <0,5.

Die Erkrankung kann mit **extrahepatischen Organdefekten** kombiniert sein (syndromatische Form) oder isoliert auftreten (nichtsyndromatische Form). Bei beiden Formen wurde die Kombination mit einer extrahepatischen Gallengangatresie beschrieben.

❗ Derzeit ist unbekannt, welche Faktoren dazu führen, dass die Erkrankung im Bereich der extrahepatischen oder intrahepatischen Gallenwege zuerst auftritt. Die isolierte (nichtsyndromatische) Form findet sich bei Infektionen, endokrinen Erkrankungen, Chromosomenaberrationen, α_1-Antitrypsin-Mangel und angeborenen Defekten der intrazellulären Transportproteine.

Die **histopathologischen Veränderungen** sind bei beiden Formen ähnlich und unterscheiden sich nur gering im zeitlichen Ablauf bzw. in ihrem Ausmaß:
- parenchymatöse Riesenzellen
- hepatozelluläre und kanalikuläre Gallestauung
- extramedulläre Blutbildungsherde
- perisinusoidale Fibrose
- periportal lokalisierte hepatozelluläre Kupferakkumulation

Die interlobulären Gallengänge werden von Entzündungszellen umgeben und zeigen eine Degeneration des Gallenwegepithels mit zunehmend stärker werdender periduktaler Fibrose. Die **Duktopenie** ist bei der nichtsyndromatischen Form bereits zu einem früheren Zeitpunkt ausgeprägt (Verhältnis Gallengänge : Portalfeld von 0,2). Vorübergehend kann sich eine duktuläre Reaktion zeigen, v. a. bei der nichtsyndromatischen Form. Bei der syndromatischen Form kommt es etwas später zu einer Gallenganghypoplasie unterschiedlichen Ausmaßes bis zu einem völligen Schwund der interlobulären Gallengänge. Vereinzelt weisen Patienten mit der syndromatischen Form auch enge extrahepatische Gallenwege auf.

14.2.3 Fibrozystische Cholangiopathien

❗ Der basale Defekt bei diesen Erkrankungen besteht in einer Duktalplattenfehlbildung, die alle Anteile der intrahepatischen Gallenwege betreffen kann.

Dementsprechend werden unterschiedliche anatomische und klinische **Erkrankungen** abgegrenzt:
- Caroli-Syndrom
- Caroli-Krankheit
- polyzystische Nierenerkrankung (autosomal-rezessiv und autosomal-dominant vererbt)
- kongenitale Leberfibrose

Bei manchen Patienten ist die Duktalplattenfehlbildung mit einer progredienten Zerstörung der unreifen intrahepatischen Gallenwege durch einen unspezifischen nekrotisierenden entzündlichen Prozess kombiniert (**Caroli-Syndrom**). Bei anderen Patienten sind die Läsionen der Leber mit Nierenveränderungen assoziiert, die entweder nur einige oder alle Nephrone betreffen und zu einer langsamen Zerstörung der Tubuli führen.

Cholangiopathien der ersten Lebensjahre
- Extrahepatische Gallengangatresie
- Intrahepatische Gallenganghypoplasie bzw. -atresie
- Duktalplattenfehlbildungen:
  - fibrozystische Cholangiopathie
  - autosomal-rezessiv vererbte polyzystische Nierenerkrankung
  - kongenitale Leberfibrose: Meckel-Gruber-Syndrom, Ivemark-Syndrom, Jeune-Syndrom, Vaginalatresie, tuberöse Hirnsklerose, Caroli-Krankheit, Von-Meyenburg Komplexe, Choledochuszysten, autosomal-dominant vererbte polyzystische Nierenerkrankung, renale Dysplasie, Nephronophthise
  - Caroli-Krankheit und Caroli-Syndrom
  - isolierte polyzystische Lebererkrankung
- Solitäre Leberzysten
- Mesenchymale Hamartome
- Von-Meyenburg-Komplexe
- Anatomische Varianten der extrahepatischen Gallenwege:
  - spontane Perforation des Ductus choledochus
  - extrahepatische Gallenganghypoplasie
  - Anomalien der Gallenblase
  - Choledochuszysten

Die Leberläsionen entstehen bereits während der Entwicklung der größeren segmentalen Gallenwege und der entsprechend mehr oder minder inkomplett remodellierten Duktalplatten. Die Gallenwegstrukturen stehen mit dem übrigen Gallenwegsystem in Verbindung. Die Portalfelder sind durch Bindegewebe vergrößert und enthalten zahlreiche erweiterte Gallekanälchen. Normale interlobuläre Gallengänge im Zentrum der Portalfelder fehlen. Abhängig vom Ausmaß der Fehlbildung sind die **sekundären Veränderungen der Cholestase** wie Zunahme der Fibrose oder Schädigung der Leberzellen ausgeprägt. Die kongenitale Leberfibrose kann sowohl mit der autosomal-rezessiv vererbten polyzystischen Nierenerkrankung als auch mit einer Reihe weiterer Erkrankungen kombiniert sein (▶ Übersicht). Sie kann bis zu einer portoportalen Fibrose mit portaler Hypertension fortschreiten. Vereinzelt fanden sich dabei auch eine Duktulusproliferation mit milden Zeichen einer intrazellulären Cholestase und eine Epitheldegeneration aberranter Gallenwege. Rezidivierende Cholangitiden wurden ebenfalls beschrieben.

❗ Bei Caroli-Erkrankung und Caroli-Syndrom kommt es zu einem vollständigen oder teilweisen Stillstand der Remodellierung der Duktalplatte der größeren intrahepatischen Gallenwege und als Folge davon zu sackförmigen oder fusiformen Erweiterungen der Gallengänge.

In weiterer Folge kommt es zu einer Verzögerung des Galleflusses sowie zur Bildung von Sludge und intraduktalen Gallengangsteinen, kompliziert durch bakterielle Superinfektionen. Beim **Caroli-Syndrom** ist dies mit einer periportalen Fibrose entsprechend der kongenitalen Leberfibrose kombiniert. Dies wird dadurch erklärt, dass die ursächlichen hereditären Faktoren nicht nur während der frühen Embryogenese der Gallenwege, sondern auch später, während der Entwicklung peripherer Gallengangsaufzweigungen wirksam werden.

Duktalplattenfehlbildungen können sich manchmal als mesenchymale Hamartome oder Von-Meyenburg-Komplexe manifestieren.

14.2.4 Solitäre Leberzysten

Diese sind nicht Teil des Duktalplattenfehlbildungskomplexes. Sie sind selten und stehen nicht mit Gallengängen, Blutgefäßen oder Lymphgefäßen in Verbindung. Die Pathogenese ist unklar.

14.2.5 Anatomische Variationen der extrahepatischen Gallenwege

Anatomische Variationen der extrahepatischen Gallenwege und Anomalien der Gallenblase sind häufig (bis zu 20% aller operativen Cholangiographien).

Spontane **Perforationen** des Ductus choledochus sind selten. Sie werden in den ersten 3 Lebensmonaten beobachtet. Die Ursache ist unbekannt.

Die **extrahepatische Gallenganghypoplasie** ist wahrscheinlich eine Manifestation verschiedener hepatobiliärer Erkrankungen. Bei intrahepatischen Cholestasen wird sie als Form der Atrophie durch den verminderten Gallefluss interpretiert.

14.2.6 Kongenitale Gallengangzysten (Choledochuszysten)

Die Pathogenese ist unklar. Es handelt sich entweder um eine Fehlbildung, die zu einem abnormen Aufbau der Gallengangwand führt, um einen erworbenen Defekt (in Verbindung mit einer Variante der Gallengangmündung: »common channel«) oder um einen obstruktiven entzündlichen Prozess des distalen Ductus choledochus. Choledochuszysten können mit einer kongenitalen extrahepatischen **Gallengangatresie** assoziiert sein. Die Zysten sind verschieden groß und haben eine bindegewebige Wand. Durch sekundäre Entzündungen oder eine Fibrose kann die Wand der Choledochuszysten verdickt sein. Vereinzelt finden sich auch glatte Muskelfasern in der Wand. Seit der häufigen Durchführung von Ultraschalluntersuchungen werden Choledochuszysten (auch asymptomatische) häufiger beschrieben. Abhängig von der Gallestauung kommt es zu sekundären Veränderungen des Leberparenchyms (▶ Abschn. 14.1).

Literatur

Desmet VJ (1987) Cholangiopathies: past, present, and future. Semin Liver Dis 7: 67–76

Desmet VJ (1992) Congenital diseases of the intrahepatic bile ducts: variations on the theme «ductal plate malformation". Hepatology 16: 1069–1083

Desmet V, Roskams TA (2003) Cholestatic syndromes of infancy and childhood. In: Zakim D, Boyer TD (eds) Hepatology. A textbook of liver disease. Saunders, Philadelphia, pp 1481–1536

Desmet VJ, Van Eyken P (1995) Embryology, malformations and malpositions of the liver. In: Haubrich W, Schaffner F, Berk JE (eds) Bockus gastroenterology. Saunders, Philadelphia, pp 51–61

Mowat AP (1994) Liver disorders in childhood. Butterworth-Heinemann, Oxford

Schweizer P, Müller G (1990) Gallengangsatresie. Hippokrates, Stuttgart

Suchy, FJ Sokol RJ, Balistreri WF (2001) Liver disease in children. Lippincott Williams & Wilkins, Philadelphia

14.3 Leberzellschaden und Riesenzellbildung

J. Deutsch

Die meisten Lebererkrankungen führen zu einer Schädigung sowohl von Hepatozyten als auch von Gallengangsepithelien. Der Zellschaden wird durch zahlreiche Faktoren getriggert:
- Hypoxie
- oxidative Schädigung
- Gallensäuren (▶ Abschn. 14.1)
- Toxine
- Tumornekrosefaktor α
- immunologische Prozesse

Bei Neugeborenen und Säuglingen werden häufig **Riesenzellen** beschrieben, deren Entstehung und Funktion noch nicht völlig geklärt sind.

> **Riesenzellen** sind aktive Zellen mit zahlreichen Mitochondrien, einem prominenten rauen endoplasmatischen Retikulum, zahlreichen zytoplasmatischen Einschlüssen, reichlich Lysosomen sowie einer hohen phagozytischen und enzymatischen Aktivität. Sie enthalten reichlich Glykogen und zahlreiche Zellkerne und haben eine kürzere Lebenszeit als normale Leberzellen.

Die Riesenzelltransformation stellt möglicherweise eine unspezifische Antwort der Leber auf eine Reihe von Schädigungen dar und entsteht durch **Transformation von Kupffer-Zellen**. In diesem Fall spielen Riesenzellen eine Rolle bei der Immunabwehr der Leber, indem sie durch Immunmodulatoren die Infiltration durch Entzündungszellen, die Proliferation von Fibroblasten sowie Gallengangschädigungen beeinflussen. Möglicherweise entstehen Riesenzellen auch aus Hepatozyten, hämatopoetischen Stammzellen, Monozyten, Makrophagen oder ovalen Zellen.

Riesenzellen wurden auch bei Lebererkrankungen Erwachsener beschrieben (z. B. medikamentös-toxische Schäden, hepatozelluläres Karzinom oder postinfantile Riesenzellhepatitis). Sie sind bei Cholangiopathien weniger prominent.

Literatur

Andres JM (1994) Hepatocyte injury and giant cell transformation. In: Suchy FJ (ed) Liver disease in children. Mosby-Year Book, St Louis, pp 166–172

Mowat AP (1994) Liver disorders in childhood. Butterworth-Heinemann, Oxford

Oledzka-Slotwinska H, Desmet V (1969) Morphologic and cytochemical study on neonatal liver «giant" cell transformation. Exp Mol Pathol 10: 162–175

Roschlau G (1978) Leberbiopsie im Kindesalter. Fischer, Jena

Scheuer PJ (1973) Liver biopsy interpretation. Baillière & Tindall, London

Schlesinger L, Musson RA, Johnson RB (1984) Functional and biochemical studies of multinucleated giant cells derived from the culture of human monocytes. J Exp Med 159: 1289–1294

Thaler H (1982) Leberkrankheiten. Springer, Berlin Heidelberg New York

Zakim D, Boyer TD (2003) Hepatology. A textbook of liver disease. Saunders, Philadelphia

14.4 Zirrhose und chronisches Leberversagen

W.-D. Huber

Die Leberzirrhose wird von der World Health Organization (WHO) als diffuser Umbauprozess definiert, der durch Fibrose und Ersatz der ursprünglichen Leberarchitektur durch abnormale Knoten charakterisiert ist. Praktisch alle schweren progressiven Lebererkrankungen münden letztendlich in einer Zirrhose. Zelluntergang (Nekrose), Reaktion auf den Zelluntergang (Fibrose) und Regeneration (Bildung nodulärer Strukturen) laufen parallel ab und führen zu einem Umbau der Leberarchitektur. Dadurch werden die Blutgefäße und die Gallengänge komprimiert und verdrängt. Weitere Zellschäden entstehen durch einen Mangel an Nahrungsstoffen und Sauerstoff sowie als Folge von Intoxikationen durch Stoffwechselmetabolite. So kann sich der Umbauprozess verselbstständigen und unabhängig von der Ursache fortschreiten.

Es wurden viele **Einteilungen** der Leberzirrhose bezüglich Histologie, makroskopischer Veränderungen und klinischer Präsentation vorgeschlagen. Jeder dieser Einteilungsversuche hat Vor- und Nachteile. Histologisch unterscheidet man eine periportale von einer irregulären und einer lobulären Zirrhose. Die periportale oder biliäre Zirrhose tritt im Rahmen von extrahepatischen Gallengangatresien auf und ist durch Gallengangreduktion, kanalikuläre Cholestase und periportale Fibrose charakterisiert. Chronische Leberzellnekrosen bei neonataler Hepatitis oder bei den Hepatitiden B und C führen zu einer irregulären Zirrhose mit Einzelzelluntergängen, Fibrosebrücken und Regeneratknoten. Eine lobuläre Zirrhose entsteht durch zentrilobuläre, hämorrhagische Nekrosen wie bei kongenitalen Herzerkrankungen oder konstriktiver Perikarditis. Die histologische Klassifikation der Zirrhose ist jedoch oft verwirrend und nicht immer hilfreich. Meist sind die typischen histologischen Veränderungen der Grunderkrankung im Stadium der fortgeschrittenen Zirrhose nicht mehr sichtbar.

In der folgenden Übersicht sind Erkrankungen, die zu einer Leberzirrhose führen können, angeführt.

> **Erkrankungen und Umstände, die zu einer Leberzirrhose führen können**
> - Gallengangmalformationen:
>   - Gallengangatresie
>   - Alagille-Syndrom (syndromatische intrahepatische Gallenganghypoplasie)
>   - intrahepatische Gallenganghypoplasie
>   - Choledochuszyste
>   - Caroli-Syndrom
> - Erkrankungen infektiöser Genese:
>   - Zytomegalievirus-(CMV-)Infektion
>   - Hepatitiden B, C und D
>   - Herpes-simplex-Virus-(HSV-)Infektion
>   - bakterielle Cholangitis
>   - neonatale Sepsis
> - Autoimmunerkrankungen:
>   - Autoimmunhepatitis
>   - primär sklerosierende Cholangitis
> - Vaskuläre Erkrankungen:
>   - Budd-Chiari-Syndrom
>   - »venoocclusive disease«
>   - angeborenes Herzversagen
> - Stoffwechselerkrankungen:
>   - $α_1$-Antitrypsin-Mangel
>   - Fruktosämie
>   - Galaktosämie
>   - Tyrosinämie
>   - M. Wilson
>   - zystische Fibrose
>   - Glykogenspeichererkrankung, Typen III und IV
>   - M. Gaucher
>   - Hämochromatose
>   - »Indian childhood cirrhosis«, »Tyrolean childhood cirrhosis"
>   - M. Nieman-Pick
>   - Wolman-Erkrankung
> - Erkrankungen/Umstände toxischer Genese:
>   - Pilzvergiftungen
>   - parenterale Ernährung
>   - Malnutrition
>   - Verwendung hepatotoxischer Medikamente
>   - Hypervitaminose A
> - Diverses:
>   - progressive familiäre intrahepatische Cholestase
>   - neonatale Hepatitis

Klinisch unterscheidet man die kompensierte von der dekompensierten Leberzirrhose. Bei der **dekompensierten Zirrhose** überwiegen über längere Zeit Zelluntergang und Fibrosierung gegenüber der Regeneration, ein Leberversagen ist die Folge. Aufgrund der reduzierten Lebersyntheseleistung ist die Produktion von Gerinnungsfaktoren und Proteinen vermindert, sodass es zu Blutungen und Aszitesbildung kommen kann. Weiterhin führt die Akkumulation von neurotoxischen Substanzen zu einer Enzephalopathie. Durch die verminderte Sekretion von gallepflichtigen Substanzen entsteht eine Cholestase, die Juckreiz und Ikterus zur Folge hat. Kennzeichen einer portalen Hypertension sind Splenomegalie und die Bildung von Ösophagus- oder Fundusvarizen.

Die **kompensierte Leberzirrhose** verläuft zunächst unerkannt und wird oft als Zufallsbefund festgestellt. Eine kompensierte Leberzirrhose kann jederzeit in eine dekompensierte übergehen.

14.4.1 Pathophysiologie

Die Leber reagiert auf Schädigungen in stereotyper Art und Weise.

> **!** Apoptosis, Zellnekrose und konsekutive Fibrogenese sind wichtige Schritte, die zu einer Leberfibrose bzw. -zirrhose führen.

Eine zentrale Rolle bei der Entstehung einer Leberzirrhose spielt die **extrazelluläre Matrix,** die aus Kollagen (v. a. Typen I, III, V und XIV), Proteoglykanen und Glykoproteinen aufgebaut ist.

Bei der Leberzirrhose kommt es zu einem Konzentrationsanstieg der Kollagene III, IV, V und XIV in der extrazellulären Matrix. Weiterhin werden vermehrt Proteoglykane und Gykoproteine wie z. B. Laminin, Fibronektin und Tenascin gebildet. Im Rahmen der **Fibrogenese** steuern die »stellate cells« direkt oder indirekt die Proliferation der Matrix. Im aktivierten Stadium exprimieren sie »α smooth muscle actin«. Zytokine und Wachstumsfaktoren (z. B. »transforming growth factor β«) aktivieren wiederum die »stellate cells« und triggern damit die Fibrogenese. Zunächst hat die veränderte extrazelluläre Matrix keine negative Wirkung auf die Hepatozyten und die Leberfunktion. Wenn jedoch das Netz von Kollagen dicker wird, kann es zunehmend als Barriere zwischen Leberzellen und Blutgefäßen wirken und den Austausch von Substanzen erschweren. Laminineinlagerungen in den Sinusoiden führen durch Kapillarisierung zu Shunts zwischen Portalgefäßen und Zentralvenen. Dies bewirkt eine weitere ischämische Schädigung.

Der Grad der Fibrose kann mittels **Leberbiopsie** dokumentiert werden. Aufgrund der möglichen Komplikationen wie z. B. Blutungen und Infektionen werden Leberbiopsien jedoch nur nach strenger Indikationsstellung durchgeführt; Serienbiopsien sind nicht zu empfehlen. Außerdem ist der Umbauprozess meist inhomogen ausgeprägt, sodass der Grad der Fibrose, der im Rahmen der Biopsie festgestellt wurde, über Stadium und Prognose der Erkrankung nicht viel aussagt. Studien haben gezeigt, dass Konzentrationen von Peptiden wie N-terminales Peptid vom Typ Prokollagen III oder Hyaluronsäure besser mit dem Grad der Fibrose bzw. Zirrhose korrelieren.

Eine Leberfibrose ist je nach Dauer und Schweregrad der Erkrankung reversibel. So kann es nach erfolgreicher Therapie einer Hepatitis C zu einer deutlichen histologischen Verbesserung der ursprünglichen Fibrose kommen. Die Leber besitzt ein hohes **Regenerationspotenzial.** Nach einer Schädigung der Leber von mehr als 10–20% der Hepatozyten kann die Proliferation der Hepatozyten stark gesteigert werden. Verschiedene Wachstumshormone wie »epidermal growth factor« und »hepatocyte growth factor« steigern die Synthese der Hepatozyten-DNA. Auch der »transforming growth factor α« und Interleukin 6 verursachen eine Hepatozytenproliferation und regulieren so in physiologischer Weise das Wachstum. Der Regenerationsprozess der Leber ist ein komplexer Vorgang, der von vielen Zytokinen, Hormonen und Prostaglandinen gesteuert wird.

> **!** Ob schließlich die Leberschädigung mit Fibrosebildung oder die Regeneration überwiegt, hängt von der Dauer und der Schwere der Erkrankung, von ihrer Ätiologie und von den genetischen Voraussetzungen des Patienten ab.

14.4.2 Klinisches Bild, Diagnostik und Therapie

Kinder und Jugendliche mit einer dekompensierten Leberzirrhose können durch folgende **Symptomatik** auffallen:
- Müdigkeit, Schwäche
- Gewichtsverlust
- Wachstumsstillstand
- Übelkeit, Erbechen
- Ikterus
- Bauchschmerzen, z. B. durch:
  - Magen- oder Duodenalulkus, Stauungsgastritis
  - gastroösophagealen Reflux
  - Gallensteine
  - Leberschwellung (akut)
- Hepatosplenomegalie
- Aszites
- Steatorrhö
- Enzephalopathie
- Synthesestörung
- hepatopulmonales Syndrom (▶ unten)
- hepatorenales Syndrom (▶ unten)

Das makroskopische Bild einer zirrhotischen Leber ist in ◨ Abb. 14.1 dargestellt.

Portale Hypertension

Eine Leberzirrhose kann auf fast jedes Organsystem Einfluss nehmen. Wenn der Widerstand in den intrahepatischen Blutgefäßen steigt, kommt es zur Entstehung einer portalen Hypertension und somit zur Bildung von **Kollateralkeisläufen** wie z. B. Ösophagus- bzw. Fundusvarizen und Hämorrhoiden. Eine Ösophagusvarizenblutung kann das erste klinische Zeichen einer Leberzirrhose sein. Das Caput medusae entspricht der kutanen, periumbilikalen Kollateralenbildung. Der verminderte Abbau von Histidin und die portale Hypertension verursachen eine Stauungsgastritis und fördern die Ulkusbildung. Die portale Hypertension gepaart mit einer Synthesestörung der Leber und hormoneller Dysregulation ist an der Entstehung von Aszites beteiligt.

Diagnostik und Therapie sind in ▶ Abschn. 14.5 dargestellt.

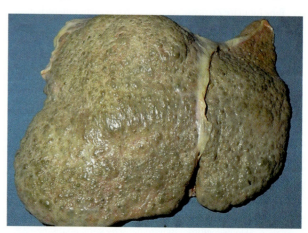

◨ **Abb. 14.1.** Makroskopisches Bild einer zirrhotischen Leber. (Mit frdl. Genehmigung von F. Wrba, Abteilung für klinische Pathologie, Medizinische Universität Wien)

Hepatopulmonales Syndrom

Das hepatopulmonale Syndrom ist durch die Trias aus Lebererkrankung, intrapulmonalen arteriovenösen Shunts und arterieller Hypoxie charakterisiert. Belastungsdyspnoe und Zyanose werden beobachtet. Vasoaktive Substanzen wie Endothelin 1 oder NO bzw. diverse Abbauprodukte öffnen präformierte **intrapulmonale Shunts,** die v. a. kaudal in den Lungen lokalisiert sind. Charakteristischerweise ist die Atemnot im Sitzen stärker ausgeprägt als im Liegen. Nach Ausschluss kardialer Ursachen (EKG, Echokardiographie) werden zur Diagnosestellung eine Perfusions-Ventilations-Szintigraphie, ein Hyperoxietest und eine Kontrastechokardiographie durchgeführt. Sauerstoffgabe führt zu einer geringfügigen klinischen Besserung.

> ❗ Letztendlich ist nur eine Lebertransplantation kurativ, wobei die Rückbildung der intrapulmonalen Shunts eine lange Zeit in Anspruch nehmen kann.

Endokrine Veränderungen

Endokrine Manifestationen werden bei Leberzirrhose häufig beobachtet. Eine verringerte Metabolisierung der Hormone führt z. B. zu einer **Hyperinsulinämie.** Gynäkomastie, zunehmende Feminisierung, verzögerte Pubertätsentwicklung oder – bei bereits vollendeter Pubertätsentwicklung – verminderte Libido und Impotenz entstehen durch die verminderte Synthese von **Testosteron** in der Leber.

Hepatische Enzephalopathie (HE)

Die **neurologischen Symptome** einer hepatischen Enzephalopathie (HE) im Rahmen der Leberzirrhose sind in ◘ Tab. 14.1 zusammengefasst. Veränderungen von Bewusstseinslage, Persönlichkeit, Konzentrationsfähigkeit, Atmung und Motorik (Schriftbild, Sprache, Auftreten eines Tremors) werden beobachtet. Je jünger ein Kind ist, desto schwieriger fällt die klinische Beurteilung einer HE.

Auslösende Faktoren sind hohe Proteinzufuhr, gastrointestinale Blutungen und Verabreichung von Sedativa. Oft tritt eine HE nach Anlage eines portokavalen Shunts oder eines TIPSS (transkutaner intrahepatischer portosystemischer Shunt) auf.

Unterschiedliche Mechanismen triggern die Entstehung einer HE. Eine **Hyperammonämie** entsteht einerseits durch eine hohe exogene Zufuhr bzw. eine ausgeprägte intestinale Produktion und andererseits durch den verminderten Abbau von Ammoniak in der Leber. Letzterer ist eine Folge der portosystemischen Kollateralenbildung, durch die das ammoniakreiche portale Blutes an der Leber vorbei geleitet wird. Normalerweise wird Ammoniak hauptsächlich in der Leber zu Glutamat und Glutamin abgebaut. Ein kleinerer Teil wird über die Nieren ausgeschieden. Bei einer HE kommt es zur Akkumulation von Ammoniak im Gehirn, wo es in den Astrozyten zu Glutamin abgebaut wird. Erhöhte Konzentrationen von Glutamin in den Astrozyten können zu einer Zellschwellung und damit zu einer Aggravierung der HE führen. Akkumulierende kurzkettige Fettsäuren wirken synergistisch mit Ammoniak.

Die Hyperammonämie ist jedoch nur eine Ursache der Entstehung einer Enzephalopathie, da erhöhte Ammoniakwerte nicht immer mit dem Schweregrad der Enzephalopathie korrelieren. Auch das neurotoxische **Mangan** wird in erhöhtem Maße im Gehirn (v. a. im Globus pallidus sowie in Putamen und Nucleus caudatus) eingelagert und gilt daher als einer der Trigger der HE.

Eine wichtige Rolle bei der Entstehung der HE spielen zudem **inhibitorische Neurotransmitter** wie z. B. γ-Aminobuttersäure (»γ-amino butyric acid«, GABA). Durch die Vermehrung der GABA-Rezeptoren kommt es zu einer postsynaptischen Aktivierungshemmung der Neuronen und damit zu neurologischen Veränderungen. Interessanterweise können auch Benzodiazepine zu einer Vermehrung der GABA-Rezeptoren führen.

> ❗ Bei der Therapie der HE versucht man, die auslösenden Faktoren zu vermeiden. So sind eine Malnutrition auszugleichen und die orale oder i. v. Eiweißzufuhr auf (0,5–)1–2 g/kg KG/Tag zu reduzieren. Ein höherer Anteil von verzweigtkettigen Aminosäuren bei der Eiweißzufuhr kann von Vorteil sein. Die orale Substitution von Laktulose (3-mal 0,3–0,4 ml/kg KG/Tag) oder Laktuloseeinläufe führen zu einer Ansäuerung des Stuhls und damit zu einer geringeren Ammoniakproduktion durch intestinale Bakterien sowie zu einer verringerten Resorption. Der Stuhl-pH-Wert sollte unter 6 liegen, ohne dass jedoch schwere Diarrhöen auftreten dürfen. Antibiotika wie das kaum resorbierbare Neomycin (50–100 mg/kg KG/Tag) reduzieren die ammoniakproduzierenden Bakterien. Sedierungen, v. a. mit Benodiazepinen, sollten vermieden werden, die Gabe eines Benzodiazepinantagonisten (Flumazenil) kann zu einer deutlichen Verbesserung der HE führen.

Hepatorenales Syndrom

Das hepatorenale Syndrom entspricht einer progressiven **renalen Insuffizienz** im Rahmen einer schweren Lebererkrankung. Die Ätiologie ist unbekannt, die Pathogenese wird nur teilweise verstanden. Die Nierendurchblutung ist durch eine intrarenale Vasokonstriktion deutlich reduziert. Gleichzeitig kommt es durch eine Vasodilatation im Splanchnikusgebiet und durch einen verminderten »cardiac output« zu einer effektiven Hypovolämie. Dysregulationen im Renin-Angiotensin-Aldosteron-System und im Bereich des Sympathikus führen zu einer Flüssigkeitsretention und zu einer verminderten Natriumausscheidung (<10 mmol/l).

◘ **Tab. 14.1.** Klinische Zeichen einer hepatischen Enzephalopathie

Stadium	Klinische Zeichen
Minimale Ausprägung	– Keine klinischen Veränderungen – Keine psychischen oder neurologischen Veränderungen
I	– Umkehr des Schlaf-Wach-Rhythmus – Psychomotorische Verlangsamung – Verminderung von Aufmerksamkeit und Konzentrationsfähigkeit – Reizbarkeit – Geringe Persönlichkeitsveränderung
II	– Müdigkeit – Lethargie – Passagerer Orientierungsverlust – Verhaltensveränderung
III	– Somnolenz, Patient jedoch erweckbar – Permanenter Orientierungsverlust – Verwirrtheit – Unzusammenhängende Sprache
IV	Koma mit (Stadium IVa) oder ohne (Stadium IVb) Reaktion auf Schmerzreize

Oligurie-Anurie, Urämie, Hyperkaliämie und Hyponatriämie sind die Folgen. Dieser Prozess wird durch eine spontane peritoneale bakterielle Infektion – meist bei bestehendem Aszites – begünstigt.

Klinisch werden **2 Formen** unterschieden:
- Typ 1 tritt meist akut auf und führt rasch zu einem Nierenversagen (Kreatininkonzentration von >2,5 mg/dl).
- Typ 2 zeigt ein langsameres Auftreten und ist therapeutisch besser beinflussbar (Kreatininkonzentration von ≤2,5 mg/dl).

> Beim Typ 1 und im fortgeschritten Stadium des Typs 2 werden eine vasokonstriktorische Therapie, z. B. mit Terlipressin (0,04 mg/kg KG/Tag), und die gleichzeitige Gabe von Humanalbumin (1–1,5 g/kg KG/Tag) empfohlen. Die interventionelle Anlage eines transjugulären intrahepatischen portosystemischen Shunts (TIPPS) sowie Hämofiltration, Dialyse oder extrakorporale Albumindialyse (z. B. »molecular adsorbent recycling system«, MARS) sind weitere Therapieoptionen. Die Lebertransplantation ist die Therapie der Wahl. Präventiv wird die Gabe von Humanalbumin bei Patienten mit einer Leberinsuffizienz und einer spontanen bakteriellen peritonealen Infektion diskutiert.

Aszites

Aszites und Ödeme sind häufige Komplikationen einer Leberzirrhose und als Zeichen eines **Zusammenbruchs der intravasalen Homöostase** zu werten. Das Gleichgewicht zwischen kapillärem hydrostatischen und kolloidosmotischem Druck ist gestört. Klinisch findet man neben Ödemen einen großen, ausladenden Bauch und gelegentlich Inguinalhernien. Weitere Details über Pathogenese, Klinisches Bild und Therapie sind in ▶ Abschn. 15.5 dargestellt.

Bakterielle Infektionen

Aufgrund einer Schwächung des Immunsystems erkranken Patienten mit Leberzirrhose relativ häufig an bakteriellen Infektionen. So treten bei etwa 10% der Patienten, die zusätzlich zu einer Zirrhose auch einen Aszites aufweisen, spontane bakterielle **Peritonitiden** auf. Meist werden gramnegative Keime, die aus dem Darm oder dem Urogenitalsystem stammen, nachgewiesen. Klinisch imponieren Aszites, Fieber und Bauchschmerzen, serologisch eine Leukozytose und erhöhte Entzündungswerte. Bei Verdacht auf eine spontane bakterielle Peritonitis wird zur Diagnosestellung eine Aszitespunktion mit Anlage einer Kultur empfohlen. Ohne konsequente Antibiotikatherapie ist die Mortalität hoch.

Koagulopathien

Die Leber spielt eine wichtige Rolle bei der Aufrechterhaltung der Gerinnung. Fast alle Einzelfaktoren (bis auf Faktor VIII, der auch in der Milz und den Lymphknoten gebildet wird) sowie die meisten Inhibitoren (z. B. Antithrombin III) werden in der Leber synthetisiert. So kommt es im Rahmen schwerer Leberschädigungen und ausgeprägter Zirrhosen zu einer Dysbalance dieses empfindlichen Systems. Zudem führt die vermehrte Speicherung der Thrombozyten in der Milz bei portaler Hypertension und konsekutiver Splenomegalie zu einer **Thrombozytopenie**. Auch die Adhäsionsfähigkeit der Thrombozyten ist vermindert. Die Faktoren V, VII, IX und X sind Vitamin-K-abhängig und daher bei einer cholestasebedingten Malabsorption reduziert. Im Rahmen eines akuten Leberversagens und gelegentlich auch bei Leberzirrhose können **Verbrauchskoagulopathien** (»disseminated intravascular coagulation«, DIC) beobachtet werden. Durch den erhöhten Verbrauch von Thrombozyten und plasmatischen Gerinnungsfaktoren kommt es zu einer Thrombozytopenie sowie zu einer Verminderung der Einzelfaktoren- und Inhibitorkonzentrationen. Da sich dieselbe Konstellation auch bei einer fortgeschrittenen Leberzirrhose (ohne DIC) findet, erfolgt die Diagnosestellung einer DIC durch Nachweis der Fibrinabbauprodukte (quantitativer D-Dimer-Nachweis), der Prothrombinfaktoren (Faktoren 1 und 2) und des erniedrigten Spiegels von Faktor VIII (der bei einer Gerinnungsstörung im Rahmen einer Leberzirrhose normal oder erhöht ist).

> Die erste Maßnahme bei einer durch eine Leberzirrhose bedingten Gerinnungsstörung ist die parenterale Verabreichung von Vitamin K. Bei schweren Verläufen stehen »fresh frozen plasma« sowie Einzelfaktoren- und Antithrombin-III-Substitutionen zur Verfügung. Bei einer Thrombozytopenie können Thrombozytenkonzentrate, bei einer Anämie Erythrozytenkonzentrate verabreicht werden.

Fazit

Akute oder chronische Lebererkrankungen können auch bei Kindern zu einer Leberzirrhose führen. Die Pathomechanismen der Fibrogenese und der Regeneration werden zunehmend klarer, in der Zukunft könnten daraus neue Therapiestrategien entwickelt werden. Derzeit stehen v. a. supportive Maßnahmen und als Ultima Ratio die Lebertransplantation zur Verfügung.

Literatur

Beath S (1993) Nutritional support in liver disease. Arch Dis Childhood 69: 545–549

Ferenci P (1989) Successful long term treatment of portal systemic encephalopathy by the benzodiazepine antagonist flumazenil. Gastroenterology 96: 240–243

Friedman S (1990) Cellular sources of collagen and regulation collagen production in liver. Semin Liver Dis 10: 20

Hardy S, Kleinman R (2001) Cirrhosis and chronic liver failure. In: Suchy F, Sokol R, Balistreri W (eds) Liver disease in children. Lippincott Williams & Wilkins, Philadelphia, pp 89–127

Marx M (2001) Interventional stent implantation in a child with patent ductus venosus and pulmonary hypertension. Eur J Pediatr 160: 501–504

Montgomery D, Maher J (2003) Hepatic fibrosis and cirrhosis. In: Zakim D, Boyer T (eds) Hepatology. A textbook of liver disease. Saunders, Philadelphia, pp 395–416

Nakayama H (1985) Stimulation of DNA synthesis in adult rat heptocytes in primary culture by sera from patients with fulminant hepatic failure. Biomed Res 6: 231–237

Reeves H, Friedman S (2002) Activation of hepatic stellate cells – a key issue in liver fibrosis. Frontiers Biosci 7: 808–826

Salerno F (2007) Diagnosis, prevention and treatment of hepatorenal syndrome in cirrhosis. Gut 56: 1310–1318

Santamaria F (2002) Noninvasive investigation of hepatopumonary syndrome in children and adolescents with chronic cholestasis. Pediatr Pulmonol 33: 374–379

Shepherd R (2004) Complication and management of chronic liver disease. In: Kelly D (ed) Diseases of the liver and biliary system in children. Blackwell, Oxford, 259–281

14.5 Portale Hypertension

B. Rodeck

Die Blutung aus Ösophagus- oder Fundusvarizen stellt eine potenziell vital bedrohliche Situation dar. Die Ursache besteht in einer portalen Hypertension mit Ausbildung von Kollateralkreisläufen vom Pfortader- zum Systemkreislauf, welche zur Entwicklung von Varizen in Ösophagus und Magen führen. Das akute Management einer oberen intestinalen Blutung besteht in einer Kombination aus medikamentöser Behandlung und endoskopischer Intervention. Neben der Akuttherapie stehen auch zur Langzeitblutungsprophylaxe endoskopisch-interventonelle, Shunt-chirurgische und medikamentöse Therapieverfahren zur Verfügung.

14.5.1 Pathophysiologie

Das Pfortadersystem beginnt im Kapillarbettsystem des Intestinums und der Milz und endet in den hepatischen Sinusoiden. Ein **Überdruck im Pfortadersystem** liegt vor, wenn der Druck bei etwa >10 mmHg liegt. Der Hochdruck resultiert aus einem vermehrten Pfortaderblutfluss und einem erhöhten Gefäßwiderstand. Die Symptome sind Folgen des Versuchs einer Druckentlastung des Portalsystems über Kollateralkreislaufsysteme (◘ Abb. 14.2). Es entwickeln sich Ösophagus-, Magen- und rektale Varizen sowie eine Splenomegalie und ggf. ein Aszites (► Abschn. 15.5). In der Folge der Splenomegalie kann ein Hypersplenismus mit Thrombopenie und Leukopenie auftreten. Ein weiteres mögliches Problem im Kindesalter stellt die Gedeihstörung dar.

Die Ursache der Druckerhöhung kann präsinusoidal liegen, z. B. bei Pfortaderthrombose (**prähepatischer Block**). Eine Omphalitis während der Neonatalzeit sowie ein Nabelvenenkatheter sind potenzielle Ursachen, außerdem thrombophile Grunderkrankungen (Protein-C- und Protein-S-Mangel, Antithrombin-III-Mangel, Faktor-V- und Faktor-II-Leiden-Mutation, Methyltetrahydrofolatmangel; Ahuja et al. 1999), myeloproliferative Erkrankungen, paroxysmale nächtliche Hämoglobinurie und Antiphospholipidsyndrom. Langfristig resultiert eine kavernöse Transformation der Pfortader im Leberhilusbereich, was sonographisch gut zu erkennen ist. Eine sehr seltene Ursache eines prähepatischen Blocks ist ein arterioportaler Shunt (Inon u. D'Agostino 1987).

Bei chronischen Lebererkrankungen (**intrahepatischer Block**) stellt die portale Hypertension eine Hauptursache der Morbidität und Letalität bei Kindern dar.

Eine posthepatische Abflussbehinderung führt ebenfalls zu einem Pfortaderhochdruck (**posthepatischer Block**). Ein Beispiel hierfür ist das Budd-Chiari-Syndrom, ausgelöst durch eine Thrombose oder Gefäßmembranen der Lebervenen oder der V. cava inferior (Dilawari et al. 1994). Eine andere, seltenere Ursache ist die Pericarditis constrictiva.

14.5.2 Klinisches Bild

Eine **Blutung aus Ösophagusvarizen** ist die bedrohlichste klinische Manifestation der portalen Hypertension. Häufig wird die portale Hypertension bei sich langsam entwickelnder Leberzirrhose oder bei einem prähepatischen Block erst mit dem Auftreten der Varizenblutung diagnostiziert. Gastrointestinale Blutungen können auch aus Fundusvarizen, der Magenschleimhaut (bei portal-hypertensiver Gastropathie) sowie gastralen, duodenalen oder auch rektalen Varizen stammen.

Oft tritt die Blutung im Rahmen eines Infekts der oberen Luftwege auf oder bei Fieber bzw. nach Gabe von Acetylsalicylsäurepräparaten (Spence et al. 1984). Vasoaktive Mediatoren und angiogene Faktoren können bei chronischen Lebererkrankungen, aber auch bei einem prähepatischen Block zur Ausbildung eines **hepatopulmonalen Syndroms** (► Abschn. 14.4.2) beitragen, das durch intrapulmonale Gefäßdilatationen, arteriovenöse Verbindungen mit Rechts-links-Shunt und/oder pulmonale Hypertension gekennzeichnet ist (Herve et al. 1998). Die Patienten fallen durch verminderte Belastbarkeit, Kurzatmigkeit und zentrale Zyanose auf.

14.5.3 Diagnostik

Die diagnostischen und therapeutischen Methoden sind im Jahr 2005 im Baveno IV Consensus Workshop zusammengefasst (De Franchis 2005) und wenig später aus pädiatrischer Sicht bewertet worden (Shneider et al. 2006).

Sonographie
Folgende Parameter können im Rahmen der Ultraschalldiagnostik erfasst werden:

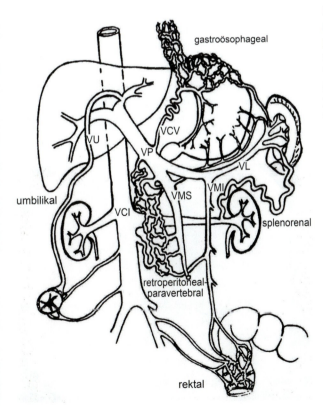

◘ **Abb. 14.2.** Portosystemische Umgehungskreisläufe bei portaler Hypertension. *VCI* V. cava inferior; *VCV* V. coronaria ventriculi; *VL* V. lienalis; *VMI* V. mesenterica inferior; *VMS* V. mesenterica superior; *VP* V. portae; *VU* V. umbilicalis. (Nach Subramanyam et al. 1983)

- Aszites
- Organgrößen (z. B. Splenomegalie)
- Organbeschaffenheit (Leberechogenität und -echotextur)
- Gefäßverhältnisse (Durchmesser, kavernöse Transformation der Pfortader, Kollateralenbildung, Flussgeschwindigkeiten und -richtungen)

Der normale **portale Blutfluss** ist hepatopetal gerichtet, mit einer Geschwindigkeit von etwa 10–30 cm/s (Patriquin et al. 1987). Durch die Evaluation des Omentum-minus-Zeichens kann auf das Vorhandensein von Ösophagusvarizen geschlossen werden. Das **Omentum-minus-Zeichen** ist durch den Abstand zwischen der hinteren Leberoberfläche und der Aorta auf Höhe des Abgangs des Truncus coeliacus charakterisiert (De Giacomo et al. 1989) – der Quotient aus Omentum- und Aortendurchmesser ist bei Vorliegen von Ösophagusvarizen erhöht.

Röntgendiagnostik

Eine Indikation zu einem **Ösophagogramm** ergibt sich allenfalls vor Durchführung einer prophylaktischen interventionellen Therapie. Die selektive Angiographie mit Messung des hepatisch-venösen Druckgradienten (Differenz zwischen freiem Lebervenendruck und Lebervenenverschlussdruck), eine Angiocomputertomographie sowie eine direkte Splenoportographie mit Druckmessung sind Sonderindikationen vorbehalten wie z. B. der Planung Shunt-chirurgischer Verfahren.

Endoskopie

Die **Ösophagogastroduodenoskopie** ermöglicht die Darstellung der Varizen im oberen Gastrointestinaltrakt, die Beurteilung anderer Blutungsquellen wie Ulzera oder portal-hypertensive Gastropathie und die interventionelle Therapie.

14.5.4 Therapie

Das Management von Varizen im oberen Gastrointestinaltrakt kann folgendermaßen aufgeteilt werden:
- Notfalltherapie bei der ersten akuten Blutung
- Rezidivprophylaxe nach einer ersten Blutung
- Primärprophylaxe, bevor eine Blutung auftritt

Notfalltherapie

Vor dem Einsatz der Endoskopie müssen die **Vitalparameter** des Patienten stabilisiert werden, ggf. auch durch Transfusion von Erythrozyten- und Thrombozytenkonzentraten (bei Thrombozytenzahlen von <50.000/µl) oder auch von Frischplasma (bei einem Quick-Wert von <50%). Zur akuten Senkung des Pfortaderdrucks können Pharmaka eingesetzt werden, welche die Durchblutung im Splanchnikusbereich drosseln. Die Auswertung einer Metaanalyse (D'Amico et al. 1995) ergab, dass Somatostatin genauso wirksam war wie Vasopressin, eine Sklerotherapie oder eine Ballontamponade. Octreotid, ein Somatostatinanalogon, hat ein geringeres Nebenwirkungsspektrum als Vasopressin (Sauerbruch u. Schiedermaier 1998). Die folgende Übersicht fasst die Notfalltherapie zusammen.

> **Vorgehen bei akuter Blutung bei portaler Hypertension**
> - Anlage eines sicheren i. v. Zugangs
> - Infusionstherapie
>   - ggf. Gabe von Erythrozytenkonzentraten
>   - Verabreichung von Frischplasma bei einem Quick-Wert von <50%
>   - Gabe von Thrombozytenkonzentraten bei Thrombozytenzahlen von <50.000/µl
> - Gabe von Octeotrid: 1–3 µg/kg KG als initialer Bolus, dann 1–3 µg/kg KG als Dauerinfusion
> - Gegebenenfalls Anlage einer Sengstaken-Blakemore-Sonde
> - Verlegung an ein Zentrum mit Endoskopiemöglichkeit
> - Endoskopie mit Sklerotherapie oder Ligaturbehandlung möglichst innerhalb von 12–14 Stunden
> - Antibiotikatherapie (z. B. mit Ceftriaxon)

Endoskopie (Sklerotherapie, Ligatur)

Die Endoskopie sollte beim nüchternen Patienten erfolgen (Abb. 14.3). Die Varizen werden kardianah mit **Sklerosierungssubstanzen** (Polidocanol 1 %) paravasal bzw. intravasal unterspritzt bzw. injiziert (Terblanche et al. 1989). Das Volumen der Einzelinjektionen liegt bei 1–3 ml, pro Sklerosierungssitzung werden in Abhängigkeit vom Alter des Kindes insgesamt 5–20 ml verwendet. Eine Bakteriämie ist sehr häufig, sodass eine antibiotische Behandlung indiziert ist (Ho et al. 1991; Shneider et al. 2006).

Mit der **Gummibandligatur** kommt ein schonenderes Verfahren zum Einsatz (Hall et al. 1988). Die Varize wird in einen dem Endoskop aufgesetzten Applikator eingesaugt, danach erfolgt das Absprengen einer Gummibandligatur auf die Basis der Varize, sodass der Blutfluss schlagartig unterbrochen wird. In einer randomisierten Studie bei Erwachsenen erwies sich die Gummibandligatur der Sklerotherapie als gleichwertig, mit geringeren Komplikations- und Morbiditätsraten (Stiegmann et al. 1992). Bei kleinen Kindern scheitert der Einsatz allerdings an den relativ zu großen Dimensionen des Applikators. Blutende Fundusvarizen werden mit Histoakrylkleber sklerosiert.

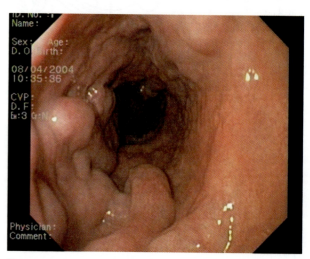

Abb. 14.3. Endoskopische Darstellung von Ösophagusvarizen

Blutstillung mittels Sengstaken-Blakemore-Sonde

Bei der **mechanischen Kompression** mit einer Sengstaken-Blakemore-Sonde wird der untere Ballon der Sonde im Magen aufgefüllt und verhindert so das Herausrutschen der Sonde. Der obere Ballon wird bis zu einem maximalen Druck von 50 mmHg gefüllt.

❗ Wegen der Gefahr von Kompressionsnekrosen darf die Sonde nicht länger als 24 Stunden belassen werden. Das Verfahren sollte nur bei sonst nicht beherrschbaren Blutungen und nur kurzfristig bis zur endoskopischen Versorgung als Ultima Ratio zum Einsatz kommen.

Chirurgische Therapie

Die ösophageale Transsektion mit Devaskularisation, bei der der Ösophagus getrennt und wieder anastomosiert wird, stoppt die Varizenperfusion, hat aber ein relativ hohes Morbiditätsrisiko. Selten ist es möglich, in einer akuten Blutungssituation bei einer intrahepatischen Erkrankung eine Lebertransplantation durchzuführen. Als Überbrückungsverfahren ist in den vergangenen Jahren die Einlage eines transjugulären intrahepatischen portosystemischen Stents **(TIPSS)** eingeführt worden. Dabei wird unter sonographischer und Röntgendurchleuchtungskontrolle über einen transjugulär eingeführten Katheter eine Verbindung zwischen den Lebervenen und der Pfortader geschaffen und mit einem Stent gesichert (Johnson et al. 1996).

Rezidivprophylaxe, Langzeittherapie
Endoskopie

Ein wichtiger Aspekt im Verlauf ist die **sekundäre Prophylaxe** mit Sklerosierung bzw. Ligatur von Rezidivvarizen. In einer Metaanalyse von 748 Patienten war die Sklerotherapie hinsichtlich der Mortalität der allein konservativen Therapie überlegen (Infante-Rivard et al. 1989). Im Vergleich zur Ligaturbehandlung ergibt sich für letztere ein Vorteil hinsichtlich der Anzahl der Folgeeingiffe und der Blutungsrezidivhäufigkeit (Shneider 2001). Auch nach kompletter Eradikation sind regelmäßige Endoskopien in etwa jährlichen Abständen notwendig, um Rezidive zu erkennen und zu behandeln.

Chirurgische Therapie

Die kurative Therapie besteht bei Kindern mit Leberzirrhose in der **Lebertransplantation.** Bei Kindern mit Pfortaderthrombose können **Shunt-Verfahren** durchgeführt werden. Der direkte portokavale Shunt führt zu einer sofortigen Absenkung des portalvenösen Drucks, die portale Perfusion der Leber nimmt jedoch drastisch ab, und das Risiko einer hepatischen Enzephalopathie ist hoch. Weniger zentrale Shunt-Verfahren wie der mesokavale oder der distale splenorenale Shunt senken das Enzephalopathierisiko, stellen aber letztlich auch nur Kollateralverfahren dar (Shneider 2001). In den vergangenen Jahren ist der portoportale Shunt mit V.-jugularis-Interponat zwischen der extrahepatischen V. portae oder der V. mesenterica superior und intrahepatischen, noch offenen Pfortaderästen im Bereich der linken Pfortaderbifurkation (Recessus Rex) entwickelt worden, der zu einer Wiederherstellung der physiologischen Abflusssituation des Portalsystems führt (de Ville et al. 1998). Er wird bei einem prähepatischen Block eingesetzt.

Medikamentöse Therapie

In Metaanalysen bei Erwachsenen hat sich gezeigt, dass β-**Blocker** die Frequenz von Blutungen senken, sowohl bei Patienten nach einer ersten Blutung im Sinne einer Rezidivblutungsprophylaxe als auch bei Patienten, die bislang noch keine Blutung erlitten hatten (D'Amico et al. 1995). Die Therapie ist jedoch nur dann erfolgreich, wenn eine Reduktion der Ruheherzfrequenz um 25% erzielt werden kann; idealerweise sollte der Pfortaderdruck um etwa 12 mmHg absinken. Kontrollierte Studien für das Kindesalter gibt es nicht, in einer Pilotstudie bei Kindern zeigten sich allerdings bei einer Dosierung von >1 mg Propanolol/kg KG ähnliche Effekte (Shashidhar et al. 1999). Wegen der Nebenwirkung einer Hypoglykämie bei Kindern unter 3 Jahren und der Abhängigkeit des »cardiac output« von der Herzfrequenz sollte Propanolol in dieser Altersgruppe zurückhaltend eingesetzt werden.

Primärprophylaxe

Die Frage der primären Blutungsprophylaxe ohne eingetretene Varizenblutung im Kindesalter wird kontrovers diskutiert. Im Rahmen von standardisierten Protokollen sollten Kinder mit portaler Hypertension endoskopisch diagnostiziert werden. Medikamentös können **β-Blocker** bei älteren Kindern mit kleineren Varizen zum Einsatz kommen. Eine prophylaktische Varizenligatur bei großen oder zunehmend größer werdenden Varizen kann im Rahmen von klinischen Studien empfohlen werden. Eine Sklerotherapie ist ebenfalls möglich; die Ligaturbehandlung hat jedoch höhere Priorität (Shneider et al. 2006).

❗ Wichtig ist die Aufklärung der Eltern im Rahmen der Diagnosemitteilung über die theoretischen Risiken und die klinischen Symptome einer gastrointestinalen Blutung.

Literatur

Ahuja V, Marwaha N, Chawla Y, Dilawari JB (1999) Coagulation abnormalities in idiopathic portal venous thrombosis. J Gastroenterol Hepatol 14: 1210–1211

D'Amico G, Pagliaro L, Bosch J (1995) The treatment of portal hypertension: a meta-analytic review. Hepatology 22: 332–354

De Franchis R (2005) Evloving consensus in portal hypertension report of the Baveno IV consensus workshop on methodology of diagnosis and therapy in portal hypertension. J Hepatol 43: 167–176

De Giacomo C, Tomasi G, Gatti C, Rosa G, Maggiore G (1989) Ultrasonographic prediction of the presence and severity of esophageal varices in children. J Pediatr Gastroenterol Nutr 9: 431–435

de Ville de Goyet J, Alberti D, Clapuyt P et al. (1998) Direct bypassing of extrahepatic portal venous obstruction in children: a new technique for combined hepatic portal revascularization and treatment of extrahepatic portal hypertension. J Pediatr Surg 33: 597–601

Dilawari JB, Bambery P, Chawla Y et al. (1994) Hepatic outflow obstruction (Budd-Chiari syndrome). Experience with 177 patients and a review of the literature. Medicine (Baltimore) 73. 21–36

Hall RJ, Lilly JR, Stiegmann GV (1988) Endoscopic esophageal varix ligation: technique and preliminary results in children. J Pediatr Surg 23: 1222–1223

Herve P, Lebrec D, Brenot F, Simonneau G, Humbert M, Sitbon O, Duroux P (1998) Pulmonary vascular disorders in portal hypertension. Eur Respir J 11: 1153–1166

Ho H, Zuckerman MJ, Wassem C (1991) A prospective controlled study of the risk of bacteremia in emergency sclerotherapy of esophageal varices. Gastroenterology 101: 1642–1648

Infante-Rivard C, Esnaola S, Villeneuve JP (1989) Role of endoscopic variceal sclerotherapy in the long-term management of variceal bleeding: a meta-analysis. Gastroenterology 96: 1087–1092

Inon AE, D'Agostino D (1987) Portal hypertension secondary to congenital arterioportal fistula. J Pediatr Gastroenterol Nutr 6: 471–473

Johnson SP, Leyendecker JR, Joseph FB et al. (1996) Transjugular portosystemic shunts in pediatric patients awaiting liver transplantation. Transplantation 62: 1178–1181

Patriquin H, Lafortune M, Burns PN, Dauzat M (1987) Duplex Doppler examination in portal hypertension: technique and anatomy. AJR Am J Roentgenol 149: 71–76

Sauerbruch T, Schiedermaier P (1998) Medikamentöse Behandlung der intestinalen Blutung bei portaler Hypertension. Dtsch Med Wochenschr 123: 633–636

Shashidhar H, Langhans N, Grand RJ (1999) Propranolol in prevention of portal hypertensive hemorrhage in children: a pilot study. J Pediatr Gastroenterol Nutr 29: 12–17

Shneider B, Emre S, Groszmann R et al. (2006) Expert pediatric opinion on the report of the Baveno IV consensus workshop on methodology of diagnosis and therapy in portal hypertension. Pediatric Transplantation 10: 893–907

Shneider BJ (2001) Portal Hypertension. In: Suchy FJ, Sokol RJ, Balistreri WF (eds) Liver disease in children. Lippincott Williams & Wilkins, Philadelphia, pp 129–151

Spence RA, Johnston GW, Odling-Smee GW, Rodgers HW (1984) Bleeding oesophageal varices with long term follow up. Arch Dis Child 59: 336–340

Stiegmann GV, Goff JS, Michaletz-Onody PA et al. (1992) Endoscopic sclerotherapy as compared with endoscopic ligation for bleeding esophageal varices. N Engl J Med 326: 1527–1532

Subramanyam BR, Balthazar EJ, Madamba MR, Raghavendra BN, Horii SC, Lefleur RS (1983) Sonography of portosystemic venous collaterals in portal hypertension. Radiology 146: 161–166

Terblanche J, Burroughs AK, Hobbs KE (1989) Controversies in the management of bleeding esophageal varices (2). N Engl J Med 320: 1469–1475

15 Leitsymptome und Differenzialdiagnostik

15.1	Hepatomegalie	– 330
	T. Lang	
15.1.1	Pathophysiologie	– 330
15.1.2	Klinisches Bild	– 330
15.1.3	Diagnostik	– 330
15.1.4	Differenzialdiagnostik	– 331
15.1.5	Therapie	– 332
	Literatur	– 332
15.2	Splenomegalie	– 332
	T. Lang	
15.2.1	Physiologie und Pathophysiologie	– 332
15.2.2	Klinisches Bild	– 332
15.2.3	Diagnostik	– 332
15.2.4	Differenzialdiagnostik	– 333
15.2.5	Therapie	– 334
	Literatur	– 334
15.3	Klinisch-chemische Untersuchungen der hepatologischen Diagnostik	– 334
	B. Rodeck	
15.3.1	Transaminasenaktivitäten als Kenngrößen des Parenchymschadens	– 335
15.3.2	Indikatoren von Gallesekretionsstörungen bzw. Cholestase	– 335
15.3.3	Indikatoren globaler Leberleistungen	– 335
15.3.4	Lebererkrankungen mit Aktivitätssteigerung der Transaminasen	– 336
15.3.5	Lebererkrankungen bei Neugeborenem und Säugling	– 336
	Literatur	– 338
15.4	Intraabdominelle Raumforderungen	– 338
	T. Lang	
15.4.1	Untersuchung und Anamneseerhebung	– 338
15.4.2	Bildgebende Diagnostik	– 339
15.4.3	Differenzialdiagnostik	– 339
	Literatur	– 341
15.5	Aszites	– 341
	T. Lang	
15.5.1	Chylöser Aszites	– 341
15.5.2	Seröser Aszites	– 341
15.5.3	Aszites bei Lebererkrankungen	– 341
	Literatur	– 344

15.1 Hepatomegalie

T. Lang

Die Hepatomegalie als klinisches Zeichen ist in Kinderheilkunde häufig. Nicht selten ist es das führende und einzige klinische Zeichen, welches auf eine Lebererkrankung hindeutet. Die klinisch manifeste Hepatomegalie ist definiert als eine Vergrößerung des Organs über die Altersnorm hinaus. Häufig ein Zufallsbefund, kann sie doch ein Zeichen einer ernsten Erkrankung sein.

15.1.1 Pathophysiologie

Zahlreiche Erkrankungen gehen mit einer Vergrößerung der Leber einher. In den einzelnen Altersgruppen verteilen sich die möglichen Diagnosen in ihrer Häufigkeit sehr unterschiedlich. Neben **entzündlichen Prozessen** in der Leber können Stoffwechsel- und infiltrative Erkrankungen sowie Veränderungen des Blutflusses in der Leber oder Gallenwegerkrankungen mit einer Hepatomegalie in ursächlichem Zusammenhang stehen.

15.1.2 Klinisches Bild

Die Hepatomegalie ist per se ein klinisches Zeichen. Zur Erfassung der Lebergröße können verschiedene Mess- und Schätzverfahren eingesetzt werden, denen allen eine gewisse Ungenauigkeit gemein ist. Am häufigsten findet die Abschätzung mittels **Palpation** des Leberunterrandes in Zentimetern unterhalb des Rippenbogens im Bereich der Medioklavikularlinie Anwendung. Die normal große Leber kann bis zu 2 cm unter dem Rippenbogen tastbar sein, beim Neugeborenen werden Größenordnungen zwischen 2,5 und 3,5 cm unterhalb des Rippenbogens angegeben. Mittels Perkussion kann man die Leberausdehnung in der Längsachse abschätzen. Sie beträgt beim Neugeborenen 4,5–5 cm, im Schulkindalter 6–6,5 cm (Mädchen) bzw. 7–8 cm (Jungen).

> Die Abklärung einer Hepatomegalie erfordert eine umfassende körperliche Untersuchung. Bei der Untersuchung des Patienten ist auf Infektionszeichen (Schleimhautbefund, Lymphknotenstatus, Milzgröße), auf eine genaue Erfassung der psychomotorischen Entwicklung sowie auf eine genaue Untersuchung aller Organsysteme zu achten, da die Vergrößerung der Leber ein Symptom einer Vielzahl von Erkrankungen sein kann.

15.1.3 Diagnostik

> Neben einer exakten körperlichen Untersuchung, die alle Organsysteme mit einschließt, ist eine genaue Anamnese erforderlich.

Bei der **Anamnese** sollte besonders auf die Schwangerschaft (mütterlicher Diabetes mellitus, »small for gestational age«, auffällige Kindsbewegungen), eine familiäre Häufung von Erkrankungen, Begleitsymptome und den Beginn der Erkrankung geachtet werden, da allein anhand der Anamnese bereits wichtige Hinweise auf das Vorliegen einer Speichererkrankung oder

Tab. 15.1. Begleitsymptome bei Hepatomegalie

Klinisches Begleitsymptom	Mögliche Differenzialdiagnosen
Übergewicht	Steatohepatitis
Dystrophie	Steatohepatitis, Begleithepatitis bei Zöliakie, zystische Fibrose
Psychomotorische Retardierung	Metabolische Erkrankung
Infektionszeichen	Hepatitis
Hepatosplenomegalie und Lymphknotenvergrößerung	Infiltrative Erkrankung
Anämie	Hämolytische Anämien, Eisenmangelanämie
Hypoglykämien	Glykogenose
Herzgeräusch, periphere Ödeme	Stauungsleber

infektiöse Ursache der Hepatomegalie gewonnen werden können. Das Spektrum der zu einer Hepatomegalie führenden Erkrankungen ist sehr breit, die klinischen Zeichen oft sehr unspezifisch. Einzelne Begleitsymptome können jedoch wegweisend sein. Tabelle 15.1 fasst die wichtigsten Begleitsymptome zusammen.

Begleitsymptome wie Fieber, Abgeschlagenheit, Lymphknotenschwellungen oder andere Infektzeichen lassen eine infektiöse Ursache am wahrscheinlichsten erscheinen, können aber in seltenen Fällen auch auf eine maligne Erkrankung hinweisen. Eine Hepatomegalie bei einem übergewichtigen Kind kann allein durch eine vermehrte Fettspeicherung im Organ hervorgerufen werden und neben einer milden Aktivitätssteigerung der Transaminasen sowie der GLDH (Glutamatdehydrogenase) das einzige klinische Zeichen einer nichtalkoholinduzierten Steatohepatitis darstellen. Auch eine schwere Dystrophie aufgrund einer Mangelernährung, aber auch aufgrund einer Malbsorption kann mit einer Hepatomegalie einhergehen. Eine Entwicklungsverzögerung und neurologische Auffälligkeiten, eine gleichzeitige Vergrößerung der Milz weisen auf das Vorliegen einer Speichererkrankung hin. Eine Intoleranz gegenüber längeren Nüchternphasen kann in Richtung einer Glykogenose weisen. Gehäufte pulmonale Begleitsymptome weisen u. U. auf eine zystische Fibrose oder einen $α_1$-Antitrypsin-Mangel hin. Eine isolierte Hepatomegalie mit erhöhten Transaminasenaktivitäten findet sich bei Speichererkrankungen wie M. Wilson, $α_1$-Antitrypsin-Mangel, M. Niemann-Pick oder einem milden M. Gaucher. Kardiologische Begleitsymptome finden sich bei einer Stauungsleber infolge einer akuten oder chronischen Rechtsherzbelastung.

Neben einer genauen klinischen Untersuchung und einer exakten Anamnese sind zur Abklärung einer Hepatomegalie die im Folgenden erläuterten Untersuchungen sinnvoll und notwendig.

Laborchemische Untersuchungen

> Der Einsatz laborchemischer Untersuchungen sollte nach Anamneseerhebung und körperlicher Untersuchung gezielt erfolgen. Eine Stufendiagnostik ist sinnvoll, blutsparend und kostengünstiger.

Initial sind sinnvoll:
- Blutbild einschließlich Differenzialblutbild
- Serumelektrolytwerte
- Serumgesamteiweiß
- Nierenretentionsparameter
- Aktivitäten von Transaminasen und GLDH
- Cholestaseparameter: Aktivitäten von alkalischer Phosphatase (AP) und γ-Glutamyltranspeptidase (γ-GT), Bilirubinkonzentration
- Lebersyntheseparameter: Albumin- und Ammoniakkonzentration, Quick-Wert, partielle Thromboplastinzeit (»partial thromboplastin time«, PTT), Fibrinogenspiegel

Je nach anamnestischen Angaben können **weitere Untersuchungen** notwenig werden:
- Gesamt-IgG-Gehalt
- Nachweis von Autoantikörpern bei erhöhtem Gesamt-IgG-Gehalt:
  - antinukleäre Antikörper (ANA)
  - Antikörper gegen glatte Muskulatur (»smooth muscle antibodies«, SMA)
  - LKM-Antikörper (»liver kidney microsome antibodies«)
  - SLA-Antikörper (»soluble liver antigen antibodies«)
- $α_1$-Antitrypsin-Konzentration
- Schweißtest
- serologische Untersuchungen zum Nachweis hepatotroper Viren
- Glykogenosediagnostik
- Kupfer- und Coeruloplasminkonzentration
- Cholesterin-, Triglyzerid- und Lipoproteinspiegel
- Aminosäurenkonzentrationen in Plasma und Urin
- Nachweis organischer Säuren im Urin
- Eisen- und Ferritinspiegel
- Nachweis von Anti-Transglutaminase-Antikörpern sowie von Pankreaselastase im Stuhl und von Mukopolysacchariden im Urin

In seltenen Fällen sind **bakteriologische** (Listeriose, Salmonellose, Brucellose) oder **parasitologische Untersuchungen** (Kryptokokkose, Echinokokkose, Amöbiasis) notwendig.

Bestimmte **Speichererkrankungen** können bereits aufgrund des Vorhandenseins vakuolisierter Lymphozyten im peripheren Blutausstrich vermutet werden; der endgültige Nachweis gelingt durch eine histologische Untersuchung des Knochenmarks (M. Niemann-Pick, M. Gaucher). Bei Verdacht auf **infiltrative Erkrankungen** (Leukämien, Lymphome, Histiozytosen, Wegener-Granulomatose, hämophagozytierende Syndrome) ist eine Knochenmarkpunktion obligat.

Ultraschalluntersuchung des Abdomens
Bei der Sonographie des Abdomens können neben der semiquantitativen Erfassung der Lebergröße wichtige Informationen über die **Echogenität** des Organs gewonnen werden. Eine homogene Echogenitätsvermehrung der Leber findet sich bei einer Fettleber sowie bei Speicher- und infiltrativen Erkrankungen, seltener bei akuten oder chronischen Hepatitiden. Ein inhomogenes Parenchym imponiert bei Zirrhose, Fibrose, akuten Hepatitiden, Tumoren und parasitären Erkrankungen. Eine Erweiterung der intra- oder extrahepatischen Gallengänge kann Zeichen einer Gallengangobstruktion sein.

In Erweiterung der Diagnostik ist eine **Dopplersonographie** der Lebergefäße sinnvoll. Eine portale Hypertension zeigt sich durch vermehrte Kollateralenbildung sowie durch eine Verminderung des hepatopetalen Flusses oder einen Umkehrfluss in der V. portae mit kompensatorischer Steigerung des Flusses in der A. hepatica.

Neben der Beurteilung der Leber können durch die Abdomensonographie die Milzgröße, intraabdominelle Lymphknoten, ein echoreiches Pankrease und die Echogenität der Nieren mitbeurteilt werden.

Leberbiopsie
Kann durch laborchemische Untersuchungen oder eine Sonographie die Diagnose nicht näher eingegrenzt werden, lassen sich durch eine Leberbiopsie wichtige Informationen gewinnen. Neben der lichtmikroskopischen Begutachtung des Parenchyms einschließlich Anwendung von Spezialfärbungen (PAS-Färbung) stellt die **elektronenmikroskopische Untersuchung** des Biopsats bei Speichererkrankungen ein wichtiges diagnostisches Mittel dar.

15.1.4 Differenzialdiagnostik

Die wichtigsten Differenzialdiagnosen der Hepatomegalie sind in Tab. 15.2 zusammengefasst.

Das Spektrum der Erkrankungen, die mit einer Vergrößerung der Leber einhergehen können, ist sehr breit und kann zahlreiche Organsysteme betreffen.

Tab. 15.2. Differenzialdiagnosen der Hepatomegalie

Erkrankungs-/Ursachengruppe	Differenzialdiagnosen
Entzündliche Erkrankungen	- Virushepatitis - Neonatale Hepatitis - Bakterielle Infektionen: Leptospirose, Brucellose, Yersiniose - Parasitäre Erkrankungen: Kryptokokkose, Toxocarainfektion, Echinokokkose, Ascaridinfektion, Babesiose, Schistosomiasis - Autoimmunhepatitis - Sarkoidose - Primär sklerosierende Cholangitis - Malaria
Cholestatische Lebererkrankungen	- Gallengangatresie - Syndromatische und nichtsyndromatische Gallenganghypoplasien, PFIC, BRIC - Cholangitiden
Iatrogene Ursachen	- Langzeitparenterale Ernährung - Medikamentös-toxische Wirkungen
Infiltrative Erkrankungen	- Lymphome - Leukämien - Histiozytosen - Neuroblastom - Wilms-Tumor - Lebertumoren: fokale noduläre Hyperplasie, Hepatoblastom, Hamartome, Adenome, Hämangioendotheliom, hepatozelluläres Karzinom, Sarkome

Tab. 15.2 (Fortsetzung)

Erkrankungs-/ Ursachengruppe	Differenzialdiagnosen
Raumforderungen	– Zysten: Choledochuszyste, Leberzysten – Hämatom – Hämangiome – Echinokokkeninfektion – Amöbenabszess – Bakterielle Abszesse
Speichererkrankungen	– Glykogenosen – Pathologische Fettspeicherung: NASH, M. Wilson, Fettsäureoxidationsstörungen, Diabetes mellitus, zystische Fibrose – M. Niemann-Pick – M. Wolman – M. Gaucher – Gangliosidose – Fukosidose – M. Faber – Carnitinmangel – α_1-Antitrypsin-Mangel – Hämochromatose – Organazidurien – Defekte des Aminosäurenstoffwechsels – Mukopolysaccharidosen – Hereditäre Fruktoseintoleranz – Lysinurische Proteinintoleranz – Mannosidose
Erkrankungen des Herzens und der Gefäße	– Rechtsherzversagen – Budd-Chiari-Syndrom – Venookklusive Erkrankung nach Knochenmarktransplantation oder während Chemotherapie – Perikarditis – Myokarditis
Sonstiges und Syndrome	– Hämolytische Anämien (Sichelzellenanämie) – Beckwith-Wiedemann-Syndrom – Achondrogenesis – Klippel-Trenaunay-Syndrom – Moore-Federmann-Syndrom – Rendu-Osler-Weber-Syndrom

BRIC benigne rekurrierende intrahepatische Cholestase; *NASH* nichtalkoholische Steatohepatitis; *PFIC* progrediente familiäre intrahepatische Cholestase

> Neben der »echten« Hepatomegalie ist die Pseudohepatomegalie auszuschließen. Sie kann durch eine obstruktive Lungenerkrankung vorgetäuscht sein, indem das Zwerchfell durch eine Überblähung der Lunge nach unter verlagert und somit die Leber nach kaudal verdrängt wird. Rein palpatorisch imponiert eine Hepatomegalie.

15.1.5 Therapie

Die Therapie der Hepatomegalie richtet sich nach der zugrunde liegenden Ursache. Auf die Therapie der einzelnen Erkrankungen wird in den jeweiligen Kapiteln eingegangen.

Literatur

Diehl A (1999) Non alcoholic steatohepatitis. Semin Liver Dis 19: 221–229
Hoyumpa AM, Green AL, Dunn GD (1976) Fatty liver: biochemical and clinical considerations. Dig Dis Sci 20: 1142–1148
Ishak KG, Sharp HL (1994) Metabolic errors and liver disease. In: Mac Sween RNM, Anthony PL, Scheuer JP (eds) Pathology of the liver, 3rd edn. Churchill Livingstone, New York
Ruhl C, Everhart J (2003) Determinant of the association of overweight with elevated serum alanine aminotransferase activity in the United States. Gastroenterology 124: 71–79
Suchy FJ, Sikol RJ, Balisteri WF (2003) Liver disease in children. Lippincott Williams & Wilkins, Philadelphia

15.2 Splenomegalie

T. Lang

15.2.1 Physiologie und Pathophysiologie

Die Milz hat 3 wichtige **Funktionen:**
- Zwischen dem 3. und dem 6. Schwangerschaftsmonat ist sie maßgeblich an der Blutbildung beteiligt.
- Post partum kommt ihr eine zentrale Funktion bei der Filterung des Blutes zu: Feste Blutbestandteile, insbesondere Erythrozyten und Leukozyten, werden in der Milz lysiert bzw. phagozytiert. Der Gerinnungsfaktor VIII und Thrombozyten werden in der Milz gespeichert und bei Bedarf freigesetzt.
- Die immunologische Funktion der Milz besteht zum einen in der Synthese und Bereitstellung von humoralen Immunfaktoren, zum anderen in der Synthese und Freisetzung von Properidin und Tuftsin.

Der **Blutfluss** durch die Milz beträgt im Mittel 5–6% des Herzzeitvolumens und erhöht sich bei einer Vergrößerung des Organs. Die Milz des Neugeborenen wiegt im Mittel 11 g, im Alter von 6 Jahren wiegt sie 55 g und im Alter von 12 Jahren 100–250 g.

15.2.2 Klinisches Bild

Eine vergrößerte Milz ist in den meisten Fällen nicht mit spezifischen Symptomen vergesellschaftet. Selten führt die Vergrößerung des Organs zu einem Druckgefühl im linken Oberbauch, gelegentlich auch zu stechenden Schmerzen mit Ausstrahlung in den Rücken. Anämie, Infektanfälligkeit, gastrointestinale Blutungen und sichtbare Bauchvenen können einen indirekten Hinweis auf das Vorliegen einer pathologischen Veränderung der Milz darstellen. Die klinische Symptomatik einer Milzvergrößerung hängt in erster Linie von der zugrunde liegenden Erkrankung ab.

15.2.3 Diagnostik

Die Milz ist bei einer Vielzahl von Frühgeborenen, bei mehr als 15% der reifen Neugeborenen und bei etwa 10% gesunder Kinder unter dem linken Rippenbogen tastbar, ohne dass eine pathologische Veränderung besteht. In diesen Fällen ist sie von weicher Konsistenz und spitz zulaufend.

15.2 · Splenomegalie

> Die Milz sollte in Rückenlage des Patienten entlang des linken Rippenbogens getastet werden. Hierbei ist darauf zu achten, das linke Abdomen bis in das kleine Becken abzutasten, da in Fällen einer massiven Splenomegalie der Unterrand der Milz leicht übersehen wird, wenn die Palpation nur den linken oberen Quadranten des Abdomens umfasst.

Bei jeder Milzvergrößerung sollte auf **sichtbare Bauchvenen** geachtet werden, die im Fall einer portalen Hypertension als Ursache der Splenomegalie einen Hinweis auf die Ätiologie geben können.

Eine **Überblähung der Lungen** kann zu einem Zwerchfelltiefstand führen, auf diese Weise die Milz ins das Abdomen verlagern und eine Vergrößerung des Organs vortäuschen.

Mittels **Ultraschalluntersuchung** des Abdomens kann die Größe der Milz abgeschätzt werden. Eine genaue Vermessung des Organs ist aufgrund der hohen inter- und intraindividuellen Variabilität von fraglichem Wert; die Ergebnisse hängen zudem stark vom Untersucher ab.

In Ausnahmefällen kann eine **Computer- oder Magnetresonanztomographie** des Oberbauchs hilfreich sein. Diese Verfahren sollten jedoch speziellen Fragestellungen vorbehalten bleiben, z. B. Frage nach Abszessen, Infarkten oder Umgehungskreisläufen oder Verdacht auf eine Milzruptur, die sonographisch nicht nachgewiesen werden kann. Eine ^{99m}Technetium-Sulfkolloid-Szintigraphie liefert in wenigen Fällen zusätzliche Informationen, ist jedoch sehr spezifischen Fragestellungen vorbehalten.

Entscheidend im Abklärungsprozess einer Splenomegalie ist neben einer ausgedehnten körperlichen Untersuchung eine detaillierte **Anamnese**. Sie kann bereits wichtige Hinweise auf das Vorliegen einer Systemerkrankung oder Infektion liefern und so die erforderliche Diagnostik bahnen.

Neben Anamnese und körperlicher Untersuchung sollte bei jedem Kind mit Splenomegalie eine **laborchemische Grundabklärung** erfolgen. Diese umfasst:
- komplettes Blutbild einschließlich Blutausstrich
- Entzündungsparameter: Blutkörperchensenkungsgeschwindigkeit, Konzentration des C-reaktiven Proteins
- Transaminasenaktivitäten
- Immunglobulinspiegel

Die weiterführende Abklärung wird dann je nach Verdachtsdiagnose durchgeführt. ◘ Abb. 15.1 stellt den diagnostischen Weg vereinfacht dar.

15.2.4 Differenzialdiagnostik

Die Ursachen einer Splenomegalie sind vielfältig: Infektionen, hämatologische Erkrankungen, Speichererkrankungen, hämodynamische Störungen und immunologische wie auch genetische Erkrankungen können zu einer Vergrößerung des Organs führen.

Infektionen

Systemische Infektionen sind die häufigste Ursache einer Splenomegalie. Bei jeder **bakteriellen Infektion** – sei es eine Pneumonie, eine Sepsis, eine Endokarditis, eine Tonsillitis, Typhus oder Brucellose – kann es zu einer reaktiven Vergrößerung des Organs

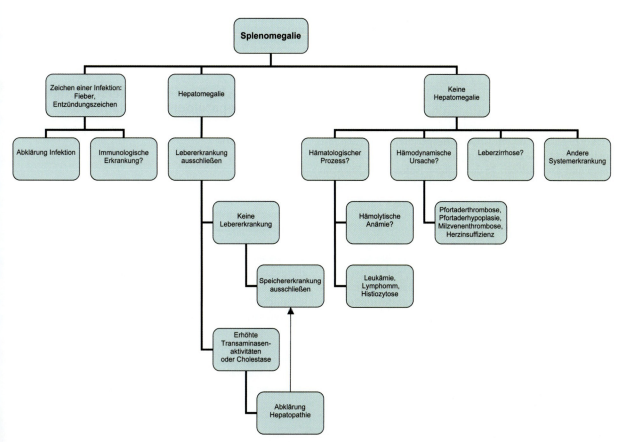

◘ **Abb. 15.1.** Diagnostisches Vorgehen bei Splenomegalie

kommen. Führendes Symptom ist bei diesen Erkrankungen jedoch nicht die Splenomegalie, sondern dies sind vielmehr die Symptome der Infektion wie Fieber, Husten, Kreislaufzentralisation und Erhöhung der Entzündungsparameter. Die Milz tastet sich in diesen Fällen eher weich. Klassische und häufige Ursachen einer Splenomegalie sind **virale Infektionen** mit dem Epstein-Barr-Virus, dem Zytomegalievirus sowie mit Adeno- oder Coxsackieviren. Auch bei diesen Erkrankungen ist die Milz vergrößert tastbar und von eher fester Konsistenz. **Parasitäre Erkrankungen** wie Malaria, Toxoplasmose, Schistosomiasis und viszerale Larva-migrans-Infektion sowie **Pilzinfektionen** mit Histoplasmen oder Kokzidien und systemische Candida- oder Aspergilleninfektionen gehen ebenfalls häufig mit einer Splenomegalie einher.

Immunologische Erkrankungen

Immunologische Erkrankungen wie Immundefekte, Chediak-Higashi- und Kawasaki-Syndrom, Erkrankungen aus dem Formenkreis der Histiozytosen sowie die chronische Granulomatose können mit einer Vergrößerung der Milz einhergehen.

Eine wichtige Erkrankungsgruppe sind **hämatologische Erkrankungen.** Ein vermehrter Abbau von Erythrozyten bei hämolytischen Anämien führt zu einer Hyperplasie der Milz und damit zu einer Vergrößerung des Organs. Eine extramedulläre Blutbildung bei Thalassämie, Osteopetrose oder Myelofibrose bedingt ebenfalls eine Splenomegalie. Auch infiltrative Prozesse im Rahmen von malignen Erkrankungen, speziell bei Leukämien, Lymphomen, metastasierenden Erkrankungen, Hämangiomatosen und Hamartomen, gehen mit einer Milzvergrößerung einher. Bei diesen Erkrankungen ist die Milz von fester Konsistenz und kann bis in das kleine Becken reichen.

Stoffwechselerkrankungen

Eine Vielzahl von **Speichererkrankungen** deutet sich u. a. durch eine Vergrößerung der Milz, aber auch der Leber an. Als häufigste sind der M. Gaucher, der M. Niemann-Pick und Glykogenspeicherkrankheiten zu nennen. Seltene Ursachen einer Spenomegalie sind Gangliosidosen, Oligosaccharidosen, CDG-Syndrome (»congenital disorders of glycosylation syndromes«), Mukopolysaccharidosen, Cholesterinspeicherkrankheiten, die metachromatische Leukodystrophie, der M. Tangier, Histiozytosen und Amyloidosen. In den meisten Fällen ist die Milz von fester Konsistenz, und es liegt häufig gleichzeitig eine Hepatomegalie vor.

Hämodynamische Ursachen

Eine **portale Hypertension** führt zu einer sog. Stauungsmilz. Die Milz imponiert vergrößert und von prall-elastischer Konsistenz. Häufigste Ursache einer Stauungsmilz ist eine portale Hypertension aufgrund einer Leberzirrhose oder Leberfibrose unterschiedlichster Genese. Eine **kavernöse Transformation der Pfortader** aufgrund einer primären Pfortaderhypoplasie oder einer Pfortaderthrombose geht ebenfalls mit der raschen Entwicklung einer Hypersplenie einher; Umgehungskreisläufe des Pfortadersystems, insbesondere die Entstehung von Ösophagusvarizen, sind gefürchtete Komplikationen. Auch **Stenosen des V. portae** können Ursache einer Milzvergrößerung sein.

Eine konstriktive Perikarditis, eine hämodynamisch wirksame Rechtsherzinsuffizienz und eine Globalinsuffizienz führen primär zu einer Vergrößerung der Leber im Sinne einer **Stauungsleber** und sekundär zu einer Stauungsmilz.

Seltene Ursachen einer hämodynamisch bedingten Splenomegalie sind Aneurysmen der Milzarterie und Thrombosen der V. lienalis.

Zysten

Angeborene Zysten der Milz wie auch posttraumatische Milzzysten sind in den meisten Fällen asymptomatisch. Sie tasten sich in der Regel weich-elastisch.

Seltene Ursachen

Kollagenosen, v. a. der systemische Lupus erythematodes, die juvenile rheumatoide Arthritis und der M. Still, weisen nicht selten als Symptom eine Vergrößerung der Milz auf. Im Rahmen der differenzialdiagnostischen Abklärung einer Splenomegalie ist die **Sarkoidose** mit in die Überlegungen einzubeziehen. Genetisch bedingte Erkrankungen wie die Hemihypertrophie und das Beckwith-Wiedemann-Syndrom können ebenfalls mit einer Vergrößerung der Milz einhergehen.

15.2.5 Therapie

Eine Splenomegalie ist ein Symptom. Demnach richtet sich die Therapie streng nach der zugrunde liegenden Ursache.

Literatur

Barkun AN, Camus M, Green L et al. (1991) The bedside assessment of splenic enlargement. Am J Med 91: 512

Paterson A, Frush DP, Donnelly LF et al. (1999) A pattern-oriented approach to splenic imaging in infants and children. Radiographics 19: 1465

Rosenberg HK, Markowitz RI, Kolberg H et al. (1991) Normal splenic size in infants and children: sonographic measurements. AJR 157: 119

15.3 Klinisch-chemische Untersuchungen der hepatologischen Diagnostik

B. Rodeck

Lebererkrankungen werden neben dem klinischen Bild unter Verwendung klinisch-chemischer, immunologischer, virologischer und bildgebender Verfahren diagnostiziert und beurteilt. Man unterscheidet Kenngrößen für Parenchymzellschäden, Indikatoren von Gallesekretionsstörungen und Indikatoren globaler Leberleistungen (Entgiftungs- und Synthesefunktion). Mit diesen klinisch-chemischen Untersuchungen sind erste differenzialdiagnostische und prognostische Einschätzungen möglich. Die Diagnostik bei erhöhten Transaminasenaktivitäten, insbesondere in Kombination mit cholestaseanzeigenden Befunden (z. B. erhöhte γ-GT-Aktivität), muss rasch erfolgen, um das Fortschreiten einer Lebererkrankung durch eine zielgerichtete Therapie möglichst zu verhindern. Die Normwerte vieler klinisch-chemischer Parameter sind altersabhängig (▶ Kap. 48) (Becker 2003).

15.3.1 Transaminasenaktivitäten als Kenngrößen des Parenchymschadens

Unter Transaminasen oder Aminotransferasen im eigentlichen Sinn versteht man die **Alaninaminotransferase (ALT)**, in älterem Sprachgebrauch Glutamat-Pyruvat-Transaminase (GPT), und die **Aspartataminotransferase (AST)**, früher Glutamat-Oxalazetat-Transaminase (GOT). Sie sind die wichtigsten Marker eines Leberzellschadens. Beide Enzyme sind an Synthese und Abbau von Aminosäuren beteiligt. Die ALT ist vorwiegend im Zytosol der Hepatozyten lokalisiert und wird daher schon bei leichteren Zellschäden in das Blut freigesetzt. Die AST findet man im Zytosol und in den Mitochondrien von Leber- und Muskelzellen, sodass sie weniger spezifisch für Lebererkrankungen ist.

> Eine Bestimmung der Muskelenzymaktivitäten (der Kreatinkinase und ggf. des Troponin A) bei erhöhten AST-Werten sollte auf jeden Fall durchgeführt werden, um Muskel- von Leberkrankungen zu differenzieren.

Bei schweren Zellschäden wird AST vermehrt aus den dann untergehenden Mitochondrien freigesetzt, sodass ein Überwiegen der AST-Aktivität über derjenigen der ALT auf einen schweren Schaden der Hepatozyten hinweist. Zudem sinkt bei fortgeschrittener Zirrhose die Synthese von ALT deutlich stärker als diejenige der AST. Bei Erwachsenen wird der Quotient aus ALT und AST als DeRitis-Quotient zu prognostischen Zwecken genutzt; für das Kindesalter ist er nicht evaluiert. Im Kindesalter gelten altersabhängig andere Normwerte als bei Erwachsenen (▶ Kap. 48). Bei der Beurteilung der Werte ist zu berücksichtigen, dass mittlerweile bundeseinheitlich bei 37°C gemessen wird; die Normwerte liegen etwa 2- bis 3fach höher als bei Messungen bei 25°C. Die absolute Höhe des Aktivitätsanstiegs der Transaminasen ist prognostisch kaum verwertbar. Bei einer akuten Hepatitis können die Aktivitäten bis auf mehrere 1000 Einheiten ansteigen, mit anschließender Normalisierung ohne Beeinträchtigung der Leberfunktion. Ein fulminantes Leberversagen verläuft in Hinblick auf die Transaminasenaktivitäten ähnlich, bei allerdings nachlassender Syntheseleistung. Bei fortgeschrittenen Zirrhosen sind die Transaminasenaktivitäten nur mäßig erhöht.

Glutamatdehydrogenase (GLDH). Die GLDH ist ein mitochondriales Leberenzym, das in Kooperation mit den Transaminasen als Verteiler im Stoffwechsel von Kohlenhydraten und Aminosäuren sowie bei den Redoxsystemen durch Transhydrogenierung zwischen den Ko-Enzymen NAD(H) und NADP(H) fungiert. Die Hauptmenge an GLDH ist in der perivenösen Zone der Leberläppchen lokalisiert. Wegen der hohen relativen Molekülmasse und der Lokalisation in den Mitochondrien kommt es erst bei schweren Leberschäden zu einer Freisetzung von GLDH in die Zirkulation (Schmidt u. Schmidt 2000).

15.3.2 Indikatoren von Gallesekretionsstörungen bzw. Cholestase

Bilirubin wird über die Sinusoide aktiv in die Hepatozyten aufgenommen. Im retikuloendothelialen System findet die Konjugation unter Katalyse der Uridindiphosphatglukuronyltransferase statt. In konjugierter Form kann Bilirubin in die Galle freigesetzt werden. Die spektrophotometrisch bestimmte Menge an direktem Bilirubins setzt sich aus dem konjugierten Bilirubin und dem kovalent an Albumin gebundenem δ-Bilirubiun zusammen. Ein hoher δ-Bilirubin-Anteil weist auf eine länger andauernde Bilirubinexkretionsstörung hin; δ-Bilirubin entsteht nur dann, wenn konjugiertes Bilirubin nicht adäquat schnell vom Hepatozyten abgegeben werden kann. Die 97,5-Perzentile der Konzentration des konjugierten Bilirubins des Neugeborenen (4.–28. Tag) liegt bei 18 µmol/l (1,06 mg/dl) (Keffler et al. 1998).

Der Serumspiegel der **Gallensäuren** hängt von der intestinalen Aufnahme und der Exkretionsleistung der Hepatozyten ab und ist zusätzlich ein Maß für die Beeinträchtigung des enterohepatischen Kreislaufs; bei erhaltenem enterohepatischen Kreislauf kommt es zu einem postprandialen Konzentrationsanstieg. Im Neugeboren- und Säuglingsalter ist die mangelnde Ausreifung des Gallensäurenmetabolismus mit »physiologischer Cholestase« und dementsprechenden altersabhängigen Normwerten zu berücksichtigen (▶ Kap. 48).

Die **γ-Glutamyltranspeptidase (γ-GT)** ist ein mikrosomales Enzym, das sich in Zellen mit absorptiven und sekretorischen Funktionsleistungen findet (in Nieren, Leber, Pankreas, Lungen etc.). Die Leber weist bis zu 15% der renalen Aktivität auf. Bei akuten und chronischen Lebererkrankungen viraler oder toxischer Genese steigt die Aktivität der γ-GT bis auf etwa das 3fache der Norm, bei cholestatischen Erkrankungen auf über das 5fache der Norm. Die Aktivitätsbestimmung der γ-GT ist einer der sensitivsten Tests zur Diagnostik hepatobiliärer Erkrankungen mit Schädigung des Gallenwegepithels. Bei Neugeborenen und Säuglingen liegen physiologisch hohe Enzymaktivitäten vor, die bis zum Alter von etwa 9 Monaten auf Erwachsenennormwerte abfallen (Maller 1994). Es gibt nur wenige hepatobiliäre Erkrankung mit normaler γ-GT-Aktivität: progressive familiäre intrahepatische Cholestase (PFIC-1 und -2 bzw. M. Byler), benigne rekurrierende intrahepatische Cholestase (BRIC) und ein Gallensäuestoffwechseldefekt (3β-Hydroxy-C27-Steroiddehydrogenase-/-isomerase-Mangel).

Isoenzyme der **alkalischen Phosphatase (AP)** kommen in der Leber sowie in Osteoblasten, Darmepithelien, Nieren, Leukozyten und Plazenta vor. Im Serum überwiegen die Isoenzyme aus Leber und Osteoblasten. Die Bestimmung der AP-Aktivität im Serum erfasst alle Isoenzyme, was ihre Wertigkeit im Wachstumsalter beeinträchtigt. Eine Differenzierung kann bei Vorliegen einer Osteopenie aufgrund einer cholestatisch bedingten Vitamin-D-Mangelresorption hilfreich sein.

15.3.3 Indikatoren globaler Leberleistungen

Entgiftungsleistung

Neben dem Bilirubin- und Gallensäurenspiegel (▶ Abschn. 15.3.2) ist die **Ammoniakkonzentration** ein maßgeblicher Parameter der Detoxifikationsleistung der Leber. Ammoniak wird hauptsächlich durch bakterielle Aktivität im Kolon gebildet, der Abbau erfolgt in der Leber im Rahmen des Harnstoffzyklus zu Glutamin. Bei schweren Leberfunktionsstörungen mit Beeinträchtigung des Harnstoffzyklus kommt es zur Erhöhung des Ammoniakspiegels im Plasma. Bei portosystemischen Shunts erreicht eine große Menge Ammoniak das Zentralnervensystem und kann dort zur Entwicklung einer hepatischen Enzephalopathie beitragen.

Syntheseleistung: Albuminkonzentration

Albumin wird im endoplasmatischem Retikulum der Hepatozyten synthetisiert. Seine Hauptfunktionen sind die Aufrechterhaltung des kolloidosmotischen Drucks und die Funktion als

Transportprotein. Wegen der relativ langen Halbwertszeit von 20 Tagen reflektiert eine **Hypalbuminämie** eher eine chronische Lebererkrankung. Andere Gründe für eine Hypalbuminämie sind ein vermehrter Verlust über die Nieren beim nephrotischen Syndrom und ein Verlust über den Darm bei der Eiweißverlustenteropathie.

Gerinnung

Die Leber spielt im Gerinnungssystem eine zentrale Rolle. Nahezu alle **Gerinnungsfaktoren** werden in der Leber gebildet (bis auf den von-Willebrand-Faktor), ebenso die **Fibrinolysefaktoren**. Der Abbau aller am Gerinnungssystem beteiligten Faktoren findet in der Leber statt. Die Synthese der Faktoren II, VII, IX und X ist Vitamin-K-abhängig und damit unabhängig von der allgemeinen Synthesefunktion bei cholestatischen Erkrankungen vermindert. Als Orientierung dient neben den Globalgerinnungstests (Quick-Wert bzw. INR, aPTT) die Bestimmung der Faktor-II- und Faktor-V-Konzentration. Ist die Konzentration von Faktor II signifikant niedriger als diejenige von Faktor V, liegt eine Vitamin-K-Mangelresorption bei Cholestase vor; sind die Konzentrationen beider Faktoren gleichsinnig erniedrigt, besteht eine allgemeine Synthesestörung. Faktor VIII wird nicht nur in der Leber, sondern auch im Gefäßendothel gebildet, sodass eine Konzentrationsverminderung auch bei schwerer Synthesestörung eher auf einen zusätzlich bestehenden Verbrauch (z. B. bei disseminierter intravasaler Gerinnung) zurückzuführen ist.

Cholinesteraseaktivität

Die Cholinesterase wird in der Leber gebildet und in das Plasma abgegeben. Ihre Aktivität gilt als Indikator der Gesamtleberleistung; Verminderungen finden sich auch bei Lebertumoren und toxischen Leberschäden. Eine im Verlauf abnehmende Aktivität ist Zeichen der schlechten Prognose bei fulminantem Leberversagen, bei Leberzirrhose und nach Lebertransplantation.

> Mit der Infusion von »fresh frozen plasma«, z. B. bei fulminantem Leberversagen, wird auch Cholinesterase verabreicht; die Plasmaaktivität ist dann als Prognoseindikator nicht mehr zu verwenden.

15.3.4 Lebererkrankungen mit Aktivitätssteigerung der Transaminasen

Die eingangs genannten klinisch-chemischen Parameter sind Zeichen eines Leberschadens unterschiedlicher Gewichtung bzw. unterschiedlichen Schweregrades. Sie sind allerdings nicht spezifisch für einzelne Erkrankungen. Im Kindesalter ist die Ätiologie einer Hepatopathie altersspezifisch. Beim Neugeborenen und Säugling hat die Differenzialdiagnostik eine andere Gewichtung als bei älteren Kindern.

15.3.5 Lebererkrankungen bei Neugeborenem und Säugling

Die Inzidenz einer neonatalen Lebererkrankung beträgt ungefähr 1 : 2500 (Balistreri 1985). Die klinischen Zeichen fast aller Lebererkrankungen in dieser Altersgruppe sind uniform: meist nur Ikterus und Hepatomegalie, seltener bzw. später im Verlauf Koagulopathie oder Gedeihstörung. Obwohl die Zahl der unterschiedlichen

Tab. 15.3. Ursachen der neonatalen Cholestase

Ursachen	Beispiele
Infektionen	– Sepsis – Harnwegsinfektionen – Infektionen durch TORCH: Toxoplasmen, »other infectious microorganisms«, Rötelnviren, Z(C)ytomegalievirus, Herpes-simplex-Virus – Infektionen mit Entero- oder Adenoviren – Herpesvirusinfektion – Varizellen – HIV-Infektion – Hepatitis B
Gallenweg-anomalien	– Gallengangatresie – Choledochuszyste – Caroli-Syndrom – Syndrom der eingedickten Galle – Gallensteine
Spontane Gallenweg-perforation	– Neonatale sklerosierende Cholangitis
Stoffwechselerkrankungen und Erbleiden	– α_1-Antitrypsin-Mangel – Alagille-Syndrom – Progressive familiäre intrahepatische Cholestase – Galaktosämie – Tyrosinämie Typ I – M. Nieman-Pick Typ C – M. Gaucher – Wolman-Erkrankung – Zellweger-Syndrom – Zystische Fibrose – CDG-Syndrom (»congenital disorders of glycosylation syndrome«) – Dubin-Johnson-Syndrom – Rotor-Syndrom – Gallensäurenstoffwechselstörungen – Aagenaes-Syndrom – Neonatale Hämochromatose (**Cave:** nicht hereditäre Hämochromatose) – Arginasemangel – Atmungskettendefekte
Endokrinologische Erkrankungen	– Hypopituitarismus – Hypothyreose – Hypoadrenalismus (Nebenniereninsuffizienz)
Chromosomale Erkrankungen	– Trisomien 21, 13 und 18 – Turner-Syndrom
Vaskuläre Erkrankungen	– Budd-Chiari-Syndrom – Perinatale Asphyxie – Hämangioendotheliome – Herzversagen
Toxische Erkrankungen	– Durch parenterale Ernährung – Fetales Alkoholsyndrom
Verschiedenes	– Familiäre hämophagozytotische Lymphohistiozytose – ARC-Syndrom: Arthrogryposis, renal-tubuläre Erkrankung, Cholestase

15.3 · Klinisch-chemische Untersuchungen der hepatologischen Diagnostik

Krankheitsursachen sehr hoch ist, liegen etwa 95% aller neonatalen Cholestasen lediglich 10 unterschiedliche Krankheiten zugrunde. Die rasche Diagnosestellung ist gerade in dieser Altergruppe sehr wichtig, da die Prognose vieler Erkrankungen durch eine frühe Therapie entscheidend beeinflusst werden kann.

❗ Ein über den 14. Lebenstag hinaus andauernder Ikterus muss eine hepatologische Evaluation zur Folge haben. Die U3 findet in der Regel zwschen der 4. und der 6. Lebenswoche statt, sodass Säuglinge im Alter von 2–3 Wochen nicht ärztlich gesehen werden und die Eltern bzw. auch die Hebammen das klinische Alarmsymptom »Ikterus« kennen und erkennen müssen.

Die Beurteilung von Stuhl- und Urinfarbe (acholisch bzw. dunkel) gibt Hinweise auf das Vorliegen einer **Cholestase**. Ein Juckreiz als klinisches Zeichen ist in dieser Altersgruppe selten bzw. schwer zu erkennen. Die Ernährungsanamnese kann Hinweise auf eine Stoffwechselstörung geben. Die Familienanamnese ist in Hinblick auf familiäre Cholestasesyndrome und Stoffwechselerkrankungen wichtig. In ◘ Tab. 15.3 sind die Ursachen der neonatalen Cholestase aufgeführt. Hinweise zum differenzialdiagnostischen Vorgehen gibt ◘ Tab. 15.4 wieder. Die wesentlichen Differenzialdiagnosen einer erhöhten Transaminasenaktivität im höheren Kindes- und im Jugendalter sind in ◘ Tab. 15.5 aufgelistet.

◘ **Tab. 15.4.** Differenzialdiagnostisches Vorgehen bei neonataler Cholestase

Klinische Zeichen und (initiale) Diagnostik	Erkrankungen
Ikterus prolongatus bzw. erneutes Auftreten eines Ikterus oder andere Zeichen einer Lebererkrankung; Konzentration des konjugierten Bilirubins erhöht	Hepatopathie
Pathologische klinisch-chemische Befunde: ALT-, AST- und γ-GT-Aktivität, Gallensäurenkonzentration, Cholinesteraseaktivität, Quick-Wert, aPTT, Proteinkonzentration, Eiweißelektrophorese (Albumin, $α_1$-Globulin)	Erkrankungen mit Leberzellschaden, Cholestase und gestörter Synthesefunktion
Sonographie (Choledochuszyste, rudimentäre Gallenblase, »triangular cord sign«?)	Choledochuszyste, Gallengangatresie
Frühgeborenes nach parenteraler Ernährung, Sepsis, phänotypisch Alagille-Syndrom oder progressive familiäre intrahepatische Cholestase	Frühgeborenencholestase, Alagille-Syndrom, progressive familiäre intrahepatische Cholestase
Quantitative $α_1$-Antitrypsin-Bestimmung sowie Geno- und Phänotypisierung	$α_1$-Antitrypsin-Mangel (PiZZ, MZ; ▶ Abschn. 17.1)
Virologische Diagnostik: IgG- und IgM-Konzentration, Komplementbindungsreaktion	Virusinfektionen durch Zytomegalie-, Herpessimplex-, Varizella-Zoster-, Epstein-Barr-, Adeno-, Echo-, Röteln- oder Enteroviren oder Parvovirus B19
Mikrobiologische Diagnostik	Syphilis, Tuberkulose, Toxoplasmose, Sepsis
Stoffwechseldiagnostik	
Urinausscheidung von Galaktose, Neugeborenen-Screening, Hinweise auf Galaktose-1-Phosphat-Uridyltransferase-Mangel	Galaktosämie
Urinausscheidung von Fruktose	Hereditäre Fruktoseintoleranz
Tyrosinämie, Urinausscheidung von Succinylazeton	Tyrosinämie Typ I
Ferritinkonzentration im Serum von >2000 µg/l, Eisenspiegel erhöht	Neonatale Hämochromatose
Neugeborenen-Screening, TSH- und Kortisolkonzentration	Hypopituitarimus/Hypothyreose
Schweißtest	Zystische Fibrose
Diagnostik bei seltenen Stoffwechselerkrankungen	
»Floppy infant«, Optikusatrophie, VLCFA-Konzentration erhöht	Peroxisomale Störungen (Zellweger)
FAB-Massenspektrometrie des Urins	Störungen des Gallensäurenstoffwechsels
Bestimmung von Aminosäuren in Plasma und Urin und von organischen Säuren im Urin: Hyperargininämie, leichte Hyperammonämie, Diaminoazidurie, Orotazidurie	Harnstoffzyklusstörungen (Arginasemangel)
Cholesterin- und Triglyzeridkonzentration	Lipidstoffwechselstörungen
Knochenmarkpunktion (Nachweis von Speicherzellen)	M. Niemann-Pick Typ C
Nachweis von β-Zerebrosidase in Leukozyten oder Fibroblasten	M. Gaucher
Nachweis von saurer Lipase in Leukozyten oder Fibroblasten	Wolman-Erkrankung
Laktat- und Pyruvatspiegel, Blutgasanalyse	Mitochondriopathien

ALT Alaninaminotransferase; *aPTT* »activated partial thromboplastin time", aktivierte partielle Thromboplastinzeit; *AST* Aspartataminotransferase; *FAB* »fast atom bombardment«; *γ-GT* γ-Glutamyltranspeptidase; *TSH* thyreoideastimulierendes Hormon; *VLCFA* »very long chain fatty acids«

Tab. 15.5. Ursachen einer Hepatopathie im Kleinkind-, Schulkind- und Jugendalter

Ursachen	Beispiele
Infektiöse Hepatitis	– Virusinfektionen – Hepatitiden A, B, C, D und E – Infektion mit hepatotropen Viren: Epstein-Barr-, Zytomegalie-, Herpes-simplex-, Varizella-Zoster-, Adeno-, Entero-, Rötelnviren etc. – Bakterielle und parasitäre Infektionen: – Brucellose – Leptospirose – Q-Fieber – Amöbiasis – Echinokokkose – Toxoplasmose – Schistosomiasis
Gallenwegserkrankungen	– Choledocholithiasis
Autoimmune Erkrankungen der Leber	– Autoimmunhepatitis – Primär sklerosierende Cholangitis – Primär biliäre Zirrhose
Nichtalkoholische Steatosis hepatis	
Stoffwechselerkrankungen	– M. Wilson – Hereditäre Hämochromatose – Tab. 15.3
Porphyrien	– Akute hepatische Porphyrie – Chronische hepatische Porphyrie – Erythropoetische Porphyrie
Medikamente	– Anästhetika – Hypnotika – Sedativa – Anxiolytika – Neuroleptika – Antidepressiva – Antiepileptika – Analgetika – Nichtsteroidale Antirheumatika – Antibiotika – Tuberkulostatika – Antimykotika
Toxine	– Kupferintoxikation: »German/Indian childhood disease« – Knollenblätterpilzvergiftung – Organophosphate – Alkohol
Perfusionsschäden	– Budd-Chiari-Syndrom – Venookklusionserkrankung – Hypotension – Hypoxie – Schock
Begleithepatopathie bei Systemerkrankungen	– Sepsis – Diabetes mellitus – Kawasaki-Syndrom – Chronisch-entzündliche Darmerkrankungen
Lebertumoren	– Benigne Raumforderungen – Hepatozelluläre Karzinome – Maligne mesenchymale Tumoren
Leberzirrhose unterschiedlicher Genese	
Akutes Leberversagen unterschiedlicher Genese	

Literatur

Balistreri WF (1985) Neonatal cholestasis. J Pediatr 2: 171–184

Becker M (2003) Entwicklung und Funktion. In: Lentze MJ, Schaub J, Schulte FJ, Spranger J (Hrsg) Pädiatrie – Grundlagen und Praxis, 2. Aufl. Springer, Berlin Heidelberg New York, S 940–947

Keffler S, Kelly DA, Powell JE, Green A (1998) Population screening for neonatal liver disease: a feasibility study. J Pediatr Gastroenterol Nutr 27: 306–311

Maller ES (1994) Laboratory assessment of liver function and injury in children. In: Suchy FJ (ed) Liver disease in children. Mosby, St. Louis, pp 269–282

Oster O (2003) Referenzwerte. In: Lentze MJ, Schaub J, Schulte FJ, Spranger J (Hrsg) Pädiatrie – Grundlagen und Praxis, 2. Aufl. Springer, Berlin Heidelberg New York, S 1779–1817

Schmidt E, Schmidt FW (2000) Klinisch-chemische Untersuchungen. In: Schmidt FW, Schmidt E, Manns M (Hrsg) Lebererkrankungen – Pathophysiologie, Diagnostik, Therapie. Wissenschaftliche Verlagsgesellschaft, Stuttgart, S 8–46

15.4 Intraabdominelle Raumforderungen

T. Lang

Abdominelle Raumforderungen im Kindesalter können durch eine Vielzahl von Erkrankungen verursacht werden. Eine systematische Einteilung der Ursachen kann zum einen durch Zuordnung in bestimmte Altersgruppen erfolgen, zum anderen durch Zuordnung zu bestimmten Organsystemen. In diesem Kapitel soll ein Überblick über die häufigsten Differenzialdiagnosen unter Berücksichtigung von Häufungen in bestimmten Altersgruppen gegeben werden. Die diagnostischen Überlegungen zu den einzelnen Erkrankungen werden an anderer Stelle in diesem Buch diskutiert.

15.4.1 Untersuchung und Anamneseerhebung

Stellt sich der Verdacht auf eine intraabdominelle Raumforderung, so sind eine detaillierte Anamneseerhebung und eine gezielte Untersuchung unumgänglich.

Das gezielte Erfassen von **Begleitsymptomen** wie Schmerzen, Obstruktionssymptome, Cholestasezeichen, Gewichtsverlust, Hämaturie, Dysurie, blutige Stühle, kolikartige Bauchschmerzen, arterielle Hypertonie etc. kann wichtige Hinweise auf die Ursache der Raumforderung geben und eine gezielte Diagnostik bahnen.

> In der Regel sind sowohl beim gesunden Säugling als auch beim Kind keine abdominellen Resistenzen zu tasten. Somit ist jeder auffällige Tastbefund als pathologisch zu werten und bedarf einer gezielten und gründlichen Untersuchung.

Wichtige Hinweise werden auch durch die **Lokalisation** der Resistenz gewonnen. Eine Zuordnung zu einem bestimmten Quadranten des Abdomens ermöglicht eine gezielte Diagnostik. Neben der Lokalisation der Raumforderung haben Größe und Tastbefund eine ganz wesentliche Bedeutung.

15.4.2 Bildgebende Diagnostik

Neben der Anamneseerhebung und der Tastuntersuchung sind abdominelle Raumforderungen sicher die Domäne der bildgebenden Verfahren, allen voran der **Sonographie**. Ergänzend spielen die Röntgenübersichtsaufnahme des Abdomens, Kontraststudien des Darms und der ableitenden Harnwege sowie Computer- und Magnetresonanztomographie eine wichtige Rolle.

15.4.3 Differenzialdiagnostik

Die wichtigsten Differenzialdiagnosen intraabdomineller Raumforderungen sind in ◘ Tab. 15.6 zusammengefasst.

◘ Tab. 15.6. Differenzialdiagnosen abdomineller Raumforderungen

Lokalisation	Differenzialdiagnosen
Neugeborene	
Urogenitaltrakt, Retroperitoneum	– Multizystische Nierendegeneration – Hydronephrose – Zystennieren (autosomal-rezessiv oder autosomal-dominant vererbt) – Hydrometrokolpos – Angeborener Wilms-Tumor – Teratom am Os sacrum – Nebennierenblutung, Nebennierenabszess
Gastrointestinaltrakt	– Duplikaturen – Nabelhernie, Nabelgranulom – Inguinalhernie – Hepatomegalie – Malrotation – Volvulus – Hepatoblastom
Klein- und Schulkinder	
Urogenitaltrakt, Retroperitoneum	– Wilms-Tumor – Neuroblastom – Rhabdomyosarkom – Hämatokolpos – Ovarialzyste – Teratom – Ovarialtumoren
Gastrointestinaltrakt	– Lebertumor – Rektushämatom – Intrafaszialer Abszess – Hepatomegalie – Echinokokkuszyste – Hämangioendotheliom – Choledochuszyste – Gallenblasenhydrops – Angeborene Leberzyste – Rhabdomyosarkom, Leiomyosarkom – Zyste des Omentum und des Mesenteriums – Pseudotumor des Mesenteriums – Duplikaturen – Volvulus – Invagination – M. Crohn – Pankreaspseudozyste

Neugeborene
Retroperitoneum

Bis zu 75% der abdominellen Raumforderungen des Neugeborenen entspringen dem Urogenitalsystem, am häufigsten werden **Hydronephrose** und **polyzystische Nieren** beobachtet.

Ureterabgangsstenosen, Ureterstenosen, Hypoplasien, Fehleinmündungen des Ureters und Blasendivertikel können einer einseitigen **Hydronephrose** zugrunde liegen, Urethralklappen bei Jungen einer beidseitigen Hydronephrose. In der Regel tastet sich eine Hydronephrose als große, rundliche Resistenz lateral, eher weich und glatt begrenzt. Die Diagnostik beinhaltet die Sonographie und die Exkretionsszintigraphie.

Multizystische dysplastische Nieren gehören zu den häufigsten Ursachen einer tastbaren Resistenz beim Neugeborenen. Sie tasten sich in der Regel als laterale Raumforderung, häufig mit höckriger Oberfläche. Davon differenzialdiagnostisch abzugrenzen ist die seltenere, autosomal-rezessiv vererbte polyzystische Nierenerkrankung und die autosomal-dominant vererbte polyzystische Nierenerkrankung.

> **❗** Insbesondere bei der multizystischen Nierendegeneration ist auf assoziierte Fehlbildungen zu achten (Ösophagusatresie, Analatresie, tracheoösophageale Fistel, Herzvitium).

Das **mesoblastische Nephrom** ist der häufigste Nierentumor des Neugeborenen. Er deutet sich durch eine große, lateral gelegene Raumforderung an, begleitet von Hämaturie und ggf. Hypertonie.

Die **Nierenvenenthrombose** führt akut zu einer massiven Größenzunahme einer Niere, begleitet von Hämaturie und seltener Thrombozytopenie. Die Dopplersonographie der Nierengefäße ist die diagnostische Methode der Wahl.

Neben Pathologien der Nieren und der ableitenden Harnwege können **Veränderungen der Nebennieren** zu palpablen Resistenzen führen:
- Nebennierenblutung
- Nebennierenabszess
- Nebennierentumor (Neuroblastom)

Kleines Becken

Sehr selten können ein Hydrometrokolpos, eine Hymenalatresie, Ovarialzysten oder Tumoren zu einer tastbaren Resistenz im Unterbauch führen.

Gastrointestinaltrakt

Neben seltenen anatomischen Fehlbildungen im Gastrointestinaltrakt (Duplikaturen, Divertikel) können **Stenosen** und **Atresien** zu einer massiven Dilatation proximal gelegener Darmabschnitte führen und abdominelle Resistenzen vortäuschen. Der Dünndarmvolvulus führt in der Regel zu einer tastbaren Resistenz im rechten oberen bis mittleren Quadranten.

Eine häufigere Ursache einer abdominellen Raumforderung, einhergehend mit blutigen Stühlen, Erbrechen und Ileussymptomatik, sind **Invaginationen**, die im Prinzip jeden Darmabschnitt betreffen können.

Tastbare Stuhlmassen im linken unteren Quadranten können ein Hinweis auf einen **M. Hirschsprung** sein.

Eine ausgeprägte **Hepatomegalie**, wie sie bei der Glykogenose u. U. schon im Neugeborenenalter manifest ist, kann als eindrucksvolles Symptom eine abdominelle Raumforderung bedingen. Neonatale Lebertumoren (Hamartome, Hepatoblastome) können selten schon in der Neonatalzeit klinisch relevant werden.

Klein- und Schulkinder
Retroperitoneum

Im Kleinkindalter haben die Hydronephrose und polyzystische Nieren seltener eine differenzialdiagnostische Bedeutung. **Maligne Erkrankungen** der Nieren und der Nebennieren rücken im Rahmen der Differenzialdiagnostik der schmerzlosen abdominellen Raumforderung in den Vordergrund. An erster Stelle sind hier der Wilms-Tumor und das Neuroblastom zu nennen. Selten können Hämangiome, Lymphangiome, Rhabdomyosarkome des kleinen Beckens und Teratome zu einer tastbaren Resistenz führen.

Leber

Während im Neugeborenenalter **Tumoren** der Leber noch zu den selteneren Ursachen einer abdominellen Raumforderung gehören, werden sie beim Kleinkind häufiger beobachtet. Neben einem Leberadenom spielt das mesenchymale Hamartom eine gewisse differenzialdiagnostische Rolle. Zu den malignen Tumoren der Leber zählen das Hepatoblastom und das hepatozelluläre Karzinom, selten das embryonale Rhabdomyosarkom und das Angioblastom.

Neben den benignen und malignen Lebertumoren können **Erkrankungen der Lebergefäße** zu tastbaren Raumforderungen führen. Hier sind das Hämangioendotheliom und das Hämangiom zu nennen.

Die häufigste Gallengangfehlbildung, die zu einer tastbaren Raumforderung führen kann, ist die **Choldeochuszyste**. Selten können angeborene Leberzysten getastet werden.

Gastrointestinaltrakt

Neben seltenen anatomischen Fehlbildungen im Gastrointestinaltrakt (Duplikaturen, Divertikel) können **Stenosen** und **Atresien** zu einer massiven Dilatation proximal gelegener Darmabschnitte führen und abdominelle Resistenzen vortäuschen; Duplikatur, Meckel-Divertikel und Malrotation können zu unspezifischen Bauchschmerzen, aber auch zu bedrohlichen Blutungen führen. Sie gehören ebenso zu den möglichen Ursachen einer abdominellen Raumforderung wie intestinale Lymphome.

Eine häufigere Ursache einer abdominellen Raumforderung, einhergehend mit blutigen Stühlen, Erbrechen und Ileussymptomatik, sind **Invaginationen,** die im Prinzip jeden Darmabschnitt betreffen können (Abb. 15.2). Sie treten gehäuft im Säuglings- und Kleinkindalter auf.

Im Bereich des Kolons ist es v. a. die **habituelle Obstipation,** die durch tastbare Skybala eine Raumforderung vortäuschen kann. Aber auch ein Konglomerattumor im Rahmen eines M. Crohn kann sich als tastbare Raumforderung manifestieren (Abb. 15.3).

Selten treten beim größeren Kind **Zysten** des Omentum majus oder der Mesenteriums auf. Diese sind in der Regel asymptomatisch. Liposarkome, Leiomyosarkome und Fibrosarkome sind sehr seltene Ursachen einer tastbaren Resistenz.

Jugendliche

Beim Adoleszenten müssen Hämatokolpos, Ovarialzysten, Ovarialtumoren, Teratome und nicht zuletzt eine Schwangerschaft mit in die differenzialdiagnostischen Erwägungen einbezogen werden.

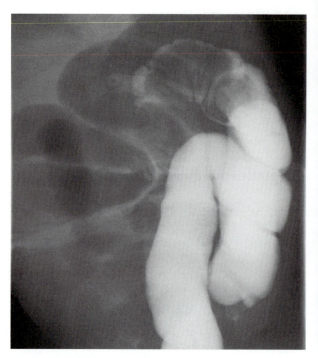

Abb. 15.2. Kolonkontrasteinlauf bei einem 8 Monate alten Jungen mit nachgewiesener Rotavirusenteritis und plötzlichem Sistieren der Durchfälle sowie akut tastbarer Resistenz im linken Oberbauch. Es zeigt sich eine Invagination des gesamten Colon transversum in das Colon descendens

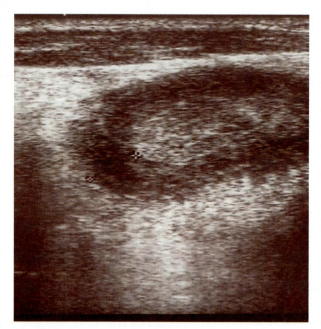

Abb. 15.3. Sonographischer Querschnitt durch den linken Unterbauch bei einer Patientin mit tastbarer Resistenz. Es zeigt sich eine deutliche Darmwandverdickung bei M. Cohn des Sigmas

Literatur

Bernstein J, Slovis TL (1992) Polycystic disease of the kidney. In: Edelman CM (ed) Pediatric kidney disease, vol 2. Little Brown, Boston, pp 1139–1153

Bissler JJ, Klein RM (1988) Alimentary tract duplication in children. Clin Pediatr 27: 152–156

Bristow C (1856) Cystic disease of the liver associated with a similar disease of the kidneys. Trans Pathol Soc Lond 7: 229–234

Brown M (1993) Ovarian masses in children: a review of 91 cases of malignant and benign masses. J Pediatr Surg 28: 930–932

Donovan MJ, Kozakewich H, Perez-Atayde A (1995) Solitary non parasitic cysts of the liver. Pediatr Pathol Lab Med 15: 419–428

Gabow PA (1993) Autosomal dominant polycystic kidney disease. N Engl J Med 329: 322–342

Guignard JP (1995) Renal masses in the neonate. Biol Neonate 68: 175–184

Melicow MM, Uson AC (1959) Palpable abdominal masses in children: a report based on a review of 653 cases. J Urol 81: 705–710

Teele RL, Henschke CI (1984) Ultrasonography in the evaluation of 482 children with an abdominal mass. Clin Diagn Ultrasound 14: 141–165

Teele RL, Share JC (1988) The abdominal mass in the neonate. Semin Roentgenol 23: 175–184

White KS (1992) Imaging of abdominal masses in children. Semin Pediatr Surg 1: 269–276

Yandza T, Valayer J (1986) Benign tumors of the liver in children: analysis of a series of 20 cases. J Pediatr Surg 21: 419–421

Zigman A, Yazebek S, Emil S, Nguyen N (2000) Renal vein thrombosis – a 10 year review. J Pediatr Surg 35: 1540–1542

15.5 Aszites

T. Lang

Aszites ist definiert als eine intraperitoneale Ansammlung seröser Flüssigkeit, unabhängig vom zugrunde liegenden Pathomechanismus. Die häufigsten Ursachen von Aszites im Kindesalter sind Leber-, Nieren- und Herzerkrankungen; seltener sind Infektionen, Neoplasien und Erkrankungen des Pankreas. Vom serösen ist der chylöse Aszites zu unterscheiden.

15.5.1 Chylöser Aszites

Infolge einer Verletzung, einer Fehlanlage oder einer Obstruktion des **Ductus thoracicus** kommt es zum Austritt von chylöser Flüssigkeit in die Peritonealhöhle.

> Chylöser Aszites unterscheidet sich nicht nur in seiner Zusammensetzung vom serösen Aszites, auch die Therapie ist eine andere.

Klinisches Bild

Bei Neugeborenen mit angeborenen Fehlbildungen des Ductus thoracicus oder einer angeborenen Lymphangiomatose bestehen die ersten klinischen Zeichen in einer massiven Zunahme des Bauchumfangs, peripheren Ödemen infolge des Eiweißverlusts in die Bauchhöhle, dünnflüssigen Stühlen und einer fehlenden oder nur sehr zögerlichen Gewichtszunahme. Leisten- oder Nabelhernien sind nicht selten eine Folge der Distension des Abdomens.

Diagnostik

Die Diagnose eines chylösen Aszites kann letztendlich nur mittels **Parazentese** gestellt werden. Die Analyse des Aszitespunktats erbringt einen hohen Proteingehalt, hohe Triglyzeridkonzentrationen und eine Lymphozytose. Diese charakteristischen Veränderungen werden häufig nur nach einer fettreichen Mahlzeit gefunden. Bei rein parenteral ernährten Kindern findet sich ein seröser Aszites. Durch Verlust von Proteinen in den Aszites sowie durch Verlust von Immunglobulinen und Lymphozyten in die Bauchhöhle finden sich in der Zirkulation eine Hypalbuminämie, eine Hypogammaglobulinämie und eine Lymphopenie.

Therapie

Die Therapie unterteilt sich in eine Akuttherapie bei respiratorischen Problemen und eine Dauertherapie. Bei respiratorischen Problemen – bedingt durch die massive Flüssigkeitsansammlung im Abdomen – steht die rasche Entlastung durch **Parazentese** im Vordergrund; als Dauertherapie ist sie ungeeignet.

> Es ist in solchen Fällen unbedingt darauf zu achten, dass das Volumen, welches man dem Patienten mittels Parazentese entzieht, zeitgleich in Form von Humanalbuminlösung wieder i. v. zugeführt werden muss. Gerade bei kleineren Kindern kommt es im Zuge der Parazentese zu erheblichen Flüssigkeitsverschiebungen und zur arteriellen Hypotonie.

In den meisten Fällen gelingt es, durch eine proteinreiche, fettarme Kost mit einem hohen Anteil an mittelkettigen Triglyzeriden der Entwicklung eines Aszites zu begegnen. Gelingt dies auf enteralem Wege nicht, so sollte als nächster Schritt eine **parenterale Ernährung** erwogen werden. In Ausnahmefällen wird eine Laparotomie notwendig.

15.5.2 Seröser Aszites

Neben dem sehr seltenen chylösen Aszites ist die Akkumulation von seröser Flüssigkeit innerhalb der Peritonealhöhle ein Symptom für Erkrankungen, die verschiedene Organsysteme betreffen können. Bei Kindern ist die häufigste Ursache für serösen Aszites hepatischer, renaler oder kardialer Genese. Tabelle 15.7 fasst die wichtigsten Ursachen zusammen. In diesem Abschnitt soll besonders auf die gastrointestinalen und hepatischen Ursachen des Aszites eingegangen werden.

15.5.3 Aszites bei Lebererkrankungen

Das Auftreten von serösem Aszites ist eine häufige **Komplikation** bei Kindern mit chronischen Lebererkrankungen bzw. Leberzirrhose. Bei Kindern mit Leberzirrhose gilt das erstmalige Auftreten von Aszites als Alarmsignal. Es liefert Hinweise für das Vorliegen einer portalen Hypertension wie auch für eine Verschlechterung der Lebersyntheseleistung. Etwa 40–50% der Kinder mit Leberzirrhose versterben innerhalb von 2 Jahren nach erstmaligem Auftreten von Aszites. Daher sollte das erstmalige Auftreten von Aszites bei einem Kind mit Leberzirrhose als wichtiger Hinweis gewertet werden, dieses Kind für eine Lebertransplantation vorzubereiten.

Pathogenese

Zur Entstehung von Aszites bei Leberzirrhose existieren mehrere Erklärungsansätze. Bei Patienten mit Leberzirrhose und chroni-

Tab. 15.7. Ursachen von serösem Aszites bei Kindern

Ursachen/betroffene Organsysteme	Erkrankungen
Leber und Gallenwege	– Zirrhose/Fibrose – Akutes oder chronisches Leberversagen – Schwere akute Hepatitis – Pfortaderthrombose oder -hypoplasie – Lebertumoren – Kongenitale Leberfibrose – Budd-Chiari-Syndrom – Venookklusionserkrankung – M. Byler – Neonatale Hämochromatose – Tyrosinämie Typ I
Nieren und ableitende Harnwege	– Nephrotisches Syndrom – Obstruktion der ableitenden Harnwege – Ureter- oder Blasenruptur
Herz-Kreislauf-System	– Herzvitien – Herzinsuffizienz – Perikarditis – Myokarditis – Kardiomyopathien
Verdauungstrakt	– Darmperforation – Mesenterialinfarkt – Pankreatitis – Verletzungen des Pankreas
Neoplasien	– Lymphome – Peripherer neuroektodermaler Tumor – Wilms-Tumor – Ovarialtumoren
Infektionen	– Intraabdomineller Abszess – Intraperitoneale Fisteln bei M. Crohn – Tuberkulose – Chlamydieninfektion – Schistosomiasis – Malaria
Sonstige	– Lupus erythematodes – Ventrikuloperitonealer Shunt – Hypothyreose

scher Lebererkrankung werden charakteristische **Störungen der Zirkulation** beobachtet. So bestehen ein erhöhter »cardiac output«, eine arterielle Hypotension, ein verminderter peripherer Gefäßwiderstand sowie eine Erweiterung der Gefäße im Splanchnikusgebiet. Die genaue Ursache für diese abnormen Regulationsvorgänge in der Zirkulation ist letztendlich nicht geklärt; portosystemische Shunts sowie eine verminderte Clearance von Vasodilatatoren wie Stickstoffmonoxid, Endotoxinen, Prostazyklinen, Glukagon und Adenosin werden diskutiert. Diese Vasodilatatoren führen letztendlich zu einer signifikanten Erweiterung der Gefäße im Splanchnikusgebiet, was wiederum zu einer Verminderung des Plasmavolumens führt. Im Zuge einer Gegenregulation kommt es zu einer erhöhten Aktivität von Plasmarenin und Aldosteron sowie zu einer vermehrten Natrium- und Wasserretention, welche die Akkumulation von Aszites unterhalten. So konnten bei Patienten mit Leberzirrhose hohe Konzentrationen von Aldosteron, Plasmarenin und Angiotensin II festgestellt werden.

Ein erhöhter sinusoidaler Druck führt des Weiteren zu einer vermehrten Bildung von **Lymphe**, welche direkt in die Bauchhöhle sezerniert wird. Es wird jedoch auch diskutiert, dass nicht die vermehrte Wasser- und Natriumretention eine Folge der zirkulatorischen Verhältnisse bei Leberzirrhotikern ist, sondern die primäre Ursache von Aszites darstellt. Eine weitere wichtige Rolle scheint die arterielle **Vasodilatation** zu spielen. So wurde bei Patienten mit Zirrhose sowie renaler Wasser- und Natriumretention eine periphere Vasodilatation mit einem verminderten arteriellen Druck beobachtet. Gleichzeitig besteht bei diesen Patienten eine erhöhte Herzleistung. Hier scheinen vasoaktive Hormone eine Rolle zu spielen. Inwiefern Katecholamine, atrialer natriuretischer Faktor und antidiuretisches Hormon eine Rolle spielen, ist derzeit noch nicht geklärt.

Ein häufiges Symptom bei Leberzirrhose ist eine verminderte Syntheseleistung der Leber. Hier kommt v. a. eine verminderte Synthese von **Albumin** im Rahmen der Entstehung des Aszites zum Tragen. Durch eine Verminderung des plasmaonkotischen Drucks resultieren Flüssigkeitsverschiebungen zwischen Extra- und Intravasalraum, wodurch die Aszitesbildung begünstigt wird.
◘ Abbildung 15.4 fasst die möglichen Entstehungsmechanismen von Aszites zusammen.

Klinisches Bild

Bei chronischer Lebererkrankung kann Aszites akut entstehen oder sich langsam schleichend entwickeln.

Ein akuter Aszites entsteht in der Regel bei einer **teilweise kompensierten Leberzirrhose** bei akuten schwerwiegenden Er-

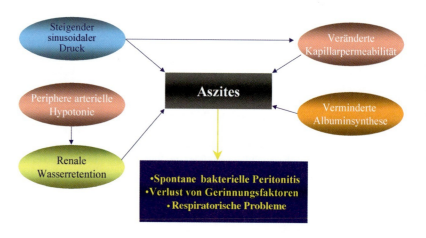

◘ **Abb. 15.4.** Pathomechanismus von Aszites bei Leberzirrhose

eignissen, welche die Leberfunktion zusätzlich beeinträchtigen. Dies sind im Einzelnen:
- schwere systemische Infektionen
- akute gastrointestinale Blutung, z. B. Ösophagusvarizenblutung
- jegliche Beeinträchtigung des systemischen arteriellen Drucks (Schockereignisse)
- Flussumkehr oder Thrombosierung der Pfortader

Eine langsame Progredienz der Lebererkrankung bzw. der Leberzirrhose führt zu einer schleichenden Entstehung von Aszites. Selten treten im Kindesalter parallel zum Aszites periphere **Ödeme** auf.

Bei einer akuten Entstehung von Aszites sind die **klinischen Zeichen** in der Regel eindeutig: Es kommt zu einer Distention des Abdomens, zu einem Verstreichen bzw. zu einer Vorwölbung des Nabels, zu einer Klopfschalldämpfung in den Flanken bei der Perkussion sowie zu einer charakteristischen Flüssigkeitswelle bei der Palpation des Abdomens. Bei einem schleichend entstehenden Aszites sind die klinischen Zeichen deutlich unspezifischer. Hier ist im Kindesalter v. a. auf eine plötzliche Gewichtszunahme innerhalb weniger Wochen über das normale Maß hinaus zu achten. Mit zunehmendem Aszites kommt es zu Sekundärveränderungen wie Skrotal- bzw. Labienödem sowie Umbilikal- und Inguinalhernien. Begleitet wird der Aszites häufig von beidseitigen Pleuraergüssen.

> Durch eine plötzliche oder auch langsame Akkumulation von Flüssigkeit im Abdomen kann es aufgrund der Verdrängung des Zwerchfells nach oben zu respiratorischen Problemen kommen, bei kleineren Kindern zu erheblichen Flüssigkeitsverschiebungen und somit zu Zeichen der Dehydratation. Als Alarmsignal hat ein akutes Auftreten von Aszites in Kombination mit hohem Fieber, hohen Entzündungswerten und einer Distention des Abdomens zu gelten. Hier besteht der Verdacht auf eine spontane bakterielle Peritonitis. Diese Situation bedarf aggressiver Diagnostik und Therapie.

Diagnostik

Neben den erwähnten klinischen Zeichen ist die **Sonographie** das Mittel der Wahl zur Verifizierung von Aszites. Bei geringen Mengen von Aszites wird dieser zunächst nur im Douglas-Raum entdeckt, bei größeren Flüssigkeitsansammlungen findet er sich perihepatisch in der Morrison-Tasche und in der Milzloge. Echoreiche Flüssigkeit im Abdomen legt den Verdacht einer intraabdominellen Blutung oder einer bakteriellen Peritonitis nahe und bedarf der weiteren Abklärung.

An **laborchemischen Parametern** können Serumalbuminspiegel, Serumnatriumkonzentration, Blutbild und Gerinnungswerte hilfreich sein. Im Fall eines plötzlich auftretenden Aszites bei Leberzirrhose sowie bei der Kombination von Aszites und Fieber unklarer Ursache ist eine **Parazentese** zum Ausschluss einer spontanen bakteriellen Peritonitis erforderlich. Findet sich bei der Sonographie des Abdomens intraabdominell echoreiche Flüssigkeit, ist in jedem Fall eine diagnostische Parazentese erforderlich, um eine intraabdominelle Blutung letztendlich ausschließen zu können.

Therapie

Die Therapie des Aszites hängt von dessen Ausprägung und vom Allgemeinzustand des Patienten ab. Geringe Mengen von Aszites, die nur sonographisch nachweisbar sind, klinisch jedoch nicht manifest werden, sollten bei normalen Serumalbuminwerten engmaschig kontrolliert werden. Kommt es zu einer plötzlichen massiven Ansammlung intraabdomineller Flüssigkeit im Sinne eines akuten Aszites mit Distention des Abdomens und respiratorischen Problemen, erfolgt eine Entlastung mittels **Parazentese.**

> Während der Parazentese kann es zu erheblichen Flüssigkeitsverschiebungen vom Intravasalraum in das Abdomen kommen und so zur arteriellen Hypotension. Dem sollte durch die Substitution von Albumin während der Parazentese begegnet werden; als Richtwert gilt die i. v. Gabe von 5–8 g Albumin pro Liter abgelassenem Aszites.

Auf diese Weise wird zum einen der onkotische Druck im Plasma erhöht, zum anderen einer Schocksymptomatik vorgebeugt. Im Anschluss an eine Parazentese bei akut auftretendem Aszites sollte mit einer **diuretischen Therapie** fortgefahren werden, in der Regel mit einer Kombination aus einem Schleifendiuretikum und Spironolacton.

Als einfachste therapeutische Methode bei langsam schleichend entstehendem Aszites gilt die **Natrium- und Wasserrestriktion** in Kombination mit Bettruhe. Normalerweise sollte bei kleineren Kindern eine Natriumrestriktion auf 1 g/Tag, bei größeren auf 2–3 g/Tag problemlos durchführbar sein. Die Flüssigkeitsmenge kann auf 1–1,5 l/Tag reduziert werden. Hier ist jedoch darauf zu achten, dass durch eine Flüssigkeits- und Natriumsrestriktion auf keinen Fall eine katabole Stoffwechselsituation in Kauf genommen werden darf. Führen Bettruhe, Natrium- und Wasserrestriktion zu keiner zufriedenstellenden Reduktion des Aszites, so sollte eine Diuretikatherapie durchgeführt werden. Anzustreben ist eine negative Flüssigkeitsbilanz von etwa 10 ml/kg KG/Tag. In der Regel wird dies durch eine Kombination von einem Schleifendiuretikum (z. B. Furosemid) mit Spironolacton erzielt. Die Spironolactongabe wird bei Kindern mit einer Dosis von 1 mg/kg KG/Tag begonnen und langsam auf max. 5 mg/kg KG/Tag gesteigert. Die Applikation von Furosemid beginnt man mit einer Dosis von 1–2 mg/kg KG/Tag mit anschließender Steigerung auf max. 5 mg/kg KG/Tag, bis es zu einer ausreichenden Ausschwemmung des Aszites kommt.

> Eine höhere Effektivität der Diuretikatherapie wird erzielt, wenn bei bestehender Hypalbuminämie der plasmaonkotische Druck vorab durch eine Albumininfusion normalisiert wird.

Der Einsatz von β-Blockern, die bekanntermaßen den portalvenösen Druck sowie die Reninsekretion vermindern, ist bei Aszites abzulehnen. Führen die diuretischen Maßnahmen nicht zu einer ausreichenden Ausschwemmung von Aszites, ist in seltenen Fällen eine Parazentese notwendig. Es hat sich jedoch in den vergangenen Jahren immer mehr abgezeichnet, dass therapierefraktärer Aszites einen eindeutigen Hinweis auf eine Dekompensation der Leberzirrhose darstellt und somit die Indikation zur **Lebertransplantation** erhärtet.

Während der diuretischen Therapie ist der Patient engmaschig zu überwachen. Vor und während der Behandlung sind folgende Parameter zu bestimmen:
- Serumelektrolytwerte
- Serumalbuminkonzentration
- Gesamtproteingehalt
- Harnstoff- und Kreatininspiegel
- Hämoglobinkonzentration

- Leukozytenzahl
- Natrium-, Kalium- und Kreatininausscheidung im 24-Stunden-Sammelurin

Der Patient ist genau zu bilanzieren und regelmäßig zu wiegen, um Hinweise auf die Flüssigkeitsbilanz zu erhalten.

Komplikationen

Neben den bereits genannten Komplikationen – Hypalbuminämie, Hyponatriämie und Verlust an Intravasalvolumen, welche zu einer arteriellen Hypotension führe – ist die am meisten gefürchtete Komplikation von Aszites im Kindesalter die **spontane bakterielle Peritonitis.** Bei Auftreten von Aszites in Kombination mit Fieber ohne eindeutigen Fokus und hohen Entzündungswerten sollten eine diagnostische Parazentese durchgeführt (Bestimmung der Zellzahl und des Proteingehalts, Anlage bakterieller Kulturen) und der Patient breit antibiotisch behandelt werden. In der Praxis hat sich eine Kombinationstherapie bewährt, bestehend aus Mezlocillin, Metronidazol und einem Cephalosporin der 3. Generation. Die Therapie sollte bereits bei geringstem Verdacht begonnen werden, da die spontane bakterielle Peritonitis mit einer hohen Mortalität einhergeht.

Literatur

Gines P, Cardenas A, Arroyo V, Rodes J (2004) Management of cirrhosis and ascites. N Engl J Med 350: 1646–1654

Hardy S, Kleinman RE (2001) Cirrhosis and chronic liver failure. In: Suchy FJ, Sokol RJ, Balistreri WF (eds) Liver disease in children. Lippincott Williams & Wilkins, Philadelphia, pp 89–127

Jalan R, Hayes PC (1997) Hepatic encephalopathy and ascites. Lancet 350: 1309–1315

Rössle M, Ochs A, Gülberg V et al. (2000) A comparison of paracentesis and transjugular intrahepatic portosystemic shunting in patients with ascites. N Engl J Med 342: 1701–1707

Sabri M, Saps M, Peters JM (2003) Pathophysiology and management of pediatric ascites. Curr Gastroenterol Rep 5: 240–246

16 Neonatale Cholestase

16.1 Idiopatische neonatale Hepatitis (INH) – 346
M. Melter
16.1.1 Epidemiologie – 346
16.1.2 Klinisches Bild – 346
16.1.3 Diagnostik – 346
Literatur – 349

16.2 Gallengangatresie – 349
C. Petersen
16.2.1 Epidemiologie und Genetik – 349
16.2.2 Ätiologie und Pathophysiologie – 349
16.2.3 Klinisches Bild – 349
16.2.4 Diagnostik und Differenzialdiagnostik – 350
16.2.5 Therapie und Prognose – 350
16.2.6 Ausblick – 351
Literatur – 351

16.3 Familiäre intrahepatische Cholestase – 351
E. Sturm
16.3.1 Progressive familiäre intrahepatische Cholestase (PFIC): Pathophysiologie und Genetik – 352
16.3.2 Alagille-Syndrom (Arteriohepatische Dysplasie) – 354
16.3.3 Diagnostik – 355
16.3.4 Therapie – 355
Literatur – 356

16.4 Behandlung der Cholestase – 357
M. Melter
16.4.1 Ursodesoxycholsäure – 357
16.4.2 Enzyminduktion – 358
16.4.3 Intestinale Binder – 358
16.4.4 Partielle biliäre Diversion – 358
16.4.5 Modulation des Neurotransmittersystems – 359
16.4.6 Extrakorporale Methoden – 359
16.4.7 Behandlung der verminderten Fettresorption – 359
Literatur – 360

16.1 Idiopatische neonatale Hepatitis (INH)

M. Melter

Als idiopathische neonatale Hepatitis (INH) bezeichnet man eine neonatale cholestatische Erkrankung, bei der die Vielzahl anderer ätiologischer Ursachen (◘ Tab. 16.1) ausgeschlossen werden konnten. Histopathologisch ist sie durch sog. Riesenzellen gekennzeichnet und wurde deshalb auch als »Riesenzellhepatitis« bezeichnet. Zunächst wurde die INH in 30–40% aller Fälle mit neonataler Cholestase diagnostiziert, wegen verbesserter diagnostischer Möglichkeiten nimmt ihr Anteil in jüngeren Studien jedoch deutlich ab – was darauf hindeutet, dass die INH keine eigenständige Entität, sondern einen Sammeltopf verschiedener Formen der neonatalen Cholestase darstellt.

16.1.1 Epidemiologie

Die **Inzidenz** der neonatalen Cholestase wird auf 1 : 2500 Neugeborene geschätzt. Dies entspricht in Deutschland jährlich etwa 300 Erkrankungsfällen.

16.1.2 Klinisches Bild

Die INH ist durch allgemeine Symptome und Laborbefunde einer neonatalen Cholestase gekennzeichnet; sie weist keine spezifischen Symptome oder Marker auf. Im Vordergrund steht somit der **Ikterus.** Da junge Säuglinge ihren Urin noch nicht konzentrieren können und dieser daher physiologischerweise überwiegend »wasserklar« ist, stellt die Beobachtung, dass die Windel immer einen gefärbten Urin (typischerweise nicht »bierbraun«) enthält, einen Hinweis auf eine neonatale Cholestase dar. Darüber hinaus ist ein persistierend acholischer Stuhl letztlich Ausdruck einer schweren Bilirubinexkretionsstörung und wird deshalb auch bei nichtobstruktiven hepatischen Störungen beobachtet. Andererseits schließt ein konstant gefärbter Stuhl eine komplette Gallenwegobstruktion praktisch aus, was die Bedeutung einer »Stuhlvisite« unterstreicht. Diesen Umstand hat sich ein »Screening auf eine extrahepatische Gallengangatresie versucht zunutze zu machen. Hierbei sollen Eltern den Stuhl ihres Neugeborenen mit Abbildungen auf einer Karte mit verschieden gefärbten Stühlen »abgleichen« (Crofts et al. 1999).

Bei INH findet sich eine geringe **Knabenwendigkeit.** Die Neugeborenen weisen darüber hinaus oft eine Hepatosplenomegalie und eine Dystrophie auf (Sokol et al. 2003).

16.1.3 Diagnostik

Laborchemisch finden sich allgemeine Zeichen einer neonatalen Cholestase sowie ggf. einer hepatozellulären Störung. Folgende Parameter können auffällig sein:
- Bilirubin- (konjugiert), Cholesterin- und Gallensäurenkonzentration im Serum
- Enzymaktivitäten im Serum:
  - γ-Glutamyltranspeptidase (γ-GT)
  - alkalische Phosphatase
  - Alaninaminotransferase (ALT)
  - Aspartataminotransferase (AST)
  - Glutamatdehydrogenase (GLDH)

> Interessanterweise ist der Serumbilirubinspiegel bei INH tendenziell höher als bei einer Gallengangatresie, während sich eine geringere γ-GT-Aktivität findet (Fung u. Lau 1990).

Da bei einer INH keine typischen sonographischen Veränderungen bestehen, dient die **Sonographie** im Wesentlichen dazu, andere Ursachen einer neonatalen Cholestase festzustellen bzw. auszuschließen (»Galle-Sludge«, Konkremente etc.; ◘ Tab. 16.1). Physiologischerweise sind die »großen« intra- und extrahepatischen Gallenwege bei Neugeborenen derart zart, dass sie mit bildgebenden Verfahren (Sonographie, Magnetresonanzcholangiopankreatikographie – MRCP) nicht immer sicher darstellbar sind. Da es bei der Gallengangatresie nicht zu einer Erweiterung der Gallenwege kommt, ist die Tatsache, dass sich die »großen« Gallenwege sonographisch nicht darstellen lassen, bei der Differenzierung zwischen INH und Gallengangatresie generell nicht hilfreich. Auch der sonographische Nachweis einer normal großen Gallenblase, evtl. auch einer »normalen« postprandialen Entleerungsdynamik dieser, schließt eine Gallengangatresie nicht aus. Zudem wird auch bei der INH z. T. eine kleine, wenig kontraktile Gallenblase beobachtet (Altman u. Abramson 1985; Melter et al., bisher nicht publizierte Daten). Der sonographische Nachweis einer echoreichen, tubulären Struktur in der Leberpforte (»triangular cord sign«) wurde vor einigen Jahren in die Diagnostik eingeführt und als spezifisches Merkmal der Gallengangatresie postuliert. Das »triangular cord sign« ist hilfreich und weist eine hohe Spezifität, leider jedoch – auch bei erfahrenen Untersuchern – nur eine relativ geringe Sensitivität (70–85%) auf.

Die Spezifität der **hepatobiliären Sequenzszintigraphie** (mit einem jodfreien Isotop) ist bei der Differenzierung zwischen obstruierenden (insbesondere Gallengangatresie) und nichtobstruierenden neonatalen cholestatischen Erkrankungen (insbesondere INH) generell gering, da eine Visualisation der Gallenwege in diesem Alter generell nicht möglich ist und die Ausscheidung des Isotops in den Dünndarm als wichtigster Prädiktor zum Ausschluss einer obstruierenden Ursache zwar mit einer hohen Sensitivität (etwa 95%), jedoch mit einer geringen Spezifität (50–75%) assoziiert ist (Melter et al., bisher nicht publizierte Daten; ◘ Tab. 16.2). So imitieren sowohl Störungen mit einer überwiegend verminderten Isotopenaufnahme (z. B. parenchymatöse Lebererkrankungen) als auch intra- und andere extrahepatische obstruierende Erkrankungen die Symptome einer Gallengangatresie evtl. komplett.

Die **MRCP** ist im Rahmen der Differenzialdiagnostik der INH zur Abgrenzung gegenüber Störungen mit einer Dilatation der (intrahepatischen) Gallenwege (z. B. Caroli Syndrom) hilfreich. Da jedoch aufgrund eines inadäquaten Wassergehalts und eines extrem kleinen Kalibers mittels dieser Technik selbst bei gesunden Neugeborenen typischerweise weder die intra- noch die extrahepatischen Gallenwege sicher visualisiert werden können (▶ oben), ist die MRCP für die Differenzierung zwischen nichtobstruierenden neonatalen cholestatischen Erkrankungen und einer Gallengangatresie derzeit ungeeignet und daher für die Diagnostik der neonatalen Cholestase meist entbehrlich (Norton et al. 2002).

Histologisch können bei der INH neben einer oft markanten hepatozytären Riesenzelltransformation unspezifische Verände-

16.1 · Idiopatische neonatale Hepatitis (INH)

Tab. 16.1. Ursachen einer neonatalen cholestatischen Erkrankung

Ursachen	Beispiele
Biliär-obstruktive Ursachen	– Extrahepatische Gallengangatresie – Gallenganghypoplasie: syndromatisch (Alagille-Syndrom), nichtsyndromatisch – Cholangiodysplastische Syndrome: Caroli-Syndrom, Choledochuszyste, konnatale Leberfibrose – Neonatale sklerosierende Cholangitis – Syndrom der eingedickten Galle – Choledocholithiasis – Stenosen oder Kompressionen im Bereich der (extrahepatischen) Gallenwege – Spontane Perforation im Bereich der extrahepatischen Gallenwege
Nichtobstruktive cholestatische Erkrankungen	– Progressive familiäre intrahepatische Cholestase, Typen 1–3 – Benigne rekurrierende intrahepatische Cholestase – Gallensäuresynthesedefekte – ARC-Syndrom: Arthrogryposis multiplex congenita, Niereninsuffizienz (»renal dysfunction«), Cholestase – Aagenaes-Syndrom
Infektionen	– Hepatitiden: A, B, C (?), (B plus) D, E – Virusinfektionen: Infektionen mit Zytomegalie-, Epstein-Barr-, Herpes-simplex- (Typen 1, 2, 6), humanen Herpes- (Typen 6, 8), Parvo-, Adeno-, Echoviren; Varizellen, Masern, Mumps, Parainfluenza, HIV-Infektion etc. – Toxoplasmose, Listeriose, Leptospirose, etc. – Sepsis: bakteriell, durch Endotoxine (z. B. bei nekrotisierender Enterokolitis)
Stoffwechselerkrankungen	– Neonatale Hämochromatose – Galaktosämie (Galaktose-1-Phosphat-Uridyltransferase-Mangel) – Tyrosinämie Typ 1 – Citrinmangel – Fruktoseintoleranz – Glykogenose Typ 4 (evtl. auch Typ 1) – α_1-Antitrypsin-Mangel – Zystische Fibrose – M. Niemann-Pick Typ C – LCAD-Mangel – Energiestoffwechselstörungen (z. B. Mitochondriopathien) – Hypopituitarismus – M. Gaucher – Wolman-Erkrankung – Zellweger-Syndrom
Toxische und medikamentöse Ursachen (z. T. transplazentar)	– Kupfer (Nicht-Wilson-Kupferintoxikationen) – Totale parenterale Ernährung – Antibiotika – Antiepileptika – Andere Xenobiotika
Autoimmunerkrankungen	– Autoimmunhepatitis – Riesenzellhepatitis mit immunhämolytischer Anämie/Immunthrombozytopenie – Neonataler Lupus erythematodes
Ischämische Usachen	– Akutes Kreislaufversagen, Schock – Hypoxämie/Asphyxie (ischämischer Reperfusionsschaden)
Infiltrative Hepatopathien	– Leukämie – Non-Hodgkin-Lymphom – Histiozytosen: Langerhans-Zell-Histiozytose, hämophagozytische Syndrome etc. – Neuroblastom – Häm-/Lymphangioendotheliomatose – Hepatoblastom – Peliosis hepatis
Andere genetisch bedingte Erkrankungen	– Down-Syndrom – Turner-Syndrom
Idiopathische neonatale Hepatitis (Riesenzellhepatitis)	
LCAD »long-chain acyl-CoA dehydrogemase«	

rungen beobachtet werden, beispielsweise zellulär betonte Bilirubinretention, Einzelzellnekrosen, vermehrte Apoptose und extramedulläre Hämatopoese. Gelegentlich findet sich auch eine variable, portal und periportal betonte zelluläre Infiltration mit Fibrose (Desmet 2001). Wenngleich typisch für eine INH, finden sich entsprechende unspezifische histologische Veränderungen auch bei anderen neonatalen cholestatischen Erkrankungen, und selbst bei einer Gallengangatresie lassen sich in Gewebeproben früh durchgeführter Leberbiopsien (innerhalb der ersten 2 Lebensmonate) bei etwa 25% der Patienten Riesenzellen beobachten. Andererseits stellen selbst duktuläre Proliferationen und kanalikuläre »Gallepfröpfe« letztlich nur das histopathologische Korrelat einer obstruktiven Cholestase (z. B. bei α_1-Antitrypsin-Mangel, Alagille-Syndrom, zystischer Fibrose, totaler parenteraler Ernährung oder neonataler sklerosierender Cholestase) dar und sind somit ungeeignet, um die Diagnose einer Gallengangatresie zu sichern (Deutsch et al. 2001; Sokol et al. 2003). Zudem findet sich auch bei INH gelegentlich eine duktuläre Proliferation, wenngleich typische Gallepfröpfe in aller Regel nicht nachweisbar sind.

> Besonders wichtig ist es sich zu vergegenwärtigen, dass insbesondere der Mangel an den beschriebenen histologischen Veränderungen nicht ausreicht, um eine Gallengangatresie auszuschließen.

Daraus ergibt sich zwingend, dass bei jeder neonatalen cholestatischen Erkrankung, bei der eine »dauerhafte« Galleausscheidung in den Dünndarm nicht *zweifelsfrei* nachgewiesen werden kann, eine sichere Visualisation der extrahepatischen Gallenwege – bis einschließlich der distalsten intrahepatischen Äste – obligat ist. Der traditionelle Goldstandard hierfür ist eine explorative **Laparotomie** mit direkter Cholangiographie. Allerdings ist es bei sehr hypoplastischen extrahepatischen Gallenwegen (z. B. bei Alagille-Syndrom) auch intraoperativ nicht immer möglich, eine Cholangiographie durchzuführen, was dann zur Fehlinterpretation »Gallengangatresie« führt.

Alternativ wird heute in einigen spezialisierten Zentren eine **endoskopische retrograde Cholangiopankreatikographie** (**ERCP**) auch schon bei Neugeborenen erfolgreich eingesetzt (Melter et al., bisher nicht publizierte Daten). Wird dieses Verfahren durch einen erfahrenen Untersucher mit einem speziellen pädiatrischen Duodenoskop durchgeführt, ist es mit einer hohen Sensitivität (100%) und Spezifität (>90%) assoziiert und auch bei einem Körpergewicht von <2000 g sicher und allenfalls mit wenigen, nicht schwerwiegenden Komplikationen vergesellschaftet (Melter et al., bisher nicht publizierte Daten). Mittels einer nach den oben dargestellten Kriterien (sichere Visualisation der Gallenwege bei Fehlen einer sicheren intestinalen Galleausscheidung) routinemäßig bei allen Patienten mit neonataler Cholestase durchgeführten ERCP konnte in unserem Zentrum im Verlauf von 4 Jahren etwa einem Drittel der Patienten eine Laparotomie erspart werden (Melter et al., bisher nicht publizierte Daten). Bei diesen Patienten wurden folgende Diagnosen gestellt:

- INH
- α_1-Antitrypsin-Mangel
- neonatale sklerosierende Cholangitis
- Alagille-Syndrom
- nichtsyndromatische Gallenganghypoplasie
- Syndrom der eingedickten Galle
- Glykogenose Typ 4

Der prädiktive Wert verschiedener Untersuchungstechniken zum Ausschluss einer extrahepatischen Gallengangatresie ist in ◨ Tab. 16.2 dargestellt.

> Abschließend ist es wichtig darauf hinzuweisen, dass auch bei Nachweis einer Erkrankung, die eine neonatale Cholestase hinreichend erklärt, das oben dargelegte Prinzip – sichere Visualisation der Gallenwege bei Fehlen einer sicheren intestinalen Galleausscheidung – nicht aufgegeben werden darf. So haben wir z. B. mehrfach bei Patienten mit α_1-Antitrypsin-Mangel auch eine Gallengangatresie oder eine zystische Fibrose festgestellt und gehen davon aus, dass derartige Assoziationen zukünftig auch mit anderen Erkrankungen beobachtet werden.

◨ **Tab. 16.2.** Prädiktiver Wert verschiedener Untersuchungstechniken zum Ausschluss einer extrahepatischen Gallengangatresie bei 34 konsekutiven Neugeborenen mit unklarer neonataler Cholestase im Rahmen einer prospektiven Studie an der Medizinischen Hochschule Hannover (Melter et al., bisher nicht publizierte Daten)

Auswertung	Entfärbter Stuhl	Sonographie		Hepatobiliäre Sequenzszintigraphie	Histologische Diagnostik	ERCP
		Keine Gallenblase nachweisbar	»Triangular cord sign«			
Richtige Befundung: ja/nein (n)	21/2	16/8	3/12	16/5	20/1	21/11
Falsche Befundung: ja/nein (n)	10/1	4/6	0/19	4/1	5/2	1/0
Sensitivität (%)	96	73	14	94	91	100
Spezifität (%)	17	67	100	56	17	92
Positiver prädiktiver Wert (%)	68	80	100	80	80	96
Negativer prädiktiver Wert (%)	67	57	39	83	33	100

ERCP endoskopische retrograde Cholangiopankreatikographie

Literatur

Altman RP, Abramson S (1985) Potential errors in the diagnosis and surgical management of neonatal jaundice. J Pediatr Surg 20: 529–534

Crofts DJ, Michel VJ, Rigby AS, Tanner MS, Hall DM, Bonham JR (1999) Assessment of stool colour in community management of prolonged jaundice in infancy. Acta Paediatr 88: 969–974

Desmet V (2001) The cholangiopathies. In: Suchy FJ, Sokol RJ, Balistreri WF (eds) Liver disease in children. Lippincott, Williams & Wilkins, Philadelphia, pp 39–62

Deutsch GH, Sokol RJ, Stathos TH, Knisely AS (2001) Proliferation to paucity: evolution of bile duct abnormalities in a case of Alagille syndrome. Pediatr Dev Pathol 4: 559–563

Fung KP, Lau SP (1990) Differentiation between extrahepatic and intrahepatic cholestasis by discriminant analysis. J Paediatr Child Health 26: 132–135

Melter M, Meier PN, Nietzmann T et al. (in Vorbereitung) ERCP in neonatal obstructive cholestasis: a prospective study for the diagnosis of biliary atresia.

Norton KI, Glass RB, Kogan D, Lee JS, Emre S, Shneider BL (2002) MR cholangiography in the evaluation of neonatal cholestasis: initial results. Radiology 222: 687–691

Sokol RJ, Mack C, Narkewicz MR, Karrer FM (2003) Pathogenesis and outcome of biliary atresia: current concepts. J Pediatr Gastroenterol Nutr 37: 4–21

16.2 Gallengangatresie

C. Petersen

Die Gallengangatresie ist eine seltene Erkrankung des Neugeborenen, die als Verschluss der extrahepatischen Gallenwege mit progredienter Fibrosierung der Leber definiert ist. Rechtzeitige Diagnosestellung und chirurgische Therapie sowie eine adäquate postoperative Nachbetreuung erhöhen die Chancen auf ein möglichst langes Überleben mit der eigenen Leber. Aber nur für wenige Patienten ist diese Behandlung kurativ, und die meisten Kinder benötigen früher oder später einen Organersatz. Damit stellt die Gallengangatresie die häufigste Indikation für eine Lebertransplantation im Kindesalter dar. Eine ursächliche Therapie steht bisher nicht zur Verfügung, da die Ätiologie der Erkrankung noch nicht aufgeklärt werden konnte.

16.2.1 Epidemiologie und Genetik

Die **Inzidenz** der Gallengangatresie wird für Europa auf etwa 1 : 16.000 Lebengeborene geschätzt, wobei Mädchen häufiger betroffen sind. Ethnische Faktoren scheinen für das Erkrankungsrisiko im weltweiten Vergleich eine Rolle zu spielen, während saisonale Häufungen nicht nachzuweisen sind. Obwohl bis zu 20% der Patienten mit Gallengangatresie diverse anatomische Varianten ihrer abdomineller Organe aufweisen, gilt diese Erkrankung nicht als kongenital.

Auch eine Vererblichkeit kann nicht angenommen werden, da eine familiäre Häufung extrem selten ist und sogar HLA-identische Zwillinge für die Gallengangatresie diskordant sind. Allerdings ist es denkbar, dass **exogenen Faktoren** im Zusammenspiel mit einer genetischen Disposition einen Prozess induzieren, der dann zum Bild der Gallengangatresie führt. Diese Konstellation wäre allerdings auf die Perinatalperiode beschränkt, da bisher kein Patient beschrieben wurde, der zum Zeitpunkt der Erkrankung älter war als 3 Monate.

16.2.2 Ätiologie und Pathophysiologie

Die Ursache und die Pathomechanismen der Gallengangatresie sind bisher unbekannt, sodass man auf retrospektive Erklärungsmodelle angewiesen ist – denn zum Zeitpunkt der Diagnosestellung beobachtet man die Erkrankung immer in einem bereits fortgeschrittenen Stadium. Ein embryologischer Erklärungsansatz beschränkt sich heute auf die sog. syndromatische Form der Gallengangatresie, welche durch eine gestörte Differenzierung der Duktalplatte bedingt sein könnte. In diesem Zusammenhang wird eine **genetische Disposition** diskutiert, die dann auch für die Polysplenie, einen Situs Inversus und andere Lageanomalien abdomineller Organe verantwortlich wäre.

 Da die meisten Patienten nach der Geburt jedoch ein symptomfreies Intervall aufweisen, ist davon auszugehen, dass die Gallengangatresie in der Regel eine erworbene Erkrankung ist.

Als **exogene Faktoren** werden in erster Linie hepatotrope Viren vermutet, die aber bisher nur sporadisch nachgewiesen wurden.

Unstrittig ist allerdings, dass sich zu jedem bekannten Zeitpunkt der Erkrankung sowohl in der Leber als auch entlang der extrahepatischen Gallenwege eine entzündliche Reaktion abspielt, die nicht nur eine sekundäre Folge der Cholestase ist. Wahrscheinlich triggert ein bisher noch nicht identifiziertes Antigen eine zytotoxische T-Zell-Antwort, die letztlich zu einer Fibrose entlang der intra- und extrahepatischen Gallenwege führt. Zahlreiche Faktoren, die entlang dieser immunologischen Kaskade aktiviert werden, konnten bei Patienten mit Gallengangatresie bisher identifiziert werden. Auch bei diesem Erklärungsansatz geht man davon aus, dass bei genetischer Disposition eine zeitlich limitierte **immunologische Lücke** besteht, in der eine exogene Noxe zum Auslöser für eine fehlgesteuerte Immunantwort wird (◘ Abb. 16.1). Es stellt sich damit die Frage, ob die Gallengangatresie tatsächlich eine eigenständige Erkrankung oder vielmehr das klinische Korrelat eines anderen, übergeordneten Pathomechanismus ist.

16.2.3 Klinisches Bild

Das klinische Bild der Gallengangatresie ist unspezifisch, und die betroffenen Neugeborenen unterscheiden sich zunächst nicht von gesunden Kindern mit einem meist harmlosen Neugeborenenikterus. Die typischen Symptome (Ikterus, acholische Stühle, dunkler Urin, fehlende Gewichtszunahme, Hepatomegalie, Aszites) können in einigen Fällen bald nach der Geburt auftreten, entwickeln sich aber meistens erst innerhalb der ersten 3 Lebensmonate. Dabei unterscheidet sich der klinische Verlauf bei der nichtsyndromatischen Form nicht unbedingt von der sog. syndromatischen Form mit ihren assoziierten anatomischen Varianten. In keinem Fall folgt der Verlauf der Gallengangatresie einem zeitlich oder pathophysiologisch reproduzierbaren Schema und erlaubt darum auch keine Rückschlüsse auf eine individuelle Prognose. Unbehandelt entwickeln Kinder mit Gallengangatresie binnen weniger Wochen eine **Leberzirrhose** und versterben innerhalb der ersten beiden Lebensjahre an den Komplikationen der portalen Hypertension.

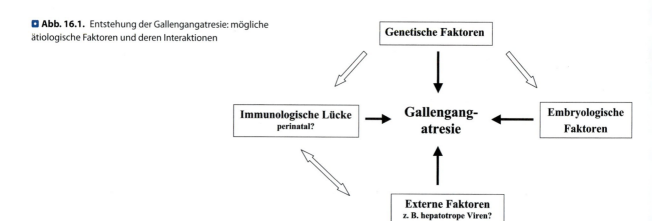

Abb. 16.1. Entstehung der Gallengangatresie: mögliche ätiologische Faktoren und deren Interaktionen

16.2.4 Diagnostik und Differenzialdiagnostik

Wegen der zunächst noch unspezifischen Symptome wird die Diagnose der Gallengangatresie sehr oft zu spät gestellt. Neben dem meist harmlosen Icterus prolongatus des Neugeborenen ist die Liste der Differenzialdiagnosen sehr lang. Auch wenn das klinische Bild der Gallengangatresie einer neonatalen Hepatitis am ähnlichsten ist, so kommen neben morphologischen Veränderungen (Choledochuszyste, Syndrom der eingedickten Galle etc.) v. a. **metabolische und Speichererkrankungen** der Leber infrage, außerdem neonatale Entzündungen und zahlreiche andere Erkrankungen.

> Weil die Gallengangatresie an sich und auch in Relation zu anderen Ursachen extrem selten ist, wird sie oft sehr spät diagnostiziert. Darum gilt die Forderung, dass jedes Neugeborene, dessen Ikterus länger als 2 Wochen besteht, einer weiterführenden Diagnostik zugeführt werden muss.

Bereits die **Differenzierung des Bilirubins** stellt einen wichtigen Schritt dar, weil ein auf mehr als 20% erhöhter Anteil konjugierten Bilirubins für eine extrahepatische Ursache der Cholestase spricht. Von den leicht erhöhten **Transaminasenwerten** weist insbesondere eine hohe Aktivität der γ-Glutamyltranspeptidase (γ-GT) auf eine mögliche Gallengangatresie hin.

Sonographisch werden andere strukturelle Anomalien der Leber und der Gallenwege ausgeschlossen; die Gallenblase kann auch in einem frühen Stadium der Gallengangatresie bereits atretisch sein. Allerdings ist dieser Befund nicht pathognomonisch, und auch das »triangular cord sign« (▶ Abschn. 16.1) ist nicht obligatorisch nachzuweisen.

Die **Leberszintigraphie** ist lediglich zur Verifizierung der fehlenden Galleausscheidung in den Darm sowie zur differenzialdiagnostischen Abgrenzung gegenüber anderen Lebererkrankungen von Bedeutung. Dagegen ist die **Leberbiopsie** hilfreich, wenn sie im Fall einer Gallengangatresie u. a. eine kanalikuläre Cholestase, Entzündungen innerhalb der Portalfelder sowie eine Proliferation der Gallenwege aufzeigt. Allerdings sind auch diese Befunde nicht beweisend für das Vorliegen einer Gallengangatresie, da sich diese durch die Atresie im Bereich der extrahepatischen Gallenwege definiert.

Um die Gallengangatresie also zweifelsfrei beschreiben zu können, muss eine entsprechende **Bildgebung** durchgeführt werden. Diese erfolgt entweder durch eine endoskopische retrograde Cholangiopankreatikographie (ERCP) oder eine Magnetresonanzcholangiopankreatikographie (MRCP), die bisher jedoch nur an wenigen Zentren verfügbar sind. Mit beiden Verfahren kann eine Gallengangatresie ausgeschlossen werden, wenn sich die Gallenwege bis in den intrahepatischen Verlauf zweifelsfrei darstellen lassen. In jedem anderen Fall sind eine operative Revision des Lig. hepatoduodenale sowie eine intraoperative Cholangiographie unerlässlich. Diese diagnostischen Schritte sollten so früh wie möglich erfolgen, denn eine rechtzeitige Diagnosestellung ist die zentrale Voraussetzung für einen günstigen Verlauf. Screening-Untersuchungen, die hier von Vorteil wären, haben sich bisher nicht etablieren lassen.

16.2.5 Therapie und Prognose

Bis zur Mitte des 20. Jahrhundert galt die Gallengangatresie bis auf wenige Ausnahmen als inoperabel. Lediglich Patienten mit einer isolierten Atresie des distalen Ductus choledochus konnten mit einer **biliodigestiven Anastomose** kurativ behandelt werden. Voraussetzung dafür war jedoch, dass die proximalen Gallenwege prästenotisch dilatiert waren und noch einen restlichen Gallefluss aufwiesen. Und auch diese Patienten profitierten nur dann von der Operation, wenn sie im weiteren Verlauf keine Leberzirrhose entwickelten.

Erst die Einführung der nach Morio Kasai benannten **Portoenterostomie** schuf auch für die bis dahin hoffnungslosen Fälle eine therapeutische Option. Das Prinzip der von ihm entwickelten Technik besteht darin, dass die Reste der extrahepatischen Gallenwege sowie eine Narbenplatte aus der Leberpforte entfernt werden. Nur wenn es gelingt, bei der Exzision dieses Gewebes möglichst viele kleinere Gallenwege mit ausreichend weitem Lumen anzuschneiden, kann ein suffizienter Gallefluss wieder einsetzen. Die dann aus der angeschnittenen Leberpforte abtropfende Galle wird mit einer trichterförmig in die Leberpforte eingenähten Dünndarmschlinge aufgefangen und über eine biliodigestive Y-Roux-Schlinge in den oberen Dünndarm abgeleitet. Diese muss etwa 50 cm lang sein, um das Risiko einer aszendierenden Cholangitis zu minimieren. Die ursprüngliche Technik der Kasai-Operation wurde im Verlauf der Jahre mehrfach modifiziert und erweitert. Diese Veränderungen haben sich jedoch nicht bewährt, und die bereits 1959 publizierte Methode ist heute der Goldstandard, wobei lediglich die Präparation in der Leberpforte etwas weiter ausgedehnt wird als bei der Erstbeschreibung.

Die Prognose der Patienten mit Gallengangatresie bleibt auch nach Einführung der Kasai-Operation unkalkulierbar. In größere Serien aus Japan und Europa wird eine **10-Jahres-Überlebensrate** mit der eigenen Leber von bis zu 55% erreicht, wobei allerdings weniger als die Hälfte der Patienten ikterusfrei ist.

Erste Langzeituntersuchungen zeigen, dass 20 Jahre nach der Portoenterostomie nahezu alle Patienten eine **Leberzirrhose** ausbilden. Trotz allem gibt es insbesondere aus Japan Fallberichte über Patienten mit Gallengangatresie, die auch als Erwachsene klinisch beschwerdefrei leben und sogar selbst wieder (gesunde) Kinder haben.

Die **individuelle Prognose** ist allerdings bis heute nicht kalkulierbar. Anscheinend folgt die Gallengangatresie keinem nachvollziehbaren Algorithmus, der sich auf den Einzelfall anwenden ließe. Weder der Zeitpunkt der Kasai-Operation noch der Fibrosegrad der Leber korreliert direkt mit dem Langzeitverlauf. Trotzdem gilt die Forderung nach einer frühen Diagnosestellung und einer optimalen chirurgischen Therapie der Gallengangatresie, um alle Optionen für einen günstigen Verlauf zu bewahren.

> Nationale Studien konnten zeigen, dass ein Überleben mit der eigenen Leber direkt mit der Behandlungsfrequenz des betreffenden Zentrums korreliert.

Obwohl sich die individuelle Prognose eines Patienten mit Gallengangatresie leider nicht abschätzen lässt, hängt der Behandlungserfolg nicht nur von einer technisch korrekt durchgeführten Operation, sondern ganz wesentlich auch von der **Rückbildung der intrahepatischen Veränderungen** ab. Diese scheinen an den Verlauf der entzündlichen Reaktion gekoppelt zu sein, sodass die postoperative Phase zunehmend durch antiinfektiöse und antiinflammatorische Therapien ergänzt wird. Von besonderer Bedeutung ist dabei die Prophylaxe einer postoperativen Cholangitis. Frühestens 6 Monate nach der Operation erlauben normale Werte für Bilirubinspiegel und γ-GT-Aktivität eine tendenzielle Einschätzung bezüglich eines günstigen Verlaufs.

Unabhängig vom unmittelbar postoperativen Verlauf bedürfen Patienten mit Gallengangatresie einer angepassten, kalorienreichen **Ernährung** mit mittelkettigen Triglyzeriden. Die Substitution fettlöslicher Vitamine sowie eine unterstützende Gabe von Cholagoga sind ebenfalls erforderlich.

Eine dramatische Verbesserung der Überlebenswahrscheinlichkeit ergab sich für Patienten mit Gallengangatresie erst mit der Einführung der **Lebertransplantation.** Dadurch beträgt die 10-Jahres-Überlebensrate heute >90%, mit weiterhin steigender Tendenz. Verbesserte Operationstechniken und eine angepasste Immunsuppression erlauben eine erfolgreiche Lebertransplantation auch bei Säuglingen. Außerdem entlasten die zunehmende Verwendung von Split-Lebern und die Fremdspende das ohnehin begrenzte Angebot an Spenderorganen. Die Fortschritte in der Transplantationsmedizin senken die untere Alters- und Gewichtsgrenze für eine Lebertransplantation weiter ab, während eine optimierte Betreuung der Kinder nach der Kasai-Operation das Überleben mit ihrer eigenen Leber verlängert. Somit tragen beide Faktoren dazu bei, eine immer noch klaffende Behandlungslücke zu schließen.

Zusammenfassend ist allerdings festzustellen, dass Diagnostik und Behandlung bei Kindern mit Gallengagatresie immer noch unbefriedigend sind, da die chirurgische Therapie meist zu spät erfolgt und zudem bei unbekannter Ätiologie der Gallengangatresie nur die Symptome und niemals die Ursache behandelt. Dies gilt selbstverständlich auch für die trotz alledem unverzichtbare Lebertransplantation. Bei kritischer Betrachtung der aktuellen Entwicklung gibt es zurzeit jedoch keine andere Option, als die **sequenzielle Therapie** fortzusetzen, die für nahezu alle Patienten mit Gallengangatresie eine primäre Kasai-Operation sowie eine optimale postoperative Behandlung voraussetzt, um ein möglichst langes Überleben mit der eigenen Leber zu ermöglichen. Nur so werden günstige Voraussetzungen für eine Lebertransplantation geschaffen, die früher oder später bei den meisten Patienten erforderlich wird.

16.2.6 Ausblick

Die Behandlung der Gallengangatresie wird erst dann eine durchgreifende Änderung erfahren, wenn die Ätiologie der Erkrankung aufgeklärt ist. Die heute noch symptomorientierte Therapie, an deren Ende meistens der Ersatz des betroffenen Organs steht, könnte dann vielleicht durch einen kausalen Behandlungsansatz ersetzt oder das Auftreten der Erkrankung sogar verhindert werden. Bis dahin ist es aber noch ein langer Weg, und in der Zwischenzeit ist es geboten, die Behandlung der betroffenen Patienten weiter zu optimieren sowie im interdisziplinären und internationalen Dialog sowohl die klinische als auch die Grundlagenforschung voranzutreiben.

Literatur

Chardot C, Carton M, Spire-Bendelac N, Le Pommelet C, Golmard JL, Auvert B (1999) Prognosis of biliary atresia in the era of liver transplantation: French national study from 1986 to 1996. Hepatology 30: 606–611

Davenport M, De Ville de Goyet J, Stringer MD et al. (2004) Seamless management of biliary atresia in England and Wales (1999–2002). Lancet 363: 1354–1357

Davenport M, Puricelli V, Farrant P et al. (2004) The outcome of the older (> or =100 days) infant with biliary atresia. J Pediatr Surg 39: 575–581

Grabhorn E, Schulz A, Helmke K et al. (2004) Short- and long-term results of liver transplantation in infants aged less than 6 months. Transplantation 78: 2341–2352

Nio M, Ohi R, Miyano T, Saeki M, Shiraki K, Tanaka K (2003) Five- and 10-year survival rates after surgery for biliary atresia: a report from the Japanese Biliary Atresia Registry. J Pediatr Surg 38: 997–1000

Perlmutter DH, Shepherd RW (2002) Extrahepatic biliary atresia: a disease or a phenotype? Hepatology 35: 297–304

Petersen C (2004) Surgery in biliary atresia – futile or futuristic? Eur J Pediatr Surg 14: 226–229

Petersen C (2006) Pathogenesis and treatment opportunities for biliary atresia. Clin Liver Dis 10: 73–88

Reuben A (2003) The sensei of Sendai: correcting the uncorrectable. Hepatology 37: 952–955

Sokol RJ, Mack C, Narkewicz MR, Karrer FM (2003) Pathogenesis and outcome of biliary atresia: current concepts. J Pediatr Gastroenterol Nutr 37: 4–21

16.3 Familiäre intrahepatische Cholestase

E. Sturm

Familiäre intrahepatische Cholestasen formen eine Gruppe von Erkrankungen mit ähnlichen klinischen Charakteristika und einem familiären Auftreten. Allen diesen Erkrankungen liegt eine Störung der hepatozellulären Gallesekretion oder des intrahepatischen Galletransports durch eine Fehlbildung der Gallenwege zugrunde. Bei vielen Formen der familiären intrahepatischen Cholestase mit monogenetischem Hintergrund wurde der zugrunde liegende genetische Defekt identifiziert. Dies hat wesentlich zum Verständnis der Physiologie und Pathophysiologie des Galletransports beigetragen und ermöglicht in vielen Fällen den gezielten Einsatz diagnostischer Verfahren. Eine frühzeitige und sichere Diagnosestellung trägt zu einer günstigeren Prognose bei, da die spezifische Therapie effektiver eingesetzt werden kann.

16.3.1 Progressive familiäre intrahepatische Cholestase (PFIC): Pathophysiologie und Genetik

Unter physiologischen Umständen übernimmt die kanalikuläre Membran der Hepatozyten eine Schlüsselfunktion bei der Ausscheidung von Gallebestandteilen. Der Transport vom Plasma- zum Gallekompartiment erfolgt gegen osmotische und chemische Gradienten. Um diesen Transport aufrechtzuerhalten, befinden sich in dieser Membran spezialisierte **Transportproteine,** die anionische und kationische Substrate unter Verbrauch von Energie in die Galle pumpen. Die Sekretion in den Gallekanalikulus ist der wichtigste Abschnitt beim Transport von Gallensäuren und anderen Gallebestandteilen vom Blut zur Galle. Das Protein »bile salt excretory pump« (BSEP) transportiert monovalente Gallensäuren. Am Phospholipidtransport sind das MDR-3 (»Multidrug-resistance«-Glykoprotein 3) und das FIC-I-Protein (»Familial-intrahepatic-cholestasis«-I-Protein) beteiligt.

Defekte in den *FIC-1-, BSEP-* und *MDR-3-*Genen sind für klinisch unterschiedliche Formen der PFIC, deren erste Beschreibung im Jahre 1969 durch Clayton erfolgte, verantwortlich (◘ Abb. 16.2). In einer isoliert lebenden Religionsgemeinschaft der Amish im US-Bundesstaat Pennsylvania erkrankten mehrere Kinder einer Familie im ersten Lebensjahr mit Cholestase, Pruritus, Steatorrhö und Gedeihstörung. Im Verlauf der Erkrankung entwickelte sich im frühen Kindesalter eine Leberzirrhose. Durch den Namen der betroffenen Familie erhielt die Erkrankung den Namen »**Byler-Disease**«. Obwohl diese Bezeichnung zunächst als Synonym für alle Formen der familiären intrahepatischen Cholestase verwendet wurde, erwies sich die weitergehende Nomenklatur als problematisch. Die Byler-Disease ist daher heute nur eine Unterform in einer Gruppe von Erkrankungen mit ähnlichem klinischen Bild, aber unterschiedlichen Pathomechanismen. Die Bezeichnung »Progressive familiäre intrahepatische Cholestase« hat den Vorteil eines mehr übergeordneten Begriffs, ist jedoch streng genommen nur anwendbar, wenn mindestens 2 Angehörige einer Familie betroffen sind.

Die verschiedenen Formen der PFIC sind in ◘ Tab. 16.3 dargestellt.

Typ 1 (PFIC-1)

Bei der PFIC-1 besteht die Cholestase zunächst episodisch, in späteren Phasen kontinuierlich. Die Patienten sind kleinwüchsig und leiden zusätzlich zu Cholestase und Juckreiz unter Diarrhö, Pankreatitis und Gehörverlust. Auffällig ist ein initial **blander histologischer Befund** des Lebergewebes. Die großen Gallengänge sind in ihrer Morphologie nicht verändert. Es bestehen eine kanalikuläre Cholestase ohne Hepatozytendegeneration, entzündliche Infiltrate und Fibrose. Elektronenmikroskopisch lässt sich eine Hypoplasie der kanalikulären Mikrovilli erkennen, außerdem ein verdicktes perikanalikuläres Netz von Mikrofilamen-

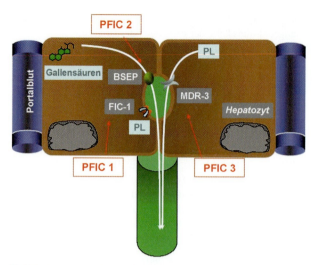

◘ **Abb. 16.2.** Hepatobiliärer Transport von Gallensäuren und anderen Gallebestandteilen durch 2 schematisch dargestellte Hepatozyten um einen Gallekanalikulus: Nach Aufnahme aus dem portalen Blut werden die Gallensäuren an der kanalikulären Seite durch das Transportprotein *BSEP* (»bile salt export pump«) in die Galle ausgeschieden. Das BSEP fällt bei PFIC-2 als Gallensäurentransporter aus. Bei PFIC-1 besteht eine Störung in der Funktion des *FIC-1*-Proteins (»Familial-intrahepatic-cholestasis«-I-Protein). Bei PFIC-1 und -2 resultieren die Defekte an den Transportproteinen in einer Akkumulation von Gallensäuren in den Hepatozyten und dadurch in einer Zellschädigung. Bei PFIC-3 liegt ein Defekt des MDR- (»Multidrug-resistance«-)Proteins 3 (*MDR-3*) vor. MDR-3 ist für den Transport von Phospholipiden (*PL*) in den Gallekanalikulus verantwortlich. Diese Phospholipide sind für den Schutz der Gallengangzellwände entscheidend. Bei PFIC-3 wirken Gallensäuren auf die ungeschützten Zellwände ein, es kommt zu Cholangitis und Fibrose

ten sowie auffallend granulär veränderte Galle (sog. Byler-Galle). Charakteristisch ist eine normale Serumaktivität der γ-Glutamyl-transpeptidase (γ-GT) bei gleichzeitig signifikanter Erhöhung anderer Cholestaseparameter wie der Gallensäurenkonzentration im Serum. Die Natriumkonzentration beim Schweißtest kann erhöht sein.

Der Defekt ließ sich dem **FIC-1-Lokus** auf Chromosom 18 zuordnen (q21-q22). Die Expression des FIC-1-Proteins, für das dieses Gen kodiert, ist in Pankreas, Dünndarm und Magen hoch und in der Leber gering. Dies erklärt die häufig auftretenden, nichtleberspezifischen Manifestationen wie Pankreatitis. Es ist noch nicht geklärt, inwiefern Mutationen im *FIC-1*-Gen zur Pathophysiologie der PFIC-1 beitragen.

Typ 2 (PFIC-2, BSEP-Mangel, Byler-Syndrom)

Bei PFIC-Patienten mit geringer γ-GT-Aktivität im Serum außerhalb der Amish-Gemeinden in den USA, aber auch in Europa und Asien, wurde noch ein anderer Genotyp identifiziert. Bei diesen Patienten fanden sich Mutationen auf Chromosom 2q24. Das betroffene Gen kodiert für das **BSEP-Protein.** Verschiedene Mutationen können zu unterschiedlichen Verläufen dieser Erkrankung führen. Im Lebergewebe ist dieses Protein meist nicht nachweisbar (◘ Abb. 16.3). Histologisch findet man in frühen Stadien das Bild einer Riesenzellhepatitis mit progressiver Fibrose und in späteren Stadien Gallengangproliferate. Klinisch sind auch diese Patienten kleinwüchsig und leiden an einem teilweise extremen Juckreiz. Extrahepatische Manifestationen sind selten. Ikterus kann episodisch oder kontinuierlich auftreten, eine Hepatosple-

16.3 · Familiäre intrahepatische Cholestase

Tab. 16.3. Formen der progressiven familiären intrahepatischen Cholestase (PFIC)

Erkrankung	Chromosomale Lokalisation	Ursächliches Gen	Phänotyp	Behandlung
PFIC-1	18q21	FIC-1 (ATP-8-B-1) – Aminophospholipidtranslokator	Zunächst episodisch, danach kontinuierlich Cholestase, Ikterus, Diarrhö, Pankreatitis und Pruritus; Kleinwuchs; granuläre Struktur der Galle, normale Aktivität der γ-GT	Ursodesoxycholsäure, partielle externe Galleableitung, Lebertransplantation
PFIC-2	2q24	BSEP (ABCB-11)	Neonatale Hepatitis, progressive Cholestase, extremer Pruritus, Kleinwuchs, lobuläre und portale Fibrose; BSEP-Protein nicht detektierbar, normale Aktivität der γ-GT	Ursodesoxycholsäure, partielle externe Galleableitung, Lebertransplantation
PFIC-3	7q21	PGY-3 (ABCB-4, MDR-3)	Cholestase, portale Hypertension; Gallengangproliferation und Fibrose; MDR-3 nicht detektierbar, Aktivität der γ-GT erhöht	Ursodesoxycholsäure, Lebertransplantation
Gallensäurensynthesedefekte	8q2.3	Δ4-3-Oxosteroid-5β-Reduktase, 3β-Hydroxy-C27-Steroiddehydrogenase/-isomerase, 24,25 »dihydroxy cholanoic cleavage enzyme«	Cholestase und neonatale Hepatitis; Aktivität der γ-GT und Serumgallensäurenkonzentration normal, selten erhöht	Cholsäure, Chenodesoxycholsäure, Ursodesoxycholsäure, einzeln oder in Kombination, je nach Subtyp

BSEP »bile salt excretory pump«; *FIC* »familial intrahepatic cholestasis«; *MDR* »multidrug resistance«; *PGY* P-Glykoprotein

nomegalie liegt oft vor. Die Erkrankung verläuft progressiv, sodass häufig in der ersten Lebensdekade eine terminale Leberzirrhose entsteht.

Typ 3 (MDR-3-Mangel)

Dieser dritte Typ der PFIC-Erkrankungen unterscheidet sich klinisch von anderen Formen. Die Aktivität der γ-GT im Serum ist deutlich erhöht, und der histologische Befund des Lebergewebes zeigt deutliche Gallengangproliferationen sowie eine portale und periportale Fibrose. Mutationen im Gen, das für das **MDR-3-Protein** kodiert (Chromosom 7q21), führen zu einer unzureichenden Expression dieses Proteins an der kanalikulären Membran der Hepatozyten. Dadurch kommt es zu einem Mangel an Phospholipiden und an Mizellen- oder Vesikelbildung in der Galle. Dies hat zur Folge, dass ungebundene Gallensäuren die Epithelzellen der Gallengänge beschädigen, was zum klinischen Bild einer Cholangitis führt. Abhängig von der Mutation des *MDR-3*-Gens werden Patienten im Kindes- oder erst im Erwachsenenalter symptomatisch. Pruritus und Minderwuchs sind weniger stark ausgeprägt, dafür stehen Komplikationen durch portale Hypertension im Vordergrund, etwa Blutungen aus gastroösophagealen Varizen. In Familien betroffener Patienten ist die Prävalenz von Gallensteinerkrankungen und der Schwangerschaftscholestase erhöht.

Benigne rekurrierende intrahepatische Choletase (BRIC)

Obwohl bei BRIC wiederholt Episoden mit Cholestase auftreten, entwickelt sich in den meisten Fällen keine chronische Lebererkrankung. Episodisch erhöhte Werte der Gallensäurenkonzentration im Serum scheinen keinen bleibenden Schaden zu verursachen, was für die Anwesenheit kompensatorischer Mechanismen spricht, welche die toxische Wirkung der Gallensäureakkumulation vorrübergehend neutralisieren können. Während cholestatischer Episoden sind die Patienten deutlich ikterisch und leiden unter erheblichem Juckreiz sowie unter Steatorrhö und Gewichtsverlust. Wie bei PFIC-1 ist die Aktivität der γ-GT nicht erhöht. Pankreatitis, Diabetes mellitus und Nierensteine kommen bei Patienten mit BRIC häufiger vor. Wie bei PFIC-1 sind in vielen Fällen **Mutationen des *FIC-1*-Gens** für die BRIC verantwortlich. Bei einigen Patienten konnten jedoch keine Defekte auf Chromosom 18 festgestellt werden.

Gallensäurensynthesedefekte (PFIC-4)

Gallensäurensynthesedefekte können phänotypisch der PFIC-2 ähneln. So können Defekte der 3β-Hydroxy-C27-Steroiddehydrogenase/-isomerase das Bild einer neonatalen Riesenzellhepatitis verursachen. Auch ein Mangel an Δ4-3-Oxosteroid-5β-Reduktase und an 3β-Δ5-C27-Hydroxysteroidoxidoreduktase sowie

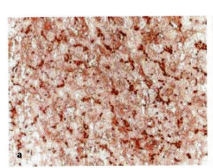
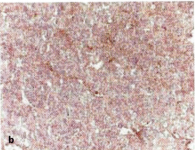

Abb. 16.3a, b. Immunhistochemische Untersuchung von Lebergewebe mit einem Antikörper gegen BSEP (»bile salt excretory pump«). **a** Lebergewebe einer gesunden Kontrollperson mit bräunlicher Anfärbung des BSEP-Proteins an Gallekanalikuli. Diese Färbung ist im Lebergewebe eines Patienten mit PFIC-2 (**b**) nicht sichtbar.

Mutationen des »24,25 dihydroxycholanoic cleavage enzyme« verursachen ein Krankheitsbild mit neonataler Cholestase und progressivem Ikterus, erhöhten Transaminasenwerten und Hyperbilirubinämie durch konjugiertes Bilirubin. Die Aktivität der γ-GT ist in der Mehrzahl der Fälle normal. Ätiologisch liegen diesen Erkrankungen ein durch ungenügende Gallensäurensynthese **unzureichender Gallefluss** sowie eine **toxische Wirkung** der akkumulierten Metabolite zugrunde. C27-Hydroxylase-Defekte führen zur zerebrotendinösen Xanthomatose, einer autosomal-rezessiv vererbten Lipidspeichererkrankung. Cholestanol und Cholesterol lagern sich im zentralen Nervensytem und in Gefäßen ab, was zu einer progressiven neurologischen Erkrankung und zur Atherosklerose führt, nicht jedoch zu einer neonatalen Cholestase.

16.3.2 Alagille-Syndrom (Arteriohepatische Dysplasie)

Epidemiologie und Genetik

Das Alagille-Syndrom wurde erstmals 1973 und 1975 durch Watson und Miller sowie Alagille beschrieben. Sie berichteten über Patienten mit neonataler **Cholestase** in Assoziation mit einer kongenitalen Herzerkrankung, meist einer peripheren Pulmonalstenose. Nach bisherigen Untersuchungen ist das Alagille-Syndrom eine seltene Erkrankung, die mit einer Häufigkeit von 1 : 100.000 auftritt. Wahrscheinlich wird die Inzidenz unterschätzt, da nur Patienten mit deutlichen Symptomen erfasst wurden.

Das Alagille-Syndrom ist eine autosomal-dominant vererbte Erkrankung mit kompletter Penetranz, aber variabler Expression. Beide Geschlechter sind gleichermaßen betroffen. Der Anteil spontaner De-novo-Mutationen ist noch nicht genau definiert, er wird auf >50% geschätzt. Der Gendefekt wurde auf dem *JAG-1-Gen* lokalisiert. Dieses liegt auf dem kurzen Arm von Chromosom 20 (20p12) und kodiert für das Protein Jagged 1. Dieses Protein fungiert als Ligand für ein transmembranöses Rezeptorprotein, Notch 1, das in vielen der bei Alagille-Syndrom betroffenen Organen exprimiert wird, so auch im kardiovaskulären System und in den Gallengängen. Jagged 1 und Notch 1 spielen bei interzellulärer Signaltransduktion, Embryogenese und Zelldifferenzierung eine wichtige Rolle. Signale über den Notch-Rezeptor tragen bei der Organentwicklung zusammen mit anderen Signalgebern entscheidend zu Zelldifferenzierung, Zellproliferation und Apoptose bei. Mutationen des *JAG-1-Gens* können durch Haploinsuffizienz zur Pathogenese beitragen. Dabei kommt es als Konsequenz großer Deletionen und funktionell relevanter Mutationen im betroffenen Gen zu einer ungenügenden Konzentration des kodierten Proteins. Obwohl der Phänotyp des Alagille-Syndroms sehr variabel ist, besteht keine eindeutige Genotyp-Phänotyp-Korrelation. Phänotypische Charakteristika konnten bisher nicht bestimmten Genotypen zugeordnet werden.

Mutationsanalysen ermöglichen eine **genetische Diagnostik** des Alagille-Syndroms. Sie sind jedoch aufgrund der variablen Lokalisation der Genmutationen aufwändig. Häufig werden De-novo-Mutationen identifiziert. Bei der Feststellung einer Mutation bei einem Probanden ist auch eine Identifikation betroffener, klinisch unauffälliger Verwandter leichter möglich. Auch bei Patienten mit isolierten kardialen und zerebrovaskulären Erkrankungen wurden Mutationen des *JAG-1-Gens* festgestellt.

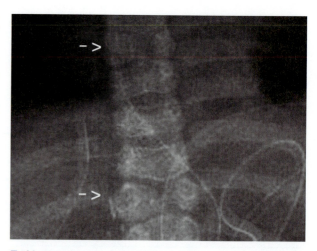

Abb. 16.4. Schmetterlingswirbel in der thorakalen Wirbelsäule bei einem Patienten mit Alagille-Syndrom (*Pfeilmarkierungen*). Mit frdl. Genehmigung von Dr. A. Martijn, Universitätsklinik Groningen, Niederlande

Klinisches Bild

Viele Betroffene fallen bereits im Säuglingsalter durch eine **Hyperbilirubinämie** durch konjugiertes Bilirubin auf. Eine ausgeprägte Cholestase kann zu acholischen Stühlen und dunklem Urin führen. Charakteristisch ist eine Fazies mit breiter Stirn, tiefliegenden Augen, Hypertelorismus und schmalem Kinn (▶ Abschn. 19.1, ◘ Abb. 19.1). Skelettveränderungen sind häufig, darunter Schmetterlingswirbel (◘ Abb. 16.4), meist in der thorakalen Wirbelsäule. Außerdem können Spina bifida occulta, kurze distale Phalangen, Klinodaktylie und eine verkürzte Ulna auftreten. Ophthalmologische Befunde schließen ein Embryotoxon posterior (prominente Schwalbe-Linie am anterioren Kammerwinkel) ein; dies ist jedoch nicht pathognomonisch. Kalzifizierte extrazelluläre Ablagerungen am N. opticus (Drusen) sind dagegen beim Alagille-Syndrom, nicht jedoch bei anderen cholestatischen Erkrankungen zu finden.

Unter den **kardialen Veränderungen** finden sich häufig Pulmonalarterienstenosen, aber auch eine ausgeprägte Hypoplasie der Pulmonalarterie sowie Fallot-Tetralogie, Pulmonalklappenstenose, Aortenstenose, Ventrikelseptumdefekt, Vorhofseptumdefekt und Lungenvenenfehleinmündung. Die Ausprägung der kardialen Symptomatik kann sehr unterschiedlich sein.

> Eine genaue Beurteilung der kardialen Funktion ist bei Patienten, die in Hinblick auf eine mögliche Lebertransplantation untersucht werden, besonders wichtig.

Im Vordergrund der klinischen Symptomatik steht häufig die **ausgeprägte Cholestase** mit teilweise extremem Juckreiz und Fettmalabsorption. Kleinwuchs und Gedeihstörung können durch eine intrauterine oder syndrombedingte Wachstumsstörung, aber auch durch Fettmalabsorption und exokrine Pankreasinsuffizienz bedingt sein. Über die im Vordergrund stehenden kardialen und hepatogenen Symptome hinaus können noch weitere Veränderungen bestehen. Konzentrationsstörungen des Urins, Nephrolithiasis, hypoplastische Nieren und membranöse Nephropathie weisen auf eine renale Beteiligung hin. Vaskuläre Fehlbildungen können die Aorta und das zerebrale Gefäßsystem, aber auch die Lebergefäße betreffen. Mentale Entwicklungsverzögerungen sind u. U. Teil des Syndroms. Durch Verbesserung der Ernährung und erfolgreiche Therapie der chronischen Beschwerden, insbesondere des Juckreizes, lassen sich Verhaltensänderungen und eine Besserung der mentalen Entwicklung erreichen. Xanthome entstehen häufig aufgrund der extremen Hypercholesterinämie.

Prognose

Die Prognose wird vorwiegend durch die kardiovaskulären und hepatischen Veränderungen bestimmt. Bei vielen Patienten verläuft das Alagille-Syndrom im Kindesalter günstig. Die **Mortalität** von 20–30% ist durch kardiovaskuläre Komplikationen, interkurrente Infektionen und die Progression der Lebererkrankung bedingt.

16.3.3 Diagnostik

Anamnese

Alle familiären Cholestaseformen können sich primär durch einen **Icterus prolongatus** im Neugeborenalter präsentieren. Bei den meisten Patienten mit Alagille-Syndrom entsteht in der Säuglingsperiode ein Ikterus. PFIC-1 und -2 beginnen häufig im ersten Lebensjahr. Die Kinder fallen durch Ikterus oder extremen Juckreiz auf. Unentwegtes Kratzen kann erhebliche Hautläsionen verursachen, außerdem schlafen die Kinder durch den hartnäckigen Pruritus schlecht. Häufig zieht dies sekundäre Entwicklungsverzögerungen nach sich. Das Alagille-Syndrom kann sich durch die unterschiedliche Ausprägung der Symptome in jedem Alter manifestieren. Bei vielen Patienten wird eine unzureichende Gewichtszunahme dokumentiert. Auch ohne Koagulopathie neigen Patienten mit einem Alagille-Syndrom zu intrazerebralen Blutungen, dies kann auch die Erstmanifestation darstellen. Häufig liefert die Familienanamnese wertvolle Informationen; aufgrund von Spontanmutationen kann sie beim Alagille-Syndrom aber auch unauffällig sein.

Laboruntersuchungen

Einige der Standardleberfunktionsparameter eignen sich gut zur Differenzierung der familiären Cholestasen. Die **Aktivität der γ-GT** ist dabei von entscheidender Bedeutung (◘ Tab. 16.3). Bei PFIC-1 und -2 sowie bei den häufigeren Formen der Gallensäurensynthesedefekte ist die γ-GT-Aktivität normal oder gering erhöht. Bei PFIC-3 und beim Alagille-Syndrom ist die Enzymaktivität signifikant höher (>10faches des oberen Referenzwertes). Bei allen familiären Cholestaseerkrankungen liegen die Aktivitäten von ASAT (Aspartataminotransferase), ALAT (Alaninaminotransferase) und alkalischer Phosphatase sowie die Bilirubinkonzentration im fortgeschrittenen Stadium deutlich über dem Normbereich. Die Gesamtkonzentration der Gallensäuren im Plasma ist bei PFIC und Alagille-Syndrom immer deutlich erhöht, nur bei einigen Gallensäurensynthesedefekten ist sie normal. Der Nachweis anormaler Gallensäurenspezies oder -metaboliten durch chromatographische oder massenspektrometrische Analysen kann bei der weiteren Analyse hilfreich sein. Die **Lipidkonzentrationen** im Plasma eignen sich ebenfalls zur Differenzierung: Beim Alagille-Syndrom sind extreme Cholesterinkonzentrationen im Plasma auffallend. Dies ist durch das Vorliegen von Lipoprotein X in hohen Konzentrationen bedingt. Bei PFIC ist die Cholesterinkonzentration dagegen normal. Bei PFIC-3 ist der Quotient aus Phospholipid- und Gallensäurenkonzentration in der Galle deutlich erniedrigt.

Histologische Diagnostik

Die histologische Beurteilung des Lebergewebes kann entscheidende Hinweise zur **Differenzierung der familiären Lebererkrankungen** geben: Bei PFIC können je nach Subtyp verschiedene Veränderungen vorliegen. In frühen Stadien finden sich bei PFIC-1 und -2 kaum Veränderungen der Gallenwege, jedoch eine blande Cholestase oder eine neonatale Hepatitis mit Riesenzellen. In späten Stadien zeigt sich eine ausgeprägte Fibrose oder Zirrhose, seltener in Kombination mit Gallengangproliferaten. Bei PFIC-3 dagegen steht auch in frühen Stadien die Beschädigung der Gallenwege im Sinne einer Cholangitis mit granulozytären Infiltraten und progressiver portaler Fibrose im Vordergrund. Es können zudem Gallengangproliferate sichtbar sein.

In spezialisierten Zentren ist eine **immunohistochemische Untersuchung** zum Nachweis der bei PFIC mutierten Proteine möglich. Bei PFIC-2 ist bei der Mehrheit der Patienten das BSEP-Protein und bei PFIC-3 das MDR-3-Protein nicht detektierbar. Beim Alagille-Syndrom ist typischerweise die Anzahl der kleinen, portalen Gallengänge vermindert. Leider findet sich dieser Befund der Gallenganghypoplasie nur bei 60% der Kinder unter 6 Monaten, aber zu 95% bei älteren Patienten. Die Differenzierung des Alagille-Syndroms von der biliären Atresie ist sehr wichtig und für die weitere Betreuung und Behandlung des Patienten entscheidend. Häufig findet sich bei Patienten mit Alagille-Syndrom bei der nuklearmedizinischen Beurteilung eine unzureichende Exkretion des Tracers in den Dünndarm. Daher kommt der histologischen Beurteilung bei der Abgrenzung des Alagille-Syndroms gegenüber der biliären Atresie eine entscheidende Rolle zu. Bei der biliären Atresie finden sich v. a. Gallengangproliferate; eine Hypoplasie ist dagegen sehr ungewöhnlich. Mehrkernige Riesenzellen sind bei beiden Erkrankungen anzutreffen. Obwohl Alagille-Syndrom und biliäre Atresie in sehr seltenen Fällen zusammen auftreten können, finden sich beim Alagille-Syndrom hypoplastische, aber durchgängige extrahepatische Gallenwege. Daher trägt eine cholangiographische Bildgebung häufig zur Differenzierung dieser Diagnosen bei. Bei unspezifischen Befunden bei sehr jungen Säuglingen ist eine Wiederholung der Biopsie nach 2–3 Wochen zu erwägen. Dabei ist jedoch auch die bessere Prognose durch die chirurgische Behandlung der biliären Atresie vor dem 60. Lebenstag zu berücksichtigen.

 Durch eine sorgfältige präoperative Diagnostik ist die Anlage einer Portoenterostomie nach Kasai (▶ Abschn. 16.2.5) bei Patienten mit Alagille-Syndrom zu vermeiden. Dieser Eingriff verschlechtert die Prognose der Patienten. Sechzig Prozent der mittels Portoenterostomie behandelten Kinder müssen später lebertransplantiert werden.

16.3.4 Therapie

Medikamentöse Therapie

Die medikamentöse Behandlung von Kindern mit PFIC-1 bis -3 ändert in der Mehrheit der Fälle nichts am progressiven Verlauf der Erkrankung. Detaillierte Therapiestudien, die den Genotyp mit Ansprechen auf unterschiedliche Behandlungen korrelieren, existieren noch nicht. Eine Untergruppe von Patienten mit PFIC-2 scheint von **Ursodesoxycholsäure** zu profitieren; es kommt zu einer Verbesserung des Juckreizes. Ursodesoxycholsäure ist eine hydrophile Gallensäure und kann bei weniger ausgeprägten Formen der PFIC-3, z. B. bei Heterozygoten, die schädigende Wirkung von lipophilen Gallensäuren auf die Gallengangzellen vermindern. Auch beim Alagille-Syndrom lassen sich der Pruritus und die Hypercholesterolämie durch Ursodesoxycholsäure in einigen Fällen bessern.

Abhängig vom Subtyp ist bei Gallensäurensynthesedefekten eine Therapie mit **primären Gallensäuren** (Cholsäure bei 3β-Hydroxy-C27-Steroiddehydrogenase-/-isomerase-Defekt) ohne oder – bei Δ4-3-Oxosteroid-5β-Reduktase-Mangel – mit Ursodesoxycholsäure sinnvoll. Bei PFIC und Alagille-Syndrom kann **Rifampicin** in einer Dosis von 10 mg/kg KG als Antipruritikum eingesetzt werden. Im Erwachsenenalter bestehen Erfahrungen mit Naltrexon, einem oral wirksamen Morphinantagonisten, gegen den Juckreiz; die Erfahrungen im Kindesalter sind jedoch begrenzt.

Ernährungstherapie

Gedeihstörungen müssen durch eine konsequente Ernährungs- und Substitutionstherapie behandelt werden. Durch die Malabsorption langkettiger Fettsäuren können Nahrungssupplemente mit **mittelkettigen Triglyzeriden** Vorteile bieten. Ein Mangel an essenziellen Fettsäuren lässt sich durch parenterale Gaben ausgleichen. Zahlreiche Patienten sind nicht in der Lage, selbstständig ausreichend Nahrung zu sich zu nehmen, um eine ausreichende Entwicklung und ein adäquates Wachstum zu gewährleisten. In diesem Fall kann sich eine Nahrungszufuhr per Sonde oder perkutane Gastrostomie als vorteilhaft erweisen. Auf eine ausreichende Zufuhr fettlöslicher Vitamine ist zu achten.

Chirurgische Therapie

Eine **partielle externe biliäre Ableitung** (PEBA; ◘ Abb. 16.5) wird als Behandlung bei Kindern mit Juckreiz aufgrund einer familiären cholestatischen Lebererkrankung bei PFIC-1 und -2 sowie beim Alagille-Syndrom eingesetzt. Dabei wird ein etwa 15 cm langes Jejunumsegment proximal an die Gallenblase anastomosiert, distal entsteht ein Stoma an der Bauchwand. Damit wird etwa die Hälfte der täglich sezernierten Menge an Galle nach extern abgeführt und verworfen. Die meisten der so behandelten Patienten mit familiären Cholestaseerkrankungen erfahren durch diese Behandlung eine signifikante Verminderung des Juckreizes. Bei einigen Patienten ist auch eine Rückbildung fibrotischer Veränderungen des Lebergewebes beschrieben. Eine Kombinationstherapie der PEBA mit Ursodesoxycholsäure und/oder Rifampicin kann die Effektivität der Behandlung noch steigern, insbesondere bei Patienten mit Alagille-Syndrom. Im Stadium der terminalen oder präterminalen Leberinsuffizienz mit Zirrhose sollte eine PEBA jedoch nicht mehr erfolgen. In diesen Stadien ist nur selten eine Verbesserung der Symptomatik zu erzielen, und das Risiko für Komplikationen wie Cholangitis steigt. In diesen Fällen ist eine Lebertransplantation in Erwägung zu ziehen. Eine »interne« Ableitung durch die Anlage einer ileokolischen Anastomose und damit teilweiser funktioneller Ausschaltung des Ileums wurde ebenfalls durchgeführt. Diese Methode ist jedoch weniger effektiv. Studien über den Langzeitverlauf nach diesem Eingriff existieren noch nicht.

Lebertransplantation. Für Patienten mit familiären Cholestaseerkrankungen und terminalem Leberversagen, aber auch mit einem therapieresistenten Pruritus kommt als Behandlung eine Lebertransplantation infrage. Im Rahmen einer eingehenden Voruntersuchung sollte die Eignung des betreffenden Patienten für diese Form der Behandlung überprüft werden (Details ▶ Kap. 19).

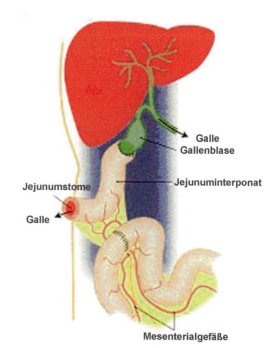

◘ **Abb. 16.5.** Partielle externe biliäre Ableitung (PEBA) bei PFIC-1 und -2 sowie Alagille-Syndrom: Positionierung eines Jejunuminterponats zwischen der Gallenblase und einem Stoma. Dieser Eingriff dient dazu, die Wiederaufnahme von Gallensäuren durch den Darm zu vermindern. Dies führt wahrscheinlich zu einer Verminderung des Gallensäuren-Pools im Körper

Patienten mit Alagille-Syndrom weisen häufig signifikante vaskuläre und kardiale Fehlbildungen auf. Bei der Vorbereitung auf eine Transplantation ist das Ausmaß dieser Fehlbildungen in Bezug auf hämodynamische Komplikationen vor, während und nach der Transplantation genau zu evaluieren. Durch die extrahepatische Manifestation des Alagille-Syndroms sind auch andere Untersuchungen indiziert, etwa zur Beurteilung der Nierenfunktion. Patienten mit PFIC, die nicht auf eine medikamentöse Therapie oder eine PEBA ansprechen oder dafür nicht geeignet sind, sollten frühzeitig an ein Transplantationszentrum überwiesen werden. Verwandte Lebendspender sind beim Alagille-Syndrom sehr genau auf mögliche Gallenwegs- oder Gefäßanomalien hin zu untersuchen. Eine Lebendspende bei PFIC ist möglich und wurde in vielen Fällen bereits erfolgreich durchgeführt. Jedoch ist unklar, ob für das Transplantat eines heterozygoten Spenders das Risiko der Entstehung eines Cholestasesyndroms erhöht ist.

Literatur

Arnell H, Nemeth A, Anneren G, Dahl N (1997) Progressive familial intrahepatic cholestasis (PFIC): evidence for genetic heterogeneity by exclusion of linkage to chromosome 18q21-q22. Hum Genet 100 (3–4): 378–381

Colliton RP, Bason L, Lu FM, Piccoli DA, Krantz ID, Spinner NB (2001) Mutation analysis of Jagged1 (JAG1) in Alagille syndrome patients. Hum Mutat 17 (2): 151–152

de Vree JM, Jacquemin E, Sturm E et al. (1998) Mutations in the MDR3 gene cause progressive familial intrahepatic cholestasis. Proc Natl Acad Sci USA 95 (1): 282–287

Emond JC, Whitington PF (1995) Selective surgical management of progressive familial intrahepatic cholestasis (Byler's disease). J Pediatr Surg 30 (12): 1635–1641

Jacquemin E, Hermans D, Myara A et al. (2001) Ursodeoxycholic acid therapy in pediatric patients with progressive familial intrahepatic cholestasis. Hepatology 25 (3): 519–523

Jansen PL, Muller M, Sturm E (2001) Genes and cholestasis. Hepatology 34: 1067–1074

Jansen PL, Strautnieks SS, Jacquemin E et al. (1999) Hepatocanalicular bile salt export pump deficiency in patients with progressive familial intrahepatic cholestasis. Gastroenterology 117 (6): 1370–1379

Kamath BM, Loomes KM, Oakey RJ et al. (2002) Facial features in Alagille syndrome: specific or cholestasis facies? Am J Med Genet 112 (2): 163–170

Kamath BM, Spinner NB, Emerick KM et al. (2004) Vascular anomalies in Alagille syndrome: a significant cause of morbidity and mortality. Circulation 109 (11): 1354–1358

Kasahara M, Kiuchi T, Inomata Y et al. (2003) Living-related liver transplantation for Alagille syndrome. Transplantation 75 (12): 2147–2150

Klomp LW, Vargas JC, van Mil SW et al. (2004) Characterization of mutations in ATP8B1 associated with hereditary cholestasis. Hepatology 40 (1): 27–38

Lykavieris P, Crosnier C, Trichet C, Meunier-Rotival M, Hadchouel M (2003) Bleeding tendency in children with Alagille syndrome. Pediatrics 111 (1): 167–170

Piccoli DA, Spinner NB (2001) Alagille syndrome and the Jagged1 gene. Semin Liver Dis 21 (4): 525–534

Strautnieks SS, Bull LN, Knisely AS et al. (1998) A gene encoding a liver-specific ABC transporter is mutated in progressive familial intrahepatic cholestasis. Nat Genet 20 (3): 233–238

16.4 Behandlung der Cholestase

M. Melter

Die Therapie des chologenen Pruritus ist ein wesentlicher Bestandteil der Cholestasetherapie. Der chologene Pruritus ist oft schwer zu behandeln und schränkt die Lebensqualität der Betroffenen erheblich ein (Schlafstörungen etc.), sodass diese nicht selten auch suizidal sind.

Die Ätiologie des chologenen Pruritus ist ungeklärt. Es wird vermutet, dass bei Cholestase der Transport (oder Metabolismus?) hepatisch synthetisierter pruritogener Substanzen kompromittiert ist und sich diese konsekutiv im Blut (und im Gewebe) akkumulieren. Wesentliche diesbezügliche Kandidaten sind (hydrophobe) Gallensäuren sowie deren Derivate, die evtl. durch Bindung an epidermale Proteine/Makrophagen pruritogen wirken könnten. Unterstützt wird diese Hypothese durch die Beobachtung, dass eine Injektion von Gallensäuren in menschliche Haut mit einem Pruritus assoziiert ist. Allerdings weist ein Teil der Patienten mit hohen Serumgallensäurenkonzentrationen keinen Pruritus auf, was gegen Gallensäuren als alleiniges auslösendes Agens des chologenen Pruritus spricht.

Für die meisten der cholestatischen Erkrankungen des Kindesalters existiert keine kausale Therapie. Da der primäre Therapieansatz einer Elimination der postulierten Pruritogene nicht möglich ist, erfolgt die Therapie überwiegend empirisch und ist meist unbefriedigend. Die lokale Behandlung (Ultraviolett-B-Bestrahlung, Lidocaingabe etc.) sowie die medikamentöse Therapie mit Antihistaminika, Carbamazepin und anderem bleibt meist ohne Erfolg.

16.4.1 Ursodesoxycholsäure

Ursodesoxycholsäure ist eine hydrophile Gallensäure, die unter physiologischen Bedingungen nur in geringer Konzentration in der Galle des Menschen vorkommt. Sie wird erfolgreich zur Behandlung von Gallensteinen sowie zahlreicher anderer cholestatischer und entzündlicher Lebererkrankungen eingesetzt. Ursodesoxycholsäure gilt heute auch im Kindesalter als **Standardtherapie** bei allen cholestatischen Erkrankungen (Kardorff et al. 1996).

Unabhängig von der Ursache kommt es bei einer Cholestase zu einer Alteration der Gallensäurenhömoostase mit Abnahme der hepatischen und serologischen Konzentration der im Darm synthetisierten sekundären Gallensäuren. Parallel wird die Halbwertszeit der vermindert ausgeschiedenen primären Gallensäuren verlängert. Hieraus resultiert ein mehr hydrophober Gallensäuren-Pool. **Hydrophobe Gallensäuren** aggregieren schon bei niedrigeren Konzentrationen, was wegen deren geringerer osmotischer Potenz mit einem deutlich verminderten Gallefluss assoziiert ist. Die retenierten hydrophoben Gallensäuren führen zu funktionellen und strukturellen Störungen der Hepatozyten (Oelberg u. Lester 1986).

Ursodesoxycholsäure wird erst im alkalischen Milieu des Dünndarms langsam gelöst, nach portaler Aufnahme in die galleslöslichen Formen Tauro- und Glykoursodesoxycholsäure konjugiert und dann in die Galle ausgeschieden. So wird via enterohepatischem Kreislauf der Gallensäuren-Pool vergrößert und in seiner Zusammensetzung zugunsten der Ursodesoxycholsäurekonjugate verändert. Darüber hinaus induziert Ursodesoxycholsäure einen HCO_3-reichen, induzierten Gallefluss **(Cholorese)** und eine verbesserte Konjugation. Durch eine Verdrängung hydrophober Gallensäuren aus dem Gallensäuren-Pool und den Hepatozyten wirkt Ursodesoxycholsäure hepatoprotektiv (Heuman 1993). Darüber hinaus scheint Ursodesoxycholsäure bestimmte Membrantransporter direkt zu beeinflussen sowie membranstabilisierende und antiapoptotische Effekte aufzuweisen. Schließlich wird angenommen, dass Tauroursodesoxycholsäure über eine Suppression der hepatozytären Klasse-II-MHC-Antigene und eine konsekutiv verminderte Zytokinfreisetzung einen immunmodulatorischen, antiinflammatorischen Effekt besitzt (Yoshikawa et al. 1992).

> ❗ Bei der Therapie mit Ursodesoxycholsäure ist zu bedenken, dass der im Dünndarm nicht resorbierte Anteil evtl. eine chologene Diarrhö bewirken kann und/oder im Kolon bakteriell zu hydrophoben Gallensäuren umgewandelt wird, was einen paradoxen Effekt der Therapie erklärt.

Ursodesoxycholsäure ist bei primär biliärer Zirrhose, primär sklerosierender Cholangitis und chronischer »graft versus host disease« mit einem verminderten Pruritus, einem verbesserten körperlichen Befinden, einer verzögerten Komplikationsentwicklung sowie einer verbesserten Lebersynthesefunktion und einer signifikanten Verminderung der serologischen Cholestaseparameter und der Transaminasenaktivitäten assoziiert (de Caestecker et al. 1991). Bei primär biliärer Zirrhose bleibt der Fibrosegrad unverändert, was die Bedeutung eines frühzeitigen Therapiebeginns unterstreicht. Ein positiver Einfluss auf die morphologischen Veränderungen der primär sklerosierenden Cholangitis konnten nicht belegt werden. Im Rahmen der wenigen, unkontrollierten Studien über den Stellenwert der Ursodesoxycholsäurebehandlung bei Kindern mit cholestatischen Erkrankungen konnte ebenfalls eine signifikante Reduktion von Transaminasenaktivitäten und Cholestaseparametern sowie des Pruritus gezeigt werden (Balistreri et al. 1992). Bei Patienten mit extrahepatischer Gallengangatresie kann Ursodesoxycholsäure weder das Überleben noch die Notwendigkeit einer Lebertransplantation beeinflussen, verlängert aber das transplantationsfreie Überleben und vermindert die Prätransplantationsmorbidität (Balistreri et al. 1992; Kardorff et al. 1996). Bei zystischer Fibrose, progressiver familiärer intrahepatischer Cholestase (PFIC; ▶ Abschn. 16.3) und anderen chronischen cholestatischen Erkrankungen verbessert Ursodesoxycholsäure den Pruritus, den Ernährungszustand, den Gallefluss sowie die Laborparameter der Cholestase und der hepatozellulären Schädigung. Zudem kann sie die **Progression zur Leberzirrhose** verzögern, jedoch nicht aufhalten (Cottin et al. 1990; Kardorff et al. 1996). Im Gegensatz dazu scheint eine rechtzeitige Ursodesoxycholsäuretherapie bei PFIC Typ 3 kurativ zu sein (Borgeat et al. 1993). Während es nicht selten zu einem Anstieg der Gesamtgallensäurenkonzentration im Serum kommt – der auf eine Akkumulation der Ursodesoxycholsäure zurückzuführen ist –, werden schwerwiegende Nebenwirkungen praktisch nicht beobachtet (Cottin et al. 1990; Kardorff et al. 1996).

Ursodesoxycholsäure stellt heute das Therapeutikum der ersten Wahl bei allen pädiatrischen Patienten mit signifikanter Cholestase dar. Während die allgemeine **Dosisempfehlung** für Erwachsene 10–20 mg/kg KG beträgt, wurde bei Kindern der größte Effekt bei einer Dosis von bis zu 30 mg/kg KG beobachtet (Balistreri et al. 1992). Wir empfehlen bei allen Kindern mit Cholestase eine Dosis von 20–30 mg/kg KG/Tag in (2–)3 Einzeldosen. Eine Reduktion der Dosis sollte nur bei relevanten Nebenwirkungen (chologene Diarrhö, paradoxer Anstieg der Gallensäurenkonzentration) erfolgen. Darüber hinaus behandeln wir Kinder im ersten Jahr nach Lebertransplantation mit einer Dosis von 10–15 mg/kg KG/Tag.

16.4.2 Enzyminduktion

Die Cholestase ist mit einer Inhibition fremdstoffmetabolisierender Enzyme (Monooxygenasen) assoziiert, was die Rationale für die Verwendung enzyminduzierender Substanzen darstellt.

Phenobarbital

Bei chronischer Anwendung bewirkt Phenobarbital eine Aktivitätssteigerung der hepatischen **Monooxygenase** und damit eine Induktion des xenobiotischen Metabolismus, worauf eine Stimulierung der Biotransformation mutmaßlicher Pruritogene beruhen könnte. Phenobarbital wurde kasuistisch erfolgreich zur Prävention der Cholelithiasis eingesetzt.

Ein wesentliches Problem der Behandlung mit Phenobarbital besteht in dessen **zentral dämpfender Wirkung**. Darüber hinaus kommt es durch die induzierte Enzymaktivität zu einem beschleunigten Abbau diverser Therapeutika und zu einer vermehrten Hydroxylierung von Vitamin D zu inaktiven Metaboliten (**Cave:** Rachitis).

Phenobarbital wird in einer Dosis von 3–10 mg/kg KG/Tag in 1–2 Einzeldosen verabreicht. Der **Blutspiegel** sollte dabei 10–20 µg/ml nicht überschreiten.

Rifampicin

Rifampicin ist ein Antibiotikum mit hoher Induktionspotenz für Zytochrom P_{450}-3A4. Es bewirkt bei cholestatischen Lebererkrankungen im Vergleich zu Phenobarbital eine effektivere Verminderung des Pruritus und eine deutlichere Verbesserung der Cholestaseparameter sowie der Transaminasenaktivitäten (Yerushalmi et al. 1999). Sein **antipruritogene Effekt** tritt innerhalb des ersten Monats ein. Dabei scheinen insbesondere Patienten mit Alagille-Syndrom (▶ Abschn. 16.3.2) anzusprechen.

Wenngleich man v. a. mit einer Hepato- und Nephrotoxizität rechnen muss, ist selbst eine Langzeitbehandlung insgesamt sicher, auch bei Kindern (Yerushalmi et al. 1999). Rifampicin wird in einer Dosis von 10 mg/kg KG/Tag in 2 Einzeldosen verabreicht.

16.4.3 Intestinale Binder

Colestyramin

Bei Colestyramin handelt es sich um ein **Anionenaustauscherharz,** das nach oraler Verabreichung nicht resorbiert wird und über eine Bindung verschiedener Substanzen, einschließlich Cholesterin und hydrophober Gallensäuren (und eines »Pruritogens«?), zu deren verminderter intestinaler Absorption und vermehrter fäkaler Ausscheidung führt, mit konsekutiv induzierter hepatischer Gallensäurensynthese. Insbesondere wenn Ursodesoxycholsäure nicht zu einer Verminderung des chologenen Pruritus führt, kann Colestyramin zusätzlich verabreicht werden. Allerdings vermindert Colestyramin nicht nur die Absorption hydrophober Gallensäuren, sondern auch diejenige von Ursodesoxycholsäure (Rust et al. 2000). Colestyramin und Ursodesoxycholsäure sollten deshalb zumindest zu unterschiedlichen Zeitpunkten eingenommen werden. Gleiches gilt für andere Substanzen wie z. B. Thyroxin, Digoxin und fettlösliche Vitamine, die ebenso in ihrer Resorption beeinflusst werden. Da auch Bicarbonat gebunden wird, muss der Säure-Basen-Status der Patienten regelmäßig überwacht und ggf. ausgeglichen werden. Die Wirkung von Colestyramin ist oft nur temporär, und dessen schlechter Geschmack sowie die durch die Substanz bedingte Obstipation beeinflussen die klinische Toleranz zusätzlich.

Colestyramin wird in einer Dosis von 0,25–0,5 g/kg KG/Tag in 2–3 Einzeldosen verabreicht. Bei gleichzeitiger Verabreichung von Ursodesoxycholsäure sollte ein zeitlicher Abstand von mindestens 4–5 Stunden eingehalten werden.

Guarkernmehl

Guarkernmehl ist ein für den Menschen unverdauliches Polysaccharid, welches nach oraler Verabreichung die fäkale Ausscheidung von Gallensäuren und anderen potenziellen Pruritogenen erhöht. Es wird als Gelier- oder Backmittel zur Erhöhung der Wasserbindung verwandt. Ein überreichlicher Verzehr kann zu Flatulenz und abdominellen Schmerzen führen. Im Rahmen einer kontrollierten Studie bewirkte Guarkernmehl in einer Dosierung von 15 g/Tag bei Schwangerschaftscholestase eine effektive Juckreizminderung, ohne dass Nebenwirkungen auftraten (Riikonen et al. 2000).

16.4.4 Partielle biliäre Diversion

Eine medikamentöse Langzeittherapie kann in den meisten Fällen das Fortschreiten der cholestatischen Lebererkrankung nicht verhindern. Interessant sind deshalb neuere chirurgische Verfahren, die eine partielle biliäre Diversion (◘ Abb. 16.5) herbeiführen, indem Galle über ein zwischen Gallenblase und Bauchwand interponiertes Jejunum- oder Appendixkonduit nach außen abgeleitet wird (Rebhandl et al. 1999; Whitington u. Whitington 1988). Dabei fließen etwa 50% der Galle weiterhin in das Duodenum, sodass die Verdauung in der Regel physiologisch verläuft. Hypothetisch wird durch den so **unterbrochenen enterohepatische Kreislauf** der intrahepatische Pool an toxischen Substanzen, z. B. an hydrophoben Gallensäuren, reduziert (Whitington u. Whitington 1988).

Die partielle biliäre Diversion wird derzeit erfolgreich bei **PFIC** angewandt. Ihre Bedeutung bei anderen cholestatischen Erkrankungen ist bisher nicht definiert, wenngleich es kasuistisch auch beim Alagille-Syndrom zu einer Besserung der Symptomatik gekommen sein soll (Whitington u. Whitington 1988). Die meisten Patienten mit PFIC sind bereits wenige Tage postoperativ von ihrem quälenden Juckreiz befreit. Wird die partielle biliäre Diversion durchgeführt, bevor es zu einer fortgeschrittenen Leberfibrose gekommen ist, kann eine komplette Normalisierung aller Parameter der Cholestase und der Leberzellschädigung resultieren, aber auch eine Normalisierung anderer Stoffwechselparameter (z. B. des Fettstoffwechsels) und des Wachstums. Die partielle biliäre Diversion kann den Progress der Erkrankung langfristig suffizient aufhalten, evtl. sogar stoppen (Melter et al. 2000). Da die Prognose der PFIC bei partieller biliärer Diversion direkt mit dem Ausmaß des Leberumbaus assoziiert ist, sollte dieser Eingriff vor Eintritt einer fortgeschrittenen Leberfibrose erfolgen. Wir setzen die Therapie mit Ursodesoxycholsäure auch nach erfolgreicher partieller biliärer Diversion fort, was wahrscheinlich ein wesentlicher Faktor für die in unserem Kollektiv beobachteten besseren Langzeitergebnisse ist (Melter et al. 2000).

Als Alternative zur partiellen biliären Diversion, insbesondere bei cholezystektomierten Patienten, wurde auch eine Operationstechnik mit funktioneller Ausschaltung des terminalen Ileums (**»ilealer Bypass«**) durch eine ileokolische oder ileoileale Seit-zu-Seit-Anastomose eingeführt (Hollands et al. 1998). Nach unserer und der Erfahrung anderer (persönliche Mitteilungen) ist diese Therapie allerdings im Langzeitverlauf nicht geeignet, den Progress einer PFIC aufzuhalten (bisher unveröffentlichte Daten).

16.4.5 Modulation des Neurotransmittersystems

Opiatantagonisten
Die systemische Applikation von Morphin ruft gelegentlich einen Pruritus hervor. Da eine Cholestase wohl Opiatrezeptoren induziert, wird ein **Opiatagonist** postuliert, der den zentralen Mechanismus des chologenen Pruritus mediieren könnte (Jones u. Bergasa 1990).

Naloxon ist ein Opiatantagonist, der bei Patienten mit Cholestase zu einer signifikanten Verminderung des Pruritus führt, jedoch nur parenteral applizierbar und damit für eine Langzeittherapie ungeeignet ist (Bergasa et al. 1999). Demgegenüber sind **Naltrexon** (Nemexin; 25–50 mg/Tag) und **Nalmefene** (max. 40 mg/Tag in 2 Einzeldosen) auch oral wirksam. Für alle Präparate gilt, dass Entzugsymptome durch eine einschleichende Therapie weitestgehend vermieden werden können (Jones u. Bergasa 2000). Butorphanol (USA: Stadol) ist ein in Erprobung befindliches Nasenspray.

Hypnotika
Wahrscheinlich über eine Inhibition der Modulation der Spinalwurzeln durch endogene, opiatartige Liganden führt **Propofol** kurzfristig zu einer Verminderung des Pruritus (Borgeat et al. 1993). Da auch dieses Präparat nur parenteral applizierbar und zudem nur kurzzeitig wirksam ist, ist es für eine Langzeittherapie ungeeignet.

Serotoninwirkungsmodifikatoren
Eine kasuistisch für **Ondansetron** (Zofran), einen Serotoninantagonisten, beobachtete Wirksamkeit bei chologenem Pruritus konnte in kontrollierten Studien nach oraler und i. v. Verabreichung (3-mal 4–8 mg/Tag) nicht sicher belegt werden (Muller et al. 1998). Die Potenz, exzitatorische Rezeptoren herabzuregulieren, wird als Basis für den möglichen antipruritogenen Effekt **selektiver Serotoninwiederaufnahmehemmer** (Paroxetin, Sertralin) postuliert.

Dronabiol
Der Cannabinoid-B_1-Rezeptor-Agonist Dronabiol (Marinol; nur als Import erhältlich; Startdosis: 5 mg zur Nacht) führt nach Einzelbeobachtungen zu einer Reduktion des chologenen Pruritus für 4–6 Stunden (Neff et al. 2002). Erklären ließe sich eine antipruritogene Wirkung dieser Substanz durch die enge Interaktion zwischen Opioid- und Cannabisrezeptoren.

16.4.6 Extrakorporale Methoden

Extrakorporale Verfahren wie die **Albumindialyse** (»molecular adsorbent recycling system«) und andere wurden lediglich zur Akutbehandlung der Symptomatik bei Patienten mit benigner rekurrierender intrahepatischer Cholestase (und anderen Erkrankungen) erfolgreich eingesetzt. Für den Langzeitverlauf ist eine Bedeutung nicht belegt.

16.4.7 Behandlung der verminderten Fettresorption

Eine langfristige Cholestase ist mit dem Risiko einer Malabsorption von Fetten und fettlöslichen Vitaminen assoziiert. Da mittelkettige Triglyzeride auch ohne die intestinale Präsenz von Gallensäuren resorbiert werden können, sollte bei Kindern mit cholestatischen Erkrankungen ein großer Anteil der zugefügten Nahrungsfette als **mittelkettige Triglyzeride** verabreicht werden. Darüber hinaus ist ein Mangel an fettlöslichen Vitaminen entsprechend auszugleichen. Diesbezüglich haben wir die Erfahrung gemacht, dass trotz schwerer Cholestase eine orale Substitution fast immer möglich ist. Dabei sollte Vitamin D als Calcitriol verabreicht werden, weil dieses bei Cholestase besser resorbierbar ist und keiner hepatischen Hydroxylierung bedarf.

> **Fazit**
>
> **Therapie des Pruritus**
> - 1. Wahl: Ursodesoxycholsäure
> - 2. Wahl: Phenobarbital, Colestyramin, Rifampicin
> - 3. Wahl: Naltrexon, evtl. Ondansetron
> - Ultima Ratio: Lebertransplantation, evtl. Plasmapherese/ »molecular adsorbent recycling system«

Literatur

Balistreri WF, Kader HH, Ryckman FC, Heubi JE, Setchell KDR and UDCA Study Group (1992) Ursodeoxycholic acid therapy in paediatric patients with chronic cholestasis. In: Lentze M, Reichen R (eds) Paediatric cholestasis – Novel approaches to treatment. Kluwer Academic, Dordrecht Boston London, pp 333–343

Bergasa NV, Alling DW, Talbot TL, Wells MC, Jones EA (1999) Oral nalmefene therapy reduces scratching activity due to the pruritus of cholestasis: a controlled study. J Am Acad Dermatol 41: 431–434

Borgeat A, Wilder-Smith OH, Mentha G (1993) Subhypnotic doses of propofol relieve pruritus associated with liver disease. Gastroenterology 104: 244–247

Cotting J, Lentze MJ, Reichen J (1990) Effects of ursodeoxycholic acid treatment on nutrition and liver function in patients with cystic fibrosis and longstanding cholestasis. Gut 31: 918–921

de Caestecker JS, Jazrawi RP, Petroni ML, Northfield TC (1991) Ursodeoxycholic acid in chronic liver disease. Gut 32: 1061–1065

Heuman DM (1993) Hepatoprotective properties of ursodeoxycholic acid. Gastroenterology 104: 1865–1870

Hollands CM, Rivera-Pedrogo FJ, Gonzalez-Vallina R, Loret-de-Mola O, Nahmad M, Burnweit CA (1998) Ileal exclusion for Byler's disease: an alternative surgical approach with promising early results for pruritus. J Pediatr Surg 33: 220–224

Jacquemin E, Hermans D, Myara A et al. (1997) Ursodeoxycholic acid therapy in pediatric patients with progressive familial intrahepatic cholestasis. Hepatology 25: 519–523

Jones EA, Bergasa NV (1990) The pruritus of cholestasis: from bile acids to opiate agonists. Hepatology 11: 884–887

Jones EA, Bergasa NV (2000) Evolving concepts of the pathogenesis and treatment of the pruritus of cholestasis. Can J Gastroenterol 14: 33–40

Kardorff R, Melter M, Rodeck B, Brodehl J (1996) Langfristige Ursodeoxycholsäurebehandlung cholestatischer Lebererkrankungen des Kindesalters – klinische und biochemische Effekte. [Long-term ursodeoxycholic acid treatment of cholestatic liver diseases in childhood – clinical and biochemical effects.] Klin Pädiatr 208: 118–122

Melter M, Rodeck B, Kardorff R et al. (2000) Progressive familial intrahepatic cholestasis: Partial biliary diversion normalizes serum lipids and improves growth in noncirrhotic patients. Am J Gastroenterol 95: 3522–3528

Muller C, Pongratz S, Pidlich J et al. (1998) Treatment of pruritus in chronic liver disease with the 5-hydroxytryptamine receptor type 3 antagonist ondansetron: a randomized, placebo-controlled, double-blind crossover trial. Eur J Gastroenterol Hepatol 10: 865–870

Neff GW, O'Brien CB, Reddy KR et al. (2002) Preliminary observation with dronabinol in patients with intractable pruritus secondary to cholestatic liver disease. Am J Gastroenterol 97: 2117–2119

Oelberg DG, Lester R (1986) Cellular mechanisms of cholestasis. Annu Rev Med 37: 297–317

Rebhandl W, Felberbauer FX, Turnbull J et al. (1999) Biliary diversion by use of the appendix (cholecystoappendicostomy) in progressive familial intrahepatic cholestasis. J Pediatr Gastroenterol Nutr 28: 217–219

Riikonen S, Savonius H, Gylling H, Nikkila K, Tuomi AM, Miettinen TA (2000) Oral guar gum, a gel-forming dietary fiber relieves pruritus in intrahepatic cholestasis of pregnancy. Acta Obstet Gynecol Scand 79: 260–264

Rust C, Sauter GH, Oswald M et al. (2000) Effect of cholestyramine on bile acid pattern and synthesis during administration of ursodeoxycholic acid in man. Eur J Clin Invest 30: 135–139

Whitington PF, Whitington GL (1988) Partial external diversion of bile for the treatment of intractable pruritus associated with intrahepatic cholestasis. Gastroenterology 95: 130–136

Yerushalmi B, Sokol RJ, Narkewicz MR, Smith D, Karrer FM (1999) Use of rifampin for severe pruritus in children with chronic cholestasis. J Pediatr Gastroenterol Nutr 29: 442–447

Yoshikawa M, Tsujii T, Matsumura K et al. (1992) Immunomodulatory effects of ursodeoxycholic acid on immune responses. Hepatology 16: 358–364

17 Stoffwechselerkrankungen

17.1	α₁-Antitrypsin-Mangel – 364	
	B. Rodeck	
17.1.1	Epidemiologie und Genetik – 364	
17.1.2	Pathophysiologie – 364	
17.1.3	Klinisches Bild und Verlauf – 364	
17.1.4	Diagnostik – 364	
17.1.5	Differenzialdiagnostik – 365	
17.1.6	Therapie – 365	
	Literatur – 365	
17.2	Störungen des Kohlenhydratstoffwechsels – 365	
	R. Santer	
17.2.1	Galaktosämie – 365	
17.2.2	Hereditäre Fruktoseintoleranz (HFI) – 367	
17.2.3	Glykogenspeicherkrankheiten – 369	
17.2.4	Angeborene Glykosylierungsstörungen (»congenital disorders of glycolisation«, CDG) – 373	
	Literatur – 374	
17.3	Kupferstoffwechselerkrankungen – 375	
	B. Rodeck	
17.3.1	Morbus Wilson – 375	
17.3.2	Exogene Kupferintoxikation – 376	
	Literatur – 376	
17.4	Hereditäre und neonatale Hämochromatose – 377	
	B. Rodeck	
17.4.1	Hereditäre (primäre) Hämochromatose – 377	
17.4.2	Neonatale Hämochromatose – 377	
	Literatur – 378	
17.5	Hepatische Porphyrien – 378	
	B. Rodeck	
17.5.1	Ätiologie und Pathogenese – 378	
17.5.2	Klinisches Bild – 379	
17.5.3	Diagnostik – 379	
17.5.4	Differenzialdiagnostik – 379	
17.5.5	Therapie – 379	
	Literatur – 379	
17.6	Tyrosinämie Typ I – 379	
	B. Rodeck	
17.6.1	Epidemiologie und Genetik – 380	
17.6.2	Pathophysiologie – 380	
17.6.3	Klinisches Bild – 380	
17.6.4	Diagnostik – 380	
17.6.5	Screening – 381	
17.6.6	Differenzialdiagnostik – 381	
17.6.7	Therapie – 381	
	Literatur – 382	

17.7 Lysosomale Speicherkrankheiten – 382
N. Muschol, R. Santer
17.7.1 Epidemiologie und Genetik – 382
17.7.2 Pathophysiologie – 382
17.7.3 Klinisches Bild – 383
17.7.4 Diagnostik – 383
17.7.5 Screening – 384
17.7.6 Differenzialdiagnostik – 384
17.7.7 Therapie und Prognose – 384
Literatur – 384

17.8 Angeborene Erkrankungen des Gallensäurenmetabolismus – 384
M. Burdelski
17.8.1 Epidemiologie und Genetik – 384
17.8.2 Pathophysiologie – 385
17.8.3 Klinisches Bild – 385
17.8.4 Diagnostik – 385
17.8.5 Differenzialdiagnostik – 386
17.8.6 Therapie und Prognose – 386
Literatur – 386

17.9 Störungen des Bilirubinstoffwechsels – 386
M. Melter
17.9.1 Hyperbilirubinämien durch unkonjugiertes Bilirubin – 387
17.9.2 Hyperbilirubinämien durch konjugiertes Bilirubin – 388
Literatur – 388

17.10 Mitochondriale Krankheiten – 389
N. Muschol, R. Santer
17.10.1 Epidemiologie und Genetik – 389
17.10.2 Pathophysiologie – 389
17.10.3 Klinisches Bild – 389
17.10.4 Diagnostik – 390
17.10.5 Screening – 392
17.10.6 Differenzialdiagnostik – 392
17.10.7 Therapie und Prognose – 392
Literatur – 393

17.11 Harnstoffzyklusdefekte – 393
R. Santer
17.11.1 Epidemiologie und Genetik – 393
17.11.2 Pathophysiologie – 393
17.11.3 Klinisches Bild – 393
17.11.4 Diagnostik – 394
17.11.5 Screening – 394
17.11.6 Differenzialdiagnostik – 394
17.11.7 Therapie und Prognose – 395
Literatur – 396

17.12	**Reye-Syndrom** – 396	
	R. Ganschow	
17.12.1	Epidemiologie und Pathogenese – 396	
17.12.2	Klinische, histologische und laborchemische Befunde – 396	
17.12.3	Therapie und Prognose – 397	
	Literatur – 397	
17.13	**Andere leberassoziierte Stoffwechselkrankheiten** – 397	
	R. Santer	
17.13.1	Störungen des Stoffwechsels der Aminosäuren und organischer Säuren – 397	
17.13.2	Fettsäurenoxidationsstörungen – 398	
	Literatur – 400	
17.14	**Steatosis hepatis** – 400	
	U. Baumann	
17.14.1	Epidemiologie – 400	
17.14.2	Pathophysiologie – 400	
17.14.3	Klinisches Bild – 401	
17.14.4	Diagnostik – 401	
17.14.5	Differenzialdiagnostik – 401	
17.14.6	Therapie – 401	
17.14.7	Prognose – 402	
	Literatur – 402	

17.1 α₁-Antitrypsin-Mangel

B. Rodeck

Durch unterschiedliche Mutationen des α₁-*Antitrypsin*-(α₁-*AT*-)Gens – autosomal-kodominant vererbt – wird nichtsekretionsfähiges α₁-AT synthetisiert und intrazellulär wieder abgebaut, z. T. aber auch in den Hepatozyten gespeichert. Dies führt bei homozygoten Trägern der Erkrankung zu einer auf 0–15% der Norm verminderten α₁-AT-Konzentration im Plasma. α₁-AT ist ein Inhibitor der Serinproteasen, besonders der Elastase der neutrophilen Leukozyten (Perlmutter 1991). Bei verringerter Aktivität kommt es zur Destruktion der elastischen Fasern in den Alveolen und zu einem progressiven Lungenemphysem. Im Kindesalter kann die Akkumulation des mutierten Proteins in der Leber Zellschäden auslösen, die zu Lebererkrankungen und letztlich bei einigen Patienten zur Ausbildung einer Leberzirrhose führen.

17.1.1 Epidemiologie und Genetik

Entsprechend ihrer Wanderung bei isoelektrischer Fokussierung werden die allelen Varianten des α₁-AT als **Proteinaseinhibitorphänotypen** (Pi) klassifiziert. Die dominierende Isoform ist der normale Phänotyp M, daneben gibt es die Mangelvarianten S und Z sowie eine 0-Variante.

Die Varianten sind Folgen von Basensubstitutionen oder -deletionen im α₁-*AT*-Gen (Chromosom 14q31-32.2) (Lai et al. 1983; Rabin et al. 1986). Die Auswirkungen dieser **Mutationen** werden von der jeweiligen Konstellation der beiden vererbten Allele bestimmt: Beim Phänotyp MM sind die α₁-AT-Konzentrationen im Serum normal und bei den Phänotypen MZ und SS auf etwa 60% sowie beim Phänotyp ZZ auf 15% vermindert; bei der Ausprägung 00 ist kein α₁-AT im Serum nachweisbar. Die jeweiligen α₁-AT-Konzentrationen im Serum erlauben jedoch keine sicheren Rückschlüsse auf den Phänotyp.

In den USA weisen 95% der Bevölkerung den Phänotyp MM auf. Die **Prävalenz** des ZZ-Phänotyps in Nordeuropa liegt bei 1 : 1500 und in der weißen Bevölkerung der USA bei 1 : 5000 bis 1 : 7500. Die Prävalenz des Phänotyps SZ beträgt bei Nordeuropäern 1 : 750 und bei weißen Amerikanern 1 : 1000 bis 1 : 1500 (Blank u. Brantly 1994; Sveger 1994).

17.1.2 Pathophysiologie

Bei fehlender Hemmung der Neutrophilenelastase kommt es durch die Destruktion der elastischen Fasern in den Alveolen im jungen Erwachsenenalter zu einem progressiven **Lungenemphysem**. Zigarettenrauch und andere Umweltfaktoren verstärken über eine vermehrte Leukozytenrekrutierung im unteren Respirationstrakt die Symptomatik (Gadek et al. 1980; Hunninghake et al. 1980). Eine ausreichende Schutzwirkung des α₁-AT wird bei etwa 35% des normalen Plasmaspiegels erreicht, und zwar bei einer Konzentration von etwa 70–80 mg/dl. Destruktive Lungenerkrankungen finden sich sehr häufig bei den Phänotypen 00 und ZZ, weniger häufig bei der Ausprägung SZ.

Der Mechanismus der **Leberzellschädigung** wird bei Kindern über eine Akkumulation von α₁-AT-Proteinaggregaten im endoplasmatischen Retikulum der Hepatozyten erklärt. Dazu kommt es allerdings nur bei 6–15% der ZZ-Träger (Sveger 1988; Wu et al. 1994). Möglicherweise muss die Speicherung eine kritische Grenze überschreiten. Da dieser Zeitpunkt von der Häufigkeit und der Ausprägung von Stressreaktionen abhängig ist, bei denen die Syntheserate des mutierten Proteins deutlich steigt, wäre dies eine mögliche Erklärung für den variablen Verlauf der Erkrankung (Sifers et al. 1992). Eine andere Hypothese geht davon aus, dass ein zusätzlicher genetischer Defekt allgemeiner Degradierungsstoffwechselwege im endoplasmatischen Retikulum bei einem Teil der ZZ-Träger zu der Leberschädigung beiträgt (Wu et al. 1994).

17.1.3 Klinisches Bild und Verlauf

Die häufigste Form der klinischen Präsentation im Kindesalter ist die **neonatale Cholestase** (▶ Kap. 16). Sie hat insgesamt eine Prävalenz von 1 : 2500, und etwa 20% dieser Kinder weisen einen ZZ-Phänotyp auf (Sveger 1994). Damit ist der α₁-AT-Mangel nach der extrahepatischen Gallengangatresie die häufigste Einzeldiagnose, die zu einer frühkindlichen Lebererkrankung führt (Mowat 1994) und damit im Rahmen der Differenzialdiagnostik früh zu erwägen.

Durch ein prospektives Screening von 200.000 Neugeborenen in Schweden wurden 127 Kinder mit dem **Phänotyp ZZ** identifiziert (Sveger 1976). Im ersten Lebensjahr zeigten 11% dieser Kinder eine neonatale Cholestase und 6% klinische Zeichen einer Lebererkrankung. Auch bei den klinisch unauffälligen Patienten waren in den ersten Lebensmonaten in bis zu 47% der Fälle die Transaminasenaktivitäten erhöht. Im Laufe einer bis zu 18-jährigen Beobachtung (Sveger 1976 und 1984; Sveger u. Thelin 1981) verstarben 4 Kinder mit Leberzirrhose oder -fibrose. Im 18. Lebensjahr fanden sich nur noch bei 10% der Betroffenen pathologische Transaminasenwerte (Sveger u. Eriksson 1995). Von den heterozygoten Kindern (Phänotyp SZ) zeigten anfangs 23% erhöhte Aktivitäten der Alaninaminotransferase (ALT) und/oder der γ-Glutamyltranspeptidase (γ-GT), im Alter von 18 Jahren noch 10%. Die Symptomatik der Lebererkrankungen bei den homozygoten ZZ-Trägern unterscheidet sich nicht von derjenigen anderer Ätiologie.

Pittschieler (1994) fand in einer prospektiven Studie mit 833 MZ- und 910 MS-Trägern bei 19% bzw. 14,5% der Kinder im Alter von 2 Monaten um das Doppelte der Norm erhöhte Transaminasenaktivitäten (ALT, γ-GT und Aspartataminotransferase – AST). Im Alter von einem Jahr hatten sich die Transaminasenwerte allerdings bei fast allen Kindern normalisiert.

17.1.4 Diagnostik

Die Diagnosestellung erfolgt durch die **quantitative Bestimmung des α₁-AT** im Serum. Da es sich bei α₁-AT um ein Akute-Phase-Protein handelt, kann allerdings die Syntheserate unter Stressbedingungen (Neonatalzeit) gesteigert sein, sodass eine im unteren Normbereich liegende Konzentration phänotypisert (isoelektrische Fokussierung) bzw. genotypisiert werden sollte, um auch Heterozygote zu diagnostizieren.

 Ein Screening ist nicht sinnvoll, da eine spezifische Therapie nicht zur Verfügung steht.

Diagnostisches Vorgehen
- Bestimmung der Serumkonzentration des α_1-AT (pathologisch bei <0,9 g/l)
- Nachweis der Phänotypen ZZ, SZ und MZ durch isoelektrische Fokussierung oder des Z-Allels durch Restriktionsanalyse
- Gegebenenfalls histologischer Nachweis von PAS-positiven hepatozellulären Einschlusskörperchen, die immunhistochemisch α_1-AT-Ablagerungen entsprechen

17.1.5 Differenzialdiagnostik

Differenzialdiagnostisch sind alle Ursachen einer **neonatalen Cholestase** zu erwägen. Bei einer Leberzirrhose im späteren Alter kommen alle anderen Ätiologien einer chronischen Lebererkrankung infrage.

17.1.6 Therapie

Eine spezifische Therapie steht nicht zur Verfügung. Ansonsten gelten die Therapieprinzipien aller cholestatischen Erkrankungen (▶ Abschn. 16.4). Es muss auf eine kalorisch ausreichende **Ernährung** geachtet werden; die fettlöslichen Vitamine sind ggf. zu substituieren. Eine Behandlung mit Ursodesoxycholsäure kann eingeleitet werden, ein Beweis für deren langfristige Wirksamkeit existiert allerdings nicht. Bei fortgeschrittener Zirrhose ist eine **Lebertransplantation** indiziert, der Stoffwechseldefekt ist damit durch Änderung des Phänotyps geheilt.

Literatur

Blank CA, Brantly M (1994) Clinical features and molecular characteristics of α1-antitrypsin deficiency. Ann Allergy 72: 105–121
Doherty DG, Donaldson PI, Whitehouse DB et al. (1990) HLA-phenotypes and gene polymorphisms in juvenile liver disease associated with α1-antitrypsin deficiency. Hepatology 12: 218–223
Gadek JE, Hunninghake GW, Zimmerman RL, Crystal RG (1980) Regulation of release of alveolar macrophage derived neutrophil chemotactic factor. Am Rev Respir Dis 121: 723–733
Hunninghake GW, Gadek JE, Fales HM, Crystal RG (1980) Human alveolar macrophage-derived chemotactic factor for neutrophils: Stimuli and partial characterization. J Clin Invest 66: 473–483
Lai EC, Kao FF, Law ML, Woo SLC (1983) Assignment of the α1-antitrypsin gene and sequence-related gene to human chromosome 14 by molecular hybridization. Am J Hum Genet 35: 385–392
Mowat AP (1994) Alpha1-antitrypsin deficiency (PiZZ): features of liver involvement in childhood. Acta Paediatr 393 (Suppl): 13–17
Perlmutter DH (1991) The cellular basis for liver injury in α1-antitrypsin deficiency. Hepatology 13: 172–185
Pittschieler K (1994) Heterozygotes and liver involvement. Acta Paediatr 393 (Suppl): 21–23
Rabin M, Watson M, Kidd V, Woo SLC, Breg WR, Ruddle FH (1986) Regional location of α1 chymotrypsin and α1-antitrypsin genes on human chromosome 14. Somat Cell Mol Genet 12: 209–214
Sifers RN, Finegold MJ, Wood SLC (1992) Molecular biology and genetics of α1-antitrypsin deficiency. Semin Liver Dis 12: 301–310
Sveger T (1976) Liver disease in α1-antitrypsin deficiency detected by screening of 200.000 infants. N Engl J Med 294: 1316–1321
Sveger T (1984) Prospective study of children with α1-antitrypsin deficiency. Eight-year-old follow up. J Pediatr 104: 91–94
Sveger T (1988) The natural history of liver disease in α1-antitrypsin deficient children. Acta Pediatr Scand 77: 847–851
Sveger T (1994) Screening for alpha1-antitrypsin deficiency. Acta Paediatr 393 (Suppl): 18–20
Sveger T, Eriksson S (1995) The liver in adolescents with α1-antitrypsin deficiency. Hepatology 22: 514–517
Sveger T, Thelin T (1981) Four-year-old children with α1-antitrypsin deficiency. Acta Pediatr Scand 70: 171–176
Wu Y, Whitman I, Molmenti E, Moore K, Hippenmeyer P, Perlmutter DH (1994) A lag in intracellular degradation of mutant alpha 1-antitrypsin correlates with the liver disease phenotype in homozygous PiZZ alpha 1-antitrypsin deficiency. Proc Natl Acad Sci USA 91: 9014–9018

17.2 Störungen des Kohlenhydratstoffwechsels

R. Santer

17.2.1 Galaktosämie

Galaktose wird in der Leber in 3 aufeinander folgenden enzymatischen Schritten durch Galaktokinase, Galaktose-1-Phosphat-Uridyltransferase und Uridindiphosphat-(UDP-)Galaktose-4‹-Epimerase in Glukose-1-Phosphat umgewandelt. Klinisch am bedeutendsten ist ein Defekt des zweiten Schrittes, der, wenn er ausgeprägt ist, zum Bild der klassischen Galaktosämie führt. Dies ist eine akut lebensbedrohliche Krankheit, die sich ab dem Zeitpunkt der diätetischen Einführung von Laktose (dem Disaccharid aus Glukose und Galaktose), dem wesentlichen Kohlenhydrat sowohl von Muttermilch als auch von Säuglingsanfangsnahrungen, manifestiert. Es entwickelt sich eine schwere Hepatopathie mit cholestatischem Ikterus, Synthesestörungen und Aszites, oft begleitet von einer Sepsis mit gramnegativen Keimen. Die Reversibilität akut toxischer Effekte bei Elimination von Galaktose in der Nahrung rechtfertigt das generelle Neugeborenen-Screening auf eine Galaktosämie, das zumindest diagnostische Irrwege vermeidet, wenn es auch die akute Erkrankung im Neugeborenenalter oft nicht verhindern kann und keinen Effekt auf Langzeitfolgen hat.

Epidemiologie und Genetik

Alle 3 Defekte des Galaktosestoffwechsels (◘ Abb. 17.1) folgen einem autosomal-rezessiven Erbgang. Galaktokinase- und UDP-Galaktose-4‹-Epimerase-Mangel sind sehr selten. Die Häufigkeit des ausgeprägten Galaktose-1-Phosphat-Uridyltransferase-Mangels wird mit etwa 1 : 40.000 angegeben. Über 150 verschiedene Mutationen des Gens der **Galaktose-1-Phosphat-Uridyltransferase** (GALT) sind bekannt, allerdings liegt die Häufigkeit der beiden in Mitteleuropa häufigsten Allele (p.Q188R, p.K285N) bei 70–80%. Neben schwerwiegenden Genveränderungen existieren milde Mutanten, z. B. die Duarte-2-Variante, für die 5–6% der Bevölkerung Träger sind und bei der eine Deletion im GALT-Promotor gefunden wird. Bei heterozygoten Trägern dieser Variante (D2/N) finden sich 75%, bei homozygoten Trägern (D2/D2) 50% und bei Compound-Heterozygotie mit einer schwerwiegenden Mutation (D2/G) 25% der normalen Enzymaktivität.

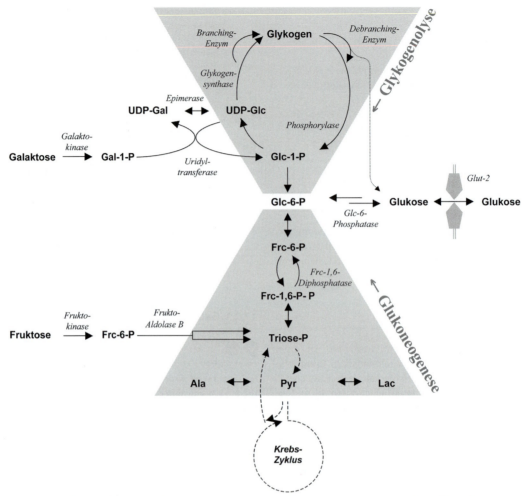

Abb. 17.1. Schematische Darstellung des Kohlenhydratstoffwechsels mit Stoffwechselwegen von Galaktose, Fruktose, Glykogensynthese und Glykogenolyse sowie Glykolyse und Glukoneogenese. *Ala* Alanin; *Frc* Fruktose; *Gal* Galaktose; *Glc* Glukose; *Glut* Glukosetransporter; *Lac* Laktose; *P* Phosphat; *Pyr* Pyruvat; *UDP* Uridindiphosphat

Pathophysiologie

Galaktose stammt im Wesentlichen aus der Nahrung, wo sie v. a. in Form des Disaccharids **Laktose** in Milchprodukten vorliegt. Aber auch in vielen anderen Lebensmittel, die komplexe Kohlenhydrate enthalten, finden sich geringe Mengen an Galaktose. Zudem wird Galaktose endogen synthetisiert.

Die fehlende Phosphorylierung der mit der Nahrung zugeführten Galaktose (**Galaktokinasemangel**) führt zur Akkumulation von Galaktitol, einem Zuckeralkohol, der sich in der Augenlinse anreichert, was zur Folge hat, dass sich eine Katarakt bildet. Gastrointestinale Symptome entwickeln sich dabei nicht.

Eine Blockade des Galaktosestoffwechsels mit Akkumulation von Galaktose-1-Phosphat durch einen Galaktose-1-Phosphat-Uridyltransferase- oder, sehr viel seltener, durch einen generalisierten UDP-Galaktose-4‹-Epimerase-Mangel führt zu einem deutlich schwereren Krankheitsbild mit ausgeprägter toxischer **Schädigung der Leber- und Nierenfunktion.** Es kommt, vergleichbar der Störung im Fruktosestoffwechsel (▶ Abschn. 17.2.2), durch die Akkumulation von Hexosephosphat zu einer Hemmung der Enzyme des Glukosestoffwechsels, zum »trapping« energiereicher Phosphate sowie zur gestörten Glykosylierung und Galaktosylierung von Proteinen.

Klinisches Bild

Patienten mit klassischer Galaktosämie werden in der Regel in den ersten beiden Lebenswochen symptomatisch. Sie zeigen einen progredienten, oft lebensbedrohlichen Verlauf. Symptome beginnen mit der Zufuhr von Laktose und damit nach den ersten Milchmahlzeiten. Zu den **ersten klinischen Zeichen** gehören:
- Gedeihstörung
- muskuläre Hypotonie
- Erbrechen
- Durchfall
- Hypoglykämie
- schwere Gelbsucht, evtl. mit hämolytischer Komponente, oft mit schwerer Cholestase

Eine Hepatomegalie mit ausgeprägter **Leberfunktionsstörung,** v. a. mit einer schweren Gerinnungsstörung, entwickelt sich rasch. Weitere Zeichen sind eine Katarakt, eine generalisierte Tubulopathie und eine hohe Rate generalisierter Infektionen mit Escherichia coli. Schnell geht die Krankheit in eine Zirrhose mit der Entwicklung eines Aszites über. Zu den Langzeitfolgen, die allerdings auch durch eine galaktosereduzierte Ernährung nicht vermeidbar sind, gehören eine mäßiggradige geistige Behinderung (besonders im sprachlichen Bereich) und bei Mädchen ein hypergonadotroper Hypogonadismus.

Diagnostik
Trotz eines Screening-Programms darf nicht vergessen werden, von klinischer Seite an die Möglichkeit einer klassischen Galaktosämie zu denken. Hinweisend kann der Nachweis eines reduzierenden Zuckers im Urin sein, der nicht mit der für Glukose spezifischen Oxidasemethode (Glucostix) reagiert, oder ein erhöhter Galaktosespiegel im Serum.

> Bei Verdacht auf Galaktosämie muss unmittelbar die Elimination von Galaktose aus der Nahrung erfolgen; auch ein Ansprechen auf diese Maßnahme kann diagnostisch wegweisend sein.

Die Galaktose-1-Phosphat-Konzentration in Blutzellen ist bei klassischer Galaktosämie erhöht, die Aktivität der Galaktose-1-Phosphat-Uridyltransferase in Erythrozyten dramatisch vermindert. Bei einer Leberbiopsie, die aber in typischen Fällen nicht notwendig ist, findet sich eine charakteristische pseudoglanduläre Transformation des Gewebes. Heute kann die **molekulargenetische Diagnostik** bei der genannten Mutationsverteilung frühzeitig eingesetzt werden.

Screening
Das neonatale Screening auf eine klassische Galaktosämie ist umstritten, da Patienten häufig symptomatisch werden, bevor das Ergebnis der Untersuchung vorliegt. Bei der Seltenheit der Krankheit und der damit verbundenen diagnostischen Unsicherheit sowie der quoad vitam guten Therapierbarkeit scheint ein generelles Screening heute sinnvoll und wird in der aktuellen Screening-Richtlinie für Deutschland empfohlen. Hierzu werden der **Nachweis von Galaktose** (der Defekte aller 3 Enzymschritte nachweist) und/oder **enzymatische Methoden** (die lediglich den Galaktose-1-Phosphat-Uridyltransferase-Mangel erkennen) verwendet. Langzeitfolgen lassen sich durch das Galaktosämie-Screening nicht vermeiden. Relativ häufig werden im Screening Patienten mit partiellem Uridyltransferasedefekt gefunden, die selten Symptome entwickeln und v. a. im Kindesalter nicht akut erkranken. Die Notwendigkeit einer Behandlung ist nicht gesichert; es wird bei diesen Patienten jedoch empfohlen, eine Normalisierung der Galaktose-1-Phosphat-Konzentration in Erythrozyten anzustreben.

Differenzialdiagnostik
Zur Differenzialdiagnose der klassischen Galaktosämie gehören alle Krankheiten, die sich als neonatales **Leberversagen** manifestieren, insbesondere also konnatale Infektionen, erworbene Infektionen, v. a. mit Enterotoxinbildnern, und andere Stoffwechselkrankheiten (z. B. Tyrosinose und mitochondriale Zytopathien) oder Krankheiten, die sich mit den Zeichen einer neonatalen **Hämochromatose** präsentieren.

Therapie
Viele Neugeborene mit klassischer Galaktosämie, die nicht im Rahmen des Neugeborenen-Screenings erkannt werden, sind zum Zeitpunkt der Diagnosestellung so krank, dass **intensivmedizinische Maßnahmen** erforderlich sind. Hierzu gehören Plasmagaben zur Korrektur der Gerinnungsstörung, ein Ausgleich eines bestehenden Albuminmangels (insbesondere auch bei Hyperbilirubinämie) zur Prophylaxe eines Kernikterus und ggf. Transfusionen (*nach* Asservierung von Blut für die enzymatische Diagnostik). Wichtigster therapeutischer Schritt ist die unmittelbare Einschränkung der Galaktosezufuhr mit der Nahrung. Möglich ist die parenterale Ernährung oder, falls vonseiten der Hepatopathie durchführbar, der Übergang auf eine orale galaktosearme Ernährung mit laktosefreier Formelnahrung, in der Regel mit einem auf Sojabasis aufbauenden Präparat. Eine absolut galaktosefreie Ernährung und eine Normalisierung aller Parameter des Galaktosestoffwechsels sind praktisch dauerhaft nicht möglich (▶ oben). Auch nach klinischer Stabilisierung ist zur Vermeidung akut toxischer Effekte eine lebenslange Galaktoserestriktion im Sinne der Elimination von Milch- und Milchprodukten erforderlich. Die Diät sollte durch eine erfahrene Diätassistentin auch hinsichtlich der Frage der ausreichenden Versorgung mit anderen Nahrungsstoffen (z. B. Kalzium) überwacht werden.

17.2.2 Hereditäre Fruktoseintoleranz (HFI)

Die hereditäre Fruktoseintoleranz (HFI), hervorgerufen durch einen angeborenen Mangel des Enzyms Aldolase B, ist die für den Hepatologen wichtigste Störung im Stoffwechsel der mit der Nahrung aufgenommen Fruktose. Die Fruktosurie bei Fruktokinasemangel ist dagegen eine völlig benigne Stoffwechselanomalie; beim Fruktose-1,6-Diphosphatase-Mangel handelt es sich um eine Störung der Glukoneogenese, die mit schweren Nüchternhypoglykämien einhergeht. Die HFI manifestiert sich typischerweise mit Einführung fruktosehaltiger Nahrung mit Hypoglykämieneigung, Erbrechen sowie schwerer Leber- und Nierenfunktionsstörung. Da viele Patienten eine Aversion gegen Süßes entwickeln und Fruktose unbewusst meiden, muss bei Vorliegen einer Hepatopathie jedoch in jedem Alter an eine HFI gedacht werden. Ein großer Teil der Patienten bleibt immer noch undiagnostiziert.

Epidemiologie und Genetik
Die HFI wird autosomal-rezessiv vererbt und kommt in Mitteleuropa mit einer Häufigkeit von etwa 1 : 25.000 vor. Das betroffene Gen der **Aldolase B** *(ALDOB)*, das für ein 364 Aminosäuren großes Protein kodiert, das in Leber, Nieren und Dünndarm exprimiert wird, liegt auf Chromosom 9q22.3. Etwa 30 verschiedene Mutationen sind heute bekannt, die 3 häufigsten (p.A150P, p.A175D, p.N335K) sind allerdings für etwa 70% der Erkrankungsfälle verantwortlich, und nur bei etwa 5% aller in Deutschland diagnostizierten HFI-Fälle ist keine dieser 3 Mutationen zu finden.

Pathophysiologie
Fruktose ist eine Hexose, die als Monosaccharid oder in Form des Disaccharids Saccharose mit der Nahrung aufgenommen wird oder aus dem ebenfalls mit der Nahrung aufgenommenen Sorbitol entsteht. Fruktose muss durch die leberspezifische Aldolase B in 2 Triosen gespalten werden, um im Rahmen der Glykolyse oder der Glukoneogenese weiter verstoffwechselbar zu sein (◘ Abb. 17.1). Der **Enzymdefekt der Aldolase B** führt zu einer Akkumulation von Fruktose-1-Phosphat, was über verschiedene Mechanismen die Leitsymptome Hypoglykämie sowie Leber- und Nierenfunktionsstörung bedingt.

Folgen der Fruktose-1-Phosphat-Akkumulation in der Leber
- Hemmung von Glykogenabbau und Glukoneogenese (Folge: Hypoglykämie)
- ATP-Depletion (Folgen: Anstieg des Harnsäurespiegels, verminderte Proteinsynthese, gestörte Zellfunktion)
- Verminderte Glykosylierung von Proteinen

Klinisches Bild

Patienten mit HFI bleiben asymptomatisch, solange keine Fruktose oder verwandte Zucker mit der Nahrung zugeführt werden. Das ausschließlich mit Mutttermilch ernährte Kind wird somit nicht auffällig. Auch bei Ernährung mit kristallzucker-(saccharose-)freien Folgenahrungen bleiben diese Säuglinge gesund. Je jünger der HFI-Patient bei der ersten Fruktosegabe ist und je größer die Menge des verabreichten Zuckers, umso schwerwiegender sind die zu erwartenden Symptome. Die Selbstzubereitung von Anfangsnahrungen mit Haushaltszucker gilt deshalb als überkommen, und die vor einigen Jahren beschlossene Lockerung der EU-Richtlinien hinsichtlich der Zusammensetzung von Folgenahrungen ist als bedauerlich anzusehen. Heute manifestiert sich die HFI typischerweise beim Übergang von Muttermilch- oder von einer fruktose- bzw. saccharosefreien Anfangsnahrung auf eine saccharosehaltige Folgemilch oder Breie oder bei Beginn der Beikostfütterung mit Obst und Gemüse. Erste Zeichen sind Übelkeit, Erbrechen, Unruhe, Blässe, Schwitzen, Zittern und Lethargie. Bei Laboruntersuchungen finden sich eine oft nur flüchtige Hypoglykämie, Zeichen einer Leberfunktionsstörung und einer Cholestase sowie eine generalisierte Störung der Funktion des proximalen Tubulus (renales Fanconi-Syndrom). Bei Fortschreiten der Erkrankung entwickelt sich eine **Gedeihstörung** mit Hepatosplenomegalie (◻ Abb. 17.2a), und betroffene Kinder können im Rahmen des Leber- oder Nierenversagens sterben. Durch unbewusstes Weglassen der schädlichen Zucker (diese Kinder imponieren dann durch die fehlende Karies) kann der chronische Krankheitsverlauf abgemildert sein.

Diagnostik

Wegweisend ist eine sorgfältige Erhebung der **Ernährungsanamnese**, insbesondere hinsichtlich der Zufuhr von Fruktose mit der Flaschennahrung oder der Zufuhr dieses Zuckers mit der Beikost. Bei klinischem Verdacht auf HFI sollte die Zufuhr von Fruktose mit der Nahrung unmittelbar beendet werden. Dies führt innerhalb weniger Tage zu einer Verbesserung der klinischen Situation und einer Normalisierung auffälliger Laborwerte. Diagnostische Maßnahme der Wahl ist dann eine **molekulargenetische Untersuchung**, die weniger invasiv und weniger gefährlich ist als konventionelle Maßnahmen. Sie hat zudem den Vorteil, dass es nicht zu sekundären Veränderungen kommt wie bei einer Enzymbestimmung, die bei einer Schädigung des Lebergewebes

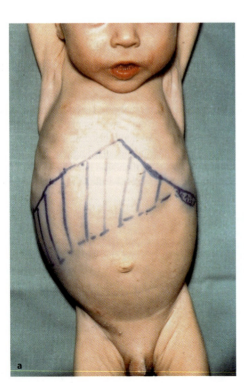
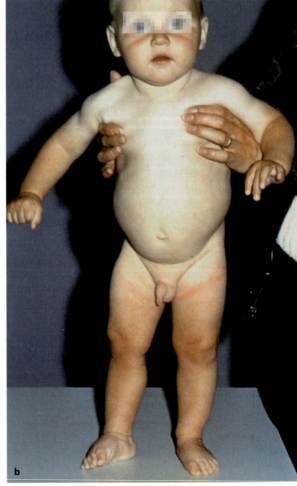

◻ **Abb. 17.2a, b.** Klinisches Bild bei hereditärer Fruktoseintoleranz. **a** 4 Monate alter Junge mit deutlicher Dystrophie und Hepatosplenomegalie; **b** das gleiche Kind im Alter von 10 Monaten unter Einhaltung einer fruktosefreien Diät

nicht verlässlich ist. Allein durch Untersuchung der 3 häufigsten Aldolase-B-Mutationen lässt sich in Mitteleuropa die Diagnose in den meisten Fällen sichern. Nur bei fehlendem Mutationsnachweis sollte die konventionelle Diagnostik zum Einsatz kommen. Der Nachweis einer verminderten enzymatischen Aktivität der Aldolase B gegenüber Fruktose-1-Phosphat, in geringerem Maße auch gegenüber Fruktose-1,6-Biphosphat in Lebergewebe bestätigt eine HFI. Prinzipiell möglich, allerdings potenziell gefährlich, ist ein i. v. Glukosetoleranztest (Zufuhr von 0,2 g Fruktose/kg KG als 20%ige Lösung innerhalb von 2 min mit nachfolgender Bestimmung von Blutzucker-, Phosphat-, Harnsäure- und Magnesiumkonzentration über 90 min). Hiermit ist eine HFI ebenfalls zu beweisen, wenn es innerhalb der ersten 10–20 min zu einem Abfall des Blutzuckerspiegels kommt.

 Ein oraler Fruktosetoleranztest ist bei Verdacht auf HFI kontraindiziert.

Screening

Studien haben belegt, dass ein molekulargenetisches Screening auf die häufigen Mutationen prinzipiell möglich ist. Die HFI gehört heute aber nicht zu denjenigen Krankheiten, auf die Neugeborene untersucht werden. Bei dem anfangs unspezifischen klinischen Bild, den schweren Folgen und der guten Therapiebarkeit mag sich diese Situation mit der Vereinfachung genetischer Methoden jedoch ändern.

Differenzialdiagnostik

Ein hohes Maß diagnostischer Aufmerksamkeit ist erforderlich, um relativ häufige klinische Symptome einer geänderten Nahrungszufuhr zuzuordnen. Bei jeder **Hepatopathie** im Säuglings- und Kleinkindesalter ist auch an eine HFI zu denken. Durch die sich entwickelnde Aversion gegenüber Fruktose können HFI-Fälle aber in jedem Lebensalter neu symptomatisch werden. Das Meiden von Süßigkeiten und Früchten oder ein kariesfreies Gebiss sollte den Untersucher hellhörig werden lassen.

Die intestinale **Fruktosemalabsorption** (▶ Abschn. 6.1.2), ein pathophysiologisch schlecht verstandenes Krankheitsbild, bei dem Fruktose (und in deutlich geringerem Maße auch Saccharose) aufgrund einer gestörten Resorption im Dünndarm zu Bauchschmerzen und Durchfall führt, wird häufig mit der HFI verwechselt. Eine HFI muss ausgeschlossen sein, bevor bei einem Patienten ein H$_2$-Atemtest nach oraler Gabe fruktosehaltiger Zucker durchgeführt wird.

Beim **Saccharase-Isomaltase-Mangel** (▶ Abschn. 6.3.4) führt Saccharose zu intestinalen Symptomen; die Zufuhr freier Fruktose bereitet im Gegensatz zur HFI aber keine Probleme.

Therapie und Prognose

Im Rahmen einer akuten Intoxikation kann es zum akuten Leberversagen kommen, und in dieser Situation kann eine intensivmedizinische Betreuung erforderlich sein, im Rahmen derer u. U. supportive Maßnahmen wie die Gabe von Gerinnungsfaktoren erforderlich sind. Wesentliche therapeutische Maßnahme ist ansonsten die dauerhafte **Elimination von Fruktose** aus der Ernährung, aber auch die Vermeidung der Zufuhr von Fruktose oder verwandter Zucker (Sorbitol) mit Medikamenten (z. B. Sirup, Plasmapräparate, Klistiere). Eine eingehende diätetische Beratung der Familie mit Hilfe einer Diätassistentin ist erforderlich. Wegen der geringen Obst- und Gemüsezufuhr ist eine Supplementierung wasserlöslicher Vitamine, insbesondere Ascorbin- und Folsäure, notwendig. Wenn auch eine initial bestehende Hepatomegalie im Gegensatz zu auffälligen Leberfunktionsparametern längere Zeit persistieren kann, ist die Prognose von Patienten mit einer HFI unter konsequenter Diät hervorragend (◘ Abb. 17.2b).

17.2.3 Glykogenspeicherkrankheiten

Die Glykogenspeicherkrankheiten (Glykogenosen, »glycogen storage diseases«, GSD) sind eine Gruppe angeborener Störungen des Kohlenhydratstoffwechsels, die sich durch eine abnorme Einlagerung von normalem oder abnorm strukturiertem Glykogen in verschiedene Organe auszeichnen. Neben Skelettmuskulatur, Herz und Niere ist die Leber das hauptsächlich betroffene Organ. Je nach genetischem Defekt kommt es zu einer unterschiedlich stark ausgeprägten Hepatomegalie sowie zu einer Fastenintoleranz bei nur unwesentlicher Beeinträchtigung anderer Leberfunktionen. Nur bei einzelnen Formen entwickelt sich ein zirrhotischer Umbau. Leberadenome und hepatozelluläre Karzinome sind als seltene Komplikationen bei fast allen Formen beschrieben.

Epidemiologie und Genetik

Bei den Glykogenosen handelt es sich in der Regel um autosomal-rezessiv vererbte Krankheiten, eine Ausnahme bildet der auf einem Defekt der α-Untereinheit beruhende Phosphorylase-Kinase-Mangel (GSD IXa), der X-chromosomal vererbt und normalerweise nur bei Jungen beobachtet wird. Die Gesamthäufigkeit von Glykogenspeicherkrankheiten wird mit 1 : 20.000 angegeben; die relative Häufigkeit schwankt jedoch stark (◘ Tab. 17.1).

Pathophysiologie

Mit der Nahrung zugeführte Kohlenhydrate werden im Dünndarm zu Monosacchariden abgebaut, und – sofern sie nicht unmittelbar verstoffwechselt werden – wird aus ihnen v. a. in der Leber zunächst wieder Glykogen synthetisiert, das dann in Phasen fehlender exogener Kalorienzufuhr durch die Enzyme der Glykogenolyse mobilisierbar ist. **Störungen der Glykogensynthese** (Glykogensynthase- und Branching-Enzym-Mangel), die mit einem eher niedrigen Glykogengehalt der Leber einhergehen, werden heute zu den Glykogenosen hinzugerechnet; eine vermehrte Speicherung von Glykogen in der Leber findet sich bei Störungen des Abbaus, also beim Mangel der hepatischen Phosphorylase, des Debranching-Enzyms, der Glukose-6-Phosphatase oder des Glukosetransporters 2 (◘ Abb. 17.1). Eine Sonderform stellt der Mangel an saurer α-Glukosidase dar, bei dem die vermehrte Ablagerung von Glykogen nicht wie bei den anderen Formen zytoplasmatisch, sondern lysosomal erfolgt.

Zwei **pathophysiologische Mechanismen** können bei Glykogenosen unterschieden werden:
- Bei den meisten Glykogenosetypen kommt es durch die Blockade des Stoffwechselwegs zu einer verminderten endogenen Produktion freier Glukose in Fastensituationen und damit zu einer Hypoglykämieneigung. Durch vermehrte Glykogeneinlagerung bis auf das 4- bis 5fache der Norm entwickelt sich eine Hepatomegalie mit nur geringer Erhöhung der Transaminasenaktivitäten (50–200 U/l) und minimaler Leberfunktionseinschränkung. Sekundär kommt es als Folge der Stoffwechselstörung zu einer Wachstumsstörung.

Tab. 17.1. Systematik und Häufigkeiten verschiedener Glykogenosen

Typ	Betroffenes Enzym bzw. betroffener Transporter (Gewebeexpression)	Relative Häufigkeit[1]	Klinisch betroffene Organe	Symptomatik			Bemerkungen
				Hypoglykämie	Hepatomegalie	Leberzirrhose	
0	Glykogensynthase (Leber)	Selten	Leber	++	–	–	Ketotische Hypoglykämien
I	Glukose-6-Phosphat-System	25%					Laktatazidose
A	Glukose-6-Phosphatase	Davon etwa 85%	Leber, Nieren	+++	+++	–	–
Non-A	Glukose-6-Phosphat-Translokase	Davon etwa 15%	Leber, Nieren	+++	+++	–	Granulozytenfunktionsstörung mit klinischem Bild wie bei M. Crohn
II	Lysosomale α-1,4-Glukosidase	15%	Herzmuskulatur, Muskulatur	–	+	–	Lysosomale Speicherung
III	Glykogen-Debranching-Enzym	25%					Ketose
A	(Leber, Muskulatur)	Davon etwa 85%	Leber, Muskulatur, Herzmuskulatur	+	++	(+)	–
B	(Leber)	Davon etwa 15%	Leber	+	++	(+)	–
C	Nur 1,6-Glukosidase-Aktivität	Selten	Leber, Muskulatur	+	++	(+)	–
D	Nur Oligo-1,4-1,4-Glucantransferase-Aktivität	Selten	Leber, Muskulatur	+	++	(+)	–
IV	Glykogen-Branching-Enzym	3%	Leber	–	+	++	–
V	Phosphorylase (Muskulatur)	2%	Muskulatur	–	–	–	–
VI	Phosphorylase (Leber)	Selten	Leber	+	++	–	–
VII	Phosphofruktokinase (Muskulatur)	Selten	Muskulatur	–	–	–	–
VIII	(Ursprüngliche Bezeichnung von Untergruppen des Typs IX)						
IX	Phosphorylase-Kinase-System	25%					Ketose
a-1	Untereinheit $α_2$ (Leber, Blut)	Davon etwa 75%	Leber	+	++	–	–
a-2	Untereinheit $α_2$ (Leber)	Davon etwa 20%	Leber	+	++	–	–
b	Untereinheit β (Leber, Blut, Muskulatur)	Selten	Leber, Muskulatur	+	++	–	–
c	Untereinheit $γ_2$ (Testes, Leber)	Selten	Leber	+	+	++	–
d	Untereinheit $α_1$ (Muskulatur)	Selten	Muskulatur	–	–	–	–

Tab. 17.1 (Fortsetzung)

Typ	Betroffenes Enzym bzw. betroffener Transporter (Gewebeexpression)	Relative Häufigkeit[1]	Klinisch betroffene Organe	Symptomatik			Bemerkungen
				Hypo-glykämie	Hepato-megalie	Leber-zirrhose	
X	(Uneinheitlich verwendete Bezeichnung)						
XI (FBS)	Glukosetransporter 2	Selten	Leber, Nieren	+	+	–	Tubulusfunktionsstörung

FBS Fanconi-Bickel-Syndrom
(+) gelegentlich vorhanden; + vorhanden; ++ deutlich vorhanden; +++ sehr deutlich vorhanden; – nicht vorhanden
[1] geschätzt auf der Grundlage von Daten der Laboratorien Hers und Fernandes, Groningen (Niederlande) und Chen, Durham (USA)

- Nur einzelne Formen führen zur Leberzellschädigung, zum fibrotischen Leberumbau und zur Zirrhose. Dies gilt für den Defekt des Branching-Enzyms, welches Verzweigungen in das Glykogenmolekül einbaut. Hierbei entsteht ein abnorm strukturiertes, amylopektinähnliches Glykogen mit langen Außenketten, das eine zelluläre Reaktion hervorzurufen scheint. Auch beim Defekt des Debranching-Enzyms, bei dem Glykogen nur bis zu »Grenzdextrin« abgebaut werden kann, da Verzweigungen nicht gelöst werden können, und bei einer Unterform des Typs IX findet man Zeichen vermehrter Zellschädigung und eines Gewebeumbaus.

Klinisches Bild
Leberglykogenosen mit verminderter Glukoseproduktion

GSD I (Glukose-6-Phosphatase-Mangel). Dies ist die häufigste und sicher die schwerste Form der GSD. Der besondere Schweregrad der GSD I ist damit erklärbar, dass nicht nur die Glykogenolyse, sondern auch die Glukoseproduktion durch Glukoneogenese betroffen ist (◘ Abb. 17.1). Erstes Zeichen ist meist die massive Hepatomegalie im frühen Säuglingsalter oder die Entwicklung hypoglykämischer Symptome. Auffällig sind die sehr geringe Fastentoleranz von meist nur 3–4 Stunden und die Entwicklung einer Laktatazidose (evtl. mit Hyperventilation) in Nüchternphasen, die unter Glukosezufuhr abnimmt. Laborchemisch zeigen sich eine ausgeprägte Hypertriglyzeridämie und eine Erhöhung des Harnsäurespiegels; häufig ist eine Erhöhung der Biotinidaseaktivität im Serum wegweisend. Bei sonographischer Kontrolle finden sich deutlich vergrößerte Nieren. Wie bei allen Patienten dieser Gruppe von GSD findet sich ein typischer Aspekt mit vollen Wangen (◘ Abb. 17.3), und unbehandelt entwickelt sich eine Wachstumsstörung mit Entwicklung oft unterhalb der 3. Perzentile. Wenngleich bei allen hepatischen GSD beschrieben, sind es insbesondere Typ-I-Patienten, bei denen sich Adenome der Leber bilden (◘ Abb. 17.4), in die es einbluten kann und in denen sich u. U. hepatozelluläre Karzinome bilden. Auch renale Komplikationen, beginnend mit einem Hyperfiltrationssyndrom bis hin zum chronischen Nierenversagen, sind beim Typ I nicht ungewöhnlich. Man kann 2 Formen der GSD I voneinander abgrenzen. Dabei unterscheidet sich der Typ I Non-A (der auf einem Enzymdefekt der mikrosomalen Glukose-6-Phosphatase beruht) vom Typ IA (hervorgerufen durch einen miksosomalen Transportdefekt für Glukose-6-Phosphat) durch eine zusätzlich zu den genannten Symptomen bestehende, pathogenetisch unbefriedigend erklärte Granulozytenverminderung und -funktionsstörung. Hierdurch kommt es bei Patienten mit GSD I Non-A häufig zu rezidivierenden Infektionen, einer oralen Aphtosis und einem M.-Crohn-ähnlichen Krankheitsbild.

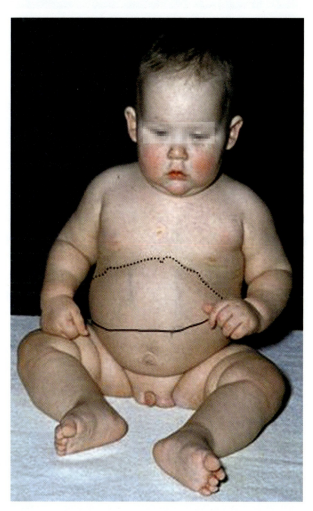

◘ **Abb. 17.3.** 10 Monate alter Junge mit Glykogenose Typ IX. Typischer Aspekt einer Glykogenspeicherkrankheit mit vollen, geröteten Wangen, Übergewicht und Lebervergrößerung

GSD III (Glykogen-Debranching-Enzym-Mangel). Das klinische Bild der GSD III ähnelt demjenigen des Typs I, ist jedoch häufig milder ausgeprägt. Die Fastentoleranzzeit beträgt hier etwa 4–6 Stunden, und es besteht eine deutliche Ketose. Es fällt auf,

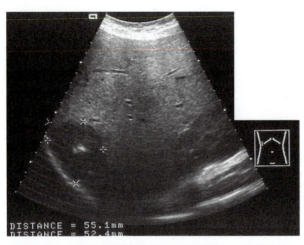

Abb. 17.4. Sonographischer Längsschnitt durch die Leber einer 16-jährigen Patientin mit Glykogenose Typ I. Darstellung eines Adenoms mit einem Durchmesser von etwa 5 cm

dass die Transaminasenwerte oft höher (etwa 200–400 U/l) sind als bei anderen hepatischen GSD. Die Hypoglykämieneigung bessert sich mit zunehmendem Alter, gelegentlich kommt es jedoch zur Entwicklung einer Leberfibrose. Eine Myopathie der Skelettmuskulatur und eine Kardiomyopathie treten später bei einem Großteil der Patienten in den Vordergrund, beginnend etwa ab der 2. Lebensdekade. Ein früher Hinweis auf diese Verlaufsform (GSD IIIA) ist die wiederholte Aktivitätssteigerung der Plasmakreatinkinase.

GSD VI und IX (Leberphosphorylase- bzw. Phosphorylase-Kinase-Mangel). Diese Patienten zeigen im Säuglings- und Kleinkindalter häufig eine ausgeprägte Hepatomegalie (◘ Abb. 17.3), die mit dem Alter deutlich geringer wird und bei Erwachsenen oft nicht mehr nachzuweisen ist. Insgesamt besteht eine geringere Hypoglykämieneigung als bei den zuvor erwähnten Typen. Wie auch bei anderen GSD, findet sich oft eine somatische Entwicklungsverzögerung mit Minderwuchs, die durch eine Therapie – ansonsten in der Regel später auch spontan – aufgeholt werden kann. Eine Ausnahme von diesem relativ benignen Verlauf angeborener Störungen im Phosphorylasesystem der Leber stellt der Typ IXc dar. Dieser Defekt der γ_2-Untereinheit der hepatischen Phosphorylase-Kinase kann bereits im Kindesalter zu einer Leberzirrhose führen.

GSD XI (Fanconi-Bickel-Syndrom, Glut-2-Mangel). Diese relativ seltene Form hepatischer GSD beruht auf einem gestörten Transport von Glukose (und Galaktose, nicht aber Fruktose) an der Leberzellmembran. Das defekte Tranportprotein Glut 2 wird auch an der basolateralen Membran renaler Tubuluszellen nicht exprimiert, woraus eine generalisierte Tubulusfunktionsstörung resultiert. Betroffene Patienten fallen entweder bereits im Rahmen des Neonatal-Screenigs mit erhöhten Galaktosewerten im Blut auf oder ansonsten im Alter von wenigen Monaten durch Gedeihstörung, Hepatomegalie, Hypoglykämie oder renale Rachitis. Bei allen findet sich eine schwere Glukosurie.

GSD 0 (Glykogensynthasemangel). Da hierbei ein Defekt der Glykogensynthese zugrunde liegt, besteht keine Hepatomegalie. Die Patienten fallen im Kleinkindalter auf, meist nach längerem Fasten im Rahmen von Infekten mit ketotischer Hypoglykämie.

Andere Glykogenosen mit Leberbeteiligung

GSD II (Mangel an saurer α-Glukosidase, M. Pompe). Hierbei handelt es sich um eine lysosomale Stoffwechselstörung (▶ Abschn. 17.7), die keinen Einfluss auf den Intermediärstoffwechsel von Glykogen hat. Wie auch bei anderen lysosomalen Speicherkrankheiten findet sich ein multisystemisches Krankheitsbild. Typisch ist die Manifestation im frühen Säuglingsalter mit Kardiomyopathie und Beteiligung der Skelettmuskulatur. Wenn eine Hepatomegalie besteht, ist diese eher mild.

GSD IV (Branching-Enzym-Defekt). Kinder mit GSD IV sind bei der Geburt unauffällig, später entwickeln sich eine Gedeihstörung, eine Hepatomegalie und früh auch eine Splenomegalie als Ausdruck der progressiven Zirrhose, an der die Kinder in der Regel in den ersten Lebensjahren sterben.

Diagnostik

Bei der Kombination von Hepatomegalie, Hypoglykämie und typischem Aspekt (◘ Abb. 17.3) ist eine GSD mit verminderter Glukoseproduktion sehr wahrscheinlich. Zusammen mit den genannten spezifischen Zeichen lassen sich oft einzelne GSD-Typen bereits vermuten, und es kann eine spezifische Diagnostik eingeleitet werden. Diese ist heute für alle GSD mit **molekulargenetischen Methoden** nichtinvasiv möglich. In der Praxis bietet sich ein solches Vorgehen an, wenn das vermeintlich betroffene Gen klein ist oder wenn einzelne Mutationen gehäuft vorkommen. Dies gilt für die Typen IA, I Non-A und XI; hier ist für die Diagnosestellung keine Leberbiopsie erforderlich. Die Feststellung des relativ häufigen Typs IXa-1 ist durch Bestimmung der Enzymaktivität in Blutzellen möglich und bedarf ebenfalls keiner Leberbiopsie. Diese ist zur Bestimmung des Glykogengehalts der Leber (normal: 3–6 g/100 g Gewebe) indiziert, um in unklaren Fällen die Einordnung als Glykogenose zu bestätigen oder um enzymatische Untersuchungen vorzunehmen (z. B. bei GSD 0, III, VI oder IXa-2).

Screening

Für die Gruppe der Leberglykogenosen mit verminderter Glukoseproduktion gibt es kein Neugeborenen-Screening. An einem Screening-Verfahren zur frühzeitigen Entdeckung von Patienten mit GSD II wird gearbeitet, da Studien zum Einsatz der kürzlich zugelassenen **Enzymersatztherapie** erfolgversprechende Ergebnisse erbrachten, wenn die Behandlung früh begonnen wurde.

Therapie und Prognose

Für die Glykogenspeicherkrankheiten mit verminderter Glukoseproduktion existiert ein einheitliches Therapieprinzip. Dabei ist es wichtig, die in Nüchternphasen fehlende kontinuierliche hepatische Glukoseproduktion durch häufige, regelmäßige **Kohlenhydratgaben** über den Magen-Darm-Trakt zu kompensieren. Beim Typ I geschieht dies durch nächtliche Glukose- oder Oligosaccharidgaben über eine Magensonde oder durch die orale Gabe von ungekochter Maisstärke, die nur langsam gespalten und resorbiert wird. Auch bei anderen Typen sind, je nach Hypoglykämieneigung, häufige Mahlzeiten indiziert, die aus langsam resorbierbaren Kohlenhydraten bestehen, oder aber die Gabe ungekochter Stärke.

Für die Typen IV und IXc steht außer symptomatischen Maßnahmen bei Entwicklung einer Leberzirrhose lediglich die **Lebertransplantation** zu Verfügung. Beim Typ IV ist allerdings eine vorsichtige Indikationsstellung zur Lebertransplantation angezeigt, das es zum einen Verläufe mit langsamer Progression der Leberkrankheit gibt und zum anderen zusätzlich eine vermehrte Glykogenablagerung im Myokard nach Lebertransplantation beschrieben worden ist.

Die positiven Ergebnisse von Studien zur Enzymersatzbehandlung beim Typ II wurden bereits erwähnt.

17.2.4 Angeborene Glykosylierungsstörungen (»congenital disorders of glycolisation«, CDG)

CDG-Syndrome (»congenital disorders of glycosylation syndromes«) stellen eine eigenständige, ausgesprochen heterogene Krankheitsgruppe dar. Aufgrund der gestörten Synthese von N- (oder auch O-) glykosylierten Proteinen manifestieren sie sich klinisch in der Regel als Multisystemkrankheiten. Bei vielen Formen, insbesondere beim häufigsten Subtyp, dem Phosphomannomutase-2-Mangel (CDG Typ Ia), ist – neben ausgeprägten neurologischen Symptomen – häufig eine Leberbeteiligung klinisch bedeutsam. Der Phosphomannose-Isomerase-Mangel (CDG Typ Ib) zeigt vornehmlich gastrointestinale Symptome.

Epidemiologie und Genetik

Alle bekannten CDG-Syndrome sind **autosomal-rezessiv** vererbte Krankheiten. Für den häufigsten Typ (CDG Typ Ia) wird eine Frequenz von 1 : 80.000 vermutet. Von anderen Typen existieren z. T. nur einzelne Fallbeschreibungen.

Pathophysiologie

Etwa die Hälfte der Proteine des Organismus unterliegt einer posttranslationalen Modifikation in Form einer Glykosylierung, die entweder N-gebunden (an Asparagin) oder O-gebunden (an Serin oder Threonin) erfolgen kann. Für die **N-Glykosylierung** existiert ein einheitlicher Stoffwechselweg (Abb. 17.5), sodass

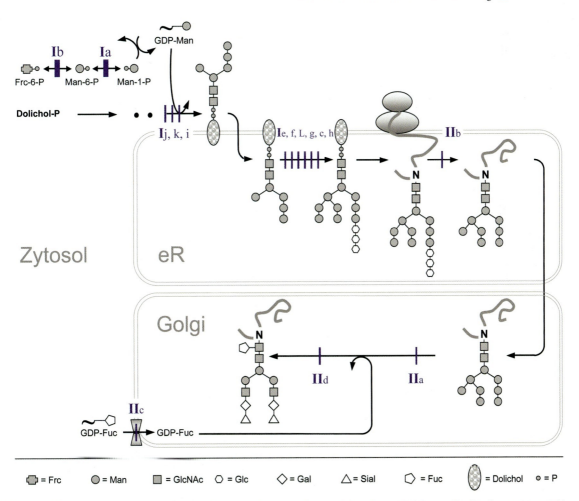

Abb. 17.5. Schematische Darstellung der N-Glykosylierung von Proteinen. Die ersten Schritte dieses Stoffwechselwegs, die Synthese von GDP-Mannose und der Beginn der Synthese der Kohlenhydratseitenkette am membranständigen Dolichol, finden im Zytosol statt. Das entstandene Molekül dreht sich dann nach innen und zeigt in das Lumen des endoplasmatischen Retikulums (eR), wo die Synthese der Kohlenhydrate fortgesetzt wird, die Übertragung auf die frisch synthetisierte Peptidkette erfolgt und erste Trimming-Schritte am triantennären, mannosereichen Glykoprotein stattfinden. Weitere Trimming-Schritte und die abschließende komplexe Glykosylierung der dann biantennären Kohlenhydratseitenkette finden im Golgi-Apparat (Golgi) statt. Bekannte angeborene Defekte sind blau hinterlegt. Beachte, dass Typ-I-Defekte – mit einem entsprechenden Muster bei isoelektrischer Fokussierung – Schritte vor der Übertragung der lipidgebundenen Kohlenhydratkette auf das Protein betreffen, während Typ-II-Defekte Prozessierungsschritte des neu synthetisierten Glykoproteins beeinträchtigen. *Frc* Fruktose; *Fuc* Fukose; *Glc* Glukose; *GlcNAc* N-Acetyl-Glukosamin; *Man* Mannose; *P* Phosphat; *Sial* Sialinsäure

bei Defekten in diesem Bereich eine Vielzahl von Proteinen (Enzyme, Transporter, Hormone wie Prolaktin oder follikelstimulierendes Hormon sowie Gerinnungsfaktoren wie Faktor IX, Protein C oder Antithrombin III) betroffen sind. Daraus resultieren Multisystemkrankheiten, bei denen in der Regel die neurologische Symptomatik im Vordergrund steht.

Die **Klassifikation** basiert auf pathophysiologischen und diagnostischen Betrachtungen. Die CDG Typ I beinhaltet zahlreiche unterschiedliche Störungen von Schritten, die am Aufbau einer zunächst dolicholgebundenen Kohlenhydratkette beteiligt sind, bis hin zum Transfers dieser Kette auf neu synthetisierte Proteine. Demgegenüber umfasst Typ II Störungen der Prozessierung bereits an Eiweiße gebundener Glykane. Eine Vielzahl von Einzelschritten sind am N-Glykosylierungsprozess beteiligt; die exakten biochemischen und molekularen Grundlagen sind heute für 16 CDG-Typen (Ia–l und IIa–e; ◘ Abb. 17.5) bekannt. Der Phosphomannomutase-2-Mangel (CDG Ia) ist der mit Abstand häufigste Typ.

Klinisches Bild
Phosphomannomutase-2-Mangel (CDG Typ Ia)

Das CDG-Syndrom vom Typ Ia ist eine **Multisystemkrankheit** mit einem breiten klinischen Spektrum hinsichtlich Schweregrad, Dysmorphie und Organmanifestationen (◘ Tab. 17.2). Gastroenterologisch imponiert gelegentlich eine ausgeprägte Lebervergrößerung mit fibrotischem Umbau und deutlich eingeschränkter Syntheseleistung. Perikardergüsse, pleurale Effusionen und ein deutlicher Aszites sind allerdings oft nicht allein durch verminderte Albuminspiegel erklärbar.

Phosphomannose-Isomerase-Mangel (CDG Typ Ib)

Seit der Erstbeschreibung im Jahre 1998 sind etwa 20 Fälle dieses sich vornehmlich mit gastroenterologischen Symptomen manifestierenden Krankheitsbildes beschrieben worden. Dysmorphe Stigmata und neurologische Symptome treten bei diesem Typ nicht auf. Das klinische Spektrum umfasst asymptomatische Personen bis hin zu Patienten mit schwersten Leberkrankheiten. Erstsymptom war in vielen Fällen eine **Eiweißverlustenteropathie**. Auch Koagulopathien und hyperinsulinämische Hypoglykämien wurden in einzelnen Fällen beschrieben. Patienten mit Typ Ih weisen ein ähnliches Bild auf.

Diagnostik

Die Diagnosestellung erfolgt ebenso wie die Typeneinteilung durch **isoelektrische Fokussierung** des Modellproteins Serumtransferrin. Auch andere N-glykosylierte Proteine (z. B. α$_1$-Antitrypsin) können zu diesem Zweck untersucht werden. Das auffällige Typ-I-Muster ist durch eine Verminderung des Tetrasialotransferrins sowie verstärkte Disialo- und Asialotransferrinbanden charakterisiert, was für ein vermindertes Vorhandensein der gesamten Seitenkette und damit für einen Assemblierungsdefekt spricht. Das Typ-II-Muster zeigt zusätzlich eine Verstärkung der Trisialo- und Monosialotransferrinbanden, was auf strukturell abnorme Glykane im Sinne eines Prozessierungsdefekts hindeutet (◘ Abb. 17.5). Die Diagnosesicherung muss durch Analyse der veränderten Glykane sowie durch enzymatische oder molekuargenetische Methoden erfolgen. Sekundäre Glykosylierungsstörungen finden sich bei Galaktosämie, hereditärer Fruktoseintoleranz und Alkoholismus.

Therapie und Prognose

Für das CDG Typ Ia ist keine kausale Therapie bekannt. Die **symptomatische Behandlung** der Leberinsuffizienz erfolgt analog zur Therapie anderer chronischer Leberkrankheiten (▶ Abschn. 16.4). Eine Lebertransplantation kommt in Anbetracht anderer betroffener Organsysteme nicht in Betracht.

Für das CDG Typ Ib existiert eine kausale Therapie: Die Gabe von **D-Mannose** (3- bis 6-mal 100–150 mg/Tag) führt innerhalb weniger Wochen zur Besserung der Symptome und innerhalb mehrerer Monate zur Normalisierung des Musters der isoelektrischen Fokussierung.

◘ **Tab. 17.2.** Systemmanifestationen bei CDG Typ Ia

Betroffenes Organ/Organsystem	Merkmale
Aspekt	– Uneinheitliche Dysmorphie – Invertierte Mamillen – Fettverteilungsstörung
Zentralnervensystem	– Schwere psychomotorische Retardierung (Intelligenzquotient von 40–60) – Muskuläre Hypotonie – Ataxie – Krampfanfälle – Kleinhirnatrophie – Myelinisierungsstörung – »Stroke-like episodes« – Periphere Neuropathie
Augen	– Strabismus – Retinitis pigmentosa – Katarakt
Herz	– Perikardergüsse – Kardiomyopathie
Leber	– Hepatomegalie – Fibrose – Eingeschränkte Syntheseleistung – Aszites
Gastrointestinaltrakt	– Erbrechen – Durchfälle – Gedeihstörung
Nieren	– Proteinurie – Nephrotisches Syndrom
Skelett	– Kyphoskoliose – Kontrakturen
Endokrines Systems	– Hypogonadismus (besonders bei Mädchen) – Hypoglykämie
Hämostasesystem	– Blutungsneigung – Embolien

Literatur

Chen YT (2001) Glycogen storage diseases. In: Scriver CR, Beaudet AL, Sly WS, Valle D (eds) The metabolic and molecular bases of inherited disease. McGraw-Hill, New York, pp 1521–1551

Chou JY, Raben N (eds) (2002) Glycogen storage diseases. Curr Mol Med 2: 1–227

Cox TM (2002) The genetic consequences of our sweet tooth. Nat Rev Genet 3: 481–487
Franco LM, Krishnamurthy V, Bali D et al. (2005) Hepatocellular carcinoma in glycogen storage disease type Ia: a case series. J Inherit Metab Dis 28: 153–162
Grünewald S, Matthijs G, Jaeken J (2001) Congenital disorders of glycosylation: a review. Pediatr Res 52: 618–624
Harms E, Roscher A, Grüters A et al. (2002) Neue Screening-Richtlinien. Monatsschr Kinderheilkd 150: 1424–1440
Holton JB, Walter JH, Tyfield LA (2001) Galactosemia. In: Scriver CR, Beaudet AL, Sly WS, Valle D (eds) The metabolic and molecular bases of inherited disease. McGraw-Hill, New York, pp 1553–1587
Jaeken J (2004) Congenital disorders of glycosylation (CDG): it‹s all in it! J Inherit Metab Dis 26: 99–118
Jaeken J, Matthijs G, Carchon H, van Schaftingen E (2004) Defects of N-glycan synthesis. In: Scriver CR, Beaudet AL, Sly WS, Valle D (eds) The metabolic and molecular bases of inherited disease. McGraw-Hill, New York, pp 1601–1623
Labrune P (2002) Glycogen storage disease type I: indications for liver and/or kidney transplantation. Eur J Pediatr 161 (Suppl 1): S53–S55
Lee PJ (2002) Glycogen storage disease type I: pathophysiology of liver adenomas. Eur J Pediatr 161 (Suppl 1): S46–S49
Marquardt T, Denecke J (2003) Congenital disorders of glycosylation: review of their molecular bases, clinical presentations and specific therapies. Eur J Pediatr 162: 359–379
Matern D, Seydewitz HH, Bali D, Lang C, Chen YT (2002) Glycogen storage disease type I: diagnosis and phenotype/genotype correlation. Eur J Pediatr 161 (Suppl 1): S10–S99
Panaro F, Andorno E, Basile G et al. (2004) Simultaneous liver-kidney transplantation for glycogen storage disease type IA (von Gierke's disease). Transplant Proc 36: 1483–1484
Rake JP, Visser G, Labrune P, Leonard JV, Ullrich K, Smit GP (2002) Glycogen storage disease type I: diagnosis, management, clinical course and outcome. Results of the European Study on Glycogen Storage Disease Type I (ESGSD I). Eur J Pediatr 161 (Suppl 1): S20–S34
Santer R, Rischewski J, von Weihe M et al. (2005) The spectrum of aldolase B (ALDOB) mutations and the prevalence of hereditary fructose intolerance in Central Europe. Hum Mutat 25: 594
Schweitzer-Krantz S (2003) Early diagnosis of inherited metabolic disorders towards improving outcome: the controversial issue of galactosaemia. Eur J Pediatr 162 (Suppl 1): S50–S53
Steinmann B, Gitzelmann R, van den Berghe G (2001) Disorders of fructose metabolism. In: Scriver CR, Beaudet AL, Sly WS, Valle D (eds) The metabolic and molecular bases of inherited disease. McGraw-Hill, New York, pp 1489–1520
Steinmann B, Santer R, van den Berghe G (2006) Disorders of fructose metabolism. In: Fernandes J, Saudubray JM, van den Berghe G, Walter JH (eds) Inborn metabolic diseases – diagnosis and treatment. Springer, Berlin Heidelberg New York, pp 135–142

17.3 Kupferstoffwechselerkrankungen

B. Rodeck

17.3.1 Morbus Wilson

Der M. Wilson ist eine autosomal-rezessiv vererbte Stoffwechselerkrankung, die mit einer pathologischen Speicherung von Kupfer in der Leber, im Zentralnervensystem (inklusive Augen), in den Nieren, im Blut und in anderen Organen einhergeht. Die klinischen Manifestationen sind Folgen der Kupfertoxizität. Synomyma sind hepatolentikuläre Degeneration (Leber und Augenbeteiligung), Pseudosklerose (klinisches Bild erinnert an das der Multiplen Sklerose) und Kupferspeicherkrankheit.

Ätiologie und Pathogenese

Die Erkrankung ist durch **Mutationen** des auf Chromosom 13 (13q.14.3-q.21.1) lokalisierten Gens *ATB7B* bedingt, das eine membrangebundene, kupfertransportierende ATPase kodiert (Bull et al. 1993). Zurzeit sind über 250 verschiedene Mutationen bekannt, die zumindest teilweise die unterschiedlichen klinischen Phänotypen erklären.

Die **Krankheitshäufigkeit** beträgt 1 : 35.000 bis 1 : 100.000, die Heterozygotenfrequenz liegt bei 1 : 180. In Deutschland weisen etwa 40% der Patienten die Mutation H1069G auf.

Nahrungskupfer gelangt nach enteraler Aufnahme mit dem Pfortaderblut in die Leber und wird dort in Coeruloplasmin eingebaut oder an Methallothionin gebunden. Etwa 80% des Kupfers werden über die Galle ausgeschieden, nur ein kleinerer Teil wird an Coeruloplasmin gebunden in das Plasma sezerniert. Die Sekretion in die Galle und das Plasma erfolgt unter Regulation der **kupfertransportierenden ATPase** und ist von der Kupferbeladung der Hepatozyten abhängig. Bei einem Patienten mit M. Wilson ist durch den Defekt der ATPase sowohl die biliäre Sekretion als auch die Sekretion in das Plasma gestört. Die erhöhte Kupferbeladung der Hepatozyten ist hepatotoxisch. Eine weitere Folge ist die über einen Rückkopplungsmechanismus ausgelöste Syntheseverminderung des Kupfertransportproteins Coeruloplasmin. Dadurch wird Kupfer im Blut vermehrt an Albumin und Aminosäuren gebunden transportiert; es ist leichter dissoziierbar, wird in Organe eingelagert und vermehrt mit dem Urin ausgeschieden.

 Die Kupferspeicherung beginnt bereits unmittelbar nach der Geburt.

Klinisches Bild

Die **Hepatopathie** entwickelt sich meist schleichend, um letztlich in eine Zirrhose einzumünden. Die Symptome sind dementsprechend in den Anfangsstadien uncharakteristisch, in fortgeschrittenen Stadien entsprechen sie denen einer Leberzirrhose anderer Genese (Ikterus, Blutungsneigung, Aszites, portale Hypertension und hepatische Enzephalopathie bis zum terminalen Organversagen). Das früheste Manifestationsalter liegt bei 3–4 Jahren (Sanchez-Albisua et al. 1999). In seltenen Fällen kann bei einem klinisch sonst gesunden Patienten die Erstmanifestation als akutes Leberversagen häufig mit einer Coombs-negativen Hämolyse verlaufen.

Eine leichte **Hämolyse** kann auch bei den chronischen Verlaufsformen auftreten. Bei Adoleszenten ab dem 15. Lebensjahr ist die **neurologische Beteiligung** im Rahmen der Kupferspeicherung im Zentralnervensystem (Stammganglien, Hirnstamm, Kleinhirn) häufig klinisch führend. Dementsprechend sieht man extrapyramidale Bewegungsstörungen, Koordinationsstörungen, Ruhe- und Intentionstremor, Dysarthrie, Dysphagie, Hypersalivation und Maskengesicht. Dazu kommen zerebelläre Bewegungsstörungen. Als sichtbares Zeichen der zentralnervösen Beteiligung kann man die Kupferablagerungen in der Kornea bei 90% der betroffenen Patienten manchmal spontan, manchmal nur mittels Spaltlampenuntersuchung erkennen (**Kaiser-Fleischer-Kornealring**).

Auch **psychiatrische Symptome** sind bekannt. Seltenere Organmanifestationen betreffen die Nieren (Kupferablagerungen

Tab. 17.3. Charakeristische Befunde bei M. Wilson

Parameter	Normal	Bei Heterozygotie	Bei symptomatischem M. Wilson
Coeruloplasminkonzentration im Serum [mg/dl]	20–35	0–35	0–10 (bei 20% der Patienten Normalbefund)
Kupferausscheidung mit dem Urin [µg/24 Stunden]	20–50	20–75	>100
Kupfergehalt der Leber [µg/g Trockengewicht]	20–50	20–150	>200
Einbau von ^{64}Cu in Coeruloplasmin nach 24 Stunden [Quotient: 24-Stunden-Wert/Ausgangswert]	0,6–1,3	0,3–1,2	0,1–0,5

im proximalen Tubulus) mit Aminoazidurie, Glukosurie, Hyperphosphaturie und Hyperkalziurie. Da die Glomeruli nicht betroffen sind, ist die Konzentration harnpflichtiger Substanzen nicht erhöht. Folge des Tubulusschadens können Sklettmanifestationen mit Demineralisation der Knochen sein. Selten treten Herzrhythmusstörungen und eine Kardiomyopathie auf.

Diagnostik

Die Diagnose beruht auf den in Tab. 17.3 genannten Kriterien. Ergänzend kann die Kupferausscheidung im Urin unter **D-Penicillamin-Belastung** (zu Beginn 500 mg p. o., nach 12 Stunden 500 mg; Urinsammlung über 24 Stunden) getestet werden; bei typischen Befunden beträgt sie >1600 µg/24 Stunden (>25µmol/24 Stunden). Sensitivität und Spezifität des D-Penicillamin-Belastungstests sind allerdings nicht sehr hoch. Meist ist eine Leberbiopsie mit Bestimmung des Kupfergehalts notwendig. Die Mutationsanalyse ist wegen der Vielzahl an Mutationen nicht unbedingt durchzuführen. In Europa ist die häufigste Mutation H1069G, in Asien R778L.

Differenzialdiagnostik

Mögliche Differenzialdiagnosen umfassen prinzipiell alle **Hepatopathien** im älteren Kindes- und Jugendalter. Zusätzlich sind auch neurologische Differenzialdiagnosen wie z. B. Multiple Sklerose zu nennen.

Therapie

Kupfer kann mit **Chelatbildnern** aus dem Organismus eliminiert werden. Eine weitere Speicherung lässt sich auf diese Weise verhindern. Die Therapie muss lebenslang durchgeführt werden. Mittel der ersten Wahl ist D-Penicillamin-Hydrochlorid, das initial einschleichend, nach kurzer Zeit aber hochdosiert (4-mal 300–600 mg/Tag; Kinder: 20–30 mg/kg KG/Tag) mindestens 30 min vor den Mahlzeiten p. o. einzunehmen ist. Die Steuerung der Dosierung erfolgt über die Messung der Kupferausscheidung mit dem Urin, sie sollte in den ersten Monaten bei >1000 µmol/24 Stunden liegen. Als Nebenwirkungen sind aplastische Anämien, Nephrosen, Autoimmunerkrankungen und Geschmacksstörungen beschrieben. Eine Alternative mit geringerer Wirkung, aber auch günstigerem Nebenwirkungsprofil stellt der Chelatbildner Triethylentetraminhydrochlorid (Trientin; 3-mal 250–750 mg/Tag p. o.) dar.

Im Rahmen der Langzeittherapie nach initialer Kupferentspeicherung kann die Therapie mit Zinkazetat fortgeführt werden (3-mal 50–100 mg/Tag p. o.); **Zink** induziert in den Enterozyten die Synthese des kupferbindenden Metallothionins (Mueller et al. 1999). Im fortgeschrittenen Stadium einer Leberzirrhose oder bei akutem Leberversagen ist eine **Lebertransplantation** indiziert (Brewer u. Askari 2005; Lee et al. 2006).

17.3.2 Exogene Kupferintoxikation

Bei Säuglingen, die einer hohen exogenen Kupferbelastung ausgesetzt sind, kann es zur Entwicklung einer **Hepatopathie** bis hin zur Leberzirrhose kommen. Das typische Szenario besteht in einer Wasserversorgung über einen hauseigenen Brunnen und der Ernährung der Säuglinge mit Milchformula, die mit dem während der Nacht in Kupferleitungen stehenden Wasser zubereitet werden. Bei einem niedrigen pH-Wert kann sich über Nacht eine signifikante Menge an Kupferionen aus den Rohren lösen, was letztlich zur Kupferintoxikation mit nachfolgender Hepatopathie führt. Ein möglicherweise zusätzlicher genetischer Defekt des Kupferstoffwechsels wird spekuliert. Die Anamnese sollte daher bei allen frühkindlichen Leberschäden auch die Frage nach der hauseigenen Wasserversorgung einschließen. Die Therapie erfolgt nach den Prinzipien der Behandlung des M. Wilson mit einem kupferbindenden Chelatbildner. Das Krankheitsbild entspricht der in Indien vorkommenden »indian childhood cirrhosis«, die ebenfalls auf eine Kupferintoxikation zurückzuführen ist (Brewer u. Askari 2005).

Literatur

Brewer GJ, Askari FK (2005) Wilson's disease: clinical management and therapy. J Hepatol 42 (Suppl 1): S13–S21

Bull PC, Thomas GR, Rommens JM, Forbes JR, Cox DW (1993) The Wilson disease gene is a putative copper transporting P-type ATPase similar to the Menkes gene. Nat Genet 5: 327–337

Lee VD, Northup PG, Berg CL (2006) Resolution of decompensated cirrhosis from Wilson's disease with zinc monotherapy: a potential therapeutic option? Clin Gastroenterol Hepatol 4: 1069–1071

Mueller T, Schafer H, Rodeck B et al. (1999) Familial clustering of infantile cirrhosis in Northern Germany: A clue to the etiology of idiopathic copper toxicosis. J Pediatr 135 (2 Pt 1): 189–196

Sanchez-Albisua I, Garde T, Hierro L et al. (1999) A high index of suspicion: the key to an early diagnosis of Wilson's disease in childhood. J Pediatr Gastroenterol Nutr 28: 186–190

17.4 Hereditäre und neonatale Hämochromatose

B. Rodeck

17.4.1 Hereditäre (primäre) Hämochromatose

Die hereditäre Hämochromatose ist eine autosomal-rezessiv vererbte Erkrankung. Die intestinale Eisenaufnahme ist bedarfsunabhängig stark erhöht, was zu einer zunehmenden Eisenüberladung parenchymatöser Organe, insbesondere von Leber, Pankreas, Herz, Gelenken und Hypophyse, führt. Die Eisenspeicherung entwickelt sich über Jahre bis Jahrzehnte, sodass die klinische Manifestation meist erst im Erwachsenenalter auftritt, allerdings bei Adoleszenten auch möglich ist. Die Erkrankung ist häufig, mit einer Homozygotenprävalenz von 1 : 150 bis 1 : 400 (Franchini u. Veneri 2005; Olynyk et al. 1999).

Ätiologie und Pathogenese

Ursache der Hämochromatose sind **Mutationen** des *HFE*-Gens, das auf Chromosom 6 lokalisiert ist. Die häufigste Mutation ist ein Austausch von Cystin durch Tyrosin an Position 282 (C282Y) (Beutler et al. 2002). Allerdings entwickelt nicht jeder Mensch mit einer homozygoten C282Y-Mutation eine Hämochromatose. Das Hämochromatosegenprodukt HFE bildet zusammen mit dem Transferrinrezeptor und β_2-Mikroglobulin den »Eisensensor« der Enterozyten. Kommt es zu einer Fehlfunktion, führt dies zu einer unkontrollierten Induktion der Eisentransportproteine der Enterozyten mit der Folge einer 2- bis 4fach höheren Eisenaufnahme als notwendig. Die Eisenspeicherung erfolgt in den Hepatozyten und führt dort über die Induktion von freien Radikalen zu einer Gewebeschädigung mit Fibrose und letztlich Zirrhose. In anderen Organen (Pankreas, Herz, Gelenke, Hypophyse) kann die Eisenspeicherung ebenfalls zu einer Funktionseinschränkung führen (Bridle et al. 2003; Fleming u. Britton 2006).

Klinisches Bild

- Die Symptome entsprechen den **Funktionseinschränkungen** der betroffenen Organe: Leberfibrose/-zirrhose
- pathologische Glukosetoleranz bis zum Diabetes mellitus
- dilatative Kardiomyopathie mit Rhythmusstörungen
- Gelenkschmerzen
- Hodenatrophie
- Störungen der endokrinen Funktionen der hypothalmisch-hypophysären Achse

Aufgrund einer höheren Melatoninsynthese kommt es zu einer **Hautpigmentierung** an belichteten Hautarealen. Die klassische Trias aus Hepatomegalie, Diabetes mellitus und Hyperpigmentierung wird allerding nur bei etwa 8% der Patienten beobachtet. Der klinische Verlauf kann sehr variabel sein.

Diagnostik

Die Diagnose wird laborchemisch gestellt. Die typische **Konstellation** ist:

- Ferritinkonzentration: >300 μg/l (Männer) bzw. >200 μg/l (Frauen) – Referenzbereich: 30–200 μg/l
- Transferrinsättigung: >45% – Referenzbereich: 15–40%
- Serumeisenspiegel: meist >30 mmol/l – Referenzbereich: 11–36 mmol/l

Die **Transferrinsättigung** errechnet sich aus folgender Formel:

$$\text{Transferrinsättigung (\%)} = \frac{\text{Serumeisenkonzentration (μg/dl)} \times 100}{\text{Transferrinkonzentration (mg/dl)} \times 1{,}25}$$

Die HFE-Mutation kann durch eine **Genotypisierung** diagnostiziert werden. Bei hohem Ferritinspiegel (>1000μg/l) und klinischen bzw. laborchemischen Zeichen einer Lebererkrankung sollte mittels **Leberbiopsie** der Eisengehalt der Leber bestimmt werden; er liegt bei der Hämochromatose meist bei 2–30 mg/g Lebertrockenmasse (Referenzbereich: <1 mg/g). Alternativ kann die Eisenspeicherung der Leber auch mittels Magnetresonanztomographie abgeschätzt werden. Eine Möglichkeit, die intestinale Eisenabsorption direkt zu messen, besteht in der Verabreichung von radioaktiv markiertem Eisen (^{59}Fe).

Differenzialdiagnostik

Differenzialdiagnostisch sind im Adoleszentenalter alle in Tab. 15.5 genannten **Lebererkrankungen** zu nennen. Zusätzlich kommen sekundäre Hämochromatosen in Betracht, z. B. bei Störungen der Hämatopoese, die mit einer ineffektiven oder hypoplastischen Erythropoese einhergehen (beispielsweise Thalassaemia major, sideroachrestische Anämie). Eine alimentäre Eisenüberladung ist eher selten.

Therapie

Durch regelmäßige **Aderlässe** können die Eisendepots des Körpers entspeichert werden. Als Maß der Eisenüberladung gilt der Ferritinspiegel, der während der Therapie <50 μg/l betragen sollte und etwa alle 3 Monate überprüft werden muss. Die Therapie mit Chelatoren wie Deferoxamin (s. c.-Infusion mittels tragbarer Pumpe) ist weniger effektiv und wird meist nur bei sekundären Hämochromatosen eingesetzt oder wenn durch die Aderlasstherapie eine Anämie auftritt. Im Endstadium einer Leberzirrhose kann eine Lebertransplantation indiziert sein, die den Stoffwechsel jedoch nicht korrigiert – anders als z. B. bei einem α_1-Antitrypsin-Mangel (▶ Abschn. 17.1; Franchini u. Veneri 2005).

17.4.2 Neonatale Hämochromatose

Eine neonatale Hämochromatose ist eine sehr schwer verlaufende neonatale Lebererkrankung mit einer Eisenspeicherung, deren Muster an das einer hereditären Hämochromatose erinnert. Die Erkrankung ist insgesamt selten, auf der anderen Seite jedoch der häufigste Grund eines Leberversagens im Neugeborenen- und frühen Säuglingsalter.

Ätiologie und Pathogenese

Die Ätiologie ist unklar. Die Kinder werden bereits mit schweren Leberschäden bis hin zur Leberzirrhose geboren, sodass der Beginn der Erkrankung im späten zweiten bzw. frühen dritten Trimenon angenommen werden muss. Die Häufung in Familien führte zunächst zu der Annahme, es könne sich um eine genetische Erkrankung handeln. Allerdings sind die bisherigen Beobachtungen nicht mit einem autosomal-dominanten oder autosomal-rezessiven Erbgang kompatibel. Da Kinder von Müttern, die bereits ein Kind mit neonataler Hämochromatose geboren haben, ein Risiko von 80% für diese Erkrankung aufweisen und das erhöhte Risiko auch bei verschiedenen Vätern besteht, ist eine **mitochondriale Vererbung** über die Mutter denkbar.

Neuere Überlegungen vermuten eine **Alloimmunerkrankung** des Feten (Grabhorn et al. 2006). Das pathogenetische Prinzip entspricht dem anderer Hämochromatoseformen mit Eisenspeicherung verschiedener Organe, insbesondere der Leber, und entsprechenden Funktionseinschränkungen. Der Eisentransport muss naturgemäß diaplazentar erfolgen.

Klinisches Bild

Während der Schwangerschaft bestehen häufig ein Oligohydramnion und eine intrauterine Wachstumsretardierung. Die meist reifgeborenen, aber dystrophen Kinder fallen meist kurz nach der Geburt mit den Zeichen des **Leberversagens** auf (Hyperbilirubinämie durch direktes Bilirubin, Blutungsneigung, Hyperammonämie).

Diagnostik

Man findet die typischen **laborchemischen Veränderungen** wie bei einem akuten Leberversagen. Wegweisend sind z. T. sehr hohe Ferritinkonzentrationen, die in den meisten Fällen bei >1000 µg/l liegen. Die pathologische Eisenspeicherung kann in Speicheldrüsen- und Leberbiopsaten (histologische Diagnostik) nachgewiesen werden. Im Rahmen der magnetresonanztomographischen Diagnostik erkennt man in der T1-Wichtung ein Lebersignal, welches dem Milzsignal entspricht, und in der T2-Wichtung ein abgeschwächtes Lebersignal, das zu einer Siderose passt.

Differenzialdiagnostik

Differenzialdiagnostisch müssen andere Ursachen des frühkindlichen akuten Leberversagens ausgeschlossen werden. Hier sind insbesondere Virushepatitiden, die Tyrosinämie Typ I (▶ Abschn. 17.6), die Galaktosämie (▶ Abschn. 17.2.1) und Atmungskettendefekte zu nennen. Prinzipiell müssen alle Ursachen der **neonatalen Cholestase** differenzialdiagnostisch erwogen werden (▶ Kap. 16).

Therapie

Die Therapie umfasst zunächst die rein **supportive Behandlung** des akuten Leberversagens. Dazu kann eine spezifische Pharmakotherapie durchgeführt werden:
- Vitamin E (d-α-Tocopherol-Polyethylenglykolsuccinat): 25 IU/kg KG/Tag p. o.
- N-Acetylcystein: 140 mg/kg KG als orale »loading dose«, danach insgesamt 19-mal 70 mg/kg KG alle 4 Stunden p. o.
- Prostaglandin E_1: 0,4 µg/kg KG/Stunde i. v. über max. 2 Wochen
- Selen: 3 µg/kg KG/Tag i. v.
- Deferoxamin: 30 mg/kg KG/Tag i. v. (ab einer Serumferritinkonzentration von <500 ng/ml absetzen)

Die Effizienz dieser Therapie ist allerdings nicht unumstritten.

 Frühzeitig muss an eine Lebertransplantation gedacht werden.

Prognose

Die Prognose ist sehr unterschiedlich: Einige Kinder erholen sich und erleben eine Restitutio ad intergrum, bei anderen nimmt die Erkrankung einen foudroyanten Verlauf, und die Patienten versterben rasch, wenn keine Lebertransplantation möglich ist (Rodrigues et al. 2005; Whitington u. Malladi 2005).

Literatur

Beutler E, Felitti VJ, Koziol JA, Ho NJ, Gelbart T (2002) Penetrance of 845G-A (C282Y) HFE hereditary haemochromatosis mutation in the USA. Lancet 359: 211–218

Bridle KR, Frazer DM, Wilkins SJ et al. (2003) Disrupted hepcidin regulation in HFE-associated haemochromatosis and the liver as a regulator of body iron homoeostasis. Lancet 361: 669–673

Fleming RE, Britton RS (2006) Iron imports. VI. HFE and regulation of intestinal iron absorption. Am J Physiol Gastrointest Liver Physiol 290: G590–G594

Franchini M, Veneri D (2005) Hereditary hemochromatosis. Hematology 10 (2): 145–149

Grabhorn E, Richter A, Burdelski M, Rogiers X, Ganschow R (2006) Neonatal hemochromatosis: long-term experience with favorable outcome. Pediatrics 118: 2060–2065

Olynyk JK, Cullen DJ, Aquilia S, Rossi E, Summerville L, Powell LW (1999) A population-based study of the clinical expression of the hemochromatosis gene. N Engl J Med 341: 718–724

Rodrigues F, Kallas M, Nash R et al. (2005) Neonatal hemochromatosis – medical treatment vs. transplantation: the king‹s experience. Liver Transpl 11: 1417–1424

Whitington PF, Malladi P (2005) Neonatal hemochromatosis: is it an alloimmune disease? J Pediatr Gastroenterol Nutr 40: 544–549

17.5 Hepatische Porphyrien

B. Rodeck

Porphyrien sind hereditäre Erkrankungen der Hämbiosynthese. Sie stellen eine heterogene Gruppe von Stoffwechselerkrankungen mit unterschiedlicher klinischer Manifestation dar. Man unterscheidet die erythropoetischen von den hepatischen Porphyrien. In ◘ Tab. 17.4 sind die verschiedenen Formen der hepatischen Porphyrien dargestellt.

Bei den akuten hepatischen Porphyrien sind Expression und Varianz variabel. Die Krankheitssymptomatik ist vom genetischen Enzymdefekt und zusätzlichen Manifestationsfaktoren – in der Regel Arzneimittel, sodass die Erkrankung zum pharmakogenetischen Formenkreis gerechnet wird – abhängig. Die chronische hepatische Porphyrie ist in etwa 50% der Fälle genetisch determiniert, benötigt jedoch zusätzlich Umweltfaktoren zur Manifestation. Bei den anderen Fällen der »sporadischen« Form der Porphyria cutanea tarda finden sich keine Mutationen im Uroporphyrinogendecarboxylasegen, sodass ggf. ein Enzyminhibitor oder ein toxischer Schaden angenommen werden muss. Porphyrien manifestieren sich bei Kindern typischerweise mit Photosensitivität und Hauterscheinungen (Ahmed 2002).

17.5.1 Ätiologie und Pathogenese

Akute hepatische Porphyrien

Die akuten hepatischen Prophyrien sind als **molekulare Dysregulationskrankheiten** zu verstehen. Ein Mangel der Enzyme ALS-Dehydratase, Porphobilinogendesaminase, Koproporphyrinogenoxidase und/oder Protoporphyrinogenoxidase führt zu einer Imbalance der regulatorischen Kontrolle des Regelkreises

Tab. 17.4. Hepatische Porphyrien

Porphyrien		Genlokus	Vererbungsmodus
Akute hepatische Porphyrien	Akute hepatische Porphyrie mit Porphobilinogensynthetasedefekt – DOSS-Porphyrie	9q34	Autosomal-rezessiv
	Akute intermittierende Porphyrie	11q24	Autosomal-dominant
	Porphyria variegata	1q23	Autosomal-dominant
	Hereditäre Koproporphyrie	3q12	Autosomal-dominant
Chronische hepatische Porphyrien	Porphyria cutanea tarda	1q34	Autosomal-dominant
	Hepatoerythropoetische Porphyrie (homozygote Porphyria cutanea tarda)	1q34	Autosomal-dominant

aus Hämsynthese und Aminolävulinsäuresynthetaseaktivität mit der Folge einer ungeregelten Induktion der ALS-Synthetase. Trotz verminderter Enzymaktivität werden bei dem durch die vermehrte ALS-Synthetaseaktivität deutlich höheren Substratangebot vermehrt Porphyrine gebildet.

Chronische hepatische Porphyrien

Die Porphyria cutanea tarda ist eine **Porphyrinspeichererkrankung** der Leber. Ursache ist eine Verminderung der Uroporphyrinogendecarboxylaseaktivität. Bei den Patienten werden gehäuft Mutationen im *HFE*-Gen gefunden (▶ Abschn. 17.4.1). Möglicherweise trägt die dabei auftretende Hämosiderose der Leber zur Enzymaktivitätsminderung der Uroporphyrinogendecarboxylase bei. Die klinische Manifestation ist von Umweltfaktoren abhängig, z. B. Medikamente (hormonelle Kontrazeptiva) oder Alkohol. Die homozygote Form der Porphyria cutanea tarda – auch »hepatoerythropoetische Porphyrie« genannt – ist selten, tritt aber im Unterschied zu den anderen Porphyrieformen schon vor der Pubertät auf (Anderson et al. 2005).

17.5.2 Klinisches Bild

Akute hepatische Porphyrien

Das klinische Hauptsymptom sind **intermittierende Abdominalschmerzen,** kombiniert mit Rücken- oder Extremitätenschmerzen und Parästhesien. Übelkeit, Erbrechen, Obstipation und Ileussymptomatik können begleitend auftreten. Der rot nachdunkelnde Urin kann diagnostische Hinweise geben. Bei längerem Verlauf entwickelt sich eine periphere motorische Neuropathie, beginnend an der Streckmuskulatur der oberen Extremitäten. Bei 10% der Patienten können zerebrale Krampfanfälle auftreten, auch psychische Symptome sind beschrieben. Eine Photodermatose an Gesicht und Händen lässt sich bei der hereditären Koproporphyrie und bei der Porphyria variegata beobachten.

Chronische hepatische Porphyrien

Im Vordergrund stehen die **Hautsymptome** mit einer photosensiblen Dermatose. Die Haut ist leicht verletzbar, es kommt zu rezidivierenden Blasen- und Narbenbildungen mit Pigmentierungsstörungen (Ahmed 2002; Kauppinen 2005).

17.5.3 Diagnostik

Die Diagnose wird über das Ausscheidungsmuster der **Porphyrinmetaboliten** in Urin und Stuhl gestellt.

17.5.4 Differenzialdiagnostik

Differenzialdiagnostisch ist bei der akuten hepatischen Porphyrie v. a. an die akute oder chronische **Bleivergiftung** zu denken.

17.5.5 Therapie

Die Therapie der **akuten hepatischen Porphyrie** besteht zum einen in der Vermeidung von Umweltmanifestationsfaktoren, insbesondere porphinogener Medikamente (▶ Rote Liste). Zum anderen wird in der Akutsituation mit einer Glukoseapplikation (400 g/Tag bei Erwachsenen, enteral oder parenteral) eine Suppression der Aminolävulinsäuresynthetase erreicht. In der Latenzphase kann eine wöchentliche Behandlung mit Hämarginat (i. v.) durchgeführt werden, um eine Normalisierung der Porphyrinmetabolitenausscheidung zu erreichen.

Die **chronische hepatische Porphyrie** wird ebenfalls mittels Meidung der Manifestationsfaktoren behandelt, zusätzlich mit Chloroquin und Aderlasstherapie (Ahmed 2002).

Literatur

Ahmed I (2002) Childhood porphyrias. Mayo Clin Proc 77: 825–836
Anderson KE, Bloomer JR, Bonkovsky HL et al. (2005) Recommendations for the diagnosis and treatment of the acute porphyrias. Ann Intern Med 142: 439–450
Kauppinen R (2005) Porphyrias. Lancet 365: 241–252

17.6 Tyrosinämie Typ I

B. Rodeck

Die Tyrosinämie Typ I (hepatorenale Tyrosinämie, hereditäre Tyrosinämie, kongenitale Tyrosinose, Fumarylazetoazetathydrolasemangel; McKusick-Katalog Nr. 276700) ist eine angeborene, autosomal-rezessiv vererbte, schwere Stoffwechselerkrankung des Tyrosinmetabolismus, welche die Leber, die Nieren und das periphere Nervensystem betreffen kann und sich meist im frühen Kindesalter, aber auch in anderen Lebensabschnitten klinisch manifestiert. Ursache ist ein Mangel an Fumarylazetoazetathydrolase. Eine rasche Diagnosestellung ist insbesondere bei der akuten neonatalen oder frühkindlichen Form notwendig, um sofort entsprechende therapeutische Schritte einleiten zu können. Das erste Symptom in diesem Alter ist eine schwere Leberfunktionsstörung.

17.6.1 Epidemiologie und Genetik

Die Tyrosinämie ist eine autosomal-rezessiv vererbte Stoffwechselerkrankung (Laberge 1969) mit einer Inzidenz von 1 : 100.000 bis 1 : 120.000 Geburten. Das Gen für die **Fumarylazetoazetathydrolase** konnte mittels In-situ-Hybridisierung auf Chromosom 15q23-q25 lokalisiert werden (Lindblad et al. 1977). Es lassen sich aus dem Genotyp allerdings keine Rückschlüsse auf den klinischen Phänotyp bzw. auf das Risiko einer Karzinomentwicklung beim einzelnen Patienten ziehen (Poudrier et al. 1998).

17.6.2 Pathophysiologie

Tyrosin stammt aus der Nahrung oder aus der Hydroxylierung von Phenylalanin. Die **Metabolisierung des Tyrosins** vollzieht sich über mehrere Schritte im Zytoplasma der Hepatozyten (Abb. 17.6) und in den proximalen Tubuluszellen der Nieren. Die Tyrosinämie Typ I beruht auf einem Defekt der Fumarylazetoazetathydrolase. Die dann entstehenden alternativen Abbauprodukte Succinylazetoazetat und Succinylazeton sind toxisch.

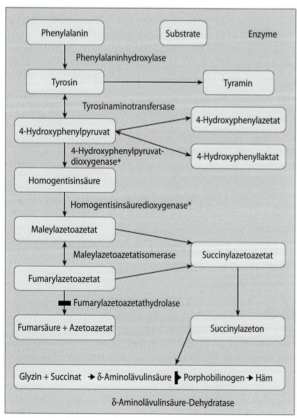

Abb. 17.6. Metabolisierung von Tyrosin – Abbauprodukte und beteiligte Enzyme. *NTBC* 2-(2-Nitro-4-Trifluormethyl-Benzoyl)-1,3-Cyclohexandion

Succinylazeton inhibiert die Porphyrinsynthese. Die dadurch vermehrt anfallende δ-Aminolävulinsäure führt zu einer Neuropathie (Sima et al. 1981).

17.6.3 Klinisches Bild

Die klinische Manifestation kann akut oder chronisch verlaufen. Die betroffenen Organsysteme sind Leber, Nieren und das Zentralnervensystem. Je jünger das Kind bei der ersten Manifestation ist, desto höher ist das Risiko einer **akuten Lebererkrankung** bis hin zum Leberversagen.

Initialsymptome
- Erbrechen
- Durchfall
- Ödeme
- Aszites mit Hernien
- Meläna
- Hepatomegalie

Die Transaminasenaktivitäten sind zu Beginn gering erhöht, die Bilirubinkonzentration ist oft normal. Der α-Fetoprotein-Spiegel ist typischerweise extrem erhöht. Relativ häufig liegen rezidivierende **Hypoglykämien** vor.

Eine Erholung ist möglich, die Prognose ist unbehandelt jedoch meist schlecht. Wird die erste Lebensphase überlebt, entwickelt sich langsam eine **chronische Lebererkrankung** bis zur kompletten Zirrhose mit hohem Risiko der Entwicklung eines hepatozellulären Karzinoms (Mitchell et al. 1995). Die Dignität (Regeneratknoten, hepatozelluläres Karzinom) der mittels bildgebender Diagnostik oft beobachteten Knoten ist schwierig zu beurteilen, und die Serumkonzentration des α-Fetoproteins hat keinen sicheren diagnostischen Stellenwert (Paradis et al. 1990).

Das Spektrum der **renalen Beteiligung** reicht von einem renal-tubulären Schaden über eine glomeruläre Beteiligung bis selten zum akuten Nierenversagen (Mitchell et al. 1995).

Die **neurologische Krise** lässt sich in 2 Phasen einteilen (Mitchell et al. 1990):
- Anfangs dominiert eine Periode mit schmerzhaften Parästhesien, vegetativen Symptomen (muskuläre Hypertonie, Tachykardie, Ileus) und manchmal progressiver Paralyse.
- Nach einer Erholungsphase kann es zu einer weiter voranschreitenden Paralyse kommen. Ist die Atemmuskulatur betroffen, wird u. U. eine maschinelle Beatmung erforderlich.

Die Häufigkeit einer Neuropathie wird sehr unterschiedlich angegeben (7,5–42%; Kvittingen 1991 (Mitchell et al. 1990).

17.6.4 Diagnostik

> Prinzipiell sollte die Tyrosinämie bei jeder unklaren akuten oder chronischen kindlichen Lebererkrankung erwogen werden. Dies gilt insbesondere, wenn die genannten weiteren Organsysteme miterkrankt sind.

> **Diagnostisches Vorgehen**
> - Bestimmung der Aminosäurenkonzentrationen in Plasma und Urin
> - Messung des δ-Aminolävulinsäure-Spiegels im Urin
> - Messung der Succinylazetonkonzentration im Urin
> - Bestimmung der Fumarylazetoazetathydrolase-Aktivität in Lymphozyten, Erythrozyten und Fibroblasten

In der Regel liegt eine Hypertyrosinämie vor, meist auch eine Erhöhung des Methioninspiegels und der Phenylalaninkonzentration; aufgrund einer inhomogenen Verteilung und von Arealen mit erhöhter, »normaler« Enzymaktivität der Fumarylazetoazetathydrolase ist die Untersuchung von Lebergewebe allerdings nicht geeignet. Zur **pränatalen Diagnostik** kann die Succinylazetonkonzentration in der Amnionflüssigkeit, die Fumarylazetoazetathydrolase-Aktivität oder eine molekulargenetische Diagnostik in Amniozyten oder Chorionzellen herangezogen werden (Mitchell et al. 1995).

17.6.5 Screening

Die seit 2001 geltenden **Richtlinien zum Neugeborenen-Screening** umfassen auch Störungen des Aminosäurenstoffwechsels, somit eigentlich auch die Tyrosinämie (Harms et al. 2002). Allerdings kann die Erkrankung mit der alleinigen Aminosäurenanalytik mittels Tandemmassenspektrometrie nicht sicher erkannt werden, da bei etwa 10% der erkrankten Neugeborenen der Anstieg des Tyrosinspiegels verzögert erfolgt (Laberge et al. 1990).

17.6.6 Differenzialdiagnostik

Eine Hypertyrosinämie kann bei einer Reihe verschiedener Erkrankungen auftreten (Mitchell et al. 1995). Die meisten können durch die Anamnese, den klinischen Befund und die laborchemische Konstellation diagnostiziert werden. Die häufigste Differenzialdiagnose ist die **transiente Hypertyrosinämie** des Neugeborenen, die auf eine Unreife der 4-Hydroxyphenylpyruvatdioxygenase zurückzuführen ist und keine hepatische Erkrankung bedingt. Schwierig kann die Abgrenzung gegenüber einer schweren Leberzellschädigung sein; diagnostisch entscheidend ist in diesem Fall die Succinylazetonkonzentration in Serum und Urin, die bei einem akuten Leberversagen anderer Ursache fehlt.

> **Ursachen einer Hypertyrosinämie**
> - Transiente Tyrosinämie des Neugeborenen
> - Schwere Leberfunktionsstörung
> - Erkrankung des Tyrosinstoffwechsels
>   - Tyrosinämie Typ I (hepatorenale Tyrosinämie, Fumarylazetoazetathydrolasemangel)
>   - Tyrosinämie Typ II (okulokutane Tyrosinämie, Tyrosinaminotransferasemangel)
>   - Tyrosinämie Typ III (4-Hydroxyphenylpyruvatdioxygenase-Mangel)
> - Skorbut
> - Hyperthyreoidose
> - Postprandialer Status
> - Therapie mit 2-(2-Nitro-4-Trifluormethyl-Benzoyl)-1,3-Cyclohexandion (NTBC)

17.6.7 Therapie

Die Therapie wird diätetisch und medikamentös mit 2-(2-Nitro-4-Trifluormethyl-Benzoyl)-1,3-Cyclohexandion (**NTBC**) durchgeführt (Lindstedt et al. 1992). Auf diese Weise kann ein Leberversagen mit der einzigen therapeutischen Möglichkeit einer Lebertransplantation vermieden werden.

> **Therapeutisches Vorgehen**
> - Diät: hochkalorisch, kohlenhydratreich, phenylalanin- und tyrosinfrei für 2 Tage, danach tyrosindefiniert
>   - etwa 50 mg Phenylalanin/kg KG/Tag bei Säuglingen
>   - etwa 30 mg Phenylalanin/kg KG/Tag bei älteren Kindern
> - Gabe von NTBC:
>   - 1(–3) mg/kg KG/Tag p. o., aufgeteilt in 2 Dosen
>   - Erhaltungsdosis: etwa 1 mg/kg KG/Tag

Die **Einstellung der Diät** orientiert sich vorwiegend am Gedeihen und am klinischen Zustand des Kindes und nur grob am Plasmatyrosinspiegel, der eine Beurteilung des intrazellulären Tyrosinstoffwechsels nur bedingt zulässt. Katabole Situationen sollten vermieden werden, um die endogene Proteolyse mit Freisetzung von Phenylalanin und Tyrosin zu verhindern. Die diätetische Therapie allein ist nicht in der Lage, ein Voranschreiten der Lebererkrankung aufzuhalten. Allerdings kann die Tubulopathie durch eine frühzeitige Diät verhindert oder zumindest verbessert werden (Halvorsen et al. 1988).

NTBC inhibiert die 4-Hydroxyphenylpyruvatdioxygenase, sodass die Bildung von Maleyl- und Fumarylazetoazetat sowie ihrer toxischen Metabolite verhindert wird (Abb. 17.6). Die Steuerung der NTBC-Dosierung erfolgt über die Bestimmung des Succinylazetonspiegels in Plasma und Urin. Die Entwicklung eines hepatozellulären Karzinoms kann allerdings bei einigen Patienten auch mit dieser Therapie nicht sicher ausgeschlossen werden.

Auch bei der Behandlung mit NTBC muss eine phenylalanin- und tyrosinarme Diät eingehalten werden, da durch den iatrogen geschaffenen Block im Tyrosinabbau vermehrt Tyrosin im Organismus anfällt. Wie bei der Tyrosinämie Typ II (Tyrosinaminotransferasemangel) kann ohne Diät durch die Tyrosinspeicherung eine **okulokutane Erkrankung** entstehen. Der Tyrosinplasmaspiegel sollte bei <500 µmol/l gehalten werden.

> ⓘ Die mögliche Entwicklung eines hepatozellulären Karzinoms muss mittels Sonographie und ggf. Magnetresonanztomographie sowie Überprüfung des α-Fetoprotein-Spiegels überwacht werden.

Literatur

Halvorsen S, Kvittingen EA, Flatmark A (1988) Outcome of therapy of hereditary tyrosinemia. Acta Paediatr Jpn 30: 425–428
Harms E, Roscher A, Grueters A et al. (2002) Neue Screening-Richtlinien. Monatsschr Kinderheilkd 150: 1424–1440
Kvittingen EA (1991) Tyrosinaemia type I – an update. J Inherit Metab Dis 14: 554–562
Laberge C (1969) Hereditary tyrosinemia in a French Canadian isolate. Am J Hum Genet 21: 36–45
Laberge C, Grenier A, Valet JP, Morissette J (1990) Fumarylacetoacetase measurement as a mass-screening procedure for hereditary tyrosinemia type I. Am J Hum Genet 47: 325–328
Lindblad B, Lindstedt S, Steen G (1977) On the enzymic defects in hereditary tyrosinemia. Proc Natl Acad Sci USA 74: 4641–4645
Lindstedt S, Holme E, Lock EA, Hjalmarson O, Strandvik B (1992) Treatment of hereditary tyrosinaemia type I by inhibition of 4-hydroxyphenylpyruvate dioxygenase [see comments]. Lancet 340: 813–817
Mitchell GA, Lambert M, Tanguay RM (1995) Hypertyrosinemia. In: Scriver CR, Beaudet AL, Sly WS, Valle D (eds) The metabolic and molecular bases of inherited disease. McGraw-Hill, New York, pp 1077–1106
Mitchell G, Larochelle J, Lambert M et al. (1990) Neurologic crises in hereditary tyrosinemia. N Engl J Med 322: 432–437
Paradis K, Weber A, Seidman EG et al. (1990) Liver transplantation for hereditary tyrosinemia: the Quebec experience. Am J Hum Genet 47: 338–342
Poudrier J, Lettre F, Scriver CR, Larochelle J, Tanguay RM (1998) Different clinical forms of hereditary tyrosinemia (type I) in patients with identical genotypes. Mol Genet Metab 64: 119–125
Sima AA, Kennedy JC, Blakeslee D, Robertson DM (1981) Experimental porphyric neuropathy: a preliminary report. Can J Neurol Sci 8: 105–113

17.7 Lysosomale Speicherkrankheiten

N. Muschol, R. Santer

Die lysosomalen Speicherkrankheiten bilden eine Gruppe von mehr als 40 Erkrankungen, die auf Defekten von lysosomalen Enzymen, Transportern oder anderen lysosomalen Membranproteinen beruhen. Allen gemeinsam ist die Akkumulation nichtabbaubarer Substanzen in den Lysosomen. Klinisch zeigen sich Multiorganerkrankungen, die mit einer Vielzahl verschiedener Symptome einhergehen und eine ausgeprägte klinische Variabilität aufweisen. Hepatopathie, Hepatosplenomegalie und Diarrhö können gastroenterologische Leitsymptome lysosomaler Speicherkrankheiten sein.

17.7.1 Epidemiologie und Genetik

Lysosomale Speicherkrankheiten weisen zumeist einen **autosomal-rezessiven Vererbungsmodus** auf. Ausnahmen sind die X-chromosomal vererbten Speicherkrankheiten M. Hunter (Mukopolysaccharidose Typ II), M. Fabry sowie der LAMP-2-(»Lysosome-associated-membrane-protein-2«-)Defekt (Danon-Krankheit). Die Häufigkeit aller lysosomalen Speicherkrankheiten wird auf 1 : 5000 bis 1 : 7000 geschätzt.

17.7.2 Pathophysiologie

Die Krankheiten sind auf **Mutationen** in Genen zurückzuführen, die lysosomale Transporter, andere Membranproteine oder lysosomale Enzyme kodieren. Auch Mutationen in Genen, die für Aktivator- oder Enzymproteine kodieren, die Modifikationen anderer lysosomaler Proteine katalysieren, sind beschrieben. Folge ist in allen Fällen eine Akkumulation nichtabbaubarer Substanzen innerhalb der Lysosomen, die im Laufe der Zeit zunimmt und damit längerfristig zu einer gestörten zellulären Funktion sowie zum vorzeitigen Zelltod führt. Der betroffene Stoffwechselweg und damit die Art der akkumulierenden Substanzen bestimmen die Einteilung lysosomaler Krankheiten in verschiedene Untergruppen (Tab. 17.5).

Tab. 17.5. Einteilung lysosomaler Speicherkrankheiten

Krankheitsgruppe	Krankheiten
Mukopolysaccharidosen	– Typ I (M. Hurler/M. Scheie) – Typ II (M. Hunter) – Typ III (M. Sanfilippo) – Typ IV (M. Morquio) – Typ VI (M. Maroteaux Lamy) – Typ VII (M. Sly) – Typ IX (M. Natowicz)
Oligosaccharidosen	– α-Mannosidose – β-Mannosidose – Fukosidose – Sialidosen – Aspartylglukosaminurie – M. Schindler
Glykosphingolipidosen	– GM_1-Gangliosidose – GM_2-Gangliosidose (M. Tay-Sachs, M. Sandhoff) – Galaktosialidose – M. Gaucher, Typen I, II und III – M. Fabry – M. Niemann-Pick, Typen A und B – M. Krabbe (Globoidzellleukodystrophie) – Metachromatische Leukodystrophie – M. Farber
Lipidosen	– M. Niemann-Pick, Typen C1 und C2 – M. Wolman
Neuronale Zeroidlipofuszinosen	– Typen 1–8
Glykogenose Typ II	– M. Pompe
Pyknodysostose	– Cathepsin-K-Defizienz
Defekte lysosomaler Membranproteine	– LAMP-2-Defekt (Danon-Krankheit)
Defekte modifizierender Enzyme	– Multiple Sulfatasendefizienz – Mukolipidose, Typen II (»I-cell disease«) und III (Pseudo-Hurler-Dystrophie)
Lysosomale Transportdefekte	– Zystinose – M. Salla
Sphingolipidaktivatorproteindefizienzen	– G_{M_2}-Aktivator-Defizienz – Saposindefizienz

LAMP »lysosome associated membrane protein«

17.7.3 Klinisches Bild

Lysosomale Speicherkrankheiten sind chronisch-progressive **Multiorgankrankheiten,** die mit einer Vielzahl klinischer Symptome einhergehen können und eine große Variabilität der klinischen Symptomatik aufweisen. Besonders von Speicherprozessen betroffen sind das Bindegewebe, das zentrale Nervensystem und parenchymatöse Organe. Aufgrund der Bindegewebebeteiligung kann es zu vergröberten Gesichtszügen sowie zu Haut- und Skelettveränderungen kommen. Im Rahmen der Beteiligung des zentralen Nervensystems ist eine mentale Retardierung möglich; lysosomale Speicherkrankheiten können aber auch mit einer normalen Intelligenz einhergehen.

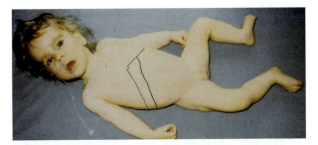

Abb. 17.7. Klinischer Apekt eines Säuglings mit infantilem α-Glukosidase-Mangel (M. Pompe). Auffällig sind die muskuläre Hypotonie mit offenem Mund, die Trinkschwäche (Magensonde) und die Froschhaltung der Beine. Zudem findet sich eine milde Hepotomegalie

Leitsymptome lysosomaler Speicherkrankheiten
- Vergröberte Gesichtszüge
- Hautveränderungen (Angiokeratome)
- Skelettveränderungen: Dysostosis multiplex, Knocheninfarkte, pathologische Frakturen, Osteoporose, Osteopenie
- Leisten- und Nabelbruch
- Verhaltensauffälligkeiten (Hyperaktivität, Aggressivität), psychiatrische Symptome
- Mentale Retardierung
- Bewegungsstörung (z. B. Spastik)
- Periphere Neuropathie
- Kardiomyopathie, Erkrankung der Herzklappen, koronare Herzkrankheit
- Interstitielle Lungenkrankheit
- Vergrößerung parenchymatöser Organe (Hepatosplenomegalie)
- Augenveränderungen: Hornhauttrübung, kirschroter Makulafleck, Katarakt, Amaurosis
- Innenohrschwerhörigkeit
- Diarrhö
- Infektanfälligkeit

Eine **Beteiligung viszeraler Organe** ist bei lysosomalen Speicherkrankheiten nicht ungewöhnlich. Eine Hepatopathie mit mäßiggradiger Enzymaktivitätserhöhung und Vergrößerung der Leber findet sich bei einer Vielzahl von Krankheiten dieser Gruppe. Zur Diagnose führt meist die Kombination der Hepatopathie mit anderen krankheitstypischen Symptomen (Abb. 17.7). Eine sehr ausgeprägte Hepatosplenomegalie, in der Regel mit einer Dominanz der Milzvergrößerung, ist verdächtig auf eine Lipidose – G_{M_1}-Gangliosidose, M. Niemann-Pick Typ A, Typ B (Abb. 17.8) oder Typ C, M. Gaucher. Auch eine chronische Diarrhö kann erstes Symptom einer lysosomalen Speicherkrankheit sein, das den Patienten zum pädiatrischen Gastroenterologen führt.

Auch das **Manifestationsalter** lysosomaler Krankheiten ist sehr variabel. Es gibt Krankheiten, die sich nach zunächst unauffälliger Entwicklung im Säuglings- und Kleinkindalter später, oft in einem typischen Alter, mit Entwicklungsverzögerung oder einer regressiven Entwicklung manifestieren. Defekte einzelner lysosomaler Enzyme können aber auch sehr früh Krankheitszeichen hervorrufen. So ist bei manchen lysosomalen Kranheiten das Auftreten eines nichtimmunologischen Hydrops fetalis bekannt. Das klinische Bild und eine bestimmte Symptomenkombination können, wie bereits erwähnt, für einzelne Krankheiten sehr charakteristisch sein, allerdings sind für die gleiche Krankheit in manchen Fällen sowohl schwere Verlaufsformen mit Manifestation in der Neonatalzeit und raschem Fortschreiten als auch milde Verlaufsformen mit Manifestation u. U. erst im Erwachsenenalter beschrieben.

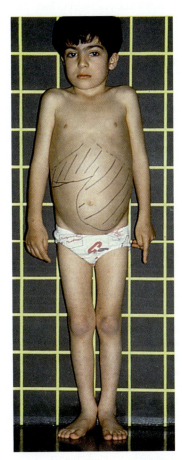

Abb. 17.8. Sechsjähriger Junge mit ausgeprägter Hepatosplenomegalie bei M. Niemann-Pick Typ B

17.7.4 Diagnostik

Bei klinischem Verdacht sollte eine **Urindiagnostik** bezüglich akkumulierender Substanzen erfolgen. Dies ist möglich für Glykosaminoglykane (Mukopolysaccharide), Oligosaccharide, Sulfatide und Sialinsäure. Der mikroskopische Nachweis von Lymphozytenvakuolen kann ebenso wie eine erhöhte Aktivität des Makrophagenenzyms Chitotriosidase Hinweis auf eine Speicherung in diesen Zelltypen sein.

Die Diagnosesicherung erfolgt in der Regel durch Nachweis einer **verminderten Enzymaktivität** in Trockenblut, Leukozyten oder Fibroblasten. Bei einigen Krankheiten (Mukolipidosetypen II und III) lässt sich auch eine **erhöhte Aktivität** mehrerer lysosomaler Enzyme im Serum der Patienten nachweisen. Eine molekulargenetische Diagnosesicherung ist heute für die meisten lysosomalen Speicherkrankheiten möglich. Sie ist insbesondere anzustreben, wenn bei Eltern eines Patienten mit einer lysosomalen Speicherkrankheit ein weiterer Kinderwunsch besteht und sich die Frage einer pränatalen Diagnostik stellt. Eine solche Diagnostik sollte nach Rücksprache mit einem Stoffwechselzentrum und zusammen mit einer genetischen Beratung erfolgen.

17.7.5 Screening

Screening-Methoden für lysosomale Speichererkrankungen werden zurzeit erarbeitet. Allerdings ist ein Screening nur für solche Krankheiten sinnvoll, bei denen Therapiemöglichkeiten vorhanden sind. Bei Krankheiten, die sich erst nach langen symptomfreien Intervallen manifestieren, muss die Frage nach einer solchen Untersuchung kritisch gestellt werden.

17.7.6 Differenzialdiagnostik

Mögliche Differenzialdiagnosen sind Hepatopathie, Hepatosplenomegalie und Diarrhö anderer Genese.

17.7.7 Therapie und Prognose

Die **Knochenmarktransplantation** kann bei einigen lysosomalen Speicherkrankheiten (z. B. M. Hurler, juvenile metachromatische Leukodystrophie) in einem frühen Krankheitsstadium eine Progression der Erkrankung aufhalten, bei anderen Krankheiten konnte das Fortschreiten jedoch nicht verhindert werden.

Eine Substitution des defizienten Enzyms ist als sog. **Enzymersatztherapie** bereits für den M. Gaucher, den M. Fabry, den M. Pompe und die Mukopolysaccharidosen Typ I und Typ II zugelassen. Klinische Studien zur Enzymersatztherapie laufen zurzeit für die Mukopolysaccharidose Typ VI.

Eine Hemmung der Synthese von Speichersubstanzen ist als **Substratreduktionstherapie** für den M. Gaucher und – im experimentellen Stadium – für andere Krankheiten, insbesondere aus der Gruppe der Glykosphingolipidspeicherkrankheiten, in Anwendung.

Gentherapie und alternative Therapien wie Proteaseinhibitorbehandlung sind Gegenstand der derzeitigen Forschung.

Literatur

Beck M (2001) Variable clinical presentation in lysosomal storage disorders. J Inherit Metab Dis 24 (Suppl 2): 47–51; discussion: 45–46

Desnick RJ (2004) Enzyme replacement and enhancement therapies for lysosomal diseases. J Inherit Metab Dis 27: 385–410

Ellinwood NM, Vite CH, Haskins ME (2004) Treatment of lysosomal storage disorders: cell therapy and gene therapy. J Inherit Metab Dis 27: 411–415

Gieselmann V (1995) Lysosomal storage diseases. Biochim Biophys Acta 1270: 103–136

Guo Y, He W, Boer AM et al. (1995) Elevated plasma chitotriosidase activity in various lysosomal storage disorders. J Inherit Metab Dis 18: 717–722

Krivit W (2004) Allogeneic stem cell transplantation for the treatment of lysosomal and peroxisomal metabolic diseases. Springer Semin Immunopathol 26: 119–132

Malatack JJ, Consolini DM, Bayever E (2003) The status of hematopoietic stem cell transplantation in lysosomal storage disease. Pediatr Neurol 29: 391–403

Meikle PJ, Hopwood JJ (2003) Lysosomal storage disorders: emerging therapeutic options require early diagnosis. Eur J Pediatr 162 (Suppl 1): S34–S37

Platt FM, Butters TD (2000) Substrate deprivation: a new therapeutic approach for the glycosphingolipid lysosomal storage diseases. Expert Rev Mol Med 1: 1–17

Ullrich K (1994) Screening for lysosomal disorders. Eur J Pediatr 153 (Suppl 1): S38–S43

Weibel TD, Brady RO (2001) Systematic approach to the diagnosis of lysosomal storage disorders. Ment Retard Dev Disabil Res Rev 7: 190–199

Wenger DA, Coppola S, Liu SL (2003) Insights into the diagnosis and treatment of lysosomal storage diseases. Arch Neurol 60: 322–328

17.8 Angeborene Erkrankungen des Gallensäurenmetabolismus

M. Burdelski

Angeborene Erkrankungen des Gallensäurenstoffwechsels sind selten. Die bisher beobachteten und publizierten Fälle weisen durch familiäres Auftreten und Manifestation in konsanguinen Familien auf einen autosomal-rezessiven Erbgang hin. Die Erkrankungen können bereits intrauterin, aber auch in der Neonatalperiode sowie in wenigen Fällen sogar erst in der Adoleszenz manifest werden. Die durch die Erkrankung hervorgerufenen Schäden beziehen sich primär auf die Leber, erst im Leberversagen kommen sekundär Schäden an anderen Organen hinzu. Wegen der bei fast allen Erkrankungen möglichen Behandlung durch Ursodesoxycholsäure ist eine frühe Diagnosestellung für den Behandlungserfolg entscheidend.

17.8.1 Epidemiologie und Genetik

Genaue Zahlen zur Prävalenz der angeborenen Störungen des Gallensäurenstoffwechsels sind nicht bekannt. Für die USA wird angenommen, dass etwa 2% der chronischen Cholestasen ihre Ursache in einer Störung des Gallensäurenstoffwechsels haben. Nach der Häufigkeit unterscheidet man zwischen häufigen, seltenen und sehr seltenen Formen. Als häufig werden C27-Seitenketten-Oxidationsstörungen im Zusammenhang mit peroxisomalen Erkrankungen beschrieben. Als selten, d. h. mit bisher etwa 50 bekannten Patienten, sind Störungen der 3β-Hydroxy-C27-Oxidoreduktase angegeben. Nur Einzelfälle wurden bisher mit Störungen der Cholesterol-7α-Hydroxylase und der δ-4,3-Oxosteroid-5β-Reduktase beschrieben. Einige dieser Enzymdefekte konnten inzwischen der **Zytochrom-P$_{450}$-Superfamilie** (CYP) zugeordnet werden. Diese Enzyme sind Cholesterol-7α-Hydroxylase (CYP7A1), Oxysterol-

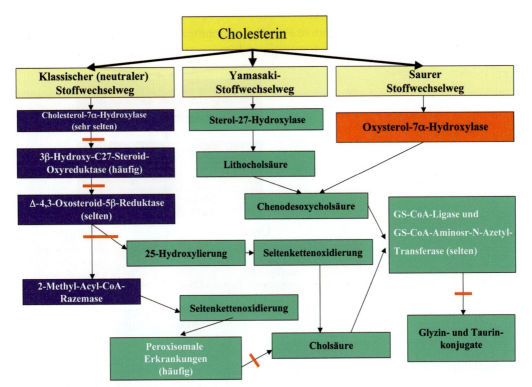

Abb. 17.9. Abbau des Cholesterins über den neutralen, den sauren und den Yamasaki-Stoffwechselweg zu den primären Gallensäuren und deren Konjugaten. Dargestellt sind die am Stoffwechsel beteiligten Enzyme und die Häufigkeit ihrer Defekte. *Aminosr* Aminosäuren; *GS* Gallensäuren

7α-Hydroxylase (CYP7B1) und Sterol-27-Hydroxylase (CYP27). Damit steht fest, dass die Aufgaben der CYP nicht nur auf die hepatische Entgiftung von Medikamenten und Giften beschränkt sind, sondern sich auch auf den Stoffwechsel von Cholesterin, Steroiden und Gallensäuren erstrecken. Eine molekulargenetische Diagnostik ist bisher nur für einige dieser Defekte möglich.

17.8.2 Pathophysiologie

Gallensäuren entstehen aus **Cholesterin.** Die 3 möglichen Stoffwechselwege sind in ◘ Abb. 17.9 dargestellt. Die Gallensäuren zirkulieren im enterohepatischen Kreislauf.

Die bisher bekannten Enzymdefekte zeichnen sich dadurch aus, dass die Bildung von **primären Gallensäuren** gestört ist. Durch die Blockade des weiteren Stoffwechsels kommt es zur Anhäufung von pathologischen Metaboliten, die entweder im Urin oder im Serum nachweisbar sind. Der Gallefluss ist vermindert, der Gallensäuren-Pool reduziert. Es resultiert eine wohl toxische Cholestase, die zu einer progressiven, schweren oder milden Leberschädigung führen kann.

17.8.3 Klinisches Bild

Es gibt kein einheitliches Bild der Gallensäurenstoffwechselstörungen. Es können neben bereits intrauterin ablaufenden schweren cholestatischen Lebererkrankungen auch nach der Geburt manifeste Verlaufsformen sowie erst im Adoleszentenalter auftretende **cholestatische Hepatosen** vorkommen. In der Regel sind diese Erkrankungen progressiv. Die klinischen Symptome sind:

- Ikterus
- Hepatosplenomegalie
- Juckreiz
- Blutungen (Vitamin-K-Mangel)
- Rachitis (Vitamin-D-Mangel)
- hepatische Malnutrition

17.8.4 Diagnostik

> Bei der Diagnosestellung kommte wie bei vielen anderen seltenen Erkrankungen darauf an, überhaupt daran zu denken.

Familiarität, progressive Cholestase und konsanguine Eltern müssen an diese Erkrankungen denken lassen, wenn zusätzlich eine normale γ-Glutamyltranspeptidase-(γ-GT-)Aktivität und normale Gallensäurenkonzentrationen (enzymatische Bestimmung) gemessen werden (◘ Abb. 17.10). Die weitere Diagnostik erfordert dann eine **Leberbiopsie,** wobei die histologische Untersuchung durch die charakteristischen Läsionen wie fehlende Gallepfröpfe in den intralobulären Gallengängen, intrahepatische Cholestase mit Riesenzellbildung, normale interlobuläre Gallengänge, portale Entzündung mit periportaler Fibrose und mikronoduläre Zirrhose die Erkrankung beweist. Die Diagnostik mit Fast-Atom-Bombardement-Ionisationsmassenspektrometrie, ergänzt durch die gaschromatographische Massenspektrometrie von Urin- und Serumproben, bleibt wenigen darauf spezialisierten Laboratorien vorbehalten. Die Anlage einer Fibroblastenkultur kann für Erkrankungen mit defekter Gallensäurenseitenkettenbildung wichtig sein.

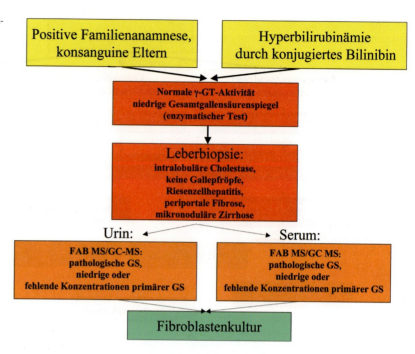

◨ **Abb. 17.10.** Diagnostik der Gallensäurensynthesestörungen. *FAB MS* Fast-Atom-Bombardement-Ionisationsmassenspektrometrie; *GC-MS* Gaschromatographiemassenspektrometrie; *GS* Gallensäuren; *γ-GT* γ-Glutamyltranspeptidase

17.8.5 Differenzialdiagnostik

Familiarität, cholestatische progressive Lebererkrankung und normale γ-GT-Aktivitäten sind Kennzeichen der **progressiven familiären intrahepatischen Cholestase** (PFIC), Typen 1 und 2 (▶ Abschn. 16.3). Im Gegensatz zu den Gallensäurenstoffwechselerkrankungen finden sich in diesem Fall jedoch deutlich erhöhte Konzentrationen an Mono-, Di- und Trihydroxygallensäuren (Messung mittels enzymatischer Bestimmung), während die Gallensäurenvorstufen mit dieser Methode nicht erfasst werden. Die PFIC-Erkrankungen beruhen auf einer Störung des Gallensäurentransportes normal gebildeter Gallensäuren aus den Hepatozyten in die Gallekanälchen. Die PFIC Typ 3 grenzt sich von diesen Erkrankungen durch eine erhöhte γ-GT-Aktivität ab. Beim Typ 3 liegt eine Störung des Transports von Phospholipiden vor.

Eine weitere Differenzialdiagnose stellt die **neonatale Hämochromatose** (▶ Abschn. 17.4.1) dar, deren Charakteristikum eine deutlich erhöhte Ferritinkonzentration im Serum ist. Histologisch fällt diese Erkrankung durch eine Speicherung von Eisen in den Leber- und v. a. in den Gallengangepithelien auf. Prognostisch ungünstig ist eine Kombination von Gallensäurenstoffwechselstörung und neonataler Hämochromatose.

Peroxisomale Erkrankungen zeichnen sich durch eine Beteiligung anderer Organe wie Gehirn, Nieren und Muskulatur aus.

17.8.6 Therapie und Prognose

Eine möglichst frühe Diagnosestellung eröffnet die Chance einer effektiven Behandlung durch **Ursodesoxycholsäure**. Diese Behandlung ist bei der Cholesterin-7α-Hydroxylase-Defizienz allerdings nicht wirksam. Bei dieser Erkrankung kann, ebenso wie bei den zu spät diagnostizierten Gallensäurenstoffwechselerkrankungen, nur noch eine **Lebertransplantation** den ansonsten infausten Verlauf positiv beeinflussen. Nur wenige Erkrankungen weisen einen benignen Verlauf auf, der durch eine Fettleber und Cholesteringallensteine auf sich aufmerksam machen kann. Bei Störungen der Gallensäurenkonjugation kommt es zu einem Mangel an fettlöslichen Vitaminen; eine neonatale Hepatitis kann diesem Mangel vorausgehen.

Literatur

Balistreri WF (1999) Inborn errors of bile acid biosynthesis and transport. Novel forms of metabolic liver disease. Gastroenterol Clin North Am 28: 145–172

Bove KE, Heubi JE, Balistreri WF, Setchel KD (2004) Bile acid sythetic defects and liver disease: a comprehensive review. Pediatr Dev Pathol 7: 315–334

Clayton PT (2001) Applications of mass spectrometry in the study of inborn errors of metabolism. J Inherit Metab Dis 24: 139–150

Nebert DW, Russel DW (2002) Clinical importance of the cytochromes P450. Lancet 360: 1155–1162

Setchell KD, Heubi JE, Bove KE et al. (2003) Liver disease caused by failure to racemize trihydroxycholestanoic acid: gene mutation and effect of bile acid therapy. Gastroenterology 124: 217–232

17.9 Störungen des Bilirubinstoffwechsels

M. Melter

Bilirubin ist das Endprodukt des Hämabbaus. Häm wird zunächst enzymatisch in Biliverdin und dann in das zytotoxische, unkonjugierte Bilirubin umgewandelt, dessen Transport albumingebunden erfolgt. Nach Lösung aus diesem Komplex wird Bilirubin an der sinusoidalen Hepatozytenmembran aktiv internalisiert. Dieser Transport ist wenig spezifisch und wird auch für andere Anionen (z. B. Bromsulphthalein und Gallensäuren) und zahlreiche Arzneimittel genutzt. Nach Internalisierung wird das fettlösliche unkonjugierte Bilirubin in einer Reaktion mit Uridindiphosphoglukuronat-(UDP-)Glukuronyltransferase
▼

erst in Bilirubinmono- (15%) und dann in Bilirubindiglukoronid (85%) umgewandelt und in die Kanalikuli ausgeschieden. Die kanalikuläre Bilirubinexkretion ist ATP-abhängig und stellt den limitierenden Faktor des Bilirubinmetabolismus dar. Der entsprechende Transporter gehört zu den sog. kanalikulären multispezifischen organischen Anionentransportern (»canalicular multispecific organic anion transporters«, cMOAT) und ist saturabel. Die cMOAT sind wenig spezifisch und werden von vielen anderen organischen Anionen – nicht aber von Gallensäuren – genutzt, die somit direkt mit Bilirubin um diesen Transport konkurrieren (Clarenburg u. Kao 1973). Interessanterweise kann dieser Transport durch Gallensäuren und Phenobarbital induziert sowie durch Östrogene und anabole Steroide inhibiert werden (Gallagher et al. 1966; Roberts u. Plaa 1967).

17.9.1 Hyperbilirubinämien durch unkonjugiertes Bilirubin

Neonataler (physiologischer) Ikterus und Muttermilchikterus

Der neonatale Ikterus beruht auf einem relativ hohen Anfall an unkonjugiertem Bilirubin bei physiologischerweise geringer hepatozytärer Transportkapazität für unkonjugiertes Bilirubin, niedriger UDP-Glukuronyltransferase-Aktivität und relativ hoher intestinaler Bilirubinwiederaufnahme. Als Ursache für den Muttermilchikterus (der nicht physiologisch ist) wird eine **Inhibition der UDP-Glukuronyltransferase-Aktivität** (hormonell induziert?) in Assoziation mit einer erhöhten intestinalen Bilirubinwiederaufnahme diskutiert.

Gilbert-Syndrom (Icterus juvenilis intermittens Meulengracht)

Das Gilbert-Syndrom (auch Icterus juvenilis intermittens Meulengracht genannt) entspricht einer Hyperbilirubinämie durch unkonjugiertes Bilirubin bei Abwesenheit von strukturellen Lebererkrankungen und offensichtlicher Hämolyse. Es wird mit einer deutlichen Knabenwendigkeit (4 : 1) bei bis zu 10% der kaukasischen Bevölkerung beobachtet. Pathophysiologisch liegt ihm eine deutliche **Aktivitätsminderung der UDP-Glukuronyltransferase** (auf <50%) zugrunde. Folglich weisen Patienten mit Gilbert-Syndrom eine im Vergleich zu Gesunden erniedrigte biliäre Bilirubindiglukoronid- und eine erhöhte Bilirubinmonoglukoronidkonzentration auf. Eine autosomal-dominante Vererbung mit inkompletter Penetration ist wahrscheinlich, und es konnte gezeigt werden, dass eine Mutation bzw. ein Polymorphismus der UDP-Glukuronyltransferase $1A_1$ (UGT-$1A_1$*28; Gilbert-Promoter) mit dem Gilbert-Syndrom assoziiert ist. Im Vergleich zu Personen mit homozygotem Wildtyp weisen solche mit einem heterozygotem Gilbert-Promoter signifikant höhere Serumbilirubinspiegel auf (Bosma et al. 1995). Für andere ethnische Gruppen scheinen andere Mutationen bzw. Polymorphismen relevant zu sein. Eine seltenere, schwerere Form des Gilbert-Syndroms ist mit einer Heterozygotie für eine Mutation in der kodierenden Region des *UGT-1*1*-Gens assoziiert, die bei Homozygotie zu einem Crigler-Najjar-Syndrom Typ 2 (▶ unten) führt.

Obwohl es sich beim Gilbert-Syndrom um eine kongenitale Erkrankung handelt, fallen die Patienten meist lediglich durch einen milden, oft nur konjunktivalen Ikterus (Konzentration des unkonjugierten Bilirubins auf etwa das 2- bis 3fache der oberen Norm erhöht) in »Stressphasen« wie Fasten im Rahmen von Infekten oder Alkoholkonsum sowie nur selten vor der Pubertät auf. Allerdings suggerieren genetische Analysen, dass ein intensivierter oder prolongierter neonataler Ikterus die Primärmanifestation eines Gilbert-Syndroms darstellen könnte (Monaghan et al. 1999). Wesentlich für die Diagnostik ist der **Ausschluss anderer hepatischer und hämolytischer Erkrankungen.** Dabei kann es problematisch sein, dass bei bis zu 40% der Patienten auch eine verminderte erythrozytäre Halbwertszeit festgestellt wird (Okolicsanyi et al. 1987). Das Gilbert-Syndrom weist keine relevante Morbidität oder Letalität auf. Die dem Gilbert-Syndrom häufig zugeschriebene Assoziation mit zahlreichen Symptomen – Diarrhö, Übelkeit, Appetitlosigkeit, Obstipation, Kopfschmerz, Schwindelgefühl, Erschöpfung – konnte in keinem Fall belegt werden (Olsson et al. 1988).

> ❶ Pathognomonisch für das Gilbert-Syndrom ist ein erheblicher Konzentrationsanstieg des unkonjugierten Bilirubins während des Fastens auf mehr als das 2- bis 3fache des Ausgangswertes.

Zur Diagnosesicherung kann heute eine **genetische Untersuchung** (▶ oben) durchgeführt werden. Darüber hinaus kann ein **Fastentest** diagnostisch wegweisend sein, bei dem der Spiegel des unkonjugierten Bilirubins vor und nach einer 24-stündigen Fastenperiode (Zufuhr von höchstens 5 kcal/kg KG) bei ausreichender Flüssigkeitszufuhr bestimmt wird.

Zwar bewirkt Phenobarbital eine geringe Induktion der UDP-Glukuronyltransferase, eine spezifische **Therapie** ist jedoch nicht indiziert.

Crigler-Najjar-Syndrom

Das Crigler-Najjar-Syndrom ist durch eine familiäre, nichthämolytische, schwere Hyperbilirubinämie durch unkonjugiertes Bilirubin aufgrund eines Fehlens oder einer deutlichen Verminderung der **UDP-Glukuronyltransferase-Aktivität** gekennzeichnet (Crigler u. Najjar 1952). Nachdem alle primär beschriebenen Patienten innerhalb des ersten Lebensmonats an einem Kernikterus verstarben, wurde im Jahre 1962 über Jugendliche und Erwachsene mit entsprechender Symptomatik und verminderter UDP-Glukuronyltransferase-Aktivität berichtet (Arias 1962). Dementsprechend wird das Crigler-Najjar-Syndrom in die Typen 1 mit komplettem UDP-Glukuronyltransferase-Mangel und 2 mit reduzierter Enzymaktivität unterteilt.

Dabei ist der **Typ 1** durch allenfalls minimale Mengen an biliären Bilirubinkonjugaten, entfärbten Stuhl und dem Ausbleiben einer Konjugationsinduktion durch Phenobarbital gekennzeichnet. Demgegenüber finden sich beim **Typ 2** geringe Mengen an biliären Bilirubinkonjugaten (überwiegend Bilirubinmonoglukoronid) und eine merkliche Reduktion des Ikterus durch Phenobarbital (Konzentrationsabnahme des unkonjugierten Bilirubins um >30%). Beim Typ 2 wird eine hohe interindividuelle Variabilität und dementsprechend eine signifikante Überschneidung der UDP-Glukuronyltransferase-Aktivität mit derjenigen beim Gilbert-Syndrom beobachtet. Zu einer Akzentuierung des Ikterus kommt es bei Katabolie.

Der Vererbungsmodus des Crigler-Najjar-Syndroms Typ 2 ist unklar (autosomal-dominant mit variabler Penetranz oder autosomal-rezessiv?). Ursächlich für den Typ 1 scheint eine **Mutation** im Exon 1 oder in den Exons 2–4 zu sein, für den Typ 2 eine Mutation im Exon 1*1. Anhand genetischer Untersuchungen lässt sich heute die Diagnose eines Crigler-Najjar-Syndroms nicht stellen, und auch eine Unterscheidung zwischen den Typen 1 und 2 ist auf diese Weise nicht möglich. Der Nachweis von

Mutationen kann jedoch im Rahmen der Pränataldiagnostik hilfreich sein. Die Diagnose eines Crigler-Najjar-Syndroms wird unverändert aufgrund der (para-)klinischen Symptome (Konzentration des unkonjugierten Bilirubins von deutlich über 300 µmol/l) und der Analyse der biliären Bilirubinkonjugate gestellt (Sinaasappel u. Jansen 1991). Dabei sind die Spiegel des unkonjugierten Bilirubins nicht streng mit der hepatischen UDP-Glukuronyltransferase-Aktivität korreliert, sodass die Zuordnung zu den Subtypen anhand des »Ansprechens« auf Phenobarbital erfolgt.

Der natürliche **Verlauf** des Crigler-Najjar-Syndroms Typ 1 entspricht zwingend einer unkontrollierten Episode einer Hyperbilirubinämie durch unkonjugiertes Bilirubin mit konsekutiver permanenter zerebraler Schädigung, für die das Risiko ab einem Alter von 6 Jahren deutlich ansteigt (van der Veere et al. 1996).

Die einzige konservative Therapieoption ist die **Phototherapie** (täglich 12–16 Stunden) mit dem Ziel, den Spiegel des unkonjugierten Bilirubins kontinuierlich bei <300 µmol/l zu halten. Da Kalziumphosphat unkonjugiertes Bilirubin bindet, kann die Phototherapie durch Kalzium (2,5 mmol/kg KG/Tag p. o.) unterstützt werden. Mit zunehmendem Alter wird diese Therapie ineffizienter (dickere Haut, geringere relative Körperoberfläche) und beim sich entwickelnden Kind in jeder Hinsicht äußerst problematisch. Als Langzeittherapie bleibt daher nur die **Lebertransplantation.** Eine präexistente zerebrale Störung ist jedoch auch nach Lebertransplantation mit einer schlechten Prognose assoziiert. Eine Alternative stellt die sog. auxiliäre (unterstützende) partielle orthotope Lebertransplantation (APOLT) dar, bei der ein Teil der eigenen durch einen Teil einer Spenderleber ersetzt wird. Nach den (geringen) Erfahrungen mit dieser Technik scheint ein APOLT-Anteil von <20% der Gesamtleber zu genügen, um eine ausreichende Konjugation sicherzustellen. Andererseits konkurrieren nach APOLT beide Leberanteile um die portale Perfusion, was zur Atrophie zumindest eines der beiden Leberteile führt. Darüber hinaus benötigen auch Patienten nach APOLT eine dauerhafte Immunsuppression. Vor einiger Zeit wurde im Rahmen der Therapie des Crigler-Najjar-Syndroms Typ 1 erstmals auch eine Hepatozytentransplantation durchgeführt, die bei konstantem Spiegel des unkonjugierten Bilirubins von <250 µmol/l eine Reduktion der täglichen Phototherapieperiode von 12 auf 8 Stunden zuließ (Fox et al. 1998). Darüber hinaus ließen sich biliäres Bilirubinmonoglukuronid und biliäres Bilirubindiglukuronid nachweisen. Dennoch bleibt derzeit eine rechtzeitige (vor dem 6. Lebensjahr stattfindende) Lebertransplantation die einzige relevante Therapie bei Crigler-Najjar-Syndrom Typ 1. Vor der Transplantation sollte eine suffiziente Phototherapie in Verbindung mit einer oralen Kalziumgabe erfolgen.

Bei Crigler-Najjar-Syndrom Typ 2 ist eine **Phenobarbitaltherapie** üblicherweise ausreichend.

17.9.2 Hyperbilirubinämien durch konjugiertes Bilirubin

Dubin-Johnson-Syndrom

Beim Dubin-Johnson-Syndrom handelt es sich um eine chronische Hyperbilirubinämie, die überwiegend durch konjugiertes Bilirubin bedingt ist. Es besteht eine autosomal-rezessiv vererbte **Störung der kanalikulären Exkretion** von Bilirubin, Koproporphyrin III und anderen organischen Anionen. Daher liegt konjugiertes Bilirubin im Blut betroffener Patienten fast ausschließlich als Diglukuronid vor. Neben der Ausscheidungsstörung scheint auch eine Veränderung der hepatischen Bilirubinaufnahme und -dekonjugation zu bestehen.

Charakteristischerweise findet sich v. a. zentrilobulär eine eindrückliche, schwarz-braune, eisenfreie **Pigmentierung** der Leber, die auch schon bei Kleinkindern beobachtet wurde (Shieh et al. 1990). Elektronenmikroskopisch finden sich vergrößerte und irreguläre Lysosomen, die das dunkle Pigment (wahrscheinlich Melanin) enthalten. Die pathophysiologische Bedeutung dieser Beobachtung ist unklar, sie ist offensichtlich aber nicht unmittelbare Ursache der Hyperbilirubinämie und nicht mit deren Schwere assoziiert.

Mit Ausnahme des **Ikterus,** der meist nur mäßig ausgeprägt ist und oft erst im Rahmen einer »Stresssituation« (z. B. Schwangerschaft) auftritt, sind die Patienten generell symptomfrei. Bei bis zu 25% der Betroffenen werden eine Hepatomegalie mit Konsistenzvermehrung, eine Cholelithiasis und vage Symptome (Oberbauchschmerzen etc.) beobachtet.

Nach Ausschluss anderer Ursachen beruht die Diagnosestellung auf dem klinischen Bild einer fluktuierenden Hyperbilirubinämie, die überwiegend durch konjugiertes Bilirubin (25–85%) bedingt ist, bei ansonsten unauffälligen Befunden. Eine hepatobiliäre **Sequenzszintigraphie** (mit ^{99m}Technetium-Iminodiacetylsäure), bei der sich typischerweise die Leber darstellt, nicht jedoch die intrahepatischen Gallengänge, kann die Diagnose untermauern. Auf den Bromsulphthaleintest wird heute meist verzichtet.

> **❶ Pathognomonisch für Patienten mit Dubin-Johnson-Syndrom ist ein hoher Anteil an Koproporphyrin I im Urin (85–90%; normal: etwa 25%) bei normaler Gesamtkoproporphyrinausscheidung mit dem Urin, was auf die Koproporphyrin-III-Ausscheidungsstörung zurückzuführen ist.**

Die **Prognose** ist bei uneingeschränkter Lebenserwartung gut. Wenngleich Phenobarbital zu einer Reduktion des Ikterus führen kann, sollte prinzipiell darauf verzichtet werden. Der therapeutische Effekt von Ursodesoxycholsäure ist umstritten (Regev et al. 2002).

Rotor-Syndrom

Bei dem sehr seltenen Rotor-Syndrom findet sich eine dem Dubin-Johnson-Syndrom weitestgehend identische laborchemische und klinische Konstellation. Auch die Befunde der hepatobiliären Sequenzszintigraphie sind vergleichbar. Allerdings ist die Leber morphologisch unauffällig. Beim Rotor-Syndrom besteht eine Mutation des cMOAT-Transporters (► oben), was zu einer verminderten hepatischen Speicherung und einer verringerten kanalikulären Ausscheidung von konjugiertem Bilirubin und anderen organischen Anionen – nicht aber von Gallensäuren – führt (Wada et al. 1998). Beim Bromsulphthaleintest ist die Clearance deutlich vermindert. Darüber hinaus findet sich häufig bei erhöhter Urinausscheidung der Koproporphyrine eine normale Relation der Isomere. Bei guter Prognose ist eine Therapie nicht erforderlich.

Literatur

Arias IM (1962) Chronic unconjugated hyperbilirubinemia without overt signs of hemolysis in adolescents and adults. J Clin Invest 41: 2233–2245

Bosma PJ, Chowdhury JR, Bakker C et al. (1995) The genetic basis of the reduced expression of bilirubin UDP-glucuronosyltransferase 1 in Gilbert‹s syndrome. N Engl J Med 333: 1171–1175

Clarenburg R, Kao CC (1973) Shared and separate pathways for biliary excretion of bilirubin and BSP in rats. Am J Physiol 225: 192–200

Crigler JF Jr, Najjar VA (1952) Congenital familial nonhemolytic jaundice with kernicterus. Pediatrics 10: 169–180

Fox IJ, Chowdhury JR, Kaufman SS et al. (1998) Treatment of the Crigler-Najjar syndrome type I with hepatocyte transplantation. N Engl J Med 338: 1422–1426

Gallagher TF Jr, Mueller MN, Kappas A (1966) Estrogen pharmacology. IV. Studies of the structural basis for estrogen-induced impairment of liver function. Medicine (Baltimore) 45: 471–479

Monaghan G, McLellan A, McGeehan A et al. (1999) Gilbert's syndrome is a contributory factor in prolonged unconjugated hyperbilirubinemia of the newborn. J Pediatr 134: 441–446

Okolicsanyi L, Ghidini O, Orlando R et al. (1978) An evaluation of bilirubin kinetics with respect to the diagnosis of Gilbert's syndrome. Clin Sci Mol Med 54: 539–547

Olsson R, Bliding A, Jagenburg R et al. (1988) Gilbert's syndrome – does it exist? A study of the prevalence of symptoms in Gilbert's syndrome. Acta Med Scand 224: 485–490

Regev RH, Stolar O, Raz A, Dolfin T (2002) Treatment of severe cholestasis in neonatal Dubin-Johnson syndrome with ursodeoxycholic acid. J Perinat Med 30: 185–187

Roberts RJ, Plaa GL (1967) Effect of phenobarbital on the excretion of an exogenous bilirubin load. Biochem Pharmacol 16: 827–835

Shieh CC, Chang MH, Chen CL (1990) Dubin-Johnson syndrome presenting with neonatal cholestasis. Arch Dis Child 65: 898–899

Sinaasappel M, Jansen PLM (1991) The differential diagnosis of Crigler-Najjar disease, types 1 and 2, by bile pigment analysis. Gastroenterology 100: 783–789

van der Veere CN, Sinaasappel M, McDonagh AF et al. (1996) Current therapy for Crigler-Najjar syndrome type 1: report of a world registry. Hepatology 24: 311–315

Wada M, Toh S, Taniguchi K et al. (1998) Mutations in the canilicular multispecific organic anion transporter (cMOAT) gene, a novel ABC transporter, in patients with hyperbilirubinemia II/Dubin-Johnson syndrome. Hum Mol Genet 7: 203–207

17.10 Mitochondriale Krankheiten

N. Muschol, R. Santer

Die Hauptfunktion der Mitochondrien besteht in der Bereitstellung von Energie in Form von ATP. Dieses wird durch Oxidation von Fettsäuren, den Abbau von Azetyl-CoA im Zitratzyklus sowie die oxidative Phosphorylierung in der Atmungskette gewonnen. Mitochondriale Krankheiten sind auf Störungen von mitochondrialen Enzymen und Enzymkomplexen zurückzuführen, die mit der Energiegewinnung durch oxidative Phosphorylierung in Verbindung stehen. Sie können den Pyruvatdehydrogenase-(PDH-)Komplex, den Zitratzyklus, die Atmungskette und die ATP-Synthase betreffen. Neben Mutationen in der nukleären oder mitochondrialen DNA können auch exogene Faktoren wie z. B. Sauerstoffmangel zu einer sekundären Hemmung der mitochondrialen Funktion führen. Mitochondriopathien sind chronisch-intermittierende oder chronisch-progressive Krankheiten mit einer starken Variabilität bezüglich Manifestation und klinischer Ausprägung. Gastroenterologische Leitsymptome mitochondrialer Krankheiten sind Hepatopathie, Leberinsuffizienz, rezidivierendes Erbrechen, chronische Diarrhö, Dysfunktion des exokrinen Pankreas und Gedeihstörung.

17.10.1 Epidemiologie und Genetik

Die **mitochondriale DNA** (mtDNA), ein aus 16.569 Basenpaaren bestehendes zirkuläres Molekül, kodiert für 2 ribosomale Ribonukleinsäuren (RNA), 22 Transfer-RNA und 13 Peptide, die Bestandteil der Enzymkomplexe der Atmungskette sind. Alle übrigen und damit die überwiegende Zahl der mitochondrialen Proteine werden durch die nukleäre DNA (nDNA) kodiert und in die Mitochondrien importiert. In jedem Mitochondrium finden sich zahlreiche Kopien der mtDNA, und jede Körperzelle enthält Tausende Mitochondrien, die bei der Zellteilung zufällig auf die Tochterzellen verteilt werden. In gesunden Geweben sind alle mtDNA-Kopien identisch (Homoplasmie). Mutationen der mtDNA betreffen zumeist nur einige mtDNA-Kopien einer Zelle. Daher hängt die mitochondriale Dysfunktion und damit der klinische Effekt einer mtDNA-Mutation von der Anzahl der mutierten mtDNA-Kopien ab (Heteroplasmiegrad). Da bei der Zellteilung der Anteil mutierter mtDNA-Kopien in den Tochterzellen zunehmen kann, ist es möglich, dass sich das klinische Bild der Erkrankung (Organverteilung, Ausprägung der Symptomatik) im Laufe des Lebens ändert. Da Mitochondrien mit der Eizelle und nicht mit dem Spermium weitergegeben werden, zeigen mitochondriale Krankheiten gelegentlich einen maternalen Erbgang. Die meisten Atmungskettendefekte beruhen aber auf Mutationen der nDNA und unterliegen einem Mendel-Vererbungsmodus.

Die **Häufigkeit** mitochondrialer Atmungskettendefekte wird auf insgesamt 1 : 10.000 geschätzt.

17.10.2 Pathophysiologie

Aus den in reduzierter Form vorliegenden Ko-Enzymen $FADH_2$ und $NADH_2$, die durch β-Oxidation von Fettsäuren bzw. den Abbau von Azetyl-CoA im Zitratzyklus bereitgestellt werden, gewinnt der Körper durch die Enzyme der Atmungskette und die ATP-Synthase durch oxidative Phosphorylierung **ATP** (◘ Abb. 17.11). Mitochondriale Krankheiten gehen im Allgemeinen mit einer intermittierenden oder chronischen Erhöhung der Laktatkonzentration in Gewebe, Blut und Liquor einher. Pyruvat und Laktat stammen aus dem Abbau von Glukose im Rahmen der Glykolyse und werden durch Glukoneogenese sowie Oxidation in der PDH-Reaktion verbraucht und somit im Konzentrationsgleichgewicht gehalten. Unter anaeroben Stoffwechselbedingungen steigt die Laktatkonzentration an. Durch den Enzymkomplex der PDH erfolgt eine Oxidation von Pyruvat zu Azetyl-CoA, welches dann über den Zitratzyklus und die Atmungskette zu CO_2 und H_2O verstoffwechselt wird. Störungen von PDH-Komplex, Zitratzyklus oder oxidativer Phosphorylierung in der Atmungskette können zu einem Konzentrationsanstieg von Laktat, Pyruvat und Alanin in Blut und Liquor führen. Mitochondriale Erkrankungen können Störungen des PDH-Komplexes, des Zitratzyklus, der Atmungskette (Komplexe I–IV) und der ATP-Synthase betreffen.

17.10.3 Klinisches Bild

Mitochondriale Krankheiten sind chronisch-intermittierende oder chronisch-progressive **Einzel- oder Multiorganerkrankungen**, die mit einer Vielzahl klinischer Symptome einhergehen (◘ Tab. 17.6) und sich in jedem Alter manifestieren können. Das

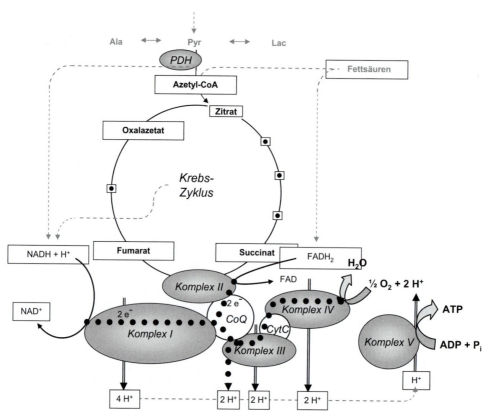

Abb. 17.11. Schematische Darstellung des mitochondrialen Energiemetabolismus. Dargestellt sind die Komplexe I–IV der Atmungskette sowie der Komplex V (ATP-Synthase), welche alle in der inneren Mitochondrienmembran lokalisiert sind. Durch die Redoxreaktionen der Komplexe I, II und IV wird über diese Membran unter Sauerstoffverbrauch ein Protonengradient erzeugt, der die treibende Kraft für die ATP-Produktion ist (oxidative Phosphorylierung). *Ala* Alanin; *CoQ* Ubichinon; *CytC* Zytochrom C; *Lac* Laktat; *PDH* Pyruvatdehydrogenase; *Pyr* Pyruvat

Spektrum klinischer Manifestationsformen reicht von neonatal tödlichen Verläufen bis zur dezenten Myopathie mit Belastungsintoleranz. Im Kleinkindalter überwiegen zumeist enzephalomyopathische Verläufe, während im Erwachsenenalter Myopathien im Vordergrund stehen.

Viele Symptome mitochondrialer Erkrankungen sind unspezifisch, und häufig führt erst die **syndromartige Kombination** von Symptomen an verschiedenen Organsystemen zur Verdachtsdiagnose (◘ Tab. 17.7). Aufgrund der gestörten Energiebereitstellung finden sich Auswirkungen mitochondrialer Krankheiten v. a. an Geweben mit hohem Energiebedarf wie Skelettmuskulatur, Zentralnervensystem, Herz, renales Tubulussystem oder Leber.

Bei vielen mitochondrialen Zytopathien findet sich häufig eine begleitende **Hepatopathie**, die sich meist durch eine mäßiggradige Aktivitätssteigerung der Transaminasen im Plasma bemerkbar macht und pathologisch-anatomisch evtl. anhand einer mikrovesikulären Leberverfettung zu erkennen ist. Mitochondriale Depletionssyndrome können sich auch mit einem akuten Leberausfall oder als subakute Leberkrankheit mit Cholestase und Entwicklung einer Fibrose präsentieren – in manchen Fällen, bevor andere Organbeteiligungen erkennbar werden.

Ein charakteristisches Syndrom mit Leberbeteiligung ist das **Alpers-Syndrom,** das sich als progressive Poliodystrophie mit schwerer Hepatopathie aufgrund einer mitochondrialen DNA-Depletion manifestiert. Wegweisend ist häufig eine verstärkte Toxizität von Valproat, das wegen eines Krampfleidens eingesetzt wird. Zumindest bei einem Teil der Patienten mit Alpers-Syndrom liegen Mutationen im Gen der mitochondrialen Polymerase γ zugrunde, was heute diagnostisch nutzbar ist. Weitere hepatozerebrale Formen eines mitochondrialen DNA-Depletionssyndroms werden durch Mutationen im *MPV17*-Gen oder im Gen der Deoxyguanosinkinase hervorgerufen. Auch hier kommt es frühzeitig zu einer progressiven Leberkrankheit in Kombination mit neurologischen Auffälligkeiten und einer Erhöhung der Laktatkonzentration.

Ein weiteres mitochondriales Syndrom mit gastroenterologischer Manifestation ist das **Pearson-Syndrom,** das sich durch die Kombination aus sideroblastischer Anämie und häufig Panzytopenie, exokriner Pankreasinsuffizienz, Hepatopathie und Gedeihstörung auszeichnet. Die mitochondriale neurogastrointestinale Enzephalomyelopathie (**MNGIE-Syndrom;** ◘ Tab. 17.7) manifestiert sich unter dem Bild einer intestinalen Pseudoobstruktionen, oft kombiniert mit Neuropathie, Myopathie und progressiver externer Ophtalmoplegie. Bei einem Teil der Fälle liegen Mutationen im Gen der Thymidinphosphorylase zugrunde.

17.10.4 Diagnostik

Bei klinischem Verdacht auf einen der oben genannten Symptomenkomplexe sollten wiederholt **Laktatspiegelbestimmungen** im Plasma erfolgen, insbesondere prä- und postprandial. Die Er-

Tab. 17.6. Leitsymptome mitochondrialer Erkrankungen

Betroffenes Organsystem	Symptome und Befunde

Zentralnervensystem	– Koma (Laktatazidose/Ketoazidose)
	– Apnoe
	– Lethargie
	– »Near missed sudden infant death syndrome«
	– Mentale Retardierung
	– Entwicklungsregression
	– Demenz
	– Ataxie
	– »Stroke-like episodes«
	– Myoklonus
	– Epilepsie
	– Migräne
	– Paresen
	– Dystonie
	– Athetose
	– Hirnstammzeichen
	– Kortikale Blindheit
	– Bildgebung:
	  – Enzephalomyelopathie
	  – zystische Läsionen
	  – Poliodystrophie
	  – Leukodystrophie
	  – kortikale Atrophie
	  – Basalgangliendegeneration
	  – Basalganglienverkalkung

Peripheres Nervensystem	– Periphere Neuropathie
Skelettmuskulatur	– Myopathie – Muskelhypotonie, -hypertonie und -atrophie – Belastungsintoleranz – Myalgie – Rhabdomyolyse
Augen	– Ptosis – Ophthalmoplegie – Optikusatrophie – Retinopathie – Retinitis pigmentosa – Katarakt – Nystagmus – Hornhauttrübung – Hereditäre Optikusneuroretinopathie (Leber)
Ohren	– Innenohrschwerhörigkeit – Neurosensorischer Hörverlust
Herz	– Kardiomyopathie (hypertroph, dilatativ) – Reizleitungsstörungen – Rhythmusstörungen
Leber	– Organvergrößerung – Hepatopathie – Riesenzellhepatitis – Akutes Leberversagen – Cholestase – Fibrose
Magen-Darm-Trakt	– Rezidivierendes Erbrechen – Chronische Diarrhö – Zottenatrophie – Dysfunktion des exogenen Pankreas – Gedeihstörung

Tab. 17.6 (Fortsetzung)

Betroffenes Organsystem	Symptome und Befunde
Nieren	– Proximale Tubulopathie – Tubulointerstitielle Nephritis – Fokal-segmentale Glomerulosklerose
Knochenmark	– Sideroblastische Anämie – Neutropenie – Thrombopenie – Myelodysplastisches Syndrom – Dyserythropoese

Tab. 17.7. Mitochondriale Syndrome

Typisches Manifestationsalter	Syndrom	Symptomenkomplex
Neonatal	Barth-Syndrom	– Kardiomyopathie – Neutropenie – Myopathie
Neonatal	Sengers-Syndrom	– Konnatale Katarakt – Kardiomyopathie – Myopathie
Neonatal bis 2. Lebensjahr bzw. 1. Lebensjahr	mtDNA-Depletion	– Hepatische Form (Manifestation neonatal bis 2. Lebensjahr): – Hepatopathie – Leberinsuffizinz – Hypoglykämie – Dystrophie – Gedeihstörung – Myoklonusepilepsie – Ataxie – Enzephalopathie mit infektassoziierter Verschlechterung – Nichthepatische Form (Manifestation im 1. Lebensjahr): Myopathie mit »ragged red fibres«
1. Lebensjahr	Pearson-Syndrom	– Sideroblastische Anämie – Panzytopenie – Exokrine Pankreasinsuffizienz – Hepatopathie – Gedeihstörung
1.–2. Lebensjahr	Leigh-Syndrom	– Symptome der Enzephalomyelopathie: – muskuläre Hypotonie – psychomotorische Retardierung – Entwicklungsregression – Strabismus – Schluckstörungen – Ataxie – Pyramidenbahnzeichen – Optikusatrophie – Nystagmus
1.–2. Lebensjahr	Wolfram-Syndrom	– Diabetes insipidus – Diabetes mellitus – Optikusatrophie – Taubheit

Tab. 17.7 (Fortsetzung)

Typisches Manifestationsalter	Syndrom	Symptomenkomplex
2.–4. Lebensjahr	Alpers-Syndrom	- Progrediente neuronale Degeneration - Hepatopathie
5.–15. Lebensjahr	MELAS	- **M**itochondriale **E**nzephalomyopathie - **L**aktat**a**zidose - »**S**troke-like episodes« - Minderwuchs - Migräne - Diabetes mellitus - Demenz
5.–15. Lebensjahr	MERRF	- **M**yoklonus**e**pilepsie - Mitochondriale Myopathie mit »**r**agged **r**ed **f**ibres« - Progrediente Demenz - Taubheit - Ataxie
5.–15. Lebensjahr	MNGIE	- **M**itochondriale **n**euro**g**astrointestinale **E**nzephalomyelopathie - Intestinale Pseudoobstruktionen - Neuropathie - Myopathie - CPEO
5.–30. Lebensjahr	Kearns-Sayre-Syndrom	- CPEO - Ptosis - Retinopathie - Taubheit - Myopathie - Ataxie - Erhöhte Liquoreiweißkonzentration - kardiale Reizleitungsstörungen
5.–30. Lebensjahr	NARP	- **N**europathie - **A**taxie - **R**etinitis **p**igmentosa
12.–30. Lebensjahr	LHON	- Hereditäre **O**ptikus**n**euroretinopathie

CPEO chronisch-progressive externe Ophthalmoplegie

Diagnostisches Vorgehen bei mitochondrialen Zytopathien
- Allgemeine klinische Untersuchung
- Organbezogene Diagnostik
- Erhebung des Muskelstatus und Bestimmung der Kreatinkinaseaktivität, ggf. Muskelsonographie und Elektromyographie
- Neurologische Untersuchung, ggf. Elektroenzephalographie
- Bestimmung der Laktatkonzentration in Blut und Liquor
- Messung der Aminosäurenkonzentrationen in Blut und Liquor
- Neuroradiologische Diagnostik:
  - Magnetresonanztomographie
  - ggf. Magnetresonanzspektroskopie des Zentralnervensystems
- Gegebenenfalls Muskel-, Haut- und/oder Leberbiopsie für lichtmikroskopische, elektronenmikroskopische, histochemische und immunhistochemische Untersuchungen sowie für die Aktivitätsbestimmung der Atmungskettenenzyme
- Quantifizierung der mtDNA
- Nachweis spezifischer Mutationen der nDNA oder der mtDNA

17.10.5 Screening

Es gibt kein Neugeborenen-Screening für mitochondriale Erkrankungen.

17.10.6 Differenzialdiagnostik

Infrage kommende Differenzialdiagnosen sind Hepatopathie, Leberinsuffizienz, rezidivierendes Erbrechen, chronische Diarrhö, Dysfunktion des exokrinen Pankreas und Gedeihstörung anderer Genese.

17.10.7 Therapie und Prognose

Allgemein gilt, dass sich Therapieansätze bei mitochondrialen Störungen weitgehend auf **supportive Maßnahmen** beschränken. Generell sind eine ausreichende Energie- und Flüssigkeitszufuhr, häufige Mahlzeiten, eine mäßige Glukose- und ggf. eine gesteigerte Fettzufuhr (**Cave:** Defekte der β-Oxidation ausschließen) sowie das Vermeiden von Fastenperioden und Katabolismus zu empfehlen. Außerdem sollten Stesssituationen wie z. B. Kälte- und Hitzestress (direkte Sonneneinstrahlung, Fieber), Schlafmangel, individuelle Stresssituationen sowie eine Exposition gegenüber toxischen Substanzen wie Zigarettenrauch (Kohlenmonoxid inhibiert den Komplex IV der Atmungskette) und Alkohol vermieden werden. Eine Korrektur bei bestehender Azidose durch Gabe von Natriumbikarbonat ist zu empfehlen. Mit Dichlorazetat lassen sich die Laktatspiegel im Blut zwar senken, der klinische Nutzen dieser Behandlung ist jedoch fraglich. Therapieversuche mit Vitaminen und Ko-Faktoren unter Verwendung von Ubichinon/Idebenon, Biotin, Thiamin, Riboflavin, Vita-

höhung der Laktatkonzentration stellt zwar das Leitsymptom mitochondrialer Krankheiten dar, aber ein normaler Laktatwert schließt eine Mitochondriopathie nicht aus. Hilfreich können Laktatspiegelbestimmungen im Rahmen eines standardisierten Glukosebelastungstests sein. Ein weiterer Hinweis auf eine mitochondriale Erkrankung ist ein erhöhter Alanin-Peak im Aminosäurenchromatogramm oder der Nachweis von Metaboliten dieses Stoffwechselwegs bei Analyse der organischen Säuren im Urin. Der weitere diagnostische Weg ist von den betroffenen Organen abhängig.

min K₃, Kreatin, Folsäure, Carnitin und Antioxidanzien (Ascorbinsäure, Vitamin E, Liponsäure) zeigten in Einzelfällen positive Effekte auf den Krankheitsverlauf, für eine generelle Empfehlung fehlt jedoch eine Evidenzprüfung, da kontrollierte Studien aufgrund der Vielfalt von Gendefekten und klinischen Verläufen nur begrenzt möglich sind. Eine Lebertransplantation bei hepatischen Formen empfiehlt sich nur in denjenigen Fällen, in denen eine Multisystemkrankheit ausgeschlossen ist. Gentherapeutische Ansätze werden untersucht.

Literatur

DiMauro S (2004) Mitochondrial diseases. Biochim Biophys Acta 1658: 80–88

D‹Souza GG, Weissig V (2004) Approaches to mitochondrial gene therapy. Curr Gene Ther 4: 317–328

Ducluzeau P-H, Lachaux A, Bouvier R, Streichenberger N, Stepien G, Mousson B (1999) Depletion of mitochondrial DNA associated with infantile cholestasis and progressive liver fibrosis. J Hepatol 30: 149–155

Ferrari G, Lamantea E, Donati A et al. (2005) Infantile hepatocerebral syndromes associated with mutations in the mitochondrial DNA polymerase-gammaA. Brain 128: 723–731

Mandel H, Szargel R, Labay V et al. (2001) The deoxyguanosine kinase gene is mutated in individuals with depleted hepatocerebral mitochondrial DNA. Nat Genet 29: 337–341

Marriage B, Clandinin MT, Glerum DM (2003) Nutritional cofactor treatment in mitochondrial disorders. J Am Diet Assoc 103: 1029–1038

Mazziotta MRM, Ricci E, Bertini E et al. (1992) Fatal infantile liver failure associated with mitochondrial DNA depletion. J Pediatr 121: 896–901

Ruitenbeek W, Wendel U, Hamel BC, Trijbels JM (1996) Genetic counselling and prenatal diagnosis in disorders of the mitochondrial energy metabolism. J Inherit Metab Dis 19: 581–587

Smeitink JA (2003) Mitochondrial disorders: clinical presentation and diagnostic dilemmas. J Inherit Metab Dis 26: 199–207

Spinazzola A, Viscomi C, Fernandez-Vizarra E et al. (2006) MPV17 encodes an inner mitochondrial membrane protein and is mutated in infantile hepatic mitochondrial DNA depletion. Nat Genet 38: 570–575

Zeviani M, Di Donato S (2004) Mitochondrial disorders. Brain 127: 2153–2172

17.11 Harnstoffzyklusdefekte

R. Santer

Die Hauptaufgabe der Enzyme des Harnstoffzyklus besteht darin, der Akkumulation stickstoffhaltiger Stoffwechselprodukte entgegenzuwirken und diese in den wasserlöslichen, mit dem Urin ausscheidbaren Harnstoff zu überführen. Harnstoffzyklusdefekte manifestieren sich in der Regel durch krisenhafte Enzephalopathien mit Hyperammonämie und Glutaminakkumulation. Für den Gastroenterologen wird diese Krankheitsgruppe zunehmend relevant. Trotz rationaler diätetischer und pharmakologischer Therapieansätze ist das Behandlungsergebnis für manche Patientengruppen mit Harnstoffzyklusstörungen enttäuschend geblieben, und für einzelne Patienten stellt eine Lebertransplantation die einzige Option zur Vermeidung metabolischer Krisen dar.

17.11.1 Epidemiologie und Genetik

Für die Summe aller Harnstoffzyklusstörungen wird eine Häufigkeit von 1 : 8000 bis 1 : 44.000 angegeben. Dabei ist der **Ornithintranscarbamylase-(OTC-)Defekt** mit etwa 60% der Fälle am häufigsten, gefolgt vom Argininosuccinatsynthasemangel (Zitrullinämie; etwa 14%), dem Carbamylphosphatsynthasemangel (etwa 13%), dem Argininosuccinatlyasemangel (Argininbernsteinsäurekrankheit; etwa 10%) sowie den seltenen Formen Arginase- und N-Azetyl-Glutamat-Synthase-Mangel.

Abgesehen vom OTC-Mangel, der X-chromosomal vererbt wird, handelt es sich um **autosomal-rezessive Erbleiden.** Bei allen Krankheiten sind die betroffenen Gene gut charakterisiert, sodass die molekulargenetische Diagnostik ältere invasive Diagnoseverfahren oft ersetzen kann. Eine Häufung bestimmter einzelner Mutationen liegt aber nicht vor.

17.11.2 Pathophysiologie

Durch Ausfall der Enzyme des Harnstoffzyklus (◘ Abb. 17.12) kommt es zur Akkumulation von **Ammoniak,** ohne dass in der Regel andere Leberfunktionen oder die Leberstruktur wesentlich beeinträchtigt werden. Im Gegensatz zu Patienten mit dekompensierten Leberkrankheiten ist bei jenen mit Harnstoffzyklusstörungen Ammoniak somit der einzige Faktor, der für die sich entwickelnde Enzephalopathie verantwortlich ist. Ammoniak ist ein bekanntes Neurotoxin, der genaue Mechanismus seiner Wirkung ist jedoch noch nicht sicher bekannt. Bei chronischen, leichten Erhöhungen der Ammoniakkonzentration wurde eine gestörte Axonentwicklung beobachtet, zudem eine Veränderung des Aminosäuren- und Neurotransmitterstoffwechsels im Gehirn. Bei akuten metabolischen Krisen kommt es zu einer Hirnschwellung mit Anstieg des intrakraniellen Drucks, was die bei zunehmenden Ammoniakkonzentrationen oft beobachtete Hyperventilation und respiratorische Alkalose gut erklärt. Bei Progredienz kann der Hirndruck schnell zunehmen, was u. U. zur Einklemmung der Kleinhirntonsillen und damit zum Atemstillstand führt.

Dem **Glutaminstoffwechsel** wird eine besondere Rolle in der Pathogenese des auf Astrozyten beschränkten Hirnödems zugeschrieben. Diese Zellen zeigen eine physiologische Antwort auf erhöhte Ammoniakwerte, da sie eine hohe Aktivität an Glutaminsynthase aufweisen und die intrazelluläre Glutaminkonzentration als osmotischer Regulator ihres Zellvolumens angesehen wird; sie korreliert gut mit den Serumammoniak- und -glutaminspiegeln.

17.11.3 Klinisches Bild

Abgesehen vom Arginasemangel manifestieren sich Harnstoffzyklusstörungen unter dem Leitsymptom einer mehr oder weniger schweren **hyperammonämischen Krise.** Diese kann in jedem Lebensalter auftreten; wegen prognostischer Aspekte wird häufig zwischen neonatalen Hyperammonämien und späteren Manifestationen unterschieden.

Bei **neonatalen Hyperammonämien** (typisch bei Carbamylphosphatsynthase- und Argininosuccinatsynthasemangel sowie bei männlichen Neugeborenen mit schweren hemizygoten OTC-Defekten) kommt es nach einem kurzen asymptomatischen Intervall von 1–2 Tagen zu einer rasch progredienten Lethargie sowie zu Trinkschwäche, Hyperventilation und Zeichen einer

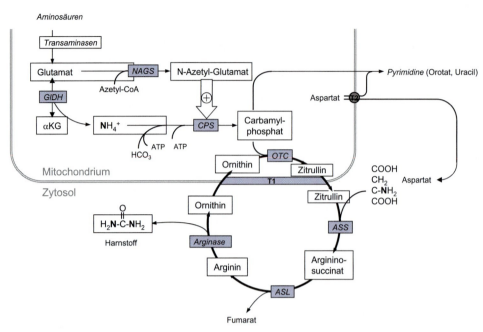

Abb. 17.12. Schematische Darstellung der prinzipiellen Schritte des Harnstoffzyklus. *Fettgedruckte N* stehen für auszuscheidende Stickstoffatome. Enzym- und Transportschritte sind *blau* hervorgehoben. *ASL* Argininosuccinatlyase; *ASS* Argininosuccinatsynthase; *CPS* Carbamylphosphatsynthase; *GlDH* Glutamatdehydrogenase; *αKG* α-Ketoglutarat; *NAGS* N-Azetyl-Glutamat-Synthase; *OTC* Ornithintranscarbamylase; *T1* mitochondrialer Ornithintransporter (Hyperornithin-Homozitrullin-Hyperammonämie-Syndrom); *T2* mitochondrialer Aspartattransporter, entspricht Zitrin (Zitrullinämie Typ II)

Enzephalopathie mit zunehmendem Koma. Bei milderen Varianten der gleichen Krankheiten und v. a. bei den 15% der Mädchen mit heterozygotem OTC-Defekt, die bei ungünstiger Inaktivierung des nichtbetroffenen X-Chromosoms in der Leber klinische Symptome zeigen, kann die Diagnosestellung deutlich schwieriger sein. Deshalb sollte bei allen Säuglingen mit unklarer Gedeihstörung, Nahrungsverweigerung, unklarem Erbrechen, episodischer Lethargie, Ataxie und Anfällen regelhaft eine Ammoniakspiegelbestimmung erfolgen. Auch bei Jugendlichen und Erwachsenen ist bei unklarer Lethargie, Verwirrtheitszuständen und rezidivierender neurologischer oder psychiatrischer Symptomatik an Harnstoffzyklusstörungen zu denken, insbesondere wenn die Symptome an katabole Situationen oder eine reichliche Eiweißzufuhr gebunden sind.

Eine seltene Form der Harnstoffzyklusstörungen, die **Zitrullinämie Typ II,** die auf einem Defekt des mitochondrialen Aspartattransporters (Zitrin) beruht, führt selten zur Hyperammonämie. Sie sollte dem pädiatrischen Gastroenterologen als relativ neue Diferenzialdiagnose der neonatalen Cholestase bekannt sein (► Kap. 16).

Die **lysinurische Proteinintoleranz,** eine Transportstörung für dibasische Aminosäuren am Darm sowie an renalen Tubuluszellen und an Hepatozyten, kann sekundär zu Hyperammonämien führen, v. a. aber zu einer schweren Gedeihstörung sowie zu rezidivierenden Durchfällen und Hepatopathie.

17.11.4 Diagnostik

Bei Patienten mit Hyperammonämie kann man häufig den zugrunde liegenden Defekt bereits anhand des **Metabolitenmusters** im Rahmen einer Plasma- und Urinaminosäurenbestimmung sowie der Analyse der organischen Säuren im Urin vermuten. Dies erlaubt dann eine gezielte enzymatische Diagnostik, die allerdings in den meisten Fällen eine Leberbiopsie (OTC- und Carbamylphosphatsynthasedefekt) oder die Anlage einer Fibroblastenkultur (Argininosuccinatsynthase- und Argininosuccinatlyasedefekt) erfordert. Daher sollte bei klarer Verdachtsdiagnose frühzeitig an die Möglichkeit einer **molekulargenetischen Diagnostik** gedacht werden, die bei allen Harnstoffzyklusstörungen verfügbar ist und deren Ergebnis zudem die Möglichkeit einer pränatalen Diagnostik bei einer zukünftigen Schwangerschaft bietet. Provokationstests sollten vermieden werden; eine Eiweißbelastung birgt ein großes Risiko der metabolischen Dekompensation, und beim Allopurinoltest kommt es zu vielen falsch-positiven und falsch-negativen Ergebnissen.

17.11.5 Screening

Ein Screening auf Harnstoffzyklusstörungen ist in den aktuellen deutschen Richtlinien nicht vorgesehen. Ein Neonatal-Screening mittels tandemmassenspektrometrischem Nachweis verschiedener Intermediärprodukte des Harnstoffzyklus ist in Erprobung; es kommt allerdings bei den schweren Formen oft zu spät und/oder die Diagnose kann den Verlauf nicht günstig beeinflussen.

17.11.6 Differenzialdiagnostik

Bei der differenzialdiagnostischen Abklärung von Hyperammonämien (◻ Abb. 17.13) ist zum einen an Krankheiten zu denken, die zu einem schweren akuten oder chronischen **Leberversagen** führen können. Hierzu gehören v. a. Infektionen, hypo-

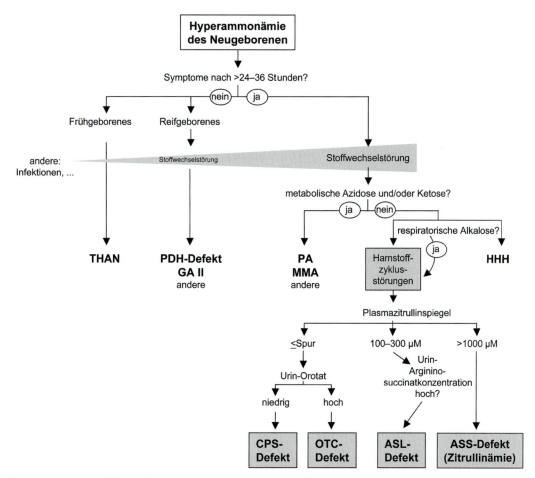

Abb. 17.13. Flussschema zur Differenzialdiagnostik neonataler Hyperammonämien. *ASL* Argininosuccinatlyase; *ASS* Argininosuccinatsynthase; *CPS* Carbamylphosphatsynthase; *GA II* Glutarazidurie Typ II; *HHH* Hyperornithin-Homozitrullin-Hyperammonämie-Syndrom; *OTC* Ornithintranscarbamylase; *PA* Propionazidämie; *PDH* Pyruvatdehydrogenase; *MMA* Methylmalonazidurie; *THAN* transitorische Hyperammonämie des Neugeborenen

xische Schädigungen und andere metabolische Störungen. Dabei stehen meist Zeichen des Hepatozytenuntergangs und der beeinträchtigten Lebersyntheseleistung im Vordergrund. Erhöhte Transaminasenwerte und verminderte Konzentrationen der Gerinnungsfaktoren können sich zum anderen aber auch bei Harnstoffzyklusstörungen finden und in seltenen Fällen das führende Symptom darstellen.

Eine Hyperammonämie ohne Zeichen einer Leberparenchymstörung spricht für eine **metabolische Störung.** Differenzialdiagnostisch kommen hier, speziell im Neugeborenenalter, Organazidämien (Methylmalon-, Propionazidämie) in Betracht. Auch an die Möglichkeit einer transienten Hyperammonämie des Neugeborenen ist zu denken. Deren Genese ist nicht völlig geklärt, oft lässt sich hierbei aber ein offener Ductus venosus Arantii nachweisen. Dies erklärt den charakteristischen Befund des Fehlens einer gleichzeitigen Erhöhung des Glutaminspiegels (Ratio aus Plasmaglutamin- und -ammoniakkonzentration von <1,6), da neben dem Enzymsystem des Harnstoffzyklus in periportalen Zellen auch die Glutaminsynthese in perivenös gelegenen Hepatozyten umgangen wird.

Eine milde Erhöhung der Ammoniakkonzentration findet sich, zusammen mit rezidivierenden Hypoglykämien, beim **Hyperinsulinismus-Hyperammonämie-Syndrom,** welches durch aktivierende Mutationen der Glutamatdehydrogenase verursacht wird.

17.11.7 Therapie und Prognose

❗ Jede schwere Hyperammonämie stellt wegen der schnell drohenden Hirnschädigung einen absoluten Notfall dar.

Eine Behandlung muss unmittelbar begonnen werden, noch bevor die endgültige diagnostische Einordnung erfolgt ist, und die Therapie muss in einem Zentrum stattfinden, das über Erfahrung mit Methoden der **extrakorporalen Ammoniakentgiftung** verfügt. Die Protein- und Aminosäurenzufuhr muss unterbrochen werden, und es gilt, eine katabole Stoffwechsellage durch Gabe hochprozentiger Glukoselösungen zu vermeiden. Eine Steigerung der renalen Ammoniakausscheidung ist durch reichliche Flüssigkeitsgabe und Verabreichung von Diuretika sowie durch Bindung anderer akkumulierter stickstoffhaltiger Substanzen (Glutamin, Glyzin) an Pharmaka (Phenylbutyrat bzw. Benzoat) möglich. Eventuell vermindert verfügbare Aminosäuren des Harnstoffzyklus (Zitrullin, Arginin) müssen substituiert werden. Bei Ammoniakwerten oberhalb von 400–500 µmol/l ist ein extrakorporales Entgiftungsverfahren einzusetzen, am besten die Hämodiafiltration, ansonsten Hämofiltration oder Hämodialyse. Eine Peritonealdialyse ist nicht ausreichend effektiv, eine Austauschtransfusion wegen Eiweiß- und Ammoniakbelastung kontraindiziert.

Die **Langzeitbehandlung** besteht in einer Proteinrestriktion bei gleichzeitiger Supplementierung der Nahrung mit Spurenelementen, Vitaminen und Mineralstoffen. Auch hier gilt es, einem drohenden Katabolismus während Infekten frühzeitig durch Kohlenhydratgaben entgegenzuwirken und damit krisenhafte Entgleisungen zu vermeiden. Auch bei der Langzeitbehandlung sind die Gabe Benzoat und/oder Phenylbutyrat und die Substitution von Arginin oder Zitrullin erforderlich.

Trotz dieser Therapieansätze kommen die genannten Maßnahmen bei neonataen Hyperammonämien oft zu spät. Bei schwerer neonataler Hyperammonämie fand sich bei überlebenden Kindern im Alter von einem Jahr ein durchschnittlicher Intelligenzquotient von 43; bei 79% wurde eine **mentale Retardierung** beobachtet. Die Prognose korreliert mit der Dauer des Komas vor Beginn einer spezifischen Therapie und mit der Gesamtdauer des Komas. Beträchtliche neurologische Defizite sind bei einem Koma mit einer Dauer von mehr als 72 Stunden zu erwarten. Zwar zeigen Patienten mit nichtneonataler Manifestation (z. B. Jungen mit milderen OTC-Mutationen, Mädchen mit OTC-Defekten oder Patienten mit Argininbernsteinsäurekrankheit) bessere Langzeitergebnisse hinsichtlich der geistigen und motorischen Entwicklung, oft bestehen aber chronische Essstörungen, und sowohl Morbidität als auch Mortalität durch hyperammonämische Krisen bleiben eine konstante Bedrohung.

Bei schweren Formen von Harnstoffzyklusstörungen, die noch nicht zu einer schwerwiegenden zentralnervösen Schädigung geführt haben und die mit konventionellen Maßnahmen nicht kontrollierbar sind, kann daher eine **Lebertransplantation** erwogen werden.

Literatur

Bachmann C (2003) Outcome and survival of 88 patients with urea cycle disorders: a retrospective evaluation. Eur J Pediatr 162: 410–416

Bachmann C, Batshaw M, Hammond J, Tuchman M, Wilcken B (eds) (2004) New developments in urea cycle disorders. Mol Genet Metab 81 (Suppl 1): S3–S91

Brusilow S, Horwich AL (2001) Urea cycle enzymes. In: Scriver CR, Beaudet AL, Sly WS, Valle D (eds) The metabolic and molecular bases of inherited disease. McGraw-Hill, New York, pp 1909–1963

Morioka D, Kasahara M, Takada Y et al. (2005) Current role of liver transplantation for the treatment of urea cycle disorders: a review of the worldwide English literature and 13 cases at Kyoto University. Liver Transpl 11: 1332–1342

Summar M, Tuchman M (2001) Proceedings of a consensus conference for the management of patients with urea cycle disorders. J Pediatr 138: S1–S10

17.12 Reye-Syndrom

R. Ganschow

17.12.1 Epidemiologie und Pathogenese

Das Reye-Syndrom wurde erstmals von W.R. Brain im Jahre 1929 erfasst und im Jahre 1963 von R.D.K. Reye anhand klinischer Parameter als pathologische Entität detaillierter beschrieben (Reye et al. 1963). Die zugrundeliegende Ursache des Reye-Syndroms ist bis zum heutigen Tag nicht sicher geklärt, obwohl inzwischen weltweit von mehreren Tausend Patienten berichtet wurde (Belay et al. 1997). Es ist unklar, ob eine genetische Prädisposition für das Reye-Syndrom besteht.

Fast 98% der betroffenen Patienten sind jünger als 20 Jahre, wobei auch hierfür bislang keine gute Erklärung gefunden wurde. In Anbetracht der Tatsache, dass die überwiegende Anzahl Betroffener in den Wochen vor der Diagnosestellung einen viralen grippalen Infekt durchgemacht hatte, wurden ätiologisch Influenza- und Herpesviren sowie andere Viren als Auslöser des Reye-Syndroms diskutiert. Es scheint darüber hinaus ein Zusammenhang mit der Einnahme von **Acetylsalicylsäure** zu bestehen. Nach einer amerikanischen Studie sollen mehr als 95% der Patienten mit gesichertem Reye-Syndrom Salizylate eingenommen haben (Pinsky et al. 1988). In Anbetracht dessen, dass dieser pathogenetische Zusammenhang letztlich nicht bewiesen werden konnte, ist heutzutage die kausale Beziehung zwischen der Einnahme von Salizylaten im Rahmen von viralen Infektionen zunehmend fraglich. Nach heutigem Kenntnisstand sollte vielmehr diskutiert werden, ob als auslösendes Agens des Reye-Syndroms auch verschiedene, bislang nicht näher charakterisierte **Viren** in Betracht kommen. Aus anderen medizinischen Subspezialitäten ist gut bekannt, dass z. B. beim akuten Leberversagen im Kindesalter oftmals kein auslösendes Agens feststellbar ist (Khuroo et al. 2004). Auch hier werden noch nicht näher zu klassifizierende Viren als Auslöser diskutiert. Inwieweit das vor nunmehr über 75 Jahren erstmals beschriebene Syndrom noch als eigenständige Entität angesehen werden kann, ist offen und wird vermutlich erst dann deutlich werden, wenn entweder ein pathogenetischer Zusammenhang mit Salicylaten belegbar ist oder das Krankheitsbild mit einer Infektion durch virale Erreger sicher erklärt werden kann.

17.12.2 Klinische, histologische und laborchemische Befunde

Hauptmanifestationsform des Reye-Syndroms ist neben einer Beteiligung des zentralen Nervensystems eine **Hepatopathie**. Histologisch werden in der Leber geschwollene Hepatozyten mit reduziertem Glykogengehalt, Zellnekrosen, geschwollene Mitochondrien und eine Fetteinlagerung beschrieben (Bove et al. 1975). Interessanterweise fehlen die histopathologischen Zeichen einer Entzündung (Brown u. Imam 1991). Die Entwicklung zu einer chronischen Hepatopathie ist bislang noch nicht beschrieben worden.

Klinisch manifestiert sich das Reye-Syndrom zunächst unspezifisch in Form eines **fieberhaften grippalen Infekts**. Nach einigen Tagen folgen Erbrechen, Somnolenz bis hin zum Koma und evtl. zerebrale Krampfanfälle. Diese klinischen Zeichen können zunächst differenzialdiagnostisch an eine Meningitis oder Enzephalitis denken lassen, wobei sich im Liquor von Patienten mit Reye-Syndrom keine signifikante Pleozytose findet.

Laborchemisch richtungsweisend sind die deutlich erhöhten Serumaktivitäten der **Transaminasen** Glutamat-Oxalazetat-Transaminase (GOT) und Glutamat-Pyruvat-Transaminase (GPT). Darüber hinaus können eine Hypoglykämie, eine Erhöhung des Ammoniakspiegels, eine metabolische Azidose und eine Verminderung von Gerinnungsfaktoren vorliegen.

Aufgrund der klinischen und laborchemischen Befunde wird das Reye-Syndrom gelegentlich auch »**hepatozerebrales Syndrom**« genannt. Letztendlich ist das klinische Bild in Verbindung mit den laborchemischen Befunden vergleichbar mit den Befunden eines akuten Leberversagens unklarer Ätiologie. Bei einigen dieser Patienten gelingt der Nachweis einer viralen Infektion, z. B. durch Herpes- oder Enteroviren oder das Parvovirus B19, als Ursache des Leberversagens, wobei oftmals trotz klinisch vermuteter schwerer Virusinfektion nach Lebertransplantation die histologische Untersuchung der Explantatleber keine typischen Zeichen einer virusbedingten Leberschädigung ergibt.

17.12.3 Therapie und Prognose

Entscheidend für die Prognose des Reye-Syndroms sind die frühe Diagnosestellung und die rasche Zuweisung betroffener Patienten in ein Zentrum mit hepatologischer Spezialisierung. Die Therapie erfolgt zunächst symtomatisch, wobei ein engmaschiges **Monitoring** zur frühzeitigen Diagnosestellung einer beginnenden Enzephalopathie und eines akuten Leberversagens unabdingbar ist. Bei Hyperammoniämie kann eine spezifische Therapie, beispielsweise mit Natriumbenzoat, durchgeführt werden, und in fortgeschrittenen Stadien mit Hirnödem kann die maschinelle Beatmung mit Hyperventilation indiziert sein. Die Bedeutung der Gabe von Steroiden ist unklar; diese können jedoch bei einzelnen Patienten nützlich sein. Je nach Ausmaß der Gerinnungsstörung erfolgt die entsprechende Substitution mit Frischplasma oder Gerinnungsfaktoren.

Analog zu anderen Patienten mit akutem Leberversagen sollte bei eindeutiger Progredienz des Krankheitsbildes rechtzeitig die Option einer **Lebertransplantation** diskutiert werden. Diese erbringt heute auch unter den Bedingungen der Notfallindikation sehr gute Ergebnisse (Brown u. Imam 1991) und sollte aufgrund der für die vergangenen beiden Jahrzehnte beschriebenen hohen Mortalität im Rahmen des Reye-Syndroms von besonderer Relevanz sein (Belay et al. 1997). Bei einigen Patienten stellen, wie erste Untersuchungen implizieren, auch Leberersatzverfahren eine therapeutische Option im Sinne einer Überbrückungstherapie dar (Khuroo et al. 2004).

Wegen des epidemiologisch und ätiologisch nicht auszuschließenden Zusammenhangs zwischen der Einnahme von Salizylaten und der Entstehung eines Reye-Syndroms empfehlen die US-amerikanische »Food and Drug Administration« ebenso wie die »Centers for Disease Control« die Vermeidung der Einnahme solcher Substanzen im Rahmen fieberhafter viraler Infektionen im Kindes- und Jugendalter. Diese und weitere Informationen wie z. B. eine Auflistung salizylathaltiger Medikamente können der Homepage der »National Reye's Syndrome Foundation« entnommen werden (www.reyessyndrome.org). Es sei hier jedoch nochmals betont, dass evidenzbasierte Daten für diese Empfehlung fehlen.

Literatur

Belay ED, Bresee JS, Holman RC, Khan AS, Shahriari A, Schonberger LB (1997) Reye's syndrome in the United States from 1981 through 1997. N Engl J Med 340: 1377–1382
Bove KE, McAdams AJ, Partin JS, Hug G, Schubert WK (1975) The hepatic lesion in Reye's syndrome. Gastroenterology 69: 685–697
Brown JK, Imam H (1991) Interrelationship of liver and brain with special reference to Reye's syndrome. J Inherit Metab Dis 14: 436–458
Khuroo MoS, Khuroo MeS, Farahat KLC (2004) Molecular adsorbent recirculating system for acute and acute-on-chronic liver failure: A meta analysis. Liver Transplant 10: 1099–1106
Martin SR, Atkison P, Anand R, Lindblad AS and the SPLIT Research Group (2004) Studies of pediatric liver transplantation 2002: patient and graft survival and rejection in pediatric recipients of a first liver transplant in the United States and Canada. Pediatr Transplant 8: 273–283
Pinsky PF, Hurwitz ES, Schonberger LB, Gunn WJ (1988) Reye's syndrome and aspirin. Evidence for a dose-response effect. J Am Med Assoc 260: 657–661
Reye RDK, Morgan G, Baral L (1963) Encephalopathy and fatty degeneration of the viscera. A disease entity in childhood. Lancet II: 749–751

17.13 Andere leberassoziierte Stoffwechselkrankheiten

R. Santer

Wie für den Kohlenhydratstoffwechsel (▶ Abschn. 17.2) ist die Leber auch eine wichtige Schaltstelle im Stoffwechsel der Aminosäuren und der organischen Säuren. Ferner nimmt sie eine herausragende Stellung im Fettsäurenstoffwechsel ein, indem sie Ketonkörper für die Verwertung in anderen Organen bereitstellt. Die Phenylketonurie ist Folge eines Defekts der nur in der Leber exprimierten Phenylalaninhydroxylase. Diese Störung des Aminosäurenstoffwechsels hat eine exemplarische Rolle in der Behandlung angeborener Stoffwechselkrankheiten: Es war die erste Erkrankung dieser Art, bei der aufgrund eines Neugeborenen-Screenings eine präventive Behandlung eingeführt wurde, und sie ist auch ein Beispiel dafür, dass ein hepatischer Enzymdefekt ohne Folgen für Leberstruktur und -funktion bleiben kann. Auch Fettsäureoxidationsstörungen führen nicht zu einer chronischen Hepatopathie; akute Stoffwechselentgleisungen können jedoch zu einem Reye-Syndrom-ähnlichen Bild mit Leberverfettung und eingeschränkter Lebersyntheseleistung führen.

17.13.1 Störungen des Stoffwechsels der Aminosäuren und organischer Säuren

Phenylketonurie
Epidemiologie und Genetik
Die Phenylketonurie ist eine autosomal-rezessiv vererbte Krankheit, die in Europa mit einer Frequenz von etwa 1 : 8000 angetroffen wird. Mehr als 400 verschiedene Mutationen im Gen der **Phenylalaninhydroxylase** mit einem unterschiedlichen Effekt auf die Restaktivität des Enzyms sind bekannt.

Pathophysiologie
Durch den Defekt der nur in der Leber exprimierten Phenylalaninhydroxylase ist der Abbau des nicht für anabole Prozesse benötigten **Phenylalanins** gestört, und es kommt zur Akkumulation dieser Aminosäure in allen Geweben (◘ Abb. 17.14). Bei pränataler Exposition gegenüber erhöhten Phenylalaninwerten (maternale Phenylketonurie) kommt es zur Störung der Organentwicklung (Herzfehler, Mikrozephalie mit eventuellem Balkenmangel, pränatale Dystrophie), postnatal tritt bei unbehandelten Kindern eine schwere Hirnschädigung ein. Diese betrifft die weiße Substanz, wo eine ausgeprägte Myelinisierungsstörung beobachtet wird, und den Neurotransmitterstoffwechsel; viele Mechanismen – insbesondere solche, welche die schwere Intelligenzminderung erklären – sind nicht im Detail bekannt. Man geht heute davon aus, dass Phenylalanin selbst und nicht einer seiner Metabolite die toxische Substanz darstellt.

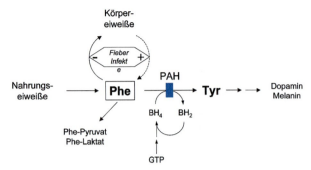

Abb. 17.14. Phenylalaninstoffwechsel der Leber. BH_2 Dihydrobiopterin; BH_4 Tetrahydrobiopterin; *PAH* Phenylalaninhydroxylase; *Phe* Phenylalanin; *Tyr* Tyrosin

Klinisches Bild

Im Vordergrund stehen die bereits im ersten Lebensjahr erkennbare **mentale Retardierung** sowie eine schwere Bewegungsstörung, Krampfanfälle, Verhaltensauffälligkeiten (Autismus, Agressivität) und eine Mikrozephalie. Die oft helle Haut der Patienten (bei gestörter Melaninsynthese) neigt zu Ekzemen. Abgesehen von vermehrter Brechneigung und Berichten über eine erhöhte Inzidenz von Pylorusstenosen gibt es keine klinischen Hinweise auf eine Beteiligung des Gastrointestinaltrakts oder der Leber.

Screening, Diagnostik und Differenzialdiagnostik

In Mitteleuropa erfolgt heute ein flächendeckendes **Neonatal-Screening** auf Hyperphenylalaninämien, sodass symptomatische Patienten nur noch selten diagnostiziert werden, dann in der Regel in Immigrantenfamilien. Während hierzu früher der bakterielle Test nach Guthrie verwendet wurde, erfolgt das Screening heute über eine Bestimmung der Phenylalanin- und Tyrosinkonzentration sowie der Phenylalanin-Tyrosin-Ratio anhand von Trockenblutproben mittels Tandemmassenspektrometrie, sodass der Test sensitiver ist und bereits ab der 36. Lebensstunde vorgenommen werden kann. Erhöhte Phenylalaninwerte finden sich neben der Phenylketonurie auch bei schweren Leberparenchymerkrankungen (dann in der Regel zusammen mit einer Tyrosin- und Methioninspiegelerhöhung), bei der Tyrosinämie Typ I (▶ Abschn. 17.6) und bei angeborenen Enzymdefekten des Synthesewegs des Ko-Faktors Tetrahydrobiopterin (BH_4; »atypische Phenylketonurie«), die bei jedem im Rahmen des Screenings auffälligen Neugeborenen ausgeschlossen werden müssen. Enzymatische Untersuchungen, die nur über eine Leberbiopsie möglich wären, und molekulargenetische Analysen bleiben speziellen Fragestellungen vorbehalten.

Therapie und Prognose

Patienten mit Phenylalaninwerten von konstant <10 mg/dl (<600 µmol/l) – »milde Hyperphenylalaninämie« – bedürfen nach deutschen Richtlinien keiner Therapie. Bei höheren Werten muss eine phenalaninarme und damit eiweißreduzierte **Diät**, die mit essenziellen Aminosäuren, Vitaminen, Spurenelementen und Mineralstoffen substituiert ist, eingehalten werden. Bei entsprechend responsiven Patienten mit Restaktivität der Phenylalaninhydroxylase kann eine Therapie mit pharmakologischen Dosen des Ko-Faktors BH_4 erfolgreich sein. Bis zum 10. Lebensjahr werden Phenylalaninwerte angestrebt, die zwischen 0,7 und 4 mg/dl liegen, nach dem 10. Lebensjahr werden Werte von 0,7–15 mg/dl und nach dem 16. Lebensjahr Werte bis 20 mg/dl toleriert.

> Bei frühzeitigem Therapiebeginn und guter Compliance können eine normale Entwicklung und eine normale Intelligenz erwartet werden.

Andere Aminoazidopathien und Organazidurien

Hierzu gehören insbesondere Störungen im Stoffwechsel der verzweigtkettigen Aminosäuren Leuzin (Ahornsirupkrankheit, Isovalerianazidämie, 3-Methylcrotonyl-CoA-Carboxylase-Mangel, 3-Methylglutazonazidurie) sowie Valin und Isoleuzin (auch hier die Ahornsirupkrankheit und die klassischen Organazidurien Propionazidämie und Methylmalonazidurie). Hier gilt, dass die betroffenen Enzymproteine meist in der Leber exprimiert werden – allerdings durchaus mit relevanter Aktivität auch in anderen Geweben – und dass die Symptomtik vonseiten anderer Organsysteme im Vordergrund steht. Krisenhafte neonatale **Entgleisungen** mit metabolischer Azidose, Anionenlücke, Ketose und Hyperammonämie sind für die klassischen Organazidämien typisch. Da sich keine CoA-Verbindungen anstauen, sind Azidose und Hyperammonämie für die Ahornsirupkrankheit eher ungewöhnlich; auch hierbei kann es wenige Tage nach der Geburt zu schweren neonatalen Manifestationen mit Zeichen einer Enzephalopathie kommen.

Viele dieser Störungen sind heute im Rahmen des Neonatal-Screenings mittels Tandemmassenspektrometrie erfassbar, und die Patienten bedürfen bei Diagnosestellung, auch wenn die Kinder noch asymptomatisch sind, einer unmittelbaren **Notfallversorgung**. Nach den Akutmaßnahmen (Unterbrechung des Katabolismus) liegt der Schwerpunkt der Behandlung auf diätetischen Maßnahmen sowie ggf. der Gabe von Ko-Faktoren der betroffenen Enzyme.

Für einige der hier genannten Störungen (z. B. Propionazidämie, Methylmalonazidurie) ist eine **Lebertransplantation** als eine Form der somatischen Gentherapie durchgeführt worden. Während diese Maßnahme bei der Phenylketonurie prinzipiell erfolgreich wäre (aber aufgrund der effektiven diätetischen Therapie nicht gerechtfertigt ist), vermag sie in den genannten Fällen lediglich metabolische Entgleisungen zu verhindern; chronische Organkomplikationen, z. B. vonseiten des Gehirns oder der Nieren, können durch diese Maßnahme nicht vermieden werden, und die Indikationsstellung hat daher sehr streng zu erfolgen.

17.13.2 Fettsäureoxidationsstörungen

Epidemiologie und Genetik

Die hier besprochenen mitochondrialen Fettsäureoxidationsstörungen sind **autosomal-rezessiv** vererbte Krankheiten. Die häufigste Störung ist der »Medium-chain«-Acyl-CoA-Dehydrogenase-(MCAD-)Mangel, der im Rahmen von Screening-Untersuchungen bei einem von 9000 Neugeborenen gefunden wurde. Seltener sind der »Very-long-chain«-Acyl-CoA-Dehydrogenase-(VLCAD-) und der »Long-chain«-Hydroxy-Acyl-CoA-Dehydrogenase-(LCHAD-)Mangel. Andere angeborene Fettsäureoxidationsstörungen sind im Kindesalter sehr selten. Aufgrund der Häufung einzelner Mutationen in unserer Population – c.985A>G (p.K304E) bei MCAD- bzw. c.1528G>C (p.E510Q) bei LCHAD-Mangel – bietet die Molekulargenetik für einen Teil der Patienten eine relativ einfache Methode einer abschließenden Diagnostik.

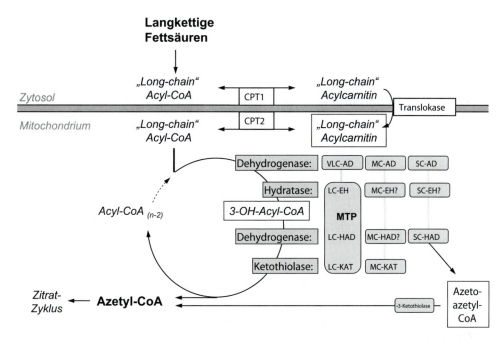

Abb. 17.15. Mitochondriale β-Oxidation von Fettsäuren. Dargestellt ist die Aufnahme von langkettigen, aktivierten Fettsäuren über die Mitochondrienmembran (die für diese nicht permeabel ist) mit Hilfe des Carnitintransportsystems. Innerhalb der Mitochondrien erfolgen die Zyklen der β-Oxidation durch längenspezifische Enzyme mit überlappender Substratspezifität. *AD* Acyl-CoA-Dehydrogenase; *CPT1* Carnitin-Palmitoyl-Transferase 1; *CPT2* Carnitin-Palmitoyl-Transferase 2; *EH* Enoylhydratase; *HAD* Hydroxy-Acyl-CoA-Dehydrogenase; *KAT* Keto-Acyl-CoA-Thiolase; *LC* »long chain«; *MC* »medium chain«; *MTP* mitochondriales trifunktionales Protein, das den zweiten, dritten und vierten Oxidationsschritt bei langkettigen Fettsäuren katalysiert (bei LC-HAD-Mangel ist nur ein aktives Zentrum dieses Enzyms durch eine Punktmutation betroffen); *SC* »short chain«; *VLC* »very long chain«

Pathophysiologie

Die mitochondriale β-Oxidation deckt insbesondere in katabolen Situationen einen hohen Anteil des Energiebedarfs verschiedener Gewebe. Das Gehirn ist nicht in der Lage, selbst Energie aus Fettsäuren zu gewinnen, kann sich aber daran adaptieren, Produkte der Fettsäurenoxidation der Leber, die Ketonkörper, zu verstoffwechseln. In der Leber und auch in anderen Organen werden aus Triglyzeriden des Fettgewebes freigesetzte, aktivierte langkettige Fettsäuren als Carnitinester über die Mitochondrienmembranen transportiert. Dort wird die Fettsäure in wiederholten Zyklen, bestehend aus jeweils 4 Enzymschritten, die durch längenspezifische Enzymproteine katalysiert werden, um jeweils 2 C-Atome – ein Acetyl-CoA-Molekül, verkürzt (◘ Abb. 17.15). Bei Defekten all dieser Enzymschritte kommt es aufgrund des Mangels an Ketonkörpern zu einem **Energiedefizit** verschiedener Organe; zudem verursacht die verminderte Acetyl-CoA-Konzentrationen eine Hemmung der Glukoneogenese, und die Sequestrierung von freiem CoA in akkumulierenden Substanzen beeinflusst weitere mitochondriale Funktionen. Auch der Akkumulation von Fettsäuren, sichtbar an einer akuten Steatose verschiedener Gewebe (◘ Abb. 17.16), und von Acyl-CoA-Estern wird eine toxische Wirkung zugeschrieben.

Klinisches Bild

Die klinischen Zeichen von Fettsäurenoxidationsstörungen können je nach zugrunde liegendem Defekt sehr variabel sein. Für den MCAD-Mangel, aber auch für andere Störungen stellt die Neigung zu **hypoketotischen Hypoglykämien** mit metabolischer Azidose in katabolen Situationen (Fasten, Infekte etc.) ein Leitsymptom dar. Die betroffenen Kinder, meist im Alter von 6–24 Monaten, können im Rahmen solcher Entgleisungen plötzlich versterben oder es kann zu Reye-Syndrom-ähnlichen Bildern mit Hepatopathie (einschließlich Hyperammonämie und Blutgerinnungsstörung) und Enzephalopathie kommen. Die Hepatopathie bei MCAD-Mangel entwickelt sich akut und ist vollständig reversibel; chronisch-progressive Verläufe sind nicht beschrieben.

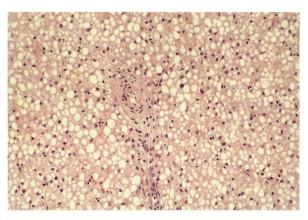

Abb. 17.16. Leberepithelverfettung bei dekompensiertem »Medium-chain«-Acyl-CoA-Dehydrogenase-Mangel (postmortal entnommene Gewebeprobe, HE-Färbung, 40fach). Mit frdl. Genehmigung von Prof. Dr. D. Harms, Kiel

Insbesondere bei LCHAD- und VLCAD-Mangel kann eine **Kardiomyopathie** oder eine **Myopathie** mit Rhabdomyolyse im Vordergrund stehen.

> Feten mit LCHAD-Mangel können bei der Mutter eine Hepatopathie im Rahmen eines HELLP-Syndroms (»hemolysis, elevated liver enzymes, low platelet count«) hervorrufen.

Diagnostik und Screening

Fettsäurenoxidationsstörungen können bei Nachweis von ω-Oxidationsprodukten (Dicarbonsäuren) entsprechender Kettenlänge bei Untersuchung der organischen Säuren im Urin vermutet werden. Auch durch Analyse entsprechender akkumulierender Acylcarnitine mittels Tandemmassenspektrometrie ist eine Diagnosestellung möglich. Die endgültige Diagnosestellung erfordert **enzymatische Untersuchungen** in Leukozyten oder Fibroblasten, auf die aber bei eindeutigen genetischen Befunden (▶ oben) verzichtet werden kann.

Seit wenigen Jahren erfolgt in Mitteleuropa ein flächendeckendes **Neugeborenen-Screening** auf Fettsäurenoxidationsstörungen mittels Tandemmassenspektrometrie, welches es erlaubt, betroffene Kinder in katabolen Situationen prophylaktisch zu behandeln. Erste Studien zeigen einen deutlichen Rückgang von Mortalität und Folgekrankheiten.

Therapie und Prognose

Die Therapie besteht bei allen Fettsäurenoxidationsstörungen in der **Vermeidung von katabolen Zuständen.** Längere Fastenperioden sind zu vermeiden, insbesondere bei Infekten werden häufige kohlenhydratreiche, fettarme Mahlzeiten empfohlen. Bei Nahrungsverweigerung ist eine frühzeitige parenterale Glukosezufuhr erforderlich. Nur bei Abbaustörungen langkettiger Fettsäuren ist der Einsatz mittelkettiger Fettsäuren sinnvoll; Lipidinfusionen sind generell zu vermeiden. Insgesamt ist darauf zu achten, dass sich trotz kohlenhydratreicher Nahrung keine Adipositas entwickelt, da eine dann erforderliche Gewichtsreduktion risikoreich ist. Bei manchen Störungen ist eine Carnitingabe sinnvoll, bei LCHAD-Mangel wird wegen der Toxizität langkettiger Acylcarnitine jedoch insbesondere von Akutgaben abgeraten; beim MCAD-Mangel ist eine prophylaktische Gabe, solange kein Mangel an Carnitin vorliegt, umstritten.

Literatur

Blau N, Scriver CR (2004) New approaches to treat PKU: how far are we? Mol Genet Metab 81: 1–2

Chace DH, Kalas TA, Naylor EW (2003) Use of tandem mass spectrometry for multianalyte screening of dried blood specimens from newborns. Clin Chem 49: 1797–1817

Ding Z, Harding CO, Thony B (2004) State-of-the-art 2003 on PKU gene therapy. Mol Genet Metab 81: 3–8

Gregersen N, Bross P, Andresen BS (2004) Genetic defects in fatty acid beta-oxidation and acyl-CoA dehydrogenases. Molecular pathogenesis and genotype-phenotype relationships. Eur J Biochem 271: 470–482

Grosse SD, Khoury MJ, Greene CL, Crider KS, Pollitt RJ (2006) The epidemiology of medium chain acyl-CoA dehydrogenase deficiency: an update. Genet Med 8: 205–212

Muntau AC, Roschinger W, Habich M et al. (2002) Tetrahydrobiopterin as an alternative treatment for mild phenylketonuria. N Engl J Med 347: 2122–2132

Roe CR, Ding J (2001) Mitochondrial fatty acid oxidation disorders. In: Scriver CR, Beaudet AL, Sly WS, Valle D (eds) The metabolic and molecular bases of inherited disease. McGraw-Hill, New York, pp 2297–2326

Scriver CR, Kaufman S (2001) Hyperphenylalaninemia: phenylalanine hydroxylase deficiency. In: Scriver CR, Beaudet AL, Sly WS, Valle D (eds) The metabolic and molecular bases of inherited disease. McGraw-Hill, New York, pp 1667–1724

Solis JO, Singh RH (2002) Management of fatty acid oxidation disorders: a survey of current treatment strategies. J Am Diet Assoc 102: 1800–1803

17.14 Steatosis hepatis

U. Baumann

Die nichtalkoholische Fettlebererkrankung (»non-alcoholic fatty liver disease«, NAFLD) ist ein Überbegriff für verschiedene Formen der meist grobtropfigen Leberverfettung, die nicht auf Alkoholkonsum zurückzuführen ist und häufig als Nebenbefund bei Übergewichtigkeit auftritt. Etwa 20% der betroffenen Patienten sind normalgewichtig, viele von diesen sind Diabetiker. Die histologische Diagnose der NAFLD umfasst ein Spektrum von vermutlich benigner statisch verlaufender Steatosis hepatis mit oder ohne Entzündungsreaktion bis zu fortschreitenden Lebererkrankungen mit Entwicklung einer Fibrose, bei denen es in Einzelfällen bereits im Kindesalter zur Leberzirrhose kommen kann. Für diese aggressiveren Formen wird heute oft der Begriff der nichtalkoholischen Steatohepatitis verwendet.

17.14.1 Epidemiologie

Im Zusammenhang mit der sich ausbreitenden Epidemie von **Übergewichtigkeit und Adipositas** wird auch vermehrt die Diagnose einer Fettlebererkrankung gestellt. Die Angaben zur Prävalenz der NAFLD bei Kindern und Jugendlichen entsprechen Schätzungen aufgrund von Untersuchungen in den USA, in Italien und in Japan zum Vorkommen erhöhter Leberwerte oder verdächtiger Ultraschallbefunde. Die angegebenen Zahlen schwanken erheblich, je nach untersuchtem Kollektiv. Vermutlich sind etwa 10% der adipösen Kinder und Jugendlichen betroffen bzw. etwa 3% aller Kinder und Jugendlichen. Progressive Verläufe bis zur Entwicklung einer Leberzirrhose kommen bei Erwachsenen mit einem Anteil von 1–3% aller Patienten mit NAFLD vor. Bislang ist unklar, ob man diese Zahlen auf das Kinder- und Jugendalter übertragen kann.

17.14.2 Pathophysiologie

Die NAFLD ist häufig mit Adipositas, dem metabolischen Syndrom und insbesondere mit einer **Insulinresistenz** assoziiert. Es gibt aber auch eine Reihe anderer Erkrankungen, bei denen es zu einer grobtropfigen Leberverfettung kommen kann wie z. B. bei akutem Gewichtsverlust bei Diarrhö, bei zystischer Fibrose, aber auch beim M. Wilson. Warum nicht alle adipösen Patienten eine NAFLD entwickeln, ist nicht geklärt. Prädisponierende genetische Faktoren (Kandidatengene sind z. B. PPAR-γ, HFE und Adiponectin) werden gegenwärtig diskutiert.

Trotz Modifikationen gilt für die Pathogenese der NAFLD weiterhin grundsätzlich ein **Konzept des »double hit«:**
- Zentral in der heutigen Vorstellung sind die aufgrund von Insulinresistenz und Hyperinsulinismus vermehrt vorliegenden freien Fettsäuren (»first hit«).
- Neben der direkten toxischen und apoptoseinduzierenden Wirkung dieser freien Fettsäuren werden eine Reihe anderer Faktoren diskutiert, die bei bestehender Steatosis hepatis Entzündung und Fibrose in der Leber herbeiführen; verantwortlich sind vermutlich eine mitochondriale Dysfunktion, oxidativer Stress, Eisenüberladung sowie eine vermehrte Expression von Zytokinen wie Tumornekrosefaktor α (»second hit«).

Schwerere Verläufe finden sich insbesondere dann, wenn **zusätzliche Leberschädigungen** auftreten wie z. B. bei Hepatitis C oder nach Chemotherapie aufgrund einer malignen Erkrankung.

17.14.3 Klinisches Bild

Die häufig antriebsarmen, adipösen Kinder werden dem Kinderarzt typischerweise nur mit einer geringen Symptomatik, z. B. Bauchschmerzen insbesondere im rechten Oberbauch, vorgestellt oder weil zufällig bei einer präoperativen Blutuntersuchung erhöhte Transaminasenwerte aufgefallen sind. Bei der körperlichen Untersuchung fehlen in der Regel Hautzeichen einer chronischen Lebererkrankung wie das Palmarerythem und Spider-Nävi. Dagegen finden sich bei Kindern und Jugendlichen mit Insulinresistenz im Rahmen des metabolischen Syndroms häufig schmutzig aussehende Hautverfärbungen einer **Acanthosis nigricans.** Ebenfalls häufig, aber nicht zwingend besteht eine Hepatomegalie. Das Auftreten von Gallensteinen bei adipösen Kindern wird zwar zunehmend beobachtet, ist aber nach wie vor selten.

17.14.4 Diagnostik

Meist liegt bei den betroffenen Kindern nur eine geringe, 1,5- bis 2fache, persistierende Erhöhung der Transaminasenwerte vor. Auch bei Kindern und Jugendlichen mit NAFLD sollte prinzipiell wie bei allen Patienten mit unklarer Aktivitätssteigerung der Transaminasen vorgegangen werden. Praktisch ist die Überprüfung der Leberwerte im infektfreien Intervall vorzunehmen. Wichtig ist bei persistierend erhöhten Transaminasenwerten auch der Ausschluss einer Muskelerkrankung durch Bestimmung der Kreatinkinaseaktivität. Bei persistierend erhöhten Leberwerten und dem klinischen Verdacht auf eine NAFLD sollte eine chronische Lebererkrankung anderer Genese systematisch ausgeschlossen werden. Bei Verdacht auf eine chronische Lebererkrankung anderer Ätiologie, z. B. aufgrund der Anamnese, einem entsprechenden klinischen Befund, z. B. Spenomegalie, oder einer Cholestase, ist eine sofortige Abklärung erforderlich. Besteht auch nach dem initialen Kontakt der Verdacht einer NAFLD, kann man zunächst mit dem Versuch einer Gewichtsreduktion über etwa ein halbes bis ein Jahr abwarten, ob es zu einer Normalisierung der Leberwerte kommt und die Verdachtsdiagnose auf diese Weise bestätigt wird. Ist dies nicht der Fall, ist eine **Leberbiopsie** zur definitiven Klärung anzustreben.

Tab. 17.8. Differenzialdiagnosen bei Kindern mit Steatosis hepatis (mit Ausnahme einiger seltener Stoffwechselerkrankungen)

Differenzialdiagnosen	Beispiele
Ernährungsstörungen	- Dehydration - (Akute) Unterernährung - Parenterale Ernährung - Nichtalkoholische Fettlebererkrankung
Systemische Erkrankungen	- Hepatitis C - Pankreasinsuffizienz - Chronisch-entzündliche Darmerkrankungen - Diabetes mellitus - Nephrotisches Syndrom - Zystische Fibrose - M. Wilson - α_1-Antitrypsin-Mangel - Glykogenspeichererkrankungen - Familiäre Hyperlipoproteinämien - Abetalipoproteinämie - Zustand nach hypothalamischer Intervention
Syndromatische Erkrankungen	- Turner-Syndrom - Bardet-Biedl-Syndrom - Prader-Willi-Syndrom - Lipodystrophie
Medikamenten- und Toxinwirkungen	- Amiodaron - Methotrexat - Steroide - L-Asparaginase - Vitamin A - Alkohol - Zidovudin (und andere Medikamente zur hochaktiven antiretroviralen Therapie, HAART) - Valproat

17.14.5 Differenzialdiagnostik

Infrage kommende Differenzialdiagnosen sind in Tab. 17.8 aufgeführt.

17.14.6 Therapie

Die Therapie der Wahl zielt, wie auch bei der Adipositas, auf eine mäßige **Gewichtsreduktion,** wie sie z. B. durch eine multidisziplinäre Therapie erreicht werden kann. Bislang gibt es keine kontrollierten Studien, welche die regelmäßige medikamentöse Therapie der betroffenen Kinder und Jugendlichen rechtfertigen.

Während gegenwärtig immer neue Therapieformen diskutiert werden, erhält die Gruppe der sog. Insulinsensitizer (Thiazolidindione) besondere Aufmerksamkeit. Aufgrund der fraglichen Hepatotoxizität dieser Medikamentengruppe dürften in der Kinderheilkunde aber bis auf Weiteres **Metformin** und **Vitamin E** die wesentlichen Therapieoptionen für einzelne Kinder mit fortgeschrittener Leberfibrose bleiben, wenn diese keine Gewichtsreduktion erreichen. Beide Medikamente führten in ersten Studien an Erwachsenen zu einer Besserung der Fibrose, und es gibt langjährige Erfahrung mit diesen Medikamenten in der Kinderheilkunde.

> Zu beachten ist die nicht unerhebliche Hepatotoxizität von Metformin.

17.14.7 Prognose

Da es keine pädiatrischen longitudinalen Untersuchungen zur Prognose der NAFLD gibt, wird bislang noch davon ausgegangen, dass die Unterscheidung in progressive (nichtalkoholische Steatohepatitis) und weniger progressive (NAFLD) Formen der Leberverfettung prinzipiell auch für das Kindesalter gilt. Nicht geklärt ist jedoch, welchen Einfluss **Wachstumsfaktoren** im Kindesalter auf den zeitlichen Verlauf der Erkrankung haben.

Das Risiko erwachsener Patienten mit nichtalkoholischer Steatohepatitis, innerhalb von 5 Jahren eine fortgeschrittene **Leberfibrose** zu entwickeln, liegt bei 25% und das Zirrhoserisiko bei 15%. Eine Studie aus Japan zeigte, dass das Risiko für erwachsene Patienten mit Typ-2-Diabetes, an einer Leberzirrhose zu sterben, höher war als die Mortalität an kardiovaskulären Komplikationen.

Bei der Evaluation nichtinvasiver Marker einer nichtalkoholischen Steatohepatitis zeigte sich bei Erwachsenen ein erhöhtes Risiko für Patienten mit Insulinresistenz, fortgeschrittenem Alter (40–50 Jahre), steigendem Body-Mass-Index, Diabetes mellitus und einem GOT-GPT-Quotienten von >1. Insgesamt lassen sich diese Daten nur teilweise auf das Kindes- und Jugendalter übertragen. So finden sich im Rahmen der leberhistologischen Untersuchung bei Kindern und Jugendlichen im Vergleich zu erwachsenen Patienten weniger lobuläre und mehr portale Veränderungen. Neuere Untersuchungen zur portalen Fibrose bei Erwachsenen konnten eine eher ungünstige Prognose dieser Erkrankungsform zeigen. Dies scheint zu ersten klinischen Beobachtungen einer frühzeitigen Progression der NAFLD bei Kindern zu passen. Bei einer Untersuchung in Kanada hatten 17 von 24 Kindern eine Leberfibrose, und ein 9-jähriges Kind hatte bereits eine Zirrhose entwickelt. Bei einer Untersuchung an 43 Kindern und Jugendlichen mit NAFLD aus den USA fanden sich bei 63% fibrotische Veränderungen, bei einem Kind eine Zirrhose. Eine **fortgeschrittene Erkrankung** mit portaler Fibrose war in dieser Studie durch das Vorliegen von Bauchschmerzen im rechten Oberbauch in Kombination mit einem erhöhten HOMA-Wert vorhersagbar; bei diesem Wert – **Ho**meostasis **M**odel **A**ssessment of Insulin Resistance: Nüchterninsulinkonzentration (mU/l) multipliziert mit dem Nüchternblutzuckerspiegel (μmol/l) dividiert durch 22,5 – gelten erhöhte Werte von >1 als Merkmal einer Insulinresistenz.

Kritisch anzumerken ist, dass die Auswahl bzw. die Anzahl der untersuchten Patienten in den publizierten Studien noch undifferenziert bzw. gering ist und eine abschließende Beurteilung der Bedeutung der NAFLD im Kindes- und Jugendalter noch nicht vorgenommen werden kann.

Literatur

Harrison SA, Torgerson S, Hayashi P, Ward J, Schenker S (2003) Vitamin E and vitamin C treatment improves fibrosis in patients with nonalcoholic steatohepatitis. Am J Gastroenterol 98: 2485–2490

Neuschwander-Tetri BA, Caldwell SH (2003) Nonalcoholic steatohepatitis: summary of an AASLD Single Topic Conference. Hepatology 37: 1202–1219

Roberts EA (2002) Steatohepatitis in children. Best Pract Res Clin Gastroenterol 16: 749–765

Schwimmer JB, Deutsch R, Rauch JB, Behling C, Newbury R, Lavine JE (2003) Obesity, insulin resistance, and other clinicopathological correlates of pediatric nonalcoholic fatty liver disease. J Pediatr 143: 500–505

18 Hepatitiden

18.1 Virushepatitiden – 404
S. Wirth
18.1.1 Hepatitis A – 404
18.1.2 Hepatitis B – 405
18.1.3 Hepatitis C – 407
18.1.4 Hepatitis D – 408
18.1.5 Hepatitis E – 409
18.1.6 Infektionen mit weiteren hepatotropen Viren – 409
Literatur – 409

18.2 Autoimmun bedingte Lebererkrankungen – 410
S. Wirth
18.2.1 Autoimmunhepatitis – 410
18.2.2 Primär sklerosierende Cholangitis – 411
18.2.3 Overlap-Syndrom – 412
18.2.4 Autoimmune Polyendokrinopathie, Candidiasis und ektodermale Dystrophie (APECED) – 412
Literatur – 412

18.3 Infektionen der Leber mit Bakterien, Pilzen und Parasiten – 412
R. Bialek
18.3.1 Bakterielle Leberabszesse – 413
18.3.2 Pilzinfektionen – 413
18.3.3 Protozoeninfektionen – 414
18.3.4 Helmintheninfektionen – 415
Literatur – 416
Informationen im Internet – 416

18.4 Immundefekte – 417
U. Baumann
18.4.1 Epidemiologie – 417
18.4.2 Pathophysiologie – 417
18.4.3 Klinisches Bild – 417
18.4.4 Diagnostik – 417
18.4.5 Therapie und Prognose – 417
Literatur – 417

18.1 Virushepatitiden

S. Wirth

Neben den 5 Hepatitisviren A bis E wurden in den vergangenen 10 Jahren durch die neuen molekularbiologischen Untersuchungstechniken weitere hepatotrope Viren (Hepatitis-G-, TT-, SEN-Virus) identifiziert (Tab. 18.1). Die Hepatitisviren A bis E sind molekularbiologisch im Detail charakterisiert und die klinischen Verläufe gut bekannt. Die sog. neuen Hepatitisviren sind häufig auch bei gesunden Individuen nachweisbar und haben bei Immunkompetenten keine klinisch relevante Bedeutung. Zum differenzialdiagnostischen Spektrum müssen sie daher, von Einzelfällen möglicherweise abgesehen, nicht berücksichtigt werden. In Tab. 18.1 ist das aktuelle »Hepatitisalphabet« zusammengefasst.

18.1.1 Hepatitis A

Epidemiologie

Die Hepatitis-A-Virus-Infektion wird in der Regel enteral, d. h. **fäkal-oral** durch kontaminiertes Wasser, verunreinigte Nahrungsmittel oder auch direkten Kontakt mit Infizierten übertragen.

Sie ist weltweit verbreitet und v. a. in südlichen Ländern sowie in Ländern mit niedrigem sozioökonomischem Status endemisch. Da meistens bereits Kinder infiziert werden, die eine geringe bis fehlende klinische Symptomatik aufweisen, beträgt die Durchseuchung in diesen Ländern bei Erwachsenen teilweise bis zu 100%. Für die Bevölkerung westlicher Länder ist die Hepatitis A eine Erkrankung des Erwachsenenalters und eine typische Reisekrankheit. Die **Seroprävalenz** beträgt nur noch etwa 10–30%, bei Jugendlichen unter 18 Jahren <10%.

Pathophysiologie

Das **Hepatitis-A-Virus** (HAV) gehört zur Familie der Pikornaviren und scheint selbst nur gering zytopathogen zu sein. Die klinische Symptomatik wird durch zytotoxische T-Zellen bedingt und damit durch die Immunreaktion des Wirts verursacht. Zirkulierende Anti-HAV-Antikörper blockieren wahrscheinlich die Re-Infektion von Hepatozyten und führen schließlich zur Elimination des Virus. Während der Inkubationszeit und der frühen Erkrankungsphase ist eine Virämie nachweisbar, die in Einzelfällen mehrere Wochen andauern kann. Die Virustiter im Stuhl sind während der Inkubationsphase sehr hoch und bestehen nach Krankheitsausbruch im Allgemeinen nur wenige Tage bis max. 2 Wochen.

Klinisches Bild

Die **Inkubationszeit** beträgt im Durchschnitt 4 Wochen (2–7 Wochen).

Der **klinische Verlauf** ist u. a. vom Alter des Patienten abhängig – besonders jüngere Kinder sind sehr häufig asymptomatisch oder weisen nur geringe Krankheitszeichen auf. Die Hepatitis A verläuft akut oder subakut und kann in seltenen Fällen einen protrahierten Verlauf nehmen, wird jedoch nie chronisch und führt nicht zur Entwicklung dauerhafter Leberschäden. Fulminante Verläufe der Hepatitis A sind bekannt, stellen jedoch insbesondere im Kindes- und Jugendalter eine absolute Ausnahme dar. Sollte es zu einem fulminanten Verlauf kommen, ist die Überlebensrate mit >60% vergleichsweise gut, sodass eine Lebertransplantation nur selten erforderlich ist.

Die Erkrankung beginnt mit **uncharakteristischen Krankheitszeichen** wie Übelkeit, Erbrechen, Durchfall, Bauchschmerzen und bei etwa zwei Drittel der Patienten mit einem Ikterus. Fieber, Appetitlosigkeit und Abgeschlagenheit sind ebenfalls häufige Symptome. Extrahepatische Manifestationen wie Arthritis und Vaskulitis kommen vor, sind aber selten. Meistens gehen die klinischen Symptome innerhalb von 2–4 Wochen deutlich zurück. Bei 20% der Patienten können allerdings protrahierte oder rezidivierende Verläufe beobachtet werden. Diese sind durch eine anhaltende Aktivitätssteigerung der Transaminasen mit undulierendem Verlauf bzw. einem Wiederauftreten des Ikterus charakterisiert. Diese besonderen Verlaufsformen sind klinisch meist mild und heilen immer aus.

Tab. 18.1. Das »Hepatitisalphabet«

Diagnose	Virus	Genom	Virusfamilie	Chronizität	Therapie
Klassische Hepatitisviren					
Hepatitis A	Hepatitis-A-Virus	RNA	Picornaviren	Nein	Keine
Hepatitis B	Hepatitis-B-Virus	DNA	Hepadnaviren	Zu 10–90%, altersabhängig	α-Interferon, pegyliertes α-Interferon, Lamivudin, Adefovir
Hepatitis C	Hepatitis-C-Virus	RNA	Flaviviren	Zu 60-80%	(Pegyliertes) α-Interferon plus Ribavirin
Hepatitis D	Hepatitis-D-Virus	RNA	Viroide	Zu >60%	Keine
Hepatitis E	Hepatitis-E-Virus	RNA	Caliciviren	Nein	Keine
Hepatotrope Viren ohne wesentliche Pathogenität					
Hepatitis G	Hepatitis-G-Virus	RNA	Flaviviren	Ja	Keine
TT-Virus-Infektion	TT-Virus	DNA	Circoviren	Ja	Keine
SEN-Virus-Infektion	SEN-Virus	DNA	Circoviren	Ja	Keine

DNA »deoxyribonucleic acid«, Desoxyribonukleinsäure; *RNA* »ribonucleic acid«, Ribonukleinsäure

Diagnostik

Der primäre Verdacht ergibt sich durch die klinische Symptomatik. Mit dem Nachweis von **Anti-HAV-Antikörpern** lässt sich die Diagnose rasch und zuverlässig sichern. In der akuten Phase, als Zeichen einer frisch ablaufenden HAV-Infektion lässt sich Anti-HAV-IgM nachweisen, während zeitlich etwas versetzt die Anti-HAV-IgG-Konzentration ansteigt; dieser IgG-Titer persistiert in der Regel lebenslang und schützt damit vor einer Re-Infektion. Bei cholestatischen oder protrahierten Verläufen persistiert Anti-HAV-IgM teilweise über Monate. Die Serumaktivitäten der Transaminasen sind stark erhöht. Je nach Ausprägung des Ikterus findet sich eine Hyperbilirubinämie mit Konzentrationsanstieg des direkten Bilirubins und der Gallensäuren im Serum.

Differenzialdiagnostik

Differenzialdiagnostisch kommen andere Virushepatitiden, aber auch eine Epstein-Barr-Virus-Infektion, eine Autoimmunhepatitis und mittelfristig Stoffwechselerkrankungen infrage – allerdings nur dann, wenn die spezifischen Antikörper nicht nachweisbar sind.

Therapie

Die Therapie der Hepatitis A erfolgt **symptomatisch.** Nur in seltenen Fällen ist eine stationäre Behandlung notwendig. Bettruhe und spezielle Diäten haben keinen Einfluss auf den Krankheitsverlauf und sind daher nicht indiziert. In der symptomatischen Phase sollte die körperliche Belastung allerdings der Selbstregulation des Kindes überlassen werden. Die Wiederzulassung zu Gemeinschaftseinrichtungen kann 2 Wochen nach den ersten Krankheitssymptomen erfolgen.

 Für alle akuten Hepatitiden besteht Meldepflicht bei Krankheitsverdacht, Erkrankung und Tod.

Prophylaxe

Es stehen eine passive und eine aktive **Immunisierung** zur Verfügung. Die Aktivimpfung ist ab dem 2. Lebensjahr zugelassen und besteht aus 2 Injektionen im Abstand von 6 Monaten; diese können aber bei Bedarf auch rascher verabreicht werden.

Die Antikörper entstehen rasch, sodass es sinnvoll ist, die **aktive Immunisierung** bei Kindern und Jugendlichen mit engem Kontakt zu Hepatitis-A-Erkrankten als »Riegelungsimpfung« bzw. »Inkubationsimpfung« durchzuführen. Bereits 2 Wochen nach der ersten Impfung sind mehr als 95% der Impflinge geschützt. Bei sofortiger Impfung kann auf eine zusätzliche passive Immunisierung verzichtet werden. Die langfristige protektive Wirkung hält für mindestens 15 Jahre an. Werden Immunglobuline gegeben, muss dies innerhalb der ersten 10 Tage nach dem Kontakt erfolgen, um den klinischen Verlauf möglicherweise abzumildern. Die aktive Immunisierung ist bei Auslandsreisenden in Epidemiegebiete sowie bei Kindern und Jugendlichen mit chronischen Lebererkrankungen indiziert. Es steht auch eine Kombinationsimpfung gegen Hepatitis A und Hepatitis B zur Verfügung.

18.1.2 Hepatitis B

Epidemiologie

Die Hepatitis B ist eine akute oder chronisch verlaufende entzündliche Lebererkrankung, die durch das **Hepatitis-B-Virus** (HBV), ein Hepadnavirus, hervorgerufen wird. Sie stellt mit weltweit etwa 250 Mio. chronischen HBsAg-(Hepatitis-B-Surface-Antigen-)Trägern eine epidemiologisch außerordentlich bedeutsame Infektionserkrankung dar. Die betroffenen Menschen bilden ein Virusreservoir und sind damit eine persistierende Infektionsquelle. In Deutschland sind derzeit etwa 0,4% der Bevölkerung HBsAg-positiv. Die Meldefrequenz akuter Hepatitis-B-Erkrankungen war in den letzten Jahren leicht rückläufig. Für das Jahr 2006 wurden vom Robert-Koch-Institut weniger als 1200 akute Hepatitis-B-Fälle registriert. Die Übertragung des HBV erfolgt bei Kindern und Jugendlichen überwiegend mittels vertikaler Infektion – ohne Immunisierung liegt die Infektionsrate bei HBeAg-(Hepatitis-Be-Kern-Antigen-)positiven Müttern bei >90% und bei Anti-HBe-Antikörper-positiven Mütter zwischen 15 und 25%. Bei aktiver und passiver Immunisierung lässt sich das Infektionsrisiko auf etwa 3–5% senken, da ein Teil der Kinder bereits intrauterin infiziert ist und ein geringer Teil wahrscheinlich durch HBsAg-Escape-Varianten (▶ unten, »Hepatitis-B-Virus-Varianten«) infiziert wurde. Bei älteren Kindern kann es durchaus auch zu einer horizontalen Übertragung des Hepatitis-B-Virus kommen, bei sexuell aktiven Jugendlichen und Erwachsenen auch durch Geschlechtsverkehr. Der parenterale Infektionsweg durch Übertragung von Blutprodukten ist vernachlässigbar.

Pathophysiologie

Das HBV ist eine kleines DNA-Virus mit einem Durchmesser von etwa 42 nm (Dane-Partikel). Das Genom besteht aus einem partiell doppelsträngigen DNA-Molekül mit einer Länge von etwa 3200 Nukleotiden. Das vollständige Virus besitzt ein Hüllprotein (HBsAg), ein Kernprotein (Hepatitis-B-Core-Antigen, HBcAg) sowie die im Kern befindliche Hepatitis-B-Virus-DNA (HBV-DNA). Es gibt 4 offene Leserahmen (*C*-, *S*-, *P*- und *X*-Gen). Das HBV-Genom wird in 8 Genotypen (A–H) klassifiziert, die auf unterschiedlichen Nukleotidsequenzen bestimmter Genabschnitte basieren. Für die serologische Diagnostik ist der Nachweis von HBsAg, HBeAg, HBV-DNA sowie der korrespondierenden Antikörper Anti-HBs-, Anti-HBe- und Anti-HBc-Antikörper relevant. Das HBcAg wird nur an der Oberfläche der Hepatozyten exprimiert und nicht sezerniert; es ist damit auch nicht im Serum nachweisbar. Die **Infektion der Hepatozyten** durch das HBV erfolgt über einen bisher nicht identifizierten Rezeptor auf der Zelloberfläche. Der Replikationszyklus ist kompliziert und weist Eigenschaften eines Retrovirus auf. Die Virusreplikation zieht keine direkte zytotoxische Wirkung auf die Zelle nach sich. Die entzündliche Aktivität wird durch das Immunsystem des Wirtes induziert. Hepadnaviren können auch in anderen Zellen und Geweben des menschlichen Organismus nachgewiesen werden, z. B. Lymphknoten, Milz und andere Zellen des hämatopoetischen Systems.

Klinisches Bild

Vor allem im Kindes-, aber auch im Jugendalter verläuft eine akute HBV-Infektion oft **asymptomatisch** oder subklinisch. Die Krankheitszeichen entsprechen im Wesentlichen denen der Hepatitis A mit Müdigkeit, Abgeschlagenheit, Übelkeit, Appetitlosigkeit sowie gelegentlich rechtsseitigen Oberbauchbeschwerden und erhöhter Körpertemperatur. Auch extrahepatische Begleiterscheinungen wie Arthritis, Glomerulonephritis und bei älteren Patienten Panarteriitis nodosa können in seltenen Fällen beobachtet werden. Bei kleineren Kindern sind manchmal Hauterscheinungen wie Urtikaria oder ein makulopapulöses Exanthem (Gianotti-Crosti-Syndrom) hinweisend für eine Hepatitis B. Die klinischen Symptome sind innerhalb von 3–6 Wochen rückläufig, und die Erkrankung heilt in den meisten Fällen aus. Selten (<1%) kann eine akute Hepatitis B fulminant verlaufen. Besonders Neugeborene, die durch eine Anti-HBe-Antikörper-positive Mutter infiziert wurden, scheinen ein höheres Risiko zu haben, im Alter von 2–4 Monaten an einer fulminanten Hepatitis B zu erkranken; unbehandelt lag die Letalität bei bis zu 80%. In Fällen einer beginnenden fulminanten Hepatitis B wird heute eine rasche Behandlung mit einem Nukleosidanalogon (Lamivudin: 3 mg/kg KG/Tag, max. 100 mg/Tag) empfohlen.

Diagnostik

Charakteristisch für eine akute Hepatitis B ist der Nachweis von HBsAg, HBeAg sowie Anti-HBc-IgM und -IgG im Serum. Nach etwa 8-wöchiger Krankheitsdauer wird HBsAg aus dem Serum eliminiert, wobei bereits kurz vorher eine **Serokonversion** von HBeAg zu Anti-HBe-Antikörpern eintritt. Als ausgeheilt gilt eine Hepatitis B, wenn Anti-HBs-, Anti-HBe- und Anti-HBc-Antikörper nachweisbar sind. Anti-HBc-IgM kann bis zu 6 Monate persistieren. Im Langzeitverlauf verschwinden meist die Anti-HBe-Antikörper; Anti-HBs- und Anti-HBc-IgG sind über Jahre nachweisbar. Die Serumaktivitäten der Transaminasen sind während der akuten Erkrankung stark erhöht, die Bilirubinwerte vom klinischen Verlauf mit oder ohne Ikterus abhängig.

Differenzialdiagnostik

Differenzialdiagnostisch müssen, wie auch bei der Hepatitis A, andere Infektionen mit **hepatotropen Viren** berücksichtigt werden.

Therapie und Prognose

Eine spezifische Therapie der akuten Hepatitis B wird nicht durchgeführt. **Körperliche Schonung** wird für Kinder nach Selbstregulation empfohlen.

Prophylaxe

Seit vielen Jahren kann gegen die Hepatitis B aktiv und passiv immunisiert werden. Die **aktive Hepatitis-B-Impfung** ist in die empfohlenen Mehrfachimpfstoffe integriert. Neugeborene HBsAg-positiver Mütter erhalten spätetens 12 Stunden nach der Geburt simultan 0,5 ml Hepatitis-B-Impfstoff i. m. sowie 1 ml Hepatitis-B-Immunglobulin i. m. Dies gilt auch für Frühgeborene. Geimpfte Neugeborene dürfen gestillt werden. Nach 15 Jahren sollte eine Auffrischimpfung erfolgen.

Chronische Hepatitis B

Eine chronische Hepatitis B liegt vor, wenn die HBsAg-Persistenz länger als 6 Monate anhält. Ist im Rahmen einer akuten Hepatitis B HBV-DNA länger als 2–3 Monate im Serum nachweisbar, muss von einem chronischen Verlauf ausgegangen werden. Die **Chronizitätsrate** ist deutlich altersabhängig: Während bei Infektionen im ersten Lebensjahr fast 90% chronisch verlaufen, ist dies im Kleinkindalter in 40–60% der Fälle, im Vorschulalter zu 20–40% und im späteren Schulalter entsprechend dem Verlauf bei Erwachsenen bei 5–10% der Patienten der Fall.

Es werden **2 Phasen** der chronischen Hepatitis B unterschieden (Abb. 18.1). Die erste Phase ist durch den Nachweis von HBsAg und HBeAg sowie hohe Konzentrationen der HBV-DNA charakterisiert. In dieser Zeit lassen sich zwischen 10^9 und 10^{10} Viren pro Milliliter Serum nachweisen. In der zweiten Phase der Erkrankung sind HBsAg, Anti-HBe-Antikörper und HBV-DNA in deutlich niedrigeren Konzentrationen vorhanden. Manchmal

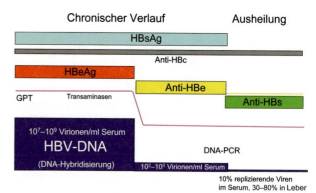

Abb. 18.1. Zwei Phasen der chronischen Hepatitis B. *Anti-HBc* Anti-Hepatitis-B-Core-Antikörper; *Anti-HBe* Anti-HBe-Antikörper; *Anti-HBs* Anti-HBs-Antikörper; *DNA* »deoxyribonucleic acid«, Desoxyribonukleinsäure; *DNA-PCR* DNA-Nachweis mittels Polymerasekettenreaktion; *HBeAg* Hepatitis-Be-Kern-Antigen; *HBsAG* Hepatitis-B-Surface-Antigen; *HBV-DNA* Hepatitis-B-Virus-DNA

ist die HBV-DNA auch mit der empfindlichen Polymerasekettenreaktion nicht mehr nachweisbar. Die Konzentrationen liegen üblicherweise bei <10^5 Viren/ml Serum. Die Serokonversion von HBeAg zu Anti-HBe-Antikörpern tritt in einem im Einzelfall nicht prognostizierbaren Zeitraum nach der Infektion auf und beträgt jährlich etwa 8–15%. Die Viruselimination mit dem Nachweis von Anti-HBs-Antikörpern ist bei einem chronischen Verlauf ausgesprochen selten (<0,1%/Jahr). Die jährliche Serokonversionsrate zu Anti-HBe-Antikörpern wird vom Infektionsweg und von der entzündlichen Aktivität der Krankheit beeinflusst. Kinder mit vertikaler Transmission zeigen eine sehr viel geringere spontane Serokonversionsrate als Kinder mit horizontaler Infektion und deutlich erhöhten Serumtransaminasenaktivitäten.

Langzeitkomplikationen der chronischen Hepatitis B sind die Leberzirrhose in 5–20% nach einer Inkubationszeit von etwa 25–30 Jahren und, basierend auf der Leberzirrhose, die Entstehung eines Leberkarzinoms. Für diese Komplikation ist es wesentlich, ob eine Serokonversion zu Anti-HBe-Antikörpern erreicht wurde, da HBeAg-positive HBsAg-Träger dauerhaft stärker gefährdet sind. Je nach Immuntoleranz des Organismus gegenüber dem Virus sind die Serumaktivitäten der Transaminasen in der HBeAg-positiven Phase normal oder erhöht; bei Patienten mit vertikaler Infektion liegen sie in der Regel über mehrere Jahre im Normbereich. Sind die Serumaktivitäten der Transaminasen nach Serokonversion zu Anti-HBe-Antikörpern erhöht, ist dies prognostisch langfristig eher ungünstig, da möglicherweise eine sog. HBeAg-Minusvariante vorliegt.

Hepatitis-B-Virus-Varianten

Die Mutationsrate des HBV ist aufgrund der extrem hohen Virusreplikation hoch. Wichtige Mutationen wurden im Prä-C-Bereich sowie im S-Bereich nachgewiesen. Durch einen **Basenaustausch** kann im Prä-C-Bereich ein Stoppkodon entstehen, das die Transkription des HBeAg verhindert. Dieser Basenaustausch an Position 1896 des HBV-Genoms wird bei Erwachsenen sehr häufig beobachtet und besteht in einem hohen Prozentsatz nach Serokonversion zu Anti-HBe-Antikörpern. Im Kindes- und Jugendalter ist die Rate dieser Mutantenträger relativ gering (<5%). Häufig tritt die Mutante auch gemeinsam mit dem Wildtyp auf, sodass

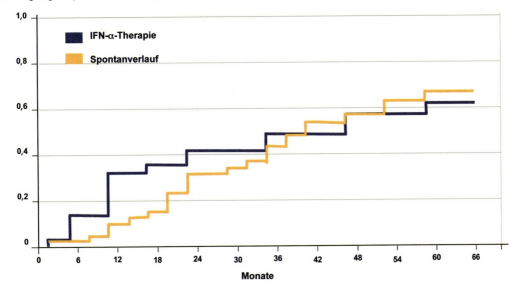

Abb. 18.2. Chronische Hepatitis B. Hepatitis-Be-Kern-Antigen-(*HBeAg-*)Negativierung im Spontanverlauf und bei Behandlung mit α-Interferon (*IFN-*α)

im weiteren Verlauf die Mutante im Replikationszyklus die Oberhand gewinnen kann. Von weiterem besonderen Interesse ist die seltene Mutation im Bereich der A-Determinante des HBsAg, welche die Bindung des neutralisierenden Anti-HBs-Antikörpers verhindert. Man bezeichnet diese als Escape-Mutante, die dazu führen kann, dass trotz einer aktiven und passiven Immunisierung eine chronische Hepatitis B entsteht.

Therapie der chronischen Hepatitis B

Die Behandlung mit **α-Interferon** führt bei Erwachsenen und Kindern zu einer höheren Konversionsrate von HBeAg zu Anti-HBe-Antikörpern, die je nach Höhe der Transaminasenaktivitäten zwischen 25% und 45% beträgt. Sechs Prozent bis 10% der behandelten Patienten werden im weiteren Verlauf HBsAg-negativ. In Abb. 18.2 ist dargestellt, dass die Therapie die spontane Serokonversion zu Anti-HBe-Antikörpern zeitlich nach vorn verlagert und die absolute Rate nicht erhöht. Das Hauptargument für eine Therapie ist die Möglichkeit der vorgezogenen Anti-HBe-Antikörper-Serokonversion im Erfolgsfall und die damit verbundene geringe Infektiosität mit einem niedrigeren Risiko einer progredienten Lebererkrankung. Nach internationalem Konsens werden nur Patienten mit erhöhten Serumtransaminasenaktivitäten mit α-Interferon in einer Dosis von 5 Mio. IE/m² KOF (Maximaldosis: 9 Mio. IE pro Dosis) 3-mal wöchentlich über einen Zeitraum von 6 Monaten behandelt. Es ist mit unerwünschten Wirkungen zu rechnen, insbesondere müssen auch Autoimmunphänomene wie die Bildung von antinukleären und Schilddrüsenantikörpern kontrolliert werden. Neben den erhöhten Transaminasenaktivitäten ist eine niedrige HBV-DNA-Konzentration ein prognostisch günstiger Parameter, während Kinder mit einer vertikalen Transmission und sehr hoher Virusreplikation (>100 Mio. Viren/ml) besonders schlecht ansprechen. Das Wirkungsmaximum von α-Interferon liegt zwischen der 8. und 16. Behandlungswoche. In der Zwischenzeit ist mit pegyliertem α-Interferon eine Retardform erhältlich. Deren Vorteil besteht darin, dass lediglich einmal pro Woche injiziert werden muss. Nach den bisherigen Daten ist die Ansprechrate vergleichbar. Es wird bei Verwendung des pegylierten α-Interferons 2b eine Dosis von 1,5 µg/kg KG/Woche über einen Zeitraum von 6 Monaten empfohlen.

Bei Erwachsenen wird in neuerer Zeit zunehmend eine Behandlung mit **Nukleosid-/Nukleotidanaloga** (Lamivudin, Adefovir) über ein Jahr durchgeführt. Zweifellos lässt sich mit diesen Medikamenten die Virusreplikation dramatisch senken. Die Serokonversionsrate zu Anti-HBe-Antikörpern ist allerdings mit etwa 15–25% sehr niedrig und hängt auch hier von den Serumaktivitäten der Transaminasen ab. Bei Patienten mit hohen Werten (>100 U/l) ist die Serokonversionsprognose günstiger und der Einsatz der Nukleosid-/Nukleotidanaloga vertretbar. Unter der Gabe von Lamivudin kommt es nach einem Jahr bei etwa 20% der behandelten Patienten zu einer Resistenzentwicklung. Tritt während einer Lamivudinbehandlung eine Serokonversion zu Anti-HBe-Antikörpern ein, wird noch für 3 Monate weiterbehandelt, um diesen Status zu stabilisieren.

> Keine der hier genannten Behandlungsformen ist bisher in Deutschland für Kinder und Jugendliche zugelassen.

18.1.3 Hepatitis C

Epidemiologie

Die deutsche Bevölkerung weist derzeit eine Prävalenz von etwa 0,4% chronischer Hepatitis-C-Virus-(HCV-)Infektionen mit nachweisbarer HCV-RNA auf. Ähnlich wie bei der Hepatitis B findet sich eine deutlich höhere **Seroprävalenz** bei Risikogruppen wie Drogenabhängigen oder multitransfundierten Patienten.

Nachdem die Übertragung nicht mehr parenteral durch Blut oder Blutprodukte stattfindet, wird die **vertikale Infektion** ätiologisch immer wichtiger. Das Gesamtrisiko für ein Neugeborenes, von einer HCV-RNA-positiven Mutter eine Infektion zu akquirieren, liegt bei 3–8%. Für das Jahr 2006 wurden vom Robert-Koch-Institut mehr als 7500 akute Fälle registriert – gegenüber

2003 ein Anstieg von >20%. Für Kinder ist allerdings kein Inzidenzanstieg zu erwarten; die derzeitige Prävalenz überschreitet 0,1% nicht.

Pathophysiologie
Das HCV-Genom besteht aus einem Strang und hat eine Länge von etwa 10.000 Basenpaaren. Es werden das Nukleokapsidprotein sowie mehrere Hüllproteine und Nichtstrukturproteine kodiert. Die genetische Heterogenität ist sehr ausgeprägt, was die Impfstoffentwicklung signifikant erschwert. Durch Sequenzanalysen werden 6 wesentliche **HCV-Genotypen** unterschieden. Die Virusreplikation ist, verglichen mit dem HBV, wesentlich niedriger und die Zahl der Viruspartikel pro Milliliter Serum liegt lediglich zwischen 10^5 und 10^7.

Klinisches Bild
Nach einer Inkubationszeit von 2–26 Wochen (Mittelwert: 8 Wochen) kann es zu Krankheitszeichen kommen, die nicht von einer Hepatitis A oder B unterscheidbar sind. Die meisten Infektionen verlaufen relativ symptomlos. Eine akute Hepatitis C stellt im Kindes- und Jugendalter eine Ausnahme dar. Während der akuten Krankheitsphase stehen **uncharakteristische Krankheitszeichen** im Vordergrund, und nur etwa bei 25% der Erwachsenen kommt es zu einem Ikterus. Extrahepatische Manifestationen (Arthritis, Urtikaria, Glomerulonephritis) sind sowohl bei der akuten als auch bei der chronischen Verlaufsform beschrieben.

Diagnostik
Die Hepatitis C wird durch den Nachweis von **Anti-HCV-Antikörpern** diagnostiziert. Eine höhere Spezifität kann durch einen rekombinanten Immunoblot-Assay erreicht werden. Bei einem positiven Anti-HCV-Titer ist zur Sicherung der Diagnose die HCV-RNA nachzuweisen. Es ist sinnvoll, gleichzeitig eine Genotypisierung vorzunehmen. Die Serumaktivitäten der Transaminasen können erhöht, aber auch normal sein; oft wird ein undulierender Verlauf mit erheblich schwankenden Werten innerhalb weniger Monate beobachtet.

Therapie und Prognose
Unbehandelt entwickelt sich aus einer akuten Hepatitis C in über 60% der Fälle ein chronischer Verlauf. Es ist daher empfehlenswert, bei nachgewiesener akuter Hepatitis C eine Therapie mit pegyliertem α-**Interferon** über einen Zeitraum von 3–6 Monaten durchzuführen. Damit kann eine Chronizitätsentwicklung in bis zu 90% der Fälle verhindert werden. Ob auch bei einer akuten Hepatitis C die Kombination mit Ribavirin eine weitere Verbesserung erbringt, müssen künftige Studien zeigen.

Chronische Hepatitis C
Von einer chronischen Hepatitis C wird dann gesprochen, wenn HCV-RNA über einen Zeitraum von mehr als 6 Monaten nachweisbar ist. Die Serumaktivitäten der Transaminasen können normal oder erhöht sein und haben bezüglich der Aktivität der Erkrankung nur einen sehr begrenzten Aussagewert. Die chronische Hepatitis C verläuft im Kindes- und Jugendalter in der Regel mild, wobei histologisch nur eine geringe entzündliche Aktivität nachgewiesen wird. Das Leberzirrhoserisiko bis zum Erreichen des Erwachsenenalters überschreitet 5–10% nicht. Nach einer Inkubationszeit von mehreren Jahrzehnten besteht allerdings ein erheblich höheres Leberzirrhoserisiko, auf dessen Boden sich das gefürchtete **Leberzellkarzinom** entwickeln kann.

Therapie und Prognose der chronischen Hepatitis C
Die spontane Viruselimination nach vertikaler Infektion beträgt über viele Jahre sicherlich nicht mehr als 6–20%. Bei Erwachsenen ist die Behandlung mit **pegyliertem α-Interferon und Ribavirin** zugelassen und etabliert. Auch für Kinder und Jugendliche ist α-Interferon 2b in Kombination mit Ribavirin zugelassen. Die Zulassung von pegyliertem α-Interferon 2b in Kombination mit Ribavirin wird derzeit vorbereitet. Der wesentliche Aspekt besteht dabei darin, dass der histologische Befund und die Aktivitäten der Transaminasen keine wesentlichen Entscheidungskriterien darstellen, da Kinder und Jugendliche mit normalen Transaminasenaktivitäten genauso gut ansprechen wie Kinder mit erhöhten Werten.

Die Erfolgsrate der dauerhaften **Viruselimination** nach einer antiviralen Behandlung wird stark durch den Genotyp bestimmt. Bei Patienten, die mit einem Genotyp 2 oder 3 infiziert sind, kann man in deutlich mehr als 80% der Fälle von einer dauerhaften Viruselimination ausgehen, während beim Genotyp 1 nur in 45% bis max. 50% der Fälle damit zu rechnen ist. Diese Daten haben sich auch bei Kindern und Jugendlichen bestätigt, wobei hier noch ungeklärt ist, ob sich der vertikale Infektionsweg prognostisch ungünstig auswirkt. Die Behandlung wird zwar in fast allen Fällen gut toleriert, bedarf aber einer guten Kontrolle, da es zu einer autoimmunen Aktivierung kommen kann. In 15–20% der Fälle ist damit zu rechnen, dass ein Konzentrationsanstieg des thyreoideastimulierenden Hormons (TSH) mit Nachweis von Schilddrüsenautoantikörpern auftritt, was ggf. ebenfalls behandelt werden muss. Kinder tolerieren die Behandlung besser als Erwachsene.

Prophylaxe der chronischen Hepatitis C
Eine aktive Immunisierung gegen die Hepatitis C steht nicht zur Verfügung. Aktuelle Empfehlungen der nationalen Stillkommission raten einer chronisch HCV-infizierten Mutter nicht vom Stillen ab. Sicherlich muss hier eine individuelle Beratung erfolgen. Für die Unterscheidung, ob eine Infektion vor oder nach der Geburt stattfand, sollte die **HCV-RNA-Bestimmung** gegen Ende der ersten Lebenswoche erfolgen. Letztlich kann die Entscheidung über eine stattgehabte Infektion aber erst im Alter von etwa 6 Monaten getroffen werden. Eine eventuelle antivirale Behandlung wird nicht vor dem vollendeten 3. Lebensjahr empfohlen.

18.1.4 Hepatitis D

Epidemiologie
Das Hepatitis-D-Virus (HDV) kommt ubiquitär vor und ist auf die Existenz des Hepatitis-B-Virus angewiesen. Es kann im Rahmen einer **Ko- oder Superinfektion** chronischer HBsAg-Träger in Erscheinung treten. In Deutschland ist im Kindesalter bei rückläufiger Tendenz mit einer Durchseuchung von 1–2% der chronisch Hepatitis-B-Infizierten zu rechnen.

Pathophysiologie
Das **HDV** ist ein RNA-Virus mit einer zirkulären Einzelstrang-RNA und einer Länge von 1700 Basenpaaren. Es handelt sich um ein inkomplettes Virus (Viroid), das zur Replikation die Hülle des HBV, das HBsAg, zur Vervollständigung seiner Struktur benutzt.

Klinisches Bild

Die Inkubationszeit beträgt bei einer Superinfektion durch HDV etwa 2–8 Wochen. Eine akute Hepatitis D stellt eine absolute Ausnahme dar. Bei der Infektion eines chronischen HBsAg-Trägers werden nur in wenigen Fällen klinische Krankheitszeichen offensichtlich. Es kann zum Auftreten eines **Ikterus** kommen und zu Allgemeinerscheinungen. Laborchemisch steigen die Serumaktivitäten der Transaminasen an.

Diagnostik

Die **serologische Diagnostik** wir durch den Nachweis von Anti-Hepatitis-D-IgG bzw. -IgM geführt. Im Serum lässt sich außerdem die HDV-RNA nachweisen. Im Lebergewebe ist während der Frühphase der Infektion das HDV-Antigen nachweisbar.

Therapie und Prognose

> Eine assoziierte Infektion mit dem HDV ist immer mit einer Verstärkung der entzündlichen Aktivität der Hepatitis B verbunden.

Bei chronischen HBsAg-Trägern, die eine Serokonversion zu Anti-HBe-Antikörpern vollzogen haben und erhöhte Leberwerte aufweisen, muss immer auch an eine Hepatitis D gedacht werden. Das **Leberzirrhoserisiko** ist dann deutlich höher. Eine wirksame Behandlung der chronischen Hepatitis D existiert nicht. Sowohl Studien mit α-Interferon als auch mit Nukleosidanaloga ergaben bisher keine überzeugenden Ergebnisse.

Bei HBeAg-positiven Kindern und Jugendlichen, die gleichzeitig HDV-infiziert sind, sollte man überlegen, ob man eine Interferontherapie unter dem Aspekt durchführt, dass eine Serokonversion zu Anti-HBe-Antikörpern von Vorteil sein kann. Nach erfolgter Serokonversion besteht keine Therapieindikation mehr.

18.1.5 Hepatitis E

Epidemiologie

Die Hepatitis E ist wie die Hepatitis A eine **akute Leberentzündung** mit überwiegend fäkal-oraler Übertragung. Der WHO bekannte Epidemien fanden im Norden Afrikas, auf der arabischen Halbinsel und in großen Teilen Asiens sowie in Mittelamerika statt. Einige Mittelmeerländer waren ebenfalls betroffen. In Nordeuropa und in den USA sind Infektionen mit dem Hepatitis-E-Virus (HEV) äußerst selten und werden in der Regel in Zusammenhang mit Auslandsreisen beobachtet.

Pathophysiologie

Das HEV hat einen Durchmesser von 32 nm ×24 nm. Es ist ein RNA-Virus. Das Genom hat eine Länge von 7500 Basenpaaren. 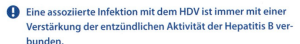 Die genetische Heterogenität ist erheblich, mindestens **3 Genotypen** sind bekannt. Wie bei der Hepatitis A wird das Virus mit dem Stuhl ausgeschieden, wobei die Konzentration mit 10^7 Partikeln/g Stuhl niedriger ist.

Klinisches Bild

Die klinischen Zeichen sind die gleichen wie bei der Hepatitis A mit Ikterus, Verfärbung des Stuhls und **uncharakteristischen Krankheitszeichen.** Nach 2–3 Wochen flaut die Symptomatik in der Regel ab. Chronische Verläufe gibt es nicht. Die Mortalitätsrate in den subtropischen Ländern wird für die allgemeine Bevölkerung mit 0,5–4% angegeben. Die Mortalität bei betroffenen Schwangeren liegt aus unbekannten Gründen bei bis zu 20%.

Diagnostik

Die Diagnose der Hepatitis E wird serologisch durch den Nachweis von **Antikörpern** gegen das HEV gestellt. Der Erreger kann auch mittels Polymerasekettenreaktion in Stuhl und Serum nachgewiesen werden.

Therapie

Eine kausale Therapie der Hepatitis E existiert nicht. Wie bei der Hepatitis A wird **Bettruhe** nach Selbstregulation des Patienten empfohlen. Eine passive oder aktive Immunisierung steht bisher nicht zur Verfügung.

18.1.6 Infektionen mit weiteren hepatotropen Viren

Mit molekulargenetischen Untersuchungsverfahren und auf der Suche nach weiteren Erregern insbesondere unklarer fulminanter Hepatitiden konnten seit 1995 drei weitere hepatotrope Viren identifiziert werden:

- Ein RNA-Virus mit einer Länge von 9300 Nukleotiden aus der Flavigruppe und mit einer Verwandtschaft zum HCV wurde als **Hepatitis-G-Virus** bezeichnet.
- Ende des Jahres 1997 wurde ein weiteres parenteral übertragbares Virus, das **TT-Virus**, charakterisiert. Hier handelt sich um ein DNA-Virus (Circovirus), das bei vielen Patienten mit einer chronischen Hepatitis B oder C nachweisbar ist. Wie das Hepatitis-G-Virus kann auch das TT-Virus vertikal übertragen werden und durchaus über 4 Jahre nachweisbar sein.
- Das im Jahre 1999 erstmals isolierte **SEN-Virus** entstammt der gleichen Gruppe wie das TT-Virus.

Für alle 3 Viren gilt, dass nach gegenwärtiger Datenlage bei immunkompetenten Menschen nicht davon auszugehen ist, dass eine wesentliche und chronische Leberschädigung hervorgerufen wird. Man bezeichnet diese Viren daher auch als »**innocent bystanders**«. Differenzialdiagnostisch müssen sie nur in Ausnahmefällen berücksichtigt werden.

Literatur

Bortolotti F, Jara P, Barbera C et al. (2000) Long term effect of alpha interferon in children with chronic hepatitis B. Gut 46: 715–718

Bortolotti F, Jara P, Crivellaro C et al. (1998) Outcome of chronic hepatitis B in caucasian children during a 20-year observation period. J Hepatol 29: 184–190

Burdelski M, Wirth S, Laufs R (2004) Virale Hepatitis bei Kindern und Jugendlichen. Z Gastroenterol 42: 731–733

Cornberg M, Protzer U, Dollinger MM et al. (2007) Prophylaxe, Diagnostik und Therapie der Hepatitis-B-Virus-(HBV)Infektion. Z Gastroenterol 45: 1–51

Debray D, Pariente D, Urvoas E, Hadchouel M, Bernard O (1994) Sclerosing cholangitis in children. J Pediatr 124: 49–56

Deutsch J, Wirth S (2002) Konsensus über die Behandlung der chronischen Hepatitis B im Kindesalter. Monatsschr Kinderheilkd 150: 625–629

Emerson SU, Purcell RH (2004) Running like water – the omnipresence of hepatitis E. N Engl J Med 351: 2367–2368

Ganem D, Prince AM (2004) Hepatitis B virus infection – natural history and clinical consequences. N Engl J Med 350: 1118–1129

Gerner P, Wirth S (2000) Chronische Virushepatitiden im Kindesalter. Monatsschr Kinderheilkd 148: 1137–1151

Gregorio GV, Portmann B, Karani J et al. (2001) Autoimmune hepatitis/sclerosing cholangitis overlap syndrome in childhood: a 16-year prospective study. Hepatology 33: 544–553

Jonas MM, Kelly DA, Mizerski J et al. (2002) Clinical trial of lamivudine in children with chronic hepatitis B. N Engl J Med 346: 1703–1713

Kjaergard LL, Krogsgaard K, Gluud C (2002) Interferon alfa with or without ribavirin for chronic hepatitis C: systematic review or randomized trials. BMJ 323: 1151–1155

Mieli-Vergani G, Vergani D (2002) Autoimmune liver disease. Indian J Pediatr 69: 93–98

Obermayer-Straub P, Strassburg C, Manns MP (2000) Autoimmune hepatitis. J Hepatol 32 (Suppl 1): 181–197

Oettinger R, Koletzko S, Brunnberg A, Gerner P, Wintermeyer P, Wirth S (2005) Clinical features and biochemical characteristics in caucasian children with autoimmune hepatitis. J Autoimmunol 24: 79–84

Robert-Koch-Institut (1999) Erkrankungen an Hepatitis A. Epidemiol Bull 27: 201–203

Squires RH (2004) Autoimmune hepatitis in children. Curr Gastroenterol Rep 6: 225–230

Tajiri H, Miyoshi Y, Funada S et al. (2001) Prospective study of mother-to-infant transmission of hepatitis C virus. Pediatr Infect Dis J 20: 10–14

Wirth S, Ballauff A, Kullmer U et al. (2005) Peginterferon-alpha-2b and ribavirin treatment in children and adolescents with chronic hepatitis C. Hepatology 41: 10/3–10/8

Wirth S, Lang T, Gehring S, Gerner P (2002) Recombinant alfa-interferon plus ribavirin therapy in children and adolescents with chronic hepatitis C. Hepatology 36: 1280–1284

18.2 Autoimmun bedingte Lebererkrankungen

S. Wirth

Unter autoimmun bedingten Lebererkrankungen werden die Autoimmunhepatitis, die primäre biliäre Zirrhose, die primär sklerosierende Cholangitis und das Overlap-Syndrom zusammengefasst. Die primär biliäre Leberzirrhose wird im Kindes- und Jugendalter praktisch nicht diagnostiziert.

18.2.1 Autoimmunhepatitis

Epidemiologie

Mit einer geschätzten **Prävalenz** von 1–10 Fällen pro 1 Mio. Einwohner ist die Autoimmunhepatitis eine seltene Erkrankung. Repräsentative Zahlen für das Kindes- und Jugendalter liegen in Deutschland und Europa nicht vor. Antinukleäre-Antikörper-(ANA-)positive Autoimmunhepatitiden (Typ I) überwiegen LKM1-Antikörper-positive (Typ II) um mehr als das Doppelte (LKM1 steht für »liver kidney microsome type 1«). Das Verhältnis zwischen Mädchen und Jungen liegt bei der Autoimmunhepatitis Typ I etwa bei 2 : 1, für den Typ II beträgt es 3–4 : 1.

Pathophysiologie

Die Autoimmunhepatitis ist eine **chronisch-aktive Hepatitis** unklarer Genese mit fortschreitender Zerstörung des Leberparenchyms. Im Zuge einer gestörten Immunreaktivität kommt es zum Toleranzverlust gegenüber Eigenantigenen von Zellstrukturen.

Auf der Basis zirkulierender Autoantikörper lassen sich verschiedene Untergruppen voneinander abgrenzen. Die Ätiologie der Autoimmunhepatitis ist letztlich nicht geklärt. Genetische Faktoren liefern offenbar bei zahlreichen Patienten die Grundlagen. Als Auslöser werden Infektionserreger, aber auch exogene Einflüsse diskutiert. Bei mindestens der Hälfte der Betroffenen werden die humanen Leukozytenantigene A1, B8, DR3 und DR4 nachgewiesen. Histologisch lässt sich bei den meisten Patienten eine chronisch-aktive Hepatitis mit variabler entzündlicher Aktivität diagnostizieren. Aufgrund des silenten Verlaufs liegen bei der Diagnosestellung meist erheblich entzündliche Infiltrate mit periportalen Mottenfraßnekrosen und beginnenden Umbauzeichen vor. Häufig besteht auch bereits eine Leberzirrhose.

Klinisches Bild

Die Erkrankung tritt akut oder mit schleichendem Beginn auf, kann aber durchaus auch asymptomatisch sein. In wenigen Fällen setzt die Krankheit als fulminante Hepatitis ein. Die häufigsten Krankheitszeichen sind **Ikterus** (etwa 60%), Abgeschlagenheit, Appetitlosigkeit, Bauchschmerzen und Blässe. Zusätzliche Symptome können Juckreiz, Nasenbluten, Durchfall und Fettintoleranz sein. Nicht selten tritt in der Anfangsphase Fieber auf. Extrahepatische Begleiterkrankungen wie Arthritis, Kolitis, Glomerulonephritis, hämolytische Anämie und Thrombozytopenie wurden beschrieben. Meist besteht eine Hepatosplenomegalie, und bei längerem Verlauf sind lebertypische Hautveränderungen wie Spider-Nävi und Palmarerythem zumindest andeutungsweise vorhanden.

Diagnostik

Die Diagnose einer Autoimmunhepatitis stützt sich auf die klinischen und biochemischen Befunde, den Nachweis spezifischer **Autoantikörper** und die histologische Untersuchung. Neben einer mäßig beschleunigten Blutkörperchensenkungsgeschwindigkeit und einer möglicherweise leichten Anämie sind die Transaminasenaktivitäten mäßig bis um das 10- bis 30fache erhöht. Im Fall eines Ikterus liegen die Gesamtbilirubinwerte selten über 5–8 mg/dl mit einem Anteil direkten Bilirubins von etwa zwei Dritteln. Charakteristisch sind deutlich erhöhte IgG-Konzentrationen sowie eine vergrößerte γ-Globulin-Fraktion in der Eiweißelektrophorese. Beide Befunde können jedoch auch normal ausfallen. Die Verdachtsdiagnose wird durch den Nachweis von spezifischen Autoantikörpern wesentlich geprägt.

> **Autoantikörper für die Diagnostik einer Autoimmunhepatitis**
> - ANA: antinukleäre Antikörper
> - SMA: »smooth muscle antibodies«, Antikörper gegen glatte Muskulatur (Anti-Aktin-Antikörper)
> - SLA/LP-Antikörper: »soluble liver antigen/liver pancreas antibodies«
> - LKM1-Antikörper: »liver kidney microsome type 1 antibodies«, Antikörper gegen Leber- und Nierenmikrosomen
> - LC1-Antikörper: »liver cytosol type 1 antibodies«, Antikörper gegen Leberzytosol

Antinukleäre Antikörper (ANA) sind charakteristisch für den Typ I der Autoimmunhepatitis. Antikörper gegen glatte Muskulatur (»smooth muscle antibodies«, SMA) kommen meist zusam-

Tab. 18.2. Klassifizierung der Autoimmunhepatitiden

Typen	Autoantikörperkonstellation			
	ANA	SMA	SLA-Antikörper	LKM1-/LC1-Antikörper
Typ 1				
ANA-positiv	+	(+)	–	–
SMA-positiv	–	+	–	–
SLA-Antikörper-positiv	–	(+)	+	–
Typ 2				
LKM1-/LC1-Antikörper-positiv	–	–	–	+

ANA antinukleäre Antikörper; *LC1-Antikörper* »liver cytosol type 1 antibodies«, Antikörper gegen Leberzytosol; *LKM1-Antikörper* »liver kidney microsome type 1 antibodies«, Antikörper gegen Leber- und Nierenmikrosomen; *SLA-Antikörper* »soluble liver antigen antibodies«, Antikörper gegen lösliches Leberantigen; *SMA* »smooth muscle antibodies«, Antikörper gegen glatte Muskulatur
– nicht vorhanden; (+) kann vorhanden sein; + vorhanden

men mit ANA vor. SLA- (»soluble liver antigen antibodies«) und Leber-Pankreas-Antikörper (»liver pancreas antibodies«, LP-Antikörper) sind identische Antikörper. In seltenen Fällen können sie allein auftreten, was von manchen Autoren als Autoimmunhepatitis Typ III klassifiziert wird. Die Antikörper gegen Leber- und Nierenmikrosomen vom Typ I (»liver kidney microsome type 1 antibodies«, LKM1-Antikörper) sind charakteristisch für den Typ II der Autoimmunhepatitis (◘ Tab. 18.2). Auch Antikörper gegen Leberzytosol vom Typ I (»liver cytosol type 1 antibodies«, LC1-Antikörper) können bei etwa der Hälfte der Patienten mit Autoimmunhepatitis Typ II nachgewiesen werden. Weitere Antikörper wie Anti-ASGPR-(Asialoglykoproteinrezeptor-)Autoantikörper oder ANCA (»anti-neutrophil cytoplasmic antibodies«, Antikörper gegen neutrophile Granulozyten) können in wechselnder Häufigkeit vorhanden sein.

Bei den Autoantikörpern ANA, SMA und LKM-Antikörper gelten Titer von >1 : 80 bei Erwachsenen und bei Kindern Titer ab 1 : 20 bis 1 : 40 als diagnostisch relevant. Zur Sicherung der Diagnose ist die Durchführung einer **Leberbiopsie** obligatorisch, da bei 80–90% der Patienten eine schwerwiegende portale Infiltration mit signifikanter Fibrose vorliegt und man in etwa 40% der Fälle bei Diagnosestellung mit einer Leberzirrhose rechnen muss.

Therapie und Prognose

Ist die Diagnose einer Autoimmunhepatitis gestellt, muss unverzüglich mit einer **immunsuppressiven Behandlung** begonnen werden. Für Kinder und Jugendliche kommt zwar eine Monotherapie mit Glukokortikoiden infrage, erfahrungsgemäß lässt sich aber durch die Kombination von Steroiden mit Azathioprin eine Remission rascher und anhaltender erreichen. Auf jeden Fall sollte zusätzlich zu einem Steroid Azathioprin gegeben werden, wenn die Transaminasenaktivitäten 3 Monate nach Therapiebeginn noch nicht im Normbereich liegen. Prednisolon wird mit 2 mg/kg KG/Tag (max. 60 mg/Tag) und Azathioprin mit 1,5–2 mg/kg KG/Tag (max. 3 mg/kg KG/Tag) dosiert. Normalerweise bessern sich die Serumaktivitäten der Transaminasen innerhalb von 3–8 Wochen, sodass über 2–3 Monate eine stufenweise Reduktion der Steroidmedikation auf eine Erhaltungsdosis von 0,1–0,25 mg/kg KG/Tag erfolgen kann. Bei anhaltender Normalisierung der Transaminasenaktivitäten sollten Prednisolontagesdosen von 2,5–5 mg angestrebt werden. Die Azathioprindosis sollte man unverändert belassen und an das im Laufe der Zeit zunehmende Körpergewicht anpassen. Selbst bei Rezidivfreiheit wird die Primärtherapie über einen Zeitraum von 5 Jahren durchgeführt, da mit einer hohen Rückfallrate zu rechnen ist. Es ist empfehlenswert, vor Absetzen der Behandlung eine Leberbiopsie durchzuführen, um das Ausmaß der verbleibenden entzündlichen Aktivität im Lebergewebe zu beurteilen. Mehr als 80% der Kinder und Jugendlichen mit Autoimmunhepatitis reagieren auf eine immunsuppressive Behandlung. Bei Nichtansprechen kann ein Versuch mit Cyclosporin unternommen werden. Auch im Langzeitverlauf kann man bei Unverträglichkeit von Azathioprin auf Cyclosporin wechseln. Bei Erwachsenen wird aktuell Budesonid als Alternative zu Prednisolon für die Remissionserhaltung diskutiert. Gesicherte Daten für das Kindes- und Jugendalter liegen hierzu noch nicht vor.

Unter einer suffizienten immunsuppressiven Behandlung ist die Prognose zunächst gut. Man muss allerdings bei zahlreichen Patienten mit dem Übergang in eine **Leberzirrhose** rechnen. In Einzelfällen kann ein hepatozelluläres Karzinom auftreten. Im Langzeitverlauf muss auf die Entstehung von Ösophagusvarizen geachtet werden. Bei progredienter Leberinsuffizienz kann man eine Lebertransplantation in Betracht ziehen; das Rezidivrisiko liegt bei 25–40%.

18.2.2 Primär sklerosierende Cholangitis

Epidemiologie

Die primär sklerosierende Cholangitis ist noch seltener als die Autoimmunhepatitis. Konkrete Zahlen liegen nicht vor. Bei einem Teil der Patienten ist sie mit einer **Colitis ulcerosa** assoziiert. Dabei kann die Diagnose der Kolitis vor oder nach dem Nachweis der primär sklerosierenden Cholangitis gestellt werden. In sehr seltenen Fällen kommt eine sklerosierende Cholangitis auch im Säuglingsalter vor.

Pathophysiologie

Es handelt sich um eine chronische Lebererkrankung mit Cholestasezeichen und einer Entzündung mit zunehmender **Fibrosierung** der intra- und extrahepatischen Gallengänge. Bei fortschreitender Stenosierung und Obliteration der betroffenen Gallenwege entwickelt sich eine Leberzirrhose. Wie bei der Autoimmunhepatitis ist die Ätiologie der Erkrankung unklar. Auch hier werden Assoziationen mit den humanen Leukozytenantigenen B8, DR2, DR3 und DR4 beobachtet. In vielen Fällen lassen sich Antikörper gegen zytoplasmatische Antigene der neutrophilen Granulozyten (ANCA) nachweisen.

Klinisches Bild

Die Krankheitszeichen sind **uncharakteristisch** und ähneln in der Regel denen der Autoimmunhepatitis. Bauchschmerzen können häufiger auftreten. Laborchemisch findet sich eine mäßiggradige Aktivitätssteigerung der Transaminasen, meist kombiniert mit einer leichten Erhöhung des Bilirubinspiegels.

Diagnostik

Die Diagnose wird durch Zusammenschau klinischer, biochemischer und histologischer Befunde gestellt. Bei konkretem Verdacht auf eine sklerosierende Cholangitis sollte eine endoskopische retrograde **Cholangiographie** oder bei älteren Kindern eine Magnetresonanzcholangiographie durchgeführt werden, um Unregelmäßigkeiten des Wandprofils bzw. Stenosen der extra- und intrahepatischen Gallengänge nachzuweisen.

Therapie und Prognose

Tritt eine sklerosierende Cholangitis im Rahmen einer chronisch-entzündlichen Darmerkrankung auf, richtet sich die Behandlung in erster Linie nach der Darmsymptomatik. Unabhängig davon wird **Ursodesoxycholsäure** in einer Dosis von 10–25 mg/kg KG/Tag gegeben, da sich die Laborwerte unter dieser Behandlung in der Regel normalisieren und sich die klinischen Allgemeinerscheinungen wie Juckreiz und Müdigkeit bessern. Die Behandlung erfolgt über Jahre.

Langfristig können Gallensteine oder auch rezidivierende Cholangitiden auftreten. Die Erkrankung kann progredient sein und in eine **Leberzirrhose** übergehen. Es sollten daher regelmäßige Verlaufskontrollen durchgeführt werden, auch unter Berücksichtigung des histologischen Befundes.

18.2.3 Overlap-Syndrom

Es gibt Krankheitsverläufe, bei denen eine klare Zuordnung zur Autoimmunhepatitis oder zur sklerosierenden Cholangitis nicht möglich ist. Das Autoantikörperspektrum kann gemischt sein, und die histologische Untersuchung zeigt Merkmale beider Erkrankungen. Hier sollte man das therapeutische Vorgehen an der Autoimmunhepatitis orientieren, wobei die Kombination der immunsuppressiven Behandlung mit Ursodesoxykolsäure u. U. sinnvoll ist. Auch bei diesen Patienten ist mit einer guten Remissionsrate zu rechnen. Es ist unklar, ob die juvenile autoimmune Form der sklerosierenden Cholangitis und die Autoimmunhepatitis 2 verschiedene Aspekte der gleichen Grunderkrankung sind.

18.2.4 Autoimmune Polyendokrinopathie, Candidiasis und ektodermale Dystrophie (APECED)

Das autoimmune polyglanduläre Syndrom ist eine seltene, autosomal-rezessiv vererbte Erkrankung, die durch eine Mutation im *AIRE-1*-Gen (»autoimmune regulator type 1 gene«) auf dem langen Arm von Chromosom 21 verursacht wird. Eine **chronische Hepatitis** kommt bei 10–20% der Patienten vor. Charakteristische Krankheitszeichen sind Hypoparathyreoidismus, M. Addison, eine wechselnd ausgeprägte mukokutane Candidiasis und eine ektodermale Dystrophie. Laborchemisch ist der Nachweis eines Antikörpers gegen CYP 1A ein spezifischer, aber wenig sensitiver Marker für die APECED-assoziierte Lebererkrankung.

Literatur

Bortolotti F, Jara P, Barbera C et al. (2000) Long term effect of alpha interferon in children with chronic hepatitis B. Gut 46: 715–718

Bortolotti F, Jara P, Crivellaro C et al. (1998) Outcome of chronic hepatitis B in caucasian children during a 20-year observation period. J Hepatol 29: 184–190

Burdelski M, Wirth S, Laufs R (2004) Virale Hepatitis bei Kindern und Jugendlichen. Z Gastroenterol 42: 731–733

Cornberg M, Protzer U, Dollinger MM et al. (2007) Prophylaxe, Diagnostik und Therapie der Hepatitis-B-Virus-(HBV-)Infektion. Z Gastroenterol 45: 1–51

Debray D, Pariente D, Urvoas E, Hadchouel M, Bernard O (1994) Sclerosing cholangitis in children. J Pediatr 124: 49–56

Deutsch J, Wirth S (2002) Konsensus über die Behandlung der chronischen Hepatitis B im Kindesalter. Monatsschr Kinderheilkd 150: 625–629

Emerson SU, Purcell RH (2004) Running like water – the omnipresence of hepatitis E. N Engl J Med 351: 2367–2368

Ganem D, Prince AM (2004) Hepatitis B virus infection – natural history and clinical consequences. N Engl J Med 350: 1118–1129

Gerner P, Wirth S (2000) Chronische Virushepatitiden im Kindesalter. Monatsschr Kinderheilkd 148: 1137–1151

Gregorio GV, Portmann B, Karani J et al. (2001) Autoimmune hepatitis/sclerosing cholangitis overlap syndrome in childhood: a 16-year prospective study. Hepatology 33: 544–553

Jonas MM, Kelly DA, Mizerski J et al. (2002) Clinical trial of lamivudine in children with chronic hepatitis B. N Engl J Med 346: 1703–1713

Kjaergard LL, Krogsgaard K, Gluud C (2002) Interferon alfa with or without ribavirin for chronic hepatitis C: systematic review or randomized trials. BMJ 323: 1151–1155

Mieli-Vergani G, Vergani D (2002) Autoimmune liver disease. Indian J Pediatr 69: 93–98

Obermayer-Straub P, Strassburg C, Manns MP (2000) Autoimmune hepatitis. J Hepatol 32 (Suppl 1): 181–197

Oettinger R, Koletzko S, Brunnberg A, Gerner P, Wintermeyer P, Wirth S (2005) Clinical features and biochemical characteristics in caucasian children with autoimmune hepatitis. J Autoimmunol 24: 79–84

Robert-Koch-Institut (1999) Erkrankungen an Hepatitis A. Epidemiol Bull 27: 201–203

Squires RH (2004) Autoimmune hepatitis in children. Curr Gastroenterol Rep 6: 225–230

Tajiri H, Miyoshi Y, Funada S et al. (2001) Prospective study of mother-to-infant transmission of hepatitis C virus. Pediatr Infect Dis J 20: 10–14

Wirth S, Ballauff A, Kullmer U et al. (2005) Peginterferon-alpha-2b und ribavirin treatment in children and adolescents with chronic hepatitis C. Hepatology 41: 10/3–10/8

Wirth S, Lang T, Gehring S, Gerner P (2002) Recombinant alfa-interferon plus ribavirin therapy in children and adolescents with chronic hepatitis C. Hepatology 36: 1280–1284

18.3 Infektionen der Leber mit Bakterien, Pilzen und Parasiten

R. Bialek

Mikroorganismen können auf 3 Wegen in die Leber gelangen: hämatogen, über die Lymphbahnen und retrograd über die Gallengänge. Das Erregerspektrum ist vielfältig und abhängig vom Lebensalter, von Risikofaktoren wie Nabelgefäßkathetern oder Immunsupression, Expositionen wie Tier- und Gewässerkontakten sowie Aufenthalten in Endemiegebieten. Während bakterielle Leberabszesse bei Frühgeborenen eine Letalität von bis zu 75% aufweisen, heilen andere Leberinfektionen bei frühzeitiger adäquater Therapie typischerweise folgenlos ab.

18.3.1 Bakterielle Leberabszesse

Bakterien können im Rahmen von infektiösen Prozessen »streuen« und **hämatogen** in die Leber gelangen, wo sie Abszesse verursachen. Typische Erreger sind Staphylokokken und Salmonellen, insbesondere Salmonella typhi, aber auch mikroaerophile Streptokokken und Fusobakterien, die bei Infektionen im Hals-Nasen-Ohren Bereich in das Blut gelangen.

Bei Infektionen benachbarter Organe der Leber wie Appendizitis oder Kolitis gelangen Bakterien **lymphogen,** bei Cholezystitis oder retrograder Wanderung von Helminthen auch über die **Gallengänge** in die Leber. Entsprechend umfasst das Erregerspektrum die Darmflora, und nicht selten handelt es sich um eine Mischinfektion aus Enterobacteriaceae wie Escherichia coli, Enterobacter spp. und Klebsiella spp., aber auch um Infektionen mit Enterokokken und Pseudomonas spp. zusammen mit den Hauptbestandteilen der Darmflora, den anaeroben Keimen, wie Peptostreptococcus spp., Fusobakterien, Bacteroides spp., Prevotella spp. und Prophyromonas spp.

Kinder mit Leberabszessen sind meist klinisch beeinträchtigt, sie weisen **Fieber** sowie evtl. Schüttelfrost, Abgeschlagenheit und Schmerzen im rechten Oberbauch oder im Epigastrium auf.

Die Konzentration des C-reaktiven Proteins (CRP) ist üblicherweise stark erhöht, eine Leukozytose kann bestehen, und die Aktivitäten der Transaminasen und der alkalischen Phosphatase sowie die Konzentration des Bilirubins können, müssen aber nicht deutlich erhöht sein. Da die klinischen und laborchemischen Zeichen wenig spezifisch sind, wird die Verdachtsdiagnose mittels **Sonographie** und ggf. Computertomographie weiter erhärtet.

Die kalkulierte Therapie mit initial i. v. applizierten **Antibiotika** muss gegenüber möglichen β-Laktamasen stabil und gegen Anaerobier wirksam sein. In Betracht kommen Piperacillin sowie Cephalosporine wie Cefotaxim und Ceftriaxon oder Carbapeneme wie Imipenem in Kombination mit Metronidazol. Eine perkutane Drainage, einerseits zum Erregernachweis, andererseits zur Therapie, wird meistens durchgeführt, wenngleich Leberabszesse auch allein konservativ zur Ausheilung gebracht werden können. Bei multiplen Abszessen wird häufig eine zusätzliche chirurgische Sanierung empfohlen. Bei Erregeridentifizierung mittels Antibiogramm kann eine gezielte Antibiotikatherapie für insgesamt (4–)6–8 Wochen durchgeführt werden.

Bei Frühgeborenen mit Nabelgefäßkathetern können neben Staphylokokken und Darmbakterien auch **Hefepilze** wie Candida spp. Leberabszesse hervorrufen, die einer Therapie mit Amphotericin B oder Fluconazol bedürfen. Bei Neugeborenen mit ggf. septischem Krankheitsbild, aber zumindest einer Hepatopathie, muss differenzialdiagnostisch noch an Leberabszesse durch Treponema pallidum bei konnataler Syphilis gedacht werden sowie an eine durch Listerien verursachte Granulomatosis infantiseptica (Mikroabszesse u. a. in der Leber). Eine entsprechende Immundiagnostik respektive Blutkulturuntersuchung beweist die Ätiologie. Während die konnatale Lues einer Penicillintherapie bedarf, wird die Listeriose mit einem Aminopenicillin wie Ampicillin in Kombination mit einem Aminoglykosid oder mit Cotrimoxazol behandelt.

Im Rahmen einer **Miliartuberkulose** kann es zu Absiedlungen von Mycobacterium tuberculosis in die Leber kommen, bei Immunsupression auch von Umweltmykobakterien wie Mycobacterium avium intracellulare.

Eine **Leberbeteiligung** wird im Rahmen folgender bakterieller Infektionen beobachtet:

- Borrelieninfektionen
- Brucellose (durch Brucella melitensis, Brucella abortus etc.), erworben durch den Genuss von roher Milch oder Milchprodukten in Endemiegebieten wie einigen Staaten der GUS, Mittelmeeranrainerstaaten wie u. a. die Türkei und arabischen Ländern
- Katzenkratzkrankheit, verursacht durch Bartonella henselae, welche selten eine Peliosis hepatis (zystenartige Aussackungen der Blutgefäße) und eine bazilläre Angiomatose (Neubildung von Blutgefäßen in der Leber) bedingt
- Lepra (im Kindes- und Jugendalter selten)
- akutes Q-Fieber (verursacht durch Coxiella burnetii), allerdings weniger bei chronischen Verläufen, die zudem bei Kindern sehr selten sind
- Rickettsiosen, die akut verlaufen und im Rahmen eines Auslandsaufenthalts erworben werden, wie z. B. »Rocky Mountain spotted fever« (endemisch in Amerika), Zeckenbissfieber (Mittelmeerraum und Afrika), Tsutsugamushifieber (nach Laufmilbenstich in Südostasien) etc.

Da die Erreger der genannten Erkrankungen meist schwer oder nicht kultivierbar sind, werden **immundiagnostische Verfahren** zum Antikörpernachweis im Serum und Methoden der Polymerasekettenreaktion zum Nachweis spezifischer DNA aus Untersuchungsmaterialien zur Diagnostik eingesetzt. Bezüglich der Therapie wird auf Lehrbücher der Infektiologie verwiesen.

Eine Leberbeteiligung wird auch bei der **Leptospirose** – verursacht durch diverse Serovare von Leptospira interrogans – in Form einer Hyperbillirubinämie und mäßig bis deutlich erhöhten Transaminasenaktivitäten beobachtet. Auch in Deutschland können Leptospiren nach direktem Kontakt mit Nagern wie Mäusen und Ratten sowie indirekt über Kontakt mit durch Nagerurin kontaminierten Gewässern über Schleimhäute oder verletzte Haut in den Organismus gelangen. Nach einigen Tagen rufen sie eine fieberhafte Erkrankung hervor, die meist spontan abheilt. In etwa 10–20% der Fälle kommt es nach einigen Tagen erneut zu Fieber sowie zu einer Nieren- und Lebererkrankung (Weil-Krankheit). Da der Erregernachweis in Blut und Urin Spezialmedien erfordert und langwierig sein kann, wird die Diagnose über den Nachweis spezifischer DNA im Urin oder im Blut gestellt. In Betracht kommt auch der Nachweis spezifischer Antikörper im Serum, frühestens ab der zweiten Krankheitswoche. Es werden Penicillin oder Cephalosporine in der ersten Krankheitsphase eingesetzt, um die Organmanifestationen zu verhindern, wenngleich kontrollierte Studien zur Effektivität fehlen.

18.3.2 Pilzinfektionen

Bei immunsupprimierten, insbesondere neutropenischen Kindern und Jugendlichen kann es zu Pilzinfiltraten in der Leber kommen. Am häufigsten sind Infektionen mit **Hefepilzen** der Gattung Candida, die im Rahmen von Fungämien in die Leber gelangen. Des Weiteren kommen Schimmelpilze, insbesondere Aspergillus spp., aber auch Mucorales- und Fusariumarten, in Betracht. Die radiologisch gestellte Verdachtsdiagnose kann über histopathologische Untersuchungen von Biopsaten, sofern möglich, weiter erhärtet werden. Eine Identifizierung der verursachenden Pilze ist nur begrenzt möglich. Eine Anzucht gelingt in <50% der Fälle. Hilfreich können ergänzende Polymerasekettenreaktionsuntersuchungen des Gewebes sowie Antigen- und Antikörpernachweise im Serum sein. Therapeutisch kommen neben Amphotericin B Azolderivate wie Fluconazol, Voriconazol und Posaconazol sowie Caspofungin in Betracht.

18.3.3 Protozoeninfektionen

Amöbenleberabszess

Entamoeba histolytica ist weltweit verbreitet, wird aber v. a. in subtropischen und tropischen Ländern unter unzureichenden Hygienebedingungen fäkal-oral übertragen. Nach Ingestion vermehren sich die Amöben im Darmlumen. Nach Wochen, aber auch noch nach Monaten und Jahren kann sich die gewebeinvasive Magnaform bilden, welche die Darmwand penetriert und über den Blutstrom in die Leber gelangt. Bisher ist ungeklärt, was die Entwicklung von Magnaformen begünstigt, die für den Parasiten keine Vorteile hat. Die von ihnen verursachte fortschreitende Nekrose, die als Leberabszess bezeichnet wird, verursacht Fieber, Oberbauchschmerzen und laborchemisch nachweisbare Entzündungszeichen. Sonographisch stellt sich der Amöbenleberabszess als hypodenser Rundherd dar, gelegentlich mit Binnenreflexen wie beim bakteriellen Abszess, meist zwerchfellnah im rechten Leberlappen lokalisiert. Im sehr frühen Krankheitsstadium kann gelegentlich ein Computertomogramm zum Nachweis erforderlich sein. Bei perinatal infizierten Neugeborenen sind eher eine Hypothermie sowie eine deutliche Erhöhung der CRP-Konzentration, aber keine Leukozytose nachweisbar. Die aufgrund der Reiseanamnese oder des Herkunftslandes – bei Neonaten der Mutter – und radiologischer Verfahren gestellte Verdachtsdiagnose wird durch den notfallmäßig durchzuführenden Nachweis spezifischer Antikörper im Serum bewiesen. Die Diagnose erfordert eine umgehende i. v. oder orale Therapie mit Metronidazol in einer Dosierung von 3-mal 10 mg/kg KG/Tag für 10 Tage oder mit Tinidazol in einer Dosierung von 20–30 mg/kg KG/Tag als Einzeldosis für 5 Tage. Eine Abszesspunktion oder eine chirurgische Intervention ist meist nicht erforderlich. Der direkte Erregernachweis gelingt im Abszesspunktat fast nie, und üblicherweise sind auch im Stuhl keine Amöben nachweisbar. Entsprechend schließt der fehlende direkte Erregernachweis die Diagnose keinesfalls aus. Der Therapieerfolg zeigt sich an der raschen Besserung der klinischen und laborchemischen Entzündungszeichen. Der sonographische Befund normalisiert sich meist erst innerhalb von Monaten bis Jahren.

Kala Azar oder viszerale Leishmaniasis

Diese Erkrankung ist im Mittelmeerraum, in arabischen Ländern, auf dem indischen Subkontinent, in tropischen ostafrikanischen Ländern sowie in Mittel- und Südamerika endemisch. Leishmanien sind Einzeller, die durch Schmetterlingsmücken übertragen werden. Hauptreservoir sind Hunde, wildlebende Säugetiere und der Mensch. Leishmanien können sich in den Zellen des Monozyten-Makrophagen-Systems vermehren und führen bei Disseminierung zu einer **Hepatosplenomegalie**. Die typischerweise mit täglich auftretendem Fieber einhergehende systemische Erkrankung führt innerhalb von Monaten zu Panzytopenie und Hypergammaglobulinämie und muss differenzialdiagnostisch von einer malignen Erkrankung, insbesondere einer Leukämie, abgegrenzt werden. Die Diagnose wird mittels Biopsie, Nachweis spezifischer Antikörper im Serum sowie Nachweis spezifischer DNA in Gewebeproben und seltener im peripheren Blut gestellt; die Anzucht wird in nur wenigen spezialisierten Laboratorien durchgeführt. Die 2–4 µm großen, unbegeißelten Leishmanien sind histologisch in Leberbiopsaten als intrazelluläre Einschlüsse nachweisbar. Wesentlich für die Diagnose sind das »Daran-Denken« und die Reiseanamnese. Unbehandelt verläuft die viszerale Leishmaniasis meist innerhalb von 6–8 Monaten letal. Die Therapie der Wahl ist i. v. appliziertes liposomales Amphotericin B in einer Dosierung von 3–4 mg/kg KG/Tag für 5 Tage und erneut an Tag 10. Für importierte viszerale Leishmaniosen aus der »Neuen Welt« wird eine Therapie in der genannten Dosierung für 10 Tage empfohlen.

Kryptosporidiose

Die zu den Kokzidien zählenden Einzeller sind weltweit verbreitet, sie kommen auch bei Haus-, Nutz- und Wildtieren vor und werden fäkal-oral übertragen. Humanpathogene Bedeutung haben Cryptosporidium hominis (vormals Cryptosporidium parvum Genotyp II oder humaner Genotyp) sowie die insbesondere bei Rindern vorkommende Art Cryptosporidium parvum. Die ausgeschiedenen Zysten bleiben in der Umwelt, meist in Gewässern, monatelang infektiös. Nach Ingestion exzystieren die Erreger, um sich in den Darmepithelzellen durch Teilung zu vermehren. Sie liegen zwar intrazellulär, aber extrazytoplasmatisch und sind mit der Zelle über eine sog. Feeder-Organelle verbunden. Sie verursachen beim Immungesunden selbstlimitierende, wässrige, selten von leichtem Fieber begleitete **Diarrhöen.** Bei Kindern mit angeborenem Hyper-IgM-Syndrom sowie bei HIV-Infizierten mit ausgeprägtem Immundefekt führen sie zu anhaltenden, lebensbedrohlichen Diarrhöen. Zudem können sie retrograd die Gallengänge besiedeln und so zu einer Leberzirrhose führen. Eine kausale medikamentöse Therapie ist bisher nicht bekannt. Die eingesetzten Medikamente wie Azithromycin, Paromomycin und Nitazoxanid waren in kontrollierten Studien nicht wirksamer als Placebo bzw. sie zeigten bei immunsupprimierten Kindern keine Wirkung. Die orale Gabe von Rinderkolostrum (Lactobin) kann die Durchfallsymptomatik vorübergehend bessern, dauerhaft sistiert die Symptomatik jedoch nur bei Verbesserung der zellulären Immunität.

Malaria

Bei der weltweit häufigsten Protozoeninfektion des Menschen, der Malaria, findet zwar die initiale ungeschlechtliche Vermehrung der Plasmodien in der Leber statt, aber üblicherweise sind bei Diagnosestellung keine erhöhten Transaminasenaktivitäten nachweisbar. Nur bei der Malaria tertiana, verursacht durch Plasmodium ovale oder Plasmodium vivax, verbleiben sog. **Hypnozoiten** in der Leber, die eine gezielte Therapie mit dem Gewebeschizontozid Primaquin erfordern, um Rezidiven vorzubeugen.

> Bei Glukose-6-Phosphat-Dehydrogenase-Mangel kann Primaquin lebensbedrohliche Hämolysen hervorrufen, sodass dieser vor Therapiebeginn auszuschließen ist.

Toxoplasmose

Die konnatale Infektion mit Toxoplasmen kann eine **Hepatopathie** mit Infiltraten verursachen, die gegen andere konnatale Infektionen abzugrenzen ist. Die postnatale Infektion mit Zysten kann ein mononukleoseartiges Krankheitsbild mit Aktivitätssteigerung der Transaminasen bedingen, welches beim Immungesunden spontan abheilt. Bei der disseminierten Infektion des Immunsupprimierten, die meist eine Reaktivierung einer latenten, lebensbegleitenden Infektion darstellt, kann es auch zum

18.3.4 Helmintheninfektionen

Askariasis

Die Infektion mit dem Spulwurm Ascaris lumbricoides ist weltweit verbreitet, wird vorwiegend in Ländern mit geringem Hygienestandard übertragen und betrifft nach Schätzungen der WHO etwa 600 Mio. Menschen. Nach akzidenteller Ingestion der infektiösen Eier wird die Larve im oberen Dünndarm freigesetzt. Sie bohrt sich durch die Darmwand und gelangt über Blut- oder Lymphgefäße in Leber und Lunge. Verbleibt die Larve in der Leber, kann sie zu Granulomen führen und Oberbauchbeschwerden hervorrufen, die aber spontan sistieren. Nach Lungenpassage kehren die Larven retrograd über Bronchialsystem, Trachea und Ösophagus in den Darm zurück, wo sie zu adulten Würmern heranwachsen und sich paaren. Die von dem bis zu 40 cm langen Weibchen freigesetzten Eier (bis zu 200.000 pro Tag) werden mit dem Stuhl ausgeschieden. Die bis zu 1 cm durchmessenden Würmer können retrograd in die Gallengänge einwandern und so zu einer Obstruktion mit Ikterus, aber auch zu einer aufsteigenden bakteriellen **Leberinfektion** führen. Die Diagnose wird über den sonographischen Nachweis der sich bewegenden regenwurmartigen Helminthen in den Gallengängen gestellt sowie über den mikroskopischen Nachweis von Eiern in angereicherten Stuhlproben. Therapeutisch kommt Metronidazol in einer Dosierung von 2-mal 100 mg/Tag für 3 Tage oder Pyrantel (einmalig 10 mg/kg KG p. o.) in Betracht, außerdem Albendazol, das für diese Indikation in Deutschland jedoch nicht zugelassen ist. In der Schweiz ist Albendazol als einzelne Tablette (Zentel) oder als Suspension erhältlich und zur Therapie der Askariasis zugelassen. Die Dosis beträgt bei Kindern über 2 Jahren einmalig 400 mg, bei Kindern im 2. Lebensjahr wird die einmalige Gabe von 200 mg empfohlen. Bei Gallengangobstruktion muss eine retrograde endoskopische Extraktion überlegt werden.

> ❗ Scharf gewürzte Gerichte und Anästhetika regen die Wanderung von jugendlichen und adulten Würmern an, sodass bei Kindern aus Endemiegebieten eine parasitologische Diagnostik und die ggf. Gabe von Anthelminthika vor geplanten Operationen überlegt werden muss.

Echinokokkose

Nach Ingestion und vermutlich auch Inhalation von infektiösen Eiern des Hunde- und Fuchsbandwurms können diese in die Leber gelangen, wo sie zu Zysten mit Kopfanlagen zukünftiger Bandwürmer heranwachsen. Der Mensch ist akzidenteller Fehlwirt, in dem die Infektion eher selten angeht. Larven des Hundebandwurms (Echinococcus granulosus) wachsen als solitäre **Zyste**. Von deren innen gelegenem Keimepithel bilden sich zunehmend Tochterzysten mit Kopfanlagen, sodass die Zyste langsam wächst (Hydatidenkrankheit oder zystische Echinokokkose). Die Larve des Fuchsbandwurms (Echinococcus multilocularis) wächst exophytisch, d. h. Tochterzysten entstehen an der Oberfläche der ersten Zyste, sodass es zu einem infiltrierenden, malignen Prozess kommt (alveoläre Echinokokkose). Die zystische Echinokokkose kommt weltweit vor, ist in Mitteleuropa durch regelmäßige Entwurmung der Haustiere sehr selten und wird eher aus Endemiegebieten wie der Türkei und anderen Mittelmeerländern importiert. Die alveoläre Echinokokkose ist auch in einigen Regionen Deutschlands (Schwäbische Alb) endemisch. Die Inkubationszeit beträgt vermutlich Jahre, die Diagnose wird meist eher zufällig im Rahmen von Ultraschalluntersuchungen des Abdomens gestellt. Die Erkrankung kann aber durch Druck auf die Leberkapsel auch Oberbauchbeschwerden verursachen. Die Verdachtsdiagnose wird über den Nachweis spezifischer Antikörper im Serum weiter erhärtet.

Bei der **zystischen Echinokokkose** ist das therapeutische Procedere vom sonographisch definierbaren Aktivitätsgrad der Zyste und deren Lage abhängig. Sofern es sich um eine aktive Zyste handelt, wird eine 3-monatige Therapie mit Albendazol (15 mg/kg KG/Tag in 2 Einzeldosen p. o., max. 2-mal 400 mg) empfohlen. Bei fehlendem Ansprechen der Therapie und Ausschluss einer Verbindung zum Gallengangsystem kann auch eine perkutane **P**unktion mit **A**spiration des Zysteninhalts, **I**nstillation von Alkohol oder hochprozentiger Kochsalzlösung für 30–60 min und anschließender **R**e-Aspiration überlegt werden (PAIR-Verfahren). Auch eine operative Zystenexstirpation unter Albendazolgabe kommt therapeutisch in Betracht. Im Zysteninhalt können Kopfanlagen (Skolizes) mit typischen Häkchen mikroskopisch nachgewiesen werden.

> ❗ Da die zystische Echinokokkose per se eine gute Prognose hat und auch spontan sistieren kann, wird bei Nachweis dieser im Kindes- und Jugendalter seltenen Lebererkrankung empfohlen, Kontakt zum Tropeninstitut Heidelberg aufzunehmen, wo Dr. Thomas Junghanns zusammen mit erfahrenen Radiologen und Chirurgen seit Jahren eine zentrale Anlaufstelle und ein Register für Patienten mit zystischer Echinokokkose erfolgreich betreibt (Tel.-Nr. der Echinokokkose-Sprechstunde: 06221/562999).

Die alveoläre Echinokokkose ist unbehandelt eine letal verlaufende Erkrankung. Die Diagnose wird radiologisch vermutet und über den Nachweis spezifischer Antikörper im Serum weiter erhärtet. Therapeutisch kommt eine radikale Exstirpation unter oraler Gabe von Albendazol in der genannten Dosierung in Betracht, gefolgt von einer lebenslangen Albendazolbehandlung. Ist eine radikale Operation nicht möglich, muss eine alleinige Albendazoltherapie durchgeführt werden.

> ❗ In Anbetracht der sehr seltenen Erkrankung im Kindes- und Jugendalter sollte bei Verdacht oder Nachweis einer alveolären Echinokokkose Kontakt zum Europäischen Register aufgenommen werden, das seit Jahren erfolgreich von Prof. Peter Kern in der Medizinischen Klinik der Universität Ulm geführt wird (http://www.uni-ulm.de/echinokokkose).

Toxokariasis

Nach Ingestion von Eiern tierpathogener Spulwürmer (Toxocara canis und Toxocara cati) werden wie beim humanpathogenen Spulwurm Larven im oberen Dünndarm freigesetzt, die sich durch die Darmwand bohren und u. a. in die Leber gelangen können. Im Gegensatz zu den Askariden entwickeln sich die Larven aber nicht zu erwachsenen Würmern, sondern irren als Larven in ihrem Fehlwirt umher (**Larva migrans visceralis**), bis sie nach Monaten sterben. In der Leber können sie Granulome induzieren und Oberbauchbeschwerden verursachen. Da sie nicht geschlechtsreif werden, produzieren sie keine Nachkommen, die nachweisbar wären, sodass die Diagnose anhand des Nachweises spezifischer Antikörper gestellt wird. Sofern eine Eosinophilie vorliegt und die Spezifität der im Suchtests gefundenen Serumantikörper mittels Immunoblot bewiesen werden kann, wird eine orale Therapie mit Albendazol (15 mg/kg KG/Tag, max. 2-mal 400 mg/Tag) für 7–21 Tage empfohlen.

Trematodeninfektionen

Humanpathogene Trematoden (Saugwürmer oder Egel) benötigen für ihre Entwicklung **tierische Zwischenwirte,** sodass die Infektionen nur in deren Umgebung erworben und nicht von Mensch zu Mensch übertragen werden können.

Die **kleinen Leberegel** Clonorchis sinensis und Opisthorchis viverrini sind im östlichen Russland, im Nordosten Chinas sowie in Südostasien weit verbreitet, mit einer Prävalenz von bis zu 24% im Nordosten Thailands sowie etwa 4 Mio. infizierten Menschen allein in China. Endwirte sind auch Hunde, Schweine und Nagetiere. Die Infektion wird durch den Genuss von rohen Süß- oder Brackwasserfischen erworben, in deren Fleisch die infektiösen Larven (Metazerkarien) sitzen. Die ingestierten Larven wandern in die Gallengänge, wo sie zu erwachsenen, zwittrigen Leberegeln heranreifen. Während einzelne Parasiten, die nur 10–25 mm lang und 3–4 mm breit sind, keine Symptome verursachen, kann es bei massivem Befall zur Gallengangobstruktion mit Ikterus kommen. Die Infektion wird über den mikroskopischen Nachweis von Wurmeiern in Gallensaft oder in angereicherten Stuhlproben gestellt. Die Therapie mit Praziquantel in einer Dosierung von 75 mg/kg KG/Tag für 2 Tage ist ausgesprochen effektiv. Dennoch sollten 6 Wochen später eine Kontrolle und ggf. eine Zweitbehandlung durchgeführt werden. Die chronische Infektion mit diesen Leberegeln, deren Lebensspanne mit 20–25 Jahren angegeben wird, ist mit einer Leberzirrhose und dem Cholangiokarzinom assoziiert.

Der auch bei europäischen Rindern und Schafen vorkommende **große Leberegel** Fasciola hepatica benötigt für seine weitere Entwicklung Schnecken als Zwischenwirte. Die aus Schnecken schlüpfenden infektiösen Metazerkarien wandern auf Uferpflanzen wie Brunnenkresse und werden beim Verzehr mit aufgenommen. Nach Ingestion wandern die Larven in die Gallengänge, um zu adulten, zwittrigen, 2–7 cm langen und 0,5–2 cm breiten Würmern heranzuwachsen. Die abgelegten Eier werden über die Galle und den Stuhl ausgeschieden. Entsprechend eignen sich diese Materialien für die Diagnostik. Sonographisch sind die Würmer gelegentlich in den Gallengängen erkennbar oder über Gallengangerweiterung bzw. Kontrastmittelaussparungen indirekt zu vermuten. Eine Fascioliasis kann weitgehend asymptomatisch bleiben oder mit Oberbauchbeschwerden und erhöhten Bilirubinkonzentrationen einhergehen. Eine spontane Eradikation der Würmer scheint häufig vorzukommen. Bei symptomatischer Infektion kommt nur eine Therapie mit Triclabendazol (einmalige Dosis von 10–20 mg/kg KG) in Betracht, welches vom Hersteller (Novartis) direkt bezogen werden muss.

Die durch die **Pärchenegel** verursachte Schistosomiasis oder Bilharziose ist in weiten Teilen des tropischen Afrikas, an der Ostküste Südamerikas und im östlichen Asien, v. a. in China, endemisch. Zwischenwirte der humanpathogenen Schistosomen sind Schnecken, in denen sich die aus ausgeschiedenen Eiern geschlüpften Wimpernlarven zu infektiösen Zerkarien entwickeln. Nach Verlassen der Zwischenwirte schwimmen sie für einige Tage im Wasser und penetrieren bei Kontakt die intakte Haut des Menschen. Innerhalb von Wochen reifen sie zu getrenntgeschlechtlichen adulten Würmern heran, die sich in den Blutgefäßen des Darms (Schistosoma mansoni, Schistosoma japonicum, Schistosoma intercalatum) oder der Blase (Schistosoma haematobium) paaren und mit Hilfe von Kopf- und Bauchsaugnäpfen liegen bleiben. Die Weibchen der nur bis 20 mm langen und 1 mm breiten Würmer produzieren täglich bis zu 3000 Eier, die durch die Gefäßwand in das Darmlumen (oder in die Harnblase) wandern und eine granulomatöse Entzündungsreaktion hervorrufen. Die Lebensspanne der Würmer wird mit bis zu 40 Jahren angegeben. Durch Einschwemmung der Eier in die Leber kann es zu einer granulomatösen Hepatopathie und langfristig zu einer Leberfibrose mit portaler Hypertension kommen. Sonographisch sind die Granulome in der Leber bei ausgeprägtem Befall anhand des »Pfeffer-und-Salz-Musters« erkennbar bzw. in Form einer »Tabakspfeife« bei ausgeprägter Fibrose des Leberhilus. Die Diagnose wird über den Nachweis spezifischer Antikörper im Serum sowie den mikroskopischen Nachweis von Wurmeiern in angereicherten Stuhlproben, »gequetschten« Darmschleimhautbiopsaten oder Leberbiopsaten gestellt. Die Therapie mit Praziquantel in einer Dosierung von 40(–60) mg/kg KG/Tag für 3 Tage hat eine Erfolgsrate von >95%. Eine Kontrolle und ggf. eine Wiederholung der Therapie sind erforderlich. Als Prävention sollte in Endemiegebieten der Kontakt zu begrünten Ufern von Binnengewässern gemieden werden.

Literatur

Brook I (2004) Intra-abdominal, retroperitoneal, and visceral abscesses in children. Eur J Pediatr Surg 14: 260–264

Choi BI, Han JK, Hong ST, Lee KH (2004) Clonorchiasis and cholangiocarcinoma: etiologic relationsship and imaging diagnosis. Clin Micriobiol Rev 17: 540–552

Da Graca Soares Bahu M, Baldisseroto M, Moares Custodio C, Zavagna Gralha C, Rampinelli Mangili A (2001) Hepatobiliary and pancreatic complications of ascariasis in children: a study of seven cases. J Pediatr Gastroenterol Nutr 33: 271–275

Nazir Z, Qazi SH (2005) Amebic liver abscesses among neonates can mimic bacterial sepsis. Pediatr Infect Dis J 24: 464–466

Sharma SK, Mohan A, Sharma A, Mitra DK (2005) Miliary tuberculosis: new insights into an old disease. Lancet Infect Dis 5: 415–430

Tan NWH, Sriam B, Tan-Kendrick APA, Rajadurai VS (2005) Neonatal hepatic abscess in preterm infants: a rare entity? Ann Acad Med Singapore 34: 558–564

DGPI Handbuch (im Druck) Infektionen bei Kindern und Jugendlichen, 5. Aufl. Futuramed, München

Informationen im Internet

Leitlinien der Deutschen Tropenmedizinischen Gesellschaft zu Amöbiasis, Schistosomiasis und viszeraler Leishmaniasis: www.dtg.org.de, http://leitlinien.net, www.awmf-online.de

18.4 Immundefekte

U. Baumann

Die primären Immundefektsyndrome stellen eine große und heterogene Gruppe von Erkrankungen mit angeborener Störung der humoralen oder zellulären Abwehrmechanismen dar. Die Prognose betroffener Kinder hat sich durch antibiotische Therapie, Substitution von Immunglobulinen und letztlich die Möglichkeiten der Stammzelltransplantation deutlich verbessert. Trotzdem zeigen bis zu einem Drittel der betroffenen Kinder und Jugendlichen biochemische oder klinische Hinweise auf eine Leberbeteiligung, die heute meist auf rekurrente virale, bakterielle oder opportunistische Infektionen zurückgeführt werden. Die häufigste Komplikation ist die sklerosierende Cholangitis.

18.4.1 Epidemiologie

Die **Prävalenz einer Leberbeteiligung** bei allen primären Immundefizienzsyndromen (PIDS) wird mit 24–37% angegeben. Für einzelne Erkrankungen wie das Louis-Bar-Syndrom oder den CD40-Liganden-Defekt liegt der Anteil bei >70%. Vermutlich etwa die Hälfte aller Patienten mit septischer Granulomatose entwickeln Leberabszesse, umgekehrt liegt bei mindestens 25% aller Kinder mit Leberabszess eine septische Granulomatose zugrunde.

18.4.2 Pathophysiologie

Die Bandbreite der PIDS ist ausgesprochen groß, und eine gemeinsame Pathogenese der Lebererkrankung lässt sich deshalb nicht feststellen. In den meisten Fällen kann man die Lebererkrankung durch eine Infektion erklären. Ein typischer Erreger ist **Cryptosporidium parvum,** der sich der Standardprophylaxe von Immunglobulinsubstitution und Antibiotikatherapie entzieht. Insbesondere Patienten mit Hyper-IgM-Syndrom (CD40-Liganden-Mangel) sind betroffen. Der Erreger führt neben der akuten, sklerosierenden Schädigung des Gallengangepithels auch zu dysplastischen Veränderungen und vermutlich zur Malignombildung. Aufgrund der reduzierten Immunreaktion der betroffenen Patienten führen Viruserkrankungen, insbesondere durch Adeno- oder Hepatitis-C-Viren, zu schwereren Verläufen als dies bei immunkompetenten Patienten der Fall ist.

Neben einer rein infektiologisch erklärten Leberschädigung werden auch **autoimmunologisch** vermittelte Prozesse diskutiert.

Bei einigen kombinierten Immundefekten wie dem Louis-Bar-Syndrom ist wiederholt das Auftreten einer **Venenverschlusskrankheit** beschrieben worden, ohne dass diese auf eine medikamententoxische Wirkung zurückzuführen war.

18.4.3 Klinisches Bild

Die Symptome der Leberbeteiligung bei PIDS können mild sein und sich auf eine Hepatomegalie beschränken. Bei fortschreitender Leberschädigung kann sich eine portale Hypertension mit Splenomegalie entwickeln. Die portale Hypertension ist dabei nicht immer auf eine fortschreitende Leberfibrose zurückzuführen, sondern kann auch durch Kompression der Pfortader durch erheblich erweiterte Gallenwege hervorgerufen werden (▶ Kap. 42, ◻ Abb. 42.1). Diese Gallenwegerweiterungen wiederum können als Folge einer sklerosierenden Cholangitis entstehen. Neben den unspezifischen Symptomen einer fortschreitenden **Leberinsuffizienz** ist besonders der Pruritus als Folge des Gallestaus bei sklerosierenden Cholangitis zu nennen.

18.4.4 Diagnostik

Auch bei bekanntem PIDS sollten bei ersten Anzeichen einer Leberbeteiligung andere **primäre Lebererkrankungen** ausgeschlossen werden. Im Weiteren ist insbesondere nach Infektionen, z. B. durch Cryptosporidien, zu suchen. Bei sonographischen Hinweisen auf eine Gallengangerweiterung ist ggf. eine Magnetresonanzcholangiographie sinnvoll. Die konventionelle endoskopische retrograde Cholangiographie erfasst sklerosierende Läsionen noch sensitiver, diese sollte aber wegen der möglichen Komplikationen in der Regel nur zur therapeutischen Intervention durchgeführt werden.

> Bei Patienten mit Leberabszess ist möglichst rasch eine septische Granulomatose auszuschließen, da der Abszess die Erstmanifestation der Erkrankung sein kann und weil sich aus der Diagnose therapeutische Konsequenzen ergeben.

18.4.5 Therapie und Prognose

Für die Therapie einer Lebererkrankung bei PIDS ist in Abhängigkeit von der Grunderkrankung die **Kontrolle von Infektionen** wichtig. Dazu gehören die Primärprophylaxe durch das Trinken von abgekochtem Wasser ebenso wie passive Impfungen mit Immunglobulinen und eine antibiotische Prophylaxe. Bei Leberabszessen bei septischer Granulomatose sind ggf. Granulozytentransfusionen sinnvoll. Therapieversuche mit Anti-Cryptosporidium-parvum-haltigem bovinen Kolostrum oder mit Interleukin 2 zur Therapie einer Cryptosporidium-parvum-Infektion haben nicht den erhofften Erfolg gezeigt. Ursodesoxycholsäure ist zur Verbesserung des Galleflusses wiederholt eingesetzt worden.

Bei terminaler Leberschädigung sind wiederholt isolierte Lebertransplantationen durchgeführt worden. Aufgrund einer hohen Rückfallquote der Patienten muss inzwischen von einem solchen Vorgehen in der Regel jedoch abgeraten werden. Es erscheint vielmehr sinnvoll, bei Patienten mit Anzeichen einer fortschreitenden Lebererkrankung frühzeitig zu klären, ob eine isolierte **Knochenmarktransplantation** bzw. eine kombinierte sequenzielle Leber- und Knochenmarktransplantation indiziert ist.

Literatur

Fiore M, Ammendola R, Gaetaniello L et al. (1998) Chronic unexplained liver disease in children with primary immunodeficiency syndromes. J Clin Gastroenterol 26: 187–192

Hadzic N, Pagliuca A, Rela M et al. (2000) Correction of the hyper-IgM syndrome after liver and bone marrow transplantation. N Engl J Med 342: 320–324

Rodrigues F, Davies EG, Harrison P et al. (2004) Liver disease in children with primary immunodeficiencies. J Pediatr 145: 333–339

19 Lebertransplantation und Leberversagen

19.1 **Lebertransplantation** – 419
R. Ganschow
19.1.1 Indikationen – 419
19.1.2 Befunde bei chronischer Lebererkrankung – 420
19.1.3 Transplantationsmodalitäten – 421
19.1.4 Immunsuppression – 421
19.1.5 Komplikationen – 422
19.1.6 Ergebnisse – 424
19.1.7 Ausblick – 425
Literatur – 425

19.2 **Akutes Leberversagen** – 426
M. Melter
19.2.1 Inzidenz – 426
19.2.2 Ätiologie – 426
19.2.3 Hepatische Enzephalopathie (HE) – 428
19.2.4 Diagnostik – 428
19.2.5 Therapie und klinisches Management – 428
19.2.6 Prognose – 431
Literatur – 432

19.3 **Medikamenten- und toxininduzierte Erkrankungen der Leber** – 432
J. Deutsch
19.3.1 Häufigkeit – 432
19.3.2 Stoffwechsel von Medikamenten und Toxinen – 432
19.3.3 Risiken und Faktoren für medikamentös bedingte und toxische Schäden – 433
19.3.4 Diagnostik – 434
19.3.5 Pathohistologischer Befund – 435
19.3.6 Therapie – 435
Literatur – 435

19.1 Lebertransplantation

R. Ganschow

Nachdem die erste Lebertransplantation bei einem Kind im Jahre 1963 von Starzl erfolgreich durchgeführt wurde (Starzl 1969), waren die Ergebnisse in den folgenden zweieinhalb Jahrzehnten zunächst aufgrund verschiedener Ursachen noch mäßig. Heutzutage hingegen stellt die Lebertransplantation eine weit verbreitete kurative Therapieoption beim chronischen und akuten Leberversagen im Kindes- und Jugendalter dar, und die Ergebnisse können in Hinblick auf Überleben und Lebensqualität als sehr erfreulich gelten. In Europa hat die Lebertransplantation in den vergangen 10 Jahren ihren Durchbruch gehabt, insbesondere durch Entwicklung innovativer chirurgischer Techniken, neue und verbesserte Immunsuppressiva und nicht zuletzt durch den Zugewinn an Erfahrung der betreuenden Teams.

19.1.1 Indikationen

Es kann geschätzt werden, dass etwa 2 von 10.000 Neugeborenen oder 1–2 Neugeborene pro 1 Mio. Einwohner jährlich auf eine Lebertransplantation angewiesen sein werden.

Die Indikationen zur Lebertransplantation bei Kindern unterscheiden sich von denen Erwachsener grundlegend. Während bei erwachsenen Patienten mit chronischem Leberversagen vornehmlich Infektionen (Hepatitiden B und C), Tumoren und äthyltoxische Ursachen zur Lebertransplantation führen, so sind es bei Kindern und Jugendlichen angeborene **Fehlbildungen** des galleableitenden Systems und familiäre **Cholestasesyndrome**. Eine Übersicht über die zur Lebertransplantation führenden Grunderkrankungen gibt ◘ Tab. 19.1, wobei zu berücksichtigen ist, dass das Indikationsspektrum von Zentrum zu Zentrum z. T. deutlich variieren kann.

> Die Indikation zur Lebertransplantation sollte bei chronischem Leberversagen möglichst frühzeitig gestellt werden, sobald der Krankheitsverlauf unzweifelhaft progredient ist, sodass mit einer späteren Dekompensation zu rechnen ist. Bei bestehendem akuten Leberversagen ist die Indikationsstellung jedoch selbst in erfahrenen Zentren oftmals individuell und unter Berücksichtigung diverser Parameter und der Dynamik der Erkrankung zu stellen.

Im Folgenden werden die Charakteristika der wichtigsten zur Lebertransplantation führenden Krankheitsbilder kurz aufgeführt.

Gallengangatresie

Bei der Gallengangatresie (▶ Abschn. 16.2) handelt es sich um eine Erkrankung des frühen Säuglingsalters, bei der insbesondere die großen Gallengänge außerhalb der Leber (**extrahepatische Gallengangatresie**) zerstört werden. Die zugrunde liegenden Ursachen für diese morphologische Fehlentwicklung sind letztlich noch unklar. Es werden sowohl infektiologische als auch immunologische bzw. autoinflammatorische Ursachen diskutiert. Klinisch fallen betroffene Kinder bereits in den ersten Lebenswochen mit einem Ikterus prolongatus mit einer Hyperbilirubinämie durch direktes Bilirubin sowie acholischen Stühlen und Gedeihstörung auf. Je nach Ausprägungsgrad der Gallengangatresie sind laborchemisch im Serum erhöhte Cholestaseparameter (alkalische Phosphatase, Lipoprotein X, γ-Glutamyltranspeptidase – γ-GT) nachweisbar. Für die Diagnosestellung ist der sonographisch fehlende Nachweis einer gefüllten Gallenblase darüber hinaus von besonderer Bedeutung. Sofern eine Leberbiopsie realisiert werden kann, finden sich typische histologische Befunde, welche die Verdachtsdiagnose bestätigen. Bei einigen Patienten ist die Portoenterostomie nach Kasai (▶ Abschn. 16.2.5) erfolgreich, sofern die Leber noch nicht zirrhotisch umgebaut ist. Es zeigt sich jedoch immer deutlicher, dass diese Operation nur in sehr erfahrenen Zentren durchgeführt werden sollte.

Familiäre Cholestasesyndrome

Bei den familiären Cholestasesyndromen (▶ Abschn. 16.3) erfolgt die Leberzellschädigung in der Regel langsam und nicht selten über mehrere Jahre, bis die Indikation zur Lebertransplantation gestellt werden muss. Ursächlich liegen verschiedene **Defekte von Gallensäurentransportproteinen** vor, wobei für die klassischen Formen korrespondierende Gendefekte identifiziert werden konnten. Unter dem Begriff der progressiven familiären intrahepatischen Cholestase (PFIC) werden 3 Typen (PFIC 1–3) unterschieden, welche sich klinisch nur geringfügig unterscheiden, wobei für den Typ 3 eine erhöhte γ-GT-Aktivität charakteristisch ist. Der früher verwendete Begriff »M. Byler« entspricht der PFIC 1 und sollte in der Nomenklatur keine Verwendung mehr finden. Bei einigen Patienten mit PFIC der Typen 1 und 2 kann die sog. partielle Diversion, eine Form der externen Galleableitung, das Fortschreiten der Leberschädigung aufhalten und klinische Symptome wie Juckreiz bessern.

Alagille-Syndrom

Beim Alagille-Syndrom (▶ Abschn. 16.3.2) handelt es sich um eine autosomal-dominant vererbte Erkrankung mit sehr unterschiedlicher Expressivität. Es besteht ein **Defekt eines Differenzierungsproteins** aus der Gruppe der NOTCH-Proteine, welcher sich klinisch in Form verschiedener Fehlbildungen an diversen Organen manifestiert (Ganschow et al. 2001). So können betroffene Patienten beispielsweise eine periphere Pulmonalstenose, Wirbelkörperfehlbildungen (»Schmetterlingswirbel«), ein sog. Embryotoxon posterior an den Augen, Gefäßfehlbildungen und weitere anatomische Normabweichungen zeigen. Typisch für das Alagille-Syndrom ist eine charakteristische Fazies (◘ Abb. 19.1), wodurch oftmals bereits eine Blickdiagnose mög-

◘ **Tab. 19.1.** Indikationen zur Lebertransplantation im Kindesalter (Transplantationszentrum Hamburg)

Indikationen	Häufigkeit [%]
Gallengangatresie	58
Familiäre Cholestasesyndrome (progressive familiäre intrahepatische Cholestase, PFIC)	9
Neonatale Hepatitis	7
Alagille-Syndrom	7
Akutes Leberversagen	5
Metabolische Erkrankungen	3
Sonstige	11

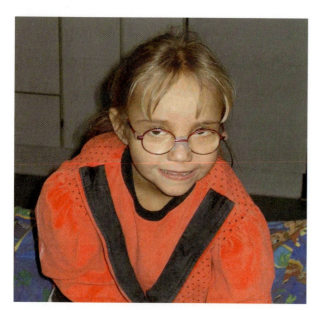

Abb. 19.1. Kind mit den typischen Aspekten eines Alagille-Syndroms (breite Stirn, tief liegende Augen, breite Nasenwurzel, Hypertelorismus und andere) 4 Wochen nach Lebertransplantation

lich ist. Eine Leberschädigung liegt bei Patienten mit Alagille-Syndrom eher selten vor, und gewöhnlich schreitet diese eher langsam voran. Klinisch dominiert bei Leberbeteiligung ein ausgeprägter Juckreiz, eine Gedeihstörung oder auch eine kosmetisch stark beeinträchtigende Xanthombildung bei Hypercholesterinämie. Diverse pathogenetische Aspekte des Alagille-Syndroms sind derzeit noch unklar und bedürfen der weiteren wissenschaftlichen Untersuchung.

Autoimmunerkrankungen

Zu den autoimmun bedingten Lebererkrankungen (▶ Abschn. 18.2) gehören die **Autoimmunhepatitis** und die **primär sklerosierende Cholangitis**. Beide Erkrankungen können mit extrahepatischen Manifestationsformen einhergehen und sprechen individuell sehr variabel auf eine konservative Therapie an. Je nach Autoantikörpernachweis kann die Autoimmunhepatitis in verschiedene Typen unterteilt werden (▶ Abschn. 18.2, ▶ Tab. 18.2). Im Gegensatz zur primär sklerosierenden Cholangitis kann der Verlauf einer Autoimmunhepatitis fulminant sein und innerhalb weniger Wochen in einem akuten Leberversagen münden. Die primär sklerosierende Cholangitis ist durch immunologische Veränderungen am Gallengangsystem charakterisiert, welche in der Regel langsam fortschreiten. Eine begleitende Kolitis ist vergleichsweise häufig. Für beide Erkrankungen gilt, dass sie vorwiegend im Jugendalter diagnostiziert werden, wobei eine Autoimmunhepatitis durchaus auch bereits im Kleinkindesalter vorliegen kann. Das Ansprechen auf eine immunsuppressive Therapie ist sowohl vor als auch nach einer Lebertransplantation individuell sehr unterschiedlich, und es muss grundsätzlich von einem gewissen Rezidivrisiko im Transplantat ausgegangen werden.

Stoffwechselerkrankungen

Als wichtigste Stoffwechselerkrankungen, welche zur Notwendigkeit einer Lebertransplantation führen können, sind der homozygote α_1-**Antitrypsin-Mangel** (Typ ZZ; ▶ Abschn. 17.1), der **M. Wilson** (▶ Abschn. 17.3.1) und das **Criggler-Najjar-Syndrom**

(▶ Abschn. 17.9.1) zu nennen. Bei Neugeborenen kann darüber hinaus auch eine Tyrosinämie (▶ Abschn. 17.6) oder eine Hämochromatose (▶ Abschn. 17.4) zu einem akuten Leberversagen führen. Charakteristisch für einen M. Wilson ist eine rasche Dekompensation im Jugendalter, zudem oftmals die Manifestation mit dem klinischen Bild eines akuten Leberversagens nach unauffälliger Anamnese. Die Diagnosestellung ist durch die Bestimmung des erniedrigten Coeruloplasminspiegels im Serum und der erhöhten Kupferausscheidung mit dem Urin einfach.

Infektionen der Leber

Wenn auch die Hepatitiden B und C im Gegensatz zu Erwachsenen bei Kindern praktisch keine Rolle für die Indikation zu einer Lebertransplantation spielen, so sind es vielmehr in bis zu 50% der Fälle unklare virale Erreger, welche beispielsweise zu einer akuten **neonatalen Hepatitis** führen können (▶ Abschn. 18.1). Bei anderen Kindern gelingt der Nachweis einer akuten Virusinfektion mit bekannten hepatotropen Viren, z. B. Zytomegalie-, Herpes-simplex- und Epstein-Barr-Virus sowie Enteroviren und Parvovirus B19.

Akutes Leberversagen

Ein akutes Leberversagen (▶ Abschn. 19.2) kann in jedem Alter auftreten und ist durch einen **fulminanten klinischen Verlauf** gekennzeichnet, der sich über wenige Tage bis wenige Wochen erstrecken kann. Ätiologisch kommen u. a. die Autoimmunhepatitis und der M. Wilson (vornehmlich bei Jugendlichen) sowie verschiedene infektiöser Erreger, Medikamente, Giftstoffe und Drogen in Betracht. Die Indikation zur Lebertransplantation auf höchster Dringlichkeitsstufe (»high urgency«) ist oftmals nicht leicht zu stellen, wenn die Dynamik der Erkrankung und die auslösenden Faktoren – somit auch die Prognose – nicht einfach zu erfassen sind. Bei selektiven Patienten kann eine vorübergehende Therapie mit Leberersatzverfahren zur Entscheidungsfindung und zur Verbesserung der klinischen Situation beitragen.

Sonstige Indikationen

Seltenere Ursachen mit Indikation zur Lebertransplantation umfassen u. a.:
- weitere Fehlbildungen im Bereich der Leber: Hämangiome, Choledochusfehlbildungen etc.
- Tumoren: Hepatoblastom, hepatozelluläres Karzinom
- zystische Fibrose
- medikamentös-toxische Hepatopathien
- Glykogenosen

19.1.2 Befunde bei chronischer Lebererkrankung

Klinische Befunde

Je nach zugrunde liegender Diagnose, Alter des Kindes und Fortschreiten der Lebererkrankung variieren die klinischen Befunde vor Lebertransplantation. Typisch für das **chronische Leberversagen** sind oftmals eine Gedeihstörung mit Malabsorption und unzureichender anaboler Stoffwechsellage, die Entwicklung von Ikterus, Juckreiz und Aszites sowie eine Enzephalopathie bei ansteigenden Ammoniakwerten im Blut.

Bei zunehmender **Leberzirrhose** bildet sich eine portale Hypertension mit Milzvergrößerung, Ösophagusvarizen und weiteren venösen Umgehungskreisläufen. Für die Einschätzung des Ausmaßes der portalen Hypertension ist die dopplersonographische Darstellung des Pfortaderflusses von besonderer Bedeutung.

Laborchemische Befunde
Je nach Grunderkrankung kommt es bei chronischer Lebererkrankung zum Anstieg der **Cholestaseparameter** (alkalische Phosphatase, γ-GT, Lipoprotein X, Gallensäuren im Serum). Bei zunehmender Leberinsuffizienz sind die Bildung von Gerinnungsfaktoren und Albumin sowie die Bildung von Hormonen eingeschränkt. Der Aktivitätsanstieg der Transaminasen GOT (Glutamat-Oxalazetat-Tansaminase) und GPT (Glutamat-Pyruvat-Tansaminase) ist bei infektiösen Erkrankungen der Leber ausgeprägter als bei morphologischen Krankheiten oder PFIC. Grundsätzlich sind die Transaminasenaktivitäten für die Diagnosestellung und für die Einschätzung des Schweregrades oder des Verlaufs einer Hepatopathie nur von untergeordneter Bedeutung. Eine Aktivitätssteigerung der GLDH (Glutamatdehydrogenase) als Zeichen eines Leberzellschadens ist vornehmlich bei akutem Leberversagen zu finden, ebenso ein rasanter Anstieg des Serumammoniakspiegels, was bei chronischer Lebererkrankung nur in weit fortgeschrittenen Krankheitsstadien festzustellen ist.

> Bei der Beurteilung der Cholinesteraseaktivität im Serum als weiterer Lebersyntheseparameter ist stets zu berücksichtigen, dass dieses Enzym eine sehr lange Halbwertszeit hat und über Frischplasma- und weniger ausgeprägt auch über Albumingaben zugeführt wird.

19.1.3 Transplantationsmodalitäten

Nach erfolgter Indikationsstellung und Listung bei der zentralen Organvermittlungsstelle Eurotransplant ist für Kinder davon auszugehen, dass die Mortalität auf der Warteliste im Gegensatz zu der im Erwachsenenalter sehr niedrig ist. Aufgrund verschiedener Transplantationstechniken ist der Organmangel bei Kindern bis in das Jugendalter nur relativ. Im Jahre 1991 wurde in Europa die erste Leberlebendspende auf der Basis der segmentalen Anatomie der Leber erfolgreich durchgeführt, und seitdem ist die **Segmentspende** des linken Leberlappens durch ein Elternteil für ein betroffenes Kind eine fest etablierte Methode. Die kurze Zeit später professionalisierte Split-Technik (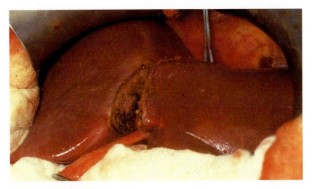 Abb. 19.2), also die anatomische Aufteilung des Transplantats ex situ oder in situ, ermöglicht bei einer Vielzahl der Transplantate die Aufteilung des Organs auf einen erwachsenen und einen kindlichen Empfänger (Segmente 2 und 3). Die Vorteile der Lebendspende bestehen in der Elektivität des Eingriffs, einer kurzen Ischämiezeit des Transplantats und gewissen immunologischen Vorteilen. Demgegenüber ist das zwar geringe, aber dennoch vorhandene Risiko für den Spender anzuführen. Heutzutage können mit der Split-Technik bei optimaler chirurgischer Technik und in einem erfahrenen Transplantationszentrum nahezu vergleichbare Ergebnisse wie bei der Lebendspende erzielt werden (Broering et al. 2001).

Es besteht darüber hinaus die Möglichkeit, ein **größenreduziertes Transplantat** oder ein Vollorgan zu transplantieren. Während beispielsweise in US-amerikanischen Zentren wesentlich häufiger Vollorgane als Transplantate für Kinder gewählt werden (Martin et al. 2004), so favorisiert man in Europa wenn möglich die Lebendspende und die Split-Technik. Des Weiteren kann bei

Abb. 19.2. Splitleber, welche die Transplantation bei einem Erwachsenen und einem Säugling ermöglicht

seltenen Stoffwechselerkrankungen oder auch im Rahmen eines akuten Leberversagens eine auxilläre Lebertransplantation unter Erhalt des eigenen Organs in Erwägung gezogen werden. Diese Option wird jedoch kontrovers diskutiert und spielt weltweit quantitativ nur eine sehr untergeordnete Rolle.

19.1.4 Immunsuppression

Zur Immunsuppression werden bei Transplantationen seit 1954 **Glukokortikoide** als Immunsuppressiva eingesetzt. Auch heutzutage sind nach Lebertransplantation im Kindesalter Steroide nach wie vor wesentlicher Baustein der primären Immunsuppression sowie der Behandlung akuter Abstoßungsreaktionen. Eine Steroidtherapie ist durch ihre vergleichsweise unspezifische und verschiedene immunkompetente Zellen betreffende Wirkung charakterisiert. So werden synergistische Effekte mit anderen Immunsuppressiva erzielt. Durch eine Hemmung der Gentranskription in Makrophagen und Lymphozyten über intrazelluläre Rezeptoren (Glukokortikoidrezeptoren) und glukokortikoidsensible Elemente wird die Synthese diverser Zytokine inhibiert. Es werden noch weitere Wirkmechanismen für Steroide diskutiert, z. B. die Regulation der Expression bestimmter Zytokinrezeptoren.

Ein entscheidender Durchbruch gelang durch die Entdeckung von **Ciclosporin A,** welches seit 1982 auch zur Immunsuppression bei Kindern eingesetzt wird. Es ist seither zum wichtigsten Basisimmunsuppressivum in der pädiatrischen Transplantationsmedizin geworden und hat zu einer dramatischen Verbesserung der Transplantationsfunktionsraten geführt. Über eine Hemmung des Calcineurins wird eine reversible Inhibition der NF-(»Nucleotide-binding-factor«-)κB- und -AT-abhängigen Gentranskription erreicht, sodass die Zellen die zur Proliferation erforderlichen Zytokine (Interleukin 2 und α-Interferon) nicht mehr ausreichend bilden können. Es resultiert eine Inhibierung immunkompetenter CD4+-T-Lymphozyten mit konsekutiver Störung der CD4-vermittelten Aktivierung von B-Lymphozyten und antigenspezifischen zytotoxischen CD8+-Lymphozyten (Ganschow 2003).

Seit den 1990er Jahren wird fast ausschließlich die galenisch verbesserte **Mikroemulsion des Ciclosporins** (Sandimmun Optoral) verwendet, welche den Vorteil einer geringeren inter- und intraindividuellen Variabilität in der Absorptions- und Abbaukinetik sowie eine bessere Korrelation der Talspiegel mit der Ciclosporin-A-Exposition in der Darstellung mittels »area under the curve« bietet (Kovarik et al. 1994). Inwieweit sich das grundsätzlich zwar der C_0-Messung überlegene C_2-Monitoring von Ciclosporin A für die Kontrolle der Immunsuppression bei Kindern eignet, wird die Praxis in den kommenden Jahren noch zu zeigen haben.

Alternativ zu Ciclosporin A wurde ein weiterer Calcineurininhibitor, das **Tacrolimus** (Prograf), etabliert. Die Substanz unterscheidet sich strukturell von Ciclosporin A und ist durch eine etwa 100fach höhere Wirksamkeit charakterisiert. Der Wirkmechanismus ist dem von Ciclosporin A vergleichbar, Tacrolimus bindet jedoch an ein anderes Protein (FK-Bindungsprotein). Es hemmt ebenfalls die Interleukin-2-Synthese und somit die Lymphozytenproliferation. Tacrolimus unterscheidet sich von Ciclosporin A in Bezug auf das Spektrum unerwünschter Wirkungen, die Pharmakokinetik und die Halbwertzeit. Hinsichtlich der Transplantatfunktion im Langzeitverlauf sowie der Rate an akuten und chronischen Abstoßungsreaktionen scheint Tacrolimus der Ciclosporin-A-Therapie vergleichbar zu sein. In Anbetracht der hohen Rate unerwünschter Wirkungen einer i. v. Tacrolimustherapie, welche aus diesem Grund keine Anwendung mehr finden sollte, ist die unproblematische i. v. Ciclosporin-A-Therapie als Vorteil bei Patienten zu werten, bei denen eine orale Zufuhr der Medikation nicht möglich ist. In den großen deutschen Transplantationzentren werden Kinder nach Lebertransplantation primär mit Ciclosporin A behandelt, wobei eine kontrollierte Vergleichsstudie zwischen einer Dualtherapie mit Steroiden und Ciclosporin A vs. Tacrolimus bislang bei Kindern nicht durchgeführt worden ist. Aus anderen europäischen Zentren werden für jugendliche Transplantatempfänger gewisse Vorteile einer Therapie mit Tacrolimus berichtet (Kelly 2001).

Bei einigen Patienten werden aufgrund der Notwendigkeit einer Intensivierung der immunsuppressiven Therapie **Purinantagonisten** eingesetzt. Das Thioguaninderivat des 6-Mercaptopurins, Azathioprin, zählt zu den ältesten dieser Substanzen. Weitere Substanzen sind Mycophenolat mofetil (Cellcept) und dessen neue, verkapselte Form (Myfortic). Dieses halbsynthetische Pilzderivat blockiert als reversibler, nichtkompetitiver Inhibitor der Inosinmonophosphatdehydrogenase 2 Enzyme der Purinsynthese und führt somit zur Verminderung der Bildung der Guanosinphosphate GMP, GDP und GTP. Daraus resultieren eine selektive Hemmung der lymphozytären Reaktion sowie eine Inhibierung der B-Zell-Proliferation und -funktion (Antikörperbildung).

Eine selektive Hemmung der T-Zell-Aktivierung und -proliferation ermöglichen die monoklonalen **Interleukin-2-Rezeptor-Antagonisten** Basiliximab (Simulect) und Daclizumab (Zenapax), welche die α-Kette des Interleukin-2-Rezeptors aktivierter T-Zellen blockieren. Die Antikörper werden als Induktionstherapie in der frühen postoperativen Phase eingesetzt und gelten praktisch als nebenwirkungsfrei. Erfahrungen mit Basiliximab zeigen, dass die Rate akuter Abstoßungsreaktionen bei Kindern nach Lebertransplantation mit einer 2-maligen Gabe am ersten und vierten postoperativen Tag signifikant gesenkt werden kann (Ganschow et al. 2001b). Die Induktionstherapie mit polyklonalen Antikörpern (OKT3) sowie Anti-Thymozyten- und Anti-Lymphozyten-Globulinen sollte im Bereich der pädiatrischen Lebertransplantation aufgrund der unerwünschten Wirkungen nicht mehr zum Einsatz kommen.

Weitere Immunsuppressiva sind **Sirolimus** (Rapamycin) und **Everolimus**. Sirolimus ist ein Makrolidantibiotikum mit ausgeprägter immunsuppressiver Wirkung auf T-Zellen, Everolimus ein synthetisches Derivat dieser Substanz. Obwohl Sirolimus strukturell dem Tacrolimus ähnelt und dasselbe intrazelluläre Bindungsprotein nutzt, sind die Wirkweisen der beiden Substanzen dennoch verschieden. Der Rapamycin-FK-Bindungsprotein-Komplex bindet an 2 Zielproteine, auch »target of rapamycin« genannt, und hemmt hierdurch die intrazelluläre Signalübertragung von Interleukin 2 und weiteren T-Zell-Wachstumsfaktoren. Die Zellen verbleiben in der G_1-Phase des Zellzyklus, vermutlich über die Blockade einer Proteinkinase, welche für die Replikation der Zelle erforderlich ist. Dieser antiproliferative Effekt kann gewisse Vorteile bei der Therapie von Transplantationspatienten mit malignen Erkrankungen (z. B. Hepatoblastom) mit sich bringen.

> Die Anwendung von Sirolimus und Everolimus erfolgt derzeit nicht zuletzt aufgrund fehlender Studiendaten bei Kindern nach Lebertransplantation nur in Ausnahmefällen.

Im Vergleich zur Transplantation anderer solider Organe ist nach Lebertransplantation eine z. T. deutlich geringere Immunsuppression ausreichend. Darüber hinaus liegen klinische und inzwischen auch immunologische Hinweise dafür vor, dass Säuglinge aufgrund einiger unreifer immunologischer Funktionen eine weniger ausgeprägte Immunsuppression benötigen als ältere Kinder (Ganschow et al. 2001a). Bei der Mehrzahl der Kinder kann die Steroiddosis nach der Lebertransplantation zügig reduziert werden, und spätestens nach einem Jahr kann man diese Medikation ganz absetzen. Die dann noch verbleibende Monotherapie mit Ciclosporin A oder Tacrolimus ist selbst in niedriger Dosis für eine Vielzahl der Patienten ausreichend. Bislang wurden keine verlässlichen immunologischen Parameter identifiziert, die ein komplettes Absetzen der Immunsuppression nach einigen Therapiejahren bei selektiven Patienten rechtfertigen würden, sodass derzeit von einer **lebenslangen immunsuppressiven Therapie** ausgegangen werden muss.

Der Impfstatus sollte vor Transplantation vervollständigt werden. Totimpfungen nach Transplantation sind jederzeit möglich, zeigen aber in Abhängigkeit von der Immunsuppression nicht immer eine Impfantwort. Von Lebendimpfungen wird generell abgeraten, einige Zentren impfen aber im Verlauf gegen Masern und Windpocken.

19.1.5 Komplikationen

Wenn auch die Lebertransplantation im Kindesalter derzeit in großen Zentren mit einem sehr hohen Maß an Erfahrung und Routine durchgeführt wird, so sind doch verschiedene chirurgische und medizinische Komplikationen möglich. Das Ausmaß der postoperativen Probleme ist in nicht unerheblichen Umfang von der Transplantatqualität, der medizinischen Ausgangssituation des Organempfängers sowie der guten interdisziplinären Zusammenarbeit des betreuenden Teams abhängig.

Chirurgische Komplikationen
Auch wenn die ursächlichen Gründe nicht näher bekannt sind, so kann es in seltenen Fällen in der frühen postoperativen Phase zu einem **primären Transplantatversagen** kommen, welches eine zeitnahe Re-Transplantation notwendig macht. Insbesondere bei kleinen Säuglingen erfolgt häufiger bei vergleichsweise großem Transplantat nach vorübergehender Anlage eines Goretex-Patches ein sekundärer Bauchdeckenverschluss. Klassische chirurgische Komplikationen stellen primäre Nahtinsuffizienzen im Bereich der Gefäße und des Gallengangsystems dar, die oftmals sekundär chirurgisch revidiert werden müssen. Besonderen

Stellenwert für die Morbidität und Mortalität haben thrombotische Komplikationen, die vornehmlich die Pfortader und die A. hepatica betreffen. Nur bei rascher Diagnostik kann hier eine chirurgische Intervention Abhilfe schaffen. Thrombotische Komplikationen sind jedoch nicht nur von der chirurgischen Technik, sondern auch vom intensivmedizinischen Management und einer adäquaten antikoagulativen Therapie abhängig (Ganschow et al. 2000). Entscheidend für die frühzeitige Diagnosestellung einer solchen Komplikation ist die sowohl intra- als auch postoperativ mit großer Sorgfalt und Erfahrung durchzuführende dopplersonographische Untersuchung des Transplantats.

Medikamentenbedingte Komplikationen

In mehr als 50% der Fälle treten in der frühen postoperativen Phase trotz antibiotischer Prophylaxe unter der anfangs noch recht ausgeprägten Immunsuppression und mit den in den ersten Tagen noch vorhandenen Eintrittspforten (zentraler Venenzugang, Wunddrainagen) **Infektionen** auf. Es handelt sich hierbei überwiegend um bakterielle Infektionen (etwa 75%), wohingegen virale (etwa 20%) und Pilzinfektionen (etwa 5%) seltener beobachtet werden. Als Fokus findet sich häufig eine abdominelle oder pulmonale Infektion bzw. eine direkte Assoziation mit in situ befindlichem Fremdmaterial. Wenn auch die Mehrzahl der Infektionen erfolgreich behandelbar ist, so ist dennoch eine Sepsis mit konsekutivem Multiorganversagen möglich und gefürchtet, vornehmlich bei Hochrisikopatienten.

Von besonderer Bedeutung nach pädiatrischer Lebertransplantation ist das **Zytomegalievirus** (CMV), da insbesondere Säuglinge und Kleinkinder zum Zeitpunkt der Transplantation einen CMV-negativen Status aufweisen, dann jedoch mit hoher Frequenz CMV-positive Transplantate erhalten. Je nach Status der mütterlich übertragenen CMV-spezifischen Antikörper beim Säugling mit Risikokonstellation sowie zentrumsspezifisch wird eine CMV-Prophylaxe mit Ganciclovir oder Immunglobulinen durchgeführt. Eine akute CMV-Infektion oder -Reaktivierung post transplantationem kann sich klinisch insbesondere in Form einer Hepatitis sowie einer intestinalen oder pulmonalen Beteiligung äußern. Darüber hinaus liegen Hinweise auf einen Zusammenhang zwischen CMV-Infektion und Gallengangkomplikationen vor (Halme et al. 2003). Eine frühzeitige Diagnostik (Polymerasekettenreaktion, »early antigen pp65«) und eine spezifische Therapie sind für den Erhalt der Transplantatfunktion von besonderer Bedeutung (Meyer-Koenig et al. 2004).

Weniger häufig und relevant sind Infektionen mit dem **Epstein-Barr-Virus** (EBV) nach Lebertransplantation. Die primäre EBV-Infektion oder -Reaktivierung ist klinisch oftmals durch eher milde und unspezifische Symptome geprägt. Eine spezifische Therapie ist nicht möglich. Bei klinischer Indikation ist jedoch ein Therapieversuch mit Aciclovir oder auch eine Immunglobulintherapie zu diskutieren. Die Hauptproblematik einer aktiven EBV-Infektion nach Lebertransplantation besteht in dem Zusammenhang mit dem Auftreten maligner Lymphome (»posttransplant lymphoproliferative disease«, PTLD; ◘ Abb. 19.3). Das PTLD-Risiko scheint nicht nur in hohem Ausmaß mit der EBV-Infektion, sondern auch mit der Intensität der Immunsuppression in Verbindung zu stehen. So konnte gezeigt werden, dass sich das PTLD-Risiko durch Therapieprotokolle mit geringer Immunsuppression drastisch senken lässt – trotz primärer EBV-Infektionen nach Lebertransplantation im Kindesalter (Ganschow et al. 2004). Therapeutisch stehen neben der Reduktion der Immunsuppression bei PTLD auch Anti-CD20-Antikörper zur Ver-

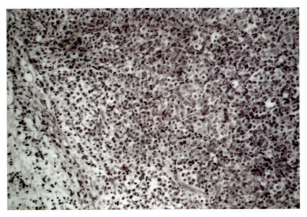

◘ **Abb. 19.3.** Histologischer Befund bei »posttransplant lymphoproliferative disease« (PTLD)

fügung, mit denen gute Erfolge erzielt werden können, sofern es sich um ein CD20+-B-Zell-Lymphom handelt.

Akute Abstoßungsreaktionen sind mit einer Häufigkeit von etwa 30–50% neben Infektionen als häufigste medizinische Komplikation zu nennen. Sie können bei subnormalen Serumspiegeln der Immunsuppressiva, aber auch sonst insbesondere in den ersten Wochen nach Lebertransplantation auftreten. Klinische und laborchemische Symptome und Befunde sind oftmals differenzialdiagnostisch von Infektionen nicht zu unterscheiden. Unspezifische Allgemeinsymptome, Fieber sowie ein Anstieg von Entzündungsparametern und auch der Transaminasenwerte können sowohl bei Infektion als auch bei akuter Transplantatabstoßung vorliegen. Eine deutliche Aktivitätssteigerung der Transaminasen ist zwar immer ein richtungsweisender Befund auf das Vorliegen einer Abstoßungsreaktion, dennoch kann dies auch auf ein chirurgisches Problem (z. B. thrombotische Komplikation) oder auf eine toxische Leberzellschädigung durch Medikamente zurückzuführen sein. Nach Durchführung einer sonographischen Untersuchung des Transplantats wird zur Diagnosesicherung der akuten Transplantatabstoßung eine perkutane Leberbiopsie durchgeführt. Nach Bestätigung der Verdachtsdiagnose durch die histologische Untersuchung erfolgt therapeutisch eine hochdosierte Steroidstoßtherapie über 3–5 Tage, die bei der Mehrzahl der Patienten erfolgreich ist. Bei Vorliegen einer steroidresistenten Abstoßung oder bei wiederholten Abstoßungsreaktionen ist die Erweiterung bzw. die Umstellung der immunsuppressiven Therapie zu diskutieren.

Die genauen Ursachen einer **chronischen Transplantatabstoßung** sind ebenso wie exakte Daten zur Inzidenz nicht gut bekannt. Es ist jedoch von einer Re-Transplantationsrate aufgrund dieser Komplikationen von 2–5% auszugehen. Da offensichtlich verschiedene pathogenetische Mechanismen nach mehreren Jahren zu einem Transplantatverlust führen können, ist der Begriff »chronische Transplantatdysfunktion« für die Charakterisierung dieses Problems treffender.

Unerwünschte Wirkungen der Immunsuppressiva sind zwar für die Mortalität nach Lebertransplantation von untergeordneter Bedeutung, haben jedoch durchaus für die Morbidität eine Bedeutung. Für die Calcineurininhibitoren Ciclosporin A und Tacrolimus sind als unerwünschte Wirkungen vornehmlich arterielle Hypertonie, Nierenfunktionseinschränkung, neurologische Störungen, diabetische Stoffwechsellage und kosmetische Beeinträchtigungen zu nennen. Die bei Kindern am häufigsten festzustellende unerwünschte Wirkung ist die arterielle Hypertonie, die allerdings auch durch die Ko-Medikation mit Steroiden bedingt ist; sie bedarf nicht selten einer vorübergehenden spezifischen antihypertensiven Therapie. Kosmetische Beeinträchtigungen durch die Gabe von Ciclosporin A umfassen Gingivahyperplasie und Hirsutismus, wohingegen Tacrolimus eher einen Haarausfall verursacht. In aktuellen Studien wird versucht, Steroide nach pädiatrischer Lebertransplantation möglichst niedrigdosiert einzusetzen, da eine Knochenmineralisierungsstörung und eine Wachstumshemmung neben anderen möglichen Auswirkungen der Steroide insbesondere bei Kindern vermieden werden sollten. Typische Komplikationen einer Therapie mit Purinantagonisten sind Knochenmarksuppression, gastrointestinale Beschwerden und Lebertoxizität. Auch wenn der Einsatz von Interleukin-2-Rezeptor-Antagonisten als sehr sicher und nebenwirkungsfrei gilt, so ist jedoch als mögliches Risiko bei wiederholter Anwendung, z. B. bei erneuter Lebertransplantation, eine anaphylaktische Reaktion zu berücksichtigen. Diese wurde jedoch bislang nur sehr selten beobachtet.

19.1.6 Ergebnisse

Wie eingangs bereits erwähnt, sind mit der Lebertransplantation im Kindesalter – bei ansonsten meist infauster Prognose – hervorragende Ergebnisse zu erzielen (Whittington et al. 2002).

Grundsätzlich ist der postoperative Erfolg nach pädiatrischer Lebertransplantation von verschiedenen **prä-, peri- und postoperativen Faktoren** abhängig. Zu den präoperativ relevanten zählen die Grunderkrankung, Voroperationen, der Ernährungszustand des Kindes, Begleiterkrankungen oder Fehlbildungen sowie das Stadium des Leberversagens (UNOS-Kriterien oder PELD-Score). Während der Operation sind die Dauer der kalten Ischämie, die Transplantatqualität, die chirurgische Technik und das anästhesiologische Management von besonderer Bedeutung. Auch ist der Transplantationsmodus relevant, mit gewissen Vorteilen der Leberlebendspende (Roberts et al. 2004). Nach erfolgter Transplantation ist einerseits das intensivmedizinische Vorgehen entscheidend, andererseits eine suffiziente Diagnostik und eine adäquate Therapie chirurgischer und internistischer Komplikationen.

Für Europa liegen nunmehr Daten über pädiatrische Lebertransplantationen seit Anfang der 1990er Jahre vor. Es besteht kein Zweifel daran, dass die **Patienten- und Transplantatüberlebensraten** seitdem kontinuierlich ansteigen, was vornehmlich auf den Zugewinn an Erfahrung zurückzuführen ist (Burdelski et al. 1999). Auch die Daten US-amerikanischer und kanadischer Zentren weisen kontinuierlich verbesserte Zahlen aus (Martin et al. 2004). Ein Vergleich der europäischen mit den amerikanischen Daten zeigt, dass in Europa aufgrund der häufiger angewandten Lebendspende- und Split-Technik sowie der signifikant geringeren Immunsuppression die Gesamtrate an schweren Komplikationen niedriger ist. Daten zum Langzeitverlauf müssen auf der anderen Seite jedoch noch zeigen, ob z. B. die vergleichsweise geringe Immunsuppression evtl. mit einer erhöhten Rate an chronischer Transplantatdysfunktion einhergeht, was allerdings bislang noch nicht aus der Datenlage ersichtlich ist.

Bei der Beurteilung des **Gesamtlangzeiterfolgs** nach Lebertransplantation im Kindesalter sind neben den Daten des Patienten- und Transplantüberlebens auch psychosoziale und sozioökonomische Aspekte zu berücksichtigen (Bucuvalas u. Ryckman 2002).

Es ist heutzutage – ein größenkompatibles Transplantat vorausgesetzt – unproblematisch, auch bei sehr kleinen Kindern in den ersten Lebenstagen eine Transplantation vorzunehmen (Abb. 19.4). Die Analyse der Ergebnisse von 43 Kindern, welche im Alter von bis zu 6 Monaten lebertransplantiert wurden, erbrachte exzellente Kurz- und Langzeitergebnisse mit einer Überlebensrate von 90,7% nach einem Jahr (Grabhorn et al. 2004). Neben der somatischen Entwicklung nach Lebertransplantation sind auch die kognitive Entwicklung sowie die Lebensqualität der Kinder zur Beurteilung des Gesamterfolgs wichtig. Entsprechende Studien konnten zeigen, dass die kognitive Entwicklung der Kinder insgesamt sehr gut ist, wobei im Säuglingsalter operierte Kinder bei den psychologischen Tests noch etwas besser abschnitten als später operierte Patienten (Schulz et al. 2003).

Bei einigen Kindern wird durch den Einsatz der Calcineurininhibitoren Ciclosporin und Tacrolimus eine Einschränkung der glomerulären Filtrationsrate beobachtet. Diese ist jedoch hauptsächlich in den ersten Monaten nach der Transplantation der Fall, wobei sich die **Nephropathie** mittelfristig bei den meisten Kindern signifikant bessert. Auch bezüglich dieses Aspekts scheint die Transplantation im Säuglingsalter Vorteile zu haben (Arora-Gupta et al. 2004).

In Anbetracht dessen, dass einige Kinder und Jugendliche vor der Lebertransplantation eine signifikante Wachstumsverzögerung aufweisen und sich immunsuppressive Medikamente (Steroide) nach der Transplantation ungünstig auf die somatische Entwicklung auswirken können, ist die **Analyse des Wachstums** nach Lebertransplantation von besonderer Bedeutung. Es konnte gezeigt werden, dass bei der überwiegenden Mehrzahl der Patienten nach der Transplantation ein Aufholwachstum einsetzt und sich eine normale Endgröße erreichen lässt (Fine 2002).

> Insgesamt ist für die Lebertransplantation im Kindesalter festzuhalten, dass die Kurz- und Langzeitergebnisse nicht nur im Allgemeinen hervorragend sind, sondern auch deutlich besser als bei allen anderen Transplantationen solider Organe.

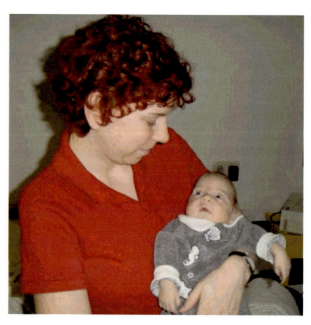

Abb. 19.4. Sechs Wochen alter Säugling (3 kg) 4 Wochen nach Lebertransplantation bei neonataler Hämochromatose

19.1.7 Ausblick

Trotz der inzwischen sehr guten Ergebnisse, die mit der Lebertransplantation im Kindesalter erzielt werden können, sind weitere Verbesserungen zur Reduktion der Morbidität und zur Verbesserung der Lebensqualität möglich.

Vonseiten der Leberchirurgie wird es in den kommenden Jahren möglich sein, an weiteren Zentren die Leberlebendspende und die Split-Technik anzuwenden, was den Vorteil mit sich bringen wird, die Kinder wenn möglich in einem heimatnahen Transplantationszentrum betreuen zu können. Durch eine frühzeitige Vorstellung von Kindern mit akutem oder chronischem Leberversagen in einem geeigneten Transplantationszentrum und unter Ausnutzung sämtlicher möglicher Transplantationstechniken sollte es möglich sein, die **Mortalität** auf der Lebertransplantationswarteliste für Kinder auf Null zu senken.

Auch wenn derzeit schon hervorragende Medikamente für die **Immunsuppression** für Kinder zur Verfügung stehen, so werden weitere Medikamente für spezielle Einsatzgebiete Anwendung finden. Kombinationstherapien mit verschiedenen Wirkansätzen werden nicht nur bei Erwachsenen, sondern auch bei Kindern zu einer Optimierung der Therapie führen. Bei der Induktionstherapie ist zu erwarten, dass der Einsatz von monoklonalen Interleukin-2-Rezeptor-Antagonisten eine signifikante Reduktion der Steroiddosis ermöglichen wird, wobei kontrollierte Studien hierzu noch nicht abgeschlossen sind. Inwieweit sich weitere Substanzen für pädiatrische Patienten eignen, wird sich in den kommenden Jahren zeigen: FTY720 ist ein neuer Immunmodulator, welcher die Einwanderung von Lymphozyten in das Transplantat erschwert und so zu einer Hemmung von Antigenkontakt, Aktivierung und Proliferation führt. CTLA4-IgG-Fc und Anti-CD40L sind Fusionsmoleküle, welche die Ko-Stimulation blockieren und die Apoptose induzieren. Alemtuzumab (Campath 1H) ist ein humanisierter Anti-CD52-Antikörper, der im Rahmen von Studien zur Toleranzinduktion eingesetzt wird.

Wesentlich bedeutender als die Anwendung neuer Substanzen zur Immunsuppression wird künftig die **Individualisierung** der Protokolle zur Immunsuppression nach pädiatrischer Lebertransplantation werden. Es liegen inzwischen ausreichende Daten vor, welche dazu führen werden, dass eine risikoadaptierte Therapie anwendbar ist. Säuglinge wird man mit einer geringeren Immunsuppression, Kinder und Jugendliche mit Autoimmunhepatitis oder primär sklerosierender Cholangitis eher mit einer intensivierten Immunsuppression behandeln. Ziel muss es darüber hinaus sein, immunologische Parameter zu identifizieren, welche alters- und diagnoseunabhängig eine individuelle Immunsuppression begründen können. Neben Parametern der individuellen T-Zell-Immunität (Ganschow et al. 2001a) könnten hierzu auch Zytokingenpolymorphismen herangezogen werden (Mazariegos et al. 2002).

Derzeit noch ungelöst ist das Problem, welche immunologischen Parameter als Surrogatmarker es erlauben werden, bei selektiven Patienten im Langzeitverlauf nach Lebertransplantation die Immunsuppression ganz abzusetzen. Ebenso bleibt es Spekulation, ob dies nach Verwandtenspende aufgrund der zugrunde liegenden Haploidentität besser gelingen wird. Von besonderer Relevanz ist auch die differenziertere pathogenetische Charakterisierung der **chronischen Transplantatdysfunktion**. Zugrunde liegende Pathomechanismen müssen ebenso wie evtl. vorhandene prädisponierende oder Risikofaktoren erfasst werden. Die chronische Transplantatdysfunktion bis hin zum Transplantatverlust gewinnt derzeit bereits zunehmend an Bedeutung, da nunmehr viele lebertransplantierte Kinder in das Jugend- und Erwachsenenalter gelangt sind. Problematisch hierbei ist nicht nur die Re-Transplantation per se, sondern auch die lange Wartezeit auf der Warteliste Erwachsener. Somit ist es auch schon jetzt im Interesse der transplantierten Kinder, dass durch eine höhere Bereitschaft zur Organspende und vielleicht auch durch einen weiteren Ausbau der Leberlebendspende zwischen Erwachsenen dem aktuell noch bestehenden ausgeprägten Mangel an Spenderorganen entgegengewirkt wird.

Literatur

Arora-Gupta N, Davies P, McKiernan P, Kelly DA (2004) The effect of long-term calcineurin inhibitor therapy on renal function in children after liver transplantation. Pediatr Transplantation 8:145–150

Broering DC, Mueller L, Ganschow R et al. (2001) Is there still a need for living-related liver transplantation in children? Ann Surg 234:713–722

Bucuvalas JC, Ryckman FC (2002) Long-term outcome after liver transplantation in children. Pediatr Transplantation 6:30–36

Burdelski M, Nolkemper D, Ganschow R et al. (1999) Liver transplantation in children: Long-term outcome and quality of life. Eur J Pediatr 158[Suppl 2]:S34–S42

Fine RN (2002) Growth following solid-organ transplantation. Pediatr Transplantation 6:47–52

Ganschow R (Hrsg) (2003) Immunsuppression in der pädiatrischen Transplantationsmedizin. Uni-Med, Bremen London Boston

Ganschow R, Broering DC, Nolkemper D (2001a) Th2 cytokine profile in infants predisposes to improved graft acceptance after pediatric liver transplantation. Transplantation 72:929–934

Ganschow R, Broering DC, Stuerenburg I et al. (2001b) First experience with basiliximab in pediatric liver graft recipients. Pediatr Transplantation 5:353–357

Ganschow R, Grabhorn E, Helmke K, Rogiers X, Burdelski M (2001c) Liver transplantation in children with Alagille Syndrome. Transpl Proc 33:3608–3609

Ganschow R, Nolkemper D, Helmke K et al. (2000) Intensive care management after pediatric liver transplantation: A single center experience. Pediatr Transplantation 4:273–279

Ganschow R, Schulz T, Meyer T, Broering D, Burdelski M (2004) Low-dose immunosuppression reduces the incidence of posttransplant lymphoproliferative disease in pediatric liver graft recipients. J Pediatr Gastroenterol Nutr 38:198–203

Grabhorn E, Schulz A, Helmke K, Hinrichs B, Rogiers X, Broering DC, Burdelski M, Ganschow R (2004) Short- and long-term results of liver transplantation in infants aged less than 6 months. Transplantation 78:235–241

Halme L, Hoeckerstedt K, Lautenschlager I (2003) Cytomegalovirus infection and development of biliary complications after liver transplantation. Transplantation 75:1853–1858

Kelly DA (2001) Optimal immunosuppression in teenagers. Pediatr Transplantation 6:480–487

Kovarik J, Mueller E, Bree JV et al. (1994) Cyclosporine pharmakokinetics and variability from a microemulsion formulation – a multicenter investigation in kidney transplant patients. Transplantation 58:444–448

Martin SR, Atkison P, Anand R, Lindblad AS and the SPLIT Research Group (2004) Studies of pediatric liver transplantation 2002: patient and graft survival and rejection in pediatric recipients of a first liver transplant in the United States and Canada. Pediatr Transplantation 8:273–283

Mazariegos GV, Reyes J, Webber SA et al. (2002) Cytokine gene polymorphisms in children successfully withdrawn from immunosuppression after liver transplantation. Transplantation 73:1342–1346

Meyer-Koenig U, Weidmann M, Kirste G, Hufert FT (2004) Cytomegalovirus infection in organ-transplant recipients: diagnostic value of pp65 an-

tigen test, qualitative polymerase chain reaction (PCR) and qualitative taqman PCR. Transplantation 77:1692–1698
Roberts JP, Hulbert-Shearon TE, Merion RM, Wolfe RA, Port FK (2004) Influence of graft type on outcomes after pediatric liver transplantation. Am J Transplantation 4:373–377
Schulz KH, Wein C, Boeck A, Rogiers X, Burdelski M (2003) Cognitive performance of children who have undergone liver transplantation. Transplantation 75:1236–1240
Starzl TE (1969) Experience in hepatic transplantation. Saunders, Philadelphia London Toronto
Whittington PF, Alonso EM, Superina RA, Freese DK (2002) Liver transplantation in children. J Pediatr Gastroenterol Nutr 35:S44–S50

19.2 Akutes Leberversagen

M. Melter

Das akute Leberversagen (ALV) wird im Kindesalter unabhängig vom Vorliegen einer Enzephalopathie definiert, wenn bei Patienten *ohne* vorher bekannte Lebererkrankung innerhalb von 8 Wochen eine schwere Beeinträchtigung der Leberfunktion mit Hyperbilirubinämie, Lebersynthesestörung und ggf. Aktivitätssteigerung der Transaminasen (Quick-Wert <40%; Cholinesteraseaktivität <2,5 kU/l) eintritt (Melter et al. 1996). Das ALV ist selten und unter rein supportiven Maßnahmen mit einer verheerenden Prognose (Letalität von 70% bis >95%) assoziiert. Bei den Überlebenden kommt es meist zu einer spontanen und kompletten »Restitution«. Die pädiatrische Lebertransplantation ermöglicht bei AVL Überlebensraten von 60–70% und macht für diese Indikation in großen Zentren etwa 10% der bei Kindern durchgeführten Lebertransplantationen aus (Melter et al. 2002).

19.2.1 Inzidenz

Epidemiologische Untersuchungen zur Inzidenz des pädiatrischen ALV fehlen. Der »Erhebungseinheit für seltene pädiatrische Erkrankungen in Deutschland« (ESPED) wurden über 2 Jahre aus 82 Kinderkliniken 127 Kinder gemeldet, von denen 70 die oben genannten Kriterien erfüllten (Brockstedt et al. 1997). Als eines der größten pädiatrisch-hepatologischen Zentren behandelten wir an der Medizinischen Hochschule Hannover in der Zeit von 1986 bis 1996 insgesamt 50 Kinder mit ALV (einschließlich 21% der ESPED-Fälle; Pfister 1998).

19.2.2 Ätiologie

Ursachen für das pädiatrische ALV sind infektiöse, medikamentöse/toxische, metabolische, autoimmunologische, ischämische und/oder maligne Erkrankungen (◘ Tab. 19.2). Die Ätiologie bleibt allerdings in bis zu 50% der Fälle ungeklärt; in Anbetracht der verbesserten diagnostischen Möglichkeiten betrug der diesbezügliche Anteil Mitte der 1990er Jahre in der ESPED-Studie bundesweit für denselben Zeitraum (2 Jahre) 16%, in unserem Zentrum 7% (im Gegensatz dazu betrug der diesbezügliche Anteil im Gesamtkollektiv der Medizinischen Hochschule Hannover während der vorangegangenen 10 Jahre 38%; ◘ Tab. 19.2; Brockstedt et al. 1997; Pfister 1998).

Der Anteil an den verschiedenen Kategorien des ALV steht in direktem Verhältnis zum **Alter** der Patienten. So stehen bei Säuglingen hereditäre und metabolische Erkrankungen, bei älteren Kindern Virushepatitiden im Vordergrund (Brockstedt et al. 1997; Melter et al. 1996). Während prinzipiell jeder Erreger ein ALV auslösen kann, machen die »klassischen« Hepatitiden den größten Anteil aus, v. a. in Entwicklungs- und Schwellenländern. In Regionen mit endemischer Hepatitis E ist diese inzwischen der wesentliche ätiologische Faktor des pädiatrischen ALV (Khuroo u. Kamili 2003). Medikamentös-toxische Ursachen werden in den meisten Studien als zweithäufigste Ursache festgestellt (Melter et al. 1996; Pfister 1998). Im Prinzip kann jede Substanz leberschädigend und ursächlich für ein ALV sein. Dabei wirken die Substanzen entweder direkt oder über eine Idiosynkrasie hepatotoxisch. Häufigere Auslöser sind Paracetamol, Halothan, Valproat, Amanita phalloides (Knollenblätterpilztoxin) und seltener Kupfer (Trinkwasser aus eigenem Brunnen).

Auch die **metabolischen Ursachen** des ALV weisen eine deutliche Altersabhängigkeit auf:
- Säuglinge: v. a. neonatale Hämochromatose, Galaktosämie, Tyrosinämie und Mitochondriopathien
- ältere Kinder: M. Wilson

Autoimmunhepatitiden werden überwiegend bei älteren Kindern diagnostiziert, wobei sehr selten auch systemische Autoimmunerkrankungen (z. B. systemischer Lupus erythematodes) beteiligt sein können. Die Riesenzellhepatitis wird zumindest teilweise durch paramyxoartige Viren verursacht und deshalb auch »Hepatitis G« (»**g**iant cell hepatitis«) genannt. Sie findet sich sehr selten auch nach der Säuglingszeit und dann z. T. in Kombination mit einer immunhämolytischen Anämie und/oder einer Autoimmunthrombozytopenie (Grothues et al. 2003).

Bei Budd-Chiari-Syndrom, Venenverschlusssyndrom (»venoocclusive disease«), akutem Kreislaufversagen und septischem Schock ist die Leberzellnekrose überwiegend auf die **Ischämie**, bei malignen Erkrankungen auf eine direkte hepatische **Infiltration** zurückzuführen. Beide Erkrankungsgruppen sind jedoch nur ausnahmsweise Ursache eines pädiatrischen ALV.

Beim Reye-Syndrom bzw. beim Reye-Syndrom-artigen Krankheitsbild sind die Aktivitätssteigerung der Transaminasen und die erhöhte Ammoniakkonzentration sowie eine Enzephalopathie obligat, ein Ikterus stellt jedoch eine Ausnahme dar. Dieses Krankheitsbild ist histologisch durch eine mikrovesikuläre Steatose bei vorangegangenem akuten Virusinfekt charakterisiert. Salizylate, aber auch Paracetamol wurden als auslösende Ko-Faktoren postuliert.

Eine sog. **Non-A- bis Non-E-Hepatitis** ist als Ausschlussdiagnose eine der häufigsten Ursachen eines ALV, v. a. bei älteren Kindern und Erwachsenen. Einzigartig ist hierbei eine sonst bisher nur bei Parvovirus-B19- und HHV-6-Infektionen beobachtete Assoziation mit einer aplastischen Anämie (Panmyelopathie), die insbesondere bei pädiatrischen Patienten beobachtet wird. Interessanterweise wird eine aplastische Anämie bei dieser Ätiologie auch nach erfolgreicher pädiatrischer Lebertransplantation sowie im Intervall nach Restitution eines kindlichen ALV beobachtet.

Tab. 19.2. Ursachen eines akuten Leberversagens (AVL) im Kindesalter

Ursachen	BRD[1] [%]	MHH[2] [%]
Infektiöse Ursachen: – Hepatitiden A, B, C (?), (B+) D, E – Virusinfektionen: Varizellen, Masern, Mumps; Infektionen mit CMV, EBV, HSV (Typen 1, 2, 6), HHV (Typen 6, 8), Parvo-, Adeno-, Entero- und Echoviren, HIV etc. – Toxoplasmose, Listeriose, Leptospirose etc. – Bakterielle Sepsis	23	10
Reye-Syndrom, Reye-Syndrom-artiges Krankheitsbild	23	8
Stoffwechselerkrankungen: – Galaktosämie (Galaktose-1-Phosphat-Uridyltransferase-Mangel) – Tyrosinämie Typ I – Fruktoseintoleranz – α_1-Antitrypsin-Mangel – M. Wilson – M. Niemann-Pick Typ II (C) – Neonatale Hämochromatose – Gallensäurensynthesedefekte – LCAD-Mangel – Mitochondriopathien	16	12
Toxine/Medikamente (z. T. auch transplazentare Schädigung möglich): – Amanita phalloides – Kupfer (Nicht-Wilson-Kupferintoxikationen; Muller et al. 2004) – Lösungsstoffe – Phosphor – Kokain – Paracetamol (und andere nichtsteroidale Antirheumatika) – Antiepileptika (Valproat, Carbamazepin, Phenytoin, Phenobarbital) – Narkotika (Halothan, Enfluran, Methoxyfluran) – Antibiotika, Antimykotika – Zytostatika (6-Mercaptopurin, Methotrexat, Cytosinarabinosid, Cis- und Carboplatin, L-Asparaginase, Cyclophosphamid, Dactinomycin) – Tranquilanzien (Diazepam, Chlordiazepoxid) – Antihypertonika (Hydralazin, Methyldopa) – Antiarrhythmika (Chinidin, Amiodaron) – Antidepressiva (Amitryptylin, Imipramin) – Propylthiouracil – Eisensulfat	16	18
Autoimmunerkrankungen: – Autoimmunhepatitis – Riesenzellhepatitis mit immunhämolytischer Anämie/Immunthrombozytopenie – Systemischer Lupus erythematodes	–	4
Ischämische Ursachen: – Budd-Chiari-Syndrom – Lebervenenverschlusssyndrom (»venoocclusive disease«) – Akutes Kreislaufversagen, Schock – Hypoxämie/Asphyxie – Hitzschlag	7	8
Infiltrative Hepatopathien: – Leukämie – Non-Hodgkin-Lymphom – Histiozytosen (Langerhans-Zell-Histiozytose, hämophagozytische Syndrome etc.) – Neuroblastom – Häm-/Lymphangioendotheliomatose – Hepatoblastom, hepatozelluläres Karzinom – Peliosis hepatis	–	–
Trauma	–	2
Ungeklärt	16	38

[1] Bundesweite Studie zum ALV (n=70; Brockstedt et al. 1997)
[2] ALV-Studie an der Medizinischen Hochschule Hannover (n=50; Pfister 1998)
CMV Zytomegalievirus; *EBV* Epstein-Barr-Virus; *HHV* humane Herpesviren; *HSV* Herpes-simplex-Virus; *LCAD* »long-chain acyl-CoA dehydrogenase«

19.2.3 Hepatische Enzephalopathie (HE)

Bestandteil der ursprünglichen Definition eines fulminanten Leberversagens war die hepatische Enzephalopathie (HE; Melter et al. 1996), die klinisch äußerst variabel verläuft und bei Erwachsenen mit dem Ausmaß, der Geschwindigkeit und der Ursache des Leberversagens korreliert. Bei Kindern und Jugendlichen ist die HE – wenn es nicht zu strukturellen zerebralen Veränderungen oder intrakraniellen Blutungen gekommen ist – oft mit einer guten Prognose assoziiert. Die Pathophysiologie der HE ist ungeklärt. Außer einem zerebralen Ödem lassen sich strukturell-anatomische Veränderungen nicht nachweisen. Das akute Auftreten sowie die Möglichkeit einer Restitutio ad integrum sprechen gegen eine strukturelle Störung und für eine **funktionell-biochemische Ursache.** Hierfür werden im Wesentlichen 4 Hypothesen diskutiert (Melter et al. 1996):

- Ammoniakhypothese
- Hypothese synergistisch wirkender Neurotoxine
- Hypothese falscher Neurotransmitter
- Hypothese γ-Aminobuttersäure-(GABA-)artig inhibierender Neurotransmitter

Keine dieser Hypothesen allein vermag die gesamte Pathophysiologie der HE zu erklären, sodass man, auch wegen der zentralen Rolle der Leber im intermediären Stoffwechsel, von einer **multifaktoriellen Genese** ausgehen muss.

Generell gilt: Je jünger das Kind ist und je niedriger das Erkrankungsstadium, desto unspezifischer ist die Symptomatik einer HE. Schon geringfügige »Verhaltensänderungen« sollten daher als Hinweis auf eine HE herangezogen werden. Wir verwenden hierfür folgendes Schema (Melter et al. 1996):

- Grad 1: schläfrig, schlaff, irritabel-agitiert
- Grad 2: zusätzlich zu Grad 1 Hyperreflexie, Hyperventilation, Asterixis (Flattertremor)
- Grad 3: Stupor, Hyperreflexie, Hyperventilation
- Grad 4: Koma, Hyperreflexie, Augenöffnung nur auf starken Schmerzreiz
- Grad 5: Koma, Ateminsuffizienz, Areflexie, aufgehobene Pupillenlichtreaktion

Zur Beurteilung ist neben der klinischen Einteilung eine **Elektroenzephalographie** obligat, für deren Auswertung ebenfalls eine einheitlichen Stadieneinteilung fehlt.

19.2.4 Diagnostik

Die Diagnostik dient zunächst der Feststellung des ALV und des Ausmaßes der **hepatozellulären Schädigung.** Hierzu werden Parameter der Zellnekrose, der Lebersyntheseleistung und des neurologischen Status erhoben. Darüber hinaus erfolgt eine Evaluation des metabolischen und Elektrolytstatus, der Funktion anderer Organe und der Ätiologie des ALV.

> Der histologische Leberbefund ist in aller Regel nicht pathognomonisch und rechtfertigt somit meist das deutlich erhöhte Risiko einer perkutanen Leberbiopsie nicht.

Neben Parametern mit Relevanz für die Ursachenevaluation (Tab. 19.2) sollten folgende Parameter erhoben bzw. bestimmt bzw. folgende Untersuchungen durchgeführt werden:

- Anamnese:
  - Familienanamnese, Konsanguinität
  - Auslandsaufenthalte
  - Medikamenten-/Toxinexposition
  - Eigen-(Brunnen-)Wasserversorgung (Non-Wilson-Kupferintoxikation)
- Blutuntersuchungen:
  - Enzymaktivitäten: Transaminasen, Glutamatdehydrogenase (GLDH), Laktatdehydrogenase (LDH)
  - Bilirubinkonzentration (gesamtes und direktes Bilirubin), Aktivität der γ-Glutamyltranspeptidase (γ-GT)
  - Quick-Wert, Thromboplastinzeit (partielle Thromboplastinzeit, PTT), Spiegel der Faktoren II und V (und VII)
  - Aktivität der Cholinesterase, Gesamtprotein- und Albuminkonzentration
  - Natrium-, Kalium-, Chlorid-, Kalzium- und Phosphatkonzentration
  - Glukosespiegel
  - Kreatinin- und Harnstoffkonzentration, Parameter des Säure-Basen-Status
  - Ammoniak-, Glutamin-, Laktat- und Pyruvatspiegel
  - Lipaseaktivität
  - Konzentration des α-Fetoproteins
- Urindiagnostik:
  - Nachweis organischer Säuren
  - Elektrolyt- und Glukosekonzentration
  - Kreatinin-Clearance
- Bildgebung:
  - Sonographie (abdominelle, Doppler- und Schädelsonographie)
  - Echokardiographie
  - Röntgenuntersuchung des Thorax
- Sonstiges:
  - Elektroenzephalographie
  - kraniale Computer-/Magnetresonanztomographie

19.2.5 Therapie und klinisches Management

Die Therapie des pädiatrischen ALV beruht auf **3 Säulen:**
- supportive Therapie
- spezifische Therapie der zugrunde liegenden Erkrankung
- Leberersatztherapie

Eine **spezifische Therapie** der zugrunde liegenden Erkrankung (Tab. 19.2) ist nur selten möglich. Ein Beispiel hierfür ist die Elimination der auslösenden Substanz bei Hämochromatose oder M. Wilson. Obwohl die Wirksamkeit einer virostatischen Therapie bei replikativer Hepatitis noch umstritten ist, empfehlen wir generell auch hier einen Therapieversuch.

Die unverändert hohe Bedeutung der Komplikationen für die Letalität des pädiatrischen ALV bildet die Grundlage für eine frühzeitige und konsequente **Supportivbehandlung** (Tab. 19.3) einschließlich einer »aggressiven« intensivmedizinischen Betreuung. Hierzu ist eine frühzeitige Verlegung des Patienten in ein pädiatrisches Zentrum, das alle therapeutischen Optionen vorhält, notwendig. Bei entsprechendem Mangel ist ein Versuch mit einer i. v. Vitamin-K-Substitution über mehrere Tage indiziert. Im Gegensatz dazu ist eine *prophylaktische* Verabreichung von Gerinnungspräparaten ohne protektiven Wert; da sie darüber hinaus mit einer erheblichen Volumen- und Eiweißbeladung behaftet ist, sollte generell darauf verzichtet werden, auch bei extremen Gerinnungsstörungen (Quick-Wert von <20%). Bei relevanten Blutungen, vor invasiven Eingriffen oder bei Patienten, die zur Lebertransplantation gemeldet sind, sollte man eine extreme Gerinnungsstörung behandeln. Aufgrund der globalen Störung sollte dabei grundsätzlich Frischplasma (»fresh frozen plasma«, FFP) und kein Faktorenkonzentrat (z. B. Prothrombinkomplex) verabreicht werden. Andererseits zeigen Erfahrungen der letzten Jahre, dass im Einzelfall die Verabreichung von Faktor-VII-Konzentrat hilfreich sein kann. Bei schweren intestinalen Blutungen ist eine Therapie mit Somatostatin (zur Reduktion der Splanchnikusperfusion) zu erwägen. Aufgrund der ausgeprägten Hypoglykämieneigung bei pädiatrischem ALV (Entleerung der Glykogenspeicher, verminderte Glukoneogenese, sekundärer Hyperinsulinismus) sollte der Blutzuckerspiegel engmaschig kontrolliert und immer sicher über 5 mmol/l (90 mg%) gehalten werden. Eine zentrale Rolle spielen die Prophylaxe und die Behandlung der HE (Tab. 19.3). Bei Entwicklung eines Hirnödems kann entsprechend den aus der Intensivmedizin bekannten Prinzipien vorgegangen werden. In diesem Zustand sind frühzeitig Maßnahmen zur Durchführung einer Lebertransplantation zu ergreifen. Eine Therapie mit N-Acetylcystein scheint Sauerstofftransport und -aufnahme bei Patienten mit ALV unabhängig von der Ätiologie zu verbessern (Harrison et al. 1991). Darüber hinaus erscheint auch eine erweiterte Antioxidanzientherapie (Vitamin E, Selen, Prostaglandine E_1 und E_2) sinnvoll. Bei einer assoziierten aplastischen Anämie kann die Verabreichung von »granulocytes-colony stimulating factor« (G-CSF) therapeutisch hilfreich sein.

Auf der Hypothese, dass multiplen Toxinen eine wesentliche Rolle in der Entstehung und Unterhaltung der Symptomatik bei ALV zuzuschreiben ist, beruht der therapeutische Ansatz der **»systemischen Detoxifikation«**. Hierzu wurden zahlreiche therapeutische Verfahren eingesetzt:
- zellfreie Systeme, z. B. Austauschtransfusion, Plasmapherese, Hämoperfusion (Kohle-, Bindungsharzfilter)
- Dialyse)
- sog. bioartifizielle, leberstützende Systeme, die vitale Hepatozyten enthalten

Tab. 19.3. (Invasive) Supportivmaßnahmen bei akutem Leberversagen (ALV)

Maßnahme	Rationale
Anlage einer Magensonde	Sichere Verabreichung intestinaler Medikamente, Messung des Magen-pH-Wertes
Blasenkatheterisierung (wegen des Infektionsrisikos möglichst vermeiden)	Ggf. Flüssigkeitsbilanzierung, Diuretikatherapie, Enzephalopathie/Intubation
Anlage eines zentralvenösen Katheters (möglichst mehrlumig)	Sichere Substitution hochkonzentrierter Lösungen, zentrale Blutdruckmessung, evtl. Hämodialyse/-filtration
Anlage eines arteriellen Verweilkatheters	Blutdruckmessung
Intubation und Beatmung, ggf. Hyperventilation	Hypoxämievermeidung, Hirnödemtherapie, höhergradige Enzephalopathie
Hämodialyse/-filtration, Plasmapherese	Niereninsuffizienz, »Entgiftung«
Evtl. Anlage einer zerebralen Drucksonde	Zerebrale Druckmessung
Flüssigkeitsbilanzierung/-restriktion	Aszites-/Ödemprophylaxe
Proteinreduktion (0,5–1 g/kg KG/Tag)	Hyperammonämie, Enzephalopathie
Fruktose-/galaktosefreie (-arme) Diät	Sekundäre Fruktose-/Galaktoseintoleranz
Laktulosegabe (Ziel: täglich 2–4 breiige Stühle)	Verkürzung der Darmpassagezeit, Hyperammonämie
Gabe von Colistin (50.000 IE/kg KG/Tag) oder Paromomycin (Humatin; 50 mg/kg KG/Tag)	Selektive Darmdekontamination
Gabe einer Amphotericin-B-Suspension (4-mal 1–3 ml/Tag p. o.)	Lokale Prophylaxe von Pilzinfektionen
Verabreichung von Nystatin als magensaftresistente Dragees (20.000 IE/kg KG/Tag p. o.)	Intestinale Prophylaxe von Pilzinfektionen
Gabe von Fluconazol (Diflucan; 5 mg/kg KG/Tag p. o. oder i. v.) oder Amphotericin B (z. B. Ambisome)	Systemische Therapie von Pilzinfektionen
Gabe eines Protonenpumpenhemmers (1–2 mg/kg KG/Tag p. o. oder i. v.) oder eines H_2-Rezeptor-Antagonisten (z. B. Ranitidin, 5–10 mg/kg KG/Tag; kein Cimetidin – Inhibition des Zytochrom P_{450})	Prophylaxe oberer intestinaler Blutungen, Einstellung des Magen-pH-Wertes auf >5
Verabreichung von Spironolacton (2 mg/kg KG/Tag p. o. oder i. v.)	Überwässerung, sekundärer Hyperaldosteronismus, Hypernatriämie/Hypokaliämie

Tab. 19.3 (Fortsetzung)

Maßnahme	Rationale
Gabe von Furosemid (1–10 mg/kg KG/Tag p. o. oder i. v.) und/oder Etacrynsäure (Einzeldosis von 0,5–1 mg/kg KG, max. 4 mg/kg KG/Tag p. o.) oder Hydrochlorothiazid (1–2,5 mg/kg KG/Tag i. v.)	Niereninsuffizienz, Überwässerung, Hyperkaliämie/Hypernatriämie
Dauertropfinfusion mit Dopamin (3–10 µg/kg KG/min i. v.)	Kreislaufinsuffizienz, Niereninsuffizienz, Induktion der Splanchnikusperfusion
Dauertropfinfusion von Glukoselösung (Blutzuckerspiegel immer sicher über 5 mmol/l bzw. 90 mg% halten)	Gefahr der Hypoglykämie, sekundärer Hyperinsulinismus, »entleerte« Leberglykogenspeicher
Gabe von Vitamin K (0,2 mg/kg KG/Tag p. o. oder i. v., max. 20 mg/Tag)[1]	Vitamin-K-Mangel
Gabe von N-Acetylcystein (100 mg/kg KG/Tag; neonatale Hämochromatose: 200 mg/kg KG/Tag; Paracetamolintoxikation: 150 mg/kg KG in 200 ml 5%iger Glukoselösung über 15 min i. v., dann 50 mg/kg KG in 500 ml 5%iger Glukoselösung über 4 h und 100 mg/kg KG in 1000 ml 5%iger Glukoselösung über 16 h)	Paracetamolintoxikation, neonatale Hämochromatose, Induktion von O_2-Transport und -Aufnahme
Selengabe (3 µg/kg KG/Tag iv.)	Neonatale Hämochromatose, Antioxidans
Verabreichung von Prostaglandin E_1 (0,4–0,6 µg/kg KG/h i. v.) oder Iloprost in einer Dosierung von 0,5–2(–5) ng/kg KG/min i. v.[2]	Neonatale Hämochromatose, Antioxidans, Verbesserung der Mikroperfusion
Gabe von Vitamin E (25 IE/kg KG/Tag p. o. oder i. v.)	Neonatale Hämochromatose, Antioxidans, Vitamin-E-Mangel
Gabe von Deferoxamin (Desferal; 30 mg/kg KG/Tag i. v.)	Neonatale Hämochromatose
Vitamin-A-Gabe p. o. oder i. v.	Vitamin-A-Mangel
Vermeidung von Sedativa und Anästhetika (v. a. Benzodiazepinderivate)	Vermeidung der Induktion/Vertiefung einer hepatischen Enzephalopathie und einer respiratorische Insuffizienz
Gabe von KCl oder KPO_2 i. v.	Hypokaliämie/Hypophosphatämie[4]
$NaHCO_3$-Gabe	Metabolische Azidose
Verabreichung von Humanalbumin (NaCl-arm) i. v.	(Nur bei ausgeprägter Hypalbuminämie)
Gabe von Frischplasma	(Nur bei relevanten Blutungen)
Verabreichung von Thrombozytenkonzentraten	Thrombozytopenie von <30.000/µl oder relevante Blutungen
Gabe von Erythrozytenkonzentraten	Anämie (Hämoglobinkonzentration von <8 g/dl)
Primär Gabe von Somatostatin in einer Dosierung von (3–)5–8 µg/kg KG/Dosis, gefolgt von (3–)5–8 µg Vasopressin/kg KG/Stunde (0,33 IE/kg KG/Dosis oder 0,2–0,4 IE/1,73 m² KOF/min)	Reduktion der Splanchnikusdurchblutung, intestinale Blutungen
Breitbandantibiotikatherapie	Prophylaxe/Behandlung bakterieller Infektionen
Gabe von Metamizol (10–20 mg/kg KG/Dosis) p. o., rektal oder als Kurzinfusion[3]	Fieber
Mannitgabe in einer Dosierung von 0,25–0,5(–0,75) g/kg KG/Dosis	Hirnödemtherapie
Verabreichung von Flumazenil (0,004 mg/kg KG/Dosis, ggf. 0,002 mg/kg KG alle 60 s; max. 0,02 mg/kg KG/Tag)	Benzodiazepinantagonist, evtl. bei hepatischer Enzephalopathie
Gabe von Penicillin G (initial 1 Mio. IE/kg KG i. v., dann 500.000 IE/kg KG/Tag i. v.)	Vergiftung mit Amanita phalloides (Knollenblätterpilz)
Gabe von Silibinin (Legalon SIL; 20 mg/kg KG/Tag i. v.)	Vergiftung mit Amanita phalloides (Knollenblätterpilz)

[1] **Cave:** bei i. v. Gabe Applikation als Kurzinfusion über 20 min; wegen der Gefahr einer anaphylaktischen Reaktion auf die Lösungssubstanz (Cremophor) vorab Verabreichung eines H_1-Blockers
[2] **Cave:** Thrombozytenaggregationshemmung
[3] wegen Hepatotoxizität kein Paracetamol, wegen Gefahr des Reye-Syndroms und Thrombozytenaggregationshemmung keine Acetylsalicylsäure verabreichen
[4] bei Hypophosphatämie unbedingt ausreichend hohe Substitution – Prognosefaktor!

Diese verschiedenen **leberunterstützenden Therapien** und die Hepatozytentransplantation sind in der Entwicklung befindliche, z. T. vielversprechende Therapien zur Überbrückung bis zur Restitution der Eigenleberfunktion. Bisher konnte allerdings für keines dieser Verfahren – einschließlich des »molecular absorbent recycling system«, MARS (Dialyse über eine albuminbeschichtete Membran) – ein signifikanter Einfluss auf das transplantationsfreie Patientenüberleben nachgewiesen werden. Der Einsatz anderer Therapien wie Applikation von Leberwachstumsfaktoren, passagere »Ex-vivo«-Leber« sowie passagere »Ex-vivo«- oder orthotope Xenografttransplantationen sind heute rein experimentell oder blieben erfolglos.

Die **Lebertransplantation** stellt somit derzeit die einzige kurative Therapie bei »nichtregenerativer« Lebernekrose dar. Sie kann aufgrund ihrer Entwicklung in den vergangenen 15 Jahren als etablierte »Standardtherapie« auch bei pädiatrischem ALV bezeichnet werden und sollte prinzipiell bei allen Patienten mit dieser Erkrankung »rechtzeitig« erwogen werden. Hierbei ist auch zu bedenken, dass nach den derzeit geltenden Regeln von Euro-Transplant eine höchstdringliche (»high urgency«) Meldung für eine Lebertransplantation nur innerhalb der ersten 6 Wochen eines ALV möglich ist. Eine Transplantation ist dann indiziert, wenn sich die Chance auf eine Spontanremission deutlich verringert (▶ Abschn. 19.2.6). Daher stellen wir die Indikation zu Lebertransplantation z. B. bei Autoimmunhepatitis, wenn es unter einer suffizienten immunsuppressiven Therapie nicht innerhalb von 6 Wochen zu einer merklichen Verbesserung kommt.

In Abhängigkeit von der Grundkrankheit sowie den anatomischen und histologischen Gegebenheiten sollte dabei heute auch eine sog. temporäre **auxiliäre partielle orthotope Lebertransplantation** (APOLT) erwogen werden. Diese Technik, bei der ein Teil der Eigenleber durch einen Teil einer Spenderleber ersetzt wird, ist vereinzelt auch bei Kindern erfolgreich eingesetzt worden (Melter et al. 1995). Der Vorteil dieser Therapie besteht darin, dass im Fall der Restitution der Eigenleber die Immunsuppression beendet werden kann, wonach die Transplantatleber atrophiert oder chirurgisch entnommen wird. Eine APOLT könnte dabei, ebenso wie bei anderen Formen einer Leberresektion, selbst Trigger für eine frühzeitige Regeneration hepatischer Zellen sein.

Allgemein akzeptierte Kontraindikationen für eine pädiatrische Lebertransplantation stellen unkontrollierte Sepsis, schwerwiegende und irreversible neurologische Störungen sowie mitochondriale Hepatopathien dar (Thomson et al. 1998). Wenn solche nicht vorliegen, stellen wir die **Indikation zur Lebertransplantation** entsprechend folgender Parameter:
- hepatische Enzephalopathie >Grad 2 und
- Faktor-V-Konzentration von <20% ohne signifikanten Anstieg nach (2-maliger) suffizienter, gewichtsadäquater FFP-Verabreichung (10–20 ml/kg KG) und/oder
- Gesamtbilirubinkonzentration von ≥300 µmol/l (≥17,5 mg/dl) und/oder
- Serumphosphatkonzentration oberhalb der oberen Normgrenze und/oder
- dialysepflichtige Niereninsuffizienz

19.2.6 Prognose

Die Prognose des ALV wird wesentlich durch die **Komplikationen** geprägt (Melter et al. 1996): HE, Hypotonie, Infektionen, Blutungen (v. a. intestinal), hepatorenales und hepatopulmonales Syndrom. Historisch betrug die Überlebensrate unter rein supportiver Therapie 6–29% (Melter et al. 1996). Eine Verbesserung der Prognose unter rein supportiven Maßnahmen gelang in den vergangenen 10 Jahren ausschließlich in pädiatrischen Kliniken mit großer spezifischer Erfahrung. Darüber hinaus hat sich die Überlebensrate v. a. mit der Möglichkeit einer Lebertransplantation auch bei Kindern dramatisch verbessert (etwa 70%; Melter et al. 1995).

Für das **Überleben nach Lebertransplantation** hat sich der Zeitpunkt des Eingriffs als entscheidender Parameter erwiesen. Der rechtzeitige Transfer eines Kindes in ein »Spezialzentrum« mit allen therapeutischen Optionen (einschließlich der pädiatrischen Lebertransplantation) hat sich daher auch als wesentlicher prädiktiver Faktor für das Überleben herausgestellt (Vickers et al. 1988). In Anbetracht der Situation, dass eine Lebertransplantation mit einer (lebenslangen) Immunsuppression verbunden ist, und der Tatsache, dass es bei einem relevanten Anteil von Patienten mit ALV aufgrund der hohen Regenerationsfähigkeit der Leber auch unter einer rein supportiven Therapie zu einer »spontanen« Restitution kommt, zwingt zu einer möglichst präzisen individuellen prognostischen Einschätzung. Das größte Dilemma bei pädiatrischer Lebertransplantation besteht daher darin festzulegen, ob und wann diese als einzige Option verbleibt. Wenngleich zahlreiche Studien prädiktive Faktoren für das transplantationsfreie Überleben bei ALV zu definieren versuchten, sind diese bisher – insbesondere für das pädiatrische ALV – unzureichend definiert.

Klinisch hat sich bei Erwachsenen gezeigt, dass eine **Volumenreduktion** der Leber (»schrumpfende Leber«) mit oder ohne Aktivitätsminderung der Transaminasen und der GLDH bei gleichzeitig unverändert persistierender oder gar eskalierender Hyperbilirubinämie und plasmatischer Gerinnungsstörung mit einer schlechten Prognose assoziiert ist. Darüber hinaus wurden, ebenfalls bei Erwachsenen, folgende Parameter als prognoserelevant evaluiert: Alter, Ätiologie, Enzephalopathiegrad und Höhe verschiedener Gerinnungsparameter. Zusätzlich zeigte sich, dass die Prognose invers mit einer früh einsetzenden Enzephalopathie bzw. einer foudroyant verlaufenden Hepatitis korreliert ist – je kürzer das Intervall, desto besser die Prognose (O'Grady et al. 1989). Beim toxischen Leberversagen korreliert die Überlebensrate nicht mit dem Blutspiegel oder der eingenommenen Dosis des jeweiligen Toxins (O'Grady et al. 1989), bei der Paracetamolintoxikation jedoch sehr eng mit einer metabolischen Azidose (pH-Wert <7,3). Im Rahmen von Studien in 3 großen pädiatrischen Zentren (Hannover, London, Paris) erwiesen sich in dem Kollektiv der Patienten mit pädiatrischer ALV neben einer ungeklärten Ätiologie, der Schwere der HE und der Ausprägung einer dialysepflichtigen Niereninsuffizienz nur folgende Parameter als unabhängige Prädiktoren des Versterbens: Bilirubinkonzentration und verschiedene plasmatische Gerinnungsparameter, und zwar Faktor-V-Konzentration von <20%, PTT-Verlängerung und »international normalized ratio« (INR) von ≥4 (Bhaduri u. Mieli-Vergani 1996; DeVictor et al. 1992; Pfister 1998).

Unter Zugrundelegung der Hypothese, dass wegen der raschen Teilung von Leberzellen bei einer schnellen Regeneration der Leber eine erhöhte ATP-Synthese und konsekutiv ein erhöhter Bedarf an anorganischem Phosphat besteht, haben Baquerizo et al. (2003) den prädiktiven Wert einer **Hypophosphatämie** bezüglich des transplantationsfreien Überlebens bei ALV untersucht. Es hat sich hierbei gezeigt, dass eine Hypophosphatämie und deren frühzeitige Substitution mit Phosphat mit einer guten

Prognose assoziiert sind, während eine Hyperphosphatämie einen Prädiktor für eine ausgeprägte Leberzellnekrose und eine schlechte Leberrestitution darstellt. Dies konnten wir jüngst auch für Kinder nachvollziehen (bisher unveröffentlichte Daten).

Neben diesen diagnoseunabhängigen Faktoren ist die **Grunderkrankung** selbst ein wesentlicher Prädiktor des transplantationsfreien Überlebens bei pädiatrischer ALV. So ist eine Autoimmunhepatitis, v. a. bei jüngeren Kindern, mit einer schlechten Prognose assoziiert (selbst nach Lebertransplantation), wenn diese nicht kurzfristig auf eine immunsuppressive Therapie (Steroid, Azathioprin) anspricht (Vogel et al. 2004). Demgegenüber ist nach unserer Erfahrung unter suffizienter Therapie die Chance auf eine Restitution bei M. Wilson – wenn es nicht zu extrahepatischen Komplikationen (v. a. HE) kommt – selbst bei extrem Gerinnungsstörungen relativ gut. Allerdings scheint auch beim M. Wilson eine ausgeprägte Hyperbilirubinämie (≥300 μmol/l bzw. ≥17,5 mg/dl), evtl. auch eine Hyperphosphatämie, ein Zeichen für eine schlechte Prognose zu sein (bisher unveröffentliche Daten).

Literatur

Baquerizo A, Anselmo D, Shackleton C et al. (2003) Phosphorus and an early predictive factor in patients with acute liver failure. Transplantation 75: 2007–2014

Bhaduri BR, Mieli-Vergani G (1996) Fulminant hepatic failure: pediatric aspects. Semin Liver Dis 16: 349–355

Brockstedt M, Giani G, Herzig P et al. (1997) ESPED-Jahresbericht 1996. Monatsschr Kinderheilkd 145: 1228–1233

DeVictor D, Desplanques L, Debray D et al. (1992) Emergency liver transplantation for fulminant liver failure in infants and children. Hepatology 16: 1156–1162

Grothues D, Strassburg A, Knoppke B et al. (2003) Riesenzellhepatitis in Assoziation mit autoimmunhämolytischer Anämie und Immunthrombopenie – Erfolgreiche Remissionserhaltung unter einer Therapie mit Mycophenolat Mofetil (MMF). In: Behrens R, Deutsch J (Hrsg) Symposia Abstracts. sps Publications, Eustis/USA, p 92

Harrison PM, Wendon JA, Gimson AE, Alexander GJ, Williams R (1991) Improvement by acetylcysteine of hemodynamics and oxygen transport in fulminant hepatic failure. N Engl J Med 324: 1852–1857

Khuroo MS, Kamili S (2003) Aetiology and prognostic factors in acute liver failure in India. J Viral Hepat 10: 224–231

Melter M, Nashan B, Strassburg A et al. (2002) Die pädiatrische Lebertransplantation – Indikationen und Ergebnisse. TransplantLinc 4: 54–62

Melter M, Rodeck B, Brodehl J (1996) Akutes Leberversagen im Kindesalter. Monatsschr Kinderheilkd 144: 592–598

Melter M, Rodeck B, Kardorff R et al. (1995) Liver transplantation for fulminant liver failure in childhood. Liver Transpl Surg 1: S 36

Muller T, Langner C, Fuchsbichler A et al. (2004) Immunohistochemical analysis of Mallory bodies in Wilsonian and non-Wilsonian hepatic copper toxicosis. Hepatology 39: 963–969

O'Grady JG, Alexander GJM, Hayllar KM, Williams R (1989) Early indicators of prognosis in fulminant hepatic failure. Gastroenterol 97: 439–445

Pfister ED (1998) Das akute Leberversagen im Kindesalter. 1–100. 1998. Dissertation, Medizinische Hochschule Hannover

Thomson M, McKiernan P, Buckels J, Mayer D, Kelly D (1998) Generalised mitochondrial cytopathy is an absolute contraindication to orthotopic liver transplant in childhood. J Pediatr Gastroenterol Nutr 26: 478–481

Vickers C, Neuberger J, Buckels J, McMaster P, Elias E (1988) Transplantation of the liver in adults and children with fulminant hepatic failure. J Hepatol 7: 143–150

Vogel A, Heinrich E, Bahr MJ et al. (2004) Long-term outcome of liver transplantation for autoimmune hepatitis. Clin Transplant 18: 62–69

19.3 Medikamenten- und toxininduzierte Erkrankungen der Leber

J. Deutsch

Medikamenten- und toxininduzierte Leberschädigungen können vorhersehbar dosisabhängig innerhalb einer definierten Zeit nach Exposition eintreten (z. B. bei Acetaminophen, CCl_4 oder Pilzen). In jenen Fällen, wo Metabolite Ursache oder Ausmaß des Leberschadens bestimmen, sind sowohl der Zeitpunkt des Auftretens als auch die zum Schaden benötigte Dosis von der Metabolisierung der Verbindung abhängig. Der hepatotoxische Effekt kann auch nicht vorhersehbar sein und eine variable Zeit nach Beginn der Exposition auftreten (z. B. bei Acetylsalicylsäure, Phenytoin oder Sulfonamiden).

> Bei Auftreten eines Leberschadens ist es daher extrem wichtig, eine mögliche Exposition frühzeitig anamnestisch zu erfassen, alle nicht lebensnotwendigen Substanzen abzusetzen bzw. die Exposition zu unterbrechen und nicht wieder mit der Exposition zu beginnen, bevor eine toxische Wirkung ausgeschlossen ist. Dies ist umso wichtiger, je ausgeprägter die Leberschädigung ist.

19.3.1 Häufigkeit

Etwa 10% aller toxischen Wirkungen von Medikamenten betreffen die Leber. Bisher wurden einige Hundert Medikamente als potenzielle Lebergifte identifiziert. Medikamenteninduzierte Leberschäden werden häufiger bei Erwachsenen beobachtet als bei Kindern.

> Medikamenten- und toxininduzierte Leberschäden sind eine der häufigsten Ursachen für Leberversagen und Notwendigkeit einer Lebertransplantation.

19.3.2 Stoffwechsel von Medikamenten und Toxinen

Medikamente und Toxine werden in der Leber auf vielfache Weise verändert. Dies hängt von der extremen **Variabilität** der Struktur von Xenobiotika ab und ermöglicht in Einzelfällen die Entstehung von mehreren Hundert verschiedenen Stoffwechselprodukten. Auch die Generierung freier Radikale trägt zur Leberschädigung bei.

Im Wesentlichen erfolgt die **Aufnahme** von Medikamenten und Toxinen über den Gastrointestinaltrakt. Um aus dem Darm gut rückresorbiert zu werden, müssen die Substanzen lipophile Eigenschaften aufweisen. Im Blut werden sie an Plasmaproteine gebunden und in der Leber durch Phase-I-Reaktionen (◘ Tab. 19.4) in ein mehr polares und damit besser wasserlösliches Molekül übergeführt. Nach **Konjugierung** (Phase-II-Reaktionen) erfolgt die Ausscheidung über die Galle (bei einem Molekulargewicht von >400) oder die Nieren (Molekulargewicht <400). Die während der Phase I ablaufenden Reaktionen werden größtenteils durch das Zytochrom P_{450} katalysiert.

Tab. 19.4. Enzymsysteme der Leber für die Entgiftung von Medikamenten und Toxinen

Phase-I-Reaktion	Phase-II-Reaktion
Oxidasen: — Zytochrom-P_{450}-System — Aminooxidasen — Alkoholdehydrogenase — Aldehydoxidasen	Konjugation durch Transferasen: — Glukuronide — Sulfate — Glutathion — S-Adenosylmethionin — Azetat (Acetyl-CoA) — Aminosäuren
Reduktasen: — Aldo-Keto-Reduktase — Azoreduktase	
Hydrolasen: — Esterasen — Epoxidhydrolase	

❗ Viele lipidlösliche Substanzen können die in Phase I wirksamen Enzyme unspezifisch induzieren (z. B. Alkohol, Anästhetika, Antikonvulsiva, Rifampicin, Phenylbutazon).

Hepatoxizität resultiert manchmal auch aus einem Missverhältnis zwischen Phase-I- und Phase-II-Enzymen.

Die Enzyme der **Phase I** sind vorwiegend im glatten endoplasmatischen Retikulum, diejenigen der **Phase II** an der kanalikulären Seite des Hepatozyten lokalisiert.

19.3.3 Risken und Faktoren für medikamentös bedingte und toxische Schäden

Die Ernährung, genetische Polymorphismen (Tab. 19.5) und Enzymdefekte, das Geschlecht und Erkrankungen wie Adipositas, Niereninsuffizienz und Aids sowie Medikamente beeinflussen den Stoffwechsel von Toxinen in der Leber.

Leberkrankheiten

Eine Lebererkrankung führt in Abhängigkeit vom Ausmaß des hepatozellulären Schadens zu einer Beeinträchtigung des Stoffwechsels. Ursachen sind eine Verminderung der Leberdurchblutung sowie eine Beeinträchtigung des oxidativen Stoffwechsels und der Albuminbindung etc., die insgesamt zu einer verminderten Clearance aus dem Plasma führen.

Alter

Bei Neugeborenen sind medikamentenmetabolisierende Enzyme, abgesehen von einigen Ausnahmen, ausreichend vorhanden. Es gibt aber oft überraschende Unterschiede im Vergleich zu Erwachsenen, z. B. bei den Serumhalbwertszeiten von Medikamenten. Zusätzlich existieren ausgeprägte individuelle Variationen der Enzymaktivitäten sowie Interaktionen mit Stressfaktoren oder physiologischen Zuständen wie Hyperbilirubinämie. Im Kindesalter sind der hepatische Stoffwechsel und die Clearance vieler Medikamente im Vergleich zum Erwachsenenalter beschleunigt, in der Pubertät wird das Ausmaß des Erwachsenen erreicht. Bei den Phase-II-Prozessen ist die späte Ausreifung der Bilirubinglukuronosyltransferase typisch.

Anamnestische Angaben

Die Expositionsanamnese ist entscheidend: Bei einer dosisabhängigen Hepatoxizität zeigt jeder Patient einen Leberschaden. Je

Tab. 19.5. Beispiele für genetische Polymorphismen und Defekte, die die Wahrscheinlichkeit einer Hepatotoxizität von Medikamenten erhöhen

Betroffenes Enzymsystem	Betroffene Substanzen
CYP1A2	Koffein, Theophyllin, Carbamazepin
CYP2A6	Acetaminophen, Nikotin
CYP2B6	Cyclophosphamid
CYP2C8	Diazepam, Diclofenac, trizyklische Antidepressiva
CYP2C9	Phenytoin, nichtsteroidale Antirheumatika (z. B. Indomethacin, Ibuprofen)
CYXP2C19	Diazepam, Omeprazol
CYP2D6	Antiarrhytmika, trizyklische Antdepressiva, Kodein, Ethylmorphin
CYP2E1	Ethanol, Azetaminophen, Koffein
CYP3A4	Cisaprid, Kortisol, Cyclosporin, Diazepam, Erythromycin, Ethosuximid, Tacrolimus
CYP3A7	Androsterone, Östradiole
NAT2	Koffein, Isoniazid, Sulfonamide
TPMT	6-Mercaptopurin, 6-Thioguanin
UDPGT	Azetaminophen, Bilirubin, Chloramphenicol, Diclofenac, Ibuprofen, Morphin
Harnstoffzyklus	Valproinsäure
Mitochondriale β-Oxidation	Acetylsalicylsäure, Valproinsäure

länger das Intervall zwischen der Exposition und dem Leberschaden ist, desto unklarer ist die Assoziation.

Eine **Kausalität** kann wahrscheinlich gemacht werden durch:
— Spezifität der klinischen und pathologischen Auffälligkeiten (Tab. 19.6)
— zeitlichen Zusammenhang zwischen Einnahme und Beginn der Hepatotoxizität sowie den Zusammenhang zwischen Absetzen des Toxins und Heilung des Leberschadens
— gleichzeitiges Auftreten von Ausschlägen, Fieber, Gelenksbeschwerden und Eosinophilie
— Nachweis nichtorganspezifischer Autoantikörper (bei immunologischen oder allergisch-toxischen Schäden)
— Nachweis von Antikörpern oder anderen immunologischen Phänomenen im geschädigten Gewebe
— Ausschluss anderer möglicher Ursachen für die Leberschädigung

Zusätzlich können auch andere Organe geschädigt sein, z. B. Nieren, Gastrointestinaltrakt, Knochenmark oder Gehirn.

Tab. 19.6. Beispiele für typische Leberschädigungen durch Medikamente oder Toxine

Schädigungen	Auslösende Substanzen/Noxen
Adenome, Karzinome	– Anabolika – Orale Kontrazeptiva
Akute Hepatitis	– α-Methyldopa – Isoniazid
Cholestase ohne hepatozelluläre Schädigung	– Anabolika – Cyclosporin – Östrogene – Orale Kontrazeptiva
Cholestatische Hepatitis	– Amoxicillin-Clavulansäure – Azathioprin – Diazepam – Erythromycin – Ibuprofen – Nitrofurantion – Phenytoin – Phenothiazine – Sulfonamide – Inhaltsstoffe bei totaler parenteraler Ernährung – Trimethoprim-Sulfamethoxazol – Valproinsäure
Chronische Hepatitis	– α-Methyldopa – Minocyclin – Nitrofurantoin
Fettleber	– Acetylsalicylsäure – Alkohol – Chlorierte Kohlenwasserstoffe – Kortikosteroide – Methotrexat – Tetrazykline – Inhaltsstoffe bei totaler parenteraler Ernährung – Valproinsäure
Fibrose	– Carbamazepin – Methotrexat – Inhaltsstoffe bei totaler parenteraler Ernährung
Fokale noduläre Hyperplasie	– Azathioprin – Orale Kontrazeptiva
Gallensteine	– Ceftriaxon – Orale Kontrazeptiva
Granulome	– Acetaminophen – Acetylsalicylsäure – Allopurinol – Carbamazepin – Cephalosporine – Diazepam – Interferone – Isoniazid – Nitrofurantoin – Penicilline – Phenylbutazon – Phenytoin – Ranitidin – Sulfonamide

Tab. 19.6 (Fortsetzung)

Schädigungen	Auslösende Substanzen/Noxen
Hepatozelluläre Nekrosen	– Acetaminophen – Acetylsalicylsäure – Chlorierte Kohlenwasserstoffe – Clindamycin – Indomethacin – Isoniazid – Ketokonazol – Marihuana – Phalloidin – Phenobarbital – Phenytoin – Ranitidin – Sulfonamide – Tetrazykline – Valproinsäure
Lebervenenthrombose	– Bestrahlung – Carbamazepin – Östrogene – Orale Kontrazeptiva – Inhaltsstoffe bei totaler parenteraler Ernährung – Zytostatika
Peliosis hepatis	– Androgene – Östrogene – Phalloidin
Perisinusoidale Fibrose	– Vitamin A – Zytostatika
Sinusoidale Dilatation	– Anabolika – Azathioprin – Orale Kontrazeptiva
Venenverschlusskrankheit	– Aflatoxin – Azathioprin – Pyrrolizidin – Vitamin A – Zytostatika

19.3.4 Diagnostik

> Bei einer positiven Toxinanamnese sollte die Exposition sofort unterbrochen werden, ausgenommen lebenswichtige Medikamente (hier ist eine individuelle Abwägung von Risken und Nutzen notwendig). Der nächste Schritt besteht in der genauen, am besten mehrfach wiederholten Anamneseerhebung unter Heranziehung aller Kontaktpersonen. Besonders bei Kindern ist dies oft sehr schwierig. Die klinische Untersuchung sollte auch die Suche nach extrahepatischen Symptomen umfassen. Zusätzlich ist eine komplette Differenzialdiagnostik notwendig.

Oft ist der Beweis einer medikamentös-toxischen Genese nur durch neuerliche Exposition zu führen, die aber ethisch nicht zulässig ist (da die Möglichkeit eines noch ausgeprägteren Leberschadens bzw. extrahepatischer Schäden besteht). Die Ergebnisse von In-vitro-Testsystemen sind nicht beweisend.

Die **Enzymaktivitäten** im Serum können entweder ohne klinische Symptome erhöht oder bis zum Ausmaß eines akuten Leberversagens verändert sein.

19.3.5 Pathohistologischer Befund

 Der leberhistologische Befund ist häufig für die Zuordnung des Leberschadens und damit für die Therapie entscheidend.

Die histologischen Veränderungen entsprechen der Veränderung der Leberenzymwerte im Serum, von minimalen Veränderungen oder Steatose bis zum akuten Leberversagen, von hepatozellulären Schäden bis zu einer Cholestase oder einem hepatozellulären Schaden in Kombination mit einer Cholestase. Charakteristisch ist oft das Gesamtbild der Schädigung aller Zellsysteme. Bei minimalen Veränderungen ist die Differenzialdiagnostik oft schwierig (z. B. bei der Differenzierung toxischer gegenüber entzündlichen Schäden oder einer Abstoßung, z. B. nach Lebertransplantation).

19.3.6 Therapie

 Entscheidend ist das frühzeitige Absetzen des Toxins (auch wenn eine hepatotoxische Wirkung der Substanz nicht bekannt ist). Meist heilt der Leberschaden dann aus.

Zudem erfolgt die Gabe eines **Antidots** oder eines funktionellen Antidots (z. B. N-Acetylcystein bei Azetaminophentoxizität oder Silibilin bei Knollenblätterpilzingestion, möglichst frühzeitig nach Exposition). Kontrovers wird die Therapie mit Steroiden diskutiert; die Mortalität bei akuter bis fulminanter Leberschädigung kann dadurch manchmal reduziert werden.

Unter Umständen ist eine **Lebertransplantation** notwendig.

Literatur

Alcorn J, McNamara (2002) Ontogeny of hepatic and renal systemic clearance pathways in infants. Clin Pharmacokinet 41: 959–998

Balistreri WF, Stocker JT (1990) Pediatric hepatology. Hemisphere, New York

Bass NM (2000) Toxic and drug-induced liver disease. In: Goldman L, Bennett JC (eds) Cecil textbook of medicine. Saunders, Philadelphia, pp 779–783

Bijleveld CMA (1993) Toxic hepatitis. In: Buts J-P, Sokal EM (eds) Management of digestive and liver disorders in infants and children. Elsevier, Amsterdam, pp 595–601

Bouwmeester NJ, Anderson BJ, Tibboel D, Holford NH (2004) Developmental pharmacokinetics of morphine and its metabolites in neonates, infants and young children. Br J Anaesth 92: 208–217

Colon AR (1990) Textbook of pediatric hepatology. Year Book, Chicago

Dienstag JL, Isselbacher KJ (2001) Toxic and drug-induced hepatitis. In: Braunwald E, Fauci AS, Hauser SL, Kasper DL, Longo DL, Jameson JL (eds) Harrison's principles of internal medicine. McGraw-Hill, New York, pp 1737–1742

Fakhoury M, Jacqz-Aigrain E (2005) Developmental pharmacogenetics. Paediatrica 16: 28–31

Gregus Z, Klaassen CD (1998) Hepatic disposition of Xenobiotics during prenatal and early postnatal development. In.:Polin RA, Fox WW (eds) Fetal and neonatal physiology. Saunders, Philadelphia, pp 1472–1493

Johnson TN (2003) The development of drug metabolizing enzymes and their influence on the susceptibility to adverse drug reactions in children. Toxicology 192: 37–48

Kearns GL, Abdel-Rahman SM, Alander SW, Blowey DL, Leeder JS, Kauffman RE (2003) developmental pharmacology – drug disposition, action and therapy in infants and children. N Engl J Med 349: 1157–1167

Lacroix D, Sonnier M, Moncion A, Cheron G, Cresteil T (1997) Expression of CYP3A in the human liver – evidence that the shift between CYP3A7 and CYP3A4 occurs immediately after birth. Eur J Biochem 247: 625–634

Mowat AP (1994) Liver disorders in childhood. Butterworth-Heinemann, Oxford

Stricker BHC, Spoelstra P (1985) Drug-induced hepatic injury. Elsevier, Amsterdam

Zakim D, Boyer TD (2003) Hepatology. A textbook of liver disease. Saunders, Philadelphia

Zhang-Xu L, Govindarajan S, Kaplowitz N (2004) Innate immune system plays a critical role in determining the progression and severity of acetaminophen hepatotoxicity. Gastroenterology 127: 1760–1774

Zimmerman HJ, Ishak KG (2002) Hepatic injury due to drugs and toxins. In: MacSween RNM, Ishak KG, Burt AD, Scheuer PJ, Portmann BC, Anthony PP (eds) Pathology of the liver. Churchill Livingstone, London, pp 621–709

20 Systemerkrankungen

20.1 Systemerkrankungen mit Leberbeteiligung – 437
M. Burdelski
20.1.1 Epidemiologie und Genetik – 437
20.1.2 Pathophysiologie – 437
20.1.3 Klinisches Bild – 437
20.1.4 Diagnostik – 438
20.1.5 Therapie und Prognose – 438
Literatur – 439

20.2 Gallensteine – 439
T. Lang
20.2.1 Häufigkeit – 439
20.2.2 Pathophysiologie – 439
20.2.3 Klinisches Bild – 440
20.2.4 Diagnostik – 440
20.2.5 Therapie – 441
Literatur – 441

20.3 Zystische Leber- und Nierenerkrankungen – 441
T. Lang
20.3.1 Choledochuszysten – 441
20.3.2 Solitäre Leberzysten – 442
20.3.3 Caroli-Syndrom – 442
20.3.4 Kongenitale Leberfibrose – 443
20.3.5 Autosomal-rezessiv vererbte polyzystische Nierenerkrankung – 443
20.3.6 Autosomal-dominant vererbte polyzystische Nierenerkrankung – 444
Literatur – 444

20.4 Lebertumoren – 445
D. von Schweinitz
20.4.1 Epidemiologie und Genetik – 445
20.4.2 Pathogenese – 445
20.4.3 Klinisches Bild – 446
20.4.4 Diagnostik – 446
20.4.5 Therapie und Prognose – 447
Literatur – 448

20.1 Systemerkrankungen mit Leberbeteiligung

M. Burdelski

Systemerkrankungen können sich häufig mit einer Leberbeteiligung äußern. Die Affektion der Leber wird dabei in unterschiedlicher Form manifest. So kann man hierbei mit einem akuten Leberversagen, einem Cholestasesyndrom oder einer Hepatopathie konfrontiert werden. Schwerpunkt der diagnostischen Bemühungen muss die Zuordnung der Lebererkrankung zu einer Grunderkrankung sein, da im Gegensatz zu primären Lebererkrankungen therapeutische Optionen wie die Lebertransplantation nicht als kurative Behandlungsmaßnahme betrachtet werden können.

20.1.1 Epidemiologie und Genetik

Systemerkrankungen als Ursache einer Lebererkrankung sind häufig, ohne dass man genaue Zahlen angeben kann. Die verschiedenen Grunderkrankungen sind für sich betrachtet zwar selten, dadurch dass viele Erkrankungen in Betracht gezogen werden müssen, ergibt sich jedoch eine relative Häufung. Durch Fortschritte auf dem Gebiet der molekularbiologischen Diagnostik, insbesondere bei den Stoffwechselerkrankungen, lassen sich heute bereits viele der infrage kommenden Grunderkrankungen eindeutig nachweisen. Allerdings ist bei keiner der Erkrankungen ein hundertprozentiger molekularbiologischer Nachweis möglich. Allerdings ergibt sich eine sichere Diagnose nur bei einem sicheren Nachweis; bei fehlendem Nachweis einer bekannten, für die Erkrankung spezifischen Mutation bleibt die Zuordnung entweder enzymatischen Tests oder der klinischen Diagnostik vorbehalten. Insbesondere bei der Manifestation als akutes Leberversagen ist die für die Diagnosesicherung erforderliche Zeit oft nicht vorhanden.

20.1.2 Pathophysiologie

Die Leber ist bei Systemerkrankungen Ziel von immunologischen, Makrophagen-, T- oder B-Zell-vermittelten sowie von infektiösen, metabolischen, leukämischen, tumorösen oder iatrogenen (medikamentös-toxischen) Schädigungen (◘ Abb. 20.1). Die ausgelösten Läsionen sind oft nicht auf eine Ursache beschränkt, sondern Resultat einer Mehrfachschädigung. Beim Down-Syndrom kann es so durch ein transientes myeloproliferatives Syndrom zu einer T-Zell-vermittelten Cholestase kommen, die eine extrahepatische Gallengangatresie nachahmen kann. Beim N. Niemann-Pick Typ C entsteht durch die intrazelluläre Cholesterinstoffwechselstörung eine Riesenzellhepatitis mit intrahepatischer Gallenganghypoplasie, die wahrscheinlich zytokinvermittelt ist. Immundefekte mit IgG-Subklassendefekt oder einem Hyper-IgM-Syndrom können mit einer sklerosierenden Cholangitis einhergehen, die sich durch eine zusätzliche Infektion mit Kryptosporidien auszeichnet. Die Peliosis hepatis wird v. a. bei Patienten mit einem Immundefektsyndrom und gleichzeitiger Barthonellainfektion beobachtet. Die Zöliakie ist als immunologische Erkrankung häufig mit einer Lebererkrankung mittleren bis erheblichen Schweregrades assoziiert. Da ähnliche Manifestationen auch bei der Kuhmilchproteinenteropathie beobachtet werden, nimmt man an, dass die Ursache der Leberschädigung in der veränderten Permeabilität der Dünndarmmukosa zu suchen ist. Als weitere auslösende Faktoren können die bei Autoimmunerkrankungen häufigen »Human-leukocyte«-Antigen-(HLA-)Klasse-2-Haplotypen DR3 und DQ2 infrage kommen, die sowohl bei der Zöliakie als auch bei primär sklerosierender Cholangitis, primär biliärer Zirrhose und chronisch-entzündlichen Darmerkrankungen beobachtet werden.

20.1.3 Klinisches Bild

Die im Rahmen von Systemerkrankungen auftretenden Leberschäden können sich als Cholestasesyndrom, akutes Leberversagen oder Hepatopathie manifestieren.

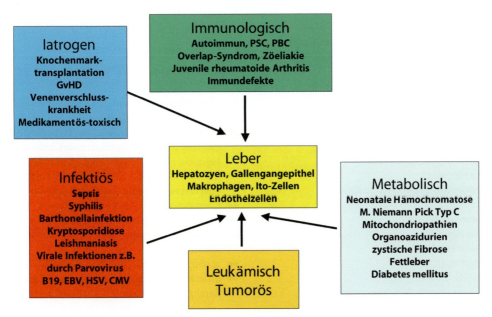

◘ Abb. 20.1. Leberbeteiligung bei verschiedenen Systemerkrankungen. *CMV* Zytomegalievirus; *EBV* Epstein-Barr-Virus; *GvHD* »graft versus host disease«; *HSV* Herpes-simplex-Virus; *PBC* primär biliäre Zirrhose; *PSC* primär sklerosierende Cholangitis

Auf ein **Cholestasesyndrom** weisen Juckreiz mit Kratzspuren, Hyperbilirubinämie durch konjugiertes Bilirubin und Hepatosplenomegalie, bei dekompensierter Leberzirrhose auch ein Aszites mit sekundären Leberhautzeichen wie Spider-Nävi, Palmarerythem, Trommelschlägelfinger sowie Uhrglasnägel hin. Diese Symptome treten neben anderen Organmanifestationen wie Kolitis, rezidivierende Lungenentzündungen, schwere Haut- und Knochenerkrankungen durch Staphylokokken oder Arthritis auf.

Das **akute Leberversagen** ist die bevorzugte Manifestation der neonatalen Hämochromatose, des M. Niemann-Pick Typ C, der Mitochondriopathien und verschiedener Organoazidurien. Es ist definiert als schwere Gerinnungsstörung mit einem Quick-Wert von <20%, was einer »international normalized ratio« (INR) von 4,0 entspricht, mit oder ohne Enzephalopathie. Bei der neonatalen Hämochromatose können neben der Leber auch das Herz, die Nieren und das Pankreas betroffen sein. Beim M. Niemann-Pick Typ C steht neben der Lebererkrankung die neurologische Manifestation im Vordergrund, die sich v. a. durch eine Muskelhypotonie und gelegentlich auch durch Krampfanfälle äußert. Gleiches gilt für die Mitochondriopathien und die Organoazidurien. Eine Familiarität muss bei diesen Erkrankungen immer aktiv erfragt werden. Die Autoimmunhepatitis weist als Prädilektionsalter die beginnende Pubertät auf. Bis zu 11% der Patienten mit dieser Erkrankung werden erst durch ein akutes Leberversagen auffällig.

Die Manifestation einer **Hepatopathie** im Zusammenhang mit einer Systemerkrankung ist klinisch weniger imponierend und in der Regel eher als Zufallsbefund bei sorgfältiger klinischer Untersuchung durch eine Hepatsplenomegalie zu erfassen. Bei dieser Manifestation sind Screening-Untersuchungen von Enzymaktivitäten (Alaninaminotransferase, γ-Glutamyltranspeptidase, Pseudocholinesterase) als Marker für einen Leberzellschaden sowie für Cholestase und Syntheseleistung von besonderer Bedeutung. Diese Laboruntersuchungen müssen gezielt bei den in der nachfolgenden Übersicht dargestellten Erkrankungen eingesetzt werden, um die Leberbeteiligung bei den verschiedenen Grunderkrankungen nicht zu übersehen.

Häufigste Manifestationsformen der Leberbeteiligung bei verschiedenen Systemerkrankungen

Cholestase:
- Autoimmun bedingte sklerosierende Cholangitis
- Primär sklerosierende Cholangitis
- Immundefektsyndrome
- Kryptosporidieninfektion
- Juvenile rheumatoide Arthritis
- Systemischer Lupus erythematodes
- Zystische Fibrose
- Transientes myeloproliferatives Syndrom

Akutes Leberversagen:
- Neonatale Hämochromatose
- M. Niemann-Pick Typ C
- Mitochondriopathien
- Organoazidurien
- Sepsis
- Medikamentös/toxisch
- »Graft versus host disease«
- Venenverschlusskrankheit
- Familiäre hämophagozytische Lymphohistiozytose

Hepatopathie:
- Neonataler Lupus erythematodes
- Virushepatitis
- Leukämien
- Myelodysplastische und myeloproliferative Syndrome
- Tumoren
- Zöliakie
- Nichtalkoholische Steatosis hepatis
- Overlap-Syndrom

20.1.4 Diagnostik

Die Diagnostik der Systemerkrankungen mit Leberbeteiligung basiert neben den klinisch-chemischen Untersuchungen inklusive Tandemmassenspektrometrie von Urin und Serum auf der **bildgebenden Diagnostik.** Je nach vermuteter Grunderkrankung wird neben der Ultraschalluntersuchung mit Dopplersonographie eine Magnetresonanztomographie oder eine Spiral-Computertomographie eingesetzt. Die endoskopische retrograde Cholangiopankreatikographie findet neben der Endoskopie des oberen und unteren Verdauungstraktes ebenfalls Anwendung. Bei der Magnetresonanztomographie können spezielle Techniken wie die Magnetresonanzspektroskopie zum Nachweis einer erhöhten Laktatkonzentration im Gehirn bei den Mitochondriopathien oder einer Eisenspeicherung nicht nur in der Leber, sondern auch in Herz, Nieren und Pankreas bei der neonatalen Hämochromatose erforderlich werden. Neben der histologischen Diagnostik nach Leberblindpunktion oder offener (auch laparoskopischer) Biopsie sind auch Knochenmarkpunktion und, z. B. beim M. Niemann-Pick, sogar Lungenbiopsien erforderlich. Nur durch diese komplexe Diagnostik ist es möglich, die Grundlage für eine therapeutische Entscheidung für oder gegen eine Lebertransplantation zu treffen.

20.1.5 Therapie und Prognose

Eine Therapie setzt eine sichere Diagnose voraus. Sie kann je nach bestätigter Grunderkrankung als
- Immunsuppression (autoimmun bedingte sklerosierende Cholangitis, primär sklerosierende Cholangitis, Autoimmunhepatitis, juvenile rheumatoide Arthritis),
- Immunmodulation (Immundefektsyndrome, »graft versus host disease«, Venenverschlusskrankheit),
- Chemotherapie (Leukämien, Tumoren),
- Antioxidanziengabe (neonatale Hämochromatose),
- Antibiotika-Therapie (Sepsis, zystische Fibrose, Bartonellainfektion),
- antivirale Therapie (Infektion mit hepatotropen Viren) oder
- diätetisch (Zöliakie, nichtalkoholische Steatosis hepatis)

durchgeführt werden.

Die Prognose der verschieden Erkrankungen ist sehr unterschiedlich. Sie ist relativ ungünstig bei primär sklerosierender

Cholangitis sowie den Immundefektsyndromen und sehr ungünstig bei den Stoffwechselerkrankungen wie M. Niemann-Pick Typ C, Mitochondriopathien, Organoazidurien und familiäre hämophagozytische Lymphohistiozytose, da bei diesen Erkrankungen eine Lebertransplantation kontraindiziert ist. Eine **Lebertransplantation** kann bei zystischer Fibrose, »graft versus host disease«, Venenverschlusskrankheit und Autoimmunhepatitis versucht werden. Eine Knochenmarktransplantation, bevorzugt von einem HLA-identischen Spender, kann bei septischer Granulomatose, familiärer hämophagozytischer Lymphohistiozytose und anderen Immundefektsyndromen infrage kommen.

Literatur

Davison S (2002) Coeliac disease and liver function. Arch Dis Child 87: 293–296

Flynn DM, Mohan N, McKiernan P et al. (2003) Progress in treatment and outcome for children with neonatal hemochromatosis. Arch Dis Child Fetal Neonatal 88: F124–F127

Hasle H, Niemeyer CM, Chessels JM et al. (2003) A pediatric approach to the WHO classification of myelodysplastic and myeloproliferative diseases. Leukemia 17: 2531–2532

Henter JI, Arico M, Elinder G, Imashuku S, Janka G (1998) Familial hemophagocytic lymphohisziocytosis. Primary hemophagocytic lymphohistiocytosis. Hematol Oncol Clin North Am 12: 417–433

Lavine JE, Schwimmer JB (2004) Nonalcoholic fatty liver disease in the pediatric population. Clin Liver Dis 8 (3): 549–558

Smyth C, Kelleher D, Keeling PW (2002) Hepatic manifestations of gastrointestinal diseases. Inflammatory bowel disease, celiac disease and Whipple's disease. Clin Liver Dis 6: 1013–1032

20.2 Gallensteine

T. Lang

20.2.1 Häufigkeit

Über die Prävalenz des Gallensteinleidens im Kindesalter gibt es nur sehr wenige Informationen. Screening-Untersuchungen in Schweden und Italien mittels Sonographie an Schulkindern ergaben eine Häufigkeit zwischen 0,1% und 0,14% für das Gesamtkollektiv an untersuchten Kindern, bei Mädchen über 13 Jahren lag die Prävalenz bei 0,26%. Neben **geschlechtsspezifischen Unterschieden** in der Häufigkeit der Gallensteine scheinen auch ethnische und regionale Faktoren eine wichtige Rolle zu spielen.

20.2.2 Pathophysiologie

Es werden hinsichtlich ihrer Ätiologie und Beschaffenheit 3 Typen von Gallensteinen unterschieden: Cholesterinsteine, Bilirubinsteine und gemischte Cholesterin-Bilirubin-Steine. Während bei Erwachsenen die Cholesterinsteine und die gemischten Steine überwiegen, herrschen bei Kindern die **Bilirubinsteine** (70%) vor (Cholesterinsteine: 25%; gemischte Steine: 5%).

Pigmentsteine

Besonders **hämolytische Erkrankungen** (Sichelzellenanämie, Thalassämie, Sphärozytose, Eliptozytose, Glukose-6-Phosphat-Dehydrogenase-Mangel, Pyruvatkinasemangel, künstliche Herzklappen, Autoimmunhämolyse) begünstigen infolge des vermehrten Anfalls von unkonjugiertem Bilirubin die Entstehung von Pigmentsteinen. Eine Hämolyse führt zu einer Erhöhung der Bilirubinkonzentration in der Galle, wo sich das Bilirubin mit Kalzium zum schwer löslichen Kalziumbilirubinat verbindet. Weitere Risikofaktoren für die Entstehung von Bilirubinsteinen sind:

- Hyperkalzämie
- Hyperphosphatämie
- parenterale Ernährung
- Ceftriaxontherapie
- cholestatische Lebererkrankung
- Leberzirrhose
- endokrinologische Störungen des Kalzium-Phosphat-Stoffwechsels

In ◘ Abb. 20.2 ist ein typischer Pigmentstein dargestellt, und in ◘ Tab. 20.1 ist die Ätiologie der Bilirubinsteine im Kindes- und Jugendlichenalter zusammengefasst.

Cholesterinsteine

Cholesterinsteine sind bei Kindern die zweithäufigsten Gallensteine. Sie treten meist nach der Pubertät auf. Durch Aggregation von Cholesterinmonohydratkristallen infolge einer **Cholesterinübersättigung** der Galle kommt es zur Steinbildung. Mit Choles-

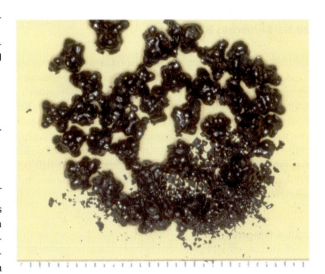

◘ **Abb. 20.2.** Pigmentsteine

◘ **Tab. 20.1.** Ätiologie der Bilirubinsteine im Kindes- und Jugendlichenalter (Häufigkeitsangaben in %)

Ursachen	Alter		
	<3 Jahre	Vorschulalter	Schulalter
Hämolytische Erkrankungen	19	64	68
Parenterale Ernährung	47	7	8
Ceftriaxontherapie	15	0	0
Idiopathisch	17	18	18
Cholestase, Zirrhose	2	11	6

terin übersättigte Vesikel aggregieren zu Clustern, aus denen durch weitere Anlagerung schließlich die Cholesterinmonohydratkristalle entstehen.

Neben der zystischen Fibrose spielen v. a. **familiäre Faktoren** eine wichtige Rolle in der Entstehung von Cholesterinsteinen. Das Risiko ist bei Kindern, deren Eltern an Cholezystolithiasis leiden, auf das 15fache erhöht. Neunzig Prozent der Patienten mit Adipositas haben eine cholesterinübersättigte Galle. Hormonelle Faktoren wie Einnahme oraler Antikonzeptiva, Schwangerschaft und Hypothyreose können ebenfalls zu einer Cholesterinübersättigung der Galle führen und stellen weitere Risikofaktoren für die Entstehung der Cholesterinsteine dar. Malabsorptionssyndrome, entzündliche Darmerkrankungen und Ileumresektion führen zu einer Verminderung des Gallensäuren-Pools und so zu einer Verminderung der gemischten Mizellen.

Gemischte Steine

Diese Art der Gallensteine treten im Kindesalter sehr selten auf. Nur <5% der bei Kindern gefundenen Gallensteine zeigen die Charakteristika der gemischten Steine. Meist führt ein **Abflusshindernis** in den abführenden Gallenwegen zu einem erhöhten Risiko einer Cholangitits. Durch die Stase der Gallenflüssigkeit sowie vermehrt anfallenden Zelldetritus und neutrophile Ganulozyten kommt es zur Entstehung der gemischten Steine.

20.2.3 Klinisches Bild

Die klinischen Zeichen einer Gallensteinerkrankung können im Kindesalter sehr unspezifisch sein. Nicht selten sind die Patienten asymptomatisch. Die charakteristischen kolikartigen Oberbauchschmerzen werden nur bei größeren Kindern beobachtet. Bei Kindern unter 3 Jahren können Unruhe, Erbrechen, Diarrhö und eine pathologische Aktivitätssteigerung der γ-Glutamyltranspeptidase (γ-GT) auf das Vorliegen von Gallensteinen hinweisen. Das laborchemische Korrelat einer Cholestase findet sich bei Kindern über 3 Jahren in Zusammenhang mit Gallensteinen nur sehr selten.

20.2.4 Diagnostik

Labordiagnostik

Cholestaseparameter und Leberenzymaktivitäten geben nur sehr selten einen Hinweis auf das Vorliegen isolierter Gallensteine. Lediglich Steine infolge einer Choledochuszyste oder stenosierender Prozesse in den abführenden Gallenwegen und intrahepatische Steinen manifestieren sich mit den Zeichen einer Cholestase (Erhöhung der Bilirubinkonzentration sowie der Enzymaktivitäten von γ-GT, alkalischer Phosphatase und Glutamatdehydrogenase). So steht die Labordiagnostik der Gallensteinerkrankung eher an zweiter Stelle hinter den bildgebenden Verfahren, kann jedoch wichtige Aufschlüsse hinsichtlich der Ätiologie der Gallensteine liefern.

Bildgebung

Die Methode der Wahl zur Diagnostik von Gallensteinen ist das nichtinvasive Verfahren der **Sonographie**. Mit einer Spezifität von 96% und einer Sensitivität von 98% kann ein Großteil der Steine allein durch dieses Untersuchungsverfahren diagnostiziert werden. Im Rahmen der Oberbauchsonographie stellen

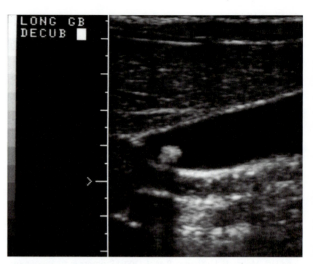

Abb. 20.3. Oberbauchsonogramm einer 13-jährigen Patientin mit symptomatischem Gallenstein: intraluminales Konkrement in der Gallenblase mit dorsaler Schallauslöschung. Mit frdl. Genehmigung von PD Dr. K Schneider, Radiologie, Universitätskinderklinik München

sich Gallensteine charakteristisch als echoreiche Konkremente in der flüssigkeitsgefüllten Gallenblase mit dorsaler Schallauslöschung dar. Abbildung 20.3 zeigt ein charakteristisches Oberbauchsonogramm mit Darstellung eines solitären Gallenblasenkonkrements.

Vorstufen der Gallensteine präsentieren sich bei der Sonographie als Sludge oder Sludgeball; in diesen Fällen fehlt die dorsale Schallauslöschung. Intrahepatische Gallensteine oder Steine im Ductus choledochus entgehen häufig der Sonographie, hier können nur bei einer Erweiterung der intrahepatischen Gallenwege Vermutungen zum vorliegen von Gallensteinen getroffen werden.

Besteht der Verdacht einer intrahepatischen Konkrementansammlung, kann dieser nur durch direkte Darstellung des Gallengangsystems bestätigt werden. Hierzu bieten sich die **endoskopische retrograde Cholangiopankreatikographie** (ERCP) als invasives Verfahren oder die **Magnetresonanzcholangiopankreatikographie** (MRCP) als nichtinvasives bildgebendes Verfahren an. Die ERCP galt bislang als Standardmethode zum Nachweis von intrahepatischen Steinen; sie bietet den Vorteil einer therapeutisch-endoskopischen Intervention (endoskopische Steinextraktion). Jedoch ist die Anwendung dieser Methode nicht ohne Risiken: Pankreatitiden und Choledochusperforationen stellen die schwerwiegendsten Komplikationen dieser Methode dar. Die MRCP hingegen ist mit keinen Komplikationen verbunden, ermöglicht allerdings auch keine direkte therapeutische Intervention und gilt aufgrund mangelnder Erfahrungen bei Kindern noch nicht als Standardverfahren. Wie bei der ERCP, stellen sich auch bei der MRCP intraluminale Konkremente als Kontrastmittelaussparungen dar.

Durch ERCP und MRCP findet die **perkutane Cholangiographie** nur noch selten und lediglich bei speziellen Indikationen Anwendung, und zwar bei Konkrementen im Ductus choledochus mit Erweiterung der intrahepatischen Gallenwege, die durch die oben genannten Verfahren nicht dargestellt werden können. Die bei Erwachsenen noch immer durchgeführte orale Cholezystographie sollte in der Pädiatrie keine Anwendung mehr finden.

20.2.5 Therapie

Die **operative Entfernung** der Gallenblase stellt nach wie vor die therapeutische Methode der Wahl dar. In den letzten Jahren hat hierbei die laparoskopische Cholezystektomie aufgrund geringerer Traumatisation, kürzerer Verweildauer in der Klinik und ausgezeichneter Ergebnisse hinsichtlich Komplikationen die konventionelle Cholezystektomie als operatives Verfahren der Wahl verdrängt. Aufgrund einer erhöhten Inzidenz an Cholangiokarzinomen nach Choleszystektomie im Erwachsenenalter wurde die Diskussion um die Cholezystotomie als Alternativverfahren wieder aufgenommen. Daten bei Kindern exisitieren hierzu jedoch nicht.

Solitäre, nicht röntgendichte Konkremente können auch im Kindesalter durch die **extrakorporale Stoßwellenlithotripsie** entfernt werden. Aufgrund der anatomischen Verhältnisse bei kleinen Kindern (geringer Gallengangdurchmesser) bleibt dieses Verfahren jedoch nur größeren Kindern vorbehalten, da bei kleinen Kindern durch abgehende Steinpartikel vermehrt Koliken zu befürchten sind. Steinrezidive nach erfolgreicher Lithotripsie stellen die häufigste Komplikation dieser Methode dar.

Eine **medikamentöse Therapie** der Gallensteine gelingt auch im Kindesalter nur in seltenen Fällen. Eine choleretische Behandlung mit Ursodesoxycholsäure stellt eine sinnvolle therapeutische Option bei Gallenblasen-Sludge und kleinen Konkrementen bei Kindern unter 3 Jahren dar; eine Steinauflösung bei Kindern über 3 Jahren gelang nur in Einzelfällen. Zudem erstreckt sich diese Therapie über mehrere Wochen, was ihre Anwendung bei symptomatischen Gallensteinen verbietet. Ursodesoxycholsäure findet v. a. in der Prävention von Steinrezidiven nach extrakorporaler Stoßwellenlithotripsie und zur Vermeidung intrahepatischer Steinrezidive Anwendung. Da aber im pädiatrischen Krankengut die Bilirubinsteine überwiegen, findet dieser Therapieansatz bei Kindern nur selten Anwendung.

Eine Besonderheit hinsichtlich der Therapie stellen Gallensteine dar, deren Entdeckung sich nicht auf klinische Symptome begründet, sondern mehr dem medizinischen Zufall zu verdanken ist. Patienten mit asymptomatischen Gallensteinen sollten regelmäßig klinisch untersucht werden, von einer operativen Therapie ist jedoch Abstand zu nehmen.

Literatur

Bor O, Dinleyici EC, Kebapci M, Aydogdu SD (2004) Ceftriaxone-associated biliary sludge and pseudocholelithiasis during childhood: a prospective study. Pediatr Int 46: 322–324
Bruch SW, Ein SH, Rocchi C, Kim PC (2000) The management of nonpigmented gallstones in children. J Pediatr Surg 35: 729–732
Cahalane MJ, Neubrand MW, Carey MC (1988) Physical chemical pathogenesis of pigment stones. Semin Liver Dis 8: 317–328
Davenport M (2003) Laparoscopic surgery in children. Ann R Surg Engl 85: 324–330
De Caluwe D, Akl U, Corbally M (2001) Cholecystectomy versus cholecystolithotomy for cholelithiasis in childhood: long term outcome. J Pediatr Surg 36: 1518–1521
Friesen CA, Roberts CC (1989) Cholelithiasis: clinical characteristics in children. Clin Pediatr 7: 294–298
Gamba PG, Zancan L, Midrio P et al. (1997) Is there a place for medical treatment in children with gallstones? J Pediatr Surg 32: 476–478
Halpern Z, Vinograd Z, Laufer H, Gilat T, Moskowitz M, Bujanover Y (1996) Characteristics of gallbladder bile of infants and children. JPGN 23: 147–150
Heubi JE, Lewis LG (1994) Diseases of the gallbladder in infancy, childhood and adolescence. In: Suchy FJ (ed) Liver disease in children. Mosby Year Book, St Louis, pp 605–621
Holcomb GW Jr, Holcomb GW (1991) Cholelithiasis in infants, children, and adolescents. Pediatr Rev 11: 268–274
Johnston DE, Kaplan MM (1993) Pathogenesis and treatment of gallstones. N Engl J Med 328: 412–421
Jüngst D, Lang T, v. Ritter C, Paumgartner G (1988) Cholesterol nucleation time in gallbladder bile of patients with multiple or solitary cholesterol gallstones. Hepatology 15: 804–808
Lobe TE (2000) Cholelithiasis and cholecystitis in children. Semin Pediatr Surg 9: 170–176
Reif S, Sloven DG, Lebenthal E (1991) Gallstones in children. AJDC 145: 105–108
Schirmer WJ, Grisoni ER, Gauderer WL (1989) The spectrum of cholelithiasis in the first year of life. J Pediatr Surg 24: 1064–1067
Schweitzer P, Lenz MP, Kirschner HJ (2000) Pathogenesis and symptomatology of cholelithiasis in childhood. A prospective study. Dig Surg 17: 459–467
Shaffer EA (1996) Gallbladder disease. In: Walker EA, Durie PR, Hamilton JR, Walker-Smith JA, Watkins JB (eds) Pediatric gastrointestinal disease. Mosby Year Book, St Louis, pp 1399–1420
Stringer MD, Taylor DR, Soloway RD (2003) Gallstone composition: are children different? J Pediatr 142: 435–440
Topal B, Van de Moortel M, Fieuws S et al. (2003) The value of magnetic resonance cholangiopancreatography in predicting common bile duct stones in patients with gallstone disease. Br J Surg 90: 42–47
Ure BM, Jesch NK, Nustede R (2004) Postcholecytectomy syndrome with special regard to children. Eur J Pediatr Surg 14: 221–225
Wesdorp I, Bosman D, de Graaff A, Aronson D, van der Blij F, Taminiau J (2000) Clinical presentations and predisposing factors of cholelithiasis and sludge in children. J Pediatr Gastroenterol Nutr 31: 411–417
Zargar SA, Javid G, Khan BA et al. (2003) Endoscopic sphincterotomy in the management of bile duct stones in children. Am J Gastroenterol 98: 586–589

20.3 Zystische Leber- und Nierenerkrankungen

T. Lang

20.3.1 Choledochuszysten

Epidemiologie

Choledochuszysten sind kongenitale, segmentale, zystische Erweiterungen des Gallengangsystems. Die Gruppe der Choledochuszysten wird entsprechend der **Klassifikation nach Todani** in 5 Subtypen eingeteilt.

> **Klassifikation der Choledochuszysten nach Todani**
> - Typ I
>   - A: zystische, sackförmige Erweiterung des Ductus hepaticus communis
>   - B: kurzstreckige, segmentale Erweiterung des Ductus hepaticus communis
>   - C: diffuse, zylindrische Erweiterung des Ductus hepaticus communis
> - Typ II: Divertikel des Ductus hepaticus communis und der Gallenblase
> - Typ III: Choledochozele
> - Typ IV:
>   - A: multiple intra- und extrahepatische Zysten
>   - B: multiple extrahepatische Zysten

Die **Häufigkeit** der Choledochuszysten wird auf 1 : 13.000 bis 1 : 2.000.000 geschätzt. Die höchsten Prävalenzen werden aus dem asiatischen Raum berichtet (50% aus Japan). Etwa die Hälfte der Patienten wird in den ersten 2 Lebensjahren diagnostiziert. Am häufigsten werden die Typen I und IV beobachtet. Mädchen sind 4-mal häufiger betroffen als Jungen.

Pathophysiologie

Die Ursache der Choledochuszysten ist unklar. Lokale Wandschwächen der Gallengangwand, isoliert erhöhte Proliferationen des Gallengangepithels, »Common-channel«-Syndrom und Reflux von Pankreassaft in das distale Gallengangsystem mit daraus resultierenden entzündlich bedingten Stenosierungen sowie eine neuromuskuläre Dysfunktion scheinen zur Entstehung beizutragen. Choledochuszysten stellen in der Regel eine **isolierte Fehlbildung** dar.

> Choledochuszysten gehen mit einem erhöhten Risiko von Gallengangkarzinomen einher. Am häufigsten werden Adenokarzinome beobachtet. Die Resektion der Zysten senkt das Risiko eines Gallengangkarzinoms signifikant.

Klinisches Bild

Selten werden Choledochuszysten bereits mittels pränataler Ultraschalldiagnostik entdeckt. Die als charakteristisch beschriebene Symptomentrias aus Oberbauchschmerzen, abdomineller Raumforderung und Ikterus führt nur bei etwa 20% der Patienten zur Diagnose. Häufiger werden Choledochuszysten bei der Abklärung unspezifischer **Oberbauchbeschwerden** oder einer unklaren **Cholestase** diagnostiziert. Die folgende Übersicht fasst die häufigsten klinischen Symptome zusammen.

> **Klinische Symptome von Choledochuszysten und ihre Häufigkeit im Kindesalter**
> - Ikterus: 52–90%
> - Erbrechen: 53%
> - Bauchschmerzen: 42–68%
> - Acholische Stühle: 36%
> - Hepatomegalie: 36–63%
> - Gallensteine: <10%
> - Pankreatitis: <5%

Choledochuszysten gehen mit einem erhöhten Risiko von Cholangitiden, Steinbildung im Gallengangsystem und rezidivierenden Pankreatitiden einher. Selten wird der Verlauf einer Choledochuszyste durch eine **Zystenruptur** kompliziert. Eine chronische Cholestase und eine daraus resultierende sekundäre biliäre Zirrhose werden bei 26–30% der Patienten beobachtet.

Diagnostik

Als relativ uncharakteristisch sind **laborchemische Auffälligkeiten** zu werten. Neben erhöhten Aktivitäten der γ-Glutamyltranspeptidase (γ-GT) und der alkalischen Phosphatase im Serum sowie anderen auffälligen Cholestaseparametern und erhöhten Transaminasenwerten fallen gelegentlich laborchemische Zeichen einer akuten oder chronischen Pankreatitis auf.

Die entscheidende diagnostische Methode stellt die **Sonographie** des Abdomens dar. Eine genaue Darstellung der anatomischen Gegebenheiten, insbesondere von Strikturen und Anomalien des Pankreasausführungsgangs, ist nur durch eine endoskopische retrograde Cholangiopankreatikographie (ERCP) möglich. Diese invasive diagnostische Maßnahme sollte jedoch nur nach strenger Indikationsstellung herangezogen werden, da die Auslösung einer akuten Pankreatitis sowie Rupturen durch Injektion des Kontrastmittels in die Zyste beschrieben sind. Durch neue bildgebende Verfahren, insbesondere die Magnetresonanzcholangiopankreatikographie (MRCP) ergeben sich weniger invasive diagnostische Möglichkeiten, deren Anwendung jedoch einzelnen Zentren vorbehalten bleibt und deren Wertigkeit in der Darstellung des kindlichen Gallengangsystems noch nicht ausreichend geklärt ist.

Therapie

Die einzige therapeutische Option besteht in der kompletten **operative Entfernung** der Zyste. Versuche einer weniger aggressiven operativen Korrektur in Form einer Drainage der Zyste ohne totale Resektion waren mit einer erhöhten Inzidenz von Strikturen und Rezidiven sowie einem weiterbestehenden Risiko für die Entwicklung von Cholangiokarzinomen verbunden. Als operative Therapie der Wahl gilt nach wie vor die Hepatikoduodenostomie oder für Typ-I-Zysten die Hepatikojejunostomie. Selten kann eine Choledochohepatikostomie erwogen werden. Eine Entfernung der Gallenblase hat sich in allen Fällen bewährt. Zudem kann durch diese Maßnahme das Risiko für die Entstehung von Gallensteinen und Cholangiokarzinomen signifikant gesenkt werden. Nur sehr beschränkte Erfahrungen existieren mit der Therapie der seltenen Formen der Choledochuszysten. Besonders die Therapie der Typ-V-Zysten erweist sich aufgrund der intrahepatischen Dilatationen als sehr schwierig. Der postoperative Verlauf kann durch Strikturen, gestörten Galleabfluss, Entwicklung von intra- und extrahepatischen Konkrementen sowie rezidivierende Cholangitiden kompliziert werden. Der Einsatz von Ursodesoxycholsäure zur Vermeidung von Cholangitiden und zur Prävention der Konkrementbildung zeigte in Einzelberichten und in unserem eigenen Krankengut einen positiven Effekt, jedoch stützen sich diese Beobachtungen nicht auf Therapiestudien mit größeren Patientenkollektiven.

20.3.2 Solitäre Leberzysten

Solitäre Leberzysten sind **seltene Fehlbildungen** der Leber. In der Regel entstammen sie den Gallengängen. Häufig asymptomatisch, werden sie in der Regel zufällig entdeckt. Gelegentlich können sie als Raumforderung im oberen rechten Quadranten des Abdomens imponieren. Einzelfälle von Rupturen, Einblutungen und Infektionen sind beschrieben.

20.3.3 Caroli-Syndrom

Im Jahre 1958 wurden von Caroli und Kollegen 2 Krankheitsbilder charakterisiert, welche mit multiplen **Stenosierungen** des intra- und extrahepatischen Gallengangsystems in Kombination mit einer polyzystischen Degeneration der Nieren einhergehen.

Der **Typ I** (nach der neuen Nomenklatur »Caroli-Syndrom«) ist durch Stenosierungen und Ektasien der Gallengänge bei einer typischen kongenitalen Fibrose charakterisiert. Der **Typ II** (oder

»Caroli-Erkrankung«) imponiert durch eine isolierte Stenosierung und Ektasie der Gallenwege ohne die histologischen Zeichen einer kongenitalen Fibrose.

Beide Erkrankungen werden autosomal-rezessiv vererbt und sind in hohem Maße mit einer **polyzystischen Nierenerkrankung** assoziiert. Gelegentlich findet sich ein Caroli-Syndrom bei einer kongenitalen Choledochuszyste. Fälle eines Caroli-Syndroms, welches auf den linken Leberlappen beschränkt ist, sind beschrieben.

Klinisches Bild
Intermittierende Bauchschmerzen, Hepatomegalie, rezidivierende Cholangitiden sowie intra- und extrahepatische Gallensteine mit den entsprechenden Symptomen sind die häufigsten klinischen Zeichen. Bei fortgeschrittener Erkrankung kommen die Symptome der portalen Hypertension hinzu.

Diagnostik
Die Diagnose eines Caroli-Syndroms kann letztlich nur durch **bildgebende Verfahren** gestellt werden. Neben der Ultraschalluntersuchung des Abdomens, durch die der Verdacht der Erkrankung gestellt werden kann (segmentale Erweiterung der intra- und extrahepatischen Gallenwege), sind MRCP und konventionelle Cholangiographie (perkutan oder mittels ERCP) die bildgebenden Verfahren der Wahl.

Therapie
Die Therapie des Caroli-Syndroms erfolgt symptomatisch, bei rezidivierenden Cholangitiden in Form einer breit wirksamen antibiotischen Behandlung. Daten zur Wirksamkeit von Ursodesoxycholsäure stehen nicht zur Verfügung. Es liegt jedoch nahe, dass eine Dilution der Galle einen verbesserten Fluss gewährleistet. Bei lokalisiertem Caroli-Syndrom ist eine Leberteilresektion möglich, bei einem generalisiertem Caroli-Syndrom stellt die **Lebertransplantation** die letzte und vielfach einzige therapeutische Option dar.

20.3.4 Kongenitale Leberfibrose

Die kongenitale Leberfibrose ist ein Krankheitsbild, welches durch Störungen in der Organogenese der Leber entsteht. Es ist charakterisiert durch Fibrosierung des Leberparenchyms, eine daraus entstehende portale Hypertension und eine polyzystische Nierenerkrankung. Am häufigsten wird eine Assoziation mit einer autosomal-rezessiv vererbten **polyzystischen Nierenerkrankung** beobachtet. Selten findet sich die hepatische Fibrose auch als singuläres Krankheitsbild oder in Kombination mit der autosomal-dominant vererbten Form der polyzystischen Degeneration der Nieren.

Klinisches Bild
Die klinische Manifestation der kongenitalen Leberfibrose ist relativ uncharakteristisch. Es werden **4 klinische Typen** unterschieden:
- kongenitale Leberfibrose mit portaler Hypertension
- cholangitische Verlaufsform
- Kombination aus cholangitischer Verlaufsform und portaler Hypertension
- oligosymptomatische Verlaufsform

Bis auf laborchemische Veränderungen, wie sie bei jeder portalen Hypertension mit sekundärem Hyperspleniesyndrom zu beobachten sind, finden sich bei der kongenitalen Leberfibrose nur selten Auffälligkeiten der Laborparameter. Die Serumaktivitäten der Transaminasen sind in der Regel normal, ebenso die Lebersyntheseparameter. Die Leber ist palpatorisch in der Regel nicht vergrößert; wenn sie tastbar ist, fällt eine **derbe Konsistenz** auf.

Bildgebende Verfahren wie die Sonographie und die Computertomographie des Abdomens zeigen eine inhomogene, fleckige Leberparenchymstruktur. Durch eine ergänzende Doppleruntersuchung der Lebergefäße können Hinweise auf das Vorliegen einer portalen Hypertension gewonnen werden.

Bei der **histologischen Untersuchung** der Leber zeigt sich ein relativ charakteristisches Bild einer Leberfibrose mit breiten Bindegewebesepten. In den Portalfeldern finden sich die charakteristischen Veränderungen der »ductular plate malformations« (irreguläre, verzweigte Gallengangproliferationen mit Verbindung zum Gallengangsystem). Im Gegensatz zu vielen anderen Krankheitsbildern, die mit einer Leberfibrose einhergehen, finden sich bei der kongenitalen Leberfibrose kaum entzündliche Infiltrate in den Portalfeldern oder im Leberparenchym. In den Portalfeldern sind hypoplastische Pfortaderäste neben hypertrophierten Ästen der arteriellen Versorgung durch die A. hepatica zu erkennen.

Therapie
Die Therapie der kongenitalen Leberfibrose erfolgt zunächst immer **symptomatisch.** In vielen Fällen mit geringer Progredienz der Erkrankung entspricht dieses Vorgehen auch der langfristigen Therapie. Bei der cholangitischen Verlaufsform sind regelmäßige antibiotische Behandlungen indiziert, begleitend sollte eine choleretische Therapie mit Ursodesoxycholsäure hinzukommen. Bei der durch eine portale Hypertension komplizierten kongenitalen Leberfibrose steht die Therapie der Folgeschäden der portalen Hypertension im Vordergrund: Therapie und Prophylaxe der Ösophagusvarizen, in wenigen Fällen Anlage eines portosystemischen Shunts. Die Lebersyntheseleistung der betroffenen Leber ist in der Regel über einen langen Zeitraum nicht eingeschränkt, sofern die drohenden Komplikationen rechtzeitig erkannt und behandelt werden. Die Lebertransplantation ist die letzte therapeutische Option, die für schwere Verläufe zur Verfügung steht.

20.3.5 Autosomal-rezessiv vererbte polyzystische Nierenerkrankung

Die klinischen Charakteristika der autosomal-rezessiv vererbten polyzystischen Nierenerkrankung sind Veränderungen des Gallengangsystems in der Leber (»ductular plate malformation«: kongenitale Leberfibrose mit Gallengangveränderungen bis hin zum Caroli-Syndrom) sowie zystische Veränderungen der Sammelrohre der Nieren. Der **Genlokus** wurde im Jahre 1995 identifiziert, er liegt auf Chromosom 6 (6p21-p12).

Klinisches Bild
Der klinische Verlauf ist im Wesentlichen von der **Progredienz** der Erkrankung abhängig. Bei betroffenen Kindern fallen deutlich vergrößerte Nieren, eine derbe Konsistenzvermehrung der Leber und im Fall einer portalen Hypertension, die in der Regel vor dem 12. Lebensjahr komplizierenden hinzukommt, eine Splenomegalie auf.

Die **laborchemischen Veränderungen** sind ebenfalls stark von der Schwere der Erkrankung abhängig. Erhöhte Serumharnstoff- und -kreatininwerte finden sich bei einer ausgeprägten Nierenbeteiligung. Die Lebersyntheseparameter, die Transaminasenaktivitäten, die Serumalbuminkonzentration und die Bilirubinwerte sind in der Regel nur leicht erhöht (wenn überhaupt). Erst im Zuge der fortgeschrittenen portalen Hypertension finden sich die charakteristischen laborchemischen Veränderungen eines Hyperspleniesyndroms.

Die Diagnose dieses Krankheitsbildes wird in den meisten Fällen mittels **Ultraschalluntersuchung** gestellt sowie durch Nieren- und Leberbiopsien bestätigt.

Therapie

Die Therapie der autosomal-rezessiv vererbten Form der polyzystischen Nierenerkrankung erfolgt **symptomatisch**. Das Spektrum der Therapie reicht von therapeutischen Maßnahmen einer leichten Niereninsuffizienz bis hin zur kombinierten Nieren-Leber-Transplantation.

20.3.6 Autosomal-dominant vererbte polyzystische Nierenerkrankung

Die autosomal-dominant vererbte Form dieser Erkrankung ist mit einer Häufigkeit von 1 : 400 bis 1 : 1000 eine der Hauptindikationen zur Nierentransplantation. Sie ist durch das gleichzeitige Vorkommen von Leber- und Nierenzysten charakterisiert. Im Gegensatz zur autosomal-rezessiv vererbten ist die dominante Form mit weiteren **Fehlbildungen** assoziiert: Herzvitien (vornehmlich Klappenfehler), Arterienaneurysmen, Pankreaszysten, Kolondivertikel und Inguinalhernien. Die hepatische Beteiligung besteht hauptsächlich in einer polyzystischen Umwandlung, in seltenen Fällen kommen eine kongenitale Leberfibrose oder ein Caroli-Syndrom vor. In den meisten Fällen verläuft die Erkrankung nur sehr langsam progredient, sie wird bei einem Großteil der betroffenen Patienten erst nach dem 40. Lebensjahr klinisch manifest.

Literatur

Alvarez F, Bernard O, Brunelle F (1981) Congenital hepatic fibrosis in children. J Pediatr 99: 370–375

Ando H, Kaneko K, Ito F, Seo T, Ito T (1997) Operative treatment of congenital stenoses of the intrahepatic bile ducts in patients with choledochal cysts. Am J Surg 173: 491–494

Asselah T, Ernst O, Sergent G et al. (1998) Caroli's disease: A magnetic resonance cholangiopancreatography diagnosis. Am J Gastroenterol 93: 109

Babitt DP, Starshak RJ, Clemett AR (1973) Choledochal cyst: a concept of etiology. AJR 119: 57–62

Bernstein J, Slovis TL (1992) Polycystic disease of the kidney. In: Edelman CM (ed) Pediatric kidney disease, Vol 2. Little Brown, Boston, pp 1139–1153

Bristow C (1856) Cystic disease of the liver associated with a similar disease of the kidneys. Trans Pathol Soc Lond 7: 229–234

Calvet JP, Grantham JJ (2001) The genetics and physiology of polycystic kidney disease. Semin Nephrol 21: 107

Desmet VJ (1992) What is congenital hepatic fibrosis? Histopathology 20: 465

Desmet VJ (1998) Ludwig symposium on biliary disorders, part I. Pathogenesis of ductal plate abnormalities. Mayo Clin Proc 73: 80

Donovan MJ, Kozakewich H, Perez-Atayde A (1995) Solitary non parasitic cysts of the liver. Pediatr Pathol Lab Med 15: 419–428

Gabow PA (1993) Autosomal dominant polycystic kidney disease. N Engl J Med 329: 322–342

Guay-Woodford LM, Mucher G, Hopkins SD (1995) The severe perinatal form of autosomal rezessive polycystic kidney disease maps to chromosome 6p21.1-p12: implications for genetic counceling. Am J Hum Genet 56: 1101–1107

Harjai MM, Bal RK (2000) Caroli syndrome. Pediatr Surg Int 16: 431

Heyman MB, Shapiro HA, Thaler MM (1988) Endoscopic retrograde cholangiography in the diagnosis of biliary malformations in infants. Gastrointest Endosc 34: 449–453

Ishibashi T, Kasahara K, Yasuda Y, Nagai H, Makino S, Kanazawa K (1997) Malignant change in biliary tract after excision of choledochal cyst. Br J Surg 84: 1687–1691

Karrer FM, Hall RJ, Steward BA, Lilly JR (1990) Congenital biliary tract disease. Surg Clin North Am 70: 1403–1418

Kerr DNS, Harrison CV, Sherlock S (1961) Congenital hepatic fibrosis. Q J Med 30: 91–117

Kim MJ, Han SJ, Yoon CS et al. (2002) Using MR cholangiopancreatography to reveal anomalous pancreaticobiliary ductal union in infants and children with choledochal cysts. Am J Roentgenol 179: 209

Kim SH, Lim JH, Yoon HK et al. (2000) Choledochal cyst: Comparison of MR and conventional cholangiography. Clin Radiol 55: 378

Koperna T, Vogl S, Satzinger U, Schulz F (1997) Nonparasitic cysts of the liver: Results and options of surgical treatment. World J Surg 21: 850

Lieberman E, Salinas-Madrigal L, Gwinn JL (1971) Infantile polycystic kidney disease of the kidney and the liver: clinical pathologic and radiologic correlations and comparison with congenital hepatic fibrosis. Medicine 50: 277–318

Matsubara H, Oya N, Suzuki Y et al. (1997) Is it possible to differentiate between choledochal cyst and congenital biliary atresia (type I cyst) by antenatal ultrasonography? Fetal Diagn Ther 12: 306–308

Miyano T, Yamataka A, Kato Y et al. (1996) Hepaticoenterostomy after excision of choledochal cysts in children: a 30-year experience with 180 cases. J Pediatr Surg 31: 1417–1421

Miyano T, Yamataka A (1997) Choledochal cysts. Curr Opin Pediatr 9: 283–288

Miyazaki T, Yamashita Y, Tang Y, Tsuchigame T, Takahashi M, Sera Y (1998) Single-shot MR cholangiopancreaticography of neonates, infants, and young children Am J Roentgenol 170: 33–37

Ros E, Navarro S, Bru C et al. (1993) Ursodeoxycholic acid treatment of primary hepatolithiasis in Caroli's syndrome. Lancet 342: 404

Saing H, Han H, Chan KL et al. (1997) Early and late results of excision of choledochal cysts. J Pediatr Surg 32: 1563–1566

Sela-Herman S, Scharschmidt BF (1996) Choledochal cyst, a disease for all ages. Lancet 23: 779

Sharma AK (1995) The role of endoscopic retrograde cholangiopancreaticography in the management of choledochal cysts in children. J Pediatr Surg 30: 65–67

Sherman P, Kolster E, Davies C, Stringer D, Weber J (1986) Choledochal cysts: clinical presentation. J Pediatr Gastroenterol Nutr 5: 867–872

Todani T, Urushihara N, Morotomi Y et al. (1995) Characteristics of choledochal cysts in neonates and early infants. Eur J Pediatr Surg 5: 143–145

Uno K, Tsuchida Y, Karawasaki H, Ohmiya H, Honna T (1996) Development of intrahepatic cholelithiasis long after primary excision of choledochal cysts. J Am Coll Surg 183: 583–588

Ward CJ, Hogan MC, Rossetti S et al. (2002) The gene mutated in autosomal recessive polycystic kidney disease encodes a large, receptor-like protein. Nat Genet 30: 259

Yamaguchi M (1980) Congenital choledochal cyst: analysis of 1,433 patients in the Japanese literature. Am J Surg 140: 653–657

20.4 Lebertumoren

D. von Schweinitz

Primäre Lebertumoren sind im Kindesalter sehr selten. Dabei umfassen sie eine große Anzahl von benignen und malignen Neoplasien, die jeweils einer spezifischen Therapie bedürfen. Deshalb ist eine rasche und zielführende Diagnostik wichtig. Bei den häufigeren malignen Neoplasien wird meist eine intensive Chemotherapie mit ausgedehntem chirurgischen Vorgehen notwendig. Selten kommt eine Lebertransplantation infrage. Die häufigsten Tumoren sind das embryonale Hepatoblastom bei jungen und das hepatozelluläre Karzinom bei älteren Kindern. Benigne Tumoren müssen teilweise reseziert, können jedoch teilweise auch beobachtet werden. Wichtig ist, dass alle Malignome in spezialisierten kinderonkologischen Einheiten behandelt werden und dass alle Tumorresektionen von Chirurgen durchgeführt werden, die Erfahrung mit der Leberchirurgie bei Kindern haben.

20.4.1 Epidemiologie und Genetik

Primäre Lebertumoren sind im Kindesalter selten. Sie machen lediglich 0,3–2% aller pädiatrischen Tumoren aus und treten mit einer Rate von 0,5–2,5/1 Mio. Menschen auf. Am häufigsten kommen Hepatoblastome bei jungen und hepatozelluläre Karzinome (HCC) bei älteren Kindern vor (◘ Tab. 20.2), wobei es eine relativ typische Verteilung der Tumoren auf die verschiedenen Altersgruppen gibt.

Hepatoblastome kommen gehäuft beim Wiedemann-Beckwith-Syndrom und anderen Hemihypertrophiesyndromen vor. Ein gehäuftes Auftreten wird auch bei Kindern nach extremer Frühgeburt beobachtet. Gleiches gilt für Kinder aus Familien mit familiärer Polyposis coli. Dabei findet sich in den Tumoren nur selten eine Mutation des *APC*-(Adenomatöse-Polyposis-coli-)Gens. Neuere Untersuchungen zeigen jedoch, dass wohl alle Hepatoblastome eine genetische Alteration an einer Stelle des entwicklungsassoziierten WNT-(»Wingless«-)Signalwegs aufweisen.

Das **HCC** ist mit einer Reihe genetischer Syndrome assoziiert (Tyrosinämie, Alagille-Syndrom, Ataxia teleangiectatica, Fanconi-Anämie) und kann bei frühkindlicher Zirrhose auftreten. In der Dritten Welt ist die häufigste Ursache eines kindlichen HCC eine konnatale Hepatitis B oder C. Im Gegensatz zum Hepatoblastom findet man beim HCC gehäuft Mutationen des TP53-Tumorsuppressorgens.

Endotheliale bzw. Gefäßtumoren kommen relativ häufig in der Leber vor. Insbesondere beim Neugeborenen ist das **infantile Hämangioendotheliom** der häufigste Lebertumor überhaupt. Als mesenchymale Tumoren treten in der frühen Kindheit das benigne mesenchymale Hamartom und bei älteren Kindern maligne Sarkome als häufigste Tumoren auf (von Schweinitz 2005).

20.4.2 Pathogenese

Heute erscheint es recht sicher, dass Hepatoblastome aus entarteten, frühen, pluripotenten hepatozytären Zellen entstehen. Hierbei könnte einer der dafür notwendigen Gendefekte den **WNT-Signalweg** betreffen. Weitere Ursachen sind noch unklar. Entsprechend des Ausgangsgewebes können Hepatoblastome sowohl rein epithelial als auch gemischt epithelial und mesenchymal wachsen. Histologisch kann die epitheliale Tumorkomponente höher differenziert sein und die fetale Leber imitieren oder weniger differenziert die embryonale. Wenige Hepatoblastome haben undifferenziertes, kleinzelliges Gewebe. Je unreifer das Hepatoblastom, desto aggressiver ist sein Wachstum und desto weniger spricht es auf eine Chemotherapie an. Somit hat der histologische Differenzierungsgrad auch eine prognostische Bedeutung für die Überlebenswahrscheinlichkeit.

Im Gegensatz zur Dritten Welt kann in Mitteleuropa selten eine Hepatitis B oder C als Ursache eines kindlichen HCC festgestellt werden, und in den meisten Fällen besteht auch keine Leberzirrhose. Histologisch gleicht das HCC des Kindes- und Jugendlichenalters dem des Erwachsenen mit seinen hoch und gering differenzierten Formen. Eine speziell bei Jugendlichen vorkommende Form ist der **fibrolamelläre Typ,** der histologisch epitheliale Karzinomzellen zeigt, die von fibrösem Gewebe umschlossen sind. Diese Form wächst relativ langsam und metastasiert spät, spricht jedoch kaum auf eine Chemotherapie an. In den vergangenen Jahren wurden zunehmend Tumoren bei Schulkindern beschrieben, die histologische Merkmale sowohl von Hepatoblastomen als auch von HCC tragen und als **transitionelle epitheliale Lebertumoren** bezeichnet werden.

Über die Pathogenese der **seltenen Lebertumoren** des Kindesalters ist kaum etwas bekannt; sie unterscheidet sich jedoch nicht von derjenigen vergleichbarer Tumoren anderer Körperregionen. Dies gilt sowohl für maligne Rhabdoidtumoren, maligne Keimzelltumoren und Sarkome als auch für die benignen Tumoren (Teratom, Adenom, fokal-noduläre Hyperplasie). Wie Hämangiome und Hämangioendotheliome anderer Körperregionen, entstehen diese auch in der Leber oft durch bereits pränatale Wucherung von Endothelzellen. Hierbei besteht der wesentliche histologische Unterschied darin, dass in Hämangiomen die Endothelzellen große Lagunen umscheiden, während sie beim Hämangioendotheliom in mehreren Schichten oder auch in soliden Tumorformationen angeordnet sind. Das mesenchymale Hamartom scheint aus einer Fehlentwicklung der Periportalfelder zu entstehen und bietet histologisch das Bild einer fibrösen Formation mit großen Zysten, Gallengängen und insbesondere portalen Gefäßen (Tomlinson u. Finegold 2002).

◘ **Tab. 20.2.** Primäre Lebertumoren des Kindesalters: Altersverteilung und Häufigkeit

Alter	Malignome	Benigne Tumoren
Säuglinge und Kleinkinder	– Hepatoblastom: 43% – Rhabdoidtumor: 1% – Maligne Keimzelltumoren: 1%	– Hämangioendotheliom und kavernöses Hämangiom: 13% – Mesenchymales Hamartom: 6% – Teratom: 1%
Schulkinder und Jugendliche	– Hepatozelluläres Karzinom: 23% – Sarkom: 6%	– Adenom: 2% – Fokal-noduläre Hyperplasie: 2%
Andere Tumoren: 2%		

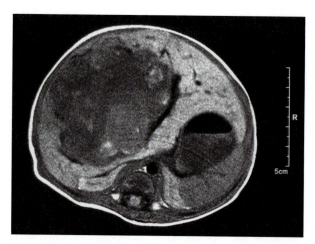

Abb. 20.4. Computertomogramm eines großen, zentral liegenden Hepatoblastoms bei einem 6 Wochen alten Säugling

20.4.3 Klinisches Bild

Die meisten Lebertumoren werden als große, schmerzlose, tastbare Raumforderung im Abdomen entdeckt (◘ Abb. 20.4). Abgeschlagenheit, Inappetenz oder gar Tumorkachexie kommen nur und v. a. beim HCC im fortgeschrittenen Stadium vor. Auch Ikterus oder Leberfunktionsstörungen und Aszites sind sehr selten. Hohes Fieber bei jungen Kindern oder Pubertas praecox können erste Symptome eines Hepatoblastoms sein. Sehr große Hämangiome oder Hämangioendotheliome können bei jungen Säuglingen zu einer Linksherzinsuffizienz und/oder einer Verbrauchskoagulopathie mit Kasabach-Merritt-Syndrom führen. Besonders schwierig kann die Differenzialdiagnose zwischen einem Hepatoblastom, einem Hämangioendotheliom, einem mesenchymalen Hamartom und einem Leberbefall durch ein Neuroblastom beim Neugeborenen oder sehr jungen Säugling sein (von Schweinitz 1999).

20.4.4 Diagnostik

Labordiagnostisch zeigen viele Kinder eine Anämie, beim HCC selten eine Polyzythämie. Beim Hepatoblastom findet sich oft eine ausgeprägte Thrombozytose. Leber- und Gerinnungsdiagnostik ergeben meist normale Befunde. Als virologische Tests werden solche zum Nachweis von Hepatitis-A-, -B- und -C-Virus sowie von Zytomegalie-, Epstein-Barr-Virus und HIV-1 gefordert. Der wichtigste Tumormarker ist α-Fetoprotein, dessen Serumkonzentration beim Hepatoblastom in 80% der Fälle exzessiv und beim HCC zu 50% deutlich erhöht ist. Beim Hepatoblastom können auch die Spiegel von β-HCG (humanes Choriongonadotropin β) und Testosteron erhöht sein, unspezifisch sind pathologische Spiegel von LDH (Laktatdehydrogenase), Ferritin und CEA (karzinoembryonales Antigen).

Bei der **bildgebenden Diagnostik** steht die Sonographie der Leber an erster Stelle für die Zuordnung des Tumors zur Leber und zu den Gefäßen. Zusätzlich sollte stets eine Computertomographie (CT) mit Kontrastmittel (◘ Abb. 20.4) und/oder eine Magnetresonanztomographie (MRT) durchgeführt werden; eine Angiographie ist nur selten erforderlich. Stets sollte die Bildgebung eine Zuordnung des Tumors zum präoperativen PRETEXT- (»Pretreatment-extension«-)Gruppensystem (◘ Abb. 20.5) ermöglichen. Neben einem Thoraxröntgenbild ist immer ein Lungencomputertomogramm notwendig, um Metastasen sicher ausschließen oder nachweisen zu können. Beim HCC ist eine Knochenszintigraphie indiziert, eine zerebrale MRT oder CT muss nur bei klinischer Symptomatik einer zerebralen Metastasierung erfolgen.

> Die Konstellation eines großen Lebertumors im Alter von 6 Monaten bis 3 Jahren zusammen mit einer stark erhöhten Serumkonzentration des α-Fetoproteins (>1000 ng/ml *und* >3faches der Altersnorm) und ggf. einer Thrombozytose oder einem erhöhten Serum-β-HCG-Wert macht die Diagnose eines Hepatoblastoms sicher genug, um ohne histologische Bestätigung eine chemotherapeutische Behandlung einzuleiten. *Alle* anderen Kinder bedürfen jedoch einer histologischen Diagnostik.

Für eine sichere histologische Diagnose benötigt der Pathologe ausreichend repräsentatives Tumormaterial. Ob hierfür perkutane Stanzbiopsien oder kleine, laparoskopisch entnommene Biopsien ausreichen, ist umstritten (von Schweinitz u. Till 2005). Feinnadelbiopsien sind abzulehnen. Am sichersten ist die **offene Tumorbiopsie** mit gleichzeitiger Beurteilung der Resektabilität und Entnahme auffälliger Lymphknoten (HCC!) über eine Laparotomie (von Schweinitz 1999).

Für ein **Staging** von Hepatoblastom und HCC wird derzeit im deutschsprachigen Bereich, wie auch in den USA, noch das Stadiensystem verwendet, das auf der primären Operabilität beruht (◘ Tab. 20.3). Nach internationaler Übereinkunft sollte beim Hepatoblastom jedoch gleichzeitig das PRETEXT-Gruppensystem der Internationalen Gesellschaft für Kinderonkologie (Societé Internationale d'Oncologie Pédiatrique, SIOP) verwendet werden, das bereits prätherapeutisch aufgrund der Bildgebung anwendbar ist und eine hohe prognostische Aussagekraft besitzt. Es beschreibt die Ausdehnung des Tumors über die 4 chirurgisch relevanten Sektoren der Leber und hält Gefäßinvasion (V, P), extrahepatische Ausdehnung (E) und Metastasierung (M) fest (◘ Abb. 20.5; von Schweinitz u. Till 2005).

Tab. 20.3. Einteilung der Tumorstadien entsprechend der Operabilität nach der Gesellschaft für Pädiatrische Onkologie und Hämatologie (GPOH)

Stadien	Beschreibung
I	Tumor komplett reseziert (auch mikroskopisch)
II	Tumor reseziert, mikroskopisch nachweisbarer Resttumor – A: mikroskopisch nachweisbarer Rest in der Leber – B: mikroskopisch extrahepatisch nachweisbarer Rest
III	Makroskopischer Resttumor und/oder Lymphknotenbefall und/oder Tumorruptur – A: Tumor komplett reseziert, Lymphknotenbefall und/oder Ruptur – B: makroskopisch erkennbarer Tumorrest und/oder Lymphknotenbefall und/oder Ruptur
IV	Fernmetastasen

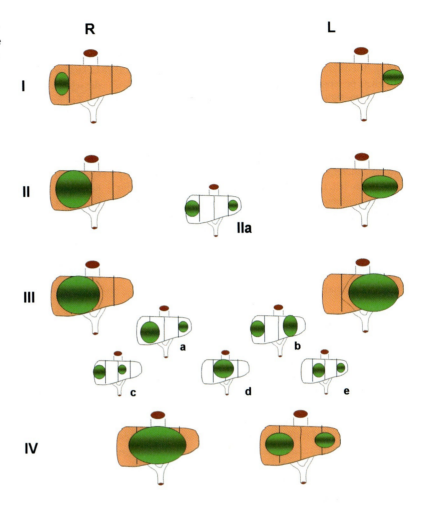

Abb. 20.5. Das PRETEXT-Gruppensystem der Internationalen Gesellschaft für Kinderonkologie (Societé Internationale d'Oncologie Pédiatrique, SIOP)

20.4.5 Therapie und Prognose

 Prinzipiell gilt für alle malignen Lebertumoren, dass eine Heilung nur nach einer kompletten chirurgischen Entfernung zu erwarten ist.

Hepatoblastom

Da das Hepatoblastom in der Regel gut auf eine **Chemotherapie** anspricht, ist hier eine präoperative Therapie quasi immer indiziert, um eine Resektion einfacher und sicherer werden zu lassen und allfällige (Mikro-)Metastasen zu eliminieren. Eine primäre Resektion ist nur bei sehr kleinen, peripheren Tumoren gerechtfertigt. Cisplatin ist das nachweislich wirksamste Zytostatikum. Dieses wird in der Therapieoptimierungsstudie der Gesellschaft für Pädiatrische Onkologie und Hämatologie (GPOH) für Standardrisikohepatoblastome mit Doxorubicin (Adriamycin) und Ifosfamid kombiniert (IPA; ▶ auch Protokoll HB99 der GPOH). Nach 2–3 Kursen ist nach erneuter Evaluation mit Bildgebung die Resektion anzustreben. Postoperativ sollte noch einmal ein IPA-Kurs verabreicht werden. Bei Hochrisikopatienten mit einem multifokalen, die gesamte Leber einnehmenden Tumor, makroskopischer Gefäßinvasion, Lymphknotenbefall und/oder Fernmetastasen kann die Kombination aus Carboplatin und Etoposid gegeben werden, die im Fall eines Ansprechens als Hochdosistherapie mit autologer Stammzelltransplantation weiter verabreicht wird (▶ Protokoll HB99 der GPOH; von Schweinitz 2005). Im Rahmen anderer kooperativer Studien werden Kombinationen von Cisplatin, Carboplatin und Doxorubicin, aber auch 5-Fluorouracil und Vincristin verwendet (Tomlinson u. Finegold 2002).

Bei gutem Ansprechen auf die Chemotherapie und fehlendem extrahepatischen Tumor, aber Befall der gesamten Leber ist durchaus eine **Lebertransplantation** erfolgversprechend (Otte et al. 2004). Nach Chemotherapie sollten restliche Lungenmetastasen reseziert werden.

Mit einer solchen Strategie kann ein durchschnittliches tumorfreies Langzeitüberleben von 75–80% erreicht werden, wobei dies für Standardrisikopatienten bei 90%, für Hochrisikopatienten jedoch nur bei 50% liegt. Kinder mit einem Tumorrezidiv haben eine schlechte Prognose (Häberle et al. 2003).

Hepatozelluläres Karzinom

Wegen des schlechten Ansprechens auf eine Chemotherapie sollte bei Verdacht auf ein HCC stets eine primäre radikale **Resektion** angestrebt werden. Bei der Mehrzahl der Fälle ist eine solche jedoch nicht möglich. Hier hat es sich mangels besserer Therapieregimes noch am besten bewährt, die Chemotherapieprotokolle für Hochrisikohepatoblastome zu verwenden. Hier kann mit verschiedenen Zytostatika in 50% der Fälle ein vorübergehendes Ansprechen beobachtet werden, wonach bei einigen Kindern auch eine chirurgische Sanierung möglich ist. Ob ein im Rahmen einer internationalen Therapiestudie geplantes Regime mit Cisplatin, Doxorubicin und dem Angiogenesehemmer Thalidomid bessere Erfolge erbringt, bleibt abzuwarten. Lokalisierte HCC können mittels arterieller Chemoembolisierung oder Radiofrequenzablation angegangen werden. Die beste vorbeugende Maßnahme in Hepatitis-B-Virus-endemischen Gebieten ist die Reihenimpfung im frühen Kindesalter, wie in Taiwan gezeigt wurde (Chang et al. 1997). Insgesamt liegt die Heilungsrate beim kindlichen HCC bei etwa 40%, wobei Kinder mit primär resektablen Tumoren eine 90%ige Chance auf ein tumorfreies Überleben haben (Czauderna et al. 2002).

Nichtepitheliale Malignome

Diese werden nach den Regeln für die jeweilige Tumorentität auch an anderer Lokalisation entsprechend den GPOH-Protokollen behandelt. Dies gilt für alle Sarkome der Leber sowie für Rhabdoidtumoren, aber auch für Keimzelltumoren. Meist steht, außer bei guter Resektabilität, eine primäre **Induktionschemotherapie** mit mehreren Zytostatika im Vordergrund, um nach Tumorregression eine sicherere Resektion zu erreichen. Hierbei liegt die Heilungsrate für die meisten Sarkome bei 40–60%, während sie für Rhabdoidtumoren sehr schlecht, für Keimzelltumoren hingegen deutlich besser ist (von Schweinitz 1999).

Benigne Lebertumoren

Bei den relativ häufigen **vaskulären Raumforderungen** Hämangiom und infantiles Hämangioendotheliom des Neugeborenen kann bei eindeutigem Befund der bildgebenden Diagnostik, nicht nachweisbaren Tumormarkern und fehlender klinischer Symptomatik zunächst zugewartet und die Läsion mittels geeigneter Bildgebung kontrolliert werden. Auch bei Zeichen der Regression muss man den Tumor bis zur vollständigen Involution beobachten, da vereinzelt die Entstehung eines Angiosarkoms aus Resten gutartiger vaskulärer Tumoren beschrieben wurde. Bei Vorliegen einer Herzinsuffizienz durch den Links-rechts-Shunt oder einer Verbrauchskoagulopathie mit Kasabach-Merritt-Syndrom muss die Läsion therapeutisch angegangen werden. Hier kann bei ausreichender Zeit eine medikamentöse Therapie mit Kortikosteroiden zum Erfolg führen. Sicherer, aber mit stärkeren Nebenwirkungen behaftet, ist die Gabe von α-Interferon oder von Zytostatika wie Vincristin oder Cyclophosphamid, während die Anwendung von Angiogenesehemmern noch experimentellen Charakter hat. Eine Bestrahlung ist kaum indiziert. Bei hochakuter Symptomatik kann eine interventionelle Embolisierung der zuführenden Leberarterienäste oder ein chirurgisches Vorgehen mit einer Ligatur des betroffenen A.-hepatica-Astes oder auch eine Resektion Erfolg haben, allerdings verbunden mit den jeweiligen Risiken.

Mesenchymale **Hamartome** des Säuglings- und Kleinkindalters sollten wenn möglich reseziert werden, da ihr langfristiges biologisches Verhalten unklar ist und die Entwicklung von Fibrosarkomen in Restläsionen beschrieben wurde. Das Gleiche gilt für die sehr seltenen **Teratome.**

Ein bei Klein- und Schulkindern vorkommendes **Adenom** sowie die **fokal-noduläre Hyperplasie** sollten histologisch gesichert werden. Adenome sind wegen der langfristig unsicheren Dignität zu resezieren, wohingegen bei der fokal-nodulären Hyperplasie in ungünstiger Lokalisation oder großer Ausdehnung wegen der fehlenden malignen Potenz und einer relativ großen Rezidivfreudigkeit ein abwartendes Verhalten gerechtfertigt ist (Meyers u. Scaife 2000).

Literatur

Chang MH, Chen C-J, Lai MS et al. (1997) Universal hepatitis B vaccination in Taiwan and the incidence of hepatocellular carcinoma in children. N Engl J Med 336: 1855–1859

Czauderna P, Mackinlay G, Perilongo G et al. (2002) Hepatocellular carcinoma in children: Results of the first prospective study of the International Society of Pediatric Oncology Group. J Clin Oncol 20: 2798–2804

Häberle B, Bode U, von Schweinitz D (2003) Differenzierte Therapieansätze für Hoch- und Standardrisiko Hepatoblastome. Klin Pädiatr 215: 159–165

Meyers R, Scaife E (2000) Benign liver and biliary tract masses in infants and toddlers. Semin Pediatr Surg 9: 146–155

Otte JB, Aronson DC, Brown J et al. (2004) Liver transpantation for hepatoblastoma: results from the International Society of Pediatric Oncology (SIOP) study SIOPEL-1 and review of the world experience. Pediatr Blood Cancer 42: 74–83

Tomlinson G, Finegold M (2002) Tumors of the liver. In: Pizzo PA, Poplack DG (eds) Principles and practice of pediatric oncology, 4th edn. Lippincott Williams & Wilkins, Philadelphia, pp 847–864

von Schweinitz D (1999) Treatment of liver tumors in children. In: Clavien PA (ed) Malignant liver tumors, current and emerging therapies. Blackwell Science, Malden, pp 323–340

von Schweinitz D (2005) Lebertumoren. In: Gadner H, Gaedicke G, Niemeyer C, Ritter J (Hrsg) Pädiatrische Hämatologie und Onkologie. Springer, Berlin Heidelberg New York, S 911–921

von Schweinitz D, Till H (2005) Maligne viszerale Tumoren des Kindes. In: Siewert JR (Hrsg) Praxis der Viszeralchirurgie. Onkologische Chirurgie, 2. Aufl. Springer, Berlin Heidelberg New York, S 789–809

IV Pankreas

21 Physiologie und Embryologie des Pankreas – 451
H. Witt

22 Pankreatitis – 458
H. Witt

23 Exokrine Pankreasinsuffizienz – 467
J. Henker

24 Zystische Fibrose – 470
M. Stern

21 Physiologie und Embryologie des Pankreas

H. Witt

21.1 Exokrine und endokrine Funktion – 452
21.1.1 Exokrine Funktion – 452
21.1.2 Endokrine Funktion – 454
Literatur – 455

21.2 Embryonalentwicklung und Pankreasanomalien – 455
21.2.1 Embryonalentwicklung – 455
21.2.2 Pankreasanomalien – 455
Literatur – 457

21.1 Exokrine und endokrine Funktion

In der Antike wurde die Verdauung als Umwandlung der Nahrung durch Fäulnis (Empedokles von Agrigent) und das Pankreas als Polster mit Schutz- und Stützfunktion anderer Organe (Galenos) angesehen. Erst 1782 wies Lazarro Spallanzini (1729–1799) nach, dass es sich bei der Verdauung nicht um Fäulnis oder Gärung, sondern um einen chemischen Prozess handelt. Im Jahre 1856 beschrieb Claude Bernard (1813–1878) die Bedeutung des Pankreas für die Fettverdauung, dessen Sekret die Fette nicht nur emulgiert, sondern auch zu Fettsäuren und Glyzerin spaltet. Er wies erstmals auf die universale Verdauungsfunktion des Pankreas hin, da dessen Sekret auf alle 3 Nahrungskomponenten – Kohlenhydrate, Eiweiße und Fette – einwirke. Rudolf Peter Heidenhain (1834–1897) postulierte 1875, dass sich im Pankreas kein freies Ferment befände, sondern nur ein Mutterkörper und schlug für diesen die Bezeichnung »Zymogen« vor. Im Jahre 1876 führte Wilhelm Friedrich Kühne (1837–1900) den Begriff »Enzym« als Bezeichnung für chemische Fermente ein; das eiweißspaltende Enzym des Pankreas nannte er Trypsin. Im Jahre 1902 beschrieben William Bayliss (1860–1924) und Ernest Starling (1866–1927) das Hormon Sekretin und die endokrine Regulation des exokrinen Pankreas, und 1910 zeigte Iwan Pawlow (1849–1936) als erster die nervale Stimulierbarkeit der Bauchspeicheldrüse.

21.1.1 Exokrine Funktion

Pankreassekret

Das Pankreas ist sowohl ein exokrines als auch ein endokrines Organ (Tab. 21.1). Ihm kommt die zentrale Rolle in der Aufschließung der Nahrungsbestandteile sowie in der Regulation des Blutzuckerspiegels zu.

In Abhängigkeit von der Nahrungszufuhr sezerniert das Pankreas beim Erwachsenen täglich etwa 3 l enzym- und elektrolythaltiges Sekret in das Duodenum. Die Sekretionsrate steigt nach Stimulation von 0,2–0,3 ml/min auf über das 10fache dieser Ruhewerte. Diese Steigerung ist vorwiegend durch eine vermehrte Sekretion der duktalen Epithelzellen bedingt. Auch die Zusammensetzung des Pankreassekrets ändert sich während der Verdauungsphase. Peptidhormone wie Cholezystokinin und durch den N. vagus vermittelte Efferenzen erhöhen die Enzymausscheidung aus den Azinuszellen, während das Hormon Sekretin vornehmlich die Bikarbonatsekretion der Gangzellen fördert (Abb. 21.1).

Tab. 21.1. Pankreaszellen und ihre Funktion

Zelltyp	Funktion
Exokrine Zellen	
Azinuszellen	Synthese und Sekretion von Verdauungsenzymen
Zentroazinäre Zellen	Sekretion von Elektrolyten, Bikarbonat und Wasser
Duktale Zellen	Austausch von Bikarbonat und Chloridionen, Sekretion von Elektrolyten und Wasser
Endokrine Zellen	
α-Zellen	Synthese von Glukagon
β-Zellen	Synthese von Insulin
δ-Zellen	Synthese von Somatostatin
F-Zellen	Synthese des pankreatischen Polypeptids

Anorganische Komponenten

Die wesentlichen anorganischen Komponenten des Pankreassaftes sind Wasser sowie Natrium, Kalium, Chlorid und Bikarbonat. Der hohe Bikarbonatgehalt sorgt für einen alkalischen pH-Wert von etwa 8 und bewirkt die Neutralisierung des sauren Mageninhalts und damit eine optimale Aktivität der Verdauungsenzyme im Darmlumen. Im Gegensatz zu den Konzentrationen der Kationen, die während der Stimulation konstant bleiben, ändern sich die Chlorid- und Bikarbonatkonzentrationen spiegelbildlich zueinander, ohne dass sich jedoch die Gesamtkonzentration der beiden Anionen ändert. Mit zunehmender Bikarbonatkonzentration steigt auch der pH-Wert des Pankreassekrets.

Pankreasenzyme

Etwa 90% der Proteine des Pankreassekrets sind Verdauungsenzyme. Quantitativ wie funktionell ist **Trypsin** das wichtigste Verdauungsenzym. Alle proteolytischen Enzyme werden als inaktive Vorstufen (Zymogene) in den Azinuszellen des Pankreas synthetisiert und in das Duodenum sezerniert. Erst im Darm erfolgt durch das in der Bürstensaummembran lokalisierte Enzym Enteropeptidase (Enterokinase) die Spaltung von Trypsinogen zu aktivem Trypsin. Trypsin vermag sowohl Trypsinogen als auch alle anderen Proenzyme in ihre aktive Form umzuwandeln. Er-

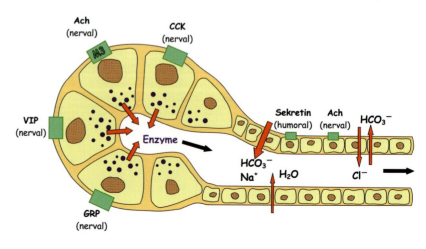

Abb. 21.1. Schematische Darstellung einer Läppcheneinheit des exokrinen Pankreas. *Ach* Acetylcholin; *CCK* Cholezystokinin; *GRP* »gastrin-releasing peptide«; *M3* muskarinerger Rezeptor vom Typ M3; *VIP* vasoaktives intestinales Peptid

folgt eine signifikante Enzymaktivierung schon im Pankreas selbst, kommt es zu einer Selbstandauung des Organs, die sich klinisch als akute Pankreatitis manifestiert (▶ Kap. 22).

Zwei Hauptformen des Trypsinogens, anionisches und kationisches Trypsinogen, wurden aus dem Pankreassekret isoliert. Beide besitzen die gleiche enzymatische Aktivität; das kationische Isoenzym zeigt jedoch eine stärkere Neigung zur Selbstaktivierung und eine geringere Inaktivierungstendenz.

Neben Trypsin sind **Chymotrypsin** und **Protease E** weitere pankreatische Endopeptidasen, die bestimmte Peptidbindungen innerhalb der Proteine spalten, während die Carboxypeptidasen A und B einzelne Aminosäuren vom C-terminalen Ende der Eiweißmoleküle abspalten.

Die α-**Amylase** spaltet α-1,4-glykosidische Bindungen in Polysacchariden wie Stärke und Glykogen in Oligosaccharide unterschiedlicher Länge. Die Oligosaccharide werden durch verschiedene, in der Bürstensaummembran des Darms lokalisierte Oligosaccharidasen zu Monosacchariden wie Glukose, Galaktose und Fruktose gespalten.

Die wesentlichen Pankreasenzyme zur **Fettverdauung** sind Lipase, Phospholipase A_2 und Cholesterinesterase. Die Lipase hydrolysiert Triglyzeride in freie Fettsäuren, Mono- und Diglyzeride. Für ihre Wirkung bedarf sie einer Ko-Lipase, die – im Gegensatz zur Lipase – als inaktives Proenzym (Pro-Ko-Lipase) synthetisiert wird.

Regulation der Pankreassekretion

Die exokrine Sekretion des Pankreas wird nerval und hormonell reguliert. Mehr als ein Dutzend unterschiedlicher **gastrointestinaler Peptide** wirken auf das exokrine Pankreas (Tab. 21.2). Die durch Nahrungsaufnahme stimulierte Sekretion lässt sich in eine kephale, eine gastrale und eine intestinale Phase unterteilen.

Die **kephale Phase** wird parasympathisch über efferente Fasern des N. vagus vermittelt. Die vagale Freisetzung von Acetylcholin stimuliert über muskarinerge Rezeptoren auf den Azinuszellen die Sekretion von Enzymen, ohne jedoch die Bikarbonatsekretion wesentlich zu steigern. Weitere Mediatoren der kephalen Phase sind das vasoaktive intestinale Peptid (VIP) und das »gastrin-releasing peptide« (GRP), die über nervale Rezeptoren die Enzymsekretion der Azinuszellen fördern. An den duktalen Zellen führt VIP zu einer vermehrten Bikarbonat- und Wassersekretion.

Hauptstimulus der **gastralen Phase** ist die Dehnung des Magens durch Nahrung. Über einen vagovagalen Reflex kommt es zur Ausscheidung eines enzymreichen Sekrets.

Mit dem Eintritt des Nahrungsbreis in das Duodenum beginnt die **intestinale Phase** der Pankreassekretion, die sowohl humoral als auch nerval vermittelt wird. Die Ansäuerung des proximalen Duodenums durch den Nahrungsbrei setzt Sekretin aus den S-Zellen des Duodenums und des Jejunums frei. Sekretin ist der Hauptmediator für die Bikarbonatsekretion der zentroazinären Zellen. Die sekretininduzierte Bikarbonatse-

Tab. 21.2. Gastrointestinale Peptide und ihr Einfluss auf das endokrine und exokrine Pankreas

Hormon	Syntheseorte	Wirkung
Cholezystokinin	Duodenum, Jejunum	Erhöhung der Enzymsekretion, Verstärkung der Sekretinwirkung
Sekretin	Duodenum, Jejunum	Steigerung der Bikarbonat- und Wassersekretion, Erhöhung der Insulinsekretion
Gastrisches inhibitorisches Polypeptid	Duodenum, Jejunum, Ileum (K-Zellen)	Erhöhung der Insulinsekretion
»Glukagon-like peptide 1«	Jejunum, Ileum, Duodenum (L-Zellen)	Verminderung der exokrinen Sekretion, Steigerung der Insulinsekretion, Erhöhung der Glukagonsekretion
Glukagon	Pankreas (α-Zellen)	Verminderung der exokrinen Sekretion
Insulin	Pankreas (β-Zellen)	Steigerung der exokrinen Sekretion
Somatostatin	Pankreas (δ-Zellen), gesamter Intestinaltrakt	Verminderung der exokrinen Sekretion sowie der Insulin- und Glukagonsekretion
Pankreatisches Polypeptid	Pankreas (F-Zellen), Magen, Duodenum	Verminderung der exokrinen Sekretion
»Gastrin-releasing peptide«	Magen, Duodenum, Jejunum	Steigerung der exokrinen Sekretion
Ghrelin	Magen, Darm, Pankreas	Verminderung der Enzym- und Insulinsekretion, Steigerung der Glukagonsekretion
Leptin	Fettgewebe, Magen	Verminderung der Enzym- und Insulinsekretion
Motilin	Duodenum, Jejunum	Steigerung der exokrinen Sekretion
Neurotensin	Ileum, Kolon	Steigerung der Enzymsekretion sowie der Bikarbonat- und Wassersekretion
»Pituitary adenylate cyclase activating polypeptide«	Gesamter Intestinaltrakt, Pankreas	Steigerung der exokrinen Sekretion sowie der Insulin- und Glukagonsekretion
Peptid YY	Ileum, Kolon	Verminderung der exokrinen Sekretion
Vasoaktives intestinales Peptid	Ösophagus bis Rektum	Steigerung der exokrinen Sekretion

kretion wird durch Cholezystokinin und cholinerge Efferenzen verstärkt.

Cholezystokinin (CCK) ist der wichtigste humorale Mediator für die Sekretion von Verdauungsenzymen und wird in der oberen Dünndarmmukosa gebildet. Intraluminale langkettige Fettsäuren und deren Monoglyzeride sowie Peptide und Aminosäuren stimulieren die CCK-Freisetzung. Neben der pankreatischen Enzymsekretion bewirkt CCK auch eine Kontraktion der Gallenblase. Humane Azinuszellen besitzen im Gegensatz zu denen anderer Spezies keine CCK-Rezeptoren. Die Wirkung von CCK auf die Pankreassekretion erfolgt bei Menschen somit indirekt über CCK-A-Rezeptoren auf afferenten Neuronen des N. vagus im Sinne einer vagovagalen Schleife mit Acetylcholin als endgültigem Mediator via muskarinergen Rezeptoren vom Typ M3.

Neben CCK fördern auch Sekretin und VIP die Enzymfreisetzung über Aktivierung des azinären Adenylatzyklasesystems. Beide Hormone verstärken zudem die CCK-Wirkung auf die Azinuszellen.

21.1.2 Endokrine Funktion

Die endokrine Funktion des Pankreas wird von den hormonproduzierenden Zellen des Inselapparats (Langerhans-Inseln) vermittelt. Die Hormone der Inselzellen sind maßgebend an der Regulation des Kohlenhydratstoffwechsels beteiligt. Es werden verschiedene Zelltypen unterschieden, von denen die α-Zellen das Glukagon, die β-Zellen das Insulin, die δ-Zellen das Somatostatin und die F-Zellen das pankreatische Polypeptid bilden (◻ Tab. 21.1). Die Hauptfunktionen der Pankreashormone bestehen in der Speicherung der aufgenommenen Nahrung als Glykogen und Lipide (Insulin), in der Freisetzung dieser Energiereserven während Hungerphasen (Glukagon) sowie in der Regulation des Blutzuckerspiegels und des Wachstums. Die Inselzellhormone wirken auch auf das exokrine Pankreas, indem sie die Sekretion von Bikarbonat und Verdauungsenzymen beeinflussen.

Insulin

Die **β-Zellen** stellen mit einem Anteil von 50–80% den Hauptzelltyp des Inselapparats dar. Das in diesen Zellen synthetisierte Insulin ist das bedeutendste Hormon des menschlichen Körpers zur Senkung des Blutzuckerspiegels. Das Peptidhormon Insulin wurde im Jahre 1923 von Banting und Best aus dem Rinderpankreas isoliert. Insulin wird als inaktives Proenzym gebildet und im Golgi-Apparat sowie in den Granula der β-Zellen durch die insulinkonvertasevermittelte Abspaltung des C-Peptids in die biologisch aktive Form umgewandelt.

Der wichtigste physiologische Stimulus für die Insulinsekretion ist die **Erhöhung der extrazellulären Glukosekonzentration**. Die Insulinsekretion wird zudem hormonal und nerval reguliert: Enterohormone wie das glukoseabhängige insulinotrope Polypeptid (gastrisches inhibitorisches Polypeptid) und das glukagonähnliche Peptid 1 (»glukagon-like peptide 1«, GLP-1) stimulieren die Sekretion, wohingegen Somatostatin, Ghrelin, Leptin und Katecholamine die Sekretion hemmen.

Die Hauptwirkung des Insulins besteht in der gesteigerten Glukoseaufnahme in Muskulatur und Fettgewebe mit konsekutiver Senkung der Glukosekonzentration im Blut. Durch Aktivierung der Glykogensynthase und der Phosphodiesterase bewirkt Insulin eine vermehrte Glykogensynthese und eine verminderte Glykogenolyse in Leber- und Muskelzellen sowie eine Hemmung der hepatischen Glukoneogenese. Des Weiteren stimuliert Insulin die Proteinbiosynthese durch verstärkte zelluläre Aufnahme von Aminosäuren. Im Fettgewebe hemmt es die Lipolyse und steigert die Triglyzeridsynthese. Summa summarum stellt Insulin das wichtigste **anabole Hormon** des menschlichen Körpers dar.

Glukagon

Das Peptidhormon Glukagon wird in den **α-Zellen** des Inselapparats aus einem Vorläufermolekül, dem Präproglukagon, gebildet und durch pankreatische Prohormonkonvertasen in das biologisch aktive Glukagon umgewandelt. Präproglukagon enthält neben der Sequenz für Glukagon auch die Aminosäuresequenzen für 2 weitere Peptidhormone, die aufgrund ihrer Strukturähnlichkeit zum Glukagon als »glukagon-like peptide 1« (GLP-1) und GLP-2 bezeichnet werden. Neben den α-Zellen bilden auch das Zentralnervensystem und die intestinale Mukosa Präproglukagon (Enteroglukagon).

Im Intestinaltrakt sind GLP-1 und GLP-2 die wichtigsten Spaltprodukte. **GLP-1** wird nach Nahrungsaufnahme aus der Darmmukosa freigesetzt. Es stimuliert die Insulinausschüttung der pankreatischen β-Zellen und inhibiert die Glukagonabgabe aus den α-Zellen. Dieser Mechanismus erklärt auch, warum oral verabreichte Glukose zu höheren Insulinspiegeln im Blut führt als parenteral verabreichte.

Wie beim Insulin erfolgt die Glukagonsekretion in Abhängigkeit von der Glukosekonzentration im Blut. Im Gegensatz zum Insulin stimuliert jedoch ein Abfall der Glukosekonzentration die Glukagonausschüttung, während ein Anstieg des Glukosespiegels die Glukagonabgabe hemmt. Glukagon wirkt insulinantagonistisch, indem es die Glykogenolyse steigert und die Glukoneogenese hemmt. Es fördert zudem die Aufnahme von Aminosäuren in die Leberzelle und wirkt hier gleichsinnig wie Insulin. Neben erhöhten Aminosäurenspiegeln regen auch Katecholamine und Cholezystokinin-Pankreozymin die Glukagonausschüttung an.

Somatostatin

Somatostatin wurde erstmalig aus dem Hypothalamus isoliert. Es hemmt das hypophysäre Wachstumshormon (Somatotropin). Somatostatin findet sich neben dem Zentralnervensystem in vielen weiteren Organen und besitzt vornehmlich **inhibitorische Funktionen.** Es ist ein Peptidhormon, das in 2 biologisch aktiven Isoformen (bestehend aus 14 bzw. 28 Aminosäuren) vorkommt, die sich in ihrer biologischen Wirksamkeit unterscheiden. So hemmt das aus 28 Aminosäuren bestehende Hormon die Insulinsekretion wirksamer als das kleinere, aus 24 Aminosäuren bestehende Peptid.

Im Gastrointestinaltrakt wirkt Somatostatin sowohl auf exokrine als auch auf endokrine Drüsen. Es hemmt die Magensäuresekretion wie auch die Ausschüttung von Enzymen und Bikarbonat aus dem Pankreas. Das in den δ-Zellen des Pankreas gebildete Somatostatin wirkt parakrin auf α- und β-Zellen, indem es die Ausschüttung von Glukagon und Insulin drosselt. Dadurch wirkt Somatostatin zu starken Schwankungen der Sekretion beider Hormone und damit des Blutglukosespiegels entgegen.

Pankreatisches Polypeptid

Pankreatisches Polypeptid besteht aus 36 Aminosäuren und wird überwiegend in den Langerhans-Inseln des Pankreaskopfes von den F-Zellen (auch als PP-Zellen bezeichnet) synthetisiert. Pankreatisches Polypeptid hemmt die Sekretion von Bikarbonat und Enzymen aus dem Pankreas wie auch die Kontraktion der Gallenblase. Zudem ist es über Rezeptoren des Zentralnervensystems an der **Regulation des Appetits** beteiligt. Die Freisetzung des pankreatischen Polypeptids unterliegt einer vagalen Kontrolle und kann durch Vagotomie oder Atropin blockiert werden.

Literatur

Chey WY, Chang T (2001) Neural hormonal regulation of exocrine pancreatic secretion. Pancreatology 1: 320–335

Chey WY, Chang TM (2003) Secretin, 100 years later. J Gastroenterol 38: 1025–1035

Konturek SJ, Zabielski R, Konturek JW, Czarnecki J (2003) Neuroendocrinology of the pancreas; role of brain-gut axis in pancreatic secretion. Eur J Pharmacol 481: 1–14

Kuhlmann H (1999) Die Zauberstoffe im Wampenbries. Die Geschichte der Erforschung des exokrinen Pankreas und des Wirkstoffes Pankreatin. Hannover: Solvay Arzneimittel GmbH; http://www.solvay-arzneimittel.de/Patient/Magen_Darm/Bauchspeicheldruese/Historisches

Pandol SJ (2002) Pancreatic physiology and secretory testing. In: Feldman M, Friedman LS, Sleisinger MH (eds) Gastrointestinal and liver disease. Pathophysiology/diagnosis/management, 7th edn. Saunders, Philadelphia, pp 871–880

21.2 Embryonalentwicklung und Pankreasanomalien

Das Pankreas entsteht aus 2 entodermalen Knospen des Vorderdarms, der ventralen und der dorsalen Pankreasanlage. Während der Embryonalentwicklung dreht sich die ventrale Anlage nach dorsal (Rotation), um sich anschließend mit der dorsalen Anlage zu vereinigen (Fusion). Die meisten angeborenen Pankreasanomalien lassen sich auf Störungen der 3 kritischen Entwicklungsschritte des Pankreas – Gewebsdifferenzierung, Rotation, Fusion – zurückführen. Störungen von Differenzierung und Rotation sind selten, während Fusionsanomalien häufig auftreten, aber in der überwiegenden Mehrzahl der Fälle asymptomatisch bleiben.

21.2.1 Embryonalentwicklung

Das Pankreas entwickelt sich während der 4. Gestationswoche aus 2 Ausstülpungen des primitiven Vorderdarms, der ventralen und dorsalen Pankreasanlage. Die ventrale Anlage ist im ventralen Mesenterium unterhalb der Leberanlage lokalisiert, während die dorsale Anlage leicht oberhalb und gegenüber der Leberanlage entsteht. In den folgenden 2 Gestationswochen wandert die ventrale Anlage zusammen mit der Einmündung des Ductus choledochus um die Rückseite des Vorderdarms hinter und unter die dorsale Anlage (**Rotation**). Anschließend verschmelzen sowohl das Parenchym als auch die Ausführungsgänge beider Anlagen, wobei die dorsale Anlage Körper und Schwanz und die ventrale Kopf und Processus uncinatus bildet (**Fusion**). Der Ductus pancreaticus (Wirsung), der zum Hauptausführungsgang des Pankreas wird, entsteht durch die Fusion des Ganges der ventralen Anlage mit dem distalen Ganganteil der dorsalen Anlage. Der proximale Ganganteil der dorsalen Anlage bildet sich entweder vollständig zurück oder bleibt als akzessorischer Gang (Ductus Santorini) bestehen (Abb. 21.2).

Parallel zur Organentwicklung differenzieren sich die epithelialen Zellen des Pankreas zu azinären, duktalen und endokrinen Zellen. **Endokrine Zellen (Inselzellen)** sind ab der 12. Gestationswoche und **azinäre Strukturen** ab der 14.–16. Woche nachweisbar. Die Bildung von Zymogengranula in den Azinuszellen wie auch die Insulinsekretion beginnt etwa ab dem 5. Monat. Die exokrine Pankreasfunktion ist beim reifen Neugeborenen nur unvollständig ausgebildet und unterliegt einem postnatalen Reifungsprozess, der erst im 2. Lebensjahr abgeschlossen ist. Insbesondere beträgt die Sekretion der Amylase und der Lipase bei der Geburt weniger als 1% bzw. weniger als 10% der Sekretion des Erwachsenen.

21.2.2 Pankreasanomalien

Differenzierungsanomalien

Das Pankreasgewebe differenziert sich aus dem primitiven Vorderdarm. Eine gestörte Differenzierung kann ein Fehlen (Aplasie) bzw. eine mangelnde Ausbildung (Hypoplasie) des Organs oder die Entstehung ektopen Pankreasgewebes verursachen.

Aplasie und Hypoplasie

Die vollständige sowie die partielle Nichtanlage des Pankreas sind seltene Ereignisse, die isoliert oder in Kombination mit anderen Defekten wie z. B. einer zerebellären Agenesie auftreten können. Vereinzelt wurden bei diesen Anomalien genetische Defekte des Insulinpromotorfaktors 1 oder des pankreatischen Transkriptionsfaktors 1 beschrieben. Der Hypoplasie liegt häufig eine gestörte Anlage einer der beiden Pankreasknospen zugrunde, wobei Störungen der dorsalen Anlage mit daraus bedingter fehlender Ausbildung von Pankreaskörper und -schwanz überwiegen. Klinisch manifestiert sich die Aplasie mit einem neonatalen **Diabetes mellitus** und einer schweren intrauterinen **Wachstumsretardierung.** Während eine komplette Aplasie üblicherweise mit dem Leben unvereinbar ist, variiert das klinische Bild bei der Hypoplasie von einem asymptomatischen Verlauf bis hin zu einer endokrinen und exokrinen Insuffizienz. Die Diagnose kann mittels Sonographie, abdomineller Computertomographie, Magnetresonanztomographie oder endoskopischer retrograder Cholangiopankreatikographie (ERCP) gestellt werden. Die Therapie besteht je nach klinischer Präsentation in der Substitution von Insulin bzw. Verdauungsenzymen.

Ektopes Pankreas

Ektopes Pankreas, auch als heterotopes, aberrantes oder akzessorisches Pankreas bezeichnet, ist definiert als Pankreasgewebe ohne anatomische Verbindung zur Bauchspeicheldrüse. Pathogenetisch wird eine fehlerhafte Differenzierung pluripotenter entodermaler Stammzellen diskutiert. Die Häufigkeit eines ektopen Pankreas wird in Autopsieserien mit 0,5–15% angegeben. In der Mehrheit der Fälle ist das ektope Gewebe in der Submukosa des oberen Gastrointestinaltrakts lokalisiert (Magen, Duodenum und Jejunum), wo es als 0,3–3 cm großer Knoten imponiert. Ektopes Pankreas stellt meistens einen Zufallsbefund im Rahmen einer Gastroskopie oder Magen-Darm-Passage dar, kann aber mit Schmerzen, einer gastrointestinalen Blutung oder einer Invagination vergesellschaftet sein. Bei symptomatischem ektopen Pankreas ist die chirurgische Entfernung indiziert.

Abb. 21.2. Embryonalentwicklung des Pankreas

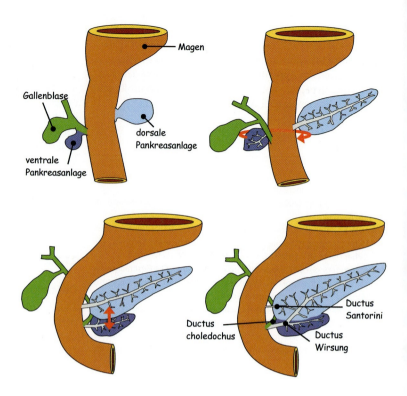

Rotationsanomalien: Pancreas anulare

Beim Pancreas anulare ist das Duodenum vollständig, seltener teilweise ringförmig von Pankreasgewebe umschlossen. Als ursächlich wird eine Fixierung der ventralen Pankreasanlage vor Einsetzen der Rotation mit daraus bedingter Persistenz des ventralen Pankreas angesehen. Das Pancreas anulare kann in jeder Altersgruppe symptomatisch werden oder asymptomatisch bleiben.

> Die Mehrzahl der Fälle manifestiert sich in der ersten Lebenswoche als Duodenalkompression mit galligem Erbrechen und ist häufig mit weiteren Anomalien wie Trisomie 21, intestinaler Malrotation, Duodenal- oder Analatresie oder kardialen Fehlbildungen vergesellschaftet.

Diagnostisch wegweisend ist die Röntgenaufnahme des Abdomens, auf der sich 2 Luft-Flüssigkeits-Spiegel in Magen und Duodenum zeigen (»**double bubble**«). Da jede duodenale Obstruktion in dieser Altersgruppe eine chirurgische Intervention erfordert, erfolgt die Bestätigung der Diagnose mittels Laparotomie. Therapie der Wahl ist eine Bypass-Operation mit Duodenoduodeno- oder Duodenojejunostomie. Jenseits der Neonatalzeit ist das Pancreas anulare vorwiegend mit einer Gastritis oder Pankreatitis assoziiert. In diesen Fällen sind Röntgenübersichtsaufnahmen des Abdomens oft diagnostisch unzureichend, sodass Kontrastmitteluntersuchungen oder eine ERCP erforderlich werden. Die Prognose des Pancreas anulare ist vom Manifestationsalter abhängig und weist in der Neugeborenenperiode aufgrund des hohen Prozentsatzes weiterer Organfehlbildungen die höchste Mortalität auf.

Fusionsanomalien

Mit der Fusion der ventralen und dorsalen Pankreasanlage verschmelzen auch die Ausführungsgänge beider Anlagen. Dieser Prozess begünstigt die Entstehung einer Vielzahl anatomischer Varianten des Pankreasgangsystems. In der Mehrzahl der Fälle findet sich ein Hauptausführungsgang (Wirsung), der mit einem akzessorischen Pankreasgang (Santorini) verbunden ist.

Der **Ductus Wirsung** mündet zusammen mit dem Ductus choledochus in die Papilla major (Vateri) ein, über welche die alleinige Drainage des Pankreassekrets erfolgt, während der **Ductus Santorini** blind endet (eine Papilla minor kann jedoch dennoch angelegt sein; Abb. 21.3a). In 30% der Fälle mündet der Ductus Santorini über die Papilla minor in das Duodenum, sodass beide Gänge Pankreassekret ableiten (Abb. 21.3b). Beim Pancreas divisum ist die physiologische Fusion beider Pankreasanlagen ausgeblieben. Es resultiert eine getrennte Einmündung des ventralen Anteils in die Papilla major und des dorsalen Anteils über den Ductus Santorini in die Papilla minor, über die somit 80% des gebildeten Pankreassekrets drainiert werden (Abb. 21.3c). Gelegentlich stehen beide Gangsysteme über einen kleinen Seitenast miteinander in Verbindung, der mittels ERCP nach entsprechender Druckanwendung als zarter, kommunizierender Gang dargestellt werden kann (inkomplettes Pancreas divisum; Abb. 21.3d).

Auch die Verbindung des Pankreashauptausführungsgangs mit dem **Gallengang** weist eine große Variabilität auf. In der Mehrzahl der Fälle vereinigen sich beide Gänge zu einem kurzen, etwa 5 mm langen, gemeinsamen Gang. Nicht selten bestehen allerdings gesonderte Gangmündungen in der Papilla major oder sogar eine Einmündung in 2 getrennten Papillen. Klinisch bedeutsam sind Anomalien, bei denen Pankreas- und Gallengang außerhalb des Duodenums zusammenlaufen und das gemeinsame Gangsegment länger als 1,5 cm ist (»long common channel«; Abb. 21.3e).

Pancreas divisum

Das Pancreas divisum ist die häufigste Fusionsanomalie des Pankreas. Die Inzidenz wird in Autopsieserien mit 5–10% und in ERCP-Studien mit 2–5% angegeben.

> Sie klinische Bedeutung eines Pankreas divisum wird bis heute kontrovers diskutiert.

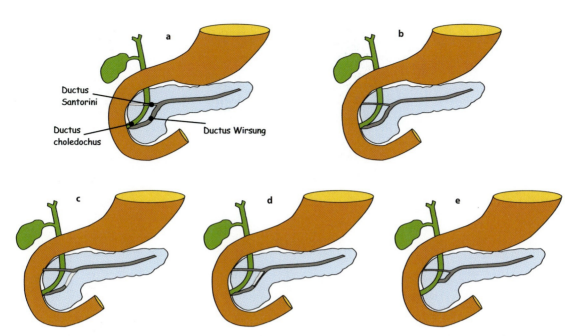

Abb. 21.3a–e. Schematische Darstellung verschiedener Fusionsanomalien des Pankreas. **a** reguläre Ganganatomie; **b** Normvariante; **c** Pancreas divisum; **d** inkomplettes Pancreas divisum; **e** »long common channel«

Während manche Autoren das Pancreas divisum als unbedeutende Normvariante betrachten, postulieren andere, dass die schmale Öffnung der Papilla minor das Sekret aus dem dorsalen Pankreas nur unzureichend zu drainieren vermag. Folge sei eine relative, funktionelle Stenose, die zu einer obstruktiven rezidivierenden Pankreatitis disponiere. Aufgrund der hohen Häufigkeit in der Normalbevölkerung ist davon auszugehen, dass ein Pankreas divisum als alleinige Ursache einer Pankreatitis eher selten infrage kommt und wahrscheinlich erst in Kombination mit weiteren Umweltfaktoren oder genetischen Risikofaktoren klinische Relevanz erlangt.

> Die Diagnosestellung des Pancreas divisum erfolgt mittels ERCP oder Magnetresonanzcholangiopankreatikographie (MRCP), wobei die ERCP die sensitivere Untersuchung darstellt und zudem, im Gegensatz zur MRCP, eine gleichzeitige therapeutische Intervention in Form einer Sphinkterotomie der Papilla minor ermöglicht.

Pankreatikobiliäre Mündungsanomalien

Die meisten pankreatikobiliären Anomalien sind Normvarianten. Klinisch bedeutsam sind Anomalien, bei denen Pankreas- und Gallengang ein langes gemeinsames Gangsegment bilden (»**long common channel**«). Derartige Anomalien begünstigen einen Reflux von Pankreassekret in den Ductus choledochus und können zu einer Entzündung des Gallengangs führen. Ein Rückfluss von Gallesekret in das Pankreasgangsystem als Ursache einer Pankreatitis wird in der Literatur kontrovers diskutiert.

Angeborene **Choledochuszysten**, die häufig mit pankreatikobiliären Maljunktionen assoziiert sind, manifestieren sich vorwiegend mit einer akuten oder rezidivierenden Pankreatitis. Die Diagnose erfolgt mittels MRCP oder ERCP. Die Therapie von Choledochuszysten erfolgt operativ (▶ Abschn. 20.3.1).

Auch die klinische Bedeutung einer **Dysfunktion des Sphincter Oddi** als kausaler Faktor einer Pankreatitis wird in der Literatur uneinheitlich bewertet.

Angeborene Pankreaszysten

> Die meisten Pankreaszysten sind erworbene Pseudozysten entzündlichen Ursprungs und finden sich im Rahmen einer Pankreatitis oder einer zystischen Fibrose. Angeborene Pankreaszysten sind hingegen sehr selten.

Angeborene Pankreaszysten sind mit Epithel ausgekleidet und können einzeln oder multipel vorkommen. Solitäre Zysten können als asymptomatische abdominelle Raumforderung imponieren oder durch Kompression benachbarter intestinaler bzw. biliärer Strukturen epigastrische Schmerzen, Erbrechen und Ikterus hervorrufen. Die Diagnosestellung erfolgt sonographisch. Differenzialdiagnostisch sind Pseudozysten, zystische Pankreastumoren und gastrointestinale Duplikationsanomalien auszuschließen. Symptomatische solitäre Zysten erfordern eine operative Resektion bzw. eine Zystenterostomie. Multiple Zysten sind häufig mit weiteren angeborenen Anomalien vergesellschaftet. So finden sich Pankreaszysten bei etwa 10% der Patienten mit autosomal-dominant vererbter polyzystischer Nierenerkrankung und bei 40–70% der Patienten mit einem von-Hippel-Lindau-Syndrom. Bei letzterem können die Zysten die einzige abdominelle Manifestation darstellen und anderen Manifestationen der Erkrankung um Jahre vorausgehen.

Literatur

Brambs HJ (1996) Entwicklungsanomalien und kongenitale Erkrankungen des Pankreas. Radiologe 36: 381–388

Klein SD, Affronti JP (2004a) Pancreas divisum, an evidence-based review: part I, pathophysiology. Gastrointest Endosc 60: 419–425

Klein SD, Affronti JP (2004b) Pancreas divisum, an evidence-based review: part II, patient selection and treatment. Gastrointest Endosc 60: 585–589

Kozu T, Suda K, Toki F (1995) Pancreatic development and anatomical variation. Gastrointest Endosc Clin N Am 5: 1–30

Newman BM, Lebenthal E (1986) Congenital abnormalities of the exocrine pancreas. In: Go VLW, Brooks FP, DiMagno EP et al. (eds) The exocrine pancreas: biology, pathobiology and diseases. Raven Press, New York, pp 773–782

22 Pankreatitis

H. Witt

22.1 Ätiologie und Pathogenese – 459

22.1.1 Definition – 459
22.1.2 Epidemiologie – 459
22.1.3 Pathogenese – 459
22.1.4 Ätiologie – 460
Literatur – 462

22.2 Klinisches Bild und Diagnostik – 462

22.2.1 Klinisches Bild – 462
22.2.2 Diagnostik – 463
Literatur – 466

22.1 Ätiologie und Pathogenese

Die in den vergangenen Jahren erhobenen genetischen Befunde untermauern das Konzept, dass ein Ungleichgewicht von Proteasen und ihren Inhibitoren wesentlich an der Pathogenese der Pankreatitis beteiligt ist. Die Identifizierung von Mutationen im kationischen Trypsinogen (*PRSS1*) bei Patienten mit hereditärer Pankreatitis hat das pathophysiologische Verständnis der Erkrankung entscheidend beeinflusst. Der Nachweis von *SPINK1*-, *CFTR*- und *PRSS1*-Mutationen bei Patienten ohne Familienanamnese für eine Pankreatitis deutet darauf hin, dass auch die idiopathische Pankreatitis genetisch determiniert ist. Neben genetischen Faktoren sind systemische und metabolische Erkrankungen, die zystische Fibrose, anatomische Anomalien, Gallensteine, Traumata und Infektionen pathogenetisch relevant.

22.1.1 Definition

Nach der Marseille-Rom-Klassifikation ist die chronische Pankreatitis gegenwärtig definiert als **kontinuierliche entzündliche Erkrankung,** die zu einer fortschreitenden oder permanenten exokrinen und/oder endokrinen Funktionseinschränkung führt. Morphologisch findet sich eine unregelmäßige Sklerosierung des Organs mit fokaler, segmentaler oder diffuser Zerstörung des exokrinen Gewebes. Ätiologische Faktoren wurden bei dieser Klassifikation nicht berücksichtigt. In der Marseille-Rom-Klassifikation wurde die akute Pankreatitis »nicht als Krankheit, sondern als Spektrum entzündlicher Läsionen« definiert, wobei der Schweregrad von einer leichten interstitiell-ödematösen bis zu einer schweren hämorrhagisch-nekrotisierenden Entzündung variieren kann. Auch stimmten die meisten Teilnehmer der Konferenz in Rom darin überein, dass die chronische Pankreatitis eine Ursache der akuten Pankreatitis, aber nicht deren Folge ist und dass die akute Pankreatitis nur selten in eine chronische Entzündung mündet. Nach diesem Konzept stellen akute und chronische Pankreatitis 2 separate Krankheitsentitäten dar, die nur selten zusammenfließen.

Die derzeitige Definition ist jedoch mit der klinischen Präsentation der **erblichen Pankreatitis** unvereinbar, die durch in der Kindheit beginnende, wiederkehrende Pankreatitisschübe gekennzeichnet ist. Zeichen einer funktionellen oder morphologischen Pankreasschädigung sind initial nicht vorhanden. Mit den Jahren entwickeln jedoch viele Patienten mit akuter rekurrierender Pankreatitis eine exokrine oder endokrine Funktionseinschränkung sowie Gangveränderungen und Kalzifizierungen. Demzufolge sind akute und chronische Pankreatitis als unterschiedliche Stadien eines dynamischen Krankheitsprozesses zu begreifen. Die verschiedenen Konzepte der chronischen Pankreatitis in der pädiatrischen und internistischen Literatur spiegeln die Tatsache wider, dass der Pädiater mit dem frühen Erkrankungsstadium und der internistische Gastroenterolge häufig mit dem Endstadium konfrontiert wird. Die Existenz gleicher genetischer Defekte bei verschiedenen Formen der akuten und chronischen Pankreatitis unterstützt zudem das alte Konzept, dass alle Zwischenstadien zwischen akuter und chronisch-kalzifizierender Pankreatitis bestehen, wie es ursprünglich von Comfort und Mitarbeitern postuliert wurde.

22.1.2 Epidemiologie

Zu Inzidenz und Prävalenz der akuten und chronischen Pankreatitis im Kindesalter existieren keine epidemiologischen Daten. Die Inzidenz der akuten Pankreatitis im Erwachsenenalter wird für die USA und Europa mit 5–50 und die Inzidenz der chronischen Pankreatitis mit 3,5–10 Neuerkrankungen pro 100.000 Einwohner und Jahr angegeben. Allerdings sind akute und chronische Pankreatitis im Erwachsenenalter zu 70–80% biliär (Gallensteine) oder ethyltoxisch bedingt. Obwohl einige weitere gut charakterisierte Faktoren wie metabolische Störungen, anatomische Anomalien oder Traumata bekannt sind, findet sich bei etwa 10–30% der Patienten keine auslösende Ursache; diese Form der Pankreatitis wird als idiopathisch bezeichnet. Ungefähr 5–10% der Patienten werden aufgrund einer positiven Familienanamnese als solche mit hereditärer Pankreatitis klassifiziert.

Da Alkoholabusus im Kindesalter pathogenetisch nicht bedeutsam ist, sind die zur Verfügung stehenden epidemiologischen Daten nicht verwertbar. Nach eigenen Schätzungen dürfte in Deutschland der Anteil der sog. **idiopathischen Form** bei 20–40% und der Anteil der **hereditären Form** bei 10–20% liegen. Weitere häufige Ursachen im Kindesalter stellen anatomische Anomalien, Traumata, Sepsis oder Schock, die zystische Fibrose und chronisch-entzündliche Darmerkrankungen dar.

22.1.3 Pathogenese

Vor über einem Jahrhundert entwickelte Chiari die Hypothese, dass die Pankreatitis Folge einer Selbstverdauung des Organs ist. Die zellulären Mechanismen blieben aber für lange Zeit ungeklärt. Es wurde postuliert, dass eine übermäßige Trypsinaktivität im Pankreasparenchym mit konsekutiver Aktivierung anderer Enzyme für den Entzündungsprozess verantwortlich ist. Genetische Studien unterstützen die Theorie eines intrapankreatischen Ungleichgewichts zwischen Verdauungsenzymen und ihren Inhibitoren. Das Verdauungsenzym **Trypsin** nimmt im pankreatischen Proteasensystem eine Schlüsselrolle ein. Diese Serinprotease vermag sich selbst wie auch alle anderen proteolytischen Proenzyme des Pankreas zu aktivieren. Das Pankreas synthetisiert und sezerniert Trypsin als inaktives Trypsinogen (Zymogen). Erst im Darm erfolgt durch Abspaltung des Aktivierungspeptids mit Hilfe des Enzyms Enteropeptidase (Enterokinase) die Umwandlung des Trypsinogens zu Trypsin (▶ Kap. 21). Geringe Mengen an Trypsinogen werden auch im normalen Pankreasgewebe durch Autolyse zu aktivem Trypsin umgewandelt. Zwei Mechanismen schützen das Pankreas vor einer überschießenden Trypsinaktivität und vor der Selbstverdauung:

— Zum einem wird Trypsin durch den Serinproteaseinhibitor Kazal-Typ 1 (SPINK1) komplexiert. Dieser wird auch als pankreatischer sekretorischer Trypsininhibitor (PSTI) bezeichnet und ist ein wichtiger intrapankreatischer Trypsininhibitor, der Trypsin durch Bildung einer kovalenten Bindung zwischen dem katalytischen Serin der Protease und einem Lysin im reaktiven Zentrum von SPINK1 inhibiert.
— Zum anderen werden Trypsin und weitere Pankreasproteasen durch Trypsin und trypsinähnliche Enzyme wie Chymotrypsin C und Mesotrypsin degradiert.

22.1.4 Ätiologie

Nach neueren Erkenntnissen ist ein erheblicher Prozentsatz der idiopathischen Pankreatitis im Kindesalter genetisch bedingt. Daher werden im Folgenden die idiopathische und die hereditäre Form als primäre Pankreatitis zusammengefasst, in Abgrenzung zu den durch Stoffwechseldefekte, Noxen, anatomische Anomalien oder systemische Grunderkrankungen bedingten sekundären Formen.

Primäre Pankreatitis

Die klassische Form der **hereditären Pankreatitis** folgt einem autosomal-dominanten Erbgang und wurde erstmalig im Jahre 1952 von Comfort und Steinberg beschrieben. Vor kurzem gelang es, einen Genort für die hereditäre Pankreatitis auf dem langen Arm von Chromosom 7 (7q35) zu lokalisieren. Wenig später wurde eine Mutation im kationischen Trypsinogen (PRSS1) als Erkrankungsursache identifiziert: Bei 5 untersuchten Familien fand sich ein Arginin-Histidin-Austausch im Kodon 122 (R122H). Inzwischen wurden etliche weitere Mutationen im PRSS1-Gen beschrieben. Studien bei pädiatrischen Patienten zeigen, dass Trypsinogenmutationen auch bei Patienten ohne Familienanamnese für eine Pankreatitis nachweisbar sind. Es wird angenommen, dass die Trypsinogenmutationen zu einer vermehrten Selbstaktivierung und teilweise zu einem geringeren Abbau der aktiven Enzyme im Pankreasgewebe führen.

Seit kurzem werden auch **Mutationen** im Serinproteaseinhibitor Kazal-Typ 1 (SPINK1) mit einer Pankreatitis in Verbindung gebracht. Eine Punktmutation im Exon 3, die zu einem Asparagin-Serin-Austausch an Position 34 des Proteins führt (N34S), ist mit 80–90% aller SPINK1-Mutationen die wichtigste Veränderung. Die N34S-Mutation findet sich vornehmlich bei Patienten ohne positive Familienanamnese: 20–40% der Patienten mit sog. idiopathischer chronischer Pankreatitis tragen auf einem oder beiden Allelen diese Mutation. Eine Heterozygotie für N34S dürfte allerdings pathogenetisch nicht ausreichend sein, da etwa 1–2% der Bevölkerung N34S-Träger sind. Wahrscheinlich führt erst die Kombination mit anderen Gendefekten oder Umweltfaktoren zum Ausbruch der Erkrankung. Neben N34S wurden mehrere weitere SPINK1-Mutationen identifiziert, deren Bedeutung in den meisten Fällen zurzeit noch unklar ist. SPINK1-Mutationen finden sich außer bei der sog. idiopathischen Pankreatitis auch vermehrt bei alkoholiduzierter chronischer Pankreatitis und bei tropischer Pankreatitis.

Auch eine Assoziation zwischen genetischen Veränderungen im **Zystische-Fibrose-Gen** (»cystic fibrosis transmembrane conductance regulator«; CFTR) und der idiopathischen chronischen Pankreatitis ist beschrieben worden (Abb. 22.1). Mehrere Arbeiten zeigten, dass heterozygote Träger einer CFTR-Mutation ein erhöhtes Erkrankungsrisiko aufweisen. Das CFTR-Gen kodiert für einen Chloridkanal. Möglicherweise begünstigt eine veränderte Viskosität des Pankreassafts und/oder eine pH-Wert-Änderung infolge eines gestörten Ionentransports bei heterozygoten Mutationsträgern die Autoaktivierung von Trypsinogen und damit die Krankheitsentstehung. Warum allerdings die überwiegende Mehrheit der Merkmalsträger keine Pankreatitis entwickelt, ist zum gegenwärtigen Zeitpunkt unbekannt.

Kleinere Studien beschrieben eine Assoziation zwischen einem α$_1$-Antitrypsin-Mangel sowie Zytokeratin-8-Mutationen und chronischer Pankreatitis, die in nachfolgenden Studien allerdings nicht bestätigt wurden.

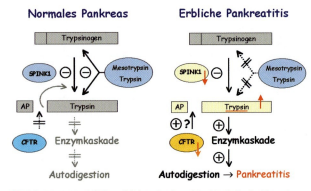

Abb. 22.1. Modell der erblichen Pankreatitis. *AP* alkalische Phosphatase; *CFTR* »cystic fibrosis transmembrane conductance regulator«; *SPINK1* Serinproteaseinhibitor Kazal-Typ 1

Die genetischen Studien der vergangenen Jahre haben das Verständnis der erblichen Pankreatitis entscheidend verändert. Lange Zeit galt die erbliche Pankreatitis als seltene Erkrankung. Der Nachweis von PRSS1-, SPINK1- und CFTR-Mutationen bei Patienten mit sog. idiopathischer Pankreatitis zeigt jedoch, dass erbliche Fälle der chronischen Pankreatitis weitaus häufiger sind als bislang vermutet. Diese Befunde stellen zugleich die Unterscheidung zwischen »erblicher« und »idiopathischer« Pankreatitis infrage. Verschiedene Mutationen in unterschiedlichen Genen können zu einem unterschiedlichen Phänotyp und einem variablen Vererbungsmuster führen, und selbst dieselbe Mutation in einem Gen kann in Abhängigkeit vom individuellen genetischen Hintergrund sowie von Umweltfaktoren verschiedene Konsequenzen haben. So ist die primäre chronische Pankreatitis eine genetisch heterogene Erkrankung, die in Abhängigkeit von den defekten Genen bzw. den zugrunde liegenden Mutationen einem autosomal-dominanten, einem autosomal-rezessiven oder einem komplexen Erbgang folgt. In Zukunft werden voraussichtlich Defekte in weiteren Genen identifiziert werden, da Veränderungen im PRSS1-, SPINK1- und CFTR-Gen nur bei etwa 50% der Patienten mit primärer chronischer Pankreatitis zu finden sind. Die Assoziation von SPINK1-Mutationen mit der tropischen kalzifizierenden und der alkoholtoxischen Pankreatitis verwischt weiter die Grenzen zwischen den einzelnen Pankreatitisunterformen. In den kommenden Jahren wird sich wahrscheinlich zeigen, dass sehr komplexe **Interaktionen** zwischen Umwelteinflüssen und zahlreichen genetischen Faktoren bestehen, mit fließenden Übergängen zwischen den einzelnen Subtypen. Diese Hypothese wird durch die Beobachtung von SPINK1-Mutationen bei Patienten mit metabolischen Erkrankungen oder anatomischen Anomalien untermauert.

> **Ursachen der Pankreatitis**
> - Hereditär/»idiopathisch«:
>   - kationisches Trypsinogen (*PRSS1*)
>   - Serinproteaseinhibitor Kazal-Typ 1 (*SPINK1*)
>   - »cystic fibrosis transmembrane conductance regulator« (*CFTR*)
>   - weitere Gendefekte?
> - Systemische Erkrankungen:
>   - Schock
>   - chronisch-entzündliche Darmerkrankungen
> ▼

- primär sklerosierende Cholangitis
- systemischer Lupus erythematodes
- rheumatoide Arthritis
- Panarteriitis nodosa
- M. Behçet
- hämolytisch-urämisches Syndrom
- Sichelzellenanämie
– Metabolische Ursachen:
  - Hypertriglyzeridämie
  - Hyperkalzämie
  - zystische Fibrose
  - Dystrophie
  - Malnutrition
  - Niereninsuffizienz
  - diabetische Ketoazidose
– Medikamentöse/toxische Ursachen
– Mechanische/strukturelle Ursachen:
  - anatomische Anomalien
  - Obstruktion (Gallensteine, Tumoren, Parasiten)
  - Trauma
– Infektiöse Ursachen:
  - virale Infektionen
  - bakterielle Infektionen
  - parasitäre Infektionen

Sekundäre Pankreatitis

 Jede schwere Einschränkung der Herz-Kreislauf-Situation, die zu einer verminderten Oxygenierung oder zu einer reduzierten Blutzufuhr des Pankreas führt, wie z. B. ein Schockzustand, kann eine Pankreatitis provozieren.

Eine Verbindung zwischen Pankreatitis und **Kollagenosen** wie systemischer Lupus erythematodes, rheumatoide Arthritis, Polyarteriitis nodosa und Morbus Behçet ist berichtet worden. Vermutlich ist die Pankreatitis Folge einer Vaskulitis. Inwieweit immunologische Mechanismen im Sinne einer Autoimmunpankreatitis an der Pathogenese beteiligt sind, ist zurzeit ungeklärt. Die Verbindung zwischen chronisch-entzündlichen Darmerkrankungen und einer Pankreatitis war lange Zeit Gegenstand von Kontroversen. Ein lokales Entzündungsgeschehen im Duodenum, eine begleitende primär sklerosierende Cholangitis sowie die medikamentöse Therapie wurden als Ursachen diskutiert. Neuere Studien legen jedoch nahe, dass die Pankreatitis unabhängig von diesen genannten Faktoren entsteht und den klinischen Zeichen einer chronisch-entzündlichen Darmerkrankung um Jahre vorausgehen kann. Eine Assoziation mit der **primär sklerosierenden Cholangitis** (mit oder ohne chronisch-entzündliche Darmerkrankung) besteht ebenfalls. Inwieweit die Pankreatitis durch Obstruktion des gemeinsamen pankreatikobiliären Gangs oder durch andere Mechanismen bedingt ist, ist zurzeit ungeklärt. Die Mehrheit der Patienten mit einem hämolytisch-urämischen Syndrom zeigen transiente Aktivitätssteigerungen der Pankreasenzyme im Rahmen einer akuten Begleitpankreatitis. In seltenen Fällen kann es zur Ausbildung einer chronischen Pankreatitis kommen. Auch bei Patienten mit Sichelzellenanämie wird vermehrt eine Pankreatitis beobachtet. Es ist unklar, ob die Pankreatitis biliärer Genese, d. h. durch Gallensteine, oder durch vasookklusive Krisen bedingt ist.

Primäre und sekundäre **Hyperlipoproteinämien,** die mit hohen Plasmatriglyzeridwerten einhergehen (Lipoproteinlipasemangel, Apolipoprotein-CII-Mangel), können zu rezidivierenden Pankreatitiden führen. Der zugrunde liegende Mechanismus ist bislang ungeklärt. Eine **Hyperkalzämie** (z. B. bei primärem Hyperparathyreoidismus, Vitamin-D-Intoxikation oder exzessiver iatrogener Kalziumzufuhr) vermag – wahrscheinlich aufgrund eines kalziumvermittelten Sekretionsstimulus – ebenfalls eine akute Pankreatitis auszulösen. Obwohl die Pankreasinsuffizienz bei **zystischer Fibrose** Folge einer entzündlichen Zerstörung der Drüse ist, wurde die zystische Fibrose nicht in die Marseille-Rom-Klassifikation aufgenommen; 1–2% der Patienten mit zystischer Fibrose zeigen klinisch das Bild einer rezidivierenden Pankreatitis. Diese Verlaufsform wird meistens bei pankreassuffizienten Patienten gefunden.

In nichtindustrialisierten Ländern wird die **Malnutrition** als wichtiger Auslöser einer Pankreatitis angesehen; die zugrunde liegende Ursache ist weitgehend ungeklärt. Eine Proteinmangelernährung, ein Mangel an Spurenelementen wie Zink oder Selen sowie ein Vitaminmangel werden als ursächlich diskutiert. Neuere Daten legen jedoch zumindest für die chronisch-kalzifizierende Pankreatitis eine genetische Grundlage (*SPINK1*-Mutationen) nahe. Einzelne Fallberichte beschrieben eine Pankreatitis bei chronischer Niereninsuffizienz bzw. nach Nierentransplantation. Es ist unklar, ob die Pankreatitis bei Nierentransplantierten Folge der durch die Niereninsuffizienz bedingten metabolischen Veränderungen oder Folge der Gabe immunsuppressiver Medikamente (Tacrolimus etc.) ist. Bei bis zu 2% der Patienten mit einer **diabetischen Ketoazidose** findet sich als Komplikation eine akute Pankreatitis.

Obwohl unzählige Fallberichte über **medikamentös induzierte Pankreatitiden** existieren, ist der kausale Zusammenhang nur für wenige Medikamente gesichert, da in vielen Fällen nach Absetzen des verdächtigten Agens keine Re-Exposition erfolgte. Häufig lässt sich nicht unterscheiden, ob die Pankreatitis im Rahmen einer – medikamentös behandelten – Grunderkrankung oder durch das Medikament selbst hervorgerufen wurde. Beispielhaft seien hier die Steroide erwähnt, die lange Zeit als pathogenetisch relevant angesehen wurden. Die Latenzzeit zwischen erstmaliger Einnahme und Auftreten einer Pankreatitis kann in Abhängigkeit vom Medikament beträchtlich differieren: Während unter Azathioprintherapie eine Pankreatitis meist schon im ersten Behandlungsmonat auftritt, sind für Valproat Latenzzeiten von >10 Jahren beschrieben.

Auswahl von Medikamenten, die eine akute Pankreatitis induzieren können

Kausaler Zusammenhang gesichert:
– Aminosalizylate
– Asparaginase
– Azathioprin
– Didanosin
– Kalzium
– 6-Mercaptopurin
– Östrogene
– Statine
– Stiboglukonat
– Sulindac
– Valproat
– Vincristin

▼

Kausaler Zusammenhang wahrscheinlich oder möglich:
- Ciclosporin
- Clozapin
- Foscarnet
- Furosemid
- α-Interferon
- Metronidazol
- Stavudin
- Sulfonamide
- Tacrolimus (FK506)
- Tetrazykline
- Thiaziddiuretika

Anatomische Anomalien wie Choledochuszysten, ein Pancreas anulare oder Pankreasgangduplikationen sind etablierte Risikofaktoren für eine Pankreatitis, während die Assoziation zwischen Pancreas divisum und Pankreatitis bis heute kontrovers diskutiert wird (▶ Abschn. 21.2.2). Eine **Obstruktion des Pankreasgangs** durch Gallensteine, Tumoren oder Parasiten (insbesondere Ascaris lumbricoides) stellt eine weitere, häufigere Ursache für eine akute Pankreatitis dar. Abdominelle **Traumata** verursachen eine selbstlimitierende akute Pankreatitis, die in seltenen Fällen, insbesondere bei Pseudozystenbildung oder Ruptur des Pankreasgangs, rezidivieren kann.

Unter den vielen **Erregern**, die eine akute Pankreatitis auslösen können, sind insbesondere die Enteroviren (Coxsackie-B- und Echoviren) sowie Mumpsviren, Yersinien und Askariden hervorzuheben. Die im Rahmen parasitärer Infektionen beobachtete Pankreatitis ist durch eine Obstruktion des Pankreasgangs bedingt.

Infektionserkrankungen, die mit einer Pankreatitis assoziiert sind
- Virusinfektionen:
  - Coxsackie-B-Virus-Infektion
  - Infektion durch Echoviren
  - Hepatitiden A, B und E
  - Infektion mit Herpesviren: Zytomegalie-, Epstein-Barr-, Herpes-simplex-, Varizella-Zoster-Virus
  - HIV-Infektion
  - Masern
  - Mumps
  - Röteln
- Bakterielle Infektionen durch folgende Erreger:
  - Campylobacter spp.
  - Escherichia coli (mit hämolytisch-urämischem Syndrom assoziiert)
  - Legionellen
  - Leptospiren
  - Mykoplasmen
  - Salmonellen
  - Yersinien
- Infektionen mit folgenden Parasiten:
  - Ascaris lumbricoides
  - Clonorchis sinensis
  - Cryptosporidium parvum (vorwiegend bei Patienten mit Immundefekt, z. B. Aids)
  - Echinococcus granulosus
  - Fasciola hepatica
  - Toxoplasma gondii (vorwiegend bei Patienten mit Immundefekt, z. B. Aids)

Literatur

Bhatia E, Choudhuri G, Sikora SS et al. (2002) Tropical calcific pancreatitis: strong association with SPINK1 trypsin inhibitor mutations. Gastroenterology 123: 1020–1025

Eigler A, Eigenbrod S, Endres S (2003) Medikamentös induzierte Pankreatitis. Dtsch Med Wochenschr 128: 366–369

Keim V, Witt H, Bauer N et al. (2003) The course of genetically determined chronic pancreatitis. JOP 4: 146–154

Rinderknecht H (1986) Activation of pancreatic zymogens. Normal activation, premature intrapancreatic activation, protective mechanisms against inappropriate activation. Dig Dis Sci 31: 314–321

Robertson MA (1996) Acute and chronic pancreatitis. In: Walker WA, Durie PR, Hamilton JR, Walker-Smith JA, Watkins JB (eds) Pediatric gastrointestinal disease: Pathophysiology, diagnosis, management, 3rd edn. Mosby, St Louis, pp 1321–1344

Sarles H, Adler G, Dani R et al. (1989) The pancreatitis classification of Marseilles-Rome 1988. Scand J Gastroenterol 24: 641–442

Sharer N, Schwarz M, Malone G et al. (1998) Mutations of the cystic fibrosis gene in patients with chronic pancreatitis. N Engl J Med 339: 645–652

Whitcomb DC, Gorry MC, Preston RA et al. (1996) Hereditary pancreatitis is caused by a mutation in the cationic trypsinogen gene. Nat Genet 14: 141–145

Witt H, Becker M (2002) Genetics of chronic pancreatitis. J Pediatr Gastroenterol Nutr 34: 125–136

Witt H, Luck W, Hennies H C et al. (2000) Mutations in the gene encoding the serine protease inhibitor, Kazal type 1 are associated with chronic pancreatitis. Nat Genet 25: 213–216

22.2 Klinisches Bild und Diagnostik

Der Nachweis einer akuten Pankreatitis erfolgt anhand der klinischen Symptomatik, der Lipaseaktivität im Serum und des sonographischen Befundes des Abdomens. Im Rahmen der ätiologischen Abklärung ist ein Schweißtest zum Ausschluss einer zystischen Fibrose unerlässlich. Insbesondere bei rezidivierenden Pankreatitisschüben oder bei einer chronischen Pankreatitis sollte eine gezielte klinisch-chemische, serologische, genetische und bildgebende Abklärung erfolgen.

22.2.1 Klinisches Bild

Leitsymptome

Leitsymptom im Kindesalter sind plötzlich auftretende abdominelle **Schmerzen**. Die Schmerzen sind meist im Oberbauch lokalisiert, können aber auch in andere Körperregionen wie Unterbauch oder Rücken projiziert werden. Weitere Befunde sind Übelkeit, Erbrechen, abdomineller Druckschmerz und verminderte Darmgeräusche. Zusätzlich können leichtes Fieber, Tachykardie und Hypotension auftreten. Bei der chronischen Pankreatitis entwickelt ein Teil der Patienten im Verlauf der Erkrankung eine exokrine und/oder endokrine Pankreasinsuffizienz mit Maldigestion und einem Insulinmangeldiabetes. Die Maldigestion äußert sich klinisch mit massigen, stinkenden Stuhlentleerungen, Steatorrhö und Gewichtsabnahme.

Komplikationen

Im Rahmen der entzündlichen Reaktion können pankreatische und extrapankreatische Komplikationen auftreten. Nicht selten bilden sich **Pankreaspseudozysten** aus. Diese Pseudozysten können zu einer Kompression des Ductus choledochus, des Duodenums oder der Milzvene führen, sich infizieren oder in die Bauchhöhle bzw. in das Retroperitoneum rupturieren. Weitere Komplikationen sind Verkalkungen und **Nekrosen** mit oder ohne Ausbildung eines Pankreasabszesses. Bei schweren Verläufen können **systemische Komplikationen** wie metabolische Azidose, Stoffwechselentgleisungen (Hyperglykämie, Hyperkaliämie, Hypokalzämie), Schock, Organversagen (Herz-Kreislauf-System, Lunge, Niere) und eine disseminierte intravasale Gerinnung auftreten. In einigen Fällen finden sich **extrapankreatische Komplikationen** wie Pleuraerguss, Aszites, portale Hypertension, Ulkus mit gastrointestinaler Blutung oder eine Gallengangobstruktion.

❗ Nach neueren Studien besteht bei der erblichen Pankreatitis ein erhöhtes Risiko für die Entwicklung eines Pankreaskarzinoms.

> **Komplikationen der Pankreatitis**
>
> Pankreatische Komplikationen:
> - Pseudozysten
> - Nekrotisierung
> - Pankreasabszess
> - Verkalkungen
> - Exokrine Insuffizienz
> - Endokrine Insuffizienz
> - Karzinombildung
>
> Extrapankreatische Komplikationen:
> - Pleuraerguss
> - Aszites
> - Portale Hypertension
> - Ulkusentstehung, gastrointestinale Blutung
> - Gallengangobstruktion
> - Systemische Komplikationen:
> - Azidose
> - disseminierte intravasale Gerinnung
> - Elektrolytentgleisungen
> - Schock

22.2.2 Diagnostik

Neben der klinischen Symptomatik nehmen laborchemische und bildgebende Verfahren einen wichtigen Stellenwert in der Diagnostik der Pankreatitis ein.

Labordiagnostik

Richtungsweisend bei entsprechender klinischer Symptomatik ist die Bestimmung der **Lipaseaktivität** im Serum. Bei Erhöhungen über das 3fache des oberen Referenzbereichs ist eine Pankreatitis sehr wahrscheinlich. Die Lipaseaktivität im Blut steigt innerhalb weniger Stunden nach Erkrankungsbeginn an.

❗ Die Lipase ist der Amylase an Sensitivität und Spezifität überlegen; insbesondere einige Tage nach Beginn der Erkrankung sind Sensitivität und Spezifität der Amylase gering. Eine zusätzliche Bestimmung der Amylaseaktivität erbringt keine weitere diagnostische Information. Die Urinaktivität der Amylase ist von sehr geringer Aussagekraft und sollte nicht bestimmt werden.

Die Aktivitätsbestimmung der Isoenzyme (Pankreasamylase) ergibt nur selten zusätzliche Informationen und hat sich in der klinischen Routinediagnostik nicht durchsetzen können.

❗ Die Enzymwerte korrelieren nicht mit dem klinischen Schweregrad.

Blande Verläufe oder **diagnostische Prozeduren** wie eine endoskopische retrograde Cholangiopankreatikographie (ERCP) können mit Enzymwerterhöhungen um mehr als das 20fache einhergehen, während bei Patienten mit einer nur leichten Aktivitätssteigerung der Enzyme von weniger als dem 3fachen des oberen Referenzbereichs durchaus eine schwere nekrotisierende Pankreatitis vorliegen kann. Die Plasmaaktivitäten der Pankreasenzyme werden durch Mahlzeiten nicht beeinflusst.

Bei akuter Pankreatitis oder bei Verschlüssen im Bereich des Ductus pancreaticus werden die normalerweise in den Dünndarm sezernierten Enzyme vermehrt in die Blutbahn abgegeben. Da die **Amylase** aufgrund des niedrigen Molekulargewichts die Glomerulusmembran passieren kann und nur partiell tubulär resorbiert wird, ist sie auch im Urin nachweisbar. Die **Lipase** wird in der Niere vollständig tubulär resorbiert und kann von daher – im Gegensatz zur Amylase – nicht im Urin nachgewiesen werden. Erhöhte Lipase- und Amylasewerte finden sich bei akuter Pankreatitis bzw. beim akuten Schub einer chronischen Pankreatitis sowie nach einer ERCP. Abdominalprozesse mit Beteiligung der Bauchspeicheldrüse wie z. B. Ileus, Cholezystitis, Cholezystolithiasis, Lebererkrankungen, Niereninsuffizienz sowie virale und bakterielle Infektionen können ebenfalls zu erhöhten Werten führen.

> **Erkrankungen und Umstände, die eine Erhöhung der Amylase- und/oder Lipasewerte im Serum verursachen können**
>
> Erhöhung der Amylase- und Lipasewerte:
> - Akute Pankreatitis
> - Akuter Schub einer chronischen Pankreatitis
> - Vorangegangene ERCP
> - Akutes Abdomen (Ileus, perforiertes Ulkus, Cholezystitis)
> - erhöhte Enzymwerte durch Mitbeteiligung der Bauchspeicheldrüse
> - Diabetische Ketoazidose – erhöhte Enzymwerte durch Mitbeteiligung der Bauchspeicheldrüse
> - Virushepatitis – erhöhte Enzymwerte durch Mitbeteiligung der Bauchspeicheldrüse
> - Mumps (Parotitis epidemica) – erhöhte Enzymwerte durch Mitbeteiligung der Bauchspeicheldrüse
> - Sarkoidose – erhöhte Enzymwerte durch Mitbeteiligung der Bauchspeicheldrüse
> - Niereninsuffizienz – verminderte renale Ausscheidung der Enzyme
> ▼

Erhöhung der Amylasewerte:
- Parotitis – bei Mumps mit Pankreasbeteiligung auch Erhöhung der Lipasewerte
- Akute Alkoholintoxikation
- Tumoren (paraneoplastisch)
- Leberzirrhose
- Chronisch-entzündliche Darmerkrankungen
- Anorexia nervosa
- Zerebrales Trauma
- Makroamylasämie – im Gegensatz zur Amylase sind Makrolipasen extrem selten

Sehr niedrige Werte können bei zystischer Fibrose und bei einigen Patienten mit chronischer Pankreatitis gefunden werden. Dieser Befund ist jedoch diagnostisch irrelevant.

Die **Aktivitätsbestimmung** der Enzyme erfolgt photometrisch. Die Referenzbereiche für beide Enzyme sind von der eingesetzten Bestimmungsmethode abhängig und unterliegen somit breiten Schwankungen. In den ersten Lebensjahren sind die Werte – insbesondere der Amylase – niedriger als bei Erwachsenen.

Eine **Makroamylasämie** (Bildung von Immunkomplexen mit IgA oder IgG) führt zu Erhöhungen der Amylasewerte bis zum 3- bis 4fachen der Norm. Infusionen von **Hydroxyethylstärke** (HES) führen durch Komplexbildung und dadurch bedingte Ausscheidungsverzögerung ebenfalls zu einer Hyperamylasämie (3–5 Tage andauernd). Im Gegensatz zur Makroamylasämie ist eine Makrolipasämie sehr selten.

Neben Lipase- und Amylaseaktivität sind weitere Serummarker der Pankreatitis beschrieben worden, z. B. pankreatische Elastase, Trypsinogen, Aktvierungspeptide des Trypsinogens und das pankreatitisassoziierte Protein. Alle diese Parameter konnten sich allerdings in der Routinediagnostik nicht durchsetzen.

Bildgebung

Da die Lipasewerte nicht nur bei Erkrankungen des Pankreas erhöht sein können, sollte die Pankreatitis durch ein bildgebendes Verfahren bestätigt werden. In erster Linie kommt hier die **Sonographie** zum Einsatz. Sonographisch zeigt sich ein vergrößertes und echoarmes Organ. Gleichzeitig können am Organrand reflexarme Formationen zu sehen sein, welche auf Fettgewebenekrosen hinweisen. Zusätzlich lassen sich Veränderungen des Pankreas- und Gallengangsystems sowie Pankreassteine, Kalzifikationen und Pseudozysten nachweisen.

Wenn das Pankreas sonographisch nicht ausreichend darstellbar ist (z. B. aufgrund einer Luftüberlagerung) oder der Verdacht auf eine nekrotisierende Pankreatitis besteht, sollte eine Magnetresonanztomographie (MRT) bzw. eine kontrastmittelverstärkte Computertomographie (CT) durchgeführt werden (Abb. 22.2). Wegen der Strahlenbelastung sollte der MRT der Vorzug gegeben werden. Abszesse lassen sich allerdings nur mittels CT sicher nachweisen.

> Es ist zu bedenken, dass sich aus einer initial milden Form eine schwere, tödlich verlaufende Erkrankung entwickeln kann und somit das tatsächliche Ausmaß der Nekrosen in den ersten 48 Stunden nach Krankheitsbeginn mittels kontrastmittelverstärkter CT u. U. falsch eingeschätzt wird.

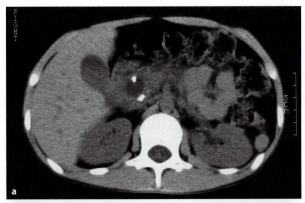
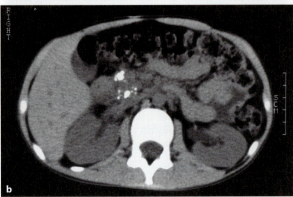

Abb. 22.2a, b. Computertomographische Diagnostik. **a** Massiv erweiterter Pankreasgang mit Verkalkungen; **b** Pankreaspseudozyste und intrapankreatische Verkalkungen

Kontrolluntersuchungen

Während des akuten Schubs einer Pankreatitis sollten initial täglich folgende **Blutwerte** kontrolliert werden:
- Lipaseaktivität
- Blutzellenstatus (Hämatokrit)
- Konzentration des C-reaktiven Proteins (CRP)
- Blutgaswerte
- Kalzium-, Phosphat-, Glukose-, Harnstoff- und Kreatininkonzentration
- Aktivitäten der Laktatdehydrogenase (LDH) und der Alaninaminotransferase (ALAT)

Die Lipasewerte korrelieren nicht mit dem Schweregrad der Entzündung. Bei einem CRP-Wert von >12 mg/dl ist von einer nekrotisierenden Pankreatitis auszugehen. Dieser Parameter ist allerdings erst nach 48 Stunden ein prognostischer Indikator. Ein hoher initialer Hämatokrit deutet als erste klinisch-chemische Kenngröße auf eine nekrotisierende Pankreatitis hin. Bisher existieren für das Kindesalter keine Studien über die prognostische Wertigkeit der einzelnen Laborparameter.

Bei nekrotisierender Pankreatitis sollten **venöse Blutkulturen** angelegt werden. Bei Verdacht auf eine disseminierte intravasale Gerinnung erfolgt eine Kontrolle des Gerinnungsstatus. Erhöhte Cholestaseparameter (Aktivitäten der alkalischen Phosphatase und der γ-Glutamyltranspeptidase) finden sich bei Kompression des Ductus choledochus.

Des Weiteren sollten sonographische Verlaufskontrollen bzw. bei entsprechendem klinischen Bild MRT- oder notfalls auch CT-Kontrollen erfolgen.

Diagnostik der exokrinen und endokrinen Pankreasinsuffizienz

Zur Beurteilung der exokrinen Pankreasfunktion stehen direkte und indirekte Verfahren zur Verfügung. Alle indirekten Testverfahren können bei lediglich geringer Pankreasfunktionseinschränkung normale Resultate liefern. Die **Pankreasfunktionstests** sind ausführlich in ▶ Abschn. 3.9 beschrieben.

Die Kontrolle der endokrinen Funktion erfolgt durch ein **Glukosetagesprofil** oder durch die Messung der Uringlukosekonzentration mittels Streifentest. Als Langzeitparameter für die vorangegangenen 2–3 Monate steht das glykierte Hämoglobin (HbA_{1c}) zur Verfügung. In Zweifelsfällen ist ein oraler Glukosetoleranztest indiziert.

Ätiologische Abklärung

Neben einer gründlichen Anamnese nehmen klinisch-chemische, molekulargenetische und bildgebende Untersuchungen eine bedeutende Rolle bei der ätiologischen Abklärung ein.

Anamnese

Die gewissenhafte Anamnese ist für die zu veranlassende weiterführende Diagnostik richtungsweisend. Eine positive **Familienanamnese** bezüglich Pankreatitiden ist durch Befragung beider Elternteile auszuschließen. Dabei sollte nach rezidivierenden Oberbauchschmerzen wie auch nach einem Pankreaskarzinom oder einem Diabetes mellitus bei Angehörigen gefragt werden. Das alleinige Vorhandensein eines Diabetes mellitus, insbesondere eines Typ-2-Diabetes, ist bei der hohen Diabetesprävalenz allerdings kein hinreichender Anhalt für eine erbliche Pankreatitis.

Eine Anamnese bezüglich Medikamenteneinnahme, vorangegangener Bauchtraumata und Symptome anderer Grunderkrankungen (Kollagenosen, chronisch-entzündliche Darmerkrankungen etc.) sollte ebenfalls erfolgen (▶ Abschn. 22.1.4).

Klinisch-chemische Diagnostik

Die Bestimmung der Triglyzerid- und Kalziumkonzentration zum Ausschluss metabolischer Ursachen gehört zur Basisdiagnostik. Bei Hinweisen auf eine Kollagenose oder eine Vaskulitis erfolgt die Bestimmung der entsprechenden Autoantikörper (antinukleäre Antikörper, extrahierbare nukleäre Antikörper, Rheumafaktor und Antikörper gegen neutrophile Granulozyten). Des Weiteren sind virale, bakterielle und parasitäre Infektionen wie Mumps oder eine Askariasis auszuschließen (▶ Abschn. 22.1.4).

> ❶ Da sich die zystische Fibrose klinisch als rezidivierende Pankreatitis manifestieren kann, ist die Durchführung eines Schweißtests unerlässlich.

Genetische Diagnostik

Nach derzeitigen Erkenntnissen findet sind nicht nur bei Patienten mit positiver Familienanamnese (sog. hereditäre Form), sondern auch bei Patienten mit sog. idiopathischer Pankreatitis eine genetische Disposition (▶ Abschn. 22.1.4). Eine **Genanalyse** bezüglich Mutationen des kationischen Trypsinogens *(PRSS1)* und des Serinproteaseinhibitors Kazal-Typ 1 *(SPINK1)* sollte bei Patienten mit einer akuten oder chronischen Pankreatitis und einer positiven Familienanamnese sowie bei Patienten mit chronischer Pankreatitis ohne positive Familienanamnese nach Ausschluss anderer Ursachen (chronisch-entzündliche Darmerkrankungen, Hyperlipidämie etc.) veranlasst werden. Bei 50% der Patienten lässt sich jedoch in keinem der beiden Gene eine Mutation nachweisen. Die genetische Untersuchung nichtsymptomatischer Familienangehöriger sollte aufgrund der fehlenden therapeutischen Konsequenzen nur nach ausführlicher Aufklärung erfolgen. Insbesondere ist die Untersuchung nichtbetroffener Kinder ethisch problematisch.

Da auch eine **zystische Fibrose** klinisch als rezidivierende Pankreatitis imponieren kann, ohne dass das Vollbild einer Mukoviszidose vorliegt, ist bei Patienten mit sog. idiopathischer chronischer Pankreatitis eine Analyse auf *CFTR*-Mutationen zu erwägen (▶ Abschn. 22.1.4). Es ist allerdings zu bedenken, dass bei diesen Patienten häufig »atypische« *CFTR*-Varianten vorliegen, die mit herkömmlichen genetischen »CF-Kits« nur mangelhaft erfasst werden. Von einigen Zentren wird auch eine Pränataldiagnostik auf *PRSS1*-Mutationen angeboten. Nach persönlicher Auffassung des Verfassers ist die erbliche Pankreatitis jedoch keine Indikation für eine pränatale Diagnostik. Da genetische Untersuchungen kostenintensiv und zeitaufwändig sind, sollte bei Patienten mit akuter Pankreatitis und negativer Familienanamnese keine genetische Analytik erfolgen.

Endoskopische und radiologische Diagnostik

Die **endoskopische retrograde Cholangiopankreatikographie (ERCP)** erlaubt Aussagen über zugrunde liegende anatomische Anomalien und Veränderungen des Pankreasgangsystems wie Stenosierungen oder Erweiterungen (◘ Abb. 22.3). Somit dient die ERCP nicht nur der Diagnosebestätigung bei chronischer Pankreatitis, sondern auch der Identifizierung angeborener oder erworbener Anomalien des Pankreas- oder Gallengangsystems und der präoperativen Diagnostik bei chirurgisch korrigierbaren Veränderungen wie Strikturen oder Zysten. Zudem kann wäh-

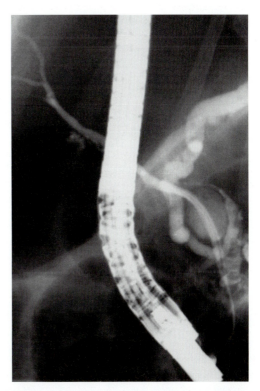

◘ **Abb. 22.3.** Endoskopische retrograde Cholangiopankreatikographie (ERCP). Massiv erweiterter Pankreasgang und Darstellung einer Pankreaspseudozyste

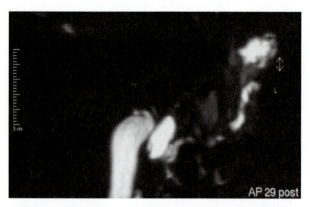

Abb. 22.4. Magnetresonanzcholangiopankreatikographie (MRCP). Gangunregelmäßigkeiten und Darstellung einer Pankreaspseudozyste

rend der Untersuchung auch eine therapeutische Intervention wie eine Papillotomie, eine Stent-Einlage oder eine Steinextraktion erfolgen.

Die **Magnetresonanzcholangiopankreatikographie (MRCP)** hat sich zunehmend als nichtinvasives diagnostisches Alternativverfahren zur ERCP etabliert (Abb. 22.4). Aufgrund der fehlenden Strahlenbelastung sollte im Kindesalter die MRCP der ERCP vorgezogen werden. Eine MRCP ist insbesondere dann indiziert, wenn die Patienten ein hohes Risiko für die Entwicklung einer Post-ERCP-Pankreatitis aufweisen oder wenn der Pankreasgang aufgrund vorangegangener Operationen unzugänglich ist. Eine gleichzeitige therapeutische Intervention ist bei dieser Untersuchung im Gegensatz zur ERCP nicht möglich.

Literatur

Enriquez G, Vazquez E, Aso C, Castellote A, Garcia-Pena P, Lucaya J (1998) Pediatric pancreas: an overview. Eur Radiol 8: 1236–1244

Merkle EM, Nüssle K, Glasbrenner B et al. (1998) MRCP – eine aktuelle Bestandsaufnahme. Z Gastroenterol 36: 215–224

Robertson MA (1996) Acute and chronic pancreatitis. In: Walker WA, Durie PR, Hamilton JR, Walker-Smith JA, Watkins JB (eds) Pediatric gastrointestinal disease: Pathophysiology, diagnosis, management, 3rd edn. Mosby, St Louis, pp 1321–1344

Witt H (2002) Chronische Pankreatitis. Monatsschr Kinderheilkd 150: 87–99

Witt H (2003) Chronic pancreatitis and cystic fibrosis. Gut 52 (Suppl 2): ii31–ii41

Yadav D, Agarwal N, Pitchumoni CS (2002) A critical evaluation of laboratory tests in acute pancreatitis. Am J Gastroenterol 97: 1309–1318

23 Exokrine Pankreasinsuffizienz

J. Henker

23.1 Kongenitale isolierte Enzymdefekte – 468

23.2 Shwachman-Syndrom (Shwachman-Bodian-Diamond-Syndrom) – 468

23.3 Pearson-Syndrom (»Pearson's bone marrow-pancreas syndrome«) – 468

23.4 Johanson-Blizzard-Syndrom – 468

Literatur – 469

Aufgrund der »Luxussekretion« des Pankreas sind Symptome einer intraluminalen Verdauungsstörung (Maldigestion) mit Auftreten einer Steatorrhö und/oder Azotorrhö erst bei einer Verminderung der Sekretionsleistung auf <10% der Norm zu beobachten, d. h. erst bei einer schweren Pankreasinsuffizienz. Somit ist die Frage nach einer Störung der exokrinen Pankreasfunktion eine andere als nach deren Behandlungsbedürftigkeit. Ursachen für eine exokrine Pankreasinsuffizienz sind in der nachfolgenden Übersicht dargestellt. Die bei einer akuten Pankreatitis zu beobachtende Funktionsstörung ist meist nur passager. Auch ist der mangelhafte Sekretionsreiz durch bestimmte Dünndarmerkrankungen (Zöliakie, M. Crohn mit Dünndarmbefall, Enteropathie anderer Ursache, Enterokinasemangel) oder Gallesekretionsstörungen meist nur vorübergehender Natur. Folgen der Maldigestion können sein:

- Beeinträchtigung der körperlichen und der Pubertätsentwicklung
- Leistungsminderung
- Folgen der Resorptionsstörung fettlöslicher Vitamine sowie von Vitamin B_{12} und essenziellen Fettsäuren
- pathologische Stuhlentleerungen mit Steatorrhö und Azotorrhö

Ursachen einer exokrinen Panreasinsuffizienz
- Zystische Fibrose
- Shwachman-Syndrom (Shwachman-Bodian-Diamond-Syndrom; ▶ Abschn. 23.2)
- Vorangegangene nach Pankreasresektion
- Angeborene Pankreasagenesie/-hypoplasie
- Kongenitale isolierte Enzymdefekte
- Sekundäre Insuffizienz bei Dünndarmerkrankungen und Gallesekretionsstörungen
- Insulinmangeldiabetes
- Pankreatitis: akut, chronisch, hereditär, idiopathisch, tropisch (▶ Kap. 22)
- Kwashiorkor
- Hämochromatose
- Johanson-Blizzard-Syndrom (Pankreasinsuffizienz in Verbindung mit angeborenen Anomalien und psychomotorischer Retardierung; ▶ Abschn. 23.4)
- Pearson-Syndrom (» Pearson's bone marrow-pancreas syndrome«; ▶ Abschn. 23.3)
- Tumoren

23.1 Kongenitale isolierte Enzymdefekte

Diese sehr selten vorkommenden partiellen Pankreasinsuffizienzen können nur durch direkten Nachweis des vermindert sezernierten Enzyms mit Hilfe des Sekretin-Pankreozymin-Tests diagnostiziert werden. Bekannt sind Mängel an Lipase, Ko-Lipase, Trypsinogen und α-Amylase. Die Behandlung besteht in einer entsprechenden Enzymsubstitution.

23.2 Shwachman-Syndrom (Shwachman-Bodian-Diamond-Syndrom)

Diese Erkrankung wird autosomal-rezessiv vererbt, wobei ein Defekt des auf Chromosom 7q11 lokalisierten *SBDS*-Genes vorliegt. Die geschätzte Häufigkeit beträgt 1/100.000–200.000 Lebendgeborene.

Es handelt es sich um eine **Multiorganerkrankung** mit folgenden Merkmalen:
- exokrine Pankreasinsuffizienz
- Skekelettveränderungen (metaphysäre Dysplasie, Verkürzung der Rippen, Klinodaktylie) und als deren Folge Minderwuchs
- hämatologische Auffälligkeiten (insbesondere zyklische oder persistierende Neutropenie, Anämie, Thrombozytopenie)
- mentale Retardierung und Infektanfälligkeit (insbesondere Infekte der oberen Luftwege)

Die exokrine Pankreasinsuffizienz ist durch eine Hypo- oder Aplasie des exkretorischen Parenchyms und Ersatz durch Fettgewebe bedingt. Der inkretorische Pankreasanteil ist selten mitbetroffen, ein begleitender Diabetes mellitus ist aber möglich.

Die Behandlung des Shwachman-Syndroms erfolgt rein symptomatisch. Mehrfach ist über eine erfolgreiche Behandlung der Neutropenie mit rekombinantem granulozytenstimulierenden Faktor (»granulocytes-colony stimulating factor«, G-CSF) berichtet worden. Andererseits kann sich aus den Knochenmarkveränderungen auch eine Leukämie entwickeln. Mit zunehmendem Alter bessert sich bei einem Teil der Patienten die exokrine Pankreasfunktionsstörung, sodass die Stuhlfettausscheidung auch ohne Enzymsubstitution im Normbereich liegt.

23.3 Pearson-Syndrom (»Pearson's bone marrow-pancreas syndrome«)

Es handelt sich um eine **multisystemische mitochondriale Zytopathie,** welche durch Deletionen oder Duplikationen innerhalb der mitochondrialen DNA (mtDNA) verursacht wird. Neben Mitochondrien mit mutierter mtDNA existieren immer auch solche mit normalem Erbgut (Heteroplasmie). Betroffen sind das hämatopoetische System (kongenitale hyporegeneratorische Anämie mit Thrombozytopenie, Neutropenie oder Panzytopenie), das exokrine Pankreas, die Nieren und die Leber. Daneben können auch das Herz und die Augen (Katarakt, Retinitis pigmentosa) beteiligt sein. Gelegentlich besteht ein Insulinmangeldiabetes. Die betroffenen Kinder, die unter einer schweren Gedeihstörung leiden, versterben meist in den ersten Lebensjahren. Die Diagnose kann molekulargenetisch gesichert werden.

23.4 Johanson-Blizzard-Syndrom

Dabei handelt es sich um ein seltenes, autosomal-rezessiv vererbtes Syndrom mit folgenden möglichen Merkmalen:
- angeborene Anomalien:
  - intrauterine und postnatale Wachstumsretardierung
  - Agenesie des Nasenknorpels
  - Zahnanomalien
  - Kutisaplasie

- Taubheit
- Vitium cordis
- Situs inversus
- exokrine Pankreasinsuffizienz als Folge einer Hypo- bis Aplasie des exkretorischen Pankreasparenchyms, welches durch Fettgewebe ersetzt ist (Lipomatose)
- endokrinologische Dysfunktionen:
  - Hypothyreose
  - Wachstumshormonmangel
  - Insulinmangeldiabetes
  - Hypoglykämie
- psychomotorische Retardierung

Hämatologische Auffälligkeiten bestehen bei diesem Syndrom nicht. Die Diagnose kann molekulargenetisch gesichert werden. Die Behandlung erfolgt rein symptomatisch.

Literatur

American Gastroenterological Association Medical Position Statement (1998) Treatment of pain in chronic pancreatitis. Gastroenterology 115: 763–764

Boocock GRB, Morrison JA, Popovic M et al. (2003) Mutations in SBDS are associated with Shwachman-Diamond syndrome. Nat Genet 33: 97–101

Bradley EL (1993) A clinically based classification system for acute pancreatitis. Summary of the International Symposium on Acute Pancreatitis, Atlanta, GA, September 11 through 13, 1992. Arch Surg 128: 586–590

Cipolli M, D'Orazio C, Delmarco A, Marchesini C, Miano A, Mastella G (1999) Shwachman's syndrome: Pathomorphosis and long-term outcome. J Pediatr Gastroenterol Nutr 29: 265–272

Henker J (Hrsg) (1996) Erkrankungen des exokrinen Pankreas im Kindesalter. Enke, Stuttgart

Niederau C, Lüthen R (1997) Neue Aspekte zur Pathogenese der akuten Pankreatitis. Praxis 86: 385–391

24 Zystische Fibrose

M. Stern

24.1 Epidemiologie und Genetik – 471

24.2 Pathophysiologie – 472

24.3 Klinisches Bild – 472
24.3.1 Pankreas – 472
24.3.2 Gastrointestinale Manifestationen – 473
24.3.3 Leber- und Gallenwegsmanifestationen – 474
24.3.4 Ernährungsstörungen und Malnutrition – 474

24.4 Diagnostik und Screening – 475

24.5 Therapie – 475
24.5.1 Pankreasmanifestationen – 475
24.5.2 Gastrointestinale Manifestationen – 476
24.5.3 Leber- und Gallenwegsmanifestationen – 476
24.5.4 Ernährungsstörungen – 476

24.6 Prognose – 477

Literatur – 477

Die zystische Fibrose (Synonym: Mukoviszidose) ist auch heute noch eine unheilbare, letal verlaufende Krankheit. Durch die fortlaufende Verbesserung der Therapie ist es in den vergangenen Jahren gelungen, Lebenserwartung und Lebensqualität deutlich zu verbessern. Im Rahmen der Multisystemerkrankung finden sich im Gastrointestinaltrakt wichtige Manifestationen (an Pankreas, Dünndarm, Leber und Gallenwegen), die mit der auch heute noch prognostisch ungünstigen, aber häufig vorkommenden Ernährungsstörung zusammengehen. Frühdiagnose und Frühtherapie können das Auftreten von Komplikationen verhindern bzw. hinauszögern. Die konventionelle, zentrumorientierte und qualitätsgesicherte Behandlung der zystischen Fibrose erfordert den integrierten Einsatz der pädiatrischen Gastroenterologie.

24.1 Epidemiologie und Genetik

Die zystische Fibrose ist die häufigste letale genetische **Multisystemerkrankung** in der weißen Weltbevölkerung. Der Erbgang ist autosomal-rezessiv. Die Prävalenz beträgt 1 : 2500 (Kaukasier). Die Genträgerhäufigkeit beläuft sich in Deutschland auf 1 : 20. Die Krankheit ist auch heute noch nicht heilbar; sie ist jedoch multidisziplinär behandelbar. Lebensqualität und Lebenserwartung der Patienten sind gestiegen. Während noch in den 1970er Jahren kaum ein Patient das Erwachsenenalter erreichte, beträgt die mittlere Überlebenswahrscheinlichkeit in Deutschland heute 37,4 Jahre; fast alle Patienten erreichen das junge Erwachsenenalter (Abb. 24.1).

Pathophysiologische Basis für die Erkrankung ist ein **defekter Ionentransport** an epithelialen Oberflächen. Viele Organe, v. a. der Gastrointestinal- und der Respirationstrakt, sind in individuell unterschiedlicher Ausprägung betroffen. Der Multisystemcharakter der Krankheit wird durch Interaktionen zwischen den Veränderungen auf verschiedenen Ebenen verstärkt.

Ein einziger Genlokus auf dem langen Arm von Chromosom 7 trägt das »**Cystic-fibrosis**«-(**CF**-)**Gen,** welches ein Protein mit einer Länge von 1480 Aminosäuren kodiert. Dieses Protein wird auch CF-Transmembranregulator (»cystic fibrosis transmembrane conductance regulator«, CFTR) genannt. Es wird in den Epithelien der Luftwege, des Gastrointestinaltrakts, der Schweißdrüsen und des Urogenitaltrakts exprimiert und hat Ionenkanal- und Regulationsfunktionen. Diese Funktionen sind bei zystischer Fibrose durch verschiedene Mutationen gestört.

Tab. 24.1. Altersabhängige Leitsymptome der zystischen Fibrose

Altersstufe	Symptome
Neugeborene und Säuglinge	– Mekoniumileus – Gedeihstörung – Fettstühle – Hypochlorämische Alkalose – Husten – Lungenentzündung
Kinder und Jugendliche	– Untergewichtigkeit – Chronischer produktiver Husten – Sauerstoffmangel – Uhrglasnägel – Nasenpolypen – Leber- und Milzvergrößerung – Diabetes mellitus
Erwachsene	– Globale Lungeninsuffizienz – Pneumothorax – Bluthusten – Infertilität (männliche Patienten) – Osteoporose – Arthritis

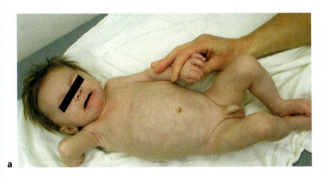
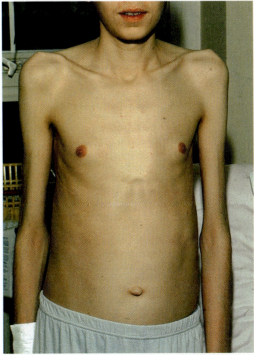

Abb. 24.1a, b. Erscheinungsbild der zystischen Fibrose in verschiedenen Altersstufen. **a** 5 Monate alter Säugling mit unbehandelter zystischer Fibrose: Dystrophie, vorgewölbter Bauch. Mit frdl. Genehmigung von Prof. Dr. Dockter, Universitätsklinik für Kinder- und Jugendmedizin Homburg/Saar. **b** 19-jähriger Patient mit zystischer Fibrose mit schwerer pulmonaler, gastrointestinaler und hepatobiliärer Verlaufsform; Dystrophie

Mehr als **1000 Mutationen** des CF-Gens sind bereits bekannt. Die häufigste Mutation (70%) in Nordeuropa ist Delta F508. Die Beziehung zwischen Genotyp und Phänotyp ist komplex, und sie wird von zusätzlichen modifizierenden Genen mitbeeinflusst. »Schweren« Mutationen wie Delta F508, fast immer mit exokriner Pankreasinsuffizienz verbunden, stehen »leichte« Mutationen gegenüber (z. B. R117H), oft mit klinischer Pankreassuffizienz. Es resultiert ein weites Spektrum klinischer Ausprägungen in den verschiedenen Altersstufen (Tab. 24.1).

24.2 Pathophysiologie

Die genetisch bedingte CFTR-Dysfunktion führt zu einer **Transportstörung** von Salz und Wasser durch epitheliale Membranen. In den Atemwegen kommt es zur Produktion eines hochviskösen Sekrets, das die mukoziliäre Clearance behindert. Eine Obstruktion der kleinen Atemwege mit weitreichenden Folgen (chronische Entzündung und Infektion) ist die Folge. In den Pankreas- und Gallengängen sowie im Urogenitaltrakt kommt es in ähnlicher Weise zur Produktion eines hochviskösen, eiweißhalten Sekrets und zur Obstruktion. In den Schweißdrüsen beeinträchtigt die gestörte Ionenkanalfunktion die Re-Absorption von Chlorid. Dadurch resultiert ein vermehrter Kochsalzgehalt des Schweißes (Nachweis mittels Schweißtest; ▶ Abschn. 24.4).

Während die respiratorischen Manifestationen der zystischen Fibrose mit chronischer Atemwegsinfektion durch Keime wie Haemophilus influenzae, Staphylococcus aureus, Pseudomonas aeruginosa und Burkholderia cepacia geprägt sind, tragen nicht-infektiöse pathologische Mechanismen zur Ausprägung der verschiedenen **gastrointestinalen Manifestationen** bei: intestinale Obstruktion, Transportstörung, exokrine Pankreasinsuffizienz,

Gedeihstörung, Diabetes mellitus, Gallengangobstruktion und Salzverlust (Tab. 24.2).

Morphologisch fassbare Veränderungen finden sich am **exokrinen Pankreas:**
- Gangobstruktion durch eosinophiles Sekret
- Verlust von Azini
- Zystenbildung
- Fibrose

Daraus resultiert der international übliche Krankheitsname »zystische Fibrose«.

Die Pankreasinseln sind erst ab dem 2. Lebensjahrzehnt betroffen. Bei Mekoniumileus finden sich eine Becherzellhyperplasie und eine mechanische Obstruktion des distalen Ileums. In den Speicheldrüsen zeigt sich eine eosinophile Gangobstruktion, der Ösophagus weist eine Ösophagitis und Varizen auf. Als seltene Komplikation findet sich eine fibrosierende Kolonopathie. Eine Sekretobstruktion zeigt sich auch im biliären System: Cholelithiasis und Mikrogallenblase kommen häufig vor. Fettleber, fokale biliäre Zirrhose und multilobuläre Leberzirrhose sind weitere charakteristische pathologische Befunde.

24.3 Klinisches Bild

24.3.1 Pankreas

Exokrines Pankreas

Neunzig Prozent der einjährigen Patienten mit zystischer Fibrose zeigen eine **exokrine Pankreasinsuffizienz** mit Maldigestion und Malabsorption, welche die wichtigsten Ursachen für die häufig anzutreffende Gedeihstörung darstellen. Es kommt zur massiv verminderten Bereitstellung von Lipase, Ko-Lipase, Trypsin und Chymotrypsin sowie zur verminderten Bikarbonatsekretion. In Einzelfällen kann die Entwicklung der exokrinen Pankreasinsuffizienz allerdings erst Jahre nach der Diagnosestellung einsetzen.

Die wichtigsten Symptome, die sich auf die exokrine Pankreasinsuffizienz zurückführen lassen, sind voluminöse, fettige und übelriechende Stühle sowie eine ab dem Säuglingsalter progrediente Gedeihstörung bis hin zu Eiweißmangel, Ödemen und Anämie.

> ❗ Die gestörte Energiebilanz und das Ernährungsdefizit sind im Säuglingsalter zentrale Ansatzpunkte einer erfolgreichen Therapie.

Zum Nachweis der exokrinen Pankreasinsuffizienz dienen die Stuhlmikroskopie (Fetttröpfchen) und die Bestimmung der Elastase-1-Konzentration im Stuhl, außerdem die Stuhlfettbestimmung über 3 Tage, verbunden mit einer Fettbilanz (Ernährungsprotokoll). Der invasive Sekretin-Pankreozymin-Test wird heute kaum noch durchgeführt. Neuere Atemtests auf Basis ^{13}C-markierter gemischter Triglyzeride sind eine wichtige diagnostische Bereicherung, die sich – ebenso wie die Stuhlfettbilanzierung – auch zur Therapiekontrolle eignen. Alle diagnostischen Methoden haben ihre Grenzen. Den einzelnen, idealen Pankreasfunktionstest bei zystischer Fibrose gibt es nicht. Wichtig ist bei initialer Pankreassuffizienz die jährliche Nachkontrolle.

Bei Pankreassuffizienz kann auch eine **Pankreatitis** auftreten. Dies ist jedoch überwiegend erst im Erwachsenenalter der Fall. Zudem ist eine monosymptomatische Manifestation der zystischen Fibrose als Pankreatitis ist möglich.

Tab. 24.2. Gastrointestinale Manifestationen	
Betroffene Organe	**Manifestationen**
Ösophagus und Magen	– Gastroösophagealer Reflux – Hyperazidität
Dünndarm	– Mekoniumileus – Distale intestinale Obstruktion – Obstipation – Invagination – Bildung von Adenokarzinomen
Dickdarm	– Wandverdickung – Fibrosierende Kolonopathie – Rektumprolaps
Pankreas	– Exokrine Insuffizienz – Diabetes mellitus – Pankreatitis (bei Pankreassuffizienz)
Leber	– Fettleber – Fokale biliäre Zirrhose – Multilobuläre Zirrhose – Pfortaderhochdruck
Gallenwege	– Neonatale Cholestase – Mikrogallenblase – Cholelithiasis – Gallengangstenose – Sklerosierende Cholangitis

Endokrines Pankreas: Diabetes mellitus

Ab dem 2. Lebensjahrzehnt kann es zur Entwicklung eines Diabetes mellitus kommen. Die **Glukoseintoleranz** zeigt sich anfangs meist während pulmonaler Exazerbationen oder Phasen einer Steroidbehandlung. Aufgrund der steigenden Lebenserwartung wird die Diabetesprävalenz bei Patienten mit zystischer Fibrose weiter steigen. Bei 30-jährigen Betroffenen liegt sie derzeit bereits bei 50%.

Die **Anfangssymptome** wie Müdigkeit, schlechter Appetit und Gewichtsabnahme sind uncharakteristisch und können übersehen werden. Polyurie und Polydipsie kommen hinzu. Eine Ketoazidose wird nur selten beobachtet.

Ab dem 10. Lebensjahr muss ein Screening auf einen Diabetes mellitus mittels **oralem Glukosetoleranztest** durchgeführt werden. Die Bestimmung des Anteils an glykiertem Hämoglobin (HbA_{1c}) ist nicht als Screening-Test, sondern nur zur Einstellungskontrolle geeignet. Sowohl im Kontext der Ernährungsprobleme als auch der Begünstigung weiterer pulmonaler Exazerbationen ist der Diabetes mellitus im Rahmen einer zystischen Fibrose prognostisch wichtig, was therapeutisch berücksichtigt werden muss (Fortführung der hyperkalorischen Kost, Gabe oraler Antidiabetika, Insulintherapie).

24.3.2 Gastrointestinale Manifestationen

CFTR wird in den epithelialen Zellmembranen des Gastrointestinaltrakts exprimiert, v. a. in Dünn- und Dickdarm. Die Entstehung der gastrointestinalen Komplikationen ist darüber hinaus multifaktoriell und weist eine spezifische Altersverteilung auf.

Mekoniumileus

Bei 15–20% der Neugeborenen mit zystischer Fibrose kommt es innerhalb der ersten 48 Lebensstunden zu einem Mekoniumileus, einer Obstruktion des distalen Dünndarms durch visköses Mekonium. Das Auftreten des Mekoniumileus ist von der exokrinen Pankreasinsuffizienz unabhängig. **Symptome** sind massive abdominelle Vorwölbung, Erbrechen und fehlender Mekoniumtransport. Bereits intrauterin kann es zu Dünndarmobstruktion, Darmperforation, Mekoniumperitonitis und distalem Mikrokolon kommen.

Die Diagnostik umfasst die **Röntgenleeraufnahme** des Abdomens, evtl. mit anschließendem Kontrastmitteleinlauf (Abb. 24.2).

Wichtige **Differenzialdiagnosen** sind das Mekoniumpfropfsyndrom, intestinale Atresien und M. Hirschsprung.

Distales intestinales Obstruktionssyndrom

Jenseits des Neugeborenenalters bezeichnet man die mechanische Darmobstruktion durch hochviskösen Stuhl als distales intestinales Obstruktionssyndrom (früher: Mekoniumileusäquivalent). Die Häufigkeit beträgt bis zu 30%; sie nimmt mit steigendem Lebensalter und in besonderen Situationen (Dehydratation, Lungentransplantation) zu. Die **Symptomatik** ist durch die Trias aus Bauchschmerzen, fehlender Stuhlentleerung und einer tastbaren Masse im rechten Unterbauch geprägt.

Die **Ultraschalluntersuchung** und die **Röntgenleeraufnahme** des Abdomens führen zur Diagnose. Die Differenzialdiagnostik ist umfangreich; sie umfasst Obstipation, Invagination, Appendizitis und weitere Erkrankungen.

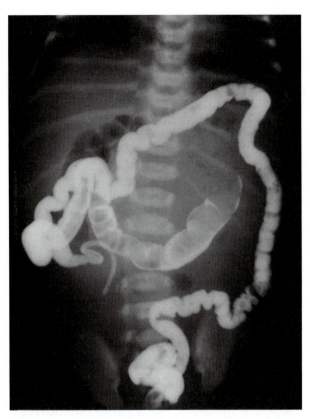

Abb. 24.2. Kolonkontrasteinlauf bei einem Neugeborenen mit zystischer Fibrose: fehlendes Absetzen von Mekonium und Mikrokolon. Mit frdl. Genehmigung von Dr. Drews, Universitätsklinik für Kinder- und Jugendmedizin, Tübingen

---

Differenzialdiagnosen von Bauchschmerzen bei zystischer Fibrose
- Distale intestinale Obstruktion
- Unzureichende Pankreasenzymsubstitution
- Gastritis, gastroösophagealer Reflux
- Invagination
- Appendizitis, Abszess
- Cholelithiasis
- Pankreatitis
- Basale Pleuropneumonie

Hypochlorämische Alkalose

Vor allem Säuglinge und Kleinkinder mit zystischer Fibrose können durch Kochsalzverluste bei hohen Außentemperaturen und im Rahmen von Brechdurchfällen so viel Kochsalz verlieren, dass es zu einer schweren hypochlorämischen Alkalose (Pseudo-Bartter-Syndrom) kommt. Die Symptome – Müdigkeit, Fieber, Gewichtsverlust – setzen schleichend ein. Die diagnostische Zuordnung erfolgt mittels Blutgasanalyse und Elektrolytbestimmung (Alkalose, Hypochlorämie, Hypokaliämie).

Gastroösophagealer Reflux

Motilitätsstörungen wie die gastroösophageale Refluxkrankheit und auch eine chronische Obstipation kommen bei Patienten mit zystischer Fibrose häufig vor (25%). Die gastroösophageale Re-

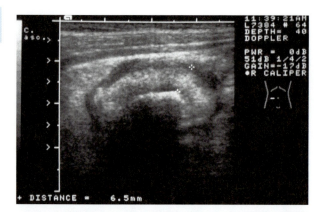

Abb. 24.3. Sonogramm eines 4-jährigen Mädchen mit zystischer Fibrose und deutlicher Darmwandverdickung (Colon ascendens). Mit frdl. Genehmigung von PD Dr. Haber, Universitätsklinik für Kinder- und Jugendmedizin, Tübingen

fluxkrankheit äußert sich v. a. bei jüngeren Kindern als rezidivierendes Schreien und Erbrechen. Später kommen retrosternale Schmerzen und Sodbrennen hinzu. Die Diagnostik umfasst pH-Metrie, Sonographie sowie die röntgenologische Kontrastmittelpassage von Ösophagus und Magen.

Fibrosierende Kolonopathie

Die fibrosierende Kolonopathie ist eine seltene gastrointestinale Komplikation der zystischen Fibrose mit Obstruktion des Colon ascendens durch Strikturbildung. Sie ist mit einer höchstdosierten Pankreasenzymgabe assoziiert und wird nach der Erstbeschreibung im Jahre 1994 derzeit kaum noch beobachtet. Abzugrenzen sind Darmwandverdickungen, die sich sonographisch häufig nachweisen lassen, ohne dass sie zu klinischen Symptomen oder Problemen führen (Abb. 24.3).

Rektumprolaps

Bei 20% der noch nicht behandelten Kinder mit zystischer Fibrose unter 5 Jahren kommt es zum akuten Rektumprolaps, der sich fast immer gut reponieren lässt und durch die Pankreasenzymsubstitution wirksam vermieden werden kann.

Weitere gastrointestinale Manifestationen

Weitere gastrointestinale Komplikationen sind eine gehäufte Assoziation der zystischen Fibrose mit einem M. Crohn sowie das Auftreten maligner gastrointestinaler Tumoren jenseits des 20. Lebensjahres.

24.3.3 Leber- und Gallenwegsmanifestationen

Mit steigender Lebenserwartung nimmt der Anteil der Patienten mit chronischer hepatobiliärer Beteiligung zu; im Erwachsenenalter beträgt er 30%. Zu unterscheiden ist die metabolisch bedingte Fettleber von der biliären Erkrankung, welche durch die CFTR-Expression in den Gallekanalikuli mit nachfolgender Obstruktion geprägt ist.

Fettleber

Die Ausprägung einer Fettleber ist in allen Altersgruppen häufig, besonders bei Malnutrition, Mangel an essenziellen Fettsäuren und Diabetes mellitus. Die Leber ist dann vergrößert, die Konsistenz ist jedoch weich. Die Ultraschalldiagnostik ermöglicht die morphologische Abgrenzung gegenüber den biliär bedingten Formen der Leberbeteiligung.

Fokale biliäre Zirrhose

Die fokale biliäre Zirrhose stellt die charakteristische Lebermanifestation der zystischen Fibrose dar. Sie kommt bei 25–50% der Patienten mit zunehmendem Alter vor.

Meist ist die fokale biliäre Zirrhose asymptomatisch. Spezifische **Schmerzen** im rechten Oberbauch können jedoch bestehen. Die Diagnostik umfasst die Ultraschalluntersuchung mit Nachweis wechselnder Echogenität sowie die Bestimmung der Enzymaktivitäten von Transaminasen, alkalischer Phosphatase und γ-Glutamyltranspeptidase (γ-GT), welche über einen Zeitraum von mehr als 12 Monaten deutlich erhöhte Werte aufweisen. Leberszintigraphie, Magnetresonanzcholangiopankreatikographie (MRCP) und Dopplersonographie des hepatischen Blutflusses sind hilfreich. In besonderen Fällen ist eine Leberbiopsie erforderlich.

Multilobuläre biliäre Zirrhose

Die multilobuläre biliäre Zirrhose ist als schwerste Form der Leberbeteiligung bei zystischer Fibrose mit einer Häufigkeit von 1% bei Kindern und immerhin 25% bei Erwachsenen relativ seltener als die fokale biliäre Zirrhose. Es besteht keine Korrelation mit dem Grad der Lungenmanifestation.

Das klinische Bild zeigt eine Hepatomegalie, eine grobhöckrige Leberkante und eine derbe Organkonsistenz. Die Milz ist vergrößert, und es finden sich Zeichen des Hypersplenismus. Laborchemisch fallen erhöhte Transaminasenaktivitäten auf, außerdem Zeichen der Cholestase und der gestörten Lebersyntheseleistung (Gerinnungswerte, Cholinesteraseaktivität, Albumin- und Ammoniakkonzentration).

Eine **portale Hypertension** tritt bei 2% der erwachsenen Patienten auf. Klinisch finden sich Ösophagus- und Fundusvarizenblutungen, Splenomegalie, Aszites und portokavale Enzephalopathie. Bei Splenomegalie und oberer gastrointestinaler Blutung muss die Diagnostik intensiviert werden; sie umfasst die Ultraschalluntersuchung inklusive Dopplersonographie, die obere gastrointestinale Endoskopie sowie eine Magnetresonanzangiographie.

Cholelithiasis und Gallenganganomalien

Etwa 10% der erwachsenen Patienten weisen eine Cholelithiasis auf. Die Steine sind röntgendurchlässig und enthalten Kalziumbilirubinat, Cholesterin und Proteine. Häufig bleibt die Cholelithiasis asymptomatisch. Klassisch ist allerdings die Präsentation mit kolikartigen Schmerzen im rechten Oberbauch mit Ausstrahlung in den Rücken. Zielführend ist die Abdomensonographie. MRCP und gezielt auch die endoskopische retrograde Cholangiopankreatikographie (ERCP) sind wichtige diagnostische Hilfsmethoden.

Zusätzliche Gallengangbesonderheiten sind die benigne Mikrogallenblase (20%) und die seltene distale Gallengangstenose (1%). Sekundäre **Cholangitiden** können den hepatobiliären Verlauf komplizieren.

24.3.4 Ernährungsstörungen und Malnutrition

Eine negative Energiebilanz sowie Ernährungsdefizite im Makro- und Mikronährstoffbereich sind zentrale Probleme in der Behandlung der zystischen Fibrose mit unmittelbarer prognosti-

Tab. 24.3. Leitlinien zur Ernährungsintervention

Intervention	Altersabhängige Kriterien		
	<2 Jahre	2–18 Jahre	>18 Jahre
Präventive Ernährungsberatung bei normalem Ernährungszustand	LSG: 90–110	LSG: 90–110	BMI: 18,5–25; kein Gewichtsverlust
Spezielle Ernährungsberatung, Gabe von Supplementen	Gedeihstörung	LSG: 85–89; Gewichtsverlust über 4–6 Monate, Gewichtsstillstand über 6 Monate	BMI: <18,5; Gewichtsverlust von ≥5% über 2 Monate
Invasiver Ernährungssupport	Gedeihstörung trotz Supplementierung	rotz Supplementierung: — LSG: <85 — Gewichtsverlust entsprechend ≥2 Perzentilen	Trotz Supplementierung: — BMI: <18,5 — Gewichtsverlust von ≥5% über 2 Monate

BMI Body-Mass-Index; *LSG* Längensollgewicht (Definition in Stern et al. 2004)

scher Bedeutung. Die Prävention der Mangelernährung und die frühe Intervention bei Auftreten eines Defizits sind Grundlagen des praktischen Vorgehens. Die rechtzeitige Diagnostik und der frühzeitige Einsatz spezialisierter Ernährungstherapien sind erforderlich. Die Bestimmung des Längensollgewichts und des Body-Mass-Index dienen der Orientierung. Die Beobachtung des Längenwachstums und der Pubertätsentwicklung können auf zusätzliche Probleme hinweisen. Die Grenzen, ab denen eine therapeutische Intervention erfolgen soll, sind durch Leitlinien definiert (Tab. 24.3).

Die **negative Energiebilanz** resultiert bei zystischer Fibrose aus vielen verschiedenen Faktoren wie Maldigestion, Malabsorption, unzureichender Energiezufuhr, vermehrtem Energieumsatz, hepatobiliärer Beteiligung und Diabetes mellitus. Zusätzlich zum Energiedefizit bestehen Mangelsituationen hinsichtlich fettlöslicher Vitamine, essenzieller Fettsäuren, Antioxidanzien, Mineralien und Spurenelementen. Nicht immer ist allerdings eine biochemisch festgestellte Mangelsituation auch mit klinischen Problemen oder Symptomen verknüpft.

24.4 Diagnostik und Screening

Die Diagnose der zystischen Fibrose wird klinisch gestellt und laborchemisch bestätigt. Der Nachweis einer exokrinen Pankreasinsuffizienz, chronischer bronchopulmonaler Infekte, einer doppelseitigen Sinusitis sowie einer Azoospermie müssen zu der Verdachtsdiagnose hinführen. Die Basis der Diagnosestellung ist der **Schweißtest** (Pilocarpiniontophorese, Bestimmung der Chloridkonzentration). Chloridwerte ab 60 mmol/l sind beweisend, Werte zwischen 40 und 60 mmol/l liegen im Grenzbereich und erfordern eine zusätzliche Diagnostik. Zur Vermeidung falsch-positiver und falsch-negativer Resultate bleibt die Durchführung des Schweißtests erfahrenen Zentren vorbehalten. Der Nachweis von 2 Zystische-Fibrose-Mutationen oder einer pathologischen nasalen Potenzialdifferenz ist ebenfalls diagnostisch wegweisend. Die In-vivo-Messung der nasalen transepithelialen Potenzialdifferenz bleibt wenigen spezialisierten Zentren überlassen.

> **Diagnosekriterien der zystischen Fibrose**
> — Typische Symptome oder
> — Erkrankte Geschwister oder
> — Positives Screening
>
> **Plus**
> — Bei 2-maliger Durchführung des Schweißtests Chloridkonzentration von ≥60 mmol/l oder
> — Nachweis zweier Zystische-Fibrose-Mutationen oder
> — Pathologische Nasenpotenzialdifferenz

Ein **Neugeborenen-Screening** mittels immunreaktivem Trypsinogen im Fersenblut, gefolgt von der Suche nach den häufigsten Zystische-Fibrose-Mutationen, ist möglich; die Sensitivität beträgt etwa 95%. Frühe Ernährungsdefizite lassen sich auf diese Weise vermeiden, auch das längerfristige Wachstum kann verbessert werden. Größere Screening-Programme, verbunden mit Frühtherapie und Qualitätssicherung, werden derzeit in Europa eingerichtet (Frankreich, England).

24.5 Therapie

Die Therapie der zystischen Fibrose erfolgt multidisziplinär. Sie muss früh einsetzen, um die Malnutrition mit ihren Folgen und die Entwicklung chronischer Komplikationen zu verhindern oder zumindest wirksam zu verlangsamen. Im Folgenden werden nur die gastroenterologischen Manifestationen der zystischen Fibrose behandelt.

24.5.1 Pankreasmanifestationen

Damit eine hyperkalorische Ernährung möglich wird, muss die exokrine Pankreasinsuffizienz durch **Pankreasenzymsubstitution** ausgeglichen werden. Ziel ist die Erreichung eines annähernd normalen Fettresorptionskoeffizienten. Die Pankreasenzymgabe ist auf die Nahrungsfettzufuhr abzustimmen. Unter Kontrolle von Stuhlfettausscheidung und Gewichtsentwicklung ist eine Dosisanpassung bis hin zum Maximum von 10.000 IE Lipase/

kg KG/Tag erforderlich. Für die Ermittlung der Nahrungsfettzufuhr sind spezielle Tabellen hilfreich. Wenn mehr als 10.000 IE Lipase/kg KG/Tag benötigt werden und die Steatorrhö noch nicht vollständig kontrolliert ist, muss eine gastroenterologische Zusatzdiagnostik erfolgen. Viele Patienten zeigen eine Magensäurehypersekretion und eine verminderte pankreatische Bikarbonatproduktion. Diese Patienten können von einer zusätzlichen medikamentösen Säuresuppression profitieren.

> **Pankreasenzymsubstitution**
> - Präparate: magensaftresistente Mikropellets oder Mikrotabletten
> - Dosierung:
>   - Säuglinge: Start mit 2500 IE Lipase/120 ml Säuglingsnahrung
>   - Kleinkinder unter 4 Jahren: 1000 IE Lipase/kg KG/Hauptmahlzeit
>   - Kinder ab 4 Jahren: 500 IE Lipase/kg KG/Hauptmahlzeit
>   - Maximaldosis: 10.000 IE Lipase/kg KG/Tag
>   - Dosisanpassung: 500–4000 IE Lipase/g Fett
> - Vorgehen bei mangelnder Wirksamkeit:
>   - diagnostische Aufarbeitung
>   - Gabe von Cimetidin, Omeprazol und/oder Taurin

Seltene Nebenwirkungen der Pankreasenzymgabe sind Hyperurikämie und Hyperurikosurie sowie allergische Reaktionen und perianale Irritationen. Bei Überdosierung wird sehr selten die fibrosierende Kolonopathie als Nebenwirkung beschrieben.

24.5.2 Gastrointestinale Manifestationen

Mekoniumileus

Ziel der Therapie des Mekoniumileus ist die Beseitigung der intestinalen Obstruktion. Bei unkompliziertem Mekoniumileus ist ein konservativer Therapieversuch mit Gastrografin- und Kochsalzeinlauf angezeigt. In vielen Fällen, v. a. bei Komplikationen wie Volvulus, Atresie, Perforation oder Peritonitis, ist eine **operative Therapie** indiziert. Die Behandlung der Wahl ist die schonende Enterotomie mit anterograder Spülung. Nach Anwendung dieses gestuften Therapieschemas ist die Prognose des Mekoniumileus deutlich verbessert worden, sie unterscheidet sich nicht mehr von derjenigen der zystischen Fibrose ohne Mekoniumileus. Allerdings sind Komplikationen der chirurgischen Therapie wie Bridenileus und das Syndrom der blinden Schlinge nicht selten.

> **Therapie des Mekoniumileus**
> - Konservativ (unkompliziert, Erfolgsrate von 60%): Gastrografin-, NaCl- oder N-Acetylcysteineinlauf
> - Operativ:
>   - Laparatomie, Enterotomie, Spülung
>   - Adhäsiolyse, sparsame Darmresektion
>   - Anastomosierung, Anlage eines Enterostomas
>   - **Cave** Sekundärkomplikationen: Bridenileus, Syndrom der blinden Schlinge

Distales intestinales Obstruktionssyndrom

Die Behandlung des distalen intestinalen Obstruktionssyndroms erfolgt – wenn irgend möglich – konservativ. Zur Prävention ist auf eine ausreichende Pankreasenzymsupplementierung und eine hinreichende Flüssigkeitszufuhr sowie eine ballaststoffreiche Ernährung zu achten. Die Behandlung besteht in der **intestinalen Lavage** mit Macrogolelektrolytlösung in Kombination mit Einläufen. Zur Langzeitbehandlung sind Domperidon und Macrogol geeignet. Bei Versagen der konservativen Therapie ist eine Laparatomie unumgänglich.

> **Therapie des distalen intestinalen Obstruktionssyndroms**
> - Ausreichende Pankreasenzymsupplementierung und Flüssigkeitszufuhr
> - Intestinale Lavage mit Macrogolelektrolytlösung (Golytely, KleanPrep):
>   - 10–20 ml/kg KG/h p. o. oder nasogastrisch
>   - max. 100 ml/kg KG bzw. max. 4–6 l bei Erwachsenen
> - Einlauf:
>   - Macrogolelektrolytlösung (Golytely, KleanPrep) oder
>   - 0,9%ige NaCl-Lösung: 3-mal 500–1500 ml/Tag oder
>   - Gastrografin oder
>   - Acetylcystein

24.5.3 Leber- und Gallenwegsmanifestationen

Eine **Fettleber** bedarf keiner Behandlung. Hyperkalorische Ernährung, Substitution fettlöslicher Vitamine und Pankreasenzymersatz dienen der Prävention der Malnutrition mit möglicher konsekutiver Leberschädigung. Die Behandlung der **fokalen biliären Zirrhose** ist immer noch nicht ausreichend evidenzbasiert. Häufig wird Ursodesoxycholsäure in einer Dosierung von 20 mg/kg KG/Tag in 2 Einzeldosen eingesetzt. Ziele sind eine Verbesserung des Galleflusses und eine Normalisierung der Transaminasenwerte; der Langzeiteffekt hinsichtlich der Prävention von multilobulärer Zirrhose und portaler Hypertension ist ungewiss.

Die **portale Hypertension** mit Ösophagusvarizenblutung, Splenomegalie, Aszites und portokavaler Enzephalopathie wird bei zystischer Fibrose nicht anders behandelt als bei anderen Ursachen. In Einzelfällen kann eine isolierte Lebertransplantation indiziert sein.

24.5.4 Ernährungsstörungen

Zur Prävention der Malnutrition erfolgt die Ernährung anfangs durch Muttermilch mit häufigem Anlegen bzw. durch Kuhmilchformula mit Energiesupplementierung bei Stillhindernis. Nur bei Spezialproblemen sind Proteinhydrolysatformulanahrungen oder mittelkettige Triglyzeride einzusetzen. Bei Flüssigkeitsverlusten und hohen Temperaturen ist zusätzlich Kochsalz zu substituieren. Ab dem 4.–6. Lebensmonat wird normale bis fettreiche Beikost, ab dem 2. Lebensjahr normale bis fettreiche Kleinkinderkost verabreicht. Spezifische Supplementprodukte gibt es für Kinder bis 5 Jahren, danach sind energieangereicherte Supplementnahrungen für Erwachsene anwendbar. Die nasogastrische oder durch perkutane endoskopische Gastrostomie (PEG) ermöglich-

Tab. 24.4. Vitaminsupplementierung

Supplemente	Indikationen	Anfangsdosierung
Fettlösliche Vitamine		
Vitamin A	Pankreasinsuffizienz	4000–10.000 IE/Tag
Vitamin D	Pankreasinsuffizienz	400–800 IE/Tag
Vitamin E	Immer bei zystischer Fibrose	100–400 IE/Tag
Vitamin K	Pankreasinsuffizienz, Cholestase	1 mg/Tag bis 10 mg/Woche
Wasserlösliche Vitamine		
Vitamin B_{12}	Vorangegangene Darmresektion, Befund beim Schilling-Test von <45%	100 µg/Monat i. m.
Andere	Nur bei verminderter Zufuhr mit der Nahrung	Nach jeweiligem Bedarf

te Gabe hochkalorischer Sondennahrungen ist bei hartnäckiger Malnutrition erfolgreich. Die totale parenterale Ernährung bleibt speziellen Indikationen vorbehalten.

Für junge Erwachsene sind der Einsatz einer hochkalorischen, fettreichen Kost inklusive kaloriendichter oraler Supplemente und die PEG-Sondenernährung sinnvoll. Die Ernährungstherapie muss von einem Muskeltrainingsprogramm und einer psychosozialen Begleitung ergänzt werden. Bronchopulmonale Infekte sind sorgfältig zu behandeln. Vitaminsupplemente sind bei exokriner Pankreasinsuffizienz für die fettlöslichen Vitamine erforderlich, bei Darmresektion für Vitamin B_{12}; eine generelle Supplementierung mit wasserlöslichen Vitaminen ist nicht erforderlich (Tab. 24.4).

24.6 Prognose

Durch die frühzeitige multidisziplinäre Behandlung ist die Prognose der zystischen Fibrose hinsichtlich Lebensqualität und Lebenserwartung deutlich gestiegen. Die **mittlere Lebenserwartung** beträgt in Deutschland derzeit 37,4 Jahre. Die steigende Lebenserwartung führt zur Verschiebung des Manifestationsspektrums, gerade auch der gastrointestinalen Manifestationen, denen gezielt begegnet werden muss. Das Ernährungsdefizit bleibt auch heute noch prognostisch wichtig. In Deutschland waren im Jahre 2003 noch 26,1% der Patienten im Alter von 6–18 Jahren und 33,7% der Erwachsenen untergewichtig. Das deutsche Projekt »Qualitätssicherung Mukoviszidose« zeigte im Verlauf der letzten Jahre zwar langsame, aber kontinuierliche Fortschritte. Zukünftige Behandlungsmöglichkeiten umfassen auch für die gastroenterologischen Manifestationen die somatische Gentherapie.

Literatur

Ballmann M, Smaczny C (1998) CF-Manual. Solvay Arzneimittel GmbH, Hannover

Borowitz D, Baker RD, Stallings V (2002) Consensus report on nutrition for pediatric patients with cystic fibrosis. J Pediatr Gastroenterol Nutr 35: 246–259

Brennan AL, Geddes DM, Gyi KM, Baker EH (2004) Clinical importance of cystic fibrosis-related diabetes. J Cyst Fibros 3: 209–222

Colombo C, Battezzati PM, Crosignani A et al. (2002) Liver disease in cystic fibrosis: A prospective study on incidence, risk factors, and outcome. Hepatology 36: 1374–1382

Corbett K, Kelleher S, Rowland M et al. (2004) Cystic fibrosis-associated liver disease: a population-based study. J Pediatr 145: 327–332

Farrell PM, Kosorok MR, Rock MJ et al. (2001) Early diagnosis of cystic fibrosis through neonatal screening prevents severe malnutrition and improves long-term growth. Wisconsin Cystic Fibrosis Neonatal Screening Study Group. Pediatrics 107 (1): 1–13

Gilljam M, Chaparro C, Tullis E, Chan C, Keshavjee S, Hutcheon M (2003) GI complications after lung transplantation in patients with cystic fibrosis. Chest 123 (1): 37–41

Hodson ME, Geddes DM (eds) (2000) Cystic fibrosis, 2nd edn. Arnold, London

Jackson R, Pencharz PB (2003) Cystic fibrosis. Best Pract Res Clin Gastroenterol 17 (2): 213–235

Merelle ME, Nagelkerke AF, Lees CM, Dezateux C (2004) Newborn screening for cystic fibrosis. Cochrane Cystic Fibrosis and Genetic Disorders Group. Cochrane Database of Systematic Reviews 4

Moran A, Hardin D, Rodman D et al. (1999) Diagnosis, screening and management of cystic fibrosis related diabetes mellitus. A consensus conference report. Diab Res Clin Pract 45: 61–73

Reinhardt D, Götz M, Krämer R, Schöni MH (Hrsg) (2001) Cystische Fibrose. Springer, Berlin Heidelberg New York

Sinaasappel M, Stern M, Littlewood J et al. (2002) Nutrition in patients with cystic fibrosis: a European Consensus. J Cystic Fibrosis 1: 51–75

Sokol RJ, Durie PR for the Cystic Fibrosis Foundation Hepatobiliary Disease Consensus Group (1999) Recommendations for management of liver and biliary tract disease in cystic fibrosis. J Pediatr Gastroenterol Nutr 28: S1–S13

Stern M, Hofmann A (2005) Pancreatic enzyme therapy in cystic fibrosis. In: Ammann RW, Adler G, Büchler MW, DiMagio EP, Sarner M (eds) Pancreatitis: advances in pathobiology, diagnosis and treatment. Falk Symposium 143. Springer, Dordrecht, pp 217–225

Stern M, Sens B, Wiedemann B, Busse O, Damm G, Wenzlaff P (Hrsg) (2006) Qualitätssicherung Zystische Fibrose 2003 – Überblick über den Gesundheitszustand der Patienten in Deutschland 2005. Zentrum für Qualitätsmanagement im Gesundheitswesen, Hannover

Walkowiak J, Nousia-Arvanitakis S, Henker J, Stern M, Sinaasappel M, Dodge J (2005) Indirect pancreatic function tests in children. J Pediatr Gastroenterol Nutr 40: 107–114

V Ernährung

25 Nährstoffbedarf – 481
B. Koletzko

26 Altersentsprechende Ernährung – 490
M. Kersting

27 Alternative Ernährung – 497
M. Kersting

28 Enterale Ernährung von Frühgeborenen – 501
W. A. Mihatsch, F. Pohlandt

29 Supplementierung inklusive therapeutische Formelnahrung – 506
M. Krawinkel

30 Pro- und Präbiotika – 510
M. Radke

31 Orale Rehydrationslösungen (ORL) – 516
A. C. Hauer

32 Sondenernährung – 520
A. Ballauff

33 Fütterungsprobleme – 523
A. Ballauff

34 Adipositas – 527
T. Reinehr

35 Hyperlipoproteinämien – 534
B. Koletzko

36 Parenterale Ernährung – 539
M. B. Krawinkel

37 Postoperativer Ernährungsaufbau – 549
J. Fuchs, R. Depner

38 Ernährung bei chronischen Lebererkrankungen – 552
T. Lang

39 Therapeutische Diätempfehlungen – 556
A. van Teeffelen-Heithoff

25 Nährstoffbedarf

B. Koletzko

25.1 Einschätzung des kindlichen Nährstoffbedarfs – 482

25.2 Proteine – 483

25.3 Kohlenhydrate – 485

25.4 Lipide – 486
25.4.1 Zusammensetzung – 487
25.4.2 Energiebilanz – 487

25.5 Vitamine und Spurenelemente – 487

Literatur – 489

25.1 Einschätzung des kindlichen Nährstoffbedarfs

Die angemessene Deckung der Ernährungserfordernisse von Kindern und Jugendlichen ist von zentraler Bedeutung für Wachstum und Entwicklung, die kurz- und langfristige Gesundheit sowie die Leistungsfähigkeit (Koletzko et al. 1998, 2005a). Grundvoraussetzung für die normale Funktion des Organismus ist die **Gewährleistung des metabolischen Bedarfs** an Wasser, Energie sowie Makro- und Mikronährstoffen. Der Zufuhrbedarf eines Nährstoffs lässt sich definieren als »die Menge und chemische Form eines Nährstoffes, welche systemisch benötigt wird, um eine normale Gesundheit und Entwicklung zu ermöglichen, ohne den Stoffwechsel eines anderen Nährstoffes zu beeinträchtigen. Der entsprechende Nährstoffbedarf ist die Zufuhrmenge, welche ausreicht, um den physiologischen Bedarf zu decken. Idealerweise sollte dies ohne extreme homöostatische Prozesse oder ausgeprägte Verarmung bzw. Überschüsse der Körperdepots erreicht werden« (ESPGHAN Committee on Nutrition 1997).

Referenzwerte für die Nährstoffzufuhr. Bei der Definition von Referenzwerten des Nährstoffbedarfs für Populationen von gesunden Kindern und Jugendlichen müssen einige Besonderheiten berücksichtigt werden. Im Gegensatz zum erwachsenen Organismus muss die Nährstoffzufuhr beim Kind und beim Jugendlichen nicht nur den Erhaltungsbedarf für Grundumsatz, obligate Verluste und körperliche Aktivität decken; Kinder haben zusätzlich einen hohen und spezifischen Substratbedarf für das Wachstum. Besonders hoch ist dieser zusätzliche Bedarf während der raschen Gewichtszunahme im Säuglingsalter sowie während der Phasen des Wachstumsspurts im Vorschulalter und in der Pubertät. Im Gegensatz zu ihrem hohen Bedarf haben Kinder aber eine nur begrenzte Kapazität zur Kompensation einer unausgewogenen Substratzufuhr, v. a. aufgrund geringerer körpereigener Depots an Nährstoffen. Im frühen Lebensalter können zudem unreife gastrointestinale und hepatische Funktionen sowie eine eingeschränkte renale Konzentrationsfähigkeit die Homöostasefähigkeit weiter einschränken. Von zusätzlicher Bedeutung ist die lange Lebenserwartung der Kinder mit schon dadurch resultierender höherer Wahrscheinlichkeit langzeitiger Auswirkungen von Menge und Qualität der Ernährung auf das spätere Wohlbefinden und die langfristige Gesundheit wie z. B. das Risiko für kardiovaskuläre Krankheiten im höheren Lebensalter (Koletzko 2000; Koletzko et al. 2005a).

> ❗ Im Laufe des vergangenen Jahrzehnts hat eine große Zahl von Studien belegt, dass die Ernährung während sensitiver Phasen des frühkindlichen Wachstums und der Organentwicklung permanent programmierende Wirkungen auf spätere Organstrukturen und -funktionen und damit auch auf das Krankheitsrisiko hat.

Im Gegensatz zur großen Relevanz einer angemessenen Nährstoffzufuhr im frühen Lebensalter steht die sehr begrenzte wissenschaftliche Datenbasis, auf deren Grundlage Schlussfolgerungen über die **bedarfsgerechte Nährstoffzufuhr** im Kindesalter gezogen werden können. Die vorhandene Datenbasis zum Nährstoffbedarf von Kindern und Jugendlichen ist äußerst lückenhaft, sodass eine konsequent evidenzbasierte Erstellung von Referenzwerten für die Zufuhr der meisten Nährstoffe für die verschiedenen pädiatrischen Altersgruppen nicht möglich ist. Aufgrund dieser Kenntnislücken werden Schätzwerte für eine angemessene Nährstoffzufuhr für Kinder und Jugendliche oftmals aus Werten für Erwachsense und ggf. für Säuglinge extrapoliert, meist auf der Grundlage durchschnittlicher altersbezogener Daten des Körpergewichts, der Körperoberfläche oder des metabolischen Körpergewichts (Atkinson u. Koletzko 2006; The Scientific Committee for Food 1993). Ein analoges Vorgehen der linearen Extrapolation wird ebenfalls häufig verwandt, um für Kinder Obergrenzen für die unbedenkliche Nährstoffzufuhr (»upper safe levels of nutrient intake«) festzulegen, also obere Zufuhrmengen, bei denen nachteilige Wirkungen nicht angenommenen werden müssen (The Scientific Committee for Food 2003b). Auch hier wird eine solche Extrapolation deshalb vorgenommen, weil für die meisten Nährstoffe die Datenbasis viel zu begrenzt ist, um auf der Basis gesicherter wissenschaftlicher Evidenz eine direkte Ableitung von Obergrenzen der unbedenklichen Nährstoffzufuhr für die einzelnen pädiatrischen Altersgruppen abzuleiten.

Allerdings besteht kein Grund für die Annahme, dass lineare Extrapolationen allein auf der Basis des Körpergewichts oder der Körperoberfläche adäquate altersbezogene Referenzwerte oder Obergrenzen der unbedenklichen Nährstoffzufuhr erzielen können (Atkinson u. Koletzko 2006). Erhebliche Bedenken zu diesem unzulänglichen Vorgehen wurden kürzlich durch den Wissenschaftlichen Lebensmittelausschuss der Europäischen Kommission im Hinblick auf die Festlegung von Obergrenzen formuliert: »Das Komitee weiß um die Grenzen der verfügbaren Methoden und des vom Komitee gewählten Vorgehens bei der Extrapolation tolerabler Obergrenzen der Nährstoffzufuhr für Kinder aus den für adulte Populationen etablierten Werten auf der Grundlage ausschließlich des Körpergewichts oder der Körperoberfläche. Für einige Nährstoffe folgerte das Komitee, dass eine Extrapolation auf der Basis des Körpergewichts oder der Körperoberfläche zu Obergrenzen für Kinder führen würde, welche mit dem bekannten Nährstoffbedarf unvereinbar wären, und gab entsprechend für Kinder keine Empfehlungen für Obergrenzen ab. Physiologische Unterschiede zwischen Erwachsenen und Kindern besonders im jüngeren Alter sind sowohl quantitativer als auch qualitativer Natur. Bestehende Unterschiede in der Substratabsorption, -verstoffwechselung, Gewebedeposition während des Wachstums sowie renaler und anderweitiger Exkretion, welche Obergrenzen der unbedenklichen Nährstoffzufuhr beeinflussen, stehen nicht immer in engem Zusammenhang mit der Körpergröße. Das Komitee empfiehlt, dass dieses Problem untersucht wird um festzulegen, ob Verbesserungen in der gewählten Vorgehensweise bzw. weitere Forschung notwendig sind« (The Scientific Committee for Food 2003a).

Zur Etablierung besserer wissenschaftlicher Grundlagen über die physiologischen Nährstoffbedürfnisse bei Kindern und Jugendlichen sind weitere systematische wissenschaftliche Untersuchungen dringend erforderlich. Die Voraussetzungen für erfolgreiche Fortschritte sind heute günstig, weil methodische Fortschritte zur Entwicklung wenig invasiver und nichtinvasiver Untersuchungsverfahren geführt haben, die ethische Studien zu vielen offenen Fragen bei Kindern ermöglichen.

Trotz der erheblichen Defizite der wissenschaftlichen Datenbasis sind Expertenkommissionen in vielen Ländern und Regionen immer wieder aufgefordert, Referenzwerte für die angemessene Nährstoffzufuhr für Populationen von Kindern und Adoleszenten und auch Referenzwerte für die Nährstoffkennzeichnung auf Lebensmitteln für Kinder zu etablieren (Atkinson u. Koletzko 2006; Deutsche Gesellschaft für Ernährung et al. 2001; Institute of Medicine of the National Academies 2003; The Scientific Committee for Food 1993, 2003b). Es verwundert nicht, dass die publizierten Zahlen für die angemessene Zufuhr der einzelnen Nährstoffe zwischen unterschiedlichen Institutionen z. T. ganz erheblich differieren. Dies beruht nicht allein auf unterschiedlichen subjektiven Bewertungen, die an die Stelle fehlender präziser Daten treten müssen, sondern auch auf Unterschieden der zugrunde liegenden Konzepte über die Ableitung von Referenzwerten. Überwiegend geht man von der Annahme einer annähernden Normalverteilung des Nährstoffbedarfs in der Population aus und bestimmt Referenzwerte für Populationen als diejenige Nährstoffzufuhr, die den Bedarf bei fast allen Individuen der Population (etwa 97%) decken kann (Abb. 25.1). Zur Verwirrung tragen jedoch die von verschiedenen Expertengruppen benutzten unterschiedlichen Definitionen und Begriffe bei. So werden für vergleichbare Konzepte parallel die Begriffe »population reference intakes)«, Referenzwerte für die Nährstoffzufuhr (»reference values for nutrient intakes«) und »dietary reference intakes« benutzt.

Die bestehenden unterschiedlichen Begriffe und Zahlenwerte fördern Missverständnisse bei der Anwendung von Referenzwerten, z. B. zum Vergleich und zur Bewertung von Ernährungs- und Verzehrserhebungen, zur Erstellung von Richtlinien über eine angemessene Zusammensetzung der Ernährung und von Mahlzeiten in der Gemeinschaftsverpflegung sowie für Entscheidungen über Strategien zur Optimierung und Supplementation. Häufig gibt es Fehlinterpretationen des Stellenwerts und der Bedeutung von Referenzwerten sowie der zugrunde liegenden Annahmen und statistischen Konzepte. Beispielsweise gehen viele Angehörige von Gesundheitsberufen und Ernährungsfachkräfte von der Einschätzung aus, Referenzwerte würden eine zuverlässige Basis für von ihnen abgegebene spezifische Empfehlungen zur Ernährungsweise einzelner Kinder und Jugendlicher darstellen. Referenzwerte werden auch als Grundlage für die Definition von Werten zur Deklaration des Nährstoffgehalts in Lebensmitteln herangezogen. In der Vergangenheit hielt man die mittleren Bedarfswerte für Populationen (Abb. 25.1) für eine angemessene Basis für die Produktdeklaration (The Scientific Commitee for Food 1993). Dagegen ist heute allgemeiner Konsens, die popula-tionsbezogenen Referenzwerte für die Nährstoffzufuhr als Grundlage heranzuziehen, d. h. diejenigen Nährstoffzufuhrmengen, welche den Bedarf nahezu aller Individuen in einer Population decken sollten (Abb. 25.1; The Scientific Commitee for Food 2003b).

Dabei ist wichtig zu bedenken, dass beim einzelnen Kind eine Nährstoffzufuhr unterhalb der alters- und ggf. gewichtsbezogenen Referenzwerte durchaus bedarfsdeckend sein kann. Andererseits können chronische Erkrankungen mit Veränderungen z. B. von Nährstoffresorption, -utilisation, und -metabolisierung beim betroffenen Kind u. U. zu einem deutlich höheren Nährstoffbedarf führen als aus den Referenzwerten abzuleiten ist. Die etablierten Referenzwerte für die Nährstoffzufuhr (Tab. 25.1) können deshalb nur als Orientierung gelten, die für das einzelne Kind ggf. angepasst werden müssen.

25.2 Proteine

Die angemessene Zufuhrmenge und -qualität an Nahrungsproteinen sind von entscheidender Bedeutung für Körperwachstum und -funktionen. Eine angemessene Proteinzufuhr deckt den Bedarf aller essenziellen, konditionell essenziellen und für den effektiven Proteinstoffwechsel notwendigen Aminosäuren.

Mit der Nahrung zugeführte Aminosäuren

Essenzielle Aminosäuren:
- Isoleuzin
- Leuzin
- Lysin
- Methionin
- Phenylalanin
- Threonin
- Tryptophan
- Valin

Für Früh- und Neugeborene konditionell essenzielle Aminosäuren:
- Histidin
- Tyrosin
- Zystin

Nichtessenzielle, aber für eine optimale Metabolisierung von Nahrungsprotein benötigte Aminosäuren:
- Alanin
- Arginin
- Glyzin
- Glutaminsäure
- Prolin

Nichtessenzielle Aminosäuren:
- Asparaginsäure
- Aspartat
- Glutamin
- Serin

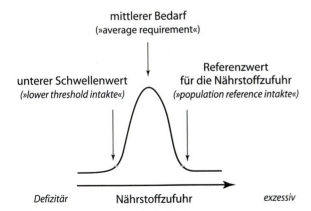

Abb. 25.1. Modell für die Festlegung von Referenzwerten für die Nährstoffzufuhr. Ausgehend von der Annahme einer annähernden Normalverteilung des Nährstoffbedarfs in der Population wird ein unterer Schwellenwert als diejenige Nährstoffzufuhr definiert, die bei fast allen Individuen der Population (etwa 97%) nicht bedarfsdeckend ist. Der mittlere Bedarf liegt deutlich unter demjenigen Referenzwert für die Nährstoffzufuhr, der den Bedarf bei fast allen Individuen der Population (etwa 97%) deckt. (Mod. nach Koletzko et al. 2004)

Die **biologische Wertigkeit** oder nutritionelle Qualität von Nahrungsproteinen hängt in erster Linie davon ab, ob sie alle für die endogene Proteinsynthese benötigten Aminosäuren im erforder-

◻ **Tab. 25.1.** Altersbezogene Referenzwerte für die Zufuhr von Energie und wichtigen Nährstoffen bei gesunden Kindern. (Mod. nach Deutsche Gesellschaft für Ernährung et al. 2001)

Energie und Nährstoffe	Alter							
	0–3 Monate	4–11 Monate	1–3 Jahre	4–6 Jahre	7–9 Jahre	10–12 Jahre	13–14 Jahre	15–18 Jahre
Energie (kcal/kg KG/Tag), m/w	110	95	100	90	75	60/55	55/45	45/40
Protein (g/kg KG/Tag), m/w	2,0–2,2	1,2–1,6	1,2	1,1	1,0	1,0	1,0	0,9/0,8
Fett (% des täglichen Energiebedarfs)	45–50	35–40	30–35	30–35	30–35	30–35	30–35	30–35
Essenzielle Fettsäuren (% des täglichen Energiebedarfs)	4,5	3,8	3,5	3,5	3,5	3,5	3,5	3,5
Kalzium (mg/Tag)	500	500	600	700	800	900	1000	1200
Magnesium (mg/Tag), m/w	40	60	80	120	170	230/250	310	400/350
Eisen (mg/Tag), m/w	6	8	8	8	10	12/15	12/15	12/15
Jod (μg/Tag), m/w	50	80	100	120	140	180	200	200
Zink (mg/Tag)	5	5	7	10	11	12	15/12	15/12
Vitamin A (mg Retinoläquivalent/Tag)	0,5	0,6	0,6	0,7	0,8	0,9	1,1/1,0	1,1/0,9
Vitamin D (μg/Tag)	10	10	5	5	5	5	5	5
Vitamin K (μg/Tag), m/w	5	10	15	20	30	40	50	70/60
Thiamin (mg/Tag), m/w	0,3	0,4	0,7	1,0	1,1	1,2	1,4/1,2	1,6/1,3
Riboflavin (mg/Tag), m/w	0,3	0,5	0,8	1,1	1,2	1,4/1,3	1,5/1,4	1,8/1,7
Niacin (mg Niacinäquivalent/Tag), m/w	5	6	9	12	13	15/14	17/15	20/16
Vitamin B_6 (mg/Tag)	0,3	0,6	0,9	1,2	1,4	1,6/1,5	1,8/1,6	2,1/1,8
Folat (Vitamin B_9; μg Gesamtfolat/Tag)	80	80	120	160	200	240	300	300–400
Vitamin B_{12} (μg/Tag)	0,5	0,8	1,0	1,5	1,8	2,0	3,0	3,0
Vitamin C (mg/Tag)	40	50	55	60	65	70	75	75

Beachte: Der Bedarf beim individuellen Kind kann u. U. erheblich von diesen Richtwerten abweichen.
m männlich; *w* weiblich

lichen Mengenverhältnis bereitstellen. Da die nichtessenziellen Aminosäuren im Organismus aus anderen stickstoffhaltigen Verbindungen gebildet werden können, hängt die Proteinqualität von Gehalt und Muster der enthaltenen essenziellen Aminosäuren ab. Traditionell bestimmt man die biologische Wertigkeit unterschiedlicher Proteine tierexperimentell durch die mit einer bestimmten Proteinzufuhr erzielte Gewichtszunahme (»protein efficiency ratio«). Beim Menschen, auch bei Säuglingen und Kindern, lässt sich die biologische Wertigkeit unterschiedlicher Proteine (z. B. der für Säuglingsnahrungen eingesetzten Proteine oder Proteinhydrolysate) durch Bilanzuntersuchungen ermitteln, bei denen über einen definierten Zeitraum (z. B. 72 Stunden) unter gleichbleibenden Ernährungs- und Stoffwechselbedingungen die Eiweißzufuhr sowie die Stickstoffausscheidung mit dem Stuhl und dem Urin gemessen werden. Die Stickstoffretention (oder Stickstoffbilanz) pro Gramm zugeführtes Protein fällt dabei umso positiver aus, je günstiger die Zusammensetzung biologisch verfügbarer Aminosäuren ist.

Die biologische Wertigkeit von Nahrungsproteinen für den Menschen ist im Allgemeinen umso höher, je ähnlicher ihr Aminosäurenmuster der Zusammensetzung des menschlichen Körpereiweißes ist. Besonders hochwertig ist das resorbierbare Protein der menschlichen Muttermilch. Tierisches Protein wie z. B. in Milch oder Fleisch haben eine deutlich höhere biologische Qualität als pfanzliche Proteine. Bei **Kombination verschiedener Eiweißquellen** in der Ernährung wird die Wertigkeit der Gesamtproteinzufuhr jedoch deutlich erhöht. Beispielsweise haben alle Getreide einen niedrigen Gehalt an Lysin, oft auch an Tryptophan (Mais) oder Threonin (Reis), während sie relativ zum Bedarf zu hohe Anteile anderer Aminosäuren wie Leuzin aufweisen. Durch die Kombination mit nur kleinen Mengen tierischen Proteins (z. B. Ei, Fleisch oder Milch) wird eine ausreichende Lysin- und Tryptophanzufuhr erreicht, um die biologische Wertigkeit der Eiweißzufuhr insgesamt deutlich zu verbessern. Auch Leguminosen wie Bohnen und Linsen sind gute Lysinquellen und führen bei gemeinsamem Verzehr mit Getreide zu einer verbesserten Eiweißverwertung.

Für Säuglingsnahrungen wird ein Gehalt an verwertbaren essenziellen Aminosäuren gefordert, der mindestens dem mittleren Gehalt in menschlicher Muttermilch entspricht (Koletzko et al. 2005b). Der Gehalt verwertbarer Aminosäuren kann durch Herstellungsbedingungen von Säuglingsnahrungen und anderen Lebensmitteln, wie z. B. eine Hitzebehandlung, vermindert werden. Hitzeeinwirkung in Gegenwart reduzierender Zucker bei alkalischem pH-Wert fördert die Maillard-Reaktion mit ausgeprägter Verminderung der Lysinverfügbarkeit und Bildung von Polymeren mit brauner Färbung. Auch die Hydrolyse von Proteinen, z. B. zur Herstellung von hypoallergenen Nahrungen, kann ja nach Herstellungsbedingungen zu einer unterschiedlichen Minderung der Proteinqualität führen.

Die Referenzwerte für die Nahrungszufuhr (◘ Tab. 25.1) beziehen sich auf Eiweiße mit hoher biologischer Wertigkeit. Der **Eiweißgehalt von Nahrungsmitteln** wird überwiegend durch die Multiplikation des gemessenen Gesamtstickstoffgehalts mit einem Umrechungsfaktor von 6,25 berechnet, der auf dem in den meisten Nahrungsproteinen gefundenen Stickstoffgehalt von 16% beruht.

Eine **unzureichende Proteinzufuhr** führt zu einer negativen Stickstoffbilanz sowie im Wachstumsalter zu Gedeihstörung, gestörter Proteinsynthese mit Hypoalbuminämie, Ödemneigung, Muskelatrophie und verminderten Konzentrationen von Funktionsproteinen. Dies hat vielfältige Folgen wie z. B. eine erhöhte Infektneigung. Eine **überhöhte Proteinzufuhr** geht mit einem Anstieg der Harnstoffstickstoffkonzentration und der renalen Molenlast einher. Insbesondere bei jungen Säuglingen mit begrenzter Kapazität zur Urinkonzentration kann ein Wasserdefizit resultieren. Langfristig sind nachteilige Effekte auf die Nierenfunktion zu befürchten.

25.3 Kohlenhydrate

Verdaubare Kohlenhydrate sind ein wichtiger Kalorienträger (etwa 4 kcal/g), die in der kindlichen Ernährung meist 40–50% der zugeführten Energie ausmachen. Die quantitativ wichtigsten digestiblen Kohlenhydrate in der menschlichen Nahrung – alle mit der grundlegenden chemischen Struktur $(CH_2O)_n$ – sind:
- pfanzliche Stärken
- Glykogen aus tierischen Produkten
- Disaccharide: Saccharose (Kochzucker), Laktose (Milchzucker) und in geringem Maße Maltose (Malzzucker)
- Monosaccharide: Fruktose (Fruchtzucker) und Glukose (Traubenzucker)

Mit der Nahrung aufgenommene Stärke (Poly-, Oligo- und Disaccharide) müssen im Gastrointestinaltrakt gespalten werden, bevor sie über die Enterozyten absorbierbar sind. Die Spaltung der Disaccharide in Monosaccharide erfolgt durch spezifische Hydrolasen (Saccharase, Isomaltase, Laktase, Maltase), die im Bürstensaum der Enterozyten im Dünndarm gebunden sind. Nach aktivem Transport der Monosaccharide durch die Enterozyten gelangen die Monosaccharide über die Pfortader in die Leber, wo sie metabolisiert werden.

Störungen der Digestion oder Absorption verursachen **osmotische Durchfälle** mit sauren Gärungsstühlen. Stuhl ist normalerweise isoosmolar. Unverdauter Zucker im Dickdarm erhöht die osmotische Last, und der Organismus versucht, durch Einstrom von Wasser die Osmolarität wieder auszugleichen. Grob kann damit gerechnet werden, dass jedes Gramm unverdauter Zucker etwa 32 ml Wasser nach sich zieht und damit der Stuhl erheblich in seiner Konsistenz vermindert wird. Gelangen nur geringe Mengen unverdauter Kohlenhydrate in den Dickdarm, werden diese durch die Darmflora metabolisiert. Dabei entstehen verschiedene kurzkettige Fettsäuren, die z. T. wieder resorbiert oder von der Dickdarmschleimhaut metabolisiert werden. Verschiedene Gase (Wasserstoff, Kohlendioxid und Methan) entstehen bei der Verstoffwechslung der Zucker durch die Darmflora. Sie können Bauchschmerzen, Meteorismus und Flatulenz verursachen. Die osmotischen Durchfälle sind besonders ausgeprägt bei Säuglingen, die wegen ihres kurzen Darms mit entsprechend schnellem Transit wenig kompensieren können.

> ❗ Osmotische Durchfälle können bei Säuglingen rasch zu einer gefährlichen hypertonen Dehydratation und langfristig zu einer Gedeihstörung führen.

Während die Resorption von Glukose und Galaktose bei Gesunden schnell und effektiv erfolgt, geht die Absorption von **Fruktose** sehr viel langsamer vor sich und unterliegt einer Sättigungskinetik. So verursacht z. B. die Gabe von 15 ml Apfelsaft/kg KG bei den meisten Kindern Durchfall, während eine Menge von 10 ml/kg KG meist noch gut toleriert wird. Bei alleiniger Gabe von Fruktose wird die Absorptionskapazität schneller überschritten, als wenn Fruktose gleichzeitig mit Glukose oder Stärke oder in Form von Saccharose verabreicht wird. Bei der Fruktosemalabsorption handelt es sich selten um einen defekten Transportmechanismus, sondern häufiger um eine individuell niedrige Transportkapazität, die besonders im Kleinkindalter Ursachen von rezidivierenden Durchfällen (Toddler-Diarrhö), Blähungen und in seltenen Fällen einer Gedeihstörung sein kann. Die autosomal-rezessiv erbliche heriditäre Fruktoseintoleranz führt nach Beginn der Nahrungszufuhr von Fruktose, Saccharose oder Sorbitol, also nach dem Abstillen und der Gabe von Säuglingsnahrungen mit Saccharose (Kochzucker) oder von Beikost mit Saccharose oder Fruktose, zu gastrointestinalen und hepatischen Störungen sowie zu Hypoglykämien (▶ Abschn. 6.1.2; Koletzko u. Koletzko 2006).

Kohlenhydrate sind kein im strengen Sinne unverzichtbarer oder essenzieller Nahrungsbestandteil, denn Energie kann auch aus Aminosäuren und Fetten bereitgestellt und Glukose aus glukoplastischen Aminosäuren gebildet werden. Praktisch ist eine Kohlenhydratzufuhr für eine ausgewogene und gesundheitsförderliche Ernährungsweise jedoch unverzichtbar (Bier et al 1999). Die empfehlenswerte minimale Zufuhr an Nahrungskohlenhydraten lässt sich orientierend aus dem Glukoseverbrauch des zentralen Nervensystems ableiten, welche im Säuglings- und Kleinkindalter besonders hoch ist. Aus epidemiologischen Befunden wird die Empfehlung abgeleitet, ab dem Kleinkindalter eine **Gesamtzufuhr an Kohlenhydraten** von mindestens 50% der Energiezufuhr anzustreben, mit bevorzugtem Verzehr von stärkehaltigen und ballaststoffreichen Nahrungsmitteln, um zu einer Vorbeugung von Übergewicht und kardiovaskulären Risiken beizutragen. Gleichzeitig wird eine niedrige Zufuhr von Zuckern (Mono- und Disaccharide) von nicht mehr als etwa 10% der Energieaufnahme empfohlen, nicht zuletzt da ein hoher Verzehr zuckerreicher Lebensmittel oft die Zufuhr von essenziellen Nährstoffen vermindert.

Nichtverdauliche Kohlenhydrate oder Ballaststoffe sind wichtige Bestandteile der Nahrung, deren mangelnde Zufuhr als ein Risikofaktor in der Pathogenese verschiedener Erkrankungen angesehen wird, darunter Obstipation, Syndrom des irritablen Darms, Dickdarmdivertikulose und Kolonkarzinom. Eine hohe Zufuhr einiger (aber nicht aller) Ballaststoffe wurde mit einer verminderten Prävalenz von Hypercholesterinämie, Diabetes mellitus und koronarer Herzerkrankung in Verbindung gebracht.

Nicht oder schwer verdauliche Kohlenhydrate (Ballaststoffe) sind eine sehr heterogene Gruppe unterschiedlicher löslicher und nichtlöslicher Substanzen (Abb. 25.2), sodass eine klare Definition nicht einfach ist (ESPGHAN Committee on Nutrition 2003). Gemeinsam ist den nicht oder schwer verdaulichen Kohlenhydraten, dass sie nach Übergang in das Kolon durch bakterielle Fermentation unter Bildung kurzkettiger Fettsäuren abgebaut werden, wobei Azetat, Propionat, Butyrat und Laktat sowie Gase wie Wasserstoff, Kohlendioxid und Methan gebildet werden. Die freigesetzten kurzkettigen Fettsäuren werden von der Kolonmukosa und einigen anderen Geweben als Energieträger genutzt. Man schätzt den hieraus resultierenden biologischen Brennwert nichtverdaulicher Kohlenhydrate auf mindestens 2 kcal/g. Kurzkettige Fettsäuren fördern im Kolon Natrium- und Wasserresorption, intestinale Motilität und epitheliales Wachstum (ESPGHAN Committee on Nutrition 2003).

In der Kindernahrung stammt die Hauptmenge an verzehrten nichtverdaulichen Kohlenhydraten aus Getreideprodukten, Leguminosen und Gemüse, ein kleinerer Anteil aus Obst und Fruchtsäften sowie aus Zusätzen in verarbeiteten Nahrungsmitteln wie Dickungsmittel, Stabilisatoren und Fettersatzstoffe. **Vollkornmehle** (Ausmahlungsgrad von mindestens 98%) und daraus hergestellte Nahrungsmittel enthalten die äußeren Schichten des Getreidekorns, die eine ausgezeichnete Quelle nichtdigestibler Kohlenhydrate darstellen. Dagegen sind hellere Mehle mit einem Ausmahlungsgrad von nur 50–80% und die aus ihnen hergestellten Lebensmittel viel ärmer an Ballaststoffen. Der Verzehr von Vollkornprodukten, die eine ausgezeichnete Ballaststoffquelle darstellen, sollte deshalb auch bei Kindern gefördert werden.

In jüngerer Zeit werden nichtverdauliche Kohlenhydrate als **Präbiotika** zahlreichen Lebensmitteln zugesetzt, insbesondere Milchprodukten und Getränken, aber auch Säuglingsnahrungen und Beikostprodukten. Unter Präbiotika versteht man nichtverdauliche Nahrungsmittelbestandteile, die nach dem Verzehr im Kolon selektiv das Wachstum und/oder die Aktivität einer oder weniger Bakterienstämme fördern und hierdurch die Gesundheit des Konsumenten fördern (ESPGHAN Committee on Nutrition 2004).

Die optimale Zufuhrmenge an nichtdigestiblen Kohlenhydraten lässt sich derzeit nicht genau definieren, aber pragmatisch wurde für Kinder eine Ballaststoffzufuhr in Gramm entsprechend dem Lebensalter in Jahren plus 5 empfohlen (d. h. mit 5 Jahren 10 g/Tag, mit 10 Jahren 15 g/Tag). Allgemeine Zufuhrempfehlungen für Kohlenhydrate sind Tab. 25.2 zu entnehmen.

25.4 Lipide

Lipide haben mit 9 kcal/g einen 2,3fach höheren Energiegehalt als Kohlenhydrate und Proteine und machen bei vielen europäischen Kindern den Hauptteil der Energiezufuhr mit der Nahrung aus. Zudem dienen sie als der quantitativ wichtigste Energiespeicher des menschlichen Organismus. Entsprechend wirken sich Zufuhr, Digestion, Absorption und metabolische Utilisation von Lipiden direkt auf Wachstum, Körperzusammensetzung, Gesundheit und Wohlbefinden aus. Menge und qualitative Zusammensetzung der Nahrungsfette haben Auswirkungen auf zahlrei-

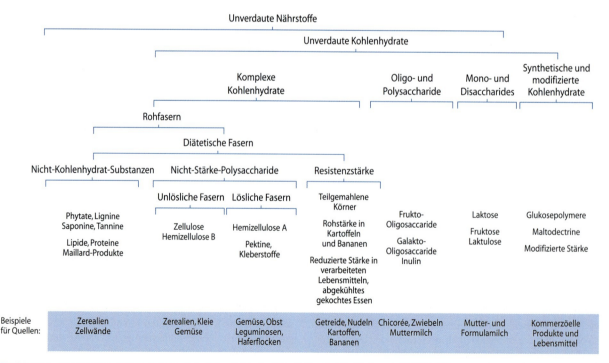

Abb. 25.2. Klassifikation nicht und schwer vedaulicher Kohlenhydrate (Ballaststoffe). (Mod. nach ESPGHAN Committee on Nutrition 2003)

25.5 · Vitamine und Spurenelemente

Tab. 25.2. Zufuhrempfehlungen für Kohlenhydrate, orientiert am Glukoseverbrauch des zentralen Nervensystems (ZNS). Die Zufuhrmengen sind sowohl in Bezug auf das Körpergewicht (kg) als auch auf das mittlere Gewicht für das jeweilige Alter berechnet. (Mod. nach Koletzko u. Koletzko 2006)

Altersstufe	Glukoseverbrauch des ZNS (mg/kg KG/min)	Mindestzufuhr an Kohlenhydraten (g/kg KG/Tag)	Typisches Körpergewicht (kg)	Angemessene Mindestzufuhr an Kohlenhydraten (g/Tag)
Neugeborene	8,0	11,5	3,5	40
1 Jahr	7,0	10,1	10	10
5 Jahre	4,7	6,8	20	135
Jugendliche	1,9	2,7	60	160
Erwachsene	1,0	1,4	70	100

che biologische Funktionen wie z. B. Immunfunktion, Lipoproteinstoffwechsel und kardiovaskuläre Gesundheit.

25.4.1 Zusammensetzung

Der quantitativ überwiegende Teil der Nahrungsfette wird von **Fettsäuren** beigetragen, insbesondere in Triazylglyzerolen (Triglyzeriden), aber auch in anderen veresterten Lipiden wie z. B. Di- und Monoazylglyzerole, Phospholipide, Cholesterinester und Phytosterinester. Nach ihrer Kettenlänge werden kurzkettige (<8 Kohlenstoffatome), mittelkettige (8–11 Kohlenstoffatome), intermediärkettige (12–15 Kohlenstoffatome) und langkettige (≥16 Kohlenstoffatome) Fettsäuren unterschieden. Doppelbindungen bestimmen zudem die Eigenschaften von Fettsäuren durch ihre Zahl (gesättigt: ohne Doppelbindung; einfach oder mehrfach ungesättigt), Position (z. B. Doppelbindungen in Omega-3- und Omega-6-Position bei den essenziellen Fettsäuren) und Konfiguration (cis- oder trans-Fettsäuren).

Mittelkettige Triazylglyzerole (MCT) werden zur Behandlung unterschiedlicher Formen der Fettmalassimilation eingesetzt, weil sie stärker wasserlöslich sind als die in der Nahrung überwiegenden langkettigen Triazylglyzerole (LCT) und rascher durch Lipasen gespalten werden. Allerdings ist aufgrund der kürzeren Kettenlängen der enthaltenen Fettsäuren der Energiegehalt von MCT pro Gramm um etwa 16% geringer als derjenige von LCT. Darüber hinaus haben die sehr rasch oxidierten MCT einen höheren thermogenetischen, also wärmeproduzierenden Effekt. In Studien mit Frühgeborenen zeigte der Ersatz von LCT durch MCT in der Nahrung zwar eine Erhöhung der prozentualen Fettresorption, aber keinen Vorteil für Energieaufnahme und Wachstum. Ein therapeutischer Vorteil des Einsatzes von MCT-Ölen ist jedoch bei schweren Formen der Fettmalabsorption zu erwarten, z. B. bei Kindern mit schwerer Cholestase.

Säuglinge und Kleinkinder brauchen durch ihr rasches Wachstum vergleichsweise große Mengen an essenziellen, mehrfach ungesättigten Fettsäuren (»polyunsaturated fatty acids«), die unverzichtbare Bestandteile der Strukturlipide in allen biologischen Membranen sind. Die Verfügbarkeit dieser Fettsäuren während des prä- und postnatalen Wachstumsspurts des Gehirns war in vielen Studien mit der funktionellen Entwicklung des Nervengewebes verbunden. Einige langkettige Polyenfettsäuren wirken sich auch auf immunologische Funktionen aus und können die pro- und antiinflammatorische Balance beeinflussen.

25.4.2 Energiebilanz

Aufgrund der hohen Energiedichte von Fetten weist eine Ernährung mit hohem Fettgehalt in der Regel eine höhere Energiedichte (kcal/100 g) auf als fettärmere Diäten. Zusätzlich kann eine hohe Fettzufuhr die **Körperfettdeposition** fördern. Die Speicherung von Nahrungsfetten als Körperfett ist leicht und mit nur geringem Energieaufwand entsprechend etwa 1–4% der zugeführten Fettmenge möglich. Nahrungskohlenhydrate können als Substrat für die Synthese im Körper deponierter Fette dienen, aber die Aktivität der endogenen De-novo-Lipogenese ist beim Menschen begrenzt. Darüber hinaus ist die Bildung von Fett aus Kohlenhydraten energetisch aufwändig und verbraucht etwa ein Viertel der mit den Kohlenhydraten zugeführten Energie.

> Praktisch ergeben sich aus diesen physiologischen Bedingungen wichtige Vorteile fettreicher Diäten für Kinder mit Gedeihstörung und Untergewicht. Fett transportiert auch Geschmack und Aroma und trägt zu einem angenehmen Mundgefühl bei, sodass eine gewisse Menge an Fett in der Nahrung den Nahrungsverzehr zusätzlich fördern kann.

Andererseits ist ein hoher Fettgehalt der Nahrung ein wichtiger Risikofaktor für die Entwicklung von Adipositas. Auch bei Kindern und Jugendlichen ist eine fettreiche Ernährungsweise mit höherem Körpergewicht, höherem Körperfettgehalt und höherer Prävalenz von Präadipositas und Adipositas assoziiert. In der Nahrung deutscher Schulkinder machen Fette im Durchschnitt einen hohen Anteil von etwa 40% der insgesamt aufgenommenen Kalorien aus. Diese hohe Fettmenge kommt nicht nur durch die sichtbaren Nahrungsfette (z. B. Butter, Margarine, Öl), sondern ganz wesentlich auch durch auf den ersten Blick nicht sichtbare, sog. versteckte Fette zustande (z. B. in Salami, Leberwurst, fetten Käsesorten). Damit liegt der mittlere Fettverzehr sehr deutlich über dem empfohlenen Fettgehalt in der Nahrung von Vorschul- und Schulkindern von nur etwa 30–35% der Kalorienzufuhr.

25.5 Vitamine und Spurenelemente

Vitamine sind für die Erhaltung der Gesundheit und der physiologischen Funktionen erforderliche, aber im Stoffwechsel nicht oder aber nicht in ausreichender Menge synthetisierte Verbindungen. Vitamine stellen daher essenzielle bzw. konditionell essenzielle Substrate dar, die regelmäßig zugeführt werden müssen.

Tab. 25.3. Richtwerte für die Dosierung oral gegebener lipidlöslicher Vitamine bei chronischer Fettmalabsorption (z. B. bei zystischer Fibrose ohne schwere Cholestase) und bei schwerer Cholestase (z. B. bei extrahepatischer Gallengangatresie). Dabei sind regelmäßige Kontrollen der Plasmaspiegel bzw. des Gerinnungsstatus und daran orientierte Dosisanpassungen unbedingt erforderlich. (Mod. nach Koletzko u. Koletzko 2004)

Vitamine	Dosierung bei Fettmalabsorption	Dosierung bei schwerer Cholestase	Plasmakontrollen
Vitamin A	5000 IE/Tag	5000–12.000 IE/Tag	Vitamin-A-Spiegel (Norm: 300–500 µg/l), RBP
Vitamin D	500 IE Vitamin D_3/Tag	5–7 µg 25-Hydroxy-Vitamin D/kg KG/Tag	25-Hydroxy-Vitamin-D-Spiegel (Norm: 25–30 µg/l)
Vitamin E	5–10 IE/kg KG/Tag	150–400 IE/kg KG/Tag	Vitamin-E-Spiegel (>5 mg/l), Vitamin E/Cholesterin (>1 mg/g)
Vitamin K	Einmal 5 mg/Woche	5–15 mg/Tag	Quick-Wert, Konzentrationen Vitamin-K-abhängiger Gerinnungsfaktoren

RBP Konzentration des retinolbindenden Proteins

Wasserlösliche Vitamine dienen vor allem als Ko-Faktoren biochemischer Reaktionen. Sie werden im Körper nur in begrenztem Umfang gespeichert und bei überschüssiger Zufuhr mit dem Urin ausgeschieden. Eine erhöhte Aufnahme ruft in aller Regel keine krankhaften Veränderungen hervor. Dennoch ist die längerfristige Gabe sehr hoch dosierter Präparate wasserlöslicher Vitamine bei Gesunden nicht zu empfehlen, da unerwünschte Wirkungen, z. B. auf Stoffwechselvorgänge, diskutiert werden und ein Nutzen nicht erkennbar ist.

Die **lipidlöslichen Vitamine** A, D, E und K werden bei exzessiver Zufuhr im Organismus gespeichert und können im Fall der Vitamine A und D zu Hypervitaminosen führen. Referenzwerte für die tägliche Vitaminzufuhr sind in ◘ Tab. 25.1 und ◘ Tab. 25.3 dargestellt. Auch bei gesunden, abwechslungsreich ernährten Kindern und Jugendlichen in Deutschland wird die erwünschte Vitaminzufuhr nicht immer erreicht, insbesondere die Zufuhr von Folaten liegt sehr häufig unterhalb der als wünschenswert angesehenen Bereiche. Deshalb wird auch für Deutschland die Folsäuresupplementierung von Grundnahrungsmitteln wie z. B. Mehl, Brot und Backwaren sowie von Speisesalz für wünschenswert gehalten.

Spurenelemente wie Eisen, Zink und Jod (◘ Tab. 25.1) finden sich in menschlichen Geweben zwar nur in geringen, aber zwischen einzelnen Individuen vergleichbar hohen Konzentrationen. Sie haben überwiegend Funktionen als Ko-Faktoren von Proteinen und Enzymen, und ihr Entzug führt reproduzierbar zu Mangelerscheinungen.

Eisen dient zur Sauerstoff- und Elektronenübertragung in Hämoglobin, Myoglobin und vielen Enzymen. Während des raschen Körperwachstums in den ersten beiden Lebensjahren und in der Pubertät sowie bei starken Blutverlusten (z. B. starke Menstruation, chronische Darmblutungen) reicht die Eisenzufuhr mit der Nahrung oft nicht zur Deckung des Bedarfs aus. Eisen findet sich in nahezu vergleichbar hohen Konzentrationen in Fleischwaren und in vielen pflanzlichen Nahrungsmitteln wie dunklen Gemüsesorten, jedoch ist die Resorption im proximalen Dünndarm aus Fleisch deutlich besser. Pflanzliche Nahrungsmittel enthalten zahlreiche Liganden, welche die Eisenresorption hemmen, sodass aus pflanzlicher Nahrung kaum mehr als 5% des Eisens resorbiert werden. Im Gegensatz dazu liegt die Aufnahme von Hämeisen aus Fleisch, welche nicht wesentlich durch Chelate der Nahrung behindert wird, bei >20%.

Menschliche Milch enthält etwa 0,2–0,3 mg Eisen/l, das im Mittel zu etwa 20% absorbiert wird, d. h. ein mit täglich 750 ml Muttermilch voll gestilltes Kind absorbiert etwa 0,03–0,05 mg Eisen pro Tag. Der Eisenbedarf für das Wachstum ist höher und wird bis etwa gegen Ende des ersten Lebenshalbjahres zusätzlich durch die Utilisation der bei der Geburt angelegten Eisenspeicher gedeckt. Spätestens ab dem 7. Lebensmonat benötigt ein Säugling eine zusätzliche Eisenquelle. Die zugefütterte Beikost soll ausreichende Mengen gut resorbierbaren Eisens enthalten, günstig ist die Fütterung von Beikost mit Fleisch 2- bis 3-mal wöchentlich. Säuglingsmilchnahrungen enthielten in der Vergangenheit deutlich höhere Eisenkonzentrationen als Muttermilch. Diese höheren Eisenkonzentrationen wurden unter der Annahme einer wesentlich schlechteren Eisenresorption gewählt, wie sie in vor mehr als 2 Jahrzehnten durchgeführten Studien berichtet wurden. Diese Studien weisen jedoch erhebliche methodische Probleme auf und untersuchten z. T. die Eisenresorption nicht aus modernen Säuglingsnahrungen, sondern aus häuslichen Kuhmilchzubereitungen. Jüngere Studien zeigen dagegen eine Eisenresorption sowohl aus Muttermilch als auch aus Säuglingsnahrungen von etwa 15–20%, d. h. es besteht kein erheblicher Unterschied in der Bioverfügbarkeit. Aktuelle klinische Studien bei Säuglingen belegen zudem, dass die Fütterung mit Säuglingsnahrungen mit einem Eisengehalt zwischen 0,3 und 1,9 mg/100 kcal nicht zu Unterschieden in der Häufigkeit des Auftretens einer Eisenmangelanämie führt (Koletzko et al. 2005b). Aktuell wird deshalb für Säuglingsnahrungen ein Eisengehalt von 0,3–1,3 mg/100 kcal empfohlen (Koletzko et al. 2005b).

Etwa 70% des im Körper enthaltenen **Zinks** finden sich in Knochen, Haut und Haaren. Zink wirkt als Bestandteil oder Ko-Faktor zahlreicher Enzyme, Hormone und Rezeptoren sowie bei der Insulinspeicherung und der Regulation von Immunfunktionen. Zink wird mit vielen pflanzlichen (Vollkorngetreide) und v. a. tierischen Nahrungsmitteln (Fleisch, Ei, Milch, Käse) in relativ hohen Konzentrationen zugeführt, aber auch hier ist die Absorption aus tierischen Nahrungsmitteln deutlich besser als z. B. aus Getreideprodukten. Die Zinkversorgung ist nicht leicht einzuschätzen, da die Messung der Zinkkonzentration im Serum die Versorgung nicht sehr zuverlässig reflektiert.

Jod wird aus der Nahrung fast vollständig absorbiert und zu einem hohen Anteil in die Schilddrüse aufgenommen, wo es in die Schilddrüsenhormone inkorporiert wird. Deutschland gehört zu den Jodmangelgebieten mit einer über die natürliche Ernährung unzureichenden Versorgung, sodass die konsequente Verwendung von jodangereichertem Speisesalz und mit solchem Salz hergestellten Nahrungsmitteln (z. B. Brot und Backwaren) unbedingt sinnvoll ist.

Literatur

Atkinson SA, Koletzko B (2007) Determining life stage groups and extrapolating nutrient intake values. Food Nutr Bull 28 (Suppl I): S61–S71

Bier DM, Brosnan, JT, Flatt JP et al. (1999) Report of the IDECG Working Group on lower and upper limits of carbohydrate and fat intake. International Dietary Energy Consultative Group. Eur J Clin Nutr 53 (Suppl 1): S177–S178

Deutsche Gesellschaft für Ernährung, Österreichische Gesellschaft für Ernährung, Schweizerische Gesellschaft für Ernährungsforschung (2001) Referenzwerte für die Nährstoffzufuhr. Umschau Braus, Frankfurt/Main

ESPGHAN Committee on Nutrition: Aggett P, Bresson J, Haschke F et al. (1997) Recommended Dietary Allowances (RDAs), Recommended Dietary Intakes (RDIs), Recommended Nutrient Intakes (RNIs), and Population Reference Intakes (PRIs) are not »Recommended Intakes«. J Pediatr Gastroenterol Nutr 25: 236–241

ESPGHAN Committee on Nutrition: Aggett P, Agostoni C, Axelsson I et al. (2003) Non-digestible carbohydrates in the diets of infants and young children. A commentary by the ESPGHAN Committee on Nutrition. J Pediatr Gastroenterol Nutr 36: 329–337

ESPGHAN Committee on Nutrition: Agostoni C, Axelsson I, Goulet O et al. (2004) Prebiotic oligosaccharides in dietetic products for infants. A commentary by the ESPGHAN Committee on Nutrition. J Pediatr Gastroenterol Nutr 39: 465–473

Institute of Medicine of the National Academies (2003) Dietary reference intakes for energy, carbohydrate, fiber, fat, fatty acids, cholesterol, protein, and amino acids. The National Academies Press, Washington, pp 1–936

Koletzko B (2000) Langzeiteffekte der Substratzufuhr im frühen Kindesalter. Akt Onkol 17: 29–48

Koletzko B, Aggett PJ, Bindels JG et al. (1998) Growth, development and differentiation: a functional food science approach. Br J Nutr 80 (Suppl 1): S5–S45

Koletzko B, Akerblom H, Dodds PF, Ashwell M (eds) (2005a) Early nutrition and its later consequences: New opportunities. Springer, New York, pp 10–19

Koletzko B, Baker S, Cleghorn G et al. (2005b) Global standard for the composition of infant formula. Recommendations of an ESPGHAN coordinated International Expert Group. J Pediatr Gastroenterol Nutr 41: 584–599

Koletzko S, Koletzko B (2006) Wenn Zucker krank machen – Maldigestion und metabolische Unverträglichkeiten. Akt Ernährungsmed 31 (Suppl 1): 68–75

Koletzko B, Toschke AM, von Kries R (2004) Herausforderungen bei der Charakterisierung und der Verbesserung der Ernährungssituation im Kindes- und Jugendalter. Bundesgesundheitsbl Gesundheitsforsch Gesundheitsschutz 47: 227–234

The Scientific Committee for Food (1993) Nutrient and energy intakes for the European Community (Opinion expressed on 11 December 1992). Reports of the Scientific Committee for Food, 31st series. Office for Official Publications of the European Communities, Luxembourg, pp 1–248; http://europa.eu.int/comm/food/fs/sc/scf/out89.pdf

The Scientific Committee for Food (2003a) Minutes' statement of the Scientific Committee on Food addressing the limitations of extrapolating tolerable upper intake levels of nutrients for children (expressed on 4 April 2003). SCF/CS/NUT/IF/65 Final. Annex XIV, Minutes of the 137th Plenary Meeting of The Scientific Committee on Food held on 2/3/4 April 2003 in Brussels. SCF/CS/PLEN/MINS 137: 14; http://www.europa.eu.int/comm/food/fs/sc/scf/out198_en.pdf

The Scientific Committee for Food (2003b) Opinion of the Scientific Committee for Food on the revision of reference values for nutrition labeling (expressed on March 5). SCF/CS/NUT/GEN 18; http://www.europa.eu.int/comm/food/fs/sc/scf/out171_en.pdf

26 Altersentsprechende Ernährung

M. Kersting

26.1 Physiologische und psychologische Bedürfnisse – 491
26.1.1 Bedarf an Energie und Nährstoffen – 491
26.1.2 Trink- und Essverhalten – 491

26.2 Ernährung von Säuglingen – 491
26.2.1 Stillen – 491
26.2.2 Muttermilchersatz – 492
26.2.3 Beikost – 493
26.2.4 Übergang auf Familienkost – 494

26.3 Ernährung von Kindern und Jugendlichen – 495
26.3.1 Lebensmittelbezogene Empfehlungen – 495
26.3.2 Mahlzeitenbezogene Empfehlungen – 496

Literatur – 496

26.1 Physiologische und psychologische Bedürfnisse

Mit den in Deutschland verfügbaren Konzepten für die Ernährung von Säuglingen (»Ernährungsplan für das 1. Lebensjahr«) sowie von Kindern und Jugendlichen (»Optimierte Mischkost«, optimiX) werden die wissenschaftlichen Empfehlungen für die Nährstoffzufuhr und die Prävention ernährungsmitbedingter Krankheiten in lebensmittel- und mahlzeitenbezogene Empfehlungen umgesetzt. Diese Konzepte haben sich in der Beratung bewährt. Sie können dem Kinderarzt z. B. als Orientierung bei der Beurteilung anamnestischer Angaben zur Ernährung und zur Ableitung von praktischen Ernährungsratschlägen dienen.

26.1.1 Bedarf an Energie und Nährstoffen

Die **Ernährung im Kindesalter** muss die altersabhängigen Änderungen des Bedarfs an Energie und Nährstoffen berücksichtigen. Die vorliegenden Referenzwerte für die Nährstoffzufuhr gelten für verschiedene Bevölkerungsgruppen, z. B. Kinder verschiedener Altersgruppen. Sie geben diejenigen Mengen eines Nährstoffs an, von denen angenommen wird, dass sie bei praktisch allen Individuen der jeweiligen Gruppe eine normale Entwicklung und Gesundheit ermöglichen.

> Referenzwerte für die Nährstoffzufuhr sind keine fixe Größe für den Bedarf einzelner Kinder. Sie erlauben lediglich eine Einschätzung des Risikos einer unzureichenden oder übermäßigen Nährstoffversorgung.

Die Referenzwerte für die **Energiezufuhr** wurden aus Messungen des Energieumsatzes abgeleitet und beziehen sich auf den durchschnittlichen Bedarf einer Gruppe bei mäßiger körperlicher Aktivität (Abb. 26.1).

Die wissenschaftliche Datenlage zum Bedarf an **Nährstoffen** im Kindesalter ist lückenhaft. Man behilft sich ggf. mit der Interpolation von Bedarfsdaten Erwachsener und vollgestillter Säuglinge. Generell kann man davon ausgehen, dass der Bedarf der meisten Nährstoffe ähnlichen altersabhängigen Veränderungen unterliegt wie der Energiebedarf. Die empfohlenen Nährstoffdichten, d. h. die Nährstoffzufuhr bezogen auf die Energiezufuhr (mg/MJ bzw. mg/1000 kcal), sind, abgesehen von Besonderheiten bei Säuglingen, dementsprechend weitgehend unabhängig vom Alter der Kinder und Jugendlichen.

> In der Praxis können deshalb für alle Altersgruppen von Kindern und Jugendlichen dieselben Regeln für die Lebensmittelauswahl angewendet werden (▶ unten).

Neben physiologischen Bedürfnissen sind für die Lebensmittelauswahl auch **soziokulturelle Einflüsse**, z. B. Traditionen und Verfügbarkeit der Lebensmittel, von Bedeutung, beginnend schon bei der Beikost. Lebensmittelbezogene Empfehlungen sollten deshalb landestypische Ernährungsgewohnheiten berücksichtigen.

26.1.2 Trink- und Essverhalten

Im Verlauf der Entwicklung im frühen Kindesalter ändert sich die Ernährungsform, angepasst an die Leistungsfähigkeit von Nahrungsaufnahme, Verdauung, Stoffwechsel und Ausscheidung.

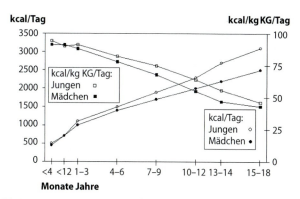

Abb. 26.1. Energiebedarf in Abhängigkeit von Alter und Geschlecht: Referenzwerte der Deutschen Gesellschaft für Ernährung für die Nährstoffzufuhr

Schon vor der Geburt hat das Kind das Trinken von Fruchtwasser eingeübt. Beim **Neugeborenen** wird die Ernährung durch den oralen Suchreflex und den Saug-Schluck-Reflex sichergestellt.

Im Alter von 5–6 Monaten erlischt bei den meisten **Säuglingen** der Saug-Schluck-Reflex (Extrusionsreflex). Die Kinder können mit Unterstützung aufrecht sitzen und ihre Kopfhaltung kontrollieren. Damit sind sie reif für die Einführung der Löffelfütterung. Im Alter zwischen 9 und 15 Monaten eignet sich das Kind durch imitatives Lernen die Handhabung von Essgeräten (Tasse, Löffel) an und nimmt mit fortschreitender sozialer Entwicklung mehr und mehr an den Mahlzeiten der Familie teil. Spätestens am Ende des ersten Lebensjahres kann das Kind feste Nahrung abbeißen und bis zum 3. Lebensjahr ausreichend kauen. Das Milchgebiss (20 Zähne) reicht aus, um die für eine ausgewogene Kost notwendigen Lebensmittel zu zerkleinern.

> Wie bei biologischen Parametern allgemein besteht auch bei der Entwicklung des Ess- und Trinkverhaltens eine große interindividuelle Variabilität.

Die Steuerung der Nahrungsaufnahme erfolgt beim Säugling und beim **Kleinkind** überwiegend durch interne Signale von Hunger und Sättigung. Diese werden mit zunehmender Erweiterung des sozialen Umfelds durch externe Reize und Lernprozesse überlagert, zunächst durch das Nahrungsangebot sowie das Ernährungs- und Erziehungsverhalten der Familie, später kommen Gruppendruck durch Altersgenossen, Lebensmittelmarketing und Modetrends, z. B. Schlankheitsvorstellungen, hinzu. Rationale Argumente bei der Ernährung, z. B. die Zukunftsperspektive der Prävention, sind frühestens Jugendlichen vermittelbar.

> Kognitive Maßnahmen der Ernährungsaufklärung allein führen bei Kindern und Jugendlichen ebenso wenig wie bei Erwachsenen zu den gewünschten Verhaltensänderungen. Werdende und junge Eltern sind ein vielversprechender Ansatz für die primäre Prävention durch richtige Ernährung.

26.2 Ernährung von Säuglingen

26.2.1 Stillen

Intensive Forschungen, v. a. in neuerer Zeit, haben die vielfältigen und überzeugenden Vorteile des Stillens und der Muttermilch für das Kind, die Mutter und die Familie verdeutlicht. Dazu zählen ernährungsphysiologische, präventiv-gesundheitliche, immunologische, entwicklungsphysiologische, soziale und ökonomische Aspekte.

> ❗ Stillen ist die natürliche Ernährungsform des Säuglings im Anschluss an die intrauterine Mutter-Kind-Ernährungseinheit.

Die **Milchbildung** wird durch die hormonelle Umstellung bei der Geburt in Gang gesetzt, ausgelöst durch das Saugen des Kindes an der Brust, das zur Ausschüttung von Prolaktin (Milchbildungsreflex) und Oxytozin (Milchspendereflex) führt. Der Saugreflex des Kindes ist in den ersten 60–90 min nach der Geburt besonders stark ausgeprägt.

Eine wirkungsvolle Milchbildung setzt bei den meisten Müttern erst 2–3 Tage nach der Entbindung ein. Um die dazwischen liegende Zeit zu überbrücken, kommt das Kind mit einem körpereigenen Vorrat an Energie (Fett, Glykogen) und Wasser zur Welt und wird bis dahin mit Kolostrum ausreichend versorgt.

Reifgeborene, normalgewichtige Säuglinge benötigen bei Stillen nach Bedarf und guter Stillanleitung der Mütter keine routinemäßige Zufütterung von Flüssigkeiten (Wasser, Tee, kohlenhydrathaltige Lösungen). Erst eine Gewichtsabnahme von 8–10% des Geburtsgewichts, keine Gewichtszunahme bis zum 9. Tag, das Nichtwiedererreichen des Geburtsgewichts mit 14 Tagen und nichtbehebbare Ursachen der geringen Milchaufnahme erfordern eine **Zufütterung** von Muttermilchersatz.

Die **Zusammensetzung der Milch** ändert sich vom immunglobulinreichen, fettarmen Kolostrum (erste Woche) über die transitorische Milch (2. Woche) zur fett- und kohlenhydratreichen, reifen Muttermilch (ab der 3. Woche). Das Stillen nach Bedarf, d. h. wenn das Kind Zeichen von Hunger zeigt, bewirkt eine angepasste Milchproduktion.

Mit der Milch einer ausgewogen ernährten Mutter erhält der Säugling alle benötigten Nährstoffe, mit Ausnahme der Vitamine K und D. Zur Deckung des Jodbedarfs von Fetus und Säugling sollten Schwangere und Stillende Jod (in Tablettenform) supplementieren (100–150 µg/Tag).

> ❗ Die meisten Kinder gedeihen bei ausschließlichem Stillen in den ersten 6 Monaten und benötigen keine zusätzliche Flüssigkeit oder Nahrung.

Auch nach Beginn der **Beikostfütterung** im 5.–7. Lebensmonat kann so lange Teilstillen erfolgen, wie Mutter und Kind dies wünschen. Die Frage, inwieweit 6-monatiges ausschließliches Stillen gegenüber einer Stilldauer von 4 Monaten zur Allergieprävention vorteilhaft ist, kann aufgrund unzureichender Daten bisher nicht definitiv beantwortet werden.

In der Praxis werden derzeit etwa 90% der Neugeborenen im Krankenhaus gestillt. Allerdings fallen die **Stillquoten** in den ersten Wochen zu Hause rasch ab. Im Alter von 4 Monaten werden noch etwa 50% der Säuglinge ausschließlich gestillt; im Alter von 6 Monaten waren es 1997/1998 bundesweit etwa 10%, in Bayern im Jahr 2005 dreißig Prozent. Nur ein verschwindend kleiner Teil der Mütter zieht den Kinderarzt bei Fragen zum Stillen zu Rate.

26.2.2 Muttermilchersatz

Das Zufüttern von Milchnahrung (Zwiemilch) wird dann erforderlich, wenn die Muttermilch trotz guter Stillpraxis (häufiges Anlegen) nicht ausreicht. Eine Kontrolle des Gewichts sollte anfangs einmal am Tag erfolgen, bis nach Durchschreiten des niedrigsten Gewichts eine stetige Gewichtszunahme beobachtet wird, später wöchentlich oder im Rahmen der Früherkennungsuntersuchungen.

> ❗ Für Säuglinge, die nicht oder nicht voll gestillt werden können, sind industriell hergestellte Säuglingsnahrungen die erste Wahl.

Industriell hergestellte **Säuglingsnahrungen** ermöglichen eine vollwertige und sichere Ernährung (◨ Tab. 26.1). Ihre Zusammensetzung, Etikettierung und Vermarktung sind in speziellen EU-Richtlinien geregelt, die in nationales Recht (Diätverordnung) umgesetzt werden.

Für **Säuglingsanfangsnahrung** ist der Gehalt an Energie und mehr als 20 Nährstoffen spezifiziert, einschließlich eines fakultativen Zusatzes von für die visuelle und kognitive Entwicklung bedeutsamen langkettigen mehrfach ungesättigten Fettsäuren. Säuglingsanfangsnahrung kann wie Muttermilch ad libitum (bezüglich Menge und Mahlzeitenfrequenz) gefüttert werden.

Säuglingsmilchnahrungen enthalten als Proteinquelle Kuhmilcheiweiß (Verhältnis Molkenprotein : Kasein ≥1,0). Sie sollten die erste Wahl sein. Säuglingsmilchnahrungen mit der Silbe »pre« in der Bezeichnung enthalten als Kohlenhydrat ausschließlich Laktose, Produkte mit der Ziffer »1« enthalten neben Laktose geringe Mengen an Stärke (<2%) und ggf. weitere Kohlenhydrate, meist Maltodextrin. Der Begriff »adaptiert« (in Deutschland früher auf den Kohlenhydratgehalt bezogen, im EU-Recht auf den Proteinanteil) wird in Zukunft nicht mehr als Werbebehauptung zugelassen.

◨ **Tab. 26.1.** Industriell hergestellte Säuglingsnahrungen für nicht gestillte Säuglinge

Bezeichnung	Beschreibung
Säuglingsanfangsnahrung	– Alleinige Nahrung in den ersten Lebensmonaten – Teilnahrung neben Beikost bis Ende des ersten Lebensjahres
Säuglingsmilchnahrungen (Basis: Kuhmilch)	– »Pre«: Kohlenhydrat Laktose – »1« : Kohlenhydrate Laktose und Stärke (plus ggf. andere Kohlenhydrate)
Proteinhydrolysate (Basis: Kuhmilch)	– »HA«: allergenreduziert – Zur Allergieprävention
Sojanahrungen (Basis: Soja; kuhmilchfrei)	– Bei Wunsch nach Ernährung ohne tierisches Eiweiß – Nicht zur Therapie oder Prävention einer Kuhmilcheiweißallergie geeignet
Folgenahrung	Teilnahrung neben Beikost bis Ende des ersten Lebensjahres
Folgemilch »2« bzw. »3«	Ab 5. bzw. 8.–10. Monat möglich, aber nicht zwingend erforderlich
Spezialnahrungen	
Hochgradige Proteinhydrolysate	– Zur Therapie von Nahrungsmittelallergien – Evtl. zur Allergieprävention
Elementardiäten (Basis: Aminosäuren)	Zur Therapie von Nahrungsmittelallergien

Sojanahrungen enthalten als Proteinquelle ausschließlich Sojaproteinisolate. Sie werden in Deutschland unter verschiedenen Bezeichnungen angeboten. Wegen ihres hohen Gehalts an sekundären Pflanzenstoffen (Flavonoiden) mit östrogener Wirkung sollten sie nicht ohne Not verwendet werden.

In **allergenreduzierten Säuglingsnahrungen** wurde das allergene Potenzial des nativen Kuhmilcheiweißes durch Hydrolyse vermindert. Diese Nahrungen werden in Deutschland mit der Bezeichnung »HA« (hypoantigen, hypoallergen) angeboten. Sie empfehlen sich für nicht gestillte Säuglinge aus atopiebelasteten Familien in den ersten 4–6 Monaten.

Andere Proteine als Kuhmilch und Soja, z. B. Ziegenmilchprotein, sind für Säuglingsnahrung in der EU nicht zugelassen.

Folgenahrung ist protein- und mineralstoffreicher als Säuglingsanfangsnahrung. Sie kann, muss aber nicht ab dem 5. Lebensmonat, eingesetzt werden.

Folgemilch enthält als Proteinquelle ausschließlich Kuhmilchprotein, auch in allergenreduzierter Form (»HA«). Produkte mit der Ziffer »2« in der Bezeichnung werden zum Einsatz ab dem 5. Lebensmonat angeboten, Produkte mit der Ziffer »3« mit größerer Vielfalt der Zutaten, aber weitgehend ähnlichem Energie- und Nährstoffgehalt zum Einsatz ab dem 8.–10. Monat.

In der Praxis wechseln die Eltern meist schon im Alter der Kinder von 2–4 Monaten von den dünnflüssigen »pre«-Nahrungen auf die stärkehaltigen »1«-Nahrungen mit festerer Konsistenz, denen eine bessere Sättigungswirkung zugesprochen wird. Kontrollierte Studien hierzu fehlen. Bezüglich des Energiegehalts unterscheiden sich die Produktgruppen nicht nennenswert. Im 5. Monat wechseln wiederum die meisten Eltern auf Folgemilch und verbleiben zunehmend häufiger auch noch im 2. Lebensjahr dabei.

Extensiv hydrolysierte Nahrungen unterliegen als bilanzierte Diäten speziellen Regelungen. Sie sind in Apotheken erhältlich.

Spezialnahrungen, die für Kinder mit leichten Befindlichkeitsstörungen angeboten werden, sollten wegen ihrer besonderen Zusammensetzung (z. B. fettmodifiziert, laktosereduziert, mit Präbiotikazusätzen) nur unter ärztlicher Aufsicht eingesetzt werden, auch wenn sie wie normale Säuglingsmilchnahrungen angeboten werden.

Ein Zusatz von sog. **Probiotika** (Milchsäurebakterien mit Auswirkungen auf das Darmmilieu) zu Säuglingsanfangsnahrung wird nur bei nachgewiesener Sicherheit und Wirksamkeit des eingesetzten Bakerienstamms befürwortet. Bezüglich des Zusatzes zur Folgenahrung bestehen weniger Bedenken. Auch Wirksamkeit und Sicherheit von **Präbiotika** (unverdauliche Oligosaccharide mit Auswirkungen auf das Wachstum von Bakterien im Darm) bei Säuglingen sind noch nicht ausreichend erforscht, um allgemeingültige Empfehlungen für die Verwendung in der Säuglingsernährung auszusprechen.

Zur Selbstherstellung von Säuglingsmilch ► Kap. 27.

26.2.3 Beikost

Schema

Beikost umfasst alle Lebensmittel für den Säugling außer Muttermilch und Muttermilchersatz. Sie erfüllt 2 wesentliche Aufgaben:
— Deckung des Bedarfs an Energie und Nährstoffen, was durch Milch allein im 2. Lebenshalbjahr nicht mehr gewährleistet ist
— Unterstützung der zunehmenden Essfertigkeiten des Kindes

> Mit der Einführung von Beikost sollte in Abhängigkeit vom Gedeihen und der Entwicklung der Essfertigkeiten des Kindes nicht vor Beginn des 5. Lebensmonats und nicht später als zu Beginn des 7. Lebensmonats begonnen werden. Eine verfrühte Einführung von Beikost mit vielfältiger Lebensmittelauswahl erhöht das Risiko für die Entwicklung von Allergien und für eine unausgewogene Nährstoffzufuhr.

Die ernährungsphysiologische Notwendigkeit für eine Ergänzung der Muttermilch besteht v. a. zur **Sicherung des Eisenbedarfs,** der im 2. Lebenshalbjahr aufgrund des hohen Wachstumsbedarfs höher ist als jemals im späteren Leben (1 mg/kg KG/Tag). Bei ausschließlichem Stillen im 2. Lebenshalbjahr wird auch die Versorgung mit Energie und weiteren Nährstoffen (Zink, Selen, Protein) knapp.

Als Schema für die Handhabung der Beikost hat sich in Deutschland der »**Ernährungsplan für das 1. Lebensjahr**« be-

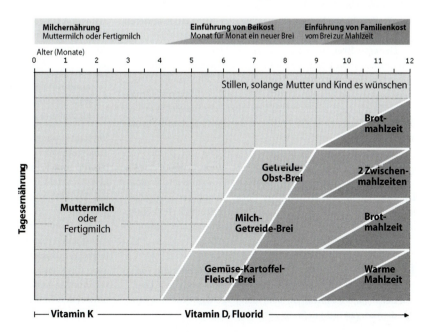

Abb. 26.2. »Ernährungsplan für das 1. Lebensjahr« aus dem Forschungsinstitut für Kinderernährung Dortmund

währt (◘ Abb. 26.2). Dieser Plan eignet sich für gestillte und mit Muttermilchersatznahrung ernährte Säuglinge einschließlich Säuglinge aus atopiebelasteten Familien.

Mit der Beikost wird Monat für Monat eine neue **Breimahlzeit** eingeführt, bei gleichzeitiger Verminderung der Milchmengen und der Anzahl der Milchmahlzeiten. Neue Lebensmittel werden einzeln im Abstand von einigen Tagen eingeführt, um eventuelle Unverträglichkeiten erkennen zu können. Grundsätzlich benötigt man für die Beikost nur wenige, nährstoffreiche, gut verträgliche Lebensmittel, wenn diese in wohlüberlegt zusammengesetzten Mahlzeiten mit resorptionsförderndem Milieu angeboten werden.

Beikost im Ernährungsplan für das erste Lebensjahr

Selbstzubereitung von Beikostmahlzeiten:
- Erster Brei (Gemüse-Kartoffel-Fleisch-Brei):
  – 90–100 g Gemüse
  – 40–60 g Kartoffeln
  – 30–40 g Obstsaft
  – 20–30 g Fleisch
  – 8 g Rapsöl
- Zweiter Brei (Milch-Getreide-Brei):
  – 200 g Milch
  – 20 g Getreideflocken
  – 20 g Obstsaft oder -püree
- Dritter Brei (Getreide-Obst-Brei):
  – 20 g Getreideflocken
  – 90 g Wasser
  – 100 g Obst
  – 5 g Butter oder Rapsöl

Verwendung industriell hergestellter Beikostmahlzeiten:
- Baby-/Junior-Menü: Gläschen
- Milchfertigbrei: Trockenprodukte und Gläschen
- Getreide-Obst-Brei: Gläschen

Die 3 Beikostmahlzeiten ergänzen sich mit der verbleibenden Milch in einem Baukastensystem zu einer bedarfsgerechten Nährstoffzufuhr. Jeder Brei hat sein eigenes Lebensmittel- und Nährstoffprofil und kann nicht gleichwertig durch einen anderen Brei ersetzt werden.

Der **erste Brei**, ein Gemüse-Kartoffel-Fleisch-Brei mit Zusatz von Obstsaft und Pflanzenöl, ist reich an Eisen, Zink und Selen (Fleisch), (Pro-)Vitamin A (Gemüse) und Vitamin C (Obst). Fleisch, insbesondere Rindfleisch, liefert gut verfügbares Hämeisen und verbessert, zusätzlich zu Vitamin C, die Bioverfügbarkeit des Nichthämeisens in der Mahlzeit. Zu vegetarischen Breivarianten ► Kap. 27.

Der **zweite Brei**, ein Milch-Getreide-Brei mit Zusatz von Obst (Vitamin C zur Verbesserung der Bioverfügbarkeit des Eisens aus dem Vollkorngetreide), ist reich an Kalzium und Protein. Die Milch kann je nach ärztlicher Einschätzung der Allergiegefährdung des Kindes in Form von (allergenreduzierter) Säuglingsmilchnahrung, Folgemilch oder herkömmlicher Vollmilch (3,5% Fett) eingesetzt werden.

> Ob die Weiterführung einer hypoallergenen Ernährung von Kindern aus atopiebelasteten Familien auch noch im 2. Lebenshalbjahr sinnvoll ist, kann mangels entsprechender Studien derzeit nicht definitiv entschieden werden.

Der **dritte Brei**, ein Getreide-Obst-Brei mit Fettzusatz, ist im Gegensatz zu den anderen Breien proteinarm.

Weitere Beikost auf Milchbasis (z. B. Joghurt, Quark, Pudding) ist nicht erwünscht, da die Protein- und Mineralstoffzufuhr und damit die Beanspruchung der Nieren unnötig erhöht würde.

Die Gabe von **Getränken** (etwa 200 ml/Tag) in Form von Wasser (Trink-, Mineralwasser, dünner Kräuter- oder Früchtetee, Saftschorle) wird erst bei Einführung der festeren Familienmahlzeiten notwendig.

Zubereitung

Der »Ernährungsplan für das 1. Lebensjahr« kann mit selbsthergestellter oder **industriell hergestellter Beikost** realisiert werden (► oben, Übersicht »Beikost im Ernährungsplan für das erste Lebensjahr«).

Argumente für die Verwendung industriell hergestellter Beikost sind:
- besonders strenge Sicherheitsvorschriften für Säuglingsnahrung, z. B. Minimierung von Pestizidrückständen (<0,01 mg/kg) und Nitrat (<200 mg/kg)
- hoher Convenience-Grad und erleichterte Handhabung
- Nährstoffanreicherung, z. B. Jod und Eisen in Milchbreien, Jod in Getreide-Obst-Breien, Jodsalz in Menüs
  Argumente für die Selbstherstellung der Beikost sind:
  – erleichterte Begrenzung der Zutaten
  – größere Geschmacksvariation der ursprünglichen Lebensmittel und potenziell erleichterte Gewöhnung an die Präventionsernährung der Familie (► unten)
  – Verzicht auf Geschmackskorrigenzien (Salz, Zucker)
  – Kostenersparnis
  – Freude an der Speisenzubereitung für das eigene Kind

In der Praxis bevorzugen die meisten Eltern industriell hergestellte Beikost. Als Orientierung in der Angebotsvielfalt können die Rezepte für die Selbstherstellung dienen.

26.2.4 Übergang auf Familienkost

Etwa im Alter von 10 Monaten können die speziellen Mahlzeiten der Säuglingsernährung in die Mahlzeiten der Familie übergehen (◘ Abb. 26.3).

> Die lebensmittelbezogenen Empfehlungen für die Kinderernährung eignen sich grundsätzlich auch für Kleinkinder im 2. Lebensjahr (► unten). Spezielle Lebensmittel für Kleinkinder (1–3 Jahre) werden nicht benötigt.

Vorsichtig eingeführt werden sollten schwer verdauliche, aber ernährungsphysiologisch wertvolle Lebensmittel wie Hülsenfrüchte und Kohl. Vorsicht ist auch geboten bei kleinen festen Lebensmitteln wie Nüssen, Samen und Beeren (Aspirationsrisiko). Vollkornbrot, das aus Vollkornmehl gebacken wurde, ist gut geeignet.

Umstritten ist unter pädiatrischen und ernährungswissenschaftlichen Experten, ob die allgemein empfohlene fettreduzierte Präventionsernährung (30–35% der Energiezufuhr aus Fett) auch für Kleinkinder geeignet ist. Es wird befürchtet, dass eine voluminöse Kost mit geringer Energiedichte den hohen Wachstumsbedarf in diesem Alter nicht decken kann.

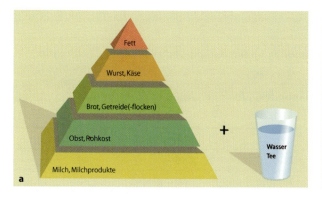
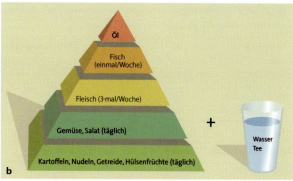
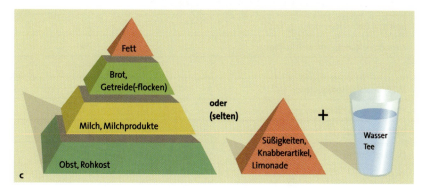

Abb. 26.3a–c. Mahlzeitenbezogene Empfehlungen für die Ernährung von Kindern und Jugendlichen (Optimierte Mischkost, optimiX). **a** 2 kalte Mahlzeiten pro Tag (z. B. Frühstück und Abendessen); **b** eine warme Mahlzeit pro Tag (z. B. Mittagessen); **c** 2 Zwischenmahlzeiten pro Tag (z. B. vormittags und nachmittags)

In der Praxis zeigen Studien aus verschiedenen Ländern, dass mit einer vernünftig zusammengesetzten, fettmoderaten Kost bei Kleinkindern keine Nachteile für die Nährstoffversorgung sowie die körperliche und kognitive Entwicklung verbunden sind.

26.3 Ernährung von Kindern und Jugendlichen

26.3.1 Lebensmittelbezogene Empfehlungen

Nährstoffbezogene Empfehlungen müssen in praktische lebensmittelbezogene Empfehlungen umgesetzt werden, damit sie für die Bevölkerung und erst recht für Kinder verständlich sind. Auch typische Geschmackspräferenzen und -aversionen bei Kindern und Jugendlichen sollten berücksichtigt werden. In diesen Altersgruppen stehen energie- und fettreiche Produkte wie Pommes frites und Hamburger in der Präferenzskala vorn, gefolgt von Süßigkeiten und (süß schmeckendem) Obst, während (eher bitter schmeckendes) Gemüse weit hinten rangiert.

Ein lebensmittelbezogenes, evaluiertes Präventionskonzept für die Ernährung von Kindern und Jugendlichen in Deutschland ist die »**Optimierte Mischkost**« optimiX.

Für die **Lebensmittelauswahl** gelten 3 simple Kernbotschaften und leicht verständliche Zusatzkriterien (Tab. 26.2).

Die prozentualen Anteile der Lebensmittel sind altersunabhängig. Die Mengen der Lebensmittel sind vom Alter bzw. vom Energiebedarf abhängig (Tab. 26.3).

Im Rahmen der Optimierten Mischkost werden auch die derzeit diskutierten Maßnahmen zur Prävention und Therapie der **Adipositas** bei Kindern und Jugendlichen umgesetzt:
- geringe Energiedichte durch hohen Wasser- und Ballaststoffgehalt bei niedrigem Fettgehalt
- niedriger glykämischer Index bzw. niedrige glykämische Last
- nur gelegentlicher Verzehr von gezuckerten Getränken (Softdrinks)

In der Praxis weicht die heutige Ernährung der meisten Kinder und Jugendlichen erheblich von den Empfehlungen ab, spiegelt aber recht gut die Lebensmittelpräferenzen in diesen Altersgruppen wider. Vor allem der Verzehr von pflanzlichen Lebensmitteln wie Gemüse, Frischobst, und Vollkornprodukte liegt weit unter den empfohlenen Mengen, während von Fleisch und Wurst sowie Süßigkeiten und Gebäck mehr als empfohlen verzehrt wird. Diese Verzehrsmuster bilden sich heraus, sobald die Kinder am Familienessen teilnehmen, und bleiben bis auf wenige Besonderheiten bei Jugendlichen (mehr Fastfood und Softdrinks) weitgehend stabil.

Die Ernährungsgewohnheiten der Kinder werden offensichtlich nach wie vor und anhaltend durch die Familienernährung geprägt.

Tab. 26.2. Empfehlungen für die Lebensmittelauswahl bei Kindern und Jugendlichen

Kernbotschaften	Zusatzkriterien
Reichlich: Getränke und pflanzliche Lebensmittel	– Getränke energiefrei oder energiearm – Brot und Getreideprodukte aus >50% Vollkorn – Obst und Gemüse bevorzugt roh
Mäßig: tierische Lebensmittel	– Milch(-produkte) fettarm (1,5% Fett) – Fleisch und Wurst fettarm
Sparsam: fett- und zuckerreiche Lebensmittel sowie Speisesalz	– Speisefett: möglichst Rapsöl – Speisesalz: jodiert, fluoridiert, mit Folsäure angereichert

◻ **Tab. 26.3.** Altersbezogene Lebensmittelverzehrmengen in Abhängigkeit vom Energiebedarf und vom prozentualen Anteil an der Gesamtverzehrmenge (beispielhaft für 2 Altersgruppen)

Lebensmittel	Alter/Energiebedarf [kcal/Tag bei mittlerer körperlicher Aktivität]			Anteil an der Gesamtverzehrmenge [%]
	4–6 Jahre/1450	13–14 Jahre		
		Mädchen/2200	Jungen/2700	
Empfohlene Lebensmittel (≥90% der Gesamtenergie)				
Reichlich				
Getränke (ml/Tag)	800	1200	1300	40
Gemüse (g/Tag)	200	260	300	10
Obst (g/Tag)	200	260	300	10
Brot und Getreideprodukte (g/Tag)	170	250	300	9
Kartoffeln, Nudeln und Reis (g/Tag)	130	200	250	7
Mäßig				
Milch und Milchprodukte (g/Tag)[1]	350	425	450	18
Fleisch und Wurst (g/Tag)	40	65	75	2
Eier (n/Woche)	2	2–3	2–3	<1
Fisch (g/Woche)	50	100	100	<1
Sparsam				
Öl, Margarine und Butter (g/Tag)	25	35	40	1
Geduldete Lebensmittel (≤10% der Gesamtenergie)				
Süßigkeiten und Knabbereien (kcal/Tag)[2]	150	220	270	3
Gesamtverzehr				
Alle Lebensmittel (g/Tag)	2000	2820	3160	100

[1] 100 ml Milch entsprechen etwa 15 g Schnittkäse oder 30 g Weichkäse.
[2] Je 100 kcal sind ungefähr in einer Kugel Eiscreme *oder* 45 g Obstkuchen *oder* 4 Esslöffeln Flakes *oder* 2 Esslöffeln Marmelade *oder* 30 g Fruchtgummi *oder* 20 g Schokolade *oder* 10 Kartoffelchips *oder* 250 ml Erfrischungsgetränk enthalten.

26.3.2 Mahlzeitenbezogene Empfehlungen

Kinder und Jugendliche erleben ihre Ernährung in Form ihrer alltäglichen Mahlzeiten und weniger als Tagessumme von Lebensmitteln. Im Rahmen der Optimierten Mischkost werden Empfehlungen für 5 Mahlzeiten pro Tag gegeben (◻ Abb. 26.3). Die **warme Mahlzeit** zeichnet durch ihr besonderes Lebensmittel- und Nährstoffmuster sowie die größere Vielfalt der Zubereitungstechniken gegenüber den anderen Mahlzeiten aus. Sie kann je nach familiären Bedingungen mittags oder abends eingenommen werden. Gemeinsame Mahlzeiten in der Familie sollten so oft wie möglich praktiziert werden.

> Um die physiologisch begründeten Referenzwerte für einen optimalen Hydrationsstatus zu erreichen, sollten Kinder etwa eine Tasse Wasser pro Tag mehr als derzeit üblich trinken, z. B. indem man sie frühzeitig daran gewöhnt, zu jeder Mahlzeit und auch zwischendurch etwas zu trinken.

Eine **strukturierte Mahlzeitenabfolge** kann die Hunger-Sättigungs-Regulation erleichtern und damit einer Überernährung durch unkontrolliertes Zwischendurchessen vorbeugen.

Literatur

Aggett PJ, Agostoni C, Axelsson I et al. (2003) Nondigestible carbohydrates in the diets of infants and young children: a commentary by the ESPGHAN Committee on Nutrition. J Pediatr Gastroenterol Nutr 36: 329–337

Aggett PJ, Haschke F, Heine W et al. (1994) Committee report: childhood diet and prevention of coronary heart disease. ESPGAN Committee on Nutrition. European Society of Pediatric Gastroenterology and Nutrition. J Pediatr Gastroenterol Nutr 19: 261–269

Agostoni C, Axelsson I, Braegger C et al. (2004) Probiotic bacteria in dietetic products for infants: a commentary by the ESPGHAN Committee on Nutrition. J Pediatr Gastroenterol Nutr 38: 365–374

American Academy of Pediatrics (2005) Breastfeeding and the use of human milk. Pediatrics 115: 496–506

Deutsche Gesellschaft für Ernährung (DGE) (2000) Referenzwerte für die Nährstoffzufuhr. Umschau-Verlag, Frankfurt/Main

Kersting M, Alexy U, Rothmann N (2003) Fakten zur Kinderernährung. Hans Marseille, München

Largo RH (2003) Wachstum und Entwicklung. In: Lentze MJ, Schaub J, Schulte EJ, Spranger J (Hrsg) Pädiatrie – Grundlagen und Praxis, 2. Aufl. Springer, Berlin Heidelberg New York, S 8–61

Nationale Stillkommission (2002/2003) Zufütterung von gesunden, gestillten Neugeborenen. Pädiatr Prax 62: 352–359

Nationale Stillkommission (2004) Empfehlungen zur Stilldauer. Kinder- und Jugendarzt 35: 685–686

27 Alternative Ernährung

M. Kersting

27.1 Abgrenzungen – 498

27.2 Alternative Lebensmittelerzeugung – 498

27.3 Vollwerternährung – 498

27.4 Vegetarische Kostformen – 498
27.4.1 Lakto-ovo-vegetarische Ernährung – 498
27.4.2 Streng vegetarische Ernährung (vegane Kost, Makrobiotik) – 498

27.5 Hinweise für Lebensmittelauswahl und Supplementierung – 499
27.5.1 Alternative Säuglingsmilch – 499
27.5.2 Alternativen zu Fleisch – 499
27.5.3 Vegane Ernährung – 500

27.6 Konsequenzen für die Ernährungsberatung – 500

Literatur – 500

27.1 Abgrenzungen

»Alternative« Ernährung wendet sich von den »offiziellen« Ernährungsempfehlungen ab und geht in der Regel mit alternativen Lebensstilkonzepten einher. Dahinter können verschiedenste Beweggründe stehen, z. B. gesundheitliche, ökologische oder ethisch-philosophische Erwartungen.

27.2 Alternative Lebensmittelerzeugung

Gemeinsames Merkmal der meisten alternativen Kostformen ist eine hohe Wertschätzung von möglichst »natürlichen« Lebensmitteln aus regionaler Erzeugung und ohne Verwendung chemisch-synthetischer Hilfsmittel, z. B. Pestizide oder Hormone (»ökologischer Anbau«). In der »biologisch-dynamischen« Wirtschaftsweise der Anthroposophie werden zusätzlich irdisch-kosmische Wechselwirkungen berücksichtigt (»Demeter«).

27.3 Vollwerternährung

Das Gedankengut der »Vollwerternährung« geht auf eine Forderung des Mediziners W. Kollath (1892–1979) zurück: »Lasst die Nahrung so natürlich wie möglich.«

Derzeit ist die Vollwerternährung, die von Ernährungswissenschaftlern (Ceitzmann) weiterentwickelt wurde und durch den Verband »Unabhängige Gesundheitsberatung e. V.« (UGB, Giessen) vertreten wird, die am weitesten verbreitete Form der alternativen Ernährung in Deutschland. Die Lebensmittel werden anhand des Verarbeitungsgrades in **4 Wertstufen** eingeteilt. Unerhitzte Lebensmittel sollen etwa die Hälfte der Nahrungsmenge liefern, Fleisch, Fisch und Eier – wenn überhaupt – nicht häufiger als ein- bis 2-mal pro Woche verzehrt werden.

> ❗ Die Vollwerternährung des UGB für Säuglinge und Kleinkinder entspricht mit Ausnahme des geringeren Fleischverzehrs im Wesentlichen den Ernährungsempfehlungen aus dem Forschungsinstitut für Kinderernährung (FKE; ▶ Kap. 26).

Bei der »vitalstoffreichen« Vollwertkost des Internisten M.O. Bruker (1909–2001) und seiner »Gesellschaft für Gesundheitsberatung e. V.« (GGB), Lahnstein, steht »Frischkorn« im Mittelpunkt, auch bei der Säuglingsernährung. Wissenschaftlich unhaltbar ist die These Brukers von den »Fabriklebensmitteln« (Auszugsmehle, Zucker, raffinierte Fette) als Ursache der heutigen Zivilisationskrankheiten.

27.4 Vegetarische Kostformen

Der Vegetarismus ist das Leitbild der meisten alternativen Ernährungsformen. Eine vegetarische Ernährung kann in unterschiedlicher Ausprägung praktiziert werden (◻ Tab. 27.1). Umfragen zufolge praktizieren in Deutschland derzeit etwa 7–10% der Bevölkerung (1980: etwa 1%) eine – nicht näher definierte – vegetarische Ernährung.

Bei einer vegetarischen Ernährung werden in der Regel weniger Energie, gesättigte Fettsäuren, Cholesterin und tierisches Protein, aber mehr Ballaststoffe und Antioxidanzien aufgenommen als bei einer omnivoren Ernährung. Ernährungsmitbedingte Krankheiten wie Adipositas, koronare Herzkrankheit und Typ-2-Diabetes sind bei Vegetariern seltener, aber auch andere Risikofaktoren wie Rauchen, Alkoholkonsum und Bewegungsmangel werden weniger häufig beobachtet.

◻ **Tab. 27.1.** Merkmale vegetarischer Kostformen

Kostform	Ausgeschlossene Lebensmittel	Reduzierte Nährstoffe
Lakto-ovo-vegetarisch	– Fleisch – Fisch	– Fleisch: tierisches Protein, Eisen, Zink (hohe Bioverfügbarkeit), Vitamin B$_{12}$ – Fisch: Jod, n-3-Polyenfettsäuren
Lakto-vegetarisch	– Fleisch – Fisch – Eier	– Fleisch und Fisch: ▶ oben – Eier: tierisches Protein, Vitamine D und A
Streng vegetarisch		
Vegan	– Fleisch – Fisch – Eier – Milch	– Fleisch, Fisch und Eier: ▶ oben – Milch: tierisches Protein, Kalzium, Jod, Vitamine B$_{12}$, B$_2$, D und A
Makrobiotisch, auf Rohkost basierend	– Fleisch – Fisch – Eier – Milch – Bestimmte pflanzliche Lebensmittel	– Fleisch, Fisch, Eier und Milch: ▶ oben – Zusätzlich: Energie und Fett

27.4.1 Lakto-ovo-vegetarische Ernährung

Die lakto-(ovo-)vegetarische Kost (◻ Tab. 27.1) ist die am häufigsten praktizierte Form des Vegetarismus. Lakto-(ovo-)vegetarisch ernährte Kinder und Jugendliche unterscheiden sich hinsichtlich Wachstum und Entwicklung nicht von omnivoren Gruppen. Die Eisenversorgung ist vergleichbar.

27.4.2 Streng vegetarische Ernährung (vegane Kost, Makrobiotik)

Bei streng vegetarischer Ernährung wird auf jegliche Lebensmittel tierischer Herkunft verzichtet. Bei der aus dem Fernen Osten stammenden Makrobiotik wird die Lebensmittelauswahl noch weiter eingeschränkt – überwiegend Verzehr von Getreide, Hülsenfrüchten und Gemüse, daneben Aufnahme geringer Mengen fermentierter (Soja-)Produkte sowie von Seealgen, Samen und evtl. Fisch –, um ein Gleichgewicht der Energien von Yin (pflanzlich, geistig) und Yang (tierisch, körperlich) anzustreben (◻ Tab. 27.1).

Bei **vegan ernährten Kindern** liegen Gewicht und Größe im unteren Normbereich. In einer Quer- und Längsschnittstudie mit makrobiotisch ernährten Kindern in den Niederlanden wurden v. a. in der Abstillphase und im Kleinkindalter Wachstumsverzögerungen und eine verzögerte psychomotorische Entwicklung festgestellt, ferner Anzeichen von Rachitis, funktioneller Vitamin-B_{12}-Mangel sowie häufig ein Eisenmangel.

❗ Gestillte Säuglinge von langjährig vegan ernährten Müttern mit erschöpften Vitamin-B_{12}-Speichern können einen Vitamin-B_{12}-Mangel mit (reversibler) makrozytärer Anämie und (irreversiblen) neurologischen Ausfallerscheinungen entwickeln.

27.5 Hinweise für Lebensmittelauswahl und Supplementierung

27.5.1 Alternative Säuglingsmilch

Das Stillen entspricht den alternativen Vorstellungen von einer natürlichen Ernährung. Industriell hergestellte Säuglingsmilch wird dagegen mit Ausnahme der Vollwerternährung des UGB und einer ambivalenten Einstellung der Anthroposophen kritisch gesehen.

❗ Selbstherstellung der Säuglingsmilch ist aus hygienischen und ernährungsphysiologischen Gründen grundsätzlich nicht empfehlenswert.

Akzeptabel ist eine in Bilanzstudien erprobte **Halbmilch** mit Fett- und Kohlenhydratzusatz.

Rezept für die Selbstherstellung von Säuglingsmilch

- 100 g Milch (pasteurisierte oder ultrahocherhitzte Vollmilch mit einem Fettanteil von 3,5%) mit
- 100 g Wasser und
- 5 g Stärke (ab dem 5. Lebensmonat Vollkornprodukte, z. B. Instant-Haferflocken oder Vollkorngrieß) und
- 8 g Zucker (Milchzucker) unter Rühren aufkochen, anschließend
- 3 g Rapsöl mit einem Mixer oder Schneebesen einrühren

Die Milchnahrung ist unter Verwendung einer Digitalwaage (Einteilung: 1–2 g) frisch zuzubereiten.
Ab der 6. Lebenswoche werden zusätzlich Vitamin-C-reicher Saft (etwa 30 g/Mahlzeit) und Vitamin-A-reicher Karottenbrei (etwa 5 g/Mahlzeit) notwendig.

Weitere Informationen sind auf Anfrage beim Forschungsinstitut für Kinderernährung erhältlich.

Die **anthroposophischen Rezepte** für die Selbstherstellung von Säuglingsmilch entsprechen bezüglich des Nährstoffgehalts im Wesentlichen dem in der Übersicht dargestellten Rezept. Statt der schulmedizinisch empfohlenen Rachitisprophylaxe bei Säuglingen (Vitamin-D-Tabletten) wird allerdings zunächst auf die klinische Überwachung durch den Arzt vertraut, bevor eventuelle (homöopathische) Supplementierungsmaßnahmen ergriffen werden.

Bei **»Frischkornmilch«** für Säuglinge, z. B. nach Bruker, handelt es sich um eine Mischung aus gemahlenem, rohem Getreide in einer (Roh-)Milch-Wasser-Mischung. Selbst wenn rechnerisch die Energie- und Proteinzufuhr für die ersten Monate ausreichend ist, muss die schlechte Nährstoffausnutzung aus Rohgetreide bedacht werden.

❗ Rohmilch (Ab-Hof-Milch, Vorzugsmilch) darf wegen des Infektionsrisikos für die Ernährung von Säuglingen und Kleinkindern nicht verwendet werden.

Multiple Defizite haben **vegetabile »Milch«-Nahrungen** für Säuglinge, z. B. »Mandelmilch«, »Reismilch« oder ein einfacher »Soja-Drink«. Eine mangelhafte biologische Wertigkeit der Proteine, ein Energiedefizit bei fehlendem Fettzusatz sowie ein Mangel an Mineralstoffen, Spurenelementen (z. B. Kalzium, Jod und Eisen) und Vitaminen (z. B. Vitamine B_{12}, D und B_2) können zu Wachstumsstörungen und teilweise irreparablen Mangelerscheinungen (Eisenmangelanämie, Rachitis, Vitamin-B_{12}-Mangelsymptome) führen.

Gegenüber **alternativer Tiermilch** in der Säuglingsernährung bestehen ernährungsphysiologische Bedenken. Ziegenmilch ist wegen eines geringen Folsäuregehalts nur mit folsäurereicher Beikost geeignet. In Stutenmilch ist der Fettgehalt zu gering (1,5%), in Schafsmilch zu hoch (6,3%). Auch zur Allergieprävention oder -therapie ist alternative Tiermilch nicht geeignet.

27.5.2 Alternativen zu Fleisch

Bei Verzicht auf Fleisch ist insbesondere für Alternativen bei der **Eisenversorgung** zu sorgen (◘ Tab. 27.1). Verglichen mit Hämeisen ist die Bioverfügbarkeit des 3-wertigen Eisen aus Vegetabilien gering (etwa 2–5% vs. 20% aus Fleisch), kann aber durch die Anwesenheit von Vitamin C verbessert werden. Risikogruppen für einen Eisenmangel sind Säuglinge im 2. Lebenshalbjahr, Kleinkinder und menstruierende weibliche Jugendliche.

Als Alternative für die fleischhaltige Beikostmahlzeit in der Säuglingsernährung wurde vom FKE ein Rezept für eine vegetarische Mahlzeit entwickelt.

Rezept für einen alternativen, fleischfreien Gemüse-Getreide-Brei für Säuglinge (Beispiel für den 7.–9. Monat)

- 100 g Gemüse putzen und kleinschneiden
- 50 g Kartoffeln schälen, kleinschneiden und mit dem Gemüse in wenig Wasser weichdünsten
- 10 g Haferflocken zufügen und mit
- 30 g Obst (Saft oder Püree) und
- 20 g Wasser pürieren, anschließend
- 8 g Rapsöl in den heißen Brei einrühren

Statt der Selbstherstellung können auch industriell hergestellte vegetarische Gemüse-Vollkorngetreide-Breie (Gläschen) verwendet werden. Bei fehlendem Zusatz von Vitamin C (Zutatenliste) sollte man den Brei mit Vitamin-C-reichem Obstsaft oder Obstpüree (2 Esslöffel) anreichern.

Geeignete vegetarische Mahlzeiten unter Verwendung herkömmlicher Lebensmittel sind auch in der Familienernährung möglich, z. B.:

- Müsli aus Vollkornflocken mit Orangensaft oder Frischobst
- Brotmahlzeit mit Vollkornbrot und Gemüserohkost
- Vollkornreis- oder Vollkornnudelauflauf mit Paprika

27.5.3 Vegane Ernährung

Zur Deckung des Bedarfs an Energie und Nährstoffen bei einer veganen Ernährung ist neben speziellen Kenntnissen der Lebensmittel und der benötigten Spezialprodukte (angereicherte Lebensmittel, Supplemente) auch ein höherer Aufwand für die Beschaffung erforderlich als bei lakto-vegetarischer oder omnivorer Kost.

Bei erwachsenen Veganern in Deutschland wurde eine unbefriedigende Zufuhr verschiedener Nährstoffe (Vitamine B_{12} und B_2, Kalzium, Jod und Protein) und auch von Energie festgestellt. Derartige Probleme dürften bei Kindern noch verschärft sein (◘ Tab. 27.1).

> Vitamin B_{12} ist nur in tierischen Lebensmitteln in nennenswerten Mengen zu finden und muss deshalb bei veganer Ernährung in jeder Altersgruppe supplementiert werden. Die in bestimmten Lebensmitteln der makrobiotischen Kost (fermentierte Sojaprodukte, Seealgen) enthaltenen Vitamin-B_{12}-Analoga erwiesen sich als biologisch inaktiv.

Das nutritive Defizit an Vitamin D und eine niedrige Kalziumzufuhr sowie eine geringe Sonnenlichtexposition erfordern v. a. bei dunkelhäutigen Kindern eine **Vitamin-D-Supplementierung.**

Der **Kalziumbedarf** ist bei pflanzenbetonter Kost niedriger als bei üblicher fleischreicher Kost, da weniger Kalzium über den Urin ausgeschieden wird. Eine Supplementierung bis zur Höhe der aktuellen Referenzwerte ist dann nicht zwingend erforderlich.

Für nicht gestillte, vegan ernährte Säuglinge empfiehlt sich die Verwendung einer industriell hergestellten, gemäß der Diätverordnung angereicherten **Sojanahrung für Säuglinge** (Säuglingsanfangsnahrung). Im Angebot sind folgende Produkte (Hersteller):

- Humana SL (Humana)
- Lactopriv (Töpfer)
- Milupa SOM (Milupa)
- Multival Plus (Abbott)
- ProSobee (Mead Johnson)
- Sojagen Plus (DE-VAU-GE Gesundkostwerk)

Zur **Deckung des hohen Energiebedarfs** (pro Kilogramm Körpergewicht) benötigen v. a. Säuglinge und Kleinkinder energiedichte Lebensmittel, beispielsweise als Fettzusatz in Form von Rapsöl mit α-Linolensäure als Vorstufe von n-3-langkettigen Polyenfettsäuren oder aufgeschlossenes Getreide.

Das Defizit an bestimmten essenziellen **Aminosäuren** muss durch geeignete Lebensmittelkombinationen, die allerdings monoton und hierzulande ungewohnt sind, kompensiert werden, z. B. Getreide und Hülsenfrüchte.

27.6 Konsequenzen für die Ernährungsberatung

Kinder sind beim Essen den diesbezüglichen Wertvorstellungen ihrer Eltern ausgeliefert. Alternativ eingestellte Eltern möchten ihre Ernährungsvorstellungen in guter Absicht auch für ihre Kinder anwenden. Meist sind sie sich nicht darüber bewusst, dass die Folgen einer Fehlernährung bei Kindern wesentlich schwerwiegender sind als bei Erwachsenen.

> Je stärker das Lebensmittelsortiment eingeschränkt ist, umso größer wird v. a. im Kindesalter das Risiko für Nährstoffdefizite (◘ Tab. 27.1). Besonders gefährdet sind Kinder in der Abstillphase.

Bei der Beratung kommt es darauf an, mit Verständnis und ohne Dogmatismus auf die Eltern einzugehen. Hilfreich ist es, ein Ernährungsprotokoll über mehrere Tage erstellen zu lassen und nach Berechnung der Nährstoffzufuhr, z. B. durch eine Diätassistentin, praktische Empfehlungen für die Lebensmittelauswahl zu erarbeiten. Geringfügige, aber wohldurchdachte Lockerungen eines restriktiven Ernährungsregimes, z. B. geringe Zulagen von Milch, Fisch und fetthaltigen Samen, können die Kostqualität und das Wachstum der Kinder bereits nachhaltig verbessern.

Literatur

American Academy of Pediatrics (2004) Nutritional aspects of vegetarian diets. In: Kleinman RE (ed) Pediatric nutrition handbook. American Academy of Pediatrics, Elk Grove Village

American Dietetic Association, Dietitians of Canada (2003) Position of the American Dietetic Association and Dietitians of Canada: Vegetarian diets. J Am Diet Assoc 103: 748–765

Koletzko B (Hrsg) (1996) Alternative Ernährung bei Kindern in der Kontroverse. Springer, Berlin Heidelberg New York

Leitzmann C, Milchel P (1993) Alternative Kostformen aus ernährungsphysiologischer Sicht. Akt Ernährungsmed 18: 2–13

Lentze MJ (2001) Vegetarische Ernährung und Außenseiterdiäten im Kindesalter. Monatsschr Kinderheilkd 149: 19–24

Strube H (1999) Alternative Kostformen. In: Biesalski HK, Fürst P, Kasper H et al. (Hrsg) Ernährungsmedizin. Thieme, Stuttgart

Van Dusseldorp M, Arts DC, Bergsma JS, De Jong N, Dagnelie PC, Van Staveren WA (1996) Catch-up growth in children fed a macrobiotic diet in early childhood. J Nutr 126: 2977–2983

von Koerber K, Männle T, Leitzman C (1994) Vollwert-Ernährung. Konzeption einer zeitgemäßen Ernährungsweise, 8. Aufl. Haug, Heidelberg

Wahrburg U (2003) Anders essen – aber wie? Wege und Irrwege durch den Diätendschungel. Beck, München

28 Enterale Ernährung von Frühgeborenen

W.A. Mihatsch, F. Pohlandt

28.1 Ziele – 502
28.1.1 Früher Beginn – 502
28.1.2 Körperliche Entwicklung wie in utero – 502

28.2 Nährstoffbedarf – 502

28.3 Beginn der enteralen Ernährung – 502

28.4 Überprüfung der Verträglichkeit – 502
28.4.1 Bauchumfang – 503
28.4.2 Magenrestvolumen vor Fütterung – 503
28.4.3 Mekoniumentleerung – 503
28.4.4 Abdomineller Untersuchungsbefund – 503

28.5 Sondenernährung – 503

28.6 Minimale enterale Ernährung – 504

28.7 Steigerung der Nahrungsmenge – 504

28.8 Übergang von parenteraler auf enterale Ernährung – 504

28.9 Nahrungsauswahl – 504

28.10 Diagnostik bei langsamem Wachsen – 505

28.11 Supplementierung von Eisen – 505

Weiterführende Literatur – 505

28.1 Ziele

Unmittelbar postnatal ist bei Frühgeborenen der rasche Beginn der parenteralen Ernährung notwendig, da die **Energiereserven** gering sind und Katabolismus verhindert werden soll. Bei einem 1000 g schweren Frühgeborenen beträgt die zirkulierende Glukosemenge etwa 0,15 g und ist nach etwa 8 min verbraucht; der Glykogenspeicher von 5 g reicht für etwa 5 Stunden.

28.1.1 Früher Beginn

Ein früher Beginn der enteralen Ernährung ist anzustreben, um die Zeit der parenteralen Ernährung mit dem Risiko nosokomialer bakterieller **Infektionen** so kurz wie möglich zu halten. Die parenterale Ernährung erfordert Gefäßzugänge, die für das Kind Schmerzen und für das Behandlungsteam einen zusätzlichen Aufwand bedeuten. Paravenöse Infusionen führen u. U. zu lokalen Nekrosen, besonders bei hoher Kalziumkonzentration. Zudem ist die parenterale Ernährung teurer als eine enterale.

28.1.2 Körperliche Entwicklung wie in utero

Solange in kontrollierten, randomisierten Interventionsstudien kein besserer Standard definiert ist, gilt die Entwicklung des Feten auch als Standard für die des Frühgeborenen. Dieses Konzept ergibt sich aus der Beobachtung an vielen Säugerspezies, dass das Gehirn zu einer für die jeweilige Spezies spezifischen Zeit einen **Wachstumsspurt** durchläuft. Ein verzögertes Gehirnwachstum durch einen Nährstoffmangel in dieser Zeit lässt sich später auch bei ausreichender Ernährung nicht wieder aufholen. Beim Menschen erstreckt sich dieses Zeitfenster vom letzten Trimenon der Schwangerschaft bis in das 2. Lebensjahr hinein.

> ❗ Bei Frühgeborenen scheint die psychomotorische Entwicklung langfristig eingeschränkt zu bleiben, wenn der Kopfumfang in der Neugeborenenzeit unter die 10. Perzentile fällt.

Im Rahmen einer kontrollierten, randomisierten Studie führte eine unzureichende Energiezufuhr in den ersten 3 Lebenswochen bei Frühgeborenen nicht nur zu einem reduzierten körperlichen Wachstum, sondern auch zu einer bleibenden Einschränkung der intellektuellen Fähigkeiten.

28.2 Nährstoffbedarf

Setzt man die Geburtsgewichtsperzentilen den intrauterinen Wachstumsperzentilen gleich, lässt sich errechnen, dass das ausgeprägteste Wachstum mit 35 g/Tag um die 35. Woche erreicht wird. Bezogen auf das Körpergewicht beträgt die tägliche **Gewichtszunahme** vor der 35. Schwangerschaftswoche konstant etwa 17 g/kg KG (Steigung der 50. Geburtsgewichtsperzentile). Damit ergibt sich vor der 35. Schwangerschaftswoche ein konstanter Nährstoffbedarf. Ganzkörperanalysen tot geborener Kinder haben für alle untersuchten Elemente einen engen linearen Zusammenhang zwischen Körpergewicht und Substratgehalt gefunden. Diese lineare Korrelation besagt, dass der Zuwachs an Körpermasse über den gesamten untersuchten Bereich von 500–4000 g gleichartig zusammengesetzt ist, d. h. bei einem Zuwachs von 500 g auf 510 g wird jeweils die gleiche Menge von z. B. Stickstoff, Kalzium und Phosphor eingelagert wie bei einem Zuwachs von 3000 g auf 3010 g.

Aus der Verknüpfung der Wachstumsgeschwindigkeit mit der Körperzusammensetzung ergibt sich quantitativ, welche Mengen der einzelnen Elemente dem Fetus täglich pro Kilogramm Körpergewicht zuwachsen. Die **Zuwachsraten** setzen eine ausreichende Nährstoffzufuhr voraus. Unvollständige enterale Resorption, renale und gastrointestinale Verluste sowie der Erhaltungsbedarf bewirken, dass der Nährstoffbedarf über der Zuwachsrate liegt. Der Quotient aus Nährstoffbedarf und Zuwachsrate variiert zwischen den einzelnen Nährstoffen beträchtlich und kann sich zudem mit zunehmendem Alter ändern (z. B. für Kalzium). Diese Methode der Nährstoffbedarfsermittlung wird »faktorielle Bedarfsermittlung« genannt.

Dass diese theoretisch abgeleiteten **Bedarfsmengen** für das Wachstum von Frühgeborenen zutreffen, wurde in zahlreichen randomisierten Interventionsstudien gezeigt (experimentelle Bedarfsermittlung). So nimmt der Zuwachs an Gewicht, Länge und Kopfumfang mit steigender Proteinzufuhr im Bereich von 2,2–4 g/kg KG/Tag linear zu. Diese Effekte werden aber nur bei ausreichender Energiezufuhr (>100 kcal/kg KG/Tag bzw. >419 kJ/kg KG/Tag) beobachtet.

28.3 Beginn der enteralen Ernährung

Fruchtwasser wird während des längsten Teils der Schwangerschaft geschluckt und fördert wahrscheinlich das Darmwachstum. So kommt es distal einer Duodenalatresie zur Darmatrophie. Feten schlucken am Ende des letzten Trimenons täglich etwa 500 ml Fruchtwasser und nehmen dabei etwa 3 g Protein auf. Es liegt deshalb nahe, auch sehr kleinen Frühgeborenen bereits in den ersten Tagen nach der Geburt häufig kleine Mengen zu füttern.

Die **nekrotisierende Enterokolitis** (NEK), die fast ausschließlich (zu 90%) bei gefütterten Frühgeborenen auftritt, hat von der Vergangenheit bis heute viele Neonatologen, v. a. in Nordamerika, veranlasst, den Beginn der enteralen Ernährung bei Frühgeborenen um Wochen hinauszuschieben. Diese Praxis steht in Widerspruch zu den Ergebnissen erster randomisierter Interventionsstudien, in denen eine frühe Fütterung nicht mehr mit einer NEK assoziiert war. In einer an 99 Frühgeborenen mit einem Gewicht von <1000 g durchgeführten multizentrischen Studie mit standardisiertem frühzeitigen enteralen Nahrungsaufbau ab einem Lebensalter von 48 Stunden trat nur bei 5 Kindern eine NEK auf.

Der Grundsatz, die enterale Ernährung bis zur Entfernung von Nabelvenen- und Nabelarterienkatheter zu verschieben, ist unzureichend untersucht worden. Sicher ist in neuen Studien die Lage des Nabelarterienkatheters (hoch oder tief) mit zu berücksichtigen. In einer kleinen randomisierten Studie war ein Nabelarterienkatheter bei tiefer Lage nicht mit einer Nahrungsunverträglichkeit assoziiert.

28.4 Überprüfung der Verträglichkeit

Die Nahrungsverträglichkeit wird anhand folgender **Kriterien** überprüft:
- Bauchumfang
- Magenrestvolumen vor Fütterung (bei Sondenernährung)
- Farbe der Nahrungsreste im Magen

- Stuhlfarbe und -frequenz
- abdomineller Untersuchungsbefund

Systematische Untersuchungen zum Wert dieser Kriterien für die Bemessung der Nahrungsmenge fehlen.

28.4.1 Bauchumfang

Der Bauchumfang nimmt bei vollständig enteral ernährten Frühgeborenen ähnlich wie bei Feten direkt proportional zum Körpergewicht zu, schwankt jedoch innerhalb eines Nahrungszyklus um bis zu 3,5 cm (95. Perzentile). Der relative Bauchumfang (Bauchumfang/Körpergewicht) steigt mit fallendem Gewicht hyperbolisch an. Diese Messwerte bestätigen den visuellen Eindruck, dass kleine, vollständig enteral ernährte Frühgeborene einen dicken Bauch haben.

 Eine sprunghafte Zunahme des Bauchumfangs sollte immer zum Anlass genommen werden, nach Zeichen einer NEK zu suchen.

28.4.2 Magenrestvolumen vor Fütterung

Grüne Nahrungsreste im Magen sind bei reifen Neugeborenen ein Risikofaktor für eine NEK (Stadium I). Bei Frühgeborenen dagegen kommt grünen Magenresten ohne weitere Zeichen der Nahrungsunverträglichkeit keine besondere Bedeutung zu. Ein gewisses Maß an duodenogastralem Reflux scheint physiologisch zu sein. Ebenso ist eine unbeabsichtigte duodenale Fehlpositionierungen der Magensonde möglich.

Es ist nicht möglich, einen kritischen Grenzwert für das präprandiale Magenrestvolumen anzugeben. Sämtliche in der Literatur bei Studien zum Nahrungsaufbau gewählten Grenzwerte wurden willkürlich festgesetzt. Ernährungsprotokolle, die einen Prozentsatz an gefütterter Nahrungsmenge als kritisches Magenrestvolumen definieren, führen dazu, dass anfangs bei kleinen Nahrungsmengen der Nahrungsaufbau blockiert wird, da Magenrestvolumen und Nahrungsmenge nicht miteinander korrelieren. Auch die für Frühgeborene mit einem Gewicht von <1000 g gewählten Grenzwerte von 2 und 3 ml erwiesen sich als ungeeignet. Ein kritischer Grenzwert von 5 ml/kg KG kann als sicher betrachtet werden, nachdem in einer großen Studie zum Nahrungsaufbau hierunter die NEK-Inzidenz <3% betrugt. Wahrscheinlich kann dieser Grenzwert weiter angehoben werden. Longitudinale Messungen des Magenrestvolumens sind kein geeignetes Mittel, um frühzeitig Kinder mit erhöhtem NEK-Risiko zu identifizieren. Bei sprunghafter Zunahme des Magenrestvolumens sollte nach Zeichen einer NEK gesucht werden, besonders wenn sie von anderen Zeichen der Nahrungsunverträglichkeit begleitet wird.

28.4.3 Mekoniumentleerung

Eine durchgängige intestinale Passage ist die wesentliche Voraussetzung für den Nahrungsaufbau. Dabei hat der Zeitpunkt der Ausscheidung des ersten Mekoniums keine Bedeutung. Eine Mekoniumausscheidung lässt sich immer provozieren, z. B. mit Hilfe von Einläufen. Auch die Entleerung des Kolons ist fast immer erreichbar. Entscheidend ist die Mekoniumentleerung des Dünndarms. Hier stellt das terminale Ileum die kritische Region dar. Mekonium- und Milchbolusobstruktion manifestieren sich gewöhnlich im Bereich des terminalen Ileums. Wenn spontan keine Besserung eintritt und mit Hilfe von Bauchmassage und Kolonkontrasteinlauf das terminale Ileum nicht überwunden bzw. freigespült werden kann, ergibt sich eine Operationsindikation.

Eine sich lange hinziehende Entleerung von Mekonium signalisiert eine gestörte intestinale Motilität und ist mit einem **verzögerten Nahrungsaufbau** assoziiert. Es gibt keine etablierte Methode, um die Mekoniumentleerung und die Etablierung der intestinalen Passage zu beschleunigen. In der klinischen Praxis (nicht durch randomisierte Studien belegt!) hat sich hier die orale Gabe von isoosmolar verdünnten wasserlöslichen Kontrastmitteln (z. B. Solutrast 300, etwa 5 ml/kg KG) bewährt, um nach radiologischem Ausschluss einer Obstruktion die Mekoniumentleerung zu forcieren. Eine radiologische Kontrolle nach etwa 12 Stunden zeigt den Fortschritt an. Ob anschließend im weiteren Verlauf eine Kontrolle der Schilddrüsenwerte erforderlich ist, da auch nichtionische Kontrastmittel geringe Mengen freies Jod enthalten können, ist nicht untersucht. Auch alternativ angewendete Methoden wie die rektale Applikation von Acetylcystein-Gastrografin-Mischungen oder Tween 80 wurden nicht in Interventionsstudien untersucht.

Sobald sich klinische Hinweise auf eine gestörte Mekoniumpassage im Bereich des terminalen Ileums ergeben, ist jegliche enterale Milchzufuhr kritisch. Kohlenhydrat- oder Elektrolytlösungen können weiter zur Stimulation des Darms gefüttert werden, da sie resorbierbar sind. Das Propulsivum Cisaprid wurde aufgrund dadurch ausgelöster QT-Zeit-Verlängerungen vom Markt genommen. Das Antibiotikum **Erythromycin**, ein Motilinagonist, beschleunigte in einer randomisierten Studie bei Frühgeborenen mit einem Gewicht zwischen 1000 und 1500 g, die im Alter von 14 Tagen weniger als 75 ml Milch/kg KG vertrugen, in einer Dosierung von 4-mal 12,5 mg/kg KG p.o. signifikant den Nahrungsaufbau (therapeutische Indikation). Die prophylaktische, niedrigdosierte Behandlung aller Frühgeborener mit Erythromycin ist in Hinblick auf eine Begünstigung der Entstehung resistenter Bakterien kritisch zu bewerten.

28.4.4 Abdomineller Untersuchungsbefund

Auch bei weichem Bauch und normalen oder fehlenden Nahrungsresten im Magen weisen einzelne, sichtbare, dilatierte, stehende Darmschlingen in Zusammenhang mit persistierend tastbaren Resistenzen, insbesondere im rechten Unterbauch, auf eine Störung der Passage hin. Hier ist mit einer **Obstruktion** im Bereich des terminalen Ileums zu rechnen, und Milch sollte nicht weiter zugefüttert werden, auch wenn sich noch keine erhöhten Mengen an Nahrungsresten im Magen finden.

28.5 Sondenernährung

Aufgrund mangelnder Reife der Saug-Schluck-Koordination ist vor Erreichen eines Gestationsalters von 34 Schwangerschaftswochen häufig eine Sondenernährung erforderlich. **Nasale Sonden** sind ein relevantes Atemhindernis und sollen so dünn wie möglich gewählt werden. **Orale Sonden** werden, wenn sie frühzeitig zum Einsatz kommen, gut toleriert. Die duodenale Sondenlage zur Umgehung der Magenentleerung ist wenig untersucht und wahrscheinlich mit einer höheren Komplikationsrate verbunden. Dauersondierung im Gegensatz zu Bolussondierung soll besonderen Indikationen vorbehalten bleiben, auch wenn sie bei physiologischen Experimenten von Vorteil zu sein scheint (geringere Beeinflussung des residualen Lungenvolumens, geordnete interdigestive propulsive Peristaltik, schnellere Magenentleerung); in mehreren kontrollierten, randomisierten Studien zeigte sich kein Vorteil bezüglich Geschwindigkeit des Nahrungsaufbaus, gastrointestinaler Komplikationen und Wachstum.

Das frühzeitige Anbieten oraler Nahrung ist bei respiratorisch stabilen Kindern vor Erreichen eines Gestationsalters von 30 Schwangerschaftswochen sicher möglich. Ob durch frühzeitige Stimulation des Saugens und Schluckens die **Umstellung auf die orale Ernährung** beschleunigt werden kann, ist nicht untersucht (Bahnung der Saug-Schluck-Koordination?). Auch ob das frühzeitige Entfernen der Magensonde unter Inkaufnahme einer Wachstumsstagnation die Umstellung letztendlich beschleunigt und mögliche Sondenkomplikationen verhindert, ist nicht untersucht. In einer kontrollierten, randomisierten Studie beschleunigte Mundbodengymnastik den Übergang zur vollständigen oralen Ernährung. Wesentlich ist, dass sich heutzutage, im Gegensatz zu früher, praktisch alle extrem kleinen Frühgeborenen auch mit später Saug-Schluck-Stimulation ohne Magensonde ernähren lassen.

28.6 Minimale enterale Ernährung

Während etwa seit 1980 in Kontinentaleuropa Frühgeborene zunehmend frühzeitig enteral ernährt wurden, enthält man sehr kleinen Frühgeborenen besonders in vielen nordamerikanischen Kliniken eine enterale Ernährung in den ersten Lebenswochen unverändert vor. Um einer **intestinalen Atrophie** vorzubeugen, wurde dort das Konzept der minimalen enteralen Ernährung (»trophic feeding«, »intestinal priming«) entwickelt. Darunter ist, begleitend zur vollständigen parenteralen Ernährung, die tägliche Zufuhr von <25 ml Milch/kg KG zu verstehen, und zwar über mindestens 5, eher aber 14 Tage, ohne eine Nahrungssteigerung zu erwägen. Die minimale enterale Ernährung verfolgt das Ziel, die Ausreifung des Magen-Darm-Trakts zu fördern, den Darm auf die intestinale Ernährung vorzubereiten und damit die Zeit bis zur vollständigen enteralen Ernährung zu verkürzen sowie letztendlich die NEK-Inzidenz zu reduzieren. Diesem Konzept widerspricht jedoch die Beobachtung, dass die NEK umso später (jenseits der 2. Lebenswoche) auftritt, je kleiner und unreifer Frühgeborene sind. In 7 kontrollierten, randomisierten Studien wurde eine vollständige parenterale Ernährung plus minimale enterale Ernährung mit einer ausschließlichen parenteralen Ernährung ohne enterale Nahrungszufuhr verglichen, ohne dass ein klinisch relevanter Vorteil oder eine Reduktion der NEK-Inzidenz eintrat. Aus Tierexperimenten ist bekannt, dass die bei minimaler enteraler Ernährung verwendeten Nahrungsvolumina zu gering sind, um einen relevanten physiologischen Effekt zu haben.

Minimale enterale Ernährung oder frühzeitiger Nahrungsaufbau. Bis jetzt gibt es erst eine kontrollierte, randomisierte Studie, in der die minimale enterale Ernährung mit einem frühzeitigen Nahrungsaufbau verglichen wurde. In der Gruppe mit minimaler enteraler Ernährung entwickelte eines von 71 Kindern (1,4%) eine NEK, bei frühzeitigem enteralen Nahrungsaufbau waren dies 7 von 70 Kindern (10%; p<0,05). Diese Arbeit wird sehr kontrovers diskutiert. Sie wurde nach der Zwischenauswertung abgebrochen, das Zielkriterium (NEK) wurde nicht geblindet erfasst, und die Milchzufuhr begann in beiden Studiengruppen erst an Tag 10, sodass keines der Ernährungskonzepte umgesetzt wurde; letztendlich entstand auch Kritik am statistischen Design. Somit ist diese wichtige Frage weiterhin unbeantwortet.

28.7 Steigerung der Nahrungsmenge

Die Geschwindigkeit der Nahrungssteigerung ist kein signifikanter NEK-Risikofaktor. In 3 randomisierten Studien wurden Steigerungsraten von 10 bis 35 ml/kg KG/Tag geprüft, ohne dass ein Einfluss auf die NEK-Inzidenz erkennbar war. Bei frühzeitigem enteralen Nahrungsaufbau Frühgeborener mit einem Gewicht von <1500 g mit einer Steigerungsrate von 16 ml/kg KG/Tag lag die NEK-Inzidenz bei 3%.

28.8 Übergang von parenteraler auf enterale Ernährung

Der enterale Energie- und Nährstoffbedarf liegt aufgrund unvollständiger Resorption und intestinalem Eigenbedarf bzw. First-pass-Metabolismus über dem parenteralen Bedarf (▶ Abschn. 28.2). Geringe enterale Nahrungsmengen (<50 ml/kg KG/Tag) werden deshalb in der Nährstoffbilanz bei vollständiger (100%iger) parenteraler Ernährung nicht berücksichtigt. Bei höheren enteralen Nahrungsmengen kann pauschal oder differenziert vorgegangen werden. Bei pauschalem Vorgehen würde man die vollständige parenterale Ernährung auf 50% reduzieren, sobald enterale Nahrungsvolumina (Frühgeborenenmilch oder supplementierte Muttermilch) von 51–100 ml/kg KG/Tag gefüttert werden. Bei höheren Milchmengen wird parenteral ausschließlich Glukose gegeben, um Hypoglykämien zu vermeiden.

Bei differenziertem Vorgehen wird die parenterale Zufuhr einzelner **Nährstoffe** anhand deren Plasmakonzentration bemessen. Dies gilt für Glukose, Triglyzeride, Natrium, Kalium, Magnesium und Chlorid. Für Kalzium und Phosphat sind zudem die Konzentrationen im Spontanurin zu berücksichtigen. Bei anderen Nährstoffen wie Vitaminen und Spurenelementen erscheint es gerechtfertigt, den Bedarf weiterhin abzuschätzen. Sofern die Proteinzufuhr nicht anhand der Plasmaaminosäurenkonzentration bemessen wird, sollte man auf jeden Fall berücksichtigen, dass der Proteinbedarf bei enteraler Ernährung um etwa 0,5–1 g/kg KG/Tag über dem bei parenteraler Aminosäurenzufuhr liegt.

28.9 Nahrungsauswahl

Frühgeborene benötigen eine höhere **Nährstoffzufuhr** als Reifgeborene, da sie schneller wachsen sollen. Sie müssen also entweder mit angereicherter Muttermilch oder mit Frühgeborenennahrung ernährt werden. Diese nährstoffreiche Ernährung sollte mindestens bis zum errechneten Geburtstermin und bei Wachstumsretardierung (unterhalb der 3.–10. Perzentile) weiter bis zu einem Alter von 3–6 Monaten beibehalten werden. Sie ist wahrscheinlich für Jungen wichtiger als für Mädchen.

Die wichtigste Eigenschaft einer Nahrung für den Beginn der Ernährung besteht darin, dass sie gut transportiert wird und nicht zu Obstipation bzw. Obstruktion führt. Der Nährwert kann dabei, ähnlich wie derjenige von Muttermilch, ungenügend sein. Auch wenn die wissenschaftliche Datenlage zu möglichen Vorteilen von Muttermilch für die Frühgeborenenernährung ernüchternd ist, sprechen mögliche psychologische Vorteile aufseiten der Mutter dafür, zunächst **supplementierte Muttermilch** einer Frühgeborenennahrung vorzuziehen. Dieses Vorgehen hält den Milchfluss aufrecht und gibt der Mutter die Möglichkeit, ihr Kind später zu stillen. Aufgrund des variierenden Nährstoffgehalts der Muttermilch sind einzelne Kliniken dazu übergegangen, die Zusammensetzung immer wieder zu analysieren, um eine ausreichende Supplementierung und damit eine adäquate Versorgung der Frühgeborenen sicherzustellen. Bei unzureichendem Wachstum kann eine Umstellung auf **Frühgeborenennahrung** und damit auf eine definierte Nährstoffzufuhr von Vorteil sein. Inwieweit die Verkeimung von Muttermilch zu berücksichtigen ist, wurde nicht systematisch untersucht. Wesentlich ist, dass es keine kontrollierten, randomisierten Vergleichsstudien bezüglich möglicher Vor- und Nacheile zwischen supplementierter Muttermilch und Frühgeborenennahrung gibt.

Die vertikale Übertragung von **Zytomegalieviren** (CMV) durch rohe Muttermilch kann bei unreifen Frühgeborenen lebensbedrohliche CMV-Infektionen verursachen. Diese in Tübingen und bei 3 eigenen Patienten gemachten Beobachtungen haben einige Neonatologen dazu veranlasst, Frühgeborenen mit einer Schwangerschaftsdauer von <30 Wochen keine rohe Muttermilch zu füttern, wenn die Mutter CMV-IgG-positiv ist. Man geht davon aus, dass Frühgeborene ab einem Gestationsalter von etwa 30 Schwangerschaftswochen durch den dann ausgereiften transplazentaren Antikörpertransfer ausreichend geschützt sind.

Muttermilch muss für Frühgeborene angereichert werden. Da nicht nur Energie, sondern sämtliche Nährstoffe unzureichend enthalten sind, sollte man industrielle Supplemente hauseigenen Kohlenhydrat-Öl-Protein-Mischungen vorziehen. Eine Supplementierung wurde ab einer Muttermilchzufuhr von 100 ml/kg KG/Tag in Studien eingesetzt und scheint keinen Einfluss auf die Verträglichkeit zu haben, auch wenn direkte Vergleichsstudien fehlen.

Proteinhydrolysatfrühgeborenennahrung beschleunigt im Vergleich zu herkömmlicher Frühgeborenennahrung (natives Protein) die Magen-Darm-Passage und den Nahrungsaufbau. Eine reduzierte Freisetzung von β-Casomorphinen könnte ebenso wie höhere Konzentrationen von Motilin zu diesem Effekt beitragen. Im Gegensatz zu den Ergebnissen früherer Studien werden mit modernen Eiweißhydrolysaten die gleichen Plasmaaminosäurenkonzentrationen beschrieben wie bei der Ernährung mit nativem Milchprotein.

Die **Kalzium- und Phosphorkonzentrationen** können in einer Anfangsnahrung während der komplementären parenteralen Ernährung so niedrig sein wie in Muttermilch und dadurch möglicherweise antiputride wirken. Ab einer Milchzufuhr von 100–150 ml/kg KG/Tag soll bedarfsgerecht supplementiert werden. Aufgrund der niedrigen Resorption von Kalzium ist dann ein höheres Kalzium-Phosphat-Verhältnis in der Nahrung (2,2 : 1) erforderlich als es im Körper angetroffen wird (1,4 : 1).

28.10 Diagnostik bei langsamem Wachsen

Folgende Diagnoseschritte sollten unternommen werden:
- **Berechnung der Substrat- und Energiezufuhr.** Bei der Ernährung mit Muttermilch ist zu berücksichtigen, dass der Nährstoffgehalt individuell stark schwankt und dass trotz ausreichender Volumenzufuhr zu wenige Nährstoffe gefüttert werden können.
- **Überprüfung des Säuren-Basen-Status** zur Erkennung einer hyperchlorämischen Azidose. Allein durch orale bzw. enterale Zufuhr eines Laktat-, Glukonat- oder Hydrogenkarbonatsalzes mit einem pH-Wert von <7,3 lässt sich bei einigen trotz ausreichender Energiezufuhr nicht wachsenden Kindern ein Wachstum erzielen.
- **Überprüfung der Nährstoffresorption.** Dies kann z. B. anhand einer Bestimmung der α-Aminostickstoff- oder der Aminosäurenkonzentrationen im Plasma erfolgen.

28.11 Supplementierung von Eisen

Die American Academy of Pediatrics empfiehlt bei Frühgeborenen im Alter von 2 Monaten oder wenn ein Körpergewicht von 2000 g erreicht ist bzw. bei der Entlassung nach Hause, mit einer Eisensupplementierung von 2–3 mg/kg KG zu beginnen. Theoretische Überlegungen führten zu der Empfehlung, eine Eisengabe spätestens dann zu beginnen, wenn das Körpergewicht das 1,6fache des Geburtsgewichts erreicht hat; zu diesem Zeitpunkt sind die bei der Geburt vorhandenen Hämoglobineisenspeicher zu stark aufgebraucht, um Hämoglobin für das zunehmende Blutvolumen zu bilden. Verluste durch diagnostische Blutentnahmen sind dabei nicht berücksichtigt. Ein bei der Geburt 500 g schweres Kind sollte demnach ab einem Gewicht von 800 g eine Eisensupplementierung erhalten. In einer randomisierten Studie mit frühem (sobald 100 ml Milch/kg KG/Tag gefüttert werden) und spätem (61. Lebenstag) Beginn der Eisengabe wurde bei frühem Beginn seltener ein Eisenmangel beobachtet, außerdem entstand weniger häufig die Notwendigkeit einer Transfusion nach dem 14. Lebenstag. Wegen der schlechten und individuell unterschiedlichen Resorption wurde bei einzelnen Kindern selbst bei einer Dosis von 8 mg Eisen/kg KG/Tag eine Anämie beobachtet, die auf eine noch höhere Dosis (12–16 mg/kg KG/Tag) ansprach.

Weiterführende Literatur

Dieser Beitrag behandelt einige besonders wichtige Aspekte der enteralen Ernährung sehr kleiner Frühgeborener, die v. a. den Beginn der Ernährung betreffen. Zur Vertiefung werden folgende Texte empfohlen: Hay et al. (1999), Tsang et al. (2005), Pohlandt u. Mihatsch (2001) und Mihatsch et al. (2002).
Weitere Literatur beim Autor.

29 Supplementierung inklusive therapeutische Formelnahrung

M. Krawinkel

29.1 »Long chain polyunsaturated fatty acids« (LCPUFA) – 507
29.1.1 Entwicklung von Frühgeborenen – 507
29.1.2 Peroxisomale Erkrankungen – 507
29.1.3 Phenylketonurie – 507
29.1.4 Zystische Fibrose (Mukoviszidose) – 507
29.1.5 Aufmerksamkeitsdefizit-Hyperaktivitäts-Syndrom (ADHS) – 508

29.2 Künstliche Ernährung bei M. Crohn – 508

29.3 »Transforming growth factor β« (TGF-β) in der Therapie des M. Crohn – 508

29.4 Mehrfach ungesättigte Fettsäuren bei Hypertriglyzeridämie – 509

29.5 Nukleotide bei Hypertriglyzeridämie – 509

29.6 Stärke bei gastroösophagealem Reflux – 509

Literatur – 509

Bei der Nutzung der Ernährung für Krankheitsprävention und -therapie wird häufig der Begriff »functional food« verwendet. Er bezieht sich auf Inhaltsstoffe, denen gesundheitsförderliche bzw. therapeutische Effekte zugesprochen werden, z. B. mehrfach ungesättigte Fettsäuren, Vitamine und Ballaststoffe sowie pro- und präbiotische Zusätze. »Functional food« hat in der Lebensmittelindustrie weite Verbreitung gefunden; teilweise geht die Werbung mit den besonderen Eigenschaften deutlich weiter als Effekte wissenschaftlich gesichert werden konnten.

29.1 »Long chain polyunsaturated fatty acids« (LCPUFA)

Einer der Unterschiede in der Zusammensetzung von Muttermilch und künstlichen Säuglingsnahrungen besteht im Gehalt an langkettigen mehrfach ungesättigten Fettsäuren (»long chain polyunsaturated fatty acids«, LCPUFA). Daher wird insbesondere bei Frühgeborenen, aber auch bei Reifgeborenen immer wieder der Nutzen einer Anreicherung der Nahrung mit LCPUFA diskutiert (Giovannini et al. 1998). Die Zugabe von Nervon-, Docosapentaen- und Docosahexaensäure wurde empfohlen (Sala-Vila et al. 2004) und inzwischen teilweise von den Herstellern umgesetzt, obwohl auch festgestellt wurde, dass dies keinen Vorteil erbringt, wenn bereits 10% der Energie als Linolensäure und 1% als α-Linolensäure zugeführt werden (Auestad et al. 2004).

29.1.1 Entwicklung von Frühgeborenen

Die Versorgung von Frühgeborenen mit langkettigen mehrfach ungesättigten Fettsäuren wird als ein wesentlicher Faktor für die gesamte Entwicklung der Kinder angesehen. Durch diätetische Zufuhr von Arachidonsäure und Docosahexaensäure mit der Formelnahrung für Frühgeborene kann der gleiche Fettsäurestatus erreicht werden wie bei gestillten Säuglingen. Aufgrund der Auswertung klinischer Studien wurden ein Gehalt an Docosahexaensäure von 0,4% und ein Verhältnis von Arachidon- zu Docosahexaensäure von 1 : 1,5 empfohlen. Hinsichtlich des Nutzens der Anreicherung von Frühgeborenenformelnahrung ist die Diskussion allerdings durchaus nicht abgeschlossen. Sowohl der Nutzen für die statomotorische Entwicklung und die Sehfunktion als auch derjenige für einzelne Untergruppen, z. B. männliche Frühgeborene oder solche mit einem Gestationsalter von unter 30 Wochen, konnten im Rahmen eines Cochrane-Reviews nicht gesichert werden (Simmer u. Patole 2004).

> ❗ Man geht heute von der Annahme eines generellen Nutzens der Zufuhr von langkettigen mehrfach ungesättigten Fettsäuren für die neurologische Entwicklung nicht gestillter Frühgeborener aus (Hadders-Algra et al. 2007).

29.1.2 Peroxisomale Erkrankungen

Pathologische Fettsäurespiegel sowie Plasmalogene im Plasma oder in Erythrozyten sind für die Diagnostik peroxisomaler Erkrankungen konstitutiv. Diätetisch kann ein Behandlungsversuch mit einer fettreduzierten Kost erfolgen, die arm an sehr langkettigen mehrfach ungesättigten Fettsäuren ist. Dazu wird ein Gemisch aus 4 Teilen Ölsäure und einem Teil Erucasäure verabreicht, das unter dem Namen **»Lorenzos Öl«** bekannt geworden ist. Diese Therapie führt bei Patienten mit X-chromosomal vererbter Adrenoleukodystrophie zu einer Anhebung der Werte für sehr langkettige Fettsäuren im Plasma, hat aber gleichzeitig verminderte Spiegel an n-3- und n-6-Fettsäuren zur Folge (Moser et al. 1999). Neben der sehr aufwändigen Therapie mit Lorenzos Öl wurde in jüngerer Zeit ein lebensmittelbasiertes Konzept unter Verwendung von Rapsöl als Quelle für Erucasäure und Olivenöl als Quelle für Ölsäure entwickelt, das allerdings klinisch noch nicht erprobt ist (Jürgens et al. 2007).

Die Zufuhr von Docosahexaensäureethylester führte bei Patienten mit **Zellweger-Syndrom** nach einigen Wochen zur Normalisierung der Docosahexaensäurewerte im Plasma und zu einem Absinken der Konzentrationen der sehr langkettigen Fettsäuren bei Patienten mit peroxisomalen Erkrankungen. Dies war von einer Verbesserung der Sehfähigkeit, der Leberfunktion, des Muskeltonus und der Kontaktaufnahme sowie einer weitgehenden Normalisierung der Transaminasenwerte begleitet. Im Magnetresonanztomogramm war eine Normalisierung des Myelingehalts des Zentralnervensystems darstellbar. Auch die Zufuhr von Eicosapentaensäure wurde als nützlich beschrieben (Martínez et al. 2000).

29.1.3 Phenylketonurie

Bei Kindern mit Phenylketonurie, welche ihre Diät strikt einhalten, sind niedrige Werte für Arachidonsäure und Docosahexaensäure im Plasma und in Erythrozytenmembranphospholipiden festgestellt worden. Daher stellt sich die Frage, ob diese Patienten von einer Supplementierung profitieren könnten, wobei unklar ist, ob die Befunde eine Folge der eiweißarmen Diät oder spezifisch für die Phenylketonurie sind. Agostoni et al. (2003) beobachteten einen Zusammenhang zwischen einem höheren Psychomotor Development Index und höheren Arachidonsäurespiegeln bei betroffenen Kindern und führten dies auf den Anteil der Muttermilch an der Ernährung zurück. In einer anderen Studie profitierten Kinder mit Phenylketonurie von einer **Fischölsupplementierung**, und zwar durch eine geringere Verzögerung visuell evozierter Potenziale. Schließlich konnte kürzlich gezeigt werden, dass durch eine erhöhte Zufuhr von mehrfach ungesättigten langkettigen Fettsäuren eine Zunahme des Docosahexaensäuregehalts der Erythroytenphospholipide bei Kindern mit Phenylketonurie zu erreichen ist (Cleary et al. 2006).

> ❗ Aufgrund der physiologischen Bedeutung, insbesondere auch für das Gehirn und die Retina, sollte bei Patienten mit Phenylketonurie aller Altersgruppen der Fettsäurestatus überwacht und ggf. eine Supplementierung durchgeführt werden.

29.1.4 Zystische Fibrose (Mukoviszidose)

Nachdem durch die i. v. Applikation von langkettigen mehrfach ungesättigten Fettsäuren bei Patienten mit zystischer Fibrose über 4 Wochen zunächst keine Effekte auf die Lungenfunktion gezeigt werden konnten, geriet die Frage der LCPUFA-Versorgung derjenigen Patienten mit **exokriner Pankreasinsuffizienz** erneut in die Diskussion, als gezeigt werden konnte, dass die unvollständige Normalisierung der Fettverdauung und -resorption unter Pankreasenzymersatztherapie u. a. auf eine mangelhafte Verdauung von LCPUFA zurückzuführen ist (Kalivianakis et al. 1999). Diese Erkenntnis führte zu der Empfehlung, bei Patienten mit zystischer Fibrose und Wachstumsretardierung LCPUFA zu substituieren. Inzwischen erscheint eine breitere Anwendung zumindest ungefährlich. Weiterhin wird über einen spezifischen Effekt der essenziellen Fettsäuren in Zusammenhang mit dem der Erkrankung zugrunde liegenden Membrandefekt spekuliert (Colombo et al. 2006).

Die Frage, ob durch eine LCPUFA-Supplementierung bei Patienten mit zystischer Fibrose klinische Vorteile erzielt werden können, muss auch aktuell als nicht sicher beantwortbar angesehen werden. Patienten mit niedrigen Fettsäurewerten sollten jedoch eine Supplementierung erhalten.

29.1.5 Aufmerksamkeitsdefizit-Hyperaktivitäts-Syndrom (ADHS)

Bei Kindern mit dem sog. Aufmerksamkeitsdefizit-Hyperaktivitäts-Syndrom(ADHS) wird deren Versorgung mit mehrfach ungesättigten langkettigen Fettsäuren Bedeutung zugeschrieben. Dabei scheinen die n-3-Fettsäuren von größerer Bedeutung zu sein als die n-6-Fettsäuren: Niedrige Konzentrationen an Arachidon- und Docosahexaensäure wurden als verhaltenswirksam beschrieben. Dies mag darin begründet sein, dass die Synthese von Eicosanoiden, die als Mediatoren der Nervenleitung im Zentralnervensystem bedeutsam sind, vermindert ist.

Allerdings fanden sich bei Kindern mit ADHS auch ein höherer Ölsäure- und ein geringerer Nervonsäuregehalt der Phospholipide in der Erythrozytenmembran; **Nervonsäure** wird durch Verlängerung der C-Kette aus Ölsäure gebildet. Einige Kinder mit einem geringen Anteil an diesen Fettsäuren zeigten mehr Verhaltensauffälligkeiten sowie Lern-, Schlaf- und Gesundheitsprobleme als Kinder mit einem höheren Anteil. Dabei wird neben der Aufnahme von essenziellen Fettsäuren auch ein erhöhter Metabolismus als Wirkprinzip diskutiert, da die Funktion von Neurotransmittern und ihren Rezeptoren durch den Fettsäureversorgungsstatus beeinflusst wird. Ein Problem der Studien besteht in ihrer relativ kurzen Dauer, da funktionell relevante Veränderungen des Fettsäurestatus im Zentralnervensystem erst nach frühestens 3 Monaten der kontinuierlichen Anwendung zu erwarten sind. Dies bedeutet, dass sowohl hinsichtlich der Ernährungsanamnese bei Studienbeginn weit zurückgegangen werden muss als auch dass die Studiendauer entsprechend lang anzusetzen ist.

Insgesamt kommt der Beseitigung einer Unterversorgung an essenziellen Fettsäuren für die Milderung der ADHS-Symptomatik eine größere Bedeutung zu als der Supplementierung gut versorgter Kinder. Docosahexaensäure allein erwies sich in einer Studie als weniger effektiv (Antalis et al. 2006). Neben den ungesättigten Fettsäuren vermag auch eine relativ geringe Aufnahme gesättigter Fettsäuren die ADHS-Symptomatik günstig zu beeinflussen. In Studien mit Primrose-Öl, das viel γ-Linolensäure enthält, zeigte sich kein positiver Einfluss auf die Symptomatik. Dagegen wurde für **Flachsöl** (als Quelle für α-Linolensäure) und für **Fischöl** (als Quelle für Docosahexaensäure) ein positiver Effekt beschrieben (Joshi et al. 2006).

29.2 Künstliche Ernährung bei M. Crohn

Der M. Crohn hat **3 Ernährungsaspekte,** die im Grunde getrennt zu betrachten sind:
- Prävention und Behandlung der krankheitsbedingten Mangelernährung
- Therapie der Darmschleimhautentzündung durch den zeitweisen Ersatz der »normalen« Ernährung durch Formelnahrungen
- direkte Beeinflussung der Entzündungsvorgänge am Darm durch gezielte Anreicherung oder Supplementierung von immunologisch oder antiphlogistisch besonders relevanten Nährstoffen

Bei der Pathogenese der **Mangelernährung** sind 4 Aspekte von Bedeutung (Gassull u. Cabre 2001):
- geringe Nahrungsaufnahme
- erhöhter Energieumsatz
- vermehrte intestinale Eiweißverluste
- Malabsorption von Nährstoffen

Gegenüber der normalen Kost bieten **Formelnahrungen** die Vorteile der leichteren Bilanzierung sowie der Sicherstellung einer ausreichenden Energie- und Nährstoffzufuhr. Dabei haben sich makromolekulare Formelnahrungen gegenüber niedermolekularen als gut verträglich und geschmacklich überlegen erwiesen.

Die zeitweise Ernährung mit nährstoffdefinierten makromolekularen **Trinknahrungen** ist bei der Initialbehandlung des M. Crohn im Kindesalter etabliert und hilft in vielen Fällen, zunächst ohne Kortikosteroide auszukommen (Gassull u. Cabre 2001). Dabei erhalten Patienten über 3–6 Monate möglichst ausschließlich eine bilanzierte Trinknahrung, die alle Nährstoffe in einer auf den Bedarf abgestimmten Relation enthält. Anschließend – nach Abklingen der Entzündungsvorgänge – wird nach einem Stufenplan schrittweise auf eine vollwertige Normalkost umgestellt, die insbesondere reich an Ballaststoffen ist. Studien zu Langzeiteffekten der Ernährungstherapie stehen jedoch noch aus, sodass insbesondere die Kombination mit Sulfasalazinpräparaten weiterer Untersuchungen bedarf. Die Anwendung von Folsäurepräparaten in Kombination mit Sulfasalazin wird hier nicht als Nahrungsergänzung behandelt, da es sich eher um eine Ko-Medikation handelt.

> Bei Patienten mit M. Crohn konnte im Zusammenhang von individuellem Fettsäurestatus und Entzündungsaktivität gezeigt werden, dass ein niedriger Fettsäurengehalt mit einer erhöhten und ein besserer Versorgungsstatus mit einer geringeren Krankheitsaktivität assoziiert ist. Allerdings wird auf das Risiko einer wachstumshemmenden Wirkung der vermehrten Zufuhr von n-3-Fettsäuren hingewiesen (Socha et al. 2005).

29.3 »Transforming growth factor β« (TGF-β) in der Therapie des M. Crohn

In einer Pilotstudie führte der Einsatz einer Nahrung, die mit »transforming growth factor β« (TGF-β) angereichert ist, bei Patienten mit aktivem M. Crohn nicht nur zu einer Abnahme von intestinaler mRNA für die Synthese von Interleukin 1b, Interferon γ und Interleukin 8 sowie zu einem Konzentrationsanstieg der mRNA für TGF-β, sondern es kam in einigen Fällen auch zu einer kompletten Remission der endoskopischen und histologischen Veränderungen im terminalen Ileum und im Kolon (Fell et al. 2000). Diese Befunde müssen allerdings durch weitere Studien abgesichert werden, bevor man eine allgemeine Empfehlung aussprechen kann.

29.4 Mehrfach ungesättigte Fettsäuren bei Hypertriglyzeridämie

Durch Supplementierung mehrfach ungesättigter Fettsäuren kann eine Senkung erhöhter Triglyzeridwerte erreicht werden. Dabei kommt es zu einer leichten Erhöhung der LDL-Cholesterin-Konzentration und zu einem Anstieg des HDL-Cholesterin-Spiegels (Durrington et al. 2001). Aufgrund schlechter Compliance wegen des fischigen Geschmacks und Geruchs spielt diese Supplementierung in der Praxis jedoch nur eine geringe Rolle.

29.5 Nukleotide bei Hypertriglyzeridämie

Im Tierversuch gelang es, die Bildung von ApoB-100-mRNA in der Leber durch ein Antisense-Oligonukleotid zu unterdrücken und so die Bildung von LDL-Cholesterin dosis- und zeitabhängig zu vermindern. Dabei wurden Senkungen um 25–55% (Gesamtcholesterin) und 40–88% (LDL-Colesterin) beobachtet. Die verwendete Substanz verursachte keine hepatische oder intestinale Steatose und keine Erhöhung der Transaminasenwerte; sie interferierte auch nicht mit der Fettabsorption. Daher wird dieser Behandlungsansatz von den Untersuchern als sicher und effektiv angesehen (Crooke et al. 2005).

29.6 Stärke bei gastroösophagealem Reflux

Bei der Erörterung diätetischer Maßnahmen zur Behandlung des gastroösophagealen Refluxes ist zunächst darauf hinzuweisen, dass etwa 2/3 aller Kinder im Alter von 4 Monaten postprandial einen Reflux oder eine anstrengungslose Rumination von Mageninhalt in die Mundhöhle zeigen.

Eine Behandlungsindikation besteht nur bei pathologischem Reflux mit der Gefahr von Ösophagitis und Aspiration (Vandenplas et al. 1996). Bei der Ernährungstherapie steht das **Andicken der Säuglingsnahrung** (Erhöhung der Viskosität) im Vordergrund. Dazu werden verschiedene Zusätze verwendet: Reismehl, Johannisbrotmehl (z. B. Nestargel), Pektin, Zellulose, Kartoffel- oder Maisstärke.

Bei Verwendung aller Zusätze können **unerwünschte Effekte** auftreten, z. B. vermehrtes Schlucken von Luft durch ein größeres Saugerloch und Meteorismus durch bakterielle Fermentierung. Auch Urolithiasis und ein Laktobezoar im Magen wurden nach Gabe von Pektin und Silizium beobachtet.

Neben viskositätswirksamen Zusätzen haben sich **Formelnahrungen** mit einer bis zu 10fach erhöhten Viskosität gegenüber unveränderter Milch, der Johannisbrotmehl zugesetzt ist (z. B. Aptamil AR2, Humana AR), bewährt. Dazu darf Säuglingsnahrungen nach EU-Recht bis zu 2 g vorgekochte oder gelatinisierte Stärke oder Johannisbrotmehl pro 200 ml zugesetzt werden. Als Zusatz und für therapeutische Nahrungen ist Johannisbrotmehl in der EU zugelassen, für gesunde Kinder jedoch nicht.

Nahrungen mit primärem **Antirefluxzusatz** sind weniger dickflüssig als solche mit Zusatz von Andickungsmitteln und daher besser zu füttern. Ihre Viskosität steigt im Magen noch einmal deutlich an und verhindert so den Reflux (Miyazawa et al. 2006).

Literatur

Agostoni C, Verduci E, Massetto N et al. (2003) Plasma long-chain polyunsaturated fatty acids and neurodevelopment through the first 12 months of life in phenylketonuria. Develop Med Child Neurol 45: 257–261

Antalis CJ, Stevens LJ, Campbell M et al. (2006) Omega-3 fatty acid status in attention-deficit/hyperactivity disorder. Prostaglandins Leukotrienes Essential Fatty Acids 75: 299–308

Auestad N, Halter R, Hall RT et al. (2004) Growth and development in term infants fed long-chain polyunsaturated fatty acids: A double-masked, randomized, parallel, prospective, multivariate study. Pediatrics 108 (2): 372–381

Cleary MA, Feillet F, White FJ et al. (2006) Randomised controlled trial of essential fatty acid supplementation in phenylketonuria. Eur J Clin Nutr 60: 915–920

Colombo C, Bennato V, Costantini D et al. (2006) Dietary and circulating polyunsaturated fatty acids in cystic fibrosis: Are they related to clinical outcomes? JPGN 43: 660–665

Crooke RM, Graham MJ, Lemonidis KM et al. (2005) An apolipoprotein B antisense oligonucleotide lowers LDL cholesterol in hyperlipidemic mice without causing hepatic steatosis. J Lipid Res 46: 872–884

Durrington PN, Bhatnagar D, Mackness MI et al. (2001) An omega-3 polyunsaturated fatty acid concentrate administered for one year decreased triglycerides in simvastatin treated patients with coronary heart disease and persisting hypertriglyceridaemia. Heart 85 (5): 544–548

Fell JME, Paintin M, Arnaud-Battandier F et al. (2000) Mucosal healing and a fall in mucosal proinflammatory cytokine mRNA induced by a specific oral polymeric diet in pediatric Crohn's disease. Aliment Pharmacol Ther 14: 281–289

Gassull MA, Cabre E (2001) Nutrition in inflammatory bowel disease. Curr Opin Clin Nutrition Metab Care 4: 561–569

Giovannini M, Riva E, Agostoni C (1998) The role of dietary polyunsaturated fatty acids during the first 2 years of life. Early Hum Dev 53: S99–S107

Hadders-Algra M, Bouwstra H, van Goor SA et al. (2007) Prenatal and early postnatal fatty acid status and neurodevelopmental outcome. J Perinat Med 35: S28–S34

Joshi K, Lad S, Kale M et al. (2006) Supplementation with flax oil and vitamin C improves the outcome of Attention Deficit Hyperactivity Disorder (ADHD). Prostaglandins Leukotrienes Essential Fatty Acids 74: 17–21

Jürgens K, Kraft J, Jahreis G (2007) Ernährung von Patienten mit Adrenoleukodystrophie und Adrenomyeloneuropathie. Ernährungsumschau 4: 188–193

Kalivianakis M, Minich DM, Bijleveld CMA et al. (1999) Fat malabsorption in cystic fibrosis patients receiving enzyme replacement therapy is due to impaired intestinal uptake of long-chain fatty acids. Am J Clin Nutr 69: 127–134

Martínez M, Vázquez E, García-Silva MT et al. (2000) Therapeutic effects of docosahexaenoic acid ethyl ester in patients with generalized peroxisomal disorders. Am J Clin Nutr 71: 376S–385S

Miyazawa R, Tomomasa T, Kaneko H et al. (2006) Effect of formula thickened with locust bean gum on gastric emptying in infants. J Paediatr Child Health 42: 808–812

Moser AB, Jones DS, Raymond GV et al. (1999) Plasma and red blood cell fatty acids in peroxisomal disorders. Neurochem Res 24 (2): 187–197

Sala-Vila A, Castellote AI, Campoy C et al. (2004) The source of long-chain PUFA in formula supplements does not affect the fatty acid composition of plasma lipids in full-term infants. J Nutr 134: 868–873

Simmer K, Patole S (2004) Long chain polyunsaturated fatty supplementation in preterm infants. Cochrane Database, Syst Rev 1: CD000375

Socha P, Ryzko J, Koletzko B et al. (2005) Essential fatty acid depletion in children with inflammatory bowel disease. Scand J Gastroenterol 40: 573–577

Vandenplas Y, Belli D, Benhamou PH et al. (1996) Current concepts and issues in the management of regurgitation of infants: A reappraisal. Acta Paediatr 85: 531–534

30 Pro- und Präbiotika

M. Radke

30.1 Probiotika – 511
30.1.1 Grundlagen der intestinalen Mikroökologie – 511
30.1.2 Probiotika und ihre Eigenschaften – 512
30.1.3 Probiotika in der Pädiatrie – 514

30.2 Präbiotika – 514

Literatur – 515

☐ **Tab. 30.1.** Quantitative Schätzungen der im Darm des Menschen vorherrschenden Bakteriengattungen [log 10 koloniebildende Einheiten pro Gramm Fäzes] sowie deren Veränderungen in Abhängigkeit vom Lebensalter und von Ernährungseinflüssen

Bakteriengattung	1. Lebenswoche		6.–12. Lebenswoche		Erwachsenenalter
	Ausschließliches Stillen	Gabe von Formelnahrung	Ausschließliches Stillen	Gabe von Formelnahrung	
Bifidobakterien	8,3	8,0	9,1	9,1	10,2
Laktobazillen	7,9	6,6	7,3	7,9	9,6
Bacteroides spp.	7,1	7,8	8,3	8,4	11,3
Clostridien	6,1	6,1	5,6	6,5	9,8
Koliforme Bakterien	8,6	8,3	9,2	9,1	8,6
Streptokokken	6,5	8,0	7,1	8,9	8,9

30.1 Probiotika

30.1.1 Grundlagen der intestinalen Mikroökologie

In der vergangenen Dekade hat sich besonders durch Entwicklung der Molekularbiologie eine neue wissenschaftliche Basis für den **Einsatz probiotischer Bakterien,** speziell von Laktobazillen und Bifidobakterien, in Studien und teilweise auch in der medizinischen Praxis etabliert. Entgegen manchen Postulierungen existiert jedoch ganz offenkundig eine strenge Stammspezifik von Funktionen und Wirkungen dieser Spezies. Eine wissenschaftliche Rationale für die Nutzung von Laktobazillen und Bifidobakterien als Probiotika ist bisher nur für vergleichsweise wenige Stämme nachgewiesen worden. Dies gilt für lebende und hitzebehandelte Bakterien gleichermaßen, ob mit oder ohne Mitverwendung ihres Kulturüberstands in den Studienansätzen.

Die Ursprünge der heutigen Probiotikaforschung gehen auf den Nobelpreisträger E. Metschnikoff zurück, der 1908 den in fermentierten Milchprodukten enthaltenen Mikroorganismen eine lebensverlängernde Wirkung zusprach. Im Jahre 1965 führten Lilley und Stillwell den Terminus technicus »**probiotic**« quasi als Antonym für »antibiotic« ein. Fuller definierte Probiotika 1989 als lebende mikrobielle Nahrungszusätze mit nutzbringenden Effekten für den Wirtsorganismus durch Verbesserung seiner intestinalen mikrobiellen Balance. Diese Definition ist jüngst durch eine gemeinsame Expertenkonsultation von FAO (Food and Agriculture Organization) und WHO im Wesentlichen bestätigt worden.

Im Gastroenteron des Menschen, ganz überwiegend im Kolon, besteht eine **Symbiose** des Makroorganismus mit etwa 400 Bakterienarten. Die im menschlichen Gastrointestinaltrakt kolonisierenden Bakterien repräsentieren ein heterogenes mikrobielles Ökosystem aus etwa 10^{14} überwiegend (zu etwa 99%) obligat anaeroben Bakterien, von denen bis dato nur 20–40% kultiviert und/oder charakterisiert werden konnten. Die vorherrschenden Spezies und ihre quantitativen Veränderungen in unterschiedlichen Lebensabschnitten sind in ☐ Tab. 30.1 dargestellt.

Die **postnatale bakterielle Besiedlung** des normalerweise sterilen Darms Neugeborener beginnt in den ersten Lebenstagen, wobei die Flora der Geburtswege, des Darms und der Haut der Mutter bei einer normalen Geburt die dominierenden Bakterienquellen darstellen. Unter den Bedingungen der Muttermilchernährung entwickelt sich im Darm gesunder Säuglinge eine vergleichsweise stabile Flora mit Dominanz von Bifidobakterien (☐ Abb. 30.1).

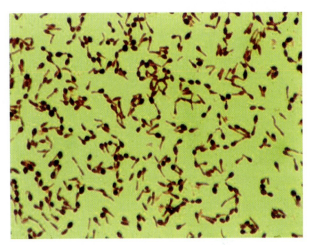

☐ **Abb. 30.1.** Homogene Kultur grampositiver Bifidobakterien aus dem Stuhl eines gesunden, gestillten Säuglings

Im Säuglingsdarm dominierende, vorwiegend anaerobe Bakteriengattungen und -spezies

Fakultativ anaerobe Bakterien:
- Escherichia coli
- Staphylokokken:
    - Staphylococcus aureus
    - Staphylococcus epidermidis
- Streptokokken:
    - Streptococcus faecalis
    - Streptococcus faecium
- Enterobacter cloacae
- Klebsiella pneumoniae
- Proteus mirabilis
- Citrobacter freundii
- Pseudomonas aeruginosa

Obligat anaerobe Bakterien:
- Bifidobakterien:
    - Bifidobacterium breve
    - Bifidobacterium longum

▼

- Bifidobacterium adolescentis
- Bifidobacterium bifidum
- Bifidobacterium infantis
- Bacteroides spp.:
  - Bacteroides fragilis
  - Bacteroides distansonis
  - Bacteroides vulgatus
  - Bacteroides ovatus
  - Bacteroides theatiotaomicron
  - Bacteroides uniformis
- Clostridien:
  - Clostridium perfringens
  - Clostridium difficile
  - Clostridium butyricum
  - Clostridium tertium
  - Clostridium paraputrificum
- Laktobazillen:
  - Lactobacillus acidophilus
  - Lactobacillus fermentum
  - Lactobacillus salivarius
  - Lactobacillus plantarum
- Eubacterium spp.:
  - Eubacterium aerofaciens
  - Eubacterium lentum
  - Eubacterium rectale
- Veillonellae parvula
- Peptococcus saccharolyticus
- Peptostreptokokken:
  - Peptostreptococcus productus
  - Peptostreptococcus anaerobius

Durch Nahrungs- und andere exogene **Einflüsse** (medizinische Interventionen, Antibiotikabehandlungen und andere) können Aufbau und Bestand eines natürlichen mikrobiellen Ökosystems im Darm nachhaltig beeinflusst werden.

30.1.2 Probiotika und ihre Eigenschaften

Hinsichtlich ihrer für den Wirtsorganismus nutzbringenden Eigenschaften und der potenziellen Anwendung als Probiotika wurden **Laktobazillen** und **Bifidobakterien** am intensivsten untersucht. Im Mittelpunkt tierexperimenteller Studien standen v. a. antimikrobielle Wirkmechanismen von Probiotika als Teil des gastrointestinalen Abwehrökosystems des Wirtsorganismus. Für die hierzu notwendige Differenzierung zwischen kommensalen und enterovirulenten Mikroorganismen scheinen auf Mukosaebene sog. pathogenassoziierte und auf Ebene der endogenen Bakterienspezies sog. mikrobenassoziierte Molekularstrukturen zu fungieren. Unter klinischen Gesichtspunkten sind antimikrobielle Funktionen von Probiotika interessant, da mikrobiell ausgelöste und/oder unterhaltene Inflammationen die Majorität gastrointestinal ablaufender pathologische Prozesse und Krankheiten darstellen.

Antimikrobielle Mechanismen

Die bislang beschriebenen antimikrobiellen Mechanismen von Probiotika sind zwar heterogen und zumindest z. T. hypothetisch. Dennoch konnten in den vergangenen Jahren zunächst nur vermutete antimikrobielle Wirkungen in Studien verifiziert werden:

Während die Produktion von H_2O_2 durch Lactobacillus spp. einen wichtigen unspezifischen Abwehrmechanismus in den Geburtswegen repräsentiert, trifft dies für die Produktion kurzkettiger Fettsäuren (Essigsäure, Milchsäure) aus Laktose und Oligosacchariden für das Enteron zu. Die Folge ist eine signifikante luminale **pH-Wert-Absenkung,** ein offenkundig dominierender (unspezifischer) Wettbewerbsfaktor von Probiotika in der Auseinandersetzung mit anderen intestinal kolonisierenden Mikroorganismen. So konnte kürzlich gezeigt werden, dass die Wirkstoffe eines zellfreien Kulturüberstandes von Lactobacillus casei subsp. rhamnosus in der Lage sind, das Wachstum folgender humanpathogener Bakterien zu inhibieren: enterotoxische und enteropathogene Escherichia coli (ETEC und EPEC), Klebsiella pneumoniae, Shigella flexneri, Salmonella typhimurium, Enterobacter cloacae, Pseudomonas aeruginosa, Enterococcus faecalis, Clostridium difficile.

Neben der Synthese sog. Biosurfactants durch Probiotika sind es insbesondere ihre **immunmodulatorischen Funktionen,** die große Bedeutung für den Wirt haben. Probiotika scheinen ein sog. Priming immunologischer Abwehrmechanismen zu bewirken. Jüngste Forschungen konzentrieren sich auf die Wechselbeziehungen zwischen der wirtseigenen Immunantwort und verschiedenen Komponenten des autochthonen intestinalen Mikrosystems, insbesondere Laktobazillen und Bifidobakterien. Es werden derzeit bidirektionale Kommunikationsprozesse zwischen dem lymphoepithelialen System der Mukosa und der Mikroflora durch chemische Botenstoffe (Zytokine, Wachstumsfaktoren, Gewebehormone, Metaboliten des Arachidonsäurestoffwechsels) postuliert, deren Störung nachweisbar mit einer verminderten mukosalen Abwehrfunktion und der Induktion inflammatorischer Prozesse einhergeht. Auch diese Prozesse sind streng spezies- bzw. stammspezifisch; ein entsprechender, wissenschaftlich anerkannter und reproduzierbarer Nachweis ist eine Conditio sine qua non.

Für die Erklärung der Auslösung und Unterhaltung einer zwischen der Mikroflora und dem mukosalen Abwehrsystem »abgestimmten« Immunantwort werden derzeit folgende Modelle diskutiert:

- »Self-non-self«-Modell – propagiert von dem Mikrobiologen F.M. Burnet –, das die Aktivierung antigenspezifischer, als »non-self« erkannter Immunzellen (»single cells«) postuliert
- Janeway-Modell, das für die Immunantwort die Stimulation antigenpräsentierender Zellen voraussetzt, die pathogene und kommensale Mikroorganismen über spezielle Molekülstrukturen (pathogenassoziierte Molekularstrukturen, ▶ oben) erkennen und damit zwischen »infectious non-self« und »non-infectious self« differenzieren können
- Danger-Modell von Matzinger, welches eine sog. Überwacherfunktion durch antigenpräsentierende und dendritische Zellen postuliert, welche nicht nur zwischen fremd und nichtfremd unterscheiden können, sondern mit Hilfe spezieller Rezeptoren (»Toll-like receptors«) bereits auf Gefahrensignale (»danger signals«) reagieren, die von untergehenden Wirtszellen generiert werden

Hohe Validität für das Verständnis antimikrobieller Wirkungen probiotischer Bakterien kommen Ergebnissen aus sorgfältig geplanten experimentellen Studien mit definierten Laktobazillen- und Bifidobakterienstämmen zu, in denen gegen gastrointestinale mikrobielle Pathogene gerichtete Eigenschaften und Funktionen nachgewiesen wurden:

- **Ädhäsion.** Das Anhaften von Probiotika an Enterozyten und/oder Mukus ist stammspezifisch und schließt aktive

(z. B. Sekretion proteaseresistenter Adhäsionsmoleküle) und passive Prozesse (elektrostatische Interaktionen, autoaggregative und hydrophobische sterische Kräfte, Lipoteichoinsäure, Lektinanhängsel etc.) ein.

— **Interferenz/Inhibition.** Einige Laktobazillusstämme und Bifidobakterien können offensichtlich dosisabhängig die Adhärenz pathogener Bakterien (ETEC, EPEC und andere) an die Bürstensaummembran inhibieren, und gut definierte Laktobazillen- und Bifidobakterienstämme konkurrieren mit pathogenen Bakterien um Bindungsstellen an der Mukosa und inhibieren deren Invasion in die Schleimhaut. Da Laktobazillen und Bifidobakterien keine vergleichbaren adhäsiven Oberflächenstrukturen besitzen wie pathogene Bakterien, wird postuliert, dass sie sterische Veränderungen an Enterozytenrezeptoren induzieren, welche die Adhärenz von pathogenen Mikroorganismen verhindern.
— **Persistenz im Intestinum.** In Untersuchungen mit gnotobiotischen Mäusen wurde die Kolonisation verschiedener Laktobazillen und Bifidobakterien in Jejunum und Ileum der Tiere belegt. Der aus dem Stuhl von Säuglingen isolierte Stamm Bifidobacterium adolescentis konnte bis zu 5 Tage nach letztmaliger gastraler Applikation in den Fäzes von Mäusen nachgewiesen werden.
— **Interaktionen mit Peyer-Plaques.** Die Peyer-Plaques sind in initiale Prozesse der mukosalen Immunantwort involviert. Versuche unter Nutzung von Laktobazillen als Vektoren für Vakzine konnten zeigen, dass diese intensiv mit den Peyer-Plaques interagieren.

Antagonistische Wirkungen gegen definierte enterovirulente Mikroorganismen

Vor allem tierexperimentell, aber auch in einigen klinischen Studien konnten in den vergangenen Jahren antagonistische Wirkungen definierter probiotischer Stämme gegen einzelne enterovirulente Mikroorganismen nachgewiesen werden. Zu betonen ist auch hier eine strenge Stammspezifik der heterogenen Wirkungsweisen (◘ Tab. 30.2).

◘ **Tab. 30.2.** Experimentell nachgewiesene spezifische Wirkungen von Probiotika gegen enterovirulente Mikroorganismen

Probiotische Bakterienstämme	Enterovirulente Pathogene	Gegen Pathogen gerichtete antagonistische Wirkprinzipien	Nachweismethoden/ Tiermodelle
Lactobacillus salivarius	— Helicobacter pylori — Salmonella enteritidis	— Massive Milchsäureproduktion — Reduktion der Kolonisation	— Gnotobiotische Mäuse — Leghorn-Hühner
Lactobacillus acidophilus LB	— Helicobacter felis — Salomnella enterica	— Reduktion der Ureaseaktivität von Helicobacter felis — Reduktion kolonisationsfähiger Salmonellen im Stuhl	— Konventionelles Mausmodell — C3H/He/oujco-Mäuse
Lactobacillus rhamnosus HN001	— Salmonella enterica Serovar Typhimurium — Escherichia coli O 157	— Induktion und Verstärkung der Immunantwort mit signifikant höheren mukosalen und systemischen Anti-Salmonella-Antikörper-Titern und gesteigerte Ex-vivo-Phagozytosekapazität — Gesteigerte intestinale Anti-Escherichia-coli-IgA-Antwort und Phagozytoseleistung	— BALB/c-Mäuse — Konventionelles Mausmodell
Lactobacillus casei Shirota und Lactobacillus casei DN-114001	— Shiga-Toxin produzierende Escherichia coli — Listeria monocytogenes — Rotaviren	— Steigerung der lokalen Immunantwort — Makrophagenmigration in das retikuloendotheliale System — Steigerung der zellvermittelten Immunität — Signifikant schnellere Regeneration von Mukosaläsionen	— Kaninchen — Wistar-Ratten — Konventionelles Mausmodell
Bifidobbacterium spp.	— Salmonella enterica	— Optimierung der Mukosabarriere	— C3H/He/oujco-Mäuse
Bifidobbacterium lactis HN019	— Salmonella enterica — Escherichia coli — Rotaviren	— Steigerung der IgA-Antikörper-Antwort — Erhöhung der Phagozytenzahl in Blut und Peritoneum — Steigerung von Phagozytose und T-Lymphozyten-Antwort — Erhöhung des Antikörper-Titers — Reduktion der fäkalen Viruskonzentration	— BALB/c-Mäuse — Rhesus-Rotavirus-infizierte Mäuse
Bifidobbacterium breve Yakult und Bifidobbacterium breve YIT4064	— Salmonella enterica Serovar Typhimurium — Rotaviren	— Reduktion der Kolonisation und der extraintestinalen Translokation des Pathogens — Erhöhung der Anti-Rotavirus-IgA-Spiegel in Fäzes, Brustdrüse und Darmmukosa	— Antibiotikainduziertes murines Infektionsmodell — Jungmäuse
Bifidobbacterium longum	— Escherichia coli C 25	— Inhibition der transmuralen Translokation des Pathogens	— Antibiotikadekontaminierte, speziell pathogenfreie und keimfreie Mäuse

30.1.3 Probiotika in der Pädiatrie

Gastroenteritis

Die durch experimentelle bzw. Grundlagenuntersuchungen gewonnenen Erkenntnisse über klinisch nutzbare Eigenschaften und Wirkungen von Probiotika schlechthin sind in Studien erst ansatzweise bestätigt bzw. validiert worden. Dies gilt auch für kindergastroenterologische Fragestellungen. Wissenschaftlicher Konsens besteht hier bislang bezüglich der reproduzierbaren signifikanten Wirkung definierter Probiotika gegen virale Erreger **infektiöser Diarrhöen** im Säuglings- und Kindesalter. Im Jahre 2002 konnten Niel et al. im Rahmen einer Metaanalyse einschlägiger Studien zeigen, dass die Applikation von Lactobacillus GG bei Gastroenteritis einen signifikant krankheitsverkürzenden Effekt hat (Abb. 30.2).

Auch bezüglich der **antiviralen Wirksamkeit** gelten eine strenge Stammspezifik und Dosisabhängigkeit (höhere Wirksamkeit bei Dosen von >10^{10} bis 10^{11} koloniebildenden Einheiten).

Diarrhöen durch enteroinvasive Bakterien scheinen durch Probiotika nicht signifikant beeinflusst zu werden.

Über gastrointestinale Infektionen, invasive Infektionen bei Neugeborenen und Allergien hinaus sind Probiotika bei Kindern mit Laktoseunverträglichkeit, Reizdarmsyndrom und chronisch-entzündlichen Darmerkrankungen angewandt worden.

Chronisch-entzündliche Darmerkrankungen

Für eine Involvierung der intestinalen Mikroflora in die ätiopathogenetisch weitgehend unklaren chronisch-entzündlichen Darmerkrankungen sprechen folgende Überlegungen:
- Chronisch-entzündliche Darmerkrankungen sind am stärksten in den besonders dicht mit Mikroorganismen besiedelten Darmabschnitten ausgeprägt.
- Experimentell keimfreie Tiere entwickeln keine chronisch-entzündlichen Darmerkrankungen.
- Patienten mit M. Crohn profitieren von einer operativ notwendig gewordenen Umleitung des Darminhalts; umgekehrt führt eine Rückverlagerung eines Anus praeterminalis zur Aktivierung von Entzündungsprozessen.
- Antibiotika mildern bei einigen Verläufen die klinische Symptomatik.
- Probiotika haben wahrscheinlich entzündungshemmende Wirkungen.

Die bisher publizierten klinischen Studien zur Prävention chronisch-entzündlicher Darmerkrankungen und zur Behandlung betroffener Patienten mit Probiotika sind zahlenmäßig begrenzt – besonders mit Kindern als Patienten bzw. Probanden – und z. T. widersprüchlich. In wenigen randomisierten und kontrollierten Studien konnten für den Escherichia-coli-Stamm Nissle 1917 sowie für Lactobacillus GG und ein Gemisch aus verschiedenen Milchsäurebakterien (VSL#3) remissionserhaltende bzw. -verlängernde Wirkungen bei Colitis ulcerosa nachgewiesen werden (Kruis et al. 2004; Rembacken et al. 1999). In neueren Studien wurde ferner die Wirksamkeit von VSL#3 zur Prävention und Behandlung einer Pouchitis nach ileoanaler Anastomose mit Pouch-Anlage belegt. Bei 40 Patienten mit Pouchitis zeigte eine placebokontrollierte Studie, dass Rezidive einer Pouchitis bei 100% der mit Placebo, jedoch nur bei 15% der mit VSL#3 behandelten Patienten auftraten (Gionchetti et al. 2000).

Weitere Indikationen

Placebokontrollierte bzw. randomisierte klinische Studien über die Anwendung von Probiotika bei Kindern zur Prävention und Therapie der infektiösen Gastroenteritis hinaus sind – je nach Fragestellung – nicht oder nur in sehr begrenztem Umfang vorhanden. Aus diesem Grund ist es derzeit verfrüht, allgemein gültige Empfehlungen zum Einsatz von Probiotika bei verschiedenen Krankheiten und Funktionsstörungen (z. B. Reizdarmsyndrom) zu geben. In Tab. 30.3 sind neben der Gastroenteritis einige weitere Anwendungen von Probiotika bei Kindern aufgelistet, für die Daten aus Studien zumindest in begrenztem Umfang publiziert wurden.

30.2 Präbiotika

Präbiotische Oligosaccharide wie Inulin und Frukto- bzw. Galaktooligosaccharide werden seit einigen Jahren mit Fokus auf ihre unterstützende Wirkung zur Etablierung einer probiotischen, v. a. einer **Bifidusflora** untersucht. Frukto- und insbesondere Galaktooligosaccharide finden sich in großer Zahl und Heterogenität in humaner, nicht jedoch in boviner Milch und daher auch nicht in herkömmlichen Säuglingsmilchnahrungen. Sie könnten daher eine interessante Innovation in der Säuglingsernährung mit dem Ziel der Etablierung bzw. Unterhaltung einer stabilen Bifidusflora darstellen. Ein wesentliches funktionelles Charakteristikum von

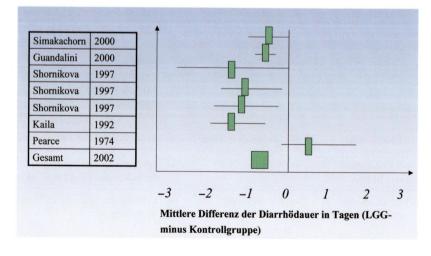

Abb. 30.2. Studienergebnisse verschiedener Autoren, welche die krankheitsverkürzende Wirkung des Probiotikums Lactobacillus GG (LGG) bei infektiöser Diarrhö im Säuglings- und Kindesalter demonstrieren. (Nach Niel et al. 2002)

◘ **Tab. 30.3.** Entzündungsbedingte Krankheiten und Funktionsstörungen im Kindesalter, bei denen im Rahmen klinischer Studien Probiotika mit überwiegend als positiv eingeschätzter Wirkung appliziert wurden

Krankheit/Funktionsstörung	Applizierte Probiotika
– Darminfektionen – Darmentzündungen – Akute virale Gastroenteritis – Akute bakterielle Gastroenteritis – Antibiotikaassoziierte Diarrhö – Reisediarrhö	– Laktobazillen – Bifidobakterien – Streptococcus thermophilus – Saccharomyces boulardii
Infektionen der oberen Atemwege (Otitis media, Tonsillitis)	Streptokokken, Laktobazillen
Neugeborenensepsis, nekrotisierende Enterokolitis	Bifidobakterien, Laktobazillen
Neurodermitis, Allergien (Prävention und Therapie)	Laktobazillen
Chronisch-entzündliche Darmerkrankungen, Pouchitis	Laktobazillen, Escherichia coli Nissle 1917, VSL#3 (Mischung aus verschiedenen Milchsäurebakterien)
Reizdarmsyndrom (»irritable bowel syndrome«)	Laktobazillen, VSL#3
Chronische Bauchschmerzen	Lactobacillus plantarum
Laktoseintoleranz, Laktasemangel	Bifidobakterien, Lactobacillus bulgaricus, Streptococcus thermophilus
Vaginits (durch Candida spp.)	Lactobacillus acidophilus
Karies	Laktobazillen

Oligosacchariden in menschlicher Milch ist ihre Unverdaubarkeit: Mehr als 90% der Galaktooligosaccharide werden demzufolge fäkal ausgeschieden und wirken während der Darmpassage wahrscheinlich lokal antiinflammatorisch. Neuere Studien bei eutrophen Neugeborenen und Frühgeborenen haben allerdings gezeigt, dass ein kleiner Anteil der Galaktooligosaccharide (etwa 1%) im Urin nachweisbar ist. Es liegt daher die Vermutung nahe, dass diese Präbiotika nicht nur lokale, sondern auch systemische antientzündliche Wirkungen ausüben.

Literatur

FAO/WHO (2001) Joint FAO/WHO expert consultation on evaluation of health and nutritional properties of probiotics in food including powder milk with live lactic acid bacteria. www.fao.org/es/esn/food/food-and-food_probio_en.stm

Gionchetti P, Rizzello F, Venturi A et al. (2000) Oral bacteriotherapy as maintenance treatment in patients with chronic pouchitis: a double-blind, placebo-controlled trial. Gastroenterology 119: 305–309

Goossens D, Jonkers D, Stobberingh E, Bogaard A van den, Russel M, Stockbrügger R (2003) Probiotics in gastroenterology: indications and future perspectives.Scand J Gastroenterol 239 (Suppl): 15–23

Köhler H, McGormic BA, Walker WA (2003) Bacterial-enterocyte crosstalk: cellular mechanisms in health and disease. J Pediatr Gastroenterol Nutr 36: 175–185

Kruis W, Fric P, Pokrotnieks J (2004). Maintaining remission of ulcerative colitis with the probiotic Escherichia coli Nissle 1917 is as effective as with standard mesalazine. Gut 53: 1617–1623

Marteau P, Seksik P, Jian R (2002) Probiotics and intestinal health effects: a clinical perspective. Br J Nutr 88 (Suppl 1): 51–57

Mohan R, Koebnick C, Schildt J et al. (2006). Effects of Bifidobacterium lactis Bb12 supplementation on intestinal microbiota of preterm infants: a double-blind, placebo-controlled, randomized study. J Clin Microbiol 44: 4025–4031

Niel CW van, Feudtner C, Garrison MM (2002) Lactobacillus therapy for acute infectious diarrhea in children: a meta-analysis. Pediatrics 109: 678–684

Otte J-M, Cario E, Podolsky DK (2004) Mechanisms of cross hyporesponsiveness to Toll-like receptor bacterial ligands in intestinal epithelial cells. Gastroenterology 126: 1054–1070

Reid G, Jass J, Sebulky MT, McGormick JK (2003) Potential use of probiotics in clinical practice. Clin Microbiol Rev 16: 658–672

Rembacken BJ, Snelling AM, Hawkey PM, Chalmers DM, Axon AT (1999). Non-pathogenic Escherichia coli versus mesalazine for the treatment of ulcerative colitis: a randomised trial. Lancet 354: 635–639

Schmelzle H, Wirth S, Skopnik H et al. (2003) Randomized double-blind study of the nutritional efficacy and bifidogenicity of a new infant formula containing partially hydrolyzed protein, a high β-palmitic acid level, and nondigestible oligosaccharids. J Ped Gastroenterol Nutr 36: 343–351

Schwiertz A, Gruhl B, Löbnitz M, Michel P, Radke M, Blaut M (2003) Development of the intestinal bacterial composition in hospitalized preterm infants in comparison with breast-fed, full-term infants. Pediatr Res 54: 393–399

Servin AL (2004) Antagonistic activities of lactobacilli and bifidobacteria against microbial pathogens. FEMS Microbiol Rev 28: 405–440

31 Orale Rehydrationslösungen (ORL)

A.C. Hauer

31.1 Arten oraler Rehydrationslösungen – 517
31.1.1 WHO-ORL – 517
31.1.2 ESPGHAN-ORL – 518
31.1.3 ORL auf Reisbasis – 518

31.2 ORL und Supplemente – 518
31.2.1 ORL mit Probiotika – 518
31.2.2 ORL mit rekombinantem humanen Laktoferrin – 518
31.2.3 ORL mit Ballaststoffen – 518
31.2.4 ORL und Zinksupplementation – 518

31.3 Hausgemachte ORL und orale Rehydrationstherapie mit anderen Flüssigkeiten – 518

Literatur – 519

31.1 · Arten oraler Rehydrationslösungen

Die wichtigste Komplikation der akuten Gastroenteritis ist der intestinale Flüssigkeits- und Elektrolytverlust, der über verschiedene Dehydrationsstadien bis zum lebensbedrohlichen hypovolämischen Schock führen kann. Der entscheidende therapeutische Durchbruch war die Erkenntnis, dass die intestinale Wasserresorption über einen Natrium-Glukose-gekoppelten Transportmechanismus erfolgt (▶ Abschn. 5.7), der durch die orale Gabe einer natrium- und glukosehaltigen Lösung günstig beeinflusst wird (Sharier 1994). Die optimale Wirkung einer oralen Rehydrationslösung (ORL) hängt von einem definierten Verhältnis zwischen Natrium und Glukose ab, wobei andere Kohlenhydrate ebenfalls eingesetzt werden können. Die meisten Anwendungsstudien wurden in Entwicklungsländern durchgeführt, v. a. bei Choleraninfektionen. Dabei zeigte sich, dass der Mechanismus der Natrium- und damit der Wasserresorption trotz der bei Cholera massiven Flüssigkeits- und Elektrolytverluste weitgehend erhalten bleibt. Seither wurde die orale Rehydrationstherapie in den unterschiedlichsten Zusammenhängen als einfach, praktisch, billig und effektiv befunden. Die Gabe von ORL hat einen positiven trophischen Effekt auf die geschädigte intestinale Mukosa und trägt zur rascheren Normalisierung der erhöhten intestinalen Permeabilität bei (Isolauri et al. 1989). Sie ist bei hypo-, normo- und hypernatriämischer Dehydration sowie bei eutrophen und unterernährten Patienten aller Altersgruppen wirksam, auch bei Neugeborenen. Darüber hinaus bestehen nicht die Risiken der i. v. Rehydration (Infektion, Überwässerung).

31.1 Arten oraler Rehydrationslösungen

Die ideale Zusammensetzung der ORL ist so konzipiert, dass mittels äquimolarer Natrium- und Glukosekonzentrationen ein optimaler **Natrium-Ko-Transport** erreicht und der adäquate Ersatz von Kalium, Chlorid und Bikarbonat gesichert wird. Bei der Entwicklung der verschiedenen ORL ging man von den Elektrolyt- und Wasserverlusten durch die diarrhoischen Stühle aus. Für Natrium liegen diese bei der Cholera bei 80–120 mmol/l, bei der Rotavirusenteritis aber nur bei 25–50 mmol/l. Die ursprüngliche Zusammensetzung der von der WHO für alle Altersstufen und alle Dehydrationsgrade empfohlenen Glukose-Elektrolyt-Lösung war ein Kompromiss, der sich an den Verlusten der choleraabedingten Diarrhö orientierte.

Die **Glukosekonzentration** der ORL sollte in einem millimolaren Verhältnis zur Natriumkonzentration von nicht mehr als 2 : 1 stehen. Bei einer Steigerung der Glukosekonzentration über 111 mmol/l hinaus nimmt die osmotische Last zu, wodurch die osmotische Diarrhö persistiert und zusätzlich eine Hypernatriämie induziert werden kann.

Eine Kalium-, Zitrat- bzw. Bikarbonatzufuhr ist bei länger andauernder oder besonders schwerer Diarrhö wichtig. Die optimale **Kaliumkonzentration** einer ORL wird mit 20–30 mmol/l angegeben. **Zitrat** wird vom Organismus rasch zu Bikarbonat metabolisiert und korrigiert eine Azidose ebenso rasch wie Bikarbonat.

Die **Osmolarität** einer ORL sollte 300 mosmol/l nicht überschreiten.

31.1.1 WHO-ORL

Ungeachtet ihrer unwidersprochenen Effektivität wurde die Tatsache, dass ORL die Schwere einer Durchfallerkrankung nicht direkt beeinflussen, stets als limitierend angesehen. Aktuelle Metaanalysen zum Vergleich der Effizienz und Sicherheit der ursprünglichen WHO-ORL (Osmolarität: 311 mosmol/l; Glukosekonzentration: 111 mmol/l; Natriumgehalt: 90 mmol/l) mit hypoosmolaren ORL ergaben, dass stationär aufgenommene Kinder bei Rehydration mit hypoosmolaren ORL signifikant weniger Stuhlmenge, Erbrechen und zusätzlichen Bedarf an i. v. Rehydration hatten und sich auch das Risiko einer Hyponatriämie nicht signifikant unterschied (Hahn et al. 2001). Da diese ORL auch bei Kindern mit Cholera gut wirkten (Murphy et al. 2004), wurde die Osmolarität der WHO-ORL kürzlich durch Änderung des Natrium-, Glukose- und Chloridgehalts reduziert (◘ Tab. 31.1). Somit wird nun auch für Entwicklungsländer eine **ORL mit einem »mittleren« Natriumgehalt** (75 mmol/l) empfohlen, ergänzt durch die Angabe ebenfalls sicherer und effektiver Modifikatio-

◘ **Tab. 31.1.** Zusammensetzung kommerzieller Kohlenhydrat-Elektrolyt-Lösungen zur oralen Rehydration

Zusammensetzung	ESPGHAN-ORL		WHO-ORL		Reis-ORL: RES 55 (mit Karotten)[2]
	Oralpädon (Deutschland, Schweiz)[1]	Normolyt (Österreich)	Standard-ORL	Elotrans (Deutschland, Schweiz)	
Glukose (mmol/l)	90	111	75	111	64 (Polysaccharidgehalt: 36,7 g/l)
Natrium (mmol/l)	60	60	75	90	55
Chlorid (mmol/l)	50	50	65	80	50
Kalium (mmol/l)	20	20	20	20	34
Zitrat (mmol/l)	10	10	10	10	12
Süßstoff	Aspartam	–	–	–	–
Osmolarität (mosmol/l)	240	251	245	311	200

ESPGHAN European Society for Pediatric Gastroenterology, Hepatology and Nutrition; *ORL* orale Rehydrationslösung; *WHO* World Health Organization
[1] auch mit Erdbeer-Apfel- bzw. Bananenaroma erhältlich
[2] Für orale Rehydrationstherapie geeignetes Diätetikum auf Basis von instantisiertem Reismehl, Maisstärke und Karotten (Kontraindikation: Monosaccharidmalabsorption)

nen der Glukose- und Natriumkonzentrationen bzw. der Osmolarität (Glukosekonzentration: 75–90 mmol/l; Natriumgehalt: 70–75 mmol/l; Osmolarität: 245–268 mosmol/l; WHO 2001).

31.1.2 ESPGHAN-ORL

In Industrieländern beträgt der Natriumverlust über diarrhoische Stühle kaum mehr als 50–60 mmol/l. Vergleichsstudien zur jahrzehntelang empfohlenen und in Entwicklungsländern sehr effektiven WHO-ORL (Natriumkonzentration: 90 mmol/l) zeigten, dass in Industrieländern ORL mit einer Natriumkonzentration von 50–60 mmol/l vorzuziehen sind. Bei Kindern mit akuter, nichtcholerabedingter Diarrhö verringert die Gabe der **hypoosmolaren ORL** die Stuhlmenge und den Bedarf an i. v. Rehydration, weshalb die ESPGHAN (European Society for Pediatric Gastroenterology, Hepatology and Nutrition) eine ORL mit einem Natriumgehalt von 60 mmol/l empfiehlt (Walker-Smith et al. 1997). Diese ORL eignet sich sowohl für die Rehydration als auch für den Ausgleich weiterer Flüssigkeitsverluste und enthält – sofern die Diurese funktioniert – genügend freies Wasser zur Ausscheidung überflüssiger Elektrolyte.

31.1.3 ORL auf Reisbasis

Eine der ersten Modifikationen der ORL betraf Art und Quelle des Kohlenhydrats, da ursprünglich in vielen Kulturen Reis und Reiswasser als Hausmittel bei Diarrhö verwendet wurden. **Reisstärke** ist ein komplexes Kohlenhydrat, das durch Amylase in Maltose und kurze Glukosepolymere gespalten wird, die dann weiter zu Glukose hydrolysiert werden. Metaanalysen randomisierter klinischer Studien zur Effizienz und Sicherheit von Glukose und Reis ergaben vergleichbar gute Resultate. In einzelnen Studien aus Entwicklungsländern ergab sich auch, dass die Stuhlmenge bei Kindern, die eine Reis-ORL erhielten, in der Re-Alimentationsphase signifikant geringer war und man entsprechend seltener i. v. rehydrieren musste (Maulen-Radovan et al. 2004). Während jedoch diese Reduktion der Stuhlmenge und damit die Verkürzung der Diarrhödauer bei Patienten mit Cholera teils signifikant war, bestand diese Wirkung bei Patienten mit akuter, nichtcholerabedingter Diarrhö nicht im selben Ausmaß (Fontaine et al. 2000; Gore et al. 1992).

31.2 ORL und Supplemente

31.2.1 ORL mit Probiotika

In tierexperimentellen und In-vitro-Studien wurde das antiinfektiöse Potenzial von Probiotika, v. a. Lactobacillen, insofern demonstriert, als sie potenziell pathogenen Mikroorganismen in der Kompetition um Nährstoffe und Rezeptorbindungsstellen überlegen sind und damit das Gleichgewicht der gesunden endogenen Darmflora gewährleisten (▶ Kap. 30). Außerdem tragen Probiotika zur neuerlichen Stabilisierung der bei einer Enteritis erhöhten intestinalen Permeabilität bei. Daher hat man bereits in den 1970er Jahren begonnen, die orale Rehydrationstherapie durch Probiotika zu ergänzen. Metaanalysen ergaben, dass damit bei Kindern in Industrieländern die Dauer der Diarrhö (und des eventuellen Krankenhausaufenthalts) sowie die Komplikationen der persistierenden Diarrhö signifikant verringert wurden. Dieser Effekt war v. a. bei der Rotavirusenteritis und der Supplementation mit Lactobacillus GG eindrucksvoll (Allen 2004; Van Niel et al. 2002), sodass inzwischen eine mit **Lactobacillus GG** substituierte ORL auf dem Markt erhältlich ist (Infectodiarrstop). Die Wirksamkeit probiotischer Supplementation wurde bei der oralen Rehydrationstherapie von Kindern mit mäßiger bis schwerer Dehydration in Entwicklungsländern allerdings noch nicht überzeugend demonstriert (Costa-Ribeiro et al. 2003).

31.2.2 ORL mit rekombinantem humanen Laktoferrin

Gestillte Säuglinge haben weniger häufig Diarrhöen, was u. a. der antimikrobiellen Aktivität des Laktoferrins der Muttermilch zugeschrieben wird. Außerdem konnte in vitro gezeigt werden, dass menschliches Laktoferrin das Wachstum von Diarrhöerregern wie Rotaviren, enterotoxischen Escherichia coli, Vibrio cholerae, Salmonellen und Shigellen beeinträchtigt. Daher werden nun ORL auf Reisbasis, die mit rekombinantem humanen Laktoferrin supplementiert sind, erprobt. Erste Ergebnisse zeigten eine weitere Reduktion der Stuhlmenge, eine Verkürzung der Diarrhödauer und eine Verbesserung des Körpergewichts (Bethell u. Huang 2004).

31.2.3 ORL mit Ballaststoffen

Eine randomisierte, doppelblinde, placebokontrollierte Multizenterstudie der ESPGHAN ergab bei leicht bis mäßig dehydrierten Kindern keine Verbesserung des Therapieeffekts durch Supplementierung der ESPGHAN-ORL mit löslichen, unverdaulichen Ballaststoffen (Hoekstra et al. 2004).

31.2.4 ORL und Zinksupplementation

Zink ist in Hinblick auf **zelluläre Immunfunktionen** ein wesentlicher Mikronährstoff. Kürzlich konnte demonstriert werden, dass die Gabe einer mit Zink supplementierten ORL eine Reduktion der Stuhlmenge und eine Verringerung der Diarrhödauer bewirkte, die jeweils so ausgeprägt waren, dass die Empfehlung einer ORL-Supplementation mit Zink für die orale Rehydrationstherapie bei Kindern in Entwicklungsländern gerechtfertigt erschien (Bhatnagar et al. 2004).

31.3 Hausgemachte ORL und orale Rehydrationstherapie mit anderen Flüssigkeiten

Von den Eltern hausgemachte ORL sind nicht geeignet, da die Zubereitung signifikante Fehlermöglichkeiten bezüglich Zusammensetzung und Osmolarität birgt (Santosham et al. 1984). Getränke wie Tee, Cola, Fruchtsäfte und Hühnerbrühe haben völlig inadäquate Elektrolyt- und Glukosekonzentrationen; sie sind oft stark hyperosmolar und daher für die Behandlung eines dehydrierten Kindes gefährlich.

Literatur

Allen AJ (2004) System review. The Cochrane Library, Issue 2

Bhatnagar S, Bahl R, Sharma PK, Kumar GT, Saxena SK, Bhan MK (2004) Zinc with oral rehydration therapy reduces stool output and duration of diarrhea in hospitalised children: a randomised controlled trial. J Pediatr Gastroenterol Nutr 38 (1): 34–40

Bethell DR, Huang J (2004) Recombinant human lactoferrin treatment for global health issues: iron deficiency and acute diarrhea. Biometals 17: 337–342

Costa-Ribeiro H, Ribeiro TCM, Mattos AP et al. (2003) Limitations of probiotic therapy in acute, severe dehydrating diarrhea. J Pediatr Gastroenterol Nutr 36: 112–115

Fontaine O, Gore SM, Pierce NF (2000) Rice-based ORS for treating diarrhoea. Cochrane Database Syst Rev (2): CD001264; Review ad ORL-Probiotika

Gore SM, Fontaine O, Pierce NF (1992) Impact of rice-based oral rehydration solution on stool output and duration of diarrhea: meta-analysis of 13 clinical trials. BMJ 304 (6822): 287–291

Hahn S, Kim Y, Garner P (2001) Reduced osmolarity oral rehydration solution for treating dehydration due to diarrhea in children: systematic review. BMJ 323 (7304): 81–85

Hoekstra JH, Szajewska H, Zikri MA et al. (2004) Oral rehydration solution containing a mixture of non-digestible carbohydrate in the treatment of acute diarrhea: a multicenter randomised placebo controlled study on behalf of the ESPGHAN working group on intestinal infections. J Pediatr Gastroenterol Nutr 39 (3): 239–245

Isolauri E, Juntunen M, Wiren S et al. (1989) Intestinal permeability changes in acute gastroenteritis: effects of clinical factors and nutritional management. J Pediatr Gastroenterol Nutr 8 (4): 466–473

Maulen-Radovan I, Gutierrez-Castrellon P, Hashem M et al. (2004) Safety and efficacy of a premixed rice-based oral rehydration solution. J Pediatr Gastroenterol Nutr 38 (2): 159–163

Murphy C, Hahn S, Volmink J (2004) Reduced osmolarity rehydration solution for treating cholera. Cochrane Database Syst Rev 18 (4): CD 003754

Santosham M, Foster S, Garrett S et al. (1984) Outpatient use of oral rehydration solutions in an Apache population: Effect of instructions on preparation and contamination. J Paediatr Gastroenterol Nutr 3: 687–691

Sharier M (1994) Oral rehydration therapy and its under-utilization. In: Kirschner BS, Walker-Smith JA (eds) Paediatric gastroenterology. Bailliere's international practice and research, London Philadelphia Sydney Tokyo Toronto, pp 611–624

Van Niel CW, Feudtner C, Garrison MM, Christakis DA (2002) Lactobacillus therapy for acute infectious diarrhea in children: a meta-analysis. Ped Apr 109 (4): 678–684

Walker-Smith JA, Sandhu B, Isolauri E et al. (1997) Recommendations for feeding on childhood gastroenteritis: Guidelines prepared by the ESPGHAN Working Group on Acute Diarrhoea. J Pediatr Gastroenterol Nutr 24: 619–620

WHO (2001) Expert consultation on oral rehydration: a new reduced osmolarity formulation. www.who.int/child-adolescent-health

32 Sondenernährung

A. Ballauff

32.1 Indikationen – 521

32.2 Formelnahrungen – 521

32.3 Applikationstechnik – 521
32.3.1 Transnasale pädiatrische Magen- und Dünndarmsonden – 521
32.3.2 Ernährungspumpen – 521
32.3.3 Gastrale oder transpylorische Sondierung, Bolusgabe oder kontinuierliche Zufuhr – 522

32.4 Durchführung – 522
32.4.1 Aufbauphase – 522
32.4.2 Umgang mit Komplikationen – 522
32.4.3 Kontrolluntersuchungen – 522

32.1 Indikationen

Die enterale Ernährung ist – wenn keine Kontraindikationen bestehen – immer einer parenteralen Ernährung vorzuziehen, und zwar wegen metabolischer und ernährungsphysiologischer Vorteile, seltener aufgrund von Unverträglichkeiten und Komplikationen der parenteralen Ernährung sowie wegen geringerer Kosten der enteralen Ernährung. Eine Sondenernährung ist indiziert, wenn die orale Nahrungsaufnahme nicht möglich ist, z. B. bei neurogenen Schluckstörungen oder Erkrankungen von Mund, Pharynx oder Ösophagus, außerdem wenn die orale Nährstoffzufuhr trotz Optimierung der Nahrungsauswahl und Supplementierung nicht den Bedarf deckt.

> **Chronische Erkrankungen bzw. Situationen mit dem Risiko einer Mangelernährung durch unzureichende Kalorienaufnahme, Maldigstion oder -resorption oder gesteigerten Energieumsatz**
> Hierzu auch ▶ Abschn. 5.4.
> - Frühgeburtlichkeit
> - Lungenerkrankungen
> - Zystische Fibrose
> - Angeborene Herzfehler
> - Niereninsuffizienz
> - Immundefekte
> - Gastroenterologische Erkrankungen
> - Cholestase, Leberinsuffizienz
> - Onkologische Erkrankungen
> - Stoffwechselerkrankungen
> - Neurologische Erkrankungen

32.2 Formelnahrungen

Vollbilanzierte Formelnahrungen sind bedarfsdeckend und somit auch zur **ausschließlichen Ernährung** geeignet. Nichtbilanzierte Nahrungen, z. B. Eiweißkonzentrate, können nur zur Supplementierung verwendet werden.

> **Eigenschaften und Inhaltsstoffe vollbilanzierter Formeldiäten**
> - Nährstoffdefiniert, hochmolekular: Kuhmilch- oder Sojaeiweiß
> - Chemisch definiert: Aminosäuren, Peptide, Oligopeptide
>
> Für beide Kategorien gibt es Nahrungen mit folgenden Eigenschaften:
> - isokalorisch (1 kcal/ml), hypokalorisch (<1 kcal/ml) oder hyperkalorisch (>1 kcal/ml)
> - mit oder ohne mittelkettige Triglyzeride
> - mit oder ohne Ballaststoffe
> - krankheitsspezifisch angepasst

Für Säuglinge werden übliche **Säuglingsformelnahrungen** auch zur Sondenernährung verwendet. Neben den üblichen Milchnahrungen stehen laktosefreie, hochmolekulare Sojamilchnahrungen, chemisch definierte Hydrolysatnahrungen sowie Säuglingsnahrungen auf der Basis freier Aminosäuren und bilanzierte Säuglingsnahrungen für spezielle Erkrankungen zur Verfügung. Für Kleinkinder, Schulkinder bis 12 Jahre und Erwachsene gibt es jeweils bedarfsangepasste, vollbilanzierte, nährstoffdefinierte Formalnahrungen sowie zusätzlich verschiedene chemisch definierte Nahrungen für spezielle Indikationen.

32.3 Applikationstechnik

32.3.1 Transnasale pädiatrische Magen- und Dünndarmsonden

Sonden aus Polyvinylchlorid sind preisgünstig. Sie müssen alle 1–3 Tage gewechselt werden, da sie Weichmacher enthalten, der sich herauslöst. Dann wird die Sonde hart, und es können Drucknekrosen entstehen. Zur Langzeitsondierung eignen sich Sonden aus Polyurethan oder Silikon. Sie können Wochen bis mehrere Monate liegen bleiben. Silikon ist das weichste, aber auch das teuerste Material; zudem ist es recht brüchig. Sehr weiche und dünne Sonden sind schwieriger zu legen, und tracheale Fehlplatzierungen können unbemerkt bleiben. Führungsdrähte sollten mit MCT-Öl oder Silikonspray vorab gleitfähig gemacht werden, damit sie sich nach der Platzierung ziehen lassen. Eine transpylorische Platzierung kann unter radiologischer Kontrolle oder endoskopisch erfolgen. Es gibt spezielle jejunale Spiralsonden (Bengmark-Sonden, Fa. Pfrimmer Nutricia), die weniger leicht dislozieren.

Bei langfristig notwendiger Sondierung ist eine perkutane (meist endoskopische, sonst operative) **Gastrostomie** (▶ Abschn. 2.4.) für den Patienten angenehmer. Bei Notwendigkeit einer transpylorischen Sondierung kann über die Gastrostomie ein jejunaler Schenkel unter radiologischer Durchleuchtung oder endoskopisch gelegt werden. Selten ist die primäre Anlage einer Jejunostomie (perkutan endoskopisch oder operativ) notwendig. Gastrostomiesonden können nach Ausheilung des Gastrostomiekanals bei Wunsch oder Bedarf gegen eine mit einem Ballon fixierte und so jederzeit leicht wechselbare Austauschsonde oder eine Knopfsonde (Button) eingewechselt werden.

32.3.2 Ernährungspumpen

Eine kontinuierliche Sondenernährung sollte möglichst über eine Nahrungspumpe erfolgen. Die verfügbaren Pumpen unterscheiden sich bezüglich:
- einstellbarer Bereich der Pumprate
- Einstellintervalle
- Alarmsystem
- Größe
- Preis

Für die Pumpen werden von den Firmen passende Beutel und Leitungen angeboten, die über Adapter mit den meisten Sonden konnektierbar sind.

32.3.3 Gastrale oder transpylorische Sondierung, Bolusgabe oder kontinuierliche Zufuhr

Üblicherweise wird Nahrung über eine gastrale Sonde zugeführt. Bei nasalen Sonden muss die Sondenlage vor der Nahrungszufuhr durch Auskultation kontrolliert werden. Bei gastraler Gabe der Nahrung sind Bolusgaben sowie eine kontinuierliche Zufuhr, die v. a. nach längeren Nüchternperioden besser vertragen wird, möglich. Auch die Bolusgabe sollte ausreichend langsam erfolgen. Bei Patienten mit verzögerter Magenentleerung, häufigem Erbrechen, gastroösophagealem Reflux und Aspirationsgefahr kann eine transpylorische Sondierung günstig sein. Nachteile sind der fehlende antiinfektiöse Schutz der Magensäure, die Notwendigkeit der kontinuierlichen Nahrungszufuhr sowie möglicherweise eine geringere Durchmischung der Nahrung mit Pankreasenzymen. Unverträglichkeitsreaktionen (Dumping-Symptome, Blähungen, Bauchschmerzen, Durchfälle) treten häufiger auf. Wenn keine Gefahr von Erbrechen und Aspiration besteht, kann die Ernährung auch über Nacht erfolgen, damit tagsüber zum Essen Appetit verbleibt oder damit die Nahrungszufuhr bei Unverträglichkeit über 24 Stunden verteilt wird.

32.4 Durchführung

32.4.1 Aufbauphase

Die Sondenernährung sollte mit geringen Volumina und ggf. geringer Nahrungskonzentration begonnen und über 2–3 Wochen gesteigert werden. Volumina und Konzentration sollten nicht gleichzeitig gesteigert werden. Umso länger die vorherige Nüchternperiode war bzw. umso mangelernährter das Kind ist, desto langsamer muss der Aufbau erfolgen. Bei Unverträglichkeit oder Aspirationsgefahr muss zu Beginn kontrolliert werden, ob sich vor der Nahrungsgabe noch Nahrungsreste im Magen befinden.

32.4.2 Umgang mit Komplikationen

Psychische Probleme

Für Kinder und Eltern ist die Entscheidung zum Beginn einer Sondenernährung meist ein einschneidender Schritt. Das Krankheitsgefühl kann verstärkt oder die Abhängigkeit von den Eltern erhöht werden. Einige Patienten oder Eltern empfinden es als Versagen, eine ausreichende normale Ernährung nicht erreicht zu haben. Die Sondenernährung sollte deshalb frühzeitig in der Ernährungstherapie als mögliche Hilfe und Erleichterung angesprochen werden; man sollte nie damit drohen. Die Sichtbarkeit nasaler Sonden ist insbesondere für ältere Kinder belastend. Hier sollte früh eine **Gastrostomie** angeboten werden.

Gastrointestinale Probleme

Häufige Probleme sind Völlegefühl, Übelkeit und Erbrechen, insbesondere in der Aufbauphase. Dies kann durch zu große Mahlzeiten, zu rasche Steigerung der Nahrungszufuhr, Gabe hyperosmolarer oder hochkalorischer Nahrung, eine verzögerte Magenentleerung oder die Grunderkrankung bedingt sein. Durch einen langsamen Kostaufbau, eine kontinuierliche Nahrungszufuhr und die Gabe eines **Prokinetikums** kann versucht werden, die Verträglichkeit zu verbessern.

Insbesondere bei Kindern mit neurologischen Erkrankungen besteht häufiger eine **gastroösophageale Refluxkrankheit,** die während einer Sondenernährung verstärkt Symptome verursachen kann und mit der Gefahr einer Aspiration einhergeht. Dieses Problem kann entweder durch eine transpylorische Sondierung in Kombination mit einer ausreichend hoch dosierten Behandlung mit Protonenpumpeninhibitoren oder durch eine operative Antirefluxplasik behoben werden. Nach Anlage einer Gastrostomie kann eine Refluxkrankheit verstärkt, aber auch vermindert sein.

Durchfälle treten in der Anfangsphase der Sondenernährung ebenfalls häufig auf. Zu kalte Nahrung, hyperosmolare Kost, eine Kohlenhydrat- oder Fettmalabsorption oder Medikamente, insbesondere Antibiotika, sind mögliche Ursachen. Zur Vermeidung einer bakteriellen Kontamination sollten Formalnahrungen nicht länger als 8–12 Stunden bei Raumtemperatur im Beutel verweilen. Eine chronische Obstipation mit Überlaufenkopresis muss klinisch ausgeschlossen werden.

Metabolische Probleme

Metabolische Komplikationen sind sehr viel seltener als bei der parenteralen Ernährung. Bei hyperkalorischer Erährung muss auf eine ausreichende Wasserzufuhr geachtet werden. Bei latentem Diabetes können Hyperglykämien auftreten.

Mechanische Probleme

Bei anhaltendem Missempfinden im Nasen- und Rachenraum durch nasale Sonden sollten perkutane Sonden gelegt werden. Bei Sinusitis oder Otitis ist die Sonde über die gegenseitige Nasenöffnung vorzuschieben. Nach der Sondierung muss die Sonde gut mit Wasser gespült werden. Eine Sondenokklusion durch Nahrungsreste lässt sich ggf. durch Einspritzen von Pepsinwein unter Druck mit einer 1-ml-Spritze beheben. Medikamente sollte wenn möglich nur feingemörsert oder aufgelöst über die Sonde gegeben werden. Dünndarmsonden können abknicken oder dislozieren, was radiologisch zu kontrollieren ist.

32.4.3 Kontrolluntersuchungen

Anfangs sollten die Kompetenz der Eltern mit der Sondenernährung überprüft und Fragen geklärt werden. Manchmal ist die Hilfe durch einen Pflegedienst sinnvoll. Durch die Kontrolle der Gewichtsentwicklung lässt sich einschätzen, ob die Nahrungsmenge adäquat ist oder angepasst werden muss. Laboruntersuchungen sind nur bei gefährdeten Patienten notwendig. Bei Kindern mit einer Gastrostomie sollten Eintrittstelle und ausreichende Mobilisation der Sonde regelmäßig kontrolliert werden.

33 Fütterungsprobleme

A. Ballauff

33.1 Epidemiologie – 524

33.2 Entwicklungsphysiologie des Essens – 524

33.3 Regulation von Hunger und Sättigung – 524

33.4 Ursachen von Fütterungsproblemen – 524

33.5 Diagnostik – 526

33.6 Therapie und Prävention – 526

Literatur – 526

33.1 Epidemiologie

Bei 25–40% aller gesunden Kinder treten zu irgendeinem Zeitpunkt leichte, bei 3–10% schwerere Fütterungsprobleme auf und sehr viel häufiger (bei bis zu 80%) bei behinderten Kindern sowie bei bis zu 50% der Kinder mit chronischen Erkrankungen oder Frühgeburtlichkeit. Anhaltende und schwere Fütterungsprobleme führen zur Gedeihstörung (▶ Abschn. 5.4).

33.2 Entwicklungsphysiologie des Essens

Der normale Ess- und Schluckvorgang gliedert sich in verschiedene **Phasen:**
- orale Phase:
  - Saugen
  - Kauen
  - Bolusformung
  - Nahrungspassage in den Pharynx
- pharyngeale Phase:
  - Anhalten der Atmung
  - Anhebung des Larynx
  - Schluss der Glottis
  - Öffnung des oberen Ösophagussphinkters
  - pharyngeale Peristaltik und Clearence
  - Weiteratmung
- ösophageale Phase: Passage in den Magen
- gastrointestinale Phase:
  - Durchmischung des Chymus
  - Magenentleerung

Beim Säugling liegt der Larynx noch sehr hoch, sodass trotz hoher Atemfrequenz und liegender Fütterposition beim Saugen ein guter **Aspirationsschutz** besteht. Bei pathologisch erhöhter Atemfrequenz, z. B. bei Herz- oder Lungenkrankheiten, kann das Saugen allerdings kritisch werden. Erst mit 2–3 Jahren deszendiert der Larynx. Es entsteht ein gemeinsamer Abschnitt des Respirations- und Verdauungstrakts. Kinder mit minimalen oropharyngealen Koordinationsstörungen werden häufig erst in diesem Alter durch vermehrtes Verschlucken auffällig.

Auch die physiologischen **Entwicklungsschritte** für eine altersentsprechend normale Nahrungsaufnahme und normales Essverhalten betreffen verschiedene Bereiche:
- oropharyngeale Fähigkeiten (Zungen-, Lippen-, Kaumotorik)
- Körperhaltung
- Hand-Mund-Koordination
- Kommunikation
- kognitive Fähigkeiten
- Geschmacksentwicklung

Saugen und Schlucken von Flüssigkeit laufen beim Säugling reflexiv ab. Ab einem Alter von 4 Monaten verschwindet das Vorschieben der Zunge, wenn Nahrung in den Mund gelangt, und es kann mit der Löffelfütterung begonnen werden. Es folgen ab dem 6. Monat Kieferbewegungen, erst auf und ab, dann rotatorisch, sowie ab einem Alter von 8 Monaten flexiblere Zungen- und Lippenbewegungen. Das Kind lernt, Nahrung vom Löffel zu nehmen und aus dem Becher zu trinken und mit 12 Monaten abzubeißen. Nach Erlernen des feien Sitzens mit 6–8 Monaten besteht größere Schulter- und Armfreiheit. Das Kind lernt, die Flasche selbst zum Mund zu bringen sowie nach Löffel und Essen zu greifen.

Mit Entwicklung des Pinzettengriffs mit 10 Monaten möchten Kinder selbst mit den Fingern essen. Im Alter von einem Jahr können sie selbst aus einem Becher trinken und den Löffel zum Mund führen, allerdings noch in Pronationsstellung. Neugeborene äußern Hunger durch Unruhe und Schreien, Sättigung durch Beendigung des Saugens. Im 2. Lebenshalbjahr lernen Kinder zunehmend non-verbale und verbale Äußerungen von Hunger und Sättigung. Kognitive Fähigkeiten ermöglichen am Ende des ersten Lebensjahres das Begreifen von Behältnis und Inhalt.

Beim Neugeborenen und beim jungen Säugling besteht eine genetisch determinierte **Geschmackspräferenz** für Süßes und Salziges sowie eine Ablehnung gegenüber Saurem und Bitterem. Säuglinge lehnen neue Geschmacksrichtungen ab und bevorzugen Vertrautes, was evolutionsbiologisch als Schutzmechanismus gut erklärbar ist. Gestillte Säuglinge, die entsprechend der mütterlichen Diät verschiedene Geschmacksrichtungen kennengelernt haben, scheinen weniger selektiv zu sein als mit Milchnahrung ernährte Kinder.

> ❗ Es wird vermutet, dass im Alter zwischen 4 und 6 Monaten eine Periode besteht, in der Säuglinge leichter einen neuen Geschmack akzeptieren. Wenn in dieser Zeit keine oder sehr einseitige Nahrung peroral gegeben wird oder Riech- und Geschmacksempfindung gestört sind, kann es zu Essstörungen im Sinne ausgeprägter Selektivität kommen.

33.3 Regulation von Hunger und Sättigung

Wesentlichen Einfluss auf das Essverhalten hat die Regulation von Hunger und Sättigung (◘ Abb. 33.1). Hier wurden in den vergangenen Jahren viele neue Erkenntnisse gewonnen. Wichtige periphere afferente Signalstoffe sind Insulin, Leptin aus den Adipozyten und Ghrelin aus dem Magen. **Leptin** signalisiert das Ausmaß der Fettspeicher. **Ghrelin** wird im Nüchternzustand ausgeschüttet, bei Magenfüllung fallen die Ghrelinspiegel ab.

Der **Nucleus arcuatus** wird auch als »metabolischer Sensor« bezeichnet. Er liegt im basolateralen Hypothalamus. Dort lokalisierte Neurone mit anorexigenen und orexigenen Neuropeptiden exprimieren Rezeptoren für verschiedenste Substanzen. Die Stimulation der anorexigenen Bahnen stimuliert, die der orexigenen Bahnen hemmt das Sättigungszentrum im lateralen Hypothlamus und im paraventrikulären Nukleus, und so werden letztendlich Sättigung und Appetit sowie Energieverbrauch und -speicherung durch Aussendung efferenter Signale über Hormone und das autonome Nervensystem reguliert. Die zentrale Verarbeitung im Hypothalamus unterliegt zudem Einflüssen vieler anderer Substanzen. Die zunehmende Kenntnis dieser komplexen Systeme erklärt Änderungen von Appetit und Energieverbrauch durch Medikamente oder bei Krankheiten, z. B. entzündlichen Erkrankungen, und möglicherweise ergeben sich zukünftig daraus auch medikamentöse Behandlungsansätze.

33.4 Ursachen von Fütterungsproblemen

Das Füttern eines Säuglings oder Kleinkindes ist ein komplexes Geschehen, welches Geben, Aufnehmen und Verzehren der Nahrung sowie die Interaktion zwischen Betreuer und Kind einschließt. Eine normale anatomische und neurologische Situation

33.4 · Ursachen von Fütterungsproblemen

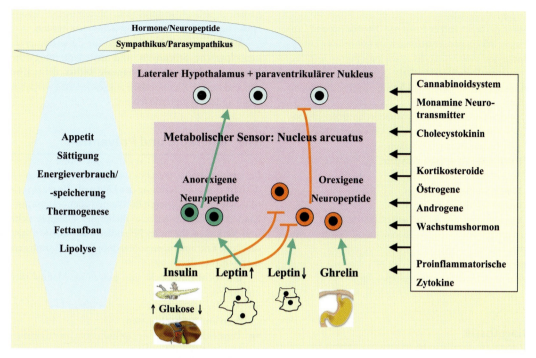

Abb. 33.1. Neuroendokrine Steuerung und zentrale Prozessierung von Signalen zur Energiebilanzierung

ist Vorraussetzung für einen ungestörten erst Saug- sowie dann Ess- und Schluckvorgang. Der Säugling muss für die Umstellung von reiner Milchnahrung zu Mischkost mit festen Anteilen verschiedene Fähigkeiten entwickeln, die für einen altersentsprechend adäquaten Essvorgang erforderlich sind, und er muss neue Nahrungsmittel bezüglich Geschmack und Textur akzeptieren. Störungen dieser Entwicklungsschritte oder der Regulation von Appetit und Sättigung verändern das Essverhalten des Kindes. Dies wiederum beeinflusst das Verhalten der Eltern oder anderer betreuender Personen, wird aber auch durch deren Verhalten mit beeinflusst (Abb. 33.2).

Die meisten Fütterungsprobleme bei gesunden Kindern sind vorübergehender Natur. **Symptome** sind eine verminderte Nahrungsaufnahme, extrem langsames Trinken oder Essen und dadurch sehr lange einzelne Mahlzeiten, eine starke Nahrungsselektion mit Ablehnung vieler Nahrungsmittel oder Unruhe und ein störendes Verhalten bei den Mahlzeiten. Nur in Einzelfällen kommt es zu einer Mangelernährung. Auslöser können verschiedene psychologische Faktoren, Missinterpretation kindlicher Kommunikation, Eigenarten des Kindes, Inkompetenz der Eltern im Umgang mit dem Kind oder Störungen des sozialen Gefüges sein. Mögliche Ursachen einer ausgeprägten Selektivität sind sehr einseitige Ernährung in den ersten Lebensmonaten, Missempfindungen im Zusammenhang mit dem Verzehr bestimmter Nahrungsmittel bei Allergie, Erbrechen und schlechter Geschmack.

Organische Erkrankungen oder auch **psychogene Faktoren** können die Fähigkeit zu essen oder zu schlucken beeinträchtigen, zu Beschwerden beim Essen führen oder den Appetit mindern. Wenn bei der Nahrungsaufnahme Missempfindungen auftreten, kommt es zum Abwehrverhalten des Kindes beim Füttern, z. B. Schreien, Würgen, Spucken, Wegdrehen des Kopfes oder Wegschieben des Löffels. Aus Angst vor einer inadäquaten Nahrungszufuhr reagieren die Eltern oft mit forciertem Füttern, schnellem

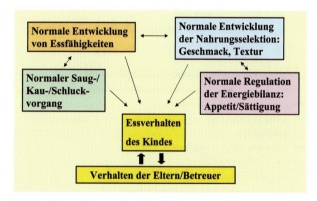

Abb. 33.2. Einflüsse auf das Essverhalten

Füttern, Füttern gegen den Willen des Kindes, Ablenkungsmaßnahmen, zu langen Mahlzeiten und verschiedenen anderen Strategien. Der »Kampf« um das Essen verstärkt meist nur die Ablehnung des Kindes. Organische Probleme führen also zu Interaktionsproblemen zwischen Eltern und Kind beim Füttern. Eine Unterteilung der Fütterungsprobleme in organische und nichtorganische ist deshalb nicht sinnvoll.

Erkrankungen und Umstände, die Essstörungen und Fütterungsprobleme begünstigen

— Anatomische Fehlbildungen in Orophyrynx, Larynx oder Ösophagus
— Neuromuskuläre Erkankungen
— Störung der Saug-Schluck-Atem-Koordination durch Tachypnoe, z. B. bei Herz- und Lungenerkrankungen
▼

- Dysphagie durch Entzündungen in Oropharynx und Ösophagus: Infektionen, Verätzungen, nichtinfektiöse Entzündungen
- Störung der Ösophagusmotilität
- Erkankungen mit Appetitminderung oder Beschwerden beim Essen:
  - gastroenterologische Erkrankungen: gastroösophagealer Reflux, Motilitätsstörungen, Obstipation, Nahrungsmittelunverträglichkeiten
  - inflammatorische Erkrankungen
  - Stoffwechselerkrankungen
  - Niereninsuffizienz
  - onkologische Erkrankungen
  - Erkankungen des Zentralnervensystems
- Mentale Störungen (geistige Behinderung, Aufmerksamkeitsstörung)
- Beziehungsstörungen
- Ungünstige psychosoziale Bedingungen

33.5 Diagnostik

Das diagnostische Vorgehen umfasst:
- Anamnese:
  - aktuelle Symptome
  - frühes Trinkverhalten
  - Entwicklung von Essfähigkeiten, eventuelle Sondenernährung
  - Ernährungsanamnese
  - Erfassung von Grund- und Begleiterkrankungen
  - Essstörungen bei anderen Familienmitgliedern
- psychologische Evaluation
- Führen eines Nahrungsprotokolls (Auswertung durch Diätassistenz)
- körperliche Untersuchung:
  - Größe und Gewicht
  - allgemeine pädiatrische Untersuchung
  - neuropädiatrische Untersuchung
  - otolaryngologische Untersuchung
- Beobachtung einer Essszene
- spezifische Diagnostik bei entsprechender Indikation:
  - 24-Stunden-pH-Metrie
  - Ösophagogastroduodenoskopie
  - Röntgendiagnostik des oberen Magen-Darm-Trakts
  - Schluckkinematographie (nur in wenigen Zentren möglich)
  - Endoskopie von Pharynx, Kehlkopf oder Tracheaeingang sowie evtl. des Schluckakts
  - Bildgebung von Zentralnervensystem, Abdomen und Harntrakt
  - Labordiagnostik

Aus der Vielschichtigkeit der Problematik ergibt sich die Notwendigkeit für einen **multidisziplinären Betreuungsansatz**. Notwendig ist die Beobachtung einer oder mehrerer Mahlzeiten durch erfahrene Esstherapeuten, meist Sprachtherapeuten, Beschäftigungstherapeuten und Psychologen. Organische Grunderkrankungen sollten durch andere Spezialisten wie Neuropädiater, pädiatrische Gastroenterologen, Pulmonologen, Radiologen und Hals-Nasen-Ohren-Ärzte ausgeschlossen werden.

Häufige organische Ursachen für Fütterungsprobleme sind neurologische Störungen und gastroenterologische Erkrankungen wie der **gastroösophageale Reflux**, der v. a. bei Säuglingen und jungen Kleinkindern ausgeschlossen werden sollte, auch wenn andere Symptome fehlen.

33.6 Therapie und Prävention

Bei leichten, transienten Fütterungsproblemen bei gesunden Kindern ist eine gute Beratung der Eltern oft die einzig erforderliche Maßnahme. Bei schweren Problemen oder bei chronisch kranken Kindern ist der wesentliche Pfeiler der Therapie sicher die Ess- und Verhaltenstherapie. Behandelbare, für die Essstörung ursächliche Erkrankungen sollten möglichst frühzeitig erkannt und therapiert werden.

Ein wichtiger Aspekt sind präventive Maßnahmen bei Risikokindern:
- Aufklärung und Anleitung der Eltern bei behinderten Kindern und Frühgeborenen
- Vermeidung von Missempfindungen im Zusammenhang mit Mahlzeiten
- Vermeidung von Schmerzen im Mund-Rachen-Raum in sensiblen Phasen
- Vermeidung von Aspirationen beim Essen
- strenge Indikationsstellung zur Sondenernährung, dann ggf. über eine perkutane endoskopische Gastrostomie, in jedem Fall aber sehr vorsichtiges Legen von nasogastralen Sonden; bei Sondenernährung sollte man zusätzlich Füttern oder den Mund mechanisch stimulieren und das Kind die Nahrung Schmecken lassen (dafür Nasenatmung ermöglichen)

Literatur

Couriel JM, Bisset R, Miller R, Thomas A, Clarke M (1993) Assessment of feeding problems in neurodevelopmental handicap: a team approach. Arch Dis Child 69: 609–613

Manikam R, Perman J (2000) Pediatric feeding disorders. J Clin Gastroenterol 30: 34–46

Pridham KF (1990) Feeding behavior of 6- to 12-month-old infants: assessment and sources of parental information. J Pediatr 117: S174–S180

Ramsay M, Gisel EG, Boutry M (1993) Non-organic failure to thrive: growth failure secondary to feeding-skills disorder. Dev Med Child Neurol 35: 285–297

Rommel N, De Meyer AM, Feenstra L, Veereman-Wanters G (2003) The complexitiy of feeding problems in 700 infants and young children presenting to a tertiary care institution. J Pediatr Gastroenterol Nutr 3: 75–84

Rudolph CD, Thompson Link D (2002) Feeding disorders in infants and children. Pediatr Clin North Am 49: 97–113

Satter E (1990) The feeding relationship: Problems and interventions. J Pediatr 117: S181–S189

Schädler G, Süss-Burghart H, von Voss H (2001) Ess-Störungen im Säuglings- und Kleinkindesalter. Pädiatrie hautnah 12: 452–457

Skuse D (1993) Identification and management of problem eaters. Arch Dis Child 69: 604–608

Süss-Burghart H (2000) Fütter- und Gedeihstörungen bei kleinen und/oder behinderten Kindern. Kinder-Jugendpsychiatr 28: 285–296

34 Adipositas

T. Reinehr

34.1 Epidemiologie und Genetik – 528

34.2 Definition – 528

34.3 Pathophysiologie – 528
34.3.1 Regulation des Energieverbrauchs – 528
34.3.2 Regulation der Energiezufuhr – 528
34.3.3 Ursachen der Adipositas im Kindesalter – 529
34.3.4 Fettgewebe als endokrines Organ – 529

34.4 Klinisches Bild und Diagnostik – 530

34.5 Therapie und Prognose – 531
34.5.1 Ernährungstherapie – 532
34.5.2 Bewegungstherapie – 532
34.5.3 Verhaltenstherapie – 532
34.5.4 Elterntherapie – 532
34.5.5 Ergebnisse multidisziplinärer, langfristiger Adipositasprogramme – 532

Literatur – 533

Häufigkeit und Ausmaß der Adipositas im Kindesalter nehmen nicht nur in Deutschland deutlich zu. Dies wird v. a. auf veränderte Umweltbedingungen zurückgeführt, die auf genetische Veranlagungen treffen, die sich in Hungerzeiten als effektiv erwiesen haben. In letzter Zeit konnten viele neue Erkenntnisse zur Regulation des Körpergewichts gewonnen werden, wobei Hormone aus dem Gastrointestinaltrakt (Ghrelin, Polypeptid YY) und dem Fettgewebe (Leptin) eine entscheidende Rolle spielen. Produktion und Metabolisierung von Hormonen und Zytokinen im Fettgewebe führen zu einer Vielzahl von Folgeerscheinungen der Adipositas. Rund ein Drittel der adipösen Kinder weisen einen Bluthochdruck auf und 25% Fettstoffwechselstörungen. Der Diabetes mellitus Typ 2 kommt bei etwa 1% der adipösen Jugendlichen vor. Da diese Erkrankungen zunächst asymptomatisch verlaufen, ist ein entsprechendes Screening erforderlich. Die Aufgabe des Kinderarztes besteht darin, die sehr seltenen Primärerkrankungen auszuschließen, Folgeerkrankungen sicher zu erfassen, sinnvolle Maßnahmen zur Gewichtsreduktion einzuleiten und Folgeerkrankungen konsequent zu behandeln.

34.1 Epidemiologie und Genetik

In Deutschland ist mittlerweile jedes sechste Kind übergewichtig, 6–7% sind adipös. Damit haben sich nicht nur in Deutschland Häufigkeit und Ausmaß der Adipositas in den vergangenen 10 Jahren verdoppelt, sodass die WHO von einer Epidemie der Adipositas spricht. Während eine genetisch bedingte Veranlagung zur Fettleibigkeit in etwa 50–70% der Fälle diskutiert wird, stellt eine monogene Vererbung eine Rarität dar. Der häufigste **monogenetische Defekt** ist eine Mutation im Melanokortin-4-(MC_4-)Rezeptor, welcher bei etwa 5% aller extrem Adipösen vorliegt und zu einem Ausfall des Sättigungsgefühls führt.

34.2 Definition

Die Diagnose »Adipositas« setzt streng genommen eine Bestimmung der Körperzusammensetzung voraus. Entsprechende Methoden sind aufwändig und invasiv (z. B. »dual energy X-ray absorptiometry«), sodass in der Praxis das Ausmaß der Fettmasse mit dem **Body-Mass-Index** (BMI; Barlow u. Dietz 1998) erfasst wird. Für Kinder und Jugendliche sind alters- und geschlechtsbezogene BMI-Perzentilen (AGA 2004) erforderlich:

- Übergewicht: BMI oberhalb der 90. Alters- und Geschlechtsperzentile
- Adipositas: BMI oberhalb der 97. Alters- und Geschlechtsperzentile
- extreme Adipositas: BMI oberhalb der 99,5. Alters- und Geschlechtsperzentile

34.3 Pathophysiologie

34.3.1 Regulation des Energieverbrauchs

Das Körpergewicht wird durch eine Vielzahl von **Kompensationsmechanismen** weitgehend stabil gehalten, wobei es deutliche, genetisch bedingte interindividuelle Differenzen gibt. Etwa zwei Drittel des kompensatorischen Mehrverbrauchs bei Überernährung entfallen auf den Energieverbrauch durch unzählige kleine Bewegungen im Alltag. Überschüssige Energie kann so bei einigen Menschen abgebaut werden, während bei anderen die Fettspeicherung das Resultat von Überernährung darstellt. Auch die Fettzellen unterscheiden sich in ihrer Fähigkeit, Energie zu speichern, was weitere interindividuelle Differenzen erklärt. Außerdem variiert der Energieverbrauch auf der Ebene des zellulären Energiestoffwechsels. In der Membran der Mitochondrien befinden sich »uncoupling proteins«. Diese entkoppeln die oxidative ATP-Phosphorylierung, indem sie Protonen durch die Membranen transportieren, ohne sie zur Produktion energiereicher Moleküle zu verwenden. Gespeicherte Energie kann so ungenutzt in Form von Wärme verbraucht werden.

Auch zur Vermeidung eines Gewichtsverlusts existieren bei mangelnder Energiezufuhr Kompensationsmechanismen, welche die Schwierigkeiten einer dauerhaften Gewichtsabnahme erklären. So fallen z. B. die Konzentrationen der peripheren Schilddrüsenhormone bei einer Gewichtsabnahme ab. Da die Schilddrüsenhormone den **Grundumsatz** maßgeblich bestimmen, wird der Grundumsatz bei Gewichtsabnahme um bis zu 40% reduziert. Dies bedeutet, dass Adipöse, die Gewicht abnehmen, weniger Kalorien zuführen müssen, um ihr Gewicht zu halten als eine Person, die schon immer dieses Gewicht aufwies. Verzehrt der Adipöse nach Gewichtsreduktion wieder genauso viele Kalorien wie vor der Gewichtsabnahme, was v. a. bei einer raschen Gewichtsverringerung aufgrund des zunehmenden Hungergefühls durch die Gegenregulation der gastrointestinalen Hormone zu erwarten ist, wird das Gewicht sogar noch das Ausgangsgewicht überstreiten, da der Grundumsatz herunterreguliert ist (Jojo-Effekt).

> Nur eine langsame, langfristige Gewichtsreduktion kann dauerhaft erfolgreich sein.

34.3.2 Regulation der Energiezufuhr

Die Nahrungsaufnahme wird neben externen Stimuli, dem Geschmack und dem Angebot an Nahrungsmitteln im Wesentlichen vom Hunger- und Sättigungsempfinden bestimmt. Hypothalamus und Hirnstamm sind die zentralen Organe zur Regulation der Energieaufnahme. In den lateralen Hypothalamuskernen liegt das »Hungerzentrum« und in den medialen das »Sättigungszentrum« (◘ Abb. 34.1). Das in den Fettzellen produzierte Hormon **Leptin** entfaltet seine Wirkungen im Hypothalamus, indem es die Produktion des α-melanozytenstimulierenden Hormons steigert. Dieses wiederum führt über den MC_4-Rezeptor im medialen Hypothalamus zur Sättigung. Ferner senkt Leptin die Konzentrationen der Neuropeptide »agouti-related protein« und Neuropeptid γ. Diese Neuropeptide induzieren im lateralen Hypothalamus ein Hungergefühl, reduzieren die Thermogenese und hemmen den MC_4-Rezeptor. Trotz der erhöhten Leptinspiegel liegt jedoch aufgrund einer relativen Leptinresistenz bei Adipösen kein vermehrtes Sättigungsgefühl vor, sodass die Applikation von Leptin bei diesen Personen nicht zu einer Gewichtsreduktion führt.

Neben Leptin beeinflussen eine Vielzahl von **gastrointestinalen Hormonen** das Hunger- und Sättigungsempfinden (◘ Abb. 34.2). Cholezystokinin, »glucagon-like peptide 1« und pankreatisches Polypeptid werden v. a. bei proteinreichen und fettreichen Mahlzeiten aus Dünndarm und Pankreas ausgeschüt-

34.3 · Pathophysiologie

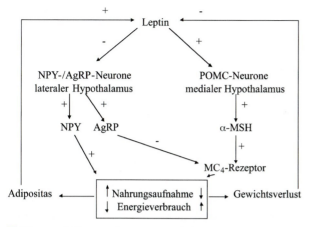

Abb. 34.1. Wirkung von Leptin im Hypothalamus. *AgRP* »agouti-related protein«; *MC₄-Rezeptor* Melanokortin-4-Rezeptor; *α-MSH* α-melanozytenstimulierendes Hormon; *NPY* Neuropeptid γ; *POMC* Proopiomelanokortin. Mit frdl. Genehmigung des Uni-Med-Verlags, Bremen, aus Aksu (2004)

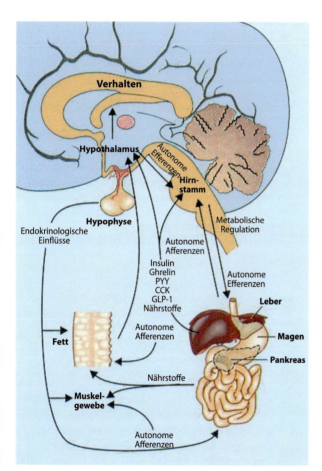

Abb. 34.2. Regulation des Hunger- und Sättigungsempfindens. *CCK* Cholezystokinin; *GLP-1* »glucagon-like peptide 1«; *PYY* Polypeptid YY. Mit frdl. Genehmigung des Uni-Med-Verlags, Bremen, aus Aksu (2004)

tet und führen zur Sättigung. Somit kann die Art der Mahlzeit ihren Umfang bestimmen. Die Wirkungen dieser Peptide halten jedoch nur kurzfristig an. Im Gegensatz hierzu führt Polypeptid YY aus dem Dünn- und Dickdarm zu einer Sättigung über 4–6 Stunden. Dieses Polypeptid hat mit einer etwa 40%igen Reduktion der Nahrungsaufnahme den stärksten Effekt aller gastrointestinalen Hormone.

Gastrointestinale Hormone können auch Hunger induzieren. **Ghrelin** aus dem Magen sowie die **Orexine A und B** aus dem Darm, welche bei Nahrungskarenz sezerniert werden, führen über die Stimulation von Neuropeptid γ und Afferenzen am Hirnstamm zu Hunger. Ghrelin scheint neben der kurzfristigen Gewichtsregulation auch einen langfristigen Effekt zu besitzen, da Adipöse erniedrigte Ghrelinspiegel aufweisen. Gastrointestinale Hormone, Leptin und die hypothalamisch-hypophysären Funktionen zur Steuerung der Schilddrüsen-, Wachstums- und Pubertätsfunktion stehen untereinander in enger Wechselwirkung. Beispielsweise hat Ghrelin einen starken stimulierenden Effekt auf die Ausschüttung des Wachstumshormons, welcher zur Namensgebung dieses Hormons führte.

34.3.3 Ursachen der Adipositas im Kindesalter

Eine Vermehrung des Fettgewebes und damit der Energiespeicher des Körpers tritt auf, wenn die Energiezufuhr den Energieverbrauch übersteigt. Somatische und monogenetische Erkrankungen als Ursachen der Adipositas stellen Ausnahmen dar. Einige seltene Syndrome sind mit Adipositas assoziiert (z. B. Prader-Willi- und Bardet-Biedl-Syndrom). Medikamente (z. B. Glukokortikoide oder Antiepileptika) können ebenfalls zu einem Gewichtsanstieg führen. Psychiatrische Erkrankungen sind häufig mit einer Adipositas assoziiert; sie sind jedoch häufiger Folge als Ursache des Übergewichts. Für die deutliche Zunahme der Adipositashäufigkeit im Kindesalter müssen v. a. die veränderten **Umweltbedingungen** verantwortlich gemacht werden. Fehlende Spielbereiche für Kinder, die modernen Möglichkeiten der Fortbewegung sowie der Fernseh- und Computerkonsum haben in den vergangenen Jahren zu einem deutlichen Rückgang der täglichen körperlichen Aktivität bei Kindern geführt. Einen Zusammenhang mit der Adipositas zeigen zudem Fettkonsum und der Verzehr gesüßter Getränke. Darüber hinaus nimmt der tägliche Verzehr von beiläufig konsumierten Lebensmitteln (»snacking«) mit hoher Energiedichte zu. Essen wird auch eingesetzt, um Stress und Frust abzubauen, Trauer und Ängste kurzfristig zu betäuben und Langeweile zu überbrücken. Dieses emotionsinduzierte Essverhalten führt durch eine Entkopplung der Nahrungsaufnahme vom Hunger häufig zur Aufnahme kalorienreicher Nahrungsmittel.

34.3.4 Fettgewebe als endokrines Organ

Fettgewebe stellt nicht nur einen Energiespeicher dar, sondern auch ein aktives endokrines Organ. Hierdurch kann eine Vielzahl von Folgeerscheinungen der Adipositas erklärt werden. Dabei scheint der **Fettverteilungstyp** eine wichtige Rolle zu spielen, da z. B. Adiponectin kaum im zentralen Fettgewebe gebildet wird, während die Umwandlung von Androgenen zu Östrogenen v. a. im zentralen Fettgewebe erfolgt. Diese Wirkung der Aromatase im Fettgewebe erklärt die Gynäkomastie und die Pubertas tarda adipöser Jungen.

Im Fettgewebe gebildete Hormone/Zytokine und deren diskutierte Wirkungen
- Leptin:
  - Vermittlung der Sättigungsempfindung
  - Immunmodulation
  - Wirkungen auf Hämatopoese, Knochenstoffwechsel und neuroendokrine Funktionen (z. B. permissiv für Pubertätsentwicklung)
- »Insulin-like growth factor 1«: Funktion als Wachstumsfaktor
- Tumornekrosefaktor α: Unterhaltung einer chronischen Entzündung; Folge: Atherosklerose
- Interleukin 6: Unterhaltung einer chronischen Entzündung; Folge: Atherosklerose
- Adiponectin: Förderung der Insulinsensitivität; Folge: Glukosestoffwechselstörung
- Resistin: Reduktion der Insulinsensitivität; Folge: Glukosestoffwechselstörung
- Angiotensinogen: Blutdruckregulation
- Adipsin: Immunmodulation
- »Acylation-stimulating protein«: Immunmodulation
- Plasminogenaktivatorinhibitior: Hemmung der Fibrinolyse; Folge: Atherosklerose

34.4 Klinisches Bild und Diagnostik

Der erste Schritt in der Diagnostik bei adipösen Kindern gilt der Erfassung des **Ausmaßes der Adipositas.** Dazu eignet sich neben dem BMI, mit dem Eltern und Kinder erfahrungsgemäß wenig anfangen können, auch die Berechung des relativen Übergewichts (Ebbeling et al. 2002).

Der zweite Schritt dient dem Ausschluss von **Primärerkrankungen,** die mit der Adipositas einhergehen: Bei Kleinwuchs oder verminderter Wachstumsgeschwindigkeit sollten Hypothyreose, Cushing-Syndrom, Pseudohypoparathyreoidismus und Wachstumshormonmangel ausgeschlossen werden. Hinweise auf eine syndromale Genese stellen Kleinwuchs, Entwicklungsverzögerung und Dysmorphiestigmata dar. Wegweisend für eine genetische Ursache ist eine familiäre, frühmanifeste, extreme Adipositas durch Hyperphagie bei fehlendem Sättigungsgefühl.

Der dritte Schritt besteht in der Abklärung von **Folgeerkrankungen,** die bereits im Kindesalter zu beobachten sind (Abb. 34.3). Vor allem der Diabetes mellitus Typ 2 (Häufigkeit: etwa 1% aller adipösen kaukasischen Jugendlichen) sowie arterielle Hypertonie (etwa ein Drittel aller adipösen Kinder) und Fettstoffwechselstörungen (etwa 25% aller adipösen Kinder) bestimmen Morbidität und Mortalität der Adipositas.

> Da die meisten Folgeerkrankungen zunächst asymptomatisch verlaufen, sollte jährlich ein entsprechendes Screening durchgeführt werden.

Screening auf Folgeerkrankungen der Adipositas
- Blutdruckmessung (mit entsprechender Manschettenbreite!)
- Labordiagnostik:
  - Aktivitäten der Transaminasen
  - Cholesterinkonzentration (nüchtern)
  - Harnsäurespiegel
  - Triglyzeridkonzentration
  - ggf. »High«- und »Low-density-lipoprotein«-(HDL- und LDL-)Cholesterin-Werte
- Bei pubertären Kindern mit Hinweisen auf metabolisches Syndrom (abdominelle Fettverteilung, Dyslipidämie, Hypertonie), Acanthosis nigricans oder Verwandten mit Diabetes mellitus Typ 2: Bestimmung des Blutzuckerspiegels (nüchtern) oder oraler Glukosetoleranztest

Diagnostik nach Leitsymptomen
- Bauchschmerzen bei Gewichtsreduktion: Abdomensonographie (Gallensteine?)
- Tagesmüdigkeit oder Schnarchen bei extremer Adipositas: Polysomnographie (Schlafapnoesyndrom?)
- Regelstörungen (danach fragen!), Hirsutismus: Hormondiagnostik (luteinisierendes und follikelstimulierendes Hormon, Androgene), Sonographie der Ovarien (Syndrom der polyzystischen Ovarien?)
- Knie- oder Hüftschmerzen: Röntgendiagnostik oder Magnetresonanztomographie der Hüften (Epiphyseolysis capitis femoris?)
- Verzehr großer Nahrungsmengen mit Kontrollverlust, Erbrechen (Zahnschmelzdefekte als Hinweis), Verwendung von Abführmitteln, sozialer Rückzug, Abfall schulischer Leistungen, dissoziale Verhaltensweisen: kinderpsychiatrisches Konsil

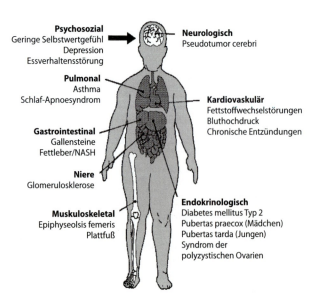

Abb. 34.3. Folgeerkrankungen der Adipositas im Kindesalter. *NASH* nichtalkoholische Steatohepatitis

Häufige **Begleiterscheinungen** der Adipositas, die in der Regel keiner weiteren Abklärung bedürfen, sind:
- relativer Großwuchs mit Akzeleration des Knochenalters
- frühnormale Pubertätsentwicklung bei Mädchen
- Pseudogynäkomastie bei Jungen
- scheinbares Mikrogenitale durch Fettschürze über dem Penis
- Striae distensae

34.5 Therapie und Prognose

Da die Adipositas bereits im Kindesalter vielfältige Auswirkungen auf die Gesundheit des Kindes und seine soziale Integration hat, ist die Entwicklung eines effizienten Behandlungskonzepts dringend erforderlich. Zudem werden aus adipösen Kindern meist auch adipöse Erwachsene. Die Prävention der Adipositas erscheint vom Ansatz her vielversprechender, als bereits adipöse Kinder zu behandeln. Leider zeigen die randomisierten, aufwändigen Präventionsstudien bisher nur minimale Effekte (Campbell et al. 2001). Für mäßiggradig übergewichtige Kinder im Alter von 8–12 Jahren stellt der »**Power-Kids-Koffer**« eine kostengünstige Behandlungsmöglichkeit dar. Dieser Koffer enthält ein 12-wöchiges, multimodales, verhaltenstherapeutisch orientiertes Schulungsprogramm, welches die Kinder selbstständig durchführen sollen.

Als Einstieg in die Behandlung eignen sich auch die folgenden **Tipps**:
- Bewegung im Alltag steigern: z. B. Schulweg zu Fuß oder mit dem Fahrrad zurücklegen
- Fernseh- und Computerkonsum begrenzen: Festlegen der Fernsehzeiten oder Verknüpfung mit Bewegung
- festen Essensplatz einrichten, um emotionsinduziertes Essen zu vermeiden
- keine Vorräte an Süßigkeiten und kalorienreichen Getränken horten
- Süßigkeitenbox anlegen, die Süßigkeiten beinhaltet, die in einer Woche verzehrt werden dürfen; Kind entscheidet über den Zeitpunkt, Eltern über Menge und Art der Süßigkeiten
- Austausch von Lebensmitteln zur Reduktion des Energieverzehrs:
    - Wasser statt gesüßter Säfte
    - fettreduzierte Milch statt Vollmilch
    - Marmelade statt Nuss-Nougat-Creme
    - Kartoffeln statt Pommes frites
    - Hähnchenfleisch statt Bratwurst (nicht paniert)
    - Wassereis statt Speiseeis
    - Gummibärchen statt Schokolade
- generell:
    - Verbieten ist verboten
    - ermutigen, nicht kritisieren
    - auf Schuldzuweisungen verzichten
    - adipöse Kinder und ihre Familien empathisch behandeln

Die wenigen publizierten Studien zur Behandlung adipöser Kinder zeigen, dass nur mittels langfristiger, multidisziplinärer Therapieansätze bei einem Teil der motivierten Teilnehmer ein Erfolg erzielt werden kann.

> **Die Behandlung adipöser Kinder und Jugendlicher sollte sich immer aus einer langfristigen Ernährungs-, Verhaltens- und Bewegungstherapie unter Einbeziehung der Eltern zusammensetzen. Eine Behandlung ist nur bei motivierten Kindern und Eltern erfolgversprechend.**

Sollte keine Motivation vorliegen oder die Behandlung nicht erfolgreich sein, darf dies nicht zur Resignation des Therapeuten führen. Eine solche Situation sollte stattdessen eine konsequente Behandlung von **Folgeerkrankungen** nach sich ziehen. Die Therapie sollte primär ambulant erfolgen und stationäre Behandlungen eher als Baustein in langfristigen ambulanten Therapiekonzepten eingesetzt werden, wenn eine rasche Gewichtsreduktion erzielt werden soll (z. B. bei manifestem Diabetes mellitus Typ 2). Experimentelle Therapieansätze wie Medikamente, chirurgische Verfahren oder sehr unterkalorische Kostformen zur Gewichtsreduktion sind für Kinder nur in Ausnahmefällen (z. B. bei extremer Adipositas) in Erwägung zu ziehen.

> **Ein Adressverzeichnis von Therapieeinrichtungen für adipöse Kinder und Jugendliche in Deutschland findet sich unter der Internetadresse www.a-g-a.de.**

Als Beispiel für eine ambulante, multidisziplinäre Behandlung wird im Folgenden das **Adipositasprogramm »Obeldicks«** vorgestellt, dessen genauer Ablauf inklusive aller Arbeitsmaterialien als Trainingsmanual publiziert ist. An diesem Programm können motivierte adipöse Kinder im Alter von 8–15 Jahren teilnehmen. Die Behandlung wird von einem spezialisierten, interdisziplinären Team aus Kinderärzten, Diätassistentinnen, Psychologen und Sportpäda-

Abb. 34.4. Ablauf des Adipositasprogramms »Obeldicks«

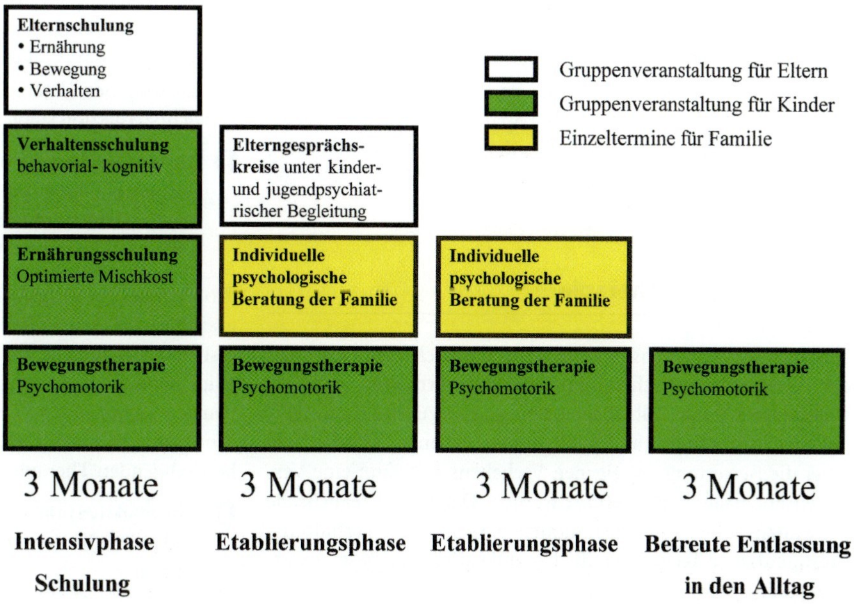

gogen gestaltet. Das einjährige Behandlungsprogramm ist in 3 Phasen gegliedert, wobei in den ersten 3 Monaten Kinder und Eltern zu Ernährung und Essverhalten geschult werden und in den folgenden 9 Monaten eine individuelle psychologische Betreuung eine dauerhafte Verhaltensänderung bewirken soll (Abb. 34.4).

34.5.1 Ernährungstherapie

Starre Diätpläne sowie Reduktions- oder Außenseiterdiäten sind für die Ernährung adipöser Kinder nicht zu empfehlen. Als Anhalt sollte der Fettanteil der Nahrung auf 25–30% reduziert und der Anteil komplexer Kohlenhydrate auf 50–55% gesteigert werden. Ferner sollte auf hochkalorische Zwischenmahlzeiten (»snacking«) und energiereiche Getränke verzichtet werden. Bei »Obeldicks« werden diese Ernährungsempfehlungen lebensmittelbezogen dargestellt. Die Vermittlung der Regeln für die **Lebensmittelauswahl** erfolgt visualisiert mit einem Ampelsystem. Spielerisch und beim gemeinsamen Kochen lernen Kinder und Eltern, die Lebensmittel mit Hilfe von Ampelfarben einzuteilen (grün: »zu bevorzugen«; gelb: »auf Menge achten«; rot: »Lebensmittel, die dick machen«). Im nächsten Schritt finden die Kinder Austauschmöglichkeiten, z. B. Gummibärchen (»gelb«) statt Schokolade (»rot«). Das beispielhafte Abwiegen von Lebensmitteln vermittelt die Darstellung altersgemäßer Portionsgrößen. Geschmackstests dienen dazu, Verdünnungen energiereicher Getränke vorzustellen und den bewussten, langsamen Genuss zu fördern.

34.5.2 Bewegungstherapie

Die Bewegung kann in die Bereiche »aktive sportliche Betätigung«, »Bewegung im Alltag« und »sitzende Tätigkeiten« (v. a. Fernseh- und Computerkonsum) aufgeteilt werden. Vor allem die Steigerung der Bewegung im Alltag sowie die Reduktion des Fernseh- und Computerkonsums unterstützen eine Gewichtsreduktion. Ein zur Gewichtsreduktion »ideales« Sportprogramm würde aus aerobem Ausdauertraining bestehen. Dies ist für adipöse Kinder jedoch wenig attraktiv. Bei »Obeldicks« wird die Bewegungstherapie in Form von **Psychomotorik** angeboten, wobei v. a. Trendsportarten, alltagstaugliche Spiele und Bewegungslandschaften mit hoher Attraktivität für Kinder und Jugendliche zum Einsatz kommen. Die adipösen Kinder erleben so, dass Bewegung Spaß bereiten kann. Neben dem Aufbau eines motivationsfördernden Gruppengefühls wird auch das Selbstbewusstsein gestärkt und ein neues Körpergefühl vermittelt.

34.5.3 Verhaltenstherapie

Das Ziel der Verhaltenstherapie besteht zunächst im Erkennen der Assoziation zwischen Ess-/Bewegungsverhalten und Gewichtsentwicklung (Selbstbeobachtung). Hierzu sind regelmäßige Gewichtskontrollen und Selbstprotokollierungen erforderlich. Über die Bewertung des eigenen Verhaltens soll dann eine Verhaltensänderung herbeigeführt werden. Dabei sind realistische Ziele anzustreben, um Frustrationen zu vermeiden. **Verhaltenstherapeutische Techniken**, die bei »Obeldicks« eingesetzt werden, sind:

- Stimuluskontrolltechniken, z. B. Verhinderung von Ablenkung beim Essen sowie Verminderung der Verführung zum »snacking« durch einen festern Essensplatz
- positive Verstärkung
- Belohnungssysteme
- Selbstkontrolltechniken
- Selbstverstärkung
- Problemlösestragegien
- Modelllernen
- Rückfallprophylaxe

34.5.4 Elterntherapie

Eltern besitzen eine wichtige **Modellfunktion** für das Ess- und Bewegungsverhalten ihrer Kinder. Zudem übernehmen sie Kontrollfunktionen über das Verhalten des Kindes und bestimmen mit ihrem Einkaufsverhalten maßgeblich die Ernährung ihrer Kinder. Die Eltern werden im Adipositasprogramm »Obeldicks« zur Ernährung geschult, außerdem werden ihnen verhaltenstherapeutische Techniken wie Belohnung, Verstärkung und Verträge nahe gebracht. Dabei ist das Verhalten der Kinder und nicht die Gewichtsentwicklung zu bewerten. Zuwendung und gemeinsame Aktivitäten sind Lebensmitteln oder Sachgegenständen vorzuziehen. Die Eltern sollen lernen, konsequent zu sein, um paradoxe Botschaften zu vermeiden. Der Austausch betroffener Eltern untereinander und strukturierte Familienberatungen sind weitere wichtige Therapiebausteine.

34.5.5 Ergebnisse multidisziplinärer, langfristiger Adipositasprogramme

Trotz der Vielzahl Betroffener liegen bis heute kaum Langzeitberichte bezüglich der Effektivität von Behandlungen adipöser Kinder vor. Im Adipositasprogramm »Obeldicks« liegt die Erfolgsquote (Definition: Verringerung von Übergewicht) bei 80% (»intention to treat«), wobei 35% der Kinder am Ende der Behandlung nicht mehr adipös waren. Die Gewichtsreduktion führte zu einer Reduktion von arterieller Hypertonie, Dyslipidämie und Glukosestoffwechselstörungen. Vier Jahre nach Ende der Behandlung beträgt die Erfolgsquote aller Teilnehmer, welche die Behandlung beendeten, 71%, wobei das Ausmaß der erzielten Gewichtsreduktion stabil war.

 Um eine Verbesserung der Komorbidität der Adipositas zu erreichen, genügt es bei wachsenden Kindern, über ein Jahr einen Gewichtsstillstand zu erzielen, was einer Reduktion des BMI von 1–2 entspricht.

Trotz einiger ermutigender Ergebnisse aufwändiger Therapieprogramme wird es sicherlich nicht gelingen, ein Therapiekonzept zu erstellen, das für alle adipösen Kinder geeignet ist. Für extrem adipöse oder geistig retardierte Kinder sowie für jene aus nicht deutsch sprechenden Familien und Kinder ohne ausreichende Motivation zu einer Verhaltensänderung gibt es bis heute keine befriedigenden Therapieansätze.

 Eine effektive primäre Prävention stellt die gesellschaftliche und politische Herausforderung der Gegenwart und der Zukunft dar.

Literatur

Aksu F (Hrsg) (2004) Neuropädiatrie, 2. Aufl. Uni-Med, Bremen

Arbeitsgemeinschaft für Adipositas im Kindesalter (AGA) (2004) Leitlinien zur Diagnostik, Therapie und Prävention der Adipositas. http://www.a-g-a.de/Leitlinien/leitlinien.html

Barlow SE, Dietz WH (1998) Obesity evaluation and treatment: Expert Committee recommendations. The Maternal and Child Health Bureau, Health Resources and Services Administration and the Department of Health and Human Siences. Pediatrics 102: 1–11

Campbell K, Waters E, O'Meara S, Summerbell C (2001) Interventions for preventing obesity in childhood. A systematic review. Obes Rev 2: 149–157

Ebbeling CB, Pawlak DB, Ludwig DS (2002) Childhood obesity: public-health crisis, common sense cure. Lancet 360: 473–482

Hinney A, Hebebrand J (2001) Neue Erkenntnisse zu genetischen Mechanismen der Gewichtsregulation. Pädiatr Praxis 59: 373–379

Konturek SJ, Konturek JW, Pawlik T, Brzozowski T (2004) Brain-gut axis and its role in the control of food intake. J Physiol Pharmacol 55: 137–154

Reinehr T, Andler W (2004) Changes in the atherogenic risk-factor profile according to degree of weight loss. Arch Dis Child 89: 419–422

Reinehr T, Andler W, Denzer C, Siegfried W, Mayer H, Wabitsch M (2005) Cardiovascular risk factors in overweight European children and adolescents: relation to gender, age and degree of overweight. Nutr Metabol Cardiovasc Dis 15 (3): 181–187

Reinehr T, Andler W, Kapellen T et al. (2005) Clinical characteristics of type 2 diabetes mellitus in overweight European caucasian adolescents. Exp Clin Endocrinol Diabetes 113 (3): 167–170

Reinehr T, Dobe M, Kersting M (2003) Therapie der Adipositas im Kindesalter – Adipositasschulung OBELDICKS. Hogrefe, Göttingen

Reinehr T, Kersting M, Alexy U, Andler W (2003) Long-term follow-up of overweight children: after training, after a single consultation session and without treatment. J Pediatr Gastroenterol Nutr 37: 72–74

Reinehr T, Kersting M, Wollenhaupt A et al. (2005) Evaluation der Schulung »OBELDICKS« für adipöse Kinder und Jugendliche. Klin Pädiatr 217: 1–8

Schwartz MW, Woods SC, Porte D, Seeley RJ, Baskin DG (2000) Central nervous system control of food intake. Nature 404: 661–671

Wabitsch M, Kunze D, Keller E, Kiess W, Kromeyer-Hausschild K (2003) Ever more children and adolescents are overweight. How can the obesity epidemic be stopped? MMW Fortschr Med 144: 30–34

35 Hyperlipoproteinämien

B. Koletzko

35.1 Hypercholesterinämien – 535

35.2 Schwere Hypertriglyzeridämien – 535
35.2.1 Hyperchylomikronämie durch Lipoproteinlipase- oder Apoprotein-C-II-Mangel – 535
35.2.2 Familiäre Hypertriglyzeridämie und familiäre kombinierte Hyperlipoproteinämie – 536
35.2.3 Familiäre Dysbetalipoproteinämie – 536

35.3 Pädiatrische Therapie der Hypercholesterinämie mit Medikamenten zur Senkung der Blutfettwerte – 536
35.3.1 Ionenaustauscherharze – 537
35.3.2 Ezetimib – 537
35.3.3 Cholesterinsynthesehemmer (Statine) – 537
35.3.4 Fibrate – 537

Schwer ausgeprägte Hyperlipoproteinämien sollten bereits im Kindes- und Jugendalter diagnostiziert und behandelt werden, um das langfristig erhöhte Risiko für kardiovaskuläre Erkrankungen bzw. bei schweren Hypertriazylglyzeridämien das Pankreatitisrisiko zu reduzieren.

35.1 Hypercholesterinämien

Hypercholesterinämien können sekundär als Folge anderer Erkrankungen oder durch primär genetische Ursachen bedingt sein.

> **Wichtige Ursachen sekundärer Hyperlipidämien bei Kindern und Jugendlichen**
> Hypercholesterinämien:
> - Akute intermittierende Porphyrie
> - Anorexia nervosa
> - Cholestatische Lebererkrankung
> - Cushing-Syndrom
> - Hypothyreose
> - Nephrotisches Syndrom, Niereninsuffizienz, Dialyse
>
> Hypertriglyzeridämien:
> - Adipositas
> - Diabetes mellitus
> - Glykogenose Typ 1
> - Pankreatitis
>
> Kombinierte Hyperlipidämien:
> - Adipositas
> - Diabetes mellitus
> - Glykogenose Typ 1
> - Hepatitis
> - Nephrotisches Syndrom, Niereninsuffizienz, Dialyse
> - Medikamente: β-Blocker, Kortikoide, Östrogene, Progesterone, Thiaziddiuretika
> - Schwangerschaft
> - Systemischer Lupus erythematodes

Die **heterozygote Form der familiären Hypercholesterinämie** ist eine der häufigsten angeborenen Stoffwechselstörungen, die bei etwa einem pro 500 Neugeborenen vorliegt. Durch eine große Zahl unterschiedlicher Mutationen bedingte Funktionsstörungen der Rezeptoren für »Low-density«-Lipoproteine (LDL) führen vom Beginn der Fütterung im Neugeborenenalter an zu einer stark erhöhten Serumkonzentration des LDL-Cholesterins (meist >180 mg/dl) und des Gesamtcholesterins (meist >250 mg/dl) sowie des Apoproteins B (>150 mg/dl; Hyperlipidämie Typ IIa nach Frederickson). Eine vermehrte Cholesterineinlagerung in die Gefäßwände führt zu vorzeitigen Herz- und Gefäßschäden, oft schon im mittleren Lebensalter. Die Diagnosestellung stützt sich auf die wiederholte Bestimmung der Plasmalipoproteinwerte im Nüchternzustand und auf die Familienanamnese (dominanter Erbgang). Bei betroffenen Eltern und anderen erwachsenen Familienmitgliedern findet man neben der Hypercholesterinämie und Manifestationen der koronaren Herzerkrankung und anderen Gefäßerkrankungen nicht selten auch Xanthome über der Achillessehne und über den Streckseiten der Gelenke, Xanthelasmen sowie Cholesterinablagerungen in der Kornea (Arcus corneae). Die Diagnose kann molekulargenetisch gesichert werden, allerdings hat dies derzeit noch keine unmittelbaren therapeutischen Konsequenzen.

Bei der seltenen **homozygoten Form der familiären Hypercholesterinämie** (etwa ein Fall pro 250.000–1.000.000 Neugeborene) bestehen von der Neugeborenenperiode an exzessiv hohe Cholesterinspiegel (>600 mg/dl) als Folge eines praktisch vollständigen Fehlens der LDL-Rezeptor-Funktion. Bereits in der ersten Lebensdekade entwickeln sich orange-gelbliche, oberflächliche, planare Xanthome über Ellenbogen, Knien und Dorsalseiten der Hände sowie ein Arcus lipoides. Xanthelasmen sind seltener. Ohne wirksame Behandlung sterben Patienten mit homozygoter familiärer Hypercholesterinämie meist in der 2. Lebensdekade an den Folgen der koronaren Atherosklerose.

Der **familiäre Defekt des Apoproteins B** findet sich in Mitteleuropa mit nahezu gleicher Häufigkeit wie die heterozygote Form der familiären Hypercholesterinämie. Die molekulargenetisch diagnostizierbare Stoffwechselstörung führt zu einer gestörten Rezeptorbindung der LDL-Partikel und damit zu vergleichbaren biochemischen und klinischen Folgen wie die heterozygote familiäre Hypercholesterinämie.

Die meisten Kinder und Jugendlichen mit wiederkehrend leicht bis mäßig über der Norm erhöhter LDL-Cholesterin-Konzentration im Plasma weisen eine **polygen vererbte Hypercholesterinämie** auf. Oft ist der Cholesterinspiegel bei diesen Kindern nur mäßig erhöht und steigt erst im Erwachsenenalter deutlich an. Auch in dieser Patientengruppe ist das Atheroskleroserisiko im späteren Lebensalter erhöht.

35.2 Schwere Hypertriglyzeridämien

Auch bei den Hypertriglyzeridämien sind neben primär genetischen Erkrankungen sekundäre Störungen differenzialdiagnostisch auszuschließen (▶ oben, Übersicht »Wichtige Ursachen sekundärer Hyperlipidämien bei Kindern und Jugendlichen«).

35.2.1 Hyperchylomikronämie durch Lipoproteinlipase- oder Apoprotein-C-II-Mangel

Bei diesem seltenen, rezessiv vererbten Mangel an Lipoproteinlipaseaktivität und beim phänotypisch identischen Mangel des für die Enzymaktivierung notwendigen Ko-Faktors Apoprotein C-II können Chylomikronen nicht abgebaut werden (Hyperlipidämie Typ I). Vom Neugeborenenalter an bestehen meist Plasmatriglyzeridwerte von weit über 1000 mg/dl. In vielen Fällen fällt die ausgeprägte lipämische Trübung des aus anderen Gründen entnommenen Serums bzw. Plasmas auf und führt zur Diagnose. Abgelagerte Triglyzeride können zu einer mäßigen Hepatosplenomegalie bzw. Steatosis hepatis und zu eruptiven Xanthomen führen. Eine verstärkte Atherogenese liegt offenbar nicht vor. Abhängig vom Triglyzeridspiegel treten besonders im Schulkindalter **Pankreatitiden** auf, die sich durch Episoden heftigster Oberbauchschmerzen äußern können. Die therapeutische Senkung der Triglyzeridkonzentration unter 1000 mg/dl schützt vor einer Pankreatitis und wird durch eine sehr weitgehende Fettelimination aus der Nahrung erreicht.

35.2.2 Familiäre Hypertriglyzeridämie und familiäre kombinierte Hyperlipoproteinämie

Beide Erkrankungen sind dominant erblich und manifestieren sich meist erst in der 3. Lebensdekade. Nur in wenigen Fällen sind die Plasmalipidwerte bereits im Kindes- und Jugendalter deutlich erhöht. Die Diagnose kann durch Familienuntersuchungen erhärtet werden. Bei erwachsenen Patienten finden sich gehäuft Übergewicht, Hyperinsulinismus, verminderte Glukosetoleranz und Hyperurikämie.

Familiäre Hypertriglyzeridämie

Die manifeste familiäre Hypertriglyzeridämie zeigt erhöhte Konzentrationen der »very low density lipoproteins« (VLDL) und der Triglyzeride (200–500 mg/dl; Hyperlipidämie Typ IV) und führt zum gehäuften Auftreten von **Myokardinfarkten**, wenngleich das Risiko niedriger ist als bei der heterozygoten familiären Hypercholesterinämie. Therapeutisch wirksam ist die diätetische Begrenzung des Verzehrs von Kohlenhydraten und gesättigten Fetten sowie bei Adipositas eine Gewichtsreduktion. Eine medikamentöse Therapie mit Fibraten ist im Kindesalter nur selten indiziert.

Seltener besteht eine gleichzeitige Vermehrung von Chylomikronen und VLDL (Hyperlipidämie Typ V) mit stark erhöhten Triglyzeridwerten (>1000 mg/dl). Dies ist differenzialdiagnostisch vom Lipoproteinlipasemangel abzugrenzen und wird mittels begrenzter Aufnahme von Fett und rasch resorbierbaren Kohlenhydraten behandelt.

Familiäre kombinierte Hyperlipoproteinämie

Die familiäre kombinierte Hyperlipoproteinämie führt mit zunehmendem Alter zur Vermehrung von Triglyzeriden und Cholesterin im Blut (erhöhte VLDL- und LDL-Werte; Hyperlipidämie Typ IIb) mit hohem **Atheroseserisiko**. Die Diättherapie zielt in erster Linie auf die Reduktion des LDL-Cholesterins und folgt den gleichen Therapieprinzipien wie bei familiärer Hypercholesterinämie (▶ unten). Durch die gleichzeitig reduzierte Aufnahme rasch resorbierbarer Kohlenhydrate lassen sich die Triglyzeridspiegel günstig beeinflussen.

35.2.3 Familiäre Dysbetalipoproteinämie

Diese Störung kommt mit einer Häufigkeit von etwa 1 : 5000 vor und führt zu einer Anhäufung von **VLDL-Remnants** (Hyperlipidämie Typ III, »broad β disease«). Der rezeptorabhängige Abbau der VLDL-Remnants in der Leber ist durch eine Strukturanomalie des Apoproteins E gestört. Gelbliche Lipidablagerungen an den palmaren Hautfurchen sind pathognomonisch, an anderen Lokalisationen treten Xanthome auf. Das Atheroseserisiko ist stark erhöht. Die Veränderungen sprechen sehr gut auf die Normalisierung eines ggf. erhöhten Körpergewichts und auf diätetische Maßnahmen an (Reduktion rasch resorbierbarer Kohlenhydrate in der Nahrung, Fettverzehr von max. 30 kcal% mit höchstens einem Drittel gesättigter Fettsäuren, begrenzte Cholesterinzufuhr). Eine medikamentöse Therapie mit Fibraten oder Nikotinsäurepräparaten ist meist erst im Erwachsenenalter erforderlich.

35.3 Pädiatrische Therapie der Hypercholesterinämie mit Medikamenten zur Senkung der Blutfettwerte

> Ziel der konsequent und dauerhaft durchzuführenden Therapie ist die nachhaltige Senkung der erhöhten LDL-Cholesterin- bzw. Triglyzeridwerte in erwünschte Bereiche und damit eine Reduktion des Risikos für Atherosklerose und vorzeitige kardiovaskuläre Morbidität und Mortalität sowie bei schwerer Hypertrigylzeridämie des Pankreatitisrisikos.

Die Entscheidung zur cholesterinspiegelsenkenden Therapie sollte bei pädiatrischen Patienten das gesamte **kardiovaskuläre Risikoprofil** unter Berücksichtigung anamnestischer, klinischer und laborchemischer Parameter berücksichtigen. Bei Kindern und Jugendlichen mit normalem HDL-Cholesterin-Wert und einer LDL-Cholesterin-Konzentration oberhalb des Referenzbereichs sollten als erste Schritte in der Behandlung der Hyperlipoproteinämie stets eine gezielte Beratung und eine Schulung zur Veränderung der Lebensgewohnheiten erfolgen, und zwar mit folgenden Zielen:

- regelmäßige, ausgeprägte körperlichen Aktivität
- gezielte diätetische Therapie
- ggf. Reduktion von Übergewicht

Ab einem Alter von 7–8 Jahren sollte eine **medikamentöse Therapie** erwogen werden, wenn bei über mehrere Monate adäquat durchgeführter Diättherapie der LDL-Cholesterin-Wert 190 mg/dl überschreitet und das Verhältnis von Gesamt- zu HDL-Cholesterin >5 beträgt. Liegen

- eine deutlich positive Familienanamnese (mindestens 2 betroffene Verwandte ersten und zweiten Grades in einem Alter von <60 Jahren) für vorzeitige koronare Herzkrankung oder
- 2 anderweitige epidemiologisch etablierte Risikofaktoren (arterielle Hypertonie oder antihypertensive Medikation, Rauchen, HDL-Cholesterin-Spiegel unterhalb des Referenzbereichs) oder
- ein etablierter Risikofaktor und 2 »emerging« Risikofaktoren (Lipoprotein-a-Konzentration von ≥30 mg/dl, Homozysteinspiegel von ≥12 μmol/l, metabolisches Syndrom, deutlich erhöhte Intima-Media-Dicke der A. carotis, Triglyzeridkonzentration von > 150 mg/dl) oder
- 3 Risikofaktoren vor,

sollte eine medikamentöse Therapie erwogen werden, wenn die LDL-Cholesterin-Konzentration einen Wert von 160 mg/dl überschreitet. Ein HDL-Cholesterin-Wert von >60 mg/dl gleicht hierbei einen etablierten Risikofaktor aus. Übergewicht ohne metabolisches Syndrom wird im Rahmen der medikamentösen Therapie nicht als Risikofaktor gewertet, weil dabei die Änderung der Lebensgewohnheiten überragende Bedeutung in der Therapie der adipositasassoziierten, in der Regel erworbenen Hyperlipoproteinämie besitzt. Bei Patienten mit **Diabetes mellitus** wird eine lipidspiegelsenkende medikamentöse Therapie bei einem Grenzwert der LDL-Cholesterin-Konzentration von 160 mg/dl empfohlen.

Voraussetzungen für eine langfristig erfolgreiche Behandlung sind eine gute Information und die Motivation des Patienten und seiner Familienangehörigen, die durch wiederkehrende Beratung und Schulung zu stützen sind. Im Kindesalter bildet die **Ernährungsmodifikation** die Grundlage der Therapie. Normalgewicht und regelmäßige körperliche Aktivität werden angestrebt. Jugendliche Patienten sind eindringlich vor dem zusätzlichen Atheroskleroserisiko des Rauchens zu warnen. Orale Kontrazeptiva sollten zurückhaltend eingesetzt werden, mit Bevorzugung von Niedrigdosispräparaten (z. B. Marvelon). Bleibt die LDL-Colesterin-Konzentration auch unter konsequenter Diät deutlich erhöht, kommt etwa ab dem Alter von 10 Jahren eine zusätzliche medikamentöse Therapie infrage.

35.3.1 Ionenaustauscherharze

Nichtresorbierbare Ionenaustauscherharze (Cholestyramin – z. B. Quantalan Granulat, Lipocol-Merz Kautabletten, Vasosan; Colestipol – z. B. Cholestabyl, Colestid) wirken im Intestinaltrakt durch **Unterbrechung des enterohepatischen Kreislaufs.** Sie hemmen die Resorption von Gallensäuren und Cholesterin und steigern die Gallensäurensynthese aus Cholesterin in der Leber. Die resultierende Senkung der hepatischen Cholesterinkonzentration führt zu einer Vermehrung der LDL-Rezeptoren und somit zu einer Verminderung des LDL-Cholesterins im Plasma um etwa 10–15%. Aufgrund des Wirkungsmechanismus ist bei fehlender LDL-Rezeptor-Aktivität (homozygote familiäre Hypercholesterinämie) keine Wirkung zu erwarten. Unter der Behandlung kommt es häufig zu einem leichten Anstieg der Triglyzeridwerte und der HDL-Cholesterin-Konzentration um etwa 5%. Die wichtigsten Nebenwirkungen sind gastrointestinale Beschwerden wie Völlegefühl und Obstipation, die durch eine langsam einschleichende Behandlung vermindert werden können. Anionenaustauscherharze werden zu den Mahlzeiten mit reichlich Flüssigkeit eingenommen. Die langfristige Einnahme des Granulats ist sehr belastend, sie erfordert eine hohe Motivation und Disziplin. Wegen der unangenehmen Einnahme ist die Compliance im Kindes- und Jugendalter meist nicht zufriedenstellend, sodass Anionenaustauscherharze nur noch selten eingesetzt werden.

35.3.2 Ezetimib

Ezetimib hemmt die Cholesterinaufnahme im Darm durch **Hemmung des Sterintransporters** an der Bürstensaummembran. Dadurch wirkt es spezifisch auf die Sterinabsorption und beeinflusst im Gegensatz zu Anionenaustauscherharzen nicht die Resorption von fettlöslichen Vitaminen. Ezetimib ist in Deutschland zur lipidspiegelsenkenden Therapie ab dem 10. Lebensjahr zugelassen und wird einmal täglich in einer Dosierung von 10 mg verabreicht. Nebenwirkungen (Kopfschmerzen, Bauchschmerzen, Diarrhö) sind sehr selten. Ezetimib senkt den LDL-Cholesterin-Wert um 15–20% bei guter Verträglichkeit. Die Triglyzeridkonzentrationen können um 10–15% gesenkt werden, während der HDL-Cholesterin-Wert zu einem geringen Anstieg tendiert. Die Kombinationstherapie von Ezetimib mit HMG-CoA-Reduktase-Inhibitoren (Statinen; ▶ Abschn. 35.3.3) hat eine deutlich stärkere cholesterinspiegelsenkende Wirkung als eine Statinmonotherapie.

35.3.3 Cholesterinsynthesehemmer (Statine)

Verschiedene Statine hemmen die Aktivität des Schlüsselenzyms der Cholesterinsynsthese, der **HMG-CoA-Reduktase.** Die durch Statine (z. B. Lovastatin, Simvastatin, Pravastatin, Fluvastatin und Atorvastatin) v. a. in Leberzellen verminderte intrazelluläre Cholesterinsynthese führt zu einer Hochregulation der LDL-Rezeptoren und damit zu einer vermehrten LDL-Aufnahme aus dem Plasma. Dadurch können Cholesterinsynthesehemmer je nach Substanz und Dosis den Plasmacholesterinwert um bis zu 40% und die LDL-Cholesterin-Konzentration um bis zu 45% senken. Die Triglyzeridspiegel sind leicht vermindert, die Konzentration des HDL-Cholesterins ist leicht erhöht. Statine sind bei fehlender LDL-Rezeptor-Aktiviät (homozygote familiäre Hypercholesterinämie) ineffektiv. Bei Schulkindern und Jugendlichen mit primärer, genetisch bedingter und mit sekundärer Hypercholesterinämie senkt eine medikamentöse Therapie mit Statinen die mittlere LDL-Cholesterin-Konzentration um 20–60%, bei insgesamt sehr geringer Rate an beobachteten Nebenwirkungen. Zu den Nebenwirkungen der Statine zählen Aktivitätssteigerungen der Transaminasen sowie Myopathien mit Muskelschmerzen und -schwäche, Erhöhung der Kreatinkinaseaktivität bis zum 10fachen des oberen Referenzwertes und in sehr seltenen Fällen schwerer Rhabdomyolyse. Deshalb sollen die Aktivitäten der Transaminasen (Glutamat-Oxalazetat- und Glutamat-Pyruvat-Tansaminase) und der Kreatinkinase (CPK) 6 Wochen nach Beginn einer Statinbehandlung und danach erneut nach 3 und je 6 weiteren Monaten bestimmt werden; bei Anstieg auf das 3fache der oberen Normwerte ist die Behandlung abzubrechen. Die lipidlöslichen Statine (Atorvastatin, Lovastatin) können in der Retina und der Kornea akkumulieren, sodass in etwa jährlichen Abständen augenärztliche Kontrollen sinnvoll erscheinen. Statine können in einer einzigen täglichen Dosis eingenommen werden. Pravastatin ist in Deutschland derzeit als einziges Statin für die Therapie im Kindesalter ab einem Alter von 8 Jahren zugelassen und kann mit einer Anfangsdosis 1-mal 10 mg/Tag eingesetzt werden, die je nach Wirkung in Schritten à 10 mg auf bis zu 1-mal 40 mg/Tag steigerbar ist.

> ❶ Da Hinweise auf eine mögliche Feto- bzw. Embryotoxizität von Statinen vorliegen, ist bei adoleszenten Frauen auf eine konsequente Antikonzeption zu achten. Alternativ wäre bei fehlender Antikonzeption eine lipidspiegelsenkende Therapie mit Ezetimib (▶ Abschn. 35.3.2) zu bevorzugen.

35.3.4 Fibrate

Fibrate (z. B. Bezafibrat, Etofibrat, Fenofibrat, Gemfibrozil) binden an die nukleären Rezeptoren vom Typ PPAR-α (»peroxisome-proliferating-activated receptor« α), steigern die Aktivität der Lipoproteinlipase und vermindern die Serumkonzentration von Apolipoprotein C-III. Durch die resultierende **Steigerung der Lipolyse** werden die Hydrolyse triglyzeridreicher Lipoproteine und die VLDL-Elimination aus dem Plasma gefördert. Bei zudem gesteigerter Synthese der Apolipoproteine A-I und A-II steigt die HDL-Cholesterin-Konzentration.

Bei Kindern mit schwerer **Hypercholesterinämie** senken Fibrate die Plasmatriglyzeridwerte und erhöhen die HDL-Cholesterin-Konzentration. Der LDL-Cholesterin-Spiegel wird um

5–25% vermindert. Eine Kombination von Bezafibrat und Sitosterin erzielte eine Verminderung der LDL-Cholesterin-Konzentration um 40%.

Bei mäßiger **Hypertriglyzeridämie** (<400 mg/dl) senken Fibrate die Triglyzeridwerte im Plasma um bis zu 50% und erhöhen die HDL-Cholesterin-Konzentration um bis zu 15%. Bei schwerer Hypertriglyzeridämie (>400 mg/dl) kommt es zu einem Anstieg des LDL-Cholesterin-Spiegels um 10–30%.

Im Kindes- und Jugendalter werden Fibrate wie Bezafibrat v. a. bei schwerer Hypertriglyzeridämie und schwerer **kombinierter Hyperlipidämie** eingesetzt. Wegen möglicher Nebenwirkungen wie Aktivitätssteigerung der Transaminasen, Myopathie, gastrointestinalen Beschwerden und Cholezystolithiasis sind entsprechende Kontrollen während der Behandlung erforderlich).

36 Parenterale Ernährung

M.B. Krawinkel

36.1 Indikationen – 540
36.1.1 Neonatale Indikationen – 540
36.1.2 Postneonatale Indikationen – 540

36.2 Infusionslösungen – 540
36.2.1 Kompatibilität, Stabilität, Verträglichkeit und Sicherheit – 540
36.2.2 Osmolarität – 540
36.2.3 Fixe und freie Mischungen – 540
36.2.4 Bedarfsorientierung – 541
36.2.5 Parenterale und enterale Zufuhr – 541
36.2.6 Glukose – 541
36.2.7 Aminosäuren – 541
36.2.8 Lipide – 543
36.2.9 Mineralstoffe – 544
36.2.10 Spurenelemente – 544
36.2.11 Vitamine – 544

36.3 Infusionstechniken – 544
36.3.1 Peripher- und zentralvenös – 544
36.3.2 Dauer und Prognose – 545
36.3.3 Infusionsregimes – 545
36.3.4 Pflege des zentralen Venenkatheters – 546

36.4 Ernährungsmonitoring – 546
36.4.1 Körperliche Untersuchung – 546
36.4.2 Labordiagnostik – 546
36.4.3 Sonographie und Röntgendiagnostik – 547

36.5 Risiken – 547
36.5.1 Infektionen – 547
36.5.2 Hepatopathie und Cholestase – 547

36.6 Orale und enterale Adaptation – 548

Literatur – 548

Unter parenteraler Ernährung versteht man die Zufuhr von Nährstoffen, Wasser und Nahrungsenergie unter Umgehung des Magen-Darm-Trakts. Die Indikation für eine parenterale Ernährung sollte rechtzeitig gestellt werden, wenn der Patient nur auf diese Weise bedarfsgerecht ernährt werden kann; sie muss aber gleichzeitig äußerst kritisch gestellt werden, weil es sowohl die Ernährungsform mit den größten Risiken für den Patienten als auch die aufwändigste Form der Ernährung ist.

36.1 Indikationen

Während eine kurzfristige parenterale Ernährung bei verschiedensten Indikationen in der Kinderchirurgie, der Kinderonkologie und der Kindergastroenterologie i. A. gut vertragen wird und vereinfacht durchzuführen ist, empfiehlt es sich aufgrund unterschiedlicher Prognosen bei der Indikationsstellung für eine längerfristige parenterale Ernährung zu berücksichtigen, ob es sich bei dem Kind um ein Früh- oder Neugeborenes handelt oder ob ein Kind jenseits der Altersgrenze von 4 Wochen ernährt werden muss.

36.1.1 Neonatale Indikationen

Frühgeborene müssen nach individueller Beurteilung ihrer enteralen Verdauungskapazität über einige Tage bis Wochen parenteral ernährt werden. Im Neugeborenenalter manifestieren sich zum einen **Fehlbildungen,** die mit einem Darmversagen assoziiert sind, z. B. langstreckige Atresien, Gastroschisis oder ein neonataler Volvulus, zum anderen **Entzündungen,** z. B. die nekrotisierende Enterokolitis. Unter Umständen resultiert aus diesen Erkrankungen ein Kurzdarmsyndrom. Bei angeborenen Störungen der Darmschleimhaut, z. B. Mikrovillusinklusionserkrankung oder Tufting-Enteropathie (▶ Abschn. 6.2), verhindert die unbeeinflussbare Diarrhö eine Ernährung über den Gastrointestinaltrakt. Seltene Ursachen für die Notwendigkeit einer parenteralen Ernährung sind Mekoniumileus, vaskuläre Anomalien der A. mesenterica, Omphalozele und kongenitaler Kurzdarm.

36.1.2 Postneonatale Indikationen

Jenseits des Neugeborenenalters stellen **Transportstörungen** aufgrund neuronaler oder muskulärer Dysplasien des gesamten Magen-Darm-Trakts oder einzelner Abschnitte eine Indikation zur parenteralen Ernährung dar. Neben Volvulus und Mesenterialinfarkt kann eine schwere Enterokolitis oder ein stumpfes Bauchtrauma eine ausgedehnte **Darmresektion** mit resultierendem Kurzdarmsyndrom erforderlich werden lassen.

Zudem kann im Rahmen der Therapie **chronisch-entzündlicher Darmerkrankungen** (insbesondere des M. Crohn) in sonst therapierefraktären Fällen für einige Wochen eine parenterale Ernährung angezeigt sein.

36.2 Infusionslösungen

Wenn die Indikation zur parenteralen Ernährung gestellt ist, muss im zweiten Schritt die Mischinfusionslösung so konzipiert werden, dass sie die bedarfsgerechte Nährstoff-, Wasser- und Energiezufuhr gewährleistet und gleichzeitig eine ausreichende Stabilität aufweist; der zweite Aspekt ist von Pharmazeuten zu gewährleisten, die hierfür den Regeln der »Guten Pharmazeutischen Praxis« folgen.

 Die Deckung des Bedarfs des Kindes zu gewährleisten, ist Aufgabe des Arztes, der die Verantwortung dafür übernehmen muss, dass das Kind oder der Jugendliche weder durch einen Mangel noch durch eine zu hohe Nährstoffzufuhr Schaden erleidet.

In der Praxis ist es einerseits hilfreich, auf industriell vorgefertigte Infusionslösungen zurückgreifen zu können; andererseits darf man darüber nie die Orientierung am individuellen Bedarf des Kindes aus dem Auge verlieren, denn angeborene und erworbene Stoffwechseleigenschaften variieren stark von Kind zu Kind.

36.2.1 Kompatibilität, Stabilität, Verträglichkeit und Sicherheit

Neben der bedarfsgerechten Zusammensetzung der Mischinfusionslösungen sind die Kompatibilität der Ausgangslösungen sowie die Stabilität der Mischung entscheidende Voraussetzungen für die Verträglichkeit der parenteralen Ernährung. Neben deklarierten Zusätzen wie Lösungsmitteln, Emulgatoren und Konservierungsstoffen enthalten die industriell gefertigten Ausgangslösungen auch nichtdeklarierte Komponenten, die im Einzelfall zu Unverträglichkeitsreaktionen führen können. Daher ist in manchen Fällen der Wechsel des Präparats bei gleicher deklarierter Zusammensetzung erfolgreich. Im Rahmen der Arzneimittelsicherheit haften Hersteller der Ausgangs- wie auch der Mischlösung für die Sicherheit, d. h. die Lösungen müssen frei sein von Kontaminationen, z. B. Pyrogenen, und von mikrobiellen Verunreinigungen.

36.2.2 Osmolarität

Eine parenterale Ernährung kann in der Regel über periphere Venen erfolgen, wenn die Osmolarität <800–900 mosmol/l beträgt. Da Glukose derjenige Nährstoff ist, der in der größten Menge zugeführt werden muss, ist die **Glukosekonzentration** hauptverantwortlich für die Gesamtosmolarität der Lösungen.

Bei einer Deckung des gesamten Energiebedarfs über die parenterale Ernährung ist ein **zentralvenöser Zugang** unvermeidlich und sollte auch mit Blick auf die voraussichtliche Dauer der parenteralen Ernährung angelegt werden. Während eine kurze Nutzungszeit einen direkten zentralvenösen Zugang, z. B. Subklaviakatheter oder Jugulariskanüle, nahelegt, sollte bei einer absehbaren Nutzungszeit von mehr als 1–2 Wochen ein »getunnelter« Zugang gewählt werden, z. B. ein Broviak-, Hickman- oder Grouchon-Katheter. Operativ implantierte, vollständig subkutane Systeme (Ports) sind für die parenterale Ernährung im Kindesalter nicht gut geeignet (▶ Abschn. 36.3.1).

36.2.3 Fixe und freie Mischungen

Je älter ein Kind ist, das parenteral ernährt werden muss, desto eher stellt sich die Frage nach der Anwendung industriell vorgefertigter, fixer Mischlösungen. Bei diesen Lösungen erfolgt die Anpassung an den Energie- und Nährstoffbedarf über das infundierte Volumen.

> Bei kleineren Kindern ist die Nährstoffkonzentration aufgrund des am Wachstum orientierten Bedarfs höher zu wählen als bei Erwachsenen, sodass vorgefertigte Mischlösungen allenfalls für kurze Zeiträume in Betracht gezogen werden sollten.

36.2.4 Bedarfsorientierung

Eine parenterale Ernährung ist unter Abwägung der Risiken und des Aufwandes nur dann gerechtfertigt, wenn sie einen wesentlichen Beitrag zur Energie- und Nährstoffversorgung des Organismus leistet. Tabelle 36.1 gibt einen Überblick über den Basisbedarf im Kindesalter.

36.2.5 Parenterale und enterale Zufuhr

Eine ausschließlich parenterale Zufuhr über längere Zeit ist nur in wenigen Fällen notwendig und gerechtfertigt, z. B. bei Transportstörungen mit Ileusgefahr oder schweren entzündlichen Veränderungen der Darmschleimhaut. In den meisten Fällen sollte unbedingt eine zusätzliche orale oder enterale Zufuhr erfolgen, selbst wenn sie aufgrund einer Verdauungs- oder Resorptionsinsuffizienz nicht zur Ernährung des Gesamtorganismus beitragen kann. Der Nutzen dieser Zufuhr ist vielfältig und umfasst u. a.:
- luminale Nährstoffversorgung der Enterozyten
- Förderung der Zottenarchitektur der Dünndarmschleimhaut
- Auslösung der Entleerung der Gallenblase
- Vermeidung einer bakteriellen Über- und Fehlbesiedlung des Darms mit dem zusätzlichen Risiko der Translokation von Bakterien durch die Darmschleimhaut und der Aszension in die Gallenwege

Für die **minimale enterale Zufuhr** wird eine Menge von 1 ml Nährstofflösung, z. B. Sonden- oder Säuglingsnahrung, pro kg KG/Tag empfohlen. Für die Stimulation der enteralen Hormone muss die Nahrung Fett enthalten. Hydrolysate bieten gegenüber intaktem Protein keine Vorteile. Kindern, die selbst trinken und/oder essen können, sollten keine unnötigen diätetischen Auflagen gemacht werden.

Neben dem bedingten ernährungsphysiologischen Nutzen ist die **psychosoziale Integration** durch Mahlzeiten im Familien- und Freundeskreis anzustreben. Die Kinder und Jugendlichen sollten auch den sensorischen Genuss bei oraler Nahrungsaufnahme kennen lernen. Bei Kindern unter parenteraler Ernährung, die sich der oralen Nahrungsaufnahme verweigern, kann mittels eines breiten Angebots von Nahrungsmitteln unterschiedlicher Geschmacksrichtung das Interesse am Essen und Trinken geweckt werden. Wenn von Geburt an über längere Zeit keine Nahrung oral aufgenommen wurde, kann eine Physiotherapie nach Castillo-Morales angezeigt sein, um die orale Motorik zu trainieren.

36.2.6 Glukose

Neben Fettemulsionen ist Glukose der **Hauptenergieträger** der parenteralen Ernährung, da die Menge derjenigen Triglyzeride, die rasch hydrolysiert werden können, begrenzt ist. Glukose trägt erheblich zur Azidität und Osmolarität der Lösungen bei; die Azidität der Glukoselösungen liegt bei einem pH-Wert von 3,5–5,5. Obwohl andere Monosaccharide verzögerte Effekte auf den Blutglukosespiegel haben und geringere Schwankungen auslösen, sollte in der Pädiatrie nur Glukose als Kohlenhydrat in der parenteralen Ernährung verwendet werden – zum einen, um hepatische Komplikationen einer unerkannten Fruktoseintoleranz zu vermeiden, und zum anderen, weil der Abbau von Zuckeralkoholen (Xylit, Mannit) erhebliche diuretische Effekte bedingt.

Als Folge der Glukoseinfusion kommt es zu einem **Hyperinsulinismus**, der bei hohem Zuckerangebot lipogenetisch wirkt und bei der Einführung von Infusionspausen (▶ Abschn. 36.3.3) Hypoglykämien verursachen kann. Wenn Glukose aus den Glykogenreserven der Leber mobilisiert werden kann, sollte diese Neigung zu Hypoglykämien jedoch rasch verschwinden.

Eine zu hohe Glukosezufuhr führt zu einer **Steatose** der Leber, da die Glukose dann unmittelbar in die Lipogenese eingeführt wird. Daher sind insbesondere auf längere Sicht zu hohe Glukosegaben zu vermeiden. Dies trifft allerdings nicht für mangelernährte Kinder zu, die in der Rehabilitationsphase bis zu 20 g Glukose/kg KG/Tag ohne unerwünschte Effekte metabolisieren können.

36.2.7 Aminosäuren

Im Rahmen der parenteralen Ernährung werden Aminosäuren zur Deckung des Eiweißbedarfs zugeführt. Das **Aminosäurenprofil** der üblicherweise verwendeten Mischpräparate ist auf die Aminosäurenkonzentrationen im Blut des Kindes abgestimmt. Spezielle Aminosäurenlösungen für die Anwendung in der Pädiatrie tragen dem Bedarf im Kindesalter Rechnung. Auf die Anwendung solcher Lösungen ist zu bestehen, da die Aminosäurenlösungen für Erwachsene einen Teil der für das Kind notwendigen Aminosäuren (Phenylalanin, Cystein, Glutaminsäure und andere) nicht oder in zu geringer Menge enthalten.

> Alle Vollaminosäurenlösungen zur i. v. Anwendung sind vom Hersteller als »hepatotoxisch« deklariert und sollten strikt am minimalen Bedarf orientiert infundiert werden.

Tabelle 36.2 führt die Aminosäuren auf, die in den Lösungen zur Anwendung in der Pädiatrie enthalten sind.

Die **Dosierung** der Aminosäurenzufuhr orientiert sich am Eiweißbedarf. Als grobe Richtschnur sind im Neugeborenen- und Säuglingsalter 1,5–3 g/kg KG anzusetzen. Bei Kindern jenseits des ersten Lebensjahres sinkt der Eiweißbedarf auf 1–2 g/kg KG. Pro 1 g Aminosäuren sollten 30–40 kcal aus Glukose und Fett zugeführt werden, um eine optimale Metabolisierung zu erreichen. Mittels einer Eiweißbilanzierung lässt sich der Nettoproteinzuwachs bestimmen.

Empfehlungen für die Aminosäurenzufuhr im Rahmen der parenteralen Ernährung können Tab. 36.1 entnommen werden. Bei zu hohen Aminosäurengaben steigt zunächst der Harnstoffspiegel im Blut, dann der Ammoniakspiegel. Stoffwechselgesunde Patienten unter parenteraler Ernährung weisen dabei in der Regel nur einen leichten Anstieg der Ammoniakkonzentration auf.

Tab. 36.1. Energie- und Nährstoffbedarf bei parenteraler Ernährung im Kindes- und Jugendalter (Angaben pro kg KG/Tag; nach Koletzko et al. 2005)

Energie und Nährstoffe	Frühgeborene	Neugeborene, Säuglinge	Kleinkinder (1–3 Jahre)	Kinder (4–10 Jahre)	Jugendliche (11–15 Jahre)
Energie (kcal)	110–120	90–100	75–90	75–90	30–75
Wasser (ml)	60–180	60–180	80–120	60–100	50–80
Glukose (g)	6–12	12–18	12–18	12–18	12–18
Fett (g)	3–4	3–4	3–4	2–3(–4)	2–3
Aminosäuren (g)	1,5–4	1–2,5	1–2(–3)	1–2(–3)	1–2
Kalzium (mg)	20–32	20–32	11	11	7–11
Phosphat (mg)	14–15	14–15	6	6	6
Magnesium (mg)	4–5	4,2–5	2,4	2,4	2,4
Natrium (mmol)	(0–)3–5	2–5	1–3	1–3	1–3
Kalium (mmol)	(0–)2	1–3	1–3	1–3	1–3
Chlorid (mmol)	(0–)5	2–3	2–3	2–3	2–3
Zink (µg)	450–500	100–250	100	50–500	50–500
Eisen (µg)	100–200	50–100	50–100	50–100	50–100
Jod (µg)	1	1	1	1	1
Kupfer (µg)	20	20	20	20	20
Molybdän (µg)	1 (nur bei niedrigem Geburtsgewicht)	0,25	0,25	0,25	0,25
Mangan (µg)	1–50	1–50	1–50	1–50	1–50
Vitamin A (µg Retinoläquivalent)	500 IU	250–300	– <2 J.: 250–300 – >2 J.: 150	150	150
Vitamin D (µg)	160 IU	0,8	– <2 J.: 0,8 – >2 J.: 10	10	10
Vitamin E (mg)	2,8–3,5	2,8–3,5	– <2 J.: 2,8–3,5 – >2 J.: 7	7	7
Vitamin K (µg)	80[1]	10	– <2 J.: 10 – >2 J.: 200	200	200
Niacin (mg)	4–6,8	4–6,8	– <2 J.: 4–6,8 – >2 J.: 17	17	17
Thiamin (mg)	0,35[1]	0,35–0,5	– <2 J.: 0,35–0,5 – >2 J.: 1,2	1,2	1,2
Folsäure (µg)	56[1]	56	– <2 J.: 56 – >2 J.: 140	140	140
Vitamin B_6 (mg)	180[1]	0,15–0,2	– <2 J.: 0,15–0,2 – >2 J.: 1	1	1
Vitamin B_{12} (µg)	0,3[1]	0,3	– <2 J.: 0,3 – >2 J.: 1	1	1

[1] nach: Greene et al. 1988
J. Jahre

◘ **Tab. 36.2.** Aminosäurenprofil der Infusionslösungen für die Anwendung in der Pädiatrie. Angaben in g/l (linke Spalten) und in % des Mittelwerts der 3 Präparate (rechte Spalten)

Aminosäuren	Infusionslösungen					
	Aminoven infant 10%		Aminopäd 10%		Primene 10%	
L-Alanin	9,3	84	16	**144**	8	72
L-Arginin	7,5	90	9,1	109	8,4	101
L-Asparaginsäure	–	–	6,6	105	6	95
L-Cystein	0,5	53	0,5	53	1,9	**194**
L-Glutaminsäure	–	–	9,3	96	10	104
L-Glyzin	4,2	123	2	59	4	118
L-Histidin	4,8	109	4,6	105	3,8	87
L-Isoleuzin	8	121	5,1	77	6,7	102
L-Leuzin	13	127	7,6	75	10	98
L-Lysin	12	113	8,9	84	11	103
L-Methionin	3,1	124	2	80	2,4	96
L-Phenylalanin	3,8	102	3,1	84	4,2	114
L-Prolin	9,7	**155**	6,1	97	3	48
L-Serin	7,7	**168**	2	44	4	88
L-Taurin	0,4	120	0,3	90	0,3	90
L-Threonin	4,4	100	5,1	116	3,7	84
L-Tryptophan	2	75	4	**150**	2	75
L-Tyrosin	4,2	**212**	1,3	66	0,5	23
L-Valin	9	119	6,1	81	7,6	100

Fett gedruckte Zahlen weisen auf besonders große Varianzen hin.

36.2.8 Lipide

Die Möglichkeit, dem Organismus Energie in Gestalt von Fettemulsionen zuführen zu können, ist eine Grundvoraussetzung für die parenterale Ernährung. Sie resultiert aus der **hohen Kaloriendichte** (kcal/ml) bei geringer Osmolarität. Neben ihrer unmittelbar nutritiven Funktion sind Fettemulsionen auch Träger für fettlösliche Vitamine und Medikamente.

Die größte Erfahrung mit Fettemulsionen in der parenteralen Ernährung liegen für Lösungen mit **langkettigen Fettsäuren** auf Sojaölbasis vor (◘ Tab. 36.3); in jüngerer Zeit sind zudem Lösungen mit mittelkettigen Triglyzeriden sowie mit einfach und mehrfach ungesättigten Fettsäuren in Vertrieb gebracht worden. Für die Anwendung dieser Lösungen lassen sich noch keine evidenzbasierten Empfehlungen für die Pädiatrie geben, während für Präparate auf der Basis von langkettigen Fettsäuren allgemein und selbst bei Frühgeborenen eine gute Verträglichkeit angenommen werden kann.

Die Fettzufuhr sollte immer mit einer Menge von 0,5 g/kg KG begonnen und nach Bedarf auf max. 3 g/kg KG gesteigert werden. Ein Anstieg der Triglyzeridkonzentration im Plasma zeigt die Kapazitätsbegrenzung der Triglyzeridhydrolyse in der Leber und damit die Obergrenze der Metabolisierung an. Es sind **Triglyzeridspiegel** von <200 mg/dl anzustreben.

Je nach zugeführtem Gesamtinfusionsvolumen ist die Lipidemulsion als 10%ige, 20%ige oder 30%ige Lösung zu wählen. Neben dem geringeren Volumen liegt der Vorteil der **höherprozentigen Lösungen** darin, dass der Anteil an Emulgatoren und Stabilisatoren pro Gramm Fett in diesen Lösungen proportional niedriger ist als in der 10%igen Lösung.

◘ **Tab. 36.3.** Fettemulsionen, die in Deutschland im Jahre 2005 zur i. v. Anwendung zugelassen sind

Fettemulsion (Hersteller)	Zusammensetzung
Intralipid (Fresenius-Kabi)	100% Sojaöl
Clinoleic (Baxter):	80% Olivenöl, 20% Sojaöl
Omegaven (Fresenius-Kabi)	10%ige Fettemulsion aus Fischöl mit hohem Anteil an ω-3-Fettsäuren
Structolipid (Pharmacia)	Äquimolare Mengen an mittel- und langkettigen Triglyzeriden

Manche Untersucher berichten von günstigen Effekten eines zeitweisen Verzichts auf die Gabe von Fettemulsionen bei Sepsis und Hepatopathie. Wenn auf die Fettzufuhr verzichtet wird, sollte ein isokalorischer Ersatz durch **Glukose** erfolgen, um eine katabole Stoffwechsellage zu vermeiden. Im Einzelfall kann es dabei notwendig werden, die tägliche Infusionsdauer zu verlängern oder durch Insulingaben eine Hyperglykämie zu vermeiden.

Beim »**fat overload syndrome**« tritt nach parenteraler Fettzufuhr hohes Fieber auf, das nach Absetzen der Fettemulsion verschwindet. Die Pathogenese ist nicht geklärt.

> ❗ Es ist zu beachten, dass die Galenik verschiedener Fettemulsionen bei Übereinstimmung der deklarierten Komponenten unterschiedlich ist. Daher kann bei Verträglichkeitsproblemen mit einer Lösung in manchen Fällen durch eine andere Lösung eine bessere Verträglichkeit erreicht werden.

Für Fettemulsionen mit »**strukturierten Fetten**« (synthetische Triglyzeride mit variablem Gehalt an kurz-, mittel- und langkettigen Fettsäuren) liegen nicht genügend Erfahrungen vor, um Empfehlungen für die Anwendung in der Pädiatrie zu formulieren.

36.2.9 Mineralstoffe

Die Homöostase von **Natrium, Kalium und Chlorid** wird endokrin durch Aldosteron reguliert. Verluste durch sekretorische Diarrhö, schwere Mangelernährung oder Erbrechen werden teilweise durch die Mobilisierung des Körpervorrats an diesen Stoffen ausgeglichen, müssen aber bei der Kalkulation der Zufuhr berücksichtigt werden. Zufuhrempfehlungen sind ◘ Tab. 36.1 zu entnehmen. Neben der Kontrolle der Konzentrationen im Blutplasma oder Serum sollte die Ausscheidung im Urin überwacht werden, um eine zu niedrige oder unnötig hohe Zufuhr zu vermeiden.

Während der Einbau von **Kalzium** in das Skelett in jedem Fall Vitamin-D-abhängig ist, entfällt bei parenteraler Ernährung der Vitamin-D-Bedarf für die enterale Kalziumaufnahme. Daher kann und sollte Vitamin D niedriger dosiert werden als bei oraler bzw. enteraler Ernährung, denn eine hohe Zufuhr von Vitamin D erhöht die Sensibilität des Knochens für toxische Effekte von Aluminium, das immer noch eine nicht deklarierte Kontamination vieler Infusionslösungen ist. Die Zufuhr von Kalzium und Phosphat sollte auf jeden Fall anhand der Urinausscheidung überwacht und gesteuert werden, da die Plasmaspiegel auch durch Mobilisation aus dem Knochen im Normbereich gehalten werden. Dabei spricht eine erhöhte Kalziumausscheidung für eine zu geringe Phosphatzufuhr. Umgekehrt zeigt eine erhöhte Phosphatausscheidung eine unzureichende Kalziumzufuhr an.

36.2.10 Spurenelemente

Die Zufuhr von Spurenelementen im Rahmen der parenteralen Ernährung erfolgt durch vorgefertigte Mischpräparate, die auf den angenommenen mittleren Bedarf abgestimmt sind. Für die Pädiatrie liegen spezielle Präparate vor; am häufigsten verwendet werden Inzolen pro infantibus und Peditrace.

Kobalt wird ausreichend mit Zyanokobalamin aufgenommen. Die Zufuhr von **Selen** muss ggf. zusätzlich erfolgen; bei Verdacht auf Jodmangel sollte das Präparat gewechselt oder Jodid oral zugeführt werden. Die meisten Patienten nehmen **Jod** aber auch aus Hautdesinfektionsmitteln auf. Dennoch wird eine minimale Jodzufuhr empfohlen.

Da die häufig operierten Patienten in der Vorgeschichte Transfusionen erhalten haben, ist der **Eisenstatus** in der Regel unproblematisch. Bei niedrigen Ferritinwerten oder geringer Transferrinsättigung kann Eisen gezielt substituiert werden, z. B. nach folgender Formel:

Gesamteisenbedarf (mg) = Blutvolumen × (12,5 − Ist-Hämoglobinkonzentration) × 0,04

> ❗ Die Eisenlösung darf nicht mit der parenteralen Ernährung, insbesondere nicht gleichzeitig mit Vitaminpräparaten, infundiert werden.

36.2.11 Vitamine

Vitamine sind essenzielle Bestandteile jeder parenteralen Ernährung, die für mehr als 48 Stunden appliziert wird, währenddessen der Patient oral oder enteral keine Vitamine aufnimmt. Die Zufuhr erfolgt in der Regel durch **Mischpräparate**, die eine abgestimmte Menge an den einzelnen hydrophilen bzw. lipophilen Vitaminen enthalten. Die meisten Empfehlungen geben Mengenangaben nur für die jeweiligen Mischpräparate an, sodass von einer eher ungenauen Steuerung der Vitaminzufuhr ausgegangen werden muss. Unpublizierte Untersuchungen haben gezeigt, dass die meisten Kinder unter langzeitiger parenteraler Ernährung in Deutschland ausreichend mit Vitaminen versorgt sind.

Bei der Verwendung der Mischpräparate ist auf die **Vermeidung von Überdosierungen** zu achten. Wenn bei fehlender Kalziumaufnahme aus dem Darm die Vitamin-D-Zufuhr entsprechend niedrig gehalten werden soll, bieten sich Mischpräparate für Erwachsene an, die aber gleichzeitig eine höhere Dosis an Vitamin A enthalten.

Die Vitamine werden den Lösungen unmittelbar vor der Infusion zugesetzt. **Wasserlösliche Vitamine** sollten über längere Zeit lichtgeschützt gelagert und appliziert werden (umwickelte Infusionsleitung). Die Verabreichung der **fettlöslichen Vitamine** erfolgt zusammen mit der Lipidemulsion, um die Metabolisierung zu fördern.

Es bietet sich an, die Vitaminzufuhr nach **funktionellen Parametern** zu steuern, insbesondere Vitamin K nach der Gerinnungsfunktion und Vitamin D nach der Aktivität der alkalischen Phosphatase (**Cave:** erhöhte Werte der Isoenzyme bei Cholestase) und dem Parathormonspiegel, aber auch Folsäure nach der Segmentierung der Granulozyten und Vitamin B_{12} nach der Methylmalonsäureausscheidung mit dem Urin. Vitaminspiegel reflektieren nicht immer zuverlässig den Versorgungsstatus.

36.3 Infusionstechniken

36.3.1 Peripher- und zentralvenös

Ob die Applikation einer parenteralen Ernährung über periphere Venen oder einen zentralvenösen Zugang erfolgen muss, ist im Wesentlichen eine Frage der **Osmolarität**. Die Obergrenze für die periphere Zufuhr liegt bei 800 mosm/l, bei sehr kleinen Kindern eher niedriger. Wegen der niedrigeren Osmolarität werden Fettemulsionen peripher besser vertragen als Glukoselösungen.

Für die zentralvenöse Zufuhr eignen sich »**getunnelte**« **Katheter**, d. h. Katheter, die durch die V. jugularis interna oder die V. subclavia in die obere Hohlvene geführt werden, dann aber nicht unmittelbar durch die Haut nach außen verlegt sind, sondern durch einen subkutanen Tunnel auf die vordere Brustwand gelangen, vorzugsweise in der vorderen Axillarlinie (Broviak-, Hickmann- oder Grouchon-Katheter). Die Spitze des Katheters sollte in jedem Fall am Übergang der oberen Hohlvene in den rechten Vorhof des Herzens liegen – nicht im rechten Vorhof. An der Stelle, an der der Katheter durch die Haut nach außen geführt wird, sitzt fest auf dem Katheter eine Filzmanschette, in die nach der Implantation Fibroblasten einsprossen. Erst wenn der Katheter fest eingewachsen ist, ist der Tunnel vor Infektionen geschützt. Bei der Entfernung des Katheters muss die Manschette an dieser Stelle in Lokalanästhesie scharf herauspräpariert werden.

> **!** Im Zweifelsfall sind einlumige Katheter immer mehrlumigen Kathetern vorzuziehen, da das Infektionsrisiko mit der Zahl der Lumina steigt.

In der Pädiatrie haben sich komplett subkutan verlegte zentralvenöse Systeme (Port-a-cath) nicht als günstig erwiesen. Durch den turbulenten Fluss in der Portkammer kommt es leicht zu Ablagerungen, die der langzeitigen Nutzung der Systeme entgegenstehen. Solche Zugänge sind der Applikation von Medikamenten vorbehalten. Wenn nicht bei der Implantation die sensible Innervation der Haut über der Portkammer durchtrennt worden ist, wird das regelmäßige Anstechen der Kammer zudem als unangenehm empfunden.

Die Verwendung von mit Silbernitrat beschichteten zentralvenösen Kathetern zur Vermeidung von Infektionen durch das Katheterlumen hat sich nicht durchgesetzt.

Bei wiederholter **Neu-Implantation** zentralvenöser Katheter kann die Suche eines geeigneten Blutgefäßes schwierig werden. Hierzu ist die Durchführung einer Dopplersonographie (zur Darstellung der peripheren Venen inklusive V. jugularis und V. subclavia) oder einer Angiomagnetresonanztomographie (Vorteile bei der Darstellung der zentralen Venen) angezeigt, wodurch die Gefäßsituation auch nach Thrombosierung der üblichen Zugangswege gut darstellbar ist. In Extremfällen ist die Anlage eines arteriovenösen Shunts oder eine Implantation des Katheters in das Herzohr zu erwägen. Von der Anlage von Femoraliskathetern ist abzusehen, da sie bei längerer Nutzung kaum vor Infektionen geschützt werden können. Schwierigkeiten bei der Suche nach einem geeigneten Blutgefäß sind keine Indikation für eine Dünndarmtransplantation.

36.3.2 Dauer und Prognose

Bei zahlreichen Indikationen ist es gängige Praxis geworden, über Zeiträume von wenigen Tagen bis Wochen eine parenterale Ernährung durchzuführen, z. B. perioperativ bei größeren Eingriffen sowie in der Onkologie und in der Neonatologie. Vorteilhaft ist es, die voraussichtliche Dauer der parenteralen Ernährung zu Beginn abzuschätzen und bei Zeiten von mehr als einer Woche einen getunnelten zentralvenösen Katheter chirurgisch legen zu lassen. Dies erspart den Patienten Komplikationen mit Systemen, die nur im Rahmen der Intensivmedizin genutzt werden sollten.

Als Anhalt für die Prognose der **enteralen Adaptation** kann dienen, dass Kinder mit einem unkomplizierten Kurzdarmsyndrom, das unmittelbar nach der Geburt durch eine ausgedehnte subtotale Darmresektion verursacht wird, eine gute Chance haben, im Alter von 2–3 Jahren voll oral ernährt werden zu können; dies gilt insbesondere, wenn die Ileozökalklappe erhalten ist. Zu dieser Prognose trägt zum einen die Regenerations- und Adaptationsfähigkeit des neonatalen Darms bei, zum anderen sinkt der Energie- und Nährstoffbedarf pro Kilogramm Körpergewicht jenseits des Säuglingsalters deutlich ab. Bei Kindern, die bei Beginn der parenteralen Ernährung älter sind als 1 Jahr, z. B. nach Volvulus im 3. oder 4. Lebensjahr, sowie bei nervalen und muskulären Störungen des Magen-Darm-Trakts kann erfahrungsgemäß keine vollständige enterale Adaptation erwartet werden.

In jedem Fall müssen auftretende Komplikationen der parenteralen Ernährung soweit möglich vermieden und so früh wie möglich erkannt und kompromisslos behandelt werden, um den Kindern die Chance der enteralen Adaptation bzw. die Perspektive einer hohen Lebensqualität unter parenteraler Ernährung zu erhalten. Denn ohne enterale Adaptation bleiben die Kinder lebenslang auf die parenterale Ernährung oder die Chance einer **Dünndarmtransplantation** angewiesen. Im Jahre 2005 wurde die Transplantatüberlebenszeit nach einem Jahr mit 81% angegeben (Grant et al. 2005). Nach isolierter Dünndarmtransplantation ist auch eine Besserung hepatischer Veränderungen beschrieben worden. In Einzelfällen haben Kinder mit fortgeschrittenen Leberveränderungen unter parenteraler Ernährung von einer Lebertransplantation profitiert.

Die Mortalität von Kindern und Jugendlichen unter parenteraler Ernährung ist wesentlich durch infektiöse und hepatische **Komplikationen** bedingt, die im frühen Stadium noch günstig beeinflusst werden können.

36.3.3 Infusionsregimes

Während im stationären Bereich die kurzfristige parenterale Ernährung in der Regel über 24 Stunden durchgeführt wird, sind bei der langzeitigen, normalerweise zu Hause durchgeführten parenteralen Ernährung **Infusionspausen** eine Voraussetzung für die Durchführbarkeit dieser Ernährungsform. Keiner Familie ist die ununterbrochene Überwachung der Infusion über 24 Stunden zumutbar. Zugleich deuten Studien darauf hin, dass solche Pausen (»Zyklisierung« der Infusion) auch für endokrine und metabolische Regulationen des Organismus günstig sind und dazu beitragen, Komplikationen zu vermeiden. Da die kontinuierliche parenterale Glukosezufuhr mit der Entwicklung eines Hyperinsulinismus assoziiert ist, kommt es bei Einführung von Pausen zu einem Absinken des Blutzuckerspiegels, was bei langsamem Einsetzen der Glukagonfreisetzung und bei fehlenden Glykogenreserven in der Leber auch zu Hypoglykämien führt. Dem kann zum einen durch die Einführung kurzer Infusionspausen vorgebeugt werden, die dann langsam gesteigert werden. Zum anderen wird Glukose bereits in der Mundhöhle resorbiert, sodass die orale Glukosegabe eine sichere Prävention von Unterzuckerungen ermöglicht. Infusionspausen bedeuten auch, dass die Zeit verkürzt wird, in dem der Körper Nährstoffe zugeführt werden. Aufgrund des hohen Nährstoff-, Energie- und Wasserbedarfs im Säuglingsalter können die Pausen in dieser Altersstufe nicht über 2–4 Stunden hinaus ausgedehnt werden. Bei älteren Kindern und Jugendlichen kann die Infusionszeit bis auf 8 Stunden verkürzt werden; dies ermöglicht auch eine nicht durch Harndrang gestörte Schlafphase, die für die hormonale Wachstumsregulation wichtig ist.

36.3.4 Pflege des zentralen Venenkatheters

Handhabung und Pflege des zentralvenösen Zugangs sind eine entscheidende Säule der Prävention von Komplikationen. Deutet ein Verschluss des Katheters auf eine galenische Instabilität der Mischlösung hin, so sind katheterassoziierte **Infektionen** häufig Folge von Mängeln beim An- und Abschließen der Infusion oder bei der Katheterpflege; sie treten lokal als »Tunnelinfektion« oder systemisch als Sepsis auf. Bei häufig rezidivierenden systemischen Infektionen ist allerdings auch an eine Pathogenese auf der Basis der Translokation von Bakterien aus dem Magen-Darm-Trakt zu denken.

Funktionsfähigkeit und -dauer zentralvenöser Systeme für die langzeitige parenterale Ernährung hängen unmittelbar von der Katheterpflege ab. Diese sollte von möglichst wenigen Personen pro Patient möglichst standardisiert erfolgen. Für einen bewährten Pflegestandard wird hier auf eine praxisorientierte Publikation verwiesen (Brandstätter u. Roos-Liegmann 2005).

> Je weniger Personen in die tägliche Katheterpflege involviert sind, desto geringer ist das Risiko einer Infektion.

Die Instillation von **Antibiotika** in den Katheter kann die systemische Sepsistherapie unterstützen. Lediglich bei Pilzinfektionen wird die Explantation des Katheters als unvermeidlich angesehen. Auch bei Auftreten einer disseminierten intravasalen Gerinnung im Rahmen einer Sepsis muss der Katheter in aller Regel entfernt werden.

Die lange Zeit praktizierte Anwendung von Heparin zur Vermeidung von thrombotischen Obstruktionen im Katheter war nicht wissenschaftlich begründet und ist inzwischen verlassen worden, nachdem Studien keinen Vorteil für Kinder zeigen konnten, die prophylaktisch mit Heparin behandelt wurden. Bei der seltenen Platzierung der Katheterspitze im Herzohr muss ein Antikoagulans gegeben werden.

Teilweise empfohlen wird die regelmäßige **Spülung** des zentralen Venenkatheters mit Alkohol (95%iges Alkoholkonzentrat der Fa. Braun) oder mit Salzsäure (7,25%ige Salzsäure der Fa. Braun). Beides soll Ablagerungen im Katheter vorbeugen; tatsächlich können Lipidreste erfolgreich gelöst und aus dem Katheter gespült werden. Die am Kathetervolumen orientierten geringen Mengen an Alkohol bzw. Salzsäure sind pharmakologisch unbedenklich, sodass die Spüllösung nicht abgezogen werden muss, sondern in den Organismus eingespült werden kann.

36.4 Ernährungsmonitoring

36.4.1 Körperliche Untersuchung

An erster Stelle der Überwachung einer bedarfsgerechten parenteralen Ernährung im Kindes- und Jugendalter steht die Erfassung von **Gewicht, Länge und Kopfumfang**. Eine parenterale Ernährung ist nicht zwangsläufig mit Kleinwuchs oder Untergewichtigkeit assoziiert, sondern die Kinder wachsen und nehmen an Gewicht zu wie gesunde Kinder, die sich im Bereich zwischen dem Median und minus 0,1 bis 2 Standardabweichungen vom Median entwickeln. Nimmt ein Kind sehr schnell an Gewicht zu, kann durch die bioelektrische Impedanzanalyse der Körperfettgehalt abgeschätzt werden, um ggf. die Energiezufuhr dem Bedarf anzupassen. Neben den anthropometrischen Messungen sollte immer auch die körperliche Untersuchung stehen, um die Proportionen und ggf. den Pubertätsfortschritt zu beurteilen und um Befunde einer Struma, einer Rachitis, einer Anämie, einer Hyporeflexie, eines Ikterus, einer Hepatopathie mit Lebervergrößerung oder einer Blutungsneigung nicht zu übersehen.

 Aus zentralvenösen Kathetern, die zur langzeitigen parenteralen Ernährung genutzt werden, sollten keine Blutentnahmen erfolgen, da dies nach Erfahrungsberichten die »Lebensdauer« der Katheter deutlich verkürzt.

36.4.2 Labordiagnostik

Bei normalem Wachstumsverlauf und Abwesenheit von Hinweisen auf Komplikationen (Fieber, Ikterus etc.) wird die Indikation für weitergehende Untersuchungen im Langzeitverlauf mit immer größer werdenden Zeitabständen gestellt. Nur solange der Infusionsplan noch kurzfristig geändert werden muss, sind »engmaschige« Kontrollen von **Blutwerten** indiziert. Bereits beim Übergang auf die parenterale Ernährung zu Hause sollten Blutuntersuchungen nur noch im Abstand von 2–4 Wochen erforderlich sein. Danach sinkt die Kontrollfrequenz auf einmal alle 3–6 Monate. Lediglich bei Verdacht auf Komplikationen muss dieser ohne Rücksicht auf vorherige Werte konsequent ausgeräumt oder verifiziert werden. Bei Blutuntersuchungen ist immer auf der Anwendung klinisch-chemischer Mikromethoden zu bestehen, um die iatrogenen Blutverluste so gering wie möglich zu halten.

Zu Beurteilung der bedarfsgerechten Zufuhr von Mineralstoffen (Natrium, Kalium, Chlorid, Kalzium, Phosphat) ist neben Blutuntersuchungen die Ausscheidung dieser Substanzen mit dem Urin heranzuziehen, da Blutspiegel durch Mobilisation aus dem Skelett und der Muskulatur im Normbereich gehalten werden, selbst wenn die Zufuhr zu niedrig ist. So können auch unnötig hohe Gaben vermieden werden. Die Beurteilung der **Mineralstoffausscheidung** erfolgt entweder in Mengen pro 24 Stunden oder bezogen auf die Kreatininausscheidung. Die adäquate Magnesiumzufuhr wird anhand der Blutspiegel überwacht. Werden die Spurenelemente bedarfsorientiert zugeführt, sind in der Regel und bei fehlenden Hinweisen auf eine Mangelsituation Blutspiegelkontrollen in Abständen von einem Jahr ausreichend.

Die Untersuchung von Blutproben unter parenteraler Ernährung erfolgt unter verschiedenen Gesichtspunkten:
- Hinweise auf die aktuelle Homöostase liefern beispielsweise folgende Parameter:
  - Natrium-, Kalium- und Chloridkonzentration
  - pH-Wert und Basenüberschuss
  - Kalzium- und Phosphatkonzentration
  - Triglyzerid- und Glukosespiegel
- Anhaltspunkte für die längerfristige bedarfsgerechte Ernährung ergeben sich u. a. aus folgenden Werten:
  - Albumin-, Kreatinin-, Cholesterin- und Harnsäurekonzentration
  - HbA_{1c}-Wert
  - Aktivität der alkalischen Phosphatase (indirekter Marker für Kalzium-, Phosphat- und Zinkspiegel; **Cave:** cholestatisch bedingte Aktivitätssteigerung des Enzyms)
  - Konzentrationen von freiem T_3 und T_4
  - Thrombinzeit und partielle Thromboplastinzeit (PTT)

- Hämoglobinkonzentration und mittlere korpuskuläre Hämoglobinkonzentration (MCH)
- Ferritinspiegel (bei Verdacht auf Eisenmangel auch Transferrinsättigung)
- Hinweise auf Komplikationen der parenteralen Ernährung liefern beispielsweise folgende Parameter:
  - Bilirubinkonzentrationen (direktes und indirektes Bilirubin)
  - Enzymaktivitäten der Transaminasen und der γ-Glutamyltranspeptidase (γ-GT)
  - Aktivität der Cholinesterase
  - Quick-Wert
  - Konzentration des C-reaktiven Proteins (CRP)
  - D-Dimer-Spiegel

In Abhängigkeit von der Grunderkrankung sind individuell mehr Untersuchungen indiziert als bei der parenteralen Ernährung wegen eines Kurzdarmsyndroms.

36.4.3 Sonographie und Röntgendiagnostik

Mittels Ultraschalldiagnostik können bei Patienten unter parenteraler Ernährung die Struktur von Leber, Milz, Niere und Gallenwegen sowie die Größe der Schilddrüse beurteilt werden; an diesen Organen können sich Folgen und Komplikationen der parenteralen Ernährung manifestieren. Weiterhin kann echokardiographisch die Lage der Katheterspitze am Eingang zum rechten Vorhof kontrolliert und die Spitze auf adhärente Thromben untersucht werden.

Röntgenuntersuchungen im Rahmen der langzeitigen parenteralen Ernährung dienen zur Beurteilung der Skelettreifung; die Knochendichte kann damit nur sehr grob abgeschätzt werden, sollte aber auch bei bedarfsorientierter Kalzium- und Phosphatzufuhr nicht pathologisch vermindert sein.

36.5 Risiken

Komplikationen unter parenteraler Ernährung können auf verschiedene Ursachen zurückgeführt werden. Zum einen kann die Grundkrankheit Folgen haben, die klinisch als Komplikationen der Ernährung erscheinen, z. B. kann eine neuronale Dysplasie sich auch auf die Gallenwege erstrecken und so eine Cholestase verursachen. Zum anderen verursachen u. U. Mängel oder eine übermäßige Zufuhr von Nährstoffen Komplikationen, z. B. eine Steatose der Leber bei zu hoher Lipidzufuhr. Schließlich kann die Grunderkrankung (z. B. bakterielle Überbesiedlung, u. a. bei Pseudoobstruktion) die Anfälligkeit für eine Ernährungskomplikation und die Ernährung die Empfindlichkeit für eine Komplikation der Grundkrankheit steigern.

36.5.1 Infektionen

Infektionen stellen eine der häufigsten – und oft lebensbedrohlichen – Komplikationen der langzeitigen parenteralen Ernährung dar. Nicht immer ist ihre Ätiologie eindeutig zu klären. Selbst wenn ein Keim nachweisbar ist, kann die Infektion über das Lumen des zentralvenösen Katheters, über die Außenseite des Katheters oder über eine sonstige Eintrittspforte erfolgt sein.

> Von vitaler Bedeutung für die Patienten ist, dass unter parenteraler Ernährung immer an die Möglichkeit der bakteriellen Infektion gedacht wird. Nur dann kann beim ersten Auftreten von Symptomen (Fieber, Trinkschwäche, Müdigkeit, Entzündungssymptome) sofort reagiert werden.

Eine Entzündungsdiagnostik mittels CRP-Konzentration, Blutbild, Blutkörperchensenkungsgeschwindigkeit und anderen laborchemischen Parametern sollte nach Abnahme von Blut zur Analge von Blutkulturen (aus dem Katheter und einer peripherer Vene) sofort von einer i. v. **Antibiotikatherapie** gefolgt werden. Häufigste Erreger einer Sepsis bei Patienten unter langzeitiger parenteraler Ernährung sind Staphylococcus epidermidis und Staphylococcus aureus, gefolgt von Enterobacter spp. und Escherichia coli. Mit geeigneten Breitbandantibiotika (z. B. Vancomycin, moderne Cephalosporine, Teicoplanin) kann so in den meisten Fällen die Infektion beherrscht und der Katheter erhalten werden.

Lokale Infektionen im Bereich des subkutanen Tunnels, in dem der Katheter zwischen dem Blutgefäß und der Austrittsstelle verläuft, werden durch lokale Rötung und Schwellung manifest. Ihre Behandlung erfolgt nicht nur lokal, sondern auch mittels systemischer Antibiotikagabe und sorgfältiger Überwachung hinsichtlich der Entwicklung einer Sepsis.

Eine besondere Problematik stellen »**endogene**« **Infektionen** aufgrund der Translokation von Bakterien aus dem Magen-Darm-Trakt dar. Bei manchen Patienten kommt es durch bakterielle Überbesiedlung oder Störungen der Peristaltik zu einem solchen Übergang von Bakterien in die Blutbahn. Daher kann es sinnvoll sein, bei rezidivierenden Sepsisepisoden im freien Intervall versuchsweise eine orale Therapie mit einem nichtresorbierbaren Antibiotikum (Colistin, Humatin) durchzuführen.

Schließlich stellen weder die Grunderkrankungen noch die parenterale Ernährung einen speziellen Schutz dar, sodass Kinder und Jugendliche für alle oberflächlichen und invasiven Infektionen bestenfalls genauso empfänglich sind wie gesunde Kinder. Wegen der deutlich größeren Gefahren der systemischen Ausbreitung müssen aber auch alle »banalen« Infektionen konsequent behandelt werden.

36.5.2 Hepatopathie und Cholestase

Während in der älteren Literatur Hepatopathie und Cholestase als unvermeidliche Begleiterscheinungen langzeitiger parenteraler Ernährung angesehen werden, ist inzwischen gut dokumentiert, dass viel zur **Prävention der Lebererkrankung** getan werden kann. Dabei spielen eine wichtige Rolle:
- bedarfsgerechte Zusammensetzung der Infusionslösung
- Vermeidung von Unverträglichkeiten einzelner – unter galenischen Gesichtspunkten zugesetzter – Komponenten
- Verwendung von Diethylhexylphthalat-(DEHT-)freien Infusionsbeuteln und -schläuchen
- Lichtschutz für Vitaminlösungen
- Vermeidung von Infektionen inklusive intestinale Translokation von Bakterien und Toxinen

Größte Bedeutung kommt der regelmäßigen – zumindest minimalen – oralen oder nasogastralen Zufuhr zu, welche die **Gastrin-Cholezystokinin-Achse** stimuliert.

Bei Auftreten einer Cholestase (Erhöhung der Konzentration des direkten Bilirubins) oder andauernd gesteigerten Transaminasenaktivitäten muss immer sorgfältig nach der Ätiologie gesucht werden, um vermeidbare Komplikationen abzuwenden.

Weitere Organkomplikationen (Nephropathie, Osteopathie und andere) sind insgesamt selten und lassen sich – soweit sie nicht durch eine Grundkrankheit begünstigt werden – durch ein bedarfsgerechtes Infusionsregime weitgehend vermeiden.

36.6 Orale und enterale Adaptation

Das Ziel der parenteralen Ernährung im Kindes- und Jugendalter besteht darin, die »gastrointestinale Insuffizienz« wenn möglich zu überwinden und eine Adaptation an eine orale oder enterale Ernährung zu erreichen. Bei der Entwöhnung von der parenteralen Ernährung sollte allerdings die parenterale Zufuhr erst dann vermindert werden, wenn der Patient unter der oralen oder enteralen Zufuhr an Gewicht zunimmt. Für das Vorgehen bei der Entwöhnung wird auf ▶ Abschn. 10.9 verwiesen. Um im Rahmen der parenteralen Ernährung zu Hause nicht das Infusionsregime von Tag zu Tag zu ändern, kann zunächst ein »infusionsfreier« Tag eingeführt werden, dann ein zweiter etc.

Nach jüngeren Erfahrungen erreichen die meisten Patienten mit unkompliziertem Kurzdarmsyndrom die enterale Adaptation, teilweise nach 2–3 Jahren, wenn der Energie- und Nährstoffbedarf pro Kilogramm Körpergewicht sinkt. Eine gut durchgeführte parenterale Ernährung soll dem Patienten die Chance geben, die Adaptation ohne schwerwiegende Komplikationen zu erreichen.

Literatur

Brandstätter M, Roos-Liegmann B (2005) Künstliche Ernährung bei Kindern. Urban & Fischer, München

Colomb V, Jobert-Giraud A, Lacaille F, Goulet O, Fournet JC, Ricour C (2000) Role of lipid emulsions in cholestasis associated with long-term parenteral nutrition in children. J Parenter Enteral Nutr 24 (6) :345–350

Grant D, Abu-Elmagd K, Reyes J et al. on behalf of the Intestine Transplant Registry (2005) 2003 report of the intestine transplant registry: a new era has dawned. Ann Surg 241 (4): 607–613

Greene HL, Hambidge KM, Schanler R, Tsang RC (1988) Guidelines for the use of vitamins, trace elements, calcium, magnesium, and phosphorus in infants and children receiving total parenteral nutrition: report of the Subcommittee on Pediatric Parenteral Nutrient Requirements from the Committee on Clinical Practice Issues of the American Society for Clinical Nutrition. Am J Clin Nutr 48: 1324–1342 [Korrekturen in: Am J Clin Nutr 1989; 49 (6): 1332; Am J Clin Nutr 1989; 50 (3): 560]

Hwang TL, Lue MC, Chen LL et al. (2000) Early use of cyclic TPN prevents further deterioration of liver functions for the TPN-patients with impaired liver function. Hepatogastroenterology 47: 1347–1350

Koletzko B, Goulet O, Hunt J, Krohn K, Shamir R for the Parenteral Nutrition Guidelines Working Group (2005) Guidelines on Pediatric Parenteral Nutrition of the European Society of Pediatric Gastroenterology, Hepatology and Nutrition (ESPGHAN) and the European Society for Clinical Nutrition and Metabolism (ESPEN). J Pediatr Gastroenterol Nutr 41: Suppl 2

Krawinkel M (2004) Parenteral nutrition-associated cholestasis: what do we know – what can we do? Eur J Pediatr Surg 14: 230–234

Shulman R, Phillips S (2003) Parenteral nutrition in infants and children. J Pediatr Gastroenterol Nutr 36: 587–607

37 Postoperativer Ernährungsaufbau

J. Fuchs, R. Depner

37.1 Postoperatives Stress-Syndrom – 550

37.2 Prinzipien des enteralen Kostaufbaus – 550

37.3 Postoperative parenterale Ernährung – 550

Literatur – 551

37.1 Postoperatives Stress-Syndrom

In jeder postoperativen Phase reagiert der Organismus aufgrund des stattgehabten Stresses mit einer gesteigerten **Katabolie,** die durch eine vermehrte Sekretion des antidiuretischen Hormons, eine gesteigerte Wachstumshormonsekretion sowie die Aktivierung der Nebenniere mit erhöhter Kortisolproduktion ausgelöst wird. Ein weiterer Faktor ist die gesteigerte Katecholaminausschüttung durch sympathikoadrenale Reaktionen. Die detaillierten hormonellen und metabolischen Antworten auf den operativen Stress sind bei Erwachsenen umfassend, bei Kindern jedoch kaum untersucht. Grundsätzlich führt der operative Stress aber auch im Kindesalter zu einer vermehrten Glykogenolyse, Lipolyse und Proteolyse. Die körpereigenen Reserven sind insbesondere bei Neonaten sehr begrenzt und werden durch den von vornherein bestehenden hohen Energiekonsum schnell aufgebraucht.

> Die Literaur belegt, dass der operative Stress bei Neugeborenen zu einer höheren Morbidität und Mortalität führt als bei Kleinkindern.

37.2 Prinzipien des enteralen Kostaufbaus

Die Entscheidung, ob bei einem Kind postoperativ eine sofortige orale, eine supportive/partielle oder eine komplette parenterale Ernährung erfolgt, hängt davon ab, ob der Gastrointestinaltrakt in den folgenden 6–48 Stunden seine Funktion wieder aufnimmt und in welchem Ernährungszustand sich das Kind befindet.

Die Wiederaufnahme der **Funktion des Gastrointestinaltrakts** wird maßgeblich von der Grunderkrankung und der Art des chirurgischen Eingriffs beeinflusst. Verständlicherweise existiert hier ein sehr weites Spektrum. Ein Säugling mit einer Leistenhernie kann 2–4 Stunden postoperativ trinken. Ein Kind nach laparoskopischer Fundoplikatio wird meist bereits 24 Stunden postoperativ enteral ernährt. Im Gegensatz dazu tolerieren Kinder mit Peritonitis und paralytischem Ileus den Kostaufbau erst nach mehreren Tagen.

Die entscheidenden klinischen Parameter für den **Start der enteralen Ernährung** nach chirurgischen Eingriffen sind:
- Reduktion der galligen Reste im Magen
- Vorhandensein von Darmgeräuschen
- weiches Abdomen (fehlender Peritonismus)
- Stuhlpassage

Der **Kostaufbau** wird beim Neugeborenen mit Glukose-Elektrolyt-Lösung (Induktion der Bürstensaumenzyme), bei Kleinkindern und Jugendlichen mit klarer Flüssigkeit begonnen. Orale Diäten für spezielle chirurgische Krankheitsbilder (z. B. Cholezystolithiasis, Pankreaserkrankungen) haben an Bedeutung verloren.

Einen wichtigen Stellenwert nimmt die postoperative Ernährung mit **Formuladiäten** bei Krankheiten wie M. Crohn und Colitis ulcerosa sowie bei behinderten Kindern nach Fundoplikatio und Gastrostomie bei gastroösophagealem Reflux oder auch bei Kindern mit Katheterjejunostomien (z. B. nach Magenhochzug) ein. Hier ist oft ein sehr früher Nahrungsaufbau möglich. Allerdings sollten folgende allgemeine Richtlinien beachtet werden:
- Volumensteigerungen werden besser toleriert als Osmolaritätserhöhungen.
- Häufig wird die kontinuierliche Nahrungsapplikation besser vertragen als Bolusgaben.
- Die Kontamination der Formuladiät sollte durch frische Zubereitung vermieden werden.
- Loperamid (Imodium) verzögert die Darmpassage und ist bei Patienten mit Kurzdarm hilfreich.

Nichtsdestotrotz ist die »Feinabstimmung« der Formuladiäten der Schlüssel zum Erfolg.

37.3 Postoperative parenterale Ernährung

Eine Zeit von 3 bis max. 7 Tagen kann im Wesentlichen durch Flüssigkeitszufuhr mit geringem Kalorienangebot (10- bis 15%ige Glukoselösung, 10%ige Aminosäurenlösung, Fettlösung) überbrückt werden. Darüber hinaus ist eine parenterale Ernährung notwendig. Die chirurgischen Erfordernisse zur parenteralen postoperativen Ernährung ergeben sich aus **gastrointestinalen Indikationen** wie angeborene bzw. erworbene Störungen des Verdauungstrakts sowie postoperativ bedingte Maldigestion und Malabsorption, außerdem aus der Notwendigkeit, den Darm protektiv zur Vermeidung von Komplikationen ruhigzustellen (Tab. 37.1). Spezielle nichtgastrointestinale Indikationen finden sich in der Neonatologie bei Kindern mit sehr niedrigem Geburtsgewicht (<1500 g) oder auch bei Kindern mit Nieren- und Leberversagen.

Die Voraussetzung für eine parenterale Ernährung ist ein entsprechender **Gefäßzugang.** Grundsätzlich gilt, dass für isoosmolare Lösungen ein peripherer venöser Zugang ausreichend ist. Da es sich bei der totalen parenteralen Ernährung meist aber um hyperosmolare Lösungen handelt, ist in der Regel ein zentralvenöser Zugang notwendig.

Die postoperative parenterale Ernährung basiert auf dem altersabhängigen **Wasser- und Elektrolytbedarf** der Kinder (Tab. 37.2).

> Insbesondere müssen spezielle Flüssigkeits- und Elektrolytverluste durch Stomata, Drainagen und Sequestrierungen in den sog. 3. Raum ersetzt werden (Tab. 37.3).

Außerdem ist die Katabolie nach chirurgischem Trauma zu berücksichtigen. Eine dem normalen Tagesbedarf angeglichene Substitution von Kohlenhydraten, Fetten und Eiweißen führt unmittelbar postoperativ zu einer erheblichen **Stoffwechselentgleisung.** Die Substitution sollte deshalb immer stufenweise über mehrere Tage – adaptiert an den chirurgischen Eingriff – erfolgen.

Tab. 37.1. Gastrointestinale Indikationen zur parenteralen Ernährung

Indikationen	Beispiele
Chirurgisch bedinge Malabsorption	- Kurzdarmsyndrom - Enterokutane Fisteln - Proximale Enterostomata
Indikationen zur Ruhigstellung des Darms	- Entzündliche Darmerkrankungen - Nekrotisierende Enterokolitis - Toxisches Megakolon
Angeorene Erkrankungen oder Malformationen des Darms	- Gastroschisis - Mekoniumileus - Darmatresien

Tab. 37.2. Altersabhängiger Wasser- und Elektrolytbedarf bei Kindern

Alter	Wasserbedarf [ml/kg KG/24 h]	Natriumbedarf [mmol/kg KG/24 h]	Chloridbedarf [mmol/kg KG/24 h]	Kaliumbedarf [mmol/kg KG/24 h]
1. Lebenstag	50–70	1–3	1–3	0–3
2. Lebenstag	70–90	1–3	1–3	1–3
3. Lebenstag	80–100	1–3	1–3	1–3
4. Lebenstag	100–120	3–5	3–5	1–3
5. Lebenstag	100–130	3–5	3–5	1–3
1. Lebensjahr	100–150	3–5	3–5	1–3
2. Lebensjahr	80–120	3–5	3–5	1–3
3.–5. Lebensjahr	80–100	3–5	3–5	1–3
6.–10. Lebensjahr	60–80	3–5	3–5	1–3
11.–14. Lebensjahr	50–70	3–5	3–5	1–3

Tab. 37.3. Eigenschaften von Drainagesekreten

Eigenschaften	Pankreassekret	Magensekret	Stuhl	Galle	Urin	Jejunalsekret	Ileumsekret
Volumen	2,5–5 (–14) ml/kg KG/h	1–4 ml/kg KG/h	Variabel	0,3–1,2 ml/min[1]	Variabel	1–3,4 ml/min[1]	0,7 ml/min[1]
pH-Wert	7–7,7	1–3 (–7 bei Neugeborenen)	6–7	6–8	5–8	6–7	7–8
Bikarbonatgehalt	85 mmol/l	k. A.	<30 mmol/kg	25–45 mmol/l	k. A.	6–12 mmol/l	20–40 mmol/l
Chloridgehalt	56 mmol/l	100–150 mmol/l	1–3 mmol/Tag	(60–)110 mmol/l	100–200 mmol/Tag	130–140 mmol/l	110–130 mmol/l
Kaliumgehalt	7,5 mmol/l	(Nüchtern: 5–) 9–18 mmol/l	10 mmol/Tag	4,5(–20) mmol/l	40–100 mmol/Tag	4,3–5,2 mmol/l	3,8–6,3 mmol/l
Natriumgehalt	125 mmol/l	20–50 mmol/l (nüchtern: bis 135 mmol/l)	120–150 mmol/kg	150(–200) mmol/l	100–300 (–550) mmol/Tag	135–149 mmol/l	134–146 mmol/l
Magnesiumgehalt	0,4 mmol/l	0,13–0,4 mmol/l	5 mmol/l (bei Neugeborenen bis 20 mmol/l)	0,7–1,5 mmol/l	4–5 mmol/Tag	k. A.	1–6 mmol/l
Kalziumgehalt	0,6 mmol/l	0,1–1 mmol/l	11–16 mmol/l	4(–10) mmol/l	4,5–9 mmol/Tag	k. A.	1–10 mmol/l

[1] Werte bei Erwachsenen erhoben
k. A. keine Angabe

Grundsätzlich sollte bei der parenteralen Ernährung ein **Monitoring** der Elektrolytwerte (Natrium, Kalium, Chlorid, Kalzium, Phosphat), des Blutzuckerspiegels, der Harnstoff- und Kreatininkonzentration, des Proteinspiegels, der Transaminasenaktivitäten und der Bilirubinkonzentration durchgeführt werden. Die Kontrollintervalle sind wiederum von der Grunderkrankung abhängig. Bei stabilem Verteilungsmuster der Energieträger und Elektrolyte reichen wöchentliche Kontrollen der Laborparameter aus.

Literatur

Koletzko B (2003) Parenterale Ernährung. In: Reinhardt D (Hrsg) Therapie der Krankheiten des Kindes- und Jugendalters. Springer, Berlin Heidelberg New York, S 1929–1938
Lentner C (1985) Wissenschaftliche Tabellen. Ciba-Geigy AG, Basel
Ziegler MM, Azizkhan RG, Weber TR (eds) (2003) Operative pediatric surgery. McGraw-Hill, New York

38 Ernährung bei chronischen Lebererkrankungen

T. Lang

38.1 Pathophysiologie der Malnutrition bei chronischen Lebererkrankungen – 553

38.2 Energiezufuhr – 553

38.3 Fettzufuhr – 554

38.4 Kohlenhydratzufuhr – 554

38.5 Proteinzufuhr – 554

38.6 Zufuhr von Vitaminen und Spurenelementen – 554
38.6.1 Vitamin A – 554
38.6.2 Vitamin E – 554
38.6.3 Vitamin K – 555
38.6.4 Spurenelemente – 555

38.7 Parenterale Ernährung – 555

Literatur – 555

38.1 Pathophysiologie der Malnutrition bei chronischen Lebererkrankungen

Die Leber spielt eine zentrale Rolle in der Bereitstellung von Energie, der Synthese von Proteinen und Peptiden sowie der Metabolisierung von Lipiden und Kohlenhydraten. Chronische Erkrankungen der Leber führen unweigerlich zu erheblichen Problemen der körperlichen Entwicklung, einer verminderten Gewichtszunahme und einem verzögerten Längenwachstum bis hin zum Wachstumsstillstand. Gerade Kleinkinder mit chronischen cholestatischen Erkrankungen sind durch eine **Malnutrition** gefährdet.

> Fünfzig Prozent bis 80% der Kinder mit einer chronischen Erkrankung der Leber leiden unter einer Malnutrition.

Eine **verminderte Gewichtszunahme** ist durch mehrere Faktoren bedingt. Einer zu geringen Kalorienzufuhr steht häufig ein deutlich erhöhter Kalorienbedarf gegenüber. Störungen der Syntheseleistung und der Metabolisierungskapazität des erkrankten Organs führen zu Beeinträchtigungen im Lipidstoffwechsel und im Proteinmetabolismus sowie zu einer gestörten Verwertung von Kohlenhydraten. Eine hormonelle Dysregulation wirkt sich zusätzlich negativ auf die Gewichtsentwicklung der Patienten aus.

Tabelle 38.1 fasst die wichtigsten Defizite bei Kindern mit chronischen Lebererkrankungen zusammen, Abb. 38.1 stellt schematisch die Ernährung leberkranker Kinder dar.

38.2 Energiezufuhr

Eine chronische Lebererkrankung geht in vielen Fällen mit einer **Anorexie** einher. Durch die Entwicklung einer portalen Hypertension und einer chronischen Cholestase wird der klinische Verlauf zusätzlich durch ein **Malabsorptionssyndrom** kompliziert. Die Folge ist eine mangelnde Gewichtszunahme bis hin zur massiven Dystrophie. Letztere wiederum wirkt sich negativ auf die Funktion der Leber aus, sodass ein Circulus vitiosus entsteht, der nur schwer zu durchbrechen ist.

Tab. 38.1. Klinische Auswirkungen einer Malnutrition bei Kindern mit chronischen Lebererkrankungen

Ernährungsdefizit	Klinische Folgen
Verminderte Kalorienzufuhr	– Mangelnde Gewichtszunahme – Mobilisierung endogener Reserven
Proteinminderversorgung	– Muskelabbau – Motorische Retardierung – Hypalbuminämie – Aszites – Immunglobulinmangel – Infektanfälligkeit
Fettmalabsorption	– Steatorrhö – Verbrauch endogener Fettreserven
Mangel an essenziellen Fettsäuren	– Trophische Störungen der Haut und der Schleimhäute
Mangel an Vitamin A	– Nachtblindheit – »Dry-eye«-Syndrom
Mangel an Vitamin D	– Rachitis – Osteopenie
Mangel an Vitamin E	– Periphere Neuropathie – Ataxie – Hämolyse
Mangel an Vitamin K	– Blutungsneigung
Mangel an Bereitstellung von Gallensäuren	– Fettmalabsorption
Zinkmangel	– Trophische Störungen der Haut – Appetitlosigkeit – Wachstumsstörung
Selenmangel	– Trophische Störungen der Haut und der Schleimhäute

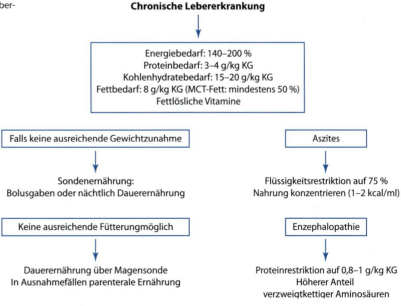

Abb. 38.1. Schema zur Ernährung chronisch leberkranker Kinder. *MCT* mittelkettige Triglyzeride

Aufgrund eines erhöhten Kalorienbedarfs bei chronischer Lebererkrankung muss, um eine befriedigende **Gewichtszunahme** zu erreichen, die Kalorienzufuhr auf 140–200% des altersentsprechenden Bedarfs erhöht werden. Der Bedarf ist u. U. noch höher, wenn das Kind bereits ein erhebliches Defizit aufweist. Ziel muss eine normale Gewichtsentwicklung sein, die nur dann erreichbar ist, wenn die Ernährung rechtzeitig optimiert wird. Eine erhöhte Kalorienzufuhr kann durch spezielle Nahrungen mit hoher Kaloriendichte (1 kcal/ml) sowie den Zusatz von komplexen Kohlenhydraten und mittelkettigen Triglyzeriden erreicht werden. Da die Kinder nicht selten appetitlos sind, leicht ein Völlegefühl empfinden und vielfach die Nahrung verweigern, muss in diesen Fällen auf eine nasogastrale Sondierung zurückgegriffen werden. Vorsicht ist bei nächtlicher Sondenernährung geboten, da unerwartetes Erbrechen mit einer erhöhten Aspirationsgefahr verbunden ist. Durch Zusatz von komplexen Kohlenhydraten und mittelkettigen Triglyzeriden erhöht sich die Osmolarität der Nahrung erheblich. Dies kann zu einer osmotischen Diarrhö und damit zu einer zusätzlichen Malabsorption führen. Dem lässt sich durch eine langsame Steigerung der Zufuhr entgegenwirken.

38.3 Fettzufuhr

Fett stellt aufgrund seiner hohen Kaloriendichte den wichtigsten Energielieferanten dar. Eine chronische Lebererkrankung, insbesondere cholestatische Krankheitsbilder, führen zu einer verminderten Synthese und Bereitstellung von Gallensäuren, die für die Resorption von Lipiden essenziell sind. Komplizierend hinzu kommen häufig die portale Hypertension, bei Kindern nach Kasai-Operation eine bakterielle Fehlbesiedelung des Dünndarms sowie häufig eine notwendige medikamentöse Therapie mit Cholestyramin. Diese ungünstigen Faktoren führen mehr oder weniger ausgeprägt zu einer Malabsorption von Fetten und damit zu einer **Steatorrhö**. Bei Patienten mit Alagille-Syndrom kann in etwa 7% der Fälle eine Pankreasinsuffizienz vorliegen.

Mittelkettige Triglyzeride können im Dünndarm aufgrund ihrer Hydrophilie ohne das Vorhandensein von Gallensäuren resorbiert werden und sichern so selbst bei schwerer Cholestase eine ausreichende Versorgung mit Fetten. Sie können normaler Formulanahrung zugesetzt werden oder aber man verabreicht spezielle Nahrungen, die sich durch einen hohen Anteil an mittelkettigen Triglyzeriden auszeichnen. Es ist bei der Fettzufuhr darauf zu achten, dass reine mittelkettige Triglyzeride zu einem Defizit an essenziellen Fettsäuren führen. Der Bedarf an essenziellen Fettsäuren kann durch Zusatz von Rapsöl, Maiskeimöl und Fischöl kompensiert werden.

Der Bedarf an Fett liegt bei 6–8 g/kg KG, das Verhältnis mittelkettiger und langkettiger Triglyzeride sollte ausgeglichen sein.

38.4 Kohlenhydratzufuhr

Bei chronischer Leberinsuffizienz wird der Kohlenhydratstoffwechsel durch eine Depletion der Glykogenreserven oder die mangelnde Bereitstellung von Glukose aus den Glykogenspeichern kompliziert. Durch Zufuhr komplexer Kohlenhydrate wie **Maltodextrin** oder **Glukosepolymere** kann die Energiezufuhr gesteigert werden, ohne die Osmolarität der Nahrung zu stark zu erhöhen. Eine Kohlenhydratzufuhr von 20 g/kg KG sollte so möglich sein.

38.5 Proteinzufuhr

Die Leber synthetisiert 10–15% der Plasmaproteine. Essenzielle aromatische Aminosäuren werden in der Leber synthetisiert, die verzweigtkettigen Aminosäuren werden hauptsächlich im Muskel hergestellt. Im Rahmen einer Leberinsuffizienz werden rasch die Glykogenreserven aufgebraucht; Fett und Proteine dienen als alternative Energielieferanten. Es kommt rasch zu einer Depletion von verzweigtkettigen Aminosäuren sowie zum Abbau von körpereigenen Proteinen und von Muskulatur. Komplizierend kommen eine Reduktion von Serumproteinen, insbesondere Albumin, eine Hyperammonämie bei dekompensierter Leberzirrhose, eine Verminderung von Lipoproteinen und eine Hypotriglyzeridämie als Folge der Fettoxidation hinzu.

> **!** Entgegen früheren Auffassungen sollte selbst bei Vorliegen einer hepatischen Enzephalopathie die Proteinzufuhr nicht unter 1 g/kg KG reduziert werden, da es ansonsten durch eine Metabolisierung der endogenen Proteinreserven zu einer generellen Verschlechterung des Krankheitsbildes kommt. Besteht keine Enzephalopathie, sollte die Proteinzufuhr 3–4 g/kg KG betragen. Eine Anreicherung der Nahrung mit verzweigtkettigen Aminosäuren führt bei Kindern mit Gallengangatresie zu einem verbesserten Muskelaufbau. Die Verwendung von Proteinhydrolysaten ist aufgrund der ungestörten Proteinresorption nicht notwendig.

38.6 Zufuhr von Vitaminen und Spurenelementen

Eine chronische Erkrankung der Leber geht mit einem Defizit an fett- und wasserlöslichen Vitaminen sowie mit einem erhöhten Bedarf an Spurenelementen einher. In der Regel ist eine orale Supplementierung fettlöslicher Vitamine ausreichend, in Einzelfällen kann eine i. m. Applikation notwendig werden.

38.6.1 Vitamin A

Es stehen verschiedene Präparate zur Verfügung. Eine Dosis von 5000–10.000 E/Tag sollte ausreichend sein.

Vorsicht ist vor einer Überdosierung geboten. Eine regelmäßige Bestimmung der Serum-Vitamin-A-Spiegel ist erforderlich. Durch die gleichzeitige Applikation von wasserlöslichem Vitamin E kann es zu einer verbesserten Resorption von Vitamin A kommen.

38.6.2 Vitamin E

Die Konzentration von Vitamin E ist bei Kindern mit chronischen Lebererkrankungen häufig vermindert.

> **!** Liegt gleichzeitig eine durch eine Cholestase bedingte Hypercholesterinämie vor, sind die Serum-Vitamin-E-Spiegel nicht verlässlich. Es sollte daher immer die Vitamin-E-Serumlipid-Ratio als Maß für den Vitamin-E-Status herangezogen werden.

Eine Vitamin-E-Gesamtlipid-Ratio von <0,6 mg/g bei Kindern unter einem Jahr und eine Ratio von <0,8 mg/g bei älteren Kindern bedarf der Vitamin-E-Supplementierung.

Vitamin E kann als Fettemulsion in Form von **α-Tocopherol-Azetat** in einer Dosierung von 30–200 E/kg KG zugeführt werden. Gerade bei Kindern mit Cholestase gelingt es mit diesen Präparaten jedoch häufig nicht, eine ausreichende Versorgung mit Vitamin E zu gewährleisten. In vielen Fällen ist die Gabe von wasserlöslichem Vitamin E (d-α-Tocopheryl-Polyethylenglykol-1000-Succinat, TPGS) in einer Dosierung von 15–25 E/kg KG notwendig.

> Wasserlösliches TPGS kann sich zum einen negativ auf die Osmolarität der Nahrung auswirken, zum anderen kann es einen Vitamin-K-Mangel verstärken. Eine genaue Überwachung der Blutgerinnung ist während einer Therapie mit TPGS unbedingt erforderlich.

38.6.3 Vitamin K

Die Resorption von Vitamin K ist bei chronischer Lebererkrankung häufig vermindert, eine **Koagulopathie** ist die Folge. Bei cholestatischen Erkrankungen ist eine Vitamin-K-Supplementierung in den meisten Fällen erforderlich. Der Vitamin-K-Status eines Patienten kann am besten über die Bestimmung der Prothrombinzeit überprüft werden, nur in seltenen Fällen ist eine Konzentrationsbestimmung der Einzelfaktoren (II, VII, IX und X) erforderlich.

> Aufgrund seiner geringeren Toxizität ist dem Vitamin K_1 der Vorzug zu geben.

Mizelläre Lösungen werden besser resorbiert. Als Dosis werden 2,5–5 mg Vitamin K, 2- bis 7-mal pro Woche, empfohlen. Alternativ kann Aquamephyton alle 3–4 Wochen i. m. verabreicht werden.

38.6.4 Spurenelemente

Zink wird als Zinksulfat in einer Dosis von 1–2 mg/kg KG/Tag verabreicht, **Selen** in Form von Natriumselenit in einer Dosierung von 1–2 µg/kg KG/Tag und **Eisen** als elementares Eisen in einer Dosis von 5–6 mg/kg KG/Tag.

38.7 Parenterale Ernährung

Die parenterale Ernährung wird eingehend an anderer Stelle besprochen (▶ Kap. 36).

> Bei Kindern mit chronischer Lebererkrankung sollte eine parenterale Ernährung nur in Ausnahmefällen eingesetzt werden.

Die parenterale Ernährung sollte nur kurzzeitig zum Einsatz kommen und ist in der Regel nur dann erforderlich, wenn sich aus Gründen von massiven Ösophagusvarizen oder im Fall einer spontanen bakteriellen Peritonitis eine enterale Gabe von Nahrung verbietet oder aber es nicht gelingt – und dies ist die Ausnahme –, mittels enteraler Ernährung eine ausreichende Gewichtszunahme oder ein Aufholwachstum zu sichern. **Standardaminosäurenlösungen** und **Lipidlösungen** werden in der Regel gut toleriert.

Fazit

Die Ernährung leberkranker Kinder erfordert Erfahrung und eingehende Kenntnisse der pathophysiologischen Zusammenhänge. Sie stellt neben der erforderlichen medikamentösen Therapie eine entscheidende Säule in der Behandlung chronisch leberkranker Patienten dar. Nur durch eine ausreichende Gewichtszunahme kann für diese Patientengruppe eine normale körperliche und geistige Entwicklung gewährleistet werden, und Komplikationen lassen sich bei einem guten Ausgangsgewicht in ihrer Bedrohung für den Patienten verringern. Eine zufriedenstellende Gewichtsentwicklung ist im Fall einer Lebertransplantation der wichtigste prognostische Faktor für deren Gelingen.

Literatur

Cabre E, Gassull MA (1999) Nutritional issues in cirrhosis and liver transplantation. Curr Opin Nutr Metab Care 2: 373–380

Chin SE, Shepherd RW, Thomas BJ et al. (1992) The nature of malnutrition in children with endstage liver disease. Am J Clin Nutr 56: 164–168

Feranchak AP, Ramirez RO, Sokol RJ (2001) Medical and nutritional management of cholestasis. In: Suchy FJ, Sokol RJ, Balistreri WF (eds) Liver disease in children. Lippincott Williams & Wilkins, Philadelphia, pp 195–237

Glasgow JFT, Hamilton JR, Sass-Kortsak A (1973) Fat absorption in congenital obstructive liver disease. Arch Dis Child 48: 601–617

Kaufman SS, Murray ND, Wood RP et al. (1987) Nutritional support for the infant with extrahepatic biliary atresia. J Pediatr 110: 679–687

Kelley DA (2003) Acute and chronic liver disease. In: Walker AW, Watkins JB, Duggan C (eds) Nutrition in pediatrics. Decker, Hamilton, pp 686–698

McLin VA, Balistreri WF (2004) Approach to neonatal cholestasis. In: Walker AW, Goulet O, Kleinman RE, Sherman PM, Shneider BL, Sanderson IR (eds) Pediatric gastrointestinal disease. Decker, Hamilton, pp 1079–1093

Novy MA, Schwartz KB (1997) Nutritional considerations and management of the child with liver disease. Nutrition 13: 177–184

39 Therapeutische Diätempfehlungen

A. van Teeffelen-Heithoff

39.1 Glutenfreie Diät – 557
39.1.1 Prinzip der Diätbehandlung – 557
39.1.2 Besonderheiten in der Auswahl der Lebensmittel – 557
39.1.3 Lebensmittelauswahl – 558
39.1.4 Beratungseinheiten – 559

39.2 Laktosefreie oder -arme Diät – 559
39.2.1 Prinzip der Diätbehandlung – 559
39.2.2 Besonderheiten in der Auswahl der Lebensmittel – 559
39.2.3 Lebensmittelauswahl – 560
39.2.4 Beratungseinheiten – 560

39.3 Kuhmilchproteinfreie Diät – 561
39.3.1 Prinzip der Diätbehandlung – 561
39.3.2 Besonderheiten in der Auswahl der Lebensmittel – 561
39.3.3 Lebensmittelauswahl – 561
39.3.4 Beratungseinheiten – 562

39.4 Saccharosefreie oder -arme Diät – 562
39.4.1 Prinzip der Diätbehandlung – 562
39.4.2 Besonderheiten in der Auswahl der Lebensmittel – 562
39.4.3 Lebensmittelauswahl – 563
39.4.4 Beratungseinheiten – 563

39.5 Fruktosefreie und -arme Diät – 564
39.5.1 Fruktosefreie Diät (hereditäre Fruktoseintoleranz) – 564
39.5.2 Fruktosearme Diät (Fruktosemalabsorption) – 565

39.6 Eliminationsdiät – 565
39.6.1 Prinzip der Diätbehandlung – 565
39.6.2 Besonderheiten in der Auswahl der Lebensmittel – 566
39.6.3 Lebensmittelauswahl – 566
39.6.4 Beratungseinheiten – 566

Literatur – 567

39.1 · Glutenfreie Diät

Alle therapeutischen Diätempfehlungen richten sich nach den Empfehlungen der Deutschen, Österreichischen und Schweizerischen Gesellschaft für Ernährung (DACH-Empfehlungen) aus dem Jahre 2000 (Deutsche Gesellschaft für Ernährung et al. 2000). Bei jeder nachfolgenden Diät sollte eine Anpassung des Eiweiß-, Fett-, Kohlenhydrat-, Mikronährstoff-, Flüssigkeits- und Energiebedarfs stattfinden. Besonderheiten und Ausnahmen sind den einzelnen Diätempfehlungen zu entnehmen. Dabei sind besonders der Energie-, Flüssigkeits- und Mikronährstoffbedarf um teilweise bis zu 150% der DACH-Empfehlungen anzuheben, um Mangelerscheinungen unmittelbar nach der Diagnosestellung zu beheben. Entstandene intestinale Malabsorptionen können so in der Regel oft nach etwa 3–4 Monaten ausgeglichen werden.

Eine ausführliche Tabelle für alle Altersgruppen ist in den »Referenzwerten für die Nährstoffzufuhr« der Deutschen, Österreichischen und Schweizerischen Gesellschaft für Ernährung (Deutsche Gesellschaft für Ernährung et al. 2000) zu finden.

Zudem sind ausführliche Diätberatungen in regelmäßigen Abständen vorzunehmen. Diätberatungen sind nicht nur bei der Diagnosestellung und der Einführung in eine bestimmte Diät- und Ernährungsform notwendig, sondern sie sind ebenso unerlässlich, wenn sich das Krankheitsbild ändert sowie insbesondere dann, wenn das Kind sich zwischenzeitlich weiterentwickelt und andere Ansprüche – seinem Alter entsprechend – äußert. Gute Kenntnisse über das Krankheitsbild und die Ernährung sichern die Durchführung und die Diät-Compliance. Ein steter Kontakt zum Patienten ist und wird darum immer notwendig sein.

Bei der Zusammensetzung von industriell erstellten Lebensmitteln müssen seit November 2005 glutenhaltige Zutaten auf der Zutatenliste angegeben sein. Von der Kennzeichnungspflicht ausgenommen sind Stoffe, die kein schädigendes Potenzial mehr bergen wie z. B. aus Weizenstärke gewonnener Zucker. Aus diesem Grund sollte die Nahrungsmittelauswahl nur mit einer gültigen Aufstellung glutenfreier Lebensmittel der Deutschen Zöliakie-Gesellschaft (Adresse ▶ unten) erfolgen.

39.1 Glutenfreie Diät

39.1.1 Prinzip der Diätbehandlung

Gluten (Oberbegriff für alkohollösliche Prolaminfraktionen der Getreideeiweiße) aus Weizen, Gerste, Roggen und Hafer (und deren Derivaten) ist ernährungsphysiologisch gesehen kein hochwertiges Eiweiß, das unbedingt ersetzt werden muss, und der Verzicht führt zu keinerlei Mangelerscheinung. Lebensmitteltechnisch wird Gluten aber wegen seiner positiven Eigenschaften gerne zum Emulgieren, Gelieren und Stabilisieren sowie als Trägerstoff für Aromastoffe in der Lebensmittelindustrie genutzt.

> **Die glutenfreie Ernährung bedeutet einen Verzicht auf die Getreidearten Gerste, Roggen und Weizen sowie die botanisch verwandten (Ur-)Sorten Kamut, Emmer und Einkorn, außerdem Dinkel und Grünkern sowie die Roggen-Weizen-Kreuzung Triticale und zudem bislang auch die Grasgattung Hafer und den botanisch verwandten Wildreis.**

Diese Getreide und hieraus erstellte Produkte wie Brot, Kuchen, Gebäck, Mehl, Grieß, Graupen, Nudeln, Müsli und Paniermehl, aber auch Malz-(Gersten-)Kaffee, Malzbier und Bier sind als glutenhaltigen Produkte strikt zu meiden.

> **Ersetzt werden können diese Getreide durch Reis, Mais, Buchweizen, Hirse, Amaranth (südamerikanische Körnerfrucht; Gänsefußgewächs) und Quinoa (südamerikanische Inka-Pflanze; Fuchsschwanzgewächs) sowie Kartoffeln und Hülsenfrüchte und deren Mehle.**

Ebenso können unverarbeitete Grundnahrungsmittel wie Gemüse, Obst, Fleisch, Fisch, Eier, Milch und naturbelassene Milchprodukte sowie Pflanzenöle, Butter, Margarine und Zucker verwendet werden.

39.1.2 Besonderheiten in der Auswahl der Lebensmittel

Bei der glutenfreien Diät ist nach der Diagnosestellung auf eine ausreichende Nährstoffaufnahme zu achten. Dabei ist für einige Zeit neben einer Energie- und Flüssigkeitszugabe von 50% der DACH-Empfehlungen eine Substitution z. B. mit fettlöslichen Vitaminen, Vitamin B_{12} und Folsäure sowie mit Magnesium, evtl. Kalzium, Eisen und Zink erforderlich.

Da Gluten ein beliebter Hilfsstoff in der Lebensmittelindustrie ist, wird es vielen Produkten zugesetzt. Vorsicht ist geboten bei Lebensmitteln, die folgende Aufschriften tragen:
- enthalten Weizenprotein (Weizeneiweiß)
- enthalten Verdickungs- und/oder Backtriebmittel
- enthalten Zusatzstoffe wie Aroma- oder Farbstoffe
- enthalten Austauschstoffe, z. B. als Ersatz für Fett oder Zucker (z. B. in »Light-Produkten«)
- enthalten Geliermittel (ohne direkte Angabe des Geliermittels)

Vorsicht ist auch geboten bei:
- Lebensmitteln, die aus einem anderen (EU-)Land importiert werden, deren Lebensmittelverordnung nicht den in Deutschland, Österreich und der Schweiz geltenden Richtlinien entspricht
- jedem Essen »außer Haus«, wenn nicht zweifelsfrei glutenfreie Gerichte angeboten werden
  - hier immer wenige, dafür klar ersichtliche Lebensmittel und Speisen auswählen, z. B. Salz- oder Pellkartoffeln
  - gedämpftes Gemüse oder Salat selbst am Tisch abschmecken, z. B. mit Essig, Öl, Salz, evtl. Pfeffer oder Zucker
  - statt einer Soße ausgelassene Butter verwenden
  - als Fleisch oder Fischbeilage unpanierte und möglichst gedämpfte oder gedünstete Stücke zubereiten lassen (eine Kontamination mit wiederverwendetem – glutenhaltigem – Fett in der Pfanne oder Friteuse wird hiermit ausgeschlossen)
- regionalen Gewohnheiten der Zubereitung von Gerichten (so können oft in Öl gebackene Lebensmittel »in Mehl gewendet« sein oder Nudel- oder Spätzlewasser in Salaten Verwendung finden)
- allen Fertig- und Halbfertiggerichten wie Soßen und Suppen sowie Gemüse-, Fleisch-, Fisch-, Reis- und Kartoffelzubereitungen, außerdem bei allen Fertig- und Halbfertigmenüs (diese können mit Stärke, Mehl, Schrot oder Korn oder reinem Gluten versehen sein, um eine bessere Konsistenz, ein schöneres Aussehen und einen besseren Geschmack zu erhalten)
- allen Schokoladen-, Nougat- und cremegefüllten Süßigkeiten sowie bei Dessert- und Eisspeisen (auch diese Artikel können mit Gluten kontaminiert sein)

Weizenstärke

Weizenstärke wird in 2 unterschiedlichen Produktionsverfahren hergestellt. Sie enthält Sekundastärke (B-Stärke) und Primastärke (A-Stärke), die einen unterschiedlichen Eiweiß- und damit auch Glutengehalt aufweisen. **Sekundastärke** kann bis zu 5% Rohprotein enthalten und ist absolut ungeeignet. **Primastärke** enthält nur bis zu 0,3% Rohprotein und wird in der Lebensmittelindustrie für diätetische Zwecke nochmals speziell aufbereitet.

> ❗ Der Eiweißgehalt dieser aufbereiteten Primastärke wird somit weiter bis max. 0,25 g/100 g reduziert und entspricht dann einem Gliadinanteil von 0,2–0,4 mg/100 g Stärke. Produkte, die in der Lebensmittelliste zur glutenfreien Ernährung der Deutschen Zöliakie-Gesellschaft (DZG) aufgeführt sind, dürfen nur diese spezielle Primastärke enthalten.

Dagegen ist bei Lebensmitteln mit zusammengesetzten Zutaten und der Deklaration »enthält Stärke« keine Glutenfreiheit garantiert.

Hafer und Wildreis

Bei der Gras- und Getreidegattung Hafer unterscheidet sich die chemische Zusammensetzung der Prolamine von Weizen, Roggen und Gerste. Dies ließ die Vermutung aufkommen, dass die Prolamine im Hafer weniger toxisch und für die glutenfreie Ernährung geeignet sind. Einige Studien sind mit kleinen Mengen Hafer und nur mit Erwachsenen durchgeführt worden (Janatuinen et al. 2002). Sollte jemals Hafer für die glutenfreie Ernährung freigegeben werden, dann müssen die Haferproduzenten einen sauberen Hafer garantieren, der frei ist von Verunreinigungen mit glutenhaltigem Getreide; dies ist bislang nicht gegeben.

Ähnlich verhält es sich mit dem Wildreis, der zu den Gräserarten zählt, aber nicht zu den Reisgräsern (Wachtel u. Hilgarth 1995). Der »wilde Reis«, auch als »Indianerreis« bekannt, stammt aus Nordamerika und Kanada, und es ist nicht sicher, ob das schwarze Korn für die glutenfreie Ernährung geeignet ist.

> ❗ Hafer und Wildreis sind bisher für die glutenfreie Ernährung nicht geeignet.

Zur Verwendung geeignet sind spezielle Lebensmittel, die als »glutenfrei« gekennzeichnet sind und zur besseren Erkennung die gesetzlich geschützte durchgestrichene Weizenähre tragen (◘ Abb. 39.1).

Genauere Auskunft gibt die Lebensmittelzusammenstellung der Deutschen Zöliakie-Gesellschaft (DZG), deren »**Aufstellung glutenfreier Lebensmittel**« jährlich neu aufgelegt wird. Eine vergleichbare Liste gibt es auch für Arzneimittel.

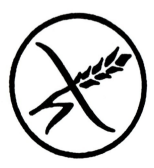

◘ **Abb. 39.1.** Kennzeichen für glutenfreie Lebensmittel (durchgestrichene Ähre)

Zöliakie-Interessenvereinigungen in Deutschland, Österreich und der Schweiz

- Deutsche Zöliakie-Gesellschaft, Filderhauptstr. 61, 70599 Stuttgart; www.dzg-online.de
- Österreichische Arbeitsgemeinschaft Zöliakie, Anton-Baumgartner-Str. 44/C5 2302, 1230 Wien; www.zoeliakie.or.at
- Schweizer Interessengemeinschaft für Zöliakie, Birmannsgasse 20, 4055 Basel; www.zoeliakie.ch

39.1.3 Lebensmittelauswahl

Eine Auswahl an geeigneten glutenfreien Lebensmitteln findet sich in der nachfolgenden Übersicht.

Glutenfreie Lebensmittel.
Nach: van Teeffelen-Heithoff 2003

- Nähr- und Bindemittel:
  - Reis, Mais(-stärke), Buchweizen, Hirse, Quinoa, Amaranth
  - Sonnenblumenkerne, Kürbiskerne, Leinsamen, Sesam, Mohnsamen
  - Guarkernmehl, Johannisbrotkernmehl (auch Carobpulver), Kuzu (japanische Stärke), Pfeilwurzelstärke, Carragen und Agar Agar, Gelatine und Pektin
- Fleisch, Fisch und Eier:
  - alle unzubereiteten Sorten
  - Schinken (roh oder geräuchert), Bratenaufschnitt
  - Krusten- und Schalentiere
  - Fisch in eigenem Saft oder Öl eingelegt (kein Surami)
- Fleischeiweißersatz bei vegetarischer Ernährung:
  - Lupineneiweiß
  - Tofu (kein Seitan)
- Milch und Milchprodukte:
  - alle naturreinen Sorten wie Milch, Butter- oder Sauermilch
  - Joghurt, Dickmilch, Kefir, Speisequark – jeweils naturrein
  - Crème fraîche, Schmand, Sahne – jeweils naturrein
  - Hart- und Schnittkäse wie Gouda, Edamer, Emmentaler etc. (ohne Schmelzsalze)
- Gemüse:
  - alle Sorten roh oder als Tiefkühlkost
  - sauer eingelegte Sorten
  - reines Tomatenmark aus Tomaten und Salz
- Obst: alle Sorten roh, als Tiefkühlkost oder als Kompott
- Fette:
  - alle reinen Pflanzenöle und -fette wie Kokos- oder Palmkernfett
  - Butter, Butterschmalz, Margarine
- Getränke:
  - Mineralwasser, Tafelwasser
  - Fruchtsäfte, Fruchtnektar, Fruchtsirup
  - Schwarztee, Kräutertee, Früchtetee
  - Bohnenkaffee

▼

> - reines Kakaopulver
> - Wein, Sekt, Süßmost
> - klare Spirituosen wie Obstbranntweine, Rum, Arrak, Gin, Korn und Weinbrand (kein Whiskey)
> - Außerdem:
>   - Mandeln, Nüsse
>   - Zucker, Konfitüren, Gelee, Honig, Zuckersirup
>   - reine (Trauben-)Zuckerbonbons
>   - Salz, Glutamat, Gewürze, Kräuter
>   - Essig
>
> **Beachte:** Die genannten Lebensmittel dürfen tiefgefroren, pasteurisiert, konserviert oder getrocknet und müssen frei von Malz, Malzzucker, Mehl, Gewürz- und Kräuter-Gewürz-Mischungen sein.

39.1.4 Beratungseinheiten

Die Diät-Compliance bereitet im Kleinkind- und Schulkinderalter in der Regel nur wenige Probleme. Die strikte glutenfreie Ernährung wird dagegen von jugendlichen Betroffenen nur noch zu 40–60% eingehalten. Wesentlich besser gelingt dies, wenn gute Kenntnisse über die Krankheit und die Ernährung bestehen (Moll-Kotowski u. Stern 1995).

Eine Ernährungsberatung sollte durchgeführt werden:
- immer bei der Diagnosestellung (bei Sprachschwierigkeiten besser 2–3 Beratungseinheiten)
- bei Eintritt in Kindergarten oder Schule, vor Klassenfahrten oder bei Jugendlichen zur Selbstständigkeitserziehung
- wenn zwischenzeitlich Beschwerden, zusätzliche Erkrankungen oder schlechtes Wachstum bzw. Mangelernährung vorliegen
- jeweils bei den Jahreskontrollen der ursächlichen Grunderkrankung

39.2 Laktosefreie oder -arme Diät

39.2.1 Prinzip der Diätbehandlung

Laktose ist fast ausschließlich in der **Muttermilch** enthalten (etwa 7 g/100 ml) und in der Säuglingszeit ernährungsphysiologisch gesehen das wichtigste Kohlenhydrat, das als Energiespender z. T. bis in den Dickdarm gelangt. Im Dickdarm wird durch Vergärung zu Milch- und Essigsäure ein niedriger Stuhl-pH-Wert erreicht, was eine physiologische Darmflora begünstigt, wobei das Wachstum pathogener Keime unterdrückt und die Bildung der Bifidusbakterien und damit die Bildung einer gesunden Darmflora gefördert wird (Wachtel u. Hilgarth 1995).

Durch eine Schädigung der Mukosa bzw. genetisch bedingt kann **Laktase** nicht oder nur sehr mangelhaft an den Zottenspitzen der Bürstensaummembran des Dünndarmephitels gebildet werden. Dadurch kommt es zu einer Verhinderung der Spaltung von Laktose zu Glukose und Galaktose.

> ❶ Eine laktosefreie oder -arme Ernährung bedeutet einen Verzicht auf Milch, Milchprodukte und milchhaltige Lebensmittel.

Muttermilch, Kuhmilch und Milch von anderen Säugetieren, aus und mit Milch zubereitete Produkte wie Puddings und Süßspeisen, Eisspeisen, Frischkäse sowie Kuchen, Gebäck, einige Brotsorten und milchzuckerhaltige Lebensmittel sind als laktosehaltige Produkte strikt zu meiden.

> ❶ Ersetzt werden kann die Milch im Säuglingsalter durch milchzuckerfreie Proteinhydrolysatnahrungen, Elementardiäten aus Aminosäurengemischen sowie Säuglingssojamilch. Nach der Säuglingszeit sind Sojamilch und daraus hergestellte Produkte sowie enzymatisch gespaltene »laktosefreie« Trinkmilch geeignet.

Ebenso können unverarbeitete Grundnahrungsmittel wie Gemüse, Obst, Fleisch, Fisch, Eier und Getreide sowie hieraus milchzuckerfrei erstellte Produkte, Joghurt, Puddings und Süßspeisen aus milchzuckerfreier Sojamilch, Pflanzenöle, Margarine und Zucker verwendet werden (Müller 2003).

39.2.2 Besonderheiten in der Auswahl der Lebensmittel

Bei einer **laktosefreien Ernährung** wird die Obergrenze an zugeführter Laktose beim Erwachsenen auf max. 1 g/pro Tag geschätzt.

Bei einer **laktosearmen Ernährung** werden etwa 8–10 g Laktose/Tag gut toleriert. Dies muss jedoch individuell ausgetestet werden.

Bei der laktosefreien Diät ist nach der Diagnosestellung auf eine ausreichende **Nährstoffaufnahme** zu achten. Dabei ist u. U. bei schwerer Schädigung der Mukosa für einige Zeit eine Energie- und Flüssigkeitszugabe von 50% der DACH-Empfehlungen (Deutsche Gesellschaft für Ernährung et al. 2000) erforderlich.

An Mikronährstoffen muss **Kalzium** in jedem Fall ersetzt werden. Dies gelingt durch Zufuhr von kalziumangereicherter Sojamilch und daraus hergestellter Produkte z. T. auch nach der Säuglingszeit sehr gut. Wird kein kalziumangereicherter »Milchersatz« verwendet, ist ein zusätzliches Kalziumpräparat – je nach Alter des Kindes in einer Dosierung von 500–1000 mg/Tag – einzunehmen. Dabei ist darauf zu achten, dass diese Tabletten keine Laktose enthalten.

Da Laktose auch ein beliebter **Hilfsstoff** in der Lebensmittelindustrie ist, wird es vielen Produkten wie Gewürzmischungen, Wurst- und Fertigartikelzubereitungen zugesetzt. Leider werden Laktose und kleinste Mengen an Milchzutaten nicht immer in den Zutatenlisten aufgeführt.

Vorsicht ist geboten bei Lebensmitteln, die folgende Aufschriften tragen:
- enthalten Milchprotein oder Molkeneiweiß
- enthalten Zucker- und/oder Zuckerstoffe (ohne direkte Deklaration, welche Zucker verwendet wurden)
- enthalten Milchzucker

Vorsicht ist auch geboten bei:
- jedem Essen »außer Haus«, wenn nicht zweifelsfrei milchzuckerfreie Gerichte angeboten werden
  - hier immer wenige, dafür klar ersichtliche Lebensmittel und Speisen auswählen, z. B. Kartoffeln oder Kartoffelgerichte, Reis oder Nudeln
  - gedämpftes Gemüse oder Salat selbst am Tisch abschmecken, z. B. mit Essig, Öl, Salz, evtl. Pfeffer oder Zucker

- auf Soßen evtl. ganz verzichten, wenn nicht klar ersichtlich ohne Milch oder Sahne zubereitet wurde
- als Nachspeise nur Kompott, Gelee, Obst, Fruchtcreme oder Sorbet wählen
- Süßigkeiten (auf die Zutatenliste schauen; es wird oft Milch, Sahne oder Kondensmilch verwendet, z. B. für Füllungen in Bonbons, bei Karamellen und neben der Schokoladenzubereitung auch in vielen Riegeln, Pralinen und Snacks)
- Fruchtsäften und Softgetränken (können Milch, Molke oder Laktose enthalten sein)

Es gibt **Laktasepräparate,** die bei Einnahme zu den laktosehaltigen Mahlzeiten die Toleranz verbessern können. Eine Einnahme bei Verzehr fraglich laktosehaltiger Lebensmittel oder Gerichte, wie z. B. bei Restaurantbesuchen und Familienfesten oder im Urlaub, kann hilfreich sein.

Auswahl von Laktasepräparaten
(auch über Internet: www.libase.de)
- Allergolact Tabletten
- Lactrase Kapseln
- Lactrase plus
- Lactase-Enzym-Kapseln
- Kerntabs
- Lactaid

Die Deutsche Zöliakie-Gesellschaft (DZG) hat neben der Lebensmittelzusammenstellung zur glutenfreien auch eine zur milchzucker- und glutenfreien Ernährung erstellt, die in der jährlich neu aufgelegten »**Aufstellung glutenfreier Lebensmittel**« enthalten ist. Eine vergleichbare Liste gibt es auch für Arzneimittel. Diese Liste kann sehr gut auch für die laktosefreie und -arme Diät nützlich sein (Adresse ▶ Abschn. 39.1.2).

39.2.3 Lebensmittelauswahl

Eine Auswahl an geeigneten laktosefreien Lebensmitteln ist in der nachfolgenden Übersicht aufgelistet.

Laktosefreie Lebensmittel
- Milch(-ersatz) und Milch(ersatz)produkte:
  - für Säuglinge: laktosefreie Hydrolysatnahrung oder Sojamilchnahrung sowie milch- und laktosefreie Gläschenkost und Breie
  - Sojamilch und deren Produkte wie Joghurt, Pudding, Crème fraîche etc.
  - je nach individueller Verträglichkeit »laktosearme Trinkmilch«, in kleinen Portionen Joghurt, Kefir oder Sauermilch sowie reifer Hart- oder Schnittkäse (austesten)
- Nähr- und Bindemittel, Brot und Backwaren:
  - alle Getreidesorten, Mehle, Stärken, Brote und Gebäcke (milchfrei)
  - Kerne, Samen, Bindemittel wie Guarkern- oder Johannisbrotkernmehl, Carragen, Agar Agar, Gelatine und Pektin
- Fleisch, Fisch, Eier:
  - alle unzubereiteten Sorten
  - Schinken (roh oder geräuchert), Bratenaufschnitt
  - Krusten- und Schalentiere
  - Fisch in eigenem Saft oder Öl eingelegt
- Fleischeiweißersatz bei vegetarischer Ernährung:
  - Lupineneiweiß
  - Tofu
- Gemüse:
  - alle Sorten roh oder als Tiefkühlkost
  - sauer eingelegte Sorten
  - reines Tomatenmark aus Tomaten und Salz
- Obst: alle Sorten roh, als Tiefkühlkost oder als Kompott
- Fette:
  - alle reinen Pflanzenöle und -fette
  - Schmalz, Margarine (besondere Vorsicht bei Halbfett- und »Light«-Artikeln)
- Getränke:
  - Mineralwasser, Tafelwasser
  - Fruchtsäfte und Fruchtnektar, Fruchtsirup, Malzgetränke
  - Schwarztee, Kräutertee, Früchtetee
  - Bohnenkaffee
  - reines Kakaopulver, Instant-Kakaopulver
  - Wein, Sekt, Süßmost, Bier
  - klare Spirituosen wie Obstbranntweine, Rum, Arrak, Gin, Korn, Weinbrand (keine Sahneliköre)
- Außerdem:
  - Mandeln, Nüsse
  - Zucker, Konfitüre, Gelee, Honig, Zuckersirup, Zuckerersatz in flüssiger Form
  - reine (Trauben-)Zuckerbonbons, Gummibärchen, Schaumzuckerartikel, Lakritz
  - Salz, Glutamat, Gewürze, Kräuter (Vorsicht bei Gewürzmischungen, diese können Laktose enthalten)
  - Essig
  - Senf, Mayonnaise, Remoulade, Ketchup

39.2.4 Beratungseinheiten

Die **Diät-Compliance** bereitet im Kindesalter in der Regel nur wenige Probleme. Die laktosefreie oder -arme Ernährung wird meist nur bei Unkenntnis über die Inhaltsstoffe oder die Zusammensetzung bestimmter Lebensmittel nicht korrekt eingehalten. Hier könnte ein Versuch mit Enzympräparaten gestartet werden, die dann zu den Mahlzeiten eingenommen werden können, z. B. bei Restaurantbesuch oder Festen.

Notwendige **Korrekturen** bei auffälliger Entwicklung oder bei Komplikationen müssen frühzeitig erkannt und umgesetzt werden. Um eine zufriedenstellende diätetische Einstellung zu sichern, sollten in bestimmten Intervallen Ernährungsberatungen durchgeführt werden (▶ Abschn. 39.1.4).

39.3 Kuhmilchproteinfreie Diät

39.3.1 Prinzip der Diätbehandlung

Muttermilch ist in der Säuglingszeit das einzige und wichtigste Lebensmittel. Ist Muttermilch nicht ausreichend vorhanden, wird industriell gefertigte **Säuglingsmilchnahrung** eingesetzt. Diese Säuglingsmilchnahrung wird in der Regel aus Kuhmilch oder Kuhmilchproteinen hergestellt. Besteht bei einem Säugling der Verdacht einer Kuhmilchallergie, so dürfen diese Säuglingsmilchnahrungen nicht eingesetzt werden.

Zur Prävention bei Verdacht einer **Kuhmilchallergie** ist in jedem Fall in den ersten 6 Lebensmonaten eine kuhmilchproteinfreie Ernährung durchzuführen. Ist dagegen eine Kuhmilchallergie bestätigt, so ist diese diätetische Behandlung für 1–2 Jahre einzuhalten, wobei alle kuhmilchhaltigen Lebensmittel gemieden werden müssen. Eine Weiterführung der Diät sollte generell nur nach erneuter Provokation mit nachgewiesener klinischer Aktivität der Allergie für weitere 1–2 Jahre durchgeführt werden.

Kuhmilch und deren Produkte sind nicht nur wichtige Eiweiß- und Nährstofflieferanten, sondern auch wichtige **Kalziumspender.** Kuhmilch muss in der Ernährung unbedingt ersetzt werden.

❗ Die kuhmilchproteinfreie Diät bedeutet einen Verzicht auf Kuhmilch und weitere Säugetiermilch sowie auf deren Milchprodukte und hiermit verarbeitete Lebensmittel.

Als milchhaltige Produkte strikt zu meiden sind:
- Kuhmilch und Milch von anderen Säugetieren
- aus und mit Milch zubereitete Produkte wie Sauermilcherzeugnisse, Sahne, Molke, Käse, Speisequark, Milchmixgetränke, Kakao, Pudding und Süßspeisen
- Eisspeisen
- Kuchen, Gebäck
- einige Brotsorten
- milchzuckerhaltige Lebensmittel

❗ Ersetzt werden kann die Milch im Säuglingsalter durch stark hydrolysierte Soja- oder Kollagensäuglingsnahrungen oder Elementardiäten für Säuglinge aus Aminosäurengemischen sowie nach dem ersten Lebensjahr evtl. durch kalziumangereicherte Sojamilch und daraus hergestellte Produkte (hier ist vorher eine Gefahr der Kreuzreaktion mit Soja auszuschließen).

Ebenso können unverarbeitete Grundnahrungsmittel wie Gemüse, Obst, Fleisch, Fisch, Eier, Getreide und hieraus milchfrei erstellte Produkte, evtl. aus Sojamilch zubereiteter Joghurt, Pudding und Süßspeisen sowie Pflanzenöle, milchfreie Margarine und Zucker verwendet werden (Müller 2003).

39.3.2 Besonderheiten in der Auswahl der Lebensmittel

Eine **kuhmilchproteinfreie Diät** sollte für 1–2 Jahre äußerst strikt eingehalten werden. Ist nach Provokation und ausbleibender klinischer Aktivität der Allergie eine Fortführung der Diät nicht mehr notwendig, ist es möglich, dass kleine Mengen Kuhmilch oder Kuhmilch in veränderter Form wie Sauermilch, Joghurt oder Käse oder in gekochter Form als erstes gut toleriert wird.

Der **Energie- und Nährstoffbedarf** entspricht dem gesunder Kinder und orientiert sich an den DACH-Empfehlungen (Deutsche Gesellschaft für Ernährung et al. 2000). Bei vorherigen Gedeihstörungen kann eine Steigerung der Energiezufuhr auf 110–130% erforderlich werden, bis ein Gewichtsverlust aufgeholt ist.

Im Rahmen der Zufuhr von Mikronährstoffen muss die **Kalziumaufnahme** in jedem Fall beobachtet und ggf. Kalzium ersetzt werden. In der Säuglingszeit ist die Kalziumversorgung durch Muttermilch, stark hydrolysierte Säuglingsnahrung oder Elementardiäten noch ausreichend. Nach der Säuglingszeit gelingt die Zufuhr mit kalziumangereicherter Sojamilch und daraus hergestellten Produkten z. T. sehr gut. Wird keine kalziumangereicherte Sojamilch und werden deren Produkte wegen einer evtl. bestehenden Kreuzreaktion mit Soja nicht zugeführt, ist ein zusätzliches Kalziumpräparat – je nach Alter des Kindes in einer Dosierung von 500–1000 mg/Tag – einzunehmen. Dabei ist darauf zu achten, dass diese Tabletten keine Kuhmilchbestandteile enthalten.

Da Kuhmilchproteine und kleinste Mengen an Milch auch beliebte **Hilfsstoffe** in der Lebensmittelindustrie sind, werden sie vielen Produkten wie Wurst- und Fertigartikelzubereitungen zugesetzt.

Vorsicht ist geboten bei Lebensmitteln, die folgende Aufschriften tragen:
- enthalten Milch-/Molkenprotein oder Milch-/Molkeneiweiß
- enthalten Milch/Molke und/oder Milch-/Molkenpulver
- enthalten Butter, Sahne oder andere Milchprodukte

Vorsicht ist auch geboten bei:
- jedem Essen »außer Haus«, wenn nicht zweifelsfrei milchfreie Gerichte angeboten werden (▶ auch Abschn. 39.2.3)
- Süßigkeiten (auf die Zutatenliste schauen; ▶ auch Abschn. 39.2.3)
- regionalen Gewohnheiten bei der Zubereitung von Gerichten (so wird Wild oft in Buttermilch eingelegt; Milch, Sahne oder Butter wird in Kartoffelknödel, -kroketten und -brei verwendet, und Molke oder Milchpulver kann in Pasteten und Wurst Verwendung finden)
- Verwendung von Milch anderer Säugetiere (so sind sich z. B. Kuh-, Ziegen-, Schafs- und Stutenmilch in der Eiweißstruktur ähnlich und können ebenso wie Kuhmilchprotein eine Allergie auslösen)

39.3.3 Lebensmittelauswahl

Eine Auswahl an geeigneten kuhmilchproteinfreien Lebensmitteln ist in der nachfolgenden Übersicht aufgeführt.

Kuhmilchproteinfreie Lebensmittel
- Milch(-Ersatz) und Milch(ersatz)produkte:
  – für Säuglinge: stark hydrolysierte Säuglingsnahrungen aus Soja oder Kollagen sowie Elementardiäten aus Aminosäurengemischen, außerdem milchfreie (auch butterfreie!) Gläschenkost und Breie
  – nach der Säuglingszeit und wenn keine Kreuzreaktionen mit Soja bekannt sind: Sojamilch (kalziumangerei-

▼

chert) und deren Produkte wie Joghurt, Pudding, Crème fraîche etc.
- Nähr- und Bindemittel, Brot und Backwaren: ▶ Abschn. 39.2.3
- Fleisch, Fisch, Eier: alle unzubereiteten Sorten; ▶ auch Abschn. 39.2.3
- Fleischeiweißersatz bei vegetarischer Ernährung: ▶ Abschn. 39.2.3
- Gemüse und Obst: alle Sorten roh oder als Tiefkühlkost; ▶ auch Abschn. 39.2.3
- Fette: alle reinen Pflanzenöle und -fette; ▶ auch Abschn. 39.2.3
- Getränke, Gewürze und Zuckerwaren: ▶ Abschn. 39.2.3

39.3.4 Beratungseinheiten

Die **Diät-Compliance** bereitet im Säuglingsalter in der Regel nur wenige Probleme. Die kuhmilchproteinfreie Ernährung wird oft erst später bei Unkenntnis über die Inhaltsstoffe oder die Zusammensetzung bestimmter Lebensmittel nicht immer korrekt eingehalten.

Notwendige **Korrekturen** bei auffälliger Entwicklung oder bei Komplikationen müssen frühzeitig erkannt und umgesetzt werden. Um eine zufriedenstellende diätetische Einstellung zu sichern, sollte in bestimmten Intervallen eine Ernährungsberatung durchgeführt werden (▶ Abschn. 39.1.4).

39.4 Saccharosefreie oder -arme Diät

39.4.1 Prinzip der Diätbehandlung

Durch einen genetischen Defekt kann **Saccharase-Isomaltase** nicht oder nur sehr mangelhaft in der Bürstensaummembran des Dünndarmephitels aktiv werden, was zur mangelnden Spaltung von Saccharose zu Glukose und Fruktose führt. Auch die Maltaseaktivität wird hierbei reduziert.

> Eine saccharosefreie oder -arme Diät bedeutet nicht nur einen Verzicht auf reine Saccharose (Rohr- und Rübenzucker), sondern auch auf Saccharose in Obst und Gemüse sowie auf andere saccharosehaltige Lebensmittel. Auch Isomaltosegemische wie Maltodextrine sowie reiner Malzzucker oder Malzextrakte sind zu meiden.

Strikt zu meiden sind mit Saccharose, Maltodextrin, Malzzucker oder Malzextrakten zubereitete Produkte wie:
- Süßigkeiten
- Süßspeisen
- Eis
- süße Brotaufstriche wie Honig, Konfitüre, Gelee und Nuss-Nougat-Creme
- gesüßte Milch und Milchprodukte
- Kuchen
- Gebäck
- einige Brotsorten
- gesüßte Getränke
- Malzbier
- gesüßte Soßen wie Grillsoßen
- Ketchup
- Remoulade
- Mayonnaise
- Dressings
- alle zuckerhaltigen Lebensmittel

> Ersetzt werden kann die Saccharose durch Glukose, Laktose, Fruktose und Zuckeralkohole wie z. B. Sorbit und Mannit. Auch Stärke wird wegen des geringen Isomaltoseanteils oft gut vertragen und muss in den meisten Fällen nicht berücksichtigt werden.

Ebenso können ungesüßte Grundnahrungsmittel wie Milch und Milchprodukte, Fleisch, Fisch und Eier sowie hieraus saccharosefrei erstellte Produkte, saccharosefreie Süßigkeiten und Getränke, Pflanzenöle, Margarine und Butter verwendet werden. Getreide und ungesüßtes Brot sind evtl. im Rahmen der Stärketoleranzbeurteilung auszutesten (Müller 2003).

39.4.2 Besonderheiten in der Auswahl der Lebensmittel

Bei einer weitgehend saccharosefreien bzw. -armen Ernährung wird die Obergrenze an zugeführter Saccharose durch saccharosearme Gemüsesorten und kleine Mengen an Getreide beim Erwachsenen auf max. 2–3 g/Tag geschätzt. Der Anteil der Isomaltose oder Maltose ist dabei noch deutlich niedriger. Die verträgliche Menge muss aber individuell ausgetestet werden.

Bei der **saccharosearmen Diät** ist nach der Diagnosestellung auf eine ausreichende Nährstoffaufnahme nach den DACH-Empfehlungen (Deutsche Gesellschaft für Ernährung et al. 2000) zu achten. Dabei ist u. U. bei schwerer Schädigung der Mukosa für einige Zeit eine Energie- und Flüssigkeitszugabe von 10–50% der DACH-Empfehlungen erforderlich.

Der Verzicht auf saccharosehaltige Lebensmittel sowie evtl. eine nur begrenzte Aufnahme von Stärke bedeuten meist eine Mehraufnahme von Glukose, Laktose oder Fruktose. Ballaststoffe sowie Mikronährstoffe können durch das Fehlen von Obst, größeren Mengen an Gemüse und Getreide nicht in normaler Menge, den DACH-Empfehlungen entsprechend, aufgenommen werden. Hierdurch wird eine medikamentöse Zufuhr von wasserlöslichen **Vitaminen** und **Folsäure** in zuckerfreier Form unbedingt erforderlich. In fast allen Sirups und Säften, Dragees und Brausetabletten kann Saccharose vorkommen. Leider werden Saccharose, Isomaltose (Maltodextrin) und Maltose nicht immer in den Zutatenlisten aufgeführt.

Vorsicht ist geboten bei Lebensmitteln, die folgende Aufschriften tragen:
- enthalten Malzzucker, Maltodextrine oder Melasse
- enthalten Zucker- und/oder Zuckerstoffe (ohne direkte Deklaration, welche Zucker verwendet wurden)
- enthalten Invertzucker oder -sirup
- enthalten Ahorn-, Agaven-, Akazien- oder Glukosesirup
- enthalten den Süßstoff Isomalt

Vorsicht ist auch geboten bei:
- jedem Essen »außer Haus«, wenn nicht zweifelsfrei zuckerfreie Gerichte angeboten werden

- hier immer wenige, dafür klar ersichtliche Lebensmittel und Speisen auswählen, wie z. B. Kartoffeln oder Kartoffelgerichte, Reis oder Nudeln
- erlaubtes gedämpftes Gemüse und Salat selbst am Tisch abschmecken, z. B. mit Essig, Öl, Salz und evtl. Pfeffer
- auf Grill- oder Fertigsoßen, Ketchup, Remoulade und Mayonnaise sowie auf Nachspeisen ganz verzichten, wenn nicht klar ersichtlich ohne Zucker zubereitet wurde
— »zuckerfreien Süßigkeiten« (auf die Zutatenliste achten; oft wird neben Maltodextrin auch Invertzucker, Sirup oder Isomalt für »zuckerfreie« Bonbons, Pfefferminzzubereitungen oder Kaugummis verwendet)

Zum Teil wird versucht, durch die Verwendung von **Pankreasenzympräparaten,** die Saccharase-Isomaltase enthalten und zu den eventuellen saccharosehaltigen Mahlzeiten (z. B. im Restaurant) eingenommen werden, die Toleranzgrenze zu verbessern.

39.4.3 Lebensmittelauswahl

Eine ausführliche Tabelle über den Saccharosegehalt verschiedener Lebensmittel ist bei Müller (2003) zu finden. Dieses Handbuch wurde von Diätassistentinnen aus der Arbeitsgemeinschaft für Pädiatrische Diätetik erstellt.

Eine Auswahl an geeigneten saccharosefreien Lebensmitteln ist in der nachfolgenden Übersicht aufgeführt.

Saccharosefreie Lebensmittel

— Milch und Milchprodukte:
  - für Säuglinge: saccharose- und maltodextrinfreie Anfangsnahrungen sowie saccharose- und maltodextrinfreie Gläschenkost und Getreideprodukte im Rahmen der verträglichen Menge
  - Trinkmilch und daraus hergestellte Produkte wie Naturjoghurt, Kefir, Quark, Crème fraîche, Sahne, Sauer- oder Buttermilch und Käse
— Nähr- und Bindemittel, Brot und Backwaren:
  - alle zuckerfreien Getreidesorten (außer Weizenkeime) sowie Mehl und Stärke im Rahmen der verträglichen Menge
  - Kerne, Samen, Bindemittel wie Guarkern- oder Johannisbrotkernmehl, Carragen, Agar Agar, Gelatine und Pektin
  - Brote sowie selbst hergestellte Kuchen und Gebäcksorten mit Frucht- oder Traubenzucker sowie Diabetikergebäck im Rahmen der verträglichen Menge
— Fleisch, Fisch, Eier:
  - alle unzubereiteten Sorten
  - Bratenaufschnitt, Wurst und Fleischwaren
  - Krusten- und Schalentiere
  - Fischzubereitungen
— Gemüse:
  - nur saccharosearme Sorten (<2% Saccharose, bis etwa 100 g/Tag) roh oder als Tiefkühlkost, z. B. Aubergine, Champignon, Endivie, Feldsalat, Gurke, Olive, Paprika, Radieschen, Rettich, Sauerkraut, Spargel, Spinat, Tomate, Weißkohl, Zucchini, Hülsenfrüchte wie weiße Bohnen, Kichererbsen und Linsen sowie Mungobohnen- und Luzernensprossen (Alfalfa) im Rahmen der verträglichen Menge
  - Kartoffeln (etwa 100–150 g/Tag)
  - sauer eingelegte, oben genannte Sorten
  - reines Tomatenmark aus Tomaten und Salz
— Obst: nur saccharosearme Sorten (<1% Saccharose, etwa 50–100 g/Tag) roh oder als Tiefkühlkost, z. B. Brombeeren, Erdbeeren, Feigen, Guaven, Heidelbeeren, Holunderbeeren, Johannisbeeren, Kakifrüchte, Kirschen, Kiwis, Limonen, Papayas, Preiselbeeren, Rhabarber, Sanddornbeeren, Stachelbeeren, Weintrauben und Zitronen im Rahmen der verträglichen Menge
— Fette:
  - alle reinen Pflanzenöle und -fette
  - Margarine, Butter, Schmalz
— Getränke:
  - Mineralwasser, Tafelwasser
  - Schwarztee, Kräutertee, Früchtetee ohne Schalenanteile etc.
  - Bohnenkaffee
  - Kakaopulver (entölt) sowie damit und mit Trinkmilch zubereiteter Kakao
  - Apfelwein (trocken), Bier/Pils
  - klare Spirituosen wie Branntwein, Rum, Arrak, Gin, Korn und Whiskey (keine Sahne- oder Fruchtliköre)
— Außerdem:
  - Fruchtzucker, Traubenzucker, Milchzucker und Zuckeralkohole wie Sorbit, Mannit etc.
  - reine Traubenzuckerbonbons sowie Kaugummi und Süßigkeiten mit Zuckeraustauschstoffen wie Sorbit oder Mannit
  - Salz, Glutamat, Gewürze, Kräuter (Vorsicht bei Gewürzmischungen, die Zucker oder Zuckerstoffe enthalten können)
  - Essig, Senf, Mayonnaise, Remoulade

39.4.4 Beratungseinheiten

Die **Diät-Compliance** bereitet besonders im Kindesalter Probleme. Die saccharosefreie oder -arme Ernährung wird oft durch Unkenntnis über die Inhaltsstoffe oder die Zusammensetzung bestimmter Lebensmittel nicht korrekt eingehalten. Hier könnte ein Versuch mit Enzympräparaten gestartet werden, die dann zu den Mahlzeiten, eingenommen werden, z. B. bei Restaurantbesuchen oder Festen.

Notwendige **Korrekturen** bei auffälliger Entwicklung oder bei Komplikationen müssen frühzeitig erkannt und umgesetzt werden. Um eine zufriedenstellende diätetische Einstellung zu sichern, sollten in bestimmten Intervallen Ernährungsberatungen durchgeführt werden (▶ Abschn. 39.1.4).

39.5 Fruktosefreie und -arme Diät

39.5.1 Fruktosefreie Diät (hereditäre Fruktoseintoleranz)

Bei der hereditären Fruktoseintoleranz werden durch einen **Mangel an Aldolase B** die Spaltung und die Weiterverarbeitung der Fruktose in der Leber verhindert, was Leberzellschädigungen und einen Energieverlust bedingt (Wachtel u. Hilgarth 1995).

> Eine fruktosefreie Diät bedeutet einen Verzicht auf freie Fruktose, somit auf Obst und Gemüse, aber auch auf Saccharose (Rohr- und Rübenzucker) sowie auf saccharosehaltige Lebensmittel. Zuckeraustauschstoffe und Zuckeralkohole wie Sorbit, Invertzucker, Isomalt und Lycasit sind ebenfalls strikt zu meiden.

Neben Obst und Gemüse sind strikt zu meiden:
- mit Saccharose, Fruktose, Sorbit, Invertzucker, Isomalt oder Lycasit zubereitete Produkte wie Süßigkeiten und Süßspeisen
- Eis
- süße Brotaufstriche wie Honig, Konfitüre, Gelee und Nuss-Nougat-Creme
- gesüßte Milch und Milchprodukte
- Kuchen und Gebäck
- einige Brotsorten
- gesüßte Getränke
- gesüßte Soßen wie Grillsoßen
- Ketchup
- Remoulade
- Mayonnaise
- Dressings
- alle zuckerhaltigen Lebensmittel

Besonderheiten in der Auswahl der Lebensmittel

Bei einer **fruktosefreien Ernährung** ist im ersten Lebenshalbjahr auf eine strikte Einhaltung zu achten. Ab dem zweiten Lebenshalbjahr werden täglich etwa 0,5 g bis max. 1 g Fruktose aus Getreide noch gut toleriert. Gleichzeitig ist hier eine saccharosefreie Ernährung einzuhalten. Bereits durch die Kombination von freier Fruktose und Fruktose aus Saccharose durch die Grundnahrungsmittel Brot, Nudeln und Reis werden bereits nach dem Kleinkindalter täglich bis zu 2 g Fruktose und im Schulalter bis zu 4 g Fruktose aufgenommen und laut Erfahrungsberichten auch in der Regel gut toleriert. Im Erwachsenenalter werden etwa bis zu 6 g Fruktose pro Tag vertragen (Wachtel u. Hilgarth 1995).

Vorsicht ist geboten bei Lebensmitteln, die folgende Aufschriften tragen:
- enthalten Fruchtzucker, Sorbit oder Saccharose
- enthalten Zucker- und/oder Zuckerstoffe (ohne direkte Deklaration, welche Zucker verwendet wurden)
- enthalten Ahorn-, Agaven-, Akazien- oder Glukosesirup
- enthalten Invertzucker oder -sirup
- enthalten den Zuckeraustauschstoff Sorbit oder den Süßstoff Lycasit oder Isomalt

Vorsicht ist auch geboten bei:
- jedem Essen »außer Haus«, wenn nicht zweifelsfrei zuckerfreie Gerichte angeboten werden
- hier immer wenige, dafür klar ersichtliche Lebensmittel und Speisen auswählen, z. B. Reis oder Nudeln, geringe Mengen an Kartoffeln oder Kartoffelgerichten, wenig erlaubtes gedämpftes Gemüse
- Salat selbst am Tisch abschmecken, z. B. mit Essig, Öl, Salz und evtl. Pfeffer
- auf Grill- oder Fertigsoßen, Ketchup, Remoulade und Mayonnaise sowie auf Nachspeisen ganz verzichten, wenn nicht klar ersichtlich ohne Früchte, Fruktose, Sorbit oder Zucker zubereitet wurde
- »zuckerfreien Süßigkeiten« (auf die Zutatenliste achten; oft wird neben Maltodextrin auch Invertzucker oder Sirup, Sorbit, Lycasit oder Isomalt für »zuckerfreie« Bonbons, Pfefferminzzubereitungen und Kaugummis verwendet)

Bei der fruktosefreien Diät ist nach der Diagnosestellung auf eine ausreichende **Nährstoffaufnahme** nach den DACH-Empfehlungen (Deutsche Gesellschaft für Ernährung et al. 2000) zu achten.

Da vorzugsweise viel Milch, Fleisch, Fisch und Eier gegessen werden, findet eher eine erhöhte Eiweißaufnahme statt. Um nicht zuviel tierische Fette aufzunehmen, sollten **fettarme Eiweißträger** gewählt werden.

Der Verzicht auf fruktosehaltige Lebensmittel sowie evtl. eine nur begrenzte Aufnahme von Gemüse und Getreide bedeutet meist eine Mehraufnahme von Glukose, Laktose und/oder Maltodextrin. **Ballaststoffe und Mikronährstoffe** können durch das Fehlen von Obst sowie größeren Mengen an Gemüse und Getreide nicht in normaler Menge, den DACH-Empfehlungen entsprechend, aufgenommen werden. Eine medikamentöse Zufuhr von wasserlöslichen Vitaminen und Folsäure in zuckerfreier Form ist unbedingt erforderlich. Dabei ist darauf zu achten, dass diese Medikamente keine Fruktose, Saccharose oder Sorbit enthalten. Dies ist bei fast allen Sirups, Säften, Dragees und Brausetabletten der Fall. Leider werden Fruktose, Sorbit und Saccharose nicht immer in den Zutatenlisten aufgeführt.

Lebensmittelauswahl

Eine Tabelle über den Fruktose- und Saccharosegehalt in Lebensmitteln ist bei Müller (2003) zu finden. Dieses Handbuch wurde von Diätassistentinnen aus der Arbeitsgemeinschaft für Pädiatrische Diätetik erstellt.

Eine Auswahl an geeigneten fruktose- und saccharosefreien Lebensmitteln ist in der nachfolgenden Übersicht aufgeführt.

> **Fruktose-, sorbit- und saccharosefreie Lebensmittel**
> - Milch und Milchprodukte:
>   – für Säuglinge: fruktose-, saccharosefreie Anfangsnahrungen sowie fruktose-, sorbit- und saccharosefreie Gläschenkost und Getreideprodukte im Rahmen der verträglichen Menge
>   – Trinkmilch und daraus hergestellte Produkte wie Naturjoghurt, Kefir, Quark, Crème fraîche, Sahne, Sauer- oder Buttermilch und Käse
> - Nähr- und Bindemittel, Brot und Backwaren:
>   – alle zuckerfreie Getreidesorten (außer Weizenkeime), Mehl und Stärke im Rahmen der verträglichen Menge
>   – Kerne, Samen, Bindemittel wie Guarkern- oder Johannisbrotkernmehl, Carragen, Agar Agar, Gelatine und Pektin
> ▼

- Brote sowie selbst hergestellte Kuchen und Gebäcksorten mit Traubenzucker oder wenig Süßstoff
- Fleisch, Fisch, Eier:
  - alle unzubereiteten Sorten
  - Bratenaufschnitt, Wurst und Fleischwaren
  - Krusten- und Schalentiere
  - Fischzubereitungen
- Gemüse:
  - nur fruktose- und evtl. saccharosearme Sorten (<1% Fruktose bzw. <2% Saccharose, bis etwa 100 g/Tag) roh oder als Tiefkühlkost, z. B. Avocado, Champignon, Endivie, Feldsalat, Spinat, Sauerkraut, Hülsenfrüchte wie weiße Bohnen, grüne und Kichererbsen sowie Linsen im Rahmen der verträglichen Menge
  - Kartoffeln (etwa 100–150 g/Tag)
  - sauer eingelegte, oben genannte Sorten
- Obst (alle Früchte und Säfte bei fruktosefreier Diät meiden): nur bei Fruktosemalabsorption fruktosearme und glukosereiche Sorten (Verhältnis von Glukose zu Fruktose von >1 : 1) roh oder als Tiefkühlkost, z. B. Aprikose, Banane, Grapefruit, Honigmelone, Kiwi, Mirabelle und Papaya sowie Pflaumen und Sauerkirschen im Rahmen der verträglichen Menge
- Fette:
  - alle reinen Pflanzenöle und -fette
  - Margarine, Butter, Schmalz
- Getränke:
  - Mineralwasser, Tafelwasser
  - Schwarztee
  - Bohnenkaffee, Malzkaffee
  - Kakaopulver (entölt) sowie daraus und mit Trinkmilch zubereiteter Kakao
  - Bier/Pils
  - klare Spirituosen wie Branntweine, Rum, Arrak, Gin, Korn und Whiskey (keine Sahne- oder Fruchtliköre)
- Außerdem:
  - Traubenzucker, Milchzucker, Maltodedxtrin, Zuckeralkohole und Süßstoffe wie Mannit, Aspartame, Cyclamate und Saccharin
  - reine Traubenzuckerbonbons, Kaugummi und Süßigkeiten mit dem Zuckeraustauschstoff Mannit, Aspartam, Cyclamat oder Saccharin
  - Salz, Glutamat, Gewürze und Kräuter (Vorsicht bei Gewürzmischungen – sie können Zucker oder Zuckerstoffe enthalten)
  - Essig, Senf, Mayonnaise, Remoulade

Beratungseinheiten

Die **Diät-Compliance** bereitet besonders im Kindesalter Probleme. Die fruktose- und saccharosefreie Ernährung wird oft durch Unkenntnis über die Inhaltsstoffe oder die Zusammensetzung bestimmter Lebensmittel nicht korrekt eingehalten. Da die betroffenen Patienten gleich mit Übelkeit, Erbrechen und Hypoglykämien bzw. mit Bauchschmerzen und Durchfällen reagieren, werden Diätfehler meist schnell erkannt. Patienten mit einer hereditären Fruktoseintoleranz tolerieren geschmacklich meist nichts Süßes und sollten darum auch nicht daran gewöhnt werden. Ein zusätzliches Süßen mit Süßstoffen ist zu vermeiden.

Notwendige **Korrekturen** bei auffälliger Entwicklung oder bei Komplikationen müssen frühzeitig erkannt und umgesetzt werden. Um eine zufriedenstellende diätetische Einstellung zu sichern, sollten in bestimmten Intervallen Ernährungsberatungen durchgeführt werden (▶ Abschn. 39.1.4).

39.5.2 Fruktosearme Diät (Fruktosemalabsorption)

Durch eine Schädigung der Mukosa des Dünndarmephitels kann die Spaltung von Saccharose zu Glukose und Fruktose nicht stattfinden bzw. genetisch bediing kann Fruktose nur sehr mangelhaft durch die Bürstensaummembran in das Blut transportiert werden. **Sorbit,** ein Zuckeralkohol, wird in der Leber zu Fruktose dehydriert. Da Sorbit schneller in die Leberzelle gelangt als freie Fruktose, wird zusätzlich deren Aufnahme verhindert, was durch die Anhäufung im Darm zu vermehrter Vergärung und somit zu heftigen Bauchschmerzen und Durchfällen führt.

> Ersetzt werden kann Fruktose durch Glukose, Laktose, Maltodextrin und Süßstoffe wie z. B. Mannit, Aspartame, Cyclamate und Saccharin.

Ebenso können ungesüßte Grundnahrungsmittel wie Milch und Milchprodukte, Fleisch, Fisch und Eier sowie hieraus fruktose- (und saccharose-)frei erstellte Produkte, fructose- (und saccharose-)freie Süßigkeiten und Getränke, Pflanzenöle, Margarine und Butter verwendet werden (Müller 2003).

> Eine fruktosearme Diät bedeutet nur einen Verzicht auf freie Fruktose aus Obst und Gemüse sowie auf Zuckeraustauschstoffe und Zuckeralkohole wie Sorbit, Invertzucker, Isomalt und Lycasit.

Auf Saccharose (Rohr- und Rübenzucker) sowie auf saccharosehaltige Lebensmittel muss nicht verzichtet werden. Durch eine gleichzeitige Glukosegabe soll sich der Transport von Fruktose durch die Darmwand verbessern lassen. Diese gleichzeitige Zugabe von Glukose muss bei jedem Kind individuell ausgetestet werden.

Eine Auswahl geeigneter Früchte ist in der nachfolgenden Übersicht aufgeführt.

Fruktosearme, glukosereichere Früchte
- Heimisches Obst: Aprikose, Kirsche, Pflaume, Mirabelle
- Exotisches Obst: Banane, Grapefruit, Kiwi, Limone, Litschi, Mandarine, Papaya, Honigmelone
- Trockenobst: Aprikose, Dattel, Pflaume
- Sauerkirschsaft

39.6 Eliminationsdiät

39.6.1 Prinzip der Diätbehandlung

Bei dem allgemeinen Verdacht auf eine **unspezifische Lebensmittelallergie** kann zu diagnostischen Zwecken eine Eliminations- oder Suchdiät notwendig sein. Da diese Diät sehr einseitig ist, wird sie nur vorübergehend (1–2 Wochen) und nur unter ärztlicher Kontrolle durchgeführt. Tritt keine Besserung der allergischen Symptomatik ein, so ist eine Lebensmittelallergie eher unwahrscheinlich und eine Fortführung der Diät nicht erforderlich.

Nach spätestens 2 Wochen sollten – je nach individuellem Speiseplan, allergologischen Befunden und ernährungsphysiologischer Wichtigkeit – die eliminierten Lebensmittel nach und nach wieder eingeführt werden. In den meisten Fällen beginnt man mit der Einführung von Weizen, dann folgt Kuhmilch und evtl. Soja sowie schließlich Hühnerei. Erst später werden weitere Gemüsesorten und evtl. Kartoffeln sowie weitere Obstsorten eingeführt. Weitere Getreide- und Fleischsorten bilden den Abschluss der Wiedereinführungsphase (Ehlers et al. 2000).

> Die Eliminationsdiät bedeutet einen Verzicht auf Lebensmittel wie Hühnerei, Kuhmilch, Fisch, Weizen, Soja, Nüsse und Erdnüsse, da diese bei Kindern am häufigsten allergische Symptome auslösen.

Diese Lebensmittel sowie hiermit zubereitete Produkte sind als allergisch auslösende Substanzen strikt zu meiden.
Ersetzt werden können diese Lebensmittel durch:
- Milchersatzpräparate wie stark hydrolysierte Säuglingsmilchnahrungen
- Elementardiäten aus Aminosäurengemischen
- Reis und hieraus erstellte Produkte
- Lamm-, Puten- und Hühnerfleisch
- wenige allergenarme Gemüse- und Obstsorten
- evtl. Kartoffeln

Brot muss absolut weizenfrei sein. Es kann entweder selbstgebacken oder eiweißarmes, glutenfreies Brot verwendet werden. Ebenso sind unverarbeitete Grundnahrungsmittel wie heiß gepresste Pflanzenöle, milchfreie Margarine, Salz und evtl. auch Zucker erlaubt (Müller 2003).

39.6.2 Besonderheiten in der Auswahl der Lebensmittel

Der **Energie- und Nährstoffbedarf** entspricht dem gesunder Kinder und orientiert sich an den DACH-Empfehlungen (Deutsche Gesellschaft für Ernährung et al. 2000). Die Eliminationsdiät ist eine sehr einseitige Ernährung und keinesfalls eine Dauerdiät. Nur wenn als »Milchersatz« eine stark hydrolysierte Säuglingsnahrung oder Elementardiäten aus Aminosäurenmischungen, die es auch für ältere Kinder gibt, verwendet werden, ist eine Deckung des Mikronährstoffbedarfs einigermaßen gewährleistet.

> Um bei der Eliminationsdiät keine Fehler bei der Zufuhr allergener Lebensmittel oder -zusätze zu machen, sind die erlaubten Lebensmittel nur in ihrer reinen, unveränderten Form zu verzehren und zu verarbeiten.

39.6.3 Lebensmittelauswahl

Eine Auswahl der geeigneten allergenarmen Lebensmittel ist in der nachfolgenden Übersicht aufgeführt.

Allergenarme Lebensmittel
- Milch(-Ersatz) und Milch(ersatz)produkte:
  - stark hydrolysierte Säuglingsnahrungen, vorzugsweise aus Soja oder Kollagen
  - Elementardiäten aus Aminosäurengemischen
  - Reismilch
- Nähr- und Bindemittel, Brot und Backwaren:
  - Reis, Reisnudeln, Reiswaffeln[1]
  - Bindemittel wie Agar Agar, Gelatine und Pektin
  - evtl. eiweißarmes und glutenfreies oder selbstgebackenes Brot[1]
- Fleisch:
  - Lamm, Pute, Huhn[1]
  - Bratenaufschnitt aus Lamm, Pute oder Huhn[1]
- Gemüse:
  - nur Blumenkohl, Broccoli, Kohlrabi, Zucchini und Gurke, roh oder als Tiefkühlkost
  - evtl. Kartoffeln
- Obst: nur Banane und Birne, roh oder als Kompott[1]
- Fette:
  - reine, heißgepresste Pflanzenöle wie Raps-, Sonnenblumen- und Maiskeimöl
  - Margarine, milchfrei
- Getränke:
  - Mineralwasser, Tafelwasser
  - evtl. dünner Schwarztee, Fencheltee
- Außerdem:
  - Speisesalz, Zucker, reiner Traubenzucker (Traubenzuckerplättchen), evtl. Zuckerersatz in flüssiger Form
  - Tafelessig, verdünnte Essigessenz

[1] Zubereitung nur aus Reis-/Maismehl oder Reis-/Maisstärke; evtl. Verwendung von Hefe, Salz und Zucker

---

39.6.4 Beratungseinheiten

Vor der Einführung der Eliminationsdiät ist eine ausführliche Beratung notwendig. Den Eltern muss klar sein, dass während dieser Zeit keine diätetischen Fehler oder Ausnahmen gemacht werden dürfen.

Während der **Wiedereinführungsphase** ist die Dokumentation der evtl. auftretenden Symptome hilfreich, z. B. durch Führen eines Protokollheftes. Dabei ist zu beachten, dass lebensmittelallergische Reaktionen nach 2 Stunden (Frühreaktion) bis 24–48 Stunden (Spätreaktion) zu beobachten sind.

Ebenfalls sind mögliche **Einflüsse** auf die Symptome einer Lebensmittelallergie zu dokumentieren. Dies können sein:
- Kombinationen mehrerer Lebensmittel
- saisonale Einflüsse von Inhalationsallergenen (pollenassoziierte Lebensmittelallergien mit Kreuzreaktionen, z. B. auf Stein- und Kernobst)
- körperliche Belastungen
- gastrointestinale, hormonelle und psychische Faktoren

Eine **Ernährungsberatung** sollte durchgeführt werden:
- immer vor Beginn einer Eliminationsdiät, mindestens eine, besser jedoch 2 Beratungseinheiten (besonders bei Sprachschwierigkeiten)

- wenn zwischenzeitlich Symptome, Beschwerden oder zusätzliche Erkrankungen wie Infekte vorliegen
- jeweils bei der Wiedereinführung eines neuen Lebensmittels, besonders wenn die Betroffenen nicht ständig unter ärztlicher Kontrolle stehen

Literatur

Deutsche Gesellschaft für Ernährung, Österreichische Gesellschaft für Ernährung, Schweizerische Gesellschaft für Ernährungsforschung, Schweizerische Vereinigung für Ernährung (2000) Referenzwerte für die Nährstoffzufuhr. Umschau/Braus, Frankfurt/Main

Ehlers I, Constien A, Binder C (2000) Eliminationsdiäten bei Nahrungsmittelallergien und anderen Unverträglichkeitsreaktionen aus der Sicht des Arbeitskreises Diätetik in der Allergologie. Allergologie 23: 512–563

Janatuinen EK, Kemppainen TA, Julkunen RJkK et al. (2002) No harm from five year ingestion of oats in coeliac disease. Gut 50: 332–335

Moll-Kotowski M, Stern M (1995) Diätverhalten und Befunde einer Nachuntersuchung bei in den Jahren 1964–1986 diagnostizierten Patienten mit Zöliakie. Monatsschr Kinderheilkd 143: 142–148

Müller E (2003) Praktische Diätetik in der Pädiatrie – Grundlagen für die Ernährungstherapie. SPS, Heilbronn

van Teeffelen-Heithoff A (2003) Diätetische Grundlagen der Zöliakiebehandlung. Monatsschr Kinderheilkd 151: 719–725

Wachtel U, Hilgarth R (1995) Ernährung und Diätetik in Pädiatrie und Jugendmedizin, Bd II: Diätetik. Thieme, Stuttgart

VI Das gastroenterologische Konzil

40 Das Frühgeborene – 571
H. Müller

41 Das behinderte Kind – 579
P. Weber

42 Rheumatologische und immunologische Krankheitsbilder – 586
P. Weber, U. Baumann

43 Onkologische Krankheitsbilder – 595
W. Nützenadel

44 Psychosomatische und psychiatrische Erkrankungen – 600
P. Weber

45 Schmerzbehandlung – 609
B. Zernikow

46 Pharmakologische Aspekte – 622
M. Melter, S. Buderus

47 Psychosoziale Beratung – 634
P. Weber

IV

40 Das Frühgeborene

H. Müller

40.1 Gastroenterologische Probleme – 572
40.1.1 Nekrotisierende Enterokolitis (NEK) – 572
40.1.2 Mekoniumobstruktion – 574
40.1.3 Invagination – 575
40.1.4 Hypertrophe Pylorusstenose – 575
Literatur – 575

40.2 Ernährung bei bronchopulmonaler Dysplasie (BPD) – 576
40.2.1 Epidemiologie – 576
40.2.2 Pathophysiologie – 576
40.2.3 Nährstoffbedarf – 576
40.2.4 Ernährungsform – 576
Literatur – 577

40.3 Cholestase bei extrem früh Geborenen – 577
40.3.1 Epidemiologie – 577
40.3.2 Pathophysiologie – 577
40.3.3 Klinisches Bild – 577
40.3.4 Diagnostik – 578
40.3.5 Therapie – 578
40.3.6 Prognose – 578
Literatur – 578

40.1 Gastroenterologische Probleme

Die anatomische Struktur des Gastrointestinaltrakts ist mit der 20. Schwangerschaftswoche ausgereift. Dies trifft jedoch bei Weitem für die Mehrzahl seiner vielfältigen Funktionen – u. a. Regulation von Motilität und propulsiver Peristaltik, Volumenkapazitäten von Magen und Darm, digestive Aufgaben auf exokriner und mukosaler Ebene, lokale humorale und zelluläre Immunität, intestinale Perfusion – nicht zu. Zudem besteht verständlicherweise eine erhöhte mechanische Vulnerabilität des gesamten Magen-Darm-Trakts. Dies kann leicht zu funktionellen, entzündlichen und mechanischen Irritationen führen. Die nekrotisierende Enterokolitis steht dabei unter Würdigung der klinischen Bedeutung an vorderster Stelle.

40.1.1 Nekrotisierende Enterokolitis (NEK)

Die nekrotisierende Enterokolitis ist die klinisch wichtigste gastrointestinale Erkrankung des Neugeborenen, v. a. des Frühgeborenen. Selbst in der leichten Form stellt sie stets eine Notfallsituation dar. Neben schweren perakuten entzündlichen Veränderungen der Darmwand entstehen **Koagulationsnekrosen**, z. T. mit Perforationen. Betroffen sind v. a. das terminale Ileum und das angrenzende Kolon. Es kann aber der gesamte Gastrointestinaltrakt von der Erkrankung erfasst werden. Bislang gibt es keine eindeutige ätiologische Erklärung für die NEK, gleichwohl sind eine Reihe von pathogenetischen Risikofaktoren bekannt. Die Beschwerden können von Magenentleerungsstörungen und einem ausladenden Abdomen bis hin zu foudrayanten und letalen Verläufen reichen. Das therapeutische Vorgehen richtet sich nach der Schwere der Erkrankung: Nahrungskarenz, Entlastung des Gastrointestinaltrakts, antibiotische Therapie bis zur operativen Revision des betroffenen Darmabschnitts. Die Mortalität ist hoch, insbesondere bei extrem früh Geborenen.

Epidemiologie

Das Auftreten der NEK weist periodische und geographische Schwankungen auf, was einen möglichen Einfluss pathogener Erreger vermuten lässt. In den USA liegt die durchschnittliche **Häufigkeit** der NEK zwischen 0,5 und 2,3 pro 1000 Geburten. Die **Inzidenz** ist seit etwa 20 Jahren unverändert, allerdings bei gleichzeitiger Zunahme des relativen Anteils an (extrem) früh Geborenen (Fanaroff et al. 2003). Diese sind von der NEK am häufigsten betroffen: Bis zu 40% der Frühgeborenen mit einem Geburtsgewicht von <1000 g erleiden eine NEK, im Gegensatz zu knapp 4% der Frühgeborenen mit einem Geburtsgewicht von 1500–2500 g.

Das durchschnittliche **Manifestationsalter** der NEK steht in einem umgekehrten Verhältnis zum Gestationsalter, es liegt bei 20 Lebenstagen für Frühgeborene mit einem Gestationsalter von <30 Schwangerschaftswochen, bei etwa 14 Lebenstagen für Frühgeborene von 31–33 Schwangerschaftswochen und bei 5,4 Tagen bei Geburt nach der 34. Schwangerschaftswoche; bei Termingeborenen manifestiert sich die NEK meist bereits in den ersten 3 Lebenstagen (Springer et al. 2002). Bei Reifgeborenen erhöht sich das Risiko einer NEK durch eine plazentare Insuffizienz der Mutter mit daraus resultierender verminderter fetaler Perfusion. Zudem sind reife Neugeborene mit NEK häufig von primären Erkrankungen wie peripartaler Asphyxie, Atemnotsyndrom, kongenitalen zyanotischen Herzfehlern, Polyglobulie, Stoffwechselstörungen oder intrauteriner Dystrophie betroffen.

 Die Mortalität der NEK ist insbesondere bei extrem früh Geborenen sehr hoch und schwankt im Gesamtkollektiv zwischen 25% und 30%.

Ätiologie und Pathogenese

Die Ätiologie der NEK ist absolut ungeklärt. Dagegen wurden aufgrund epidemiologischer Daten und experimenteller Tierversuche eine Vielzahl **pathogenetisch fördernder Faktoren** belegt. Bei der Entstehung der NEK spielen die Unreife des Darms, die Besiedlung mit pathogenen Erregern, die reaktive Freisetzung von Entzündungsmediatoren und möglicherweise Ernährungsfaktoren jeweils eine entscheidende Rolle.

Intestinale Unreife

Das Zusammenspiel von intraluminalem Milieu, intestinaler Motilität, entsprechender bakterieller Besiedlung, mukosaler Barrierefunktion und adäquater biochemischer Entzündungsreaktion ist bei Frühgeborenen aufgrund der Unreife äußerst vulnerabel und eröffnet pathogenen **Erregern** wie auch exogenen **Toxinen** Möglichkeiten des Eintritts in das Gewebe. Die unzureichende gastrale Protonensekretion sowie die noch nicht gewährleistete peptische und tryptische Aktivität pankreatischer und mukosaler Enzyme erleichtern die Passage und die Kolonisation pathogener Erreger im Magen-Darm-Trakt. Die noch unregulierte Motilität begünstigt die abschnittsweise Akkumulation von Gasen und eine bakterielle Fehlbesiedlung. Zudem ermöglicht die bei Frühgeborenen erhöhte Darmwandpermeabilität die Gewebepenetration höhermolekularer, u. U. toxischer Substanzen und Erreger in das Gewebe und den Blutkreislauf.

Intestinales mikrobiologisches Milieu

Die intestinale mikrobielle Besiedlung von Frühgeborenen unterliegt vielfältigen endogenen und exogenen biologischen und biochemischen Einflüssen. Die für ein reifes Neugeborenes übliche postpartale Besiedlung mit einer der mütterlichen entsprechenden Flora ist bei Frühgeborenen meist gestört. Zum Teil ist dies durch die oben genannten Faktoren der intestinalen Unreife begründet, kann aber auch primär bedingt sein. So tritt die Kolonisation mit Bifidusbakterien bei Frühgeborenen deutlich verzögert ein. Andererseits beeinflussen das Milieu der Intensivstationen, die Form der enteralen Ernährung mit der Möglichkeit der bakteriellen Kontamination und die häufig erforderliche antibiotische Therapie nicht unwesentlich die intestinale Kolonisation und begünstigen die **Selektion pathogener Erreger.** Damit ist es nicht verwunderlich, dass die epidemiologischen Daten die These einer bakteriellen Infektion im Rahmen der NEK unterstützen.

Immunreaktion

Zunehmende Beachtung finden die Freisetzung endogener **Entzündungsmediatoren** und deren Rolle im Rahmen der fortgeschrittenen NEK. Proinflammatorische Mediatoren wie Tumornekrosefaktor, Plättchenaktivitätsfaktoren und Endotoxinlipopolysaccharide konnten gemeinsam mit Prostaglandinen, Zytokinen, Interleukinen und Stickoxid (NO) bei NEK-Fällen im Vergleich zu Kontrollgruppen in deutlich höheren Konzentrationen und Aktivitäten nachgewiesen werden (Hsueh et al. 2003). Zumindest theoretisch könnte dies die zeitlichen Abläufe und das Ausmaß der foudrayant entstehenden Gewebenekrosen im fortgeschrittenen Stadium der NEK erklären. Therapeutische Konsequenzen ergeben sich daraus vorerst nicht, wären aber in Zukunft denkbar (Claud u. Caplan 2004).

Enterale Ernährung

Die Bedeutung der enteralen Ernährung für die Entstehung der NEK ist aktuell nicht definitiv geklärt und wird insbesondere in USA sehr kontrovers diskutiert. Ausgangspunkt hierfür ist, dass ein Großteil der von einer NEK betroffenen Frühgeborenen zum Zeitpunkt der NEK-Manifestation enteral ernährt wird. Außerdem erkranken mit Muttermilch ernährte Frühgeborene seltener an einer NEK als mit einer Frühgeborenennahrung gefütterte Kinder (Neu 2005). Dies gilt insbesondere, wenn den Frühgeborenen höhere Nahrungsvolumina angeboten werden (McGuire u. Anthony 2003). Andererseits konnte durch eine deutsche Interventionsstudie keine signifikante Korrelation zwischen der Frühfütterung und dem Auftreten der NEK nachgewiesen werden (Mihatsch et al. 2002).

Intestinale Perfusion

Im Gegensatz zu früheren Hypothesen hat sich die Annahme einer primär beeinträchtigten intestinalen Durchblutung als Kofaktor für die Entstehung der NEK nicht bestätigt (Anderson u. Kliegman 1991). Allerdings verursacht eine ausgeprägte systemische Hypoxämie eine **Vasokonstriktion** der intestinalen Gefäße mit lokaler Ischämie und Hypoxämie. Dies kann bei Persistenz der systemischen Hypoxämie zu sekundären Gewebenekrosen führen.

Klinisches Bild

Das klinische Bild der NEK ist sehr variabel. Kennzeichnend sind das ausladende, gespannte Abdomen, blutige Stühle, Ileus sowie septischer Schock und Darmperforation. Die Symptome können schleichend auftreten, zunächst unspezifisch mit einer generellen Instabilität und ausladendem Abdomen sowie den in der nachfolgenden Übersicht dargestellten Krankheitszeichen. Andererseits gibt es auch aus absolut stabiler klinischer Situation heraus dramatisch einsetzende, innerhalb weniger Stunden letal endende Verläufe.

Symptomatik der NEK

Gastrointestinale Initialsymptome:
- Aufgetriebenes Abdomen
- Nahrungsreste im Magen und Nahrungsintoleranz
- Berührungsempfindlichkeit der Bauchdecke
- Reduzierte Darmperistaltik
- Stehende Darmschlingen, Darmatonie

Extraintestinale Initialsymptome:
- Temperaturinstabilität
- Apnoe
- Bradykardie
- Periphere Minderperfusion
- Irritabilität, Lethargie

Gastrointestinale Symptome im Verlauf:
- Gallige Reste im Magen
- Erbrechen
- Schleimig-blutige Stühle
- Bauchdeckenrötung
- Bauchdeckenphlegmone

Extraintestinale Symptome im Verlauf:
- Ateminsuffizienz
- Arterielle Hypotension
- Schock
- Lethargie
- Blutungsneigung

Die **Stadieneinteilung nach Bell** (Tab. 40.1; Walsh u. Kliegman 1986) spiegelt ungefähr den Ablauf der NEK wider. Allerdings ist das Stadium I äußerst unspezifisch und im eigentlichen Sinn nicht als Enterocolitis necroticans zu bezeichnen. Vielmehr ist es als ein Verdacht auf eine sich möglicherweise entwickelnde NEK

Tab. 40.1. Nekrotisierende Enterokolitis, Stadieneinteilung nach Bell. Mod. nach: McGuire u. Anthony 2003

Stadium	Intestinale Symptome	Systemische Symptome	Radiologischer Befund
IA	- Nahrungsreste im Magen - Aufgetriebenes Abdomen - Okkultes Blut im Stuhl	- Temperaturinstabilität - Apnoe - Bradykardie	Normalbefund
IB	Wie Stadium IA plus: - Sichtbares Blut im Stuhl		
IIA	Wie Stadium IB plus: - Darmatonie - Berührungsempfindlichkeit der Bauchdecke	Wie Stadium I	- Ileus - Pneumatosis intestinalis
IIB	Wie Stadium IIA plus: - Bauchdeckenphlegmone - Tumor im rechten Unterbauch	Wie Stadium IIA plus: - Thrombozytopenie - Metabolische Azidose	Wie Stadium IIA plus: - Luftblasen in der V. portae - Evtl. Aszites
IIIA	Wie Stadium IIB plus: - Bauchdeckendistension - Diffuse Peritonitis	Wie Stadium IIB plus: - Arterielle Hypotonie - Bradykardie - Respiratorische und metabolische Azidose - Disseminierte intravasale Gerinnung - Neutropenie	Wie Stadium IIB plus: - Umschriebener Aszites
IIIB	Wie Stadium IIIA plus: - Darmperforation		Wie Stadium IIIA plus: - Pneumoperitoneum

zu deuten und Anlass, erste präventive Maßnahmen in die Wege zu leiten. Das Stadium II entspricht durch den Nachweis von Luft in der Darmwand einer NEK; eine intensivierte Überwachung sowie ergänzende diagnostische und konservativ-therapeutische Maßnahmen sind einzuleiten. Im Stadium III liegt der Befund eines perakuten Abdomens mit einer ausgeprägten systemischen Morbidität vor, die neben intensivmedizinischen Maßnahmen stets chirurgische oder das Abdomen entlastende Interventionen erfordert.

Diagnostik

Die **bildgebende Diagnostik** ist für die Diagnosestellung einer NEK entscheidend. Auf der Röntgenübersichtsaufnahme des Abdomens ist zunächst eine unspezifische Dilatation von Dünn- und Dickdarmschlingen zu sehen, gelegentlich begleitet von einer leicht verdickten Darmwand. Pathognomonisch ist die Pneumatosis intestinalis mit schmalen linien- und/oder bläschenförmigen intramuralen Lufteinschlüssen zwischen submuköser und subseröser Darmwandschicht. Meistens sind diese im rechten Unterbauch lokalisierbar, sie können aber ubiquitär auftreten. Die Luftblasen entsprechen Extravasaten von im Rahmen der intestinalen bakteriellen Gärung entstandenem Wasserstoff. Später lassen sich die Luftblasen im gesamten Pfortadersystem nachweisen. Der radiologische Befund des Pneumoperitoneums belegt die stattgehabte Darmperforation. Sowohl die Pneumatosis intestinalis als auch insbesondere Gas im Portalsystem (»champagne sign«) lässt sich sonographisch einfach nachweisen (Bell et al. 1987). Offensichtlich ist es durch die große akustische Impedanzdifferenz zwischen Gas und Gewebe möglich, bereits kleinste Gasmengen, welche radiologisch nicht erfassbar sind, sonographisch darzustellen. Weitere Vorteile der Sonographie sind die Darstellung und Lokalisation von Abszessen, Darmkonglomeraten und freier Flüssigkeit sowie deren Lokalisation für eine gesteuerte Probepunktion. Dennoch bleibt die radiologische Befundung das Diagnostikum der Wahl.

Laborchemischen Untersuchungen kommt hinsichtlich der Diagnosestellung keine Bedeutung zu. Regelmäßige Kontrollen des Blutbildes, der Gerinnungsparameter, der Blutgasanalysewerte und der Bikarbonatkonzentration sind für die supportive medikamentöse Behandlung obligat. Dies gilt in gleicher Weise für mikrobiologische Untersuchungen. Leukopenie oder Leukozytose sowie später Neutro- und Thrombopenie, Anämie, metabolische Azidose und Hyponatriämie sind typische, aber unspezifische Laborbefunde.

> Mikrobiologische Untersuchungen sind vor jeder antibiotischen Therapie obligat.

Differenzialdiagnostik

Wenige Erkrankungen kommen aufgrund des Manifestationsalters als Differenzialdiagnose in der Frühphase der NEK infrage:
- neonatale Sepsis
- intestinaler Volvulus
- frühmanifester M. Hirschsprung
- Mekoniumobstruktion des Frühgeborenen

Entscheidend sind das klinische Bild und die radiologische bzw. sonographische Diagnostik mit dem Nachweis von subseröser Luft in der Darmwand.

Therapie

Die therapeutischen Maßnahmen hängen entscheidend vom **Schweregrad** der Erkrankung ab. Richtet man sich nach den Bell-Stadien würden bei Grad I (Verdacht auf NEK) die Unterbrechung der enteralen Ernährung, die Magen-Darm-Entlastung durch eine Magen(ablauf)sonde, eine ausreichende parenterale Ernährung, eine antibiotische Therapie bei Verdacht auf eine bakterielle Infektion sowie eine Flüssigkeitsbilanzierung empfohlen werden. Bei NEK mit Pneumatosis intestinalis (Bell-Stadium II) sind die begonnenen Maßnahmen fortzuführen. In jedem Fall ist eine antibiotische Therapie zu beginnen. Elektrolyt- und Bikarbonatentgleisungen sind sorgfältig zu überwachen und aktiv zu kompensieren. Bei Verstärkung der Symptomatik mit Perforationsgefahr oder stattgehabter Perforation (Bell-Stadium III) ist die Maximierung der kardiopulmonalen Therapie erforderlich und die Enscheidung über eine Operation zu treffen. Eine Indikation zur operativen Intervention ergibt sich zweifellos nach stattgehabter Darmperforation. Das operative Vorgehen nach Darmperforation besteht, wenn erforderlich, in einer sparsamen Resektion der nekrotischen Darmabschnitte mit Anlage eines Enterostomas oder, wenn möglich, in einer isolierten Enterostomie ohne Darmresektion.

Umstritten ist die Indikation für operative Eingriffe bei drohender Perforation, z. B. bei einer fixierten Darmschlinge auf mehreren Röntgenbildern, einem progredienten Bauchwanderythem oder einer persistierenden Azidose mit Thrombo- und Neutropenie. In diesen Fällen konnte bislang kein objektiver Vorteil nachgewiesen werden, weder für die explorative Laparotomie noch für die peritoneale Parazentese mit Anlage einer Drainage (Merritt et al. 1984).

Komplikationen

Etwa 70% der Patienten mit NEK überleben, von denen etwa die Hälfte länger währende Komplikationen erleidet. Die häufigsten Komplikationen nach NEK sind intestinale Strikturen und Kurzdarmsyndrom (▶ Abschn. 10.9).

Strikturen treten nach NEK mit einer Häufigkeit von 25% auf. Sie entstehen unabhängig von Darmperforationen und sind vorwiegend im Colon descendens, im Sigma und im Colon transversum lokalisiert. Klinisch fallen die Kinder durch einen gestörten, volumenreduzierten Aufbau der enteralen Ernährung und die Zeichen einer intestinalen Obstruktion wie intermittierendes Erbrechen und gespanntes Abdomen auf. Diese Symptomatik tritt meist 2–3 Wochen nach dem akuten NEK-Ereignis ein. Die topographische Zuordnung der Strikturen erfolgt radiologisch durch eine Kontrastdarstellung des Darms, sodass die operative Resektion der jeweiligen Strikturen gezielt durchgeführt werden kann.

Todesursachen

Die Mortalität bei NEK ist zu etwa gleichen Anteilen durch eine langstreckig ausgedehnte, »totale« NEK (30–35%), ein respiratorisches Versagen (30%) und ein septisches Geschehen (30%) sowie in 10% der Fälle durch ein Multiorganversagen verursacht. Hierbei muss die in vielen Fällen bestehende **extreme Frühgeburtlichkeit** als Ko-Morbiditätsfaktor berücksichtigt werden.

40.1.2 Mekoniumobstruktion

Die Mekoniumobstruktion des Frühgeborenen ist eine klinisch gut umschriebene Situation, welche durch die **fehlende oder unzureichende Mekoniumentleerung** in den ersten beiden Lebenswochen, insbesondere bei sehr unreifen Frühgeborenen, verursacht wird. Klinisch imponieren stehende Darmschlingen mit sichtbarer Mekoniumfüllung, ein verzögerter enteraler Ernährungsaufbau und in der Folge Zeichen des tiefen mechanischen Ileus.

 Die Perforationsgefahr ist hoch.

Epidemiologie

Es liegen keine exakten Zahlen zur Häufigkeit dieser Krankheitsentität vor. Allerdings mehren sich in den letzten Jahren sowohl die diesbezüglichen Publikationen als auch die persönlichen Erfahrungen und Berichte. Vornehmlich sind extrem früh Geborene betroffen, davon ein erheblicher Anteil mit **intrauteriner Wachstumsretardierung** (Garza-Cox et al. 2004).

Pathophysiologie

Eine eindeutige ätiologische Zuordnung kann bislang nicht erbracht werden. Die vorliegenden wissenschaftlichen Daten weisen auf **Risiken** hin, welche einerseits mit einer prä- oder perinatalen intestinalen Minderperfusion verknüpft sind und andererseits zu einer intestinalen Motilitätsstörung des Frühgeborenen führen. Dazu zählen eine vorbestehende oder schwangerschaftsassoziierte arterielle Hypertonie der Mutter, ein mütterlicher Diabetes mellitus sowie eine Hypermagnesiämie (Dimmitt u. Moss 2000; Garza-Cox et al. 2004). Möglicherweise kann auch eine erhöhte intestinale Wasser-Re-Absorption des Frühgeborenen zur Eindickung des Mekoniums führen.

Klinisches Bild

Die intestinale Obstruktion durch Mekonium tritt in den ersten 3 Lebenswochen auf, meist innerhalb der ersten 2 Wochen. In der Mehrzahl der Fälle wird zunächst ein **unregelmäßiger Mekoniumabgang** beobachtet, stets in kleinen Mengen und häufig nur nach rektaler Stimulation oder Applikation eines kristallinen Einlaufs. Parallel ist der Aufbau der enteralen Ernährung verzögert und muss aufgrund z. T. erheblicher Nahrungsreste im Magen intermittierend unterbrochen werden. Das Abdomen ist ausladend, mit stehenden Darmschlingen und tastbarer Mekoniumfüllung (Dimmitt u. Moss 2000; Garza-Cox et al. 2004; Vinograd et al. 1983).

Als **Komplikation** treten intestinale, meist Dünndarmperforationen auf. Diese Situation ist überproportional häufig mit einem Mikrokolon assoziiert. Nach erfolgreicher konservativer Therapie entwickeln sich der Nahrungsaufbau und die Reifung der intestinalen Funktion normal.

Diagnostik

Neben dem klinischen Bild ist die **radiologische Diagnostik** wegweisend. Die Übersichtsaufnahme des Abdomens zeigt multiple stehende und erweiterte Darmschlingen bei gleichzeitig fehlender oder minimaler Luftfüllung des Rektums. Die Darmwand ist nicht verdickt. Die Kontrastdarstellung mit Gastrographin stellt die Mekoniumimpaktion dar, welche oftmals auch das Ileum betrifft.

Differenzialdiagnostik

Neben dem M. Hirschsprung sind die zystische Fibrose und intestinale Atresien oder hochgradige Stenosen zu berücksichtigen. Auch an eine untypisch verlaufende nekrotisierende Enterokolitis im Initialstadium muss gedacht werden.

Therapie

Frühzeitige **Einläufe,** zumindest initial mit Gastrographin, haben einen diagnostischen Wert und einen therapeutischen Effekt. Sie haben sich bei dieser Indikation als sicher erwiesen (Garza-Cox et al. 2004). In der Folge ist durchaus der Einsatz salinischer Lösung zur retrograden Darmspülung berechtigt. Parallel sollte auf eine adäquate Flüssigkeitszufuhr geachtet werden. Die Laparotomie ist nach Darmperforation und bei protrahierter Ileussituation als Folge der Mekoniumobstruktion im Ileum indiziert.

40.1.3 Invagination

Die Invagination bei Frühgeborenen ist ein seltenes, aber verzögert erkanntes Ereignis, da zunächst die Differenzialdiagnosen einer nekrotisierenden und einer infektiösen Enterokolitis gestellt und entsprechende therapeutische Maßnahmen ergriffen werden. Meist handelt es sich um Dünndarminvaginationen, welche sich nicht spontan lösen und zu einer **Darmischämie** mit Nekrose führen. Sie entgehen der konventionellen radiologischen Diagnostik, wobei die Dünndarminvaginationen mittels abdomineller Sonographie erkannt werden können. Die Lösung des Invaginats kann nur operativ erfolgen.

40.1.4 Hypertrophe Pylorusstenose

Die hypertrophe Pylorusstenose tritt bei Frühgeborenen mit einer ähnlichen Inzidenz auf wie bei jungen Säuglingen. Aufgrund häufiger kleiner Mahlzeiten fehlt das klassische Symptom des schwallartigen Erbrechens. Auch bleiben laborchemische Auffälligkeiten (Hypokaliämie, hypochlorämische Alkalose) lange kompensiert. Die Diagnose wird sonographisch anhand der typischen Morphologie gestellt. Die Maße von Pyloruslänge und -durchmesser korrelieren mit der Körperlänge. Konservative Therapieversuche sind vor der Pylorotomie indiziert.

Literatur

Ahmed T, Ein S, Moore A (1998) The role of peritoneal drains in treatment of perforated necrotizing enterocolitis: recommandations from recent expirience. J Pediatr Surg 33:1468–1470

Anderson DM, Kliegman RM (1991) The relationship of neonatal alimentation to the occurence of endemic necrotizing enterocolitis. Am J Perinatol 8:62–67

Bell MJ, Ternberg JL, Feigin RD et al. (1978) Neonatal necrotizing enterocolitis. Therapeutic decisions basedupon clinical staging. Ann Surg 187:1–6

Claud EC, Caplan M (2004) Necrotizing enterocolitis. In: Walker WA, Goulet O et al. (eds) Pediatric gastrointestinal disease. Decker, Hamilton, pp 873–879

Dimmitt RA, Moss RL (2000) Meconium disease in infant with very low birth weight. Semin Pediatr Surg 9:79–83

Fanaroff AA, Hack M, Walsh MC (2003) The NICHD neonatal research network: changes in practice and outcomes during the first 15 years. Semin Perinatol 27:281–287

Garza-Cox S, Keeney SE, Anhel CA et al. (2004) Meconium obstruction in the very low birth premature infant. Pediatrics 114:285–290

Greenholz SK, Perez C, Wesley JR et al. (1996) Meconium obstruction in the markedly premature infant. J Pediatr Surg 31:117–120

Hsueh W, Caplan MS, Qu XW et al. (2003) Neonatal necrotizing enterocolitis: clinical considerations and pathogenic concepts. Pediatr Dev Pathol 6:6–36

McGuire W, Anthony MY (2003) Donor human milk versus formula for preventing necrotizing enterocolitis in preterm infnants:systematic review. Arch Dis Child Fetal Neonatal Ed 88:F11–14

Merritt CRB, Goldsmith JP, Sharp MJ (1984) Sonographic detection of portal venous gas in infants with necrotizing enterocolitis. Am J Roentgenol 143:1059–1062

Mihatsch WA, Schoenaich P von, Fahnenstich H et al. (2002) The significance of gastric residuals in the early enteral feeding advancement of extremely low birth weight infants. Pediatrics 109(3):457–459

Neu J (2005) Neonatal necrotizing enterocolitis: An update. Acta Paediatr 94[Suppl 449]:100–105

Springer SS, Annibale DJ, Itani O (2002) Necrotizing enterocolitis. www.emedicine.com/ped 2002

Vinograd I, Mogle P, Peleg O et al. (1983) Meconium disease in premature infants with very low birth weight. J Pediatr 103:963–966

Walsh MC, Kliegman RM (1986) Necrotizing enterocolitis: treatment based on staging criteria. Pediatr Clin North Am 33:179–201

40.2 Ernährung bei bronchopulmonaler Dysplasie (BPD)

Frühgeborene mit BPD weisen bereits im ersten Lebensmonat, aber auch im weiteren Verlauf ein signifikant reduziertes Wachstum und Gedeihen auf. Die Ursachen hierfür sind komplex. Sie bestehen einerseits in einem deutlich erhöhten Energiebedarf und gleichzeitig andererseits in der unzureichenden Versorgung mit Energie und Eiweiß. Letzteres ist auf Probleme bei der oral-enteralen Nahrungsaufnahme und der intestinalen Verwertung zurückzuführen.

40.2.1 Epidemiologie

Bereits nach dem ersten Lebensmonat fallen Frühgeborene mit BDP im Vergleich zu Kontrollkollektiven durch ein **reduziertes Wachstum** sowie eine verminderte Fett- und Muskelmasse auf (Carlson 2004; de Regnier et al. 1996). Dies setzt sich im ersten Lebensjahr fort: Nach 12 Monaten sind sowohl Körperlänge und -gewicht als auch Kopfumfang, Fett- und Muskelmasse signifikant geringer als in entsprechenden Kontrollkollektiven (Huysman et al. 2003).

40.2.2 Pathophysiologie

Es werden mehrere pathophysiologische Faktoren diskutiert, sowohl für die bereits nach wenigen Wochen bestehende Dystrophie als auch für die im Weiteren über das erste Lebensjahr hinaus anhaltende Retardierung von Gewichtszunahme und Wachstum. Der **Energiebedarf** von Frühgeborenen mit BDP ist durch die vermehrte Atemarbeit bei verminderter Lungen-Compliance, die beschleunigte Herzfrequenz, intermittierende Entzündungsprozesse und Stress-Situationen sowie den Einsatz diverser Medikamente wie Xanthine deutlich erhöht (Denne 2001). Zugleich gelingt der Aufbau der enteralen Ernährung aufgrund der Morbidität bei BPD in den ersten Lebenswochen nur deutlich verzögert. Sowohl die digestiven als auch die resorptiven Funktionen des Gastrointestinaltrakts sind bei (extrem) früh Geborenen noch nicht voll ausgereift oder sekundär beeinträchtigt. Aufgrund der Langzeitbeatmung, der beeinträchtigen Atmungs- und Schluckkoordination, des gastroösophagealen Refluxes und/oder der verzögerten Magenentleerung kann sich das Erlernen der oralen Nahrungsaufnahme als schwierig und aufwändig erweisen. Nicht selten muss aus kardiopulmonalen Gründen eine Flüssigkeitsrestriktion eingehalten werden. Daraus resultiert in der Gesamtheit eine relativ niedrige Substrat- und Energiezufuhr (Carlson 2004; Huysman et al. 2003).

40.2.3 Nährstoffbedarf

Evidenzbasierte Daten zur Ernährung von Frühgeborenen und Säuglingen mit BDP und Dystrophie liegen nicht vor. Der tägliche Energiebedarf ist im Vergleich zu nicht von einer BPD betroffenen Frühgeborenen um 25–30% erhöht (Denne 2001). Er liegt durchschnittlich bei 140–150 kcal/kg KG und kann in Abhängigkeit vom aktuellen Gesundheitsstatus individuell stark schwanken (Huysman et al. 2003). Eine zügige **Steigerung der Kohlenhydrat- und Fettzufuhr** (bis zu 4 g/kg KG/Tag) sollte angestrebt werden und wirkt sich positiv auf die Entwicklung von Körperlänge und Gewicht im ersten Lebenshalbjahr aus (Brunton et al. 1998). Die jeweiligen Nährstoffkonzentrationen, sowohl bei parenteraler als auch bei enteraler Applikation, sind individuell zu ermitteln und hängen unmittelbar mit der Verträglichkeit und Verwertung von Kohlenhydraten und Fetten durch das Frühgeborene zusammen. Hyperglykämien und Hyperlipidämien werden bei simultaner Kortikosteroidtherapie oder im Rahmen von Infektionen und Stressepisoden beobachtet, insbesondere in den ersten Lebenswochen. Die Erhöhung des Kohlenhydratanteils in der Nahrung führt bei milder BPD zu einem CO_2-Anstieg allerdings ohne Einfluss auf die Lungenfunktion (Chessex et al. 1995). Analog führt die Erhöhung des Fettanteils in der Nahrung bei BPD zur Senkung der CO_2-Konzentration im Blut ohne Verbesserung der Lungenfunktion (Pereira et al. 1994). Der tägliche Proteinbedarf scheint unwesentlich von demjenigen von Frühgeborenen ohne BPD abzuweichen und sollte 3,5–4 g/kg KG betragen.

Besondere Beachtung gilt der Substitution von **Elektrolyten.** Dies gilt nicht nur für Kalzium und Phosphat, welche in Korrelation zur jeweiligen Urinausscheidung ergänzend zugeführt werden, sondern auch für Natrium und Chlorid unterhalb einer jeweiligen Serumkonzentration von 130 mval/l bzw. 90 mval/. Die konsequente Ergänzung von Natrium hat einen positiven Einfluss auf den Gewichtsverlauf (Haycock 1993). Eine ausgeprägte Hypochlorämie ist mit einer schlechten Prognose korreliert (Perlman et al. 1986).

Vitamin A als Antioxidans zur Prävention oder Reduktion der Ausprägung einer BPD bei extrem früh Geborenen sollte bereits in den ersten Lebenstagen i. m. verabreicht werden. Wenngleich exakte Dosierungen noch nicht festgelegt wurden, scheint die einmal wöchentliche Applikation von 5000 IE, beginnend in der ersten Lebenswoche, die BPD-Inzidenz signifikant zu senken (Mactier u. Weaver 2005).

40.2.4 Ernährungsform

Auch bezüglich der praktischen Nahrungs- und Substratzufuhr liegen für Frühgeborene mit BPD keine geprüften Studiendaten vor. Von großer Bedeutung ist die möglichst frühe und stets den Bedürfnissen entsprechende, parenteral und v. a. enteral verabreichte Ernährung. Das »non-nutrive sucking« sollte konsequent betrieben werden, ebenso der orale Nahrungsaufbau, unterstützt durch eine kompetente Stimulation der Mundmotorik, sobald es die Reife und der Gesundheitszustand des Frühgeborenen erlauben. Keine Unterscheide konnten zwischen der Bolusapplikation und der Dauergabe von Nahrung über eine Sonde hinsichtlich der Gewichtszunahme und des Gedeihens festgestellt werden. Allerdings bietet sich die Dauerverabreichung über eine Sonde in Einzelfällen als Alternative zur parenteralen Ernährung an, z. B. bei nahrungsbolusabhängigen Apnoen. Der frühe enterale Nahrungsaufbau, das »non-nutritive sucking« und die Bolusapplikation der Nahrung zeigen in Studien keinen unmittelbaren Einfluss auf die Beschleunigung des Wachstums und die Verbesserung des Gedeihens. Durch die genannten Maßnahmen kann aber die Entlassung der Frühgeborenen in die häusliche Pflege vorzeitig erreicht werden, was einer **Morbiditätsreduktion** gleichzusetzen ist. In Fällen einer ausgeprägten Dystrophie bei zeitgleich beeinträchtigter Atmung und bestehender Schluckstörung sollte eine perkutane endoskopische Gastrostomie (PEG) als hilfreiche Option für die Zufuhr einer hochkalorischen und bedarfsgerecht supplementierten Nahrung erfolgen.

Literatur

Brunton JA, Saigal S, Atkinson SA (1998) Growth and body composition in infants with bronchopulmonary dysplasia up to 3 months corrected age: a randomised trial of a high energy-nutrient-enriched formula fed after hospital discharge. J Pediatr 133: 340–345

Carlson SA (2004) Current nutrition management of infants with chronic lung disease. Nutr Clin Pract 19: 581–586

Chessex P, Belanger S, Piedboeuf B et al. (1995) Influence of energy substrates on respiratory gas exchange during conventional mechanical ventilation of preterm infants. J Pediatr 126: 619–624

Denne SC (2001) Energy expenditure in infants with pulmonary insufficiency: is there evidence for increase energy needs? J Nutr 131 (Suppl): 935S–937S

de Regnier RA, Guilbert TW, Mills MM et al. (1996) Growth failure and altered body composition are established by one month of age in infants with bronchopulmonary dysplasia. J Nutr 126: 168–175

Haycock GB (1993) The influence of sodium on growth in infancy. Pediatr Nephrol 7: 871–875

Huysman WA, de Ridder M, de Bruin NC et al. (2003) Growth and body composition in preterm infants with bonchopulmonary dysplasia. Arch Dis Child Fetal Neonatal Ed 88: F46–F51

Mactier H, Weaver LT (2005) Vitamin A and preterm infants: what we know, what we don't know, and what we need to know. Arch Dis Child Fetal Neonatal Ed 90: F103–F108

Pereira GR, Baumgart S, Bennett MJ et al. (1994) Use of high-fat formula for premature infants with bronchopulmonary dysplasia: metabolic, pulmonary, and nutritional studies. J Pediatr 124: 605–611

Perlman JM, Moore V, Siegel MJ et al. (1986) Is chloride depletion an important contributing cause of death in infants with bronchopulmonary dysplasia? Pediatrics 77: 212–216

40.3 Cholestase bei extrem früh Geborenen

Extrem früh geborene Kinder entwickeln aufgrund ihrer Unreife und der oftmals bestehenden Multimorbidität häufiger eine Cholestase als Reifgeborene. Diese belastet zunächst den klinischen Verlauf der Patienten, wenngleich die Prognose der Betroffenen dadurch nicht wesentlich beeinträchtigt wird.

40.3.1 Epidemiologie

Das gehäufte Auftreten einer Cholestase bei extrem früh Geborenen wurde bereits vor mehr als 50 Jahren beschrieben (Billing et al. 1954) und zunächst v. a. in einem kausalen Zusammenhang mit der parenteralen Ernährung gesehen. Die in der Literatur beschriebene **Inzidenz** einer Cholestase, definiert als Ikterus prolongatus mit einem Anteil von direktem Bilirubin von >2 mg/dl bzw. >20% des Gesamtbilirubins, liegt bei etwa 20% der extrem früh Geborenen. Es besteht eine umgekehrte Korrelation der Inzidenz zum Geburtsgewicht. Das durchschnittliche Alter bei Diagnosestellung liegt bei knapp 30 (±15) Lebenstagen, das Gestationsalter der Betroffenen bei 29 Schwangerschaftswochen (Beale et al. 1979; Brown et al. 1991; Wu et al. 1996).

Die Inzidenz der Cholestase bei extrem früh Geborenen scheint im vergangenen Jahrzehnt rückläufig gewesen zu sein. Dies ist teilweise durch eine offensivere enterale Ernährung und die differenziertere parenterale Ernährung extrem früh geborener Kinder, andererseits durch ein stringenteres Infektionsmanagement, aber auch durch technische Fortschritte mit Reduktion der Kathetersepsisquote bei parenteraler Ernährung erklärbar.

40.3.2 Pathophysiologie

Die Entwicklung einer Cholestase bei Frühgeborenen wird durch das Zusammentreffen verschiedenster Faktoren begünstigt. Dazu zählen **primäre Faktoren,** welche durch die Unreife der beteiligten Organe oder die Besonderheiten der Frühgeburtlichkeit bedingt sind: Die verkürzte Lebensdauer und das erhöhte Volumen der Erythrozyten führen zu einer verstärkten Bilirubinbeladung der Hepatozyten in den ersten Lebenswochen. Deren Bilirubinkonjugations- und -sekretionsleistungen sind unausgereift und quantitativ begrenzt. Der eingeschränkte enterale Nahrungsaufbau und die verzögerte Darmmotilität beeinträchtigen den enterohepatischen Kreislauf. Die bakterielle Besiedelung des Darms ist keinesfalls adäquat entwickelt. Dies trägt zu einer unzureichenden intestinalen Metabolisierung und Elimination von Bilirubin bei.

Als **sekundäre Faktoren** belasten pulmonale und gastrointestinale Infektionen oder Septitiden, sekundäre intestinale Motilitäts- oder Perfusionsprobleme sowie die Notwengkeit einer parenteralen Ernährung die hepatobiliären Funktionen sowie die hepatische und die intestinale Bilirubinelimination ganz erheblich. Hirnblutungen können zudem die Bilirubinlast der Hepatozyten verstärken.

40.3.3 Klinisches Bild

Die Cholestase bei extrem früh Geborenen entwickelt sich meist schleichend und ist im Klinikalltag oft durch pulmonale, kardiale, neurologische und Ernährungsprobleme der Patienten überlagert. Es fällt ein länger anhaltender **Ikterus** auf, der laborchemisch durch einen deutlich erhöhten Anteil des konjugierten Bilirubins charakterisiert ist. Eine rasche Entwicklung einer Cholestase tritt dagegen im Rahmen einer nekrotisierenden Enterokolitis oder nach einer operative Intervention am Darm auf (Sondheimer et al. 1998). Acholische Stühle werden selten beobachtet, eine Hepatomegalie dagegen häufig.

40.3.4 Diagnostik

Die Primärdiagnostik umfasst die üblichen **Laborparameter:**
- Bilirubinkonzentration (konjugiertes und unkonjugiertes Bilirubin)
- Enzymaktivitäten:
    - Glutamat-Oxalazetat-Tansaminase (GOT)
    - Glutamat-Pyruvat-Tansaminase (GPT)
    - γ-Glutamyltranspeptidase (γ-GT)
    - alkalische Phosphatase (AP)
    - Cholinesterase
    - Glutamatdehydrogenase (GLDH)
- Gerinnungswerte

Zudem ist eine **Sonographie** der Oberbauchorgane indiziert.

Die erweiterte Diagnostik hängt von der individuellen Situation und der Ko-Morbidität des einzelnen Patienten ab. Hinsichtlich möglicher Differenzialdiagnosen, welche bei Frühgeborenen nur ausnahmsweise beobachtet wurden, wird auf ▶ Kap. 16 verwiesen.

40.3.5 Therapie

Der medikamentöse Einsatz von **Ursodesoxycholsäure** bei Frühgeborenen mit Cholestase erwies sich in kleinen Therapieserien in einer Dosis von 10–30 mg/kg KG/Tag sowohl bezüglich der Reduktion der Cholestasedauer als auch der maximalen Konzentrationen des direkten Bilirubins als effizient. Nebenwirkungen wurden nicht beobachtet (Levine et al. 1999; Chen et al. 2004). Der Einsatz von Phenobarbital hat vereinzelt Wirkungen gezeigt, muss aber kritisch betrachtet werden (South u. Kling 1987).

Der **enterale Nahrungsaufbau** ist für die Prävention vor und für die Rehabilitation nach dem Auftreten einer Cholestase bei extrem früh Geborenen essenziell. Analog sind die ausreichende kalorische Versorgung und die Substitution fettlöslicher Vitamine zu gewährleisten.

40.3.6 Prognose

Die Prognose der Cholestase bei extrem früh geborenen Kindern ist günstig. Dies gilt sowohl für die Normalisierung der Leberfunktion als auch hinsichtlich des Nichtentstehens eines Kernikterus (Watchko u. Claassen 1994). Ein Leberversagen wurde nur in Einzelfällen bei einer ausgeprägten Multimorbidität beobachtet.

Literatur

Beale EF, Nelson RM, Bucciarelli RL et al. (1979) Intrahepatic cholestasis associated with parenteral nutrition in premature infants. Pediatrics 64: 342–347

Billing BH, Vole PG, Lathe GH (1954) Increased plasma bilirubin in newborn infants in relation to birth weight. BMJ 2: 1263–1265

Brown DC, Halliday HL, McClure G (1991) Cholestasis in a neonatal intensive care unit. Ir Med J 84: 56–57

Chen CY, Tsao PN, Chen HL et al. (2004) Ursodeoxycholic acid (UDCA) therapy in very-low-birth-weight infant with parenteral nutrition-associated cholestasis. J Pediatr 145: 317–321

Levine A, Maayan A, Shamir R et al. (1999) Parenteral nutrition-associated cholestasis in preterm neonates: evaluation of ursodeoxycholic acid treatment. J Pediatr Endocrinol Metab 12: 549–553

Sondheimer JM, Asturias E, Cadnapaphornchai M (1998) Infection and cholestasis in neonates with intestinal resection and long parenteral nutrition. J Pediatr Gastroenterol Nutr 27: 131–137

South M, Kling A (1987) Parenteral nutrition-associated cholestasis: recovery following phenobarbitone. JPEN 11: 208–209

Watchko J, Claassen D (1994) Kernicterus in premature infants: current prevalence and relationship to NICHHD phototherapy study exchange criteria. Pediatrics 99: 996–969

Wu TJ, Teng RJ, Yau KI (1996) Risk factors of cholestasis in very low-birth-weight infants. Zhongua Min Guo 37: 278–282

41 Das behinderte Kind

P. Weber

41.1 Gastroösophageale Refluxkrankheit – 580
41.1.1 Epidemiologie – 580
41.1.2 Pathophysiologie – 580
41.1.3 Klinisches Bild – 580
41.1.4 Diagnostik – 581
41.1.5 Therapie und Prognose – 581
Literatur – 581

41.2 Schluckstörungen – 581
41.2.1 Epidemiologie – 581
41.2.2 Pathophysiologie – 581
41.2.3 Klinisches Bild – 582
41.2.4 Diagnostik – 582
41.2.5 Therapie und Prognose – 582
Literatur – 583

41.3 Pseudoobstruktion und Obstipation – 583
41.3.1 Epidemiologie – 583
41.3.2 Pathophysiologie – 583
41.3.3 Klinisches Bild – 583
41.3.4 Diagnostik – 583
41.3.5 Therapie und Prognose – 583
Literatur – 584

41.4 Gastrointestinale Symptome spezifischer neurologischer Erkrankungen – 584
41.4.1 Epilepsien – 584
41.4.2 Myopathien – 585
41.4.3 Autonome Neuropathien – 585
41.4.4 Spinale Malformationen – 585
Literatur – 585

Die Zerebralparese hat eine Prävalenz von 1–2/1000 Lebendgeborene. Diese Zahlen sind in verschiedenen Kulturen relativ stabil und haben sich in den vergangenen 10–20 Jahren kaum verändert. Die Zerebralparese ist als eine prä-, peri- oder unmittelbar postpartal erworbene, nichtprogrediente Schädigung des Gehirns definiert. Es werden 3 Formen unterschieden: die spastische, die hypoton-ataktische und die dyston-athetoide Zerebralparese. Neben der Zerebralparese können auch andere klinische Krankheitsbilder mit einer muskulären Hypotonie oder einer Spastizität im Rahmen einer progredienten, z. B. metabolischen Erkrankung als Zeichen der neurologischen Störung zu schweren Behinderungen führen und mit klinisch relevanten gastrointestinalen Dysfunktionen und Symptomen assoziiert sein, die fast immer einer Langzeitbehandlung bedürfen. Etwa 60% der Patienten zeigen eine Dysphagie, 40% eine chronische pulmonale Mikroaspiration und mindestens 30% einen klinisch signifikanten gastroösophagealen Reflux, eine Gastritis und abdominelle Schmerzen. Mindestens 75% der neurologisch behinderten Kinder leiden unter einer Obstipation, etwa ein Drittel zeigt die Merkmale einer Fehl- und Unterernährung, wobei es große Unterschiede gibt, je nach Schweregrad der Behinderung. Während etwa 20–30% der Kinder mit einer hemi- oder diplegischen Zerebralparese Probleme mit der Nahrungsaufnahme haben, weisen bis zu 90% der Kinder mit schwerer spastischer Tetraparese Ernährungsstörungen auf. Die Ursachen und Folgen sind vielfältig und multifaktoriell: unzureichende Kalorien- und Flüssigkeitszufuhr, gesteigerter Energiebedarf im Rahmen epileptischer oder metabolischer Syndrome oder bei massiv erhöhtem Muskeltonus im Rahmen der Spastizität, vermehrter Nährstoffverlust durch rezidivierendes Erbrechen. Eine verbesserte Ernährungssituation kann zu einer Abnahme der Spastizität führen. Patienten mit einer Zerebralparese haben in Verbindung mit gastrointestinalen und Ernährungsproblemen ein erhöhtes Mortalitätsrisiko.

41.1 Gastroösophageale Refluxkrankheit

> Der gastroösophageale Reflux behinderter Kinder bedarf einer intensiven interdisziplinären pädiatrischen Betreuung.

41.1.1 Epidemiologie

Die Prävalenz eines gastroösophagealen Refluxes bei Kindern mit Zerebralparese und/oder intellektueller Behinderung mit einem Intelligenzquotienten von <50 ist deutlich erhöht. Etwa 10–25% der institutionalisiert behandelten behinderten Kinder zeigen klinisch die Symptome eines rezidivierenden Erbrechens, einer Regurgitation oder einer Rumination. Im Rahmen von Serienuntersuchungen wurde dokumentiert, dass bis zu 50% dieser Patientengruppe einen pathologischen Befund der 24-Stunden-pH-Metrie aufweisen; bei 70% dieser Patienten wiederum wurde endoskopisch eine **Ösophagitis** dokumentiert, die zu etwa 30% einer Grad-III- bis -IV-Ösophagitis entspricht; 10% dieser Patienten weisen peptische Strikturen der Speiseröhre auf, bei 10–15% findet sich histologisch ein Barrett-Ösophagus.

41.1.2 Pathophysiologie

Es ist anzunehmen, dass sich die Pathophysiologie des gastroösophagealen Refluxes beim behinderten Kind nicht grundlegend von dem in ► Abschn. 9.3. erläuterten Mechanismus unterscheidet, dass allerdings beim behinderten Kind eine Reihe zusätzlicher Faktoren als **Risikofaktoren** hinzukommen, welche die erhöhte Prävalenz der gastroösophagealen Refluxkrankheit innerhalb dieser Patientengruppe erklären. Verantwortlich für den pathologisch gehäuften oder verlängerten Reflux ist eine transiente Relaxation des unteren Ösophagussphinkters, der neuronal vom Hirnstamm über den N. vagus versorgt wird. Neben einer afferent-nervalen Steuerungsstörung kann auch ein verstärkter Druck innerhalb des Magens über die efferente Nervenschleife eine Sphinkterrelaxation provozieren. Kinder mit einer Zerebralparese zeigen manometrisch nachweisbare ösophageale Motilitätsstörungen mit vermehrt nichtpropulsiven Wellen und einem verringerten Druck im unteren Ösophagus während der Basalphase.

Weitere Risikofaktoren für einen pathologischen Reflux aufgrund eines erhöhten intraabdominellen Drucks sind:
- abnorme Körperposition im Rahmen einer Skoliose
- einschießende Spasmen, die zu einer Verkrampfung des gesamten Körpers führen
- chronisch-obstruktive Lungenerkrankung mit vermehrten Hustenstößen, die selbst durch den Reflux oder eine chronische Aspirationen aggraviert sein kann
- epileptische, v. a. tonische Anfälle
- Obstipation
- einengendes Korsett

Weitere Risikofaktoren sind:
- schwere muskuläre Hypotonie
- Down-Syndrom
- nasogastrale Sonde
- Unterernährung
- breiige oder flüssige Kost
- Antikonvulsiva, insbesondere Benzodiazepine

Im Gegensatz zu Studien mit erwachsenen Patienten konnte bei behinderten Kindern kein Einfluss der Behandlung einer Helicobacter-pylori-Gastritis auf einen gastroösophagealen Reflux nachgewiesen werden.

41.1.3 Klinisches Bild

Aufgrund ihrer eingeschränkten Kommunikationsmöglichkeiten können behinderte Kinder oftmals nicht in der gewohnten Weise verbal ihre Schmerzen oder ihr Unwohlsein mitteilen. Seitens der Betreuer ist damit eine hohe Sensitivität für mögliche gastrointestinale Probleme der Patienten erforderlich. An das Vorliegen eines pathologischen gastroösophagealen Refluxes ist insbesondere in der Gruppe behinderter Kinder bei folgenden **Symptomen** zu denken:
- persistierendes Erbrechen
- Hämatemesis
- rezidivierende Rumination und/oder Regurgitation
- rekurrierende Pneumonie
- rekurrierende obstruktive Bronchitis
- rekurrierende Aspiration
- Gedeihstörung

- paroxysmale Verhaltensprobleme wie Schreiphasen, Autoaggression, Angst oder Unruhe
- dentale Erosionen (regelmäßige Zahnuntersuchung erforderlich, bei Bedarf in Narkose)

> In zahlreichen Fällen präsentiert sich die gastroösophageale Refluxkrankheiten nicht primär über gastrointestinale Symptome, sodass eine Konzentration auf diesen Symptombereich zu einer Unterschätzung des Problems führt.

Das **Sandifer-Syndrom** ist eine spezielle Manifestationsform des gastroösophagealen Refluxes. Dabei zeigen die zumeist jüngeren und häufig schwer behinderten Kinder in Zusammenhang mit dem Reflux eine dystone Bewegungsstörung mit seitwärts drehender und streckender Kopfbewegung, einer tonisch erscheinenden Streckung des Rumpfes und einer tonisch-dystonen Elevation der Arme oder einen paroxysmalen Torticollis. Diese Episoden können mit dystonen Bewegungsstörungen und epileptischen Anfällen verwechselt werden.

41.1.4 Diagnostik

Die Diagnostik umfasst im Fall der oben genannten klinischen Symptome die **24-Stunden-pH-Metrie.** Bei der Indikationsstellung zur **Endoskopie** ist zwischen den Risiken der Untersuchung und der notwendigen Narkose, die bei einem erfahrenen Team in der Regel gering sind, und dem Nutzen der makroskopischen und histologischen Beurteilung abzuwägen. Die endoskopische Untersuchung erlaubt es zudem, Veränderungen im Rahmen nichtsaurer Refluxe und Refluxkomplikationen wie den Barrett-Ösophagus zu diagnostizieren. Insgesamt ist die Indikation zur Endoskopie großzügig zu stellen, wobei ein patientengerechtes Setting unabdingbar ist. Dazu gehören neben der kind- und behindertengerechten prä- und postinterventionellen Pflege v. a. auch ein mit behinderten Kindern und deren Medikation erfahrener Narkosearzt und ein pädiatrischer Gastroenterologe.

41.1.5 Therapie und Prognose

Die Therapiemöglichkeiten umfassen medikamentöse und chirurgische Maßnahmen.
Zur **medikamentösen Therapie** gehören:
- Antazida
- Protonenpumpenhemmer
- Prokinetika

Bei allen 3 Medikamentengruppen ist auf mögliche Risiken zu achten (▶ Abschn. 9.3). Insbesondere beim Einsatz von Prokinetika ist zu bedenken, dass Kinder mit einer chronischen, schweren, therapierefraktären Epilepsie bereits ein erhöhtes Risiko für Herzrhythmusstörungen aufweisen.

Als mögliche neue Substanzgruppe zur Behandlung des gastroösophagealen Refluxes wurde in einigen Pilotstudien der γ-Aminobuttersäure-(GABA-)Rezeptor-Typ-B-Agonist **Baclofen** angewandt. Dieser reduziert die Inzidenz der transienten Relaxation des unteren Ösophagussphinkters und führt zu einer mittels 24-Stunden-pH-Metrie nachweisbaren Reduktion der Anzahl von Refluxepisoden und langer Refluxzeiten. Diese ersten Befunde bedürfen noch einer Bestätigung mit größeren Patientenkollektiven.

Die **chirurgische Intervention** mit Anlage einer Fundoplicatio ist spezifischen, therapierefraktären Fällen vorbehalten. Die Fundoplicatio ist auch bei behinderten Kindern ebenfalls nur in der Minderheit der Fälle bei Durchführung einer perkutanen endoskopischen Gastrostomie indiziert.

Literatur

Böhmer CJM, Klinkenberg-Knol EC, Niezen-de Boer MC, Meuwissen SGM (2000) Gastroesophageal reflux disease in intellectually disabled individuals: how often, how serious, how manageable? Am J Gastroenterol 95: 1868–1872

Gottrand F, Michaud L (2002) Percutaneous endoscopic gastrostomy and gastro-esophageal reflux: are we correctly addressing the question? J Pediatr Gastroenterol Nutr 35: 22–24

Kawai M, Kawahara H, Hirayama S, Yoshimura N, Ida S (2004) Effect of baclofen on emesis and 24-hour esophageal pH in neurologically impaired children with gastroesophageal reflux disease. J Pediatr Gastroenterol Nutr 38: 317–323

Razeghi S, Lang T, Behrens R (2002) Influence of percutaneous endoscopic gastrostomy on gastroesophageal reflux: a prospective study in 68 children J Pediatr Gastroenterol Nutr 35: 27–30

41.2 Schluckstörungen

Schluckstörungen stellen oftmals im Säuglingsalter die erste Manifestation einer motorischen Entwicklungsstörung dar.

41.2.1 Epidemiologie

Behinderte Kinder haben mit einer Prävalenz von 30–90% Schluckstörungen. Die Wahrscheinlichkeit, an Schluckstörungen zu leiden, steigt ungefähr proportional zur Schwere der Behinderung. So zeigen etwa ein Drittel der Kinder mit einer Hemi- oder Diplegie Schluckstörungen, während >90% der Kinder mit spastischer Tetraparese Probleme mit der oralen Nahrungsaufnahme haben.

41.2.2 Pathophysiologie

Grundlage der gestörten Nahrungsaufnahme ist eine **oral-motorische Dysfunktion** und vermutlich zusätzlich eine **orale Hypersensitivität.**

Im Rahmen der neurologischen Grunderkrankung kommt es z. T. schon intrauterin, zu einer abnormen Koordination der am Schluckakt beteiligten Muskeln und Bewegungsabläufe. Die Nahrungsaufnahme erfolgt über eine vordere (orale) und eine hintere (pharyngeale) Phase. Bei fester Kost wird in der **oralen Phase** die Nahrung in die Mundhöhle aufgenommen. Dabei ist neben einer dem Abbeißen dienenden vertikalen Bewegung und Kraftanwendung des Kiefers in einer zweiten Phase eine die Nahrung zermahlende Seitwärts- und Diagonalbewegungen des Kiefers erforderlich. Der mit Speichel vermengte Nahrungsbrei wird dann über eine koordinierte Zungenbewegung in den Pharynx befördert. Dabei muss der Mund verschlossen werden. In der **pharyngealen Phase** erfolgt der eigentliche Schluckakt. Beim Trinken muss in der oralen Phase eine Koordination zwischen Lippen, Wangen und Zunge erfolgen. Diese Anforderungen unterscheiden zwischen dem Saugen und dem Trinken aus einem

Gefäß. Auch beim Trinken ist beim Übergang von der oralen in die pharyngeale Phase ein Mundschluss erforderlich.

Die Abläufe der Nahrungsaufnahme erfordern ein hohes Maß an motorischer Koordination, wozu neurologisch behinderte Kinder oftmals nicht in der Lage sind. Zudem zeigen sie die Merkmale einer Hypersensitivität, die zu einer Abwehrreaktion gegenüber der nahrungsbedingten Stimulation des Geschmackssinns oder der taktilen Stimulation der intraoralen Schleimhaut führt. Die motorische und die sensorische Komponente führen zur **dysfunktionellen Nahrungsaufnahme**.

Die **Stimulation des N. vagus**, ein neueres Verfahren zur Behandlung therapierefraktärer Epilepsien, kann als Nebenwirkungen eine Schluckstörung und eine Speichelneigung verursachen oder verstärken.

41.2.3 Klinisches Bild

Behinderte Kinder zeigen verschiedene klinische Merkmale der Schluckstörung. Oftmals haben sie im Rahmen der **oralen motorischen Dysfunktion** eine muskuläre Hypotonie im Mundbereich mit nachfolgend offener Mundstellung. Die dyskoordinierten Kau- und Schluckbewegungen führen zu einer Verformung des Kiefers mit fehlerhafter Zahnstellung, Prognathie und Ausbildung eines hohen Gaumens. Da neben der Nahrung auch der Speichel nicht ausreichend geschluckt werden kann, weisen viele Kinder eine pathologische Speichelneigung auf.

Neben der offenen Mundstellung und der abnormen Speichelneigung, die oftmals schon in den ersten 12 Lebensmonaten auffällt, wird von vielen Müttern eine bereits in den ersten Lebenswochen bemerkbare **Saug- und Schluckstörung** berichtet.

> ❗ Frühe Ernährungs- und Schluckstörungen sind als sensitiver Parameter für eine neurologische Störung des Neugeborenen zu werten.

Aufgrund der unkoordinierten Bewegungen von Kiefer, Lippen und Zunge besteht eine Unfähigkeit, feste Nahrung mit den Zähnen abzubeißen und zu zerkleinern. In der pharyngealen Phase besteht wegen der Koordinationsschwierigkeiten das Risiko einer **Aspiration**. Klinisch relevant sind neben der akuten Aspiration v. a. die chronischen Mikroaspirationen, welche etwa 80% der Aspirationen ausmachen und zu dem klinischen Bild einer chronischen respiratorisch-bronchialen Störung mit chronischem Husten, bronchialer Infektanfälligkeit, Hypopnoe und Apnoen führen. Bei flüssiger Kost besteht eine höhere Gefahr der Aspiration, obwohl bei Kindern mit spastischer Tretraplegie mittels Videofluoreszenz eine 40%ige Aspiration auch solider Kost nachweisbar ist. Die aspirationsbedingte pulmonale Problematik wird oft durch den chronischen gastroösophagealen Reflux dieser Kinder (▶ Abschn. 41.1) verstärkt.

Infolge der allgemeinen Behinderung sowie der motorischen und sensitiven Störungen im Mundbereich sind nur etwa 15–20% der zerebralparetischen Kinder in der Lage, selbstständig zu essen. Die **Fütterung** ist zeitintensiv und stellt aufgrund der kommunikativen und emotionalen Situation mit Abwehr gegenüber der Nahrungsaufnahme durch viele behinderte Kinder und Sorge vor einer Aspiration durch die Eltern eine emotionale, für beide Seiten extrem belastende Situation dar. Die Depressionsrate der Mütter behinderter Kinder ist erhöht. Interessanterweise ist der Zeitaufwand, den die Eltern zur Fütterung der Kinder mit den schwersten oral-motorischen Dysfunktionen aufbringen, signifikant kürzer als derjenige, den sie zur Fütterung von Kindern mit milder oral-motorischer Dysfunktion aufwenden. In der subjektiven Elterneinschätzung findet sich dagegen kein Unterschied.

Etwa ein Drittel der Kinder mit einer Zerebralparese sind chronisch unterernährt.

41.2.4 Diagnostik

Diagnostisch sind eine fundierte Anamneseerhebung und eine Verhaltensbeobachtung der genannten klinischen Merkmale erforderlich. Unerlässlich ist die **Beobachtung des Essverhaltens**. Dabei sind dem Kind Nahrungsmittel mit verschiedenen Texturen anzubieten: flüssig, breiig und fest. Die breiige Kost ist in unterschiedlicher Konsistenz (Joghurt, Kartoffelbrei, Gestampftes mit Stückchen) zu präsentieren. Die Akzeptanz von Esswerkzeugen (Trinken mit dem Strohhalm sowie Essen vom Löffel, mit der Gabel und mit den Händen) ist zu beurteilen. Bei Bedarf kann die Verhaltensbeobachtung durch standardisierte Beobachtungsinstrumente unterstützt werden.

Technische Untersuchungen wie die Durchführung eines Breischlucks unter Durchleuchtung oder eine Videofluoreszenzuntersuchung sind einzelnen diagnostischen Situationen vorbehalten und dienen v. a. der Abklärung einer Mikroaspiration.

41.2.5 Therapie und Prognose

Die Behandlung der Schluckstörung erfolgt multidisziplinär. Bei einer emotionalen Belastung sollte den Eltern eine psychologische Unterstützung angeboten werden. Die Behandlungsoptionen umfassen Versuche zur Förderung der oralen motorischen Fähigkeiten (Mundschluss, Kauen, Zungenlateralisation, Schlucken) und der oralen sensorischen Toleranz. Ein Verkürzung der Fütterzeit, eine relevante Gewichtszunahme und eine emotional entspanntere Kommunikation konnten eindeutig allerdings nur durch den Einsatz einer **Ernährungssonde** nach Gastrostomie oder Jejunostomie nachgewiesen werden. Falls die Nahrungsaufnahme mit einer Freude am Geschmack und somit einer guten Lebensqualität verbunden ist, sollte versucht werden, die Kinder zumindest noch einen Teil ihrer Nahrung selbstständig essen zu lassen. Der Gewinn an Lebensqualität ist dabei gegen die Gefahr einer Aspiration abzuwägen. Schwerwiegende Komplikationen einer Gastro- oder Jejunostomie sind selten. Lokale Infektionen, Leckage sowie Sondendislokation oder -blockade sind in der Regel gut behandelbar. Jejunale Sonden haben eine höhere Komplikationsrate als gastrale.

Die die soziale Integration gelegentlich erschwerende **Speichelneigung** kann symptomatisch medikamentös behandelt werden. Neben einer oralen Medikation mit Atropin zeigen erste Versuche mit einer Injektion von Botulinumtoxin in die Speicheldrüsen in einer Dosierung von 5 IE pro Drüse sehr gute Effekte. Eine isolierte Injektion in die submandibulären Speicheldrüsen, die in Ruhe für etwa 70% der Speichelproduktion verantwortlich sind, erhält die Möglichkeit einer adäquaten Speichelproduktion bei der Nahrungsaufnahme durch die Parotiden.

> ❗ Digestive Probleme sind insbesondere aufgrund der assoziierten pulmonalen Komplikationen einer der wesentlichsten Faktoren der frühzeitigen Mortalität behinderter Kinder.

Literatur

Chong SKF (2001) Gastrointestinal problems in the handicapped child. Curr Opin Pediatr 13: 441–446

Reilly S, Skuse D, Poblete X (1996) Prevalence of feeding problems and oral motor dysfunction in children with cerebral palsy: a community survey J Pediatr 129: 877–882

Rogers B (2004) Feeding method and health outcomes of children with cerebral palsy. J Pediatr 145: S28–S32

Sleigh G, Brocklehurst P (2004) Gastrostomy feeding in cerebral palsy: a systematic review. Arch Dis Child 89: 534–539

Sullivan PB, Rosenbloom L (eds) (1996) Feeding the disabled child. Mac Keith Press, London

41.3 Pseudoobstruktion und Obstipation

Die Obstipation stellt nicht nur eines der häufigsten gastrointestinalen Probleme bei behinderten Kindern dar, sondern trägt auch wesentlich zur Morbidität innerhalb dieser sensiblen Patientengruppe bei.

41.3.1 Epidemiologie

Die Angaben zur Prävalenz einer Obstipation bei behinderten Kindern schwanken zwischen 25% und 90%. Ein höheres Risiko weisen Kinder auf, die
- institutionalisiert betreut werden,
- einen Intelligenzquotienten von <35 haben,
- eine schwere, tetraspastische Zerebralparese aufweisen und
- mit Antikonvulsiva, Benzodiazepinen oder zur Behandlung eines häufig assoziierten gastroösophagealen Refluxes mit einem Protonenpumpeninhibitor behandelt werden.

41.3.2 Pathophysiologie

Die genauen Ursachen der erhöhten Prävalenz einer Obstipation bei behinderten Kindern sind unbekannt. Es werden eine nutritive und eine Motilitätskomponente angenommen.

Nutritive Komponente. Behinderte Kinder zeigen häufig eine Unterernährung. Ihre Nahrungs- und insbesondere ihre Flüssigkeitsaufnahme sind oftmals unzureichend, wobei neben der geringeren Aufnahme auch der Flüssigkeitsverlust durch einen gastroösophagealen Reflux berücksichtigt werden muss (▶ Abschn. 41.1 und 41.2). Kau- und Schluckstörungen bedingen die Auswahl bestimmter, häufig ballaststoffarmer Nahrungsmittel, womit eine Verhärtung des Stuhls sowie eine Verminderung von Stuhlmenge und Häufigkeit der Stuhlentleerungen assoziiert sind.

Motilitätskomponente. Bei zerebralparetischen Kindern finden sich Hinweise auf eine rektummanometrisch nachweisbare Dysfunktion der quergestreiften anorektalen Muskulatur, aber auch der Kolonmuskulatur. Untersuchungen zur Kolontransitzeit weisen auf eine unzureichende Propulsion des Stuhls im proximalen Kolonabschnitt bei etwa 50% dieser Patienten hin. Verzögerungen im proximalen Abschnitt sind mit dem Vorliegen von magnetresonanztomographisch nachweisbaren zentralen Läsionen assoziiert, sodass eine zentral bedingte intestinale Dysmotilität vermutet werden kann. Die supraspinale Kontrolle der Kolonmotilität ist im Pons cerebri lokalisiert. Hirnstammläsionen, z. B. bedingt durch ein Trauma oder im Rahmen einer entzündlichen Erkrankung wie der Multiplen Sklerose, prädisponieren damit ebenfalls für das Auftreten einer Obstipation.

Zusätzlich muss die Bewegungseinschränkung des Darms als Folge einer allgemein verringerten Bewegung des Patienten mit herabgesetzter Bauchpresse in Betracht gezogen werden.

41.3.3 Klinisches Bild

Klinisch werden **2 Obstipationsmuster** unterschieden:
- Patienten mit verringerter Stuhlfrequenz und einem sehr harten Stuhl
- Patienten mit einer fäkalen Inkontinenz und häufigem Stuhlschmieren

Patienten mit einer primären Dysfunktion der proximalen Kolonabschnitte zeigen v. a. ein Obstipationsverhalten mit hartem Stuhl, solche mit einer anorektalen Dysfunktion häufig ein Stuhlschmieren, wobei Kombinationen oft beobachtet werden.

Eine schwere Obstipation mit verhärteten Stuhlballen kann zur massiven **abdominellen Distension** und zu starken abdominellen Schmerzen führen. In Ermangelung ausreichender verbaler Kommunikationsmöglichkeiten äußern behinderte Kinder ihre Beschwerden durch eine unspezifische Unruhe, ein ungerichtetes Schreien und eine verstärkte Nahrungsverweigerung.

41.3.4 Diagnostik

Vom Grundsatz her unterscheidet sich die Diagnostik der Obstipation bei behinderten Kindern nicht von derjenigen bei anderweitig gesunden Kindern. Da behinderte Kinder allerdings häufiger ein ungerichtetes Unwohlsein demonstrieren, ist eine besonders einfühlsame Untersuchung erforderlich. Jeder **unklare Schmerzzustand** ohne Fieber sollte in dieser Gruppe an das Vorliegen einer Obstipation denken lassen. Die diagnostische Angabe, wann der letzte Stuhl abgesetzt wurde, ist insbesondere bei fremdbetreuten Kindern nur bedingt aussagekräftig. Zeigen sich bei der digitalen Untersuchung des Rektums keine verhärteten Stuhlmassen, ist eine Obstipation aufgrund der möglichen proximalen Lokalisation nicht ausgeschlossen. Auch zum Ausschluss einer proximalen Pseudoobstruktion ist in diesem Fall eine abdominelle **Röntgenübersichtsaufnahme** erforderlich.

Die Feststellung der **Kolontransitzeit** ist unter Verwendung röntgendichter Pellets möglich (▶ Kap. 3, ◘ Abb. 3.5).

41.3.5 Therapie und Prognose

Die Obstipationsbehandlung behinderter Kinder folgt den regulären Richtlinien der Obstipationsbehandlung. Obgleich der eindeutige Nachweis einer Verkürzung der Kolontransitzeit durch eine ballaststoffreiche Kost und ausreichende Flüssigkeitszufuhr für diese Patientengruppe aussteht, wird die Darmmotilität nachweisbar durch die Zufuhr von **Kleie** verbessert. Im Bedarfsfall sind Klysmen, hohe rektale Einläufe und evtl. auch die manuelle Ausräumung des Darms indiziert.

Die prognostisch wesentlichen **Ziele** der Obstipationsbehandlung behinderter Kinder bestehen in:

- der Verhinderung abdomineller Schmerzattacken
- der Vermeidung von Sekundärkomplikationen wie einer Pseudoobstruktion
- einer Verbesserung der Ernährungssituation

Literatur

Chong SKF (2001) Gastrointestinal problems in the handicapped child. Curr Opin Pediatr 13: 441–446

Park ES, Park CI, Cho SR, Na S, Cho YS (2004) Colonic transit time and constipation in children with spastic cerebral palsy. Arch Phys Med Rehabil 85: 453–456

41.4 Gastrointestinale Symptome spezifischer neurologischer Erkrankungen

Gastrointestinale Symptome im Rahmen neurologischer Erkrankungen können durch eine Beeinträchtigung der glatten Muskulatur oder des autonomen Nervensystems oder durch eine medikamenteninduzierte gastrointestinale Unverträglichkeit bedingt sein.

41.4.1 Epilepsien

Die Epilepsie gehört mit einer Prävalenz von knapp 1% zu den häufigsten neurologischen Erkrankungen des Kindesalters. Eine direkte Verbindung epileptischer Anfälle zum Gastrointestinaltrakt findet sich als **epigastrische Aura** im Rahmen von fokalen, v. a. temporalen Epilepsien (Völlegefühl, Druckgefühl) oder als geschmacks- oder defäkationsassoziierte **Reflexepilepsie**.

Eine größere klinische Bedeutung haben die gastrointestinalen **Nebenwirkungen** der antiepileptischen Medikamente. Art und Häufigkeit gastrointestinaler Komplikationen variieren zwischen den verschiedenen Medikamenten (Tab. 41.1).

Die klinisch größte Relevanz hat die gastrointestinale Toxizität von **Valproat**. Neben gehäuften Bauchschmerzen, die z. T. durch einen Wechsel der Galenik (Wechsel des Präparats) kupiert werden können, zeigen insbesondere adoleszente Mädchen eine Tendenz zur deutlichen Gewichtszunahme. Zu achten ist auf eine durch Valproat induzierte Hyperamylasämie und insbesondere eine z. T. schwer verlaufende Pankreatitis und eine Hepatopathie. Neben dem sofortigen Absetzen der Medikation ist bei der Hepatopathie eine i. v. Behandlung mit Carnitin in einer Dosierung von 100 mg/kg KG/Tag indiziert. Bei progredientem Verlauf muss frühzeitig eine Lebertransplantation erwogen werden. Besonders gefährdet sind:

Tab. 41.1. Typische gastrointestinale Nebenwirkungen antiepileptischer Medikamente

Antiepileptika	Gastrointestinale Nebenwirkungen						
	Bauchschmerzen	Übelkeit	Erbrechen	Appetitstörung, Anorexie	Gewichtszunahme	Diarrhö	Andere
Alte Antiepileptika							
Benzodiazepine	–	+	–	–	–	–	Speichelsekretion
Ethosuximid	+	+	+	+	–	–	–
Carbamazepin, Oxcarbazepin	+	+	+	–	–	+	Mundtrockenheit
Phenobarbital	–	–	–	–	–	–	–
Phenytoin	–	+	+	–	–	–	Cholestatischer Ikterus
Sulthiam	+ (transient)	+ (transient)	+ (transient)	+ (transient)	–	–	Selten Hepatopathie
Valproat	–	+	+	–	+	–	Pankreatitis, Hepatopathie
Neue Antiepileptika							
Felbamat	+	+	+	+	+	+	Hepatopathie
Gabapentin	–	+	+	+	–	–	Cholestase
Lamotrigen	–	+	+	–	–	–	–
Levetiracetam	–	+	–	+	–	+	–
Tiagabine	–	–	+	–	–	–	–
Topiramate	–	–	–	+	–	–	–
Vigabatrin	+	+	–	–	–	–	Hepatopathie

+ vorhanden; – nicht vorhanden

Anmerkung: Nicht alle Medikamente sind offiziell uneingeschränkt für die Anwendung im Kindesalter zugelassen. Zudem sind zahlreiche weitere, z. T. schwerwiegende Nebenwirkungen an anderen Organsystemen zu beachten, die hier nicht aufgeführt sind.

- jüngere Kinder unter einem Jahr
- Kinder mit einer antiepileptischen Polytherapie
- Patienten mit einer zugrunde liegenden Stoffwechselerkrankung, insbesondere einer Mitochondriopathie

41.4.2 Myopathien

Die progressiven **Muskeldystrophien** Typ Duchenne und Typ Becker sind genetisch bedingte, X-chromosomal vererbte Erkrankungen. Beim Typ Duchenne liegt ein Dystrophinmangel, beim Typ Becker eine Dystrophopathie vor. Patienten mit einer progressiven Muskeldystrophie zeigen Symptome einer Dysfunktion der Magen- und Darmmotilität, verbunden mit der auch in der glatten Muskulatur (wie im Herzmuskel und im Gehirn) gestörten Dystrophinexpression. Dies führt zu einer abnormen Peristaltik im Ösophagus, einer verzögerten Magenentleerungszeit und einer verlängerten Kolontransitzeit. Klinisch imponieren bei einem Teil der Kinder ein Völlegefühl, Meteorismus und gelegentlich die Symptome einer Pseudoobstruktion. Die gastrointestinale Beteiligung findet sich bereits früh im Krankheitsverlauf, z. T. schon vor dem sichtbaren Beginn der grobmotorischen Defizite. Im Verlauf können die Symptome durch die sich entwickelnde Immobilität und die Schwäche der Bauchwandmuskulatur zunehmen, wobei die glatte Muskulatur im Gegensatz zur Skelettmuskulatur keine progrediente Schwächung erfährt. Die Einnahme einer aufrechten Körperposition ist mit zunehmender Muskelschwäche erschwert und auf Dauer unmöglich. Die eingesunkene Körperhaltung erschwert den Schluckakt und erhöht das Risiko eines gastroösophagealen Refluxes. Eine individuell angepasste Hilfsmittelversorgung mit Korsett und Kopfhalterung ist erforderlich.

Die **myotone Dystrophie** ist eine autosomal-dominant vererbte Erkrankung. Der genetische Defekt ist auf Chromosom 19 lokalisiert. Die Patienten zeigen multiple gastrointestinale Symptome: Etwa 50% leiden unter abdominellen Schmerzen und Schluckbeschwerden, etwa 30% klagen über rezidivierendes Erbrechen, chronische oder häufige episodische Diarrhö und eine anale Inkontinenz. Ein Viertel der Patienten zeigt die gastrointestinalen Symptome, bevor die Diagnose der myotonen Dystrophie gestellt wird. Die Ursache der Symptome ist unklar, vermutet wird eine gastrointestinale Motilitätsstörung mit verzögerter oder ineffektiver Peristaltik. Die häufig episodische Diarrhö scheint zusätzlich durch eine bakterielle Überbesiedlung des Dünndarms bedingt zu sein.

41.4.3 Autonome Neuropathien

Autonome Neuropathien sind im Kindes- und Jugendalter selten und treten am ehesten im Rahmen immunologischer Erkrankungen auf. Eine chronische Dyspepsie mit Übelkeit und Erbrechen sowie eine chronische Obstipation sind die häufigsten Symptome einer **gastrointestinalen Dysautonomie,** die in der Regel durch weitere Zeichen der autonomen Neuropathie begleitet ist: vagovagale Dysfunktion, Sicca-Syndrom, abnormale Pupillenreaktion und klinische Zeichen der neurogenen Blase. Der Beginn der Symptomatik ist oftmals subakut. Ein Nachweis von Autoantikörpern gegen ganglionäre Acetylcholinrezeptoren ist mit den klinischen Symptomen der autoimmun bedingten cholinergen Dysautonomie positiv korreliert. Symptome der gastrointestinalen Motilitätsstörung mit gastraler Hypomotilität sind vereinzelt auch bereits bei Kindern mit schlecht eingestelltem Diabetes mellitus Typ 1 beschrieben. Im Gegensatz zu erwachsenen Patienten sind Zeichen der Dysautonomie bei Kindern mit Zöliakie bislang nicht beobachtet worden.

Beim **Riley-Day-Syndrom** (familiäre Dysautonomie) stehen in etwa 50% der Fälle gastrointestinale Krankheitszeichen (Fütterungsprobleme, Erbrechen, Obstipation u. a.) im Vordergrund.

41.4.4 Spinale Malformationen

Spinale Malformationen können bei der Geburt offenbar sein, wie im Fall der offenen Spina bifida, aber auch erst im Verlauf symptomatisch werden, wie im Fall der Spina bifida occulta oder des »tethered cord«.

Kinder mit einer offenen **Spina bifida** zeigen im Rahmen der gestörten nervalen Versorgung des unteren Darmsegments häufig Defäkationsbeschwerden mit analer Inkontinenz und Obstipation. Besteht eine Immobilität, kann die Symptomatik verstärkt werden. Reichen die üblichen therapeutischen Maßnahmen mit Bauchmassage und einer medikamentösen Obstipationsbehandlung nicht aus, muss der Darm regelmäßig mechanisch ausgeräumt werden, wobei auf die Gefahr von Verletzungen zu achten ist. Die anale Inkontinenz ist durch die Anwendung von Analtampons symptomatisch behandelbar, wobei dadurch die soziale Lebensqualität der Patienten erheblich gesteigert werden kann.

Beim »**tethered cord**«, der **Diastematomyelie** und der **Lipomyelomeningozele** findet sich eine anlagebedingte Malformation des kaudalen Myelons. Mit zunehmendem Wachstum kommt es zu einer Dysfunktion der kaudalen Nerven mit nachfolgender Symptomatik v. a. im Bereich der Motorik der unteren Extremitäten sowie der Blasen- und Mastdarmfunktion. Eine neurologische Untersuchung ist deshalb bei jeder Form der sekundären Enuresis und Enkopresis indiziert. Auch bei der Obstipationsbehandlung ist ein »tethered cord« differenzialdiagnostisch zu berücksichtigen. Bei fehlendem oder geschwächtem Spinktertonus, fehlendem oder geschwächtem Analreflex oder klaffendem Anus ist eine weitere neurologische Untersuchung indiziert.

Literatur

Staiano A, Giudice ED, Romano A, et al. (1992) Upper gastrointestinal tract motility in children with progressive muscular dystrophy. J Pediatrics 121. 720–724

Vazeou A, Papadopoulou A, Papadimitriou A, Kitsou E, Stathatos M, Bartsocas CS (2004) Autonomic neuropathy and gastrointestinal motility in children and adolescents with type 1 diabetes mellitus. JPGN 38: 61–65

42 Rheumatologische und immunologische Krankheitsbilder

42.1 Motilitätsstörung – 587
P. Weber
42.1.1 Epidemiologie – 587
42.1.2 Pathophysiologie – 587
42.1.3 Klinisches Bild – 587
42.1.4 Diagnostik – 587
42.1.5 Therapie und Prognose – 588
Literatur – 588

42.2 Medikamentennebenwirkungen – 588
P. Weber
42.2.1 Epidemiologie – 588
42.2.2 Pathophysiologie – 589
42.2.3 Klinisches Bild – 589
42.2.4 Diagnostik – 589
42.2.5 Therapie – 589
Literatur – 590

42.3 Vaskulitis – 590
P. Weber
42.3.1 Pathophysiologie – 590
42.3.2 Gastrointestinale Manifestationen – 590
42.3.3 Diagnostik – 591
42.3.4 Therapie – 591
Literatur – 591

42.4 Immundefekte und »graft versus host disease« – 592
P. Weber, U. Baumann
42.4.1 Epidemiologie – 592
42.4.2 Pathophysiologie – 592
42.4.3 Klinisches Bild – 592
42.4.4 Diagnostik – 593
42.4.5 Therapie und Prognose – 594
Literatur – 594

42.1 Motilitätsstörung

P. Weber

Die gastrointestinale Manifestation einer systemisch entzündlichen Erkrankung der Muskulatur oder des Bindegewebes hat einen wesentlichen Einfluss auf Wohlempfinden und Wachstum des betroffenen Kindes.

42.1.1 Epidemiologie

Eine Beeinträchtigung der gastrointestinalen Motilität findet sich im Rahmen rheumatologischer Erkrankungen insbesondere bei den chronisch-entzündlichen **Bindegewebeerkrankungen** und den systemischen **Vaskulitiden.** Je nach Krankheitsbild und verwandter Untersuchungsmethode variiert der Anteil der Patienten, bei denen eine gastrointestinale Symptomatik dokumentiert wird. Pädiatrische Daten sind bei diesen insgesamt seltenen Erkrankungen rar und umfassen in der Regel nur kleinere Fallserien. Eine gastrointestinale Beteiligung findet sich etwa bei 80–100% der Patienten mit systemischer Sklerodermie, bei 60% der Patienten mit einer »mixed connective tissue disease« oder einem CREST-Syndrom, etwa bei 50% der Patienten mit einem Raynaud-Syndrom und ungefähr bei 30% der Patienten mit systemischem Lupus erythematodes oder juveniler Dermatomyositis.

42.1.2 Pathophysiologie

Pathophysiologisch entsteht die Motilitätsstörung durch die zugrunde liegende **Vaskulopathie** mit nachfolgender Dysfunktion der nervalen Versorgung der intestinalen Muskulatur sowie durch entzündliche Veränderungen der Mukosa, der Submukosa und der Muscularis propria. Histologisch finden sich neben den entzündlichen Infiltraten bei der systemischen Sklerodermie und der »mixed connective tissue disease« Kollageneinlagerungen, welche die glatte Muskulatur verdrängen oder diese von der Submukosa aus infiltrieren. In der Folge entstehen eine histologisch nachweisbare Fibrosierung und eine Atrophie der glatten Muskulatur, vorrangig der zirkulären Fasern.

Die Ausprägung der histologischen Veränderungen variiert enorm. Entsprechend variiert auch die klinische Symptomatik von einer lokalen milden Hypomotilität bis im Extremfall zu einer langstreckigen Paralyse. Die Motilitätsstörung im Bereich des Ösophagus, insbesondere des unteren Ösophagussphinkters, verursacht eine Sphinkterdysfunktion mit einem erniedrigten Sphinkterdruck und einer Dyskoordination zwischen den peristaltischen Wellen des oberen Ösophagus und der Sphinkteröffnung. In der Folge finden sich gehäuft **gastroösophageale Refluxepisoden** mit den nachfolgenden Symptomen der pulmonalen und ösophagealen Refluxkrankheit.

Auch im anorektalen Bereich lassen sich Motilitätsdysfunktionen nachweisen. So zeigt ein Teil der Patienten mit systemischer Sklerodermie Veränderungen des **anorektalen Inhibitionsreflexes,** der erst durch höhere Drücke auslösbar ist und eine im Vergleich zu Gesunden niedrigere Amplitude aufweist.

42.1.3 Klinisches Bild

Je nach lokaler Ausdehnung und Intensität der entzündlichen oder bindegewebigen Veränderungen variiert die klinische Symptomatik.

Eine **Ösophagusbeteiligung** kann zu Dysphagien, retrosternalen Schmerzen, einer Ösophagitis und Strikturen mit Passagebehinderung führen. Radionuklidstudien dokumentieren die Verlängerung der ösophagealen Passagezeit. Im Kindes- und Erwachsenenalter ist eine ösophageale Motilitätsstörung häufig vor der Entwicklung einer Dysphagie nachweisbar.

Im Magen und im gesamten Darmtrakt kann die Dysfunktion der glatten Muskulatur zu einer Verzögerung der gastralen Entleerung sowie zu einer Verlängerung der intestinalen und Kolontransitzeit führen. Strikturen in sämtlichen Darmabschnitten sind beschrieben, sodass neben der hypomotilen Komponente auch eine mechanische Komponente berücksichtigt werden muss. Die Kinder können sich in diesen Fällen mit dem klinischen Bild der **Pseudoobstruktion** präsentieren.

Die **Hypomotilität** führt klinisch zu einem Völlegefühl und einer Appetitminderung sowie zu Erbrechen, Übelkeit, chronischen Bauchschmerzen und einer Obstipation oder einer analen Inkontinenz. Refluxinduzierte Mukosaläsionen im Ösophagus können zu einer Hämatemesis führen, Mukosaläsionen in Magen, Dünn- oder Dickdarm zu einem okkulten Blutverlust. Aufgrund der Hypomotilität besteht ein erhöhtes Risiko einer bakteriellen Überbesiedlung des Dünndarms sowie einer intestinalen Candidose. Beide Folgeprobleme können Durchfälle und eine Malabsorptionssymptomatik induzieren oder verstärken.

> Die Motilitätsstörung ist neben anderen extraintestinalen Faktoren ätiologisch bei der Beurteilung der Gedeihstörung von Kindern mit systemischen Vaskulitiden und autoimmun bedingten entzündlichen Bindegewebeerkrankungen zu berücksichtigen.

Die ösophageale, gastrale und intestinale Motilitätsstörung dieser Patienten wird in der Regel vor dem Auftreten klinischer Symptome manifest und durch entsprechende diagnostische Verfahren nachweisbar, sodass frühzeitig nach Diagnosestellung aktiv nach einer gastrointestinalen Manifestation gesucht werden sollte.

42.1.4 Diagnostik

Diagnostische Verfahren zur Erfassung einer gastrointestinalen Motilitätsstörung bei rheumatologischen Erkrankungen

Ösophagus:
- 24-Stunden-pH-Metrie (gastroösophagealer Reflux)
- Ösophagusmanometrie (abnorme Motilität)
- Breischluck (Strikturen)

Magen:
- Radionuklidstudie (Messung der Magenentleerungszeit)
- Elektrogastrographie (Beurteilung der Magenmotilität; klinisch nicht validiert)

▼

Dünndarm:
- Dünndarmkontrastdarstellung (Pseudoobstruktion)
- H$_2$-Atemtest (bakterielle Überbesiedlung)
- Anlage einer bakteriellen Kultur aus Dünndarmaspirat (bakterielle Überbesiedlung)

Kolon:
- Untersuchung mit Radiopellets (Messung der Kolontransitzeit)

Anorektum:
- Messung der anorektalen Motilität (Analsphinkterdysfunktion, Beurteilung der rektalen Compliance)

42.1.5 Therapie und Prognose

Die Therapiestrategie bezieht sich primär auf die zugrunde liegende Immunpathologie der Systemerkrankung. Die Behandlung der gastrointestinalen Motilitätsstörung umfasst die in den vorherigen Kapiteln behandelte Säuresuppression und die Anwendung von Prokinetika zur Behandlung des gastroösophagealen Refluxes sowie die antibiotische Therapie nach dem Nachweis einer bakteriellen Überbesiedlung.

Daten zur Prognose der gastrointestinalen Manifestation liegen für das Kindesalter nicht vor.

Literatur

Folwaczny C, Voderholzer W, Riepl RL, Schindlbeck N (1996) Klinik, Pathophysiologie, Diagnostik und Therapie gastrointestinaler Manifestationen der progressiv-systemischen Sklerodermie. Z Gastroenterologie 34: 497–508

Weber P, Ganser G, Frosch M, Roth J, Hülskamp G, Zimmer KP (2000) Twenty-four hour intraesophageal pH monitoring in children and adolescents with scleroderma and mixed connective tissue disease. J Rheumatol 27: 2692–2695

Young MA, Rose S, Reynolds JC (1996) Gastrointestinal manifestation of scleroderma. Rheum Dis Clin North Am 22: 797–823

42.2 Medikamentennebenwirkungen

P. Weber

Nichtsteroidale Antirheumatika führen bei Kindern zu einer klinisch relevanten gastrointestinalen Beeinträchtigung, allerdings im Vergleich zu Erwachsenen weniger häufig zu schwerwiegenden Komplikationen.

42.2.1 Epidemiologie

Aufgrund des erhöhten Risikos für kardiovaskuläre thromboembolische Ereignisse ist die Anwendung der selektiven Zyklooxygenase-2-Hemmer aktuell kritisch zu bewerten, obgleich die Inzidenz gastrointestinaler Nebenwirkungen im Vergleich zu den klassischen **nichtsteroidalen Antirheumatika** (NSAR) etwa um den Faktor 4 geringer ist. Die gastrointestinalen Nebenwirkungen der klassischen NSAR sind klinisch und ökonomisch relevant. Die zur Verfügung stehenden Daten aus den USA gehen davon aus, dass die Behandlung gastrointestinaler Nebenwirkungen im Rahmen der Anwendung von NSAR landesweit im Jahr Kosten von über 2 Billionen Dollar verursacht.

Eine kontinuierliche Anwendung von NSAR aufgrund verschiedener Arthritiden verursacht im Erwachsenenbereich bei etwa 10–20% der Patienten eine **Dyspepsie,** wobei manche Studien eine Inzidenz der Dyspepsie von bis zu 50% aufweisen. Im Rahmen endoskopischer Kontrollen finden sich bei 20–75% der Patienten Zeichen einer Gastritis oder symptomlose Ulzera. Klinisch symptomatische Ulzerationen entwickeln etwa 5% der Betroffenen, wobei im Sinne einer 5%-Regel etwa 5% dieser Patienten Ulkuskomplikationen mit Blutung und Perforationen zeigen, von denen wiederum etwa 5% trotz stationärer Notfallbehandlung versterben.

Die verschiedenen NSAR haben ein unterschiedliches Risiko für die Entwicklung gastrointestinaler Läsionen. Während Azapropazone, Piroxicam und Indomethacin zu den Substanzen mit höherem Risiko gehören, weisen die im pädiatrischen Bereich häufiger angewendeten Substanzen **Naproxen, Diclofenac und Ibuprofen** eine bessere gastrointestinale Verträglichkeit auf. Zusätzlich unterscheidet sich die Inzidenz gastrointestinaler Entzündungen zwischen den verschiedenen rheumatischen Erkrankungen. Insbesondere bei den HLA-B27-positiven Patienten mit Spondylarthropathie findet sich eine erhöhte Rate histologisch gesicherter Entzündungszeichen der Darmmukosa, sodass zusätzlich zur Toxizität der NSAR auch eine genetische Prädisposition bestimmter Patientengruppen angenommen werden kann. Das Risiko gastrointestinaler Läsionen steigt mit höheren Dosen.

Im pädiatrischen Bereich schwanken die Angaben zur **Prävalenz chronischer Bauchschmerzen** unter der Einnahme von NSAR zwischen 15% und 66%, wobei prospektive Studien höhere Prävalenzen nachweisen. Die Erfahrung im pädiatrischen Bereich zeigt, dass Begleitsymptome oftmals explizit erfragt werden müssen. Bis zu 10% der Kinder beenden ihre NSAR-Medikation aufgrund abdomineller Probleme, bei knapp 30% kommt es aufgrund dieser Beschwerden zu Fehlzeiten in der Schule. Endoskopische Untersuchungen weisen bei 30–75% der Kinder, die NSAR erhalten, makroskopisch und histologisch eine Gastritis und/oder Duodenitis nach. Das Risiko ist bei denjenigen Kindern höher, die auch klinisch über Bauchschmerzen klagen. Vier Prozent bis 23% der Patienten haben Ulzera, die im Kindesalter jedoch nur selten zu schwerwiegenden Komplikationen führen.

Die Bedeutung der **Kombinationsbehandlung** von NSAR und Steroiden oder einem Basistherapeutikum wie Methotrexat auf die Prävalenz gastrointestinaler Nebenwirkungen ist nicht abschließend beurteilbar – ein wesentlicher potenzierender Einfluss scheint dadurch aber nicht zu bestehen. Ebenso weist ein Helicobacter-pylori-Befall keine potenzierende, sondern eher eine addierende Wirkung auf das Risiko einer gastrointestinalen Läsion auf.

NSAR können zur Exazerbation vorbestehender chronisch-entzündlicher Darmerkrankungen führen sowie Kolitiden und nekrotisierende Enterokolitiden auslösen. Die Prävalenz klinisch relevanter Nebenwirkungen im unteren Intestinaltrakt wird auf

8% geschätzt, wobei der Nachweis einer **Erhöhung der intestinalen Permeabilität** unter NSAR-Behandlung eine höhere Rate an Mukosaläsionen in Jejunum und Ileum vermuten lässt.

Eine **Hepatopathie** infolge einer NSAR-Behandlung ist selten. Methotrexat prädisponiert zur Entwicklung einer Leberfibrose, wobei klinisch signifikante Veränderungen auch unter einer Langzeitbehandlung selten sind.

> Alle Medikamente zur Behandlung einer rheumatischen Erkrankung können eine Pankreatitis auslösen.

42.2.2 Pathophysiologie

Die toxische Wirkung der NSAR basiert auf einem direkten topischen Effekt sowie im Wesentlichen auf der **Hemmung der Prostaglandinsynthese** in der Mukosa, wodurch wesentliche gastrale Säureschutzmechanismen beeinträchtigt sind.

Toxizität von NSAR

Direkte topische Toxizität:
- Direkte Säureeigenschaften der NSAR nach Penetration in die Epithelzellen
- Änderung der Zusammensetzung der Schleimschicht mit der Folge, dass Pepsin und Magensäure in das Epithel eindringen können
- Kontakt mit aktiven sauren NSAR-Metaboliten, die nach hepatischer Metabolisierung via Gallensäure und duodenogastrischem Reflux in den Magen gelangen

Toxizität durch Hemmung der Prostaglandinsynthese:
- Verminderung der protektiven Wirkung der epithelialen Schleimschicht (Verringerung der Menge, Änderung der Zusammensetzung)
- Verringerte Sekretion von protektiv wirkendem Bikarbonat
- Reduktion des Blutflusses in der Mukosa
- Reduktion der epithelialen Proliferation

Weitere diskutierte Pathomechanismen:
- Steigerung der Adhäsion neutrophiler Granulozyten am vaskulären Endothel in der Magenschleimhaut als Folge einer vermehrten Expression des interzellulären Adhäsionsmoleküls 1 (ICAM-1)
- Vermehrte Freisetzung von Proteasen
- Vermehrte Freisetzung von Radikalen
- Thrombozytenaggregationshemmung

NSAR steigern die intestinale Permeabilität. Dadurch kann es zu einem Influx von Makromolekülen und Darmbakterien oder Wandbestandteilen von Bakterien kommen, die eine **lokale Entzündungsreaktion** im Dünndarm auslösen.

42.2.3 Klinisches Bild

Die durch NSAR induzierte **Gastro-/Duodenopathie** ist durch die klinischen Merkmale Dyspesie, Oberbauchschmerzen, Nausea und bei komplizierten Ulzera Hämatemesis oder okkulter Blutverlust charakterisiert. Die Symptomatik kann sekundär zu einer Appetitminderung mit Gewichtsverlust führen. Magenulzera müssen im Kindesalter nicht zu einer Schmerzsymptomatik führen, zumal wenn die Kinder mit einem analgetisch wirksamen NSAR behandelt werden. Der Nachweis von okkultem Blut stellt auch ohne Oberbauchschmerzen eine Indikation zur Durchführung einer Gastroskopie dar.

Die durch NSAR induzierte **Enteropathie** ist im Wesentlichen durch chronische Bauchschmerzen und dünne Stühle gekennzeichnet. Die intestinale Entzündung kann zu einem okkulten Blutverlust, einem enteralen Proteinverlust und einer Malabsorption mit Gewichtsverlust führen. Narbige Abheilungen und submuköse Fibrosen führen zu häufig multiplen, konzentrischen Strikturen, die das Darmlumen einengen und sich klinisch als Subileus präsentieren (»diaphragm disease«).

Mukosaläsionen im oberen und unteren Intestinaltrakt können mit einer Verminderung der Hämoglobinkonzentration einhergehen.

42.2.4 Diagnostik

Bei Verdacht auf eine durch NSAR induzierte Gastro-/Duodenopathie ist eine **endoskopische Untersuchung** indiziert.

Besteht der Verdacht auf eine durch NSAR induzierte Enteropathie, ist die Durchführung einer **Koloskopie** mit Intubation des terminalen Ileums erforderlich. Die Bestimmung der Hämoglobinkonzentration im Serum und die Suche nach einem okkultem Blutverlust im Stuhl, bevorzugt mit einem spezifischen monoklonalen Antikörper für menschliches Hämoglobin, sind ergänzende nichtinvasive Untersuchungsmethoden zur Erfassung einer Dünndarmläsion. Die Veränderung der intestinalen Permeabilität stellt eine Frühveränderung der NSAR-Enteropathie dar. Die Messung der intestinalen Permeabilität ist im klinischen Alltag allerdings nicht verfügbar. Bei einer Subileussymptomatik sind bildgebende Verfahren indiziert.

> Bei chronischen Bauchschmerzen unter einer antirheumatischen Medikation ist differenzialdiagnostisch immer auch laborchemisch oder bildgebend eine Pankreatitis auszuschließen.

42.2.5 Therapie

Gastrointestinale Komplikationen einer NSAR-Therapie bedürfen einer **symptomatischen Behandlung.** In diesem Fall sind die NSAR abzusetzen. Ob bei gegebener Indikation der spätere Wechsel auf ein anderes NSAR das Risiko eines Rezidivs gastrointestinaler Läsionen reduziert, ist für das Kindesalter nicht bekannt.

Prophylaktisch konnte ein positiver Effekt der Einnahme des Prostaglandinderivats **Misoprostol** nachgewiesen werden, worunter sich die Rate von gastralen Schleimhautläsionen, Ulzera und Ulzerakomplikationen deutlich verringert. Andererseits wird Misoprostol oftmals schlecht toleriert. Durchfälle und Bauchschmerzen führen nicht selten zur Beendigung der Begleitmedikation. Als weitere prophylaktische Maßnahme wird die Einnahme eines **Protonenpumpeninhibitors** empfohlen; verlässliche Daten über den prophylaktischen Effekt im Kindesalter fehlen jedoch.

Literatur

Ashorn M, Verronen P, Ruuska T, Huhtala H (2003) Upper endoscopic findings in children with active juvenile chronic arthritis. Acta Paediatr 92: 558–561

Lahdenne P, Rapola J, Ylijoki H, Haapasaari J (2002) Hepatotoxicity in patients with juvenile idiopathic arthritis receiving longterm methotrexate therapy. J Rheumatol 29: 2442–2445

Weber P, Brune T, Ganser G, Zimmer KP (2003) Gastrointestinal symptoms and permeability in patients with juvenile idiopathic arthritis. Clin Exp Rheumatol 21: 657–662

Wolfe MM, Lichtenstein DR, Singh G (1999) Gastrointestinal toxicity of nonsteroidal antiinflammatory drugs. N Engl J Med 340: 1888–1899

42.3 Vaskulitis

P. Weber

Neben der arthritischen Beteiligung chronisch-entzündlicher Darmerkrankungen und reaktiven Arthritiden im Rahmen infektiöser Darmerkrankungen ist eine gastrointestinale Manifestation bei jeder rheumatischen Grunderkrankung auszuschließen.

42.3.1 Pathophysiologie

Autoimmunologisch induzierte entzündlich-rheumatologische Veränderungen präsentieren sich als Vaskulitis oder Synovitis. Die vaskulitischen Veränderungen betreffen begleitend oftmals auch die Gefäße der Darmwand und führen hier lokal zu **entzündlichen Reaktionen** mit einer Beeinträchtigung der Funktion des enteralen autonomen Nervensystems und der glatten Muskulatur der Darmwand. Neben der direkten Beeinträchtigung der intestinalen Muskelfunktion durch verdrängende oder infiltrierende Entzündungsprozesse findet sich bei einigen Krankheitsbildern wie der Sklerodermie auch eine Verringerung der Zell-zu-Zell-Kontakte der Myozyten. Diese direkten Myozytenverbindungen sind für den gerichteten Ablauf der propulsiven Wellen des Darmes essenziell.

Die entzündlichen Reaktionen können neben der muskulären Beeinträchtigung auch zu **Läsionen der Darmmukosa** führen.

Neben der medikamenteninduzierten Mukosaläsion (▶ Abschn. 42.2) finden sich bei einzelnen Erkrankungen aus dem rheumatischen Formenkreis, wie der HLA-B27-positiven Spondylarthropathie, Hinweise auf eine primär **erhöhte intestinale Permeabilität** und damit eine gesteigerte Vulnerabilität. So konnte bei einem Patienten mit einer HLA-B27-positiven Spondylarthropathie nachgewiesen werden, dass die T-Lymphozyten, die aus dem Kolon und der Synovia gewonnen wurden, einen monoklonalen Ursprung haben. Auch verwenden mononukleäre Zellen aus entzündetem Mukosa- und Synoviagewebe mit dem vaskulären Adhäsionsprotein 1 in entzündlicher Synovia das gleiche Adhäsionsprotein, während Zellen, die aus dem peripheren Blut gewonnen werden, differente Bindungseigenschaften aufweisen. Spezielle interzelluläre **Adhäsionsmoleküle** scheinen für die gastrointestinale Manifestation systemischer Vaskulitiden eine Rolle zu spielen. So ist der Genotyp 469 K/E im Rahmen eines Polymorphismus des interzellulären Adhäsionsmoleküls 1 (ICAM-1) mit einem verringerten Risiko einer gastrointestinalen Manifestation der Purpura Schönlein-Henoch assoziiert.

Ein weiterer diskutierter pathophysiologischer »pathway« der gastrointestinalen Manifestation rheumatischer Erkrankungen ist die **medikamenteninduzierte Mukosaläsion** mit erhöhter intestinaler Permeabilität.

42.3.2 Gastrointestinale Manifestationen

Die **juvenile idiopathische Arthritis** manifestiert sich als systemische, poly- oder oligoarthritische Form. Die Manifestation der Kiefergelenke kann zu lokalen Schwellungen und Schmerzen führen und die Kaufunktion beeinträchtigen. Im Rahmen der systemischen Vaskulitis werden gastrointestinale Dysmotilitäten, ischämische Entzündungen der Gallenblase und der Appendix oder Darminfarzierungen beobachtet. Ein therapierefraktärer Entzündungsprozess kann zu einer Amyloidose mit den Zeichen der Pseudoobstruktion, der Proteinverlustenteropathie und der Malabsorption führen.

Das **Sjörgen-Syndrom** ist u. a. durch eine verringerte Speichelproduktion charakterisiert. Zudem findet sich eine erhöhte Prävalenz einer ösophagealen Dysmotilität mit erhöhtem Risiko für einen gastroösophagealen Reflux. In der Folge entstehen orale Ulzera und Fissuren sowie Dysphagien.

> ❗ Das Sjörgen-Syndrom ist mit einem erhöhten Pankreatitisrisiko assoziiert.

Der **systemische Lupus erythematodes** ist eine autoimmunologisch bedingte entzündliche Multisystemerkrankung, die sich insbesondere an der Haut, den Niere, den Gelenken und dem Zentralnervensystem manifestiert. Etwa 50% der Patienten leiden an unspezifischen gastrointestinalen Symptomen wie Übelkeit, Erbrechen und Dysphagie. Eine gastrointestinale Manifestation der Vaskulitis kann als Lupusenteritis sämtliche Abschnitte des Gastrointestinaltrakts befallen, wobei am häufigsten Jejunum und Ileum betroffen sind. Eine rektale Manifestation ist selten, allerdings ebenfalls als Erstmanifestation beschrieben. Als klinische Manifestationen werden eine hyperplastische Gastropathie, Ulzerationen, eine intestinale Pneumatosis und/oder Perforationen mit Peritonitis beschrieben. Die entzündungsbedingte Darmwandverdickung kann zur Pseudoobstruktion führen. Ein klinisch relevanter Proteinverlust ist möglich. Mit der entzündlich veränderten Darmmukosa ist ein erhöhtes Risiko für eine Invagination verbunden. Der Nachweis von Anti-Phospholipid-, Anti-Ribonukleoprotein-, Anti-Sm-, Anti-Ro- und Anti-La-Antikörpern ist nicht mit dem Risiko einer Lupusenteritis assoziiert. Die Behandlung ist mit hochdosierten Steroiden in der Regel konservativ gut möglich. Rezidivierende Verläufe sind selten.

Die **Dermatomyositis** ist eine entzündliche Erkrankung, die v. a. die Haut und die Skelettmuskulatur befällt. Entsprechend findet sich eine Dysfunktion der quergestreiften Muskulatur im Pharynx und im proximalen Ösophagusabschnitt mit Schluckbeschwerden, einer ösophagealen Dysmotilität und einer erhöhten Aspirationsgefahr. Bei einigen Patienten ist auch die glatte Muskulatur in den Entzündungsprozess einbezogen, sodass sich v. a. Merkmale der gastrointestinalen Dysmotilität mit gastroösophagealem Reflux, verzögerter Magenentleerung und Obstipation finden. Vereinzelt sind Patienten mit chronischem Pneumoperitoneum, intestinaler Pneumatosis, einer Kolondilatation oder Kolondivertikeln beschrieben. Perforationen sind seltene Komplikationen.

Das **Churg-Strauss-Syndrom** ist durch eine z. T. nekrotisierende Vaskulitis der kleinen Gefäße und extravaskuläre Granulome charakterisiert. Klinisch manifestiert sich die Erkrankung mit einem Asthma, einer allergischen Rhinitis und einer Hypereosinophilie. Etwa 30–40% der Patienten zeigen eine gastrointestinale Beteiligung mit einer eosinophilen Infiltration des Magens und des Darms, bevorzugt des Dickdarms. Ulzerationen und Perforationen sind als Komplikationen beschrieben. Die Manifestation im Kindesalter ist selten.

Die **Purpura Schönlein-Henoch** ist eine IgA-vermittelte, autoimmun bedingte Vaskulitis. Klinisch charakteristisch ist eine typische Purpura (◘ Abb. 42.1) mit normalen Thrombozytenzahlen und Arthralgien. Etwa die Hälfte der Patienten zeigen eine glomeruläre und gastrointestinale Beteiligung. Als Komplikationen sind Ulzerationen, Perforationen, hämorrhagische Infarzierungen, eine Appendizitis, eine Cholezystitis und v. a. ein erhöhtes Risiko für Invaginationen beschrieben. Bei einem klinisch relevanten gastrointestinalen Befall ist eine Steroidtherapie indiziert.

Die **Wegener-Granulomatose** ist eine systemische Vaskulitis, die sich insbesondere pulmonal, renal und im Bereich der Nasengänge und Nasennebenhöhlen manifestiert. Eine gastrointestinale Mitbeteiligung ist selten, allerdings als Ösophagitis, Ileokolitis und Cholezystitis beschrieben. In der Regel entwickelt sich die abdominelle Vaskulitis lange nach der pulmonalen Manifestation, nur vereinzelt treten abdominelle Erstmanifestationen auf.

Beim **Behçet-Syndrom** handelt es sich um eine chronisch rezidivierende entzündliche Erkrankung mit oralen und genitalen Ulzerationen und einer Uveitis. Neben anderen Organmanifestationen wie am Zentralnervensystem oder an der Haut findet sich gelegentlich eine gastrointestinale Manifestation mit Ulzerationen und Perforationen. Prädilektionsstelle der intestinalen Ulzeration im Rahmen des Behçet-Syndroms ist der ileozökale Übergang. Die Ulzerationen im Dickdarm sind in der Regel segmental angeordnet. Ulzerationen im Ösophagus, im Magen und anal sind beschrieben. Über erste Behandlungserfolge mit einem monoklonalen Antikörper gegen den Tumornekrosefaktor α (Infliximab) wurde berichtet.

Das **Kawasaki-Syndrom** ist eine vermutlich infektiös induzierte entzündliche Systemerkrankung mit Lymphadenopathie, erythematösen Hand- und Fußflächen, Konjunktivitis, einem über Tage anhaltenden Fieber und einem Exanthem. In der Frühphase kann die Manifestation noch inkomplett sein. Die häufigste gastrointestinale Manifestation ist eine Stomatitis, ein paralytischer Ileus oder ein Gallenblasenhydrops. Bis zu 5% der Kinder mit einem Kawasaki-Syndrom werden initial mit einem akuten Abdomen vorgestellt. Klinisch finden sich ein gespanntes Abdomen, Erbrechen, eine Hepatosplenomegalie und ein Ikterus.

42.3.3 Diagnostik

Die Diagnostik der gastrointestinalen Manifestation einer systemischen Vaskulitis umfasst neben der expliziten Anamneseerhebung und der körperlichen Untersuchung die abdominelle **Sonographie** sowie **Computer- oder Magnetresonanztomographie**, wobei Spezifität und Sensitivität der letztgenannten Methode noch nicht abschließend beurteilt werden können. Weitere diagnostische Maßnahmen wie Endoskopie oder Röntgendiagnostik (Übersichtsaufnahme des Abdomens) sind speziellen Fragestellungen vorbehalten.

42.3.4 Therapie

Die Therapie der gastrointestinalen Manifestation einer systemischen Vaskulitis richtet sich nach der Grunderkrankung. Spezielle krankheitsbezogene Therapiemaßnahmen sind bei den einzelnen Erkrankungen erwähnt.

Literatur

Chang WL, Yang YH, Lin YT, Chiang BL (2004) Gastrointestinal manifestations in Henoch-Schonlein purpura: a review of 261 patients. Acta Paediatr 93: 1427–1431

Laskin BL, Choyke P, Keenan GF, Miller FW, Rider LG (1999) Novel gastrointestinal tract manifestations in juvenile dermatomyositis. J Pediatr 135: 371–374

Lee CK, Ahn MS, Lee EY et al. (2002) Acute abdominal pain in systemic lupus erythematosus: focus on lupus enteritis (gastrointestinal vasculitis). Ann Rheum Dis 61: 547–550

Zulian F, Falcini F, Zancan L et al. F (2003) Acute surgical abdomen as presenting manifestation of Kawasaki disease. J Pediatr 142: 731–735

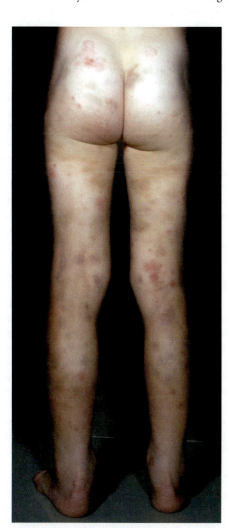

◘ **Abb. 42.1.** Purpura Schönlein-Henoch

42.4 Immundefekte und »graft versus host disease«

P. Weber, U. Baumann

Primäre Immundefekte sind eine heterogene Gruppe von Erkrankungen mit angeborener Störung der humoralen oder zellulären Abwehr. Der Gastrointestinaltrakt beinhaltet das größte Immunsystem des Körpers und ist von daher gegenüber Immunmangelerkrankungen besonders sensibel. Etwa ein Drittel der Kinder und Jugendlichen mit primärem Immundefekt weisen biochemische oder klinische Merkmale einer Leberbeteiligung auf. Die sklerosierende Cholangitis stellt die häufigste hepatologische Komplikation primärer Immundefekte dar.

Die intestinale »Graft-versus-Host«-Reaktion (GvHR) ist eine der bedeutendsten Morbiditätsfaktoren unter den Komplikationen der allogenen Knochenmarktransplantation. Schwere oder häufige Infektionen oder für Kinder ungewöhnliche maligne Erkrankungen des Gastrointestinaltrakts gehören zu den klinischen Manifestationen erworbener Immundefekte, speziell einer HIV-Infektion.

42.4.1 Epidemiologie

Gastrointestinale Erkrankungen stellen nach Erkrankungen der Atemwege die häufigste **Manifestation primärer Immundefekte** wie beispielsweise des IgA-Mangels, des allgemeinen variablen Immunmangels (»common variable immunodeficiency«) oder des schweren kombinierten Immundefekts (»severe combined immunodeficiency«) dar. Die Prävalenz der intestinalen GvHR nach allogener Knochenmark- oder Stammzelltransplantation liegt bei 30–60%. Etwa zwei Drittel der Fälle treten als frühe Abstoßungsreaktionen innerhalb der ersten 100 Tage nach der Transplantation auf. Ein isolierter Dickdarmbefall findet sich bei 50% der Patienten mit intestinaler GvHR, je 25% zeigen einen Befall des oberen Gastrointestinaltrakts bzw. einen kombinierten Befall. Rezidivierende Verläufe sind möglich. Bei einem Drittel bis 50% der Patienten findet sich ein isolierter Darmbefall der GvHR, bei den anderen tritt die gastrointestinale Manifestation in Kombination mit einem Befall der Haut und/oder der Leber auf.

Die Prävalenz einer **Leberbeteiligung** bei allen primären Immundefekten wird mit 24–37% angegeben. Für einzelne Erkrankungen wie das Louis-Bar-Syndrom oder den CD40-Liganden-Defekt liegt der Anteil bei >70%. Vermutlich entwickeln etwa die Hälfte aller Patienten mit septischer Granulomatose Leberabszesse, umgekehrt liegt bei mindestens 20% aller Kinder mit Leberabszess eine septische Granulomatose zugrunde.

42.4.2 Pathophysiologie

In den meisten Fällen lässt sich die Lebererkrankung im Rahmen eines primären Immundefekts durch eine Infektion erklären. Ein typischer Erreger ist **Cryptosporidium parvum,** der sich der Standardprophylaxe aus Immunglobulinsubstitution und Antibiotikatherapie entzieht. Der Erreger führt neben der akuten, sklerosierenden Schädigung des Gallengangepithels auch zu dysplastischen Veränderungen und vermutlich zu einem erhöhten Malignomrisiko. Aufgrund der abgeschwächten Immunreaktion der betroffenen Patienten führen Viruserkrankungen, insbesondere durch Adeno- oder Hepatitis-C-Viren, zu schwereren Verläufen als dies bei immunkompetenten Patienten der Fall ist.

Neben einer rein infektiologisch bedingten Leberschädigung werden auch autoimmunologisch vermittelte Prozesse diskutiert.

Bei einigen kombinierten Immundefekten wie dem Louis-Bar-Syndrom ist wiederholt das Auftreten einer »**veno-occlusive disease**« beschrieben worden, ohne dass diese auf eine medikamententoxische Wirkung zurückgeführt werden konnte.

Die **gastrointestinale Symptomatik** primärer und sekundärer Immundefekte ist pathophysiologisch ebenfalls v. a. auf Infektionen zurückzuführen. Humorale und kombinierte Immundefekte sind zudem durch einen Mangel an sekretorischem IgA gekennzeichnet, sodass die lokale Immunitätsfunktion der Mukosa gestört ist. In der Folge können mikrobiologische und diätetische Antigene ungehindert in die Mukosa eindringen und lokale Entzündungsreaktionen verursachen.

Bei der **GvHR** sind die T-Zellen des Spenders pathophysiologisch essenziell. Die Entfernung von T-Zellen aus dem Spendermaterial verhindert praktisch die GvHR, erhöht allerdings auch deutlich das Risiko eines Erkrankungsrezidivs. Eine vorbestehende Darmerkrankung oder -entzündung ist mit einem erhöhten GvHR-Risiko verbunden, vermutlich da durch vorbestehende Mukosaläsionen intestinale Endotoxine eindringen und Entzündungsprozesse aktivieren oder in Gang halten können, bei denen es auch zu einer Aktivierung der T-Lymphozyten des Spenders kommt.

Die **HIV-Infektion** führt primär zu einer Reduktion der T-Helfer-Zellen. In der Folge findet sich aber auch eine Funktionsstörung der humoralen Immunität mit einer unspezifischen polyklonalen Produktion von Immunglobulinen, in deren Folge sich eine »funktionelle Hypogammaglobulinämie« einstellt. Diese ist mit einem 10- bis 50fach erhöhten Risiko bakterieller Infektionen vergesellschaftet.

Bei der **septischen Granulomatose** liegt eine genetisch bedingte Leukozytenfunktionsstörung vor, in deren Folge multifokale Abzesse, rekurrierende Infektionen und chronische Durchfälle auftreten, bei denen sich oft Staphylococcus aureus, gramnegative Bakterien oder Pilze wie Candida albicans oder Aspergillus fumigatus als pathogene Mikroorganismen finden.

42.4.3 Klinisches Bild

Die Symptome der **Leberbeteiligung** bei primärem Immundefekt können mild sein und sich auf eine Hepatomegalie beschränken. Bei fortschreitender Leberschädigung kann sich eine portale Hypertension mit Splenomegalie entwickeln. Die portale Hypertension ist nicht immer auf eine fortschreitende Leberfibrose zurückzuführen; eine sklerosierende Cholangitis mit erweiterten Gallenwegen kann mechanisch durch Kompression der Pfortader ebenfalls eine portale Hypertension bedingen (◘ Abb. 42.2). Neben den unspezifischen Symptomen einer fortschreitenden Leberinsuffizienz ist besonders der Pruritus als Folge des Gallestaus bei sklerosierender Cholangitis zu nennen.

Im **Gastrointestinaltrakt** manifestieren sich primäre Immundefekte v. a. durch eine erhöhte Infektrate und prolongierte oder schwere Infektverläufe. Patienten mit allgemeinem variablen Immunmangel erkranken gehäuft an einer Gastroenteritis mit chronischem Durchfall aufgrund eines Befalls mit Lamblien, Ro-

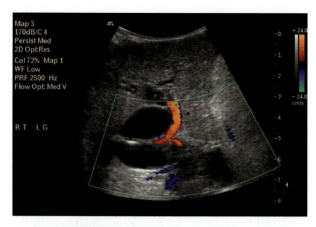

Abb. 42.2. Sonogramm der Leberpforte eines 3-jährigen Jungen mit Interleukin-12-Mangel. Die massive Gallengangerweiterung führt zu einer Obstruktion der Pfortader und damit zur portalen Hypertension

42.4.4 Diagnostik

Auch bei bekanntem primären Immundefekt sollten bei ersten Anzeichen einer Leberbeteiligung andere **primäre Lebererkrankungen** ausgeschlossen werden. Im Weiteren sollte besonders nach Infektionen wie z. B. durch Cryptosporidien gesucht werden. Bei sonographischen Hinweisen auf eine Gallengangerweiterung ist ggf. eine Magnetresonanzcholangiographie sinnvoll. Die konventionelle endoskopische retrograde Cholangiographie erfasst sklerosierende Läsionen noch sensitiver, diese sollte aber wegen der möglichen Komplikationen in der Regel nur zur therapeutischen Intervention durchgeführt werden. Bei Patienten mit Leberabszess ist möglichst rasch eine septische Granulomatose auszuschließen, da der Abszess die Erstmanifestation der Erkrankung sein kann. Aus der Diagnose einer septischen Granulomatose ergäben sich therapeutische Konsequenzen.

Bei einer **gastrointestinalen Symptomatik** wie chronische Durchfälle oder Gedeihstörung bei bekanntem primären oder sekundären Immundefekt ist eine umfangreiche mikrobiologische Diagnostik erforderlich, auch unter Berücksichtigung ungewöhnlicher bakterieller, viraler und parasitärer Erreger und Pilze. Eine endoskopische Untersuchung hilft, die Ausdehnung entzündlicher Veränderungen zu diagnostizieren; die histologischen Merkmale sind oft unspezifisch.

Bei klinischem Verdacht auf eine **intestinale GvHR** ist zur Diagnostik eine radiologische, endoskopische und histopathologische Untersuchung erforderlich. Radiologisch finden sich bei der computertomographischen und der präferenziell durchzuführenden sonographischen Untersuchung dilatierte, flüssigkeitsgefüllte Darmschlingen, eine verdickte Darmwand, eine ödematöse Schwellung der Submukosa, z. T. mit nachfolgendem Verschluss des Darmlumens, eine Zunahme der mesenterialen Durchblutung mit gesteigertem Kontrastmittel-Enhancement und eine Vermehrung der freien Flüssigkeit im Peritoneum. Diese Veränderungen sind sensitiv, allerdings nicht spezifisch und finden sich auch bei den wesentlichen Differenzialdiagnosen, insbesondere bei infektiöser Enteritis. Bei der intestinalen GvHR zeigen sich häufig keine vergrößerten mesenterialen Lymphknoten. Die differenzialdiagnostische Wertigkeit der Magnetresonanztomographie und insbesondere der Dopplersonographie mit Messung des arteriellen Blutflusses in der Darmwand ist bei geringerer Strahlenbelastung zu nutzen. Endoskopisch finden sich makroskopisch oft unspezifische Veränderungen wie Erytheme, Erosionen oder Ulzera im Bereich der Magenschleimhaut. Im Ösophagus sind relativ charakteristische »webs« zu sehen. Histologisch sind GvHR z. T. auch in Mukosaabschnitten nachweisbar, die sich makroskopisch unauffällig präsentieren. Ein erhöhtes Endoskopierisiko besteht bei der GvHR nicht. Histologisch ist die intestinale GvHR durch eine Reihe von Veränderungen gekennzeichnet, insbesondere durch eine reduzierte Breite der Mukosa, Läsionen der Mukosa inklusive Ulzerationen, fokale Ödeme der Lamina propia sowie im Dickdarm Dilatation und vermehrte Variation der Kryptengröße sowie vermehrter Nachweis apoptotischer Zellen im Kryptenepithel, insbesondere an der Basis der Krypten (»popcorn lesions«).

> Im Rahmen der Endoskopie sollten Möglichkeiten des mikrobiologischen Nachweises (Kultur, Antigennachweis, Polymerasekettenreaktion) genutzt werden.

Differenzialdiagnostisch sind eine bakterielle Gastroenteritis, eine Zytomegalievirusinfektion, ein Candida-albicans-Befall,

taviren, Campylobacter jejuni oder Campylobacter fetus, Zytomegalievirus, Strongyloides stercoralis oder Pilzen. In der Folge prolongierter Infektionen kann es zu einer milden Zottenatrophie, einer erhöhten Fettausscheidung mit dem Stuhl und dem klinischen Bild einer Malabsorption kommen, wobei die Symptomatik u. U. insgesamt an eine Zöliakie oder einen M. Crohn erinnert. Eine bakterielle Überbesiedlung ist Kennzeichen einer mangelnden mukosalen Immunität. Histologisch finden sich unspezifische Enterokolitiden. Neben Veränderungen im Dünn- und Dickdarm zeigen die Patienten gehäuft eine atrophische Gastritis mit erhöhtem Karzinomrisiko. Eine noduläre lymphoide Hyperplasie findet sich beim allgemeinen variablen Immunmangel wie dem IgA-Mangel.

Die klinische Symptomatik der **intestinalen GvHR** ist von der Lokalisation abhängig. Der Befall des oberen Gastrointestinaltrakts ist durch Übelkeit, Erbrechen und eine Anorexie gekennzeichnet, die Erkrankung des Dickdarms mit abdominellen Koliken und einer Diarrhö vergesellschaftet. Das parallele Auftreten eines Hautexanthems und/oder einer Hepatitis mit oder ohne Cholestasezeichen ist zu beachten. Insgesamt sind die klinischen Symptome und histologischen Merkmale der akuten und chronischen GvHR unspezifisch. Eine breite differenzialdiagnostische Abklärung ist indiziert.

Die gastrointestinale Symptomatik der **HIV-Infektion** mit ihrem sekundären Immundefekt ist durch eine erhöhte Infektionsrate mit opportunistischen Keimen, maligne Erkrankungen und einen Ernährungsmangel mit Gedeihstörung charakterisiert. Als bakterielle Erreger finden sich gehäuft Shigellen, Salmonellen, Campylobacter spp. und Mycobacterium avium intracellulare. Virale Infektionen sind v. a. durch Rota-, Adeno-, Zytomegalie- oder Herpes-simplex-Viren bedingt. Weiterhin muss bei einer gastrointestinalen Symptomatik bei HIV-positiven Kindern und Jugendlichen aktiv nach Parasiten (Cryptosporidien, Lamblien, Microsporidien, Cyclospora cayetanensis, Strongyloides stercoralis) und Pilzen (Candida albicans) gesucht werden. Während das Kaposi-Sarkom im Erwachsenenalter eines der häufigsten malignen Komplikationen bei zugrunde liegender HIV-Infektion ist, erkranken Kinder und Jugendliche gehäuft an abdominellen Non-Hodgkin-Lymphomen und Tumoren der glatten Muskulatur (Leiomyome, Leiomyosarkome).

eine Infektion mit dem Herpes-simplex-Virus Typ 1, eine toxische Enteritis und eine thrombotische Mikroangiopathie auszuschließen. Bei prolongierten oder ungewöhnlich intensiven gastrointestinalen oder hepatischen Infektionen sollte insbesondere beim Nachweis opportunistischer oder ungewöhnlicher Erreger differenzialdiagnostisch das Vorliegen eines primären oder sekundären Immundefekts in Betracht gezogen werden, falls dies bislang nicht bekannt ist.

42.4.5 Therapie und Prognose

Bei Vorliegen eines primären oder sekundären Immundefekts steht die **Behandlung der Grunderkrankung** über die Substitution von Immunglobulinen, z. B. beim allgemeinen variablen Immunmangel, oder in Form einer Knochenmarktransplantation, z. B. beim schweren kombinierten Immunmangel, im Vordergrund. Bei kombiniertem zellulären und humoralen Immunmangel ist eine reine Immunglobulinsubstitution nicht ausreichend.

Für die Therapie einer Lebererkrankung bei primärem Immundefekt ist in Abhängigkeit von der Grunderkrankung die **Kontrolle von Infektionen** wichtig. Dazu gehört die Primärprophylaxe durch das Trinken von abgekochtem Wasser ebenso wie passive Impfungen mit Immunglobulinen oder eine antibiotische Prophylaxe. Bei Leberabszessen bei septischer Granulomatose sind ggf. Granulozytentransfusionen sinnvoll. Therapieversuche mit Anti-Circumsporozoiten-Protein enthaltendem Kolostrum oder mit Interleukin 2 zur Therapie von Infektionen mit Cryptosporidium parvium haben nicht den erhofften Erfolg gezeigt. Ursodesoxycholsäure ist zur Verbesserung des Galleflusses wiederholt eingesetzt worden.

Bei terminaler Leberschädigung sind wiederholt isolierte **Lebertransplantationen** durchgeführt worden. Aufgrund einer hohen Rückfallquote muss inzwischen von einem solchen Vorgehen in der Regel jedoch abgeraten werden. Es erscheint vielmehr sinnvoll, bei Patienten mit Anzeichen einer fortschreitenden Lebererkrankung frühzeitig zu klären, ob eine isolierte **Knochenmarktransplantation** bzw. eine kombinierte sequenzielle Leber- und Knochenmarktransplantation sinnvoll ist.

Infektiöse **Gastroenteritiden** sind angemessen antimikrobiell zu behandeln. Zusätzlich bedürfen die Patienten einer hygienischen Schulung, um das Risiko für ungewöhnliche Infektionen, die meist über den oral-fäkalen Weg erworben werden, zu vermeiden. Antibiotische, antivirale und antimykotische Therapiemöglichkeiten (Trimethoprim/Sulfamethoxazol, Gancyclovir, Fluconazol, Ambisone) müssen konsequent (u. U. präventiv) eingesetzt werden. Die »**Crohn-like disease**« der septischen Granulomatose macht bei abdomiellen Abzessen gelegentlich auch eine chirurgische Intervention erforderlich. Bei dieser Erkrankung können auch immunmodulierende Substanzen wie rekombinantes humanes γ-Interferon, Sulfasalazin, Cyclosporin A oder Kortikosteroide zu einer Verbesserung beitragen. Fehl- oder Mangelernährungen im Rahmen der primären oder sekundären Immundefekte bedürfen einer z. T. parenteralen Nahrungssubstitution.

Während eine akute intestinale GvHR eine Intensivierung der Immunsuppression erfordert, ist bei den infektiologischen Differenzialdiagnosen eine Reduktion der immunsuppressiven Therapie wünschenswert.

Zur **Prävention der intestinalen GvHR** wird in vielen Transplantationszentren gemäß dem Seattle-Protokoll eine Prophylaxe mit Cyclosporin A (alternativ Tacrolimus) und Methotrexat durchgeführt, z. T. kombiniert mit einer Steroidtherapie. Bei der Behandlung der akuten GvHR wird das Regime um Mykophenolatmofetil (CellCept) – eine Substanz, die insbesondere die Lymphozytenproliferation hemmt – erweitert. Eine Behandlung mit Breitbandantibiotika ist indiziert. Der Einsatz monoklonaler Antikörper zur Suppression inflammatorischer Zytokine oder zur Hemmung einer T-Zell-Aktivierung wird derzeit in Studien erforscht. Berichtet wird von einzelnen Versuchen einer topischen Therapie mit Sulfasalazin oder Budenosid.

Literatur

Donnelly LF, Morris CL (1996) Acute graft-versus-host disease in children: abdominal CT findings. Radiology 199: 265–268

Fiore M, Ammendola R, Gaetaniello L et al. (1998) Chronic unexplained liver disease in children with primary immunodeficiency syndromes. J Clin Gastroenterol 26: 187–192

Hadzic N, Pagliuca A, Rela M et al. (2000) Correction of the hyper-IgM syndrome after liver and bone marrow transplantation. N Engl J Med 342: 320–324

Kalha I, Sellin JH (2004) Common variable immunodeficiency and the gastrointestinal tract. Curr Gastroenterol Rep 6: 377–383

Muorah M, Hinds R, Verma A et al. (2006) Liver abscesses in children: a single center experience in the developed world. J Pediatr Gastroenterol Nutr 42: 201–206

Rodrigues F, Davies EG, Harrison P et al. (2004) Liver disease in children with primary immunodeficiencies. J Pediatr 145: 333–339

Schulenburg A, Turetschek K, Wrba F et al. (2004) Early and late gastrointestinal complications after myeloblative and nonmyeloablative allogeneic stem cell transplantation. Ann Hematol 83: 101–106

Sidham VB, Chang CC, Sidham G et al. (2003) Colon biopsies for evaluation of acute graft-versus-host disease (A-GVHD) in allogenic bone marrow transplant patients BMC. Gastroenterology 3: 5

Takatsuka H, Iwasaki T, Okamoto T, Kakishita E (2002) Intestinal graft-versus-host disease: mechanisms and management. Drug 63: 1–15

43 Onkologische Krankheitsbilder

W. Nützenadel

43.1 Gastrointestinale Komplikationen – 596
43.1.1 Erbrechen – 596
43.1.2 Mukositis – 596
43.1.3 Typhlitis – 596
43.1.4 Diarrhö – 597
43.1.5 Ileus – 597

43.2 Hepatopathie – 597

43.3 Lebervenenverschlusskrankheit bzw. sinusoidales Obstruktionssyndrom – 598

43.4 Pankreatitis – 598

43.5 Anorektale Komplikationen: Koloproktitis und Enteritis nach Strahlentherapie – 598

43.6 Ernährungstherapie – 599

Literatur – 599

Schnittstellen zwischen pädiatrischer Gastroenterologie und Hämatologie/Onkologie sind zum einen onkologische Erkrankungen mit initial auftretenden gastrointestinalen Symptomen wie Durchfälle durch vasoaktives intestinales Peptid (VIP) bei Tumoren der Nebenniere und des Grenzstrangs sowie Hepato- und auch Splenomegalie bei Hepatoblastom, Leberkarzinom, Lymphomen und Leukämien. Eine intraabdominelle Raumforderung mit und ohne Bauchschmerzen findet sich beim Wilms-Tumor und beim Neuroblastom sowie bei Lymphomen, Sarkomen, Teratomen und anderen soliden Tumoren. Karzinome sind im Kindesalter selten. Zum anderen sind gastrointestinale Komplikationen durch Infektionen und als Nebenwirkung der Therapie bei onkologischen Patienten häufig, nicht selten mit ungewöhnlichen Symptomen. Ursächliche und komplizierende Faktoren sind dabei eine durch die Grunderkrankung limitierte Diagnostik, ein hohes Infektionsrisiko, eine gestörte Abwehr und toxische Medikamente. Diese Komplexität und das Fehlen evidenzbasierter Empfehlungen führen häufig zu problemorientierten Lösungen ohne Berücksichtigung der zugrunde liegenden Pathogenese.

Das folgende Beispiel charakterisiert den komplexen Sachverhalt: Bei einem 18 Monate alten Kind mit akuter lymphatischer Leukämie treten während der Chemotherapie Bauchschmerzen und hohe Transaminasenaktivitäten auf. Es entwickelt sich ein Krankheitsbild mit septischer Symptomatik, Ileus und intestinaler Transportstörung. Herpes-zoster-Virus wird in Leber- und Dünndarmgewebe sowie in Knochenmark, Magensaft und Urin nachgewiesen. Im Biopsat und im späteren Resektat des Dünndarms lassen sich keine Ganglienzellen nachweisen. Die Ileussymptomatik persistiert. Dieser Verlauf eines viszeralen Herpes zoster demonstriert die diagnostische und therapeutische Unsicherheit bei der Betreuung onkologischer Patienten und ihrer Komplikationen:

- ungewöhnlicher, schwerer Verlauf einer bekannten, sonst eher harmlosen Infektion
- Symptome, die den üblichen Vorstellungen nicht entsprechen
- Symptome, die eine andere Ätiologie vermuten lassen
- invasive Diagnostik, die eine therapierelevante Ätiologie aufdecken kann
- Notwendigkeit ungewöhnlicher Therapien

43.1 Gastrointestinale Komplikationen

Die erheblichen gastrointestinalen Nebenwirkungen vieler **Chemotherapien** werden durch die kurze Lebens- und Regenerationszeit der Enterozyten und die Mitosehemmung durch die Chemotherapeutika verständlich. Pathophysiologisch finden sich Zottenatrophie, Inflammation, Ulzerationen, Hämorrhagien und eine veränderte enterische Mikroflora. Klinisch werden Mukositis, Diarrhö, Malabsorption, Typhlitis, Sepsis, Perforation, Ileus, Pseudoobstruktion, Blutungen und Erbrechen sowie Hepatopathien und Pankreatitis beobachtet.

43.1.1 Erbrechen

Die Schwere, der Zeitpunkt und die Dauer des sehr häufigen Erbrechens sind von der Art der Medikation, ihrer Dosierung, den Dosisintervallen, einer Vor- und Ko-Medikation sowie von der individuellen Reaktion abhängig. Cisplatin, Aktinomycin D, Cyclophosphamid, Ifosfamid und hohe Dosen von Cytosin-Arabinosid lösen meist schweres Erbrechen aus, weniger emetisch wirksam sind Anthrazykline, Methotrexat, Etoposid, Bleomycin, Vincristin und Vinblastin.

Ursächlich sind sowohl enterische als auch zentrale Mechanismen. Das **zentrale Erbrechenszentrum** in der Medulla oblongata wird direkt stimuliert und dabei auch von Stimuli des benachbarten Chemorezeptortriggerzentrums moduliert. Dieses erhält Reize vom enterischen autonomen Nervensystem, dessen Aktivität durch eine erhöhte Ausscheidung von 5-Hydroxytryptamin mit dem Urin erkennbar wird. Therapeutisch gut wirksam sind 5-Hydroxytryptamin$_3$-Antagonisten (Ondansetron und Granisetron), meist kombiniert mit Dexamethason. Andere Wirkstoffe sind Metoclopramid und Dimenhydrinat zusammen mit einer Sedierung (z. B. mit Midazolam).

> Bei einer Medikation mit zu erwartender Emese ist eine präventive Therapie erforderlich.

43.1.2 Mukositis

Klinisch finden sich:
- Stomatitis mit Glossitis, Cheilitis und oralen Ulzera
- Ösophagitis
- Zottenatrophie
- intestinale Erosionen
- Ulzerationen
- Blutungen
- Diarrhö
- Bauchschmerzen

Besonders hochdosiertes **Methotrexat** verursacht eine schwere Mukositis, ebenso Cytarabin, Vinblastin, Aktinomycin D, Doxorubicin, Fluoruracil und Guanidin. Etoposid, Daunomycin, Bleomycin, VP 16 und Idarubicin sind weniger toxisch.

Die **Therapie** erfolgt symptomatisch mit oraler Spüllösung, welche meist ein lokal wirksames Anästhetikum sowie Antibiotika und Antimykotika enthält. Die Symptome verschwinden nach Tagen ohne residuale Symptome. Eine i. v. Ernährung ist oft notwendig. Eine begleitende systemische Infektion oder Sepsis ist häufig und erfordert meist eine Breitbandantibiotikatherapie.

43.1.3 Typhlitis

Ursächlich für diese Komplikation ist eine **Neutropenie,** die nicht ausschließlich, aber meist im Rahmen einer Chemotherapie auftritt. Daher wird auch der Begriff »neutropenische Enterokolitis« verwendet. Pathogenetische Faktoren sind neben einer durch Chemo- und Strahlentherapie gestörten Barrierenfunktion der Mukosa eine veränderte intestinale Mikroflora und auch intramurale Infiltrate des Malignoms. Das betroffene Darmsegment (meist distales Ileum) zeigt eine ödematöse, verdickte Wand, Ulzerationen, Blutungen und Perforationen. Assoziiert oder kausal finden sich Pseudomonaden, Clostridium septicum, Enterobacter spp., Escherichia coli und Candida spp.

Klinisch bestehen Fieber, Erbrechen, eine oft blutige Diarrhö, Bauchschmerzen, abdominelle Abwehrspannung und fehlende oder verminderte Darmgeräusche. Das **Sonogramm** zeigt verdickte Darmwände, besonders im rechten Unterbauch, das **Rönt-**

gengenbild häufig Flüssigkeits-Luft-Spiegel sowie bei Perforation freie Luft im Abdomen.

Die **Therapie** erfolgt eher konservativ mit breiter Antibiose gegen aerobe und anaerobe Keime, Antimykotika, Nahrungskarenz und i. v. Ernährung. Die Gabe von granulozytenkoloniestimulierendem Faktor ist zu erwägen. Eine chirurgische Therapie ist Patienten mit Perforation oder anhaltender Blutung trotz normaler Gerinnung vorbehalten.

Differenzialdiagnostisch sind eine Appendizitis sowie pseudomembranöse oder andere Kolitiden zu erwägen.

43.1.4 Diarrhö

Durchfälle sind häufig, oft prolongiert mit und ohne wesentliche Begleitsymptome. Ihre klinische Bedeutung ist nicht immer einfach einzuschätzen.

Zu den ätiologischen und pathogenetischen Faktoren zählen eine durch Chemo- und Strahlentherapie geschädigte Mukosa, eine durch Antibiotika und andere Medikamente veränderte bakterielle Mikroflora, eine veränderte immunologische Abwehr und eine Malabsorption. Die Bedeutung dieser **interferierenden Faktoren** und ihre differenzialdiagnostische Zuordnung sind beim einzelnen Patienten schwer zu beurteilen, die Therapien sind deshalb auch eher symptomatisch ausgerichtet. Darmpathogene, auch solche mit begrenzter Pathogenität wie Cryptosporidien, Mikrosporidien, Candida spp., Zytomegalievirus und Clostridien, sind im Stuhl, evtl. auch im Gewebe zu suchen und ggf. zu eliminieren. Häufig führt auch eine spezifische antimikrobielle Therapie nicht zu einem Rückgang der Symptome. Clostridium difficile oder dessen Toxin kann häufig nachgewiesen werden. Das klinische Bild variiert von asymptomatischen Patienten bis zu solchen mit schwerer Diarrhö oder pseudomembranöser Kolitis. Therapeutisch wirksam ist die i. v. Gabe von Vancomycin; alternativ kann Metronidazol p. o. oder i. v. gegeben werden.

Nach Knochenmarktransplantation kann eine »**Graft-versus-Host**«-**Reaktion** mit einer Diarrhö symptomatisch werden. Diese Diarrhö ist vom sekretorischen Typ, meist mit Hypalbuminämie. Zusätzlich bestehen in der Regel Haut- und Lebersymptome. Bei unklarer Ätiologie kann eine endoskopische Diagnostik weiterführen. Nicht immer, aber doch gelegentlich resultiert eine klare Diagnose mit der Möglichkeit der Therapieoptimierung.

Eine diätetische Behandlung der Diarrhö ist nicht indiziert. Wegen der guten Resorption und aufgrund der optimalen Komposition sind **Sondennahrungen,** auch vom Typ der Elementarkost, vorteilhaft. Bei Malabsorption und Unterernährung sollte eine zusätzliche parenterale Ernährung erfolgen.

Therapieversuche mit nichtresorbierbaren Antibiotika wie Colistin und Paromycin oder auch mit Loperamid sind möglich, ihr Effekt ist jedoch häufig nicht überzeugend. Die Gabe von Probiotika wird wegen möglicher Nebenwirkungen bei eingeschränkter Abwehr sehr zurückhaltend bewertet.

43.1.5 Ileus

Zahlreiche intestinale Komplikationen wie Sepsis, Typhlitis, Perforation und intraluminale Infektionen können zu einer Ileussymptomatik führen. Von besonderer Bedeutung ist die Toxizität von **Vincristin** auf das enterische Nervensystem. Innerhalb von 2–3 Tagen und meist für die Dauer von 2 Wochen kommt es zu einem paralytischen Ileus mit schwerer Obstipation und auch Bauchkrämpfen. Auch die Therapie mit **Opiaten** kann zu Motilitätsstörungen führen. Die Behandlung des paralytischen Ileus erfolgt symptomatisch mit Klysmata und Magensonde, Nahrungskarenz, Korrektur der Wasser- und Elektrolytstörungen sowie medikamentöser Stimulation der Motorik.

43.2 Hepatopathie

Auffällige Leberwerte, besonders Aktivitätssteigerungen der Transaminasen, sind im Rahmen einer Chemotherapie sehr häufig zu beobachten. Schwere Hepatopathien mit klinischen Symptomen sind mit Ausnahme der Lebervenenverschlusskrankheit eher selten. Eine **Hepatotoxizität der Medikation** und andere Ursachen sind differenzialdiagnostisch zu erwägen.

> **Ursachen anormaler Leberwerte bei onkologischen Patienten**
> - Toxische Medikamentenreaktion (einzelner Medikamente oder in Kombination)
> - Sepsis
> - »Graft versus host disease«
> - Lebervenenverschlusskrankheit
> - Cholestase bei parenteraler Ernährung
> - Obstruktion der Gallenwege
> - Primärer Lebertumor oder Tumorinfiltration
> - Infektiöse Hepatopathie (viral, fungal, bakteriell)
> - Hämolyse
> - Hämophagozytose

Fast alle **Chemotherapeutika** haben ein hohes Risiko für hepatotoxische Nebenwirkungen. Dazu tragen die geringe therapeutische Breite der Medikation, die Kombination vieler Medikamente, auch die der supportiven Therapien, und die Grundkrankung bei. Die hepatische Metabolisierung der meisten Zytostatika verläuft biphasisch mit Hydroxylierung, Dealkylierung und Dehalogenierung durch das System der P_{450}-Zytochrome, gefolgt von der Bildung polarer und leicht auszuscheidender Verbindungen mittels Konjugation durch zahlreiche Enzyme (Sulfotransferase, Glukuronyltransferase, Gluthation-S-Transferase, Azetyltransferase). Die Enzyme des P_{450}-Systems unterliegen einem erheblichen Polymorphismus, sind durch eine Vor- oder Ko-Medikation induzierbar und zeigen Veränderungen während der kindlichen Entwicklung sowie durch Fasten und Unterernährung. Häufig wird ein isolierter zytotoxischer Effekt mit erhöhten Transaminasenaktivitäten bei wenigen oder fehlenden klinischen Symptomen beobachtet, seltener sind cholestatische Symptome mit Ikterus, Juckreiz und erhöhter Aktivität der alkalischen Phosphatase. Die morphologischen Befunde sind variabel: Nekrose, Inflammation, Fibrose, mikrovesikuläre Steatose und selten Zirrhose. Die Entwicklung einer langfristigen Schädigung scheint von der Dauer, der Dosis und den Dosisintervallen der Chemotherapie sowie anderen Ko-Faktoren wie Alter, Alkoholkonsum, Diabetes mellitus und Übergewicht abhängig zu sein. Methotrexat, besonders im Rahmen der Hochdosistherapie, führt sehr häufig zu hohen Transaminasenwerten mit Normalisierung innerhalb weniger Tage; bei niedrigdosierter langfristiger Gabe wie bei juveniler rheumatoider Arthritis ist eine Leberfibrose häufig. Neben Methotrexat führen auch zahlreiche andere Zytostatika wie Asparaginase, Bleomycin, Cisplatin, Cytarabin, Daunorubin, Doxyrubicin, Vincristin, Actomycin B und Thioguanin zu einer hepatozellulären Schädigung. Cholestatische Symptome finden sich im Rahmen einer Therapie mit Cyclosporin, Busulfan, Interleukin, Tamoxifen und auch anderen Zytostatika.

43.3 Lebervenenverschlusskrankheit bzw. sinusoidales Obstruktionssyndrom

Die primären Veränderungen betreffen die sinusoidalen Endothelzellen. Somit ist der Begriff »sinusoidales Obstruktionssyndrom« der Pathogense näher als die älteren Bezeichnungen »Lebervenenverschlusskrankheit« und »venookklusive Krankheit«.

> ❗ Diese Komplikation ist von erheblicher klinischer Relevanz. Nach Konditionierung zur Knochenmarktransplantation sind bis zu 40% der Patienten betroffen.

Die Lebervenenverschlusskrankheit wird auch bei anderen Chemotherapien beobachtet. Sie ist wahrscheinlich die Folge der Kombination hoher Dosen verschiedener Zytostatika (Busulfan, Cyclophosphamid, Aktinomycin D und besonders Thioguanin) oder von Zytostatika plus Ganzkörperbestrahlung. Tierexperimentell lassen sich früh eine Unterbrechung der sinusoidalen Epithelbarriere und ein Verlust des venösen Endothels erkennen. Subepithelial sammeln sich Blutzellen. Dies führt zu einer Obstruktion der Zentralvene und zur Blockade der venösen Mikrozirkulation. Weiterhin kommt es zum Verlust der Kupffer-Zellen sowie der perisinusoidalen Perizyten, zur Ansammlung von Monozyten, zur Nekrose der Hepatozyten sowie sekundär zur Fibrose der Sinusoide, der Zentralvene und der Lebervenen. Die Erkrankung wird als eine **nichtthrombotische Obstruktion** angesehen, obwohl Störungen im Gleichgewicht der Thrombose- und Gerinnungsfaktoren häufig sind. Deren Bedeutung ist strittig, und eine Unterscheidung zwischen primär kausaler Veränderung oder Epiphänomen der Lebererkrankung ist schwierig.

Die **klinischen Kriterien** umfassen eine schmerzhafte Hepatomegalie, eine Ödembildung mit Aszites und eine Bilirubunämie von >2 mg/dl, gefolgt von meist moderaten Erhöhungen der Transaminasenwerte und anderen Symptome der portalen Hypertension. Bei einer Knochenmarktransplantation treten die Symptome meist 6–20 Tage nach der Transplantation auf. Retrospektiv lassen sich milde (rasche Rückbildung), moderate (Rückbildung mit Diuretika und Schmerzmedikation) und schwere Verläufe (unvollständige Rückbildung der Symptome) unterscheiden. Ein Leberversagen mit Multiorganversagen und hoher Mortalität ist bei schweren Formen relativ häufig. Mittels Sonographie sind der Aszites und die Lebervergrößerung nachweisbar, und Gallenwegserkrankungen sowie infiltrative Erkrankungen der Leber können ausgeschlossen werden. Eine dopplersonographische Darstellung der Lebervenen und der V. portae erbringt Hinweise auf gestörte Flüsse und Flussrichtungen. Die Histopathologie zeigt eine sinusoidale Fibrose, eine subendotheliale Fibrose der Zentralvene sowie Leberzellnekrosen, jedoch stellt die begleitende Gerinnungsstörung meist ein Biopsiehemmnis dar; ggf. kann auch eine transjuguläre Biopsie erfolgen.

Die **Therapie** erfolgt eher symptomatisch als kurativ mit Diuretika, Parazentese des Aszites, Substitution der Gerinnungsfaktoren, intensivmedizinischer Betreuung, Anlage eines TIPSS (transjugulärer intrahepatischer portosystemischer Shunt) und falls möglich Lebertransplantation. Medikamentöse Therapien mit Prostaglandinen, rekombinantem Gewebeplasminogenaktivator oder Debrotid sind von unsicherer Wirkung.

43.4 Pankreatitis

Klinische Symptome der Pankreatitis sind selten. Dagegen treten **erhöhte Lipase- und Amylasewerte** häufig auf. Unter der Therapie mit Asparaginase, aber auch bei Steroid-, Azathioprin-, Ifosfamid- und Cytosin-Arabinosid-Medikation wird dies oft beobachtet. Seltener kommen Erhöhungen dieser Werte bei der kombinierten Chemotherapie mit Vincristin und anderen Vincaalkaloiden sowie mit Methotrexat, Cisplatin, Bleomycin, Cyclophosphamid und anderen Zytostatika vor.

Es handelt sich vorwiegend um **ödematöse Pankreatiden** mit entsprechenden morphologischen Veränderungen, die mittels Sonographie und Magnetresonanztomographie darstellbar sind. Eine endoskopische retrograde Cholangiopankreatikographie ist bei Gangerweiterung und Steinverdacht indiziert.

Eine spezifische Therapie existiert nicht. Lange Ernährungspausen sind zu vermeiden, eine adäquate Nahrungszufuhr ist bedeutsamer. Falls notwendig, sollte eine ausreichende **Schmerztherapie** erfolgen.

43.5 Anorektale Komplikationen: Koloproktitis und Enteritis nach Strahlentherapie

Ähnlich den oralen Veränderungen finden sich am Schleimhaut-Haut-Übergang des Anus häufig **Alterationen** wie Rötungen, Rhagaden, Ulzerationen und auch Abszesse oder Fisteln, besonders bei Patienten mit akuter myeloischer Leukämie. Für die Diagnosestellung reichen meist Inspektion und rektale digitale Untersuchung aus, selten ist eine Anoskopie indiziert. Chirurgische Therapien sind bei Fisteln und Abszessen erforderlich, sonst ist eine topische Behandlung möglich. Die Veränderungen bessern sich mit Abklingen der Toxizität der Medikation und Erholung der Granulozytenbildung.

Nach Strahlentherapie des Abdomens und des Beckens sind Symptome einer auch chronischen **Kolitis und Enteritis** nicht ganz selten. Es finden sich eine Fibrose, eine Endarteriitis obliterans und Zeichen einer Gewebeischämie. Endoskopisch zeigen sich eine erythematöse und ödematöse Schleimhaut, telangiektatische Veränderungen und auch Ulzerationen. Gelegentlich bilden sich Strikturen.

Klinisch bestehen die Symptome einer Kolitis mit Diarrhö, Blut- und Schleimabgang, Tenesmen und Schmerzen.

Die **Therapie** umfasst topisches Mesalazin und Steroide. Bei starken Blutungen kann eine endoskopische Blutstillung, bei Strikturen eine Dilatation versucht werden.

43.6 Ernährungstherapie

Grunderkrankung und Komplikationen, eine durch Erbrechen, Übelkeit und Appetitlosigkeit stark kompromittierte Nährstoffzufuhr und eine mögliche Malabsorption führen bei sehr vielen onkologischen Patienten zu einer unzureichenden Ernährung. Die **Beurteilung des Ernährungsstatus** sollte deshalb mittels der verfügbaren Standards – Gewichts- und Längenperzentilen, Längensollgewicht, Body-Mass-Index, Hautfaltendicke – regelmäßig erfolgen. Sinnvoll ist auch die gelegentliche Bestimmung von Laborparametern der Ernährung wie Eisen-, Ferritin-, Zink-, Albumin-, Folsäure- und Vitamin-B_{12}-Spiegel sowie die Konzentrationen der fettlöslichen Vitamine. Bei Auffälligkeiten sollte eine supportive Ernährungstherapie gewählt werden. Für zahlreiche Komplikationen wie Infektionen, hepatozelluläre Schädigung und Hautveränderungen erwies sich der Ernährungszustand als wichtige Determinante. Die Ernährungstherapie umfasst aufgeschlossene Sondennahrungen hoher Kaloriendichte mit und ohne Sondenapplikation. Eine nächtliche kontinuierliche Zufuhr hat sich oft als vorteilhaft erwiesen. Der enteralen Nährstoffzufuhr ist aus physiologischen Gründen immer der Vorzug zu geben. Ist diese nicht möglich, muss parenteral ernährt werden.

Literatur

DeLeve LD (2003) Liver function and hepatotoxicity in cancer medicine In: Kufe DW, Polock RE, Weichselbaum RR et al. (eds) Cancer medicine. Decker, Hamilton, pp 2557–2570

Kugahatsama S, Newmann AJ, Dahms BB, Boyle JT (1996) Liver biopsy findings in patients with juvenile rheumatic arthritis receiving long term weekly methothrexat therapy J Pediatr 128: 149–151

Ravikumara M, Hill FGH, Wilson DC et al. (2006) 6-Thioguanine related chronic hepatotoxicity and variceal haemorrhage in children treated for acute lymphoblastic leukemia. A dual center experience. J Pediatr Gastroenterol Nutr 42: 535–538

Roberts EA (2004) Drug induced liver injury. In: Walker WA, Goulet O, Kleinman R, Sherman PM, Shneider B, Sanderson JR (eds) Pediatric gastrointestinal disease, 4th edn. Decker, Hamilton, pp 1219–1240

Shinya I (2004) Drug induced bowel injury. In: Walker WA, Goulet O, Kleinman R, Sherman PM, Shneider B, Sanderson JR (eds) Pediatric gastrointestinal disease, 4th edn. Decker, Hamilton, pp 148–155

Shulmann HM, Gown AM, Nugent DJ (1987) Hepatic veno-occlusive disease after bone marrow transplantation. Immunohistochemical identification of the material within occluded central venules. Am J Pathol 127: 549–558

Sinicrope FA (2003) Gastrointestinal complications in cancer medicine. In: Kufe DW, Pollock RE, Weichselbaum RR et al. (eds) Cancer medicine. Decker, Hamilton, pp 2573–2587

44 Psychosomatische und psychiatrische Erkrankungen

P. Weber

44.1 Münchhausen-Syndrom – 601
44.1.1 Epidemiologie – 601
44.1.2 Pathophysiologie – 601
44.1.3 Klinisches Bild – 601
44.1.4 Diagnostik – 601
44.1.5 Therapie – 601
Literatur – 602

44.2 Anorexia nervosa und Bulimie – 602
44.2.1 Epidemiologie – 602
44.2.2 Klinisches Bild – 602
44.2.3 Pathophysiologie – 602
44.2.4 Diagnostik – 602
44.2.5 Therapie – 603
Literatur – 603

44.3 Autismus – 603
44.3.1 Epidemiologie – 603
44.3.2 Pathophysiologie – 603
44.3.3 Klinisches Bild – 604
44.3.4 Diagnostik – 604
44.3.5 Therapie und Prognose – 604
Literatur – 604

44.4 Somatoforme Schmerzstörungen – 604
44.4.1 Epidemiologie – 604
44.4.2 Pathophysiologie – 605
44.4.3 Klinisches Bild – 605
44.4.4 Diagnostik – 605
44.4.5 Therapie und Prognose – 606
Literatur – 606

44.5 Aufmerksamkeitsdefizit-Hyperaktivitäts-Syndrom (ADHS) – 606
44.5.1 Epidemiologie – 606
44.5.2 Klinisches Bild – 606
44.5.3 Pathophysiologie – 606
44.5.4 Diagnostik – 607
44.5.5 Therapie – 607
44.5.6 Prognose – 607
Literatur – 607

44.6 Andere psychiatrische Erkrankungen – 607
44.6.1 Depression – 607
44.6.2 Folgen von Missbrauch – 607
44.6.3 Enkopresis – 608
Literatur – 608

44.1 Münchhausen-Syndrom

Das Münchhausen-Syndrom gehört zu den klinischen Erscheinungsformen der selbstverletzenden Verhaltensweisen und weist damit eine psychopathologische Nähe zur offenen Autoaggression und -mutilation sowie zur bewusstseinsnahen künstlichen Erzeugung von Krankheitssymptomen (»factitious disease«) auf. Das Münchhausen-Stellvertreter-(by-proxy-)Syndrom ist klinisch dadurch gekennzeichnet, dass die betreuende Person Krankheitssymptome bei einem Kind provoziert, die einen Kontakt zum Arzt rechtfertigen. Das Münchhausen-by-proxy-Syndrom ist eine Form der Kindesmisshandlung.

44.1.1 Epidemiologie

Die Inzidenz des Münchhausen-by-proxy-Syndroms wird auf 2,5/100.000 Kinder im 1. Lebensjahr und auf 0,5/100.000 Kinder im 2.–16. Lebensjahr geschätzt, wobei von einer **hohen Dunkelziffer** ausgegangen werden muss.

44.1.2 Pathophysiologie

Die Produktion von Krankheitssymptomen erfolgt oftmals bewusstseinsnah. Das Verhalten basiert auf einer tiefgreifenden **Persönlichkeitsstörung,** einer Störung des körperlichen Selbstbildes und einer Ablehnung des eigenen Körpers bis zur Bereitschaft, seine Zerstörung zu provozieren. Die betroffenen Personen weisen oftmals eine depressive Persönlichkeitsstruktur auf. Beim Münchhausen-by-proxy-Syndrom überwiegen Mütter oder weibliche Betreuer als Täter, die selbst in ihrer Geschichte Opfer (sexueller) Misshandlungen waren.

Die provozierte Symptomatik dient pathophysiologisch dem Zweck, sich einerseits körperlich auszuliefern und aufzugeben – der eigene Körper wird uneingeschränkt der Entscheidungsgewalt einer Drittperson ausgesetzt, wobei invasive Massnahmen dieser Drittpersonen provoziert werden. Anderseits stellt die Symptomatik das Mittel zum Aufbau einer pathologischen Beziehung zum Arzt dar. Das **Bedürfnis zum Arztkontakt** ist nicht durch eine körperliche Symptomatik bedingt, vielmehr wird die körperliche Symptomatik als Mittel provoziert, um die psychopathologisch begründete Bedürftigkeit zu rechtfertigen.

44.1.3 Klinisches Bild

Die klinische Symptomatik der artifiziellen Krankheiten ist vielfältig und grenzenlos, z. T. das Vorstellungsvermögen der behandelnden Ärzte übersteigend.
Häufig »gewählt« werden:
- Elektrolytstörungen, insbesondere Hyperkaliämien durch die exzessive Einnahme kaliumhaltiger Lösungen
- Blutungen, z. T. mit Untermischung von Fremd- (Tier-)Blut in Erbrochenes oder den Stuhl
- provozierte Anfälle durch Intoxikationen oder transiente Verlegung der Atemwege
- Hautinfektionen durch Unterspritzung von Verunreinigungen oder von Stuhl
- Durchfälle durch Einnahme/Gabe von Laxanzien
- Erbrechen durch mechanische Induktion

> ❗ Es sollte v. a. dann an eine artifizielle Erkrankung gedacht werden, wenn die Symptomatik sich pathophysiologisch nicht erklären lässt, adäquate Therapiemaßnahmen nicht zum gewünschten Erfolg führen und zusätzlich andere Kinder der Familie ebenfalls eine ungeklärte Symptomatik aufweisen. So sind knapp die Hälfte der Geschwisterkinder bei einer Münchhausen-by-proxy-Konstellation ebenfalls von Manipulationen betroffen.

Auffälliges Merkmal ist die große **Geduld** der Betroffenen gegenüber der medizinisch ungeklärten Situation. Die Mütter zeigen gegenüber den Kindern symbiotische Beziehungsmerkmale und lassen diese nahezu nicht allein.

> **»Red flags« der Differenzialdiagnostik des Münchhausen-by-proxy-Syndroms. (Nach Meadow 1989)**
> - Ungewöhnliche, pathophysiologisch nicht erklärbare Symptome
> - Symptome treten fast nur in Gegenwart eines Elternteils auf
> - Ineffektive Therapiemaßnahmen
> - Multiple Allergien, v. a. gegenüber Medikamenten
> - Wenig besorgte, sehr geduldig wirkende Mütter
> - Symbiotische Mutter-Kind-Beziehung
> - Intensive Beziehung zum ärztlichen oder pflegerischen Personal
> - Elternteil mit medizinischer Erfahrung
> - Mehrere Familienmitglieder von unklaren Erkrankungen betroffen

44.1.4 Diagnostik

Bei der Verdachtsdiagnose einer artifiziellen Erkrankung sollte man insbesondere auf die Durchführung weiterer invasiver Maßnahmen verzichten, auch und gerade wenn diese von den Betroffenen gefordert werden. Die weitere Diagnostik und Betreuung erfordert ein **multidisziplinäres Vorgehen.** Es muss versucht werden, Informationen von Ärzten zu erhalten, die vorher in die Betreuung des Kindes einbezogen waren. Im Bedarfsfall ist auch eine »überführende« Diagnostik, z. B. mit Videoaufnahmen zu diskutieren, wobei aufgrund der damit verbundenen schwierigen ethischen Situation ein ethisches und rechtsmedizinisches Konsil wünschenswert ist.

44.1.5 Therapie

Therapeutisch ist die **Konfrontation** der betroffenen Person mit der Diagnose einer artifiziellen Erkrankung erforderlich. Das erhöhte Suizidrisiko der Patienten ist in dieser Situation in Betracht zu ziehen. Neben der Konfrontation ist ein Behandlungsangebot unumgänglich.

Beim Münchhausen-by-proxy-Syndrom ist aufgrund des Tatbestandes der Kindesmisshandlung ein **rechtsmedizinisches**

Vorgehen erforderlich. Die Prognose ist schlecht: Etwa 50% der Opfer eines Münchhausen-by-proxy-Syndroms weisen im Verlauf psychiatrische Erkrankungen auf.

Literatur

Noeker M, Keller KM (2002) Münchhausen-by-proxy-Syndrom als Kindesmisshandlung. Monatsschr Kinderheilkd 150: 1357–1369
Meadow R (1989) Munchausen syndrome by proxy. BMJ 299: 248–250
Plassmann R (1994) Münchhausen syndromes and factitious diseases. Psychother Psychosom 62: 7–26

44.2 Anorexia nervosa und Bulimie

Anorexia nervosa und Bulimie sind mit einer deutlichen Mädchenwendigkeit die häufigsten Essstörungen des Jugendalters.

44.2.1 Epidemiologie

Verlässliche Angaben zur Prävalenz gastrointestinaler Probleme bei jugendlichen Patienten mit Bulimie oder Anorexia nervosa fehlen, insbesondere vor dem Hintergrund der **Dunkelziffer** milder Anorexie- und Bulimiefälle.

44.2.2 Klinisches Bild

Der **Gewichtsverlust** ist das somatische Leitsymptom der Anorexia nervosa. Neben einer Vielzahl weiterer physiologischer Symptome berichten die Patienten von gastrointestinalen Symptomen wie Völlegefühl, rasch einsetzendes Sättigungsgefühl, postprandiales Unwohlsein oder Verstopfungsprobleme. Gelegentlich finden sich eine Schwellung der Speicheldrüsen und eine akute oder latente, v. a. postprandial manifeste intestinale Verschluss- und Schmerzsymptomatik. Oftmals werden diese Symptome nur auf explizites Nachfragen hin berichtet.

Bei Patienten mit einer Bulimie steht der Wechsel zwischen **Fressattacken** und einem induzierten **Erbrechen** klinisch im Vordergrund. Es kann im Rahmen dieser Verhaltensstörung zu einem meist leichtgradigen Gewichtsverlust kommen, häufiger findet sich allerdings ein stabiler Gewichtsverlauf oder eine Gewichtszunahme. Gastrointestinal sind die Patienten durch ein verzögert einsetzendes Sättigungsgefühl charakterisiert.

44.2.3 Pathophysiologie

Bei Patienten mit Anorexia nervosa wurde in mehreren Studien eine **Verzögerung der Magenentleerung** bei Zufuhr fester Kost dokumentiert. Die Studienresultate über die Magenentleerung nach Einnahme flüssiger Kost sind widersprüchlich. Der Effekt einer therapeutisch induzierten Gewichtszunahme durch eine Sondenernährung mit begleitender psychotherapeutischer und medikamentöser Behandlung auf die Magenmotilität ist nur in kleinen Fallserien und nach kurzen Follow-up-Zeiträumen von max. 10 Wochen untersucht. Auch hier erlauben die vorliegenden Daten derzeit keine eindeutige Schlussfolgerung, ob sich mit der Gewichtszunahme auch die Magenentleerung normalisiert. Die pathophysiologische Ursache der Magenentleerungsstörung ist unklar. Eine mangelnde Stimulation der Magenmotilität durch die verringerte Nahrungszufuhr, eine gastrische Dysrythmie, insbesondere im Antrum, und eine Atrophie der glatten Muskulatur als Folge der Proteinmangelernährung werden diskutiert.

Neben der funktionell erklärten Motilitätsstörung kann es durch den Abbau des periintestinalen Fettgewebes zu einem **Zug am Gefäßstiel** der A. mesenterica superior kommen. Diese Arterie zieht am Oberrand des Pars horicontalis duodeni, etwa 3 cm unterhalb der Flexura duodenojejunalis, in das Mesenterium. Durch den Zug am Gefäßstiel kann es direkt oder indirekt durch die Übertragung der Pulswelle zu einer mechanisch bedingten duodenalen Transportstörung mit postprandialen Bauchschmerzen kommen.

Die pathophysiologische Ursache der **Obstipation** anorektischer Patienten ist unklar. Bei einem Teil der Patienten finden sich Hinweise auf eine Dysfunktion der Beckenbodenmuskulatur und auf eine veränderte sensorische Schwelle des rektalen Defäkationsdrucks.

Ein Großteil der Bulimiepatienten zeigt einerseits eine erhöhte Magenkapazität, andererseits eine geringere Dehnbarkeit der Magenwand. Die Studienresultate über eine veränderte Magenmotilität sind kontrovers, wobei speziell bei Kindern und Jugendlichen mit Bulimie eine verlängerte Magenentleerungszeit zu bestehen scheint. Fokussiert wird bei Bulimiepatienten die pathophysiologische Bedeutung der gastrointestinalen Hormone. **Cholezystokinin** wird im Duodenum als Folge eines intestinalen Nahrungsangebots freigesetzt und stimuliert die enteralen Vagusanteile. In dieser Funktion bewirkt es im Rahmen einer negativen Feedback-Schleife im Gehirn ein Sättigungsgefühl. Gastrointestinal verursacht Cholezystokinin eine Verzögerung der Magenentleerung und eine Verstärkung der Magenrelaxation. Bei Bulimiepatienten wurden postprandial signifikant niedrigere Cholezystokininwerte und ein verringertes Sättigungsgefühl nachgewiesen. Zusätzlich führt die verringerte Cholezystokininausschüttung zu einer Verringerung der Gallenblasenkontraktion und der Pankreasenzymsekretion mit nachfolgender Maldigestion. Inwieweit dieser pathophysiologische Umstand klinisch relevant ist, bleibt unklar.

Weiterhin wird bei Bulimiepatienten eine autonome intestinale **Neuropathie** diskutiert. Vermutet wird, dass die Aufnahme großer Nahrungsmengen zur Habituation der vagalen Stimulation führt und immer größere Nahrungsmengen erforderlich sind, um ein vagal vermitteltes Sättigungsgefühl zu provozieren.

Insgesamt lassen sich verschiedene gastrointestinale Dysfunktionen bei Bulimie- und Anorexiepatienten nachweisen. Inwieweit diese primär oder sekundär sind, ist derzeit unklar. Vermutet werden kann aber, dass die gastrointestinalen Symptome die Störung des Essverhaltens zumindest aufrechterhalten oder verstärken.

44.2.4 Diagnostik

Bei der **Anamneseerhebung** anorektischer und bulimischer Patienten sollten gastrointestinale Aspekte und Symptome wie Häufigkeit, Menge und Zusammensetzung der Nahrungsaufnahme, postprandiales Sättigungsgefühl, Blähungen, Völlegefühl, Bauchschmerzen und Defäkationsverhalten explizit erfragt werden.

Szintigraphische, sonographische und elektrogastrographische Untersuchungen sind bislang für den klinischen Routinegebrauch nicht ausreichend standardisiert. Das A.-mesenterica-superior-Syndrom ist sonographisch zu dokumentieren.

44.2.5 Therapie

Die Essstörung bedarf einer **psycho- oder verhaltenstherapeutischen Behandlung,** ggf. ergänzt durch eine **medikamentöse Therapie.** In schweren Fällen mit Gewichtsabnahme kann eine Sondenernährung, in Ausnahmefällen auch eine parenterale Ernährung erforderlich werden. Symptomatisch konnte gezeigt werden, dass die meisten Prokinetika zu einer Verbesserung der Magenentleerung beitragen. Die Anwendungsindikation ist aufgrund ihrer Nebenwirkungsprofile kritisch zu stellen, zumal ungeklärt ist, ob die oben beschriebenen Symptome und gastrointestinalen Dysfunktionen im Sinne einer primär bestehenden Prädisposition eine kausale Bedeutung haben oder nur sekundär bedingt sind. Erythromycin, i. v. verabreicht, scheint über die Stimulation der Wirkung von Motilin die Magenmotilität bei Anorexiepatienten zu steigern. In einer Studie wurde nachgewiesen, dass durch eine 4-wöchige Behandlung mit Ondansetron die Fress- und Brechattacken von Patienten mit Bulimie reduzierbar waren. Die Bedeutung dieser symptomatischen Therapie für den Verlauf der Gesamterkrankung ist unklar. Vereinzelt bessert sich die gastrointestinale Symptomatik unter einer antidepressiven Medikation.

Die gastrointestinale Dysfunktion mit entsprechender Symptomatik kann die **Störung des Essverhaltens** bei Anorexie- und Bulimiepatienten verstärken. Die Betreuung der Patienten erfordert ein enge Zusammenarbeit von Kinder- und Jugendpsychiater und pädiatrischem Gastroenterologen.

Literatur

Diamanti A, Bracci F, Gambarara M et al. (2003) Gastric electric activity assessed by electrogastrography and gastric emptying scintigraphy in adolescents with eating disorders. J Pediatr Gastroenterol Nutr 37: 35–41

Hadley SJ, Walsh BT (2003) Gastrointestinal disturbances in anorexia nervosa and bulimia nervosa. Current Drug Targets – CNS & Neurological Disorders 2: 1–9

44.3 Autismus

Synonyme des frühkindlichen Autismus sind tiefgreifende Entwicklungsstörung und »pervasive developmental disorder«. Autistische Kinder zeigen häufig multiple gastroenterologische Probleme. Die Bedeutung gastrointestinaler immunpathologischer Befunde für die Entstehung/Verstärkung autistischer Verhaltensweisen ist in Diskussion.

44.3.1 Epidemiologie

Erkrankungen aus dem Formenkreis der autistischen Störungen (frühkindlicher Autismus vom Typ Kanner, Asperger-Syndrom, Rett-Syndrom, desintegrative Störung, nicht anders klassifizierbare tiefgreifende Entwicklungsstörungen) weisen nach neueren Studien eine **Prävalenz** von 1 : 500 bis 1 : 250 auf. In der Gesamtgruppe sind Jungen im Verhältnis von etwa 4 : 1 überrepräsentiert. Eine »Late-onset«-Form, bei der sich die Symptomatik nach unauffälliger Entwicklung in den ersten 12–18 Monaten verzögert präsentiert, wird von einer Form unterschieden, bei der die Entwicklungsstörung von Beginn an offensichtlich ist. In der Regel kann die Diagnose vor Vollendung des 3. Lebensjahres gestellt werden.

Die Angaben über **gastrointestinale Symptome** bei autistischen Kindern variieren stark. Es finden sich Angaben zwischen 25 und 75%, wobei oftmals eine Symptomkombination besteht.

44.3.2 Pathophysiologie

Der frühkindliche Autismus ist obligat durch **3 Symptomkomplexe** gekennzeichnet:
- mangelhafte, z. T. rudimentäre oder fehlende Sprachentwicklung; wird eine Sprache entwickelt, ist deren kommunikative Funktion gestört
- mangelnde emotionale und soziale Empathiefähigkeit
- stereotype Verhaltensweisen und Perseverationen

Die Ätiologie des Autismus ist unklar. Favorisiert wird eine **genetische Grundlage,** wobei inzwischen zahlreiche genetische Veränderungen bei autistischen Symptomen beschrieben sind. Das Rett-Syndrom ist mit einer Mutation des Gens für das Methyl-CpG-bindende Protein *(MECP2)* auf Chromosom Xp28 assoziiert. Es wurden verschiedene, unspezifische hirnmorphologische Veränderungen dokumentiert. Neuere funktionelle magnetresonanztomographische Untersuchungen belegen eine abnormale Sprachverarbeitung und eine pathologische Gesichtererkennung.

In den vergangenen 15 Jahren haben 2 Beobachtungen dazu geführt, dass auf der Grundlage des Konzepts der »**brain-gut axis**« eine pathophysiologische Bedeutung gastrointestinaler Merkmale diskutiert wird:
- Erstens wurden Einzelfälle berichtet, bei denen es nach einer Sekretininjektion zu einer Verbesserung der autistischen Symptome kam.
- Zweitens zeigten endoskopische Untersuchungen eine gehäufte Rate entzündlicher Veränderungen in allen Dickdarmabschnitten. Bei 93% der Patienten ließ sich eine lymphonoduläre Hyperplasie im Ileum nachweisen.

Insbesondere die letztgenannten Untersuchungen provozierten Hypothesen zur **immunpathologischen Genese** respektive Verstärkung autistischen Verhaltens. Verschiedenen gastroenterologischen Beobachtungen bei einem Teil der Kinder wird eine mögliche pathophysiologische Bedeutung zugeschrieben:
- erhöhte intestinale Permeabilität
- Verbesserung des Verhaltens unter gliadinfreier Kost
- Verbesserung des Verhaltens unter kuhmilchfreier Kost, wobei Kuhmilch auch als stärkster Prädiktor für eine Obstipation gilt
- häufig bestehende chronische Diarrhö, bei der »Late-onset«-Form oft zusammen mit der autistischen Symptomatik beginnend
- erhöhte Anzahl von intraepithelialen Lymphozyten und CD8+-Zellen (Supressorzellen)

- Verdickung der Basalmembran
- Störung der Funktion der epithelialen Glykosaminoglykane und damit der intestinalen Barriere

Es wird angenommen, dass durch eine **erhöhte intestinale Permeabilität** Nahrungsproteine via extrazellulärem »pathway« die Darmwand penetrieren und dort lokale entzündliche Reaktionen auslösen. Eine besondere Bedeutung wird dem Casein und dem Gluten zugeschrieben, für die sich bei einem Teil autistischer Kinder erhöhte IgA- und IgG-Antikörper-Konzentrationen im Serum finden. Kurzkettige Peptide dieser Proteine können im Gehirn als Exomorphine die Wirkung von opioiden β-Endomorphinen imitieren. Die Reproduzierbarkeit und die Spezifität dieser Befunde sind derzeit in Diskussion.

Bei etwa der Hälfte der Kinder mit autistischer Symptomatik wurde eine verminderte Aktivität intestinaler Disaccharidasen nachgewiesen, die mit dünnen Stühlen assoziiert ist.

44.3.3 Klinisches Bild

Folgende gastrointestinale Symptome finden sich häufig bei autistischen Kindern:
- chronische Diarrhö
- chronische Obstipation
- gastroösophagealer Reflux
- Meteorismus
- abdominelle Schmerzen

> Autistische Kinder zeigen eine hohe Prävalenz autoagressiver und agitierender Verhaltens- und Schlafstörungen. Als Ursache beider Symptome ist eine gastroenterologische Ursache, v. a. ein Reflux, auszuschließen.

44.3.4 Diagnostik

Die Diagnostik richtet sich nach den in den vorherigen Kapiteln formulierten symptomorientierten Richtlinien und unterscheidet sich von der Diagnostik bei ansonsten gesunden Kindern nicht. Da autistische Kinder in der Regel nicht nach ihren Symptomen befragt werden können, ist eine besonders sensible Beobachtung und Untersuchung erforderlich. Im Bedarfs- und Zweifelsfall sind radiologische, endoskopische und histologische Untersuchungen großzügig zu indizieren. So korrelieren insbesondere bei der Obstipaton die klinischen Symptome nur begrenzt mit dem Ausmaß der Verstopfung. Bei der oberen wie auch der unteren endoskopischen Untersuchung sollte Material für eine histologische Untersuchung gewonnen werden. Die Bestimmung der Disaccharidasenaktivität ist großzügig zu indizieren, da sich bei bis zu 50% der Kinder in Assoziation mit dünnen Stühlen eine erniedrigte Aktivität findet.

44.3.5 Therapie und Prognose

Systematische Untersuchungen zur Prognose gastroenterologischer Symptome bei autistischen Kindern existieren nicht. Die Behandlung gastroenterologischer Symptome hat sich wie bei ansonsten gesunden Kindern nach den diagnostischen Ergebnissen zu richten.

Einzelfallbeobachtungen beschreiben ein verbessertes Verhalten unter gliadin- oder kuhmilchfreier Kost; systematische, placebokontrollierte Doppelblindstudien hierzu fehlen jedoch. Eine diätetische Behandlung sollte derzeit nur bei nachgewiesener Gliadin- oder Kuhmilchproteinintoleranz erfolgen.

Systematische Untersuchungen haben Berichte zum positiven Effekt einer Sekretininfusion weder nach einmaliger Gabe noch nach multiplen Dosen bestätigen können, weder in der Beurteilung mittels standardisierter Beobachtungsbögen noch in der Beurteilung durch die Eltern.

Literatur

Afzal N, Murch S, Thirrupathy K, Berger L, Fagbemi A, Heuschkel R (2003) Constipation with acquired megarectum in children with autism. Pediatrics 112: 939–942

Horvath K, Perman JA (2002) Autistic disorder and gastrointestinal disease. Curr Opin Pediatr 14: 583–587

Levy SE, Sounders MC, Wray J et al. (2003) Children with autistic spectrum disorders. I: Comparison of placebo and single dose of human synthetic secretin. Arch Dis Child 88: 731–736

White JF (2003) Intestinal pathophysiology in autism. Exp Biol Med 228: 639–649

44.4 Somatoforme Schmerzstörungen

Viszerale somatoforme Schmerzstörungen sind neben den chronisch funktionellen Kopfschmerzen das häufigste funktionelle Schmerzsyndrom des Kindesalters. Diagnostik und Behandlung erfolgen von Beginn an multidisziplinär und vermeiden eine Dichotomisierung in »organisch« und »psychisch«. Die Kinder leiden oft an einer ängstlich-depressiven Grundstimmung mit eingeschränkter sozialer Adaptation und Kompetenz.

44.4.1 Epidemiologie

Zwischen 8 und 25% der Schulkinder und Adoleszenten weisen **chronische abdominelle Schmerzen** auf. Dabei bleibt bei einem Großteil dieser Kinder und Jugendlichen die Schmerzursache unklar, auch wenn gemäß der Darstellung in ▶ Abschn. 5.1 eine ausführliche organdiagnostische Abklärung erfolgt. Die gesundheitspolitische Bedeutung der nicht organisch begründbaren chronischen Bauchschmerzen des Kindesalters besteht in ihrer Assoziation zu vermehrten Schulleistungsproblemen und krankheitsbedingten Abwesenheiten der Kinder in der Schule, einer Einschränkung ihrer sozialen Kontakte und Aktivitäten sowie einer gehäuften Konsultation ärztlicher Dienste. Nach amerikanischen Erhebungen erfolgen 2–4% der pädiatrischen ambulanten Konsultationen wegen chronischer, nicht organisch bedingter Bauchschmerzen.

> Aufgrund der oftmals Arzt, Eltern und Patienten frustrierenden Mehrfachvorstellungen sowohl bei einem Arzt als auch bei mehreren Ärzten besteht die Gefahr einer unangemessen erweiterten und invasiven Diagnostik und Therapie.

Die Familienanamnese von Kindern mit chronischen Bauchschmerzen weist häufig auf eine **familiäre Belastung** mit chronischen Schmerzen hin.

44.4.2 Pathophysiologie

Das Syndrom der chronischen funktionellen Bauchschmerzen des Kindesalters kann im Kontext der »**gut-brain axis**« verstanden werden. Abdominelle Schmerzerfahrungen entstehen in der Darmwand, der abdominellen Muskulatur, im Rücken oder an anderen extraabdominellen Lokalisationen, von denen aus der Schmerz auf das Abdomen projiziert wird. Die chronische funktionelle viszerale Schmerzerfahrung wird mit einer primären oder sekundären Hyperalgesie assoziiert. Nach diesem Modell werden intestinale Reize im Rahmen der Schmerzwahrnehmung im Thalamus sowie im sensorischen und präfrontalen Kortex verarbeitet und durch die Interaktion biologischer, psychologischer und sozialer Faktoren vor dem Hintergrund der Phasen der kindlichen Entwicklung moduliert. Dies führt, entsprechend dem Colon irritabile des Erwachsenenalters, zu einer verstärkten Schmerzwahrnehmung intraintestinaler Druckschwankungen und einer intestinalen Dysmotilität.

In Tiermodellen konnten stressinduzierte Änderungen der gastrointestinalen Motilität nachgewiesen werden. Verschiedene Stressoren führen sowohl zu einer Verkürzung der Magenentleerungszeit als auch der Transitzeit in Dünn- und Dickdarm. Außerdem können Stressoren zu einer gesteigerten intestinalen Permeabilität für Makromoleküle führen. Diese aktivieren im Rahmen ihres parazellulären »pathway« das lokale Immunsystem, wodurch Entzündungsreaktionen ausgelöst werden können, die zu einer Schmerzerfahrung prädisponieren. Entzündungen im Rahmen akuter Erkrankungen des Darms wie akute Gastroenteritiden können für eine Schmerzerfahrung sensibilisieren.

Ein emotional verstärktes »**arousal**« im Rahmen chronischer oder akuter Herausforderungen prädisponiert Kinder für eine chronisch-rezidivierende viszerale Schmerzerfahrung. Neben externen emotionalen Stressoren finden sich bei Kindern mit einem chronischen abdominellen Schmerzsyndrom auch eine erhöhte Ängstlichkeit sowie eine gesteigerte Angst- und depressive Reaktionsbereitschaft als psychologische Faktoren, durch die auslösende Faktoren zu Stressoren werden können. So weisen einige Studien auf eine veränderte Reaktionsbereitschaft des autonomen Nervensystems bei Kindern mit chronischen abdominellen Schmerzen hin.

44.4.3 Klinisches Bild

Die pathophysiologischen Vorstellungen zum viszeralen Schmerzsyndrom favorisieren eine **klinische Betrachtung**, die
- die Schmerzen nicht als organisch oder psychogen dichotomisiert und
- neben der Suche nach einer organischen Ursache auch auf auslösende oder verstärkende emotionalen Faktoren achtet (multidisziplinäre Sichtweise).

Neben den viszeralen Schmerzen, die gemäß der Darstellung in ▶ Abschn. 5.1 differenzialdiagnostisch abzuklären sind, finden sich bei Kindern mit chronischen Bauchschmerzen anamnestisch oder klinisch gehäuft folgende **Charakteristika**:

- Sensibilität gegenüber Stress
- Perfektionismus
- erhöhte Ängstlichkeit als Grundeigenschaft, z. B. als Trennungsangst
- Neigung zur Angstreaktionen, z. B. in sozialen Situationen
- internalisierende (depressive, somatisierende) Verhaltensmuster wie Neigung zum sozialen Rückzug
- multiple Schmerzsyndrome (v. a. Kopf-, Rücken- und Gliederschmerzen)
- externalisierende Verhaltensmuster (dissoziales, agitiertes und aggressives Verhalten)
- Konfliktvermeidungsverhalten, passive Coping-Strategien
- Alexithymie: Distanz gegenüber der Erkennung eigener, v. a. negativer Emotionen

44.4.4 Diagnostik

Die Diagnostik des viszeralen Schmerzsyndroms bedarf einer multidisziplinären Sichtweise. Neben der organmedizinischen gastroenterologischen Diagnostik sollten **Aspekte der symptombezogenen Vorgeschichte** erfasst werden:
- Frequenz und Dauer von Abwesenheiten in der Schule/im Kindergarten
- Essverhalten
- Vorgeschichte der medizinischen Konsultationen aufgrund der Schmerzen
- Anzahl konsultierter Ärzte
- Anzahl und Art therapeutischer Behandlungsversuche
- Anwendung alternativer oder komplementärmedizinischer Maßnahmen
- bisherige Diagnosen
- Sichtweise (Konzept) der eigenen Schmerzen durch Kind und Eltern

Dabei bietet sich v. a. bei jüngeren Kindern auch die Verwendung nichtsprachlicher Mittel (z. B. Zeichnung zur Kennzeichnung der Schmerzlokalisation und des Schmerzcharakters) an.

Die Assoziation mit möglichen stressinduzierenden Faktoren ist individuell und variabel. Häufig beschrieben sind folgende **Belastungsfaktoren:**
- Änderung des Lebensumfeldes, z. B. Schulbeginn oder -wechsel
- Trennungserfahrungen, z. B. Wohnortwechsel
- familiäre Probleme
- chronische Krankheit eines Familienmitglieds, v. a. eines Elternteils
- eigene akute Erkrankung, v. a. gastrointestinal (Trigger-Funktion)
- Lernprobleme
- Entwicklungsprobleme
- soziale Schwierigkeiten, z. B. Mobbing-Opfer
- sexueller oder psychischer Missbrauch
- Armutserfahrung

> ❶ Das situative Auftreten der Schmerzen (z. B. nur in Schulzeiten) gilt als Merkmal einer psychosomatischen Genese.

Die Anamnese der psychosozialen Situation kann durch die Anwendung standardisierter **Fragebögen** unterstützt werden, z. B. Elternfragebogen über das Verhalten von Kindern und Jugendlichen CBCL/4-18, Giessener Beschwerdebogen für

Kinder und Jugendliche, Depressionsinventar für Kinder und Jugendliche.

44.4.5 Therapie und Prognose

Die »richtige«, d. h. in aller Regel multidisziplinäre Behandlung des viszeralen Schmerzsyndroms hat **2 Ziele**:
— Ziel der aktuellen Therapie ist die Schmerzfreiheit des Kindes mit Verbesserung seiner Lebensqualität.
— Das langfristige Ziel besteht im Sinne der Sekundärprophylaxe in der emotionalen Stabilisierung und der Verhinderung häufiger Folgeprobleme.

> **!** Rezidivierende funktionelle Bauchschmerzen im Kindesalter prädisponieren für multiple Schmerzsyndrome, Angststörungen, depressives Verhalten, eine schlechtere soziale Adaptation und eine vermehrte Einnahme von Psychopharmaka im Erwachsenenalter.

Die therapeutischen Maßnahmen umfassen je nach zugrunde liegendem Problem eine begleitende kind- oder familienzentrierte **Beratung oder Psychotherapie**. In ersten, noch unkontrollierten Studien zeigt sich ein positiver Effekt sowohl bei der Behandlung mit einem Serotoninwiederaufnahmehemmer, dessen Anwendung derzeit nur unter kontrollierten Bedingungen durchgeführt werden sollte, als auch bei der Therapie mit kognitiv-verhaltenstherapeutischen Strategien und einem Entspannungstraining. Wichtig ist es,
— die Sichtweise der Betroffenen wahrzunehmen,
— die Perspektiverweiterung von einer eingeschränkt organisch orientierten Problembeschreibung auf die Berücksichtigung emotionaler und sozialer Faktoren auszudehnen und
— eine dem Entwicklungsstand des Kindes angemessene Vermittlung der Problemdefinition zu finden.

Literatur

Alfvén G (2003) One hundred cases of recurrent abdominal pain in children: diagnostic procedures and criteria for a psychosomatic diagnosis. Acta Paediatr 92: 43–49

Campo JV, Bridge J, Ehmann M et al. (2004) Recurrent abdominal pain, anxiety, and depression in primary care. Pediatrics 113: 817–824

Campo JV, DiLorenzo C, Chiappetta L et al. (2001) Adult outcomes of pediatric recurrent abdominal pain: do they just grow out of it? Pediatrics 108: E1

Dorn LD, Campo JC, Thato S et al. (2003) Psychological comorbidity and stress reactivity in children and adolescents with recurrent abdominal pain and anxiety disorders. J Am Acad Child Adolesc Psychiatry 42: 66–75

Hyman PE, Bursch B, Sood M, Schwankovsky L, Cocjin J, Zeltzer LK (2002) Visceral pain-associated disability syndrome: a descriptive analysis. J Pediatr Gastroenterol Nutr 35: 663–668

44.5 Aufmerksamkeitsdefizit-Hyperaktivitäts-Syndrom (ADHS)

44.5.1 Epidemiologie

Die Aufmerksamkeitsstörung mit und ohne Hyperaktivität ist mit einer **Prävalenz** von 3–5% im Schulalter eine der am häufigsten diagnostizierten konstitutionellen Entwicklungsstörungen. Eine eindeutige Häufung chronischer gastrointestinaler Symptome findet sich bei Kindern mit einem ADHS im Vergleich zu gesunden Gleichaltrigen nicht.

Im Rahmen der Behandlung der ADHS-Symptomatik mit **Methylphenidat** berichten 30–40% der Kinder über chronische Bauchschmerzen, 50–60% über einen Appetitverlust.

44.5.2 Klinisches Bild

Kinder mit einer konstitutionellen Aufmerksamkeitsstörung mit Hyperaktivität sind durch die **Symptomkombination** aus Hyperaktivität, gesteigerter Ermüdbarkeit, Ablenkbarkeit und Impulsivität charakterisiert. Diese Symptome müssen vor dem vollendeten 7. Lebensjahr auftreten und mindestens in 2 Situationen unabhängig voneinander beobachtbar sein. Primäre Ursachen sind differenzialdiagnostisch auszuschließen. Häufig sind Lern-/Leistungsprobleme, perzeptive Teilleistungsstörungen und Merkmale der emotionalen und sozialen Unreife wie Rückzugsverhalten, Weinerlichkeit oder aggressives und dissoziales Verhalten assoziiert.

44.5.3 Pathophysiologie

Die gegenwärtig favorisierte Hypothese zur Ätiologie des ADHS geht von einer häufig genetisch bedingten **Störung des zerebralen Dopaminstoffwechsels** aus. Dabei scheint v. a. das thalamostriatokortikale neuronale Netzwerk unter Einbezug des rechten präfrontalen Kortex betroffen zu sein, wobei auch weitere Hirnregionen inklusive Kleinhirn eine Rolle spielen. Andererseits ist die Aufmerksamkeit als Hirnleistung durch eine Reihe von Faktoren sekundär störbar respektive kann die konstitutionelle Aufmerksamkeitsstörung im Rahmen eines multifaktoriellen Geschehens auf der Basis einer genetischen Prädisposition durch verschiedene Faktoren verstärkt oder ausgelöst werden.

In diesem Zusammenhang werden **2 gastrointestinal relevante Hypothesen** diskutiert:
— die ätiologische Bedeutung gastrointestinaler Endomorphine
— die ätiologische Bedeutung verschiedener Nahrungsbestandteile

Opioidaktive Peptide können aus verschiedenen Nahrungsproteinen freigesetzt werden. Dabei weisen diese exogenen Peptide häufig gewisse Strukturgemeinsamkeiten mit den Endomorphinen auf, sodass sie zumindest gastrointestinal deren Wirkung auf die intestinale Sekretion und Motilität imitieren können (▶ Abschn. 4.3). Teilweise wird auch im Rahmen einer immunologischen »Gut-brain-axis«-Hypothese eine Wirkung der Exomorphine, die aufgrund einer erhöhten intestinalen Permeabilität in den Organismus gelangen, auf zentrale Neurone diskutiert. Grundlage einer immunologischen Hypothese des ADHS ist die Beobachtung, dass hyperkinetische Kinder gehäuft an atopischen Symptomen leiden.

In den vergangenen beiden Jahrzehnten wurde eine pathophysiologische Bedeutung verschiedener **Nahrungsbestandteile** für das ADHS hypothetisiert:
— Phosphat
— Konservierungsstoffe
— Zucker
— Eiweiße
— mehrfach ungesättigte, überlangkettige Fettsäuren
— Eisen

Allenfalls bei einem Teil der Kinder konnte ein positiver Effekt auf das Verhalten durch die Verminderung einiger Nahrungseiweiße aus der Kost nachgewiesen werden. Bei entsprechenden Lebensumständen ist differenzialdiagnostisch an eine **Bleivergiftung** zu denken.

44.5.4 Diagnostik

Die Diagnose eines ADHS ist klinisch zu stellen. Obgleich sich in der Gruppe von Kindern mit ADHS
- vermehrt magnetresonanztomographisch nachweisbare Struktur- und Reifungsanomalien des Gehirns zeigen,
- während der Lösung einer Aufgabe zur Dauer- oder selektiven Aufmerksamkeit mit verschiedenen Methoden der funktionellen Bildgebung Unterschiede insbesondere in der frontalen Aktivierung finden und
- elektrophysiologisch sowohl elektroenzephalographisch als auch mittels ereigniskorrelierter Potenziale Unterschiede in der Reizverarbeitung zeigen,

sind diese Methoden nicht ausreichend ausgereift, um im Rahmen der Individualdiagnostik angewendet werden zu können.

Neben der ausführlichen **Anamneseerhebung** umfasst die Diagnostik des ADHS die Verhaltensbeobachtung während der Untersuchung und falls möglich auch in der natürlichen Umgebung des Kindes, eine neuromotorische und neuropsychologische Diagnostik sowie die Anwendung standardisierter Verhaltensfragebögen. Im Rahmen der Anamnese ist explizit nach Atopiesymptomen, Nahrungsmittelunverträglichkeiten, chronischen Bauchschmerzen und Defäkationsbeschwerden zu fragen.

Bei dem dringenden Verdacht auf eine Nahrungsmittelallergie oder -intoleranz ist mit den Eltern eine **Eliminationsdiät** in Erwägung zu ziehen (▶ Abschn. 39.6), die im Rahmen einer Ernährungsberatung zu planen ist. Ergibt sich bereits bei der initialen Beobachtung (»baseline«) ein Zusammenhang zwischen der Verhaltensstörung und der Einnahme bestimmter Nahrungsbestandteile, kann dieser Nahrungsbestandteil versuchsweise aus der Ernährung eliminiert werden. Dabei ist zusammen mit einer Ernährungsberaterin sicherzustellen, dass keine nutritive Mangelsymptomatik entsteht. Sollte der Verdacht auf eine multiple Nahrungsmittelallergie bestehen oder ist anamnestisch nicht ausreichend sicher ein möglicher Nahrungsbestandteil identifizierbar, muss die Indikation zur Durchführung einer oligoantigenen Diät diskutiert werden. Dies ist aufgrund der oftmals schwierigen familiären Situation in der Regel nur unter stationären Bedingungen im Blindversuch möglich. Diese diagnostische Maßnahme ist jedoch speziellen Fällen vorbehalten und stellt eine Ausnahmesituation dar.

44.5.5 Therapie

Die Therapie des ADHS erfolgt im Rahmen eines **multimodalen Therapiekonzepts**. Neben der beratenden Unterstützung für die Eltern und Lehrer ist eine kognitiv-verhaltenstherapeutische Behandlung, ggf. auch eine psychotherapeutische oder eine medikamentöse Behandlung in Erwägung zu ziehen. Als medikamentöses Mittel der ersten Wahl gilt Methylphenidat in seiner kurzwirksamen Form oder als »Long-acting«-Produkt. Bauchschmerzen und v. a. der Appetitverlust stellen dabei relativ häufige Nebenwirkungen einer Therapie mit **Methylphenidat** dar.

> **Möglichkeiten zum Management der gastrointestinalen Nebenwirkungen von Methylphenidat**
> - Dosisreduktion erwägen
> - Einnahme nach dem Essen
> - Falls von der Symptomatologie her möglich Verzicht auf die Einnahme an Wochenenden oder in Ferienzeiten

44.5.6 Prognose

Die Prognose der Aufmerksamkeitsstörung hängt von der Ätiologie ab. Findet sich eine primäre Ursache, muss diese therapiert werden. Hierunter fallen auch die seltenen nahrungsmittelinduzierten Fälle. Ansonsten persistiert die Symptomatik bei einem Teil der jungen Erwachsenen oder macht auch hier eine weitere psychotherapeutische oder medikamentöse Behandlung erforderlich.

Literatur

Baerlocher K, Jelinek J (Hrsg) (1991) Ernährung und Verhalten. Thieme, Stuttgart

Egger J, Stolla A, McEwen LM (1992) Controlled trial of hyposensitisation in children with food-induced hyperkinetic syndrome. Lancet 339: 1150–1153

Richardson AJ, Puri BK (2000) The potential role of fatty acids in attention-deficit/hyperactivity disorder. Prostaglandins Leukot Essent Fatty Acids 63: 79–87

Weber P, Bubl R, Lütschg J (2003) Nebenwirkungen einer Methylphenidat-Therapie bei Schulkindern. Prävalenz und assoziierte Faktoren. Monatsschr Kinderheilkd 151: 399–404

44.6 Andere psychiatrische Erkrankungen

44.6.1 Depression

Die **Leitsymptome** der depressiven Entwicklung umfassen:
- soziale Merkmale: Antriebsminderung, Rückzugsverhalten, Interessenverlust, soziale Angst
- emotionale Merkmale: Schuldgefühle, Gefühl der Wertlosigkeit, Hoffnungslosigkeit
- kognitive Merkmale: Denkhemmung, Aufmerksamkeitsstörung
- organische Merkmale: herabgesetzter Muskeltonus, reduzierte Mimik, oftmals diffuse und multiple Schmerzen

Abdominelle Schmerzen stellen neben Kopf- und Gelenkschmerzen eine der häufigsten Schmerzarten depressiver Patienten dar, die durch eine herabgesetzte Schmerzschwelle charakterisiert sind.

44.6.2 Folgen von Missbrauch

Die Erfahrung eines sexuellen oder anderweitigen körperlichen Missbrauchs stellt eine schwerste Beeinträchtigung der psychischen Entwicklung des Kindes dar. Aus verschiedenen Studien im Erwachsenenbereich geht hervor, dass der Anteil von Personen mit einer Missbrauchserfahrung unter den Patienten, die sich mit der Symptomatik eines **Colon irritabile** präsentieren, deutlich erhöht ist. Wenn alle Missbrauchsformen berücksichtigt werden, findet sich eine Missbrauchsanamnese bei bis zu 50% der Frauen mit einem Colon irritabile und bei bis zu 30% der Männer. Innerhalb der Gruppe von Personen mit einer Missbrauchserfahrung finden sich assoziiert häufig weitere psychiatrisch relevante Symptome wie Medikamentenmissbrauch, Depression und Angststörung. Die Missbrauchserfahrung kann auch die Ausgestaltung und die Therapierbarkeit einer chronischen organischen gastrointestinalen Erkrankung beeinflussen.

44.6.3 Enkopresis

Die Enkopresis stellt physiologisch eine Dysfunktion der Beckenbodenmuskulatur dar. Das Toilettentraining, mit dem Kinder die Kontrolle der Darmentleerung erlernen, umfasst **soziale und somatische Lernprozesse.** Im Rahmen der sozialen Lernprozesse versuchen die Eltern, mit dem Kind ein soziales Verhalten zu trainieren und das Kind zu befähigen, seinen Darm örtlich und zeitlich sozial akzeptiert zu entleeren. Im Rahmen des somatischen Lernprozesses versetzt das Kind sich in die Lage, Körpersignale wahrzunehmen, diese richtig zu deuten und eine Kontrolle über die involvierte Muskulatur zu erwerben. Beide Ebenen des Lernprozesses sind trotz adäquater organischer Voraussetzungen (▶ Abschn. 5.6) störbar.

Der **soziale Lernprozess** kann gestört werden im Rahmen:
— der Autonomieentwicklung der Kinder
— der Betreuer-Kind-Interaktion
— der Erfahrung von Angst im Rahmen der Toilettensituation
— einer emotional gestörten Entwicklung des Kindes
— einer mentalen Entwicklungsstörung des Kindes

Der **physiologische Lernprozess** kann gestört werden durch:
— eine Fokussierung der Aufmerksamkeit des Kindes auf Umgebungsreize statt auf interne Körperreize
— eine erhöhte Arousal-Schwelle, wodurch das Kind nur auf starke Reize reagiert (Hyposensibilität)
— eine häufig obstipationsbedingte Erfahrung von Schmerz während der Defäkation, in Folge dessen die Darmentleerung angstbesetzt ist und der Stuhl zurückgehalten wird
— eine Entwicklungsstörung der koordinativen Funktionen mit der Folge einer Beckenbodendysfunktion
— eine mentale Entwicklungsstörung des Kindes

Die Enkopresis gilt auch aufgrund der oft schwerwiegenderen psychodynamisch-interaktionellen Pathologie im Vergleich zur Enuresis als therapieresistenter.

Literatur

Baccini F, Pallotta N, Calabrese E, Pezzotti P, Corazziari E (2003) Prevalence of sexual and physical abuse and its relationship with symptom manifestations in patients with chronic organic and functional gastrointestinal disorders. Dig Liver Dis 35: 256–261

Blanchard EB, Keefer L, Lackner JM, Galovski TE, Krasner S, Sykes MA (2004) The role of childhood abuse in Axis I and Axis II psychiatric disorders and medical disorders of unknown origin among irritable bowel syndrome patients. J Psychosom Res 56: 431–436

Nissen G, Menzel M, Friese HJ, Trott GE (1991) Enkopresis bei Kindern. Z Kinder Jugendpsychiatr 19: 170–174

Röhricht F, Beyer W, Priebe S (2002) Störung des Körpererlebens bei akuter Angsterkrankung und Depression – Neurotizismus oder Somatisierung? Psychother Psychosom Med Psychol 52: 205–213

45 Schmerzbehandlung

B. Zernikow

45.1 Schmerzanamnese – 610

45.2 Schmerzmessung und -dokumentation – 610

45.3 Differenzialdiagnostik – 611
45.3.1 Differenzialdiagnosen akuter abdomineller Schmerzen – 611
45.3.2 Differenzialdiagnosen chronischer abdomineller Schmerzen – 611

45.4 Allgemeine analgetische Pharmakotherapie – 612
45.4.1 Nichtopioide – 612
45.4.2 Schwache Opioide: Tramadol – 613
45.4.3 Starke Opioide – 613
45.4.4 Nebenwirkungen der Analgetikatherapie – 615
45.4.5 Praktische Durchführung der Analgetikatherapie mit Opioiden – 616

45.5 Spezielle Schmerztherapie – 616
45.5.1 Akute abdominelle Schmerzen – 616
45.5.2 Chronische und chronisch-rezidivierende abdominelle Schmerzen – 617

45.6 Schmerztherapie bei endoskopischen Eingriffen – 620

Literatur – 621

Zwar lassen sich die meisten abdominellen Schmerzen lokalisieren, allerdings ist der Ort des stärksten Schmerzes nicht unbedingt identisch mit dem Ort der Schmerzentstehung. Dennoch empfiehlt sich zur Schmerzlokalisation ein systematisches Vorgehen, das – je nach klinischer Erfahrung des Untersuchers und der Akutheit des Geschehens – selbstverständlich auch abgekürzt werden kann: Zunächst wird davon ausgegangen, dass Schmerzlokalisation und Ort der Schmerzentstehung identisch sind. Es sind entsprechende gezielte Untersuchungsmaßnahmen einzuleiten (klinische Untersuchung, klinisch-chemische Diagnostik, Bildgebung).

Ab dem Schulalter kann die angegebene Schmerzqualität wertvolle Hinweise auf die Schmerzursache geben. Ergeben sich keine Hinweise auf die zugrunde liegende (lokale) Schmerzursache, wird der Blick mehr auf diejenigen inneren Organe gerichtet, die über die Head-Zonen mit dem Ort der Schmerzlokalisation korrespondieren. Wird man auch hier nicht fündig, muss an eine Läsion im Verlauf der Afferenz gedacht werden.

Übrig bleiben schließlich idiopathische Schmerzen, bei denen der Schmerz selbst die Krankheit darstellt und keine zu behandelnden Ursachen aufzufinden sind (Migräne, funktionelle Bauchschmerzen etc.). Davon abzugrenzen sind noch definierte kinderpsychiatrische Krankheiten, die mit Schmerzen einhergehen können.

45.1 Schmerzanamnese

Wichtig sind Angaben zu:
- Periodik und zeitlicher Charakteristik
- Qualität
- Lokalisation
- Intensität
- Begleiterscheinungen
- auslösenden und verstärkenden Faktoren
- lindernden Faktoren
- vorangegangenen Traumata
- Modalitäten und Effekten der bisherigen Therapie

Klinisch unterscheidet man in **akute Bauchschmerzen,** die evtl. einer kinderchirurgischen Intervention bedürfen, und **chronischen oder chronisch-rezidivierenden abdominellen Schmerzen,** welche nach ausführlicher Diagnostik u. U. eine multidisziplinäre Therapie erfordern.

45.2 Schmerzmessung und -dokumentation

> Zur Verlaufsbeobachtung und Therapieevaluation bei akuten Schmerzen sowie zur weiteren Diagnostik im Rahmen von chronischen Schmerzen ist eine Schmerzmessung unerlässlich.

Tab. 45.1. KUSS – Kindliche Unbehagen- und Schmerzskala zur postoperativen Schmerzmessung bei Kindern im Alter von 0–4 Jahren; auch für mehrfachbehinderte oder andere sprachlich eingeschränkte Patienten einsetzbar. (Nach Büttner et al. 1998)

Beobachtung	Bewertung	Punkte
Weinen	Gar nicht	0
	Stöhnen, Jammern, Wimmern	1
	Schreien	2
Gesichtsausdruck	Entspannt, lächelnd	0
	Mund verzerrt	1
	Mund und Augen grimassiert	2
Rumpfhaltung	Neutral	0
	Unstet	1
	Aufbäumen, Krümmen	2
Beinhaltung	Neutral	0
	Strampelnd, tretend	1
	An den Körper gezogen	2
Motorische Unruhe	Nicht vorhanden	0
	Mäßig	1
	Ruhelos	2

Für jede Variable ist nur eine Aussage zulässig. Die Dauer der Beobachtung beträgt 15 s. Es sind nur Daten aus dieser Zeit festzuhalten, auch wenn sich das Verhalten des Kindes danach ändert. Wiederholte Beobachtungen in festen Zeitabständen sind aussagekräftiger als eine Einzelbeobachtung. Zu jeder Beobachtung gehört die Bestimmung des Wachheitsgrades. Ein schlafendes Kind hat keinen akuten analgetischen Therapiebedarf. Eine Schmerzmedikation ist ab einem summierten Wert von >4 erforderlich. Mit steigender Punktzahl nimmt die Dringlichkeit zu.

Bei Kindern unter 4 Jahren oder einer Entwicklungsretardierung empfiehlt sich eine Fremdbeobachtung mittels **standardisierter Instrumente** wie der KUS-Skala (Kindliche Unbehagen- und Schmerzskala, KUSS; Tab. 45.1).

Bei älteren Kindern sind **Gesichterskalen** hilfreich. Die wissenschaftlich am besten validierte Skala ist die Faces Pain Scale (Abb. 45.1). Wählen Sie dabei die Formulierung »weh tun« oder »Schmerzen«, je nachdem was zu dem jeweiligen Kind am besten zu passen scheint: »Diese Gesichter zeigen, wie weh etwas tun kann (wie sehr etwas schmerzen kann). Dieses Gesicht hier (auf das Gesicht ganz links zeigen) zeigt, dass es gar nicht weh tut

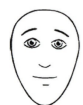 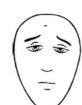 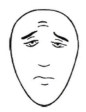 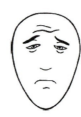 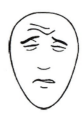 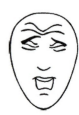

Abb. 45.1. Faces Pain Scale für Kinder ab 4 Jahren. (Nach Hicks et al. 2001)

(schmerzt). Die anderen Gesichter zeigen, dass es mehr und mehr weh tut (schmerzt) (auf die Gesichter der Reihe nach zeigen), bis hin zu diesem Gesicht, das zeigt, dass es ganz stark weh tut (schmerzt). Zeig mir mal das Gesicht, dass am besten zeigt, wie sehr es dir (gerade) weh tut (wie stark deine Schmerzen gerade sind).« Vergeben Sie die Punkte 0, 2, 4, 6, 8 oder 10 für die Gesichter von links nach rechts, sodass 0 »kein Schmerz« und 10 »sehr starker Schmerz« bedeutet. Vermeiden Sie Worte wie »glücklich« und »traurig«. Ziel dieser Skala ist es zu messen, wie die Kinder sich innerlich fühlen, und nicht wie ihr Gesichtsausdruck ist.

45.3 Differenzialdiagnostik

45.3.1 Differenzialdiagnosen akuter abdomineller Schmerzen

Wichtige Differenzialdiagnosen akuter abdomineller Schmerzen sind in der nachfolgenden Übersicht aufgeführt.

Differenzialdiagnosen akuter Bauchschmerzen

Krankheit am Ort der Schmerzlokalisation:
- Gastroenterologisch:
  - Appendizitis
  - Blähungen (auch bei Nahrungsmittelallergie, Zöliakie, zystischer Fibrose und Kohlenhydratintoleranz)
  - chronisch-entzündliche Darmerkrankungen
  - Duodenalulkus
  - distales intestinales Obstruktionssyndrom bei zystischer Fibrose
  - Enterokolitis
  - Gallenstein(e)
  - Gastritis
  - Hepatitis
  - Ileus, mechanisch oder paralytisch
  - intestinale Durchblutungsstörung (mesenterialarterielle Obstruktion)
  - Invagination
  - Magenulkus
  - Nahrungsmittelallergie
  - Entzündung eines Meckel-Divertikels
  - Obstipation
  - Pankreatitis
  - parasitäre Lebererkrankungen (z. B. Echinokokkoses)
  - Reizdarmsyndrom
  - Volvulus
- Gynäkologisch:
  - Adnexitis
  - Geburtswehen
  - drohende Uterusruptur
  - Dysmenorrhö
  - rupturierte Ovarialzyste
  - rupturierte Tubargravidität
  - vorzeitige Plazentalösung
- Nephrologisch:
  - Harnwegsinfekt, Pyelonephritis
  - Nierenstein(e)

- Sonstiges:
  - Bauchwandentzündung/-abszess
  - Bauchwandhämatom (traumatisch)
  - Douglas-Abzess, Psoasabszess
  - Milzaffektion (subkapsuläres Hämatom, traumatisch und anderes)
  - »Mittelschmerz«
  - Peritonitis
  - retroperitoneales Hämatom
  - subkapsuläres Hämatom (Leber, Milz, Niere)
  - Tumoren mit Obstruktion eines Hohlorganes (auch Neuroblastom, Lymphom oder Abszess)
  - Virusinfektionen

Krankheit nicht am Ort der Schmerzlokalisation:
- Allergien (an C1-Esterase-Mangel denken)
  - Basale Pneumonie/Pleuritis
  - Diabetische Ketoazidose
  - Epilepsie (gelegentlich)
  - Familiäres Mittelmeerfieber
  - Guillain-Barré-Syndrom (Parästhesien)
  - Hodentorsion
  - Migräne
  - Orchitis, Epididymitis
  - Paraneoplastisch
  - Porphyrie
  - Purpura Schoenlein-Henoch
  - Radikulitis (Bauchwand)
  - Sichelzellenanämie

45.3.2 Differenzialdiagnosen chronischer abdomineller Schmerzen

Wichtige Differenzialdiagnosen chronischer abdomineller Schmerzen finden sich in der nachfolgenden Übersicht.

Differenzialdiagnosen chronischer Bauchschmerzen

Gastroenterologisch:
- Entzündungen, Infektionen:
  - Giardiasis, Ascariasis
  - Hepatitis
  - Lymphadenitis mesenterialis, chronische Appendizitis
  - Pankreatitis
  - peptisches Ulkus
  - Yersinienenterokolitis
- Immunologische/entzündliche Erkrankungen:
  - Colitis ulcerosa, M. Crohn
  - Nahrungsmittelallergien
  - Zöliakie
- Folgen kongenitaler Malformationen:
  - kongenitale Darmstenose
  - Chilaiditi-Syndrom
  - Duplikatur (intestinal)
  - innere Hernie, Leistenhernie, Linea-alba-Hernie
  - Malrotation

▼

- Meckel-Divertikel
- M. Hirschsprung
- oberes Mesenterialarteriensyndrom
- Pancreas anulare
- pankreatikobiliäre Maljunktion mit oder ohne Choledochuszyste
- rezidivierender Volvulus
- Spätfolgen von Traumen:
  - Adhäsionen
  - pankreatische Pseudozyste
  - subkapsuläre Blutung
- Sonstiges:
  - Gallenblasenerkrankungen
  - Invagination
  - Reizdarmsyndrom
  - Aerophagie

Primär nicht gastroenterologisch:
- Systemisch:
  - Autoimmunerkrankungen
  - familiäres Mittelmeerfieber
  - heriditäres angioneurotisches Ödem
  - juvenile rheumatoide Arthritis
  - Purpura Schoenlein-Henoch
  - rheumatisches Fieber
  - Sichelzellenanämie, Thalassämie
  - Malignome
- Erkrankungen benachbarter Organe:
  - gynäkologisch:
    - Dysmenorrhö
    - Endometriose
    - Entzündungen im kleinen Becken
    - Hämatokolpos, Tumoren
    - Ovarialzysten oder -tumoren, ovarielle Stieldrehung
    - Schwangerschaft
  - nephrologisch:
    - Hydronephrose
    - Obstruktionen der Harnwege (z. B. Urethralklappe)
    - Nierenkonkremente
    - Pyelonephritis, Harnwegsinfektion
  - pulmonologisch[1]:
    - Asthma bronchiale
    - rezidivierende Pneumonie
    - Pleurodynie
    - zystische Fibrose
  - Muskeln und Faszien:
    - Psoasabszess
    - sportassoziierte Schmerzen (»Joggerniere«)
- Metabolische Erkrankungen[1]:

Diabetes mellitus
- endokrine Erkrankungen mit Obstipation (Hyperparathyreoidismus, Hypothyreose)
- Porphyria congenita
- Sonstiges:
  - Ingestionen, Vergiftungen:
    - Bleiintoxikation[1]
    - Fremdkörperingestion

- Medikamentenwirkungen (Kortikosteroide, Salizylate, Anticholinergika, Phenytoin, Opioide)[1]
- Opiatentzug[1]
- neurologisch, psychiatrisch[1]:
  - abdominelle Epilepsie
  - Phobien
  - Anorexia nervosa, Bulimie
  - Riley-Day-Syndrom

[1] Krankheit nicht unbedingt am Ort der Schmerzlokalisation

45.4 Allgemeine analgetische Pharmakotherapie

45.4.1 Nichtopioide

Siehe hierzu auch ◘ Tab. 45.2.

Paracetamol

Paracetamol ist das gängigste Nichtopioidanalgetikum in der Kinderheilkunde. Es beeinflusst weder die thrombozytäre Thromboxan-A_2-Produktion noch die periphere Zyklooxygenase. Daher fehlen sowohl der hemmende Effekt auf die Plättchenaggregation und eine antiinflammatorische Wirkung als auch die für nichtsteroidale Antirheumatika typischen Nebenwirkungen wie gastrointestinale Mukosaschäden. Der genaue Wirkmechanismus von Paracetamol – der sich aber sicher zentralnervös manifestiert – ist bislang ungeklärt. Eine Hemmung der Zyklooxygenase im Zentralnervensystem und eine Störung der enzymatischen NO-Synthese werden diskutiert.

In der Kindergastroenterologie kann die **Entgiftungskapazität der Leber** für Paracetamol durch wiederholte Einnahme der Substanz, Fehlernährung oder die Grunderkrankung eingeschränkt sein. Es kann aber auch durch die gleichzeitige Gabe von Zytochrom-P_{450}-Induktoren zu einer vermehrten Produktion des potenziell toxischen Metaboliten NABQUI kommen. Unabhängig von der Grunderkrankung existieren Polymorphismen der Zytochrom-P_{450}-Expression (wie CYP2E1), die einzelne Kinder hinsichtlich hepatotoxischer Medikamente vulnerabler machen.

Wenn eine **Langzeittherapie** mit Paracetamol über länger als 72 Stunden vorgesehen ist, sollten regelmäßig die Serumenzymaktivitäten der Glutamat-Oxalazetat-Tansaminase (GOT) und der Glutamat-Pyruvat-Tansaminase (GPT) und die Gerinnungsparameter sowie einmalig nach 3 Therapietagen der Paracetamolspitzenspiegel bestimmt werden. Unter Paracetamolgabe kommt es extrem selten zu Überempfindlichkeitsreaktionen oder zur Störung der Blutbildung bis hin zur Panzytopenie.

Die **i. v. Darreichungsform** von Paracetamol birgt theoretisch viele Vorteile, die sich in praxi jedoch erst noch beweisen müssen:
- Es ist keine Sättigungsdosis notwendig.
- Die Wirkung tritt schneller ein als nach oraler oder rektaler Gabe.
- Es besteht eine hohe Dosissicherheit, da der Wirkstoff komplett aufgenommen wird.
- Die empfohlene Tagesdosis (60 mg/kg KG) ist weit von toxischen Paracetamoldosen entfernt.

Tab. 45.2. Dosierungen wichtiger Nichtopioide

Medikament	Applikation	Einzeldosis [mg/kg KG]	Dosisintervall [h]	Tageshöchstdosis		Präparatebeispiele
				Bis zu einem Körpergewicht von 50 kg [mg/kg KG/Tag]	Erwachsene [mg/Tag]	
Ibuprofen	P. o.	10	6–8	40	2400	Nurofen Saft (5 ml enthalten 100 mg); Suppositorien ab 60 mg
Paracetamol	P. o., rektal	15; Sättigungsdosis zu Beginn der Therapie: 30	4–6	– <2 Jahre: 60 – >2 Jahre: 90	4000	Ben-u-ron Saft (5 ml enthalten 200 mg); Suppositorien ab 75 mg
	I. v.	15; keine Sättigungsdosis	6	60	4000	Perfalgan 10 mg/ml (Flaschen à 500 oder 1000 mg)
Metamizol	P. o., i. v. rektal	15	6	75	5000	Novalgin Trpf. (1 Trpf. enthält 25 mg); Suppositorien à 300 und 1000 mg
Diclofenac	P. o., rektal	1	8	3	150	Voltaren Tbl. à 12,5, 25 und 50mg; Retardtbl. à 100 mg; Suppositorien ab 12,5 mg

Acetylsalicylsäure (ASS)

❗ ASS sollte bei thrombopenischen oder vor einer Thrombopenie stehenden Kindern gar nicht und in der übrigen Pädiatrie wegen der Gefahr eines Reye-Syndroms nur mit strenger Indikationsstellung eingesetzt werden.

Ibuprofen, Indometacin und Naproxen

Ibuprofen ist von allen nichtsteroidalen Antirheumatika (NSAR) das am besten verträglichste. In der Kurzzeittherapie über wenige Tage führt es nicht zu mehr Nebenwirkungen als Paracetamol. Eine Dosisreduktion aller NSAR muss bei **Nieren- oder Leberinsuffizienz** erfolgen. Bei gleichzeitiger Gabe von NSAR mit Digoxin oder Methotrexat kommt es zur Serumspiegelerhöhung von Digoxin bzw. Methotrexat.

Metamizol

Metamizol wird in der Kindergastroenterologie sehr häufig in Kombination mit Tramadol oder Morphin zur Behandlung abdomineller Schmerzen mit **spastischer Komponente** eingesetzt, um die notwendige Opioidmenge und die damit verbundenen Nebenwirkungen (v. a. die Obstipation) zu minimieren. Seine antipyretische Wirkung birgt die Gefahr, dass Fieber als Zeichen einer Infektion supprimiert wird. Knochenmarkschädigungen sind laut wissenschaftlicher Informationsbroschüre eine Kontraindikation für die Anwendung von Metamizol, obwohl die Agranulozytose eine extrem seltene Nebenwirkung darstellt und beim Einsatz von Nichtopioidanalgetika keinesfalls spezifisch für Metamizol ist. Weitere wichtige Nebenwirkungen sind Überempfindlichkeitsreaktionen und Allergien. Diese können in Extremfällen und bei i. v. Gabe zum Kreislaufschock führen. Insbesondere bei hohem Fieber sollte Metamizol nur kontinuierlich i. v. oder als Kurzinfusion und bei instabilen Kreislaufverhältnissen gar nicht verabreicht werden. Vorsicht ist geboten bei Patienten mit Asthma- bzw. Allergieanamnese. Für die Kindergastroenterologie wichtige Arzneimittelinteraktionen weist Metamizol mit Ciclosporin auf: Bei gleichzeitiger Anwendung kann der Ciclosporinspiegel absinken.

45.4.2 Schwache Opioide: Tramadol

Tramadol ist ein reiner **Opioidrezeptoragonist**. Seine analgetische Wirkung wird durch eine Zunahme der Serotoninsekretion sowie durch die Blockade der synaptischen Wiederaufnahme von Noradrenalin im Zentralnervensystem gesteigert. Die unerwünschten Wirkungen Übelkeit, Erbrechen und Atemdepression werden beim Einsatz in der Pädiatrie selten beobachtet – auch weil bei Dosierungen von >8 mg/kg KG/Tag in der Regel ein Wechsel auf ein starkes Opioid vorgenommen wird.

Tramadol ist ein sehr sicheres Medikament, welches in den empfohlenen Dosierungen keine messbare Atemdepression verursacht und eine spasmolytische Wirkkomponente aufweist. Alle schwachen Opioide weisen einen **Ceiling-Effekt** auf, d. h. ab einer Dosis von etwa 10 mg/kg KG/Tag führt eine Dosissteigerung nicht zu einer Zunahme der analgetischen Wirkung, wohl aber der Nebenwirkungen. Dosierungsempfehlungen zu Tramadol finden sich in Tab. 45.3.

45.4.3 Starke Opioide

In Deutschland eingesetzte starke Opioide sind (Tab. 45.3):
- Morphin: Standardanalgetikum bei starken Schmerzen
- Hydromorphon: Ersatzopioid bei individueller Unverträglichkeit
- Piritramid: postoperativ
- Fentanylpflaster: wenn die Einnahme von Tabletten unerwünscht ist und eine stabile Schmerzsituation besteht
- Buprenorphin: bei Niereninsuffizienz

Eine **pulsoximetrische Überwachung** ist in der Einstellungsphase bei Kindern unter 6 Monaten unverzichtbar und bei i. v. Opioidtherapie auch für alle anderen Altersstufen zu empfehlen. Bei einer Anwendungsdauer von >5 Tagen wird die Opioidmenge bei Therapieende langsam über 3–4 Tage ausgeschlichen. Bei längerer Anwendungsdauer reduziert man die Dosis anfangs um 20–

Tab. 45.3. Dosierungsrichtlinien zur Opioidanalgesie für opioidnaive Patienten. (Mod. nach WHO 1998)

Opioide	Applika-tions-form	Übliche Startdosis Körpergewicht von < 50 kg	Übliche Startdosis Körpergewicht von > 50 kg	Dosis-verhält-nis i. v. : p. o.	Äquianalge-tische Dosierungen	Präparatebeispiele
Hydro-morphon	I. v.	– 0,015 mg/kg KG alle 2–4 h – PCA-Bolus: 0,003 mg/kg KG – DTI: 0,005 mg/kg KG/h	– 1–1,5 mg alle 2–4 h – PCA-Bolus: 0,15 mg – DTI: 0,75 mg/h	1 : 3	1,5 mg	– Palladon inject 2 mg – Palladon – unretar-diert: 1,3 und 2,6 mg; retardiert: 4, 8, 16 und 24mg
	P. o.	– Unretardiert: 0,02–0,04 mg/kg KG alle 4 h – Retardiert: 0,04–0,08 mg/kg KG alle 8–12 h	– Unretardiert: 1,3–2,6 mg alle 4 h – Retardiert: 2–4 mg alle 8–12 h		4,5 mg	
Morphin	I. v.	– Bolus: 0,05 mg/kg KG alle 2–4 h – PCA-Bolus: 0,02 mg/kg KG – DTI: 0,02–0,03 mg/kg KG/h	– 5 mg alle 2–4 h – PCA-Bolus: 1 mg – DTI: 1 mg/h	1 : 3	10 mg	MST 20, 30, 60, 100, 200 Retardgranulat
	P. o.	– Unretardiert: 0,15–0,3 mg/kg KG alle 4 h – Retardiert: 0,3–0,5 mg/kg KG alle 8–12 h	– Unretardiert: 5–10 mg alle 4 h – Retardiert: 20–30 mg alle 8–12 h		30 mg	
Piritramid	I. v.	– 0,05 mg/kg KG alle 4–6 h – PCA-Bolus: 0,025 mg/kg KG – DTI: 0,01–0,03 mg/kg KG/h	– 5 mg alle 4–6 h – PCA-Bolus: 1,25 mg – DTI: 1 mg/h	–	–	Dipidolor; **Cave:** mit vielen Substanzen in-kompatibel; möglichst Gabe über ZVK
Tramadol	I. v.	– 1 mg/kg KG alle 3–4 h – DTI: 0,3 mg/kg KG/h	– 50–100 mg alle 3–6 h – DTI: 10 mg/h	1 : 1	100 mg	– Tramal Trpf. (1 Trpf. enthält 2,5 mg) – Tramundin retard 100 mg (teilbar)
	P. o.	– Unretardiert: 1 mg/kg KG alle 3–4 h – Retardiert: 2 mg/kg KG alle 8–12 h	– 50–100 mg alle 3–4 h – 100–200 mg alle 8–12 h		100 mg	
Tilidin/Naloxon	P. o.	2.–14. Lj.: 1 Trpf./Lj., mindes-tens 3 Trpf. alle 6 h	Ab 14. Lj.: 20–40 Trpf. alle 4–6 h	–	–	– Valoron N Trpf. (1 Trpf. enthält 2,5 mg) – Valoron N retard ab 50 mg

DTI Dauertropfinfusion; *PCA* »patient controlled analgesia« (patientenkontrollierte Analgesie); *ZVK* zentraler Venenkatheter
Wenn eine Umstellung auf ein Opioid mit kurzer Halbwertszeit bei einem bereits mit Opioiden vorbehandelten Patienten vorgenommen wird, sollte das neue Medikament mit 50% der äquianalgetischen Dosis verabreicht (inkomplette Kreuztoleranz) und nach Wirkung titriert werden. Für Säuglinge unter 12 Monaten und für Kinder mit Zerebralschaden beträgt die Startdosis ein Viertel bis ein Drittel der vorgeschlagenen Dosis und sollte nach Wirkung weiter titriert werden.

40%/24 h, später um 10–20%/24 h. Die Entwöhnung kann bis zu 2 Wochen in Anspruch nehmen.

> Beim Wechsel von einem starken Opioid auf ein anderes wird die neue Therapie mit der Hälfte der äquianalgetischen Dosis des neuen Opioids begonnen.

Morphin

Morphin ist ein reiner **Opioidagonist**. Es existiert keine obere Dosisgrenze. Die Morphindosis sollte generell am Effekt titriert werden.

Hydromorphon

Hydromorphon kann primär eingesetzt werden oder bei im Verlauf einer Morphintherapie auftretenden, nicht tolerablen oder nicht therapierbaren Nebenwirkungen. Hydromorphon hat keine analgetisch aktiven Metabolite. Wie Morphin ist Hydromorphon ein reiner **Opioidagonist**.

Piritramid

Postoperativ wird in Deutschland traditionell Piritramid eingesetzt. Wegen seiner **hohen Lipophilie** tritt die Wirkung prompt ein, was die i. v. Therapie gut steuerbar macht. Gleichzeitig besteht aber die Gefahr, durch zu schnelle i. v. Applikation eine Euphorie auszulösen und die Kinder »auf den Schuss« zu konditionieren. Ein entscheidender Nachteil besteht darin, dass sich Piritramid so gut wie gar nicht mit anderen Pharmaka oder Infusionslösungen mischen lässt.

Pethidin

Traditionell wird Pethidin in Deutschland bei **schmerzhaften Eingriffen** und auch international bei Sichelzellkrisen eingesetzt, obwohl Pethidin für beide Indikationen Nachteile und gegenüber anderen Opioiden keine die Nachteile aufwiegenden Vorteile bietet: Einerseits kommt es nach Pethidingabe bei schmerzhaften Eingriffen wegen der hohen Lipophilie rasch zur Analgesie, andererseits verhindert die altersabhängige Halbwertszeit von mindestens einigen Stunden eine schnelle Rekonvaleszenz des Kindes.

> ❶ Die länger dauernde Anwendung von Pethidin ist nicht zu empfehlen, da der Metabolit Norpethidin im Körper kumulieren und zu zerebralen Krampfanfällen führen kann. Die Halbwertszeit von Norpethidin beträgt 20–85 h. Bei Einsatz zusammen mit Monoaminooxidase-(MAO-)Hemmern, z. B. Moclobemid und Tranylcypromin (Psychopharmaka), kann es zu lebensgefährlichen Komplikationen wie Hyperpyrexie, arterieller Hypo- oder Hypertonie, Delirium und zerebralen Krampfanfällen kommen.

Fentanyl

Fentanyl ist wie Morphin ein reiner **Opioidagonist.** Es ist sehr viel lipophiler als Morphin, sodass sowohl Wirkungen als auch Nebenwirkungen – insbesondere Atem- und Kreislaufdepression – bei i. v. Applikation sehr schnell eintreten. Fentanylpflaster sind bei sachgerechter Indikationsstellung und Anwendung auch bei Kindern wirksam und nicht mit mehr Nebenwirkungen behaftet als alle anderen starken Opioide. Umrechungstabellen liegen dem Beipackzettel bei. Die minimale orale Tagesmorphindosis bei Umstellung auf Fentanylpflaster beträgt 30 mg/kg KG.

> **Umstellung von oralem Morphin auf Fentanylpflaster**
> — Das Fentanylpflaster sollte zeitgleich mit der letzten Gabe retardierten Morphins gegeben werden.
> — Zusätzlich zum Fentanylpflaster müssen immer schnell wirkende Fentanyl- oder Morphinzubereitungen verordnet werden.
> — Die Opioiddosis für Durchbruchschmerzen beträgt etwa ein Sechstel der Opioidtagesdosis und muss regelmäßig an einen steigenden Grundbedarf angepasst werden.
> — Für Kinder ist ein Wechsel des Fentanylpflasters alle 48 h zu empfehlen.

Buprenorphin

Buprenorphin, ein gemischter **Agonist und Antagonist,** wird sublingual, transdermal und i. v. appliziert. Die sehr starke Opioidrezeptorbindung erklärt die lange Wirkungs- und ggf. Nebenwirkungsdauer sowie die schlechte Reversibilität der Nebenwirkungen nach Gabe des Morphinantagonisten Naloxon. Erfahrungen mit Buprenorphin bei Kindern sind sehr begrenzt. Buprenorphin wird unabhängig von der Nierenfunktion ausgeschieden.

45.4.4 Nebenwirkungen der Analgetikatherapie

Das Nebenwirkungsprofil einzelner starker Opioide kann beim individuellen Patienten äußerst verschieden sein. Betrachtet man jedoch ein großes Kollektiv, unterscheiden sich die verschiedenen Opioide hinsichtlich Art und Ausmaß ihrer Nebenwirkungen kaum.

Es existieren 4 Strategien zur **Minimierung der Nebenwirkungen,** die nach der »Versuch-und-Irrtum-Methode« ausprobiert werden müssen:
— Dosisreduktion
— Supportivtherapie (Tab. 45.4)
— Wechsel des Opioids
— Wechsel des Applikationsweges

Tab. 45.4. Supportiva der Schmerztherapie

Indikation	Medikament	Applikationsform	Dosierung
Obstipation	Laktulose	P. o.	— <3 Jahre: 3-mal 2–5 ml — >3 Jahre: 3-mal 5–10 ml
	Natriumpicosulfat (Laxoberal)	P. o.	— >4 Jahre: 4–8 Trpf./24 h — >12 Jahre: 10 bis max. 18 Trpf./24 h
	Bisacodyl (Dulcolax)	Rektal oder p. o.	— 2–10 Jahre: 5 mg — >10 Jahre: 10 mg
Übelkeit	Domperidon (Motilium)	P. o.	— 1 Trpf./kg KG — Max. 33 Trpf./Dosis
	Dimenhydrinat (Vomex)	I. v.	— 1–2 mg/kg KG alle 6–8 h
		Rektal oder p. o.	— 5 mg/kg KG alle 6–8 h — Tageshöchstdosen: — 2–6 Jahre: 75 mg — 6–12 Jahre: 150 mg

Selten und insbesondere bei i. v. Applikation starker Opioide kann es zu arterieller Hypotonie, Urtikaria und bei Allergikern zu Asthmaanfällen kommen. Psychische Veränderungen (z. B. Euphorie) sowie Spasmen des Sphincter Oddi werden im klinischen Alltag selten gesehen.

45.4.5 Praktische Durchführung der Analgetikatherapie mit Opioiden

Beispiel: Dauertropfinfusion von Morphin bei einem 30 kg schweren Kind

- Start mit einer Bolusdosis über 10 min:
  30 kg × 0,05 mg = 1,5 mg Morphin über 10 min i. v.
- Nach 20 min erneute Schmerzmessung
  - bei Schmerzen und keiner Sedierung: Bolusdosis alle 20 min wiederholen
  - bei Sedierung und Schmerzen: Bolusdosis halbieren
- Nach ausreichender Schmerzreduktion Start der Dauertropfinfusion:
  - 30 kg × 0,02 mg × 24 h = etwa 15 mg
  - Anordnung: 15 mg Morphin ad 48 ml NaCl 0,9%; Laufrate: 2 ml/h
  - Bedarfsmedikation unter laufender Dauertropfinfusion: 0,5 mg Morphin bis zu halbstündlich i. v. als Kurzinfusion über 15 min
- Gegebenenfalls zusätzliche Gabe von Nichtopioiden (Tramadol und Morphin können mit Metamizol in einer Spritze gemischt werden)
- Anordnung: Schmerzmessung und Überwachung mittels Sauerstoffsättigung
- Bei häufigen Schmerzdurchbrüchen oder Dauerschmerzen unter Dauertropfinfusion:
  - zunächst Bolusgabe: i. A. ein 1-Stunden-Bolus, also diejenige Menge, die bei der *neuen* Infusionsrate in einer Stunde einlaufen wird
  - dann Laufrate um 20–50% steigern
- Naloxondosierung für den Notfall in der Kurve notieren:
  - Notfallmedikation für schwere Atemdepression: Naloxon (Narcanti) 1 : 10 verdünnt: 0,04 mg entsprechen 1 ml
  - 1 Amp. à 0,4 mg auf 10 ml 0,9%ige NaCl-Lösung, im Verhältnis 1 : 10 verdünnen (entspricht 0,04 mg/ml)
  - Dosierung: 0,001–0,01 mg/kg KG i. v., entspricht 0,025–0,25 ml/kg KG i. v.

Durchführung einer Therapie mit oralem retardierten Morphin bei einem 30 kg schweren Kind

- Anordnung: MST Retardgranulat 15 mg alle 12 h p. o. (0,5 mg/kg KG alle 12 h); MST Retardgranulat 20 mg auf 20 ml auflösen, 15 ml geben, den Rest verwerfen
- Anordnung: Morphintropfen 0,5%, 20 Trpf. (entsprechend 6,25 mg) bei Bedarf, bis zu 2-stündlich
- Gegebenenfalls Bifiteral ansetzen, wenn keine Diarrhö besteht
- Gegebenenfalls Antiemese ansetzen, wenn Kind bekanntermaßen mit Übelkeit auf Opioide reagiert
- Nach 24 Stunden Therapieevaluation

Umrechnungsfaktoren (klinisch)

- P. o.: 60 mg Morphin entsprechen 8 mg Hydromorphon (Verhältnis 1 : 7,5)
- I. v.: 10 mg Morphin entsprechen 2 mg Hydromorphon (Verhältnis 1 : 5)
- Transdermal:
  - 60 mg Morphin/Tag p. o. entsprechen Fentanylpflaster (Durogesic) 25 µg/h oder Buprenorphinpflaster (Transtec) 35 µg/h
  - Durogesic ab einer Dosierung von 12,5 µg/h erhältlich

45.5 Spezielle Schmerztherapie

45.5.1 Akute abdominelle Schmerzen

Unabhängig von der zugrunde liegenden Erkrankung stellt sich die Frage, ob Kinder mit akuten abdominellen Schmerzen Analgetika erhalten dürfen oder ob die zugrunde liegende Erkrankung hierdurch verschleiert wird:
- Besteht durch eine Analgesie die Gefahr, dass wichtige lebensrettende Operationen verzögert und dann u. U. zu spät durchgeführt werden?
- Schadet eine analgetische Therapie also bei akuten Bauchschmerzen?

Diese Fragen sind für das Erwachsenenalter hinreichend beantwortet: Im Rahmen von 5 Studien konnte kein schädlicher Einfluss durch eine frühe, d. h. vor Diagnosestellung erfolgte analgetische Therapie mit Opioiden festgestellt werden, wohl aber eine signifikante Schmerzreduktion (http://www.ahrq.gov/clinic/ptsafety/chap37a.htm). Bei Kindern existiert immerhin eine Studie zu dieser Fragestellung: Nach Gabe von 0,1 mg Morphin/kg KG i. v. hatten Kinder mit akuten abdominellen Schmerzen, die später operiert werden mussten, weiterhin einen lokalisierten Druckschmerz und eine erhöhte Bauchdeckenspannung. Im Vergleich zur Placebogruppe war die **diagnostische Treffsicherheit** gleich gut und durch die Morphingabe unbeeinträchtigt. In beiden Gruppen wurden notwendige Laparotomien gleich häufig und ohne Zeitverzögerung durchgeführt. Allerdings hatte die Morphingruppe signifikant weniger Schmerzen bis zur Diagnosestellung und der Initiierung der kausalen Therapie (Kim et al. 2002). Analgetische Enthaltsamkeit bei akuten Bauchschmerzen im Kindesalter scheint also auch bei Verdacht auf das Vorliegen einer kinderchirurgisch zu behandelnden Erkrankung nicht unbedingt gerechtfertigt.

Insbesondere im Rahmen von infektiösen oder chemotherapiebedingten Gastroenteritiden sowie bei Pankreaserkrankungen und postoperativ können kolikartige Bachschmerzen hoher Intensität auftreten. Bei großen Bauchoperationen und einer schweren Pankreaserkrankung kommen in der Regel **regionalanästhesiologische Verfahren** zum Einsatz, deren Darstellung den Umfang des Kapitels sprengen würde (Reich 2004). Kommen diese Verfahren jedoch nicht zum Einsatz, empfiehlt sich aus schmerztherapeutischer Sicht die systemische Analgesie mit starken Analgetika, die eine spasmolytische Wirkkomponente haben (Tramadol plus Metamizol). Postoperativ werden Opioide in der Regel mit Nichtopioiden kombiniert.

Bei leichteren abdominellen Schmerzen hat sich der Einsatz **lokaler Maßnahmen** wie Wärme bewährt. Bei starken abdominellen Schmerzen stellt sich die Frage, ob zunächst ein schwaches (Tramadol) oder primär ein starkes Opioid (Morphin, Piritramid, Hydromorphon) zum Einsatz kommt. Wissenschaftliche Studien zu dieser Fragestellung fehlen.

45.5.2 Chronische und chronisch-rezidivierende abdominelle Schmerzen

Dreimonatskoliken

Definition

Dreimonatskoliken (Nabelkoliken etc.) sind definiert als **exzessives Schreien** eines gesunden Säuglings. Als exzessiv gilt Schreien ab einer Dauer von mindestens 3 Stunden täglich an 3 Tagen der Woche über einen Beobachtungszeitraum von mindestens 3 Wochen (Wessel et al. 1955). Die in wissenschaftlichen Arbeiten verwendete »Wessel-Definition« ist notwendig, um wissenschaftliche Therapiestudien vergleichbar zu machen. Sie berücksichtigt aber nicht den Leidensdruck der Familie, der im Alltag für den betreuenden Therapeuten eine viel größere Rolle spielt und letztlich die Therapieindikation darstellt. Üblicherweise beginnt die Symptomatik in den ersten Lebenswochen, erreicht ihr Punctum maximum mit 6 Lebenswochen und sistiert spontan im Alter von 4–5 Monaten. Fünf Prozent bis 19% aller Kinder dieser Altersgruppe sind betroffen (Lucassen et al. 2001). Ob es sich bei dem exzessiven Schreien um Schmerzäußerungen handelt, ist unklar.

Ätiologie

Die Ätiologie ist nicht geklärt. Neben einer noch physiologischen Vermehrung der altersgemäßen Schreiphasen werden schmerzhafte Darmkrämpfe durch Laktoseintoleranz, Nahrungsmittelallergien, vermehrte Gasbildung oder die **Fehlinterpretation** eines normalen kindlichen Verhaltens durch die Eltern diskutiert. Beispielsweise sind das Alter der Mütter, die Länge ihrer Berufsausbildung und eine akademische Ausbildung positiv mit dem mütterlichen Urteil korreliert, dass das eigene Kind an Nabelkoliken leide (Lucassen et al. 2001). Sehr wahrscheinlich sind »Dreimonatskoliken« nicht monokausal zu erklären.

Anamnese

Nach dem Ausschluss behandelbarer Ursachen des Schreiens – Kuhmilchintoleranz, Fruktosemalabsorption, Ösophagitis bei Reflux, Kindesmissbrauch (primär/sekundär), Harnwegsinfektionen (▶ auch Abschn. 45.3.2) – sollte eine genaue Ernährungs- und Schreianamnese erhoben werden. Es empfiehlt sich der Einsatz von **Tagebüchern.**

Therapie

Therapien, für die ein wissenschaftlicher Wirknachweis zu erbringen versucht wurde, sind in ◘ Tab. 45.5 aufgeführt. Ein differenzierter Einsatz einer Therapie ist bis dato wissenschaftlich nicht untersucht. So ist anzunehmen, dass insbesondere Kinder mit Lebensmittelallergie von einer hypoallergenen Ernährung profitieren etc. Die wissenschaftlichen Studienergebnisse beziehen sich allesamt auf Kinder, welche die »Wessel-Definition« erfüllen. Der Leidensdruck (von Eltern und Kind) ist jedoch nicht linear mit der Schwere des Schreiens korreliert, und so wird der niedergelassene Kinderarzt häufiger mit »Schreikindern« konfrontiert, auf welche die Ergebnisse systematischer Reviews nicht ohne Weiteres übertragbar sind.

Praktisches Vorgehen

Die Eltern sollten über den selbstlimitierenden Charakter des Schreiens unterrichtet werden. Ihnen ist zu versichern, dass sie keine Schuld am Schreien ihres Kindes haben. Ein **fester Tagesrhythmus** mit Vermeidung einer »Überstimulation« des Kindes ist der erste Therapieschritt – kostengünstig und ohne Nebenwirkungen. Um Erkrankungen und sozialen Problemen in der Familie vorzubeugen, müssen die Eltern lernen, auf ihre eigenen Kraftreserven Rücksicht zu nehmen (d. h. Weggehen vom Kind, wenn man sich überfordert fühlt; abwechselndes Betreuen durch beide Eltern mit Ruhepausen für die Mutter; Spazierengehen mit dem Kind durch verlässliche Freunde und Familienmitglieder). Stillende Mütter sollten ihre Nahrung auf »allergenarme« Kost umstellen (◘ Tab. 45.5) und über 4 Wochen den Therapieeffekt beobachten. Für nichtgestillte Kinder empfiehlt sich eine Nahrungsumstellung (◘ Tab. 45.5) mit Beurteilung des Therapieerfolgs nach 1–2 Wochen. Das Zufüttern von Kräutertees ohne Glukosezusatz sollte auf etwa 20 ml/kg KG/Tag beschränkt werden.

◘ **Tab. 45.5.** Therapien der Dreimonatskoliken, für die ein wissenschaftlicher Wirknachweis zu erbringen versucht wurde. (Nach Garrison u. Christakis 2000; Wade u. Kilgour 2001)

Therapie	Positiver Wirknachweis	Risiken	Kommentar
Medikamente			
Orale Anticholinergika: Dicyclomin, Dicycloverin	Signifikante, aber fraglich relevante Verbesserung der Symptomatik bei unterschiedlicher Definition des positiven Therapieeffekts in mehreren KRS	Müdigkeit, Übelkeit und Diarrhö, aber auch Fallberichte über schwere Nebenwirkungen wie Atemstörungen, zerebrale Krampfanfälle, Asphyxie und Koma, insbesondere bei Neugeborenen und jungen Säuglingen, weswegen Dicyclomin in den USA erst ab dem 6. Lebensmonat zugelassen ist (Williams u. Watkin-Jones 1984)	In Studien wurden Dicyclomin und Dicycloverin eingesetzt, in Deutschland ist jedoch nur Pipenzolatbromid (ila-med m Lösung) erhältlich, welches international für diese Indikation nie wissenschaftlich untersucht wurde.
Entblähungsmittel: Simeticon (Lefax)	In mehreren KRS kein sicherer positiver Wirknachweis	In den Studien nicht berichtet	–

Tab. 45.5. Fortsetzung

Therapie	Positiver Wirknachweis	Risiken	Kommentar
Nahrungsmodifikationen			
Hypoallergene Nahrung für stillende Mütter	Ein Verzicht auf Milch, Eier, Weizen und Nüsse hat einen positiven Effekt.	In den Studien nicht berichtet	Insgesamt sehr kleine Fallzahl
Kuhmilchbasis durch Sojabasis ersetzt	Positiver Wirknachweis in einer KRS: Reduktion der wöchentlichen Schreidauer im Median um 10 Stunden (4–16 Stunden)	In den Studien nicht berichtet	Verblindung in der Studie inkomplett
Säuglingsnahrung auf Kuhmilchbasis durch Kaseinhydrolysatnahrung ersetzt	In 2 KRS kein positiver Wirknachweis	In den Studien nicht berichtet	–
Säuglingsnahrung auf Kuhmilchbasis durch Molkehydrolysatnahrung ersetzt	Positiver Wirknachweis in einer KRS: Reduktion der täglichen Schreidauer im Median um 63 min (1–127 min)	In den Studien nicht berichtet	–
Verringerung des Laktosegehalts	Wissenschaftlicher Wirknachweis in 2 KRS widersprüchlich; beobachteter Effekt in jedem Fall gering	In den Studien nicht berichtet	Laktoseintoleranz der Kinder vor Einschluss in die Studien nicht untersucht
Erhöhung des Ballaststoffanteils	In einer KRS kein positiver Wirknachweis	In den Studien nicht berichtet	–
Saccharoselösung	Bei längeren Schreiattacken haben 2 ml 12%ige Saccharoselösung einen signifikanten positiven Effekt (nach Einschätzung der Eltern). Die »number needed to treat« ist mit 2 sehr niedrig.	Nachteilige Effekte auf eine altersentsprechende Ernährung und die Zahnentwicklung sind bei längerer Anwendung nicht auszuschließen.	Geringe Fallzahl von 19 Kindern; häufig nur kurze Wirkung
Kräutertee (Kamille, »vervain«, Lakritz, Fenchel, Pfefferminze in Glukoselösung)	Bis 3-mal täglich bei Schreiattacken gegeben (bis max. 150 ml pro Gabe), führte der Tee bei signifikant mehr Kindern zum Sistieren der Symptome (58%), als wenn ausschließlich Glukoselösung gegeben wurde (26%).	Es wurden im Mittel 30 ml Tee/kg KG/Tag konsumiert. Nachteilige Effekte auf die altersentsprechende Ernährung und die Zahnentwicklung sind bei längerer Anwendung nicht auszuschließen.	–
Sonstiges			
Elterliche Verhaltensmodifikation	Vier KRS kommen zu widersprüchlichen Ergebnissen. Die beobachteten Effekte sind sehr gering.	Keine	In der größten KRS sollten Mütter Reize (taktil, auditiv etc.) für das Kind vermindern. Ihnen wurde aber auch geraten, ihr Kind alleine zu lassen, wenn sie meinten, das Schreien nicht länger ertragen zu können. Die Beurteilung des Therapieerfolgs wurde mittels einer unvalidierten Skala vorgenommen. Es bleibt unklar, ob sich das kindliche Verhalten verändert hat oder nur dessen Wahrnehmung durch die Mutter.
Chiropraktische Manipulation	Kein Effekt in der einzigen KRS, in der weder Eltern noch die Studienleiter wussten, welches Kind wirklich behandelt wurde (Olafsdottir et al. 2001)	Unklar, ob unsachgemäße Manipulationen zu Schäden führen können	Eine weitere KRS wies positive Therapieeffekte nach, zeigte aber erhebliche methodische Mängel. Insbesondere waren die Eltern hinsichtlich der Behandlung ihres Kindes nicht verblindet (Wiberg et al. 1999)

KRS kontrollierte, randomisierte Studie

Funktionelle Bauchschmerzen
Definition und Symptomatik

Nur 10% der Kinder mit rezidivierenden Bauchschmerzen haben tatsächlich ein »organisches« Leiden (Berger u. Damschen 2004). Jedoch selbst nach Identifizierung und adäquater Therapie des ätiologisch angeschuldigten organischen Leidens können rezidivierende Bauchschmerzen weiter bestehen bleiben. Apley (1975; Apley u. Hale 1958) definiert typische rezidivierende Bauchschmerzen als abdominelle Schmerzen, die schubweise mindestens einmal im Monat über mindestens 3 aufeinander folgende Monate auftreten und die das Kind in seinen normalen Aktivitäten behindern. Das Intervall zwischen den Schmerzschüben ist üblicherweise schmerzfrei. Ob eine bessere Einteilung nach den Rome-II-Kriterien therapeutisch weiterführt, bleibt abzuwarten (El-Matary et al. 2004; Miele et al. 2004; Walker et al. 2004).

Kinder mit funktionellen Bauchschmerzen weisen **charakteristische Merkmale** auf:
- periumbilikaler (45%) oder epigastrischer Schmerz (40%) über weniger als eine Stunde bei zwei Drittel der Kinder; nahezu immer Dauer von weniger als 3 Stunden
- kaum je schmerzbedingtes Erwachen aus dem Schlaf
- fast nie Benennung der Maßnahmen, die das Schmerzereignis verkürzen, durch Kind und Eltern möglich
- Schmerzen häufig von vegetativen Symptomen wie Blässe und Übelkeit begleitet
- unauffälliger Befund der körperlichen Untersuchung

Unter Schulpflichtigen beträgt die **Prävalenz** funktioneller Bauchschmerzen 10–25% (Berger u. Damschen 2004).

Die funktionellen Bauchschmerzen sind nicht nur wegen ihrer hohen Prävalenz, sondern auch wegen ihres **Verlaufs** ein ernst zu nehmendes Problem. In Langzeitstudien wurde innerhalb von 5 Jahren nur ein Drittel der betroffenen Kinder schmerzfrei, ein Drittel klagte über persisitierende Schmerzen im Sinne funktioneller Bauchschmerzen, und ein weiteres Drittel litt an anderen rezidivierenden Schmerzsyndromen (Berger u. Damschen 2004). In mehr als der Hälfte der Fälle sind die funktionellen Bauchschmerzen schon primär mit anderen Schmerzformen wie Kopf- und Thoraxschmerzen vergesellschaftet. Bei den Eltern lösen funktionelle Bauchschmerzen häufig Angst aus, begleitet von einer großen Unsicherheit, wie sie auf die Schmerzäußerungen ihres Kindes reagieren sollen.

Initiale Diagnostik

Schützen Sie das Kind und seine Familie vor einer umfangreichen und invasiven Diagnostik! Ausführliche Anamnese, gründliche körperliche Untersuchung und minimale Labordiagnostik sind das Instrumentarium zur sicheren Abgrenzung der funktionellen Bauchschmerzen gegenüber ätiologisch anders zu wertenden Schmerzen.

Erklärungsmodelle

Die funktionellen Bauchschmerzen können im Rahmen von biopsychosozialen Modellen erklärt werden als Zusammenwirken einer bestimmten vererbten oder erworbenen **Vulnerabilität** mit externen **Stressoren.** Letztlich hat das Kind aber auch Ressourcen, die eine Gesundung möglich machen. Die Vulnerabilität eines Kindes hinsichtlich der funktionellen Bauchschmerzen ist ein Wechselspiel zwischen organischer Dysfunktion (hier insbesondere des Magen-Darm-Trakts) und psychischen Faktoren (ängstliches Temperament, niedrige Schmerzschwelle, passive Coping-Strategien). Ist es erst einmal zu funktionellen Bauchschmerzen gekommen, vergrößert die rezidivierende Schmerzerfahrung die Vulnerabilität des Kindes, und dies umso mehr, je stärker die Schmerzen von der Umwelt wahrgenommen und verstärkt werden. Stressoren können psychosozialer oder biologischer Natur (z. B. Laktosebelastung) sein. Ein wesentlicher psychosozialer Stressfaktor ist die Familie.

Familien von Kindern mit funktionellen Bauchschmerzen sind häufig gekennzeichnet durch (Berger u. Damschen 2004):
- niedrigen sozioökonomischen Status
- große elterliche Fürsorge und Angst
- typische familiäre Interaktionsmuster, die die Schmerzäußerungen des Kindes eher verstärken, als dass sie das Kind darin unterstützen, die Schmerzen aktiv zu überwinden

Durch verschiedene **Ressourcen** lassen sich Auswirkungen der Stressoren und damit der Verlauf der funktionellen Bauchschmerzen beeinflussen. Unter Ressourcen sind biologisch-organische (z. B. Diätmodulationen) und psychosoziale Interventionen (Verhaltensmodulationen; ▶ unten) zu verstehen. Die Familie ist Stressor und Ressource zugleich.

Therapie

Man unterscheidet kognitiv-verhaltenstherapeutische und diätetische Maßnahmen, die bei einzelnen Patienten durchaus auch gemeinsam zur Anwendung kommen. Auf jeden Fall sollten schon im Erstgespräch spätere Konsultationen zur Therapieüberwachung vereinbart werden, damit nach initial komplett unauffälligen Untersuchungsbefunden nicht der Eindruck entsteht, der Arzt wolle sich durch häufige Konsultationen für seine Unfähigkeit entschuldigen, eine organische Ursache für die funktionellen Bauchschmerzen zu finden. Zur Verlaufsüberwachung ist ein Schmerztagebuch (z. B. mit visuellen Analogskalen oder »Smileys«) hilfreich. In einer prospektiven, randomisierten Doppelblindstudie konnten Feldman et al. (1985) zeigen, dass sich der Verlauf der funktionellen Bauchschmerzen durch eine **ballaststoffreiche Diät** positiv beeinflussen lässt. Andere Quellen bestätigen den positiven Effekt stuhlregulierender Maßnahmen, selbst wenn klinisch keine Obstipation besteht (Hyams 1982). Bei Vorliegen einer Kohlenhydratmalabsorption ist ein 2-wöchiger Auslassversuch angezeigt.

Am erfolgversprechendsten ist eine **verhaltenstherapeutisch-kognitive Therapie.** In einer Studie von Sanders et al. (1994) war ein strukturiertes kognitiv-verhaltenstherapeutisches Programm für betroffene Kinder und deren Mütter der normalen Versorgung durch den Pädiater überlegen. Nach 6 Monaten waren zwei Drittel der Kinder, die dieses Programm absolvierten, schmerzfrei, gegenüber nur einem Drittel der Kontrollgruppe in normaler pädiatrischer Behandlung. Ähnlich gute Erfahrungen wurden mit einem Bauchschmerztherapieprogramm an der Vestischen Kinder- und Jugendklinik in Datteln gemacht.

Abdominelle Migräne

Von den funktionellen Bauchschmerzen ist die abdominelle Migräne abgrenzbar. Sie ist definiert als idiopathisch auftretende Symptomatik insbesondere des Kindesalters mit episodischen, abdominellen, mittig lokalisierten **Schmerzattacken,** die für 1–72 Stunden anhalten. Im Intervall ist das Kind symptomfrei. Die Schmerzen sind von moderater bis starker Intensität, assoziiert mit vasomotorischen Symptomen, Übelkeit oder Erbrechen.

Diagnostische Kriterien sind:
- A: Wenigstens 5 Attacken erfüllen die Kriterien B–E.
- B: Abdominelle Schmerzattacken dauern 1–72 Stunden an (unbehandelt oder nicht erfolgreich behandelt).
- C: Abdominelle Schmerzen haben folgende Charakteristik:
  - Lokalisation in der Körpermittellinie oder periumbilikal oder schlecht lokalisierbar
  - dumpfer Schmerzcharakter oder »es tut einfach weh«
  - moderate bis starke Intensität
- D: Während der Attacke treten mindestens 2 der folgenden Symptome auf:
  - Appetitlosigkeit
  - Übelkeit
  - Erbrechen
  - Gesichtsblässe
- E: Anamnese und körperliche Untersuchung weisen nicht auf eine gastrointestinale oder renale Erkrankung hin. Solche Erkrankungen sind durch geeignete Untersuchungsmethoden ausgeschlossen

Der Schmerz ist so stark, dass normale Aktivitäten unterbrochen werden. Kinder finden es zumeist schwierig, zwischen Appetitlosigkeit und Übelkeit zu unterscheiden. Die **Blässe** ist häufig von dunklen »Augenrändern« begleitet. Bei einigen Patienten ist eine **Gesichtsröte** das führende Zeichen einer vasomotorischen Mitreaktion. Die meisten Kinder mit abdomineller Migräne entwickeln im späteren Leben einen Migränekopfschmerz. Der Autor stellt die Diagnose einer abdominellen Migräne nur, wenn die Familienanamnese für eine Migräne positiv ist und die Symptomatik sehr periodisch einmal bis mehrmals pro Monat auftritt.

Die **Therapie** der abdominellen Migräne besteht in der Gabe von Ibuprofen oder bei Nichtansprechen in der Verabreichung von Triptanen.

45.6 Schmerztherapie bei endoskopischen Eingriffen

Für Gastro- oder Koloskopien ist die **Allgemeinnarkose** nachweislich die sicherste und effektivste Methode zur Reduktion von Angst und Schmerz (Dillon et al. 1998). Zudem ist die Endoskopiequalität besser als unter jeder anderen Form der Analgosedierung (Lamireau et al. 1998). Kann aus organisatorischen Gründen keine Allgemeinnarkose durchgeführt werden, empfiehlt sich eine Analgosedierung mit Ketamin und Midazolam durch einen Arzt, der notfalls eine Reanimation nach anästhesiologischem Facharztstandard durchführen kann (Gilger et al. 2004; ◘ Tab. 45.6). Risikofreie Medikamente oder Medikamentenkombinationen zur Analgosedierung bei Kindern gibt es nicht. Zur Risikominimierung sollten folgende Regeln beachtet werden:
- mindestens 24 Stunden vor dem Eingriff.
  - Anamnese bezüglich Unverträglichkeiten und früheren Komplikationen erheben
  - Aufklärung der Eltern und des Patienten über mögliche Risiken
  - Einholen des *schriftlichen* Einverständnisses für Eingriff und Analgosedierung oder Narkose
- direkt vor dem Eingriff:
  - Nahrungskarenz: im Alter von 0–5 Monaten 4 Stunden, danach 6 Stunden
  - Karenzzeit für klare Flüssigkeiten: 2–3 Stunden
  - orale oder rektale Prämedikation bevorzugen (langsame Anflutung)
  - bei Kombination von Analgetikum und Sedativum immer zur Sicherheit i. v. Zugang anlegen; grundsätzlich Analgetika und/oder Sedativa nach ihrem Effekt titrieren
- während des Eingriffs:
  - Monitoring (Monitor zur Überwachung der Sauerstoffsättigung, nichtinvasive Herzfrequenz- und Blutdruck-

◘ **Tab. 45.6.** Analgosedierung ab dem 6. Lebensmonat

Komponenten	Medikament	Dosierung	Nebenwirkungen
Prämedikation	Atropin	0,01 mg/kg KG i. v. (Höchstdosis: 0,3 mg)	- Tachykardie - Unruhe
Sedierung	Midazolam	Austitrieren: 0,1 mg/kg KG i. v., ggf. wiederholen	- Arterielle Hypotonie - Paradoxe Reaktionen - Allergien - Muskelzittern - Halluzinationen - Singultus - Hyperventilation - Laryngo- und Bronchospasmus
Analgesie	Ketamin	Austitrieren: - Startdosis: 0,5–1 mg/kg KG i. v. - Höchste Einzeldosis: 50 mg - Höchste Kumulativdosis: 6 mg/kg KG	- Hypersalivation - Erbrechen - Laryngospasmus - Halluzinationen - Hirndrucksteigerung - Tachykardie - Erbrechen - Alpträume - Hypersalivation - Muskelhypertonie - Bluthochdruckkrisen - Sehr selten Atemdepression

messung, Überwachung der Atemfrequenz) durch eine Person, die *nur* mit dieser Aufgabe betraut ist; Monitoring nach Ende der Prozedur bis zum Erreichen unten genannter Kriterien fortsetzen
— Sicherstellung der Notfallversorgung: intensivmedizinisch erfahrener Arzt, Absauger, Sauerstoffspender, Beatmungsmaske und -beutel, Intubationsbesteck inklusive passender Tuben, Notfallmedikamente inklusive patientenindividualisierter Dosierungskarte, Antidots (z. B. Naloxon und Flumazenil)
— Vitalparameter sowie Medikamentengaben zeitnah dokumentieren
- nach dem Eingriff:
    — Entlassungskriterien festlegen, z. B.:
        – Vitalwerte wie vor Eingriff
        – Kind wach, reagiert altersadäquat
        – Flüssigkeitsaufnahme problemlos möglich
        – Fähigkeiten im Sprechen, Sitzen und Stehen altersgerecht
        – keine Atemnot
        – keine nichtbeherrschbare Übelkeit, kein nichtbeherrschbares Erbrechen
        – keine Verwirrtheit
        – keine Sauerstoffsupplementierung erforderlich
    — Follow-up festlegen

Literatur

Apley H (1975) The child with abdominal pain. Blackwell Scientific, London

Apley J, Hale B (1958) Children with recurrent abdominal pain; a field survey of 1000 school children. Arch Dis Child 33: 165–170

Berger T, Damschen U (2004) Rezidivierende Bauchschmerzen. In: Zernikow B (Hrsg) Schmerztherapie bei Kindern. Springer, Berlin Heidelberg New York

Büttner W, Finke W, Hilleke M, Reckert S, Vsianska L, Brambrink A (1998) Development of an observational scale for assessment of postoperative pain in infant. Anasthesiol Intensivmed Notfallmed Schmerzther 33: 353–361

Dillon M, Brown S, Casey W et al. (1998) Colonoscopy under general anesthesia in children. Pediatrics 102: 381–383

El-Matary W, Spray C, Sandhu B (2004) Irritable bowel syndrome: the commonest cause of recurrent abdominal pain in children. Eur J Pediatr 163: 584–588

Feldman W, McGrath PJ, Hodgson C, Ritter H, Shipman RT (1985) The use of dietary fibre in the management of simple childhood idiopathic recurrent abdominal pain: results in a prospective double blind randomized controlled trial. Am J Dis Child 139: 1216–1218

Garrison MM, Christakis DA (2000) A systematic review of treatments for infant colic. Pediatrics 106: 184–190

Gilger MA, Spearman RS, Dietrich CL, Spearman G, Wilsey MJ Jr, Zayat MN (2004) Safety and effectiveness of ketamine as a sedative agent for pediatric GI endoscopy. Gastrointest Endosc 59: 659–663

Hicks CL, von Baeyer CL, Spafford PA, van Korlaar I, Goodenough B (2001) The Faces Pain Scale-Revised: toward a common metric in pediatric pain measurement. Pain 93: 173–183

Hyams JS (1982) Chronic abdominal pain caused by sorbitol malabsorption. J Pediatr 100: 772–773

Kim MK, Strait RT, Sato TT, Hennes HM (2002) A randomized clinical trial of analgesia in children with acute abdominal pain. Acad Emerg Med 9: 281–287

Lamireau T, Dubreuil M, Daconceicao M (1998) Oxygen saturation during esophagogastroduodenoscopy in children: general anesthesia versus intravenous sedation. J Pediatr Gastroenterol Nutr 27: 172–175

Lucassen PL, Assendelft WJ, van Eijk JT, Gubbels JW, Douwes AC, van Geldrop WJ (2001) Systematic review of the occurrence of infantile colic in the community. Arch Dis Child 84: 398–403

Miele E, Simeone D, Marino A et al. (2004) Functional gastrointestinal disorders in children: an Italian prospective survey. Pediatrics 114: 73–78

Olafsdottir E, Forshei S, Fluge G, Markestad T (2001) Randomised controlled trial of infantile colic treated with chiropractic spinal manipulation. Arch Dis Child 84: 138–141

Reich A (2004) Regionalanästhesien im Kindesalter. Uni-Med, Bremen

Sanders MR, Shepherd RW, Cleghorn G, Woolford H (1994) The treatment of recurrent abdominal pain in children: a controlled comparison of cognitive-behavioral family intervention and standard pediatric care. J Consult Clin Psychol 62: 306–314

Wade S, Kilgour T (2001) Extracts from «clinical evidence": Infantile colic. BMJ 323: 437–440

Walker LS, Lipani TA, Greene JW et al. (2004) Recurrent abdominal pain: symptom subtypes based on the Rome II Criteria for pediatric functional gastrointestinal disorders. J Pediatr Gastroenterol Nutr 38: 187–191

Wessel M, Cobb J, Jackson E, Harris G, Detwiler A (1955) Paroxysmal fussing in infancy, sometimes called «colic". Pediatrics 14: 421–435

WHO (1998) Cancer pain relief and palliative care in children. WHO, Genf

Wiberg JM, Nordsteen J, Nilsson N (1999) The short-term effect of spinal manipulation in the treatment of infantile colic: a randomized controlled clinical trial with a blinded observer. J Manipulative Physiol Ther 22: 517–522

Williams J, Watkins-Jones R (1984) Dicyclomine: worrying symptoms associated with its use in some small babies. Br Med J (Clin Res Ed) 24: 901

46 Pharmakologische Aspekte

46.1 Immunsuppression – 623
M. Melter
46.1.1 Kortikosteroide – 623
46.1.2 Purinantagonisten – 623
46.1.3 Immunophillinbindende Moleküle – 624
46.1.4 Antikörper – 625
46.1.5 Andere Therapeutika: FTY720 – 626
Literatur – 627

46.2 Antibiotika – 628
S. Buderus
46.2.1 Bakterielle Gastroenetritis – 628
46.2.2 Helicobacter-pylori-Gastritis/-Ulkus – 629
46.2.3 Chronisch-entzündliche Darmerkrankungen – 629
46.2.4 Intraabdominelle bakterielle Infektionen – 629
46.2.5 Prophylaktische Antibiotikatherapie, z. B. bei perkutaner endoskopischer Gastrostomie – 629
46.2.6 Nitazoxanid als Beispiel für ein neues Therapeutikum gegen Protozoen – 630
Literatur – 630

46.3 Prokinetika – 630
S. Buderus
46.3.1 Antidopaminerge Prokinetika: Metoclopramid und Domperidon – 630
46.3.2 Cisaprid – 631
46.3.3 Erythromycin – 631
46.3.4 Serotonergika: Alosetron und Tegaserod – 632
Literatur – 633

46.1 Immunsuppression

M. Melter

Ziel einer klinischen Immunsuppression ist die Reduktion einer unerwünschten Immunantwort. Generell ist mit einer erhöhten Infektanfälligkeit und langfristig mit dem Auftreten von Malignomen (v. a. Lymphomen) zu rechnen. Ein »ideales« Immunsuppressivum würde ausschließlich den »Zielpathomechanismus« inhibieren, z. B. Inaktivierung nur jener Lymphozytenklone, die im Rahmen einer Allotransplantation eine Spezifität gegen Spenderantigene besitzen, während andere Klone unbeeinträchtigt bleiben.

Bei den meisten Immunsuppressiva handelt es sich um »Criticaldose«-Pharmaka mit relativ schmalem therapeutischen Bereich. Bei der Behandlung von Kindern kommt hinzu, dass sie i. A. einen »aktiveren Stoffwechsel« aufweisen, sodass u. a. auch deshalb die meisten Substanzen anders (in der Regel schneller) metabolisiert werden. Daher lassen sich pharmakologische Daten, die bei Erwachsenen erhoben werden, nicht auf Kinder übertragen. Darüber hinaus ist gerade bei Immunsuppressiva eine kindgerechte, möglichst gut individuell dosierbare, orale Applikationsmöglichkeit (z. B. liquide Verabreichungsform) unverzichtbar.

46.1.1 Kortikosteroide

Kortikosteroide sind seit langem ein wichtiger Bestandteil vieler immunsuppressiver Therapiekonzepte. Sie besitzen zahlreiche **antiinflammatorische und immunsuppressive Effekte.** Sie beeinflussen über die Bindung an spezifische zytoplasmatische Rezeptoren die Gentranskriptionsrate für zentrale immunregulatorische Proteine wie Interleukin 1β (IL-1β), IL-6 und Tumornekrosefaktor α (TNF-α) mit resultierender Suppression der Makrophagenfunktion und konsekutiver T-Zell-Aktivierung. Sie inhibieren auch die IL-2-Synthese, hemmen damit die T-Zell-Proliferation und reduzieren die IL-2-Rezeptorbindungsfähigkeit. Andererseits stimulieren sie die Synthese des inhibierenden Zytokins »transforming growth factor β« (TGF-β), was in einem »antiinflammatorisch« geprägten T-Helfer-Zell-2-artigen Zytokinprofil resultiert. Über die Inhibition der Expression interferonabhängiger Adhäsionsmoleküle (einschließlich MHC-Klasse-II-Moleküle) bewirken Kortikosteroide darüber hinaus die Alteration von Leukozyten-»Verkehr« und -Transmigration sowie eine Induktion der Lymphozytenapoptose.

Die Langzeitbehandlung mit Kortikosteroiden ist mit zahlreichen **Nebenwirkungen** assoziiert:
- Katabolie
- diabetogene Wirkung
- typische Fazies
- Wundheilungsstörungen
- Katarakt
- intestinale Blutungen
- Steroidakne
- arterielle Hypertension
- Steroidpsychose

Im Rahmen der Behandlung mit Kortikosteroiden ist weiterhin deren **mineralokortikoide Wirkung** zu berücksichtigen. Der Schwellenwert für die Entwicklung des sog. Cushing-Syndroms ist individuell variabel, wird aber bei einer Äquivalenzdosis von täglich etwa 6 mg Prednison/m^2 KOF postuliert.

Die **Dosierung** von Kortikosteroiden hängt von Präparat und Indikation ab. Im Allgemeinen wird eine »Pulstherapie« mit bis zu 300 mg Prednison/kg KG/Tag (max. 500 mg/Tag) durchgeführt. Eine Remissionsinduktion wird oft mit 2 mg Prednison/kg KG/Tag (max. 60mg/Tag) initiiert.

Budenosid. Die Wirkung von Kortikosteroiden wird über prinzipiell in allen Körperzellen exprimierte Kortikosteroidrezeptoren vermittelt. Um unerwünschte systemische Wirkungen zu begrenzen, wurden Präparate mit hoher Affinität zu lokalen (intestinalen) Kortikosteroidrezeptoren und überwiegend hepatischer »First-pass«-Metabolisierung entwickelt. Für Budesonid (Dosierung: 3-mal 3 mg/Tag) fand sich bei M. Crohn eine hohe Effektivität in der Primärtherapie von Patienten mit aktiver ilealer, ileozökaler oder rechtskolischer Erkrankung. Ungeklärt ist die Bedeutung einer lokalen rektalen Verabreichung bei chronisch-entzündlichen Darmerkrankungen. Erste Daten zu Effektivität und Nebenwirkungsrate/-spektrum bei der Behandlung von Patienten mit Autoimmunhepatitis sind vielversprechend.

46.1.2 Purinantagonisten

Das Purinanalogon **Azathioprin** wirkt erst nach seiner Metabolisation zu 6-Mercaptopurin. Purinanaloga inhibieren die Proliferation von sich teilenden Zellen durch die Synthesehemmung von Purinnukleotiden über den Einbau aktiver Metabolite in die DNA. Ihre immunsuppressive Wirkung beruht auf der Inhibition der Ausreifung immaturer Vorgänger-(Precursor-)Zellen und der weiteren Proliferation stimulierter, maturer T-Zellen. Die Zytokinsynthese bereits aktivierter T-Zellen bleibt hiervon unberührt, was zusammen mit einer Reduktion der Anzahl zirkulierender natürlicher Killer-Zellen für den schleichenden Wirkungsbeginn der Purinanaloga ursächlich sein könnte.

Die genetisch determinierte Aktivität der **Thiopurinmethyltransferase** (TPMT) spielt eine zentrale Rolle im Metabolismus der Purinanaloga. Bei homozygoter inaktivierender Mutation (Häufigkeit von etwa 1 : 300) werden Purinanaloga meist nicht toleriert sowie schwere Leukopenien und andere Nebenwirkungen beobachtet. Heterozygote Personen (etwa 10% der Bevölkerung) sprechen dagegen generell besonders gut auf Purinanaloga an, entwickeln oft eine milde Leukopenie und bedürfen meist nur einer Dosisreduktion. Andererseits ist eine Leukopenie für den Therapieerfolg nicht obligat, und es lassen sich nicht alle Nebenwirkungen durch den Status der TPMT erklären.

Aufgrund von **Nebenwirkungen** muss die Therapie bei etwa 10% der Patienten beendet werden. Es kommt häufig zu Übelkeit und Erbrechen, zu einer idiosynkratisch induzierten Pankreatitis (7%) sowie zu Haarausfall (20%) und Aktivitätssteigerung der Transaminasen (10%). Schwere cholestatische Hepatopathien, schwere Infektionen, Anämie und allergische Symptome sind dagegen selten. Sehr rar ist eine »Venenverschlusserkrankung« (»veno-occlusive disease«) der Leber. Purinanaloga sind potenziell teratogen und karzinogen und erzeugen in hoher Dosierung eine Oligo- und Azoospermie. Klinische Studien haben eine gute Verträglichkeit belegt und zeigen können, dass das tatsächliche Malignomrisiko bei der Langzeittherapie deutlich überschätzt wird (Connell et al. 1994). Azathioprin weist im Vergleich zu

6-Mercaptopurin ein vorteilhaftes Wirkprofil auf, was sich durch die günstigeren pharmakologischen Eigenschaften und die erst lokale Metabolisierung zu 6-Mercaptopurin (▶ oben) erklären lässt.

In Abhängigkeit von der Indikation und der individuellen Thiopurinmethyltransferaseaktivität wird Azathioprin üblicherweise in einer Dosis von 1–3 mg/kg KG/Tag und 6-Mercaptopurin in einer Dosierung von 1–2,5 mg/kg KG/Tag verabreicht. Die **Neutropenie** ist ein sensitiver Marker der Purinanalogatoxizität. Therapeutisch sollte dabei die Gesamtleukozytenzahl 3000/µl und die Neutrophilenzahl 1000/µl nicht unterschreiten.

Mycophenolatmofetil (CellCept) und Mycophenolat (Myfortic). Mycophenolatmofetil wird nach oraler Resorption schnell in Mycophenolat metabolisiert, was die De-novo-Purinsynthese mit der Folge einer »Arretierung« der DNA-Replikation inhibiert. Die selektive Proliferationshemmung von T- und B-Zellen beruht darauf, dass diese, im Gegensatz zu anderen Zellen, in ihrer Proliferation auf eine De-novo-Purinsynthese angewiesen sind. Darüber hinaus reduziert Mycophenolatmofetil die lymphozytäre Expression von Adhäsionsmolekülen, was in einer geringeren Lymphozytenbindungsfähigkeit an aktivierte Endothelzellen resultiert. Mycophenolatmofetil zeigt dabei eine synergistische Wirkung mit Calcineurininhibitoren und Kortikosteroiden. Es wird erfolgreich nach Organtransplantation sowie jüngst auch bei Autoimmunhepatitis und Riesenzellhepatitis in Assoziation mit einer autoimmunhämolytischen Anämie eingesetzt (Grothues et al. 2003; Richardson et al. 2000). Im Gegensatz dazu ist der therapeutische Effekt bei der Behandlung chronisch-entzündlicher Darmerkrankungen umstritten (Fellermann et al. 2000; Neurath et al. 1999). Wesentliche Nebenwirkungen sind – v. a. bei jungen Kindern – Diarrhö und Übelkeit sowie eine Leukopenie. Die intestinalen Störungen lassen sich durch ein langsames (über etwa 7 Tage) »Einschleichen« der Dosis minimalisieren. In Abhängigkeit von der Indikation und der immunsuppressiven Ko-Medikation wird Mycophenolatmofetil in einer Dosierung von 2-mal 300–600 mg/m² KOF/Tag (max. 2-mal 1 g/Tag) verabreicht. Blutspiegelmessungen sind möglich, ihre Bedeutung in der Steuerung der Therapie ist jedoch noch ungeklärt.

46.1.3 Immunophillinbindende Moleküle

Calcineurininhibitoren

Die Calcineurininhibitoren binden an ubiquitäre, zytoplasmatische T-Zell-Proteine, sog. Immunophilline: **Cyclosporin A** an Cyclophillin und **Tacrolimus** an das Tacrolimusbindungsprotein, dessen natürliche Funktion wenig verstanden ist. Es konnte gezeigt werden, dass Immunophilline im Komplex mit Calcineurininhibitoren an die Kalziumphosphatase Calcineurin binden und dadurch deren Funktion hemmen. Konsekutiv wird die Translokation des exklusiv in T-Zellen exprimierten »nuclear factor of activated T cells« in den Zellkern blockiert und die Gentranskription derjenigen Zytokine gehemmt, die für die Zellproliferation notwendig sind (IL-2, Interferon α etc.). Dies erklärt die spezifische Wirkung von Calcineurininhibitoren auf T-Zellen.

Calcineurininhibitoren werden intestinal und hepatozytär fast ausschließlich via Zytochrom-P_{450}-Komplex (überwiegend CYP3A4) metabolisiert, was bei Kindern aufgrund eines »aktiveren« Zytochrom-P_{450}-Oxidase-Systems deutlich schneller erfolgt als bei Erwachsenen. Cyclosporin A ist in hohem Maße lipophil und bezüglich der Absorption von der intestinalen Präsenz von Gallensäuren abhängig. Seit den 1990er Jahren steht Cyclosporin A in einer Mikroemulsionsformulierung (**Sandimmun Optoral**) zur Verfügung, die eine verbesserte Bioverfügbarkeit und eine geringere Abhängigkeit von der intestinalen Präsenz von Gallensäuren aufweist. In der klinischen Anwendung hat sich gezeigt, dass gerade nach pädiatrischer Lebertransplantation die Behandlung mit Calcineurininhibitoren durch eine breite inter- und intraindividuelle Variabilität gekennzeichnet ist.

Nach **pädiatrischer Lebertransplantation** wählen wir eine Cyclosporin-A-Startdosis von 50 mg/m² KOF als Infusion über 4 Stunden alle 12 Stunden. Da die i. v. verabreichte Cyclosporin-A-Lösung Cremophor enthält, besteht die Gefahr einer allergischen Reaktion, weshalb vorab ein H_1-Blocker verabreicht werden sollte. Bei der Umstellung auf die orale Präparation (Sandimmun Optoral) muss etwa die 3fache Dosis verabreicht werden.

Da für Calcineurininhibitoren klare Dosis-Wirkungs-Beziehungen sowie Parameter, welche die Effektivität der Immunsuppression einzuschätzen helfen, fehlen, sind für eine adäquate Steuerung der individuellen Immunsuppression pharmakologische Parameter essenziell. Unter diesen ist die **Calcineurininhibitorengesamtexposition,** gemessen als Fläche unter der Zeit-Konzentrations-Kurve (»area under the curve«, AUC), wohl am engsten mit der Effektivität und der Toxizität korreliert, für Routineuntersuchungen aber ungeeignet (Lindholm u. Kahan 1993). Zurzeit werden zur Dosissteuerung von Cyclosporin A routinemäßig Einzelzeitblutuntersuchungen, üblicherweise der Bluttalspiegel (C-0), herangezogen. Allerdings ist der maximale Cyclosporin-A-Blutspiegel, der in den meisten Studien 2 Stunden nach der morgendlichen Einnahme (C-2) verifiziert wurde, am besten mit der AUC korreliert (Melter et al. 1997). So scheint auch die Steuerung der Cyclosporin-A-Immunsuppression anhand des C-2-Wertes mit einer Senkung der Inzidenz und des Schweregrades akuter Abstoßungen und renaler Funktionsstörungen assoziiert zu sein (Barama et al. 2000; Levy et al. 2000).

Da diese Studien alle mit Sandimmun Optoral durchgeführt wurden, lassen sie keine Rückschlüsse auf andere Cyclosporin-A-Galeniken zu, die deshalb in der Pädiatrie auch nicht verwendet werden sollten. Die **Cyclosporin-A-Konzentration** wird derzeit standardmäßig mittels eines monoklonalen Verfahrens im Plasma gemessen. In einzelnen Fällen, z. B. bei Verdacht auf Varianz des Zytochrom-P_{450}-Metabolismus und konsekutiv erhöhter Nebenwirkungsrate, kann es sinnvoll sein, neben dem monoklonalen auch den polyklonalen Cyclosporin-A-Spiegel zu bestimmen, bei dem neben der »Muttersubstanz« auch die wesentlichen Metabolite gemessen werden.

Tacrolimus (Prograf) weist im Vergleich zu Cyclosporin A eine etwa 100fach höhere In-vitro- und eine 10fach höhere In-vivo-Inhibition der T-Zell-Antwort auf. Wenngleich seine Resorption weniger von der intestinalen Präsenz von Galle abhängig ist, unterliegt auch die Bioverfügbarkeit von Tacrolimus – besonders nach pädiatrischer Lebertransplantation – erheblichen inter- und intraindividuellen Schwankungen (Melter et al. 1996). Im Gegensatz zu Cyclosporin A existieren für Tacrolimus bei Kindern weder ausreichende pharmakologische Daten noch Langzeiterfahrungen. Bei Kindern ist darüber hinaus besonders kritisch zu bewerten, dass für Tacrolimus bisher keine Darreichungsform angeboten wird, die eine individuelle, »fein abgestimmte« Dosierung zulässt, was bei einem so potenten Pharmakon die Verwendung bei Kindern erheblich einschränkt. Nach pädiatrischer Lebertransplantation wählen wir eine orale Startdosis von 0,1 mg/kg KG alle 12 Stunden. Auf eine i. v. Verabreichung sollte aufgrund der hohen Nebenwirkungsrate verzichtet werden.

Große vergleichende Studien nach **pädiatrischer Lebertransplantation** haben zwischen Cyclosporin A und Tacrolimus bezüglich des Patienten- und Transplantatüberlebens keine Unterschiede evaluieren können (Kelly et al. 2004; McDiarmid et al. 1995). Während mit Tacrolimus – im Gegensatz zu Cyclosporin A – eine akute Abstoßung behandelt (und nicht nur verhindert) werden kann, hat sich eine Effektivität bei chronischen Abstoßungsreaktionen nicht bestätigt.

Das **Nebenwirkungsspektrum** ist bei beiden Calcineurininhibitoren vergleichbar und umfasst im Einzelnen besonders Nephro- und Neurotoxizität, Hyperlipidämie, arterielle Hypertonie, diabetogene Potenz und intestinale Störungen. Bei Cyclosporin A finden sich darüber hinaus ein Hirsutismus und eine Gingivahyperplasie, die durch eine konsequente Zahnpflege reduziert werden kann. Eine hypertrophe Kardiomyopathie fand sich in Assoziation mit einer Tacrolimustherapie bei Kindern nach Darm- und/oder Lebertransplantation (Atkinson et al. 1995). Während Cyclosporin A mit einem höheren Blutlipidspiegel assoziiert zu sein scheint, weist Tacrolimus eine höhere diabetogene Potenz auf (McDiarmid et al. 1995; Melter u. Rodeck 1998). In der klinischen Praxis ist die Therapie mit Tacrolimus bei Kindern durch die höhere Rate an Diarrhöen und neurologischen Störungen (einschließlich pontine Myelinolyse) kompliziert (McDiarmid et al. 1995; Melter u. Rodeck 1998) und sollte insbesondere bei der Kombination mit Mycophenolatmofetil kritisch bedacht werden. In diesem Zusammenhang ist besonders bei Säuglingen auch auf eine metabolische Azidose mit oft deutlicher Erniedrigung des Standardbikarbonatwertes und Hyperkaliämie (z. T. ohne messbare Nierenfunktionseinschränkung) als Hinweis auf eine tacrolimusassoziierte Toxizität hinzuweisen (Melter u. Rodeck 1998). Die regelmäßige Bestimmung des Blut-Säure-Basen-Status und der Elektrolytwerte ist eine verlässliche und hilfreiche Methode zur Therapiesteuerung (Melter u. Rodeck 1998). Wahrscheinlich als Ausdruck der intensiveren Immunsuppression wird auch unter primärer Tacrolimustherapie im Vergleich zur Gabe von Cyclosporin A eine höhere Inzidenz an schwerwiegenden Infektionen (z. B. mit Pneumocystis jiroveci; Melter u. Rodeck 1998), v. a. aber eine bedenklich hohe Inzidenz (bis 15% vs. 2–3% bei Cyclosporin A) an (Epstein-Barr-Virus-assoziierten) posttransplantationslymphoproliferativen Erkrankungen (»posttransplant lymphoproliverative diseases«, PTLD) beobachtet (Cacciarelli et al. 2001; Jack et al. 2003). Es wurde postuliert und ist wahrscheinlich, dass Calcineurininhibitoren eine hemmende Wirkung auf eine Toleranzentwicklung haben, was zukünftig einen Einfluss auf die immunsuppressive Strategie nach Transplantationen (zumindest bei Säuglingen) haben könnte. Darüber hinaus erscheint aufgrund der hemmenden Wirkung von Calcineurininhibitoren auch auf regulatorische T-Zellen eine Therapie autoimmun bedingter Lebererkrankungen (z. B. Autoimmunhepatitis) mit Calcineurininhibitoren als fragwürdig (Longhi et al. 2004).

Rapamycin

Rapamycin (Sirolimus; Rapamune) bindet an Tacrolimusbindungsprotein und konkurriert diesbezüglich mit Tacrolimus, bindet im Komplex aber nicht an Calcineurin (und ist somit auch kein Calcineurininhibitor), sondern an ein als »mammalian target of rapamycin« bezeichnetes Protein, dessen pathomechanistische Bedeutung weitestgehend unbekannt ist. Der immunsuppressive Effekt von Rapamycin basiert wesentlich auf der **Blockade der IL-2-gesteuerten T-Zell-Proliferation,** weshalb eine kombinierte Immunsuppression mit Cyclosporin A (Hemmung der IL-2-Synthese) aufgrund des Synergismus bei der Inhibition einer T-Zell-Antwort besonders effektiv erscheint. Andererseits ist es aufgrund seiner Kompetition für eine Kombination mit Tacrolimus fragwürdig. Ein synthetisches Analogon von Rapamycin, Everolimus (Certican), wird derzeit in klinischen Studien untersucht.

Aufgrund des unterschiedlichen Pathomechanismus ist auch das **Nebenwirkungsprofil** von Rapamycin und Calcineurininhibitoren verschieden. Dabei ist eine Hyperlipidämie eine wesentliche Nebenwirkung von Rapamycin, während Nephro- und Neurotoxizität allenfalls ein untergeordnetes Problem darstellen. Allerdings wird bei kombinierter Rapamycin- und Cyclosporin-A-Therapie eine veränderte Cyclosporin-A-Pharmakokinetik mit assoziierter Erhöhung der Serumkreatininkonzentration beobachtet. Eine tacrolimusinduzierte Kardiomyopathie scheint dagegen unter Rapamycin rückläufig zu sein (Pappas et al. 2000). Der vielleicht wesentlichste Aspekt einer Therapie mit Rapamycin ist sein antiproliferativer Effekt und damit die Potenz der Prävention von Malignomen, was im Rahmen der Re-Institution oder Fortsetzung einer Immunsuppression bei Kindern mit PTLD von besonderer Bedeutung sein könnte. Bei dieser Indikation und bei relevanten Nierenfunktionseinschränkungen führen wir die Immunsuppression bei pädiatrischer Lebertransplantation mittels einer Dualtherapie (Rapamycin plus Kortikosteroide) durch. Aufgrund der problematischen Interaktionen mit Calcineurininhibitoren verzichten wir meist auf eine Kombination mit diesen.

Rapamycin wird in einer **Dosierung** von 0,8 mg/m^2 KOF alle 12 Stunden verabreicht. Zur Spiegelmessung sollten nur Bestimmungen im Vollblut durchgeführt werden. Nach bisherigen Untersuchungen wird ein Talspiegel von 5–15 ng/ml angestrebt.

46.1.4 Antikörper

Antikörper, die mit T-Zell-Oberflächenstrukturen (z. B. CD3) interagieren, sind wichtige Substanzen zur primären Behandlung/Prävention **akuter Abstoßungen** nach Transplantation. Zunächst wurden polyklonale Antikörper (Anti-Lymphozyten- und Anti-Thymozytenglobulin-Antikörper), später auch monoklonale Antikörper eingesetzt.

Anti-Thymozytenglobulin- und Anti-Lymphozyten-Antikörper

Diese Antikörper umfassen eine Vielzahl von Antikörpern (gegen CD3, CD45 etc.) und wirken im Wesentlichen durch die Depletion sowie die Funktions- und Proliferationshemmung zirkulierender T-Zellen. Klinisch kommt es hierdurch temporär zu einer ausgeprägten **Lymphopenie.** Im Rahmen der primären Verabreichung treten fast regelhaft anaphylaktoide Reaktionen auf (»cytokine release syndrome«). Vor der Verabreichung sollten daher Kortikosteroide, Antihistaminika und Antipyretika verabreicht werden. Neben dem hohen Risiko der Entwicklung opportunistischer Infektionen und Malignome – besonders bei jungen Kindern – werden Serumkrankheit, Glomerulonephritis, Thrombo- und Neutropenie beobachtet.

Aufgrund der häufigen und schwerwiegenden **Nebenwirkungen** werden diese Präparate, mit wenigen Ausnahmen, bei pädiatrischer Lebertransplantation nicht mehr verwendet. Die Antikörper werden in einer Dosis von 10–15 mg/kg KG/Tag über 4–6 Stunden zentralvenös verabreicht.

OKT3

Humane T-Zellen exprimieren einheitlich den Rezeptor CD3, für dessen Oberflächenexpression und Funktion eine enge Assoziation zum T-Zell-Rezeptor Voraussetzung ist. Der T-Zell-Rezeptor ist für die Erkennung von MHC-Antigen-Komplexen ursächlich, und CD3 wirkt u. a. im Rahmen der Übertragung des hierdurch initiierten Aktivierungssignals. OKT3 ist ein monoklonaler, muriner **Anti-CD3-Antikörper,** der wesentlich durch Depletion zirkulierender T-Zellen und Modulation bzw. Ablösung der CD3-Moleküle wirkt, wodurch die T-Zellen ihre immunologische Kompetenz verlieren. OKT3 wird nach pädiatrischer Lebertransplantation allenfalls noch bei »unbeherrschbaren« Abstoßungen eingesetzt. Dies begründet sich v. a. durch die erheblich erhöhte Inzidenz von PTLD und opportunistischen Infektionen. Darüber hinaus ist die Therapie mit OKT3 durch ein fast regelhaft ausgeprägtes, schweres »cytokine release syndrome« kompliziert. OKT3 wird als Bolus in einer Dosis von 10 mg/Tag (Erwachsene: 5 mg/Tag) für 5 Tage i. v. verabreicht. Unter der Therapie mit OKT3 sollten die Zahl zirkulierender CD3+-T-Zellen (angestrebt werden <25 Zellen/mm^3) und der Anti-Maus-Antikörper-Titer überwacht werden.

IL-2-Rezeptor-Antagonisten

Der IL-2-Rezeptor ist ein heterotrimärer Komplex, der sich aus 2 Untereinheiten, der α-(CD25-) und der β-(CD122-)/γ-(CD132-)Kette, zusammensetzt. Ruhende und Memory-T-Zellen exprimieren lediglich geringe Mengen des β-γ-Komplexes (aber keine α-Kette), während nach Aktivierung beide Untereinheiten (α- und β-/γ-Kette) äquivalent in hohem Maße exprimiert werden. Durch die exklusive Expression dieses Rezeptors (CD25) ausschließlich nach Aktivierung bietet er ein gutes Ziel für therapeutische Antagonisten. Die monoklonalen Anti-CD25-Antikörper **Basiliximab** (Simulect) und **Daclizumab** (Zenapax) blockieren die Bindung von IL-2 mit der Konsequenz einer Proliferationshemmung, ohne die Aktivierung oder die Zellzahl zu beeinflussen. Basiliximab ist ein chimärer, humanisierter, muriner, Daclizumab ein humaner Antikörper. Während anaphylaktische und hypersensible Reaktion prinzipiell möglich sind, erscheinen sie durch die spezifische CD25-Bindung nicht aufzutreten. Beide Antikörper weisen eine lange biologische Halbwertszeit mit Inhibition der T-Zell-Proliferation für etwa 4–6 Wochen auf.

Die Rate akuter Abstoßungsreaktionen bei **pädiatrischer Lebertransplantation** scheint unter einer Immunsuppression mit Basiliximab im Vergleich zu einer Dualtherapie (Calcineurininhibitoren und Kortikosteroide) deutlich reduziert (Strassburg et al. 2002), sodass auch eine erhebliche Reduktion der Kortikosteroiddosis unter dem »Schutz« von Basiliximab sicher und effektiv ist (bisher unveröffentlichte Daten). Basiliximab wird bei pädiatrischer Lebertransplantation inzwischen in vielen immunsuppressiven Protokollen als »Induktionstherapie« eingesetzt. Hierzu wird es in einer Dosis von 10 mg (Körpergewicht von <35 kg) oder 20 mg (Körpergewicht von ≥35 kg) als i. v. Bolus wenige Stunden vor und am 4. Tag nach der Transplantation verabreicht (Kovarik et al. 2002). Für Daclizumab wird in der Regel ebenfalls ein Dualdosisregime empfohlen: 1 mg/kg KG am Tag der Operation, 0,5 mg/kg KG am 4. postoperativen Tag.

Campath-1H

Campath-1H (Alemtuzumab) ist ein humanisierter, monoklonaler **Antikörper gegen CD52** – ein Antigen, das auf allen maturen T- und einigen B-Zellen exprimiert wird. Der Pathomechanismus dieses Antikörpers ist unbekannt. Er führt in Anwesenheit von Komplement zur Lyse und konsekutiv zu einer lang anhaltenden Depletion von CD52+-Zellen. Erste Studien zeigen, dass Campath-1H zur Prävention und Therapie akuter Abstoßungen nach Transplantation geeignet ist und zu einer Verlängerung des Überlebens nach Lebertransplantation beiträgt.

Infliximab

Infliximab (Remicade) ist ein chimärer, monoklonaler **Anti-TNF-α-Antikörper.** Seine antiinflammatorische Wirkung beruht auf der Blockade und der Neutralisation der biologischen TNF-α-Aktivität sowie einer überwiegend lokalen (?) proapoptotischen Induktion aktivierter Lympho- und Monozyten (Lugering et al. 2001; Van den Brande et al. 2003). Bei aktivem M. Crohn mit Fistelbildung und/oder ausgeprägt entzündlichem Verlauf ist eine Infliximabtherapie hochwirksam (Cezard et al. 2003). Bei der Mehrzahl der Patienten (>90%) kommt es jedoch innerhalb von 12 Monaten zu einem Rückfall, weshalb z. T. eine umstrittene »Erhaltungstherapie« – die in ihrer Form (Dauer, Häufigkeit, Dosis) undefiniert ist – empfohlen wird (de Ridder et al. 2004). Erste Untersuchungen deuten darauf hin, dass Infliximab evtl. auch bei der Therapie der Colitis ulcerosa einen Stellenwert haben könnte (Mamula et al. 2004). Bis zu 20% der kindlichen Patienten weisen unter Infliximab unmittelbar Symptome eines »cytokine release syndrome« auf, die besonders bei wiederholten Therapien nach längerer Pause zu beobachten sind (de Ridder et al. 2004). Ursächlich hierfür könnten die bei der Mehrzahl der langzeitbehandelten Patienten beobachteten und evtl. für ein Therapieversagen ursächlichen Anti-Infliximab-Antikörper (»human antichimeric antibodies«) sein (Baert et al. 2003). Die Entstehung dieser Antikörper kann durch eine gleichzeitige Verabreichung von Immunsuppressiva (Azathioprin, Kortikosteroide etc.) deutlich reduziert werden (Farrell et al. 2003). Besonders problematisch sind die in Zusammenhang mit der Infliximabtherapie auf eine bakterielle Sepsis zurückgeführten Todesfälle (de Ridder et al. 2004). Aufgrund des Risikos der Exazerbation einer Tuberkulose muss eine entsprechende Diagnostik vorausgehen. Darüber hinaus sollte bei Patienten mit akuten Infektionskrankheiten oder Abszessen auf Infliximab verzichtet werden. In den meisten Zentren hat sich eine Infusionstherapie mit einer Dosis von je 5 mg/kg KG zu den Zeitpunkten 0, 2 und 6 Wochen etabliert.

Vor kurzem hat die europäische Arzneimittelagentur EMEA den ersten vollständig humanen monoklonalen TNF-α-Antikörper, Adalimumab (Humira), zur Behandlung des schweren M. Crohn im Erwachsenenalter zugelassen. Darüber hinaus lieferten erste klinische Studien bei pädiatrischer juveniler rheumatoider Arthritis vielversprechende Ergebnisse. Derzeitig wird Adalimumab auch für den Einsatz bei pädiatrischem M. Crohn untersucht. In der Regel verabreichen sich die Patienten Adalimumab alle 2 Wochen per Pen oder als Fertigspritze selbst.

46.1.5 Andere Therapeutika: FTY720

FTY720 wird durch Modifikation eines immunsuppressiven Metaboliten (ISP-1) des Askosporons Isaria sinclairii synthetisiert. Es induziert den Zelltod offensichtlich wesentlich über die intrazelluläre Aktivierung des lymphozytären Hauptapoptosemechanismus (Suzuki 1999) und bewirkt in vivo eine ausgeprägte und lang anhaltende periphere **Lymphopenie**. Die Beobachtung, dass diese wesentlich auf der lymphozytären Zielsuche (»homing«) aus der Zirkulation in die Lymphknoten und die Peyer-Plaques beruht, begründet die (umstrittene) Hypothese, dass der immunsuppressive Mechanismus von FTY720 entscheidend von der Sequestration zirkulierender, maturer Lymphozyten abhängt (Chiba et al. 1998). Bei tierexperimentellen Transplantationsmodellen fand sich eine deutliche Überlebensverlängerung unter FTY720, ohne Hinweise auf Nebenwirkungen(Suzuki et al. 1996).

Literatur

Atkison P, Joubert G, Barron A et al. (1995) Hypertrophic cardiomyopathy associated with tacrolimus in paediatric transplant patients. Lancet 345: 894–896

Baert F, Noman M, Vermeire S et al. (2003) Influence of immunogenicity on the long-term efficacy of infliximab in Crohn's disease. N Engl J Med 348: 601–608

Barama A, Perner F, Beauregard Zollinger L, Prestele H and Neoral Phase IV Study Group (2000) Absorption profiling of cyclosporin therapy for de novo kidney transplantation: A prospective randomized study comparing sparse sampling to trough monitoring. Transplantation 69: S162

Cacciarelli TV, Reyes J, Jaffe R et al. (2001) Primary tacrolimus (FK506) therapy and the long-term risk of post-transplant lymphoproliferative disease in pediatric liver transplant recipients. Pediatr Transplant 5: 359–364

Cezard JP, Nouaili N, Talbotec C et al. (2003) A prospective study of the efficacy and tolerance of a chimeric antibody to tumor necrosis factors (remicade) in severe pediatric crohn disease. J Pediatr Gastroenterol Nutr 36: 632–636

Chiba K, Yanagawa Y, Masubuchi Y et al. (1998) FTY720, a novel immunosuppressant, induces sequestration of circulating mature lymphocytes by acceleration of lymphocyte homing in rats. I. FTY720 selectively decreases the number of circulating mature lymphocytes by acceleration of lymphocyte homing. J Immunol 160: 5037–5044

Connell WR, Kamm MA, Dickson M, Balkwill AM, Ritchie JK, Lennard-Jones JE (1994) Long-term neoplasia risk after azathioprine treatment in inflammatory bowel disease. Lancet 343: 1249–1252

de Ridder L, Escher JC, Bouquet J et al. (2004) Infliximab therapy in 30 patients with refractory pediatric crohn disease with and without fistulas in The Netherlands. J Pediatr Gastroenterol Nutr 39: 46–52

Farrell RJ, Alsahli M, Jeen YT, Falchuk KR, Peppercorn MA, Michetti P (2003) Intravenous hydrocortisone premedication reduces antibodies to infliximab in Crohn's disease: a randomized controlled trial. Gastroenterology 124: 917–924

Fellermann K, Steffen M, Stein J et al. (2000) Mycophenolate mofetil: lack of efficacy in chronic active inflammatory bowel disease. Aliment Pharmacol Ther 14: 171–176

Grothues D, Strassburg A, Knoppke B et al. (2003) Riesenzellhepatitis in Assoziation mit autoimmunhämolytischer Anämie und Immunthrombopenie – Erfolgreiche Remissionserhaltung unter einer Therapie mit Mycophenolat Mofetil (MMF). In: Behrens R, Deutsch J (Hrsg) Symposia Abstracts. sps Publications, Eustis/USA, S 92

Jack T, Maecker B, Lehnhardt A et al. (2003) Lymphoproliferative disorders in pediatric solid organ recipients: A retrospective analysis from the Medical School Hannover from 1990 to 2002. Nephrol Dial Transplant 18: 828

Kelly D, Jara P, Rodeck B et al. (2004) Tacrolimus and steroids versus ciclosporin microemulsion, steroids, and azathioprine in children undergoing liver transplantation: randomised European multicentre trial. Lancet 364: 1054–1061

Kovarik JM, Gridelli BG, Martin S et al. (2002) Basiliximab in pediatric liver transplantation: a pharmacokinetic-derived dosing algorithm. Pediatr Transplant 6: 224–230

Levy GA, Lake JR, Beauregard Zollinger L et al.; Neural Phase IV Study Group (2000) Improved clinical outcomes for liver transplant recipients using cyclosporine blood level monitoring based on two-hour post-dose levels. Transplantation 69: S387

Lindholm A, Kahan BD (1993) Influence of cyclosporine pharmacokinetics, trough concentrations, and AUC monitoring on outcome after kidney transplantation. Clin Pharmacol Ther 54: 205–218

Longhi MS, Ma Y, Bogdanos DP, Cheeseman P, Mieli-Vergani G, Vergani D (2004) Impairment of CD4(+)CD25(+) regulatory T-cells in autoimmune liver disease. J Hepatol 41: 31–37

Lugering A, Schmidt M, Lugering N, Pauels HG, Domschke W, Kucharzik T (2001) Infliximab induces apoptosis in monocytes from patients with chronic active Crohn's disease by using a caspase-dependent pathway. Gastroenterology 121: 1145–1157

Mamula P, Markowitz JE, Cohen LJ, Allmen D von, Baldassano RN (2004) Infliximab in pediatric ulcerative colitis: two-year follow-up. J Pediatr Gastroenterol Nutr 38: 298–301

McDiarmid SV, Busuttil RW, Ascher NL et al. (1995) FK506 (tacrolimus) compared with cyclosporine for primary immunosuppression after pediatric liver transplantation. Results from the U.S. Multicenter Trial. Transplantation 59: 530–536

Melter M, Rodeck B (1998) Sieben Jahre Erfahrung mit Prograf bei lebertransplantierten Kindern in Hannover. In: Burdelski M, Neuhaus P (Hrsg) Tacrolimus – Eine neue Standardtherapie in der Lebertransplantation. Pabst Sciences, Lengerich Berlin, S 51–58

Melter M, Rodeck B, Kardorff R, Hoyer PF, Brodehl J (1997) Pharmacokinetics of cyclosporine in pediatric long-term liver transplant recipients converted from Sandimmun to Neoral. Transpl Int 10: 419–425

Melter M, Rodeck B, Kardorff R, Hoyer PF, Maibucher A, Brodehl J (1996) Successful reconversion from tacrolimus to cyclosporine A Neoral in pediatric liver recipients. Transplant Proc 28: 2276–2278

Neurath MF, Wanitschke R, Peters M, Krummenauer F, Meyer zum Buschenfelde KH, Schlaak JF (1999) Randomised trial of mycophenolate mofetil versus azathioprine for treatment of chronic active Crohn‹s disease. Gut 44: 625–628

Pappas PA, Weppler D, Pinna AD et al. (2000) Sirolimus in pediatric gastrointestinal transplantation: the use of sirolimus for pediatric transplant patients with tacrolimus-related cardiomyopathy. Pediatr Transplant 4: 45–49

Richardson PD, James PD, Ryder SD (2000) Mycophenolate mofetil for maintenance of remission in autoimmune hepatitis in patients resistant to or intolerant of azathioprine. J Hepatol 33: 371–375

Strassburg A, Pfister E, Arning A, Nashan B, Ehrich J, Melter M (2002) Basiliximab reduces acute liver allograft rejection in pediatric patients. Transplant Proc 34: 2374–2375

Suzuki S (1999) FTY720: mechanisms of action and its effect on organ transplantation (review). Transplant Proc 31: 2779–2782

Suzuki S, Enosawa S, Kakefuda T et al. (1996) A novel immunosuppressant, FTY720, with a unique mechanism of action, induces long-term graft acceptance in rat and dog allotransplantation. Transplantation 61: 200–205

Van den Brande JM, Braat H, van den Brink GR et al. (2003) Infliximab but not etanercept induces apoptosis in lamina propria T-lymphocytes from patients with Crohn's disease. Gastroenterology 124: 1774–1785

46.2 Antibiotika

S. Buderus

Antibiotika werden bei gastrointestinalen (bakteriell oder parasitär bedingten) Infektionen, prophylaktisch nach Transplantationen oder invasiven Eingriffen sowie als »adjuvante« Therapie, z. B. in der Therapie des M. Crohn, verwendet; hier sind der Wirkmechanismus und der Stellenwert der antibiotischen Therapie bisher jedoch nicht völlig geklärt. Eine Übersicht über die Indikationen zur Verwendung von Antibiotika in der Gastroenterologie gibt ◘ Abb. 46.1.

46.2.1 Bakterielle Gastroenetritis

Die Indikationen zur antibiotischen Behandlung der bakteriellen Gastroenteritis sind vom Erreger abhängig. Typische behandlungsbedürftige **Erreger** sind:
- Shigellen (bakterielle Ruhr)
- Salmonella typhi (Typhus)
- Vibrio cholerae (Cholera)
- Clostridium difficile (pseudomembranöse Kolitis)

> Bei Infektionen mit Campylobacter spp. oder Yersiniosien erscheint eine erfolgversprechende Therapie nur sinnvoll, wenn diese früh, d. h. innerhalb von 24–48 Stunden nach der Infektion erfolgt.

Während bisher für Infektionen mit **Escherichia coli** in der Verlaufsform der »Traveller«-Diarrhö, die meist durch enterotoxinbildende Escherichia coli (ETEC) verursacht wird, neben der Infektionsprophylaxe keine allgemein akzeptierte antibiotische Behandlungsrichtlinie existierte, so zeichnet sich durch das Antibiotikum Rifaximin hier wahrscheinlich eine Änderung ab (Gerard et al. 2005; Robins u. Wellington 2005). Dieses nicht absorbierbare Rifamycinderivat weist eine Aktivität gegen grampositive und gramnegative Erreger auf und zeigt bisher ein sehr günstiges Nebenwirkungsspektrum. In einer Studie wurde beispielsweise die Durchfalldauer von 60 auf 32–33 Stunden signifikant verkürzt (Steffen et al. 2003). In den USA ist das Medikament bereits für die Indikation »Reisediarrhö, verursacht durch nichtinvasive Escherichia coli« ab einem Alter von 12 Jahren zugelassen, in Deutschland nicht. Weitere Indikationsgebiete für diese Substanz werden mit der bakteriellen Überwucherung, dem Reiz-

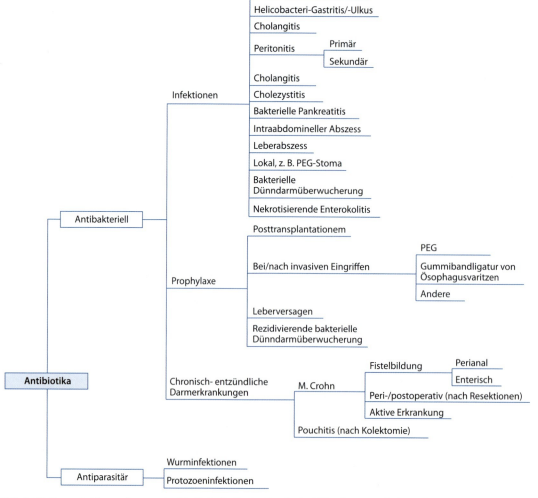

◘ **Abb. 46.1.** Indikationen zur Verwendung von Antibiotika in der Gastroenterologie. *PEG* perkutane endoskopische Gastrostomie

Tab. 46.1. Antibiotika bei bakterieller Gastroenteritis (Dosierungen in Klammern in mg/kg KG/Tag)

Erreger	Antibiotikum	Alternativantibiotikum
Shigella spp.	Trimethoprim/Sulfamethoxazol (10/50)	Ciprofloxacin(?) (10–20)
Campylobacter spp.	Erythromycin (50)	Ciprofloxacin(?) (10–20)
Clostridium difficile	Metronidazol (20–30)	Vancomycin (40)
Yersinia spp.	Trimethoprim/Sulfamethoxazol (10/50)	Cefotaxim (100)
Salmonella typhi	Trimethoprim/Sulfamethoxazol (10/50)	Cefotaxim (100)
Enterotoxinbildende Escherichia coli (?)	Amoxicillin (50)	Trimethoprim/Sulfamethoxazol (10/50)

darmsyndrom, chronisch-entzündlichen Darmerkrankungen und weiteren diskutiert bzw. auch studiert (Gerard et al. 2005).

Weiterhin gilt, dass Infektionen mit enterohämorrhagischen Escherichia coli (EHEC) nicht antibiotisch behandelt werden sollten, um nicht das Risiko für die Entwicklung eines hämolytisch-urämischen Syndroms zu erhöhen.

Eine Übersicht über Antibiotika bei bakterieller Gastroenteritis gibt ◘ Tab. 46.1.

46.2.2 Helicobacter-pylori-Gastritis/-Ulkus

Zur Standarderadiaktionstherapie, die als Triple-Therapie neben 2 Antibiotika auch einen Protonenpumpeninhibitor enthält, gehören **Amoxicillin** (50 mg/kg KG/Tag in 2 Einzeldosen, max. 2-mal 1 g) und **Clarithromycin** (20 mg/kg KG/Tag in 2 Einzeldosen, max. 2-mal 500 mg) oder **Metronidazol** (20 mg/kg KG/Tag in 2 Einzeldosen, max. 2-mal 500 mg). Die Therapiedauer beträgt 7–14 Tage (Gold et al. 2000; Khurana et al. 2005). Der Therapieerfolg hängt von der Compliance des Patienten sowie vom möglichen Vorhandensein antimikrobieller Resistenzen der Erreger ab. Es konnte gezeigt werden, dass in den vergangenen Jahren bei bis zu 28% der isolierten Erreger Clarithromycinresistenzen vorlagen und bei bis zu 25% Resistenzen gegenüber Metronidazol (Crone et al. 2003). Spätestens bei einem Re-Eradikationsversuch sollte die Behandlung nach Antibiogramm erfolgen. Als »Reserveantibiotika« sind für Patienten ab 12 Jahre Bismuthverbindungen (z. B. Bismuthnitrat, 3-mal 180 mg) und Tetrazykline (50 mg/kg KG/Tag in 2 Einzeldosen, max. 2-mal 1 g) zu erwägen.

46.2.3 Chronisch-entzündliche Darmerkrankungen

Das pathophysiologische Konzept der Verwendung von Antibiotika bei chronisch entzündlichen Darmerkrankungen besteht in dem Versuch der Modulation der intestinalen bakteriellen Flora und ihrer Wechselwirkung auf die lokalen inflammatorischen Prozesse. Die wenigen vorhandenen systematischen Daten beschreiben die Wirkung von **Metronidazol, Ciprofloxacin** oder beider Medikamente gemeinsam auf die Entzündungsaktivität bei Patienten mit M. Crohn mit leichter bis mittelschwer verlaufender Erkrankung (Isaacs u. Sartor 2004). Daneben zählen die Medikamente zur Standardtherapie des fistelbildenden M. Crohn. Wie oben bereits erwähnt, könnte in Zukunft Rifaximin einen festen Stellenwert in der Therapie der chronisch-entzündlichen Darmerkrankungen erlangen (Gerard et al. 2005). Bei der Therapie der Colitis ulcerosa werden Antibiotika normalerweise nicht eingesetzt. Bei kolektomierten Patienten kann jedoch im Verlauf als Komplikation eine Pouchitis auftreten, zu deren Behandlung u. a. gleichfalls Metronidazol und/oder Ciprofloxacin verwendet werden (Shen u. Lashner 2005). Daneben sind Antibiotika sowohl bei M. Crohn als auch bei Colitis ulcerosa indiziert, wenn infektiöse Komplikationen durch Abszess- oder Fistelbildung oder bei schweren Verläufen (toxisches Megakolon) durch Translokationssepsis entstehen.

46.2.4 Intraabdominelle bakterielle Infektionen

Ein Erregernachweis mit Resistenztestung sollte wenn immer möglich versucht werden. Die **kalkulierte Therapie,** mit der die Behandlung begonnen wird, orientiert sich an dem im Darmlumen vorhandenen Keimspektrum. Üblicherweise wird ein Cephalosporin der 3. Generation (z. B. Cefotaxim, 100–200 mg/kg KG/Tag in 3–4 Einzeldosen) oder ein Ureidopenicillin (Mezlocillin, 200 mg/kg KG/Tag, oder Piperacillin, 300 mg/kg KG/Tag) verwendet. Häufig setzt man zusätzlich Metronidazol (20–30 mg/kg KG/Tag) ein, um eine höhere Aktivität gegen Anaerobier zu erzielen. Bei septischen Verläufen sind zusätzlich Aminoglykoside indiziert. Alternativ oder bei mangelndem Ansprechen auf die primäre Therapie ist Meropenem (60–120 mg/kg KG/Tag in 3–4 Einzeldosen) ein geeignetes Medikament mit einer guten Wirksamkeit gegen Enterobacteriaceae.

46.2.5 Prophylaktische Antibiotikatherapie, z. B. bei perkutaner endoskopischer Gastrostomie

Der genaue Stellenwert der periinterventionellen antibiotischen Prophylaxe wird immer noch diskutiert, jedoch haben eine Metaanalyse aus dem Jahr 2000 (Sharma u. Howden 2000) und nachfolgend 3 randomisierte Studien gezeigt, dass die Infektionsrate durch die einmalige Gabe eines Antibiotikums kurz vor dem Eingriff signifikant gesenkt werden kann. Verwendet wird Cefuroxim, Ceftriaxon oder auch Amoxiclavulansäure. Die Britische Gastroenterologische Gesellschaft hat daher die Prophylaxe generell empfohlen (British Society of Gastroenterology 2001), die Deutsche Gesellschaft für Verdauungs- und Stoffwechselkrankheiten (DGVS) empfiehlt sie »nur bei speziellen Risikopatienten«.

46.2.6 Nitazoxanid als Beispiel für ein neues Therapeutikum gegen Protozoen

Der Wirkungsmechanismus dieser mit Metronidazol verwandten Substanz beruht auf einer **Hemmung des anaeroben Energiestoffwechsels** (Pyruvat-Ferredoxin-Oxidoreduktase) der Parasiten (Parashar u. Arya 2005). Eine Zulassung der US-amerikanischen Food and Drug Administration (2002) und auch der indischen Arzneimittelbehörde (2004) besteht ab einem Alter von 12 Monaten zur Therapie von Infektionen mit Giardia lamblia und Cryptosporidium parvum.

Das Medikament ist als Suspension und auch in Tablettenform erhältlich (Alinia™). Die **Dosis** beträgt (jeweils 2-mal täglich über einen Zeitraum von 3 Tagen):
- 100 mg bis zum Alter von 3 Jahren
- 200 mg bis zum Alter von 11 Jahren
- 500 mg bei älteren Kindern

Die **Erfolgsrate** bei Giardiasis beträgt 80–90%, bei Cryptosporidiasis 50–90%. Neben den zugelassenen Indikationen besteht auch antimikrobielle Aktivität gegen Helminthen, Trichomonas vaginalis, Entamoeba histolytica, Echinococcus granulosus und Helicobacter pylori. Entsprechende Studien liegen z. T. bereits vor (Übersicht bei Parashar u. Arya 2005).

Das **Nebenwirkungsprofil** wird als sehr günstig beschrieben und umfasst leichte Symptome wie Kopfschmerzen, Übelkeit und Bauchschmerzen, die sich in der Häufigkeit nicht signifikant von der Placebobehandlung unterschieden. Es ist zu hoffen, dass Nitazoxanid auch bald in Deutschland bzw. durch die EMEA (European Medicines Agency, London) zugelassen werden wird.

Literatur

British Society of Gastroenterology (2001) Antibiotic prophylaxis in gastrointestinal endoscopy. Guidelines in gastroenterology. http://www.bsg.org.uk/pdf_word_docs/prophylaxis2001.pdf

Crone J, Granditsch G, Huber WD et al. (2003) Helicobacter pylori in children and adolescents: Increase of primary clarithromycin resistance, 1997–2000. JPGN 36: 368–371

Gerard L, Garey KW, DuPont HL (2005) Rifaximin: a nonabsorbable rifamycin antibiotic for use in nonsystemic gastrointestinal infections. Expert Rev Anti Infect Ther 3: 201–211

Gold BD, Colletti RB, Abbott M et al. (2000) Medical Position Statement: The North American Society for Pediatric Gastroenterology and Nutrition. Helicobacter pylori Infection in Children: Recommendations for Diagnosis and Treatment. JPGN 31: 490–497

Isaacs KL, Sartor RB (2004) Treatment of inflammatory bowel disease with antibiotics. Gastroenterol Clin North Am 33: 335–345

Khurana R, Fischbach L, Chiba N, Veldhuyzen van Zanten S (2005) An update on anti-Helicobacter pylori treatment in children. Can J Gastroenterol 19: 441–445

Parashar A, Arya R (2005) Nitazoxanide. Indian Pediatr 42: 1161–1165

Robins GW, Wellington K (2005) Rifaximin: a review of its use in the management of traveller's diarrhoea. Drugs 65: 1697–1713

Sharma VK, Howden CW (2000) Meta-analysis of randomized, controlled trials of antibiotic prophylaxis before percutaneous endoscopic gastrostomy. Am J Gastroenterol 95: 3133–3136

Shen B, Lashner BA (2005) Pouchitis: A spectrum of diseases. Curr Gastroenterol Rep 7: 404–411

Steffen R, Sack DA, Riopel L (2003) Therapy of travelers' diarrhea with rifaximin on various continents. Am J Gastroenterol 98: 1073–1078

46.3 Prokinetika

S. Buderus

Eine normale gastrointestinale Motilität ist die »motorische« Voraussetzung für ein gutes Funktionieren des Gastrointestinaltrakts. Das enterische Nervensystem reguliert und kontrolliert die neuromuskulären Prozesse, die erforderlich sind, um Nahrung und Flüssigkeiten wie Getränke und intestinale Sekrete propulsiv durch die intestinalen Organe zu transportieren (Dhir u. Richter 2004). Mit dem zentralen und dem autonomen Nervensystem (Sympathikus und Parasympathikus) bestehen Interaktionen (»gut-brain axis«), grundsätzlich ist das enterische Nervensystem aber in der Lage, auch isoliert vom Zentralnervensystem wesentliche Funktionen aufrechtzuerhalten.

Die gastroösophageale Refluxkrankheit ist eine häufige Motilitätsstörung. Von großer klinischer Bedeutung sind auch die Obstipation und die Manifestationsformen des sog. Reizdarmsyndroms. Eine Intensivtherapie und auch postoperative Situationen sind häufige Ursachen temporärer Motilitätsstörungen. Patienten nach darmresezierenden Eingriffen (z. B. nach nekrotisierender Enterokolitis oder Volvulus) können je nach Ausmaß der Resektion und der Anatomie der verbleibenden Darmanteile ebenfalls von chronischen Motilitätsstörungen betroffen sein. Isolierte Störungen speziell der Motilität des Magens und des antroduodenalen Übergangs treten bei pädiatrischen Patienten selten auf, sondern v. a. bei Diabetikern im Verlauf der Grunderkrankung. Die chronisch intestinale Pseudoobstruktion ist eine seltene, ätiologisch bisher nicht geklärte, schwere Motilitätsstörung, die variabel den gesamten Gastrointestinaltrakt betreffen kann (▶ Abschn. 8.3).

Prokinetika sind Medikamente, deren Einsatz dem Zweck dient, die gestörte Motilität und damit die Funktion wieder zu normalisieren und das klinische Beschwerdebild zu therapieren. Obwohl die entsprechenden Krankheitsbilder insgesamt häufig auftreten, sind derzeit nur wenige Medikamente erhältlich. Die therapeutischen Effekte sind oft nicht überzeugend, und ausreichende Daten – bezogen auf pädiatrische Patienten – existieren nur in geringem Umfang. Die Wirkung wird über die Stimulation oder Blockade spezifischer Rezeptoren des enterischen Nervensystems vermittelt. Pharmakologisch relevant sind aktuell Dopamin-, Motilin- und Serotoninrezeptoren (alternativ als 5-Hydroxytryptamin- bzw. 5-HT-Rezeptoren bezeichnet). Prokinetika werden typischerweise 15–30 min vor einer Mahlzeit eingenommen bzw. verabreicht, um die gewünschte Stimulation der gastrointestinalen Motilität zu induzieren.

46.3.1 Antidopaminerge Prokinetika: Metoclopramid und Domperidon

Wirkungsmechanismus

Beide Substanzen wirken über die **Blockade des Dopamin$_2$-(D$_2$-) Rezptors,** der im Gastrointestinaltrakt sowohl neuronal als auch muskulär lokalisiert ist (Tonini et al. 2004). Sie wirken insbesondere auf die antroduodenale Motilität, verkürzen die Magenentleerungszeit und erhöhen den Druck im unteren Ösophagus.

Gemeinsame **Indikationen** sind daher sowohl die gastroösophageale Refluxkrankheit als auch Magenentleerungsstörungen (American Gastroenterological Association 2004; Chicella et al.

2005; Pritchard et al. 2005; Rudolph et al. 2001; Tonini et al. 2004). Während Domperidon fast ausschließlich an periphere enterische Rezeptoren bindet, kann Metoclopramid auch die Blut-Hirn-Schranke passieren und mit zentralen D_2-Rezeptoren interagieren. Die antiemetische Wirkung beider Substanzen, die auch zur Therapie von Übelkeit und Erbrechen verwendet werden, beruht auf der Stimulation von D_2-Rezeptoren in der Area postrema, einer Hirnstammregion, in der die Blut-Hirn-Schranke als »porös« bezeichnet wird (Tonini et al. 2004).

Metoclopramid hat über die D_2-Rezeptor-Blockade hinaus auch noch eine antagonistische Wirkung auf 5-HT_3-Rezeptoren und eine agonistische auf 5-HT_4-Rezeptoren.

Nebenwirkungen
Während bei Metoclopramid mit einer hohen Rate (bis zu 30% der Patienten) zentralnervöser Nebenwirkungen ausgegangen werden muss, sind diese bei Domperidon aufgrund der überwiegend peripheren Wirkung (▶ oben) deutlich geringer und beschränken sich meist auf eine **Erhöhung des Prolaktinspiegels**, was sekundär zu Gynäkomastie bzw. Galaktorrhö und Amenorrhö führen kann. Für Metoclopramid typische Nebenwirkungen sind neben Müdigkeit und Schwindel **extrapyramidale Bewegungsstörungen** (tardive Dyskinesien und Parkinson-ähnliche Symptome). Auch nach Absetzen des Medikaments können diese noch über einen längeren Zeitraum anhalten, was für die Patienten u. U. sehr belastend ist.

Metoclopramid
Metoclopramid kann p. o. (Lösung oder Tabletten) oder i. v. verabreicht werden. Die Dosis wird mit 3-mal 0,1–0,3 mg/kg KG/ Tag (jeweils vor den Mahlzeiten; ggf. eine vierte Gabe zur Nacht) angegeben (10 mg als Einzeldosis bei Erwachsenen).

❗ Unter einem Alter von 2 Jahren ist das Medikament derzeit offiziell nicht zugelassen, für das Alter zwischen 2 und 14 Jahren soll eine strenge Indikationsstellung erfolgen.

Domperidon
Es ist eine Suspension bzw. es sind Tabletten zur oralen Einnahme erhältlich. Die Dosis beträgt 0,2–0,4 mg/kg KG pro Dosis, wie bei Metoclopramid 3- bis 4-mal täglich; bei Erwachsenen beträgt die Einzeldosis 10 bis max. 20 mg.

❗ Eine Zulassung besteht erst ab dem 12. Lebensjahr. Bei Verwendung unter dieser Altersgrenze müssen die Eltern darauf gesondert hingewiesen werden.

Zusammenfassende Beurteilung
Metoclopramid und Domperidon sind derzeit in Deutschland die einzigen Medikamente mit (bei Kindern eingeschränkter) Zulassung zur prokinetischen Therapie. Bezogen auf die zahlenmäßig relevanteste Indikation zu ihrem Einsatz, dem gastroösophagealen Reflux, besteht anhand der publizierten Studien allerdings kein überzeugender Wirksamkeitsnachweis (Pritchard et al. 2005; Rudolph et al. 2001).

46.3.2 Cisaprid

Cisaprid wirkt durch eine postganglionäre **Stimulation der 5-HT_4-Rezeptoren** mit vermehrter Freisetzung von Acetylcholin im Plexus myentericus prokinetisch (De Ponti 2004; Shulman et al. 1999; Vandenplas u. ESPGHAN Cisapride Panel 2000).

Seit Juli 2000 ruht die Zulassung dieser auch in der Pädiatrie mit mehreren Studien untersuchten Substanz in Deutschland ebenso wie in den USA und zahlreichen anderen Ländern. Der Grund für diese Maßnahme der Arzneitmittelbehörden besteht in der Tatsache, dass aufgrund der Verstoffwechselung der Substanz über das Zytochrom-P_{450}-System sowie der auch bestehenden Eigenschaft eines Klasse-III-Antiarrhythmikums (Kaliumkanalblocker) potenziell schwerwiegende **kardiale Nebenwirkungen** auftreten können (z. B. Torsade-de-pointes-Tachykardien). Insbesondere ein vorbestehendes Long-QT-Syndrom sowie die gleichzeitige Einnahme von Substanzen, die ebenfalls über das Zytochrom-P_{450}-System verstoffwechselt werden (Makrolidantibiotika, Antihistaminika, Azolantimykotika), erhöhen das Risiko für das Auftreten der beschriebenen möglichen Nebenwirkungen.

Indikationsgebiete waren insbesondere (American Gastroenterological Association 2004; Rudolph et al. 2001; Shulman et al. 1999; Vandenplas u. ESPGHAN Cisapride Panel 2000):
– leichte bis mittelschwere gastroösophageale Refluxkrankheit
– postoperative und andere komplexe Motilitätsstörungen
– distales intestinales Obstruktionssyndrom bei Patienten mit zystischer Fibrose
– Obstipation (hohe Dosen)

Cisaprid wurde vor dem Ruhen der Zulassung international sehr häufig eingesetzt (bis 1998 geschätzte 140 Mio. Therapiezyklen). Bei korrekter Dosierung und Beachtung der Kontraindikationen hinsichtlich Arzneimittelwechselwirkungen war das Medikament sicher. Da bis dato Cisaprid das für pädiatrische Patienten am besten untersuchte Prokinetikum und zumindest dem Metoclopramid und dem Domperidon in der Wirksamkeit überlegen ist, hatten sich sowohl die europäischen als auch die nordamerikanischen pädiatrisch-gastroenterologischen Expertengremien dafür ausgesprochen, die Substanz mit entsprechender Aufklärung und Sicherheitshinweisen weiter verfügbar zu halten (Shulman et al. 1999; Vandenplas u. ESPGHAN Cisapride Panel 2000).

Mehrere groß angelegte internationale Wiederzulassungsstudien, die sowohl für den Wirksamkeits- als auch für den Sicherheitsnachweis von der EMEA (European Medicines Agency) und der US-amerikanischen FDA (Food and Drug Administration) gefordert worden waren, wurden kurz vor ihrem Start ohne Angabe spezifischer Gründe durch die Herstellerfirma gestoppt, sodass Cisaprid derzeit in Deutschland nicht eingesetzt werden kann.

46.3.3 Erythromycin

Das aus 22 Aminosäuren bestehende Peptid **Motilin** wird durch enterochromaffine Zellen des Dünndarms im Fastenzustand zyklisch freigesetzt. Seine Bindung an den spezifischen Rezeptor, der in enterischen Neuronen des Duodenums und des Kolons exprimiert wird (Feighner et al. 1999), löst interdigestive, antroduodenale Kontraktionen der Phase III aus und führt zur Magenentleerung sowie zu einer Stimulation der Motilität des oberen Dünndarms. Der Druck im unteren Ösophagussphinkter wird erhöht, ebenso kommt es zu Kontraktionen der Gallenblase.

Auch das strukturell nicht mit dem Motilin verwandte Makrolidantibiotikum Erythromycin wirkt über eine **Stimulation**

des Motilinrezeptors prokinetisch (American Gastroenterological Association 2004; Curry et al. 2001; Dhir u. Richter 2004).

Dass insbesondere die **prokinetische Wirkung auf den Magen** im Sinne einer Beschleunigung und Verbesserung der Magenentleerung klinisch relevant und gut messbar ist, zeigt der Einsatz von Erythromycin bei der Kapselendoskopie (Leung et al. 2005) bzw. vor/bei Endoskopien bei akuten Blutungen des oberen Gastrointestinaltrakts (Frossard et al. 2002). Die Einnahme von Erythromycin verkürzte bei Kapselendoskopie die Magenpassage im Mittel von 70 auf 17 min, bei unveränderter Dünndarmpassagezeit. Die Verwendung bei akuten Blutungen verbesserte die Untersuchungsbedingungen und verkürzte die Untersuchungszeit signifikant; ein »blutfreier« Magen fand sich bei 82% der behandelten Patienten und nur bei 33% der Kontrollpatienten. Ein vergleichbarer, messbar positiver Effekt auf die Kolonmotilität wurde bisher nicht nachgewiesen.

Pädiatrische Studien bezüglich der Anwendung von Erythromycin wurden bei Früh- und Neugeboren sowie bei Säuglingen zur Verbesserung der Nahrungsverträglichkeit bzw. zur Beschleunigung des Nahrungsaufbaus durchgeführt (Chicella et al. 2005; Curry et al. 2001; Patole et al. 2005). Die Dosisbereiche schwankten dabei jeweils zwischen sog. prokinetischen Dosen (3- bis 4-mal 1–3 mg/kg KG/Tag) und antibiotischen Dosen von bis zu 15 mg/kg KG alle 8 Stunden, die Applikation erfolgte entweder p. o. oder i. v. Aufgrund der Heterogenität sowohl der Patienten als auch der Dosierungen kommt die jüngste Metaanalyse zur **Verwendung in der Neonatologie** zu einer zurückhaltenden Beurteilung des Einsatzes in dieser Phase und schlägt vor, den Einsatz von Erythromycin zunächst auf Frühgeborene mit persistierender bzw. schwerer Fütterungsstörung zu beschränken (Patole et al. 2005).

Wenige, meist unkontrollierte Daten sind hinsichtlich der Therapie **postoperativer Motilitätsstörungen** bei Kindern publiziert worden. Die einzige kontrollierte und randomisierte Studie (Curry et al. 2004) mit 62 Säuglingen (32 Verum- und 30 Kontrollpatienten), die aufgrund einer Gastroschisis operiert wurden, ergab für eine Dosierung von 4-mal 3 mg/kg KG keine Beschleunigung des postoperativen Nahrungsaufbaus (primärer Messparameter: Erreichen von 150 ml Nahrung/kg KG/24 h). Dies steht in Gegensatz zu den zuvor veröffentlichen positiven, kleinen Fallserien (Übersicht bei Curry et al. 2001) und zu Studien an Erwachsenen, bei denen Erythromycin die postoperative Magenmotilität günstig beeinflusst. Bei adulten Patienten mit Gastroparese konnte aktuell gezeigt werden, dass niedrigdosiertes Erythromycin (3-mal 50–100 mg/Tag p. o.) sowohl eine hohe frühe Erfolgsrate aufweist (83%) als auch bei einer Langzeitbehandlung von im Mittel 11 Monaten zwei Drittel der Patienten eine anhaltende Symptombesserung erfuhren (Dhir u. Richter 2004).

Zu den aus der Verwendung als Antibiotikum gut bekannten **Nebenwirkungen** des Erythromycins gehören Durchfall, Bauchschmerzen, Übelkeit und Erbrechen, die gut durch die Interaktion mit dem Motilinrezeptor zu erklären sind. Daneben wurde bei Neugeborenen als Komplikation der Erythromycingabe in antibiotischer Dosis die Entwicklung einer hypertrophen Pylorusstenose beobachtet. Darüber hinaus sind einige Fälle von unreifen Frühgeborenen beschrieben worden, bei denen es infolge einer antibiotischen i. v. Therapie mit Erythromycin zu schweren Arrhythmien mit Todesfolge kam (Übersicht bei Chicella et al. 2005). Als seltene Nebenwirkungen werden medikamenteninduzierte Hepatitis und Anaphylaxie angegeben. Kritisch erscheint der Punkt der möglichen Induktion von Resistenzen durch die Verabreichung von Erythromycin in »subantibiotischer« Dosis und ggf. über längere Zeit.

Zusammenfassend ist festzuhalten, dass Erythromycin bei eingeschränkter Datenlage in einer Dosis von 1–3 mg/kg KG pro Einzeldosis, i. v. oder p. o., eine Option für eine effektive prokinetische Therapie mit dem Ziel der Beeinflussung der antroduodenalen Motilität darstellt. Weitere, insbesondere pädiatrische Studien sind erforderlich. Ein Motilinagonist ohne antibiotische Wirkung wäre wünschenswert.

46.3.4 Serotonergika: Alosetron und Tegaserod

In den enterochromaffinen Zellen der intestinalen Mukosa befinden sich etwa 90% des im Körper vorhandenen Serotonins (alternativ auch als 5-Hydroxtrytamin bzw. 5-HT bezeichnet; De Ponti 2004). **Serotonin** wirkt im Darm als Neurotransmitter an enterischen Neuronen und ist außerdem ein Signalmolekül mit bisher noch nicht völlig aufgeklärten Effekten auf die glatte Muskulatur und die Enterozyten. Für die gastrointestinale Motilität sind Rezeptoren der Subgruppen 5-HT$_1$, 5-HT$_3$, 5-HT$_4$ und 5-HT$_7$ von Bedeutung, daneben auch der Serotonin-Re-Uptake-Mechanismus, der von bestimmten Antidepressiva beeinflusst wird. Das Zentralnervensystem ist das andere Organsystem, in dem Serotonin große funktionelle Bedeutung hat. Serotonergika können daher sowohl gastrointestinale als auch zentrale Wirkungen zeigen (▶ auch »Metoclopramid«, Abschn. 46.3.1). Aufgrund der zahlreichen Angriffspunkte und potenzieller Wirkmechanismen gilt die Beeinflussung des Serotoninstoffwechsels für die prokinetische Therapie als »vielversprechend« (De Ponti 2004). Zwei Medikamente, Alosetron und Tegaserod, werden in einigen Ländern bereits therapeutisch bei Motilitätsstörungen genutzt. Weder Alosetron noch Tegaserod ist bisher in Deutschland zugelassen.

Alosetron ist ein 5-HT$_3$-Rezeptor Antagonist, der von der FDA zur Therapie des schweren, therapierefraktären Reizdarmsyndroms vom Durchfalltyp bei Frauen eingeschränkt zugelassen ist. In Studien war Alosetron bei dieser Indikation dem Placebo überlegen, bei 25% der Behandelten trat als Nebenwirkung eine Obstipation auf. Zwischenzeitlich war die Zulassung zurückgezogen worden, da mit einer Häufigkeit von 1 : 700 bis 1 : 1000 als schwere Nebenwirkung ischämische Kolitiden auftraten.

Tegaserod ist wie Cisaprid (▶ Abschn. 46.3.2) ein 5-HT$_4$-Rezeptor-Agonist. Die Stimulation dieses Rezeptors führt im Gastrointestinaltrakt zur Stimulation der Motilität und zur Steigerung der intestinalen Flüssigkeitssekretion. Tegaserod beschleunigt die Magenentleerung sowie die Dünn- und Dickdarmtransitzeit. Die FDA-Zulassung besteht für die vorübergehende Therapie des Reizdarmsyndroms vom Obstipationstyp bei Frauen. Die publizierten pädiatrischen Erfahrungen (Furlano et al. 2005) sind minimal: In Abstract-Form wird der erfolgreiche Einsatz der Substanz über 4 Wochen bei 4 Mädchen (11 Monate, 12 Jahre, 2-mal 14 Jahre) mit jeweils hartnäckiger Obstipation beschrieben.

Literatur

American Gastroenterological Association (2004) Technical Review on the Diagnosis and Treatment of Gastroparesis. Gastroenterology 127: 1592–1622

Chicella MF, Batres LA, Heesters MS, Dice JE. (2005) Prokinetic drug therapy in children: a review of current options. Ann Pharmacother 39: 706–711

Curry JI, Lander TD, Stringer MD (2001) Review article: erythromycin as a prokinetic agent in infants and children. Aliment Pharmacol Ther 15: 595–603

Curry JI, Lander AD, Stringer MD, BAPS Multicentre Research Committee (2004) A multi-center, randomized, double-blind, placebo-controlled trial of the prokinetic agent erythromycin in the postoperative recovery of infants with gastroschisis. J Pediatr Surg 39: 565–569

De Ponti F (2004) Pharmacology of serotonin: what a clinician should know. Gut 53: 1520–1535

Dhir R, Richter JE (2004) Erythromycin in the short- and long-term control of dyspepsia symptoms in patients with gastroparesis. J Clin Gastroenterol 38: 237–242

Feighner RS, CP Tan, K McKee (1999) Receptor for motilin identified in the human gastrointestinal system. Science 284: 2184–2188

Frossard JL, Spahr L, Queneau PE et al. (2002) Erythromycin intravenous bolus infusion in acute upper gastroitestinal bleeding: a randomized, controlled, double-blind trial. Gastroenterology 123: 17–23

Furlano RI, Sidle MA, Beglinger C (2004) Tegaserod: A prokinetic agent for the treatment of chronic functional constipation in children? JPGN 39 (Suppl 1): S233

Leung WK, Chan FKL, Fung SSL et al. (2005) Effect of oral erythromycin on gastric and small bowel transit time of capsule endoscopy. World J Gastroenterol 31: 4865–4868

Patole S, Rao S, Doherty D (2005) Erythromycin as a prokinetic agent in preterm neonates: a systematic review. Arch Dis Child Fetal Neonatal Ed 90: F301–F306

Pritchard DS, Baber N, Stephenson T (2005) Should domperidone be used for the treatment of gastrooesophageal reflux in children? Systematic review of randomized controlled trials in children aged 1 month to 11 years old. Br J Clin Pharmacol 59: 725–729

Rudolph CD, Lynnette JM, Liptak GS et al. (2001) Guidelines for evaluation and treatment of gastroesophageal reflux in infants and children: Recommendations of the North American Society for Pediatric Gastroenterology and Nutrition. JPGN 32 (Suppl 2): 1–31

Shulman RJ, Boyle JT, Colletti RB et al. (1999) The use of cisapride in children. JPGN 28: 529–533

Tonini M, Cipollina L, Poluzzi E et al. (2004) Review article: clinical implications of enteric and central D2 receptor blockade by antidopaminergic gastrointestinal prokinetics. Aliment Pharmacol Ther 19: 379–390

Vandenplas Y and the ESPGHAN Cisapride Panel (2000) Current pediatric indications for cisapride. JPGN 31: 480–489

Wood JD, Alpers DH, Andrews PLR (1999) Fundamentals of neurogastroenterology. Gut 45 (Suppl II): 6–16

47 Psychosoziale Beratung

P. Weber

47.1 Behinderung und Lebensqualität – 635

47.2 Schule und Beruf – 636

47.3 Soziale Beziehungen und Integration – 637

47.4 Selbsthilfegruppen – 637

47.5 Ausblick – 638

Literatur – 638

47.1 Behinderung und Lebensqualität

Die Behinderung eines Kindes mit einer chronischen körperlichen Erkrankung ist gemäß der **International Classification of Functioning, Disability and Health** (ICF) auf folgenden Ebenen zu definieren:
- »impairment«: Schädigung der körperlichen Funktionen
- »disability«: Störung von Fähigkeiten mit in der Folge Einschränkungen der Aktivität
- »handicap«: allgemeine Beeinträchtigung mit Einschränkung der sozialen Partizipation

Diese Einteilung macht deutlich, dass verschiedene Aspekte bei der Beurteilung einer Behinderung durch eine chronische organische Erkrankung zu berücksichtigen sind:
- organmedizinische Ebene
- psychische Ebene
- sozial-interaktive Ebene
- administrativ-verwaltungstechnische Ebene

Aspekte der **organmedizinischen Ebene** der einzelnen chronischen gastroenterologischen und hepatologischen Erkrankungen des Kindesalters wurden in den vorangegangenen Kapiteln im Detail besprochen.

Einzelne Untersuchungen haben sich mit der psychischen Verarbeitung, dem psychischen Wohlbefinden und dem Risiko psychiatrischer Probleme bei Kindern, Jugendlichen und jungen Erwachsenen mit einer chronischen gastroenterologischen oder hepatologischen Erkrankung befasst. Im Mittelpunkt stehen dabei Fragen der Coping-Strategien und des Zusammenhangs zwischen krankheitsbezogenen Variablen und dem psychischen Aspekt der Lebensqualität.

Unter **Coping-Strategien** versteht man die Fähigkeiten des Kindes und seiner Familie, psychische und soziale Ressourcen zu aktivieren, um eine bedrohliche, stressbelastete Situation zu bewältigen. Eine wesentliche Rolle spielt in diesem Zusammenhang das Konzept, das die Person von seiner eigenen Handlungskompetenz besitzt: Personen, die sich vorrangig als Objekt eines nicht beeinflussbaren Schicksals erleben und den »locus of control« externalisieren, fühlen sich häufiger hilflos und der Erkrankung ausgeliefert und zeigen eine höhere Depressionsneigung als Personen, die sich selbst zumindest teilweise als Akteur verstehen und sich eine interne, eigenständige Kontrollkompetenz zuschreiben.

»**Lebensqualität**« ist als Messparameter nicht einheitlich definiert. Der Begriff umfasst verschiedene Variablen zur Charakterisierung des Einflusses, den eine Erkrankung auf das psychische, psychosoziale und körperliche Wohlbefinden und Funktionieren des Patienten hat. So finden sich in Anhängigkeit von der Gewichtung, die ein Messinstrument auf diese verschiedenen Aspekte legt, z. T. widersprüchliche Resultate über die »Lebensqualität« von Patienten mit chronischen gastrointestinalen Erkrankungen.

Bei erwachsenen Patienten mit einer **chronisch-entzündlichen Darmerkrankung** zeigen bis zu 25% eine manifeste Angst- und Depressionssymptomatik, bis zu 50% zusätzlich eine latente depressive Reaktionsbereitschaft und vermehrte Ängstlichkeit. Diese psychologische Symptomatik beeinflusst unabhängig von der objektiven Schwere und Aktivität der gastrointestinalen Erkrankung die vom Patienten wahrgenommene gesundheitsbezogene Lebensqualität. Lebenssituationen, die in Anbetracht der eigenen Coping-Möglichkeiten als stressbelastet erlebt werden,

Die Verbesserung der medizinischen Versorgung in den vergangenen Jahrzehnten hat auch in der Kinder- und Jugendmedizin zu einer Erweiterung des Aufgabenfeldes geführt. Neben der organmedizinisch orientierten Behandlung hat die psychosoziale Beratung zunehmend an Bedeutung gewonnen. Hierfür scheinen 2 Entwicklungen relevant zu sein:
- Die verbesserte Behandlung schwerer Erkrankungen wie z. B. der zystischen Fibrose oder chronischer Hepatopathien führt zu einer Verlängerung der Lebenserwartung der Patienten, wodurch verschiedene psychosoziale Aspekte der Erkrankung wie Berufswahl oder Partnerschaft erst relevant werden.
- In den vergangenen Jahren hat sich die Struktur der Arzt-Patienten-Beziehung verändert: Der Patient bzw. die Eltern der behandelten Kinder ist bzw. sind nicht mehr nur passive(r) Empfänger ärztlicher Verordnungen, sondern Partner in einer Beziehung, in der der Arzt beratende und aufklärende Funktion hat. In dieser Beziehung wird vom betreuenden Arzt nicht nur erwartet, dass er über die Erkrankung, ihre Behandlung und über mögliche Nebenwirkungen seiner Behandlungsmethoden aufklärt, sondern auch über psychosoziale Folgen und Rahmenbedingungen sowie die Prognose informiert.

Der Begriff »Lebensqualität« hat sich als Bezugsrahmen für die Entscheidung über diagnostische und therapeutische Maßnahmen sowie als Konstrukt wissenschaftlicher Untersuchungen zur Kennzeichnung dieser neuen Herausforderungen etabliert.

Im Mittelpunkt der psychosozialen Beratung stehen Themenbereiche, die mit krankheitsbedingten Einschränkungen der Alltagsaktivität, der sozialen Integration oder des Selbstwertempfindens der Patienten verbunden sind:
- Auswirkungen auf den Schulbesuch und die Bildungschancen
- Einschränkungen der Berufswahl
- Risiken der Arbeitslosigkeit
- Unterschiede in Verdienstmöglichkeiten
- Auswirkung der Erkrankungen auf den Aufbau fester Partnerschaften
- Bedeutung der Erkrankung für die Sexualität Adoleszenter und junger Erwachsener
- Auswirkungen der Erkrankung auf einen Kinderwunsch
- Teilnahme an Freizeitaktivitäten
- psychische Belastung durch die Erkrankung respektive Risiken psychiatrischer Ko-Diagnosen

Ein weiterer, auch heute häufig noch vernachlässigter Fokus der psychosozialen Beratung stellt die Familie chronisch kranker Kinder dar. Bei einzelnen chronischen Erkrankungen des Kindesalters wurde eine erhöhte Prävalenz von Depressionen bei den Müttern nachgewiesen. Weiter finden sich Angaben über ein erhöhtes Risiko von »Broken-home«-Situationen in Familien mit chronisch kranken Kindern. Auch wenn über diese Fragen für den Bereich der chronischen gastroenterologischen und hepatologischen Erkrankungen des Kindesalters noch kaum gesicherte Daten vorliegen, stellt eine chronische Erkrankung immer eine spezielle Herausforderung für jede Familie dar, die neben der Belastung finanzieller und zeitlicher Ressourcen auch psychische Stressoren für die Familienmitglieder mit sich bringen kann. Dabei darf im Rahmen der psychosozialen Betreuung der Kinder und ihrer Familien die Berücksichtigung der speziellen Situation der gesunden Geschwisterkinder nicht vergessen werden.

sind zusätzlich mit einem erhöhten Risiko für Entzündungsrezidive assoziiert. Eine ähnliche Situation besteht für den pädiatrischen Bereich. Etwa 25% der Kinder und Jugendlichen mit einer entzündlichen Darmerkrankung weisen eine latente oder manifeste depressive Symptomatik auf. Dabei besteht ein enger korrelativer Zusammenhang zwischen der Depressionssymptomatik einerseits und der Krankheitsaktivität andererseits.

Die Forschung zur **zystischen Fibrose** präsentiert ein differenziertes Bild des Zusammenhangs zwischen chronischer körperlicher Erkrankung und psychosozialem Wohlbefinden. Dabei ist dieser Zusammenhang auch vor dem Hintergrund der in den vergangenen 10–20 Jahren deutlich gestiegenen Lebenserwartung der Patienten zu verstehen. So findet sich in zahlreichen neueren Studien aus den vergangenen 15 Jahren kein Unterschied zwischen Patienten mit einer zystischen Fibrose und gesunden Kontrollen bezüglich der wahrgenommenen psychosozialen Lebensqualität, solange die Krankheitsaktivität nur zu einer begrenzten Einschränkung der alltäglichen Aktivitäten führt. Außerdem lässt sich in Phasen eines stabilen Krankheitsverlaufs kein eindeutiger Zusammenhang zwischen den objektiven Messparametern der Erkrankung wie Gewichtsentwicklung oder Lungenfunktion und der emotionalen Stimmung nachweisen. Relativ akute Verschlechterungen des krankheitsbezogenen Gesundheitszustandes führen allerdings zu einer raschen Abnahme der empfundenen Lebensqualität. In diesem Zusammenhang ist auch zu verstehen, dass ältere Patienten mit zystischer Fibrose eine höhere Prävalenz von Angst- und Depressionssymptomen aufweisen als jüngere. Die Verteilung verschiedener Coping-Strategien scheint sich in der Gruppe der Patienten mit zystischer Fibrose nicht von derjenigen bei gesunden Kontrollpersonen zu unterscheiden. Die aktuelle Schwere der Krankheitssymptome wirkt sich auch auf die Krankheitsverarbeitung durch die Eltern betroffener Patienten aus. Eine ausgeprägte Krankheitsaktivität führt bei den Eltern, v. a. bei den Müttern, die selbst bis zu 30% unter depressiven Symptomen leiden, zu einem Gefühl der Hoffnungslosigkeit. Weitere negative Emotionen wie Schuld oder Ärger sind darüber hinaus mit einer relativ verspäteten Diagnosestellung assoziiert.

Befunde zum psychosozialen Wohlbefinden von Patienten mit **Zöliakie** sind rar. Verhaltensstörungen und psychiatrische Symptome gehören zum möglichen Symptomspektrum einer Zöliakie. Die Notwendigkeit einer Diät scheint aber auf der Grundlage einer insgesamt guten Prognose keinen derart großen Einfluss auf das psychische Wohlbefinden der Patienten zu haben, dass es darüber zu einer erhöhten Prävalenz psychischer Belastungsreaktionen kommt.

Eine einheitliche Beurteilung der Lebensqualität von Patienten mit einer **chronischen Hepatopathie** ist schwierig, da die alltägliche Beeinträchtigung wesentlich mit dem Grundmorbus variiert. Unabhängig von dieser krankheitsassoziierten Variation ist allerdings die Prävalenz psychiatrischer Symptome und von Belastungsreaktionen bei Patienten und Eltern vor und nach einer **Lebertransplantation** untersucht worden. In einer Studie mit adulten Empfängern einer Leber von lebenden Personen zeigten etwa 50% psychiatrisch relevante Belastungsreaktionen, insbesondere Schuldgefühle. Auch wenn für Eltern von lebertransplantierten Kindern weniger häufig eine klinisch relevante Depression oder eine Angststörung berichtet wird, sind das Warten auf die Transplantation, die Transplantation selbst wie auch die Zeit nach der Transplantation auch bei den Familienmitgliedern der betroffenen Kinder mit einem so hohen Stresslevel verbunden, dass die Situation eine kompetente psychosoziale Beratung und Hilfestellung erfordert, wie dies in den speziellen pädiatrischen Transplantationszentren gewährleistet ist.

47.2 Schule und Beruf

 Einschränkungen des regelmäßigen Schulbesuchs, des optimalen Schulabschlusses sowie bei der Berufswahl und den Arbeitsmöglichkeiten, verbunden mit einem erhöhten Risiko für eine Arbeitslosigkeit, stellen wesentliche Faktoren dar, über die definiert ist, ob und inwieweit eine organische Erkrankung ein Handicap gemäss der ICF-Definition (▶ Abschn. 47.1) darstellt.

Während akute Erkrankungen der Leber oder des Magen-Darm-Systems in der Regel kurzfristig und vollständig ausheilen, sodass keine sozial anhaltenden Implikationen auf die Schul- oder Berufsausbildung zu befürchten sind, wurden Probleme des Schulbesuchs nur für einzelne chronische Erkrankungen untersucht.

Etwa 60% der Kinder und Jugendlichen mit M. Crohn weisen relevante **Fehlzeiten in der Schule** auf. Obgleich Patienten mit einer chronisch-entzündlichen Darmerkrankung durchschnittlich den gleichen Schulabschluss erreichen wie ihre Alterskameraden, benötigen sie für ihre schulische Laufbahn länger. Zumindest in der Wahrnehmung der betroffenen Kinder wirkt sich die häufigere Abwesenheit von der Schule nicht nur negativ auf den Leistungsstand, sondern auch auf die Beziehung zum Lehrer aus. Neben Patienten mit chronisch-entzündlicher Darmerkrankung zeigen auch jene mit einer chronischen Lebererkrankung, einer Nahrungsmittelallergie oder einer zystischen Fibrose erhöhte Fehlzeiten in der Schule, während Zöliakiepatienten in diesem Punkt nicht als Risikogruppe zu werten sind. Die Erweiterung der ambulanten Therapiemöglichkeiten hat die Schulsituation für Patienten mit zystischer Fibrose wesentlich verbessert. Bemerkenswert ist in diesem Zusammenhang, dass auch gesunde Geschwisterkinder von Patienten mit zystischer Fibrose erhöhte Fehlzeiten in der Schule aufweisen. Dies ist als Hinweis auf die emotionale Belastung der Geschwisterkinder innerhalb der »kranken Familie« zu verstehen.

Einschränkungen der **Arbeitssituation** sind v. a. für Patienten mit zystischer Fibrose und chronisch-entzündlicher Darmerkrankung untersucht worden. Die verlängerte Lebenserwartung von Patienten mit zystischer Fibrose ermöglicht ihnen prinzipiell den Einstieg in das Berufsleben, wobei der Anteil arbeitsloser Personen im Vergleich zur gesunden Kontrollgruppe erhöht ist. Die Bedeutung einer chronisch-entzündlichen Darmerkrankung für die berufliche Sozialisation der Patienten ist einerseits durch die Erkrankung selbst geprägt, andererseits dadurch, dass die Erstmanifestation der Erkrankung häufig im Adoleszentenalter auftritt, das als vulnerable Phase für die emotionale und soziale Entwicklung gilt, und damit den Jugendlichen in einer Zeit der Berufswahl trifft.

Die krankheitsbedingte **Invalidität** schwankt je nach Land und Sozialversicherungssystem zwischen 4,5 und 20% der Patienten mit einer chronisch-entzündlichen Darmerkrankung. Der M. Crohn führt häufiger zur Invalidität als eine Colitis ulcerosa. Insgesamt weisen Patienten mit einer chronisch-entzündlichen Darmerkrankung mindestens einen durchschnittlichen Bildungsgrad auf. Dennoch stehen gemessen am Status der Allgemeinbevölkerung weniger Patienten in einem aktiven Arbeitsverhältnis und verlieren in den Jahren nach der Diagnosestellung mehr Patienten ihre Arbeitsposition als eine vergleichbare Kontrollgruppe. Dabei scheinen Frauen mit M. Crohn gegenüber männlichen Patienten und solchen mit Colitis ulcerosa überproportional von dieser Entwicklung betroffen zu sein.

> Die Hauptinformationsquelle für den Jugendlichen mit einer chronisch-entzündlichen Darmerkrankung ist der behandelnde Arzt. Die Auswirkung der Darmerkrankung auf Berufswahl und Berufschancen interessiert die betroffenen Jugendlichen oftmals mehr als Aspekte der Krankheit selbst.

Prinzipielle Einschränkungen der **Berufswahl** existieren für Patienten mit chronischen gastrointestinalen Erkrankungen nicht. Dennoch sollten Erkrankungen mit starker körperlicher und psychischer Belastung vermieden werden. Ebenso eignen sich Berufe mit einer hohen pulmonalen Schadstoffbelastung nicht unbedingt für Patienten mit zystischer Fibrose.

47.3 Soziale Beziehungen und Integration

Die Auswirkungen einer chronischen Erkrankung auf die soziale Integration beeinflusst wesentlich die krankheitsbezogene Lebensqualität der Patienten. Thematisiert werden kann der **Einfluss der Erkrankung** auf
- die Beziehung innerhalb der Familie und das Ablöseverhalten
- die Chance zum Aufbau stabiler Partnerschaften und den Anteil verheirateter Patienten
- das Sexualverhalten
- die Quantität und Qualität von Freundschaften innerhalb der »peer-group«
- die Möglichkeit zur Teilnahme an Freizeitaktivitäten wie Sport

Diese Fragen sind im Bereich der pädiatrischen Gastroenterologie für die chronisch-entzündlichen Darmerkrankungen und die zystische Fibrose untersucht worden; nur vereinzelt finden sich Aussagen zu diesen Themen bezogen auf Jugendliche mit einer chronischen Hepatopathie oder einer Zöliakie.

Die innerfamiliäre Beziehung für Kinder und Jugendliche mit **zystischer Fibrose** ist oftmals durch eine überbehütende Grundhaltung geprägt. Die Patienten verlassen ihr Elternhaus durchschnittlich später, ein größerer Anteil bleibt auch im Erwachsenenalter im Elternhaus wohnen. Die freundschaftlichen Beziehungen betroffener Patienten formieren sich in der Regel während des Jugendalters, später werden weniger häufig neue, intensive Kontakte aufgenommen. Das eigene Körperbild, die reduzierte Fertilität, die Angst, sterben zu können, bevor die eigenen Kinder groß sind, und die Kenntnis über die genetischen Grundlagen der Erkrankung scheinen die Einstellung von Patienten zu Fragen der Sexualität und fester Partnerschaften zu prägen. Sexuelle Beziehungen werden von Patienten mit zystischer Fibrose häufig als unbefriedigend erlebt.

Jugendliche mit einer **chronisch-entzündlichen Darmerkrankung** berichten, dass sie weniger häufig an Freizeitaktivitäten wie Kino- oder Diskothekenbesuch teilnehmen, obgleich sie von ähnlich intensiven Sozialkontakten berichten wie Jugendliche einer Vergleichsgruppe. Mehr als die Hälfte betroffener Kinder und Jugendlicher geben an, nur begrenzt am Sportunterricht teilzunehmen oder wie ihre Altersgenossen bei Freunden zu übernachten oder in Urlaub zu fahren. Insbesondere Patienten mit einem Ileostoma sind in ihrem Kontakt- und Sexualverhalten gehemmt; sie befürchten, durch eine Geruchsbelästigung aufzufallen oder abstoßend zu wirken.

Einschränkungen im sozialen Kontaktverhalten von Kindern und Jugendlichen mit einer **chronischen Lebererkrankung** sind wesentlich durch die zugrunde liegende Erkrankung geprägt. Allerdings existieren nur vereinzelte generalisierende Untersuchungen zur sozialen Position von Jugendlichen mit einer chronischen Hepatopathie. Danach scheinen auch Jugendliche mit einer chronischen Lebererkrankung nur reduziert an einer altersbezogenen Freizeitaktivität teilzunehmen und im jungen Erwachsenenalter seltener in festen Partnerschaften zu leben. Spekuliert wird, ob das Verbot des Alkoholkonsums und die mögliche Übertragung der Erkrankung bei viralen Hepatitiden das Kontaktverhalten der Jugendlichen beeinflussen.

Das Ziel der **psychosozialen Versorgung** besteht darin, die Patienten zu befähigen, auch mit einer chronischen gastroenterologischen Erkrankung möglichst uneingeschränkt an den alltäglichen Lebensaktivitäten teilnehmen. Dabei bestehen keine prinzipiellen medizinisch begründeten Einschränkungen von Sport- oder Freizeitaktivitäten, obgleich in Einzelfällen oder in Abhängigkeit von Krankheitsschüben Begrenzungen notwendig sein können.

47.4 Selbsthilfegruppen

Professionelle Hilfe und optimale medizinische Versorgung von Kinder und Jugendlichen mit einer chronischen gastroenterologischen oder hepatologischen Erkrankung stellen hohe Herausforderungen an die klinisch und wissenschaftlich tätigen Zentren der pädiatrischen Gastroenterologie. In den vorherigen Abschnitten dieses Kapitels wurde mit Hinweis auf die psychosozialen Begleit- und Folgeprobleme der Erkrankungen deutlich, wie sehr eine **interdiziplinäre Versorgungsstruktur** für die betroffenen Kinder und ihre Familien unter Einbezug von Fachleuten aus den Bereichen »Pflege«, »Ernährungsberatung«, »Sozialarbeit«, »Psychologie«, »Pädagogik« und »Medizin« notwendig ist.

Unabhängig von dieser fachlich-professionellen Betreuung profitieren viele Betroffene allerdings von einem **Austausch mit anderen Betroffenen.** Aus diesem Grund haben sich Selbsthilfegruppen organisiert, deren mögliche Bedeutung in folgenden Aufgaben liegt:
- Information über administrative und finanzielle Unterstützungen
- konkrete Information über Krankheitsverläufe aus der Sicht Betroffener sowie Einbringen konkreter Aspekte der alltäglichen praktischen Krankheitsbewältigung inklusive Hilfsmittel
- Information über Stellen, von denen professionelle Hilfe im In- und Ausland angeboten wird, z. B. im Rahmen von Ferien
- emotionale Unterstützung durch den Austausch über Erfahrungen mit den Problemen und Erkrankungen
- Organisation von Informationsveranstaltungen im Sinne der Laienweiterbildung
- Organisation von Kursen zur Verbesserung der Krankheitsbewältigung respektive zur Schulung gesundheitsbezogener Verhaltensweisen wie z. B. Sport-, Freizeit- oder Kochkurse
- Organisation von Angeboten für Mitbetroffene, v. a. für Geschwister chronisch kranker Kinder

> **Auswahl der für den Bereich der pädiatrischen Gastroenterologie und Hepatologie relevanten Selbsthilfegruppen**
> - **Deutsche Crohn und Colitis** Vereinigung (DCCV e. V.), Paracelsusstr. 15, 51375 Leverkusen; Tel.: 0214/87608-0 und -76; Fax: 0214/87608-88; Anprechpartner: Ulf Steder-Neukamm
> - **Verein leberkrankes Kind e. V.,** Forchheimerstr. 7, 91083 Baiersdorf; Tel.: 09133/603953; Ansprechpartner: Ingrid Ganser-Maisel
> - **KEKS e. V.,** Sommerrainstraße 61; 70374 Stuttgart; Tel.: 0711/95378-86 oder -17; Fax: 711/9537818; E-Mail: info@keks.org
> - **Deutsche Zöliakie-Gesellschaft e. V. (DZG),** Filderhauptstraße 61, 70599 Stuttgart; Tel.: 0711/454514; Fax: 0711/4567817; Ansprechpartner: Frau Dr. Mecke
> - **Kinder in schwieriger Ernährungssituation e. V. (K.i.s.E.),** Auguste-Schmidt-Str. 27, 23558 Lübeck, Tel.: 0451/8130660; http://www.kise-ev.de; Ansprechpartner: Antje Feldtmann-Korn
> - **Morbus Wilson e. V.,** Meraner Str. 17, 83024 Rosenheim, Tel.: 08031/249230; http://www.morbus-wilson.de
>
> Weitere Adressen und Ansprechpartner möglicherweise relevanter Selbsthilfegruppen können über den Verein »**Kindernetzwerk e. V.**« erfragt werden: Kindernetzwerk e. V., Hanauer Straße 15, 63739 Aschaffenburg; Tel.: 06021/12030; www.kindernetzwerk.de. Für die Schweiz lassen sich Elternselbsthilfegruppen über die Internet-Adresse www.elternnetz.ch finden.

47.5 Ausblick

Die psychosoziale Versorgung chronisch kranker Kinder und Jugendlicher und ihrer Familien hat sich auch im Bereich der pädiatrischen Gastroenterologie und Hepatologie in den vergangenen Jahren sicher verbessert. Dennoch scheint hier noch ein deutlicher Handlungsbedarf zu bestehen, insbesondere wenn die Kinder außerhalb spezialisierter Zentren oder im Rahmen von Einrichtungen der Erwachsenenmedizin behandelt werden. Für die Verbesserung der psychosozialen Versorgung ergeben sich folgende wissenschaftliche und klinische **Perspektiven:**

- Analyse der Lebensqualität der Kinder und Jugendlichen unter den Aspekten der psychosozialen Situation: Schule, Beruf, finanzielle Situation, Familienbeziehung, Freundschaft, Partnerschaft, Sexualität, Pubertät, Krankheitsverarbeitung und -verständnis, Compliance; wissenschaftlich fehlen v. a. Langzeitstudien, die sinnvollerweise multizentrisch erfolgen sollten
- Analyse der Auswirkungen der Erkrankung auf die emotionale und soziale Lebenssituation der Geschwisterkinder und der Eltern
- Analyse der indirekten Kosten der Erkrankungen durch die Beeinträchtigung der Ausbildungssituation, das erhöhte Risiko der Arbeitslosigkeit sowie die finanziellen, zeitlichen und gesundheitlichen Einschränkungen, die manche Eltern erfahren
- Aufklärungsarbeit in der Öffentlichkeit über chronische Erkrankungen der pädiatrischen Gastroenterologie und Hepatologie; dabei sind v. a. allgemeine und individuelle Information und Aufklärung von Personen aus dem pädagogischen Rahmen (Lehrer, Erzieher) wünschenswert

Bei fehlenden oder unzureichenden psychosozialen Versorgungsstrukturen können zumindest in Deutschland die **Sozialpädiatrischen Zentren** mit ihrem interdisziplinären Ansatz zur Betreuung behinderter, von Behinderung bedrohter oder chronisch kranker Kinder in Zusammenarbeit mit den organmedizinisch spezialisierten Abteilungen oder Spezialsprechstunden die psychosoziale Versorgung übernehmen.

Literatur

Bernstein CN, Kraut A, Blanchard JF, Rawsthorne P, Yu N, Walld R (2001) The relationship between inflammatory bowel disease and socioeconomic variables. Am J Gastroenterol 96: 2117–2125

Bitton A, Sewitch MJ, Peppercorn MA et al. (2003) Psychosocial determinants of relapse in ulcerative colitis: a longitudinal study. Am J Gastroenterol 98: 2112–2115

Calsbeek H, Rijken M, Bekkers MJTM, Kerssens JJ, Dekker J, Henegouwen GPB and participating centers (2002) Social position of adolescents with chronic digestive disorders. Eur J Gastroenterol Hepatol 14: 543–549

Fukunishi I, Sugawara Y, Takayama T, Makuuchi M, Kawarasaki H, Surman OS (2001) Psychiatric disorders before and after living-related transplantation. Psychosomatics 42: 337–343

Guthrie E, Jackson J, Shaffer J, Thompson D, Tomenson B, Creed F (2002) Psychological disorder and severity of inflammatory bowel disease predict health-related quality of life in ulcerative colitis and Crohn`s disease. Am J Gastroenterol 97: 1994–1999

Häussler M, Strassburg HM (2003) International Classification of functioning, disability and health (ICF) – Bedeutung für Sozialpädiatrische Zentren. Kinderärztliche Praxis 74: 251–258

Longobardi T, Jacobs P, Wu L, Bernstein CN (2003) Work losses related to inflammatory bowel disease in Canada: results from a national population health survey. Am J Gastroenterol 98: 844–849

Mérelle ME, Huisman J, Alderden-van der Vecht A et al. (2003) Early versus late diagnosis: psychological impact on parents of children with cystic fibrosis. Pediatrics 111: 346–350

Moody G, Eaden J, Mayberry JF (1999) Social implications of childhood Crohn's disease. J Pediatr Gastroenterol Nutr 28: S43–S45

Pfeffer PE, Pfeffer JM, Hodson ME (2003) The psychosocial and psychiatric side of cystic fibrosis in adolescents and adults. J Cystic Fibrosis 2: 61–68

Szigethy E, Levy-Warren A, Whitton S et al. (2004) Depressive symptoms and inflammatory bowel disease in children and adolescents: a cross-sectional study. J Pediatr Gastroenterol Nutr 39: 395–403

Young GS, Mintzer LL, Seacord D, Castaneda M, Mesrkhani V, Stuber ML (2003) Symptoms of posttraumatic stress disorder in parents of transplant recipients: incidence, severity, and related factors. Pediatrics 111: e725–e731

VII Anhang

48 Normwerte – 641
H. Witt

**49 Medikamente in der pädiatrischen Gastro-
enterologie – tabellarische Übersicht – 662**
S. Buderus, T. G. Wenzl

48 Normwerte

H. Witt

48.1 Elektrolyte und Spurenelemente (Konzentrationen) – 643
48.1.1 Chlorid – 643
48.1.2 Kalium – 643
48.1.3 Kalzium – 643
48.1.4 Magnesium – 644
48.1.5 Natrium – 644
48.1.6 Phosphat – 644
48.1.7 Eisen (Fe) – 644
48.1.8 Kupfer (Cu) – 645
48.1.9 Zink (Zn) – 645

48.2 Enzyme (Aktivitäten) – 645
48.2.1 Alaninaminotransferase (ALT) bzw. Glutamat-Pyruvat-Tansaminase (GPT) und Aspartataminotransferase (AST) bzw. Glutamat-Oxalazetat-Tansaminase (GOT) – 645
48.2.2 Alkalische Phosphatase (AP) – 645
48.2.3 Amylase – 646
48.2.4 Glutamatdehydrogenase (GLDH) – 646
48.2.5 γ-Glutamyltranspeptidase (γ-GT) – 646
48.2.6 Hydroxybutyratdehydrogenase (HBDH) – 646
48.2.7 Kreatinkinase (CK) – 646
48.2.8 Laktatdehydrogenase (LDH) – 647
48.2.9 Lipase – 647
48.2.10 Pseudocholinesterase (PCHE) – 647

48.3 Plasmaproteine (Konzentrationen) – 647
48.3.1 Gesamtprotein – 647
48.3.2 Albumin – 648
48.3.3 α_1-Antitrypsin – 648
48.3.4 α-Fetoprotein (AFP) – 648
48.3.5 Coeruloplasmin – 648
48.3.6 C-reaktives Protein (CRP) – 649
48.3.7 Ferritin – 649
48.3.8 Haptoglobin – 649
48.3.9 Orosomucoid (saures α_1-Glykoprotein) – 649
48.3.10 Transferrin – 649
48.3.11 Transferrinsättigung – 650

48.4 Immunglobuline (Konzentrationen) – 650
48.4.1 Immunglobulin A (IgA) – 650
48.4.2 Immunglobulin G (IgG) – 650
48.4.3 Immunglobulin M (IgM) – 651
48.4.4 Immunglobulin E (IgE) – 651

48.5 Metabolite (Konzentrationen) – 651
48.5.1 Ammoniak – 651
48.5.2 Bilirubin (gesamt) – 651
48.5.3 Bilirubin (direkt/konjugiert) – 651

48.5.4	Carnitin (gesamt und frei) – 652
48.5.5	Gallensäuren – 652
48.5.6	Glukose – 652
48.5.7	Harnsäure – 652
48.5.8	Harnstoff – 652
48.5.9	Kreatinin – 653
48.5.10	Laktat – 653
48.5.11	Pyruvat – 653

48.6 Lipide (Konzentrationen) – 653
48.6.1	Cholesterin – 653
48.6.2	Triglyzeride – 653
48.6.3	HDL-(»High-density-lipoprotein«-)Cholesterin – 654
48.6.4	LDL-(»Low-density-lipoprotein«-)Cholesterin – 654

48.7 Aminosäuren (Konzentrationen) – 654

48.8 Vitamine (Konzentrationen) – 655
48.8.1	Folsäure – 655
48.8.2	Vitamin A (Retinol) – 655
48.8.3	Vitamin B_{12} – 655
48.8.4	25-Hydroxy-Vitamin D – 656
48.8.5	Vitamin E (Tocopherol) – 656

48.9 Gerinnung – 656
48.9.1	Thromboplastinzeit (TPZ, Quick-Wert) – 656
48.9.2	Aktivierte partielle Thromboplastinzeit (»activated partial thromboplastin time«, aPTT) – 656
48.9.3	Thrombinzeit (TZ) – 657
48.9.4	Fibrinogen (Faktor I) – 657
48.9.5	Faktor V – 657
48.9.6	Faktor VII – 657
48.9.7	Faktor VIII – 657
48.9.8	Faktor IX – 657
48.9.9	Antithrombin III (AT III) – 658
48.9.10	Protein C – 658
48.9.11	Protein S – 658

48.10 Hämatologie – 659

48.11 Stuhlanalytik – 660
48.11.1	$α_1$-Antitrypsin-Clearance – 660
48.11.2	Calprotectin – 660
48.11.3	Chymotrypsin – 660
48.11.4	Elastase 1 – 660
48.11.5	Lipase – 660
48.11.6	Fettausscheidung – 660
48.11.7	pH-Wert – 660
48.11.8	Reduzierende Substanzen (direkt und indirekt) – 660

48.12 Funktionstests – 660
48.12.1	Pankreolauryltest in Serum und Urin – 660
48.12.2	Laktosetoleranztest – 660
48.12.3	Xylosebelastungstest – 661

Literatur – 661

Laboruntersuchungen nehmen einen gewichtigen Stellenwert in Diagnostik und Therapiekontrolle ein. Im Gegensatz zum Erwachsenenalter sind verlässliche Referenzbereiche für das Kindesalter jedoch selten vorhanden. In diesem Kapitel wurden pädiatrische Referenzbereiche für die wesentlichen Routineparameter unter besonderer Berücksichtigung gastroenterologischer Erkrankungen aufgelistet. Die Angaben sind jedoch bestenfalls als grobe Orientierungshilfe aufzufassen. Die Normwerte vieler klinisch-chemischer Kenngrößen zeigen eine ausgeprägte Methodenabhängigkeit. So variiert z. B. je nach Bestimmungsmethode der obere Referenzbereich für die Lipaseaktivität um mehr als das 6fache. Hinzu kommt, dass viele Referenzbereiche an sehr kleinen Kollektiven ermittelt worden sind, was die Verlässlichkeit der Daten deutlich einschränkt. Für manche Parameter existieren zudem in der Literatur widersprüchliche Angaben. So finden sich insbesondere für das Säuglingsalter für denselben Parameter Referenzbereiche, die im Vergleich zum Erwachsenenalter sowohl höher als auch niedriger angegeben werden. Für die Neugeborenenperiode kommt die Abhängigkeit vieler Werte vom Gestationsalter hinzu.

48.1 Elektrolyte und Spurenelemente (Konzentrationen)

48.1.1 Chlorid

Indikationen:
- Störungen im Elektrolyt-, Säure-Basen- und Wasserhaushalt
- Berechnung der Anionenlücke zur Differenzierung metabolischer Azidosen
  - Anionenlücke = $[Na^+]-[Cl^-]-[HCO_3^-]$
  - Referenzbereich der Anionenlücke: 8–16 mmol/l

Erhöht:
- Diarrhö
- renale tubuläre Azidose
- Fieber
- Nierenerkrankungen
- hyporeninämischer Hypoaldosteronismus

Erniedrigt:
- Erbrechen
- konnatale Chloridiarrhö
- Hyperaldosteronismus
- M. Cushing

Referenzbereich: für jedes Alter 95–112 mmol/l

48.1.2 Kalium

Indikationen:
- Störungen im Elektrolyt-, Säure-Basen- und Wasserhaushalt
- Herzrhythmusstörungen
- Niereninsuffizienz

Erhöht:
- Niereninsuffizienz
- akute Azidose
- Zellzerfall
- vermehrte Zufuhr
- M. Addison
- Diabetes mellitus

Erniedrigt:
- Alkalose
- Erbrechen
- Diarrhö
- Hyperaldosteronismus
- M. Cushing
- renale tubuläre Azidose

Referenzbereiche:
- bis 1 Monat: 3,6–6,0 mmol/l
- 1–12 Monate: 3,7–5,7 mmol/l
- ab 1 Jahr: 3,2–5,4 mmol/l

48.1.3 Kalzium

Indikationen:
- Osteoporose
- Wachstumsstörungen
- pathologische Frakturen
- Knochenschmerzen
- Nierensteine
- chronische Nierenerkrankungen
- rezidivierende Pankreatitis
- rezidivierendes Ulkus
- rezidivierende Diarrhö
- Tetanie
- nach Schilddrüsenoperation
- Vitamin D-Therapie
- parenterale Ernährung

Erhöht:
- primärer Hyperparathyreoidismus
- paraneoplastisch (Parathormonproduktion)
- Vitamin-D-Überdosierung
- Skelettmetastasen maligner Tumoren
- Hyperthyreose
- M. Addison
- Sarkoidose
- familiäre Hypokalzurie
- Hypophosphatasie

Erniedrigt:
- Hypoalbuminämie
- Hypoparathyreoidismus
- Pseudohypoparathyreoidismus
- Vitamin-D-Mangel
- Malabsorption
- chronische Niereninsuffizienz

Referenzbereiche:
- bis 10 Tage: 1,8–2,6 mmol/l (7,2–10,4 mg/dl)
- ab 10 Tagen: 2,1–2,6 mmol/l (8,4–10,4 mg/dl)

48.1.4 Magnesium

Indikationen:
- neuromuskuläre Symptome (Tremor, Myoklonus, Krämpfe)
- Herzrhythmusstörungen
- EKG-Veränderungen
- parenterale Ernährung

Erhöht:
- Niereninsuffizienz
- akute Leberzellnekrose
- Hypothyreose
- Leukämien

Erniedrigt:
- Malabsorption
- Hyperthyreose
- Leberzirrhose
- nephrotisches Syndrom
- hereditär
- Therapie mit Tacrolimus

Referenzbereiche:
- bis 6 Tage: 0,48–1,05 mmol/l (1,2–2,6 mg/dl)
- 7 Tage bis 6 Jahre: 0,7–1,03 mmol/l (1,7–2,5 mg/dl)
- 7–15 Jahre: 0,66–0,95 mmol/l (1,7–2,3 mg/dl)
- ab 16 Jahren: 0,62–0,91 mmol/l (1,5–2,2 mg/dl)

48.1.5 Natrium

Indikation: Störungen im Elektrolyt-, Säure-Basen- und Wasserhaushalt

Erhöht:
- Diabetes insipidus
- osmotische Diurese
- primärer Hyperaldosteronismus

Erniedrigt:
- metabolische Alkalose
- Erbrechen
- Diarrhö
- osmotische Diurese
- Syndrom der inadäquaten ADH-Sekretion
- Hypothyreose
- renale tubuläre Azidose
- Niereninsuffizienz
- Salzverlustniere
- Mineralo- und Glukokortikoidmangel

Referenzbereich: für jedes Alter 130–145 mmol/l

48.1.6 Phosphat

Indikationen:
- Nieren-, Knochen- und Nebenschilddrüsenerkrankungen
- Nierensteine
- nach Schilddrüsenoperation

Erhöht:
- Pseudohyperphosphatämie
- Hämolyse
- Nierenversagen
- erhöhte tubuläre Rückresorption:
  - Hyperthyreose
  - Parathormonmangel
  - Parathormonresistenz
  - Akromegalie
  - respiratorische Azidose

Erniedrigt:
- akute respiratorische Alkalose
- Azidose
- schwere Verbrennungen
- Malnutrition
- Malabsorption
- Diarrhö
- Vitamin-D-Stoffwechselstörungen
- renale Verluste:
  - primärer und sekundärer Hyperparathyreoidismus
  - Fanconi-Syndrom
  - Vitamin-D-resistente Rachitis

Referenzbereiche:
- bis 1 Monat: 1,6–3,1 mmol/l (4,8–9,5 mg/dl)
- 1–12 Monate: 1,6–2,6 mmol/l (4,9–7,9 mg/dl)
- ab 1 Jahr: 1,1–2,0 mmol/l (3,4–6,2 mg/dl)

48.1.7 Eisen (Fe)

Indikationen:
- Bestimmung der Transferrinsättigung
- akute Eisenintoxikation

Erhöht:
- Hämochromatose
- häufige Bluttransfusionen
- hämolytische Anämie
- akute Hepatitis
- Intoxikation

Erniedrigt:
- akute und chronische Entzündungen
- maligne Tumoren
- Eisenmangelanämie

> Die Bestimmung der Eisenkonzentration im Serum zur Diagnostik einer Eisenmangelanämie ist von nur geringer Sensitivität und nicht indiziert. Für die Diagnosestellung ist die Ferritinkonzentration der Parameter der Wahl.
> Eisen unterliegt einer deutlichen zirkadianen Rhythmik. Deshalb sollte, insbesondere bei Verlaufskontrollen, die Blutentnahme immer zur gleichen Tageszeit (morgens) erfolgen.

Referenzbereich: für jedes Alter 4–25 μmol/l (22–136 μg/dl)

48.1.8 Kupfer (Cu)

Indikationen:
- Verdacht auf M. Wilson
- Verdacht auf Menkes-Syndrom

Erhöht:
- Cholestase
- akute und chronische Entzündungen
- Tumoren

Erniedrigt:
- M. Wilson
- Menkes-Syndrom
- nutritiver Kupfermangel
- familiäre Hypokuprämie

Unter den Laborparametern zur Diagnostik des M. Wilson weist die Kupferkonzentration im Serum die geringste Sensitivität auf. Normale Werte schließen die Erkrankung nicht aus. Bei Verdacht auf M. Wilson sollte immer auch die Kupferkonzentration im Urin (vor und nach D-Penicillamin-Belastung) gemessen werden sowie eine quantitative Kupferbestimmung im Lebergewebe erfolgen.

Die Referenzwerte für Säuglinge und insbesondere Neugeborene sind deutlich niedriger als für ältere Kinder und Jugendliche.

Referenzbereiche:
- bis 1 Monat: 1,5–12 µmol/l (10–75 µg/dl)
- 1–12 Monate: 4–20 µmol/l (25–130 µg/dl)
- ab 1 Jahr: 10–25 µmol/l (65–165 µg/dl)

48.1.9 Zink (Zn)

Indikationen:
- Verdacht auf Acrodermatitis enteropathica
- Wundheilungsstörungen
- Verdacht auf Intoxikation

Erhöht: Intoxikation

Erniedrigt:
- Acrodermatitis enteropathica
- parenterale Ernährung
- Malabsorption

Zink ist ein essenzieller Bestandteil vieler Enzyme. Ein typisches zinkabhängiges Enzym ist die alkalische Phosphatase, deren Aktivität bei Zinkmangel vermindert ist. Intoxikationen imponieren klinisch mit Darmtenesmen und Diarrhöen.

> ❗ Die Diagnose eines Zinkmangels lässt sich weder durch erniedrigte Serumwerte beweisen noch durch normale Werte ausschließen. Entscheidend für die Diagnosestellung ist die Besserung der klinischen Symptomatik nach Substitutionstherapie.

Referenzbereich: für jedes Alter 10–20 µmol/l (65–130 µg/dl)

48.2 Enzyme (Aktivitäten)

48.2.1 Alaninaminotransferase (ALT) bzw. Glutamat-Pyruvat-Tansaminase (GPT) und Aspartataminotransferase (AST) bzw. Glutamat-Oxalazetat-Tansaminase (GOT)

Indikation: Diagnostik und Verlaufsbeurteilung von Leber- und Gallenwegserkrankungen

Erhöht:
- Lebererkrankungen
- Cholestase
- Muskelerkrankungen

AST und ALT sind Marker für eine hepatozelluläre Schädigung. Bei unklarer Aktivitätssteigerung der Transaminasen ist die Bestimmung des Kreatinkinase-(CK-)Wertes (▶ Abschn. 48.2.7) zum Ausschluss einer Muskelerkrankung obligat.

> ❗ Eine Hämolyse führt insbesondere bei der AST zu falsch erhöhten Werten.

Referenzbereiche (Messung bei 37°C):
- ALT:
  - bis 12 Monate: <45 U/l
  - 1–11 Jahre: <35 U/l
  - 12–18 Jahre: <35 U/l bzw. <45 U/l (Jungen)
- AST:
  - bis 12 Monate: <80 U/l
  - 1–11 Jahre: <55 U/l
  - 12–18 Jahre: <35 U/l (Mädchen) bzw. <50 U/l (Jungen)

48.2.2 Alkalische Phosphatase (AP)

Indikationen:
- Cholestase
- Knochenerkrankungen

Erhöht:
- hepatobiliäre Erkrankungen (Verschlussikterus, Hepatitis etc.)
- Knochenerkrankungen:
  - Fraktur
  - Osteomalazie/Vitamin-D-Mangel
  - Phosphatdiabetes
  - Akromegalie
- Tumoren
- benigne transiente Hyperphosphatasämie

Erniedrigt:
- Hypothyreose
- Achondroplasie
- familiäre Hypophosphatasämie
- M. Wilson

Die Aktivitätsbestimmung der AP-Isoenzyme ist kosten- und zeitaufwändig und in Anbetracht der zahlreichen zur Verfügung stehenden hepatobiliären Parameter entbehrlich. Der Referenzbereich der AP ist aufgrund der vermehrten Freisetzung des Knochenisoenzyms während des Knochenwachstums stark altersabhängig und liegt deutlich über demjenigen des Erwachsenenalters.

Referenzbereiche:
- bis 16 Jahre: 50–400 U/l
- ab 16 Jahren: 50–120 U/l (Mädchen) bzw. 50–170 U/l (Jungen)

48.2.3 Amylase

Indikationen:
- Differenzialdiagnostik des akuten Abdomens
- Diagnose bzw. Ausschluss einer akuten Pankreatitis

Erhöht:
- Pankreatitis
- Abdominalprozesse mit Beteiligung der Bauchspeicheldrüse
- maligne Tumoren
- Parotitis
- Makroamylasämie (Immunkomplexe mit IgA oder IgG)

Erniedrigt: exokrine Pankreasinsuffizienz (zystische Fibrose, chronische Pankreatitis)

Aufgrund der geringeren Sensitivität ist die Aktivitätsbestimmung der Amylase derjenigen der Lipase in der Diagnostik der akuten Pankreatitis unterlegen. Die Enzymwerte korrelieren nicht mit dem klinischen Schweregrad. Die Plasmakonzentration wird durch Mahlzeiten nicht beeinflusst. Die Aktivität der Urinamylase ist von sehr geringer Aussagekraft und sollte nicht bestimmt werden.

Der Referenzbereich variiert in Abhängigkeit von der verwandten Methode beträchtlich und ist in den ersten Lebensjahren deutlich niedriger als bei Erwachsenen.

Referenzbereiche:
- bis 1 Monat: 5–30 U/l
- 1–12 Monate: 10–60 U/l
- ab 1 Jahr: 30–100 U/l

48.2.4 Glutamatdehydrogenase (GLDH)

Indikationen:
- Beurteilung des Ausmaßes einer akuten Leberzellschädigung
- Verdacht auf Transplantatabstoßung

Erhöht: Leber- und Gallenwegserkrankungen

Zusammen mit den Werten von AST und ALT gestattet die GLDH-Aktivität eine Abschätzung des Zelluntergangs und somit der Schwere des Leberschadens. Als genereller Suchtest auf eine Lebererkrankung ist die Bestimmung der GLDH-Aktivität allerdings ungeeignet, da die diagnostische Sensitivität nur bei etwa 50% liegt.

Referenzbereiche:
- bis 1 Monat: <11 U/l
- 1–12 Monate: <7 U/l
- 1–15 Jahre: <5 U/l
- ab 16 Jahren: <5 U/l (Mädchen) bzw. <7 U/l (Jungen)

48.2.5 γ-Glutamyltranspeptidase (γ-GT)

Indikation: Diagnostik und Verlaufsbeurteilung von Leber- und Gallenwegserkrankungen

Erhöht:
- Leber- und Gallenwegserkrankungen, insbesondere Cholestase
- Einnahme von Enzyminduktoren (Barbiturate, Phenytoin)

Die Aktivität der γ-GT ist einer der sensitivsten Parameter einer Cholestase. Im Gegensatz zur AP wird die γ-GT weder im Muskel noch im Knochen gebildet, und ihre Aktivität ist daher bei Erkrankungen dieser beiden Organsysteme nicht erhöht. Beim M. Byler (Typen I und II) finden sich normale γ-GT-Werte.

Bei Früh- und Neugeborenen finden sich bis zu 10fach höhere Enzymaktivitäten im Serum als im Erwachsenenalter.

Referenzbereiche:
- bis 1 Monat: <150 U/l
- 1–5 Monate: <45 U/l
- 6–12 Monate: <35 U/l
- 1–11 Jahre: <25 U/l
- ab 12 Jahren: <35 U/l (Mädchen) bzw. <45 U/l (Jungen)

48.2.6 Hydroxybutyratdehydrogenase (HBDH)

Indikationen:
- Verdacht auf hämolytische Anämie
- Verlaufsbeurteilung maligner Tumoren

Erhöht:
- hämolytische Anämie
- Folsäure- und/oder Vitamin-B_{12}-Mangel
- Hepatitis (nur leichte Erhöhung)

Die Laktatdehydrogenase (LDH; ▶ Abschn. 48.2.8) ist ein tetrameres Enzym und kommt in 5 Isoenzymformen, LDH1 bis LDH5, vor. LDH1 und LDH2 finden sich vorwiegend in Erythrozyten und Myokard, LDH4 und LDH5 hauptsächlich in Muskulatur und Leber. LDH1 vermag im Gegensatz zu den anderen Isoenzymen 2-Oxobutyrat zu Hydroxybutyrat umzusetzen und ist als HBDH getrennt erfassbar.

Referenzbereiche:
- bis 1 Monat: <600 U/l
- 1–12 Monate: <400 U/l
- 1–2 Jahre: <300 U/l
- ab 3 Jahren: <200 U/l

48.2.7 Kreatinkinase (CK)

Indikationen:
- Verdacht auf und Verlaufsbeurteilung von Herz- und Skelettmuskelerkrankungen
- Suche nach Konduktorinnen der Muskeldystrophie Duchenne
- differenzialdiagnostische Abklärung unklarer Aktivitätssteigerungen der Transaminasen

Erhöht:
- Herz- und Skelettmuskelerkrankungen
- Intoxikationen
- Hypothyreose

> Jede unklare Aktivitätssteigerung der Transaminasen erfordert die Bestimmung des CK-Wertes zum Ausschluss einer Muskelerkrankung.

Referenzbereiche:
- bis 2 Tage: <1200 U/l
- 3–5 Tage: <700 U/l
- 1–12 Monate: <300 U/l
- ab 1 Jahr: <170 U/l

48.2.8 Laktatdehydrogenase (LDH)

Indikationen:
- Verdacht auf hämolytische Anämie
- Verlaufsbeurteilung maligner Tumoren

Erhöht:
- Hepatopathien
- Herz- und Skelettmuskelerkrankungen
- Hämolyse
- maligne Tumoren (insbesondere Leukämien und Lymphome)
- Epstein-Barr-Virus-Infektionen
- Lungenerkrankungen

Aufgrund der mangelnden Organspezifität und der im Vergleich zu den Transaminasen geringeren diagnostischen Sensitivität ist die LDH-Aktivität als Parameter hepatischer Erkrankungen entbehrlich.

Referenzbereiche:
- bis 1 Monat: <900 U/l
- 2–12 Monate: <500 U/l
- 1–12 Jahre: <350 U/l
- 13–15 Jahre: <300 U/l
- ab 16 Jahren: <250 U/l

48.2.9 Lipase

Indikationen:
- Differenzialdiagnostik des akuten Abdomens
- Diagnose bzw. Ausschluss einer akuten Pankreatitis

Erhöht:
- Pankreatitis
- Abdominalprozesse mit Beteiligung der Bauchspeicheldrüse

Erniedrigt: exokrine Pankreasinsuffizienz (zystische Fibrose, chronische Pankreatitis)

Die Lipaseaktivität ist der beste Laborparameter zur Diagnostik einer akuten Pankreatitis. Sie steigt nach wenigen Stunden an. Die Aktivität der Lipase ist derjenigen der Amylase an Sensitivität und Spezifität überlegen. Eine zusätzliche Bestimmung des Amylasewertes erbringt keine weitere diagnostische Information. Die Enzymwerte korrelieren nicht mit dem klinischen Schweregrad. Die Werte werden durch Mahlzeiten nicht beeinflusst.

Der Referenzbereich ist von der eingesetzten Bestimmungsmethode abhängig und unterliegt somit breiten Schwankungen. In den ersten Lebensjahren ist er etwas niedriger als bei Erwachsenen.

Referenzbereiche:
- bis 12 Monate: 10–100 U/l
- 1–10 Jahre: 10–175 U/l
- ab 11 Jahren: 10–200 U/l

48.2.10 Pseudocholinesterase (PCHE)

Indikationen:
- Differenzialdiagnostik des akuten Abdomens
- Diagnose bzw. Ausschluss einer akuten Pankreatitis

Erhöht:
- Eiweißverlustsyndrome (nephrotisches Syndrom, exsudative Enteropathie)
- Diabetes mellitus
- Hyperlipoproteinämie
- Hyperthyreose
- hereditäre Enzymvarianten

Erniedrigt:
- Lebererkrankungen (Zirrhose, akute Hepatitis, akute Leberinsuffizienz etc.)
- schwere Allgemeinerkrankungen
- Vergiftung mit Insektiziden

Da die Aktivität der PCHE eine starke interindividuelle Variation aufweist, ist die Aussagekraft der Einzelbestimmung oft begrenzt. Aufgrund der relativ geringen intraindividuellen Schwankungen eignen sich jedoch serielle Bestimmungen gut zur Verlaufsbeurteilung.

Referenzbereich: für jedes Alter 4–11 kU/l (Mädchen) bzw. 4,5–11,5 kU/l (Jungen)

48.3 Plasmaproteine (Konzentrationen)

48.3.1 Gesamtprotein

Indikationen:
- Hyper- und Dehydration
- Leber- und Nierenerkrankungen
- chronische Diarrhö
- Verbrennungen
- als Überwachungsparameter bei Ödemen
- Proteinurie
- Polyurie

Erhöht:
- chronische Entzündungen
- Leberzirrhose
- aktive Sarkoidose
- Dehydration

Erniedrigt:
- nephrotisches Syndrom
- exsudative Enteropathie
- Malabsorption
- Verbrennungen
- Malnutrition
- schwerer Leberparenchymschaden
- Analbuminämie
- Antikörpermangelsyndrom
- Hyperhydration

Eine Erhöhung der Gesamtproteinkonzentration kann nur durch einen Anstieg der Immunglobulinspiegel, eine Erniedrigung durch eine Verminderung des Albumins oder der Immunglobuline verursacht sein. Von einer echten Hyper- bzw. Hypoproteinämie kann die Pseudohyper- bzw. Pseudohypoproteinämie als Folge von Störungen des Flüssigkeitshaushalts mittels Hämatokritbestimmung abgegrenzt werden.

Referenzbereiche:
- bis 1 Monat: 4,1–6,3 g/dl
- 1–12 Monate: 4,4–7,9 g/dl
- ab 1 Jahr: 5,7–8,0 g/dl

48.3.2 Albumin

Indikationen:
- Hyper- und Dehydration
- Leber- und Nierenerkrankungen
- chronische Diarrhö
- Verbrennungen
- als Überwachungsparameter bei Ödemen
- Proteinurie
- Polyurie

Erhöht: Dehydration

Erniedrigt:
- nephrotisches Syndrom
- exsudative Enteropathie
- Malabsorption
- Verbrennungen
- Malnutrition
- schwerer Leberparenchymschaden
- hereditäre An- und Hypoalbuminämie
- kompensatorisch bei Immunglobulinvermehrung
- Hyperhydration

Referenzbereiche:
- bis 30 Tage: 2,6–4,1 g/dl
- ab 1 Monat: 2,8–4,8 g/dl

48.3.3 α_1-Antitrypsin

Indikationen:
- neonatale Cholestase
- unklare Hepatopathien

Erhöht: Akute-Phase-Reaktion

Erniedrigt:
- hereditärer α_1-Antitrypsin-Mangel
- exsudative Enteropathie
- nephrotisches Syndrom

Ein α_1-Antitrypsin-Mangel kann mittels Messung der Serumkonzentration des Proteins, Phänotypisierung oder Genotypisierung nachgewiesen werden. Die Konzentrationsbestimmung im Serum erlaubt ein schnelles und kostengünstiges Screening. Da α_1-Antitrypsin zu den Akute-Phase-Proteinen gehört, können bei entzündlichen Reaktionen – trotz eines bestehenden Mangels – normale oder subnormale Werte festgestellt werden. Es existiert eine breite Überlappung der Serumkonzentration von Heterozygoten mit dem Wildtyp bzw. von Homozygoten mit Heterozygoten. Daher sollte bei der ätiologischen Abklärung einer neonatalen Cholestase bzw. einer Hepatopathie immer zusätzlich eine Phäno- oder Genotypisierung veranlasst werden, wobei man die Genotypisierung aufgrund ihrer höheren Validität bevorzugen sollte.

Referenzbereich: für jedes Alter 90–200 mg/dl

48.3.4 α-Fetoprotein (AFP)

Indikation: Therapie- und Verlaufskontrolle des hepatozellulären Karzinoms und von Keimzelltumoren

Erhöht:
- Malignome (Leberzellkarzinom, Keimzelltumoren)
- akute und chronische Hepatitis
- Leberzirrhose

Referenzbereiche:
- bis 1 Monat: <18.700 µg/l
- 1–12 Monate: <77 µg/l
- 1–3 Jahre: <11 µg/l
- 3–12 Jahre: <5,6 µg/l
- ab 12 Jahren: <4,2 µg/l

48.3.5 Coeruloplasmin

Indikationen:
- Verdacht auf M. Wilson
- unklare Hepatopathien
- Verdacht auf Menkes-Syndrom

Erniedrigt:
- M. Wilson
- Menkes-Syndrom
- hereditärer Coeruloplaminmangel
- nutritiver Kupfermangel

> **Normale Werte schließen einen M. Wilson niemals aus. Bei Verdacht auf M. Wilson sollten immer auch die Kupferkonzentration im Urin (vor und nach D-Penicillamin-Belastung) sowie eine quantitative Kupferbestimmung im Lebergewebe erfolgen.**

Die Referenzwerte für Säuglinge und insbesondere Neugeborene sind deutlich niedriger als für Kinder und Jugendliche. Mit Beginn der Pubertät finden sich bei Mädchen höhere Werte als bei Jungen.

Referenzbereiche:
- bis 1 Monat: 5–26 mg/dl
- 1–12 Monate: 14–44 mg/dl
- 1–9 Jahre: 23–51 mg/dl
- 10–18 Jahre: 18–46 mg/dl

48.3.6 C-reaktives Protein (CRP)

Indikationen:
- Verdacht auf bakterielle Infektion
- Beurteilung des Therapieerfolgs

Erhöht:
- bakterielle und Pilzinfektionen
- Autoimmun- und Tumorerkrankungen
- virale Infektionen (überwiegend nur leichte Konzentrationserhöhung)

⚠ Bei Leberversagen oder -insuffizienz können die Werte falsch-niedrig ausfallen.

Referenzbereiche:
- bis 4 Tage: 1,5 mg/dl
- 4 Tage bis 1 Jahr: 1,0 mg/dl
- ab 1 Jahr: 0,8 mg/dl

48.3.7 Ferritin

Indikationen:
- Eisenmangelanämie
- Verlaufskontrolle bei oraler Eisentherapie
- Eisenüberladung
- Malignome

Erhöht:
- primäre und sekundäre Hämochromatose
- Leberparenchymschaden
- maligne Erkrankungen (Leukosen, Lymphome)
- chronische Entzündungen (M. Still)

Erniedrigt:
- Eisenmangelanämie
- Eisenabsorptionsstörungen (z. B. bei Zöliakie)

Referenzbereiche:
- bis 1 Monat: 90–600 µg/l
- 1–3 Monate: 80–400 µg/l
- 3–6 Monate: 30–230 µg/l
- 6 Monate bis 15 Jahre: 10–140 µg/l

48.3.8 Haptoglobin

Indikation: Diagnostik und Verlaufsbeurteilung hämolytischer Anämien

Erhöht:
- Akute-Phase-Reaktion
- M. Hodgkin
- Cholestase
- nephrotisches Syndrom

Erniedrigt:
- hämolytische Anämie
- Lebererkrankungen
- hereditäre A- bzw. Hypohaptoglobinämie (bei Afrikanern)

Die Haptoglobinkonzentration ist bei Hämolyse erniedrigt. Bei gleichzeitiger Akute-Phase-Reaktion werden höhere Werte gemessen, weshalb sich eine simultane Bestimmung der CRP-Konzentration (▶ Abschn. 48.3.6) empfiehlt.

Referenzbereiche:
- bis 1 Jahr: 2–300 mg/dl
- 1–11 Jahre: 10–180 mg/dl
- ab 11 Jahren: 20–210 mg/dl

48.3.9 Orosomucoid (saures α$_1$-Glykoprotein)

Indikation: Therapiekontrolle des M. Crohn

Erhöht:
- Akute-Phase-Reaktion
- M. Crohn
- chronische Polyarthritis
- systemischer Lupus erythematodes
- Malignome

Erniedrigt:
- Proteinverlust (renal, enteral)
- schwerer Leberparenchymschaden
- Malnutrition

Referenzbereich: für jedes Alter 50–140 mg/dl

48.3.10 Transferrin

Indikationen:
- Verdacht auf latenten oder manifesten Eisenmangel oder Eisenüberladung
- zur Bestimmung der Transferrinsättigung (▶ Abschn. 48.3.11)

Erhöht: Eisenmangelzustände

Erniedrigt:
- Eisenüberladung (Hämosiderose, Hämochromatose)
- bestimmte Anämieformen (hämolytisch, aplastisch, perniziös, sideroachrestisch)
- Proteinverlust (enteral, renal)
- Malnutrition
- Infektionen
- Malignome
- Leberzirrhose
- Hepatitis
- Akute-Phase-Reaktion
- kongenitale Atransferrinämie

Der Transferrinspiegel im Serum korreliert invers mit der Größe des Eisenpools; ein Anstieg findet sich bei Eisenmangel, ein Abfall bei Eisenüberladung. Bei Vorliegen einer Entzündung lässt der Transferrinwert nur bedingt Rückschlüsse auf den Eisenhaushalt zu, da die Transferrinkonzentration im Rahmen einer Akute-Phase-Reaktion abfällt.

Referenzbereiche:
- bis 5 Tage: 120–380 mg/dl
- 5 Tage bis 3 Jahre: 180–300 mg/dl
- 3–9 Jahre: 180–330 mg/dl
- ab 9 Jahren: 190–380 mg/dl

48.3.11 Transferrinsättigung

Indikation: Verdacht auf Eisenüberladung, insbesondere neonatale Hämochromatose

Erhöht: Eisenüberladung (primäre oder sekundäre Hämochromatose)

Erniedrigt:
- Eisenmangel
- Eisenverwertungsstörung

Die Transferrinsättigung errechnet sich aus folgenden Gleichungen:

$$\text{Transferrinsättigung (\%)} = \frac{\text{Serumeisenkonzentration (µmol/l)}}{\text{Serumtransferrinkonzentration (mg/dl)}} \times 398$$

$$\text{Transferrinsättigung (\%)} = \frac{\text{Serumeisenkonzentration (µg/dl)}}{\text{Serumtransferrinkonzentration (mg/dl)}} \times 70{,}9$$

Die Transferrinsättigung wird durch die zirkadianen Schwankungen der Serumeisenkonzentration beeinflusst. Eine Akute-Phase-Reaktion und Eiweißverluste (Proteinurie, exsudative Enteropathie) führen über eine Verminderung der Transferrinkonzentration zu einer Erhöhung der Transferrinsättigung. Im Rahmen der Diagnostik eines Eisenmangels ist die Transferrinsättigung nur von geringer Wertigkeit.

Referenzbereiche:
- 1 Jahr: 7–44%
- 6–9 Jahre: 17–42%
- 9–14 Jahre: 11–40%
- ab 14 Jahren: 6–33%

48.4 Immunglobuline (Konzentrationen)

48.4.1 Immunglobulin A (IgA)

Indikationen:
- Verdacht auf selektiven IgA-Mangel
- chronische Lebererkrankungen

Erhöht:
- chronische Hepatitis
- IgA-Nephropathie
- Purpura Schönlein-Henoch
- chronische Infektionen
- Autoimmunerkrankungen
- Hyper-IgD-Syndrom

Erniedrigt:
- IgA-Mangel
- Agammaglobulinämie
- nephrotisches Syndrom
- exsudative Enteropathie
- schwere Verbrennungen

Referenzbereiche:
- bis 7 Tage: 1–6 mg/dl
- 7–90 Tage: 5–35 mg/dl
- 90 Tage bis 6 Monate: 8–60 mg/dl
- 6–12 Monate: 10–90 mg/dl
- 1–2 Jahre: 20–150 mg/dl
- 2–4 Jahre: 30–190 mg/dl
- 4–12 Jahre: 30–290 mg/dl
- ab 12 Jahren: 60–320 mg/dl

48.4.2 Immunglobulin G (IgG)

Indikationen:
- Verdacht auf selektiven IgG-Mangel
- chronische Lebererkrankungen
- chronische Infektionen

Erhöht:
- Leberzirrhose
- chronische Hepatitis (insbesondere Autoimmunhepatitis)
- akute und chronische Infektionen
- Tumoren
- Autoimmunerkrankungen

Erniedrigt:
- IgG-Mangel
- Agammaglobulinämie
- nephrotisches Syndrom
- exsudative Enteropathie
- schwere Verbrennungen

Referenzbereiche:
- bis 7 Tage: 650–1400 mg/dl
- 7–30 Tage: 400–1050 mg/dl
- 30–90 Tage: 200–700 mg/dl
- 90 Tage bis 6 Monate: 200–300 mg/dl
- 6–12 Monate: 300–950 mg/dl
- 1–2 Jahre: 450–1200 mg/dl
- 2–4 Jahre: 550–1350 mg/dl
- 4–12 Jahre: 600–1500 mg/dl
- ab 12 Jahren: 700–1600 mg/dl

48.4.3 Immunglobulin M (IgM)

Indikationen:
- Verdacht auf selektiven IgM-Mangel
- Lebererkrankungen

Erhöht:
- Leberzirrhose
- akute und chronische Hepatitis
- akute und chronische Infektionen
- Tumoren
- Autoimmunerkrankungen

Erniedrigt:
- IgM-Mangel
- Agammaglobulinämie

Referenzbereiche:
- bis 7 Tage: 6–20 mg/dl
- 7–90 Tage: 20–70 mg/dl
- 90 Tage bis 6 Monate: 30–100 mg/dl
- 6–12 Monate: 30–150 mg/dl
- 1–2 Jahre: 40–175 mg/dl
- 2–4 Jahre: 50–220 mg/dl
- 4–12 Jahre: 50–240 mg/dl
- ab 12 Jahren: 50–260 mg/dl

48.4.4 Immunglobulin E (IgE)

Indikationen:
- zur Diagnostik bei allergischen Erkrankungen
- ungeklärte Eosinophilie oder Fieber unbekannter Ursache
- Immundefektsyndrome

Erhöht:
- Erkrankungen des atopischen Formenkreises
- Parasitosen
- maligne Tumoren
- Hyper-IgE-Syndrom (Job-Syndrom)
- Wiskott-Aldrich-Syndrom
- Graft-versus-Host-Reaktion

Erniedrigt:
- Ataxia teleangiectatica
- Agammaglobulinämie (gelegentliche Konzentrationsverminderung)

Referenzbereiche:
- bis 7 Tage: <1,5 U/ml
- 7 Tage bis 6 Monate: <15 U/ml
- 6–12 Monate: <25 U/ml
- 1–4 Jahre: <65 U/ml
- 4–12 Jahre: <330 U/ml
- ab 12 Jahren: <240 U/ml

48.5 Metabolite (Konzentrationen)

48.5.1 Ammoniak

Indikationen:
- Diagnosestellung, Differenzialdiagnostik und Verlaufsbeurteilung komatöser Zustände
- Enzephalopathien im Säuglings- und Kleinkindalter

Erhöht:
- Leberausfallkoma
- nach Anlage eines portokavalen Shunts
- Enzymdefekte im Harnstoffzyklus

Referenzbereiche:
- ab 1 Tag: 50–250 µg/dl (30–145 µmol/l)
- ab 1 Woche: 50–180 µg/dl (30–105 µmol/l)
- ab 1 Monat: 40–80 µg/dl (24–47 µmol/l)

48.5.2 Bilirubin (gesamt)

Indikation: Differenzialdiagnostik und Verlaufskontrolle des Ikterus

Erhöht:
- Cholestase
- Hepatopathien
- Hämolyse
- Dubin-Johnson-Syndrom
- Rotor-Syndrom

Referenzbereiche:
- bis 1 Tag: <6 mg/dl (<100 µmol/l)
- 1–2 Tage: <8 mg/dl (<140 µmol/l)
- 2–5 Tage: <12 mg/dl (<200 µmol/l)
- ab 1 Monat: <1 mg/dl (<17 µmol/l)

48.5.3 Bilirubin (direkt/konjugiert)

Indikation: Differenzialdiagnostik und Verlaufskontrolle des Ikterus

Erhöht:
- Cholestase
- Hepatopathien
- Dubin-Johnson-Syndrom
- Rotor-Syndrom

Referenzbereiche:
- bis 1 Monat: <0,6 mg/dl (<10 µmol/l)
- ab 1 Monat: <0,15 mg/dl (<2,5 µmol/l)

48.5.4 Carnitin (gesamt und frei)

Indikationen:
- Gedeihstörung
- Verdacht auf mitochondriale Enzymdefekte (Mangel an »Medium-chain«-Acyl-CoA-Dehydrogenase, MCAD)
- Organoazidurien

Erniedrigt:
- Organoazidurien
- Enzymdefekte der mitochondrialen β-Oxidation und der Atmungskette
- langfristige parenterale Ernährung
- Medikamenteneinnahme (Valproat)
- Niereninsuffizienz

Referenzbereiche:
- bis 1 Tag:
    - gesamt: 370–1100 µg/dl (23–68 µmol/l)
    - frei: 185–580 µg/dl (11,5–36 µmol/l)
- 1–8 Tage:
    - gesamt: 270–660 µg/dl (17–41 µmol/l)
    - frei: 160–340 µg/dl (10–21 µmol/l)
- 8–30 Tage:
    - gesamt: 290–950 µg/dl (18–59 µmol/l)
    - frei: 190–740 µg/dl (12–46 µmol/l)
- 1–12 Monate:
    - gesamt: 610–1100 µg/dl (38–68 µmol/l)
    - frei: 435–790 µg/dl (27–49 µmol/l)
- ab 1 Jahr:
    - gesamt: 430–1350 µg/dl (27–84 µmol/l)
    - frei: 355–1060 µg/dl (22–66 µmol/l)

48.5.5 Gallensäuren

Indikationen:
- Verdacht auf Cholestase
- Frühdiagnose einer Leberzelldysfunktion

Erhöht:
- Cholestase
- Hepatopathien
- Leberzirrhose

Die Gallensäurenkonzentration im Blut ist ein sensitiver Marker einer hepatozellulären Dysfunktion. Die Bestimmung erfolgt nüchtern und 2 Stunden postprandial. Die Werte sind nüchtern niedriger als postprandial. Neugeborene weisen 4fach höhere Werte auf als Erwachsene; sie fallen während des ersten Lebensjahres auf adulte Werte ab.

Referenzbereiche:
- bis 1 Jahr:
    - nüchtern: <24 µmol/l (<10 µg/ml)
    - postprandial: <36 µmol/l (<15 µg/ml)
- ab 1 Jahr:
    - nüchtern: <6 µmol/l (<2,5 µg/ml)
    - postprandial: <9 µmol/l (<3,7 µg/ml)

48.5.6 Glukose

Indikationen:
- Diagnostik und Therapiekontrolle des Diabetes mellitus
- Nachweis einer Hypoglykämie

Erhöht:
- Diabetes mellitus
- Pankreaserkrankungen
- endokrinologische Erkrankungen (M. Cushing, Akromegalie, Hyperthyreose)

Erniedrigt:
- Überdosierung von Antidiabetika
- Inselzelltumoren
- Malnutrition
- Malabsorption
- Lebererkrankungen

Referenzbereiche:
- ab 1 Tag: 30–60 mg/dl (1,7–3,3 mmol/l)
- ab 1 Woche: 50–80 mg/dl (2,8–4,4 mmol/l)
- ab 1 Monat bis 12 Monate: 50–110 mg/dl (2,8–6,1 mmol/l)
- ab 1 Jahr: 70–110 mg/dl (3,9–6,1 mmol/l)

48.5.7 Harnsäure

Indikation: Diagnostik und Therapiekontrolle einer Hyperurikämie

Erhöht:
- Gicht
- sekundäre Hyperurikämie bei Niereninsuffizienz
- maligne Tumoren
- Zytostatikatherapie und Radiatio
- Hyperthyreose
- Akromegalie
- Hyperparathyreoidismus

Erniedrigt:
- Fanconi-Syndrom
- schwerer Leberparenchymschaden
- Xanthinurie

Referenzbereiche:
- bis 1 Monat: 1,0–4,6 mg/dl (60–270 µmol/l)
- 1–12 Monate: 1,1–5,6 mg/dl (65–330 µmol/l)
- 1–12 Jahre: 1,8–5,9 mg/dl (105–350 µmol/l)
- ab 12 Jahren:
    - Mädchen: 2,1–6,6 mg/dl (125–390 µmol/l)
    - Jungen: 2,1–7,6 mg/dl (125–450 µmol/l)

48.5.8 Harnstoff

Indikation: Diagnostik und Verlaufsbeurteilung der Niereninsuffizienz

Erhöht: akutes und chronisches Nierenversagen

Erniedrigt:
- Malnutrition
- schwere Lebererkrankungen
- angeborene Defekte des Harnstoffzyklus

Referenzbereiche:
- bis 4 Jahre: 11–36 mg/dl (1,8–6,0 mmol/l)
- 4–13 Jahre: 15–36 mg/dl (2,5–6,0 mmol/l)
- ab 14 Jahren: 18–45 mg/dl (2,9–7,5 mmol/l)

48.5.9 Kreatinin

Indikation: Diagnostik und Verlaufskontrolle von Nierenerkrankungen

Erhöht:
- Niereninsuffizienz (ab einer Reduzierung der glomerulären Filtrationsrate um >50%)
- Muskeltraumata
- Rhabdomyolyse
- Muskeldystrophie
- Akromegalie
- Verbrennungen

Erniedrigt:
- Myopathien
- Verminderung der Muskelmasse

Die gebildete Menge an Kreatinin und dessen Konzentration im Plasma sind individualspezifisch und von der Muskelmasse sowie damit indirekt von Konstitution, Geschlecht und Alter abhängig.

Referenzbereiche:
- bis 30 Tage: 0,5–1,2 mg/dl (44–106 µmol/l)
- 1 Monat bis 4 Jahre: 0,4–0,7 mg/dl (35–62 µmol/l)
- 4–10 Jahre: 0,5–0,9 mg/dl (44–80 µmol/l)
- 10–16 Jahre: 0,6–1,2 mg/dl (53–106 µmol/l)
- ab 16 Jahren: 0,8–1,4 mg/dl (71–123 µmol/l)

48.5.10 Laktat

Indikationen:
- Differenzialdiagnostik komatöser Zustände
- metabolische Azidose
- Gewebehypoxie

Erhöht:
- Laktatazidose
- Hypoxie
- Schock
- Intoxikationen
- postoperativ

Referenzbereiche:
- ab 1 Stunde: 8–24 mg/dl (0,9–2,7 mmol/l)
- ab 5 Stunden: 8–18 mg/dl (0,9–2,0 mmol/l)
- ab 1 Tag: 7–11 mg/dl (0,8–1,2 mmol/l)
- ab 7 Tagen: 4,5–12,5 mg/dl (0,5–1,4 mmol/l)
- ab 1 Monat: 8–16 mg/dl (0,9–1,8 mmol/l)

48.5.11 Pyruvat

Indikation: Berechnung des Laktat-Pyruvat-Quotienten

Erhöht:
- schwere Lebererkrankungen
- diabetische Ketoazidose
- Von-Gierke-Erkrankung
- Reye-Syndrom

Referenzbereich: für jedes Alter 0,4–0,8 mg/dl (45–90 µmol/l)

48.6 Lipide (Konzentrationen)

48.6.1 Cholesterin

Indikationen:
- Diagnostik und Therapiekontrolle einer Hypercholesterinämie
- Abschätzung des Atheroskleroserisikos

Erhöht:
- primäre Hypercholesterinämie
- sekundäre Hypercholesterinämie (Hypothyreose, nephrotisches Syndrom, Cholestase)

Erniedrigt:
- Hyperthyreose
- Tumoren
- Hypobetalipoproteinämie
- Tangier-Krankheit (Analphalipoproteinämie)

Referenzbereiche:
- bis 1 Monat: 60–150 mg/dl (1,6–3,9 mmol/l)
- 1–12 Monate: 60–180 mg/dl (1,6–4,7 mmol/l)
- ab 1 Jahr: 80–210 mg/dl (2,1–5,4 mmol/l)

48.6.2 Triglyzeride

Indikationen:
- Klassifikation einer Hyperlipoproteinämie
- Kontrolle lipidspiegelsenkender Therapien
- rezidivierende Pankreatitiden

Erhöht:
- familiäre Hyperlipoproteinämie Frederickson-Typen I und V (Werte von >1000 mg/dl)
- sekundäre Hypertriglyzeridämie (Diabetes mellitus, Hepatopathien, Nephropathien, Hypothyreose)

Erniedrigt:
- primär (Stoffwechseldefekte, auch Störungen im Apoproteinstoffwechsel)
- sekundär

Referenzbereich: für jedes Alter 30–160 mg/dl (0,34–1,8 mmol/l)

48.6.3 HDL-(»High-density-lipoprotein«-) Cholesterin

Indikation: Abschätzung des Atheroskleroserisikos

Erhöht: familiäre Hyperalphalipoproteinämie

Erniedrigt:
- Abetalipoproteinämie
- Hypoalphalipoproteinämie
- Tangier-Krankheit (Analphalipoproteinämie)
- Apoprotein-CII-Defizienz
- Mangel an Lecithin-Cholesterin-Acyltransferase (LCAT)
- Apo AI-Milano (Mutation im Apolipoprotein AI)
- nephrotisches Syndrom
- Hämodialyse
- Cholestase

Referenzbereich: für jedes Alter 35–85 mg/dl (0,9–2,2 mmol/l)

48.6.4 LDL-(»Low-density-lipoprotein«-)Cholesterin

Indikationen:
- Diagnostik und Therapiekontrolle einer Hypercholesterinämie
- Abschätzung des Atheroskleroserisikos

Erhöht:
- primäre Hypercholesterinämie
- sekundäre Hypercholesterinämie (Hypothyreose, nephrotisches Syndrom, Cholestase)

Erniedrigt:
- Hypo- und Abetalipoproteinämie
- Analphalipoproteinämie
- Mangel an Lecithin-Cholesterin-Acyltransferase (LCAT)
- Apoprotein-CII-Defizienz
- Typ-I-Hyperlipoproteinämie
- sekundär (Hyperthyreose)

Die LDL-Konzentration kann näherungsweise mit der Friedewald-Formel errechnet werden:

[LDL-Cholesterin] = [Gesamtcholesterin]−[HDL-Cholesterin]−[Triglyzeride]/5 (nur bei Triglyzeridwerten von <300 mg/dl)

Referenzbereiche:
- bis 12 Monate: 30–120 mg/dl (0,8–3,1 mmol/l)
- ab 1 Jahr: 40–140 mg/dl (1,0–3,6 mmol/l)

48.7 Aminosäuren (Konzentrationen)

Tab. 48.1. Normwerte der Aminosäurenkonzentrationen

Aminosäuren	Serumkonzentration [mg/dl (µmol/l)]		Urinkonzentration [mmol/g Kreatinin]		
	<3 Monate	>3 Monate	<3 Monate	3 Monate bis 2 Jahre	>2 Jahre
Alanin	<6,00 (<675)	1,58–4,11 (178–462)	1,12	0,69	0,63
α-Aminoadipinsäure	–	–	0,11	0,08	0,07
α-Aminobuttersäure	<0,41 (<40)	0,08–0,33 (8–32)	0,18	0,07	0,07
β-Aminoisobuttersäure	–	–	0,53	0,42	0,44
Arginin	<2,79 (<155)	0,84–2,02 (48–116)	0,14	0,09	0,10
Asparagin	<0,69 (<52)	0,34–1,14 (26–86)	0,22	0,13	0,05
Asparaginsäure	<1,33 (<100)	0,09–0,57 (7–43)	0,41	0,32	0,27
Citrullin	<1,10 (<63)	0,33–0,89 (19–51)	0,14	0,07	0,06
Cystin	<2,21 (<92)	0,75–1,61 (31–67)	0,32	0,21	0,13
Ethanolamin	–	–	0,71	0,18	0,22
Glutamin	<14,0 (960)	7,65–11,0 (524–756)	1,04	1,06	0,79
Glutaminsäure	<2,09 (<142)	0,06–0,94 (4–64)	0,12	0,03	0,03
Glyzin	<3,86 (<515)	1,10–2,42 (146–322)	8,40	5,46	4,80
Histidin	<3,02 (<195)	0,87–1,86 (56–120)	1,38	2,64	2,90
Isoleucin	<1,38 (<105)	0,47–1,10 (36–84)	0,34	0,08	0,05
Leucin	<3,01 (<230)	0,90–2,11 (69–161)	0,16	0,08	0,10
Lysin	<3,12 (<316)	1,66–3,77 (114–258)	0,16	0,27	0,26

Tab. 48.1. (Fortsetzung)

Aminosäuren	Serumkonzentration [mg/dl (µmol/l)]		Urinkonzentration [mmol/g Kreatinin]		
	<3 Monate	>3 Monate	<3 Monate	3 Monate bis 2 Jahre	>2 Jahre
Methionin	<1,43 (<96)	0,19–0,43 (13–29)	0,27	0,11	0,08
Ornithin	<2,28 (<214)	0,40–1,14 (30–86)	0,11	0,09	0,07
Phenylalanin	<3,00 (<182)	0,56–1,02 (34–62)	0,17	0,13	0,15
Prolin	<5,00 (435)	1,21–3,0 (105–261)	0,97	–	–
Serin	<3,40 (<324)	0,64–1,44 (61–137)	0,84	0,86	0,45
Taurin	<3,20 (<256)	0,44–1,04 (35–83)	0,48	0,94	1,43
Threonin	<4,00 (<336)	0,90–2,38 (76–200)	0,40	0,41	0,22
Tryptophan	<1,43 (<70)	0,39–0,88 (19–43)	0,13	0,04	0,07
Tyrosin	<3,55 (<196)	0,58–1,38 (32–76)	0,27	0,14	0,13
Valin	<4,33 (<370)	1,70–3,57 (145–305)	0,11	0,06	0,06

48.8 Vitamine (Konzentrationen)

48.8.1 Folsäure

Indikationen:
- Verdacht auf Folsäuremangel
- Differenzialdiagnostik der makrozytären Anämie

Erniedrigt:
- ungenügende Zufuhr mit der Nahrung
- Malabsortion
- Medikamenteneinnahme (insbesondere Methotrexat)
- angeborene Störungen des Folsäurestoffwechsels

Folsäuremangel führt zu einer makrozytären Anämie (aber im Gegensatz zum Vitamin-B_{12}-Mangel nur selten zu neurologischen Symptomen) sowie zu Leukozytopenie, Thrombozytopenie, Diarrhö und zuweilen zu einer ulzerierenden oder nekrotisierenden Stomatitis.

> Eine Hämolyse bedingt durch Freisetzung von Folsäure aus Erythrozyten falsch-hohe Serumwerte.

Referenzbereiche:
- bis 1 Monat: 15,9–72,5 nmol/l (7–32 µg/l)
- 1–12 Monate: 14–51,5 nmol/l (6–23 µg/l)
- 1–9 Jahre: 1,1–35,6 nmol/l (0,5–16 µg/l)
- ab 10 Jahren: 2,3–24,5 nmol/l (1–16 µg/l)

48.8.2 Vitamin A (Retinol)

Indikationen:
- Bestimmung des Vitaminstatus
- Kontrolle bei Substitutionstherapie und parenteraler Ernährung

Erhöht: Vitamin-A-Hypervitaminose

Erniedrigt: Vitamin-A-Mangel (cholestatische Erkrankungen, exokrine Pankreasinsuffizienz, Malnutrition)

Referenzbereiche:
- bis 1 Monat: 0,5–1,8 µmol/l (14–52 µg/dl)
- 1–12 Jahre: 0,7–1,7 µmol/l (20–49 µg/dl)
- ab 13 Jahren: 0,9–2,5 µmol/l (26–72 µg/dl)

48.8.3 Vitamin B_{12}

Indikationen:
- Differenzialdiagnostik der makrozytären Anämie
- chronische Gastritis
- Aids
- Erkrankungen des terminalen Ileums

Erhöht: Tumorerkrankungen, insbesondere myeloische und lymphatische Leukämien

Erniedrigt:
- mangelnde Zufuhr (Vegetarier)
- Mangel an »intrinsic factor« (chronische atrophische Gastritis, Antikörper gegen »intrinsic factor«, lang andauernde Therapie mit Protonenpumpenhemmern, Aids)
- intestinale Malabsorption (Ileitis, Resektion des terminalen Ileums, bakterielle Überbesiedlung)
- angeborene Störungen des Vitamin-B_{12}-Transports und -Metabolismus

Normale Vitamin-B_{12}-Werte schließen einen Mangel nicht aus. Bei grenzwertigen Befunden kann die Bestimmung der Methylmalonsäurekonzentration weiterhelfen. Zur ätiologischen Abklärung eines Mangels sollte die Bestimmung von Anti-»intrinsic-factor«-Antikörper erfolgen. Ein Folsäuremangel kann zu erniedrigten Werten führen.

Referenzbereiche:
- bis 1 Jahr: 160–1100 pmol/l (220–1490 ng/l)
- 1–9 Jahre: 180–1020 pmol/l (240–1380 ng/l)
- 10–12 Jahre: 135–800 pmol/l (180–1080 ng/l)
- ab 13 Jahren: 135–640 pmol/l (180–860 ng/l)

48.8.4 25-Hydroxy-Vitamin D

Indikationen:
- Verdacht auf Vitamin-D-Mangel
- Abklärung einer Hypokalzämie
- Hypophosphatämie
- Hypokalzurie
- Aktivitätssteigerung der alkalischen Phosphatase

Erhöht: Vitamin-D-Intoxikation

Erniedrigt:
- Vitamin-D-Mangel
- Malassimilation (Leberzirrhose, Cholestase, exokrine Pankreasinsuffizienz)

25-Hydroxy-Vitamin D ist die Hauptform des zirkulierenden Vitamin D und besitzt nur eine geringe biologische Aktivität. Seine Konzentration ist der beste Indikator für den Vitamin-D-Status. Die Blutspiegel sind abhängig vom Ausmaß der Sonnenlichtexposition mit Höchstwerten im späten Sommer und Tiefstwerten im Frühling.

Referenzbereiche:
- bis 1 Monat: 25–100 nmol/l (10–40 µg/l)
- 1–12 Monate: 50–150 nmol/l (20–60 µg/l)
- 1–3 Jahre: 25–150 nmol/l (10–60 µg/l)
- ab 4 Jahren: 17–125 nmol/l (7–50 µg/l)

48.8.5 Vitamin E (Tocopherol)

Indikation: Verdacht auf Vitamin-E-Mangel

Erniedrigt:
- Malassimilation (Leberzirrhose, Cholestase, exokrine Pankreasinsuffizienz, Zöliakie)
- Abetalipoproteinämie

> Ein Tocopherolmangel führt bei Neugeborenen zu Ödemen und einer hämolytischen Anämie. Eine übermäßige Vitamin-E-Zufuhr (200–800 mg/Tag) kann zu Resorptionsstörungen der Vitamine D und K führen und bei marcumarisierten Patienten die Blutungsneigung verstärken.

Referenzbereiche:
- bis 1 Monat: 1–8 µmol/l (0,5–3,5 mg/dl)
- 1–12 Jahre: 7–21 µmol/l (3–9 mg/dl)
- ab 13 Jahren: 13–24 µmol/l (6–10 mg/dl)

48.9 Gerinnung

48.9.1 Thromboplastinzeit (TPZ, Quick-Wert)

Indikationen:
- Verdacht auf plasmatische Gerinnungsstörungen
- zur Therapieüberwachung bei Gabe von Vitaminantagonisten (Cumarinderivate)
- zur Verlaufskontrolle bei Vitamin-K-Mangelzuständen und Lebererkrankungen

Erniedrigt:
- angeborener Mangel eines oder mehrerer Faktoren (II, V, VII, X)
- Vitamin-K-Mangel
- Lebererkrankungen
- Autoimmunerkrankungen mit Lupusinhibitoren (Anti-Phospholipid-Antikörper)

Referenzbereiche:
- bis 2 Wochen: >40%
- 2 Wochen bis 12 Monate: >60%
- ab 1 Jahr: 70–130%

48.9.2 Aktivierte partielle Thromboplastinzeit (»activated partial thromboplastin time«, aPTT)

Indikationen:
- zur Überprüfung des endogenen Gerinnungssystems
- Verdacht auf Mangel der Faktoren VIII, IX, XI, XII
- präoperatives Screening
- Kontrolle einer Heparintherapie

Verlängert:
- angeborene Faktorenmangelzustände:
  - Hämophilie A (Faktor-VIII-Mangel)
  - Hämophilie B (Faktor-IX-Mangel)
  - von-Willebrand-Syndrom (Faktor-VIII-Mangel)
- angeborener Mangel an:
  - Fibrinogen (Faktor I)
  - Faktor II
  - Faktor X
  - Faktor XI
  - Faktor XII
  - Präkallikrein
  - hochmolekularem Kininogen (»high molecular weight kininogen«, HMWK)
- erworbener Faktorenmangel:
  - Leberfunktionsstörungen
  - Autoimmunerkrankungen mit Lupusinhibitoren (Phospholipidantikörper)

Die aPTT ist zur Verlaufskontrolle der Therapie mit niedermolekularen Heparinen nicht geeignet. Hier ist die Bestimmung des Anti-Xa-Effekts (Hepzeit) erforderlich.

Referenzwerte sowie die Empfindlichkeit gegenüber Faktorenmangel und Antikoagulanzien sind stark reagenzabhängig.

> Neugeborene weisen eine physiologische Verlängerung der aPTT auf.

Referenzbereiche:
- bis 30 Tage: 31–55 s
- 1–12 Monate: 28–42 s
- ab 1 Jahr: 26–40 sec

48.9.3 Thrombinzeit (TZ)

Indikationen:
- aus unklarer Ursache verlängerte aPTT
- zur Überwachung einer fibrinolytischen Therapie
- zur Überwachung einer Heparintherapie (nur bei Anwendung von nichtfraktioniertem Heparin)
- Diagnostik einer Hyperfibrinolyse

Verlängert:
- Dys- und Afibrinogenämie
- Hyperfibrinolyse

Referenzbereiche:
- bis 7 Tage: 10–16 s
- ab 7 Tagen: 8,5–13 s

48.9.4 Fibrinogen (Faktor I)

Indikationen:
- pathologische TPZ und aPTT
- zur Überwachung einer fibrinolytischen Therapie
- präoperatives Screening
- zur Verlaufskontrolle bei Verbrauchskoagulopathie und Lebererkrankungen

Erhöht:
- Akute-Phase-Reaktion
- akute venöse Thromboembolie
- Neoplasien

Erniedrigt:
- Verbrauchskoagulopathie
- fibrinolytische Therapie
- schwere Leberparenchymerkrankungen
- erblich bedingte A- oder Dysfibrinogenämie

Referenzbereich: für jedes Alter 150–450 mg/dl

48.9.5 Faktor V

Indikationen:
- pathologische TPZ und aPTT
- zur Verlaufskontrolle von Leberfunktionsstörungen

Erniedrigt:
- Hyperfibrinolyse
- schwere Leberschäden
- Verbrauchskoagulopathie
- angeborener Mangel

Referenzbereiche:
- bis 7 Tage: 35–110%
- 7 Tage bis 1 Jahr: 60–130%
- ab 1 Jahr: 50–150%

48.9.6 Faktor VII

Indikationen:
- pathologische TPZ unbekannter Ursache bei normaler aPTT
- zur Verlaufskontrolle von Leberfunktionsstörungen

Erniedrigt:
- Vitamin-K-Mangel
- Leberparenchymschädigung
- angeborener Mangel

Referenzbereiche:
- bis 7 Tage: 30–100%
- 7–30 Tage: 40–130%
- 1–12 Monate: 50–130%
- ab 1 Jahr: 60–130%

48.9.7 Faktor VIII

Indikationen:
- aus unklarer Ursache verlängerte aPTT
- zur Therapiekontrolle bei Hämophilie A und von-Willebrand-Syndrom
- Verdacht auf Vorliegen von Faktor-VIII-Inhibitor

Erhöht:
- Leberzirrhose
- Niereninsuffizienz
- Tumoren
- Akute-Phase-Reaktion

Erniedrigt:
- Hämophilie A
- bei Konduktorinnen der Hämophilie A
- von-Willebrand-Syndrom
- Verbrauchskoagulopathie
- Hyperfibrinolyse
- Vorliegen von Faktor-VIII-Inhibitor

Referenzbereiche:
- bis 7 Tage: 50–180%
- 7–30 Tage: 50–150%
- 1–12 Monate: 50–110%
- ab 1 Jahr: 50–150%

48.9.8 Faktor IX

Indikationen:
- Diagnostik und Therapiekontrolle bei Hämophilie B
- aus unklarer Ursache verlängerte aPTT

Erniedrigt:
- Hämophilie B
- Vitamin-K-Mangel
- Einnahme oraler Antikoagulanzien
- Amyloidose
- Lebererkrankungen
- Vorliegen von Faktor-IX-Inhibitor

Referenzbereiche:
- 7 Tage: 15–90%
- 7–30 Tage: 20–90%
- 1–7 Monate: 35–130%
- 7–12 Monate: 50–130%
- ab 1 Jahr: 70–130%

48.9.9 Antithrombin III (AT III)

Indikationen:
- Thromboembolie
- Verdacht auf angeborenen oder erworbenen AT-Mangel
- zur Verlaufskontrolle bei Substitution
- Nichtansprechen einer Heparintherapie

Erhöht:
- Cholestase
- Vitamin-K-Mangel
- Niereninsuffizienz

Erniedrigt:
- angeborener oder erworbener Mangel
- disseminierte intravasale Gerinnung
- nach großen Operationen
- Leberparenchymschäden
- SIRS (»systemic inflammatory response syndrome«) und Sepsis
- nephrotisches Syndrom
- exsudative Enteropathie

Referenzbereiche:
- bis 7 Tage: 40–90%
- 7–30 Tage: 50–110%
- 1–12 Monate: 70–120%
- ab 1 Jahr: 70–130%

48.9.10 Protein C

Indikationen:
- Thromboembolien unklarer Genese
- Verdacht auf angeborenen Protein-C-Mangel
- Verdacht auf Protein-C-Mangel als Ursache einer Marcumar-Nekrose

❗ **Während einer Cumarintherapie ist die Analytik nicht sinnvoll.**

Erhöht: nephrotisches Syndrom

Erniedrigt:
- angeboren
- Lebererkrankungen
- Vitamin-K-Mangel
- Verbrauchskoagulopathie
- posttraumatisch
- postoperativ

Referenzbereiche:
- bis 7 Tage: 20–55%
- 7–30 Tage: 20–65%
- 1–2 Monate: 30–80%
- 2–12 Monate: 40–100%
- ab 1 Jahr: 65–130%

48.9.11 Protein S

Indikationen:
- zur Abklärung einer Thromboembolieneigung, insbesondere im jugendlichen Alter
- Verdacht auf angeborenen Protein-S-Mangel

❗ **Während einer Cumarintherapie ist die Analytik nicht sinnvoll.**

Erniedrigt:
- angeboren
- Lebererkrankungen
- Vitamin-K-Mangel
- Akute-Phase-Reaktion

Referenzbereiche:
- bis 7 Tage: 10–60%
- 7–30 Tage: 20–80%
- 1–2 Monate: 30–90%
- 2–12 Monate: 55–120%
- ab 1 Jahr: 60–120%

48.10 Hämatologie

Tab. 48.2. Normwerte hämatologischer Parameter, Blutbild

Parameter	Lebensalter									
	1–3 Tage	4–7 Tage	1–2 Wochen	2 Wochen bis 1 Monat	1–2 Monate	2–6 Monate	6 Monate bis 1 Jahr	2–5 Jahre	6–11 Jahre	Ab 12 Jahren (Mädchen)	Ab 12 Jahren (Jungen)
Erythrozyten (pro pl)	3,4–5,5	3,5–5,5	3,2–5,1	3,1–4,6	2,9–4,1	3,4–4,7	4,1–5,0	4,0–4,9	4,0–4,9	4,0–4,9	4,2–5,3
Retikulozyten (%)	2,1–4,8	0,4–2,7	0,4–2,7	0,4–2,7	0,9–3,8	0,9–3,1	0,8–2,0	0,8–2,1	0,7–2,8	0,8–2,2	0,8–2,2
Hämoglobin (g/dl)	12,7–18,6	12,2–18,7	11,1–16,9	9,9–14,9	8,9–12,3	9,7–12,2	10,3–12,4	10,5–12,7	10,9–13,3	11,5–14,8	11,2–13,6
Hämatokrit (%)	37–56	39–57	34–51	30–45	26–37	28–36	31–37	32–38	33–40	34–41	35–44
MCV (fl)	97–114	95–112	93–110	89–103	85–97	73–88	70–82	72–85	76–88	79–91	78–90
MCH (pg)	32–38	32–37	30–37	30–35	28–33	24–30	23–28	24–29	25–30	26–31	26–31
MCHC (%)	32–35	32–35	32–35	32–35	23–36	32–35	32–35	32–35	32–35	32–35	32–35
Leukozyten (pro nl)	7–14	8–15	8–15	7–15	7–15	7–16	6–15	5–12	5–11	5–10	5–10
Thrombozyten (pro nl)	164–351	126–462	226–587	210–554	275–615	275–598	219–465	204–405	183–369	165–335	165–335
Neutrophile (pro nl)	1,7–8,4	1,8–5,1	1,7–5,4	1,3–4,3	1,2–4,9	1,4–6,7	1,6–9,1	1,8–7,4	1,8–6,7	2,3–6,9	2,0–6,6
Neutrophile (%)	25–58	18–36	17–36	14–42	14–45	16–54	21–67	30–74	36–77	45–76	41–76
Lymphozyten (pro nl)	2,2–5,4	4,3–7,7	4,2–8,3	3,9–8,9	3,2–9,1	2,8–8,4	1,2–7,0	1,3–4,7	1,1–3,5	1,1–2,8	1,0–2,8
Lymphozyten (%)	26–57	39–64	40–68	35–68	36–70	30–69	20–64	14–56	13–49	14–41	13–43
Monozyten (pro nl)	0,2–2,2	0,2–2,2	0,1–3,0	0,2–5,0	0,2–2,7	0,5–1,9	0,3–2,0	0,3–1,2	0,3–0,9	0,4–0,9	0,4–1,3
Monozyten (%)	7–13	7–13	6–14	6–16	6–14	5–13	4–11	4–9	4–9	4–8	5–9
Eosinophile (pro nl)	0–0,6	0–0,7	0–0,8	0–0,8	0–0,6	0–0,5	0–0,3	0–0,3	0–0,4	0–0,3	0–0,4
Eosinophile (%)	0–8	0–6	0–7	0–6	0–6	0–5	0–3	0–4	0–6	0–4	0–6
Basophile (%)	0–2,3	0–2,7	0–1,8	0–1,2	0–1,0	0–1,0	0–1,1	0–1,0	0–1,1	0–1,0	0–1,1

MCH »mean corpuscular hemoglobin«, mittlerer absoluter Hämoglobingehalt des Einzelerythrozyten; *MCHC* »mean corpuscular hemoglobin concentration«, mittlere korpuskuläre Hämoglobinkonzentration des Einzelerythrozyten; *MCV* »mean corpuscular volume«, mittleres zelluläres Volumen des Einzelerythrozyten

48.11 Stuhlanalytik

48.11.1 α₁-Antitrypsin-Clearance

Stuhlsammlung über 24 Stunden und parallele Bestimmung der Serumkonzentration

Clearance = Stuhlvolumen × Stuhlkonzentration/Serumkonzentration

Referenzbereiche (ab 1 Jahr):
- Clearance: <7 ml/Tag
- Stuhlkonzentration: <0,35 g/l

48.11.2 Calprotectin

Referenzbereiche:
- bis 6 Wochen: <900 µg/g Stuhl
- bis 3 Monate: <600 µg/g Stuhl
- bis 1 Jahr: <300 µg/g Stuhl
- bis 2 Jahre: <200 µg/g Stuhl
- ab 6 Jahren: <50 µg/g Stuhl

48.11.3 Chymotrypsin

Referenzbereich: >6 U/g Stuhl

48.11.4 Elastase 1

Die Bestimmung der Elastase-1-Konzentration im Stuhl ist in den ersten 2 Lebenswochen und insbesondere aus Mekonium nicht sinnvoll, da die Werte physiologisch stark erniedrigt sind (bis 10 µg/g Stuhl).

Referenzbereich (ab 1 Monat): >200 µg/g Stuhl

48.11.5 Lipase

Referenzbereich (ab 1 Jahr): >1,5 U/g Stuhl

48.11.6 Fettausscheidung

Referenzbereiche:
- bis 7 Monate:
  - 0–14,5 g/100 g Stuhl
  - <2,5 g/Tag
- 6 Monate bis 1,5 Jahre:
  - 0,4–8,5 g/100 g Stuhl
  - <4 g/Tag
- 1,5–4 Jahre:
  - 0,2–9,2 g/100 g Stuhl
  - <5 g/Tag
- >4 Jahre:
  - 1,6–7,6 g/100 g Stuhl
  - <7 g/Tag

48.11.7 pH-Wert

Referenzbereich: für jedes Alter um 7

48.11.8 Reduzierende Substanzen (direkt und indirekt)

Referenzbereiche:
- bis 1 Jahr: 5,0–7,5 g/l
- ab 1 Jahr: 6,5–7,5 g/l

48.12 Funktionstests

48.12.1 Pankreolauryltest in Serum und Urin

Indikation: Diagnostik einer exokrinen Pankreasinsuffizienz

Präanalytik:
- 10-Stunden-Sammelurin
- Serum vor und 3 h nach Einnahme der Testsubstanz
- Enzympräparate 3 Tage vorher absetzen

Methodik: Photometrie. 0,5 mmol Fluoreszeindilaurat werden zusammen mit einem standardisierten Frühstück eingenommen. Es erfolgt die Messung der Fluoreszeinkonzentration in Serum oder Urin. Der Urintest wird 2 Tage später mit unverestertem Fluoreszein wiederholt, dessen Urinausscheidung als Bezugsgröße dient.

Referenzbereiche:
- Urin: Quotient der Fluoreszeinexkretion (Test- und Kontrolltag): >30
- Serum: >1,5 µg/ml nach 3,5 Stunden

48.12.2 Laktosetoleranztest

Indikation: Verdacht auf (Kohlenhydrat-)Malabsorption

Präanalytik:
- Serum
- Heparinplasma
- Kapillarblut oder Atemluft
- nüchtern vor Untersuchung

Methodik: 50 g Laktose (bei Kindern 2 g/kg KG) werden dem nüchternen Patienten mit 400 ml Wasser oral verabreicht. Es erfolgt eine Bestimmung der Blutglukosekonzentration vor der Gabe, außerdem halbstündliche Messungen bis 2 Stunden danach. Alternativ kann der abgeatmete Wasserstoff durch einen H_2-Atemtest gemessen werden.

Referenzbereiche:
- Glukosekonzentration: >20 mg/dl (venöses Blut) bzw. >25 mg/dl (Kappillarblut)
- H_2-Konzentrationsanstieg in der Atemluft: <20 ppm innerhalb von 120 min

48.12.3 Xylosebelastungstest

Indikation: Verdacht auf (Kohlenhydrat-)Malabsorption

Präanalytik:
- Serum oder 5-Stunden-Sammelurin
- 12-stündige Nahrungskarenz vor Testdurchführung
- Blasenentleerung vor Testbeginn (bei Bestimmung aus dem Urin)

Methodik: 25 g Xylose werden dem nüchternen Patienten mit 300 ml Wasser oral verabreicht. Es erfolgt eine Bestimmung der Xylosekonzentration im Serum (1 und 2 Stunden nach Testbeginn) bzw. beim Urintest aus dem über 5 Stunden gesammelten Harn.

Referenzbereiche:
- Serum:
  - >21 mg/dl nach 1 h
  - >30 mg/dl nach 2 h
- Urin: >4 g in 5 h

Literatur

Barthels M, Poliwoda H (Hrsg) (2002) Gerinnungsanalysen. Thieme, Stuttgart
Soldin SJ, Brugnara C, Hicks JM (eds) (1999) Pediatric Reference Ranges. AACC Press, Washington
Struckmeyer H, Haid H (Hrsg) (1989) Richtwerte für das kinderärztliche Laboratorium. Medizinische Verlagsgesellschaft, Marburg
Thomas L (Hrsg) (2005) Labor und Diagnose. TH-Books, Frankfurt/Main
Wu A (ed) (2006) Tietz clinical guide to laboratory test. Saunders, Philadelphia

49 Medikamente in der pädiatrischen Gastroenterologie – tabellarische Übersicht

S. Buderus, T. G. Wenzl

49 · Medikamente in der pädiatrischen Gastroenterologie – tabellarische Übersicht

Tabelle 49.1 gibt einen Überblick über in der pädiatrischen Gastroenterologie verwendete Medikamente (Stand: 12/2005). Ein Anspruch auf Vollständigkeit besteht nicht; die Autoren hoffen aber, die wesentlichsten erwähnt zu haben.

Genauere Informationen zu den einzelnen Medikamenten finden sich in der Regel in den erkrankungsspezifischen Kapiteln sowie in ► Kap. 46. Dies gilt auch für den Stellenwert der einzelnen Therapeutika unter dem Aspekt der evidenzbasierten Medizin.

In einigen Fällen fehlen konkrete Dosisangaben. Bei den Antibiotika werden die üblichen Standarddosierungen verwendet, bei experimentellen und/oder potenziell sehr nebenwirkungsreichen Therapieformen (immunsuppressive, antivirale oder Antikörpertherapie) wird bewusst darauf verzichtet, um diese Besonderheit zu unterstreichen. Die entsprechenden Angaben, auch für die unterschiedlichen Dosierungen und Wirkspiegel, die im Rahmen der Therapie nach Lebertansplantation verwendet werden, finden sich in den entsprechenden Kapiteln.

Zum Teil sind die Medikamente bisher nicht formal für die Therapie von Kindern zugelassen, obwohl sie bereits zur »De-facto-Standardtherapie« gehören (z. B. Macrogol zur längerfristigen Therapie der Obstipation). Diese Tatsache sollte dringend und in naher Zukunft beseitigt werden. Andererseits gibt es in einigen Fällen im Ausland Substanzen und/oder Darreichungsformen, die besonders für die Pädiatrie geeignet, jedoch bisher in Deutschland nur über Import via individuelles Rezept erhältlich sind (z. B. Saftpräparat Nitazoxanid zur Therapie der Lambliasis oder »Flüssigtablette« mit Lansoprazol).

Es ist bekannt, dass für gastroenterologische Erkrankungen und Symptome sowohl im Rahmen der Selbstmedikation als auch durch medizinische oder medizinnahe Berufsgruppen zahlreiche komplementärmedizinische Substanzen und Präparate (Phytopharmaka, Homöopathika und andere) verwendet bzw. verordnet werden. In der Übersicht werden sie nicht berücksichtigt.

Tab. 49.1. Medikamente zum Einsatz in der pädiatrischen Gastroenterologie

Substanz	Dosis	Applikationsweg	Formale Zulassung
Durchfallerkrankungen/Probiotika			
Orale Rehydratationslösungen	Siehe Leitlinien der GPGE (www.gpge.de)	P. o.	Ja
Lactobacillus spp. (L. GG, L. acidophilus und andere)	Je nach Produkt/Bakterienstamm	P. o.	Je nach Produkt/Bakterienstamm
Escherichia coli Nissle 1917	Siehe Fachinformation	P. o.	Ja
Saccharomyces Boulardii	Je nach Alter und Applikationsform (Kapseln oder Suspension)	P. o.	Als Nahrungsergänzungsmittel
VSL 3 (Kombination verschiedener Spezies)	Je nach Gewicht und Stuhlfrequenz (s. Produktinformation)	P. o.	Als Nahrungsergänzungsmittel
Racecadotril	3-mal 1,5 mg/kg KG/Tag	P. o.	Ja
Loperamid	0,05–0,1 mg/kg KG als ED (Erwachsene: 2–4 mg als ED)	P. o.	Ab >2 Jahren
Smectit	Bis 1 Jahr: 3 g/Tag; Ab >1 Jahr: altersabhängig 6–9 g/Tag	P. o.	Ja
Prokinetika			
Cisaprid	Wegen Nebenwirkungen außer Handel	P. o.	Nein
Domperidon	0,1–0,2 mg/kg KG als ED 15–30 min vor einer Mahlzeit; 3–4 ED/Tag	P. o.	Ab >12 Jahren
Metoclopramid	0,1–0,2 mg/kg KG als ED 15–30 min vor einer Mahlzeit; 3–4 ED/Tag	P. o., i. v.	Ab >2 Jahren
Erythromycin	»Prokinetische« Dosis: 1–3 mg/kg KG als ED	In der Regel p. o. (i. v. ebenfalls möglich)	Nicht für diese Indikation
Antiemetika			
Dimenhydrinat	1,25 mg/kg KG als ED; max. Tagesdosis: 4–5 mg/kg KG/Tag	P. o., i. v., rektal	Ja
Ondansetron	0,1–0,2 mg/kg KG als ED	P. o., i. v.	Ab >2 Jahren
Granisetron	0,05 mg/kg KG (max. 3 mg) als ED	P. o., i. v.	Ab >2 Jahren

◘ **Tab. 49.1.** (Fortsetzung)

Substanz	Dosis	Applikationsweg	Formale Zulassung
»Biologicals« zur Antikörpertherapie			
Infliximab (Anti-TNF-α-Antikörper)	5 mg/kg KG als ED; Infusion über >2 h	I. v.	Ab 6 Jahren
Adalimumab (Anti-TNF-α-Antikörper)	Bisher keine etablierte pädiatrische Dosis vorhanden	S. c.	Nein
Basiliximab (Anti-IL-2-Rezeptor-Antikörper)	12 mg/m² KOF (max. 20 mg)	I. v.	Ab >1 Jahr
»Klassische« Immunsuppressiva inklusive Steroide			
Azathioprin	1,5–3 mg/kg KG/Tag	P. o. (i. v.)	Ja
Methotrexat	10–15 (–20) mg/m² KOF	I. m., s. c., p. o.	Ja, allerdings nicht zur Therapie chronisch-entzündlicher Darmerkrankungen
Tacrolimus	–	P. o., i. v.	Nach Transplantation; bei chronisch-entzündlichen Darmerkrankungen nicht zugelassen, dort jedoch auch bei schweren Verläufen verwendet (▶ Kap. 11)
Ciclosporin A	–	P. o., i. v.	
Prednison, Prednisolon	1–2 mg/kg KG/Tag, max. 60 mg/Tag	P. o., i. v., rektal	Ja
Budenosid	9 mg/Tag	P. o., rektal	Nein
5-Aminosalizylate			
Sulfasalazin	50–75(–100) mg/kg KG/Tag	P. o., rektal	Ab >2 Jahren
Mesalazin	40–50 mg/kg KG/Tag; 1–2 g rektal	P. o., rektal	Produktabhängig verschieden
Olsalazin	30 mg/kg KG/Tag (?)	P. o.	Nein
Säureblockierende Substanzen			
Ranitidin	P. o.: 5–15 mg/kg KG/Tag; i. v.: 3–6 mg/kg KG/Tag	P. o., i. v.	Ab >10 Jahren und nach FDA
Nizatidin	2-mal 3–5 mg/kg KG/Tag	P. o.	Nein; nach FDA ab >12 Jahren
Omeprazol	1–2(–3) mg/kg KG/Tag	P. o., i. v.	Ab >1 Jahr bei Refluxösophagitis
Esomeprazol	1–2 mg/kg KG/Tag	P. o., i. v.	Nein
Pantoprazol	1–2 mg/kg KG/Tag	P. o., i. v.	Nein
Lansoprazol	1,5 mg/kg KG/Tag, max. 30 mg	P. o.	Nein; nach FDA ab >1 Jahr
Magaldrat	2,5–5(–10) ml der Suspension nach den Mahlzeiten	P. o.	Ja
Algeldrat mit Magnesiumhydroxid	2,5–5(–10) ml der Suspension nach den Mahlzeiten	P. o.	Ab >12 Jahren
Sucralfat	6–12 Jahre: 3- bis 4-mal 500 mg/Tag nüchtern; ab >12 Jahre: 1 g als ED	P. o.	Ab >14 Jahren
Natriumalginat mit Kaliumhydrogenkarbonat	5–10 ml nach den Mahlzeiten bzw. zur Nacht	P. o.	Ab >12 Jahren
Laxanzien			
Laktulose	0,3–0,5 g/kg KG	P. o.	Ja
Laktitol	0,25–0,5 g/kg KG	P. o.	Ja
Polyethylenglykol	0,5–1 mg/kg KG/Tag	P. o.	Ab 2 Jahren

▼

49 · Medikamente in der pädiatrischen Gastroenterologie – tabellarische Übersicht

Tab. 49.1. (Fortsetzung)

Substanz	Dosis	Applikationsweg	Formale Zulassung
Natriumpicosulfat	0,2 mg/kg KG als ED	P. o.	Ab >4 Jahren
Bisacodyl	Ab >6 Jahren: 5–10 mg als ED, max. 0,3 mg/kg KG	P. o.	Ab >6 Jahren
Antibiotika			
Metronidazol	Alters- und gewichtsadaptierte Normaldosen	P. o., i. v.	Ja
Ciprofloxacin		P. o., i. v.	Bei zystischer Fibrose ab 5 Jahren
Amoxicillin		P. o., i. v.	Ja
Clarithromycin		P. o., i. v.	Ja
Azithromycin		P. o., i. v.	Ja
Trimethoprim-Sulfamethoxazol		P. o., i. v.	Ja
Rifamixin	Bisher keine »pädiatrische Dosis«	P. o.	In Deutschland bisher nicht zugelassen und nicht erhältlich
Nitazoxanid	Altersabhängig (▶ Abschn. 46.2)	P. o.	
Medikamente zur antiviralen Therapie			
Interferon α2a/2b	▶ Kap. 18	S. c.	2a: nein; 2b ab 3 Jahren
Peginterferon α2a/2b		S. c.	Nein
Lamivudin		P. o.	Bei HIV-Infektion: ab 3 Monaten
Defovirdipivoxil		P. o.	Nein
Ribavirin		P. o.	Ab >3 Jahren
Ganciclovir	10 mg/kg KG/Tag in 2 ED	I. v. (p. o.)	Mit »extremer Vorsicht«
Verschiedenes			
Ursodesoxycholsäure	10–25 mg/kg KG/Tag	P. o.	Ja
Chenodesoxycholsäure	10–20 mg/kg KG/Tag	P. o.	Ja
Butylscopolamin	0,3–0,5 mg/kg KG als ED, max. 1,5 mg/kg KG/Tag	P. o., i. v., rektal	Ja
Simeticon	4- bis 6-mal 0,6–1,8 ml/Tag	P. o.	Ja
Pankreasenzyme (Lipase)	Etwa 2500 IE/g Nahrungsfett bzw. etwa 5000–10.000 IE/kg KG/Tag	P. o.	Ja

ED Einzeldosis; *FDA* Food and Drug Administration; *GPGE* Gesellschaft für Pädiatrische Gastroenterologie und Ernährung; *IL* Interleukin; *TNF* Tumornekrosefaktor

Sachverzeichnis

A

A. hepatica 305
A. mesenterica superior 602
A.-mesenterica-superior-Syndrom 603
Aagenaes-Syndrom 336, 347
Abdomen, akutes 158, 273
– Differenzialdiagnostik 158
– operative Therapie 158
Ableitung, partielle externe biliäre 356
Abstoßungsreaktion 125, 421
– akute 258, 423, 625
Abszess 332
– bakterieller 332
Acanthosis nigricans 401
Acetylcholinesterase 71, 195
Acetylcystein-Gastrografin 503
Acetylsalizylsäure 207
Achalasie 41, 91, 123, 140
Achondrogenesis 332
Acrodermatitis enteropathica 163
Adalimumab 283, 626
Adaptation, enterale 250, 545, 548
Adefovir 407
Adenoid 141
Adenom 27, 331, 445
Adenomyomatosis 37
Adenoviren 12, 85, 93, 95, 175, 231
Aderlass 377
Adipositas 487, 528
– arterielle Hypertonie 530
– Diabetes mellitus Typ 2 530
– extreme 528
– Fettstoffwechselstörung 530
– Folgeerkrankungen 530
– frühnormale Pubertätsentwicklung 530
– Großwuchs 530
– Mikrogenitale 530
– Pseudogynäkomastie 530
Adrenalin 229
Adrenoleukodystrophie 507
Aeromonas hydrophila 176
Aeromonas spp. 93
AF (Aminosäurenformelnahrung/Elementardiät) 229
Aganglionose 249
Agranulozytose 613
Ahornsirupkrankheit 398
AIE Typ 1 (IPEX-Syndrom) 237
AIE Typ 2 237
AIE Typ 3 237
Aktinomycin D 596
Aktivität, körperliche 192, 529, 536
Alagille-Syndrom 74, 321, 336, 337, 347, 354, 419
Alaninaminotransferase (ALT) 104, 335, 645
Albendazol 181
Albumin 105, 261, 648
Aldolase B 367, 564

Alkalose 212
– hypochlorämische 212
– metabolische 162
Alkohol 208, 546
– fetales, Syndrom 336
Allergenelimination 229
Allergie 126, 153, 187, 514
Allergiesyndrom, orales 226
Alosetron 632
Alpers-Syndrom 390, 392
α-Amylase 453
$α_1$-Antitrypsin 648
– fäkales 261
$α_1$-Antitrypsin-($α_1$-AT-)Gen 364
– Phänotyp MM 364
– Phänotyp SZ 364
– Phänotyp ZZ 364
$α_1$-Antitrypsin-Clearance 99, 238, 660
– exsudative Gastroenteropathie 99
$α_1$-Antitrypsin-Mangel 74, 319, 321, 330, 332, 336, 337, 347, 420, 427
α-Defensine 127
α-Fetoprotein (AFP) 446, 648
α-Glukosidase, saure 369
α-Interferon 407
– pegyliertes 408
Amanita phalloides 430
Aminoglykosid 249, 629
Aminopyrinatemtest 105
5-Aminosalicylsäure/Salazosulfapyridin 287
Aminosäuren 654
– essenzielle 500, 554
– verzweigtkettige 554
Aminosäurenstoffwechsel 9, 306, 332
– Defekt 332
Ammoniak 307, 335, 393, 541, 651
Ammoniakentgiftung, extrakorporale 395
Amnionflüssigkeit 125
Amöbenabszess 332
Amöbiasis 175, 239, 414
Amylase 463, 646
Amyloidose 47, 590
ANA 410
Anaerobier 247
Analatresie 294
– intermediäre 294
– supralevatorische 294
– translevatorische 294
Analfissur 192
Analfistel 294
Analgrübchen 294
Analmembran 296
Analpruritus 175
Analreflex 148
Analrhagade 146
Analstenose 296, 299
Analtampon 300
Anämie 141, 181, 231, 251, 264, 280, 332, 391
– hämolytische 332
– sideroblastische 391

Anaphylaxienotfallset 229
Anastomose, biliodigestive 350
ANCA 411
Angiographie 147
Angiokeratom 383
Angiomagnetresonanztomogramm 31
Ankylostoma duodenale 179, 180
Anorektoplastik 295
– posteriore sagittale 295
Anorektovaginoplastik 295
– posteriore sagittale 295
Anorexia nervosa 139, 602
Antazida 581
Anti-ASGPR-(Asialoglykoproteinrezeptor-) Autoantikörper 411
Anti-Endomysium-Antikörper (EMA) 103
Anti-Enterozyten-Antikörper 237
Anti-Gewebetransglutaminase-Antikörper (t-TGA) 103
Anti-Gliadin-Antikörper (AGA) 103
Anti-HAV-IgG 405
Anti-HAV-IgM 405
Anti-HBc-Antikörper 405
Anti-HBe-Antikörper 405
Anti-HBs-Antikörper 405
Anti-HCV-Antikörper 408
anti-neutrophil cytoplasmic antibodies 411
Anti-Saccharomyces-cerevisiae-Antikörper (ASCA) 280
Antibiogramm 249
Antibiotika 181, 347
Antibiotikatherapie 187
Antidot 435
Antiepileptika 347, 529
Antigenpräsentierung 128
– endogene 129
– exogene 129
Antihistaminika 229
Antikörper (pANCA), perinukleäre antineutrophile zytoplasmatische 280
Antikörper
– antinukleärer 102, 410
– gegen neutrophile Granulozyten (ANCA) 102, 411
– gegen Parietalzellen 209
– gegen Saccharomyces cerevisiae (ASCA) 103
Antirefluxplasik 522
Antithrombin III (AT III) 658
APECED-Syndrom 238
Apfelsaftzufuhr 187
aphthöse Ulzeration s. Ulzeration, aphthöse
Apnoe 391
Apoprotein B 120, 535
Apoprotein C-II 535
Apoprotein E 536
Appendektomie 275
Appendiko-Kolostomie 255
Appendizitis 157, 597
– akute 21, 152
»Apple-peel«-Syndrom 219

Sachverzeichnis

aPTT 656
Arachidonsäure 507
ARC-Syndrom 336, 347
Arcus corneae 535
Arginasemangel 336, 393
Argininosuccinatlyasemangel 393
Argininosuccinatsynthasemangel 393
Arrhythmien 632
Arthralgie 285
Arthritis 438
- juvenile idiopathische 590
- juvenile rheumatoide 438
- rheumatoide 461
5-ASA 287
Ascarideninfektion 331
Ascaris lumbricoides (Spulwurm) 179, 180, 415
Asparaginase 598
Aspartataminotransferase (AST) 104, 335, 645
Asperger-Syndrom 603
Asphyxie 336, 347
Aspiration 198, 582
Aspirationsschutz 524
Asplenie 40
Astrovirus 95, 175
Aszites 5, 261, 272, 324
Ataxie 391
Atemnot 266
Atemtest 168, 169
Athetose 391
Äthoxysklerol 207
Atmung, paradoxe 267
Atmungskettendefekt 336
ATP7A-Gen 163
Atresie 249, 540, 575
Atrophie 391
- intestinale 504
- kortikale 391
Aufholwachstum 145
Aufmerksamkeitsdefizit-Hyperaktivitäts-Syndrom(ADHS) 508, 606
Aura, epigastrische 584
Autismus 603, 604
- gastrointestinale Symptome 604
Autoimmunerkrankung 208, 231, 427
Autoimmunhepatitid 426
Autoimmunhepatitis (AIH) 102, 237, 321, 331, 347, 420, 427
- Antikörper gegen glatte Muskulatur (»smooth muscle antibodies«, SMA) 102
- antimitochondriale Antikörper (AMA) 102
- antinukleäre Antikörper (ANA) 102
- LC1-Antikörper (»liver cytosol type 1 antibodies«) 102
- LKM1-Antikörper (»liver kidney microsome type 1 antibodies«) 102
- SLA/LP-Antikörper (»soluble liver antigen/liver pancreas antibodies«) 102
Azathioprin 238, 282, 288, 411, 422, 623

Azidose
- hyperchlorämische 505
- metabolische 625
Azinuszelle 452
Azoospermie 475

B

Babesiose 331
backwash ileitis 278
Bacteroides spp. 127
Bakterien 57, 68, 127, 173
Bakterientoxin 96
- Bacillus cereus 96
- Staphylococcus aureus 96
Balantidium coli 178
Ballaststoff 188, 486, 518, 521, 564
Bardet-Biedl-Syndrom 194, 529
Barium-Burger 200
Barrett-Ösophagus 203
Barriere, intestinale 127, 129, 223, 231
Barrierefunktion 242
- mukosale 99
Barth-Syndrom 391
Bartonella henselae 413
Basalgangliendegeneration 391
Basalganglienverkalkung 391
Basiliximab 258, 422, 626
Basisdiagnostik 143
Basisdiät, oligoallergene 229
Basophilenallergenstimulationstest 226
Bauchbeschwerde, funktionelle 211
Bauchschmerz 4, 52, 175, 248, 264, 588
- akuter 136, 611
- - Basislabordiagnostik 137
- - Differenzialdiagnosen 136, 611
- - operative Therapie 136
- - Röntgenaufnahme 137
- - Sonographie 137
- chronisch rezidivierender 137
- chronischer 137, 611
- - Differenzialdiagnostik 137
- - Warnzeichen 137
- Differenzialdiagnostik 137
- funktioneller 619
- rezidivierender 205
Bauchschmerzsyndrom, funktionelles 138
Bauchwanddefekt 249
Bauhin-Klappe 247
Baumwollsamen 224
Beckwith-Wiedemann-Syndrom 332
Begleitenteritis 152
Behçet-Syndrom 591
Behinderung 635
Beikost 494
Belastungsfaktor 605
Belastungsintoleranz 391
Berufsausbildung 287
Berufswahl 635, 636

Beschwerde, epigastrische 207
Besiedlung
- bakterielle 125
- mikrobielle 572
β-HCG 446
3β-Hydroxy-C27-Oxydoreduktase 384
β-Karotin-Konzentration 108
β-Oxidation, mitochondriale 399
Betreuung, psychosoziale 289
Bewegungsstörung, extrapyramidale 631
Bewegungstherapie 532
BH_4 398
Bianchi-Operation 254
Bifidobacterium 127, 511
Bilharziose 416
Bilirubin 104, 335, 651
- konjugiertes 577
Bilirubinstein 439
Biotransformation 306
BIRDY 203
Blastocystis hominis 178
Bleivergiftung 607
Blindheit 391
- kortikale 391
»Blind-loop«-Syndrom 247
Block
- intrahepatischer 325
- posthepatischer 325
- prähepatischer 325
Blue-rubber-bleb-naevus-Syndrom 146
Blut, okkultes 100
- Antikörper 100
- Gujakharz 100
Blutabgang, rektaler 286
Blutauflagerung 297
Blutbild 659
Bluterbrechen 52
Blutkörperchensenkungsgeschwindigkeit 102
Blutkultur 547
Blutpoolszintigraphie 42
Blutprobe 546
Blutstillung 62
- Elektrokoagluation 62
- Fibrinkleber 62
- Gummibandligatur 62
- Sklerosierung 62
- Unterspritzung 62
Blutung 52, 207
- intestinale 221
- rektale 262, 264
Blutverlust, okkulter 589
B-Lymphozyt 125
Body-Mass-Index (BMI) 6, 528
Boerhaave-Syndrom 203
bolus induced reflux dystonia 203
Bolusgabe 522
Borrelie 413
Bougierung 61
brain-gut axis 603
BRIC 331

Bride 267
Broviak-Katheter 540, 545
Brucellose 331, 413
BSEP-Mangel 352
Budd-Chiari-Syndrom 321, 325, 332, 336, 426
Budesonid 208, 281, 623
Bulimie 602
Buprenorphin 615
Burkitt-Lymphom 71
Button 521
Byler disease 352
Byler-Syndrom 352

C

Cajal-Zelle 188, 209
Calicivirus 96
Calprotectin 187, 286, 660
Campylobacterenteritis 181
Campylobacter jejuni 593
Campylobacter spp. 93, 96, 176
Candida albicans 201, 231, 412, 413
Candidainfektion 182
– immundefizient 182
Candidaösophagitis 140
Caput medusae 322
Carbamylphosphatsynthasemangel 393
carbohydrate-deficient glycoprotein syndrome 1b 166
Carboxypeptidase A 453
CARD15 275
Carnitin 652
Carnitinmangel 332
Caroli-Erkrankung 74, 319, 443
Caroli-Syndrom 36, 38, 56, 319, 321, 336, 347, 442
»Cartilage-hair«-Syndrom 194
CD14 222
CD8 126
CDAI (Crohn's Disease Activity Index) 277
CDG-Syndrom 336, 373
Cephalosporin der 3. Generation 629
CFTR 130, 460
CFTR-(»Cystic-fibrosis-transmembrane-conductance-regulator«-)Kanal 131
CHARGE-Syndrom 198
Cheilitis 201
Cheilitis granulomatosa 201, 277
Chemotherapie 596
Chenodesoxycholsäure 309, 310
Chitotriosidase 384
Chlorid 643
Chloriddiarrhö, kongenitale 161
Chloridreflux 242
Choanalatresie 162
Cholangiographie, endoskopische retrograde 412

Cholangiographie, perkutane transhepatische ff 35
Cholangiopankreatikographie (ERCP), endoskopische retrograde 39, 348, 350, 465
Cholangitis 331, 336, 347, 438
– autoimmun bedingte sklerosierende 438
– neonatale sklerosierende 336, 347
– primär sklerosierende 56, 103, 277, 291, 321, 331, 357, 420, 438, 461, 592
Choledocholithiasis 347
Choledochozele 441
Choledochuszyste 36, 37, 74, 319, 321, 332, 336, 337, 340, 347, 441, 457
Cholelithiasis 474
Cholera infantum 149
Cholestase 75, 175, 316, 336, 337, 347, 366, 391, 487, 553, 577
– benigne rekurrierende intrahepatische 347
– neonatale 364, 378
– progressive familiäre intrahepatische (PFIC) 321, 336, 337, 352, 386, 419
– Typen 1-3 347
Cholestasesyndrom, familiäres 419
Cholesterin 653
Cholesterinesterase 453
Cholesterinstein 439
Cholesterol-7α-Hydroxylase 384
Cholestyramin 537
Cholezystektomie 441
– laparoskopische 441
Choletase (BRIC), benigne rekurrierende intrahepatische 353
Cholezystitis 36
Cholezysto-Jejunostoma (M. Byler) 255
Cholezystokinin(CCK) 122, 452, 453, 528, 602
Cholezystolithiasis 277, 440
Cholezystomegalie 36
Cholsäure 309, 310, 313
Choriongonadotropin β, humanes 446
Churg-Strauss-Syndrom 591
Chylomikron 535
Chylothorax 261
Chymotrypsin 108, 453, 660
Ciclosporin A 421, 613
Ciprofloxacin 629
Cisaprid 631
Cisplatin 596
Citrinmangel 347
Clayton-Smith-Syndrom 194
Clinitest 99
Clonorchis sinensis 179, 416
Clostridium difficile 93, 176
– Pseudomembranen 68
CMV 261
– Eulenaugenzellen 68
Codex alimentarius 236
Coeruloplasmin 648
Colestyramin 358

Colitis ulcerosa 26, 67, 103, 129, 411
– Backwash-Ileitis 67
– Kryptenabszess 67
Colon irritabile 281, 608
Columbia-Technik 15, 158
common variable immunodeficiency 592
Compliance 206, 236
Condylomata acuminata 298
congenital disorders of glycosylation syndrome 336
Coping-Strategie 635
Cowden-Syndrom 264
Coxiella burnetii 413
C-reaktives Protein (CRP) 102, 649
CREST-Syndrom 587
Criggler-Najjar-Syndrom 387, 420
Crohn-like disease 594
Cromoglyzat 229
Cromoglyzinsäure 208
Cryptosporidium parvum 417, 592, 630
Cryptosporidium spp. 178
Cushing-Syndrom 530
Cyclophosphamid 596
Cyclospora cayetanensis 178
Cyclosporin A 282, 288, 411, 624
Cytosin-Arabinosid 596

D

DACH-Empfehlung 557
Daclizumab 422, 626
d-α-Tocopheryl-Polyethylenglykol-1000-Succinat 555
Darmatresie 550
Darmbarierre 120
Darmbesiedlung 222
Darmerkrankung
– chronisch-entzündliche 5, 45, 54, 99, 102, 146, 514, 635, 637
– entzündliche 550
Darmflora 275
Darmlavage 249
Darmperforation, idiopathische 18
Darmresektion 262
Debranching-Enzym 369
Defäkationsschmerz 192
Deferoxamin 377
Degeneration, hepatolentikuläre 375
DEHT 547
Dehydration 151, 239
– hypernatriämische 152, 239
– hyponatriämische 152, 239
Dehydrationsgrad 152
δ-4,3-Oxosteroid-5β-Reduktase 384
Demenz 391
Dennie-Morgan-Infraorbitalfalte 225
Depression 607, 635
Dermatitis herpetiformis Duhring 231

Dermatomyositis 590
- juvenile 587
Desoxycholsäure 311, 312
Diabetes mellitus 237, 332, 530, 536
Diagnostik, mikrobiologische 593
Diagphragmen 200
Dialyse 324
Diarrhö 4, 175, 246, 248, 250, 391, 593, 597
- akute 152
- - diagnostischer Stufenplan 152
- Auslandsaufenthalt 94
- Clostridium-difficile-assoziierte 181
- chologene 100, 253
- chronische 4, 153, 244, 391
- - Anamneseerhebung 154
- - körperliche Untersuchung 154
- - Labordiagnostik 155
- - Leitparameter 153
- - Ursache 155
- - weiterführende Untersuchung 155
- Grunderkrankung 94
- Gruppenerkrankung 94
- Hospitalinfektion 95
- kongenitale 153, 164, 243, 244
- - Differenzialdiagnostik 164
- osmotische 100, 150, 167, 242
- Patientenalter 94
- sekretorische 100, 150, 244
- therapieresistente 243
- - Ursache 243
Diät
- ballaststoffreiche 619
- Compliance 559
- glutenfreie 235
- kuhmilchproteinfreie 561
- saccharosefreie 562
Diclofenac 588
Dientamoeba fragilis 97, 178
Diethylhexylphthalat 547
Dieulafoy-Läsion 146
Digestion 242
Dilatation 247
- pneumatische 61
Dipeptidtransporter 120
Diphyllobotrium latum 180
Disaccharid 485
Disaccharidabsorption (Laktose) 246
Disaccharidase 47, 100, 244
- HPLC 101
- photometrisch 101
Disaccharidmalabsorption 167
- Nahrungsanamnese 167
- nichtinvasiver Test 167
- phänotypische Heterogenität 167
- Symptomatik 167
Diversion, partielle biliäre 358
Diversionsstoma 255
D-Laktat-Azidose 248, 251
D-Mannose 374
DNA

- mitochondriale 389
- Sequenzierung 109
Docosahexaensäure 507
Domperidon 203, 630, 631
»Double-bubble«-Phänomen 218
Down-Syndrom 194, 347, 437
D-Penicillamin 376
DRA-Chloridtransporter 161
Dreimonatskolik 617
Dronabiol 359
Druse 354
Dubin-Johnson-Syndrom 336, 388
ductular plate malformation 443
Ductus Santorini 456
Ductus thoracicus 341
Ductus venosus 305
Ductus Wirsung 456
Duktalplatte 305
Duktalplattenmalformation 318
Duktulusproliferation 318
Dumping-Syndrom 41, 123, 210
- Früh-Dumping 210
- komplexe Kohlenhydrate 211
- Spät-Dumping 210
Dünndarmdilatation 251
Dünndarminsuffizienz 256
Dünndarmsekret 248
Dünndarmsonde, transösophageale 58
Dünndarmstomata 255
Dünndarmtransplantation 258, 545
- Abstoßungsreaktion 259
- akute Abstoßungsreaktion 258
- Antibiotikatherapie 259
- antimykotische Therapie 259
- Immunsuppressiva 258
- Infektion 259
- Prognose 259
- Zytomegalieprophylaxe 259
Dünndarmüberwucherung, bakterielle, antibiotische Behandlung 251
Dünndarmvolvulus 18
Duodenalatresie 138
Duodenalstenose 218
Duodenitis 52
Duplikationszyste 146
Duplikatur 200
Durchblutung, fetale 266
Durchfall 231, 592
- blutiger 285
- osmotischer 253, 485
Durchfallerkrankung 93
- Auslandsaufenthalt 94
- Erregerspektrum 93
- Grunderkrankung 94
- Gruppenerkrankung 94
- Hospitalinfektion 95
- Patientenalter 94
Dysautonomie, familiäre 585
Dyserythropoese 391
Dysmorphie 166
Dysostosis multiplex 383

Dyspepsie 588
- funktionelle 138
Dysphagie 203, 587
Dysplasie (BPD)
- arteriohepatische 354
- bronchopulmonale 576
- epitheliale 256, 257
Dystonie 391
Dystrophie 6, 139, 553, 576
- myotone 585

E

E. coli Nissle 283
EAEC 176
Echinokokkose 98, 331, 332, 415
EHEC 93, 176
eHF (extensiv hydrolysierte Formelnahrung) 229
Eiallergie 228
EIEC 176
Eisen (Fe) 488, 493, 505, 644
Eisenmangel 246, 248, 280, 499
Eisenmangelanämie 205, 262
Eisenspeicherung 377
Eiweißaufnahme 8
Eiweißbedarf 541
Eiweißhydrolysat 505
Eiweißmangelödem 248, 261
Eiweißsubstitution 262
Eiweißträger, fettarmer 564
Elastase, fäkale 107, 117
Elastase 1 660
Elastase-1-Konzentration im Stuhl 108
Elektrolyt 576
Elementardiät 561
Eliminationsdiät 227, 244, 245, 566
Elterntherapie 532
Embryotoxon posterior 354
Endokrinopathie 237
Endomorphin 606
Endomysiumantikörper 231, 234
Endoskopie 49, 237, 244, 261, 280, 286, 581
- antibiotische Prophylaxe 49
- Darmreinigung 50
- flüssiger Stickstoff 49
- Formalin 49
- Glutaraldehyd 49
- Hygienestandard 52
- Indikationsstellung 51
- Kapselendoskopie 53
- Ketamin 49
- Komplikationsrate 51
- Kulturmedien 49
- Panendoskopie 53
- Propofol 49
Endothelin-B-Gen 195
Energiestoffwechselstörung 347

Energieumsatz 8, 141, 144
– Grundumsatz 8
– Kalorimetrie 8
Energiezufuhr 491, 576
Enkopresis 148, 608
Entamoeba histolytica 97, 178, 414
Enterobacter spp. 547
Enterobius vermicularis (Oxyuren, Madenwurm) 179
Enterokinase 120, 452
Enteroklysma 24
Enterokolitis 175
– nekrotisierende 18, 249, 502, 540, 550, 572, 575
– – Manifestationsalter 572
– – Pathogenese 572
Enteropathie 45
– allergische 243
– exsudative 237, 260
– – Erkrankung 260
Enteropeptidase 452
Enterostomata, proximale 550
Entwicklung 5, 6, 524
– Hautfaltenmessung 5
– somatische 5, 6
– Skelettalter 6
– Zielgröße 6
Entwicklungsregression 391
Entwicklungsverzögerung, konstitutionelle 144
Entzündung 230, 275
Entzündungsmediator 572
Enzephalomyelopathie 391
Enzephalopathie (HE), hepatische 323, 428
Enzyme, Entwicklung 116
– Fettdigestion 116
– Kohlenhydratdigestion 116
– Proteindigestion 116
Enzymersatztherapie 384
Enzympräparat 117
Enzymsubstitution 145
Eotaxin 1 228
EPEC 93, 176
epidermal growth factor 316, 322
Epilepsie 391
Epstein-Barr-Virus 72, 201, 259, 423
Eradikationstherapie 205, 206
Erbleiden 336
Erbrechen 4, 157, 391, 596, 631
– rezidivierendes 391
– zyklisches 139
Erbsen-Karotten-Syndrom 155
ERCP, therapeutische 65
Erdnuss 224
Erdnussallergie 226
Erkrankung 331, 332, 336
– chromosomale 336
– endokrinologische 336
– entzündliche 331
– der Gefäße 332
– des Herzens 332

– hämatologische 334
– hämolytische 439
– infiltrative 331
– parasitäre 331, 334
– peroxisomale 507
– toxische 336
– vaskuläre 336
– venookklusive, nach Knochenmarktransplantation 332
– venookklusive, während Chemotherapie 332
– zerebrale 140
Ernährung 244, 331, 336, 347, 573, 576
– enterale 251, 550
– fruktosefreie 564
– glutenfreie 557
– laktosefreie 559
– langzeitparenterale 331
– parenterale 244, 251, 336
– totale parenterale 347
– vegetarische 498
Ernährungsanamnese 4, 148, 231, 244, 526
Ernährungsaufklärung 491
Ernährungsberatung 559, 560, 562, 563, 565, 566
Ernährungsprotokoll 142, 154, 500
Ernährungsstatus 5, 6, 599
Ernährungstherapie 283, 532, 599
Erosion 52, 205
Erregernachweis 240
erstgradig Verwandter 275
Erythema nodosum 277, 285
Erythromycin 124, 603, 631, 632
Escherichia (E.) coli 96
– EHEC 96, 127, 239, 547, 628
– EPEC 96
– Verotoxin 96
Escherichia-coli-Stamm Nissle 1917 514
– enterohämorrhagische 181, 629
ESPGHAN-ORL 518
Essszene 526
Essverhalten 582
ETEC 176
Eurotransplant 421
Everolimus 422
Ezetimib 537

F

Faces Pain Scale 610
Faktor, trophischer 250
Faktor IX 657
Faktor V 657
Faktor VII 657
Faktor VIII 657
Familie 635, 637
Familienanamnese 205, 244, 275, 285
Farbdopplersonographie 286
Fasciola hepatica 179, 416

Fasciolopsis buskii 179
Fehlbesiedlung, bakterielle 88, 189
Fehlzeiten in der Schule 636
Fentanyl 615
– -Pflaster 616
Ferritin 649
Fettausscheidung 117, 660
– mit dem Stuhl 108
Fettemulsion 543
Fettleber 30, 474
Fettlebererkrankung, nichtalkoholische 400
Fettresorptionskoeffizient 117
Fettsäure 307, 487
– essenzielle 141, 554
– kurzkettige 486
– langkettige mehrfach ungesättigte 507
– mittelkettige 145
Fettsäureoxidation 307
Fettsäureoxidationsstörung 332
Fettspeicherung 332
– pathologische 332
Fettstoffwechsel 9, 306
Fettzufuhr 543
Fibrat 537
Fibrinkleber 207
Fibrinogen (Faktor I) 657
Fibrogenese 322
Fibrose 332, 336, 337, 347, 391, 438
– zystische 38, 117, 156, 298, 321, 332, 336, 337, 347, 358, 438, 471, 575, 636, 637
– – Delta F508 472
– – R117H 472
Fieber 157
– unklares 45
Fischöl 508
Fissur, anale 276
Fistel 276, 277, 298
– enterokutane 550
– tracheoösophageale 41
Fistula in ano 298
Flachsöl 508
Folgemilch 493
Folgenahrung 493
Folsäure 248, 251, 282, 289, 562, 564, 655
Folsäuremangel 280
Folsäuresupplementierung 488
Fontan-Operation 260
football sign 158
Formelnahrung 247
Formuladiät 550
FOXP3-Gen 236
Frantz-Tumor 38
Freeman-Sheldon-Syndrom 140
Fremdkörper 21, 57, 64
Fremdkörperingestion 200
Frischkornmilch 499
Früchte, fruktosearme 565
Fruchtsaft 156
Fruchtwasser 502
Frühförderung 145
Frühgeborene 144, 577

Frühgeborenencholestase 337
Frühgeborenennahrung 505
Fruktooligosaccharid 514
Fruktosämie 321
Fruktose 367, 485
Fruktoseintoleranz 332, 337, 347, 427, 541
– hereditäre 332, 337, 564
Fruktosemalabsorption 88, 161, 253, 369, 617
FTY720 626
Fukosidose 332
Fukuyama-Muskeldystrophie 194
Fumarylazetoazetathydrolase 380
functional food 507
Fundoplikatio 204, 210
Fundusvarize 322, 325
Funktion, antimikrobielle 512
Fütterungsproblem 142, 145, 525
– Auslöser 525
– Symptom 525
Fütterungsverhalten 139

G

GABA-Rezeptor 323
Galaktokinase 365
Galaktooligosaccharid 514
Galaktosämie 321, 336, 337, 347, 426, 427
Galaktose 365
Galaktose-1-Phosphat-Uridyltransferase 365
Galaktoseeliminationskapazität 105
Gallenblasenadenomyomatose 36
Gallenblasenhydrops 36, 591
Gallenblasenstein 36
Gallengangatresie 42, 47, 318, 321, 331, 336, 337, 347, 419
– extrahepatische 318, 347
Gallenganghypoplasie 74, 84, 319, 331, 347
– intrahepatische 319
– nichtsyndromatisch 331, 347
– syndromatisch 331, 347
Gallengangstenose 35
Gallensäure 104, 120, 308, 335, 652
Gallensäurenexportpumpe (BSEP) 317
Gallensäurenmalabsorption, primäre 162
Gallensäurenmangel 250
Gallensäurenstoffwechsel 384
Gallensäurenstoffwechselstörung 338
Gallensäurensynthesedefekt 353, 427
Gallensäurentransporter SLC10A2 162
Gallensäuresynthesedefekt 347
Gallenstein 336
Gallenweganomalie 336
Gallenwege 547
Gallenwegperforation 336
– spontane 336
γ-Glutamyltranspeptidase (γ-GT) 104, 335, 646

γ/δ-TCR 231
γδ-T-Zell-Rezeptor-(TCR-)Lymphozyten 126
Ganglienzelle 71, 195
Gangliosidose 332
Ganzwandbiopsat 190
Gap, osmotischer 151
Gardner-Syndrom 201, 263
Gastrin-Cholezystokinin-Achse 547
gastrin-releasing peptide 453
Gastritis 52, 146, 204, 588
– aktive 204
– chronische 204
– varioliforme 208
Gastroenteritis 514
– akute 239
– – Pseudoappendizitis 239
– – 9 Säulen (nach ESPGHAN) 241
– antibiotikaassoziierte 239
Gastroenteropathie, eosinophile 208
Gastroparese 123, 632
Gastroschisis 270, 540, 550
Gastroskopie 620
Gastrostoma 255
Gastrostomie (PEG) 582
– perkutane 521
– – endoskopische 476, 629
Gedeihstörung 117, 203, 231, 242, 250, 368, 391, 485
Gefäßfehlbildung 30, 55
Gemüse 562
Gerinnungsfaktor 105
Gesichtsdysmorphie 166
Gewebeeosinophilie 228
Gewebetransglutaminase 231
Gewebetransglutaminaseantikörper 234
Gewichtsstillstand 246, 248
Gewichtsverlust 139
G_{M_1}-Gangliosidose 383
Ghrelin 453, 524, 529
Gianotti-Crosti-Syndrom 405
Giardia lamblia 46, 178, 630
Gilbert-Syndrom 387
Gingivahyperplasie 424, 625
Gingivitis 201
Gliadin 230
Glomerulonephritis 237
Glomerulosklerose 391
– fokal-segmentale 391
glucagon-like peptide 1 528
Glukagon 453, 454
Glukagon-like peptide 1 453, 454
Glukokortikoid 529
Glukoneogenese 306, 307
Glukose 248, 306, 652
Glukose-6-Phosphatase 369
Glukose-Galaktose-Malabsorption 156, 160
Glukosekonzentration 517
Glukosetagesprofil 465
Glukosetoleranztest 211, 369

Glukosetransporter 1, natriumabhängiger 119, 160
Glukosetransporter 5 (GLUT5) 119, 161
Glukuronierung 312
Glutamat-Oxalazetat-Transaminase (GOT) 335, 645
Glutamat-Pyruvat-Transaminase (GPT) 335, 645
Glutamatdehydrogenase (GLDH) 104, 335, 646
Gluten 557
Glutenbelastung 234
Glycocholsäure 311
Glykogen 307, 369, 485
Glykogenolyse 306, 307, 369
Glykogenose 330, 332, 369, 370
– GSD 0 (Glykogensynthasemangel) 372
– GSD I (Glukose-6-Phosphatase-Mangel) 371
– GSD II (Mangel an saurer α-Glukosidase, M. Pompe) 372
– GSD III (Glykogen-Debranching-Enzym-Mangel) 371
– GSD IV (Branching-Enzym-Defekt) 372
– GSD VI und IX (Leberphosphorylase- bzw. Phosphorylase-Kinase-Mangel) 372
– GSD XI (Fanconi-Bickel-Syndrom, Glut-2-Mangel) 372
– Typ 0 370
– Typ A 370
– Typ a-1 370
– Typ a-2 370
– Typ B 370
– Typ b 370
– Typ C 370
– Typ c 370
– Typ D 370
– Typ d 370
– Typ I 370
– Typ II 370
– Typ III 370
– Typ IV 370
– Typ IX 370
– Typ Non-A 370
– Typ V 370
– Typ VI 370
– Typ VII 370
– Typ VIII 370
– Typ X 371
– Typ XI (FBS) 371
Glykogenose Typ 4 347
Glykogenose Typ II 382
Glykogenreserve 554
Glykogenspeichererkrankung 321
Glykogensynthese 369
Glykosphingolipidose 382
Glyzerinzäpfchen 193
Glyzeroltrinitratcreme 193, 297
Goldberg-Shprintzen-Syndrom 194
Goldman-Kriterien 227
Golgi-Apparat 316

GÖR 202
– primärer 202
– sekundärer 202
Graft versus host disease 357, 438
»Graft-versus-Host«-Reaktion 597
Granulom 280
Granulomatose, septische 208, 417, 592, 593
Grouchon-Katheter 540, 545
GRP 453
Grundumsatz 528
Guarkernmehl 358
Gummibandligatur 326
gut-brain axis 605
GvHR 592
– intestinale 592, 593

H

Haarausfall 424
Hafer 558
Halothan 426
Hämangioendotheliom 331, 336, 445
Hämangioendotheliomatose 427
Hämangiom 27, 332, 445
– kavernöses 445
Hamartom 319, 331, 445
– mesenchymales 445
Hämatemesis 146, 212, 587, 589
Hämatochezie 146
Hämatokolpos 339
Hämatom 332
Hämatopoese 306
Hämbiosynthese 378
Hämendotheliomatose 347
Hämochromatose 321, 332, 336, 337, 347, 427, 438
– neonatale 336, 337, 347, 426, 427, 438
Hämofiltration 324
Hämolyse 375
Handschuhphänomen 149, 195
Haptoglobin 649
Harnsäure 652
Harnstoff 541, 652
^{13}C-Harnstoff-Atemtest 89, 206
Harnstoffzyklusstörung 337
Harnweg 189
Harnwegsinfektion 336
H$_2$-Atemtest 8, 88, 106, 248
– H$_2$-Non-producer 88
Hautfaltendicke 8
Hautturgor 5
HBcAg 405
HBeAg 405
HBsAg 405
HBV-DNA 405
HCV-Genotyp 408
HCV-RNA 407
HDL-Cholesterin 654

HDV 408
Hegar-Stift 296
Heiner-Syndrom 226
Helicobacter (H.) pylori 69, 70, 205, 261, 588, 629
– CagA 205
– Infektionsweg 205
– kulturelle Anzucht 205
– MALT-Lymphom 205
– Resistenz 206
– VacA 205
– Virulenzfaktor 205
Helicobacter-pylori-Antigen im Stuhl 206
Helicobacter-pylori-Infektion 70
Helicobacter Heilmannii 207
– Gastrospirillum hominis 207
– Mikroskop 207
Helminth 175, 415
Heparin 546
Hepatitis 47, 331, 347
– akute 30
– chronische 75
– – Grenzzonenhepatitis 75
– neonatale 318, 321, 331, 419, 420
Hepatitis A 404
Hepatitis B 76, 336, 404
– HBc-Antigen 77
– HBs-Antigen 76
– Milchglaszelle 77
Hepatitis C 75, 404, 408
– Genotyp 1 408
– Genotyp 2 408
– Genotyp 3 408
Hepatitis D 404
Hepatitis E 404
Hepatitis G 404
Hepatitis-D-IgG 409
Hepatitis-D-IgM 409
Hepatitis-G-Virus 409
Hepatoblastom 33, 331, 347, 427, 445
hepatocyte growth factor 322
Hepatomegalie 592, 598
Hepatopathie 256, 337, 369, 391, 427, 597
– chronische 636
– infiltrative 427
Hepatotoxizität von Medikamenten 433
Hepatozytentransplantation 388
Hering-Kanal 305
Hernie
– äußere 268
– – epigastrische 268
– – indirekte Leistenhernie 268
– – Nabelhernie 268
– – Narbenhernie 268
– – supraumbilikale 268
– innere 267
– – Littré-Hernie 267
– – Mesenterialhernie 267
Herpes-simplex-Virus 593
Herpes-simplex-Virus-Infektion 85
Herpesvirusinfektion 336

Hertoghe-Zeichen 225
Herzerkrankung, kongenitale 321
Herzversagen 336
Heterogenität, phänotypische 167
HEV 409
Hickman-Katheter 540, 545
Hilfsstoff 557, 559, 561
Hippel-Lindau-Syndrom 38
Hirndruck 138
Hirnödemtherapie 430
Hirnsklerose, tuberöse 319
Hirnstammzeichen 391
Hirsutismus 424, 625
Histiozytose 331, 347, 427
Histoakrylkleber 326
HIV-Infektion 336, 592
HMG-CoA-Reduktase 537
Hodenischämie 268
Hodgkin-Lymphom 27
HOMA 402
Homeostasis Model Assessment 402
Homozystein 536
Hornhauttrübung 391
Hörverlust 391
– neurosensorischer 391
H$_2$-Rezeptor-Antagonist 207
Hühnerei 224
– α-Livetin 224
– Ovalbumin 224
– Ovomukoid 224
Hybridisierungssonde 109
Hydrolase 433, 485
Hydrolysatnahrung 521
Hydrometrokolpos 339
Hydromorphon 614
Hydronephrose 339
Hydroxybutyratdehydrogenase (HBDH) 646
25-Hydroxy-Vitamin D 656
Hygienetheorie 128, 223
Hymenolepis nana 180
Hyocholsäure 313
Hyodesoxycholsäure 313
Hyper-IgM-Syndrom 417, 437
Hyperammonämie 323, 395
Hyperbilirubinämie 202
Hypercholesterinämie, familiäre 535
Hyperglykämie 211
– Früh-Dumping 211
– Spät-Dumping 211
Hyperinsulinämie 323
Hyperinsulinismus 401, 541
Hyperinsulinismus-Hyperammonämie-Syndrom 395
Hyperkalzämie 461
Hyperlipidämie 625
– Typ I 535
– Typ IIa 535
– Typ IIb 536
– Typ III 536
– Typ IV 536
– Typ V 536

Hyperlipoproteinämie 461
Hyperoxalurie 250
Hyperplasie 331, 445
- fokal noduläre 33, 43, 331, 445
- lymphatische 228
- lymphofollikuläre 55
- lymphonoduläre 603
Hypersensitivität
- orale 581
- vom verzögerten Typ 125
Hypertension, portale 298, 322, 592
Hypertonie, arterielle 625
Hypertriglyzeridämie 461, 509, 535
Hypoadrenalismus 336
Hypoalbuminämie 99, 485
Hypochlorhydrie 209
Hypoganglionose 195
Hypoglykämie 366
Hypokalzämie 261
Hypolaktasie, adulte 168
Hypomagnesiämie, kongenitale 162
Hypoparathyreoidismus 412
Hypopituitarismus 336, 337, 347
Hypoproteinämie 264
Hypothalamus 528
Hypothyreose 149, 192, 336, 337, 530
- konnatale 140
Hypoxämie 347
Hyptertension, portale 208

I

Ibuprofen 207, 588, 613, 620
ICC 122
Ifosfamid 596
IgA 231
- sekretorisches 125, 128
- - dimeres IgA 128
- - IgA$_2$ 125
- - sekretorische Komponente 128
IgA-Mangel 234
IgE 126
- Radioallergosorbenstest (IgE-RAST) 226
- Wert 237
IgG$_2$-Subklassen-Mangel 166
Ikterus 4, 5, 577
Ileostoma 255
- nach Bishop u. Koop 255
Ileozökalklappe 250, 545
Ileum, terminales 276
Ileumatresie 13, 220
Ileus 267, 272, 597
- mechanischer 190
- paralytischer 20
Immundefekt 141, 247
Immundefektsyndrom 438
Immundefizient 182
- Adenovirus 182
- atypische Mykobakterien 182

- Candidainfektionen 182
- Histoplasma capsulatum 182
- Zytomegalievirus 182
Immundefizienz 209
Immunglobulin A 650
Immunglobulin E 651
Immunglobulin G 650
Immunglobulin M 651
Immunglobulinsubstitution 594
Immunität
- adaptive 124
- angeborene 124
Immunmangelsyndrom 242, 244
Immunschwäche 208
Immunthrombozytopenie 347, 427
Impedanz 90
- pH-Wert-unabhängig 90
Impedanzanalyse, bioelektrische 7
Impedanzmessung 203
Infektion 138, 153, 223, 253, 280, 331, 577, 592, 625
- mit Adenoviren 336
- bakterielle 331
- mit Enteroviren 336
- gastrointestinale 173
- - Aerosole 173
- - Endemiegebiet 173
- - fäkal-oral 173
- - Gegenstand 173
- - Mensch zu Mensch 173
- - Nahrungsmittel 173
- - Trinkwasser 173
- durch TORCH 336
Infektionserreger, Lokalisation 174
Infektneigung 485
Infliximab 282, 626
Inhibition 513
Inkarzeration 268
Inkontinenz 196, 585, 587
Innenohrschwerhörigkeit 383, 391
Inspektion, anale 147
Insulin 453, 454
Insulin-like growth factor 1 530
Insulinresistenz 400, 401
Interferon 124
Interferon γ (INF-γ) 126, 231
Interleukin 4 222
Interleukin 6 (IL-6) 102
Interleukin 10 222
Interleukin 15 124
interstitial cells of Cajal 122
Intoxikation 152
intrinsic factor 209
Inulin 514
Invagination 20, 146, 175, 264, 339, 575
Invalidität 636
Invertogramm 295
Inzidenz 275, 284
IPEX-Syndrom 237
Iridozyklitis 290
Irrigation 255

Isospora belli 178
Isotope, stabile 8
Isovalerianazidämie 398
Ivemark-Syndrom 319

J

JAG-1-Gen 354
Jejunalatresie 13
Jejunostoma 255
Jejunostomie 190, 582
Jejunumatresie 220
Jeune-Syndrom 319
Jod 488, 492
Johannisbrotmehl 509
Johanson-Blizzard-Syndrom 468

K

Kahnbauch 218
Kaiser-Fleischer-Kornealring 375
Kala Azar 414
Kalium 643
Kalorienanreicherung 145
Kalorienaufnahme 141, 144
Kalorienbedarf 553
Kalorienzufuhr 554
Kalzium 288, 544, 559, 561, 643
Kalziumsupplementierung 169
Kandidatengen 275
Kaplan-Syndrom 194
Kapselendoskopie 147
Kardiomyopathie 383, 391, 400
Karies 201
Karzinoid 27
Karzinom 331, 427, 445
- hepatozelluläres 34, 331, 427, 445
- kolorektales 283, 291
Katabolismus 8
Katarakt 366, 383, 391
Katzenkratzkrankheit 413
Kaufman-McKusick-Syndrom 194
Kawasaki-Syndrom 591
Kearns-Sayre-Syndrom 392
Keimzelltumoren, maligne 445
Keratitis punctata superficialis 166
Kerry-Test 100, 153, 169
Ketoazidose 211, 391
- diabetische 461
Ketogenese 307
Ketonkörper 308
Ketotifen 208
Kinderwunsch 635
Kindesmisshandlung 601
kinky hair disease 163
K$_{ATP}$-Kanäle 130
- Insulinfreisetzung 130

Kleinwuchs 231, 530
- familiärer 144
Klippel-Trenaunay-Syndrom 261, 332
Kloakalfehlbildung 294
Knochen 9
- Mineralisation 9
Knochenalter 290
Knochendichte 9, 547
- DEXA 9
- Osteoporose 9
Knochenmarkdepression 288
Knochenmarktransplantation 238, 594
Knollenblätterpilz 426
Knopfbatterie 57
Koagulopathie 324
Kohlenhydrat 250
Kohlenhydrathydrolase 119
Kohlenhydratmalabsorption 619
Kolektomie 289
Kolitis 146, 253
- kuhmilchinduzierte 280
- pseudomembranöse 280, 597
- unspezifische 55
Kollagensäuglingsnahrung 561
Kolonirrigation 300
Kolonkontrasteinlauf 24, 195
Kolonopathie, fibrosierende 118, 474
Kolonperforation 138
Kolonpolypen 55, 262
- hyperplastische 263
- juvenile 262
Kolontransitzeit 91, 583
- Hinton-Test 91
Kolontransitzeitmessung 300
Koloskopie 50, 227, 620
- Intubation des terminalen Ileums 51
Kolostomie 255
Kolostrum 128, 492
Koma 391
Kompatibilität 540
Komplement 128
Komplikation, thromboembolische 291
Konfliktpunkt, psychosozialer 286
Konjugation 433
Konjugierung 432
Konsanguinität 244
Kontraktion 123
- phasische 123
- tonische 123
- ultrapropulsive 123
Koproporphyrie 379
- hereditäre 379
Körpergewicht 6
Körperhöhe 6
Körperlänge 6
Kortikosteroid 207, 238, 288, 623
Kost, oxalatarme 253
Krankheit, venookklusive 598
Kreatinin 653
Kreatinkinase (CK) 104, 335, 646
Krebstier 224

Kreislaufversagen 347
- akutes 347
Kreuzpräsentierung 129
Krise, hyperammonämische 393
Kryptenabszess 279
Kryptenzelle 242
Kryptokokkose 331
Kryptosporidiose 97, 414, 437
Kuhmilchallergie 146, 224, 226, 228, 561
- Kasein 224
- Laktoglobulin 224
Kuhmilchintoleranz 617
Kuhmilchproteinallergie 184
Kuhmilchproteinenteropathie 437
Kuhmilchproteinintoleranz 45, 139
Kuhmilchproteinunverträglichkeit 246
Kupfer (Cu) 375, 426, 645
Kupferspeicherkrankheit 375
Kurzdarmsyndrom 153, 247, 257, 540, 550
KUS-Skala 610
Kwashiorkor 141

L

Laboruntersuchung 286
Lactobacillus GG 514, 518
Laktase 167
- -Defekt 45
- -Phlorizin-Hydrolase 119, 132
Laktaseaktivität 168
Laktasemangel, kongenitaler 168
Laktasepersistenz 168
Laktasepräparat 169, 560
Laktat 653
Laktatazidose 391
Laktatdehydrogenase (LDH) 104, 647
Laktobazille 511
Laktoferrin 518
Laktose 120, 133, 559
Laktoseintoleranz 253
- sekundäre 169
Laktosemalabsorption 88
Laktosetoleranz 660
Laktosetoleranztest 106
Laktoseunverträglichkeit 514
Laktulose 192, 193, 248
Lambliasis 69
Lamblien 592
Lamivudin 407
Längensollgewicht 6
Langzeiternährung, parenterale 256
Läsion 391
- zystische 391
Laxanzie 297
LC1-Antikörper 410
LCAD-Mangel 347, 427
LCPUFA 507
LDL-Cholesterin 535, 654
Lebensmittel

- allergenarme 566
- fruktosefreie 564
- glutenfreie 558
- kuhmilchproteinfreie 561
- laktosefreie 560
- saccharosefreie 563
- sorbitfreie 564
Lebensmittelallergie 565
Lebensqualität 635
Leber 32, 547
- Abszess 32
- Adenom 33, 43
- Hämangioendotheliom 32
- Hämangiom 32
- Hepatoblastom 32
- mesenchymales Hamartom 33
- Metastase 34
- Pilzherd 32
- Verkalkung 32
- Zyste 32
Leber-(Nieren-)Erkrankung, polyzystische 75
Leber-Dünndarm-Transplantation 256
Leberabszess 593
Leberbiopsie 322
Leberblindbiopsie, perkutane 47
- Lokalanästhesie 48
- Nachblutung 48
Leberegel 416
- großer 416
- kleiner 416
Lebererkrankung 331
- cholestatische 331
- chronische 637
- polyzystische 319
Leberfibrose 29, 347
- kongenitale 74, 319
Leberfunktionsstörung 366, 367
Leberknospe 304
Leberparenchymerkrankung 29
Lebertransplantation 28, 35, 343, 351, 388, 419, 421, 624, 636
- Lebendspende 421
- Segmentspende 421
- Split-Technik 421
- Vollorgan 421
Lebertransplantation (APOLT), auxiliäre partielle orthotope 431
Lebertumor 331
- transitioneller epithelialer 445
Lebervene 305
Lebervenenverschlusskrankheit 598
Leberversagen 378, 391
- akutes 29, 391, 419, 420, 429
- - Supportivmaßnahme 429
Leberzellschaden, toxischer 47
Leberzirrhose 5, 29, 47, 421
Leberzyste 319, 332
Leigh-Syndrom 391
Leiomyosarkom 339
Leishmaniasis, viszerale 414

Leptin 453, 524, 528, 530
Leptospirose 331, 347, 413, 427
Lethargie 391
Leukämie 331, 347, 427, 438
- akute myeloische 598
Leukodystrophie 391
- juvenile metachromatische 384
Leuzin 398
LHON 392
Lichen sclerosus et atrophicans 298, 299
Lipase 453, 463, 647, 660
Lipidose 382
Lipidstoffwechselstörung 337
Lipoprotein-a-Konzentration 536
Listerie 413
Listeriose 347, 427
Lithocholsäure 309, 312
liver cytosol type 1 antibodies 410
liver kidney microsome type 1 antibodies 410
liver pancreas antibodies 410
LKM1-Antikörper 410
Lochkern (Glykogenkern) 79
»Long-chain«-Hydroxy-Acyl-CoA-Dehydrogenase-(LCHAD-)Mangel 398
long common channel 457
Loperamid 550
Lorazepam 211
Loslassschmerz 157
Louis-Bar-Syndrom 417, 592
LP-Antikörper 410
Lücke, osmotische 100
Luft, freie intraabdominelle 22
Lundh-Test 107
Lungeninsuffizienz 208
Lungenkrankheit, interstitielle 383
Lupus erythematodes 347, 427, 438, 587, 590
- neonataler 347, 438
- systemischer 427, 438, 461
Lymphangiektasie 70
- intestinale 260
Lymphangioendotheliomatose 347, 427
Lymphangiom 27
Lymphfollikel 125
Lymphohistiozytose 336, 438
- familiäre hämophagozytische 438, 439
- familiäre hämophagozytotische 336
Lymphom 28, 331
Lymphopenie 261
Lymphozyten
- intraepitheliale 65, 126
- vakuolisierte 331

M

M. Addison 412
M. Behçet 201, 208, 461
M. Byler 255
M. Crohn 24, 25, 44, 67, 103, 129, 201, 208, 281, 298, 340, 508, 626, 629, 636
- Differenzialdiagnose 281
- Granulom 67
M. Faber 332
M. Fabry 384
M. Gaucher 321, 330, 332, 336, 337, 347, 383, 384
M. Hirschsprung 6, 17, 47, 91, 149, 192, 220, 339, 575
- rektoanaler Relaxationsreflex 91
- Wiederholungsrisiko 196
M. Hurler 384
M. Ménétrier 208, 261
M. Niemann-Pick 321, 330, 332
M. Niemann-Pick Typ A 383
M. Niemann-Pick Typ B 383
M. Niemann-Pick Typ C 336, 337, 347, 383, 437, 438
M. Niemann-Pick Typ II (C) 427
M. Osler-Weber 146
M. Pompe 384
M. Recklinghausen 27
M. Wilson 47, 110, 321, 330, 332, 420, 426, 427
M. Wolman 332
Macrogol 3350 193
Macrogol 3350/4000 192
Macula adhaerens 317
Magen, juvenile Polyposis 264
Magen-Darm-Passage 210, 280
- obere 24
Magenentleerung 190, 602
- verzögerte 210
- - Ernährung 210
- - Ursache 210
Magenrestvolumen 502, 503
Magenulzera 589
Magenvolvulus 20
Magnesium 644
Magnetresonanzcholangiopankreatikographie (MRCP) 35, 466
Magnetresonanztomographie 280
Makulafleck, kirschroter 383
Malabsorption 141, 144, 230, 242, 244, 250
- globale 242
- partielle 242
Malabsorptionsdiagnostik 143
Malaria 331, 414
Maldigestion 141, 144
Malformation, anatomische 243
Malignom 235
Malignomrisiko 277, 623
Mallory-Körper 73, 79, 80
Mallory-Weiss-Riss 211
Mallory-Weiss-Syndrom 146, 203
Malnutrition 243, 553
Malone-Prozedere 297
Malrotation
- des Darms 189
- des Duodenums 19

MALT-Lymphom 205
Maltase-Glukoamylase 119, 132
Maltase-Glukoamylase-Mangel 170
- Pilz 171
- Stärke 170
Maltase-Isomaltase-Defekt 45
Maltodextrin 554
Mangelzustand 242
Manifestation, extraintestinale 277
Mannosidose 332
Manometrie 190, 195
Marasmus 141
Mariske 298
^{13}C-markiertes Azetat 210
MARS 324, 431
Marsupialisation 269
Maßnahme, diätetische 192
MDR-1 317
MDR-3 317
MDR-3-Mangel 353
Mebendazol 181
Meckel-Divertikel 21, 41, 146, 340
Meckel-Gruber-Syndrom 319
»Medium-chain«-Acyl-CoA-Dehydrogenase-(MCAD-)Mangel 398
Medikament, schleimhautschädliches 207
Megakolon 194
- toxisches 21, 195, 550, 629
MEGX-Test 105
Mehrfachzucker 131
Mekonium 313
Mekoniumabgang, verspäteter, Differenzialdiagnosen 195
Mekoniumentleerung 503
Mekoniumileus 20, 138, 255, 473, 476, 550
Mekoniumileusäquivalent 18
Mekoniumobstruktion 574
Mekoniumperitonitis 18
Mekoniumpfropfsyndrom 18
Melanokortin-4-(MC4-)Rezeptor 528
MELAS 392
Meningomyelozele 149, 299
Menkes-Disease 163
6-Mercaptopurin 282, 288, 624
Meropenem 629
MERRF 392
Mesenterialinfarkt 342, 540
Mesenterialzyste 28
Messung, anthropometrische 546
Metabolisierungskapazität 553
Metamizol 613
Metformin 401
Methotrexat 281, 282, 289, 588, 589, 596, 597
3-Methylcrotonyl-CoA-Carboxylase-Mangel 398
3-Methylglutazonazidurie 398
Methylmalonazidurie 398
Methylmalondämie 395
Methylphenidat 606, 607
Metoclopramid 203, 630, 631

Metronidazol 249, 281, 629
Meulengracht 387
Migräne 211, 391
– abdominelle 138, 619
Migränekopfschmerz 620
migrating motor complex 123
Mikrogallenblase 474
Mikrogastrie 13
Mikrohamartom (von-Meyenburg-Komplexe) 74, 75
Mikrokolon 13, 17
Mikronährstoff 564
Mikrosporidien 97
Mikrovillusatrophie 256, 257
Mikrovillusinklusionserkrankung 165, 540
– Mikrovillusinklusionskörperchen 165
– PAS-Färbung 165
Miktionsproblem 148
Milch, laktosefreie 169
Milchprodukt 156, 559
Milchprotein 121
Miliartuberkulose 413
Milz 40, 547
– akzessorische 40
– Trauma 40
– Tumor 40
– Zyste 40
Mineralstoff 253
Mineralstoffhaushalt 9
Mischkost, optimierte 495, 496
Misoprostol 589
Missbrauch, sexueller 607
Mitochondriopathie 337, 426, 427, 438
mixed connective tissue disease 587
Mizellenbindung 120
MMC 123
MNGIE-Syndrom 390, 392
molecular absorbent recycling system 324, 431
Monosaccharidabsorption (Fruktose) 246
Montelukast 208, 229
Moore-Federmann-Syndrom 332
Morgagni-Hernie 265
Morphin 614
Mortalität 283
Motilin 122, 453
Motilität 187, 605
Motilitätsstörung 153, 243, 257, 587
Motorkomplex, migrierender 123
Mowat-Wilson-Syndrom 194
MRCP 346
mtDNA-Depletion 391
Mukopolysaccharidose 332, 382
– Typ I 384
– Typ II 384
Mukositis 596
Mukoviszidose 471
Multiviszeraltransplantation 257
Münchhausen-by-proxy-Syndrom 601
Münchhausen-Syndrom 139, 190
Mundbodengymnastik 504

Münze 57
Muskelatrophie 391
Muskeldystrophien
– Typ Becker 585
– Typ Duchenne 585
Muskelhypertonie 391
Muskelhypotonie 391
Muttermilch 125, 491
– supplementierte 505
Myalgie 391
Mycobacterium avium intracellulare 593
Mycophenolat mofetil 422, 624
Myokarditis 332
Myoklonus 391
Myopathie 123, 391, 400
– familiäre viszerale 189
– nichtfamiliäre viszerale 189
M-Zelle 127

N

Nabelhernie 271
– kongenitale 271
Nabelkolik 617
NAFLD 400
Nährstoffbedarf 482, 502
Nährstoffzufuhr 482, 521
Nahrung, hydrolysierte 493
Nahrungsanamnese 167
Nahrungsaufbau, enteraler 578
Nahrungsbestandteil 606
Nahrungsmittel 239
Nahrungsmittelallergen 223
– Erdnuss 223
– Fisch 223
– Fischallergen 224
– Hühnerei 223
– Kreuzreaktion 224
– Milch 223
– Soja 223
– Weizen 223, 224
Nahrungsmittelallergie 141, 208, 210, 226, 228, 607
– diagnostische Abklärung 226
– multiple 224
– Prävention 228
– Symptomatik 224
– – Haut 225
– – Herz-Kreislauf-System 225
– – Magen-Darm-Trakt 224
– – Respirationstrakt 225
– – Zentralnervensystem 225
Nahrungsmittelintoleranz 222
Nahrungsmittelunverträglichkeit 138, 222
Nahrungsprotokoll 226, 526
Nahrungssteigerung 504
Nahrungsumstellung 617
Nalmefene 359
Naloxon 359, 614, 616

Naltrexon 356, 359
Naproxen 588
NARP 392
NASH 332
Natrium 644
Natrium-Wasserstoff-Exchanger 162
Natriumdiarrhö, kongenitale 162
N-Azetyl-Glutamat-Synthase-Mangel 393
Near missed sudden infant death syndrome 391
Nebenniereninsuffizienz 336
Nebenwirkung 281, 282
Necator americanus (Hakenwürmer) 179, 180
NEK 572, 573, 574
– Diagnostik 574
– Stadieneinteilung nach Bell 573
– Symptome 573
– Therapie 574
Neoplasien, multiple endokrine (MEN)
– Typ 1 208
– Typ 2A 194
– Typ 2B 190, 195
Nephritis, tubulointerstitielle 391
Nephrolithiasis 160
Nephrom, mesoblastisches 339
Nephronophthise 319
Nephropathie 548
Nephrotoxizität 625
Nervensystem, enterisches 122
– Plexus myentericus 122
– Plexus submucosus 122
Nestargel 203
Neuroblastom 331, 339, 340, 347, 427
Neuroendokrinoimmunologie 130
Neurofibrom 27
Neuroleptika 211
Neuropathie 188, 391
– familiäre viszerale 189
– nichtfamiliäre viszerale 189
– periphere 383, 391
Neurotensin 453
Neurotoxizität 625
Neurotransmitter 122
– Acetylcholin 122
– Bombesin 122
– Enkephalin 122
– GABA 122
– Neurotensin 122
– Serotonin 122
– Somatostatin 122
– Stickoxid 122
– Substanz P 122
– vasoaktives intestinales Polypeptid 122
Neutropenie 143, 391, 596
Nexus 317
NFκB 275
Niere 547
Nierendegeneration, multizystische 339
Nierenerkrankung
– polyzystische 319, 443

Nierenfunktion 615
Nierenfunktionsstörung 367
Nierensuffizienz 208
Nierenvenenthrombose 339
Nikotin 223
Nippel-Kolostomie 255
Nitazoxanid 630
NK-Zellen 124
NOD2 275
Nodularität 205
non-alcoholic fatty liver disease 400
Non-Hodgkin-Lymphom 27, 45, 347, 427
Noonan-Syndrom 261
Norovirus 96, 175
NSP4 242
Nucleus arcuatus 524
Nystagmus 391

O

Obeldicks 531
Oberarmumfang, mittlerer 143
Obst 562
Obstipation 4, 136, 158, 297, 299, 300, 486, 583, 585, 587, 602, 619, 632
– funktionelle 196
Obstipationssymptom 148
Obstruktion, intestinale 138
Obstruktionssyndrom, distales intestinales 473, 476
Octreotid 208, 251, 326
Ödem 261
ÖGD (Ösophagogastroduodenoskopie) 50, 52
Ogilvie-Syndrom 188
Oligohydramnion 378
Oligosaccharidose 382
Omenn-Syndrom 238
Omentum-minus-Zeichen 326
Omeprazol 204, 207, 208
Omphalozele 270
Ondansetron 211, 359, 596, 603
Operationsverfahren
– nach Duhamel 196
– nach Rehbein 196
– nach Soave 196
– nach Swenson 196
Ophthalmoplegie 391
Opiate 597
Opisthorchis felineus 180
Opisthorchis viverrini 180, 416
Optikusatrophie 391
Optikusneuroretinopathie 391
– hereditäre 391
Orexine A 529
Organazidämie 395
Organoazidurie 332, 438
ORL, hypoosmolare 240
Ornithintranscarbamylase-(OTC-)Defekt 393

Orosomucoid 102
Orosomucoid (saures α1-Glykoprotein) 649
Osmolarität 517, 540, 544, 554
Ösophagitis 140, 146, 203, 211, 580, 587, 617
Ösophagogastroduodenoskopie 227, 526
Ösophagostoma 255
Ösophagus 53
– Fehlbildung 54
– Fistel 53
– Stenose 54
– Verätzung 54
Ösophagusatresie 13, 41, 138, 140, 198
– Einteilung nach Vogt 198
– H-Fistel 198
– langstreckige 199
– N-Fistel 198
Ösophagussphinkter 123
– unterer 202
Ösophagusvarize 62, 146, 322, 325
Osteopathie 548
Osteopenie 383
Osteoporose 169, 235, 277, 383
Östrogen 529
Overlap-Syndrom 291, 438
Oxidase 433
Oxytozin 492
Oxyuren 98
– Klebestreifen, perianal 98
Oxyurenbefall 298

P

PAIR-Verfahren 415
Panarteriitis nodosa 461
Pancreas anulare 138, 456
Pancreas divisum 456
Pankolitis 287
Pankoloskopie 263
Pankreas 37, 38
– akute Pankreatitis 38
– chronische Pankreatitis 38
– hereditäre Pankreatitis 39
– Pseudozyste 39
– Tumor 38
– Zyste 38
Pankreasagenesie 118
Pankreasanomalie 455
– Aplasie und Hypoplasie 455
– ektopes Pankreas 455
– Pancreas anulare 456
Pankreaselastase 143
Pankreaserkrankung 153, 616
Pankreasinsuffizienz
– exokrine 117, 472, 507
Pankreaspseudozyste 339, 463
Pankreaszyste 457
Pankreatitis 56, 175, 277, 288, 291, 460, 535, 589

– akute 459
– akute rekurrierende 459
– chronische 459
– erbliche 459
– hereditäre 460
– idiopathische 460
– Ursache 460
Pankreolauryltest 108, 117, 660
Panreasinsuffizienz, exokrine 468
Papilla major 456
Papilla minor 456
Papillom 264
Paracellin-1-Gen 162
Paracetamol 426, 612
Paracetamolvergiftung 85
Paraffinöl 192
Parasiten 68, 97, 126, 593
Parazentese 341, 343
Parese 391
PAS-Färbung 165
Patch-Test 226, 227
PCDAI (Pediatric Crohn's Disease Activity Index) 277
Pearson-Bone-marrow-Syndrom 118
Pearson-Syndrom 390, 391, 468
Peditrace 544
PEG 59
– buried bumper 61
– Komplikation 61
– single shot 60
Pektin 509
Peliosis hepatis 347, 427, 437
Pepsinwein 522
Peptid, vasoaktives intestinales (VIP) 316, 453
Peptidhormon 452
Peptid YY 453
Perforation 572
Perikarditis 332
– konstriktive 321, 325
Peristaltik 157
Peritonitis 157, 272
– primäre 272
– sekundäre 272
Permeabilität 125, 223, 605
– intestinale 589, 590, 604
Persönlichkeitsstörung 601
PET-CT 45
Pethidin 615
Peutz-Jeghers-Syndrom 201, 264
– STK11/LKB1-Gen 264
Peyer-Plaque 125, 513
PFIC 331, 352, 358, 359
PFIC-1 352
PFIC-2 352
PFIC-3 353
PFIC-4 353
Pflastersteinrelief 279, 280
Pfortader, kavernöse Transformation 326, 334
Pfortaderthrombose 325

pH-Metrie 90, 203, 526, 581
– Bilitec 90
– Reflux-Index 90
Phagozytose 124
Phase-I-Reaktion 433
Phase-II-Reaktion 433
Phenobarbital 358
Phenylalanin 380, 397
Phenylalaninhydroxylase 397
Phenylketonurie 397, 507
Phosphat 544, 644
Phosphatase (AP), alkalische 335, 645
Phosphatklysmen 192, 193
Phospholipase A_2 453
Phosphomannomutase-2-Mangel (CDG Typ Ia) 374
Phosphomannose-Isomerase-Mangel 166
Phosphomannose-Isomerase-Mangel (CDG Typ Ib) 374
Phosphorylase, hepatische 369
Phototherapie 388
Physiotherapie nach Castillo-Morales 541
Pigmentierung 264
Pilocarpiniontophorese 475
Pilz 68, 97, 133, 593
Pilzinfektion 259, 334, 546
Piritramid 614
Pituitary adenylate cyclase activating polypeptide 453
Platzierung, transpylorische 521
Plesiomonas shigelloides 177
Pneumatosis intestinalis 273, 574
Pneumoperitoneum 574
Pneumoportogramm 273
Pneumothorax 201
Poliodystrophie 391
Polyendokrinopathie, autoimmune 412
Polyhydramnion 162, 188, 198, 218, 244
Polymerasekettenreaktion (PCR) 109
Polyp 27, 146
Polypektomie 63
Polypeptid
– gastrisches inhibitorisches 453, 454
– pankreatisches 453, 454, 528
Polypeptid YY 529
Polypose, familiäre adenomatöse 64
Polyposis (FAP), familiäre adenomatöse 263
– APC-(»Adenomatous-polyposis-coli«-) Gen 263
Polyposissyndrom (JPS)
– juveniles 264
– hamartöses 264
Polysplenie 40
Polyurethan 521
Polyvinylchlorid 521
Pons cerebri 583
Porphyria cutanea tarda 379
Porphyria variegata 379
Porphyrie 379
– akut hepatische 378, 379
– akut intermittierende 379

– hepatoerythropoetische 379
Porphyrin 379
Portoenterostomie 350
Positronenemissionstomographie (PET) 43
posttransplantation proliferative disease 28
posttransplant lymphoproliferative disease 423, 625
Potter-Syndrom 198
Pouch, ileoanaler 290
Pouch-Anlage 264
Pouchitis 290, 514
Power-Kids-Koffer 531
Präbiotika 486, 493, 514
– Fruktooligosaccharid 514
– Galaktooligosaccharid 514
– Inulin 514
Prader-Willi-Syndrom 140, 529
Pränataldiagnostik 110, 244
Prävalenz 284
Praziquantel 182
Prednisolon 411
Prednison 281
PRETEXT-(»Pretreatment-extension«-) Gruppensystem 446
Prick-Test 224, 226, 227
Primastärke 558
Probiotika 188, 229, 493
Prokalzitonin (PCT) 102
Prokinetika 191, 211, 581, 588
Prolaktin 492, 631
Prolamine 230
Proliferation, duktuläre 348
Propionazidämie 395, 398
Protease E 453
Protein 647
Protein C 658
Protein S 658
Proteinaseinhibitor 364
Proteinintoleranz 332
– lysinurische 332, 394
Proteinstoffwechsel 9
Proteinzufuhr 483
Protonenpumpeninhibitor 251, 581, 589
Provokation, oral, placebokontrolliert, doppelblind 227
Pruritus, chologene 357
Pseudo-Zollinger-Ellison-Syndrom 208
Pseudoappendizitis 239
Pseudocholinesterase (PCHE) 105, 647
Pseudohypoparathyreoidismus 530
Pseudoobstruktion 257, 587
– chronische intestinale 247
Pseudosklerose 375
Psoaszeichen 157
Psychotherapie 606
PTLD 423, 625
Ptosis 391
Pubertät, verzögerte 231
Pubertätsentwicklung 290
Pulmonalarterienstenose 354
Pulsoximetrie 613

Pulstherapie 623
Purpura Schönlein-Henoch 25, 146, 591
Pyknodysostose 382
Pyloromyotomie 213
Pylorusstenose, hypertrophe 20, 139, 575
Pyrantel 181
Pyruvat 653
P_{450}-Zytochrome 597

Q

Q-Fieber, akutes 413
Quick-Test 105
Quick-Wert 656

R

R117H 472
Rapamycin 625
Rapsöl 500
Rauchen 275
Raumforderung 332
Re-Alimentation 145, 156, 240
Reaktion
– allergische 126
– anaphylaktoide 625
Recessus-Rex-Shunt 327
Rechtsherzversagen 332
Reduktase 433
Referenzwert 484
Reflexepilepsie 584
Reflux
– galliger 208
– gastroösophagealer 41, 90, 141, 509, 580
Refluxepisode, gastroösophageale 587
Refluxkrankheit, gastroösophageale 202, 522, 580
Refluxösophagitis 52, 69, 229
– Barrett-Ösophagus 70
– intraepitheliale eosinophile Granulozyten 70
Rehydration 244
– orale 240
Reifungsprozess 191
Reisediarrhö 95
– Auslandsaufenthalt 95
– Erreger 95
Reisstärke 518
Reizdarmsyndrom 138, 514
– des Kleinkindes 186
Reizleitungsstörung 391
Rektoskopie 50, 51
Rektumampulle 195
Rektumbiopsie 195
Rektumprolaps 181, 264, 298, 474
– prädisponierender Faktor 298
Rektumsaugbiopsie 190

P–S

Relaxationsreflex 195
Remissionserhaltung 281
Remissionsinduktion 623
Rendu-Osler-Weber-Syndrom 332
Resistenz 286, 629, 632
Resorptionsfläche 242
»Respiratory-burst«-Aktivität 126
Rest, kartilaginärer 200
Restriktionsfragmentlängenpolymorphismus (RFLP) 109
RET-Rezeptor 194
Retardierung, mentale 383, 391
Reticulum, endoplasmatisches 316
Retinitis pigmentosa 391
Retinopathie 391
Rett-Syndrom 603
reversed Trendelenburg 203
Reye-Syndrom 426, 427
Rhabdoidtumor 445
Rhabdomyolyse 391, 400
Rhabdomyosarkom 339, 340
Rhythmusstörung 391
Ribavirin 408
Rickettsiose 413
Riesenzelle 73, 77, 320
Riesenzellhepatitis 347, 391
– mit immunhämolytischer Anämie 347, 427
Riesenzelltransformation 346
Rifampicin 356, 358
Rifaximin 628
Riley-Day-Syndrom 585
Robin-Sequenz 140
Rohmilch 499
Rohrzucker 169, 562
Röntgenaufnahme 137
– nach Wangensteen 15
Röntgendiagnostik 526
Rotavirus 93, 96, 176, 239, 592
Rotavirusenteritis 518
Rotor-Syndrom 336, 388
Rübenzucker 562
Rumination 139

S

Saccharase-Isomaltase 119, 131, 167, 562
Saccharase-Isomaltase-Mangel 88, 169, 369
– Atemtest 169
– Kerry-Test 169
– Rohrzucker 169
Saccharose 120, 565
Salmonella spp. 177
Salmonellen 93, 96, 181, 239
Sandifer-Sutcliffe-Syndrom 203
Sandifer-Syndrom 581
Sarkoidose 331
Sarkom 331, 445
SASP 287

Säuglingsanfangsnahrung 492
Säuglingskolik 184, 185
– Differenzialdiagnose 185
– Dimethicon 185
– 3er-Regel 184
– hypoallergene Nahrung 185
– Motilinspiegel 184
– Phytotherapeutika 185
– Rauchen 184
Säuglingsmilchnahrung 492
Säuren-Laugen-Verätzung 200
Säuresekretion 247
Schilddrüse 547
Schilddrüsenhormon 528
SCHISIS-Syndrom 198
Schistosoma spp. 180
Schistosome 222
Schistosomiasis 98, 181, 331, 416
Schlafstörung 203
Schluckakt 581
Schluckkinematographie 526
Schluckstörung 521, 581
Schlürfsonde 201
Schmerz 157
– abdomineller 604
Schmerzanamnese 610
Schmerzmessung 610
Schmerzreiz 131
Schmerzstörung, somatoforme 604
Schmerztagebuch 619
Schmetterlingswirbel 354
Schock 347
Schulausbildung 287
Schulbesuch 635
Schule 636
Schweißtest 472, 475
Schwindel, orthostatischer 189
Schwitzen 189
scurfy mouse 236
Sectio caesarea 222
Sekretin 452, 453
Sekretin-Cholezystokinin-Test 107
Sekretion 242
Sekundastärke 558
Selbsthilfegruppen 637
Selen 555
SEN-Virus 409
SEN-Virus-Infektion 404
Sengers-Syndrom 391
Sengstaken-Blakemore-Sonde 326
Sepsis 273, 336, 337, 347, 427, 438
– bakterielle 427
Sequenzszintigraphie, hepatobiliäre 346
Serinproteaseinhibitor Kazal-Typ 1 (SPINK1) 459
Serotonin 632
Serumimmunglobulinspiegel 261
Serumkrankheit 625
severe combined immunodeficiency 592
Sexualität 635
Sexualverhalten 637

Shah-Waardenburg-Syndrom 190, 194
Shigella pp. 177
Shigellen 93, 96, 181, 293
Shunt, transjugulärer intrahepatischer portosystemischer (TiPPS) 324
Shwachman-Bodian-Diamond-Syndrom 118, 468
Sichelzellenanämie 332, 461
Silastiksilo 271
Silikon 521
Silver-Russell-Syndrom 140
Single-Photon-Emissionscomputertomographie 43
Single-strand conformation polymorphism (SSCP) 109
Sinus urogenitalis 294
Sirolimus 258, 422
Sister-P-Glykoprotein 317
Situation, psychosoziale 638
Situs inversus 349
Sitzbad 297
Sjögren-Syndrom 590
Skelettreifung 547
skip lesions 280
Sklerodermie, systemische 587
Sklerose, tuberöse 265
Sklerotherapie 326
SLA-Antikörper 410
Sludge 36, 440
SMA 410
»Small-left-colon«-Syndrom 17, 220
Smith-Lemli-Opitz-Syndrom 194
smooth muscle antibodies (SMA) 410
Sodbrennen 203
Soforttyp 224
Sojanahrung 493, 500
Sojaprotein 224, 229
Sojasäuglingsnahrung 561
soluble liver antigen (SLA) 410
Solutrast 300 503
solvent drag 161
Somatostatin 326, 453, 454
Sondenernährung 503, 526
Sondennahrung 597
Sondierung
– nasogastrale 554
– transpylorische 522
Sonographie 8, 137, 158, 280, 574
– Fettgehalt der Leber 8
Soor 201
Sorbit 565
Sorbitklysmen 192, 193
Spaltbildung 140
Spätreaktion 223
Speichelneigung 582
Speichererkrankung 332, 334
Sphingolipidaktivatorproteindefizienzen 382
Spina bifida 585
Splenoportographie, direkte 31
Spondylarthropathie 590

Spurenelement 9, 145
Stabilität 540
Staphylococcus aureus 547
Staphylococcus epidermidis 547
Stärke 131, 132, 170, 485
Statin 537
Stauungsgastritis 322
Steatohepatitis 330
– nichtalkoholische 78
Steatorrhö 248, 250, 261, 554
Steatose der Leber 541, 547
Steatosis hepatis 438
– nichtalkoholische 438
Stenose 16, 61, 64, 277
– Dickdarm 16
– Dünndarm 16
– Duodenalstenose 16
– ösophageale 140
Stent, transjugulärer intrahepatischer portosystemischer (TIPSS) 327
Sterintransporter 537
Steroidbolus 258
Steroide 229
Stillen 223, 492, 493
STK11/LKB1-Gen 264
Stoffwechseldefekt 138
Stoffwechselerkrankung 6, 336, 427
Stoffwechsellage, katabole 544
Stomatitis aphthosa 201
Störung
– funktionelle 211
– neurologische 526
– peroxisomale 337
Stoßwellenlithotripsie, extrakorporale 441
Strahlentherapie 598
Streptokokken der Gruppe A 299
Stress 207
– psychosozialer 137
Strikturen 574
Strikturoplastik 283
Stroke-like episodes 391
Strongyloides 97, 181
Strongyloides stercoralis (Zwergfadenwurm) 179, 593
Stuhldiagnostik 181
Stuhlentleerung 192
Stuhlfettbilanzierung 472
Stuhlfrequenz 192
Stuhlinkontinenz 297, 299
Stuhlkultur 286
Stuhlosmolalität 151
Stuhlverhalt 195
stunting 6
Stutenmilch 499
Subileuszustand 196
Substanz, reduzierende 246
Substanz P 126
Succinylazetoazetat 380
Succinylazeton 380
Sucralfat 204
Sulindac 264

Supplementierung 245
Syndrom 347, 391, 438
– adrenogenitales 138
– cholangiodysplastisches 347
– EBV-induziertes lymphoproliferatives 259
– der eingedickten Galle 336, 347
– hämolytisch-urämisches 146, 461
– hepatopulmonales 323
– hepatorenales 323
– hepatozerebrales 396
– myelodysplastisches 391, 438
– myeloproliferatives 438
– nephrotisches 342
– postenteritisches 153
– transientes myeloproliferatives 438
Syntheseleistung 553
Syphilis 337
Systemerkrankung 140
Szintigraphie 147, 210

T

Tacrolimus 238, 258, 422, 624
Taenia saginata 180
Taenia solium 180
Takrolimuscreme 299
Taurocholsäure 311
99mTechnetium-Pertechnetat 41
Teerstühle 146, 147
Tegaserod 632
Teratom 340, 445
tethered cord 14, 149, 299, 585
Tetrahydrobiopterin 398
TGF-β 222, 508
Th1-Lymphozyten 125, 231
– Th1-Zytokine 128
Th1-Phänotyp 276
Th1-Zytokinprofil 222
Th2-Lymphozyten 125
– Th2-Zytokine 128
Thalidomid 283
Therapie
– diätetische 536
– topische 289
– verhaltenstherapeutisch-kognitive 619
Therapiemöglichkeit, ambulante 636
Thiopurinmethyltransferase (TPMT) 282, 623
Thiopurinmethyltransferaseaktivität 288
Thrombinzeit (TZ) 657
Thrombopenie 391
Thromboplastin 656
Thromboplastinzeit (aPTT) 105
Thromboplastinzeit (TPZ) 105
– aktivierte, partielle 656
Thrombose 251, 256
TLR2 222
TLR4 222
Toddler's Diarrhea 186, 485

Toilettentraining 148, 192
Toleranz, orale 129
Toxokariasis 98, 331, 415
Toxoplasmose 337, 347, 414, 427
TPGS 555
Tramadol 613, 614
Transferrin 649
Transferrinsättigung 650
transforming growth factor α 322
transforming growth factor β 322, 508
Transitzeit 190
– intestinale 242
– orozökale 88
Translokation
– bakterielle 272
– von Bakterien 546, 547
Transplantatabstoßung, chronische 423
Transportdefekt, lysosomaler 382
Transporter 119
Transportmechanismus, Natrium-Glukose-gekoppelter 517
Trauma 427
– abdominelles 23
– – Darm 23
– – Gallenblase 23
– – Leber 23
– – Milz 23
– – Pankreas 23
Trehalase 119, 133
Trehalasemangel 170
Trematodeninfektion 416
triangular cord sign 346, 350
Triazylglyzerol (MCT), mittelkettiges 487
Trichuris trichiura (Peitschenwurm) 179
Trientin 376
Triglyzerid, mittelkettiges 163, 262, 359, 521, 554
Triglyzeride 653
Triglyzeridspiegel 543
Trinknahrung 508
Tripletherapie 206
Trisomie 13 198, 336
Trisomie 18 198, 336
Trisomie 21 198, 336
Trizepsfaltendicke 143
Tropenaufenthalt 244
Trypsin 452
Trypsinogen 452, 460
– kationisches 460
– PRSS1 460
TT-Virus-Infektion 404, 409
Tuberkulose 25, 283, 337
Tubulopathie 366, 391
– proximale 391
Tufting-Enteropathie 166, 540
– Dysmorphie 166
– Tuft 166
Tumor 438
Tumornekrosefaktor α (TNF-α) 276, 530
Tunnelinfektion 546
Turcot-Syndrom 263

Turner-Syndrom 336, 347
Tween 80 503
Typhlitis 596
Tyrosin 380
Tyrosinämie 321, 426
– Typ I 336, 337, 347, 427
T-Zell-Rezeptor 129

U

Überbesiedlung, bakterielle 248, 547, 587
– laborchemische Veränderung 248
– Symptomatik 248
Übergewicht 485, 528
UDP-Glukuronyltransferase 387
Ulkus 52, 146, 205
Ulkusblutung 53
– Forrest 53
Ulzeration, aphthöse 276
Unterernährung 583
Untersuchung
– digitale 583
– körperliche 143
– manometrische 190
– rektal-digitale 157
Urease 205
Ureidopenicillin 629
Uridindiphosphat-(UDP-)Galaktose-4'-Epimerase 365
Urin 546
Ursache 331
– iatrogene 331
Ursodesoxycholsäure 291, 309, 355, 412, 578, 594

V

V. umbilicalis 305
VACTERL-Syndrom 198, 294
Vagotomie 210
Valproat 426, 584
Varizelle 336
Vasopressin 326
VATER-Komplex 198
Venenverschlusskrankheit 438
veno-occlusive disease 321, 426, 592
Verätzung 54, 140
Verhaltenstherapie 526, 532
Verkalkung 272
Verlaufsbeurteilung 143
Versorgungsstruktur, interdiziplinäre 637
»Very-long-chain«-Acyl-CoA-Dehydrogenase-(VLCAD-) 398
Vibrio cholerae 97, 177
Vibrio parahaemolyticus 177
Vibrio spp 93

Vibrio vulnificus 177
Videobreischluckuntersuchung 139
Videofluoreszenzuntersuchung 582
Viermonatskolik 229
Vincristin 597
Virus 68, 173
Virushepatitis 331, 438
Virusinfektion 347, 427
Vitamine 9, 10, 145, 488, 562
– fettlösliche 251, 253, 262, 554
– lipidlösliche 488
– wasserlösliche 488, 544, 554, 564
Vitamin A 554, 655
Vitamin B_{12} 655
Vitamin B_{12} 500
Vitamin D 492, 500
Vitamin D_3 288
Vitamin E 401, 554, 656
– wasserlösliches 555
Vitamin K 492, 555
Vitamin-B_{12}-Mangel 248, 280, 499
Vitamin-C-Mangel 201
Vollwerternährung 498
Volvulus 249, 540
Von-Meyenburg-Komplex 319

W

Wachstum 482
Wachstumshormonmangel 530
Wachstumsretardierung, intrauterine 378, 575
Wachstumsstörung 290
Wachstumsverzögerung 498
wasting 6
Watson-Kapsel 45
– lupenmikroskopisch 46
webs 593
Wegener-Granulomatose 591
Weizenstärke 558
– Primastärke 558
– Sekundastärke 558
Wertigkeit, biologische 484
WHO-ORL 517
Wiedemann-Beckwith-Syndrom 445
Wiederholungsrisiko 196
Wildreis 558
Wilms-Tumor 331, 339, 340
Windeldermatitis 298
Wingspread-Klassifikation 14, 294
Wirkkomponente, spasmolytische 616
Wirkung 331
– medikamentös-toxische 331
Wiskott-Aldrich-Syndrom 238
WNT-Signalweg 445
Wolfram-Syndrom 391
Wolman-Erkrankung 321, 336, 337, 347
Wurmei 97
Wurminfektion 126

X

Xanthelasme 535
Xanthom 535
Xenobiotika 347
Xylosebelastung 661
Xylosebelastungstest 106

Y

Yersinia enterocolitica 177
Yersinia pseudotuberculosis 177
Yersinien 93, 96, 181
Yersinieninfektion 239
Yersiniose 331

Z

Zelle
– dendritische (IgG, Lipopolysaccharide) 126
– duktale 452
– zentroazinäre 452
Zellen nach Cajal 122
Zellweger-Syndrom 336, 337, 347, 507
Zentren, Sozialpädiatrischen 638
Zeroidlipofuszinose, neuronale 382
Ziegenmilch 499
Zink (Zn) 376, 488, 518, 645
Zinkazetat 376
Zinkmangel 141, 201, 298
Zinktransporter SLC39A4 163
Zirrhose
– fokale biliäre 474
– multilobuläre biliäre 474
– primär biliäre 357
Zitrat 517
Zitrullinämie Typ II 394
Zöliakie 45, 65, 103, 129, 156, 187, 230, 437, 438, 557, 636
– Differenzialdiagnose 235
– Duodenalbiopsie 234
– – Einteilung nach Marsh 234
– genetische Disposition 230
– HLA-DQ2 230, 235
– HLA-DQ8 230, 235
– klassische 231
– Malignomrisiko 235
– nichtklassische 231
– – atypische 231
– – extraintestinaler Organbefall 231
– – latente 231
– – oligosymptomatische 231
– Prolylendopeptidase 231
– Screening 235
– Spätkomplikation 236

Zöliakie
- Symptome 232
Zöliakieserologie 233
Zollinger-Ellison-Syndrom 208
Zonula adhaerens 317
Zonula occludens 317
Zottenatrophie 66, 230, 234, 235, 237, 391
- Differenzialdiagnostik 234
Zufuhr
- enterale 541
- kontinuierliche 522
Zülzer-Wilson-Syndrom 17
Zwerchfelldefekt 18
Zwerchfellhernie 265
- Bochdalek-Hernie 266
- Larry-Hernie 266
- Lungenanlage 265
- Morgagni-Hernie 265
Zwillinge, monozygote 275
Zyklisierung 545
Zymogene 452
Zyste 332
Zystenniere 339
Zystische-Fibrose-Gen 460
Zytochrom-P_{450}-Komplex 624
Zytochrom-P_{450}-System 631
Zytokine 512
- antiinflammatorische 128
- proinflammatorische 128
Zytomegalievirus (CMV) 259, 423, 505, 593